Diabetologie in Klinik und Praxis

Herausgegeben von Hellmut Mehnert, Eberhard Standl,
Klaus-Henning Usadel

Mit Beiträgen von

P. -H. Althoff
J. E. Altwein
W. Bachmann
K. Badenhoop
E. Biermann
H.-J. Böhles
B. O. Böhm
N. Bornfeld
R. G. Bretzel
F. W. Dittmar
U. R. Fölsch
B. Gallwitz
E. Gerke
Th. Haak
H. U. Häring
H. Hasche
M. Haslbeck
H. Hauner
E. Haupt

H. Helbig
K. D. Hepp
J. Herwig
B. Hillebrand
H. U. Janka
R. Kaufmann
M. Kellerer
T. Koschinsky
W. Land
R. Landgraf
H. Laube
N. Lotz
S. Martin
H. Mehnert
M. Neubauer
D. Pauleikoff
R. Petzoldt
K. Rett
E. Ritz
Ch. Rosak

L. Schaaf
W. A. Scherbaum
O. Schnell
E. Schulz
P.-M. Schumm-Draeger
W. Spuck
E. Standl
R. Standl
H. Stiegler
F. Strian
M. Toeller-Suchan
D. Tschöpe
K.-H. Usadel
S. Waadt
H. Walter
A. Wessing
M. Wicklmayr
B. Willershausen-Zönnchen
A.-G. Ziegler
D. Ziegler

4., neubearbeitete Auflage

278 Abbildungen, 247 Tabellen

D1724783

1999
Georg Thieme Verlag
Stuttgart · New York

Zeichnungen: Thomas Heller, Tübingen
Umschlaggrafik: Martina Berge, Erbach-Ernsbach

Die Deutsche Bibliothek – CIP-Einheitsaufnahme

Diabetologie in Klinik und Praxis: 247 Tabellen/
hrsg. von Hellmut Mehnert ... Bearb. von P.- H. Althoff ...
– 4., neubearb. Aufl. –
Stuttgart ; New York : Thieme, 1999

Wichtiger Hinweis: Wie jede Wissenschaft ist die Medizin ständigen Entwicklungen unterworfen. Forschung und klinische Erfahrung erweitern unsere Erkenntnisse, insbesondere was Behandlung und medikamentöse Therapie anbelangt. Soweit in diesem Werk eine Dosierung oder eine Applikation erwähnt wird, darf der Leser zwar darauf vertrauen, daß Autoren, Herausgeber und Verlag große Sorgfalt darauf verwandt haben, daß diese Angabe **dem Wissensstand bei Fertigstellung des Werkes** entspricht.
Für Angaben über Dosierungsanweisungen und Applikationsformen kann vom Verlag jedoch keine Gewähr übernommen werden. **Jeder Benutzer ist angehalten**, durch sorgfältige Prüfung der Beipackzettel der verwendeten Präparate und gegebenenfalls nach Konsultation eines Spezialisten festzustellen, ob die dort gegebene Empfehlung für Dosierungen oder die Beachtung von Kontraindikationen gegenüber der Angabe in diesem Buch abweicht. Eine solche Prüfung ist besonders wichtig bei selten verwendeten Präparaten oder solchen, die neu auf den Markt gebracht worden sind. **Jede Dosierung oder Applikation erfolgt auf eigene Gefahr des Benutzers.** Autoren und Verlag appellieren an jeden Benutzer, ihm etwa auffallende Ungenauigkeiten dem Verlag mitzuteilen.

©1974, 1999 Georg Thieme Verlag
Rüdigerstraße 14
D-70469 Stuttgart

Printed in Germany

Satz:
Kaltner Media GmbH,
Dr.-Zoller-Straße 1, 86399 Bobingen

Gesetzt auf:
FrameMaker

Druck und Verarbeitung:
Universitätsdruckerei H. Stürtz, 97080 Würzburg

ISBN 3-13-127074-8

Vorwort zur 4. Auflage

Schon nach vier Jahren war es nötig, eine Neuauflage des Buches vorzulegen: Die Gründe hierfür sind in dem gesteigerten Interesse der Ärzteschaft an Diabetesfragen und in den verschiedenen wichtigen Fortschritten innerhalb der Diabetologie zu suchen. Die Herausgeber haben sich bemüht, das Gesamtkonzept inhaltlich zu erweitern, dabei aber zu straffen und zu kürzen. Vor jedes Kapitel wurden kurze Merksätze gestellt, die dem Leser die Übersicht und die schnelle Information erleichtern sollen. Obwohl das Prinzip der Verteilung der verschiedenen Kapitel auf Autoren der Frankfurter und Münchner Diabetesschule beibehalten wurde, sind in dieser Auflage – zugunsten der Vollständigkeit und Abrundung – doch verschiedene Ausnahmen gemacht worden. Als Beispiel sei die Umgruppierung der Autoren bei der Grundlagendiskussion und dabei die Hinzuziehung von Scherbaum und Kellerer erwähnt. Für die Diagnostik konnte zusätzlich Landgraf, für die Ernährungstherapie Laube gewonnen werden. Die medikamentösen Therapieformen bleiben in ihrer Autorenschaft im wesentlichen unverändert. Nur bei den Insulinpumpen kam Schnell hinzu, während die Pankreastransplantation von Landgraf und die Inselzelltransplantation von Bretzel abgehandelt wurde. Akute und chronische Komplikationen haben weitgehend dieselben Autoren, der Bereich der Makroangiopathien wurde aber grundlegend neu strukturiert. Für die Nephrologie konnte mit Ritz ein hervorragender Kenner der Materie gewonnen werden. Das Kapitel Hautkrankheiten

wurde durch Kaufmann neu geschrieben. Neu aufgenommen wurde auch ein Abschnitt über Diabetes und Gerinnungssystem (Tschöpe), während die gastrointestinalen Komplikationen durch Fölsch beschrieben wurden. Auch wurden Abschnitte über die Probleme des niedergelassenen Diabetologen (Hasche), das Qualitätsmanagement (Spuck), den Computereinsatz in der Diabetologie (Biermann, Haak) und – als ein besonderer diabetologischer „Appetithappen" – das Kapitel über die Futurologie des Diabetes (Scherbaum und Mitarbeiter) eingefügt. Dankenswerterweise hat es der Verlag ermöglicht, daß die von den Diabetologen mit Spannung erwarteten, im September 1998 veröffentlichten Ergebnisse der großen englischen Studie bei Typ-2-Diabetikern (United Kingdom Prospective Diabetes Study, UKPDS) auf der Rückseite dieses Vorworts kurz berücksichtigt werden konnten. Herrn Priv.-Doz. Dr. Thomas Haak sowie Frau Sabine Bartelt danken wir wieder für die sorgfältige Bearbeitung des Sachverzeichnisses. Unser weiterer Dank gilt erneut dem Verleger, Herrn Dr. med. h.c. Günther Hauff und seinen Mitarbeitern, insbesondere Herrn Dr. Becker, für die Hilfe bei der Gestaltung der 4. Auflage.

Frankfurt/München, November 1998   Hellmut Mehnert
Eberhard Standl
Klaus-Henning Usadel

Kurz vor Redaktionsschluß

Die UKPDS-Ergebnisse

E. Standl, H. Mehnert und K.H. Usadel

In fünf Publikationen (3-7) und kommentiert in zwei Editorials (1, 2) wurden die Ergebnisse der längsten (Median des Beobachtungszeitraums 11,1 Jahre) und umfangreichsten (5102 Patienten eingeschlossen) Interventionsstudie bei neu diagnostizierten Typ-2-Diabetikern (United Kingdom Prospective Diabetes Study, abgekürzt UKPDS) kurz vor Erscheinen dieses Buches und parallel zur mündlichen Präsentation beim 34. Europäischen Diabetes-Kongreß im September 1998 veröffentlicht. Auf Studiendesign und bisher gewonnene Verlaufsbeobachtungen unter verschiedenen Therapieformen wird in vielen Kapiteln dieses Lehrbuches bereits eingegangen. Vier Hauptfragen sollten anhand des prospektiven, randomisierten und interventiven Ansatzes der jetzt abgeschlossenen Studie geklärt werden:

1. Kann eine Verbesserung der Diabeteseinstellung (mit dem Ziel der Nahezunormoglykämie) beim Typ-2-Diabetes Folgeschäden verhindern?
2. Hat die Therapie mit verschiedenen oralen Antidiabetika oder mit Insulin von Anfang an Vorteile oder Nachteile?
3. Kann eine scharfe Blutdruckeinstellung (1148 Patienten nahmen an dieser in die UKPDS integrierten Hypertoniestudie teil, Median des Beobachtungszeitraums 8,4 Jahre) diabetische Folgeschäden verhindern?
4. Hat die Initialtherapie des Blutdrucks mit dem ACE-Hemmer Captopril oder mit dem β-Blocker Atenolol Vorteile oder Nachteile?

Die Tabelle faßt die entscheidenden Ergebnisse der Diabetes- bzw. der Hypertonie-Intervention zusammen.

Stichpunktartig seien aus der Fülle der Daten die folgenden Aspekte hervorgehoben bzw. Schlußfolgerungen gezogen:

➤ Niedrigere HbA_{1c}-Werte führen zu einer signifikanten Reduktion aller diabetesbezogenen Endpunkte bei Typ-2-Diabetikern.

➤ Speziell Mikroangiopathieendpunkte werden dadurch vermindert.

➤ Auch Makroangiopathieendpunkte werden, insbesondere unter Heranziehung von epidemiologischen Auswertungen (für Herzinfarkte und für diabetesbezogene Mortalität), durch bessere Diabeteseinstellung verringert.

➤ Die Evidenzlage hinsichtlich der Bedeutung niedrigerer HbA_{1c}-Werte für die Prävention von Folgekrankheiten bei Typ-2-Diabetikern ist damit analog der Situation bei Typ-1-Diabetikern.

➤ Die randomisierte Initialtherapie mit Sulfonylharnstoffen oder Insulin zur intensiven Diabetesbehandlung führte zu gleich guten Ergebnissen. Damit wurden die Ergebnisse der alten UGDP-Studie hinsichtlich einer erhöhten Mortalität unter Sulfonylharnstoffen nicht bestätigt.

➤ Bei einer Untergruppe von stärker übergewichtigen Patienten (Broca > 120%) wirkte sich eine initiale Behandlung mit Metformin auf Mikro- und Makroangiopathie sowie Mortalität günstig aus. Auch die in den letzten drei Studienjahren randomisiert und plazebokontrolliert vorgenommene zusätzliche Behandlung mit Acarbose behielt über diesen Zeitraum unverändert ihre volle metabolische Wirksamkeit.

➤ Die UKPDS-Resultate geben den eindeutigen Auftrag, die Therapie der Typ-2-Diabetiker zu verbessern und zu intensivieren. HbA_{1c}-Werte unter 7% sind anzustreben. Wenn niedrigere Werte ohne Risiko erreichbar sind, ergeben sich daraus weitere Vorteile. Ein sog. HbA_{1c}-Schwellenwert für Folgekrankheiten besteht offensichtlich nicht.

➤ Um diese HbA_{1c}-Ziele zu erreichen und bei der begrenzten Effektivität aller bisherigen medikamentösen Therapieoptionen (mittlere HbA_{1c}-Senkung ca. 1%) sind frühzeitig Kombinationstherapien sowie die volle Ausschöpfung der nichtmedikamentösen Maßnahmen angezeigt.

Reduktion von Folgeschäden des Diabetes durch verbesserte Blutglucose- (HbA_{1c}-Median 7,0 vs. 7,9%, n = 2729 vs. 1138) bzw. scharfe Blutdruckeinstellung (RR-Mittelwert 144/82 vs. 154/87 mmHg, n = 758 vs. 390)

	Relatives Risiko bei besserer Diabeteseinstellung	Signifikanz (p-Wert)	Relatives Risiko bei scharfer Blutdruckeinstellung	Signifikanz (p-Wert)
alle Diabetesbezogenen Endpunkte	0,68	0,029	0,76	0,0046
diabetesbezogene Mortalität	0,90	0,34	0,68	0,019
Herzinfarkte	0,84	0,052	0,79	0,13
Mikroangiopathie-endpunkte	0,75	0,0099	0,63	0,0092

➤ Typ-2-Diabetes ist prinzipiell eine kontinuierlich progressive und damit schwierig zu behandelnde Krankheit. Die Eskalation der antidiabetischen Therapie muß diesem Fortschreiten Rechnung tragen durch gezielten und frühen Einsatz der Möglichkeiten und unter Einbindung qualifizierter Diabetesschwerpunkteinrichtungen in Klinik und Praxis.

➤ Die Kosten-Nutzen-Rechnung aus der UKPDS-Erfahrung ergibt trotz des intensiveren Aufwands für eine bessere Diabeteseinstellung bereits einen Kostenvorteil für diese Therapieform über einen Zeitraum von 10 Jahren.

➤ Eine scharfe Blutdruckeinstellung führt zu einer Reduktion aller diabetesbezogenen Endpunkte.

➤ Neben Mikroangiopathieendpunkten werden dadurch vor allem die Schlaganfallhäufigkeit und damit die Mortalität gesenkt.

➤ Unter der primären Therapie konnten mit dem ACE-Hemmer Captopril und mit dem β-Blocker Atenolol gleich gute Ergebnisse erzielt werden.

➤ Blutdruckziele unter 140/85 mmHg sind anzustreben. Wiederum ergab sich kein Hinweis für einen Blutdruckschwellenwert zur Prävention von Folgekrankheiten des Diabetes.

➤ Auch zur Erreichung der Blutdruckziele ist oftmals eine frühzeitige Kombination von medikamentösen Therapieoptionen (neben den nichtmedikamentösen Möglichkeiten) und unter Hinzuziehung von Diabetesschwerpunkteinrichtungen notwendig.

➤ Die Kombination von Blutzuckersenkung und Blutdrucksenkung wirkt additiv auf die Verringerung diabetischer Folgeschäden. Insgesamt ist also eine gezielte Elimination aller erkennbaren Risikofaktoren sinnvoll und notwendig.

➤ Die jetzt veröffentlichten UKPDS-Ergebnisse stützen in jeder Weise den in diesem Lehrbuch vertretenen diabetologischen Ansatz.

Literatur

1 Mogensen, C.E.: Combined high blood pressure and glucose in type 2 diabetes: double jeopardy. Brit. med. J. 317 (1998) 693–694

2 Nathan, D.M.: Some answers, more controversy, from UKPDS. Lancet 352 (1998) 832–833

3 UKPDS Group: Intensive blood glucose control with sulphonylureas or insulin compared with conventional treatment and risk of complications in patients with type 2 diabetes (UKPDS 33) Lancet (1998) 837–853

4 UKPDS Group: Effect of intensive blood glucose control with metformin on complications in overweight patients with type 2 diabetes (UKPDS 34) Lancet 352 (1998) 854–865

5 UKPDS Group: Tight blood pressure control and risk of macrovascular and microvascular complications in type 2 diabetes: UKPDS 38. Brit. med. J. 317 (1998) 703–713

6 UKPDS Group: Efficacy of atenolol and captopril in reducing risk of macrovascular and microvascular complications in type 2 diabetes: UKPDS 39. Brit. med. J. 317 (1998) 713–720

7 UKPDS Group: Cost effectiveness analysis of improved blood pressure control in hypertensive patients with type 2 diabetes: UKPDS 40. Brit. med. J. 317 (1998) 720–726

Anschriften

Althoff, P.-H., Prof. Dr.
Bürgerhospital
Medizinische Klinik
Nibelungenallee 37–41
D-60318 Frankfurt

Altwein, J.E., Prof. Dr.
Krankenhaus Barmherzige Brüder
Urologische Abt.
Romanstr. 93
D-80639 München

Bachmann, W., Prof. Dr.
Frankenwaldklinik Kronach
Innere Abt.
Friesener Str. 41
D-96317 Kronach

Badenhoop, K., Prof. Dr.
Universitätsklinikum
Zentrum für Innere Medizin/Medizinische Klinik I
SP Endokrinologie
Theodor-Stern-Kai 7
D-60590 Frankfurt

Biermann, E., Dr.
Städt. Krankenhaus Schwabing
3. Medizinische Abt.
Kölner Platz 1
D-80804 München

Böhles, H.-J., Prof. Dr.
Universitätsklinikum
Zentrum für Kinderheilkunde und Jugendmedizin
Klinik für Kinderheilkunde I
Theoder-Stern-Kai 7
D-60590 Frankfurt

Böhm, B.O., Prof. Dr.
Universitätsklinikum
Sekt. Endokrinologie
Robert-Koch-Str. 8
D-89081 Ulm

Bornfeld, N., Prof. Dr.
Universitätsklinikum
Zentrum für Augenheilkunde
Hufelandstr. 55
D-45122 Essen

Bretzel, R.G., Prof. Dr.
Universitätsklinikum
III. Medizinische Klinik und Poliklinik
Rodthohl 6
D-35385 Gießen

Dittmar, F.W., Prof. Dr.
Kreiskrankenhaus
Osswaldstr. 1
D-82319 Starnberg

Fölsch, U.R., Prof. Dr.
Universitätsklinikum
I. Medizinische Klinik
Klinik für Allgemeine Innere Medizin
Schittenhelmstr. 12
D-24105 Kiel

Gallwitz, B., Priv.-Doz. Dr.
Universitätsklinikum
I. Medizinische Klinik
Klinik für Allgemeine Innere Medizin
Schittenhelmstr. 12
D-24105 Kiel

Gerke, E., Prof. Dr.
Klinikum Barmen
Augenklinik
Heusnerstr. 40
D-42283 Wuppertal

Haak, Th., Priv.-Doz. Dr.
Universitätsklinikum
Zentrum für Innere Medizin/Medizinische Klinik I
SP Endokrinologie
Theodor-Stern-Kai 7
D-60590 Frankfurt

Häring, H. U., Prof. Dr.
Universitätsklinikum
Medizinische Klinik und Poliklinik
Abt. Innere Medizin IV
Otfried-Müller-Str. 10
D-72076 Tübingen

Hasche, H., Dr.
Ludwigstr. 10
D-97688 Bad Kissingen

Haslbeck, M., Prof. Dr.
Städt. Krankenhaus Schwabing
3. Medizinische Abt.
Kölner Platz 1
D-80804 München

Hauner, H., Prof. Dr.
Diabetes-Forschungsinstitut der Universität
Klinische Abt.
Auf'm Hennekamp 65
D-40225 Düsseldorf

Haupt, E., Prof. Dr.
Saale-Klinik
Pfaffstr. 10
D-97688 Bad Kissingen

Helbig, H., Priv.-Doz. Dr.
Kantonsspital
Augenklinik
CH-9007 St. Gallen

Hepp, K.D., Prof. Dr.
Krankenhaus Bogenhausen
III. Medizinische Abt. und Diabeteszentrum
Englschalkinger Str. 77
D-81925 München

Herwig, J., Dr.
Universitätsklinikum
Zentrum für Kinderheilkunde und Jugendmedizin
Klinik für Kinderheilkunde I
Theodor-Stern-Kai 7
D-60590 Frankfurt

Hillebrand, Barbara, Dr.
Städt. Krankenhaus Schwabing
3. Med. Abteilung
Kölner Platz 1
D-80804 München

Janka, H. U., Prof. Dr.
Zentralkrankenhaus Bremen-Nord
Klinikum für Innere Medizin
Hammersbecker Str. 228
D-28755 Bremen

Kaufmann, R., Prof. Dr.
Universitätsklinikum
Zentrum Dermatologie/Venerologie
Theodor-Stern-Kai 7
D-60590 Frankfurt

Kellerer, Monika, Priv.-Doz. Dr.
Medizinische Universitätsklinik
Abt. Innere Medizin IV
Otfried-Müller-Str. 10
D-82076 München

Koschinsky, T., Prof. Dr.
Diabetes-Forschungsinstitut der Universität
Klinische Abt.
Auf'm Hennekamp 65
D-40225 Düsseldorf

Land, W., Prof. Dr.
Klinikum Großhadern
Chirurgische Klinik
Abt. Transplantationschirurgie
Marchioninistraße 15
D-81377 München

Landgraf, R., Prof. Dr.
Universitätsklinikum
Klinikum Innenstadt
Medizinische Klinik
Ziemssenstr. 1
D-80336 München

Laube, H., Prof. Dr.
Universitätsklinik
Zentrum für Innere Medizin
Rodthohl 6
D-35385 Gießen

Lotz, N., Priv.-Doz. Dr.
Universitätsklinikum
Ruhr-Universität Bochum
Herz- und Diabeteszentrum
Georgstr. 11
D-32545 Bad Oeynhausen

Martin, S., Priv.-Doz. Dr.
Diabetes-Forschungsinstitut der Universität
Klinische Abt.
Auf'm Hennekamp 65
D-40225 Düsseldorf

Mehnert, H., Prof. Dr.
Städt. Krankenhaus Schwabing
Institut für Diabetesforschung
Kölner Platz 1
D-80804 München

Neubauer, M., Prof. Dr.
Kreisklinik
Abt. Innere Medizin
Röntgenstr. 20
D-63225 Langen

Pauleikoff, D., Priv.-Doz. Dr.
St.-Franziskus-Hospital
Augenabt.
Hohenzollernring 72
D-48145 Münster

Petzoldt, R., Prof. Dr.
Universitätsklinikum
Ruhr-Universität Bochum
Herz- und Diabeteszentrum
Georgstr. 11
D-32545 Bad Oeynhausen

Rett, K., Priv.-Doz. Dr.
Universitätsklinikum
Medizinische Klinik und Poliklinik
Abt. Innere Medizin IV
Otfried-Müller-Straße 10
D-72076 Tübingen

Ritz, E., Prof. Dr. Dr. h.c.
Medizinische Universitätsklinik
Bergheimer Str. 58
D-69115 Heidelberg

Rosak, Ch., Prof. Dr.
Krankenhaus Sachsenhausen
Stoffwechsel-Abt.
C.-v.-Noorden-Klinik
Schulstr. 31
D-60594 Frankfurt

Schaaf, L., Priv.-Doz. Dr.
Städt. Krankenhaus Schwabing
3. Medizinische Abt.
Institut für Diabetesforschung
Kölner Platz 1
D-80804 München

Scherbaum, W. A., Prof. Dr.
Diabetes-Forschungsinstitut der Universität
Klinisch Abt.
Auf'm Hennekamp 65
40225 Düsseldorf

Schnell, O., Dr.
Städt. Krankenhaus Schwabing
3. Medizinische Abt.
Institut für Diabetesforschung
Kölner Platz 1
D-80804 München

Schulz, E., Dr.
Universitätsklinikum
Zentrum der Inneren Medizin
Medizinische Klinik I
Theodor-Stern-Kai 7
D-60596 Frankfurt

Schumm-Draeger, Petra-Maria, Prof. Dr.
Universitätsklinikum
Zentrum für Innere Medizin/Medizinische Klinik I
SP Endokrinologie
Theodor-Stern-Kai 7
D-60590 Frankfurt

Spuck, W., Dr.
Rotes-Kreuz-Krankenhaus
Medizinische Klinik
Hansteinstr. 29
D-34121 Kassel

Standl, E., Prof. Dr.
Institut für Diabetesforschung München und
Städt. Krankenhaus Schwabing
3. Medizinische Abt.
Kölner Platz 1
D-80804 München

Standl, R., Dr.
Städt. Krankenhaus Schwabing
7. Medizinische Abt.
Kölner Platz 1
D-80804 München

Stiegler, H., Dr.
Städt. Krankenhaus Schwabing
7. Medizinische Abt.
Kölner Platz 1
D-80804 München

Strian, F., Prof. Dr.
Max-Planck-Institut für Psychiatrie
Neurologische Klinik
Kraepelinstr. 10
D-80804 München

Toeller-Suchan, Monika, Dr.
Diabetes-Forschungsinstitut der Universität
Klinische Abt.
Auf'm Hennekamp 65
D-40225 Düsseldorf

Tschöpe, D., Prof. Dr.
Diabetes-Forschungsinstitut der Universität
Klinische Abt.
Auf'm Hennekamp 65
D-40225 Düsseldorf

Usadel, K.-H., Prof. Dr.
Universitätsklinikum
Zentrum für Innere Medizin/Medizinische Klinik I
SP Endokrinologie
Theodor-Stern-Kai 7
D-60596 Frankfurt

Waadt, Sabine, Dr.
Heinrich-Stieglitz-Kehre 13
D-81371 München

Walter, H., Priv.-Doz. Dr.
Klinikum Nürnberg-Süd
Medizinische Klinik IV
Breslauer Str. 201
D-90471 Nürnberg

Wessing, A., Prof. Dr.
Universitätsklinikum
Zentrum für Augenheilkunde
Hufelandstr. 55
D-45122 Essen

Wicklmayr, M., Prof. Dr.
Städt. Krankenhaus Schwabing
3. Medizinische Abt.
Kölner Platz 1
D-80804 München

Willershausen-Zönnchen, Brita, Prof. Dr.
Universitätsklinikum
Poliklinik für Zahnerhaltung und Parodontologie
Augustusplatz 2
D-55131 Mainz

Ziegler, Anette-Gabriele, Priv.-Doz. Dr.
Städt. Krankenhaus Schwabing
3. Medizinische Abt.
Institut für Diabetesforschung
Kölner Platz 1
D-80804 München

Ziegler, D., Prof. Dr.
Diabetes-Forschungszentrum der Universität
Auf'm Hennekamp
D-40225 Düsseldorf

Inhaltsverzeichnis

16 Schwangerschaft 261

K. D. Hepp und F. W. Dittmar

17 Muskelarbeit und Sport 274

E. Standl und M. Wicklmayr

18 Operationen 285

R. Petzoldt

19 Akute Komplikationen 289

P.-H. Althoff, K.-H. Usadel und H. Mehnert

42 Diabetes in der Praxis 645

H. Hasche

43 Futurologie 648

W. A. Scherbaum, H. Hauner, M. Toeller-Suchan,
T. Koschinsky, D. Ziegler, D. Tschöpe und S. Martin

44 Zeittafel zur Geschichte des Diabetes mellitus 656

H. Mehnert und E. Schulz

1 Einführung in die Biochemie und Pathophysiologie des Stoffwechsels

K. D. Hepp und H. U. Häring

Das Wichtigste in Kürze

➤ Für das Verständnis der Pathophysiologie der verschiedenen Diabetesformen ist eine Kenntnis der biochemischen Grundlagen unerläßlich.

➤ Das gemeinsame Charakteristikum der unter dem Begriff Diabetes zusammengefaßten Stoffwechselstörungen ist die mangelnde zelluläre Insulinwirkung. Ihre Auswirkungen betreffen den Stoffwechsel von Kohlenhydraten, Fetten und Eiweiß.

➤ Von besonderer Bedeutung sind die Biosynthese und Sekretion von Insulin in der Langerhans-Insel und ihre Steuerung durch Substrate, Hormone und das autonome Nervensystem. Obwohl die Funktionen der B-Zelle weitgehend aufgeklärt sind, ist der biochemische Defekt bei Typ-2-Diabetes und seine möglichen genetischen Ursachen bisher noch unbekannt.

➤ Größeren Raum nimmt auch die Darstellung des Wirkungsmechanismus von Insulin ein, über den sich unsere Erkenntnisse in den letzten Jahrzehnten vervielfacht haben. Insulin aktiviert nach seiner Bindung an den Rezeptor eine Vielfalt von intrazellulären Signalsystemen, die wiederum Transportmechanismen und Aktivierungskaskaden von Schlüsselenzymen steuern. Auch hier ist der primäre, wahrscheinlich genetische Defekt bei Insulinresistenz und Typ-2-Diabetes noch unklar.

➤ Basierend auf Tierversuchen bestehen heute eingehende quantitative Vorstellungen von den Aktivitäten der wichtigsten Stoffwechselwege in der Skelettmuskulatur, in der Leber und im Fettgewebe beim Menschen. Aus der zunehmenden Entgleisung unter Insulinmangel bis hin zur Ketoazidose lassen sich die entsprechenden klinischen Befunde im Zusammenhang erklären.

Einleitung

Krankheiten sind der Ausdruck gestörter physiologischer Vorgänge, die wiederum als Folge pathologischer intrazellulärer Mechanismen auftreten. Da diese intrazellulären Prozesse biochemischer Natur sind, kann jede Krankheit letzten Endes als Konsequenz eines gestörten Intermediärstoffwechsels angesehen werden. Die Entdeckung bestimmter molekularer Defekte als Ätiologie einer immer größeren Zahl von Krankheiten rechtfertigt die herausragende Stellung der Biochemie in der Medizin und bildet einen immer neuen Ansporn für die Suche nach den zugrundeliegenden biochemischen Mechanismen.

Bei kaum einer Krankheit wurde der physiologisch-chemische Hintergrund so eingehend untersucht wie beim Diabetes mellitus. Ein Verständnis der Stoffwechselstörungen, die unter dem Begriff Diabetes zusammengefaßt werden, setzt ein Begreifen von Funktion und Steuerung der zugrundeliegenden biochemischen Vorgänge voraus. Es ist heute klar, daß der biochemische Defekt beim Diabetes nicht auf die Störung des Kohlenhydratstoffwechsels allein beschränkt ist, sondern daß praktisch alle Stoffwechselvorgänge im Körper mitbetroffen sind. Damit ist die Kenntnis der Grundzüge von Biochemie und Physiologie des Stoffwechsels Voraussetzung für jeden Arzt, der sich mit dem Problem des Diabetes in Klinik und Praxis beschäftigt.

Eine genaue Darstellung auch nur der wichtigsten beim Diabetes betroffenen Stoffwechselwege würde allerdings weit über den Rahmen dieses Buches hinausführen. Aus diesem Grunde können nur einige wesentliche Grundlagen der Stoffwechselbiochemie beschrieben werden, wobei vielfach die wissenschaftliche Problematik gegenüber einer Darstellung in großen Zügen zurücktreten muß.

Struktur der Zelle

(13, 16, 18)

Bei der Betrachtung der Stoffwechselvorgänge in der Zelle kann die subzelluläre Feinstruktur mit ihren Organellen nicht übergangen werden, da sie eine wichtige Voraussetzung für das Verständnis biochemischer Vorgänge bildet. Mit Hilfe von Elektronenmikroskopie und fraktionierter Zentrifugation von Zellaufschlüssen gelang es, biochemische Abläufe in der Zelle zu lokalisieren und bestimmten Kompartimenten, entsprechend den einzelnen Zellelementen, zuzuordnen. Trotz der Spezialisierung in höheren Organismen gibt es Einheiten der Zytoarchitektur, die sich in allen Zellen finden und die jeweils der Schauplatz einer Reihe von bestimmten biochemischen Funktionen sind (Abb. 1.1).

Zellmembran: Im Elektronenmikroskop läßt sich eine Membran unterscheiden, die aus einer Doppelschicht von Phospholipiden besteht. Diese Membran spielt eine wichtige Rolle in der Aufrechterhaltung eines konstanten intrazellulären Milieus. Sie ist die Grenzfläche, durch die Substanzen wie Zukker, Aminosäuren und Ionen transportiert werden und an der mit Hilfe von Pinozytose die Aufnahme oder mittels Emiozytose die Abgabe bestimmter Partikel bewerkstelligt wird. Sie ist vor allem Wirkort vieler Hormone, nicht zuletzt des Insulins.

Mitochondrien: Sie gehören zu den größten Strukturen und stellen die „Kraftwerke" der Zelle dar, in denen durch Verbrennungsprozesse die chemische Energie in Form von ATP gewonnen wird. Wichtige Stoffwechselwege und Funktionen sind Atmungskette, Citratzyklus, Fettsäureoxidation und Ketogenese.

Endoplasmatisches Retikulum: Die Zelle ist von einem Netzwerk von Membranen in Form von Röhrchen oder Bläschen durchzogen, die sich gelegentlich auch in größeren Zisternen formieren. Eine direkte Kommunikation besteht zum Zellkern und möglicherweise auch zum Extrazellulär-

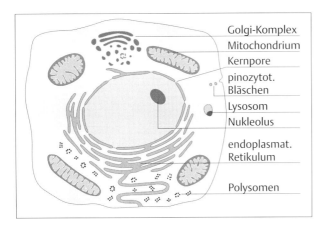

Abb. 1.**1** Architektur einer idealisierten Zelle (aus Karlson, P.: Kurzes Lehrbuch der Biochemie, 8. Aufl. Thieme, Stuttgart 1972).

raum. Außen sitzen an den Membranen dieser Strukturen kleine, ca. 15 nm große Granula, die Ribosomen, die der Ort der Proteinsynthese sind. In manchen Organen mit sehr ausgeprägter Proteinsynthese, wie z. B. dem exokrinen Pankreas, ist das endoplasmatische Retikulum besonders stark ausgebildet. Wird eine Zelle homogenisiert, d. h. mechanisch zerkleinert, so werden die Membranen des endoplasmatischen Retikulums zerrissen, und die Bruchstücke können als Mikrosomenfraktion durch fraktionierte Zentrifugation isoliert werden. Der *Golgi-Apparat* mit seinen vesikulären Strukturen dient wahrscheinlich der Synthese von Membranmaterial.

Die **Lysosomen** enthalten Enzyme, die Protein, Nucleinsäuren, Lipide und Mucopolysaccharide abbauen können. Solange die Membran des Lysosoms intakt ist, sind sie inaktiv. Bei Aktivierung des lysosomalen Systems werden diese Enzyme wirksam und führen letztlich zur Auflösung der Zelle.

Der **Zellkern** ist durch seinen hohen Gehalt an Chromatin charakterisiert, welches den Großteil der DNA der Zelle enthält. Im Zustand der Interphase ist die DNA aktiv und bildet die Matrize für die RNA-Synthese. Durch die Poren der Kernmembran gelangt die „Messenger-RNA" ins Zytoplasma und heftet sich ans endoplasmatische Retikulum, wo sie als Vorlage für die Synthese eines bestimmten Proteins fungiert.

Zytosol: Unter Zytosol (Zytoplasma, Hyaloplasma) versteht man den löslichen Proteinanteil der Zelle, der sich nach Aufschluß und hochtourigem Zentrifugieren im Überstand befindet. Das Zytosol kann z. B. Enzyme enthalten, die in der Zelle durch andere Strukturen wie das endoplasmatische Retikulum kompartimentiert sind oder die durch den Prozeß des Homogenisierens von anderen Strukturen abgestreift werden. Im Zytosol finden sich z. B. die Enzyme der Glykolyse und Fettsäuresynthese.

Grundzüge des Intermediärstoffwechsels

(1, 12–14, 16)

Überblick über Kohlenhydrat- und Lipidstoffwechsel

In diesem Abschnitt wird versucht, anhand allgemeiner Schemata die Abläufe des Intermediärstoffwechsels von

Kohlenhydraten, Lipiden und Proteinen in groben Zügen zu skizzieren. Wie das Netz von Haupt- und Nebenstraßen auf einer Landkarte, so ist eine Reaktionssequenz mit der anderen über gemeinsame Metaboliten verknüpft. Hinter der Darstellung jeder einzelnen Verzweigung steckt ein großes Quantum an biochemischer Information und damit an mühsamer experimenteller Arbeit. Die Beschränkung auf die wichtigsten, für das Verständnis der Diabetologie unerläßlichen Reaktionen schließt zwangsläufig die Darstellung einer großen Zahl anderer, grundsätzlich wichtiger Ergebnisse aus.

Abb. 1.**2** gibt einen allgemeinen Überblick über den Stoffwechsel von **Kohlenhydraten** und Lipiden, die beiden wichtigsten Energiequellen der Zelle. Grundbaustein für Kohlenhydratpolymere als Energiereserve (Glykogen) oder Bestandteile der Zellstruktur (Glykolipide oder Glykoproteide) ist die Glucose: Ihr Abbau geht in der Glykolyse vonstatten; durch stufenweisen Abbau entsteht mit Hilfe von Reduktionsvorgängen ohne Verbrauch von Sauerstoff Lactat. Endprodukte des Glucosestoffwechsels sind – außer CO_2 und H_2O – Energie als Adenosintriphosphat (ATP) oder Reduktionsäquivalente in Form von Nicotinamidadenindinucleotid, reduzierte Form (NADH) oder Nicotinamidadenindinucleotidphosphat (NADPH).

Von den **Lipiden** geht der Glycerinanteil in den Kohlenhydratstoffwechsel ein, während die Fettsäuren über Acetylcoenzym A (Acetyl-CoA) im Citratzyklus völlig zu CO_2 und H_2O verbrannt werden. Acetyl-CoA, die Schlüsselsubstanz zwischen Kohlenhydrat- und Lipidstoffwechsel, ist Baustein für Fettsäure- und Cholesterinsynthese. Analog zum Glykogen stellt das Fett eine rasch zu mobilisierende Energiequelle dar. Zusammengefaßt bestehen die beiden Hauptfunktionen des Kohlenhydrat- und Lipidstoffwechsels in der Bereitstellung von Energie und von Kohlenstoffeinheiten für den Aufbau von Zellbestandteilen.

Stoffwechsel der Kohlenhydrate

Glykolyse und Pentosephosphatweg

Wichtigster Abbauweg der Glucose ist die **Glykolyse** (Embden-Meyerhof-Abbau); daneben wird ein Teil im Pentosephosphatzyklus umgesetzt. In Organen, die eine hohe Kapazität zur Fettsäuresynthese haben, wird der dafür benötigte erhöhte Bedarf an NADPH + H⁺ durch einen vermehrten Abbau über den Pentosephosphatzyklus gedeckt (z. B. Fettgewebe, laktierende Milchdrüse). Alle Enzyme der Glykolysekette und des Pentosephosphatzyklus sind im Zytosol lokalisiert. Eine Bilanz der anaeroben Glykolyse ergibt sich nach der folgenden Gleichung:

Glucose + 2 ADP + 2 P → 2 Lactat + 2 ATP

Für die Bildung der Hexosemono- und Diphosphate (Reaktionen 1–3 der Abb. 1.**3**) wird Energie in Form von 2 Molekülen Adenosintriphosphat (ATP) pro Glucosemolekül benötigt, die die Zelle bereitstellen muß. Bei der Oxidation des Glycerinaldehydphosphats mit Hilfe von Nicotinamidadenindinucleotid (NAD⁺) (Reaktion 6) entsteht durch gleichzeitigen Einbau von anorganischem Phosphat das energiereiche 1,3-Diphosphoglycerat, welches sein Phosphat auf Adenosindiphosphat (ADP) übertragen kann (Reaktion 7, „Substratketten-Phosphorylierung"); weiteres ATP entsteht auf diese Weise in Reaktion 10, so daß insgesamt pro Molekül Glucose 4 ATP in der Substratkette entstehen. Bei der Re-

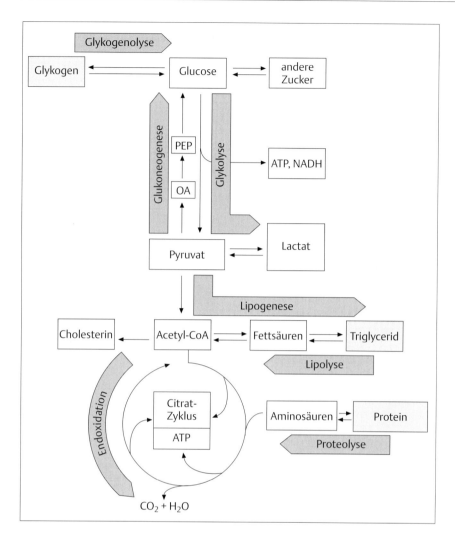

Abb. 1.**2** Übersicht über den Intermediärstoffwechsel. Die schraffierten Pfeile geben wichtige, der hormonellen Regulation unterliegende Auf- und Abbauwege an. PEP = Phosphoenolpyruvat, OA = Oxalacetat.

duktion von Pyruvat zu Lactat, die mit der gleichzeitigen Oxidation des reduzierten NADH + H⁺ zu NAD verknüpft ist (Reaktion 11), kann unter anaeroben Bedingungen das NADH + H⁺ der Reaktion 6 als Wasserstoffdonator fungieren. Das Gleichgewicht dieser Reaktion liegt weit auf der Seite des Lactats. Das Verhältnis von Lactat zu Pyruvat kann als Index für den Redoxzustand der Zelle angesehen werden, der sich bei Gewebsanoxie und der dabei ablaufenden anaeroben Glykolyse stark zum Lactat hin verschiebt. Der Nettogewinn der Glykolyse aus 1 Mol Glucose beträgt unter anaeroben Bedingungen 2 Mol ATP, wenn man vom Glykogen ausgeht, 3 Mol ATP. Im Stoffwechselweg der Glucose gibt es eine Reihe von Kontrollpunkten, die in Abb. 1.**4** dargestellt sind. An diesen Stellen wird der Hin- und Rückweg durch verschiedene Enzyme bzw. Transportvorgänge bewerkstelligt, wodurch die Möglichkeit der Steuerung gegeben ist. Als Schlüsselenzym des Embden-Meyerhof-Weges selbst wird die Phosphofructokinase angesehen, ein allosterisches Enzym, welches dem Einfluß von einer Reihe von Aktivatoren und Inhibitoren unterliegt.

Im Gegensatz zum Embden-Meyerhof-Abbauweg läuft der Abbau der Glucose über den **Pentosephosphatzyklus** (Hexosemonophosphat-Shunt) nur unter aeroben Bedingungen. Neben der Bildung von NADPH⁺ + H⁺ liegt die Bedeutung dieses Weges vor allem in der Bereitstellung von Pentosen für die Nucleinsäuresynthese. Die Menge des

anfallenden ATP hängt ab vom Umsatz von NADPH + H⁺ durch Transhydrogenasen, wonach NADH + H⁺ in die Atmungskette eingeführt wird. Abb. 1.**5** zeigt, daß es sich hier um einen multizyklischen Prozeß handelt, bei dem aus 3 Molekülen Glucose-6-phosphat 3 Moleküle CO_2 und 3 Pentosen entstehen. Diese werden wiederum in 2 Moleküle Glucose-6-phosphat und 1 Molekül Glycerinaldehyd-3-phosphat umgewandelt. Wie in der Glykolyse wird die Oxidation der Glucose durch Dehydrogenierung ermöglicht; hier aber dient NADP und nicht NAD als Wasserstoffakzeptor. Eine Bilanz ergibt sich wiederum durch die Formel:

$$3 \text{ Glucose-6-P} + 6 \text{ NADP}^+ \rightarrow 3 \text{ } CO_2 + 2 \text{ Glucose-6-P} \\ + \text{ Glycerinaldehyd-3-P} \\ + 6 \text{ NADPH} + 6 \text{ H}^+$$

Die Oxidation des Glucose-6-phosphats mit der Bildung von CO_2 findet in den ersten Reaktionen des Zyklus statt, während im Embden-Meyerhof-Weg kein CO_2 entsteht. Dadurch gelingt es, über die spezifische Markierung der Glucose als Glucose-1-¹⁴C oder Glucose-6-¹⁴C Aussagen über den Anteil des Pentosephosphatzyklus bei der Glucoseoxidation zu machen. Während bei der Glykolyse sowohl die Kohlenstoffatome 1 als auch 6 zu gleichen Anteilen in der Methylgruppe des Pyruvats erscheinen, wird bei der direkten Oxidation der erste Kohlenstoff (C1) durch Dekarboxylierung zu Beginn als ¹⁴CO_2 abgespalten.

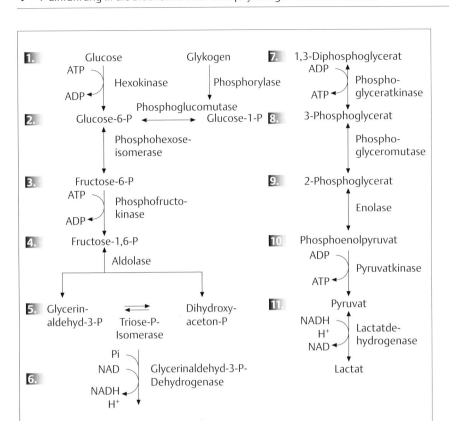

Abb. 1.**3** Reaktionen der Glykolyse.

So führt der Effekt des Insulins an der Fettzelle zu einer starken Zunahme der Oxidation des C_1, wohl bedingt durch die gleichzeitige starke Stimulation der Fettsäuresynthese.

Glukoneogenese

Glucosebeziehende Organe und charakteristische Reaktionen: Unter Normalbedingungen bezieht das Zentralnervensystem seine Energie ausschließlich aus Glucose. Die enorme Empfindlichkeit dieses Gewebes gegenüber relativ kleinen Schwankungen des Blutzuckers erfordert eine endogene Quelle für Glucose, wenn Kohlenhydrate nicht in ausreichender Menge aus der Nahrung bezogen werden können. Auch Erythrozyten und Fettgewebe beanspruchen einen Teil der Blutglucose, das letztere als Quelle für den Glycerinanteil im Triglycerid. Unter anaeroben Bedingungen

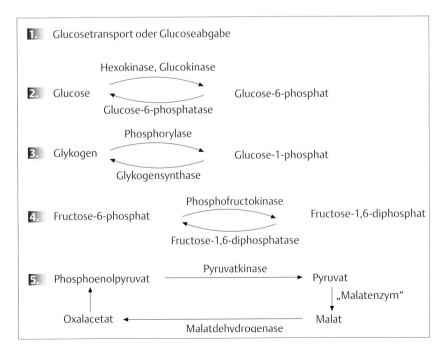

Abb. 1.**4** Kontrollpunkte im Glucosestoffwechsel.

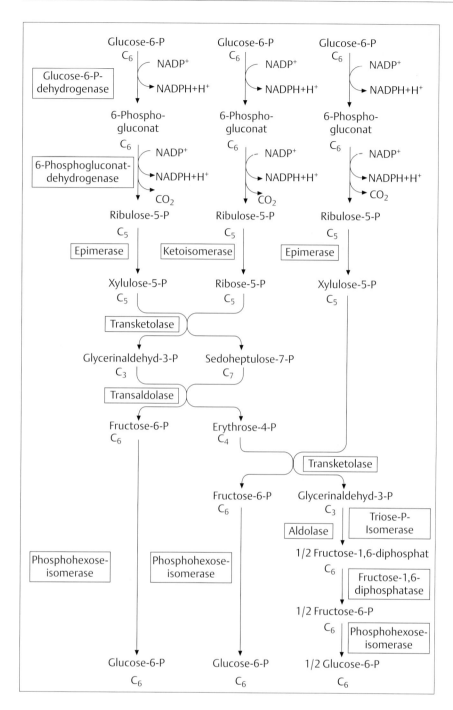

Abb. 1.**5** Pentosephosphatzyklus mit seinen Verbindungen zur Glykolyse.

ist Glucose der einzig mögliche Energielieferant für den Muskel. Aus diesen Gründen sind bestimmte Organe, in erster Linie die Leber, aber auch die Niere, zur Glucoseneubildung aus anderen Metaboliten wie Aminosäuren, Lactat und Glycerin spezialisiert. Somit dient der Glukoneogeneseweg der Verwertung der von anderen Organen abgegebenen Abbauprodukte, wie z. B. dem Lactat aus der Muskulatur und dem Glycerin aus dem Fettgewebe. Der Glukoneogeneseweg bedient sich bestimmter Reaktionen der Glykolyse in umgekehrter Richtung sowie eines Teils des Citratzyklus. Aus energetischen Gründen ist jedoch an folgenden Stellen die Glykolyse nicht umkehrbar:
➤ zwischen Pyruvat und Phosphoenolpyruvat,

➤ zwischen Fructose-1,6-diphosphat und Fructose-6-phosphat,
➤ zwischen Glucose-6-phosphat und Glucose.
Diese für die Glukoneogenese charakteristischen Reaktionen werden durch eigene Enzyme katalysiert und bieten damit die Möglichkeit zur Regulation des Substratdurchsatzes durch die Glukoneogenese (Abb. 1.**6**).
Die glukoplastischen Aminosäuren (Tab. 1.**1**) können nach Desaminierung oder Transaminierung über die Stufe des Pyruvats oder über Metaboliten des Citratzyklus in die Glukoneogenese eingehen. Glycerin findet seinen Eingang durch Aktivierung mit Hilfe von ATP über die Glycerokinase auf der Stufe der Triosephosphate. Für die Synthese von einem Molekül Glucose aus 2 Molekülen Lactat oder Pyruvat werden 6

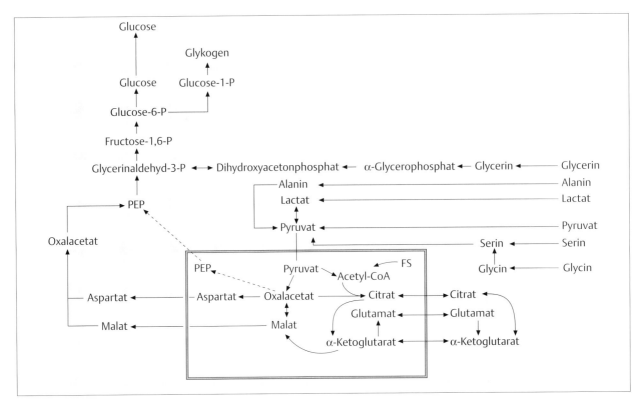

Abb. 1.**6** Glukoneogenese in der Leberzelle. Die einfache Linie deutet die Zellmembran an, die doppelt umgrenzende den mitochondrialen Raum. Der Austritt des Kohlenstoffs aus dem Mitochondrium ist je nach Spezies unterschiedlich: bei der Ratte

über Aspartat und Malat; beim Menschen ist auch die Bildung von Phosphoenolpyruvat (PEP) im Mitochondrium möglich. FS = Fettsäuren.

ATP benötigt, die z. B. aus der Oxidation von Fettsäuren gewonnen werden.

Bei der **Regulation** scheint **Acetyl-CoA** eine begünstigende Rolle zu spielen: Einmal wirkt Acetyl-CoA aktivierend auf die Pyruvatcarboxylase-Reaktion, und andererseits könnte seine Hemmwirkung auf die Pyruvatdehydrogenase zu einer Erhaltung von Pyruvat führen (sog. „sparing effect"). Tatsächlich konnte im Tierexperiment gezeigt werden, daß bei vermehrtem Fettsäureangebot an die Leber,

welches zur Erhöhung der Acetyl-CoA-Spiegel führt, die Glukoneogenese aus Lactat gesteigert wird. Eine entscheidende Rolle dürfte jedoch die hormonelle Steuerung, vermittelt durch das zyklische Adenosinmonophosphat (cAMP), spielen (S. 13).

Glucoseproduktionsorgane: Im Vergleich zur Glucoseproduktion in der Leber spielt die Glukoneogenese der Niere normalerweise eine wesentlich geringere Rolle und liegt im allgemeinen unter einem Anteil von 20% an der gesamten Glucoseproduktion. Allerdings kann bei längerem Hunger die renale Glukoneogenese ansteigen, während die hepatische absinkt, so daß dann die beiden Anteile etwa gleich sind. Der Anstieg scheint vor allem durch die beim Fasten auftretende metabolische Azidose bedingt zu sein, wobei offenbar die Phosphoenolpyruvatcarboxykinase-Reaktion von pH-Änderungen reguliert wird. Dieser Mechanismus ist auch bei der diabetischen Azidose von Bedeutung.

Stoffwechsel der Lipide

Bedeutung der Lipide als Energiequelle und für den Stoffwechsel

Fett stellt die wichtigste und konzentrierteste Speicherform energiereichen Substrats im Körper dar. Sein kalorischer Wert ist mit 9,3 kcal/g (39 kJ/g) doppelt so hoch wie der von Kohlenhydrat oder Protein; bei seiner Speicherung wird wesentlich weniger Wasser gebunden. Ein großer Teil der Kohlenhydrate der Nahrung wird zunächst in Fett umgewandelt und gespeichert und dient so als Energiequelle für viele Or-

Tabelle 1.**1** Glukoplastische und ketoplastische Aminosäuren.

Glukoplastische Aminosäuren	Keto-plastische Aminosäure	Glukoplastische und ketoplastische Aminosäuren
Alanin	Hydroxyprolin Leucin	Isoleucin
Arginin	Methionin	Lysin
Asparaginsäure Ornithin		Phenylalanin
Cystin	Prolin	Tyrosin
Glutamat	Serin	
Glutamin	Threonin	
Glycin	Tryptophan	
Histidin	Valin	

gane. Während man lange annahm, daß das Fettgewebe ein metabolisch wenig aktives Depot darstelle, wurde seit den klassischen Experimenten von Schoenheimer und Rittenberg aus der Mitte der 30er Jahre klar, daß dies nicht der Fall ist. Das Fettgewebe steht im Mittelpunkt eines sehr aktiven Lipidstoffwechsels; es spielt in der Pathogenese des Diabetes eine bedeutsame Rolle.

Plasmalipoproteine

Bildung von Lipoproteinkomplexen: Für viele Gewebe stellen Lipide eine wesentliche Energiequelle dar. Manche Organe, wie z. B. der Herzmuskel, ziehen sogar Fettsäuren den anderen Substraten vor. Der Organismus steht vor der Aufgabe, eine große Menge Lipid in einem wässerigen Medium an die Organe heranzubringen. Dies wird in einer Art „Verpackung" als Lipoprotein gelöst: Mit Hilfe polarer Lipide, wie den Phospholipiden, und durch Assoziierung mit Serumproteinen werden Lipoproteinkomplexe gebildet, deren Einteilung im Kap. **32** erörtert wird. Sie enthalten in wechselnder Zusammensetzung Cholesterin, Cholesterinester, Triglyceride und Phospholipide.

Bei der Lipolyse werden freie Fettsäuren aus dem Fettgewebe freigesetzt und im Plasma in der Form von **Albuminkomplexen** transportiert. Diese Fraktion stellt zwar den mengenmäßig mit etwa 0,7 mmol/l (im fastenden Zustand) kleinsten Lipidanteil des Plasmas dar, unterliegt aber mit einer Umsatzrate von ca. 160 g/24 Std. und einer Halbwertszeit von etwa 2 Minuten dem größten Umsatz. Höchste Werte bis über 2 mmol/l werden in der diabetischen Ketoazidose erreicht. Aus Bilanzstudien geht hervor, daß der Fettsäureumsatz durch die Plasmakonzentration bestimmt wird, welche direkt von der Fettgewebslipolyse abhängt. Die Lipolyse steht unter dem Einfluß einer Reihe von katabolen Hormonen, von denen unter physiologischen Bedingungen die Catecholamine die wichtigste Bedeutung haben. Als Antagonist hemmt Insulin bereits in sehr geringer Konzentration die Lipolyse (S. 23).

Bedeutung der Lipoproteinlipase: Die im Darm resorbierten langkettigen Fettsäuren werden in den Mukosazellen verestert und als Chylomikronen in die intestinale Lymphbahn abgegeben, von wo sie über den Ductus thoracicus ins Blut geleitet werden. Der Abbau der Chylomikronen geht rasch vonstatten (Halbwertszeit wenige Minuten) und hängt von der Aktivität der Lipoproteinlipase ab, die sich wiederum nach dem jeweiligen hormonellen Zustand richtet. Dieses Enzym schafft die Voraussetzung für die Aufnahme der Triglyceridfettsäuren in die Gewebe. Es fand sich in einer Reihe von Organen, wo es wahrscheinlich in der Wand der Blutkapillaren lokalisiert ist. Normalerweise enthält das Blut nur geringe Mengen des Enzyms, seine Aktivität im Kreislauf steigt jedoch nach der Injektion von Heparin stark an, was gleichzeitig mit einem vermehrten Abbau an Lipoproteinen verbunden ist. Insulin spielt für seine Synthese eine fördernde Rolle. Die Aktivität der Lipoproteinlipase verhält sich also entgegengesetzt zu der sog. „hormonsensitiven" Lipase: Wird die Lipolyse durch katabole Hormone gesteigert, so ist die Aktivität der Lipoproteinlipase reduziert und umgekehrt. Auch hier scheint das cAMP eine Vermittlerrolle zu spielen. Bei Hunger und Diabetes sinkt die Aktivität im Fettgewebe ebenfalls ab, eine Tatsache, die zur Erklärung der beim Diabetes auftretenden sekundären Hyperlipidämien herangezogen wird. Nahezu alle anderen Lipoproteine des Plasmas werden in der Leber gebildet. Ihre

Einteilung nach den verschiedenen Dichteklassen wird an anderer Stelle beschrieben (Kap. **32**). Ihre Aufnahme durch periphere Gewebe mit Hilfe der Lipoproteinlipase folgt im Prinzip den gleichen Gesetzen wie die Chylomikronen.

Kontrollfaktoren: Über die Faktoren, die die Bildung der Lipoproteine in der Leber kontrollieren, ist bis heute wenig bekannt. Eine wesentliche Rolle scheint das Angebot von freien Fettsäuren an die Leber zu spielen, denn sowohl VLDL-Fraktion im Plasma (Kap. **32**) wie Triglyceridkonzentration der Leberzellen steigen nach Lipolyse an. Wahrscheinlich hängt ihre Synthese aber auch von der Bildung ihrer Apoproteine ab. Insulin führt zu einer Steigerung der Triglyceridsynthese in der Leber.

Synthese und Abbau der Fettsäuren

Eine Reihe von Geweben, vor allem Leber und Fettgewebe, besitzen ein aktives System der **Fettsäuresynthese**, welches im Zytosol lokalisiert ist. Beim Menschen ist Palmitat das häufigste Endprodukt; als Cofaktoren werden NADPH, ATP, Mn^{2+} und HCO_3^- benötigt. Summarisch entspricht der Weg vom Acetyl-CoA zum Palmitat folgender Gleichung:

$$CH_3-CO-SCoA + 7\ HOOC-CH_2CO-SCoA$$
$$+ 14\ NADPH + 14\ H^+ \rightarrow CH_3-(CH_2)_{14}-COOH + 7\ CO_2$$
$$+ 6\ H_2O + 8\ CoA-SH + 14\ NADP^+$$

Die Oxidationsschritte des Pentosephosphatzyklus sind die wichtigsten Quellen des Wasserstoffs für die Reduktionsschritte der Fettsäuresynthese. Gewebe mit einem aktiven Pentosephosphatzyklus zeigen gleichzeitig eine aktive Lipogenese (Fettgewebe, Leber, laktierende Mamma). Wegen der Lokalisation beider Stoffwechselwege im Zytosol bestehen keine Schranken für den Austausch des NADP-NADPH. Auch das „Malatenzym", welches die Reaktion von Malat zu Pyruvat unter Bildung reduzierter Pyridinnucleotide katalysiert, kann Wasserstoff liefern. Die Steuerung der Lipogenese ist in erster Linie vom Ernährungszustand abhängig. Kohlenhydratreiche Ernährung stimuliert, während fettreiche Ernährung, Hunger und Diabetes hemmen. Hier scheinen die Fettsäuren das Signal zu geben: An zwei Stellen hemmen Endprodukte der Sequenz im Sinne einer Rückkopplungshemmung, nämlich 1. auf der Stufe der Acetyl-CoA-Carboxylase (Hemmung durch Fettsäure-CoA-Ester, inzwischen wurde auch die Interkonvertierung unter dem Einfluß von Insulin nachgewiesen), 2. am Multienzymkomplex der Fettsäuresynthase (Hemmung durch Fettsäuren). Ein weiterer Punkt der Steuerung liegt am Übergang des Grundbausteins, Acetyl-CoA, aus dem Mitochondrium ins Zytosol, welcher mit Hilfe des Citrats bewerkstelligt wird. Auch die Umwandlung des Pyruvats in Acetyl-CoA durch den Pyruvatdehydrogenasekomplex unterliegt einer Hemmung durch die Fettsäuren, so daß auch hier die Möglichkeit der Steuerung besteht.

Der **Abbau der Fettsäuren** geht durch die β-Oxidation vonstatten. Dieser Abbauweg ist in den Mitochondrien lokalisiert und steht in enger Beziehung zur Atmungskette. Zu Beginn der Sequenz wird für die Aktivierung der Fettsäuren mit Hilfe der Thiokinase zu Acyl-CoA Energie in Form von ATP benötigt. Bei der Oxidation von Palmitat entstehen Reduktionsäquivalente, die über die Atmungskette für jedes entstandene Molekül Acetyl-CoA mindestens 5 ATP liefern. Damit werden für die ersten 7 aus den 16 Kohlenstoffatomen der Fettsäure entstandenen Acetyl-CoA-Moleküle 35 ATP geliefert. Bei der Oxidation von 8 Acetyl-CoA im

Citratzyklus entstehen 8 x 12 = 96 energiereiche Phosphatverbindungen, so daß nach Abzug von 2 ATP (für die Aktivierung mit CoA-SH) pro Mol Palmitinsäure insgesamt 129 energiereiche Phosphatbindungen in Form von ATP gewonnen werden.

Ketogenese

Prinzip: Wird durch ein übermäßiges Angebot freier Fettsäuren an die Leber die Kapazität des Citratzyklus für Acetyl-CoA überschritten, so springt die Ketogenese ein, um das aus der β-Oxidation vermehrt angelieferte Acetyl-CoA weiterzuverwerten. Die Enzyme der Ketogenese sind wiederum in den Mitochondrien lokalisiert. Die Eigenschaft der Leber, große Mengen an Ketonkörpern zu produzieren, beruht auf ihrer Kapazität für die Ketogenese bei gleichzeitigem Mangel an dem Enzym, welches Acetacetat zu Acetoacetyl-CoA aktiviert, so daß es nicht weiter utilisiert werden kann. Das Diagramm der Abb. 1.7 zeigt die bei der Ketogenese ablaufenden Reaktionen. Während Acetoacetat und β-Hydroxybutyrat in peripheren Geweben oxidiert werden können, kann Aceton im Körper praktisch nicht utilisiert werden. Die Anhäufung der Ketonkörper in der Azidose ist letztlich auf das Mißverhältnis zwischen Produktion und peripherem Verbrauch zurückzuführen. Der früher bei der Erklärung der Ketogenese hervorgehobene Mangel an Kohlenhydrat in der Leberzelle spielt nur insofern eine Rolle, als die Reveresterung der angebotenen Fettsäuren davon betroffen ist.

Von **regulatorischer Bedeutung** ist hier wahrscheinlich der durch die erhöhte Fettsäureoxidation im Mitochondrium bedingte Anstieg von NADH, der zu einer Verschiebung des Gleichgewichts der Malatdehydrogenase-Reaktion zum Malat hin führt. Damit könnte Oxalacetat zu einem limitierenden Faktor der Citratbildung werden, wobei die Einschleusung von Acetyl-CoA in den Zyklus erschwert würde.

Eine weitere interessante Möglichkeit ergibt sich in der **Verbindung von Glukoneogenese und Ketogenese** über Oxalacetat, welches durch eine Steigerung der Glukoneogenese dem Citratzyklus entzogen werden kann. Während über die Fragen der Steuerungsmechanismen in den Lebermitochondrien noch keine völlige Übereinstimmung erzielt wurde, ist man sich über die primäre Ursache der Ketoazidose, den Insulinmangel im Fettgewebe und die daraus resultierende übermäßige Lipolyse einig.

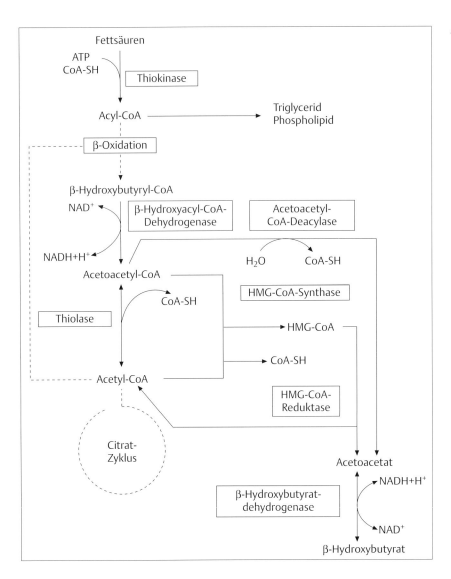

Abb. 1.7 Reaktionen der Ketogenese.

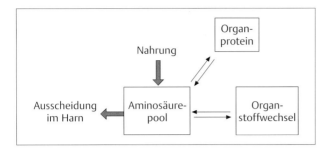

Abb. 1.**8** Stoffwechsel der Aminosäuren im Organismus. Zwischen Blutplasma (Aminosäurepool) und Gewebe besteht ein dauernder Austausch.

Stoffwechsel der Proteine

Neben dem Kohlenhydrat- und Fettstoffwechsel ist beim Diabetes auch der Eiweißstoffwechsel in einschneidender Weise betroffen. Bereits von Mering und Minkowski war die negative Stickstoffbilanz bei ihren pankreatektomierten Hunden aufgefallen. Dieser Verlust an Stickstoff wird durch die Glucocorticoide verstärkt und durch Hypophysektomie oder Adrenalektomie verringert. Die Behandlung mit Insulin normalisiert die Stickstoffbilanz und verhindert den Schwund der Muskulatur, so daß auch hier die Auswirkungen des Diabetes auf eine mangelhafte Insulinwirkung zurückgeführt werden können.

▬▬▬ Intermediärstoffwechsel der Aminosäuren

Umsatzraten und Reservespeicher: Im Organismus besteht ein dauerndes Gleichgewicht zwischen Synthese und Ab-

bau von Eiweißkörpern. Mit Hilfe markierter Aminosäuren konnten Umsatzraten gemessen werden, die z. B. in der Leber eine mittlere Halbwertszeit für Protein von 7 Tagen und in der Muskulatur von 14 Tagen ergaben. Zwischen den Eiweißkörpern des Plasmas und der Gewebe besteht ein dauernder Austausch, der im Diagramm der Abb. 1.**8** dargestellt ist. Vor allem die Albuminfraktion scheint mit ihrem relativ raschen Umsatz als Durchgangsstation für Aminosäuren zu fungieren. Zu einem gewissen Grad können Leber und Muskulatur als Reservespeicher für Eiweiß angesehen werden, welches zwar Teil der Organstruktur ist, im katabolen Zustand aber abgerufen werden kann.

Folgende **Hormone** wirken anabol und spielen bei der Proteinsynthese eine wichtige Rolle: Somatotropin (somatotropes Hormon, STH), Insulin und Testosteron. Auf der anderen Seite verstärken die Glucocorticoide den Eiweißkatabolismus und fördern den Umbau der Aminosäuren in der Glukoneogenese.

Trans- und Desaminierung: Während die essentiellen Aminosäuren nicht im Körper synthetisiert werden können und durch die Nahrung zugeführt werden müssen, werden die anderen Aminosäuren aus Metaboliten der Glykolyse und des Citratzyklus gebildet (Abb. 1.**9**). Der Umbau erfolgt durch Transaminierung oder Aminierung/Desaminierung. Bei der Transaminierung wird eine Aminosäure in die entsprechende Ketosäure umgewandelt, wobei gleichzeitig aus einer anderen Ketosäure wieder eine Aminosäure entsteht. Als Coenzym fungiert das Pyridoxalphosphat (Vitamin B_6).

Die Transaminierung spielt eine wichtige Rolle in der Harnstoffsynthese. Die oxidative Desaminierung wird vor allem durch die weitverbreitete L-Glutamatdehydrogenase bewerkstelligt, wobei zunächst durch Transaminierung Glutamat gebildet wird. Dieses System ist reversibel und bringt die Möglichkeit der Synthese von Aminosäuren aus Ketosäuren und Ammoniak.

Verwertung der Ketosäuren und Stoffwechsel der einzelnen Aminosäuren: Die bei diesen Reaktionen gebildeten Ketosäuren können auf verschiedene Weise verwertet werden: 1. Abbau zu CO_2 und H_2O, 2. Aminierung zu Aminosäuren oder 3. Umbau zu Glucose oder Ketonkörpern. Aminosäuren, die als Vorläufer von Glukoneogenese oder Ketogenese gelten, sind in Tab. 1.**1** aufgeführt. Diese klassische Einteilung, auf dem Boden von Fütterungsversuchen erstellt, findet ihre Erklärung beim Betrachten des biochemischen Abbaus jeder einzelnen Aminosäure. So entsteht z. B. aus Valin Succinyl-CoA, welches über den Citratzyklus zu Pyruvat und weiter zu Glucose aufgebaut wird. Leucin dagegen liefert Hydroxymethylglutarylcoenzym A (HMG-CoA) und schließlich Acetoacetat und Acetyl-CoA und ist somit ketogen.

Neuere Studien am Menschen und an der isoliert perfundierten Rattenleber stellen die Allgemeingültigkeit solcher auf Fütterungsversuchen und theoretischen Erwägungen basierenden Schemata z.T. in Frage. In der perfundierten Leber führten z. B. nur Alanin, Serin, Threonin und Glycin zu einer signifikanten Glucosebildung. Betrachtet man die Abgabe von Aminosäuren durch die Muskulatur des menschlichen Unterarms oder durch perfundierte Muskelpräparate im Tierversuch, so findet man, daß in erster Linie Glutamin und Alanin und in geringerem Maße Lysin, Glycin, Prolin, Threonin, Valin, Leucin und Histidin anfallen. Nach diesen Beobachtungen scheint vor allem Glutamin das Vehikel für den Transport von Aminogruppen im Blut zu sein.

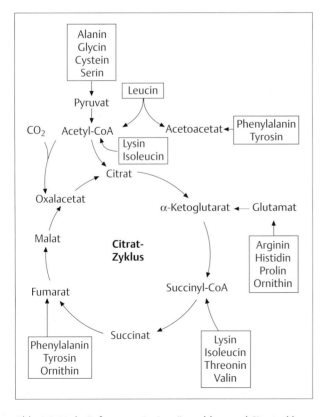

Abb. 1.**9** Verknüpfung von Aminosäureabbau und Citratzyklus.

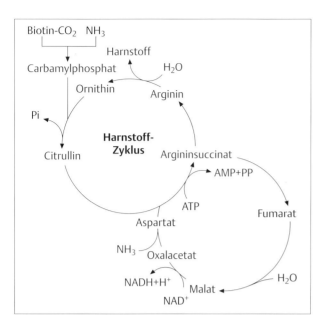

Abb. 1.**10** Harnstoffzyklus.

Das in der Zelle anfallende **Ammoniak** kann wiederum verschiedene Wege gehen:
➤ Aminierung von Ketosäuren, vor allem Oxalacetat und Ketoglutarat,
➤ Amidierung von Glutaminsäure über die Glutaminsynthetase mit Verbrauch von ATP und
➤ Harnstoffbildung im Harnstoffzyklus der Leber (Abb. 1.**10**).

In der Niere hat die Desaminierung von Glutamin durch die Glutaminase eine Bedeutung für die Ausscheidung von H$^+$-Ionen und die Erhaltung von Kationen. Das in der Tubuluszelle gebildete Ammoniak reagiert direkt mit dem Wasserstoff und wird als NH$_4^+$ ausgeschieden. Dies ergibt die Möglichkeit zur Kompensation bei der metabolischen Azidose.

Proteinsynthese

Bedeutung und Problematik: Langzeitwirkungen der Hormone lassen sich vor allem an der Proteinsynthese erkennen. Mit einem Verbrauch von ca. 90% der für biosynthetische Zwecke verfügbaren Energie und mit der Möglichkeit, als einziger Aufbauweg genetische Informationen zu realisieren, stellt sie die wichtigste Leistung der lebenden Zelle dar. Im Vergleich zur Polysaccharid- und Lipidsynthese ist nicht nur der chemische Synthesevorgang selbst wesentlich schwieriger, sondern es muß auch eine präzise Aminosäuresequenz geknüpft werden, von der die Funktion der Proteine abhängig ist. Voraussetzung ist die Eigenschaft der Speicherung und Weitergabe von genetischer Information durch die Nucleinsäuren.

Träger der **genetischen Information** ist die Desoxyribonucleinsäure (DNA) des Zellkerns, die die Struktur einer Doppelhelix besitzt und aus vier Untereinheiten, den Mononucleotiden, zusammengesetzt ist. Bei der Zellteilung erhält jede Tochterzelle einen DNA-Strang, an dem sie wie an einer Matrize eine neue DNA-Kette synthetisieren kann, so daß wieder eine Doppelschraube entsteht. Dieser Vorgang, Replikation genannt, wird durch die DNA-Polymerase katalysiert.

Vom Zellkern wird die im Code der DNA-Stränge enthaltene Information über die Messenger-RNA (Boten-Ribonucleinsäure, mRNA) zum Ort der Proteinsynthese, zu den Ribosomen, übertragen. Die mRNA ist einsträngig und stellt eine genaue Abschrift der DNA dar. Diese Abschrift oder Transkription wird durch die RNA-Polymerase vermittelt, wobei nur einer der beiden DNA-Stränge als Matrize dient. Es bildet sich ein DNA-RNA-Hybrid, das sich nach erfolgter mRNA-Synthese spaltet, wonach die mRNA den Kern verläßt und zum Ort der Proteinsynthese, zu den Ribosomen im Zytoplasma, wandert.

Zur **eigentlichen Proteinsynthese** müssen die Aminosäuren mit Hilfe von ATP in energiereiche Verbindungen übergeführt werden. Dies sind Ester zwischen bestimmten Ribonucleinsäuren, den Transfer-RNA oder tRNA, welche als Überträger fungieren, und den Aminosäuren, die damit zur Verknüpfung in den Peptidketten vorbereitet sind. Die mRNA hat sich nun an die Ribosomen angelagert, wobei ein Aggregat aus mehreren Ribosomen und einer mRNA, ein sog. Polysom, gebildet wird. Das mRNA-Molekül bildet nun die Matrize für die Peptidkette. Das Codon, die Nucleotid-Dreiergruppe (Triplett) in der Matrize, wird durch das Anticodon, das Erkennungszentrum der tRNA, erkannt. Dieses Anticodon ist ein komplementäres Nucleotidtriplett, welches spezifisch auf das entsprechende Codon der mRNA paßt. Damit wird die an die tRNA gebundene Aminosäure in eine feste Position gebracht, in der sie nur an das freie Carboxylende der Peptidkette geknüpft werden kann. Energie für die Peptidbildung wird aus Guanosintriphosphat (GTP) bezogen. Das Ende der Kette wird durch bestimmte Codons signalisiert, wonach die Synthese beendet wird und die Peptidkette sich vom Ribosom ablöst.

Die Wirkungsmechanismen der Hormone bei der Steuerung der Proteinsynthese sind noch nicht völlig aufgeklärt. Eine wichtige Rolle spielen hier **Inhibitoren**, die den Biosyntheseprozeß an einer bestimmten Stelle unterbrechen und so die Zerlegung in einzelne Schritte erlauben. Verwendung finden vor allem Cycloheximid (Actidion), Puromycin und Actinomycin. Während Cycloheximid unter anderem die Ribosomenstruktur beeinflußt, setzt sich Puromycin durch seine Ähnlichkeit mit der Aminoacyl-tRNA an das Carboxylende der Peptidkette, so daß keine weitere Verlängerung stattfinden kann und Peptide verschiedener Kettenlänge mit einem Puromycinende entstehen.

Actinomycin D, ebenfalls ein Antibiotikum, hemmt die Synthese der RNA, nicht jedoch die von DNA. Wahrscheinlich bindet es sich an DNA, so daß diese nicht mehr als Matrize fungieren kann. Damit wird die DNA-abhängige RNA-Polymerase gehemmt.

Citratzyklus und Atmungskette

Nahezu die gesamte aus der **Oxidation** stammende Energie wird im Mitochondrium gewonnen. Hier ist der Citratzyklus in enger Nachbarschaft mit der Atmungskette lokalisiert, die dessen Oxidationsenergie im Elektronentransport in Form energiereicher Phosphate erhält. Während die Enzyme des Citratzyklus in der löslichen Matrix der Mitochondrien sitzen, findet man die Enzyme der Atmungskette in der inneren Mitochondrienmembran, wo sie als funktionelle Einheit hintereinandergeschaltet sind.

Der Abbau der Kohlenhydrate, Fettsäuren und Aminosäuren verläuft bis zu C$_2$-Bruchstücken und mündet über Acetyl-CoA in den Citratzyklus (Abb. 1.**11**). Seine Aufgabe ist

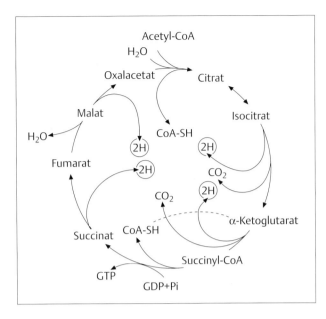

Abb. 1.**11** Citratzyklus.

es, die aktivierte Essigsäure nach folgender Gleichung zu oxidieren:

$$CH_3–COOH + 2\,O_2 \rightarrow 2\,CO_2 + 2\,H_2O$$

Ein Molekül Acetyl-CoA wird mit einem Molekül Oxalacetat vereinigt und in einem Umlauf zu 2 CO_2 verbrannt, wobei ein Molekül Oxalessigsäure wiedergewonnen wird. Gleichzeitig wird bei vier enzymatischen Reaktionen dehydriert, wobei insgesamt vier Elektronenpaare entstehen. Je nachdem wie die Elektronen in die Atmungskette eingehen, bringen sie 2 oder 3 Moleküle ATP ein, so daß insgesamt pro Molekül Acetyl-CoA bei einem Umlauf 11 Moleküle ATP entstehen. Da jeweils 1 Molekül Oxalacetat zur Kondensation mit Acetyl-CoA benötigt wird, kann es zu keinem Nettogewinn an Oxalacetat über den Zyklus kommen. Aus diesem Grund kann auch aus Fettsäuren über Acetyl-CoA keine Glucose gebildet werden.

Normalerweise besteht eine enge Kopplung von Oxidation und **Phosphorylierung** im Mitochondrium, wobei die jeweiligen Oxidationsschritte in der Atmungskette nicht ohne die gleichzeitige Phosphorylierung von ADP erfolgen. Im allgemeinen bestimmt dabei die Verfügbarkeit von ADP die Geschwindigkeit der Oxidation des Acetyl-CoA, doch können auch anorganisches Phosphat und ATP eine Rolle spielen.

Tab. 1.**2** faßt noch einmal die Möglichkeiten der Energiegewinnung beim Glucoseabbau über Glykolyse und Citratzyklus zusammen. Es wird deutlich, daß der Großteil des ATP aus der oxidativen Phosphorylierung auf dem Wege über die Atmungskette gebildet wird. Das verbleibende ATP wird über die sog. Substratkettenphosphorylierung gewonnen.

Regulation des Stoffwechsels

(1, 14, 16–18)

Grundlage des Lebens ist ein geregelter Fluß der Metaboliten durch anabole und katabole Stoffwechselwege in der Zelle. Wichtigstes Prinzip ist die Kontrolle der Umsatzrate einer bestimmten enzymatischen Reaktion. Da praktisch alle chemischen Abläufe in Zellen durch Enzyme katalysiert werden, ist die Regulation der Enzymaktivität die Basis für die Kontrolle jeglichen Stoffwechsels.

Regulation auf der Stufe der Enzyme

Steuerung über Synthese und Abbau von Enzymen

Prinzipiell kann die Umsatzrate einer enzymatischen Reaktion durch zwei Mechanismen gesteuert werden: einmal durch Veränderung der absoluten Menge an Enzym als Folge der Änderung seiner Synthese oder seines Abbaus oder durch Veränderung der Aktivität (Umsatzleistung) des Enzyms. Die **De-novo-Synthese** eines Enzymproteins aus Aminosäuren kann entweder durch den Mechanismus der *Induktion* oder der *Derepression* eingeleitet werden. Induktion eines Enzyms geht auf den Effekt eines *Induktors*, einer Substanz, zurück, in deren Gegenwart die Synthese des Proteins angeregt wird. Dies kann z. B. das unmittelbare Substrat des Enzyms oder der erste Metabolit eines katabolen Stoffwechselweges sein, dessen beteiligte Enzyme alle durch diesen Metabolit induziert werden. Mit der Induktion der Enzyme eines Abbauweges beantworten z. B. Mikroorganismen die Erhöhung einer bestimmten Substanz im Nährmedium. Ein bekanntes Beispiel hierfür bildet die Lactose.

Unter **Repression** dagegen versteht man die Hemmung der Synthese von Enzymen eines Aufbauweges durch dessen Endprodukt, unter *Derepression* das Wiederaufleben der Synthese nach Wegnahme der Substanz. Die Substanz selbst fungiert als *Korepressor* und benötigt ein zusätzliches Makromolekül, den *Aporepressor*, welcher das kleinere Molekül bindet und erst damit funktionstüchtig wird. Im Prinzip kann also die Synthese der Enzyme eines bestimmten Stoffwechselweges durch die anfallende Menge an Substrat reguliert werden.

Akute Regulation der Enzymaktivität

Während die Menge der Enzymmoleküle so durch Beeinflussung ihrer Auf- und Abbauraten bestimmt wird, gibt es andere Mechanismen, die die katalytische Aktivität der Enzyme steuern. Hier geht es um die Änderung der Aktivität von *Schlüsselenzymen*, die aufgrund ihrer Stellung im Stoffwechselweg die Geschwindigkeit des Durchsatzes und damit des gesamten Auf- oder Abbaues regulieren. Diese Regulation wird durch Aktivatoren oder Inhibitoren bewerkstelligt. Im Gegensatz zur Regulation über die Proteinsynthese, welche Stunden beansprucht, geht diese Art der Steuerung in Sekunden bis Minuten vonstatten. Ein wichtiges Prinzip ist das der **Rückkoppelungseffekte**: In einer Reaktionssequenz, beginnend bei Substrat A, an der die Enzyme $E1$ bis $E3$ beteiligt sind,

$$A \xrightarrow{E_1} B \xrightarrow{E_2} C \xrightarrow{E_3} D$$

hemmt ein Ansteigen von D das Enzym E_1. D fungiert als Stellgröße im Sinne einer negativen Rückkoppelung, indem es an das Enzym E_1 gebunden wird und über einen *allosterischen Mechanismus* die Hemmung bewerkstelligt. Als *Allosterie* bezeichnet man die Beeinflussung eines Enzymproteins durch einen kleinmolekularen Effektor an einer regulatorischen Bindungsstelle, die neben der Bindungsstel-

Tabelle 1.**2** Energieausbeute beim Glucoseabbau über Glykolyse und Citratzyklus. Nettogewinn beim aeroben Abbau sind 38 ATP pro Mol Glucose, während bei anaeroben Verhältnissen nur 2 ATP entstehen

Abbauweg	Enzym	Modus	ATP gebildet
Glykolyse	Glycerinaldehyd-3-phosphat Dehydrogenase	Atmungskette (NADH)	6
	Phosphoglyceratkinase	Substratkettenphosphorylierung	2
	Pyruvatkinase	Substratkettenphosphorylierung	2
			10
Nettogewinn nach Abzug von 2 ATP für Hexokinase und Phosphofructokinase			−2
			8
Citratzyklus	Pyruvatdehydrogenase	Atmungskette (2 NADH)	6
	Isocitratdehydrogenase	Atmungskette (2 NADH)	6
	α–Ketoglutaratdehydrogenase	Atmungskette (2 NADH)	6
	Succinatthiokinase	Substratkettenphosphorylierung	2
	Succinatdehydrogenase	Atmungskette (2 $FADH_2$)	4
	Malatdehydrogenase	Atmungskette (2 NADH)	6
			30

le für das Substrat am Enzym besteht. Eine Rückkopplungshemmung („feedback inhibition") findet man vorwiegend bei anabolen Stoffwechselwegen. Die Regulation über Rückkopplung findet in einer Sequenz bei der ersten „irreversiblen" Reaktion statt, d. h. einer Reaktion, die aus thermodynamischen Gründen nur in einer Richtung abläuft, wobei die Rückreaktion durch ein anderes Enzym katalysiert wird.

Bei verzweigten Biosynthesewegen bestehen oft multiple Rückkopplungsschlingen. Allosterische Enzyme haben meist Quartärstruktur, d. h., sie bestehen aus Untereinheiten, welche dissoziieren oder aggregieren können.

Interkonvertierung: Eine andere Möglichkeit der Regulation wichtiger Schlüsselenzyme im tierischen Organismus ist durch die Bildung eines Phosphorsäureesters mit einer Aminosäure am Enzymmolekül gegeben. So wird z. B. im Falle der Glykogenphosphorylase des Muskels durch eine spezifische Phosphorylasekinase mit Hilfe von ATP ein Serin am Enzym phosphoryliert, wobei das Enzym aus einem Dimer in ein Tetramer übergeht (S. 23). Diese Interkonvertierung ist mit einer Erhöhung der Aktivität des Enzyms verbunden. Eine Phosphatase vermittelt wiederum die Inaktivierung durch hydrolytische Spaltung des Phosphatesters. Eine derartige Interkonvertierungsreaktion läßt sich innerhalb von Minuten in vitro beobachten und ist das Ergebnis einer ganzen Kaskade von raschen, enzymatisch katalysierten Enzymumwandlungen, die im Rahmen der akuten hormonellen Regulation eine wichtige Rolle einnehmen.

Grundlagen der hormonellen Regulation

Hormonmenge und Rezeptoren

So verschiedenartig wie die chemische Struktur der Hormone ist auch ihr molekularer Wirkungsmechanismus. Drei Faktoren bestimmen die **Menge des jeweiligen Hormons** an den Zellen seines Zielorgans:
➤ Synthese und Sekretion in der endokrinen Drüse,
➤ Art des Transportes im Blut und
➤ Abbau des Hormons.
Die Zielorgane besitzen spezifische **Rezeptoren**, strukturell gebundene Makromoleküle, die aus einer Reihe von Hormo-

nen ein bestimmtes erkennen und binden können. Diese Rezeptoren können Bestandteil der Plasmamembran oder intrazellulärer Strukturen wie z. B. des Zellkerns sein. Es ist wahrscheinlich, daß der enzymatische Abbau nicht an den Rezeptoren erfolgt, d. h., Bindung und Abbau sind nicht korreliert. Entsprechend der Zeit, in der ein biochemischer Effekt nach dem Auftreffen des Hormons auf die Zelle gemessen werden kann, spricht man von Sofort- und Langzeitwirkung.

Langzeiteffekte

Langzeiteffekte werden auf mehreren Stufen der Enzymsynthese beobachtet. Vor allem Steroidhormone greifen bei der RNA-Synthese im Zellkern an und beeinflussen so die Bildung eines Enzyms oder ganzer funktionell zusammenhängender Enzymgruppen. Als Beweis für Hormonwirkung über RNA-Synthese auf der *Transkriptionsstufe* gilt die Hemmung durch Inhibitoren wie Actinomycin D. Eine weitere Möglichkeit ist durch Einwirkung auf der Stufe der *Translation* der durch die Messenger-RNA herangeführten Information in den Ribosomen gegeben (Hemmung durch Puromycin).

Sofortwirkungen

Zu den Soforteffekten gehören die Effekte auf den Membrantransport, z. B. Änderung der Transportgeschwindigkeit von Ionen, Zuckern und Aminosäuren. Ferner gehören dazu Wirkungen, die über zyklische Nucleotide, vorwiegend über das zyklische 3',5'-AMP, vermittelt werden. Das cAMP, welches ursprünglich im Zuge von Untersuchungen zur Wirkung von Adrenalin und Glucagon an der Leber entdeckt wurde, spielt eine ubiquitäre Rolle in der Regulation enzymatischer Prozesse. Auf seine besondere Bedeutung wird im Rahmen des „Second-messenger-Konzepts" noch eingegangen (s. u.). Schwer zu definieren sind dagegen Soforteffekte auf die Aktivität von Enzymen, die nach Behandlung des ganzen Tiers oder isolierter Gewebe beobachtet werden und die nicht mit der Proteinsynthese verknüpft sind. Hormonwirkungen dieser Art können durchaus sekundärer Natur sein und als Folge von Transporteffekten oder Änderungen in der Konzentration intrazellulärer Botenstoffe auftreten.

Prinzip des „second messenger"

Eine Reihe katabol wirksamer Hormone vermitteln ihre Signale den Zellen ihrer Zielorgane mit Hilfe des Adenylatcyclasesystems. Zunächst führt der Sekretionsreiz in der endokrinen Drüse zur vermehrten Ausschüttung des Hormons („**first messenger**"), welches im Blut ansteigt und damit vermehrt auf die Zellmembran auftrifft. In der Membran finden sich spezifische Rezeptoren, Strukturen mit Protein- und Phospholipidcharakter, die in der Lage sind, bestimmte Hormonmoleküle zu binden und den dabei entstehenden Impuls der Adenylatcyclase weiter mitzuteilen. Die Folge ist eine Aktivierung des Enzyms mit vermehrter Bildung von 3',5'-AMP aus ATP.

Das 3',5'-AMP tritt nun als sog. „**second messenger**" vermehrt in die Zelle ein, wo es wiederum an bestimmten Enzymen – den Proteinkinasen – wirksam wird. Die Aktivierung dieser Proteinkinasen erfolgt nach Bindung des cAMP, wodurch es zur Freisetzung einer aktiven Untereinheit der Proteinkinase kommt, die ihrerseits mit Hilfe von ATP die Phosphorylierung regulatorisch wichtiger Enzyme katalysiert. Das Adenylatcyclasesystem hat also durch seinen Rezeptor die Möglichkeit, das Hormonsignal zu erkennen und gleichzeitig auch zu verstärken, wenn man bedenkt, daß die Konzentration von Peptidhormonen etwa bei 1 pmol–10 nmol/l liegt, der Hormoneffekt aber zu einem Anstieg des 3',5'-AMP von etwa 100 nmol auf 10 µmol/l führt. Bei der Übertragung der hormonellen Information vom Rezeptor bis zur Phosphorylierung des Schlüsselenzyms wird zweimal Energie in Form von ATP verbraucht. Dieser kaskadenartige Vorgang kann an mehreren Stellen moduliert werden: einmal durch die Veränderung der Aktivität der cAMP-Phosphodiesterase (des Enzyms, welches 3',5'-AMP zu 5'-AMP spaltet) und ferner durch Änderungen im Ionenmilieu, welches wiederum die Adenylatcyclase wie auch die nachgeschalteten Phosphorylierungsreaktionen beeinflussen kann.

Insulin und seine hormonellen Gegenspieler

(2, 3, 5, 9–11, 15, 18–21)

Insulin

Chemie

Historisches: Die Insulinforschung geht zurück auf die Untersuchungen von v. Mering u. Minkowski. Sie nahmen 1889 aufgrund ihrer Experimente mit pankreatektomierten Hunden an, daß das Pankreas eine Substanz produziert, welche den Blutzucker erniedrigen und den gestörten Stoffwechsel normalisieren kann. In der Folgezeit wurde die Suche entweder dadurch beeinträchtigt, daß die Enzyme des exokrinen Pankreas das Hormon bei Extraktionsversuchen zerstörten oder daß die rohen Extrakte zu starke Nebenwirkungen hervorriefen. 1921 gelang Banting u. Best die epochemachende Extrahierung wirksamen Insulins aus tierischen Bauchspeicheldrüsen, auf die dann wenige Jahre später die erste kristalline Darstellung durch Abel erfolgte. Mit der Aufklärung der Struktur des Insulins gelang Sanger Anfang der 50er Jahre die erste erfolgreiche Darstellung der Aminosäuresequenz eines Proteins. In den Jahren 1963–

1965 wurde die Synthese des Hormons gleichzeitig von drei verschiedenen Gruppen in Deutschland, USA und China durchgeführt (vgl. Zeittafel, Kap. **44**).

Struktur und Molekulargewicht: Abb. 1.**12** zeigt die Struktur des Rinderinsulins, bestehend aus A- und B-Kette, welche durch zwei Disulfidbrücken miteinander verknüpft sind. Die Aminosäuren Threonin, Serin und Isoleucin in den Positionen A 8, A 9 und A 10 sowie das Threonin in der Position B 30 sind als einzige bei Mensch, Rind und Schwein unterschiedlich (Tab. 1.**3**). Das Molekulargewicht von Rinderinsulin beträgt 5734; je nach Temperatur, pH und Konzentration bildet es Aggregate mit Molekulargewichten bis zu 48 000. Zinkinsulin bildet bevorzugt hexamere Einheiten. Die physiologisch aktive Form im Plasma ist wahrscheinlich das monomere Insulin.

Tabelle 1.**3** Unterschiede in den Aminosäuresequenzen der Insuline von Mensch, Schwein und Rind

Herkunft der Insuline	A-Kette 10. Aminosäure	B-Kette 30. Aminosäure
Mensch	Isoleucin	Threonin
Schwein	Isoleucin	Alanin
Rind	Valin	Alanin

Die **biologische Aktivität** der verschiedenen Insuline liegt im allgemeinen zwischen 22 und 27 Einheiten pro mg. Ausnahmen bilden das Meerschweinchen, dessen Insulin an den Geweben anderer Tierspezies nur etwa ein Viertel der Aktivität zeigt, sowie Puten- und Hühnerinsuline, die höhere biologische Wirkung besitzen.

Biosynthese und Sekretion

Bei der **Biosynthese** in der B-Zelle der Langerhans-Insel formt sich eine Peptidkette von 84 Aminosäuren mit einem Molekulargewicht von ca. 9000, das Proinsulin (Abb. 1.**12**). Durch proteolytische Spaltung wird dann das zweikettige Insulinmolekül herausgetrennt, wobei das C-Peptid übrigbleibt, welches in äquimolarer Konzentration ins Blut abgegeben wird, aber weitgehend biologisch inaktiv ist. Anzahl und Sequenz der Aminosäuren des C-Peptids sind je nach Spezies unterschiedlich. Das Proinsulin verhält sich immunologisch ähnlich wie Insulin, hat jedoch nur etwa 5% seiner biologischen Aktivität.

Zunächst besteht im Bereich des rauhen endoplasmatischen Retikulums eine kurzlebige Vorstufe, das Präproinsulin, ein einkettiges Peptid von etwa 100 Aminosäuren mit einem Molekulargewicht von ca. 12 000. Nach Abspaltung von 23 Aminosäuren entsteht das Proinsulin, welches über Mikrovesikel in den Golgi-Apparat gelangt (Abb. 1.**13**). Vom Golgi-Apparat schnüren sich frische Granula ab, die das Proinsulin speichern. Die Abspaltung des C-Peptids erfolgt im Verlauf der weiteren Reifung der Granula, die schließlich das fertige Insulinmolekül und das C-Peptid enthalten. Das Insulinmolekül ist hier als Hexamer, stabilisiert durch ein Zinkion, gespeichert. Die reifen Granula wandern nun entlang dem mikrotubulären System zur B-Zellmembran, mit der sie dann verschmelzen.

Sekretion: Der Sekretionsreiz führt schließlich zur Emiozytose, d. h. der Entleerung des Granulainhaltes in den Extrazellulärraum. Bei der Insulinsekretion wird neben Insulin und C-Peptid zu einem geringen Prozentsatz auch

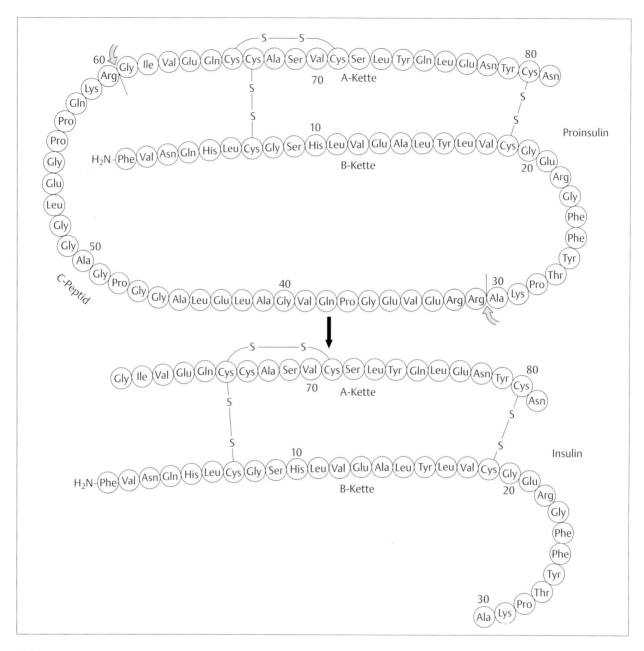

Abb. 1.12 Primärstruktur von Proinsulin und Insulin (Rind). Proinsulin wird zunächst in Form dieser einen Peptidkette synthetisiert, woraus dann durch proteolytische Spaltung das doppelkettige Insulinmolekül entsteht. Insulin wie auch das entstandene C-Peptid werden in äquimolaren Mengen ins Blut abgegeben (aus Nolan, C. u. Mitarb.: J. Biol. Chem. 246 [1971] 2780).

Proinsulin frei. Biosynthese und Sekretion sind nicht fest miteinander gekoppelt; so kann die Sekretion durch Sulfonylharnstoffe oder durch Aminosäuren stimuliert werden, ohne daß gleichzeitig ein Effekt auf die Synthese des Hormons gezeigt werden kann.

Insulin-Gen

Das menschliche Insulin-Gen ist im kurzen Arm des 11. Chromosoms lokalisiert. Seine Struktur mit den Sequenzen, die die verschiedenen Teile des Proinsulins codieren, ist bekannt. Verschiedene Fälle von Genmutationen beim Menschen konnten aufgeklärt werden, wobei der molekulare Defekt sowohl funktionelle als auch nichtfunktionelle Aminosäuren am Insulinmolekül betraf. Dort, wo das aktive Zentrum des Insulins betroffen war (einmal Serin statt Phenylalanin an B 24, einmal Leucin statt Phenylalanin an B 25 und ein Fall einer fehlerhaften Abspaltung des C-Peptids), fand sich eine Hyperinsulinämie bei herabgesetzter biologischer Aktivität des Insulins und normalem Ansprechen auf exogenes Insulin. Mehrere Mutationen wurden beschrieben, die nicht zu einer Beeinträchtigung der Insulinwirkung führten und damit klinisch stumm blieben.

Regulation der Insulinsekretion

Das menschliche Pankreas sezerniert in 24 Stunden etwa 40 Einheiten Insulin. Dies entspricht etwa 20% des in den

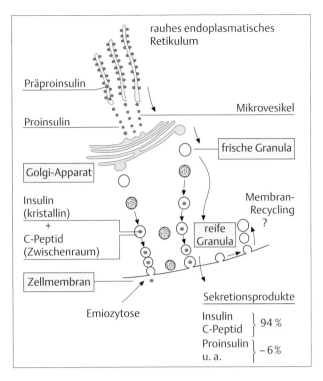

rauhes endoplasmatisches Retikulum

Präproinsulin

Mikrovesikel

Proinsulin

frische Granula

Golgi-Apparat

Insulin (kristallin)
+
C-Peptid (Zwischenraum)

Membran-Recycling ?

reife Granula

Zellmembran

Emiozytose

Sekretionsprodukte

Insulin
C-Peptid $\Big\}$ 94 %

Proinsulin
u. a. $\Big\}$ – 6 %

Abb. 1.**13** Insulinbiosynthese in der B-Zelle (nach Steiner u. Mitarb.).

Langerhans-Inseln gespeicherten Hormons. Der Sekretionsprozeß wird durch das mikrotubuläre-mikrofilamentöse System der B-Zelle vermittelt.

Glucose: Der wichtigste physiologische Stimulus der Insulininkretion ist der Anstieg der Glucosekonzentration in der extrazellulären Flüssigkeit. Sowohl Biosynthese als auch Sekretion von Insulin werden konzentrationsabhängig von der Glucose gesteuert. Dabei ist jedoch die Konzentrationsschwelle für die Biosynthese etwas niedriger als für die Sekretion, so daß die B-Zelle gegen eine völlige Entleerung

des gespeicherten Insulins gesichert ist. Die optimale Empfindlichkeit der B-Zelle gegenüber Glucose beginnt mit einem Schwellenwert von 90 mg/dl (5 mmol/l) und liegt im physiologischen Bereich mit einem halbmaximalen Effekt bei ca. 140 mg/dl (8 mmol/l). Die Insulinsekretion verläuft nach einem Glucosestimulus biphasisch (Abb. 1.**14**) mit einem ersten Gipfel nach einer Minute, gefolgt von einer längeren zweiten Phase, solange der Stimulus anhält.

Der ratenbestimmende Schritt des Sekretionsvorganges an der B-Zelle ist die Emiozytose, bei der das Sekretionsgranulum mit der Zellmembran verschmilzt und das kristalline Insulin in den Extrazellulärraum abgibt. Wie bei anderen sekretorischen Zellen spielt die zytoplasmatische Calciumkonzentration hier eine entscheidende Rolle, wobei aber auch andere intrazelluläre Signale wie z. B. das zyklische AMP beteiligt sind. Die Glucose erhöht den Spiegel des ionisierten Calciums auf verschiedene Art:

➤ Bei der Depolarisation der B-Zelle wird extrazelluläres Calcium durch ladungsabhängige Calciumkanäle eingeschleust.
➤ Glucose führt zum Anstieg von Inositoltriphosphat (IP_3), welches Calcium aus dem endoplasmatischen Retikulum mobilisiert.
➤ Glucose hemmt den aktiven Transport von Ca^{2+} aus dem Zytoplasma in den Extrazellulärraum.

Die Depolarisation erfolgt durch eine Hemmung des ATP-abhängigen Kaliumtransports in der B-Zellmembran. Die dafür zuständigen Kaliumkanäle sind bei niedriger Glucosekonzentration geöffnet und erhalten den Efflux von K^+ und damit das Membranpotential in einem negativen, hyperpolarisierten Zustand. Steigt die Glucose an, so ändern sich die Spiegel von ATP, ADP und anderen Pyridinnucleotiden mit dem Effekt, daß sich nunmehr die Kaliumkanäle schließen. Damit geht der K^+-Efflux zurück; die Membran wird depolarisiert. Gleichzeitig werden jetzt ladungsabhängige Calciumkanäle aktiviert, was am Aktionspotential der Zelle meßbar wird („Ca^{2+}-Spikes"). Die Glucose reguliert also die elektrische Aktivität der Zelle und damit den Calciumeinstrom, der wiederum die Insulinsekretion beeinflußt (Abb. 1.**15**).

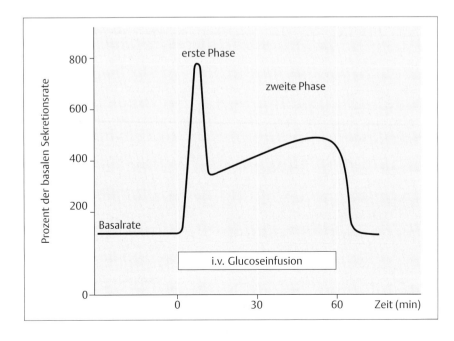

erste Phase

zweite Phase

800

600

400

200

Basalrate

Prozent der basalen Sekretionsrate

i.v. Glucoseinfusion

0

0   30   60   Zeit (min)

Abb. 1.**14** Insulinsekretion nach Glucosestimulus. Die erste Phase wird durch die rasche Konzentrationsänderung der Glucose hervorgerufen (ratenabhängig), während die zweite Phase von der Höhe der Glucosekonzentration abhängt (konzentrationsabhängig).

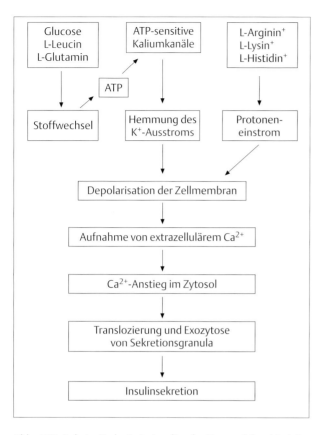

Abb. 1.**15** Substratinduzierte Insulinsekretion und ihre Modulation. Eine Beeinflussung ist möglich auf der Ebene der Ionenkanälchen, über die intrazellulären Ca^{2+}-Speicher und über Faktoren, die die Empfindlichkeit des Sekretionsapparats (kontraktile Proteine, Mikrotubuli) für das Ca^{2+}-Ion erhöhen.

Einfluß weiterer Substanzen: Glucose fördert aber auch die Bildung von Diacylglycerin (DAG) und IP$_3$. In Analogie zu anderen Zellen aktiviert DAG die Proteinkinase C. Dieses Enzym phosphoryliert verschiedene B-Zellproteine und könnte so Ionenkanäle, Exozytose und intrazelluläre Stoffwechselwege beeinflussen. IP$_3$ wiederum setzt Ca^{2+} aus dem endoplasmatischen Retikulum frei und kann so auf die Insulinsekretion einwirken.

Das cAMP stimuliert die Insulinsekretion in Gegenwart basaler zytoplasmatischer Ca^{2+}-Spiegel. Man nimmt verschiedene Angriffspunkte an, wobei der Effekt wahrscheinlich über die Aktivierung der Proteinkinase A vermittelt wird.

In vivo wird die Insulinsekretion von einer Reihe von Faktoren beeinflußt, die in Tab. 1.**4** und Abb. 1.**16** zusammengestellt sind. Neben der Glucose sind andere Zucker wie Fructose oder Mannose ebenfalls wirksam; aber auch Aminosäuren und Fettsäuren können die Insulinsekretion anregen. Damit können Kohlenhydrate, Eiweiße und Fette das für ihre Utilisation notwendige Hormon aus der B-Zelle abrufen.

Auch **Hormone** beeinflussen sowohl die Biosynthese als auch die Sekretion, wie z. B. das Glucagon. Das in den D-Zellen der Langerhans-Insel nachgewiesene Somatostatin hemmt dagegen die Sekretion von Insulin und Glucagon. Offenbar besteht eine wechselseitige Beeinflussung der A-Zelle durch die B- und D-Zelle auf einem sog. „parakrinen" Weg innerhalb der Langerhans-Insel. Dieser Weg führt nicht über das Interstitium, sondern wahrscheinlich über die Mikrozirkulation.

Eine wichtige Rolle spielen auch die Enterohormone, die die Wirkung der Substrate auf die Sekretion verstärken („Inkretine"). Eine synergistische Wirkung auf die Insulinsekretion wurde auch für das vegetative Nervensystem beschrieben. Noradrenalin und vor allem Adrenalin hem-

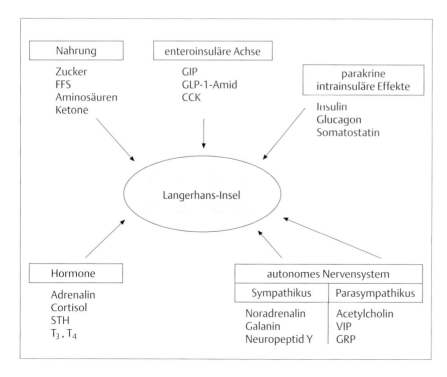

Abb. 1.**16** Einflüsse auf die Hormonsekretion in der Langerhans-Insel. FFS = freie Fettsäuren, GIP = Gastric inhibitory polypeptide, GLP-1 = Glucagon-like peptide 1, CCK = Cholecystokinin, VIP = vasoaktives intestinales Polypeptid, GRP = Gastrin-releasing peptide (Bombesin).

Tabelle 1.**4** Regulation der Insulinsekretion

Stimulation
- Glucose
- Mannose
- Aminosäuren (Leucin)
- Vagusreiz

Verstärkung des Glucoseeffekts
- Inkretine: Gastric inhibitory peptide (GIP), Cholezystokinin (CCK), Sekretin, Gastrin
- Neurotransmitter: β-Mimetika, Acetylcholin
- Aminosäuren: Arginin, Lysin
- Fettsäuren und Ketonkörper
- 3',5'-AMP

Hemmung
α-adrenerge Substanzen: Adrenalin, Galanin, Noradrenalin
Somatostatin
Pharmaka: Diazoxid, Phenytoin, Thiazide, Colchicin, Vinblastin

men, während α-Rezeptorenblocker diese Hemmung aufheben. Dagegen führen β-adrenerge Substanzen (z. B. Isoproterenol) zu einer Stimulierung der Insulinsekretion. B-Zellen besitzen also adrenerge Rezeptoren, wobei α_2-adrenerge Stimulation zu einer Hemmung, β-adrenerge dagegen zu einer Steigerung der glucoseabhängigen Insulinsekretion führt. Diese Effekte wie auch die Wirkung der Enterohormone werden über das zyklische 3',5'-AMP vermittelt

Die Wirkung der **Glucose** auf die Insulinsekretion in vivo ist komplex und umfaßt verschiedene Phänomene, die für das Verständnis der Pathophysiologie von Bedeutung sind. Dazu gehört die Potenzierung des Effektes anderer Sekretagoga wie der Inkretine oder der Aminosäuren durch die Glucose, die Sensibilisierung der B-Zelle durch eine vorherige Glucoseexposition („Priming") und die Desensibilisierung durch chronische Einwirkung hoher Glucosekonzentrationen.

Bei der Sensibilisierung wird die akute Antwort der B-Zelle auf Glucose oder andere Sekretagoga durch eine frühere Glucosegabe verstärkt. Die Zelle besitzt also eine Art Gedächtnis für den vorherigen Stimulus, wobei der Effekt von der Höhe und Dauer dieses Stimulus abhängt. Dies erklärt die Unterschiede in der Insulinsekretion nach einer Glucosegabe im Fastenzustand gegenüber vorheriger kohlenhydratreicher Ernährung, wie z. B. beim Glucosetoleranztest.

Die chronische Einwirkung hoher Glucosekonzentrationen (Desensibilisierung) dagegen führt zu einer Verminderung der Zellantwort gegenüber einem Glucosestimulus. Dies zeigt sich z. B. beim Versuchstier nach zwei Tagen schwerer Hyperglykämie oder nach 40 Tagen mäßiger Hyperglykämie bei Teilpankreatektomie. Hierbei geht die erste Phase der Insulinsekretion praktisch verloren. Diese Beobachtungen sind von Bedeutung für die Pathogenese des Typ-2-Diabetes, bei dem chronische Hyperglykämie die Störung der glucoseabhängigen Insulinsekretion verstärkt.

Wirkungsmechanismus

Seit der Entdeckung des Insulins wurde wohl kaum über ein Hormon so viel gearbeitet, wobei die Befunde die Stoffwechselbiochemie und die experimentelle Endokrinologie nachhaltig beeinflußt und wiederum zu bedeutenden Entdeckungen geführt haben.

Insulineffekte wurden an einer Reihe von Organen wie Milchdrüse, Gehirn, Aorta, Knorpel, Knochen und Haut beschrieben. Von quantitativer Bedeutung im Organismus ist jedoch vor allem die Wirkung auf Leber, Muskulatur und Fettgewebe. Im intakten Organismus sind die Wirkungen des Hormons am ehesten mit den Begriffen „anabol" und „antikatabol" zu umschreiben (Tab. 1.**5**). Diese koordinierte Wirkung auf die anabolen Vorgänge der Synthese von Lipid, Protein und Glykogen und die gleichzeitige Hemmung von katabolen Prozessen wie Lipolyse und Proteolyse beruhen auf einer gezielten Steuerung der Aktivität von Schlüsselenzymen.

Tabelle 1.**5** Insulinwirkung auf Stoffwechselprozesse

Prozeß	Organ
Stimulation des Membrantransports von	
Zuckern	Fettgewebe, Muskel
Aminosäuren	Fettgewebe, Muskel
Ionen	Leber, Fettgewebe, Muskel
Anabole Wirkung durch	
Stimulation der Proteinsynthese	Fettgewebe, Muskel
Stimulation der Glykogensynthese	Fettgewebe, Muskel, Leber
Stimulation der Triglycerid- und Fettsäuresynthese	Fettgewebe, Leber
Antikatabole Wirkung durch	
Hemmung der Lipolyse	Fettgewebe (Leber)
Hemmung der Proteolyse	Muskel, Leber
Hemmung der Glukoneogenese*	Leber

* Strenggenommen gehört die Gluconeogenese als Syntheseweg nicht zu den katabolen Stoffwechselprozessen, sie ist aber unter katabolen Bedingungen gesteigert und mit katabolen Prozessen (z. B. Proteolyse) verknüpft.

Grundlagen der Signalübertragung durch den Insulinrezeptor

Die Signalübertragung an den Zielzellen der Insulinwirkung geschieht durch den membranständigen spezifischen Rezeptor für Insulin.

Struktur des Rezeptors: Der Insulinrezeptor ist ein Heterotetramer, bestehend aus zwei α- und zwei β-Untereinheiten. Die α-Untereinheit, ein Protein mit relativem Molekulargewicht von 135 kDa, das an der Außenseite der Plasmamembran lokalisiert ist, wird über Disulfidbrücken mit der β-Untereinheit des Rezeptors verbunden. Die β-Untereinheit ist ein Protein mit relativem Molekulargewicht von 95 kDa, das aus einem extrazellulären Anteil, einer transmembranären Region und einem intrazellulären Anteil besteht, der eine tyrosinspezifische Kinaseaktivität trägt.

Signalübertragung: Insulinbindung an die α-Untereinheit aktiviert die Kinaseaktivität der β-Untereinheit des Rezeptors, was zunächst zu einer Autophosphorylierung des Rezeptors an Tyrosinresten führt. Die Autophosphorylierung des Rezeptors ist ein wesentlicher Teilschritt für die weitere Signalübertragung, die durch Interaktion des Rezeptors mit Koppelungsproteinen erfolgt. Durch diese Koppelungsproteine kann der Insulinrezeptor mit einer ganzen Reihe intrazellulärer Signaltransduktionswege interagieren und so die verschiedenen zellulären Insulineffekte auslösen.

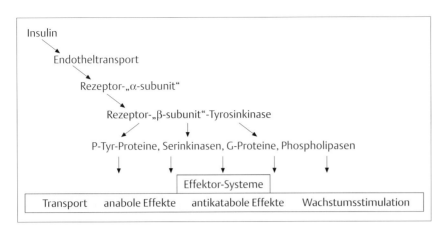

Abb. 1.**17** Sequenz der Insulin-signaltransduktion.

Die Interaktion des Rezeptors mit den Koppelungsproteinen erfolgt über spezifische Domänen der β-Untereinheit des Rezeptors (Abb. 1.**17**).

Funktionelle Domänen der Rezeptoruntereinheiten

Der Insulinrezeptor wurde 1985 durch die Arbeitsgruppen von Ullrich u. Rutter kloniert. Das Insulinrezeptor-Gen liegt auf Chromosom 19. Das Gen umfaßt 120 Kilobasen und enthält 22 Exons, von denen 11 für die α-Untereinheit und 11 für die β-Untereinheit codieren.

Die α-**Untereinheit** des Insulinrezeptors existiert in zwei Isoformen von 719 oder 731 Aminosäuren Länge, die aus einem 1370 oder 1382 Aminosäuren langen gemeinsamen Präprorezeptor durch proteolytische Spaltung entstehen. Zwei cDNAs (c = komplementär), die für einen Präprorezeptor von 1370 oder 1382 Aminosäuren codieren, wurden ursprünglich beschrieben. Es ist heute bekannt, daß die Längendifferenz der beiden Rezeptorisoformen durch eine alternative Spaltung von mRNA, die für die Region des Exons 11 codiert, zustande kommt. Die Anwesenheit oder Abwesenheit eines 36 Basenpaare messenden Segments (Aminosäuren 718–729) in der cDNA-Sequenz, die dem Codon für Aminosäure 717 folgt, bestimmt die Längendifferenz. Beide Rezeptorisoformen werden in verschiedenen Geweben in unterschiedlichen Verhältnissen exprimiert. Die α-Untereinheit des Rezeptors enthält keine transmembranäre Region (Abb. 1.**18**). Sie ist vollständig auf der Außenseite der Zellmembran lokalisiert und liegt in glykosylierter Form vor.

Die β-**Untereinheit** des Insulinrezeptors besteht aus 620 Aminosäuren. Sie enthält eine 194 Aminosäuren lange extrazelluläre Domäne, die glykosyliert ist, eine 23 Aminosäuren lange transmembranäre Domäne und eine 403 Aminosäuren lange zytoplasmatische Sequenz, die die Tyrosinkinasedomäne enthält, wie sie in ähnlicher Form bei verschiedenen Onkogenen gefunden wurde (Abb. 1.**18**). Die zytoplasmatische Sequenz enthält 13 Tyrosinreste. Die Domäne um den Tyrosinrest 972, der nach Insulinstimulation ebenfalls phosphoryliert wird, ist essentiell für die Interaktion des Rezeptors mit den Koppelungsproteinen. Diese Koppelungsproteine erkennen über ihre Phosphotyrosinbindungsregion, die in diesen Proteinen konserviert ist, den Insulinrezeptor. Neben den Tyrosinresten enthält der Insulinrezeptor zahlreiche Serinreste, die ebenfalls zum Teil auch insulinabhängig phosphoryliert werden. Ein Teil dieser Serinreste ist wahrscheinlich für eine Hemmung der Rezep-

torfunktion verantwortlich. Diese inhibitorischen Domänen sind wahrscheinlich für die Entstehung einer Insulinresistenz von Bedeutung. Das Triplett der Tyrosine bei 1158, 1162 und 1163 in der Tyrosinkinaseregion, das 50–60% des Phosphats nach Insulinstimulation enthält, ist essentiell für die Autoaktivierung der Rezeptorkinase. Die ATP-Bindungsregion des Insulinrezeptors ist um das Lysin bei 1030 sowie um das Glycin 1008 lokalisiert.

Stoffwechsel des Rezeptors

Wie oben beschrieben, wird der Insulinrezeptor als Präprorezeptor von 1370 oder 1382 Aminosäuren synthetisiert. Der Prorezeptor (Molekulargewicht 190 kDa) wird in der Golgi-Region der Zelle glykosyliert, dann in die α- und β-Untereinheiten gespalten und in die Plasmamembran als α_2-, β_2-Heterotetramer eingebaut. Der Rezeptor wird ligandenabhängig, aber auch ligandenunabhängig durch Endozytose aufgenommen, zur Plasmamembran zurücktransportiert oder degradiert. Die Halbwertszeit des Rezeptors liegt, soweit dies in Zellkulturen gemessen wurde, zwischen 7 und 12 Stunden.

Insulinrezeptor der Endothelzelle

Der erste Kontakt zwischen zirkulierendem Insulin und den Rezeptor-α-Untereinheiten erfolgt an der Oberfläche der Endothelzelle (Abb. 1.**17**). Der Insulinrezeptor der Endothelzelle verfügt wahrscheinlich über dieselben Signaltransduktionsmechanismen, die unten für die Rezeptoren der eigentlichen Zielzellen noch beschrieben werden. Eine besondere Funktion, die nicht notwendigerweise an das Rezeptormolekül selbst gebunden ist, liegt jedoch darin, daß der Insulinrezeptorkomplex gebundenes Insulin durch die Endothelzelle hindurchtransportieren und an der kontralateralen Plasmamembran wieder freisetzen kann. Dort erreicht das Insulinmolekül dann den Insulinrezeptor der metabolisch relevanten Zielzelle, z. B. eine Muskel- oder Fettzelle. Möglicherweise ist dieser transendotheliale Transport ein ratenlimitierender Schritt für die Insulinwirkung in vivo.

Bindungsschritt und Signalübertragung von der α- zu der β-Untereinheit

Die Interaktion des Insulins mit seinem Rezeptor erfolgt nach heutigen Vorstellungen an den Aminosäuren 83–103 und 205–316 der α-Untereinheit. Es ist nicht bekannt, welche unmittelbaren molekularen Konsequenzen dieser Bin-

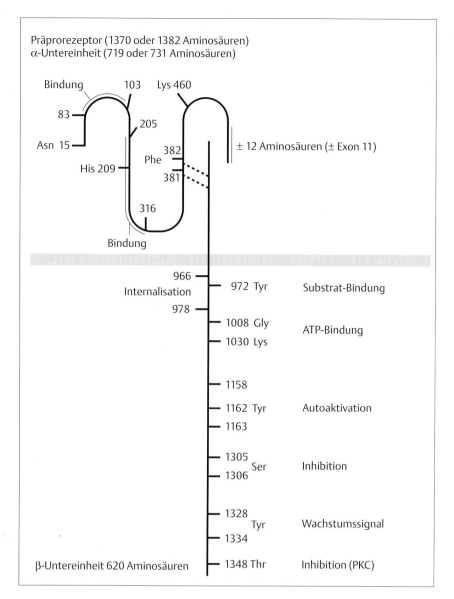

Präprorezeptor (1370 oder 1382 Aminosäuren)
α-Untereinheit (719 oder 731 Aminosäuren)

Bindung   103   Lys 460

83

Asn 15   205

His 209   Phe   382   ± 12 Aminosäuren (± Exon 11)

          381

          316

     Bindung

966
Internalisation   972 Tyr   Substrat-Bindung
978

          1008 Gly   ATP-Bindung
          1030 Lys

          1158

          1162 Tyr   Autoaktivation

          1163

          1305
               Ser   Inhibition
          1306

          1328
               Tyr   Wachstumssignal
          1334

β-Untereinheit 620 Aminosäuren   1348 Thr   Inhibition (PKC)

Abb. 1.**18** Domänen des Insulinrezeptors: Zur Vereinfachung ist nur das Dimer des Insulinrezeptors dargestellt. Die dargestellten Domänen beziehen sich auf die entsprechenden Abschnitte im Text. PKC = Proteinkinase C.

dungsschritt nach sich zieht. Man glaubt jedoch, daß die Insulinbindung an die α-Untereinheit eine Konformationsänderung oder eine Dimerisierung von Rezeptor-α-Untereinheiten auslöst, ähnlich wie dies verschiedene insulinähnlich wirkende Antikörper tun können. Weiterhin ist nicht klar, wie die Signalübertragung der α- auf die β-Untereinheit erfolgt. Es wurde vermutet, daß die ligandenfreie α-Untereinheit des Insulinrezeptors als Inhibitor der β-Untereinheit fungiert und daß erst eine Bindung von Insulin zu einer Enthemmung der Kinase über Konformationsänderungen führt (Abb. 1.**19**).

Autoaktivierung der Rezeptorkinase durch Tyrosinphosphorylierung

In intakten Zellen führt die Bindung von Insulin an die α-Untereinheit innerhalb weniger Sekunden zu einer Aktivierung der Rezeptorkinase und zu einer Autophosphorylierung der β-Untereinheit des Rezeptors an 6 der 13 Tyrosinreste der β-Untereinheit. Die Phosphorylierung der Tyrosinreste 1146, 1150 und 1151 korreliert eng mit der Aktivierung der Kinase.

Diese Aminosäurereste sind für die Autoaktivierung der Kinase verantwortlich. Man glaubt, daß die Phosphorylierung dieser 3 nahe beieinanderliegenden Tyrosinreste eine Konformationsänderung der Rezeptor-β-Untereinheit stabilisiert, die wiederum die Voraussetzung für die Interaktion mit anderen signalübertragenden Substraten ist (Abb. 1.**19**). Man hat vermutet, daß die Phosphorylierung dieser 3 Tyrosinreste als intramolekulare Autophosphorylierungskaskade abläuft, wobei erst der Übergang von einer diphosphorylierten in eine triphosphorylierte Form den endgültigen Aktivierungsschritt markiert. Es ist möglich, daß nur ein kleiner Teil der Insulinrezeptoren in diese vollaktive Form übergeht.

Hemmung der Rezeptorkinase durch Serinphosphorylierung

Obwohl die Rezeptorkinase selbst streng tyrosinspezifisch ist, findet man in der Zelle auch eine Serinphosphorylierung des Rezeptors. Es scheint, daß die Serinphosphorylierung die autoaktivierenden Effekte der Tyrosinphosphorylierung

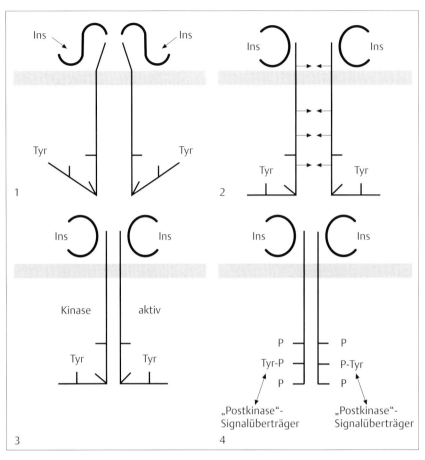

Abb. 1.**19** Signalfluß durch den Rezeptor. Vereinfachte Darstellung des Insulinrezeptors als Heterotetramer, bestehend aus zwei α- und zwei β-Untereinheiten. Schematische Darstellung der Reaktionsfolge:
1. Insulinbindung.
2. Konformationsänderung der α-Untereinheit.
3. Konformationsänderung der β-Untereinheit und Aktivierung der Tyrosinkinaseaktivität.
4 Autophosphorylierung der β-Untereinheit und anschließende Konformationsänderung sowie Interaktion mit Postkinasesignaltransmittern.

antagonisiert, d. h. das Rezeptorsignal unterdrückt. Da in der Zelle kurz nach Insulinstimulation dem Anstieg der Tyrosinphosphorylierung ein Anstieg einer Serinphosphorylierung folgt, hat man vermutet, daß die Insulinrezeptorkinase andere serinspezifische Kinasen aktivieren könnte, die eine duale Funktion haben könnten. Sie könnten einerseits eine weitere Übertragung des Insulinsignals auf andere Effektorsysteme bewerkstelligen, andererseits aber auch in einem „Feedback-Mechanismus" den ersten Schritt der Insulinsignaltransduktion hemmen, d. h. die Insulinrezeptorkinase inaktivieren. Die physiologische Bedeutung der Rezeptor-Serinphosphorylierung könnte daher auf der einen Seite die Beendigung des Insulinsignals sein; auf der anderen Seite könnte dies ein Mechanismus sein, durch den die Empfindlichkeit der Zielzellen für Insulin schnell moduliert werden kann.

Postkinasesignaltransduktion

Koppelungsproteine: White u. Mitarb. identifizierten 1985 ein 185-kDa-Protein, das durch die Insulinrezeptortyrosinkinase phosphoryliert wird. Dieses Protein, das von der gleichen Arbeitsgruppe später kloniert wurde, kann über eine sog. PTB-Domäne (Phosphotyrosinbindung) mit der Rezeptordomäne um Tyrosin 960 interagieren. Insulinrezeptorsubstrat 1 (IRS-1) wird an Tyrosinresten phosphoryliert, die sich in spezifischen Domänen befinden, die wiederum von anderen Proteinen über sog. SH2-Domänen (Sarc-Homologie 2) erkannt werden. Diese SH2-Domänen enthaltenden Proteine (z. B. Phosphatidylinositol-3-Kinase (PI-3-Kinase), Phosphotyrosinphosphatasen) werden durch IRS-1 aktiviert

und wahrscheinlich auch innerhalb der Zelle in bestimmten Positionen, z. B. in Kontakt mit der Plasmamembran oder anderen Signaltransduktionselementen, lokalisiert. In der Folgezeit wurden weitere Koppelungsproteine (IRS-2, Shc, dos, gap), die ebenso wie IRS-1 zwischen Insulinrezeptor und Signaltransduktionselementen vermitteln, kloniert.

Phosphatidylinositol-3-Kinase: Dieses Enzym, das Phosphatidylinositol-4,5-bisphosphat an der Position drei des Inositolringes phosphoryliert, scheint eine zentrale Rolle in der Insulinsignaltransduktionskaskade zu spielen. PI-3-Kinase besteht aus einer katalytischen Untereinheit von 110 kDa und einer regulatorischen 85-kDa-Untereinheit, die über SH2-Domänen an IRS-1 und IRS-2 binden kann. Mehrere Isoformen dieses Enzyms (regulatorische Untereinheiten um 60 kDa) wurden vor kurzer Zeit beschrieben. Insulinaktivierte PI-3-Kinase scheint sowohl für die Signaltransduktion zum Glucosetransportsystem als auch für den Signalfluß zur Regulation der Glykogensynthetase eine zentrale Schaltstelle darzustellen. Neben der Phospholipidkinaseaktivität besitzt dieses Enzym wahrscheinlich auch eine Serinkinaseaktivität, die für eine negative Modulation der Insulinsignaltransduktionskette eine Rolle spielen könnte.

Serinkinasen: Die Insulinsignaltransduktionskaskade, die in ihren ersten Schritten eine Tyrosinphosphorylierungskaskade darstellt, koppelt dann an eine Serinphosphorylierungskaskade an. Man hat lange nach dem verantwortlichen Mechanismus gesucht und hat die Existenz von „Switch-Kinasen", die von Tyrosinphosphorylierung auf Serinphosphorylierung umschalten, postuliert. Inzwischen ist klar geworden, daß die Umschaltung von einer Tyrosinphosphorylierungskaskade auf eine Serinphosphorylierungskaskade z. B. durch die PI-3-Kinase erfolgen kann. Man weiß seit kurzem, daß PI-3-Kinase eine Serinkinase, die PKB oder AKT genannt wird, aktivieren kann. Diese Serinkinase PKB scheint essentiell für den Signalfluß zur Regulation der Glykogensynthase und des Glucosetransportes zu sein.

MAP-Kinasekaskade: Neben dem Signalweg über PI-3-Kinase führt auch ein Signalweg, der guanosintriphosphat-(GTP-)bindende Proteine involviert, zur Aktivierung einer Serinkinasekaskade. Der Insulinrezeptor kann über Koppelungsproteine (Grb2) und Modulatorproteine (Sos) das GTP-bindende Protein ras aktivieren, das wiederum über die Serinkinase raf an die sog. MAP-Kinasekaskade ankoppelt (MAP-Kinase = mitogen aktivierte Proteinkinase). Diese MAP-Kinasekaskade scheint z. B. für mitogene Insulineffekte verantwortlich zu sein.

Modulation des Insulinsignals auf Rezeptorebene: Störung der Insulin-Rezeptorkinaseaktivität als eine mögliche Ursache einer zellulären Insulinresistenz

Die Kenntnis der Signaltransduktionskette ist die Grundlage für die Analyse der Pathogenese der zellulären Insulinresistenz, die zu den wesentlichen Ursachen eines Typ-2-Diabetes sowie des sog. metabolischen Syndroms zählt.

Ätiologie: Eine zelluläre Insulinresistenz kann durch Störungen auf jeder Stufe der Signaltransduktionskette bedingt sein. Auf der Stufe der Rezeptorkinase selbst wurde eine Reihe von Defekten oder gestörten Aktivitätszuständen in verschiedenen Modellsystemen (insulinresistente Zuckerratte, sog. Goldthioglucosemäuse sowie Ob/ob-Mäuse, Streptozotocinratten) beschrieben, die die Voraussetzungen für die späteren Studien an insulinempfindlichen Geweben von Typ-2-Diabetes-Patienten waren. Ebenso wurden an Fibroblasten von Patienten mit verschiedensten Insulinresistenzsyndromen Defekte der Insulinrezeptorkinase gefunden.

In-vitro-Modelle der Mechanismen: Wichtige Informationen über die Modulation des Insulinsignals auf Rezeptorebene wurden auch von verschiedenen In-vitro-Modellen erhalten, bei denen eine Insulinresistenz durch Catecholamine, Phorbolester, In-vitro-Hyperglykämie, Hyperinsulinämie sowie Modulation der Plasmamembranzusammensetzung erzeugt wurde. Catecholamine können z. B. eine Insulinresistenz des Glucosetransportsystems isolierter Ratten- und menschlicher Adipozyten in vitro induzieren, die mit einer Hemmung der Insulinrezeptorkinase korreliert. Man nimmt an, daß die catecholamininduzierte Hemmung der Rezeptorkinase durch eine Serinphosphorylierung der Insulinrezeptor-β-Untereinheit als Folge einer Aktivierung der cAMP-abhängigen Kinase erfolgt. Eine Phosphorylierung der β-Untereinheit durch eine cAMP-abhängige Kinase konnte zumindest in vitro nach Catecholaminstimulation gezeigt werden. Ebenso läßt sich durch Phorbolester in vitro eine Insulinresistenz isolierter Adipozyten und Hepatomzellen erzeugen, die mit einer Hemmung der Insulinrezeptorkinase verbunden ist. Wahrscheinlich ist der zugrundeliegende Mechanismus eine Aktivierung der sog. Proteinkinase C, die den Insulinrezeptor an spezifischen Threonin- und Serinresten der b-Untereinheit phosphoryliert und so inhibiert. Auch Hyperglykämie induziert eine Insulinresistenz. Dieser Mechanismus ist im Rahmen des sog. „Glucosetoxizitätskonzepts" beim Diabetes von besonderem Interesse. Isolierte Fettzellen in Primärkulturen zeigen in der Gegenwart hoher Glucosekonzentration eine Hemmung der Insulinrezeptorkinase, die wohl durch eine Aktivierung der Proteinkinase-C-Aktivität zustande kommt. Ferner läßt sich der inhibierende Effekt hoher Glucosekonzentrationen durch Proteinkinase-C-Inhibitoren aufheben. Es scheint also eine hyperglykämieabhängige Aktivierung der Proteinkinase C zu geben, die wohl über Serinphosphorylierung des Insulinrezeptors akut eine Insulinresistenz auf der Stufe des Rezeptors auslösen kann. Weitere Modulatoren der Insulinrezeptorkinase sind der Insulinspiegel selbst sowie eine Reihe von Peptiden, von Phospholipiden und von Adenosin. Weiterhin scheinen auch die G-Proteine zu den inhibitorischen Modulatoren der Insulinrezeptorkinase zu gehören (Tab. 1.**6**).

Tabelle 1.**6** Modulatoren des Insulinsignals auf Rezeptorebene: Aktivatoren und Inhibitoren des Insulinsignals

Hyperinsulinämie ↓	G-Proteine ↓
Hypoinsulinämie ↓	Lipide ↓↑
Phorbolester (Proteinkinase C) ↓	Glykosylierung ↓
Hyperglykämie (Proteinkinase C) ↓	Adenosin ↑
Catecholamine (cAMP-Kinase) ↓	Polylysin ↑
Schilddrüsenhormone ↓	TNF–α ↓
	Leptin ↓

Im Kontext der adipositasassoziierten Insulinresistenz sind weiterhin neuere Untersuchungen interessant, bei denen gezeigt werden konnte, daß der Insulinrezeptor durch Signale des TNF-α-Rezeptors sowie durch Signale des Leptinrezeptors inhibiert werden kann.

Glucosetransportsystem

Eines der wesentlichen Effektorsysteme der Insulinwirkung neben verschiedenen Schlüsselenzymen, auf die unten noch eingegangen wird, ist das Glucosetransportsystem. Die Signaltransduktion vom Insulinrezeptor zum Glucosetransportsystem stand daher im Mittelpunkt des Interesses zahlreicher Forschungsarbeiten. Trotz zunehmender Information über die Postkinasesignalübertragung ist jedoch der exakte Mechanismus, der den Insulinrezeptor an das Glucosetransportsystem ankoppelt, nicht geklärt. Es ist heute bekannt, daß der Glucosetransporter in einer Reihe von verschiedenen Isoformen existiert, die GLUT-1 bis GLUT-5 benannt wurden (Tab. 1.**7**).

Tabelle 1.**7** Isoformen des humanen Glucosetransporters (GLUT) an verschiedenen Geweben

Monomer, fünf Isoformen (492–524 Aminosäuren)	
GLUT-1	fetale Gewebe
GLUT-2	Leber, Pankreas (B-Zelle)
GLUT-3	Hirn, Plazenta, Niere
GLUT-4	Skelettmuskel, Herzmuskel, Fettgewebe
GLUT-5	Dünndarm

Bereits 1982 zeigten Cushman u. Mitarb. und Kono u. Mitarb., daß Insulin eine **Translokation von Glucosetransportern** von den intrazellulären Membranen zur Plasmamembran auslöst. In der Folgezeit haben Studien vieler verschiedener Gruppen, einschließlich unserer eigenen, zu

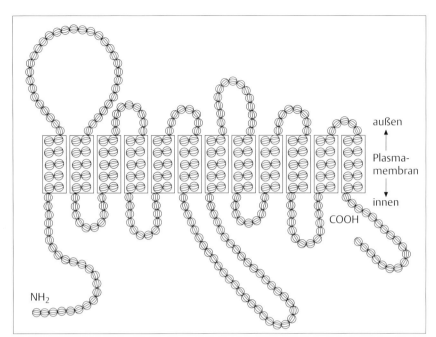

Abb. 1.**20** Modell des Glucose-Carriers.

der Annahme geführt, daß ein reines Translokationsmodell nicht hinreichend ist, um den Insulineffekt zu erklären. Wir und andere haben daher ein kombiniertes **Zweistufenmodell** vorgeschlagen, das eine Translokation und eine Aktivierung des Carriers durch getrennte Signaltransmissionsketten vorschlägt. Die Signalketten können durch verschiedene pharmakologische Stimulatoren getrennt aktiviert werden (Abb. 1.**20** und 1.**21**). Für das Signal, das zur Translokation von Glucosecarriern führt, spielt die PI-3-Kinase eine zentrale Rolle. Wahrscheinlich ist auch hier ebenso wie beim Signal zur Glykogensynthese die Serinkinase PKB involviert. Für die Exozytose von Glucosetransporter enthaltenden Vesikeln sowie für das Recycling in die Zelle scheinen G-Proteine der rab-Familie essentielle Modulatoren zu sein. Weiterhin spielen wie bei anderen Exozytoseprozessen spezifische Fixationsproteine (snare, snap, vamp) eine Rolle. Es ist auch bekannt, daß Phorbolester, die das Proteinkinase-C-System aktivieren, zur Translokation von Glucosecarriern führen können. In irgendeiner Weise scheint daher wohl auch Proteinkinase C in die Signaltransduktion zum Glucosetransportsystem involviert zu sein. Neueste Daten legen nahe, daß hierbei eventuell die λ- oder ζ-Isoform der Proteinkinase-C-Familie eine Rolle spielt.

Beispiele für anabole Effekte

Zu den wichtigen anabolen Effekten von Insulin gehört die Stimulation der Glykogensynthese im Skelettmuskel und in der Leber. Die **Regulation der Aktivität der Glykogensynthase** (UDPG-Glykogentransglucosylase) erfolgt durch Phosphorylierung und Dephosphorylierung an Serinresten. Eine Reihe serinspezifischer Kinasen phosphoryliert die Glykogensynthase an verschiedenen Epitopen, ferner sind mindestens zwei serinspezifische Phosphatasen bekannt, die die Dephosphorylierung der Glykogensyntase katalysieren. Die Dephosphorylierung konvertiert das Enzym von einer von Glucose-6-phosphat abhängigen in eine von Glucose-6-phosphatunabhängige Form. Insulin wirkt wohl in erster Linie über Aktivierung von glykogensynthasespezifischen Phosphatasen, jedoch wohl auch über eine Hem-

mung einer der Glykogensynthasekinasen, nämlich der cAMP-abhängigen Kinase. Die Hemmung der cAMP-abhängigen Kinase scheint die Phosphorylierung des Glykogensynthasephosphatase-Inhibitors 1 zu erniedrigen, wodurch die Aktivität der Glykogensynthasephosphatase erhöht wird.

Glykogensynthaseformen: In der Leber wird die inaktive Form der Glykogensynthase als Glykogensynthase b bezeichnet, die in vivo oder in vitro in die aktive Form a nach folgendem Reaktionsschema übergeführt werden kann:

$$GS\ b + H_2O \xrightarrow{\text{(Synthasephosphatase)}} GS\ a + Pi$$
$$GS\ a + ATP/Mg^{2+} \xrightarrow{\text{(Synthasekinase)}} GS\ b + ADP$$

In vivo liegt die Glykogensynthase gewöhnlich in der b-Form vor. Behandlung mit Glucocorticoiden oder Glucose führt zur Umwandlung in die a-Form. Die Geschwindigkeit der Glykogensynthese korreliert dabei mit der Aktivität in der a-Form. Eine Umwandlung in die b-Form kann in vivo durch Injektion von Glucagon, Adrenalin oder in vitro durch Zusatz von 3',5'-AMP herbeigeführt werden.

Steuerung der Lipolyse am Fettgewebe

Beteiligung von Hormonen und Enzymen: Die im Fettgewebe gelagerten Triglyceride gehören zu den wichtigsten Energiespeichern des Körpers. Zu den Hormonen, die die Freisetzung dieser Energie durch die Lipolyse steuern, gehören die Catecholamine, das Wachstumshormon, die Glucocorticoide und die Schilddrüsenhormone. Das Glucagon spielt beim Menschen nur eine untergeordnete Rolle. Das lipolytische Hormon, z. B. Adrenalin, aktiviert über seinen Rezeptor in der Plasmamembran mit Hilfe eines G-Proteins das Adenylatcyclasesystem, das an der Innenseite der Plasmamembran gelegen ist. Der Anstieg des 3',5'-AMP in der Zelle führt dann zur Aktivierung einer cAMP-abhängigen Proteinkinase durch Dissoziation des inaktiven Enzymkomplexes in eine aktive, katalytische und eine das 3',5'-AMP bindende, inaktive regulatorische Untereinheit. Die katalytische Ein-

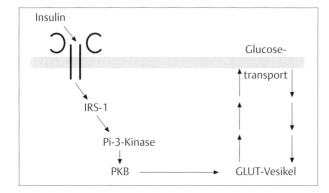

Abb. 1.**21** Modell der Signaltransduktion auf das Glucosetransportsystem. Das Modell beinhaltet eine Translokation von Glucosetransportern aus intrazellulären Speichern in die Plasmamembran sowie eine Aktivierung der Glucosetransporter in der Plasmamembran. Wahrscheinlich existieren getrennte Signaltransduktionsketten für beide Schritte des Aktivierungsmechanismus, die sich möglicherweise der dargestellten Signaltransduktionselemente bedienen.

heit ist in der Lage, durch Phosphorylierung mit Hilfe von ATP die inaktive Form der Triglyceridlipase in die aktive Form überzuführen. Die aktive Form kann nun Triglycerid in Diglycerid und eine Fettsäure spalten. Die weitere Spaltung zu Monoglycerid und schließlich zu Glycerin und freien Fettsäuren wird durch weitere Lipasen bewerkstelligt, deren Aktivität nicht geschwindigkeitsbestimmend ist. Beide Reaktionsprodukte, Glycerin wie freie Fettsäuren, werden aus dem Fettgewebe abgegeben. Bei Studien in vitro ist das Glycerin ein Maß für die Lipolyse, denn das Fettgewebe besitzt praktisch keine Glycerokinaseaktivität, so daß Glycerin in der Zelle nicht zur Reveresterung der freien Fettsäuren benützt wird, während die freien Fettsäuren z.T. oxidiert werden.

Beteiligung weiterer Substanzen: Die Lipolyse kann auch durch Inkubation mit cAMP allein oder durch Blockade des Abbaus dieses Nucleotids an der Phosphodiesterase hervorgerufen werden; als Hemmer sind vor allem Methylxanthine wie Coffein oder Theophyllin bekannt. Die antilipolytisch wirksamen β-Blocker hemmen den Effekt der Catecholamine am Adenylatcyclasesystem. Insulin hemmt über ein G-Protein den Effekt der lipolytischen Hormone an der Adenylatcyclase; gleichzeitig kann es auch die Aktivität der Phosphodiesterase stimulieren, so daß in jedem Falle die Spiegel des 3',5'-AMP absinken und damit die Lipolyse gehemmt wird. Eine Reihe anderer Substanzen wie die Nicotinsäure und ihre Derivate und einige Prostaglandine üben ihren antilipolytischen Effekt ebenfalls über die Senkung des 3',5'-AMP aus.

Bei ausreichendem Glucoseangebot besteht im Fettgewebe ein **Gleichgewicht zwischen Lipolyse und Reveresterung**. Wenn der Glucoseeinstrom reduziert ist, wie z. B. bei Hunger oder Diabetes, kommt es zur verminderten Bildung von α-Glycerophosphat, so daß die Lipolyserate die Reveresterungsrate übersteigt. Die Folge ist eine Anhäufung freier Fettsäuren in der Zelle und darüber hinaus Abgabe ans Plasma. Wenn genügend Kohlenhydrate aufgenommen werden, so ist ihr Verbrauch in Richtung Oxidation zur Energiegewinnung und Reveresterung von freien Fettsäuren gesteuert. Ist jedoch die Aufnahme erniedrigt, werden die Kohlenhydrate zwar noch zur Reveresterung verwendet, jedoch jetzt mehr freie Fettsäuren zur Energiegewinnung abgebaut.

Glykogenstoffwechsel

Eine zentrale Rolle spielt das 3',5'-AMP auch bei der Steuerung des Glykogenstoffwechsels. Wiederum werden über das Kaskadensystem der Proteinkinasen **Schlüsselenzyme gesteuert** (Abb. 1.**22**), wobei Aufbau und Abbau des Glykogens auf getrennten Wegen verlaufen. Die Glykogenolyse in der Leber wird durch Glucagon und die Catecholamine (im Muskel nur durch die Catecholamine) über das Phosphorylasesystem reguliert. Die Muskelphosphorylase besteht in ihrer aktiven Form aus 4 Untereinheiten (Molekulargewicht 495 000) und wird als Phosphorylase a bezeichnet. Durch hydrolytische Abspaltung von Phosphat mit Hilfe der Phosphorylasephosphatase entsteht die inaktive Phosphorylase b, ein Dimer mit einem Molekulargewicht von ca. 242 000. Das cAMP aktiviert wie im Falle der Lipolyse die Proteinkinase, deren frei werdende katalytische Untereinheit nun die vorgeschaltete Phosphorylase-b-Kinase mit Hilfe von ATP phosphoryliert und damit aktiviert. Diese katalysiert dann die Umwandlung der Phosphorylase b – ebenfalls durch Phosphorylierung des Enzyms an einem Serinrest – zur tetrameren Phosphorylase a, welche aus dem Glykogen Glucose-1-phosphat freisetzt. Im Prinzip ist der Aktivationsmechanismus in der Leber ähnlich; das Enzym ist hier jedoch auch in seiner aktiven Form ein Dimer, das bei seiner Inaktivierung nicht gespalten wird.

Wie oben beschrieben, ist ein Phosphorylierungsschritt mit Hilfe einer Kinase auch bei der Umwandlung der aktiven Form der **Glykogensynthase** in ihre inaktive (phosphorylierte) Form nötig. Wahrscheinlich steuert das cAMP diese Inaktivierung, während Insulin – möglicherweise durch eine Senkung der Konzentration des zyklischen Nucleotids – eine Aktivierung bewirkt. Die für die Glykogensynthese notwendige Uridindiphosphatglucose (UDPG) entsteht aus Glucose-6-phosphat über Glucose-1-phosphat.

Auch die **Glucose** selbst ist an der Steuerung der hepatischen Glucoseproduktion beteiligt. Sie inaktiviert die Glykogenphosphorylase a in Gegenwart basaler Insulinkonzentrationen, ein Mechanismus, der zumindest teilweise für die Hemmung der Glucoseabgabe bei Hyperglykämie verantwortlich ist.

Regulation der Glukoneogenese

Aus einer großen Reihe von Untersuchungen wissen wir, daß die Glukoneogenese durch verschiedene **Hormone** gesteuert wird, deren Wirkung der Zelle ebenfalls z.T. über das cAMP vermittelt wird. Vor allem Glucagon, aber in geringerem Maße auch die Catecholamine stimulieren die Glukoneogenese aus Pyruvat, Lactat und Aminosäuren. An der perfundierten Leber können diese Effekte durch das cAMP allein hervorgerufen werden. Insulin hemmt den stimulierenden Effekt dieser Hormone, wobei es den Spiegel des 3',5'-AMP in der Zelle senkt. Beim Insulinmangel steigt das zyklische Nucleotid in der Leber an und führt zu einer Steigerung der Glukoneogeneserate. Maßgebend ist hier wahrscheinlich das Verhältnis der Konzentrationen von Glucagon und Insulin in der Pfortader.

Als Angriffspunkte des **cAMP** in der Glukoneogenesekette gelten die beiden regulatorischen Enzyme Pyruvatcarboxylase und Phosphoenolpyruvat-Carboxykinase. Andere Hypothesen geben Transportvorgänge am Mitochondrium als Wirkort an. Da das cAMP in der Leber die

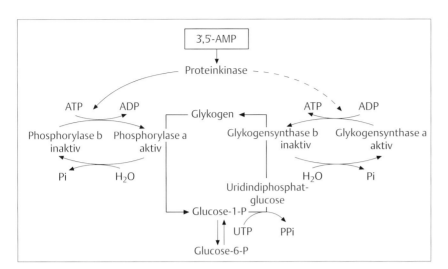

Abb. 1.**22** Hormonelle Steuerung des Glykogenstoffwechsels über das cAMP.

Raten von Glukoneogenese, Ketogenese, Harnstoffproduktion, Glykogenstoffwechsel und Kaliumtransport beeinflußt, kommt ihm eine zentrale Rolle bei der Regulation des Leberstoffwechsels zu.

Glucagon

Struktur und Sekretion: Glucagon ist ein einkettiges Polypeptid mit einem Molekulargewicht von 3485, welches 29 Aminosäuren enthält. Es wird in den A-Zellen der Langerhans-Inseln gebildet. Wichtigster Stimulus für seine Sekretion ist der Abfall des Glucosespiegels, doch können auch andere Substrate wie Aminosäuren (stimulierend), freie Fettsäuren (senkend) und Enterohormone wie Pankreozymin (stimulierend) Einfluß auf die Sekretion nehmen. Daneben wird die Möglichkeit einer neuralen Regulation diskutiert, die z. B. den Anstieg des Hormons im Fasten, wenn die Glucosekonzentration noch nicht abgesunken ist, erklären könnte.

Wirkung: Glucagon scheint für die Aufrechterhaltung normaler Glucosekonzentrationen vor allem durch seine Leberwirkung notwendig zu sein. Diese Annahme wird durch das Krankheitsbild des McQuarrie-Syndroms unterstrichen, welches aufgrund eines Fehlens von A-Zellen zu Hypoglykämien führt. Glucagon wirkt in physiologischen Konzentrationen vor allem auf die Glykogenolyse und Glukoneogenese der Leber. An diesem Organ stimuliert es ferner die Proteolyse und den Kaliumefflux. Glucagonwirkungen sind auch an anderen Organen wie dem Herzen und dem Fettgewebe beschrieben worden. Aufgrund der niedrigen peripheren Konzentration ist aber seine physiologische Rolle hier fraglich, und so scheint seine Bedeutung vor allem in der Steuerung des Leberstoffwechsels zu liegen. Während es in relativ hoher Konzentration über die Pfortader an die Leber herangeführt wird, wird es dort rasch durch proteolytischen Abbau zerstört (Halbwertszeit 5–10 Minuten), und es gelangen nur kleine Mengen in den großen Kreislauf. Ein direkter Antagonismus zwischen Glucagon und Insulin besteht im Hinblick auf die oben genannten Stoffwechselleistungen, wobei der molekulare Mechanismus über das Adenylatcyclasesystem in der Plasmamembran der Leberzelle vermittelt wird. Interessant ist der stimulierende Effekt des Glucagons auf die Insulinausschüttung und (in unphysiologisch hohen Konzentrationen) auf das Nebennierenmark bei Mensch und Tier.

Die Konzentration des Glucagons im Blut wird biologisch und vor allem immunologisch gemessen. Der Großteil der Glucagonantikörper reagiert mit einer sog. glucagonähnlichen Aktivität (Glucagon-like immunoreactivity, GLI), die aus dem Dünndarm stammt und durch Gelfiltration in zwei Fraktionen mit einem Molekulargewicht von 7000 bzw. 3500 zerlegt werden kann: Nach Glucosereiz wird dieses Material vom Dünndarm ins Blut abgegeben. Obwohl die kleinere Fraktion auch an der Leber glykogenolytisch wirkt, ist sie durch ihre Aminosäurezusammensetzung deutlich verschieden vom Pankreasglucagon. Ihre physiologische Bedeutung ist noch unklar.

Catecholamine

Adrenalin besitzt eine starke Stoffwechselwirkung, die vor allem durch die prompte Mobilisierung energiereicher Substrate aus ihren Speichern gekennzeichnet ist. Durch ihre stimulierende Wirkung auf die Glykogenolyse in Leber und Muskulatur, auf die Glukoneogenese in der Leber und auf die Lipolyse und die Proteolyse sind Adrenalin und Noradrenalin als direkte Antagonisten des Insulins im Stoffwechsel zu betrachten. Unter ihrem Einfluß wird auch die Glucoseaufnahme bestimmter Gewebe gehemmt, möglicherweise durch einen Anstieg an Glucose-6-phosphat, welches seinerseits die Hexokinase hemmt. Die Catecholaminwirkung wird an Muskel, Leber und Fettgewebe über das Adenylatcyclasesystem und einen Anstieg des zyklischen 3',5'-AMP vermittelt. Beide natürlichen Catecholamine sind Inhibitoren der Insulinsekretion, wobei es sich um einen Effekt auf die α-Rezeptoren der B-Zelle handelt. Stimuliert man dagegen das Pankreas mit Isopropylnoradrenalin, einem synthetischen Catecholamin, welches vorwiegend eine β-adrenerge Wirkung entfaltet, so kommt es zur Insulinsekretion. Die diabetische Stoffwechsellage, die bei etwa 50% der Patienten mit Phäochromozytom gefunden wird, basiert auf dem Zusammenwirken von gesteigerter Lipolyse und gesteigerter Mobilisierung der Glucose bei gleichzeitiger Störung ihrer Verwertung und Hemmung der Insulinsekretion. Interessant ist der sog. „permissive Effekt" der Glucocorticoide und der Schilddrüsenhormone auf die Catecholaminwirkung. Er ist dadurch gekennzeichnet, daß der volle Catecholamineffekt der Vorbereitung des Gewebes durch diese Hormone bedarf.

Wachstumshormon (STH, Somatotropin)

Wirkungsweise: Das menschliche Wachstumshormon ist ein Polypeptid mit einem Molekulargewicht von 21 500, welches 188 Aminosäuren enthält. Das Hormon übt eine Reihe von Effekten auf verschiedene Gewebe wie Muskulatur, Fettgewebe und Leber aus. Seine Wirkung ist langsam, und es dauert Stunden bis Tage, bis ein Effekt nachgewiesen werden kann. Effekte wurden sowohl auf die RNA-Synthese als auch auf den Aminosäuretransport beobachtet, Wirkungen, die beide zu einer Zunahme der Proteinsynthese führen und damit synergistisch mit dem Insulin verlaufen. Entsprechend kommt es im intakten Organismus zur Retention von Stickstoff und Phosphor. Am Fettgewebe besitzt das Wachstumshormon eine lipolytische Wirkung, die sich in vivo etwa 30–60 Minuten nach der Injektion als Anstieg der freien Fettsäuren und des Glycerins nachweisen läßt. Zunächst kommt es allerdings zu einem leichten Abfall, der der insulinähnlichen Wirkung des Wachstumshormons zugeschrieben wird. In vitro besteht ein Synergismus mit den Corticosteroiden, und die Wirkung läßt sich ebenfalls erst verzögert darstellen. Auf die lipolytische Wirkung ist wohl auch der ketogene Effekt des STH zurückzuführen.

Diabetogene Wirkung: Seit den klassischen Versuchen von Houssay ist der Zusammenhang zwischen Diabetes und Hypophyse bekannt. Young konnte später zeigen, daß die Langzeitgabe von STH im Versuchstier zunächst eine vorübergehende diabetische Stoffwechsellage („ideohypophyseal diabetes") und später manifesten Diabetes („metahypophyseal diabetes") erzeugt. Nach einer Injektion von STH beim Menschen zeigt die orale Glucosebelastung erhöhte Werte für Glucose und freie Fettsäuren sowie erhöhte Insulinspiegel, die zusammen eine periphere Insulinresistenz anzeigen. Ähnliche Verhältnisse werden bei der Akromegalie beobachtet (Kap. 34). In der Leber findet sich eine Hemmung der Glucoseutilisation und eine Stimulation der Glykogensynthese und der Proteinsynthese.

Eine weitere Wirkung hat das STH auf den **Mineralstoffwechsel:** STH stimuliert das Epiphysenwachstum der Röhrenknochen und greift damit in den Calciumstoffwechsel ein. Gleichzeitig ist sowohl die intestinale Calciumresorption wie auch die Calciumausscheidung erhöht. Daneben findet man eine Retention von Natrium, Kalium und Phosphat.

Sekretion: Normalerweise liegen die Spiegel des Wachstumshormons beim fastenden Mann unter 5 µg/ml; sie sind aber sehr variabel. Nach körperlicher Anstrengung oder psychischem Streß steigt das Hormon prompt an. Den stärksten Sekretionsreiz bildet die Hypoglykämie, während Hyperglykämie die Ausschüttung hemmt. Eine Reihe von Aminosäuren, vor allem Arginin, führen ebenfalls zur Sekretionssteigerung.

Somatostatin

Somatostatin, ein Tetradecapeptid, ist ein im Hypothalamus gebildeter Hemmfaktor des Wachstumshormons. Neben seiner Wirkung auf die Hypophyse wurde auch ein Effekt auf A-Zelle und B-Zelle der Langerhans-Inseln im Sinne einer Hemmung der Sekretion von Insulin und Glucagon nachgewiesen. Nachdem Somatostatin auch in der D-Zelle der Langerhans-Inseln synthetisiert wird, wird seine Mitwirkung bei der Regulation der Sekretion von Insulin und Glucagon postuliert.

Beim Insulinmangeldiabetes läßt sich durch eine Infusion von Somatostatin nach Entzug von Insulin eine akute Stoffwechselentgleisung vermeiden. Dieser Effekt kommt über eine Hemmung der Glucagonsekretion zustande.

Glucocorticoide

Die Nebennierenrinde enthält eine große Zahl von Steroiden, von denen ein Teil spezifische Effekte auf den Elektrolyt- und Wasserhaushalt und auf den Stoffwechsel von Eiweiß, Kohlenhydraten und Fett ausüben. Bedeutsam für den Stoffwechsel sind in erster Linie die Glucocorticoide, von denen die an C_{11} und C_{17} oxygenierten Verbindungen die stärkste Wirkung zeigen. Die Stoffwechselwirkung der Steroide ist durch ihren Effekt auf die Synthese bestimmter Enzymgruppen bedingt. An der Leber konnte gezeigt werden, daß dies über eine Steigerung der RNA-Synthese verläuft. Hier werden vor allem Enzyme des Aminosäurestoffwechsels wie die Tyrosin- und Alanin-α-Ketoglutarattransaminasen und die Tryptophanpyrrolase betroffen. Auch die Schlüsselenzyme der Gluconeogenese sind erhöht, worauf sich deren Steigerung zurückführen läßt. Kennzeichnend für die Wirkung der Glucocorticoide ist damit die Hyperglykämie durch die Erhöhung der Gluconeogenese in Leber und Niere, welche gleichzeitig durch eine Verstärkung der Proteolyse im Muskel vermehrt Aminosäuren als Vorläufer bezieht. Ein weiterer Effekt der Glucocorticoide besteht in der Steigerung der Glykogensynthese, wahrscheinlich durch einen Effekt auf die Glykogensynthase selbst. Durch ihren Synergismus mit lipolytischen Hormonen fördern die Glucocorticoide die Freisetzung von Glycerin und Fettsäuren aus dem Fettgewebe, wobei Glycerin in die Gluconeogenese eingeht, während die freien Fettsäuren einerseits die Gluconeogenese in der Leber vermehren, andererseits an peripheren Geweben, vor allem der Muskulatur, die Glucoseutilisation vermindern. Als Summe dieser Wirkungen entsteht eine katabole Stoffwechsellage, wie sie beim Steroiddiabetes (Kap. 34) und beim Cushing-Syndrom beobachtet wird.

Andere Hormone mit antagonistischer Wirkung

In geringem Maße können Östrogene, adrenokortikotropes Hormon (ACTH) und die Schilddrüsenhormone Stoffwechselwirkungen entfalten, die der Wirkung des Insulins entgegenlaufen.

Von den **Schilddrüsenhormonen** ist bekannt, daß sie Enzyme der Gluconeogenesekette in der Leber induzieren können und damit zu einer vermehrten Glucoseneubildung beitragen. Weitere Effekte wurden am Fettgewebe beobachtet, wo sie ähnlich wie die Glucocorticoide die Empfindlichkeit des Fettgewebes gegenüber den lipolytischen Hormonen steigern. Daneben steigern die Schilddrüsenhormone die intestinale Resorption von Glucose und Galactose und fördern den Abbau des Insulins. So dürfte ein verminderter Abbau mit ein Grund für die erhöhte Insulinempfindlichkeit bei der Hypothyreose sein. Viele Effekte der Schilddrüsenhormone sind stark von der Dosis abhängig, wobei biphasische Wirkungen beobachtet werden. So wirken niedrige Dosen anabol und zu-

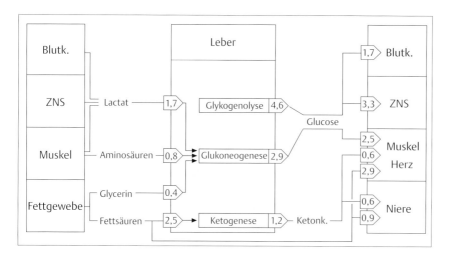

Abb. 1.**23** Glucosehomöostase des Menschen nach 15 Stunden Fasten. Die Zahlen entsprechen Produktionsraten in Gramm pro Stunde, die mit Hilfe der Kathetertechnik an gesunden normalgewichtigen Probanden ermittelt wurden (nach Dietze u. Mitarb.).

weilen synergistisch mit Insulin, während hohe Dosen eine katabole Wirkung besitzen.

Die Stoffwechselwirkung des **ACTH** läuft vor allem über seinen Effekt auf Synthese und Sekretion der Nebennierenrindenhormone. Daneben beobachtet man einen direkten lipolytischen Effekt am Fettgewebe, der über einen direkten Angriff am Adenylatcyclasesystem in der Fettzellmembran vermittelt wird. Auch die Stimulation der Insulinsekretion scheint auf einem direkten Effekt an der B-Zelle zu beruhen.

Über die Stoffwechselmechanismen der **Östrogenwirkung** ist wenig bekannt. Ihre kontrainsulären Wirkungen gehen vorwiegend aus klinischen Beobachtungen hervor. Hier fand man mitunter eine Verschlechterung der Kohlenhydrattoleranz bei Frauen, die mit Ovulationshemmern behandelt wurden, und dabei scheint die östrogene Komponente der auslösende Faktor gewesen zu sein. Kap. 34 bringt eine ausführlichere Abhandlung der hiermit verknüpften klinischen Probleme.

Stoffwechsel im Zusammenhang

(1, 12, 17, 18, 20)

Beim Versuch, die Ergebnisse der biochemischen Grundlagenforschung im Sinne der Pathophysiologie von Stoffwechselkrankheiten einzuordnen, ergeben sich zwei wichtige grundlegende Probleme:
1. Können die im Tierexperiment gewonnenen Daten auf den Menschen übertragen werden?
2. Sind die Beobachtungen in den Zusammenhang der Stoffwechselabläufe einzufügen, oder handelt es sich um Experimente von reinem Modellcharakter?

Der Kliniker sieht sich mit einer wachsenden Flut biochemischer Literatur konfrontiert, deren Interpretation für die großen Zusammenhänge der Stoffwechselregulation nicht ohne weiteres gelingt. Für die Pathophysiologie des Diabetes stehen hier vor allem die Probleme der Glucosehomöostase und die wechselseitigen Beziehungen zwischen Kohlenhydrat- und Fettstoffwechsel im Vordergrund.

Glucosehomöostase

(s. auch Kap. 41)

Glucosebedarf und dessen Deckung: Vor allem das zentrale Nervensystem, aber auch Erythrozyten und Nierenmark decken ihren Kalorienbedarf normalerweise ausschließlich

durch Glucose (unter den besonderen Bedingungen längeren Hungerns kann sich das Gehirn allerdings auch auf den Verbrauch von Ketonkörpern und Lactat umstellen). Aus dieser Abhängigkeit von der Glucose erwächst die Notwendigkeit, auch in Perioden, in denen keine Nahrung resorbiert wird, den Blutzucker auf einen konstanten Spiegel zwischen 60 und 100 mg/dl (3–6 mmol/l) einzuregulieren. Zwischen den Mahlzeiten wird der Glucosebedarf vorwiegend durch das Leberglykogen gedeckt, während mit zunehmendem Fasten der Anteil der Glukoneogenese ansteigt. Als wichtigster Kontrollfaktor für Mobilisation wie Speicherung der Glucose fungiert das Insulin. Die Konzentration des Hormons reflektiert den Ernährungszustand; sie ist hoch, wenn Nahrung zur Resorption kommt, und fällt ab bei Hunger. Bei der Nahrungsaufnahme sorgt Insulin für ein Auffüllen der Glykogenspeicher; ist das Angebot an Kohlenhydraten höher als dieser Bedarf, so wird Fett aufgebaut. Die zugeführten Aminosäuren dienen zur Erhaltung der Proteinreserven; überschießende Mengen werden wiederum in Fett umgewandelt.

Aus Untersuchungen am fastenden Menschen kann der Glucosebedarf abgelesen werden, der dann durch die endogene Produktion gedeckt wird und etwa 7–8 g/Std. beträgt. Davon verbraucht das Zentralnervensystem etwa die Hälfte, während die andere Hälfte durch die Muskulatur und durch andere Organsysteme aufgenommen wird (Abb. 1.**23**). Ein Teil der Glucose wird in diesen Organen über die Glykolyse nur bis zum Lactat abgebaut, welches in der Leber wiederum über die Glukoneogenese in Glucose umgewandelt wird. Dieser Cori-Zyklus führt nicht zu einer Nettoproduktion von Glucose (Abb. 1.**24**). Energie für die Synthese der Glucose in der Leber wird aus dem Abbau von freien Fettsäuren gewonnen, welche aus dem Fettgewebe stammen. Auch bei der körperlichen Arbeit wird über diesen Mechanismus das vermehrt aus der Muskulatur anfallende Lactat verwertet.

Neben Lactat ist **Alanin** der wichtigste Vorläufer der Glukoneogenese. Obwohl auch andere Aminosäuren (z. B. Glutamin, Serin, Threonin) durch die Leber aufgenommen werden, ist sowohl die Aufnahme durch die Leber als auch die Abgabe aus der Muskulatur bei dieser Aminosäure am größten. Aus der vorrangigen Rolle des Alanins wurde der sog. Alaninzyklus abgeleitet (Abb. 1.**24**). Mit dem Alanin werden Kohlenstoff- und Aminogruppen vom Muskel zur Leber gebracht, wo Glucose bzw. Harnstoff synthetisiert werden. Das Pyruvat kann aus Glucose oder anderen Aminosäuren stammen.

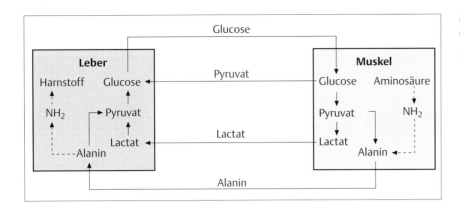

Abb. 1.**24** Lactat-, Glucose- und Alaninzyklus.

Die Glucosehomöostase verändert sich bei **Nahrungsaufnahme und Muskelarbeit**. Werden durch die Nahrung Kohlenhydrate aufgenommen, so steigt der Glucosespiegel an. Die Peripherie (Muskulatur und Fettgewebe) verbraucht vermehrt Glucose, während die Leber Glucose für den Aufbau von Glykogen und Triglyceriden aufnimmt. Das Signal für diese Vorgänge bildet der Anstieg von Insulin. Katheter- und Isotopenstudien beim Menschen haben gezeigt, daß die Leber nach einer oralen Glucosegabe etwa gleich viel oder sogar mehr als die Peripherie aufnimmt.

Beziehungen zwischen Fett- und Kohlenhydratstoffwechsel

Regulation wie gegenseitige Beziehungen von Kohlenhydrat- und Fettstoffwechsel stehen im besonderen Maße unter dem Einfluß der **freien Fettsäuren** im Plasma. In der Leber hängen Ketogenese, Lipoproteinsynthese und Glukoneogenese eng mit dem Angebot an freien Fettsäuren zusammen. Am Herzmuskel und am Skelettmuskel beeinflussen sich der Stoffwechsel der freien Fettsäuren und der Glucose gegenseitig: So konnte einerseits durch Infusion von Glucose die Aufnahme der freien Fettsäuren zurückgedrängt werden; andererseits scheint die Wirkung des Insulins auf die Glucoseutilisation in Gegenwart erhöhter Konzentrationen an freien Fettsäuren beeinträchtigt zu sein. Randle entwickelte anhand von Untersuchungen am Rattenherzen das Konzept des „glucose fatty-acid cycle", der einerseits durch die Hemmung des Glucosestoffwechsels im Muskel durch die freien Fettsäuren aus den Triglyceridspeichern in Muskulatur und Fettgewebe und andererseits durch die Verminderung der Lipolyse infolge der Aufnahme von Glucose durch diese Gewebe gekennzeichnet ist. Durch diesen Zyklus ist ein primitiver Mechanismus gegeben, der unabhängig von der hormonellen Steuerung zu einer Konstanz der Glucosehomöostase beiträgt. Die biochemische Steuerung geht in mehreren enzymatischen Schritten vonstatten, deren wichtigste die folgenden sind: 1. Hemmung von Glucosetransport und -phosphorylierung, 2. Hemmung der Glykolyse auf der Stufe der Phosphofructokinase durch Citrat, 3. Hemmung der Pyruvatoxidation an der Pyruvatdehydrogenase durch Acetyl-CoA bzw. durch Anstieg des Quotienten Acetyl-CoA/CoA. Während diese Wechselwirkungen für den Herzmuskel voll bestätigt werden konnten, ist ihre allgemeine Gültigkeit für den Skelettmuskel und die Rolle des „glucose fatty-acid cycle" in der Pathogenese des Diabetes umstrit-

ten. Immerhin konnte in vivo gezeigt werden, daß die Glucosetoleranz bei gleichzeitig gesteigerter Lipolyse erheblich abnimmt.

Beim Diabetiker wie beim Übergewichtigen sind die freien Fettsäuren im Nüchternzustand erhöht. Nach körperlicher Arbeit steigen die Spiegel beim Diabetiker wesentlich stärker an als beim Gesunden, was wiederum die Glucosetoleranz beeinflußt.

Auch im Zusammenspiel von Glucose- und Fettstoffwechsel ist das **Insulin** der wesentliche hormonelle Faktor. Wichtig ist hier eine gewisse Rangfolge der Insulinwirkung: Geringste Insulinkonzentrationen hemmen bereits die Lipolyse, während sie noch keinen Effekt auf die Glucoseaufnahme in Muskel und Fettgewebe zeigen.

Für die sekundären Hyperlipidämien bei Diabetes und Ketoazidose (Kap. **17**) scheint die Ursache nicht nur im erhöhten Angebot von freien Fettsäuren an die Leber, sondern auch an einer Störung des Lipoproteinabbaues zu liegen. Tatsächlich kommt es beim Insulinmangel zu einem Abfall der Lipoproteinlipaseaktivität im Plasma, die durch Insulingaben behoben werden kann.

Mit Recht wird die Vermehrung der Fettgewebsmasse als Ursache für die Insulinresistenz des adipösen Diabetikers angeführt, die dann durch eine vermehrte Insulinausschüttung kompensiert wird. Für einen erhöhten „Verbrauch" des Hormons fehlt jede experimentelle Erklärung; das Signal, welches der B-Zelle die periphere Resistenz anzeigt, d. h. der Stimulus, welcher zum Hyperinsulinismus führt, ist möglicherweise die Glucosekonzentration.

Diabetische Stoffwechselstörung

(4, 7, 18, 20)

Ursachen: Sämtlichen Diabetesformen kann ein Mangel an zellulärer Insulinwirkung zugrunde gelegt werden (Abb. 1.**25**). Beim Insulinmangeldiabetes (Typ 1), liegt die Ursache in einer defekten oder völlig fehlenden Sekretionsleistung der B-Zelle, während beim Erwachsenendiabetes (Typ 2) und bei bestimmten Formen des sekundären Diabetes eine Insulinresistenz der Zielorgane allein oder in Kombination mit einer Sekretionsstörung vorliegt. Die Störung der peripheren Insulinwirkung kann dabei in den einzelnen Zielorganen ein unterschiedliches Ausmaß erreichen. Entsprechend den verschiedenen Wirkungen von Insulin auf seine Zielorgane Leber, Muskel und Fettgewebe finden sich auch unterschiedliche Veränderungen des Zellstoffwechsels.

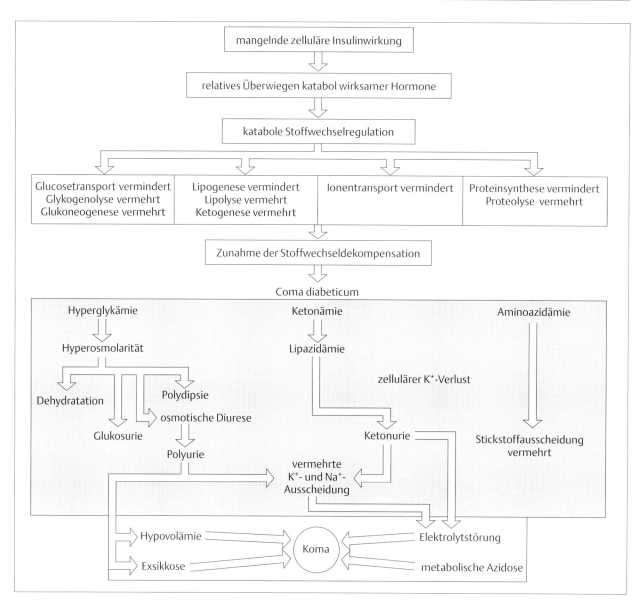

Abb. 1.**25** Auswirkungen der mangelnden zellulären Insulinwirkung auf den Stoffwechsel.

Auswirkungen auf den Leberstoffwechsel: Die wichtigsten Änderungen des Leberstoffwechsels bei Insulinmangel sind das Überwiegen der Glykogenolyse und die ungehemmt ablaufende Glukoneogenese aus Vorläufern wie Lactat, Pyruvat, Glycerin und Aminosäuren. Neben der hormonalen Steuerung spielen hier das vermehrte Angebot an freien Fettsäuren und deren teilweise Oxidation eine steuernde Rolle. Da das Angebot der freien Fettsäuren die Verbrennungskapazität der Leber übertrifft, kommt es zur vermehrten Bildung von Ketonkörpern und zur gesteigerten Reveresterung in Triglyceride. Gleichzeitig ist die Proteolyse gesteigert, und es kommt zur vermehrten Harnstoffbildung.

Auswirkungen an der Muskulatur: Hier kommt es zu einer Verminderung der Glucoseaufnahme und Oxidation, vor allem wegen des verminderten Glucosetransports durch die Zellmembran als Folge des Insulinmangels. Die Muskulatur verbraucht nun vermehrt freie Fettsäuren, die aufgrund der gesteigerten Lipolyse verstärkt angeboten werden. Auch der Verbrauch von Ketonkörpern, die aus der

erhöhten Ketogenese der Leber stammen, ist vermehrt. Die mangelnde Glucoseaufnahme führt zu einer verminderten Bildung von α-Glycerophosphat und damit zu einer inadäquaten Reveresterung endogener Fettsäuren, die aus dem Triglycerid des Muskels stammen. Metaboliten des Fettsäureabbaues, vor allem die Acyl-CoA-Ester und das Acetyl-CoA, führen ihrerseits zu einer Störung der Glucoseutilisation.

Auch der Eiweißstoffwechsel ist vom Insulinmangel betroffen. Er führt zu einer verminderten Aufnahme von Aminosäuren, zu einer Verringerung der Proteinsynthese und zu einer verstärkten Proteolyse, so daß der Muskel vermehrt Aminosäuren abgibt. Als Ergebnis findet sich die Katabolie des Muskels mit einem Eiweißverlust trotz des starken Angebots an Brennstoffen.

Auswirkungen am Fettgewebe: Die speziellen Aufgaben des Fettgewebes sind die Fettsäuresynthese und die Ablage endogener oder exogener Fettsäuren in Form von Triglyceriden. Dieser Fettspeicher kann je nach hormonaler Steuerung durch die Lipolyse akut zur Verfügung gestellt werden. Bei Insulinmangel kommt es zu einer Verminderung der Glucoseaufnahme, die zu einer Störung der Fettsäuresynthese und Reveresterung führt, bei gleichzeitiger exzessiver Lipolyse aus dem Triglyceridspeicher. Bei zunehmender Dekompensation des Stoffwechsels finden sich steigende Spiegel an unveresterten Fettsäuren im Blut.

Das Ausmaß des Insulinmangels an seinen Zielorganen bestimmt den Grad der diabetischen Stoffwechselentgleisung. Das Diagramm der Abb. 1.25 illustriert die gleichzeitig ablaufenden pathophysiologischen Prozesse, die schließlich zum diabetischen Koma führen.

Biochemische Grundlagen der diabetischen Spätkomplikationen

(20, 22)

Die mangelnde zelluläre Insulinwirkung führt nicht nur zur akuten Stoffwechseldekompensation, sondern es können durch die Auswirkungen eines chronischen Defizits auch die für den Diabetes typischen Spätschäden entstehen. Während über den Zusammenhang zwischen Insulinmangel und dem Auftreten von Spätschäden nur wenig bekannt ist, gibt es experimentelle Ansätze, die Möglichkeiten eines ursächlichen Zusammenhangs aufzeigen. Gemeinsame Grundlage für diese Hypothese ist die anhaltende Hyperglykämie bei nicht ausreichend kompensiertem Stoffwechsel. Entsprechend dem arteriellen Angebot kommt es zur Utilisation von Glucose durch nichtglykolytische Stoffwechselwege bzw. zur direkten Reaktion von Glucose mit Proteinen bzw. Zellen. Alle diese Wege sind insulinunabhängig.

Die wichtigsten Beispiele für solche hyperglykämieinduzierten Reaktionen sind die nichtenzymatischen Glykosylierungen von zahlreichen Plasmaproteinen und von zellulären Proteinen, die schließlich als sog. AGE-Produkte (advanced glycosylation end products) eine ganz überragende Rolle bei der Entstehung der diabetischen Spätkomplikationen spielen. Daneben ist auch der sog. Polyolstoffwechselweg von Bedeutung. Weiterhin ist ein regulatorischer Effekt von Glucose auf die oben schon erwähnte sog. Pro-

teinkinase C, die eine Modulatorrolle im Zellstoffwechsel spielt, nachgewiesen worden.

Polyolstoffwechselweg

Bei erhöhtem Angebot von Glucose kommt es in verschiedenen Geweben zur Anhäufung von Sorbit und Fructose, die nach folgender Formel entstehen:

Glucose + NADPH + H$^+$ → Sorbit + NADP$^+$
Sorbit + NAD$^+$ → Fructose + NADH + H

Sorbit und Fructose akkumulieren in höheren Konzentrationen, da sie weder rasch genug abgebaut werden noch aus der Zelle diffundieren können. Eine solche Anhäufung könnte z. B. im Nervengewebe zur diabetischen Neuropathie führen. Ein Hinweis dafür ist die Lokalisation der Aldoreduktase in den Schwann-Zellen der peripheren Nerven, an denen die Schäden vorwiegend auftreten. In den peripheren Nerven diabetischer Ratten konnte auch ein wesentlich erhöhter Spiegel an Sorbit und Fructose nachgewiesen werden. Dieser Befund wird für den Menschen allerdings kontrovers diskutiert. Derartige, durch den osmotischen Effekt der Polyole bedingte Veränderungen könnten auch bei der Makroangiopathie eine Rolle spielen.

Am Beispiel der Entstehung der diabetischen **Katarakt** wurde der osmotische Effekt von Sorbit und Fructose im Detail analysiert (Abb. 1.26). Die Erhöhung des osmotischen Drucks in der Linse führt zu vermehrtem Einstrom von Wasser und daraus resultierender hydropischer Schwellung (prävakuolärer Status). Im weiteren Verlauf findet man einen erhöhten Einstrom von Natriumionen bei gleichzeitig vermehrter Kaliumabgabe, wobei es nun zum Absinken von ATP und zum Ausfall anderer Transportmechanismen kommt. Hierbei wirkt sich besonders der verringerte Aminosäurentransport aus, und die Zelle verarmt an Aminosäuren und Proteinen. Schließlich entwickeln sich eine fortgeschrittene Vakuolisierung sowie eine Quellung und Trübung der Linsenfasern. Bemerkenswert ist hier die Verhinderung der Kataraktentstehung im Tierexperiment durch Hemmstoffe der Aldoreduktase.

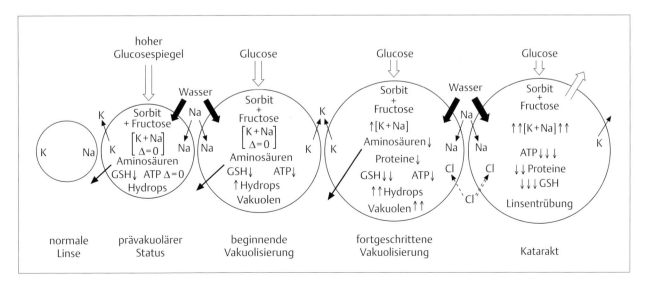

Abb. 1.26 Schema der Kataraktentstehung. GSH = reduziertes Glutathion (aus Gabbay: New Engl. J. Med. 288 [1973] 831).

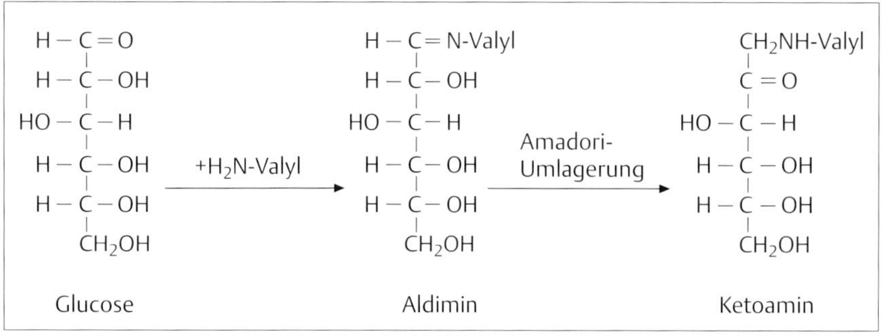

Abb. 1.**27** Nichtenzymatische Glykosylierung von Proteinen. Beispiel: Reaktion zwischen Glucose und Valin am Aminoterminus der β-Kette des HbA durch Bildung einer Schiff-Base und Amadori-Reaktion.

Nichtenzymatische Glykosylierung und Folgeprodukte (AGE)

Die der nichtenzymatischen Glykosylierung von Proteinen zugrundeliegenden Reaktionen sind in Abb. 1.27 dargestellt. Besonders an Proteinen mit einer langsamen Umsatzrate kommt es nach einer Umformung des Amadori-Produkts über verschiedene Reaktionsfolgen zu den AGE-Produkten, die eine ganze Reihe von Folgereaktionen auslösen können. Für die Pathophysiologie der diabetischen Spätfolgen sind folgende Mechanismen von Bedeutung: Durch Glykosylierungsreaktionen kommt es zu einer Vernetzung von ins Gewebe ausgetretenen Plasmaproteinen mit Matrixkomponenten von Kapillaren (Retina, Glomerulus, Vasa nervorum) sowie von großen Gefäßen. Weiterhin scheint über AGE-Produkte auch eine Vernetzung von Matrixkomponenten untereinander zustande zu kommen. Diese Reaktionen führen in diesen Geweben zur irreversiblen Ablagerung von Plasmaproteinen (z. B. LDL-Proteine), zu gestörtem enzymatischem Abbau, zu einer Störung des Basalmembranaufbaus und zu einer Erniedrigung der Bindungsaffinität für wachstummodulierende Heparansulfatproteoglykane. Von besonderem Interesse ist, daß es offensichtlich auf Zelloberflächen einen spezifischen Rezeptor für die AGE-Proteine gibt. Insulin scheint die Expression dieses Rezeptors unterdrücken zu können. Von besonderer Bedeutung ist der AGE-Rezeptor offensichtlich an Makrophagen. Bindung von AGE an den Rezeptor stimuliert die Freisetzung von wachstumstimulierenden Faktoren wie IGF-I (insulin-like growth factor), Tumornekrosefaktor, Interleukin-1 und PDGF (platelet-derived growth factor), die wiederum eine wesentliche Rolle bei der Ausbildung diabetischer Spätschäden spielen könnten. Die Bindung von AGE-Proteinen an Makrophagenrezeptoren im Gewebe scheint prinzipiell zwei Effekte auszulösen: Einerseits scheint in mesenchymalen Zellen durch Aktivierung von Hydrolasen und Kollagenasen eine Zerstörung und ein Umbau von Matrixproteinen zu erfolgen. Andererseits scheint vor allen Dingen durch Effekte auf Endothelzellen und durch Freisetzung von Wachstumsfaktoren eine Proliferation von Zellen und Matrix ausgelöst zu werden. Hochinteressant ist ferner, daß AGE-Produkte offensichtlich mit der zellulären DNA interagieren und so Langzeiteffekte auslösen können, die wohl die Progression

diabetischer Spätschäden auch nach Normalisierung des Blutzuckers mit erklären könnten. Für die Entwicklung von therapeutischen Strategien war in den letzten Jahren insbesondere die Beobachtung wichtig, daß die Vernetzung von AGE-Proteinen durch Aminoguanidine gestört werden kann. Diese scheinen den AGE-Gehalt sowie die Bildung von Plasmaproteinen in glomerulären Basalmembranen senken zu können. Weiterhin scheint im Tierversuch eine Beeinflussung der glucoseinduzierten Kollagenvernetzungen sowie eine Beeinflussung der Verdickung der glomerulären Basalmembran möglich zu sein.

Beteiligung von Zytokinen und Wachstumsfaktoren bei der Entwicklung von diabetischen Spätkomplikationen

In tierexperimentellen Studien konnte gezeigt werden, daß in Glomeruli von diabetischen Ratten bereits nach 4 Wochen Diabetesdauer die Genexpression von verschiedenen Wachtumsfaktoren wie z. B. Transforming growth factor β (TGF-β), Basic fibroblast growth factor und Platelet-derived growth factor signifikant erhöht war. Die Genexpression war relativ spezifisch, da andere Wachstumsfaktoren durch den Diabetes nicht verändert waren. Senkung der Hyperglykämie durch Insulinbehandlung reduzierte die Induktion der Wachstumsfaktoren auf den Kontrollwert. Von den induzierten Wachstumsfaktoren erscheint TGF-β insbesondere deswegen interessant, weil das TGF-β in z. B. glomerulären Zellen die Produktion von extrazellulärer Matrix (Sklerosierung) induziert. Vor diesem Hintergrund sind neuere Arbeiten interessant, die die Überexpression von TGF-β$_1$ in Glomeruli von diabetischen Patienten eindeutig nachweisen. In In-vitro-Versuchen mit kultivierten Mesangiumzellen, wesentliche Zielzellen der Hyperglykämie im Glomerulus, konnte gezeigt werden, daß erhöhte Glucosekonzentrationen die Genexpression und die biologische Aktivität von TGF-β induzieren können. Diese und andere neuere Versuche weisen darauf hin, daß das durch die Hyperglykämie induzierte TGF-β für die Überproduktion von extrazellulärer Matrix und somit für die Sklerosierung von Blutgefäßen beim Diabetes verantwortlich sein könnte.

Literatur

1 Atkinson, D. E.: Cellular Energy Metabolism and its Regulation. Academic Press, New York 1977

2 Czech, M. P.: The nature and regulation of the insulin receptor. Ann. Rev. Physiol. 47 (1984) 357–381

3 Ebert, R., W. Creutzfeldt: Gastrointestinal peptides and insulin secretion. Diabet. Metab. Rev. 3 (1987) 1–16

4 Ferranini, E., L. C. Groop: Hepatic glucose production in insulin-resistant states. Diabet Metab. Rev. 5 (1989) 711–725

5 Flatt, P. R., S. Lenzen: Frontiers of Insulin Secretion and Pancreatic B-Cell Research. Smith-Gordon, London 1994

6 Forsham, P. H., F S. Greenspan: Basic and Clinical Endocrinology, 2nd ed. Lange, Los Altos/Cal. 1986

7 Forster, D. W., J. D. McGarry: The metabolic derangements and treatment of diabetic ketoacidosis. New Engl. J. Med. 309 (1983) 159–169

8 Gould, G. W., G. B. Holman: The glucose transporter family structure, function and tissue-specific expression. Biochem. J. 295 (1993) 329–341

9 Häring, H. U.: The insulin receptor: signalling mechanism and contribution to the pathogenesis of insulin resistance. Diabetologia 34 (1991) 848–861

10 Hasselblatt, A., F. v. Bruchhausen: Insulin. Teil 2. Handbuch der experimentellen Pharmakologie. Springer, Berlin 1975

11 Hepp, K. D.: Studies on the mechanism of insulin action: basic concepts and clinical implications. Diabetologia 13 (1977) 177

12 Hue, L.: Gluconeogenesis and its regulation. Diabet. Metab. Rev. 3 (1987) 111–126

13 Karlson, P., P. Doenecke, J. Koolman: Kurzes Lehrbuch der Biochemie für Mediziner und Naturwissenschaftler. 14. Aufl. Thieme, Stuttgart 1994

14 Knippers, R.: Molekulare Genetik, 6. Aufl. Thieme, Stuttgart 1995

15 Lefèbvre, P. J.: Glucagon and its family revisited. Diabet. Care 18 (1995) 715–730

16 Martin, D. W., P. A. Mayer, V. W. Rodwell, D. K. Grannor: Harper's Review of Biochemistry, 20th ed. Lange, Los Altos/Cal. 1985

17 McGarry, J. D., K. F. Woeltje, M. Kuwajima, D. W. Forster: Regulation of ketogenesis and the renaissance of carnitine palmitoyl transferase. Diabet. Metab. Rev. 5 (1989) 271–284

18 Newsholme, E. A., A. R. Leech: Biochemistry for the Medical Sciences. Wiley, Chichester 1991

19 Obermaier-Kusser, B., H. U. Häring: Signalling mechanisms. In Alberti, K. G. M. M., L. Krall: The Diabetes Annual. Elsevier, Amsterdam 1991 (pp. 504–523)

20 Rifkin, H., D. Porte: Ellenberg and Rifkin's Diabetes Mellitus, 4th ed. Elsevier, Amsterdam 1990

21 Samols, E.: The Endocrine Pancreas. Raven, New York 1991

22 Schleicher, E., A. Nerlich: The role of hyperglycemia in the development of diabetic complications. Horm. metab. Res. 28 (1996) 367–373

2 Klassifikation und Genetik

K. Badenhoop und K.-H. Usadel

Das Wichtigste in Kürze

➤ Ein Diabetes mellitus liegt vor, wenn der Blutzucker – wiederholt – nüchtern gemessen 126 mg/dl (7 mmol/l) oder mehr beträgt (venöses Plasma) oder 2 Stunden nach 75 g oraler Glucosetoleranztestung den Wert von 200 mg/dl (11,1 mmol/l) übersteigt.

➤ Eine pathologische Glucosetoleranz besteht bei 2 Stunden postprandialen Glucosewerten von über 140 mg/dl (7,8 mmol/l) und unter 200 mg/dl (11,1 mmol/l). Hierfür werden die wahren venösen Glucosewerte (Hexokinasemethode) im Plasma herangezogen. Ein gestörter Nüchternblutzucker liegt bei über 110 mg/dl (6,1 mmol/l) und unter 126 mg/dl (7 mmol/l).

➤ Das Auftreten eines Typ-1-Diabetes mellitus wird bei Vorliegen bestimmter Risikogene begünstigt. Diese erbliche Disposition kann durch Analysen der HLA-DR und -DQ-Gene näher bestimmt und in Familien das individuelle Risiko eingegrenzt werden.
Die stärkste genetische Disposition für den Typ-1-Diabetes mellitus ist an Gene aus der HLA-Region gekoppelt.

➤ Der Typ-2-Diabetes mellitus tritt in bis zu 2/3 der Fälle familiär gehäuft auf. Die Genetik ist bislang nicht aufgeklärt.

➤ Selten tritt der Diabetes monogenetisch verursacht auf, etwa beim MODY (maturity onset diabetes in young people). Bei diesen Familien können Mutationen des Glucokinase- und eines hepatischen Kernprotein-Gens nachgewiesen werden.

Einleitung

Ätiologie und Pathogenese: Der Diabetes mellitus umfaßt alle Formen der akuten oder chronischen Hyperglykämie mit weiteren Störungen des Kohlenhydrat- und Fettstoffwechsels. Ein erhöhter Blutzucker kann auf verschiedene zelluläre und genetische Ursachen zurückgeführt werden. Allen Formen des Diabetes ist gemeinsam, daß der normale Regelkreis der B-zellulären Glucosemessung in den pankreatischen Inseln mit folgender Insulinsekretion und Insulinwirkung an den Zielzellen des Körpers gestört ist. Am häufigsten liegt eine Störung der Insulinwirkung an den Zielorganen (Typ-2-Diabetes mellitus) vor, während ein primärer Insulinmangel (Typ-1-Diabetes mellitus) nur bei ca. 10% aller Patienten mit Diabetes besteht. Seltener sind erbliche Störungen der Glucokinase oder eines hepatischen Kernproteins, die beim MODY vorkommen, oder fehlerhaft gebildete Glucosetransporter, Insulin oder Insulinrezeptoren.

Neben akuten **Komplikationen** durch Hyperglykämien oder Insulinmangel stellt das Hauptproblem der chronischen Hyperglykämie beim Diabetes mellitus die Entwicklung von Folgeerkrankungen dar: diabetische Nephropathie, Retinopathie, Neuropathie und Angiopathie. Die spezifische Mikroangiopathie an Nieren und Augen sind die wichtigsten, auch präventiv behandelbaren Komplikationen des Diabetes mellitus. Daneben wird die Entwicklung einer Makroangiopathie an den Koronararterien und den großen Gefäßen sowie die einer Neuropathie durch den Diabetes mellitus gefördert. Diese Spätkomplikationen bestimmen zunehmend Verlauf und Prognose des Diabetes mellitus.

Diagnose
(s.a. Kap. 5)

Die Diagnose des Diabetes mellitus leitet sich aus den **Grenzwerten der Glucose** in verschiedenen Blutmessungen ab. Ein Diabetes mellitus liegt vor, wenn in mehr als einmal nüchtern gemessenen Proben der Blutzuckerwert 126 mg/dl (7 mmol/l) oder mehr beträgt (venöses Plasma) oder 2 Stunden nach 75 g oraler Glucosetoleranztestung über 200 mg/dl (11,1 mol/l) liegt. Eine pathologische Glucosetoleranz besteht bei 2 Stunden postprandialen Glucosewerten von über 140 mg/dl (7,8 mmol/dl) und unter 200 mg/dl (11,1 mmol/l). Hierfür werden die wahren venösen Glucosewerte (Hexokinasemethode) herangezogen. Ebenfalls im Graubereich des Kohlenhydratstoffwechsels leben Patienten mit gestörter Nüchternglucose ($\geq$ 110 mg/dl = 6,1 mmol/l, < 126 mg/dl = 7 mmol/l), die im Verlauf auf die Entwicklung eines Diabetes untersucht werden müssen. **Regelmäßige Untersuchungen** auf einen Diabetes mellitus sollten bei diesen Patienten sowie bei Individuen mit erhöhtem Risiko vorgenommen werden: Patienten mit Hypertonus, Hyperlipidämie, Adipositas, solche mit diabetischen Verwandten und Frauen, die ein schweres Kind entbunden oder einen Schwangerschaftsdiabetes entwickelt haben.

Definition und Klassifikation

Neueste Einteilungskriterien: Grundlage für die Klassifikation des Diabetes mellitus sind die neuesten Einteilungen einer internationalen Expertengruppe unter Federführung der American Diabetes Association (ADA), die Kriterien für die Klassifikation der verschiedenen Diabetesarten formuliert hat (Tab. 2.1) (55). Diese neuen Kriterien versuchen die unterschiedlichen Pathogenesen des Diabetes mellitus zu berücksichtigen und verlassen Konzepte, die das Alter bei Erstmanifestation oder die antidiabetische Therapie bei der Klassifikation heranziehen. Ein Kriterium der Einteilung des Diabetes ist die residuale Insulinproduktion, die beim Typ-1-Diabetes mellitus reduziert bzw. völlig erloschen ist, während beim Typ-2-Diabetes mellitus eine variable Kombination aus Insulinresistenz und Insulinmangel besteht. Die meisten Typ-1-Diabetiker erkranken bis zum Alter von 30 Jahren. Patienten, die bei Erstmanifestation oberhalb dieser Altersgruppe eine Insulinabhängigkeit zeigen bzw. auch im

Tabelle 2.**1** Klassifikation des Diabetes mellitus, übernommen von der internationalen Expertengruppe der American Diabetes Association (ADA). Eine Insulinbehandlung kann bei jeder Form des Diabetes mellitus permanent oder vorübergehend notwendig sein. Sie führt jedoch nicht zu einer Veränderung der Klassifikation des Diabetestyps (aus Expert Committee on the Diagnosis and Classification of Diabetes Mellitus: Diabet. Care 20 [1997] 1183)

I. Typ-1-Diabetes mellitus (B-Zell-Zerstörung mit absoluter Insulinabhängigkeit) A. immunologisch vermittelt B. idiopathisch **II. Typ-2-Diabetes mellitus (Insulinresistenz und/oder Defekt der B-Zell-Sekretion)** **III. Andere Formen des Diabetes mellitus** *A Genetische Defekte der B-Zell-Funktion* 1. Chromosom 12, HNF-1 α (früher MODY 3) 2. Chromosom 7, Glucokinase (früher MODY 2) 3. Chromosom 20, HNF 4 α (früher MODY 1) 4. mitochondriale DNA 5. andere *B. Genetische Defekte der Insulinwirkung* 1. Typ-A-Insulinresistenz 2. Leprechaunismus 3. Rabson-Mendenhall-Syndrom 4. lipoatrophischer Diabetes mellitus 5. andere *C. Erkrankungen des exokrinen Pankreas* 1. Pankreatitis 2. Trauma/Pankreatektomie 3. Mukoviszidose 4. Hämochromatose 5. fibrokalzinöse Pankreaserkrankung 6. andere *D. Endokrinopathien* 1. Akromegalie 2. Cushing-Syndrom 3. Glukagonom 4. Phäochromozytom 5. Hyperthyreose 6. Somatostatinom 7. Aldosteronom 8. andere *E. Medikamenten- oder chemikalieninduzierte Formen* 1. VACOR 2. Pentamidin 3. Nicotinsäure 4. Glucocorticoide 5. Schilddrüsenhormone 6. Diazoxid 7. β-Sympatikomimetika 8. Thiaziddiuretika 9. Dilantin 10. α-Interferon 11. andere	*F. Infektionen* 1. Kongenitale Rubellainfektion 2. Zytomegalievirusinfektion 3. andere *G. Seltene Formen des immunvermittelten Diabetes mellitus* 1. „Stiff-man"-Syndrom 2. Antiinsulinrezeptor-Antikörper 3. andere *H. Andere genetische Syndrome, die mit einem Diabetes mellitus assoziiert sein können* 1. Down-Syndrom 2. Klinefelter-Syndrom 4. Wolfram-Syndrom 5. Friedreich-Ataxie 6. Huntington-Ataxie 7. Laurence-Moon-Biedl-Syndrom 8. myotone Dystrophie 9. Porphyrie 10. Prader-Willi-Syndrom 11. andere **IV. Schwangerschaftsdiabetes mellitus**

hohen Alter einen typischen Krankheitsverlauf des insulinpflichtigen Diabetes mellitus haben, repräsentieren aber immerhin ca. 10% der Diabetesfälle im Erwachsenenalter. Oft ist bei Diagnosestellung der Diabetestyp unklar, und Patienten mit initial noch ausreichender B-Zellsekretion können im Verlauf einen Insulinmangel entwickeln. Eine frühzeitige Diagnostik (GADA s. Kap. 5; C-Peptid im Urin) sollte bei Diabetesmanifestation im Erwachsenenalter durchgeführt werden, um rechtzeitig mit Insulin zu behandeln.

Ebenso kann ein nicht insulinpflichtiger Diabetes bei Patienten im jugendlichen Alter auftreten, der als Maturity onset diabetes in young people (MODY) bezeichnet wird. Dieser Diabetes mellitus ist primär nicht insulinpflichtig und weist eine hohe familiäre Penetranz auf. In Familien mit mehreren Erkrankten wurde dafür zunächst ein autosomal dominanter Erbgang beschrieben, wobei jedoch inzwischen Heterogenitäten in den Familien deutlich wurden.

Krankheitsformen und Vorformen: Die häufigsten Krankheitsformen sind der Typ-1-(insulinabhängig) und der Typ-2-(nicht insulinabhängig)Diabetes mellitus. Weiter werden unterschieden: Schwangerschaftsdiabetes sowie der Diabetes, der im Verlauf anderer Erkrankungen auftritt, so z. B. im Rahmen von Pankreaserkrankungen, Endokrinopathien, bei seltenen Insulinrezeptorabnormalitäten, nach Medikamenteneinnahme und bei genetischen Syndromen.

Eine pathologische Glucosetoleranz und eine gestörte Nüchternglucose stellen noch keinen Diabetes mellitus dar, sind jedoch Formen der gestörten Glucosehomöostase, aus der heraus ein Diabetes mellitus manifest werden kann (Abb. 2.**1**).

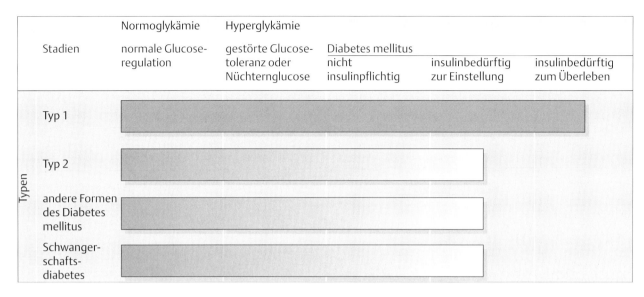

Stadien	Normoglykämie	Hyperglykämie			
	normale Glucose-regulation	gestörte Glucose-toleranz oder Nüchternglucose	Diabetes mellitus		
			nicht insulinpflichtig	insulinbedürftig zur Einstellung	insulinbedürftig zum Überleben

Typen

Typ 1

Typ 2

andere Formen des Diabetes mellitus

Schwanger-schafts-diabetes

Abb. 2.**1** Verlauf der verschiedenen Diabetesformen von einer gestörten Glucosetoleranz bis zur insulinpflichtigen Stoffwechselkontrolle oder absoluten Insulinabhängigkeit (Typ-1-Diabetes mellitus) (aus Expert Committee on the Diagnosis and Classification of Diabetes Mellitus: Diabet. Care 20 [1997] 1183).

Übergang in eine andere Form im Krankheitsverlauf: Patienten können aus einer Gruppe (z. B. Schwangerschaftsdiabetes) nach längerer Beobachtung in einen anderen (Typ-1- oder Typ-2-)Diabetes übergehen.

Ebenso können Patienten mit Typ-2-Diabetes mellitus im Verlauf der Erkrankung unter maximaler oraler antidiabetischer Medikation „entgleisen" und zur Erreichung normoglykämischer Werte Insulin benötigen („Sekundärversager"). Möglicherweise verbergen sich unter diesen Patienten eine Reihe von spätmanifesten Typ-1-Diabetikern. Damit wird deutlich, daß die Klassifikation der Diagnose bei Erstmanifestation sich im Verlauf ändern kann.

Die verschiedenen Formen des Diabetes mellitus weisen eine erbliche Disposition oder – in Unterformen – einen klaren Erbgang mit einer genetischen Ursache auf.

Typ-1-Diabetes

Allgemeines

Pathogenese, Erkrankungsalter und Penetranzgrad: Der Typ-1-Diabetes mellitus resultiert aus der immunologisch vermittelten Zerstörung von B-Zellen der pankreatischen Langerhans-Inseln und führt zu einem absoluten Insulinmangel (Übersicht in 57). Mit einem Erkrankungsgipfel zwischen dem 14. und 20. Lebensjahr sind vorwiegend Kinder, Jugendliche und junge Erwachsene betroffen. Aber auch im höheren Alter kann ein insulinpflichtiger Diabetes mellitus auftreten. Der größte Teil dieser Patienten (ca. 85–90%) kommt aus Familien, in denen bislang kein Diabetes vorlag. Nur in bis zu 15% sind weitere Verwandte von einem Typ-1-Diabetes mellitus betroffen (Multiplexfamilien), die sich aber weder klinisch noch genetisch von den Familien mit lediglich einem Patienten unterscheiden. Somit liegt eine erbliche Disposition mit variabler Penetranz vor. Einiige Zwillingspaare zeigen nach neueren Untersuchungen eine Konkordanz für den Typ-1-Diabetes mellitus von nicht mehr als 36%, im Gegensatz zu früher gefundenen 55% (7, 32, 42, 45).

Abhängigkeit des Erkrankungsrisikos von HLA-Haplotypenmuster: Nahezu alle Patienten haben prädisponierende Merkmale des HLA-Systems: HLA DR3 und/oder DR4 kommen bei 90% der Patienten mit Typ-1-Diabetes mellitus, jedoch nur bei 40–50% der Normalpersonen vor (9). Andere Merkmale (z. B. DR2, DR5) sind bei Typ-1-Diabetes-Patienten derart selten, daß ihnen eine Protektion zugeschrieben wird. Die heterozygote Kombination aus HLA-DR3 und -DR4 bringt ein besonders hohes relatives Risiko für die Erkrankung mit sich. In Familienuntersuchungen konnte gezeigt werden, daß HLA-DR3/DR4-heterozygote Geschwister von Typ-1-Diabetes-Patienten das höchste Risiko (20%) tragen, auch zu erkranken (9, 17). Allgemein hängt das Erkrankungsrisiko für andere Familienmitglieder von der Zahl und der Spezifität der HLA-Haplotypen ab, die sie gemeinsam mit dem Probanden aufweisen. Das geringste Risiko – vergleichbar mit dem der Allgemeinbevölkerung – haben nicht HLA-identische Geschwister (1%), ein mittleres Risiko haben haploidentische (5%) und eine hohes Risiko (10–20%) HLA-identische Geschwister (Abb. 2.**2**) in Abhängigkeit vom HLA-Haplotyp. Das durchschnittliche Risiko wird für Geschwister mit 3% angegeben. Kinder von Eltern mit Typ-1-Diabetes tragen ein statistisches Risiko von 4%, wobei das Risiko bei diabetischen Vätern (5%) leicht erhöht ist, im Gegensatz zu diabetischen Müttern (2,5%). Für die Wahrscheinlichkeit einer Erkrankung bei Verwandten mit einem solch erhöhten genetischen Risiko ist auch das Zeitintervall bis zur Manifestation beim Probanden wichtig: Mit zunehmendem zeitlichen Abstand zur Ersterkrankung sinkt das Risiko für die anderen Verwandten, die zumeist in den ersten 8 Jahren von einer Manifestation des Typ-1-Diabetes betroffen sind (54).

HLA-DR und -DQ (Prädispositionsgenort IDDM1)

Bedeutung der HLA-Region: Die Proteine der HLA-Region sind Schlüsselelemente der Antigenprozessierung und -präsentation von T-Lymphozyten (28). Bei der Reifung von T-Zellen werden Lymphozyten selektiert, die im Thymus überleben oder einen programmierten Zelltod erleiden.

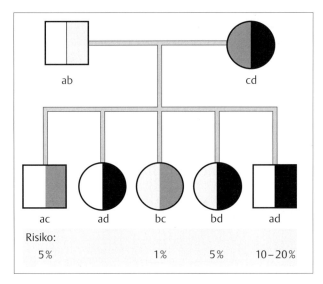

Abb. 2.**2** Stammbaum einer hypothetischen Familie, in der der erkrankte männliche Proband die Kombination der Haplotypen a (vom Vater) und d (von der Mutter) hat. Das statistische Risiko für seine Geschwister leitet sich von den gemeinsam mit dem Probanden bestehenden Haplotypen ab: Ein HLA-identisches Geschwisterteil hat ein Risiko von 10–20% (abhängig von der Art der gemeinsamen HLA-Merkmale), ein halbidentisches von 5%, und ein Geschwisterteil, das keinen gemeinsamen HLA-Haplotyp hat, hat das Risiko von 1%, dem der Allgemeinbevölkerung vergleichbar (Übersicht in 4, 9, 54, 56).

Dieser Vorgang unterliegt u. a. der Kontrolle der HLA-Antigen-T-Zellrezeptor-Erkennung, wobei die Bindung und Präsentation von Selbstantigenen durch HLA-Moleküle eine Grundvoraussetzung für die immunologische Toleranz ist.

Eine Störung der Toleranzinduktion wird als eine der Ursachen für die **B-Zell-Autoimmunität** angesehen, ein Vorgang, der von HLA-Genen reguliert wird. Da bei den meisten Autoimmunerkrankungen einzelne HLA-Merkmale ein erhöhtes Risiko vermitteln, wird hypothetisch angenommen, daß Epitope von HLA Molekülen die T-Zell-Selektion beeinflussen und so zur Störung der Toleranzinduktion beitragen (28).

Die HLA-DR und -DQ-Antigene sind mittlerweile als Marker der stärksten Assoziation mit dem Typ-1-Diabetes mellitus etabliert. Dies konnte sowohl in Familienuntersuchungen als auch an großen Patientengruppen in verschiedenen Populationen bestätigt werden (4, 5): Die Allele HLA-DRB1*0401, -DQA1*0301, -DQB1*0302 und HLA-DQA1*0501, -DQB1*0201 vermitteln das höchste Risiko für einen Typ-1-Diabetes mellitus, während HLA*DQA1*0102 und -DQB1*0602 eine dominante Schutzfunktion ausüben (Tab. 2.2) (Übersicht in 51).

Diese HLA-DQ-Allele unterscheiden sich in kritischen Aminosäurepositionen voneinander. Eine Asparaginsäure an Position 57 der DQ-β-Kette (z. B. bei protektiven DQ-Allelen: HLA-DQB1*0602, *0301) kommt bei Typ-1-Diabetikern sehr selten vor und übt somit einen Schutzmechanismus aus, während die Aminosäuren Valin, Alanin oder Serin prädisponieren. Auch die HLA-DQ-α-Kette mit einem Arginin an Position 52 vermittelt ein hohes Risiko für den Typ-1-Diabetes mellitus, und die Kombination DQα52 Arg/ DQβ57-Non-Asp zeigt eine starke Assoziation mit dem Typ-1-Diabetes mellitus (35, 36). Tatsächlich haben 61% der kaukasoiden Typ-1-Diabetiker auf beiden DQB1-Allelen an Position 57 der β-Kette „Non-Asp"-Aminosäuren im Vergleich zu 20% der Normalpersonen (23).

Unter den HLA-DRB1-Genen ist besonders das Allel HLA-DRB1*401 ein starker Prädispositionfaktor (51). Der Genort der HLA-Region wurde inzwischen mit dem Namen *IDDM1* als Prädispositionslocus benannt, von dem angenommen wird, daß ungefähr ein Drittel der genetischen Prädisposition auf ihn zurückzuführen ist (63). Die HLA-DR-DQ-Assoziation (DRB1*0401, DQB1*0302) ist bei Patienten mit Erstmanifestation im Kindes- und Jugendalter besonders stark ausgeprägt, während bei Erstmanifestation nach

Tabelle 2.**2** Die Verteilung von HLA-DR- und -DQ-Allelen bei Patienten mit Typ-1-Diabetes (n = 136) und Kontrollpersonen (n = 167) (aus Donner, H. u. Mitarb.: Tiss. Antigens 1997)

	Patienten		Kontrollpersonen		
	n	%	n	%	
DQA1*0102 DQB1*0602	6	4	33	20	$p < 4, 1 \times 10^{-3}$; $\chi^2 = 14,4$; RR = 0,2
DQA1*0301 DQB1*0302	80	59	30	17	$p < 10^{-6}$; $\chi^2 = 52,3$; RR = 6,5
DQA1*0501 DQB1*0201	72	53	27	16	$p < 2, 7 \times 10^{-5}$; $\chi^2 = 44,4$; RR = 5,8
DQA1*0501 DQB1*0301	10	7	45	27	$p < 5,9 \times 10^{-4}$; $\chi^2 = 18,1$; RR = 0,2
DQA1*0301 DQB1*0302 und DQA1*0501 DQB1*0201	33	24	2	1	$p < 1,9 \times 10^{-7}$; RR = 26,4
DRB1*0401 DQA1*0301 DQB1*0301	4	4	8	17	$p < 0,02$
DRB1*0401 DQA1*0301 DQB1*0302	65	70	17	35	$p < 8,8 \times 10^{-4}$; $\chi^2 = 15,4$; RR = 4,6

der Pubertät die Stärke der Assoziation abnimmt (12). Da in dieser Altersgruppe ein schleichender Verlauf mit länger anhaltender B-Zell-Residualfunktion beobachtet wurde, könnte dies auf eine andere Pathogenese im Vergleich zum Typ-1-Diabetes des Kindes hindeuten, bei dem es in der Regel zu einem raschen Verlust der Insulinproduktion kommt. Auch werden Teilremissionen eher in der Gruppe mit schleichendem B-Zell-Verlust beobachtet.

Andere Autoimmunerkrankungen: Bei 10% der Patienten mit Typ-1-Diabetes mellitus kommen zusätzlich andere, zumeist endokrine Autoimmunerkrankungen vor (Morbus Basedow, Hashimoto-Thyreoiditis). Bei der pluriglandulären Autoimmunität Typ II (Schmidt-Syndrom) besteht neben dem Typ-1-Diabetes mellitus zumeist eine Autoimmunthyreopathie (Morbus Basedow, Hashimoto Thyreoiditis) oder/und ein Morbus Addison, eine ovarielle Insuffizienz oder eine Myasthenie (3, 11). Einzelne HLA-DQ-Allele sowohl der Prädisposition wie der Protektion können bei Patienten mit einem Morbus Basedow oder anderen endokrinen Autoimmunerkrankungen ähnlich häufig bzw. selten gefunden werden wie beim Typ-1-Diabetes, was einen gemeinsamen immungenetischen Hintergrund dieser Krankheiten nahelegt (5). Die pluriglanduläre Insuffizienz Typ I weist im Gegensatz zur Typ II keine HLA-Assoziation auf, ist aber autosomal rezessiv vererbt und gekennzeichnet durch einen Typ-1-Diabetes, eine Hypophyseninsuffizienz, Morbus Addison und mukokutane Kandidose. Dieses Krankheitsbild ist durch Mutationen des AIRE-Gens auf Chromosom 21 verursacht (1,55 a).

Insulingenort (*IDDM2*) und weitere Prädispositionsgene

IDDM2: Ein zweiter Genort (*IDDM2*) wurde an der Insulinregion des Chromosoms 11 markiert. Minisatelliten einer Wiederholungssequenz sind ca. 600 Basenpaare oberhalb des Insulingenstartkodons. Sie können grob in Klasse-I-, -II- und -III-Allele eingeteilt werden. Die Klasse-I-Insulingenvarianten prädisponieren insbesondere bei Patienten ohne die *IDDM1*-charakteristischen HLA-Merkmale und sind möglicherweise über eine niedrige Expression im Thymus an der Autoimmunpathogenese funktionell beteiligt (34, 46, 58).

Untersuchungsmethoden: Bei den Untersuchungen zur Genetik standen anfangs die klassischen Assoziationsstudien von Patienten im Vergleich zu Kontrollgruppen im Mittelpunkt. Familienanalysen werden zunehmend zum Beleg einer genetischen Assoziation herangezogen. In Multiplexfamilien werden z. B. die beiden erkrankten Geschwister im Vergleich zu gesunden Geschwistern untersucht, und es wird überprüft, ob die betroffenen Geschwister häufiger als nach Mendel-Regeln erwartet gemeinsame Genmerkmale aufweisen (Affected-sib-pair-Analyse). In der Untersuchung kompletter Familien (Patient, Eltern, nicht betroffene Geschwister) werden bei Patienten nachgewiesene Allele unterschieden von den Allelen, die nicht bei Patienten auftreten (Kontrollallele) (s. Beispiel Abb. 2.**2**). Eine Fortentwicklung dieses Vergleichsansatzes stellt der Transmissions-Distorsions-Test (TDT) dar. Mit dem TDT wird verglichen, ob ein Allel von heterozygoten Eltern an Patienten häufiger als rein zufällig erwartet (50%), vererbt wird (24). Der TDT gilt als sensitivster Test auf eine Assoziation eines Gens mit einer Erkrankung bei Bestehen einer genetischen Koppelung zwischen Markergenort und ätiologischer Mutation.

Weitere Prädispositionsgene: Durch die groß angelegte Genomanalyse aller menschlicher Chromosomen bei Familien mit Typ-1-Diabetes mellitus wurden inzwischen über 16 Prädispositionsgenorte entdeckt (Tab. 2.**3**) (15, 16, 26, 30, 38). Dabei konnten neben der HLA-Region, als wichtigstem Prädispositionsgenort, und den Insulingenmarkern weitere Genorte über Mikrosatellitensonden identifiziert werden. Solche Mikrosatellitenmarker stellen hochvariable Wiederholungssequenzen einzelner Nukleotide in der Nachbarschaft von kodierenden Genen dar. Sie sind evolutionär konserviert und informativ – durch das Ausmaß ihrer Variabilität – für die Bewertung von Assoziationen, z. B. mit dem Typ-1-Diabetes mellitus.

Tabelle 2.**3** Gegenwärtig bekannte Mutationen bei Patienten mit einer MODY-Variante des Diabetes mellitus

MODY-Variante	Genort	Chromosom	Referenz
MODY 1	HNF4α	20	64
MODY 2	Glucokinase	7	61
MODY 3	HNF1α	12	65
MODY 4	IPF1	13	53

Unter den IDDM-Prädispositionsgenorten, die im Genomscreening eine signifikante Assoziation gezeigt haben, sind inzwischen folgende Marker in Folgestudien bestätigt worden: IDDM4 auf Chromosom 11q13, IDDM5 auf Chromosom 6q25, IDDM 6 auf Chromosom 18q21, IDDM8 auf Chromosom 6q27 und IDDM10 auf Chromosom 10p11-q11 (38, 41, 48). Im Gegensatz dazu konnten frühere Befunde einer Koppelung des Typ-1-Diabetes-Risikos mit IDDM3 auf Chromosom 15q26 (26) oder mit IDDM7 auf Chromosom 2q31-q33 (14) mittlerweile nicht bestätigt werden (38). Diese Ergebnisse sind überwiegend an Genorten gewonnen worden, deren funktionelle Bedeutung bisher nicht oder wenig untersucht ist. Ein Prädispositionsgenort, der bei Typ-1-Diabetes und beim Morbus Basedow signifikante Assoziationen gezeigt hat (19, 44), ist das CTLA-4-Gen, das für ein Oberflächenprotein zytotoxischer T-Lymphozyten kodiert und einen negativen Regulator von T-Lymphozyten darstellt (33). Der CTLA-4-Polymorphismus ist in verschiedenen Populationen mit dem Typ-1-Diabetes assoziiert und mit der Bezeichnung IDDM12 versehen (40). Internationale und nationale Kooperationen zielen mittlerweile auf große Familienzahlen, um die Bedeutung der Prädispositionsgenorte und ihre Interaktion in unterschiedlichen Populationen zu charakterisieren. Mittelfristig könnte durch das Genscreening der Personenkreis eingegrenzt werden, für den ein erhöhtes Risiko für die Entwicklung eines Typ-1-Diabetes besteht.

Praktische Bedeutung der Gentypisierung: In der klinischen Routine spielt die Gentypisierung der Risikoallele für den Typ-1-Diabetes bislang nur eine untergeordnete Rolle. Patienten, die über das Risiko ihrer Familienmitglieder aufgeklärt werden möchten, können durch eine HLA-DR/DQ-Typisierung hinsichtlich einer möglichen Diabetesmanifestationen bei Kindern oder Geschwistern beraten werden. In den meisten Interventionsstudien zur Frühprävention oder Immuntherapie des Typ-1-Diabetes werden HLA-Typisierungen durchgeführt, um Individuen mit homogenem genetischen Risikoprofil einzuschließen. Bei Vorliegen protektiver HLA-DR- und -DQ-Merkmale werden Individuen in der Regel nicht in Interventionsstudien eingeschlossen.

Genetische Marker und Prädiktion eines Typ-1-Diabetes mellitus

Antikörperbestimmungen (Inselzell-, GAD, IA-2-Antikörper) stellen gegenwärtig das immunologische Instrumentarium für eine frühzeitige Erkennung eines Typ-1-Diabetes mellitus dar. Schulkinder mit solchen Antikörpern zeigen ebenfalls gehäuft HLA DR/DQ Risikoallele (DR3, DR4, DQB1-57 Non-Asp) (10). Ebenso konnte in Familien mit Typ-1-Diabetikern bei antikörperpositiven Verwandten eine Häufung von prädisponierenden HLA Merkmalen nachgewiesen werden (27). Da nicht alle antikörperpositiven Schulkinder oder Verwandte von Typ-1-Diabetikern im Verlauf einen Diabetes erleiden, scheinen die HLA-DR/DQ-Gene zur Insulitis zu disponieren, während – möglicherweise – andere Gene oder Triggermechanismen den endgültigen Verlust der B-Zellen bewirken.

Typ-2-Diabetes

Pathogenese und Erkrankungsrisiko: Der Typ-2-Diabetes, der bei ca. 95% aller Diabetiker vorliegt, ist durch eine ausgeprägte Insulinresistenz, zumeist kombiniert mit einer inadäquaten Insulinsekretion, gekennzeichnet. Umweltfaktoren (Überflußernährung, Bewegungsarmut) haben zu einer deutlichen Zunahme der Prävalenz in den westlichen Ländern geführt. Eine erbliche Veranlagung ist jedoch neben diesen exogenen Faktoren eine wesentliche Voraussetzung für die Ausprägung eines Typ-2-Diabetes. Eine starke genetische Komponente läßt sich von eineiigen Zwillingspaaren mit dieser Erkrankung ableiten, bei denen eine Konkordanzrate für den Typ-2-Diabetes von über 60% besteht. Somit besteht a priori ein doppelt so hohes genetisches Risiko im Vergleich zu Zwillingen mit Typ-1-Diabetes mellitus. Auch in Familien ist der Typ-2-Diabetes mellitus bei Geschwistern – oder erst- bis zweitgradig Verwandten – gehäuft. Bis zu 60% der Geschwister von Typ-2-Diabetikern erleiden im Laufe ihres Lebens ebenfalls diese Erkrankung (37).

Während für den Typ-1-Diabetes mellitus mehr als 16 **Prädispositionsgenorte** beschrieben wurden, liegen für den Typ-2-Diabetes mellitus (*NIDDM*) nur 2 vergleichbare Untersuchungen vor. Eine Analyse von Amerikanern mexikanischer Abstammung legt einen Genort auf Chromosom 2 (*NIDDM 1*) nahe (29). Bei einer Untersuchung an 26 Multiplexfamilien aus Finnland wurde ein Prädispositionsgenort in der Nähe des MODY 3-Gens auf Chromosom 12 gefunden (*NIDDM 2*) (39).

Stand und Problematik der Diagnostik: Patienten mit Typ-2-Diabetes werden in der Regel nicht einer ausführlichen endokrinen/metabolischen Diagnostik unterzogen. Die Behandlung mit Diätempfehlung, oralen Antidiabetika oder Insulin kommt bei allen Formen (mit oder ohne Adipositas) vor. Diese klinische Heterogenität der Erkrankung erschwert eine einheitliche Erfassung von Patienten oder Familien und führt dazu, daß bei den untersuchten Gruppen zwangsläufig ein Pool mehrerer Prädispositionsgene vorliegt, die möglicherweise sich ergänzen oder interagieren. Die Interaktion mehrerer Gene bei der Pathogenese von polygenetischen und häufigen Erkrankungen ist bislang aber unvollständig untersucht.

MODY und andere seltene Diabetesformen

Der **MODY** (maturity onset diabetes in young people) stellt eine heterogene Unterform des nicht insulinpflichtigen Diabetes mellitus dar, der gewöhnlich durch eine frühe Manifestation, oft vor dem 25. Lebensjahr, und von einem autosomal dominanten Erbgang geprägt ist. Metabolisch findet sich in der Regel ein Defekt in der Insulinsekretion, der bei einem Teil der Patienten von einer gestörten Glucosemessung der B-Zelle mittels der Glucokinase verursacht ist.

In einer französischen Untersuchung konnte bei bis zu 13% aller nicht insulinabhängigen Diabetiker ein MODY-Diabetes gefunden werden (Tab 2.**1**, neue ADA-Klassifikation III A).

Gegenwärtig sind 4 MODY-Gene bekannt und chromosomal lokalisiert: MODY 1 auf Chromosom 20q (8,64), MODY 2 auf Chromosom 7p (52), MODY 3 auf Chromosom 12q (59,65) und MODY 4, das mit einer inaktivierenden Mutation des Insulinpromoterfaktors 1 (IPF1) kosegregiert (53) (Tab. 2.**3**). Eine MODY-2-Mutation ist in Frankreich die häufigste Ursache dieses seltenen Diabetes, wobei in 42 Familien 36 unterschiedliche Mutationen gefunden wurden (61). Nur leicht erhöhte Blutzuckerwerte sind die klinischen Korrelate der bisher beschriebenen MODY-2-Mutationen. Bei dieser Erkrankung liegt eine gestörte Antwort der B-Zelle auf Glucosesignale mit einer konsekutiv verringerten Insulinsekretion vor (62). Ebenfalls wird in der Leber mehr Glykogen gespeichert sowie postprandial die hepatische Gluconeogenese pathologisch gesteigert. Die MODY-2-Diabetesformen zeigen eine geringe Häufigkeit von diabetischen Komplikationen. In vielen der Familien gibt es sogar hochbetagte Verwandte, die trotz langjährigem milden Diabetes keine Retinopathie oder Nephropathie haben.

Im Gegensatz dazu sind MODY-1- und MODY-3-Formen durch ausgeprägte Hyperglykämie bei einem insulinsekretorischen Defekt charakterisiert, bei dem es oft zu mikroangiopathischen Schäden kommt (60). Die Genorte für MODY 1 wurden auf dem Chromosom 20q sowie für MODY 3 auf 12q lokalisiert und stellen mutierte Formen von leberspezifischen Transkriptionsfaktoren dar: Hepatozytenkernfaktor (HNF) 1*a* (MODY 3) und Hepatozytenkernfaktor 4*a* (MODY 1) Diese Proteine werden im Kern von Leber- und pankreatischen bzw. auch anderen Zellen exprimiert und regulieren die Expression verschiedener anderer Gene.

Der Nachweis von MODY-Mutationen ist ein erster Ansatzpunkt für eine Gendiagnostik des Typ-2-Diabetes mellitus. Bei Vorliegen solcher Mutationen können Betroffene von einer frühzeitigen Stoffwechselkontrolle profitieren.

Während Patienten mit MODY-2-(Glucokinase-)Mutationen über lange Zeit diätetisch geführt werden können, muß bei MODY 1 und MODY 3 frühzeitig mit Insulin therapiert werden.

Andere genetische Defekte der B-Zell-Funktion schließen Mutationen mitochondrialer DNA ein (III A5, Tab. 2.**1**) (2), während bei Patienten mit seltenen Formen der ererbten Insulinresistenz genetische Defekte der Insulinwirkung vorliegen (III B). Erkrankungen des exokrinen Pankreas (III C) schließen auch die Hämochromatose ein, für die kürzlich ein mutiertes Gen (HFE) identifiziert wurde, das in unmittelbarer Nähe zur HLA-Region liegt (25). Bei Nachweis einer Hämochromatose, die jetzt durch den Gendefekt schneller gesichert werden kann, sollte regelmäßig auf das Auftreten eines Diabetes mellitus untersucht werden.

Genetische Faktoren bei der Entwicklung diabetischer Spätschäden

Nephropathierisiko: Die Nephropathie ist ein wesentlicher Grund für die erhöhte Morbidität und Mortalität von Patienten mit Diabetes mellitus. Da weniger als die Hälfte aller Patienten mit Typ-1-Diabetes diese Komplikation entwickeln, werden neben der Stoffwechselkontrolle auch erbliche Faktoren bei ihrer Entstehung vermutet. In verschiedenen Studien konnte eine familiäre Häufung der diabetischen Nephropathie beobachtet werden, so daß von einer erblichen Disposition zu dieser Komplikation ausgegangen wurde (47, 50). Die erbliche Veranlagung läßt sich in Familien, in denen mehrere Patienten vom Diabetes betroffen sind, daran zeigen, daß die Nephropathie beim Ersterkrankten auch ein hohes Risiko für diese Komplikation bei den folgenden Verwandten mit Diabetes birgt (50). Bei Patienten ohne Nephropathie ist das Risiko weiterer Verwandter mit Typ-1-Diabetes entsprechend geringer. In welchem Ausmaß genetische Ursachen für die Entwicklung einer Nephropathie verantwortlich sind, läßt sich daran ermessen, daß das kumulative Risiko einer Nephropathie nach 25 Jahren Diabetesdauer bei diabetischen Geschwistern 72% beträgt, wenn der Indexpatient eine persistente Proteinurie aufweist, dahingegen nur 25%, wenn die Albuminausscheidung normal ist (47).

Verschiedene **Kandidatengene** wurden für die Disposition zu einer Nephropathie angeschuldigt. Ein Insertions-Deletions-Polymorphismus im Gen des Angiotensin-converting-Enzyms (ACE) zeigt in mehreren Studien eine unterschiedliche Verteilung bei Patienten mit Nephropathie: Homozygotie für die Deletion (DD Genotyp) war in einer österreichischen Untersuchung (6) signifikant häufiger bei nephropathischen Patienten während derselbe Genotyp bei britischen Patienten keine disponierende Rolle spielte (13) und bei Patienten der Joslin-Klinik keine signifikante Häufung zeigte (22). Ein anderer Genort aus dem Renin-Angiotensin-System wurde mit dem Angiotensinogen-Polymorphismus (M235T) analysiert, bei dem keine signifikante Assoziation mit der diabetischen Nephropathie gefunden wurde (20). Andere Kandidatengenorte wurden mit variabler Signifikanz positiv oder negativ mit den diabetischen Komplikationen assoziiert: die Aldosereduktase (31), bei der eine polymorphe 5'-CA-Wiederholungssequenz hochsignifikant mit der Nephropathie assoziiert wurde; die Methylentetrahydrofolatreduktase (MTHFR), deren Mutation Ala > Val mit erhöhten Homocysteinspiegeln einhergeht und signifikant häufiger bei japanischen Patienten mit nicht insulinpflichtigen Diabetes (NIDDM) und Retinopathie beobachtet wurde (43); der Angiotensin-II-Rezeptor-Typ-1 (AT_1-) Genotyp C1166, der in einer Studie besonders unter schlechter Glucosekontrolle die Nephropathie begünstigte (21).

Stand der Diagnostik: Diese Untersuchungen zur Genetik der diabetischen Nephropathie haben bisher noch nicht wesentliche, in der Routinediagnostik verwendbare Marker ergeben. Die Methodik der Geschwister-Paar- („affected sib-pair", „non-affected sib pair") oder der Familienanalyse (transmission distortion) bietet jedoch sichere Tests, um die Hypothese einer Kopplung bzw. einer Assoziation bestimmter Genvarianten mit der Nephropathie zu belegen (49). Solche Marker könnten helfen, diejenigen Patienten mit hohem Risiko für eine Nephropathie rechtzeitig vor Ausbildung einer Mikroalbuminurie zu erkennen und nephroprotektiv zu behandeln.

Literatur

1 Aaltonen, J., P. Björses, L. Sandkuijl, J. Perheentupa, L. Peltonen: An autosomal locus causing autoimmune disease: autoimmune polyglandular disease type I assigned to chromosome 21. Nature Genet. 8 (1994) 83

2 Alcolado, J. C., A. Majid, M. Brockington et al.: Mitochondrial gene defects in patients with NIDDM. Diabetologia 37 (1994) 372

3 Allen, D. B., M.J. MacDonald, J. L. Gottschall, J. B. Hunter: Autoimmune thyroid phenomena are not evidence for human lymphocyte antigen-genetic heterogeneity in insulin-dependent diabetes. Amer. J. med. Genet. 33 (1989) 405

4 Badenhoop, K., G. Schwarz, P. Bingley et al.: Restriction fragment length polymorphism (RFLP) analysis of HLA haplotypes in families with type I diabetes mellitus. Tiss. Antigens 35 (1990) 32

5 Badenhoop, K., P. G. Walfish, H. Rau et al.: Susceptibility and resistance alleles of human leukocyte antigen (HLA) DQA1 and HLA DQB1 are shared in endocrine autoimmune disease. J. clin. Endocrinol. 80 (1995) 2112

6 Barnas, U., A. Schmidt, A. Illievich et al.: Evaluation of risk factors for the development of nephropathy in patients with IDDM: insertion/deletion angiotensin converting enzyme gene polymorphism, hypertension and metabolic control. Diabetologia 40 (1997) 327

7 Barnett, A. H., C. Eff, R. D. G. Leslie, D. A. Pyke: Diabetes in identical twins. Diabetologia 20 (1981) 87

8 Bell, G. I., K.-S. Xiang, M. V. Newman et al.: Gene for non-insulin-dependent diabetes mellitus (maturity-onset diabetes of the young subtype) is linked to DNA polymorphism on human chromosome 20q. Proc. nat. Acad. Sci. 88 (1991) 1484

9 Bertrams, J., M. P. Baur: Insulin-dependent diabetes mellitus. In Albert, E. D., M. P. Baur, W. R. Mayr: Histocompatibility Testing 1984. Springer-Verlag, Berlin 1984 (p. 348)

10 Boehm, B. O., B. Manfras, J. Seißler et al.: Epidemiology and immunogenetic background of islet cell antibody-positive nondiabetic schoolchildren. Diabetes 40 (1991) 1435

11 Bosi, E., F. Becker, E. Bonifacio et al.: Progression to type 1 diabetes in autoimmune endocrine patients with islet cell antibodies. Diabetes 40 (1991) 977

12 Caillat-Zucman, S., H.-J. Garchon, J. Timsit et al.: Age-dependent HLA genetic heterogeneity of type 1 insulin-dependent diabetes mellitus. J. clin. Invest. 90 (1992) 2242

13 Chowdhury, T. A., M. J. Dronsfield, S. Kumar et al.: Examination of two genetic polymorphisms within the renin-angiotensin system: no evidence for an association with nephropathy in IDDM. Diabetologia 39 (1996) 1108

14 Copeman, J. B., F. Cucca, C. M. Hearne et al.: Linkage disequilibrium mapping of a type 1 diabetes susceptibility gene (IDDM7) to chromosome 2q31-q33. Nature Genet. 9 (1995) 80

15 Davies, J. L., F. Cucca, J. V. Goy et al.: Saturation multipoint linkage mapping of chromosome 6q in type 1 diabetes. Hum. molec. Genet. 5 (1996) 1071

16 Davies, J. L., Y. Kawaguchi, S. T. Bennett et al.: A genome-wide search for human type 1 diabetes susceptibility genes. Nature 371 (1994) 130

17 Deschamps, I., J. Hors, F. Clerget-Darpoux et al.: Excess of maternal HLA-DR3 antigens in HLA DR3,4 positive type 1 (insulin-dependent) diabetic patients. Diabetologia 33 (1990) 425

18 Donner, H., H. Rau, J. Braun, J. Herwig, K. H. Usadel, K. Badenhoop: Highly polymorphic promoter regions of HLA DQA1 and DQB1 genes do not help to further define disease susceptibility in type 1 diabetes mellitus (IDDM). Tiss. Antigens 1997

19 Donner, H., H. Rau, P. G. Walfish et al.: CTLA4 alanine-17 confers genetic susceptibility to Graves' disease and to type 1 diabetes mellitus. J. clin. Endocrinol. 82 (1997) 143

20 Doria, A., T. Onuma, G. Gearin, M. B. Freire, J. H. Warram, A. S. Krolewski: Angiotensinogen polymorphism M253T, hypertension, and nephropathy in insulin-dependent diabetes. Hypertension 27 (1996) 1134

21 Doria, A., T. Onuma, J. H. Warram, A. S. Krolewski: Synergistic effect of angiotensin II type I receptor genotype and poor glycemic

control on risk of nephropathy in IDDM. Diabetologia 40 (1997) 1293

22 Doria, A., J. H. Warram, A. S. Krolewski: Genetic predisposition to diabetic nephropathy: evidence for a role of the angiotensin I-converting enzyme gene. Diabetes 43 (1994) 690

23 Dorman, J. S., R. E. LaPorte, R. A. Stone, M. Trucco: Worldwide differences in the incidence of type I diabetes are associated with amino acid variation at position 57 of the HLA-DQ β chain. Proc. nat. Acad. Sci. 87 (1990) 7370

24 Ewens, W. J., R. S. Spielman: The transmission/disequilibrium test: history, subdivision, and admixture. Amer. J. hum. Genet. 57 (1995) 455

25 Feder, J. N., A. Gnirke, W. Thomas et al.: A novel MHC class I-like gene is mutated in patients with hereditary haemochromatosis. Nature Genet. 13 (1996) 399

26 Field, L. L., R. Tobias, T. Magnus: A locus on chromosome 15q26 (IDDM3) produces susceptibility to insulin-dependent diabetes mellitus. Nature Genet. 8 (1994) 189

27 Genovese, S., R. Bonfanti, E. Bazzigaluppi et al.: Association of IA-2 autoantibodies with HLA DR4 phenotypes in IDDM. Diabetologia 39 (1996) 1223

28 Germain, R. N.: MHC-dependent antigen processing and peptide presentation: Providing ligands for T lymphocyte activation. Cell 76 (1994) 287

29 Hanis, C. L., E. Boerwinkle, R. Chakraborty et al.: A genome-wide search for human non-insulin-dependent (type 2) diabetes genes reveals a major susceptibility locus on chromosome 2. Nature Genet. 13 (1996) 161

30 Hashimoto, L., C. Habita, J. P. Beressi et al.: Genetic mapping of a susceptibility locus for insulin-dependent diabetes mellitus on chromosome 11q. Nature 371 (1994) 161

31 Heesom, A. E., M. L. Hibberd, A. Millward, A. G. Demaine: Polymorphism in the 5'-end of the aldose reductase gene is strongly associated with the development of diabetic nephropathy in type I diabetes. Diabetes 46 (1997) 287

32 Johnston, C., D. A. Pyke, A. G. Cudworth, E. Wolf: HLA-DR typing in identical twins with insulin-dependent diabetes: difference between concordant and discordant pairs. Brit. med. J. 286 (1983) 253

33 Karandikar, N. J., C. L. Vanderlugt, T. L. Walunas, S. D. Miller, J. A. Bluestone: CTLA-4: A negative regulator of autoimmune disease. J. exp. Med. 184 (1996) 783

34 Kennedy, G. C., M. S. German, W. J. Rutter: The minisatellite in the diabetes susceptibility locus IDDM2 regulates insulin transcription. Nature Genet. 9 (1995) 293

35 Khalil, I., L. D'Auriol, M. Gobet et al.: A combination of HLA-DQ beta Asp57-negative and HLA DQ alpha Arg52 confers susceptibility to insulin-dependent diabetes mellitus. J. clin. Invest. 85 (1990) 1315

36 Khalil, I., I. Deschamps, V. Lepage, R. Al-Daccak, L. Degos, J. Hors: Dose effect of cis- and trans-encoded HLA-DQalpha/beta heterodimers in IDDM susceptibility. Diabetes 41 (1992) 378

37 Köbberling, J.: Studies on the genetic heterogeneity of diabetes mellitus. Diabetologia 7 (1970) 46

38 Luo, D.-F., R. Buzzetti, J. I. Rotter et al.: Confirmation of three susceptibility genes to insulin-dependent diabetes mellitus: IDDM4,IDDM5, and IDDM8. Hum. molec. Genet. 5 (1996) 693

39 Mahtani, M. M., E. Widen, M. Lehto et al.: Mapping of a gene for type 2 diabetes associated with an insulin secretion defect by a genome scan in Finnish families. Nature Genet. 14 (1996) 90

40 Marron, M. P., L. J. Raffel, H.-J. Garchon et al.: Insulin-dependent diabetes mellitus (IDDM) is associated with CTLA4 polymorphisms in multiple ethnic groups. Hum. molec. Genet. 6 (1997) 1275

41 Merriman, T., R. Twells, M. Merriman et al.: Evidence by allelic association-dependent methods for a type 1 diabetes polygene (IDDM6) on chromosome 18q21. Hum. molec. Genet. 6 (1997) 1003

42 Millward, B. A., L. Alviggi, P. J. Hoskins et al.: Immune changes associated with insulin dependent diabetes may remit without causing the disease: a study in identical twins. Brit. med. J. 292 (1986) 793

43 Neugebauer, S., T. Baba, K. Kurokawa, T. Watanabe: Defective homocysteine metabolism as a risk factor for diabetic retinopathy. Lancet 349 (1997) 473

44 Nistico, L., R. Buzzetti, L. E. Pritchard et al.: The CTLA-4 gene region of chromosome 2q33 is linked to, and associated with, type 1 diabetes. Hum. molec. Genet. 5 (1996) 1075

45 Olmos, P., R. A'Hern, D. A. Heaton et al.: The significance of the concordance rate for type 1 (insulin-dependent) diabetes in identical twins. Diabetologia 31 (1988) 747

46 Pugliese, A., M. Zeller, A. Fernandez Jr. et al.: The insulin gene is transcribed in the human thymus and transcription levels correlate with allelic variation at the INS VNTR-IDDM2 susceptibility locus for type 1 diabetes. Nature Genet. 15 (1997) 293

47 Quinn, M., M. C. Angelico, J. H. Warram, A. S. Krolewski: Familial factors determine the development of diabetic nephropathy in patients with IDDM. Diabetologia 39 (1997) 940

48 Reed, P., F. Cucca, S. Jenkins et al.: Evidence for a type 1 diabetes susceptibility locus (IDDM10) on human chromosome 10p11-q11. Hum. molec. Genet. 6 (1997) 1011

49 Rogus, J. J., A. S. Krolewski: Using discordant sib pairs to map loci for qualitative traits with high sibling recurrence risk. Amer. J. hum. Genet. 59 (1996) 1376

50 Seaquist, E. R., F. C. Goetz, S. Rich, J. Barbosa: Familial clustering of diabetic kidney disease: evidence for genetic susceptibility to diabetic nephropathy. New Engl. J. Med. 320 (1989) 1161

51 She, J.-X.: Susceptibility to type I diabetes: HLA-DQ and DR revisited. Immunol. Today 17 (1996) 323

52 Stoffel, M., G. I. Bell: Characterization of a third simple tandem repeat polymorphism in the human glucokinase gene. Diabetologia 36 (1993) 170

53 Stoffers, D. A., J. Ferrer, W. L. Clarke, J. F. Habener: Early-onset type-II diabetes mellitus (MODY4) linked to IPF1. Nature Genet. 17 (1997) 138

54 Tarn, A. C., J. M. Thomas, B. M. Dean et al.: Predicting insulin-dependent diabetes. Lancet 1988/I, 845

55 The Expert Committee on the Diagnosis and Classification of Diabetes mellitus: Report. Diabet. Care 20 (1997) 1183

55a The Finnish-German APECED Consortium: An autoimmune disease, APECED, caused by mutations in a novel gene featuring two PHD-type zinc-finger domains. Nature Genet. 17 (1997) 399

56 Thomson, G., W. P. Robinson, M. K. Kuhner et al.: Genetic heterogeneity, modes of inheritance, and risk estimates for a joint study of Caucasians with insulin-dependent diabetes mellitus. Amer. J. hum. Genet. 43 (1988) 799

57 Tisch, R., H. McDevitt: Insulin-dependent diabetes mellitus. Cell 85 (1996) 291

58 Vafiadis, P., S. T. Bennett, J. A. Todd et al.: Insulin expression in human thymus is modulated by INS VNTR alleles at the IDDM2 locus. Nature Genet. 15 (1997) 289

59 Vaxillaire, M., V. Boccio, A. Philippi et al.: A gene for maturity onset diabetes of thy young (MODY) maps to chromosome 12q. Nature Genet. 9 (1995) 418

60 Vaxillaire, M., M. Rouard, K. Yamagata et al.: Identification of nine novel mutations in the hepatocyte nuclear factor 1 alpha gene associated with maturity-onset diabetes of the young (MODY3). Hum. molec. Genet. 6 (1997) 583

61 Velho, G., H. Blanche, M. Vaxillaire, et al: Identification of 14 new glucokinase mutations and description of the clinical profile of 42 MODY-2 families. Diabetologia 40 (1997) 217

62 Velho, G., P. Froguel, K. Clement et al.: Primary pancreatic beta-cell secretory defect caused by mutations in glucokinase gene in kindreds of maturity onset diabetes of the young. Lancet 340 (1992) 444

63 Vyse, T. J., J. A. Todd: Genetic analysis of autoimmune disease. Cell 85 (1996) 311

64 Yamagata, K., H. Furuta, N. Oda et al.: Mutations in the hepatocyte nuclear factor-4 alpha gene in maturity-onset diabetes of the young (MODY1). Nature 384 (1996) 458

65 Yamagata, K., N. Oda, P. J. Kaisaki et al.: Mutations in the hepatocyte nuclear factor-1alpha gene in maturity-onset diabetes of the young (MODY3). Nature 384 (1996) 455

3 Epidemiologie, Ätiologie und Pathogenese des Typ-1-Diabetes

A.-G. Ziegler und W. A. Scherbaum

Das Wichtigste in Kürze

➤ Die Inzidenzrate des Typ-1-Diabetes zeigt ausgeprägte geographische Unterschiede. Sie beträgt in Deutschland derzeit etwa 12/100 000.

➤ Der Typ-1-Diabetes ist eine organspezifische Autoimmunerkrankung. Es ist ungeklärt welcher Mechanismus zum Verlust der Selbsttoleranz und somit zum Beginn der Autoimmunität führt. Wichtig scheint, daß eine derartige Fehlsteuerung des Immunsystems fast ausschließlich bei genetisch empfänglichen Individuen auftritt und Autoantikörper gegen Inselzellantigene oft schon sehr früh im Leben – in jedem Fall Jahre vor Manifestation des Typ-1-Diabetes – auftreten.

➤ Umweltfaktoren als Auslöser des Immunprozesses sind nicht gesichert. Wahrscheinlich ist jedoch, daß Umweltfaktoren die Schwere des Verlaufs der Inselzellentzündung beeinflussen. Eine Assoziation von Diabeteshäufigkeit und Stilldauer konnte weder in den USA noch in der deutschen BABYDIAB-Studie bestätigt werden.

➤ Durch eine differenzierte Immundiagnostik mit 4 Inselzellantikörpern kann heute der Autoimmunprozeß bereits in der prädiabetischen Phase diagnostiziert und das Auftreten von Diabetes vorhergesagt werden.

➤ Ein hohes Diabetesrisiko tragen vor allem Personen, die für mindestens 3 Antikörper positiv sind oder bei mindestens 1 positivem Antikörper eine starke Reduktion der Insulinsekretion nach intravenöser Glucosegabe aufweisen.

Einleitung

Der Typ-1-Diabetes zählt zu den Autoimmunerkrankungen (AIE). Die immunologische Zerstörung der insulinproduzierenden B-Zellen verläuft über viele Jahre symptomlos, bis die B-Zellmasse und dementsprechend die Insulinsekretion nicht mehr ausreicht, um die Glucosehomöostase aufrechtzuerhalten. Die Diagnose Typ-1-Diabetes ist somit der Endpunkt einer organspezifischen Zerstörung, ähnlich wie die Diagnose Hypothyreose bei der Autoimmunthyreoiditis.

Durch den Nachweis von diabetesspezifischen Antikörpern ist es heute möglich, den autoimmunen Zerstörungsprozeß schon vor der eigentlichen Manifestation der Erkrankung, also im prädiabetischen Stadium, zu diagnostizieren. Eine Vielzahl internationaler Forschungsvorhaben zielt heute darauf ab, durch eine differenzierte Immundiagnostik das Auftreten eines Typ-1-Diabetes vorherzusagen und durch eine gezielte Immunintervention das Fortschreiten der B-Zellzerstörung aufzuhalten. Erste Schritte auf diesem Weg sind getan (Kap. 4.3). Unabhängig von experimentellen Therapieansätzen hilft die Immundiagnostik, das Risiko frühzeitig zu erkennen, die betroffenen Personen auf die Symptome eines Diabetes hinzuweisen und die Krankheit schon im Frühstadium durch entsprechende Funktionstests zu diagnostizieren und adäquat zu behandeln. Des weiteren ermöglicht sie in Fällen einer zweifelhaften Diagnose zwischen Typ-1- und Typ-2-Diabetes zu unterscheiden (Gestationsdiabetes, LADA = Late onset autoimmunity diabetes in the adult).

Epidemiologie

Geographische Unterschiede

Unterschiede in Europa: Es ist davon auszugehen, daß annähernd 0,3% der deutschen Bevölkerung an Typ-1-Diabetes leiden. Die Inzidenz des Typ-1-Diabetes zeigt ausgeprägte geographische Unterschiede (Abb. 3.**1**) (1,2). In Europa, wo nach groben Schätzungen jährlich 10 200 Kinder unterhalb des 15. Lebensjahres an Typ-1-Diabetes erkranken, schwankt die Inzidenzrate, d. h. die Zahl von Neuerkrankungen pro 100 000 Einwohner pro Jahr, zwischen 5,2 in Rumänien und 42,8 in Finnland (3). Fundierte Daten über die Inzidenz und Prävalenz des Typ-1-Diabetes in Deutschland existieren vor allem im zentralen Diabetesregister in Ostdeutschland (4). Im Zeitraum zwischen 1960 und 1989 wurden in der ostdeutschen Bevölkerung 9581 Neuerkrankungen im Alter von 0–19 Jahren registriert. Das entspricht einer durchschnittlichen Inzidenzrate von 7,38 (95% CI 6,97–7,82). Die Inzidenz stieg altersabhängig von 0,2 (im 1. Lebensjahr) auf 13,8 (im 12. Lebensjahr) bei Mädchen und von 0,4 auf 12,7 bei Jungen. Erst kürzlich wurden auch in den neuen Bundesländern Untersuchungen zur Diabetesinzidenz durchgeführt. So zeigte sich im Raum Düsseldorf in den Jahren 1993–1994 eine Neuerkrankungsrate von 13,4 bei Kindern im Alter von 0–14 Jahren (5). Bei einer ersten deutschlandweiten Erhebung der Inzidenzfälle unter dem 5. Lebensjahr ergab sich eine Inzidenzrate von 6,55 (95% CI 6,02–7,11) in den Jahren 1993–1994 (6).

Einfluß von genetischen Markern, Lebensstil und Umwelt: Eine partielle Erklärung für das Auftreten geographischer Schwankungen dürfte die unterschiedliche geographische Verteilung von genetischen Risikomarkern sein. Auch Ernährungsunterschiede wie der unterschiedliche Konsum von Kuhmilchprodukten oder Unterschiede in den Stillgewohnheiten wurden für die Inzidenzschwankungen verantwortlich gemacht (7,8). Epidemiologische Projekte wie EURODIAB ACE oder WHO DIAMOND haben sich zum Ziel gesetzt, bis zum Jahre 2000 den Weg für eine bevölkerungsbezogene Analyse genetischer Marker zu ebnen, um dadurch neue Erkenntnisse über die Ätiologie des Typ-1-Diabetes zu gewinnen. Berichte über eine 3fach erhöhte Inzidenzrate in Finnland gegenüber dem Nachbarland Estland deuten darauf hin, daß auch Lebensstil und sozioökonomische Faktoren eine mögliche Rolle spielen. Ein Gesundheitswesen mit einer schlechten Versorgung von Diabetikern, einer hohen Morbidität und Mortalität, sowie einer hohen kindlichen Mortalität wird dazu beitragen, daß Diabetesrisikogene nicht übermäßig verbreitet werden.

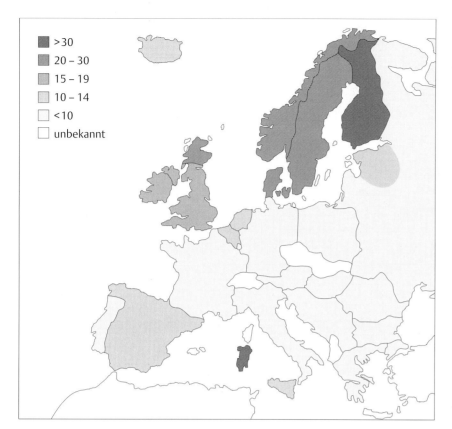

Abb. 3.**1** Neuerkrankungsrate (pro 100 000/Jahr) des Typ-1-Diabetes in Europa (aus Green, A., E. A. M. Gale, C. C. Patterson: Lancet 339 [1992] 905).

Legende:
- >30
- 20–30
- 15–19
- 10–14
- <10
- unbekannt

Zunahme der Diabeteshäufigkeit

Ergebnisse aus europäischen Ländern: Die Diabetes Epidemiology Research International Group (DERI Group) registrierte in den meisten Ländern eine Zunahme des Typ-1-Diabetes in den letzten 3 Dekaden (9). Der Anstieg war in den Ländern Nordeuropas mit einer Verdoppelungsrate innerhalb von 30 Jahren besonders ausgeprägt (10). Auch in Deutschland haben Inzidenz und Prävalenz des Typ-1-Diabetes deutlich zugenommen. Die Zahlen des nationalen Diabetesregisters der ehemaligen DDR zeigen besonders in der Altergruppe 10–19 Jahre eine Steigerung der Inzidenzraten von 5,61 auf zuletzt 11,84 (Abb. 3.**2**) (4). Die Prävalenz in dieser Altergruppe stieg nahezu linear von 38,65 im Jahre 1960 auf 119,14 im Jahre 1989 an. Das entspricht einer mittleren Prävalenzzunahme von +7,8% pro Jahr.

     Ursachen: Eine eindeutige Erklärung für die Zunahme der Diabetesinzidenz gibt es nicht. Ein wesentlicher Faktor ist jedoch sicherlich die steigende Vererbung von „Diabetesgenen" durch eine verbesserte Lebenserwartung des Typ-1-Diabetikers und eine deutlich verminderte perinatale Mortalitätsrate für die diabetische Schwangerschaft. Während noch in den Jahren 1960–1975 die perinatale Mortalität diabetischer Schwangerschaften bei 14–23% lag, hat diese heute vor allem in den westlichen Industrieländern Europas Werte der Normalbevölkerung erreicht. Weitere Faktoren sind möglicherweise die überzufällig häufige Vererbung von Risikogenen an die Nachkommen diabetischer Probanden. In der Tat konnten Tuomilehto-Wolf und Mitarb. zeigen, daß der in Finnland spezifische Risikohaplotyp HLA-A2,Cw1,B56,DR4,DQ8 überzufällig häufig (d. h. mehr als 50%) von finnischen Müttern an deren Kinder und dabei insbesondere an deren Töchter weitervererbt wird (11). Aber auch die zunehmende Verbreitung von „schädlichen" Umweltfaktoren wird für die steigende Diabetesinzidenz verantwortlich gemacht.

Geschlechtsspezifische und jahreszeitliche Unterschiede

Während in Finnland in allen Altersgruppen mehr Jungen als Mädchen an Typ-1-Diabetes erkrankten, ergab sich in Deutschland ebenso wie in vielen anderen Ländern Europas kein geschlechtsspezifischer Unterschied bezüglich der Inzidenzraten (Abb. 3.**3**) (3,4). Jahreszeitliche Schwankungen der Krankheitsmanifestation mit einer Häufung der Neuerkrankungsfälle in den Wintermonaten waren in allen Altersgruppen der europäische EURODIAB ACE Studie zu beobachten (Abb. 3.**4**) (3). Die stärkste Ausprägung jahreszeitlicher Unterschiede fand sich in der Altersgruppe 10–14 Jahre.

Gestationsdiabetes

Nach der WHO-Klassifikation wird der Gestationsdiabetes (GDM) als besondere Form des Diabetes geführt. Als GDM wird jeder Diabetes definiert, der während der Schwangerschaft beginnt oder entdeckt wird. Er kommt in etwa 2–5% aller Schwangerschaften vor und verschwindet zunächst in der Regel nach Beendigung dieser. Frauen mit GDM haben ein beträchtlich höheres Risiko, im späteren Verlauf ihres Lebens einen Diabetes zu entwickeln. In etwa 90% der Fälle handelt es sich dabei um einen Typ-2-Diabetes. Bei etwa 10% der GDM-Patientinnen lassen sich in der Schwangerschaft Autoantikörper gegen Inselzellen (ICA, GADA oder IA-2A) als Zeichen eines Autoimmundiabetes (Typ 1) nachweisen.

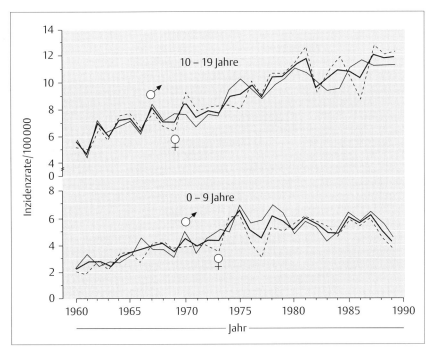

Abb. 3.**2** Mittlere und geschlechtsspezifische Inzidenzraten (pro 100 000/Jahr) des juvenilen Typ-I-Diabetes der ostdeutschen Bevölkerung im Zeitraum 1960–1989 (aus Michaelis, D. E. Jutzi, P. Heinke: Diabet Stoffw. 2 [1993] 245).

Diese Frauen haben ein hohes Risiko, innerhalb von 5 Jahren post partum einen Typ-1-Diabetes zu entwickeln. Hinweisend auf einen Typ-1-Diabetes bei GDM sind neben dem Nachweis von Antikörpern vor allem die Insulinbedürftigkeit während der Schwangerschaft sowie ein normales Körpergewicht (13).

Ätiologie und Pathogenese

Trigger zur Autoimmunität

Trotz unseres heute besseren Verständnisses der Immunpathogenese des Typ-1-Diabetes und der Entdeckung einer Vielzahl neuer mit B-Zellen assoziierter Antigene während der letzten 10 Jahre konnte der initiale Mechanismus, welcher den Autoimmunprozeß in Gang setzt, bislang nicht identifiziert werden. Unklar ist, ob überhaupt ein „exogener Trigger" für die Auslösung der immunmediierten Zerstörung der B-Zellen verantwortlich gemacht werden kann oder ob ausschließlich genetische Faktoren oder ein veränderter Metabolismus der B-Zelle selbst die Voraussetzung für eine gestörte Immuntoleranzentwicklung darstellen.

Geht man davon aus, daß **Umweltfaktoren** den Beginn der Inselzellzerstörung triggern, so ist eine der beliebtesten Erklärungshypothesen die der molekularen Mimikry (14). Hierbei ist das entscheidende Ereignis entweder eine Infektion mit Viren oder Mikroorganismen oder eine frühe Exposition gegenüber Nahrungsproteinen (Beispiel Zöliakie). Beide führen durch die Ähnlichkeit von Proteinbestandteilen des Viruspartikels oder des Nahrungsmittels mit Teilen der B-Zelle zur Kreuzreaktivität mit körpereigenem Gewebe und somit zur organ-spezifischen Autoimmunität. Ähnlichkeiten zwischen Virusbestandteilen und Inselzellautoantigenen (Glutamatdecarboxylase GAD$_{65}$ [glutamic acid decarboxylase] und Coxsackie-Virus B4) wurden in der Tat beschrieben (15) und unterstützen ebenso wie das gehäufte gemeinsame Vorkommen von Typ-1-Diabetes und Zöliakie diese Hypothese. Allerdings erklärt die Virus-GAD-Homologie nicht, warum Autoimmunität gegenüber GAD nur in B-

Zellen und nicht auch in anderen GAD-exprimierenden Geweben (z. B. Gehirn oder Nervenzellen) auftritt. Darüber hinaus konnten Richter u. Mitarb. zeigen, daß GAD-Antikörper von Patienten mit Typ-1-Diabetes nicht mit Coxsackie-Viren kreuzreagieren (16).

Alternativ wird die Frage diskutiert, ob Veränderungen der B-Zellmasse oder des **B-Zellmetabolismus** (verminderte oxidative Phosphorylierung, veränderte Insulinsekretion) zu einer Aktivierung des Immunsystems führen können (17). Die Dosis eines spezifischen Antigens scheint in der Tat ganz entscheidend die Depletion und Inaktivierung autoreaktiver T-Zellen zu beeinflussen und die Differenzierung naiver CD4$^+$ Zellen in unterschiedliche T-Helfer (T$_h$-) -Subsets zu steuern (18). So konnten Forscher aus Boston zeigen, daß eine 90%ige Pankreatektomie kurz nach der Geburt im Tiermodell der NOD-Maus (mit spontanem Autoimmundiabetes) zu einer 100%igen Protektion vor Diabetes führt (19). Daß B-Zellen selbst den Autoimmunprozeß beeinflussen, zeigt auch eine Arbeit von Boitard u. Mitarb., die nachweist, daß Lymphozyten von 6 Monate alten NOD-Mäusen die Fähigkeit verlieren, Diabetes auf bestrahlte Empfängertiere zu übertragen, wenn deren B-Zellen im Alter von 3 Wochen durch eine einzige toxische Dosis Alloxan zerstört werden (20).

Welcher Mechanismus auch immer zur Auslösung von Autoimmunität führt, wichtig scheint zu sein, daß das Vorhandensein **genetischer Risikomarker** eine notwendige Voraussetzung für die Entwicklung eines Autoimmundiabetes darstellt (Kap. 2). Ergebnisse der deutschen BABYDIAB-Studie sprechen dafür, daß der Krankheitsprozeß beim Menschen bereits in den ersten beiden Lebensjahren beginnt (21) (Abb. 3.**5**). Das bedeutet, daß Umweltfaktoren schon früh im Leben wirksam werden müssen, wenn sie Auslöser der Insulitis und nicht nur Modulatoren des Entzündungsverlaufs sein sollen. Auch bei der NOD-Non-obese-diabetic-Maus und der BB-Biobreeding-Ratte beginnt die Insulitis spontan kurz nach der Geburt. Durch geeignete Umweltbedingungen in der ersten Lebensphase (Infekte, Diät) läßt sich bei beiden Tiermodellen eine vollständige Diabetesprävention erreichen.

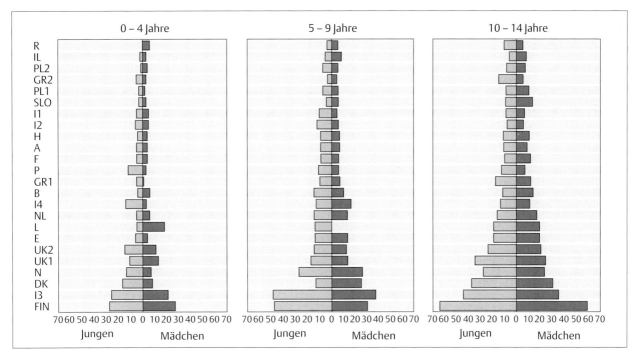

Abb. 1.3 Alters- und geschlechtsspezifische Inzidenzraten (pro 100 000 / Jahr) des Typ-I-Diabetes in Europa. R = Rumänien, IL = Israel, PL = Polen, GR = Griechenland, SLO = Slowenien, I = Italien, H = Ungarn, A = Österreich, F = Frankreich, P = Portugal, B = Bel-gien, NL = Niederlande, L = Luxemburg, E = Spanien, UK = Groß-britannien, N = Norwegen, DK = Dänemark, FIN = Finnland (aus Levy-Marchal, C., C. Patterson, A. Green: Diabetologia 38 [1995] 8223).

Pathogenese der Insulitis

T-Lymphozyten und unspezifische Entzündungsmecha-nismen: Vieles spricht dafür, daß es sich beim Typ-1-Diabe-tes um eine durch T-Zellen vermittelte Autoimmunerkran-kung handelt und B-zellspezifische CD4⁺ T-Lymphozyten den Zerstörungsprozeß einleiten (22). So können Lympho-zyten, nicht jedoch Serum, Immunglobulin oder Makropha-gen die Krankheit im Tiermodell von einem auf das andere Tier übertragen. Auch beim Menschen existieren noch Jahr-zehnte nach der Diabetesmanifestation „Memory"-T-Lym-phozyten, die dafür sorgen, daß Pankreastransplantate von einem eineiigen nichtdiabetischen Zwillingsdonor in einem diabetischen Zwillingsempfänger erneut durch einen Auto-immunprozeß zerstört werden (23). Aus dem Blut von Pati-enten mit Typ-1-Diabetes lassen sich T-Lymphozyten isolie-ren, die spezifisch gegen Inselzellantigene (z. B. gegen GAD, Insulin oder ein 38 KDa-Antigen) gerichtet sind (24–26). Aber auch unspezifische Entzündungsmechanismen sind für den Untergang der B-Zellen verantwortlich (29). Das wichtigste inseltoxische Produkt der Makrophagen ist das Stickstoffmonoxid (NO). Die Blockade der NO-Freisetzung reicht aus, um die Lyse von Inselzellen in vitro durch Makro-phagen zu verhindern. Interleukin-1 bewirkt ebenfalls die Lyse von Inselzellen (30). Dabei beruht die zytotoxische Wirkung des Zytokins auf der Induktion der NO-Synthase und der Freisetzung toxischer Mengen NO in den Inseln.

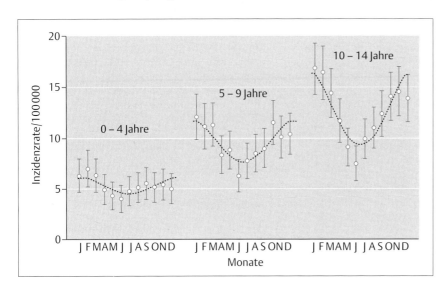

Abb. 3.4 Jahreszeitliche Schwankun-gen der Diagnosestellung des Typ-1-Diabetes in den Altersgruppen 0–4 Jah-re, 5–9 Jahre und 10–14 Jahre (aus Levy-Marchal, C., C. Patterson, A. Green, Diabetologia 38 [1995] 8223).

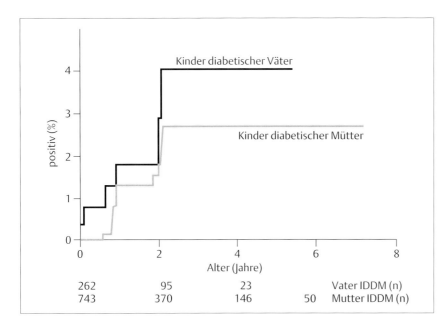

Abb. 3.**5** Erscheinen des ersten Antikörpers (IAA, ICA, GADA, oder IA-2A) bei nichtdiabetischen Kindern von Eltern mit Typ-1-Diabetes. Die Y-Achse zeigt die kumulative Antikörperpositivität, die X-Achse das Alter der Kinder. Die Anzahl der Kinder im Follow-up zeigen die Zahlen unter der Abbildung. Alle diese Kinder entwickelten neben dem ersten Antikörper im Laufe des Follow-ups noch mindestens einen weiteren Antikörper und haben somit ein hohes Risiko, an Diabetes zu erkranken. IDDM = insulin-dependent diabetes mellitus (aus Roll, U., M. R. Christie, M. Fuchtenbusch, M. A. Payton, C. J. Hawkes, A. G. Ziegler: Diabetes 45 [1996] 967).

Daß unspezifische Entzündungsmechanismen alleine für den Untergang der B-Zellen verantwortlich sind, ist unwahrscheinlich. Wahrscheinlicher ist, daß für B-Zellen spezifische T-Lymphozyten den Prozeß einleiten und unspezifische Entzündungsmechanismen für eine Amplifikation und Ausbreitung der Immunreaktion sorgen. Manche Wissenschaftler sprechen sogar von zwei verschiedenen Phasen der Inselzellentzündung, der benignen Insulitis, bei der T_H2-Zellen und ihr Sekretionsprodukt Interleukin-4 überwiegen und die B-Zellen intakt bleiben, und der destruktiven Insulitis, bei der T_H2-Zellen dominieren und spezifische und unspezifische inflammatorische Komponenten des Immunsystems aktiviert sind. Das könnte erklären, warum es einige Patienten gibt, die ihr Leben lang spezifische Autoantikörper aufweisen, aber nie einen Typ-1-Diabetes entwickeln, also möglicherweise im Stadium der benignen Insulitis verbleiben.

Antigene: Immer wieder wird in diesem Zusammenhang die Frage gestellt, ob ein primäres Antigen für die Initiierung der autoimmunen Inselzellentzündung verantwortlich gemacht werden kann. Im Tiermodell der NOD-Maus konnte z. B. nachgewiesen werden, daß eine zelluläre sowie humorale Immunantwort immer zuerst gegen GAD und dann erst gegen andere Inselzellantigene gerichtet ist (27). Wir sehen in unserer prospektiven BABYDIAB Studie beim Menschen, daß meist Insulinautoantikörper als erste Antikörper vor anderen Immunmarkern auftreten (21). Das heißt, die Frage, ob sich die Immunantwort von einem Antigen auf multiple Antigene ausweitet („spreading") oder bereits primär von mehreren Antigenen gleichzeitig ausgelöst werden kann, bleibt noch immer ungeklärt. Klar und sehr wichtig erscheint jedoch eines: Eine Ausweitung auf mehrere Antigene ist notwendig für das Fortschreiten der Insulitis zum manifesten Diabetes, da ausschließlich Personen mit mehr als einem Inselzellantikörper Diabetes entwickeln (s. u. Immundiagnostik); Patienten mit nur einem Antikörper erkranken nicht (28).

Weiterhin ist offen, inwieweit eine **gestörte Apoptose** (Zelltod) von aktivierten T-Lymphozyten bei der Diabetespathogenese eine Rolle spielt. Erst kürzlich wurde vom Krankheitsbild der rheumatoiden Arthritis berichtet, daß die Apoptose von aktivierten T-Lymphozyten möglicherweise durch Fibroblasten im Gelenkspalt verhindert wird (31). Es wäre demnach vorstellbar, daß autoreaktive Zellen, die bei jedem Individuum natürlicherweise vorkommen und wahrscheinlich eine wichtige Funktion in der Vernichtung entarteter Zellen haben, nicht adäquat ausgeschaltet, also zur Apoptose gebracht werden. In der Tat haben Diabetiker eine verminderte Expression von FAS, dem Apoptosemarker, auf Lymphozyten (32).

Umwelt

BCG- und andere Impfungen: Tierstudien haben gezeigt, daß eine Immunisierung mit inaktivierten Mykobakterien (komplettem Freund-Adjuvans [CFA]) das Fortschreiten der Insulitis verhindern kann (33,34). Erste Pilotstudien einer einmaligen BCG-Impfung am Menschen bei Diabetesmanifestation waren zunächst vielversprechend und mit einer verlängerten Remissionszeit korreliert (34). Allerdings konnten diese Befunde an einer größeren Doppelblindstudie in Denver (USA) nicht bestätigt werden. Auch gibt es in der Literatur keine ausreichenden Hinweise dafür, daß Impfungen einen Typ-1-Diabetes verursachen können. Wir konnten im Rahmen der BABYDIAB-Studie in Deutschland keinen Unterschied zwischen der allgemeinen Impfhäufigkeit von antikörpernegativen oder -positiven Kindern diabetischer Eltern nachweisen (Tab. 3.**1**). Auch fanden wir keinerlei Zusammenhang zwischen dem zeitlichen Auftreten der Antikörper und der Durchführung der Masern-Mumps-Röteln-Impfung, so daß Impfungen uneingeschränkt auch allen Risikokindern empfohlen werden können (35, auch Statement der DDG).

Sozialstatus: Einige Berichte aus den USA und Kanada haben gezeigt, daß die Zugehörigkeit zu einer höheren sozialen Schicht mit einem höheren Diabetesrisiko assoziiert ist (36). Geht man davon aus, daß ein höherer Sozialstatus mit besseren hygienischen Bedingungen korreliert ist, so entsprechen diese Befunde den Ergebnissen aus Tierstudien, denn im Tiermodell der NOD Maus weisen diejenigen Kollektive, die unter besseren hygienischen Bedingungen und in einer pathogenärmeren Umgebung gehalten werden, eine gesteigerte Diabetesinzidenz auf.

Tabelle 3.**1** Impfstatus bei Kindern diabetischer Eltern in Deutschland (aus Hummel, 11. A. G. Ziegler: Diabet. Care 19 [1996] 1456–1457)

Impfung	Antikörper-negative Kinder (251 Fälle)	Antikörper-positive Kinder (29 Fälle)
BCG	6 %	0 %
DPT	92 %	95 %
Polio	89 %	95 %
HI	32 %	28 %
MMR	78 %	71 %
FSME	9 %	3 %

Antikörperpositiv bedeutet positiv für ≥1 der Antikörper ICA, IAA, GADA oder IA-2A. Bei 17 (59%) der antikörperpositiven Kinder traten die Antikörper vor der ersten MMR-Impfung auf. BCG = Tuberkulose, DPT = Diphtherie-Pertussis-Tetanus, MMR = Masern-Mumps-Röteln, Polio = Poliomyelitis, HI = Haemophilus influenza, FSME = Frühsommermeningoenzephalitis.

Stilldauer und Ernährung: Vor über 10 Jahren berichteten erstmals Forscher aus Dänemark über einen Zusammenhang zwischen der Stilldauer und dem Risiko, an Typ-1-Diabetes zu erkranken, d. h., Typ-1-Diabetiker wurden kürzer gestillt als deren nichtdiabetische Geschwister und kürzer als eine nichtdiabetische Kontrollpopulation aus der Allgemeinbevölkerung (37). Gerstein u. Mitarb. (38) haben in einer aktuellen Metaanalyse 13 verschiedene Fallkontrollstudien aus den Ländern Finnland, Schweden, England, Australien, USA und Italien zusammengefaßt und das durchschnittliche relative Diabetesrisiko aus all diesen Studien berechnet. Danach ergab sich ein um das 1,37fache erhöhtes Risiko, an Typ-1-Diabetes zu erkranken, für Personen, die kürzer als 3 Monate gestillt wurden im Vergleich zu einer Stilldauer länger als 3 Monate. Im Gegensatz zu dieser Analyse steht eine Publikation aus dem Jahre 1996 aus Denver: In einer Erhebung im Rahmen der DAISY-Studie (Diabetes Autoimmunity Study of the Young) konnte kein signifikanter Zusammenhang zwischen dem Typ-1-Diabetesrisiko und der Stilldauer, dem Kuhmilchkonsum oder anderen Ernährungsfaktoren gefunden

werden (39). Auch unsere eigene prospektive Analyse der BABYDIAB-Studie zeigt ein absolut identisches Stillverhalten bei Kindern diabetischer Eltern mit positiven oder negativen Antikörpern (Abb. 3.**6**). Derzeit besteht deshalb in Deutschland keine Notwendigkeit, die Stillfrequenz bei diabetischen Risikopopulationen zu erhöhen und diabetische Eltern, die nicht stillen können, zu beunruhigen.

Virale Infektionen: Zwar gibt es zahlreiche Kasuistiken – der erste dieser Art liegt bald 100 Jahre zurück –, die vom Auftreten eines Typ-1-Diabetes kurze Zeit nach einer Virusinfektion berichten. Darüber hinaus gibt es epidemiologische Untersuchungen, bei denen ein Anstieg der Diabetesinzidenz nach Virusepidemien beobachtet wurde, sowie eine Vielzahl serologischer Befunde, die bei neumanifestierten Typ-1-Diabetikern gegenüber Kontrollkollektiven höhere Antikörpertiter gegenüber verschiedenen Viren aufzeigten. Jedoch scheint es heute im Hinblick auf die jahrzehntelange prädiabetische Phase ausgeschlossen zu sein, daß virale Infektionen bei Manifestation kausal etwas mit der Krankheitsentstehung zu tun haben (40). Nur in einigen seltenen Fällen (z. B. kongenitale Rötelninfektion) sind Virusinfektionen nachgewiesenermaßen an der Entstehung eines insulinabhängigen Diabetes beteiligt (41). Dabei tritt die Manifestation des Typ-1-Diabetes erst viele Jahre nach der erfolgten Infektion ein.

Immundiagnostik des Typ-1- und Prä-Typ-1-Diabetes

Bedeutung: Die Immundiagnostik des Typ-1-Diabetes hat in den letzten 10 Jahren zunehmend an Bedeutung gewonnen. Durch die Standardisierung und Weiterentwicklung von Testverfahren stehen inzwischen immunologische und molekulargenetische Assays zur Verfügung, die eine frühe Diagnostik und Charakterisierung des Typ-1-Diabetes (gegenüber dem Typ-2-Diabetes) bei neuentdeckten Diabetikern ebenso wie eine Früherkennung und Vorhersage des Typ-1-Diabetes bei Verwandten 1. Grades sowie der Allgemeinbevölkerung ermöglichen. Strategien zur möglichen Diagnostik und Prädiktion des Typ-1-Diabetes sollen nun in diesem Abschnitt erläutert und die zur Verfügung stehenden Testverfahren diskutiert werden.

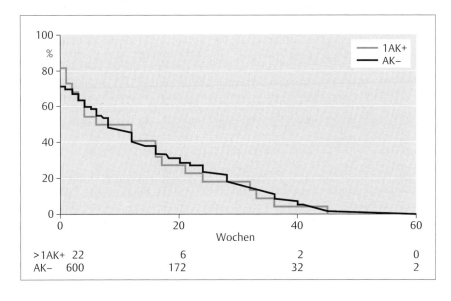

Abb. 3.**6** Kumulative Stillhäufigkeit (%) bei Kindern diabetischer Eltern im Vergleich: antikörpernegative Kinder (AK–) versus Kinder mit mehr als einem Inselzellantikörper (>1 AK+ : entsprechend einem hohen Diabetesrisiko).

Autoantikörper: Derzeit gibt es 4 Antikörpermarker, die für die Diagnostik und Prädiktion des Typ-1-Diabetes sehr gut geeignet scheinen, wenn sie mit spezifischen Assays gemessen und richtig interpretiert werden: zytoplasmatische Inselzellantikörper (ICA), Insulinautoantikörper (IAA), Antikörper gegen Glutamatdecarboxylase (GADA) und Antikörper gegen die Tyrosinphosphatasen IA-2 und IA-2β (42).

Inselzellantikörper (ICA): ICA sind Immunglobuline der IgG-Klasse, die auf Gefrierschnitten mit Inselzellen reagieren und mittels indirekter Immunfluoreszenzfärbung nachgewiesen werden (43,44). Die im Fluoreszenzmikroskop sichtbare ICA-Markierung kommt durch die Reaktion der Serumantikörper mit verschiedenen B-Zellantigenen zustande. Zwei dieser „ICA-Antigene" wurden bereits charakterisiert (GAD und IA-2/IA-2β, s. u.); da sie jedoch nicht die gesamte ICA-Bindung ausmachen, wird vermutet, daß weitere bisher noch unbekannte ICA-Antigene existieren. Der ICA-Test ist somit ein natürlicher Antikörperkombinationstest. Er hat als Einzeltest die höchste Spezifität und Sensitivität bezüglich Diagnose und Prädiktion eines sich entwickelnden Typ-1-Diabetes und dient nach wie vor als Goldstandard für die Evaluation neuer Antikörpermarker. Der Nachteil der ICA-Messung liegt in der mangelnden Verfügbarkeit und schwankenden Qualität von Humanpankreasgewebe, was die Etablierung des Tests in vielen Labors erschwert hat. Darüber hinaus handelt es sich lediglich um einen semiquantitativen Test, der durch die subjektive Auswertung am Mikroskop mit einer höheren Fehleranfälligkeit behaftet ist. Deshalb besteht allgemein großes Interesse, diesen Test durch quantitative Assays (ELISAs oder RIAs) gegen rekombinante B-Zellantigene zu ersetzen, die für alle Labors erhältlich, einfach durchführbar und standardisierbar sind. Alle Daten sprechen dafür, daß ein Einzeltest gegen eines der rekombinanten Antigene Insulin, GAD oder IA-2 den ICA-Test nicht ersetzen kann, daß aber die kombinierte Testung von 2 oder 3 der genannten Antigene die ICA-Testung in Zukunft ersetzen wird (s. u.). Mittels internationaler Workshops und eines „positiven" Testserums, dem willkürlich eine Einheit von 80 Units zugeteilt wurde, wurden ICA-Messungen weltweit standardisiert (Units werden auch JDF Units genannt: JDF steht für Juvenile Diabetes Foundation, eine internationale Diabetesorganisation, die über viele Jahre die Standardisierung von ICA finanziert hat). Vor allem die Titerhöhe von ICA beeinflußt entscheidend die Höhe des Diabetesrisikos. So reflektieren hochtitrige ICA (>80 JDF-U) ein vielfach höheres Risiko als niedrigtitrige ICA (<20 JDF-U).

Insulinautoantikörper (IAA): IAA treten vor exogener Insulintherapie auf und sind gegen körpereigenes Insulin gerichtet (45–46). Sie werden ausschließlich zuverlässig durch Radioimmunoassays gemessen. ELISA-Methoden haben sich zur Messung von IAA nicht bewährt und sind inzwischen obsolet. Antikörper gegen Insulin (IA) werden auch regelmäßig unter einer exogenen Insulintherapie mit Humaninsulin beobachtet und können methodisch nicht von Insulinautoantikörpern unterschieden werden. Das heißt, daß eine Bestimmung von IAA bei insulinbehandelten Patienten nicht aussagekräftig ist. IAA sind mit HLA-DR4 assoziiert und werden bei etwa 20–70% neu diagnostizierter Typ-1-Diabetiker gefunden. Ihre Häufigkeit ist umgekehrt proportional dem Alter bei Erstmanifestation, am häufigsten bei Kindern unter 5 Jahren (47). Die Antikörper sind hochaffin und erkennen Epitope des Insulinmoleküls, die die Aminosäuren 8–13 der α-Kette und 1-3 der β-Kette umfassen

(48). Hohe Titer von IAA und das gleichzeitige Vorliegen von ICA sind mit einem relativen Risiko von 100% verbunden, einen insulinabhängigen Diabetes zu entwickeln. Ein gewisser Nachteil bei der Bestimmung der IAA liegt in der Methode, die zur Sicherung der Sensitivität relativ viel Serumvolumen (600 μl) und eine lange Inkubationszeit (7-Tage-Assay) benötigt.

Glutamatdecarboxylase-Antikörper (GADA): Antikörper gegen ein 64-kDa-Inselzellprotein wurden erstmals von Baekkeskov u. Mitarb. bei Patienten mit Typ-1-Diabetes beschrieben. Im Jahre 1990 wurde das 64-kDa-Protein als das GABA-synthetisierende Enzym Glutamatdecarboxylase (GAD) identifiziert (49). Dadurch wurde die Messung dieser Antikörper erleichtert und ein neuer Test zur Diagnostik des Typ-1-Diabetes geschaffen (50,51). Zwei GAD-Isoformen existieren, GAD65 und GAD67, die jeweils von unterschiedlichen Genen codiert werden. Für den humanen Typ-1-Diabetes sind ausschließlich die GAD65-Antikörper von Bedeutung. GADA treten bei etwa 60% neumanifester Typ-1-Diabetiker auf (52). Sie werden auch bei Patienten mit Stiffman-Syndrom und mit Polyendokrinopathie Typ II in hoher Frequenz gefunden (53). GADA erkennen verschiedene konformationsabhängige Epitope des GAD65-Moleküls im Bereich der Aminosäuren 240–435 und 451–570. GADA kommen auch bei zunächst nicht-insulinpflichtigen Diabetikern vor, die klinisch als Typ-2a-Diabetiker eingestuft werden, aber innerhalb weniger Monate oder Jahre nach Diagnosestellung insulinpflichtig werden. GADA sind im Vergleich zu anderen Antikörpern sehr sensitive, aber weniger spezifische Marker für den Typ-1-Diabetes und müssen deshalb zur Verbesserung der Spezifität mit anderen Markern kombiniert werden.

Tyrosinphosphatase-Antikörper (IA-2A und IA-2βA): Diese Antikörper binden an Proteine mit der Bezeichnung IA-2 (auch ICA512 genannt) und IA-2ß (auch Phogrin genannt), die zu der Familie der Tyrosinphosphatasen gehören (54–58). Es handelt sich um zwei nahe verwandte Transmembranproteine sekretorischer Granula mit einem jeweils membranständigen und zytoplasmatischen Anteil. Der zytoplasmatische Anteil enthält die jeweilige Antikörperbindungsstelle. Noch vor der molekularen Identifizierung waren beide Antigene als 40-kDa- und 37-kDa- Protein und diese wiederum als tryptische Spaltprodukte eines 64-kDa-Proteins bekannt. IA-2β wird vorwiegend in B-Zellen, IA-2 in allen endokrinen Zellen und in Nervengewebe exprimiert. Antikörper gegen IA-2 und IA-2β korrelieren in hohem Maße, wobei nur ein Teil der Patienten mit IA-2A auch IA-2βA produzieren und IA-2β äußerst selten alleine auftritt. Daher ist die Testung von IA-2βA wahrscheinlich entbehrlich. IA-2A sind sehr spezifisch für den Typ-1-Diabetes und kommen bei etwa 60% von neumanifesten Typ-1-Diabetikern, praktisch aber nie bei anderen Erkrankungen vor. IA-2A sind vor allem mit einer raschen Diabetesentwicklung korreliert, da Personen, die neben ICA oder IAA auch IA-2A aufweisen sehr viel schneller einen Diabetes entwickeln als IA-2A-negative Personen (28).

Derzeit werden IA-2A und GADA in den meisten Labors durch einen einfachen Radioligandenassay gemessen, wobei das Antigen durch In-vitro-Translation aus DNA hergestellt und radioaktiv markiert wird (59). Man benötigt eine geringe Serummenge von 6 μl, die es erlaubt, sogar mit Kapillarblut Antikörpermessungen vorzunehmen. Dieses neue Verfahren erleichtert die Immundiagnostik beim Typ-1-Diabetes wesentlich. Es wird dadurch erstmals vorstellbar,

Tabelle 3.**2** Intravenöser Glukosetoleranztest (IVGTT), standardisiertes Protokoll aus Position statement: prevention of type 1 diabetes mellitus, Diabete. Care 13 [1990] 1026)

Vorbereitung:	3 Tage kohlenhydratreiche Ernährung (≥150 g), normale körperliche Aktivität
Fasten:	10–16 Stunden vor dem Test, kein Nicotin, kein Kaffee
Testbeginn:	zwischen 7.30 und 10.00 Uhr
Venöser Zugang:	Ein einziger venöser Zugang ist ausreichend. Jedoch sollte das System nach der Glucoseinfusion mit Kochsalz durchgespült werden und vor der Blutabnahme die Flüssigkeit im Schlauchsystem verworfen werden.
Glucosedosierung:	0,5 g/kg Körpergewicht bis maximal 35 g
Glucosekonzentration:	25% während der Infusion
Infusion:	manuelle oder Perfusorspritze
Dauer der Infusion:	3 Minuten ± 15 Sekunden
Zeitpunkt Null:	Ende der Infusion
Blutabnahme:	2 mal nüchtern +1 +3 +5 +10 Minuten

ein Risikoscreening zur Diabetesfrüherkennung auf Populationsebene durchzuführen. Erste Experimente wurden auch bereits unternommen, beide Antikörper gleichzeitig in einem kombinierten Assay zu messen, was besonders unter finanziellen Gesichtspunkten interessant ist. Neben den auf Forschungsebene etablierten RIAs sind derzeit kommerzielle ELISAs zur Detektion von GADA und IA-2A in Entwicklung, bzw. wurden zum Teil gerade auf den Markt gebracht.

Intravenöser Glucosetoleranztest (IVGTT): Durch Messung der frühen Insulinsekretion (1+3 Minuten) nach intravenöser Glukosebelastung kann das Ausmaß der B-Zellzerstörung bei antikörperpositiven Personen getestet werden. Die Durchführung des Tests sollte nach einem inter-

national standardisierten Protokoll (Tab. 3.**2**) erfolgen. Ist die Insulinsekretion unter die 5. Perzentile der Insulinausschüttung von gesunden Kontrollpersonen abgesunken, muß von einem fortgeschrittenen Immungeschehen und damit einem hohen Diabetesrisiko ausgegangen werden (Abb. 3.**7**). Allerdings eignet sich der IVGTT wegen der fehlenden Spezifität für den Typ-1-Diabetes und vor allem wegen des Aufwands der Untersuchung nicht für eine Primärdiagnostik und das Screening. Er dient lediglich bei antikörperpositiven Personen als Test, um eine Sekretionsstörung nachzuweisen, die eine bevorstehende Manifestation des Diabetes anzeigt.

Immundiagnostik bei neumanifesten Typ-1-Diabetikern: Die Antikörpertestung bei Patienten mit neumanifestem Diabetes ist dann sinnvoll, wenn die klinische Diagnose nicht eindeutig gestellt werden kann, also zur Differentialdiagnose gegenüber Patienten mit Typ-2-Diabetes, MODY-Diabetes (maturity onset diabetes in young people), hereditären oder sekundären Diabetesformen. Bei einer klinisch eindeutigen Diagnose ist dagegen die Antikörperuntersuchung entbehrlich und verursacht unnötige Kosten. Durch die kombinierte Testung mehrerer Antikörper können Sensitivität und Spezifität der Immundiagnostik verbessert werden. Abb. 3.**8** zeigt Antikörperprävalenzen einzelner und kombinierter Testungen in Abhängigkeit vom Manifestationsalter (< 10, 10–20, 20,1–30, > 30 Jahre) in einem Kollektiv von 81 neumanifesten Patienten, die klinisch als Typ-1-Diabetiker eingestuft wurden. Es ist klar ersichtlich, daß die Häufigkeit und damit Sensitivität *einzelner* Antikörpertests deutlich niedriger liegt (linke Seite) als die *kombinierte* Testung (rechte Seite). Naturgemäß ergibt die Kombination aller vier Antikörpertests die höchste Sensitivität (rechte Seite, mindestens 1 Antikörper positiv), d. h., fast 100% aller Patienten unter dem 30. Lebensjahr haben mindestens einen der vier Antikörper. Die Dreifachtestung mit IAA, GADA, und IA-2A steht allerdings der Vierfachtestung kaum nach, was dafür spricht, daß auf eine ICA-Testung dann verzichtet werden kann, wenn sie durch eine kombinierte quantitative Testung definierter Antikörper ersetzt wird. Nach dem 30. Lebensjahr sind sowohl die Einzel- als auch die kombinierte Testung deutlich weniger sensitiv; nur etwa 40% der Patienten sind antikörperpositiv, am häufigsten GADA-positiv. Das bedeutet, daß das Fehlen von Antikörpern die Diagnose eines Typ-1-Diabetes nicht ausschließt. Allerdings sollte sie in diesen Fällen zumindest in

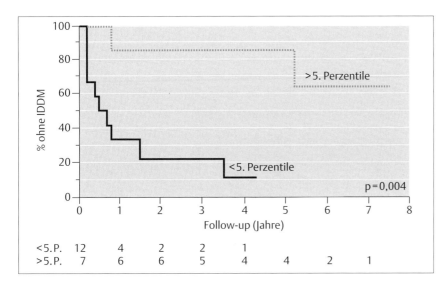

Abb. 3.**7** Life-table-Analyse: Kumulatives Typ-1-Diabetesrisiko bei Verwandten mit positiven Inselzellantikörpern (ICA, IAA, GADA oder IA-2A) in Abhängigkeit von der Insulinsekretion (1+3 Minuten). Antikörperpositive Verwandte mit einer Insulinsekretion unter der 5. Perzentile eines Normalkollektivs haben ein 90%ige Risiko, innerhalb von 5 Jahren einen manifesten Diabetes zu entwickeln im Vergleich zu 16% bei Personen mit einer normalen Insulinsekretion über der 5. Perzentile. IDDM = insulin-dependent diabetes mellitus.

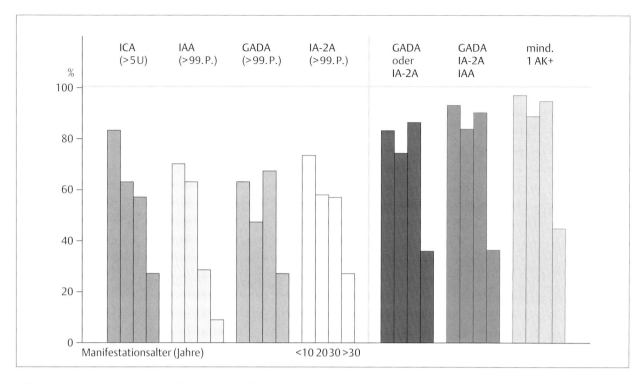

Abb. 3.8 Antikörperprävalenz (%) bei 81 neumanifesten Typ-1-Diabetikern in Abhängigkeit vom Manifestationsalter (<10, 10–20, 20,1–30, >30 Jahre). Antikörper werden als positiv gewertet, wenn die Titer für ICA >5 JDF-U und jeweils über der 99. Perzentile eines altersentsprechenden Kontrollkollektivs für IAA, GADA und IA-2A liegen. Die rechte Säulengruppe zeigt die Sensitivität einer kombinierten Antikörpertestung: Etwa 90% der Patienten mit einer Manifestation bis zum 30. Lebensjahr waren für mindestens 1 Antikörper (AK) positiv, 80–90% waren für einen der Antikörper GADA, IA-2A oder IAA positiv.

Zweifel gezogen und andere Ursachen des Diabetes erwogen werden. Auch eine HLA-Typisierung kann hier hilfreich sein.

LADA: Durch die zunehmende Verbreitung der Immundiagnostik werden immer mehr Fälle von Autoimmundiabetes nach dem 40. Lebensjahr diagnostiziert. Diese Form des Typ-1-Diabetes wird auch als LADA (late onset autoimmunity diabetes in the adult) bezeichnet. Die Patienten weisen häufig positive GADA oder ICA auf und werden klinisch meist als Typ 2a-Diabetiker eingestuft (60). Sie sind oft nicht adipös und werden erfahrungsgemäß innerhalb weniger Monate oder Jahre insulinpflichtig.

Frühdiagnostik bei nichtdiabetischen Risikopopulationen: Die Frühdiagnostik des Typ-1-Diabetes, d. h. eine Erfassung von Risikopersonen in der prädiabetischen Phase der Erkrankung, scheint unter folgenden Gesichtspunkten sinnvoll zu sein). Das Wissen um die Insulitis schafft 1. die Aufmerksamkeit für das Erkennen und die richtige Zuordnung von Frühsymptomen bei Manifestation der Krankheit und ermöglicht 2. die Erprobung von Maßnahmen zur Prävention des manifesten Typ-1-Diabetes.

Folgende Personengruppen zählen zu Risikopopulationen, bei denen ein Antikörperscreening zur Diabetesfrühdiagnostik erwogen werden soll:
➤ Verwandte von Typ-1-Diabetikern,
➤ Patienten mit autoimmunen Polyendokrinopathien, insbesondere Morbus Addison,
➤ Kinder mit Zöliakie,
➤ Frauen mit Gestationsdiabetes (Tab. 3.3).
Durch großangelegte Screeninguntersuchungen von Risikopopulationen, vor allem von Verwandten ersten Grades von Typ-1-Diabetikern, hat man in den letzten beiden Jahr-

zehnten wesentliche Informationen über die Empfindlichkeit und den prädiktiven Wert der Antikörperdiagnostik erhalten (61–62). Diese wird im folgenden zusammengefaßt.

Sensitivität der Antikörperdiagnostik: Die Sensitivität einer Antikörperdiagnostik zur Identifizierung von Risikopopulationen liegt gewöhnlich höher als die Sensitivität eines Antikörperscreenings bei Diabetesmanifestation. Wir haben in Deutschland etwa 1800 Verwandte von Typ-1-Diabetikern auf Antikörper untersucht und bis zu 7 Jahre nach der initialen Testung nachuntersucht. Von allen 25 Personen, die bis zum heutigen Zeitpunkt (mittleres Follow up 2,2 Jahre) einen manifesten Typ-1-Diabetes entwickelt haben, waren 100% ICA-positiv und etwa 85% wiesen positive Antikörper gegen Insulin, GAD oder IA-2 auf. Wiederum 100% hatten einen der drei definierten Antikörper IAA,

Tabelle 3.3 Häufigkeit des Typ-1-Diabetes

Allgemeinbevölkerung	0,3 %
Risikopopulationen	
Verwandte ersten Grades	3–8%
Gestationsdiabetikerinnen	6–10%
Polyendokrinopathie Typ I	5%
Polyendokrinopathie Typ II	50%
Zöliakie	5%

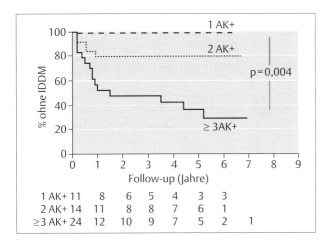

Abb. 3.**9** Life-table-Analyse: Kumulatives Typ-1-Diabetesrisiko bei Verwandten von Typ-1-Diabetikern in Abhängigkeit von der Zahl der positiven Antikörper (AK). Verwandte mit 3 oder mehr Antikörpern hatten ein signifikant höheres Risiko (72%), Diabetes zu entwickeln, als Verwandte mit nur 1 oder 2 Antikörpern (0 und 20%).

GADA oder IA-2A, so daß durch eine kombinierte Testung dieser drei Antikörper auch wieder alle Prädiabetiker identifiziert wurden. Ähnliche Ergebnisse wurden in den USA erhoben. In einer Studie von Verge u. Mitarb. zeigte sich eine Sensitivität von 98% für die kombinierte Messung von GADA, IA-2A und IAA (62). Erklärungsmöglichkeiten für die bessere Sensitivität der Antikörpermessung während der prädiabetischen Phase im Vergleich zum Manifestationszeitpunkt sind der Abfall von meßbaren Antikörpertitern mit zunehmender B-Zellzerstörung oder einfach die Fehldiagnose eines Autoimmundiabetes bei Erstmanifestation. Für die Praxis läßt sich aus diesen Befunden schließen, daß bei Verwandten ein Diabetesrisiko praktisch mit 100%iger Sicherheit ausgeschlossen werden kann, wenn diese bei wiederholter Testung von mindestens 3 Antikörpern antikörpernegativ sind.

Prädiktion: Tab. 3.**4** faßt das kumulative Diabetesrisiko von Verwandten mit positiven Antikörpern aus verschiedenen Studien zusammen. Die meisten Daten existieren heute über die Einzeltestung auf ICA (Tab. 3.**4**, oberer Abschnitt). Verwandte mit positiven ICA haben ein durchschnittliches 5-Jahres-Risiko von 50–65% in Abhängigkeit von den ICA-Titern. Aber auch die Einzeltestung von IAA, GADA oder IA-2A/ICA512 erbringt ähnliche Ergebnisse. Auch im Hinblick auf die Prädiktion liegt der Vorteil in der kombinierten Antikörpermessung (Tab. 3.**4**, mittlerer und unterer Abschnitt). Dabei scheint das Risiko, an Diabetes zu erkranken, vor allem von der Zahl der positiven Antikörper, weniger vom Vorhandensein eines spezifischen Markers abzuhängen. Abb. 3.**9** zeigt, daß Personen mit nur einem Antikörper (vorausgesetzt, es wurden alle 4 gemessen) praktisch kein Risiko haben, an Diabetes zu erkranken, dagegen steigt das Risiko auf 70% beim Vorhandensein von 3 oder 4 positiven Antikörpern. Bemerkenswert ist auch, daß vor allem das Vorhandensein von IA-2A mit einer schnellen und hohen Diabetesprogressionsrate assoziiert ist (Tab. 3.**4**, 2. Teil 5).

Allgemeinbevölkerung: Heute liegen aus Deutschland und anderen Ländern Antikörpertestungen der Allgemeinbevölkerung vor, die grundsätzlich den prädikti-

ven Wert der Immundiagnostik auch für „Nichtrisikogruppen" bestätigen (63-66). Deshalb muß diskutiert werden, ob eine Antikörpertestung zur Vorhersage des Typ-1-Diabetes nicht als allgemeine Routineuntersuchung bei allen Kindern der deutschen Bevölkerung eingeführt werden sollte. Da es im Moment keine gesicherte Therapie zur Prävention des Typ-1-Diabetes gibt, muß man einschränkend anmerken, daß Kinder von einer derartigen Vorsorgeuntersuchng gegenwärtig wenig profitieren. Vorstellbar wäre, ein Diabetesrisiko-Screening mit anderen Tests zu kombinieren (z. B. mit der Testung von Zöliakieantikörpern oder Schilddrüsenantikörpern), bei denen durch eine prophylaktische Therapie „Krankheit" heute schon rechtzeitig therapiert bzw. verhindert werden kann.

T-Zellassays: Da man annimmt, daß der Typ-1-Diabetes eine T-zellvermittelte Autoimmunerkrankung darstellt, haben sich einige Gruppen mit der Entwicklung von T-Zellassays beschäftigt. Dabei versucht man die Proliferationsrate von peripheren Blutlymphozyten gegen verschiedene Inselzellantigene mittels Thymidineinbau zu messen. Eine Studie diesbezüglich wurde an Patienten mit Typ-1-Diabetes oder Prä-Typ-1-Diabetes im Krankenhaus München-Schwabing durchgeführt. Lymphozyten wurden in einem Kurzzeit-Proliferationstest gegen eine Gruppe verschiedener Antigene (Insulin, GAD, IA-2, B-Zellen) getestet (67). Dabei fand sich, daß 89% der antikörperpositiven Verwandten im Vergleich zu 43% der neumanifesten Typ-1-Diabetiker und 0% der Kontrollpersonen eine positive Proliferation gegen mehr als ein B-Zellantigen aufwiesen. Reaktivitäten gegen nur ein Antigen traten sowohl bei Diabetikern als auch gelegentlich bei Normalpersonen auf. Die Schwierigkeit der T-Zellassays liegt darin, daß sich im peripheren Blut nur wenige inselspezifische Zellen finden und die gemessenen Stimulationsindices insgesamt sehr niedrig liegen. Durch die Isolation und Auftrennung verschiedener Lymphozytensubpopulationen versucht man derzeit inselreaktive Zellpopulationen anzureichern und dadurch den Test zu verbessern. Standardisierte T-Zellassays könnten zukünftig eine bedeutende Rolle in der Diagnostik von Veränderungen des zellulären Immunsystems und im Verlauf von Immuntherapien spielen.

Empfehlungen zum praktischen Vorgehen eines Antikörperscreenings bei Diabetesmanifestation:
➤ Ein Antikörperscreening ist nur bei einer zweifelhaften Diagnose sinnvoll, vor allem bei Erwachsenen mit einem neumanifestierten Diabetes ohne Ketoazidose oder bei Kindern und Jugendlichen mit milden Verlaufsformen und fehlender Ketose.
➤ Folgende Antikörper sollten dann bestimmt werden: < 20. Lebensjahr am besten IAA, ICA, GADA und IA-2A; > 20. Lebensjahr ICA, GADA und IA-2A.
➤ Bei positivem Antikörpertestbefund ist ein Autoimmundiabetes wahrscheinlich und eine Insulinbehandlung sinnvoll.

Empfehlungen zum praktischen Vorgehen bei der Untersuchung von Risikogruppen zur Frühdiagnostik des Typ-1-Diabetes:
➤ Um möglichst viele Risikopersonen zu erfassen, wäre ein Antikörper-Screening früh im Leben, in jedem Fall vor Schuleintritt, eventuell sogar im 2. Lebensjahr wünschenswert.
➤ Optimal ist ein Screening mit allen 4 Antikörpern. Da das bevölkerungsweit schwer durchführbar ist, empfehlen wir ein Screening mit einem kombinierten GAD/IA-2 Antikörpertest (venöses Blut oder Kapillarblut).

Tabelle 3.**4** Kumulatives Risiko für einen Typ-1-Diabetes bei Verwandten von Typ-1-Diabetikern in Abhängigkeit des Antikörperstatus

Studie (Referenz)	Antikörper	Kumulatives 5-Jahres Risiko (%)
1 Antikörper positiv (andere Antikörper nicht getestet)		
Bart-Windsor, London	ICA+ ≥ 10 JDF-U	[43%]
(Bingley u. Mitarb., 1994)	ICA+ 10–19 JDF-U	[34%]
	ICA +≥ 80 JDF-U	63%
Joslin, Boston	ICA+	65%
(Ziegler u. Mitarb., 1989)	IAA+	53%
Schwabing, München	ICA+	53%
(Roll u. Mitarb., 1997)	IAA+	44%
Barbara Davis Center, Denver/USA	ICA+	51%
(Verge u. Mitarb., 1996)	IAA+	59%
	GADA+	52%
	ICA512+	81%
2 Antikörper positiv (andere Antikörper nicht getestet)		
Joslin, Boston	ICA+ und IAA+ ≥ 150 nE/ml	100%
(Ziegler u. Mitarb., 1989)		
Bart-Windsor, London	ICA+ und IAA+	[84%]*
(Bingley u. Mitarb., 1994)	ICA+ und GADA+	[61%]
	ICA+ und 37kDa+	76%
	ICA+ und 40kDa+	61%
Schwabing, München	ICA+ oder IAA+ und GADA+	42%
(Roll u. Mitarb., 1997)	ICA+ oder IAA+ und IA-2A+	67%
Barbara Davis Center,	GADA+ und IAA+	68%
Denver/USA	IAA+ und ICA512+	100%
(Verge u. Mitarb., 1996)	GADA+ und ICA512+	86%
4 Antikörper (AK) getestet		
Bart-Windsor, London	ICA+ / 3AK–	[6%]
(Bingley u. Mitarb., 1994)	2AK+ / 2AK–	[27%]
	≥ 3AK+	[88%]
Schwabing, München	1AK+ / 3AK–	0%
(Roll u. Mitarb., 1997)	2AK+ / 2AK–	21%
	≥ 3AK+	64%
Barbara Davis Center,	1AK+ / 2AK– / unabhängig von ICA	15%
Denver/USA	2AK+ / 1AK– / unabhängig von ICA	44%
(Verge u. Mitarb., 1996)	3AK+ / unabhängig von ICA	100%

IA-2A=ICA512=40kD; IA-2β=37kDa   Zahlen in eckigen Klammern beziehen sich auf das 10-Jahres-Risiko.

➤ Antikörperpositive Blutproben sollten zusätzlich auf ICA und IAA getestet werden.

➤ Ist ein Antikörper positiv, sollte eine zweite Blutprobe zur Bestätigung des Befundes angefordert werden.

➤ Sind 3 oder mehr Antikörper positiv, kann man von einem hohen Diabetesrisiko ausgehen (70% in 5 Jahren). Ein mäßig erhöhtes Risiko liegt vor, wenn zwei Antikörper positiv sind.

➤ Die zusätzliche Testung der frühen Insulinsekretion nach IVGTT bei antikörper-positiven Personen ist sinnvoll, um das Ausmaß der B-Zellzerstörung zu evaluieren. Ist die frühe Phase der Insulinsekretion unter 50 µE/ml abgefallen, ist das Diabetesrisiko für die nächsten 3 Jahre sehr hoch (60% in einem Jahr, 80% in 3 Jahren).

Literatur

1 Green, A., E.A.M.Gale, C.C.Patterson for the EURODIAB ACE Study Group: Incidence of childhood-onset insulin-dependent diabetes mellitus: the EURODIAB ACE study. Lancet 339 (1992) 905–909.

2 Karvonen, M., J. Tuomilehto, I. Libman, R, LaPorte, for the World Health Organization DIAMOND Project Group. A review of the recent epidemiological data on the worldwide incidence of type 1 (insulin-dependent) diabetes mellitus. Diabetologia 36 (1993) 883–892.

3 Levy-Marchal, C., C. Patterson, A. Green, on behalf of the EURO-DIAB ACE Study Group. Variation by age group and seasonality at diagnosis of childhood IDDM in Europe. Diabetologia 38 (1995) 823–830.

4 Michaelis, D., E. Jutzi, P. Heinke: Inzidenz- und Prävalenztrend des juvenilen Typ-I-Diabetes in der ostdeutschen Bevölkerung. Diabet. Stoffw. 2 (1993) 245–250.

5 Rosenbauer, J., G. Giani: Incidence of type 1 diabetes in childhood in Germany. Diabetologia 38 (Suppl) (1995) A173.

6 Rosenbauer J., T. Fabian-Marx, P. Herzig, G. Giani: Type 1 diabetes in children under 5 years in Germany: Incidence and geographical distribution. Diabetologia 39 (Suppl) (1996) A190.

7 Scott, FW: Cow's milk and insulin dependent diabetes mellitus: Is there a relationship? Amer. J. clin Nutr 51 (1990) 489–491.

8 Muntoni, S., M.T. Font, S. Stoduto, G. Marietti, C. Bizzarr, A. Crino, P. Ciampalini, G. Multari, M.A., Suppa, M.C., Matteoli, L., Lucentini, L.M., Sebastiani, N. Visalli, P. Pozzilli, B. Boscherini, S. Muntoni: Incidence of insulin-dependent diabetes mellitus among Sardinian-heritage children born in Lazio region, Italy. Lancet 349 (1997) 160–162.

9 Diabetes Epidemiology Research International Group: secular trends in incidence of childhood IDDM in 10 countries. Diabetes 39 (1990) 858–864.

10 Bingley, P.J., E.A.M. Gale: Rising incidence of IDDM in Europe. Diabetes Care 12 (1989) 289–295.

11 Tuomilehto-Wolf E., J. Tuomilehto, G. Vidgren and the DiMe study group. The HLA-A2,CW1,B56,DR4,DQ8 haplotype – a genetic contribution to the high and increasing incidence of IDDM in Finland. Diabetologia 39 (1996) 62.

12 Padaiga, Z., J. Tuomilehto, M. Karvonen, T. Podar, G. Brigis, B. Urbonaite, K. Kohtamäki, R. Lounamaa, E. Tuomilehto-Wolf, A. Reunanen: Incidence trends in childhood onset IDDM in four countries around the Baltic Sea during 1983–1992. Diabetologia 40 (1997) 187–192.

13 Ferber, K., M. Füchtenbusch, M. Hummel, E. Standl, E. Albert, A.G. Ziegler: Combined islet cell antibody testing in patients with gestational diabetes: a prospective follow-up study. Diabetologia 39 (1996) A18 (Suppl).

14 Baum, H., H. Davies, M. Peakman: Molecular mimicry in the MHC: hidden clues to autoimmunity? Immunol. Today 17 (1996) 68–70.

15 Tian, J., P.V. Lehmann, D.L. Kaufman: T cell cross-reactivity between coxsackievirus and glutamate decarboxylase is associated with a murine diabetes susceptibility allele. J. exp. Med. 180 (1994) 1979–1984.

16 Richter, W., T. Mertens, B. Schoel, S. Wolfart, P. Muir, A. Ritzkowsky, W.A. Scherbaum, B.O. Boehm: Sequence homology of the diabetes associated autoantigen gluatmate decarboxylase with coxsackie B4-2C protein and heat shock protein 60 mediates no molecular mimicry of autoantibodies. J exp Med 180 (1994) 721–726.

17 Degli Esposti, M., I.R. Mackay: The GABA network and the pathogenesis of IDDM. Diabetologia 40 (1997) 352–356.

18 Scott, P.: Selective differentiation of CD4+ T-helper cell subsets. Curr Opin Immunol 5 (1993) 391–397.

19 Itoh, A., T. Maki: Protection of nonobese diabetic mice from autoimmune diabetes by reduction of islet mass before insulitis. Proc nat. Acad Sci 93 (1996) 11053–11056.

20 Larger, E., C. Becourt, J.F. Bach, C. Boitard: Pancreatic islet beta cells drive T cell-immune responses in the nonobese diabetic mouse model. J. exp. Med. 181 (1995) 1635–1642.

21 Roll, U., M.R. Christie, M. Fuchtenbusch, M.A. Payton, C.J. Hawkes, A.G. Ziegler: Perinatal autoimmunity in offspring of diabetic parents. The German Multicenter BABY-DIAB study: detection of humoral immune responses to islet antigens in early childhood. Diabetes 45 (1996) 967–73.

22 Bendelac, A., C. Carnaud, C. Boitard, J.F. Bach: Syngeneic transfer of autoimmune diabetes from diabetic NOD mice to healthy neonates. Requirement for both L3T4+ and Lyt-2+ T cells. J. exp. Med. 166 (1987) 823–832.

23 Sibley, R.K., D.E. Sutherland, F. Goet, A.F. Michael:. Recurrent diabetes mellitus in the pancreas iso- and allograft. A light and electron microscopic and immunohistochemical analysis of four cases. Lab. Invest. 53 (1985) 132–144.

24 Endl, J., H Otto, G. Jung, E. Meinl, M. Hummel, A.G. Ziegler, R. Wank, D.J. Schendel: Identification of naturally processed T cell epitopes from glutamic acid decarboxylase presented in the context of HLA-DR alleles by T lymphocytes of recent onset IDDM patients. J. clin Invest 1997.

25 Durinovic Bello, I., A. Steinle, A.G. ZieglerG, D.J. Schendel: HLA-DQ-restricted, islet-specific T-cell clones of a type I diabetic patient. T-cell receptor sequence similarities to insulitis-inducing T-cells of nonobese diabetic mice. Diabetes 43 (1994) 1318–1325.

26 Roep, B.O., A.A. Kallan, G. Duinkerken, S.D. Arden, J.C. Hutton, g.J. Bruining, R.R.P. De Vries: T-cell reactivity to beta-cell membrane antigens associated with beta-cell destruction in IDDM. Diabetes 44 (1995) 278–283.

27 Kaufman, D.L., M. Clare Salzler, J. Tian, T. Forsthuber, G.S. Ting, P. Robinson et al: Spontaneous loss of T-cell tolerance to glutamic acid decarboxylase in murine insulin-dependent diabetes. Nature 366 (1993) 69–72.

28 Christie, M.R., U. Roll, M.A. Payton, E.C.I. Hatfield, A.G. Ziegler: Validity of screening for individuals at risk for type 1 diabetes by combined analysis of antibodies to recombinant proteins. Diabetes Care 1997.

29 Kröncke, K.D., J. Funda, B. Berschick, H. Kolb, V. Kolb Bachofen: Macrophage cytotoxicity towards isolated rat islet cells: neither lysis nor its protection by nicotinamide are beta-cell specific. Diabetologia 34 (1991) 232–238.

30 Mandrup-Poulsen, T.: The role of interleukin-1 in the pathogenesis of IDDM. Diabetologia 39 (1996) 1005–1029.

31 Salmon, M., D. Scheel-Toellner, A.P. Hulssoon, D. Pilling, N. Shamsadeen, H. Hyde, A.D. D'Angeac, P.A. Bacon, P. Emery, A.N. Akbar: Inhibition of T cell apoptosis in the rheumatoid synovium. J. clin Invest 99 (1997) 439–446.

32 Giordano, C., G. Stassi, M. Todaro, R. De Maria, P. Richiusa, A. Mattina, M. Giordano, A. Galluzzo: Insulin-dependent diabetes mellitus associated with CD95 expression defect. Diabetologia 38 (1995) A37.

33 Füchtenbusch, M., A.G. Ziegler: Umweltfaktoren in der Pathogenese des Typ-1-Diabetes. Diabetes und Stoffwechsel 4 (1995) 369–377.

34 Shehadeh, N., F. Calcinaro, B. Bradley, I. Bruchlim, P. Vardi, K.L. Lafferty: Effect of adjuvant therapy on development of diabetes in mouse and man. Lancet 343 (1994) 706–707.

35 Hummel, M., A.G. Ziegler and BABY-DIAB participants: Vaccines and the appearance of islet cell antibodies in offspring of diabetic parents: results from the BABY-DIAB study. Diabetes Care 19 (1996) 1456–1457.

36 La Porte, R.E., T.J. Orchard, L.H. Kuller, D.K. Wagener, A.L. Drash, B.B. Schneider, H.A. Fishbein: The Pittsburgh insulin-dependent diabetes mellitus registry: the relationship of insulin-dependent diabetes mellitus incidence to social class. Amer. J. Epidemiol 114 (1991) 379–384.

37 Borch-Johnsen, K., B. Zachau-Christiansen, T. Mandrup-Poulsen, G. Joner, M. Christy, K. Kastrup, J. Nerup: Relation between breastfeeding and incidence rates of insulin-dependent diabetes mellitus: a hypothesis Lancet 2 (1984) 1083–1086.

38 Gerstein, H.C.: Cow's milk exposure and type 1 diabetes mellitus Diabetes Care 17 (1994) 13–19.

39 Norris, J.M., B.B. Beaty, G. Klingensmith, Y. Lipin, M. Hoffman, P. Chase, H, Erlich, R.F. Hamman, G.S. Eisenbarth, M. Rewers: Lack of association between early exposure to cow's milk protein and B-cell autoimmunity. J. Amer. med. Ass. 276 (1996) 609–614.

40 Scherbaum W.A., W. Hampl, P. Muir, M. Glück, B.O. Boehm, J. Seißler, H. Egle, H. Hauner, E. Heinze, J.E. Banatvala, E.F. Pfeiffer: Association between islet cell antibodies and Coxsackie B, mumps and cytomegalo virus infections in non-diabetic individuals 7–19 years. The Ulm-Frankfurt Population Study. Diabetologia 34 (1991) 835–838.

41 Menser, M.A., J.M. Forrest, R.D. Bransby: Rubella infection and diabetes mellitus. Lancet 1 1978/I, 57–60.

42 Roll, U., A.G. Ziegler: Combined antibody screening for improved prediction of IDDM – recent strategies of the 90's. Exp Clin Endocrinol Diabetes 105 (1997) 1–14.

43 Scherbaum, W.A., R. Mirakian, R. Pujol-Borrell, B.M. Dean, G.F. Bottazzo: Immunochemisty in the study and diagnosis of organspecific autoimmune disease. In, Polak, J.M., S., Van Noorden: Immunocytochemistry. Modern Methods and Applications. Wright, Bristol 1986 (pp. 456–476).

44 Bonifacio, E., S. Genovese, S. Braghi, E. Bazzigaluppi, V. Lampasona, P.J. Bingley, L. Rogge, M.R. Pastore, E. Bognetti, G.F. Bottazzo, E.A.M. Gale, E. Bosi: Islet autoantibody markers in IDDM: risk assessment strategies yielding high sensitivity. Diabetologia 38 (1995) 816–822.

45 Vardi, P., A.G. Ziegler, J.H. Mathews, S. Dib, R.J. Keller, A.T. Ricker, J.I. Wolfsdorf, R.D. Herkowitz, A. Rabizadeh, G.S. Eisenbarth, J.S. Soeldner: Concentration of insulin autoantibodies at onset of type 1 diabetes: inverse log-linear correlation with age. Diabetes Care 11 (1988) 736–739.

46 Ziegler, A.G., R. Ziegler, P. Vardi, R.A. Jackson, J.S. Soeldner, EG.S. Eisenbarth: Life-table analysis of progression to diabetes of antiinsulin autoantibody-positive relatives of individuals with type 1 diabetes. Diabetes 38 (1989) 1320–1325.

47 Ziegler, A.G., W. Rabl, E. ALbert, E. Standl: Insulin-Autoantikörper und Inselzell-Antikörper in Abhängigkeit vom Manifestationsalter und HLA-Phänotyp bei Patienten mit neumanifestem Typ-1-Diabetes mellitus. Dtsch med Wschr, 116 (1991) 1737–1741.

48 Castano, L., A.G. Ziegler, R. Ziegler, S. Shoelson, G.S. Eisenbarth: Characterization of insulin autoantibodies in relatives of patients with type 1 diabetes. Diabetes 42 (1993) 1202–1209.

49 Baekkeskov, S., H.J. Aanstoot, S. Christgau, A. Reetz, M. Solimena, M. Cascalho, F. Folli, H. Richter-Olesen, P. DeCamilli: Identification of the 64k autoantigen in insulin-dependent diabetes as the GABA-synthesizing enzyme glutamic acid decarboxylase. Nature 347 (1990) 151–156.

50 Richter, W., J. Endl, T.H. Eiermann, M. Brandt, R. Kientsch-Engel, C. Thivolet, R. Pujol-Borrell, H. Jungfer, W.A. Scherbaum: Human monoclonal antibodies from patients with type 1 diabetes reveal glutamate decarboxylase as the major cytoplasmatic islet antigen. Proc nat. Acad Sci. 89 (1992) 8467–8471.

51 Aanstoot, H.J., E. Sigurdsson, M. Jaffe, Y. Shi, S. Christgau, D. Grobbee, G.J. Bruining, J.L. Molenaar, A. Hofman, S. Baekkeskov: Value of antibodies to GAD65 combined with islet cell cytoplasmic antibodies for predicting IDDM in a childhood population. Diabetologia 37 (1994) 917–924.

52 Seißler, J., J. Amann, L. Mauch, H. Haubruck, S. Wolfahrt, S. Bieg, W. Richter, R. Holl, E. Heinze, W. Northemann, W.A. Scherbaum: Prevalence of autoantibodies to the Mr 65,000 and Mr 67,000 isoforms of glutamate decarboxylase (GAD) in insulin-dependent diabetes mellitus. J. clin Invest 92 (1993) 1394–1399.

53 Seißler, J., S. Bieg, N. Yassin, L. Mauch, W. Northemann, B.O. Boehm, W.A. Scherbaum: Association between antibodies to the Mr 67,000 isoform of glutamate decarboxylase (GAD) and type 1 diabetes mellitus with coexisting autoimmune polyendocrine syndromc type II. Autoimmunity 19 (1994) 231–238.

54 Rabin, D.U., S.M. Pleasic, J.A. Shapiro, H. Yoo-Warren, J. Oles, J.M. Hicks, D.E. Goldstein, P.M.M. Rae: Islet cell antigen 512 is a diabetes-specific islet autoantigen related to protein tyrosine phosphatases. J Immunol 152 (1994) 3183–3188.

55 Bonifacio, E., V. Lampasona, S. Genovese, M. Ferrari, E. Bosi: Identification of protein tyrosine phosphatase-like IA2 (islet cell antigen 512) as the insulin-dependent diabetes-related 37/40k autoantigen and a target of islet-cell antibodies. J Immunol 155 (1995) 5419–5426.

56 Payton, M., C. Hawke, M.R. Christie: Relationship of the 37,000–and 40,000–Mr tryptic fragment of islet antigens in insulin-dependent diabetes to the protein tyrosine phosphatase-like molecule IA-2 (ICA512). J. clin Invest 96 (1995) 1506–1511.

57 Kawasaki, E., G.S. Eisenbarth, C. Wasmeier, J.C. Hutton: Antibodies to protein tyrosine phosphatase-like proteins in type I diabetes. Overlapping specificities to Phogrin and ICA512/IA-2. Diabetes 45 (1996) 1344–1349.

58 Lu, J., Q. Li, H. Xie, Z.J. Chen, A.E. Borovitskaya, N.K. MacLaren, A.L. Notkin, M. Lan: Identification of a second transmembrane protein tyrosine phosphatase, IA-2beta, as an autoantigen in insulin-dependent diabetes mellitus: Precursor of the 37-kDa tryptic fragment. Proc nat. Acad Sci 93 (1996) 2307–2311.

59 Grubin, C.E., T. Daniels, B. Toivola, M. Landin-Olsson, W.A. Hagopian, L. Li, A.E. Karlsen, E. Boel, B. Michelsen, A. Lernmark: A novel radioligand binding assay to determine diagnostic accuracy of isoform-specific glutamic acid decarboxylase antibodies in childhood IDDM. Diabetologia 37 (1994) 433–350.

60 Lohmann, T., H.J. Verlohren, S. Schröder, J. Seissler, N. Morgenthaler, J. Rötger, K. Dähn, W.A. Scherbaum:. Distinct genetic and immunological features in patients with insulin-dependent diabetes below and above 40 at onset. Diabetes Care 1997.

61 Bingley, P.J., M.R. Christie, E. Bonifacio, R. Bonifanti, M. Shattock, M.T. Monte, G.F. Bottazzo, E.A.M. Gale: Combined analysis of autoantibodies improves prediction of IDDM in islet cell antibody-positive relatives. Diabetes 43 (1994) 1304–1310.

62 Verge, C.F., R. Gianani, E. Kawasaki, L. Yu, M. Pietropaolo, R.A. Jackson, H.P. Chase, G.S. Eisenbarth: Prediction of type 1 diabetes in first-degree relatives using a combination of Insulin, GAD, and ICA512bdc/IA-2 autoantibodies. Diabetes 45 (1996) 926–933.

63 Bingley, P.J., E. Bonifacio, M. Shattock, H.A. Gillmor, P.A. Sawtell, D.B. Dunger, R. Ascott, G.F, Bottazz, E. Gale: Can islet cell antibodies predict IDDM in the general population? Diabetes Care 16 (1993) 45–50.

64 Schatz, D., J. Krischer, G. Horne, W. Riley, R. Spillar, J. Silverstein, W. Winter, A. Muir, D. Derovanesian, S. Shah, J. Malone, N. MacLaren: Islet cell antibodies predict insulin-dependent diabetes in United States school age children as powerfully as in unaffected relatives. J. clin Invest 93 (1994) 2403–2407.

65 Seissler, J, B. Hering, W. Richter, M. Glück, N. Yassin, R.G. Bretzel, B.O. Boehm, K. Federlin, W.A. Scherbaum: Antibodies to the Mr 64,000 (64k) protein in islet cell antibody positive non-diabetic individuals indicate high risk for impaired beta-cell function. Diabetologia 35 (1992) 550–554.

66 Boehm, B.O., B. Manfras, J. Seißler, K. Schöffling, M. Glück, G. Holzberger, S. Seidl, P. Kühnl, M. Trucco, W.A. Scherbaum: Epidemiology and immunogenetic background of islet cell antibody positive non-diabetic schoolchildren: the Ulm-Frankfurt Population Study. Diabetes 40 (1991) 1435–1439.

67 Durinovic-Bello, I., M. Hummel, A.G. Ziegler: Cellular immune response to divers islet cell antigens. Diabetes 45 (1996) 795–801.

4 Epidemiologie, Klinik, Ätiologie und Pathogenese des Typ-2-Diabetes

M. Kellerer und H. U. Häring

Das Wichtigste in Kürze

➤ Die Insulinresistenz des Skelettmuskels und eine gestörte Insulinsekretion prädisponieren zur Entwicklung des Diabetes mellitus Typ 2.

➤ Das metabolische und klinische Bild, das aus der Insulinresistenz resultieren kann, wird heute als „metabolisches Syndrom" bezeichnet und tritt in der Vorphase der klinischen Manifestation des Diabetes mellitus Typ 2 auf.

➤ Die Insulinresistenz des Skelettmuskels entsteht durch ein Zusammenwirken von genetischen und sekundär erworbenen Faktoren.

➤ Diese Insulinresistenzfaktoren führen zur Störung der zellulären Insulinsignalübertragung, die zunächst durch ein vermehrtes Insulinangebot aus dem Pankreas (Hypersekretion) noch kompensiert wird und im Rahmen des relativen Sekretionsversagens zur klinischen Manifestation des Diabetes mellitus Typ 2 führt.

Definition

Der Diabetes mellitus Typ 2 ist eine Glucose-Stoffwechselstörung, bei der im Gegensatz zum Diabetes mellitus Typ 1 nicht absoluter Insulinmangel besteht. Beim Typ-2-Diabetes kommt es vielmehr aufgrund einer eingeschränkten Wirksamkeit des Insulins am Gewebe (Insulinresistenz) und einer gestörten Sekretionskinetik zu einem Mißverhältnis zwischen Insulinangebot und Insulinbedarf. Die klinische Manifestation der Erkrankung erfolgt, abgesehen von einigen Sonderformen, in der Regel nicht vor dem 30. Lebensjahr. Eine sprunghafte Zunahme der Inzidenz wird um das 50. Lebensjahr beobachtet, wobei mit steigendem Lebensalter noch eine weitere Progression beobachtet wird. Ebenso wie beim Typ-1-Diabetes besteht ein hohes Risiko für Folgeerkrankungen an Augen, Nieren, Gefäßen und Nervensystem, wobei beim Typ-2-Diabetes noch eine Besonderheit in der Erkrankung der großen Gefäße liegt.

Klinik

Im Gegensatz zum Diabetes mellitus Typ 1, der sich klinisch mit ausgeprägter Symptomatik, bestehend aus Hyperglykämie mit Glukosurie und Azetonurie Abgeschlagenheit, Leistungsknick, Gewichtsverlust, starkem Durst, Polyurie und Sehstörungen u. a. darstellt, verläuft die klinische Manifestation des Typ-2-Diabetes in der Regel eher schleichend. Obwohl ein Teil der Patienten durch eine diabetesspezifische Symptomatik (Durst, Polyurie) auffällig wird, ist doch auch die Zufallsdiagnose Typ-2-Diabetes im Rahmen anderer Erkrankungen wie z. B. bei Infektionen, kardiovaskulären Problemen, Hypertonus und Adipositas üblich. Auf Besonderheiten der Diagnostik, der Therapie und des klinischen Verlaufs des Typ-2-Diabetes wird ausführlich in Kap. 5, 6 und 15 eingegangen.

Epidemiologie

Eine Reihe von Studien hat in den letzten Jahren neue Erkenntnisse zur Häufigkeit des Typ-2-Diabetes erbracht. Man muß dabei berücksichtigen, daß, wie schon lange bekannt, weltweit große Unterschiede in der Prävalenz des Typ-2-Diabetes bestehen (252). Die Prävalenzzahlen bei kaukasoiden Bevölkerungsgruppen im Erwachsenenalter schwanken heute zwischen 3 und 6%, während niedrigere Raten (1%) bei Japanern und sehr viel höhere, nämlich bis zu 35%, bei bestimmten Bevölkerungsgruppen wie etwa bei den Pima-Indianern in den USA, bei Mikronesiern und Polynesiern im Pazifik, bei Amerikanern mexikanischer Abstammung, bei Kreolen in Mauritius und Surinam, bei australischen Aborigines und bei ausgewanderten Indern gefunden wurden (57, 250–252). Exakte Zahlen, die die Häufigkeit des Typ-2-Diabetes von 1960–1989 beschreiben, sind insbesondere für die Bevölkerung der ehemaligen DDR bekannt. Abb. 4.1 zeigt, daß die Diabeteshäufigkeit in der DDR 1960 0,627% der Gesamtbevölkerung betrug und bis zum Jahre 1989 auf 4,13% anstieg. Die Abbildung zeigt weiterhin, daß die Zunahme der Erkrankungshäufigkeit zu 87% durch den Typ-2-Diabetes verursacht war. Die Häufigkeit des Typ-2-Diabetes stieg in diesem Zeitraum nahezu um das 8fache an, die des Typ-1-Diabetes ca. um das 3,5fache. Michaelis u. Mitarb. (153) haben aus den statistischen Daten, die in der ehemaligen DDR erhoben wurden, einen altersabhängigen Bestand an Diabetikern für die Länder der ehemaligen Bundesrepublik errechnet. Aus dieser Kalkulation ergibt sich eine Bestandshäufigkeit von 4,58% in den alten gegenüber 4,062% in den neuen Bundesländern. Die Autoren kommen zu dem Schluß, daß sich im vereinigten Deutschland nach diesen Berechnungen die Gesamtzahl der Diabetiker auf ca. 3,645 Millionen belaufen dürfte.

Genetischer Hintergrund

Die oben angeführten epidemiologischen Studien an verschiedenen Risikopopulationen weisen bereits auf den starken erblichen Hintergrund des Typ-2-Diabetes hin.

Vergleich von Typ-1- und Typ-2-Diabetes: Wesentliche Erkenntnisse verdanken wir u.a. Pyke u. Nelson (188) sowie Köbberling (127), die in ihren Studien den Typ 1 vom Typ 2 abzugrenzen versuchten und dabei feststellten, daß die Genetik beider Typen schon so unterschiedlich ist, daß es sich um zwei verschiedene Krankheitsbilder handeln muß. Die Arbeitsgruppen haben auch gezeigt, daß ein Typ-

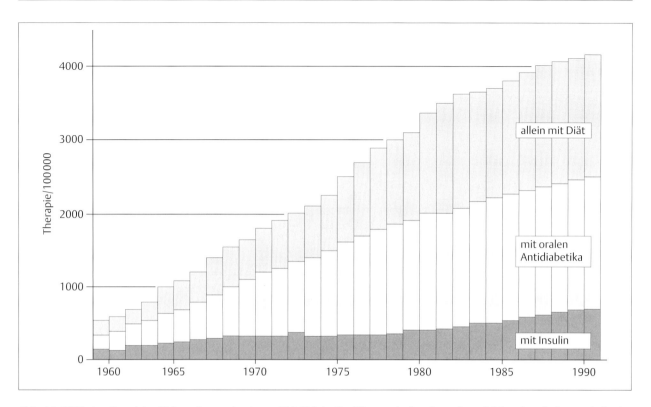

Abb. 4.**1** 30jähriger Trend der Diabetesbestandsrate pro 100 000 der Bevölkerung in der ehemaligen DDR, aufgegliedert nach der Art der Behandlung (aus Michaelis, Jutzi: Diabet.-J. 3, 1991).

2-Diabetiker, also ein Kranker mit einem insulinunabhängigen Altersdiabetes, unter den Vorfahren insulinabhängiger juveniler Typ-1-Diabetiker nicht häufiger vorkommt als unter den Vorfahren einer entsprechenden Gruppe nichtdiabetischer Kinder (147). Köbberlin zeigte (127) eine ganz eindeutige Assoziation der Typen in den Familien auf (Tab. 4.**1**). So kam z. B. ein juveniler Diabetes unter den Geschwistern von ebenfalls juvenilen Diabetikern 25mal häufiger vor als unter den Geschwistern von Altersdiabetikern. Ganz anders sieht es dagegen aus, wenn man die Verwandten 2. Grades betrachtet. Hier konnte überzeugend gezeigt werden, daß unter den Großeltern von Typ-1-Diabetikern etwa doppelt so viele Typ-2-Diabetiker gefunden werden als in der Normalbevölkerung. Es scheinen also bislang ungeklärte Beziehungen zwischen Typ-1- und Typ-2-Diabetikern zu bestehen (248). Die Absolutzahlen belegen, daß die genetische Belastung beim Altersdiabetes sehr viel höher ist als beim juvenilen Diabetes.

Tabelle 4.**1** Diabetesrisiko bei Verwandten von Diabetikern (aus Köbberling J.: Diabetologia 5 [1969] 392)

	Geschwister von Diabetikern (%)	Kinder von einem diabetischen Elternteil (%)
Typ-1-Diabetes	5–10	2–4
Typ-2-Diabetes	20–40	25–50

Diese der damaligen Lehrmeinung widersprechende Feststellung wurde durch die Studie von Pyke u. Nelson (188) entscheidend gestützt. Sie konnten 185 eineiige Zwillingspaare (Tab. 4.**2**) aus Großbritannien mit mindestens

einem diabetischen Partner untersuchen und zeigen. daß bei einem Auftreten des Diabetes im höheren Lebensalter praktisch ausschließlich eine Konkordanz beobachtet wurde, d. h. beide Partner erkrankt waren, während bei den 132 Paaren mit Typ-1-Diabetes 73mal eine Konkordanz und 59mal eine Diskordanz bestand.

Tabelle 4.**2** Konkordanz und Diskordanz für Diabetes mellitus bei 185 Paaren identischer Zwillinge (aus Pyke, D. A., P. G. Nelson in Creutzfeldt, W.: The Genetics of Diabetes Mellitus. Springer, Berlin 1976)

Diabetestyp	Zahl der Paare konkordant	diskordant	Summe
Typ 1	73	59	132
Typ 2	47	6	53

Der **Typ-2-Diabetes** ist also stärker genetisch determiniert als der Typ-1-Diabetes. In einer weiteren Studie konnte errechnet werden, daß 38% der Geschwister von dieser Erkrankung betroffen sein würden, wenn sie alle das Gefährdungsalter erreichen, d. h. alle 85 Jahre alt würden. Der mit Fettsucht assoziierte häufigere Typ-2-Diabetes (127, 129) zeigt eine geringere genetische Belastung als der insulinabhängige Diabetes ohne Adipositas (Abb. 4.**2**).

Insgesamt haben Zwillingsstudien gezeigt, daß ein Typ-2-Diabetes bei eineiigen Zwillingsgeschwistern in mehr als 90% der Fälle bei beiden Geschwistern gefunden wird (8, 9, 196). Im Gegensatz zum Typ-1-Diabetes sind jedoch bisher keine akzeptablen genetischen Marker für den Typ-2-Diabetes gefunden worden (176). Wie unten noch ausführlich dargelegt, scheint in der Mehrzahl der Fälle eine evtl.

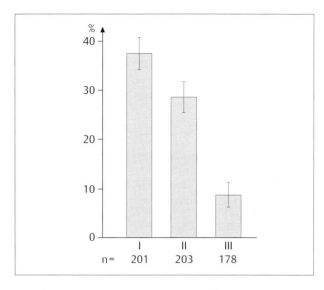

Abb. 4.**2** Häufigkeit einer manifesten Zuckerkrankheit bei 582 Geschwistern von Erwachsenendiabetikern in Beziehung zum Übergewicht. Das Übergewicht ist definiert als das Produkt des relativen Übergewichts in Prozent und der Dauer des Bestehens dieser Adipositas vor der Manifestation der Zuckerkrankheit in Jahren: I = < 400, II = 400-1000, III = > 1000 (aus Köbberling, J.: Diabetologia 5 [1969] 392).

genetisch bedingte Insulinresistenz oder Insulinsekretionsstörung der Ausgangspunkt zum Typ-2-Diabetes zu sein (17, 174). Diese Störungen können jedoch bisher nicht mit einem bestimmten Gen assoziiert werden.

Der sogenannte Kandidatengenansatz, der von der Hypothese ausgeht, daß alle Glieder der Insulinsignaltransduktionskette potentielle Verursacher einer zellulären Insulinresistenz sein könnten, hat allerdings erste interessante Ergebnisse erbracht. So konnten die Arbeitsgruppen von Pedersen u. Mitarb. (1) sowie Araki u. Mitarb. (223) zeigen, daß Polymorphismen des IRS-(Insulinrezeptorsubstrat-)1-Koppelungsproteins sowie der regulatorischen Untereinheit der Phosphatidylinositol-3-kinase (p85α) bei Typ-2-Diabetes-Populationen mit einer höheren Prävalenz als in nichtdiabetischen Kontrollpopulationen gefunden werden. In Einklang mit der Vorstellung, daß die Ätiopathogenese des Diabetes

mellitus Typ 2 ein polygenes und multifaktorielles Geschehen ist, scheinen diese Polymorphismen per se noch keine Entwicklung zum Typ-2-Diabetes zu verursachen, sie könnten jedoch in Kombination mit Adipositas ein erhebliches Risiko zur Entwicklung eines Typ-2-Diabetes darstellen. Wesentliche Daten, die diese Vorstellung, daß die Ätiopathogenese des Diabetes mellitus Typ 2 als polygenes und multifaktorielles Geschehen aufgefaßt werden muß, bestärken, sind auch durch Studien an dänischen Zwillingen von der Arbeitsgruppe Beck-Nielsen (225, 226) beigetragen worden. In dieser Population von eineiigen dänischen Zwillingen konnte gezeigt werden, daß die Manifestation des Typ-2-Diabetes essentiell durch die Faktoren Adipositas und Bewegungsmangel konditioniert ist. Die klinische Manifestation eines Typ-2-Diabetes ist bei dieser Zwillingspopulation nur mit einer Häufigkeit von ca. 60% gefunden worden.

MODY: Einem ganz anderen Erbgang folgt der nichtinsulinabhängige und nichtprogrediente Erwachsenendiabetes junger Menschen, der 1960 definiert (65) und in den 70er Jahren insbesondere von Tattersall (216) in seiner Genetik erforscht wurde (MODY = maturity onset diabetes in young people). Die von Tattersall zusammengestellten Patienten hatten zu 85% diabetische Eltern; außerdem waren 53% der untersuchten Verwandten zuckerkrank. 46% der Familien zeigten eine direkte Übertragung des gleichartigen Diabetestyps über drei Generationen. Ein Stammbaum – von Köbberling (130) zusammengestellt – unterstreicht diese Beobachtung nochmals. Die MODYs folgen somit als einzige Diabetiker den Mendel-Regeln, d. h., der Erbgang kann eindeutig als autosomal dominant definiert werden, und das Risiko für Nachkommen beträgt 50%.

Bei diesen gut charakterisierten MODY-Familien gelang nun auch ein entscheidender Durchbruch im Verständnis der genetischen Ursachen. Es konnten bis zum jetzigen Zeitpunkt drei MODY-Gene identifiziert werden. Die Arbeitsgruppe von Bell (12) konnte an Familien, die in Frankreich von der Arbeitsgruppe Froguell u. Mitarb. (25) und in den USA von Fajans u. Mitarb. (67) beobachtet wurden, funktionell relevante Mutationen im Glucokinasegen nachweisen. In der Zwischenzeit sind weitere Mutationen in Transkriptionsfaktoren bei diesen Familien nachgewiesen worden (12). Auf die funktionelle Bedeutung dieser Mutationen zur Regulation der Insulinsekretion soll weiter unten ausführlicher eingegangen werden.

Ätiologie und Pathogenese

Überblick

Nach den Richtlinien der WHO von 1985 werden Typ-2-Diabetes, pathologische Glucosetoleranz und Schwangerschaftsdiabetes noch als getrennte Krankheitsklassifikationen angesehen. Nach heutigen Daten spricht jedoch vieles dafür, daß diese Vorstellung in der Zukunft zu modifizieren sein wird. Das sog. metabolische Syndrom, auf das noch eingegangen wird, die gestörte Glucosetoleranz und der Schwangerschaftsdiabetes sind wohl eher als unterschiedlich weit fortgeschrittene Folgestadien ein und desselben primären Defekts zu sehen, dessen extremste Folge der manifeste Typ-2-Diabetes ist (Abb. 4.**3**). Letztendlich nicht geklärt ist, ob als Ausgangspunkt dieser Entwicklungsreihe eine Insulinresistenz des Skelettmuskels oder eine Sekretionsanomalie anzunehmen ist (35, 61). Da der Typ-2-Diabetes ein heterogenes

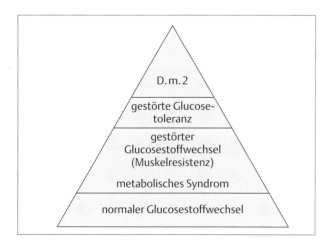

Abb. 4.**3** Hypothetische Entwicklungsstufen zum Diabetes mellitus Typ 2 (nach Erikson).

Krankheitsbild ist, existieren wohl beide Varianten. Für bestimmte Formen eines MODY wurden z. B. primäre Sekretionsstörungen gezeigt (66), die offensichtlich mit Mutationen im Gen der Glucokinase vergesellschaftet sind (78, 230). Ebenso wurden bei Risikogruppen frühe Störungen der Pulsatilität der Insulinsekretion beschrieben, die als Hinweis auf eine primäre Sekretionsstörung gesehen werden können (252). Ein primäres Vorliegen einer Insulinresistenz dürfte aber dennoch wohl bei kaukasoiden Bevölkerungsgruppen in der Mehrzahl der Typ-2-Diabetes-Fälle das primäre Ereignis darstellen. Vieles spricht dabei für eine Insulinresistenz des Skelettmuskels als primärer Defekt (45, 84, 85).

Stadien der Entwicklung zum Typ-2-Diabetes: metabolisches Syndrom und gestörte Glucosetoleranz

Es wurde stets diskutiert, ob die **gestörte Glucosetoleranz** und der Typ-2-Diabetes als getrennte Krankheitsbilder einzuordnen sind oder ob die gestörte Glucosetoleranz als Vorstufe eines Typ-2-Diabetes zu sehen ist. Die unten beschriebenen epidemiologischen Studien der letzten Jahre haben zu der Ansicht geführt, daß einem manifesten Typ 2-Diabetes wahrscheinlich eine lange Phase mit gestörter Glucosetoleranz vorausgeht (Abb. 4.**3**).

Metabolisches Syndrom: Weiterhin gibt es zunehmend Daten, die dafür sprechen, daß dieser Phase einer gestörten Glucosetoleranz eventuell wiederum eine Periode vorausgeht, bei der eine Insulinresistenz besteht, die durch eine Hyperinsulinämie kompensiert ist (Abb. 4.**3**), metabolisches Syndrom oder Syndrom X). Insulinresistenz und Hyperinsulinämie könnten die gemeinsame Brücke zu einer gestörten Glucosetoleranz mit nachfolgender Entwicklung eines Typ-2-Diabetes auf der einen Seite, auf der anderen Seite zur Entwicklung von kardiovaskulären Erkrankungen und Hypertonus sein. Es wurde die Bezeichnung „metabolisches Syndrom" für diesen Zustand geprägt. Das metabolische und klinische Bild des metabolischen Syndroms (Tab. 4.**3**) beinhaltet neben der Insulinresistenz die wohl kompensatorisch zu verstehende Nüchtern- und postprandiale Hyperinsulinämie, von der man annimmt, daß sie die Entstehung einer Dyslipoproteinämie (VLDL erhöht, HDL erniedrigt), eines Hypertonus und einer androiden Fettsucht begünstigt. Dieses Syndrom scheint seinen Ausgangspunkt von einer Skelettmuskelinsulinresistenz zu nehmen (61). Für diese Vorstellung einer phasenhaften Entwicklung des Typ-2-Diabetes sprechen longitudinale epidemiologische Studien, bei denen gezeigt wurde, daß die Hyperinsulinämie der Entwicklung des Typ-2-Diabetes um viele Jahre vorausgeht und daß Personen mit einer gestörten Glucosetoleranz ebenfalls hyperinsulinämisch sind (252, 253). Diese Beobachtung hat vor allen Dingen dadurch eine eminente Bedeutung erlangt, daß longitudinale Studien belegt haben, daß die Hyperinsulinämie auch Anzeichen der nachfolgenden Entwicklung einer kardiovaskulären Erkrankung ist (22, 44, 64, 89, 171, 189, 208, 229, 236, 252). Andererseits ist es äußerst interessant, daß nicht alle Risikogruppen, die eine Hyperinsulinämie aufweisen, auch die Folgen derselben an ihren Blutgefäßen zu erleiden haben. Die Korrelation zwischen Hyperinsulinämie und makrovaskulärer Erkrankung trifft z. B. nicht für Pima-Indianer zu (163).

Inzwischen liegen auch Daten aus Deutschland vor, die das in Abb. 4.**3** gezeigte Konzept der Stufen der Entwick-

Tabelle 4.3 Charakteristika des metabolischen Syndroms

– Insulinresistenz (Muskel)
– Hyperinsulinämie
– Hypertriglyzeridämie (VLDL ↑, HDL ↓)
– Hypertonus (systolisch und diastolisch)
– Adipositas, kardiovaskuläre Schäden

lung zum Typ-2-Diabetes stützen. Bei Insulinsensitivitätsmessungen mittels „glucose clamp", die Rett u. Mitarb. (193) bei ca. 100 Nachkommen von Typ-2-Diabetikern durchgeführt haben, ergab sich, daß mehr als die Hälfte der Nachkommen von Typ-2-Diabetikern, die im Alter von 30–35 Jahren untersucht wurden, eine deutliche Insulinresistenz aufwiesen. Gleichzeitig läßt sich in dieser Altersstufe bereits eine kompensatorische Hyperinsulinämie im oralen Glucosetoleranztest nachweisen.

Zusammenfassend läßt sich als wichtigstes Ergebnis dieser epidemiologischen Studien herausarbeiten, daß in der Entwicklung des Typ-2-Diabetes eine Vorphase besteht, bei der Insulinresistenz und eine relative Hyperinsulinämie vorliegen. Die Aufklärung der molekularen Ursachen der Insulinresistenz ist daher von entscheidender Wichtigkeit für das Verständnis der Ätiologie und Pathogenese des Typ-2-Diabetes.

Pathophysiologie des klinisch manifesten Typ-2-Diabetes

Insulinresistenz und -sekretionsstörung

Der klinisch manifeste Typ-2-Diabetes zeichnet sich durch eine Insulinresistenz der wichtigsten Zielgewebe der Insulinwirkung, nämlich des Skelettmuskels, der Leber und des Fettgewebes (47, 181, 191, 192), aus. Gleichzeitig findet man von der Norm abweichende Sekretionsmuster für Insulin. Sowohl der Grad der Insulinresistenz als auch das Ausmaß der Sekretionsstörung sind bei verschiedenen Patienten unterschiedlich stark ausgeprägt. Insulinresistenz und -sekretionsstörung können sich gegenseitig bedingen. Die Suche nach einem primären Defekt, den man aufgrund der epidemiologischen und genetischen Studien vermuten muß, war daher immer durch die Tatsache erschwert, daß sowohl eine primäre Insulinresistenz eine Sekretionsstörung nach sich ziehen könnte als auch umgekehrt eine primäre Sekretionsstörung eine Insulinresistenz bedingen könnte. Die Entwicklung des pathophysiologischen Vollbildes des Typ-2-Diabetes läßt sich daher auch nur als Wechselspiel zwischen Pankreas und Zielgeweben verstehen. Prinzipiell kann die in Abb. 4.**4** skizzierte Entwicklung sowohl von einem primären Insulinresistenzdefekt als auch von einer primären Sekretionsanomalie ausgehen. Für beide Hypothesen gibt es, wie oben dargelegt, Anhaltspunkte (16, 23, 48, 70, 92, 110, 111, 154, 175, 181, 187, 220). Eine Reihe von Studien legt jedoch, wie oben schon erwähnt, nahe, daß eine primäre Insulinresistenz wohl der häufigere Ausgangspunkt des skizzierten Wechselspiels zwischen Zielgewebe und Pankreas sein dürfte (61, 235). Prinzipiell könnten natürlich auch verschiedene primäre und sekundäre Defekte das inhomogene klinische Bild des Typ-2-Diabetes erklären.

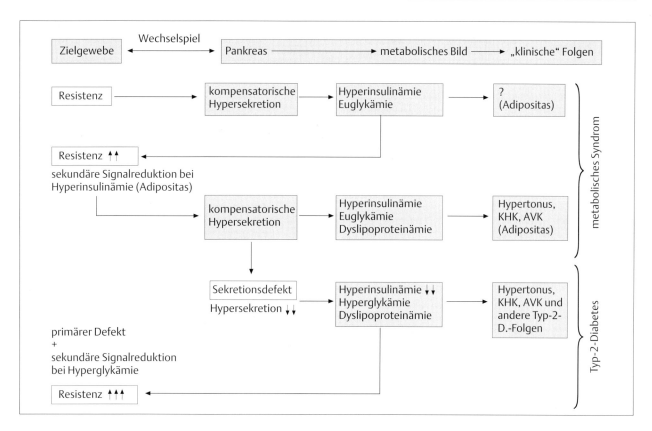

Abb. 4.4 Pathogenetisches Konzept zur Entwicklung eines metabolischen Syndroms und eines Typ-2-Diabetes, ausgehend von einer Insulinresistenz. KHK = koronare Herzkrankheit, AVK = arterielle Verschlußkrankheit.

Prinzip und Messung der Insulinresistenz und beteiligte Organe

Prinzip: Insulinresistente Gewebe sind dadurch gekennzeichnet, daß zum Erreichen einer bestimmten Insulinwirkung mehr Insulin benötigt wird als bei gesunden Geweben. Bei manchen Formen der Insulinresistenz können auch höchste Insulinkonzentrationen nicht das normale Maximum eines Insulineffektes erzielen („sensitivity" versus „responsiveness").

Messung: Die Beziehung zwischen Insulinwirkung und hierzu notwendiger Insulinmenge läßt sich einerseits an isolierten Zellen untersuchen, andererseits ist mittels der „Glucose-clamp-Technik" in den letzten Jahren eine Methode perfektioniert worden, die die Messung der Insulinsensitivität am Gesamtorganismus zuläßt. Mit Hilfe dieser Technik wurden in vielen Studien manifeste Typ-2-Diabetiker untersucht, und unterschiedliche Ausprägungen einer gestörten Glucoseverschwinderate unter Insulineinfluß wurden beim manifesten Typ-2-Diabetes beschrieben (47).

Beteiligte Organe: Die Insulinresistenz betrifft in Abhängigkeit vom Krankheitsstadium, aber vor allen Dingen von der Stoffwechseleinstellung sowohl den Skelettmuskel als auch das Fettgewebe und die Leber. Man muß sich hierbei vor Augen führen, daß die quantitativ führende Rolle für die postprandiale Glucoseverwertung die Insulinresistenz des Skelettmuskels spielt, da dieser für ca. 80% der postprandialen Glucoseverwertung verantwortlich ist (47). Der Leber kommt hingegen die führende Rolle während der Nüchternphase zu (47). Die entscheidende Beobachtung der letzten Jahre zum Verständnis der Pathogenese des Typ-2-Diabetes

wurde nun mittels der Glucose-clamp-Technik an Personen erhoben, die zu Hochrisikogruppen für die Entwicklung eines Typ-2-Diabetes gehören. An solchen Hochrisikogruppen (46, 61, 86, 144, 145) konnte gezeigt werden, daß eine Insulinresistenz des Skelettmuskels bereits vor Auftreten einer gestörten Glucosetoleranz oder eines Typ-2-Diabetes nachweisbar ist.

Die bei Nachkommen von Typ-2-Diabetikern in der Studie von Rett u. Mitarb. (193) gefundenen Charakteristika sind mit all diesen früheren Studien gut vergleichbar. Die Konzepte, die an diesen ausgewählten Populationen mit doch sicherlich genetisch sehr unterschiedlichem Hintergrund entwickelt wurden, lassen sich somit auch im Prinzip auf die hier in Deutschland vorkommenden Typ-2-Diabetesformen übertragen. Während die Insulinresistenz des Skelettmuskels beim manifesten Typ-2-Diabetes sowohl die oxidative als auch die nichtoxidative Glucoseverwertung im Skelettmuskel betrifft (47), stellte sich bei Patienten mit erhöhtem Diabetesrisiko in erster Linie eine Insulinresistenz der nichtoxidativen Glucoseverwertung, d. h. des Einbaus von Glucose in Glykogen, dar (46, 61).

Primäre und sekundäre Resistenzmechanismen

Die Skelettmuskelresistenz, von der man annimmt, daß sie die primäre Ursache des metabolischen Syndroms darstellt, kann durch Zusammentreffen mit anderen Resistenzfaktoren verstärkt werden. Hierzu gehört in erster Linie die Adipositas, auf deren Rolle unten noch ausführlich eingegangen wird: weiterhin moduliert die körperliche Aktivität ganz entscheidend die Insulinsensitivität. Unter einem kontrollierten Muskeltrainingsprogramm ließ sich eine deutliche Abnahme einer Insulinresistenz des Muskels nachweisen (62). Quantitativ weniger bedeutsam ist daneben auch die Resistenzsituation bei Nebennierenüberfunktion, Schilddrüsenüberfunktion, Leberzirrhose, Infektions- und Operationsstreß. Eine besondere Rolle, auf die unten noch eingegangen werden wird, spielt auch die Schwangerschaft, die ebenfalls eine Insulinresistenz erzeugt. Weiterhin, wie oben schon erwähnt, hat sich gezeigt, daß bei Kollektiven mit gleicher Alters- und Geschlechtsverteilung Insulinresistenz mit arterieller Hypertonie assoziiert ist (53, 70) und daß möglicherweise Insulinresistenz bei der Pathogenese des Hochdrucks eine Rolle spielen könnte.

Zusammenfassend läßt sich somit sagen: Es gibt beim Typ-2-Diabetes eine krankheitsspezifische, ggf. primär genetisch bedingte Insulinresistenz des Skelettmuskels.

Für die Entwicklung einer gestörten Glucosetoleranz und eines manifesten Typ-2-Diabetes scheinen aber neben der als primär postulierten Skelettmuskelinsulinresistenz andere Resistenzmechanismen (Adipositas, Schwangerschaft etc.), die am Skelettmuskel und an anderen Organen additiv die primäre Insulinresistenz verstärken, von entscheidender Bedeutung zu sein.

Insulinresistenzgene

Untersuchungsmethoden und deren Problematik: Bei der Suche nach Insulinresistenzgenen folgt man einerseits dem sog. Kandidatengenansatz, andererseits verfolgt man auch Screeningstrategien, wie sie in der Analyse des MODY zum Erfolg geführt haben. Jedes Element der Signaltransduktionskette kann prinzipiell eine Störung in der Weitergabe eines Insulinsignals vom Insulinrezeptor zu den Effektorsystemen, hier insbesondere dem Glucosetransportsystem und der Glykogensynthase, bedingen. Eine prinzipielle Schwierigkeit bei diesem Vorgehen stellt nun die Tatsache dar, daß der Typ-2-Diabetes ein sicherlich ätiopathogenetisch buntes Krankheitsbild darstellt.

Die bisherigen Ergebnisse haben gezeigt, daß auf der Stufe des Insulinrezeptors lediglich in einer holländischen Population (99) eine Häufung eines Polymorphismus (Prävalenz 5%) bei Typ-2-Diabetikern gefunden wurde. Andere Arbeitsgruppen in anderen Ländern finden diesen Polymorphismus nicht gehäuft. Wahrscheinlich relevanter ist ein Polymorphismus, der von der Arbeitsgruppe Pedersen u. Mitarb. (1) für das IRS-1-Gen beschrieben wurde. Dieser Polymorphismus im Codon 972 von IRS-1 scheint für die Signalübertragung auf die Phosphatidylinositol-3-kinase funktionell relevant zu sein. Der IRS-1-Polymorphismus wird bei Typ-2-Diabetikern mit ca. 10% gefunden, während eine Nichtdiabetikerpopulation diesen Polymorphismus mit nur ca. 5% aufweist. Interessant ist die Beobachtung, daß offensichtlich die Kombination dieses IRS-1-Polymorphismus mit Adipositas doch zu einer Häufung des Auftretens eines Typ-2-Diabetes führt.

Fettsucht und Lebensweise

Bedeutung und Verlauf: Die Fettsucht und die ihr zugrundeliegende Lebensweise sind mit großer Wahrscheinlichkeit die wichtigsten manifestationsfördernden Faktoren der Zuckerkrankheit des Erwachsenen. Die enge Beziehung, die zwischen der Adipositas und dem Diabetes mellitus besteht,

ist seit langem bekannt (22, 113). Sie wurde in überzeugender Weise durch eine große Studie belegt, die 1969 in den USA durchgeführt worden war (52). Trotzdem besteht auch heute noch keine endgültige Klarheit über die biochemischen Mechanismen, die diese beiden Stoffwechselkrankheiten miteinander verbindet (197). Zum Zeitpunkt der Diagnose eines Typ-2-Diabetes sind zumindest 40–50% der Kranken übergewichtig (10, 164, 237, 238). Im weiteren Verlauf der Zuckerkrankheit nimmt das Körpergewicht dieser Patienten leider oft zu, so daß wir mit einer generellen Häufigkeit der Adipositas beim Erwachsenendiabetes von etwa 80% rechnen müssen. Die Adipositas in der Gesamtbevölkerung wird dagegen auf 10–20% veranschlagt.

Aus der Münchener Früherfassungsaktion 1967/1968 (150, 152) wurde die Bedeutung des diabetogenen Faktors „Adipositas" klar ersichtlich. Es zeigte sich eine eindeutige Beziehung zwischen dem Grad der Übergewichtigkeit und der Häufigkeit des Diabetes mellitus.

Besonders aufschlußreich für die Beziehungen des ätiologischen Faktors „**genetischer Defekt**" und des manifestationsfördernden Faktors „Übergewicht" zueinander sind auch Untersuchungen von Köbberling u. Mitarb. (128). Es ergab sich bei der Untersuchung von 727 Verwandten 1. Grades von Erwachsenendiabetikern eine eindeutige Abhängigkeit der Häufigkeit pathologischer Glucosetoleranztests vom Gewicht der untersuchten Personen (Abb. 4.**5**). Welche überragende Bedeutung der diabetogene Faktor „Übergewicht" für die Manifestation des Erwachsenendiabetes erreichen kann, demonstriert Abb. 4.**2**. In dieser Untersuchung (127) konnte gezeigt werden, daß die Zahl diabetischer Geschwister in einem umgekehrten Verhältnis zu dem Produkt

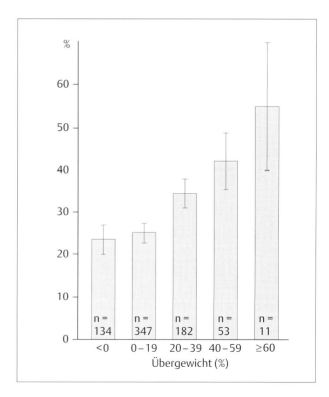

Abb. 4.**5** Häufigkeit pathologischer Glucosetoleranztests in Abhängigkeit vom Übergewicht (aus Köbberling, J. A. Appels, G. Köbberling, W. Creutzfeldt: Dtsch. Med. Wschr. 94 [1969] 416).

aus dem prozentualen Übergewicht und der Dauer der Fettsucht steht. Eine ähnliche Beziehung war bei der Untersuchung von 251 Geschwistern jugendlicher Diabetiker nicht erkennbar. Diese Studie zeigt uns mit aller Deutlichkeit, daß der diabetogene Faktor „Adipositas" in Abhängigkeit von seinem Ausmaß und seiner Dauer auch zur Manifestation der Zuckerkrankheit führen kann, wenn mit unseren heutigen Möglichkeiten nur eine „geringe genetische Belastung" erkennbar ist.

Die Fettsucht besitzt nicht nur einen entscheidenden Einfluß auf die Morbidität, sondern auch auf die **Mortalität**. Dies wurde erstmals von Bouchardat (18) während der Belagerung von Paris 1870/1871 erkannt. Eine Studie von Himsworth (103), die die Veränderungen der Diabetesmortalität während der ersten Hälfte dieses Jahrhunderts in England und Wales aufzeigt, belegt diese Tatsache eindeutig. Hierbei muß man bedenken, daß in Großbritannien während der beiden Weltkriege die Rationierung niemals 1800 Kalorien (7500 kJ) pro Tag unterschritt.

Auswirkung der Änderung der Lebensweise: Der Einfluß der Kalorienzufuhr auf die Diabetesmanifestation wird auch durch andere Beispiele erhärtet. So entwickelte sich bei indischen Einwanderern nach Südafrika, die von Arbeitern zu Händlern und von Reisessern zu Konsumenten der sog. „westlichen Kost" wurden, nicht nur eine Adipositas, sondern bei 40% dieser Einwanderer auch ein Diabetes mellitus (27). Ähnliche Beobachtungen konnten bei der Umsiedlung der jemenitischen Juden nach Israel (38) und bei verschiedenen Indianerstämmen (238) und beispielhaft auch bei den Maoris (252) gemacht werden.

Therapie: Die große Bedeutung, die die Fettsucht und die ihr zugrundeliegende Lebensweise für Manifestation und Verlauf der Zuckerkrankheit haben, wird mit aller Deutlichkeit klar, wenn wir die therapeutische Seite in Rechnung stellen und berücksichtigen, daß durch die Beseitigung der Adipositas die Zuckerstoffwechsellage normalisiert werden kann. Durch Entzug der Kalorien und vermehrte Arbeitsleistung und durch die daraus resultierende Gewichtsreduktion wird die Insulinresistenz deutlich reduziert.

Von wesentlicher Erkenntnis bezüglich der Adipositas ist vor allen Dingen die Tatsache zu erwähnen, daß der **Fettverteilungstyp** eine ganz entscheidende Rolle für das Risiko zur Entwicklung eines Typ-2-Diabetes spielt (13). Es konnte gezeigt werden, daß die gynoide (hüftbetonte) Fettverteilung ein wesentlich geringeres Risiko beinhaltet als die android Fettsucht (Bauchfettsucht). Die Ursache hierfür dürfte darin liegen, daß die Stoffwechselaktivität der verschiedenen Fettgewebe regional große Unterschiede aufweist. Bauchfett ist unter Hormoneinfluß rasch mobilisierbar. Obwohl die Daten hierzu widersprüchlich sind (63), wird angenommen, daß die über die Lipolyse mobilisierten freien Fettsäuren eine Rolle als Verstärker einer primären Skelettmuskelinsulinresistenz im Sinne des „Randle-Mechanismus" spielen könnten.

Fett als hormonell aktives Gewebe: Die Vorstellung, daß das Fettgewebe vorwiegend Speicherfunktion habe, ist durch die Erkenntnisse der letzten Jahre vollkommen gewandelt worden. Die Entdeckung des ob-(Obesity-)Genproduktes Leptin, das vom Fettgewebe produziert und sezerniert wird und das über spezifische Rezeptoren multiple Effekte im Zentralnervensystem, aber wahrscheinlich auch in den peripheren Geweben auslöst, hat die Rolle des Fettgewebes als hormonell aktives Organ noch einmal eindrucks-

voll belegt (29, 207, 214, 215, 247). Die zirkulierenden Leptinspiegel korrelieren mit dem Body mass index. Leptin wird über die kurze Isoform seines Rezeptors über die Blut-Hirn-Schranke transportiert und scheint über die lange Isoform seines Rezeptors im Hypothalamus verschiedene neuronale Funktionen zu modulieren. Neben der zuerst beschriebenen Regulation des Sättigungsverhaltens über Interaktion mit dem Neuropeptid Y scheint Leptin die CRF-ACTH-Achse, die TRH-TSH-Achse sowie die hypothalamisch-hypophysäre Achse der Gonadotropine zu regulieren. Für das Tiermodell der ob-Maus konnte als Ursache einer Adipositas das Fehlen von Leptin nachgewiesen werden. Dieser Mechanismus ist für die Genese der Adipositas beim Menschen wohl eine absolute Rarität. Bisher liegt nur ein Bericht der Arbeitsgruppe von O'Rahilly (158) zu diesem Mechanismus vor. Bei Adipösen scheint vielmehr eventuell eine Resistenz der zentralnervösen Wirkung von Leptin vorzuliegen, wobei erste tierexperimentelle Daten vermuten lassen, daß die Ursache hierfür eine Leptintransportstörung durch die kurze Isoform des Leptinrezeptors an der Blut-Hirn-Schranke sein könnte. Weitere Daten müssen jedoch dieses Konzept erst noch belegen. Ob Leptin der direkte oder indirekte Mediator einer adipositasabhängigen Insulinresistenz des Skelettmuskels sein könnte, ist derzeit nicht abschließend geklärt.

Ein weiterer potentieller Mediator einer adipositasinduzierten Insulinresistenz des Skelettmuskels ist das **Zytokin** TNF-α. Die Arbeitsgruppe von Spiegelman u. Mitarb. hat am Tiermodell beeindruckende Daten für dieses Konzept vorgelegt. TNF-α scheint ein Modulator der Insulinsignalwirkung zu sein (69, 101, 105, 134). Ähnlich wie bei Leptin läßt sich jedoch auch für TNF-α beim Menschen keine eindeutige Beziehung zur Insulinresistenz herstellen. Es muß an dieser Stelle betont werden, daß zum derzeitigen Zeitpunkt keine abschließende Bewertung dieses Konzeptes einer adipositasbedingten Resistenzverursachung möglich ist.

Einfluß der Schwangerschaft

Auf den Schwangerschaftsdiabetes wird in Kap. 16 ausführlich eingegangen. An dieser Stelle soll nur betont werden, daß epidemiologische Daten gezeigt haben, daß das Auftreten eines Schwangerschaftsdiabetes einen hohen Voraussagewert für das spätere Auftreten eines Typ-2-Diabetes besitzt (182).

Belastungssituation oder metabolische Entgleisung? Somit wäre die Schwangerschaft lediglich eine Belastungssituation, unter der sich eine primär angelegte Insulinresistenz des Skelettmuskels manifestiert. Neuere Daten (3, 56, 184) haben nun aber auf die Möglichkeit hingewiesen, daß auch einer subtilen metabolischen Entgleisung während einer Schwangerschaft möglicherweise ein Induktionseffekt für einen Typ-2-Diabetes bei der Mutter selbst, insbesondere aber auch im zukünftigen Leben des Kindes zukommen könnte. So wurde gezeigt, daß Kinder von Müttern mit gestörter Glucosetoleranz oder Schwangerschaftsdiabetes nach dem 4.–5. Lebensjahr deutlich schwerer sind und eine Hyperinsulinämie aufweisen (184, 185).

Small-baby-Syndrom: Wichtig ist ebenfalls die Beobachtung, daß das Auftreten eines Typ-2-Diabetes in bestimmten Subgruppen mit dem Geburtsgewicht negativ korreliert. Es wird postuliert, daß eine nutritive Mangelsituation in utero eine Prägung verursachen könnte, die im Kontext mit Überflußernährung und Bewegungsarmut im späteren

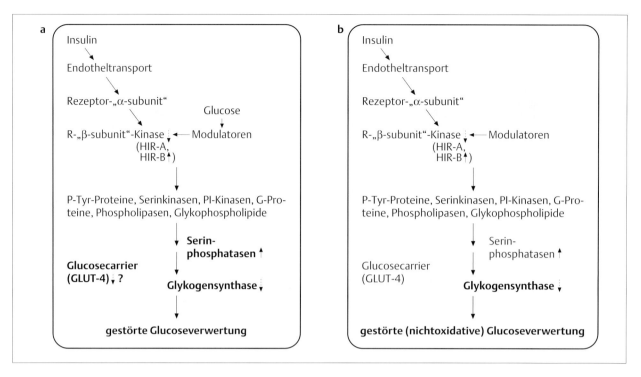

Abb. 4.**6** Störungen der Signaltransduktion im Skelettmuskel beim Typ-2-Diabetes (a) und beim metabolischen Syndrom (b). Die Abb. faßt schematisch die im Text beschriebenen Defekte in der Signaltransduktion am Skelettmuskel zusammen. HIR = humaner Insulinrezeptor, PI-Kinasen = Phosphatidylinositolkinasen.

Leben die Entwicklung zum Typ-2-Diabetes bedingen könnte. Dieses Konzept, das von Hales u. Mitarb. (7) auf der Basis von epidemiologischen Studien in England formuliert wurde, könnte eine weitere ätiopathogenetische Subgruppe in der Entwicklung eines Typ-2-Diabetes darstellen.

Resistenzhormone: Mediatoren einer Insulinresistenz in der Schwangerschaft sind nicht eindeutig gesichert. Plazentalactogen ist ein Kandidat für die Induktion einer Resistenz des Skelettmuskels. Interessant in diesem Zusammenhang sind auch erste Berichte, nach denen Leptin in großer Menge von der Plazenta produziert wird. Da Leptin in hohen Konzentrationen in isolierten Zellen eine Insulinresistenz des Rezeptors erzeugen kann (40, 133), wird zu überprüfen sein, ob Leptin als Schwangerschaftsresistenzhormon eine Rolle spielt.

Molekulare Ursachen der Insulinresistenz am Skelettmuskel bei metabolischem Syndrom und Typ-2-Diabetes: primäre und sekundäre Defekte

In Kap. 1 wurde der heutige Erkenntnisstand zu der Signaltransduktionskette (97) des Insulins an den Zielzellen der Insulinwirkung beschrieben. Abb. 4.**6** zeigt die wichtigsten Elemente dieser Signalübertragungskette und die zelluläre Lokalisation von Signaltransduktionsdefekten, wie sie einerseits beim manifesten Typ-2-Diabetes, andererseits beim metabolischen Syndrom gefunden wurden.

Insulinrezeptor

Der Insulinrezeptor als das erste Element in der zellulären Signaltransduktionskette ist ein Hauptkandidat für die Lokalisation eines Defekts der Insulinsignalübertragung. In einer großen Anzahl von Studien (217) wurde gezeigt, daß bei den sog. Syndromen extremer Insulinresistenz (Insulinresistenzsyndrom A, vergesellschaftet mit Acanthosis nigricans) eine Reihe von Punktmutationen sowie Deletionen von Teilen des Insulinrezeptors vorliegen.

Genetisch bedingte oder sekundäre Störung? Während bei diesen äußerst seltenen Formen der extremen Insulinresistenz eindeutig Struktur- und Funktionsdefekte am Insulinrezeptor gefunden wurden, ist die Situation beim Typ-2-Diabetes weniger klar. Der Insulinrezeptor wurde in allen Zielgeweben, d. h. im Skelettmuskel, in der Leber und im Fett, bei Typ-2-Diabetikern funktionell charakterisiert (2, 19, 21, 30, 31, 73, 74, 96, 173). Die Bindungskapazität und Affinität der Insulinrezeptoren scheinen am Skelettmuskel und an der Leber nicht verändert zu sein, während eine Studie, die am Fett von Typ-2-Diabetikern durchgeführt wurde, eine erniedrigte Bindungsaffinität und -kapazität gezeigt hat (73). Obwohl die Insulinbindung am Skelettmuskel und an der Leber von Typ-2-Diabetikern völlig normal zu sein scheint, wurde eine erniedrigte Aktivierbarkeit der Insulinrezeptortyrosinkinase gefunden (2, 30, 31, 96, 170). Weitgehend übereinstimmend fanden alle Studien eine ca. 50%ige Reduzierung der Aktivierbarkeit der Tyrosinkinase durch Insulin. Die Zusammenschau der vorliegenden Daten spricht eher dafür, daß es sich hierbei um ein sekundäres Phänomen handelt, das jedoch für die Ausprägung der zellulären Insulinresistenz sicherlich von Bedeutung ist. Die Analyse der Rezeptorkinasestörung auf Proteinebene erbrachte folgende

Beobachtungen: Für Insulinrezeptor aus Fettgewebe konnte gezeigt werden, daß hier aktive und inaktive Formen vorkommen (19). Es zeigte sich, daß beim Typ-2-Diabetes die Menge der inaktiven Formen erhöht war (19). Für die Insulinrezeptorkinase, die aus dem Skelettmuskel gewonnen wurde, konnte gezeigt werden, daß die Autoaktivierungskaskade des Rezeptors inkomplett abläuft (170). Auf RNA-Ebene wurden eine Reihe von Studien durchgeführt, mit denen in Analogie zu den Beobachtungen bei den Syndromen der extremen Insulinresistenz nach einer Mutation des Insulinrezeptorgens gesucht wurde. Bis heute wurden keine relevanten Mutationen des Insulinrezeptorgens bei Typ-2-Diabetikern entdeckt (59, 79, 138, 143, 146, 177, 178).

Eine Ausnahme bildet hier lediglich die bereits oben zitierte Studie von Maassen u. Mitarb. (99), die in einer holländischen Querschnittsuntersuchung an Typ-2-Diabetikern das Auftreten einer Mutation (Valin zu Methionin an Position 973 der β-Untereinheit des Rezeptors) mit einer Prävalenz von ca. 5% bei den Typ-2-Diabetikern versus <1% im Normalkollektiv beschreiben. Klare funktionelle Konsequenzen dieser Mutation lassen sich bei Expression in Modellzellen ebenfalls nicht nachweisen (179, 210).

Zusammenfassend sprechen alle diese Untersuchungen gegen eine primäre genetisch determinierte Störung des Insulinrezeptors. Somit ist eine sekundäre, regulatorisch bedingte Störung der Insulinsignaltransduktion auf Rezeptorebene wahrscheinlicher.

Man kennt heute eine ganze Reihe von **Mechanismen** (97), die die Insulinrezeptorkinaseaktivität modulieren und eine reversible Hemmung des Signalflusses durch den Insulinrezeptor erzeugen können. Praktisch bedeutsam ist hier vor allen Dingen die Beobachtung, daß erhöhte Glucosespiegel über eine Aktivierung der Proteinkinase C, einer serinspezifischen Proteinkinase, die in verschiedenen Isoformen vorkommt, zu einer Phosphorylierung des Insulinrezeptors an Serinresten und somit zu einer Hemmung des Signalflusses führen (161). Dieser glucoseabhängige Resistenzmechanismus dürfte in der Praxis beim schlecht eingestellten Patienten eine Rolle spielen und könnte zum Teil das wohlbekannte klinische Phänomen der verbesserten Insulinempfindlichkeit nach Rekompensation der Stoffwechsellage miterklären. Zu der Frage, ob die Insulinrezeptorkinasestörung bereits in der prädiabetischen Situation bei Personen, die der Definition des metabolischen Syndroms entsprechen, vorliegt, existieren bisher kaum Daten. Allerdings hat eine Studie, die an Pima-Indianern durchgeführt wurde (21), gezeigt, daß hier eine normale Aktivierbarkeit der Tyrosinkinase vorliegt. Die Beobachtung spricht ebenfalls dafür, daß die Insulinrezeptorkinasestörung ein sekundäres resistenzvermehrendes Phänomen ist. Neben einer hyperglykämieabhängigen Modulation der Rezeptorfunktion greifen möglicherweise auch vom Fettgewebe bei Adipositas vermehrt ausgesandte Signale auf Rezeptorebene an.

Ein Phänomen, das derzeit in seiner Bedeutung noch nicht beurteilbar ist, ist die gewebespezifische Expression von **Insulinrezeptorisoformen**. Der menschliche Insulinrezeptor existiert in zwei Isoformen, die in einer gewebespezifischen Weise exprimiert werden (59, 222). Die meisten funktionellen Eigenschaften der beiden Isoformen scheinen identisch zu sein (33, 118, 119), während einige spezifische Eigenschaften, wie die Insulinbindungsaffinität und das Internalisierungsverhalten der Rezeptoren sich geringfügig unterscheiden (159, 233). Zusammenfassend ist jedoch heute nicht klar, ob die Isoformen unterschiedliche

Signalspektren oder -kapazitäten an den Zielzellen der Insulinwirkung erfüllen. Wir haben ein geändertes Expressionsmuster der Rezeptorisoformen am Skelettmuskel von Typ-2-Diabetikern gefunden. Während in unserer Studie Nichtdiabetiker hauptsächlich die Isoform A exprimierten, fand sich im Skelettmuskel sowohl auf mRNA- als auch auf Proteinebene (160) bei Diabetikern vermehrt auch die Isoform B. Interessanterweise ließ sich dieses geänderte Expressionsmuster auch bei Personen nachweisen, die der Definition des metabolischen Syndroms, also einer potentiell prädiabetischen Situation, entsprechen.

Während einige Arbeitsgruppen zum gleichen Resultat kamen, konnte diese Verschiebung im Expressionsmuster der Rezeptorisoformen von anderen Arbeitsgruppen nicht bestätigt werden. Somit handelt es sich hierbei wohl ebenfalls um ein sekundäres Phänomen, das zwar möglicherweise die Signaleigenschaften des Insulinrezeptors beeinflussen kann, aber nicht zu den primären Ursachen einer Insulinresistenz gehört.

Postkinasesignalüberträger

Wie in Kap. 1 dargelegt, haben sich in den letzten Jahren wesentliche Fortschritte im Verständnis der Insulinsignaltransduktionskaskade auf Postrezeptorebene ergeben. Diese Erkenntnisse waren einerseits, wie oben bereits beschrieben, die Grundlage, um nach primären Veränderungen in der Signaltransduktionskaskade zu suchen. Polymorphismen von IRS-1 und der regulatorischen Untereinheit P85α der Phosphatidylinositol-3-kinase scheinen zu den potentiellen primären Störungen auf Postrezeptorebene zu zählen. Daneben scheinen auch regulatorische Mechanismen wie etwa die Modulation des Insulinsignals durch TNF-α über eine Serinphosphorylierung von IRS-1 die Insulinsignalkette zu hemmen (106, 114). Ob diese am Tiermodell gezeigten Mechanismen allerdings relevant sind für die Situation des menschlichen Typ-2-Diabetes, ist vollkommen offen. Weiterhin spielen für die Modulation des Insulinsignals Tyrosinphosphatasen eine Rolle. Kandidaten sind hier die Tyrosinphosphatasen LAR (142), PTP1D (124) sowie PTP1B (139). In ersten Studien wurde die Tyrosinphosphataseaktivität am Skelettmuskel von Typ-2-Diabetikern untersucht. Die Daten hierzu sind allerdings widersprüchlich (242). Zentrales Problem bei diesen Untersuchungen ist, daß bisher nicht vollkommen geklärt ist, welche der Tyrosinphosphatasen nun wirklich das Insulinsignal moduliert. Weiterhin wird vermutet, daß durch Aktivierung von Phospholipase C insulinähnlich wirkende Spaltprodukte von Membranglykophospholipiden entstehen, die einen Teil der Insulineffekte auslösen könnten. Bisher liegen lediglich Daten zur Phospholipase-C-Aktivität in der Leber von Typ-2-Diabetikern vor, die etwas erhöht zu sein scheinen (219). Interessant ist allerdings, daß die Konzentration der möglicherweise als Insulinwirkungsvermittler dienenden Glykophospholipidspaltprodukte bei insulinresistenten Pima-Indianern erniedrigt zu sein scheint (123).

Glykogensynthase

Eine große Anzahl von Studien hat sich mit der Rolle der Glykogensynthase für die Entstehung der Insulinresistenz des Skelettmuskels bei Typ-2-Diabetikern auseinandergesetzt.

Normale Physiologie: Die Glykogensynthaseaktivität wird durch Phosphorylierung und Dephosphorylierung reguliert (34, 39, 50, 108, 140, 166, 180). Die Insulinwirkung auf das Enzym scheint durch Aktivierung der Glykogensynthasephosphatasen zustande zu kommen. Ferner scheint die Hemmung einer der glykogensynthasespezifischen Kinasen, der cAMP-abhängigen Kinase, eine Rolle zu spielen.

Defekt: Alle Studien zu diesem Thema haben gefunden, daß der Insulineffekt auf die Glykogensynthase des Skelettmuskels bei Typ-2-Diabetes abgeschwächt ist (28, 46, 75, 122, 167). Auf der anderen Seite läßt sich die Glykogensynthase auch bei Typ-2-Diabetikern völlig normal mittels Glucose-6-phosphat aktivieren (46). Dies spricht dafür, daß kein Defekt auf der Stufe der Glykogensynthase selbst beim Typ-2-Diabetes vorliegt. Die Störung dürfte daher in der Transduktion des Insulinsignals vom Rezeptor auf das Enzym zu suchen sein. Die abgeschwächte Stimulation der Glykogensynthase durch Insulin ist physiologischerweise relevant. Es resultiert hieraus in vivo eine reduzierte Glykogensynthese im Skelettmuskel von Typ-2-Diabetikern (203). Studien haben nun ergeben, daß die gestörte Aktivierbarkeit der Glykogensynthase bereits bei Prädiabetes bzw. beim metabolischen Syndrom vorliege (83, 224), so daß hier eine primäre Störung lokalisiert sein könnte. Obwohl Polymorphismen gefunden wurden (85), scheinen funktionell relevante Mutationen im Glykogensynthasegen nicht die Ursache der reduzierten Aktivität zu sein (84). Ebenso läßt sich eine relevante Störung der Expression der Glykogensynthase nicht nachweisen (84). Somit legen auch diese Daten den Schluß nahe, daß eine Störung des Insulinsignals zur Glykogensynthase die Ursache der reduzierten Insulinsensitivität der Glykogensynthase ist.

Glucosetransporter

Neben der Glykogensynthase gehört vor allen Dingen das Glucosetransportsystem zu den primären Kandidaten für eine Defektlokalisation am Skelettmuskel. Wie in Kap. 1 ausgeführt, erfolgt der Insulineffekt auf das Glucosetransportsystem einerseits durch eine Translokation von Glucosecarriern vom Zellinneren in die Plasmamembran, andererseits aber auch durch Aktivierung von Carriern in der Plasmamembran (97). Die Frage, ob ein Defekt des Glucosetransporters zur Entstehung der Insulinresistenz beim Typ-2-Diabetes beiträgt, wurde zunächst in Fettzellen von Typ-2-Diabetikern untersucht (80). In diesen Untersuchungen fand man sowohl eine erniedrigte Expression der relevanten Glucosetransporterisoform GLUT-4 als auch eine Störung von Translokation und Aktivierung der Glucosetransporter (80). In der Folge sind eine Reihe von analogen Untersuchungen am Skelettmuskel von Typ-2-Diabetikern durchgeführt worden. Hierbei fanden sich widersprüchliche Ergebnisse bezüglich der Expression von GLUT-4 (92, 183, 234). Während in einigen Studien (92, 183) unauffällige GLUT-4-Spiegel im Skelettmuskel von Typ-2-Diabetikern gefunden wurden, haben wir eine Verteilungsstörung von GLUT-4 am Skelettmuskel von Typ-2-Diabetikern festgestellt (234). Eine kritische Wertung der Daten legt allerdings nahe, daß diese Störung wohl ein spätes Phänomen in der Krankheitsentwicklung ist. Im Moment liegen darüber hinaus keinerlei Daten über den Aktivierungs- und Translokationsmechanismus der Glucosetransporter bei Typ-2-Diabetikern vor. Bei Studien, in denen nach Mutationen des Glucosetransporters beim Typ-2-Diabetes gesucht wurde, ließ sich kein Defekt nachweisen (138, 178).

Zusammenfassend lassen die jetzt vorliegenden Daten über molekulare Defekte am Skelettmuskel von Typ-2-Diabetikern vermuten, daß wohl weder auf der Stufe des Insulinrezeptors noch auf der Stufe der Glykogensynthase oder des Glucosetransporters der primäre Defekt zu suchen ist.

Insulinsekretion

Ursachen und Phasen verschiedener Sekretionsaktivität: Wie in Abb. 4.**4** dargestellt, steht der Insulinresistenz sowohl beim metabolischen Syndrom als auch beim Typ-2-Diabetes eine Hyperinsulinämie gegenüber. Beim metabolischen Syndrom ist die Hyperinsulinämie so ausgeprägt, daß sie die Insulinresistenz kompensieren kann, so daß eine normale Glucosehomöostase gewährleistet ist. Im Stadium des Typ-2-Diabetes wird dieser Effekt nicht mehr erreicht. Ursache der Hyperinsulinämie ist eine Hypersekretion, die als kompensatorische Antwort des Pankreas auf die Insulinresistenz am Zielgewebe verstanden wird. Alternativ wäre auch eine primäre Hypersekretion als Ursache der Hyperinsulinämie denkbar; es gibt jedoch hierfür keine direkten Anhaltspunkte. Es wurde lediglich gezeigt, daß bereits im Stadium des metabolischen Syndroms eine Störung der Pulsatilität der Insulinsekretion vorliegt (175). Bei einem Übergang von einem metabolischen Syndrom zum Typ-2-Diabetes muß offensichtlich die Fähigkeit zur Hypersekretion verlorengehen. Erst wenn die Hypersekretion die Insulinresistenz nicht mehr voll kompensieren kann, kommt es zur Hyperglykämie. Das Verhältnis zwischen Glucosereiz und Insulinantwort wurde bei Pima-Indianern genauer untersucht, die ein hohes Risiko für die Entwicklung eines Typ-2-Diabetes haben (145). Die B-Zellen dieser Personen können offensichtlich auf erhöhte Glucosespiegel adäquat mit einer Hypersekretion von Insulin reagieren. Auch bei einem Teil der diabetischen Patienten geht ein hohes Integral der Glucosekonzentration mit einem hohen Integral der Insulinkonzentration einher. Bei diesen Patienten ist die Fähigkeit zur Hypersekretion noch weitgehend normal, obwohl keine volle Kompensation erreicht wird. Bei anderen diabetischen Patienten mit höheren Glucosewerten ist dagegen eine deutlich verminderte Insulinantwort zu erkennen. Hier scheint die schwindende Fähigkeit zur kompensatorischen Hypersekretion sich in zunehmend höheren Glucosespiegeln auszuwirken. Man kann die Daten dieser Querschnittstudie so interpretieren, daß hier verschiedene Phasen des Verlaufs der Erkrankung erfaßt sind, nämlich eine frühe Phase mit kompensatorischer Hypersekretion und eine spätere Phase, in der die Kompensationsfähigkeit zunehmend verlorengeht. Diese Interpretation wird gestützt durch Longitudinalstudien (22, 92). Akzeptiert man, daß der Übergang von einem Insulinresistenzsyndrom, wie es das metabolische Syndrom darstellt, zu einem Typ-2-Diabetes durch den Verlust der Fähigkeit zur kompensatorischen Hypersekretion zustande kommt, so stellt sich die Frage, wodurch dieser Sekretionsdefekt bedingt ist. Hier wären sowohl ein primärer genetischer Defekt denkbar als auch eine sekundäre Störung, die sich infolge einer jahrelangen Hypersekretion zur Kompensation einer Insulinresistenz entwickeln könnte. Eine interessante Hypothese ist die, daß der insulinresistenzbedingte Stimulus, ständig große Insulinmengen auszuschütten, bei Personen mit entsprechender genetischer Prädisposition früher oder später eine Störung der B-Zellfunktion bewirkt, während andere Personen über eine genügende Insulinsekretionsreserve verfügen. Eine andere Möglichkeit wäre die, daß die Insulinresistenz beim Typ-2-Diabetes im Gegensatz

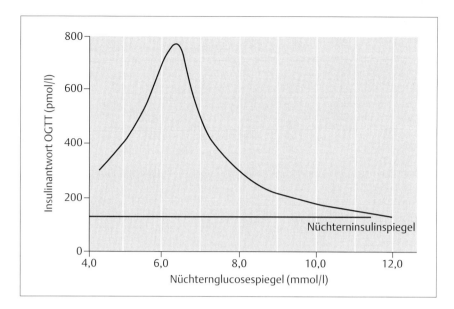

Abb. 4.**7** Beziehung zwischen der Insulinantwort auf einen oralen Glucosereiz (OGTT) und steigender Nüchternhyperglykämie. Die Kurve kennzeichnet die Entwicklung von normaler zu gestörter Glucosetoleranz und schließlich zum Typ-2-Diabetes (Daten nach Bruce u. Mitarb.).

zur Insulinresistenz bei Adipositas spezielle Charakteristika aufweist, die eine Kompensation durch die B-Zellen erschweren. Hier könnten neben der Schwere der Insulinresistenz auch kinetische Aspekte der Insulinwirkung eine Rolle spielen, die zu einer außergewöhnlichen Belastung der B-Zellen führen.

Sekretionskinetik: Bereits im Jahr 1959 wurde beim Typ-2-Diabetes eine veränderte Sekretionskinetik, die als Sekretionsstarre bezeichnet wurde, beschrieben (186). Während es beim Gesunden nach einem Glucosestimulus zu einer schnell einsetzenden Insulinsekretion kommt (Abb. 4.7), die dazu führt, daß der Insulinspiegel innerhalb weniger Minuten stark ansteigt, kommt bei nahezu allen Typ-2-Diabetikern dieser initiale Anstieg der Insulinsekretion verzögert, und es kommt nur zu einem langsamen Anstieg des Insulinspiegels (Abb. 4.**8**). Da der initiale Anstieg des Insulinspiegels für eine effiziente Regulation des Glucosestoffwechsels wichtig ist, resultiert aus seiner Verzögerung eine verlängerte Phase der Hyperglykämie und Hyperinsulinämie. Es wäre zumindest denkbar, daß die Kombination aus solchen Störungen der Sekretionskinetik mit einer Insulinresistenz die Entwicklung zum Typ-2-Diabetes bahnt. Eine weitere Besonderheit der Insulinsekretion beim Typ-2-Diabetes ist, wie oben schon erwähnt, eine verminderte oder veränderte Pulsatilität (175). Wie viele andere Hormone

wird auch Insulin nicht kontinuierlich sezerniert; vielmehr erfolgt die Insulinsekretion in Pulsen. Eine solche Veränderung der Pulsatilität könnte zu einer Verminderung der Effektivität der Hormonwirkung führen, die wiederum, verbunden mit einer primären Skelettmuskelinsulinresistenz, zu einer besonderen Belastung für die Bauchspeicheldrüse führen könnte.

Inselamyloid und Inselamyloidpolypeptid: Zur Klärung der Frage, wie eine jahrelange Hypersekretion zu einem Sekretionsdefekt führen könnte, haben Untersuchungen über die Rolle des Inselamyloids interessante Modelle beigetragen. Morphologische Veränderungen am Pankreas sind beim Typ-2-Diabetes geringer als beim Typ-1-Diabetes, und der Zusammenhang zwischen morphologischen und funktionellen Veränderungen ist nicht klar. Die am meisten diskutierte morphologische Veränderung ist eine Ablagerung von Amyloid in den Langerhans-Inseln, die bei vielen, aber nicht allen Typ-2-Diabetikern demonstriert werden kann. Es wurde ein Polypeptid aus dem Amyloid von Typ-2-Diabetikern isoliert und sequenziert (112). Dieses Polypeptid wird auch bei Gesunden in den B-Zellen des Pankreas gebildet und vermutlich zusammen mit Insulin sezerniert. Interessant ist vor allem, daß dieses Polypeptid bei der Pathogenese des Typ-2-Diabetes und bei der Entstehung von Insulinsekretionsanomalien eine Rolle spielen könnte.

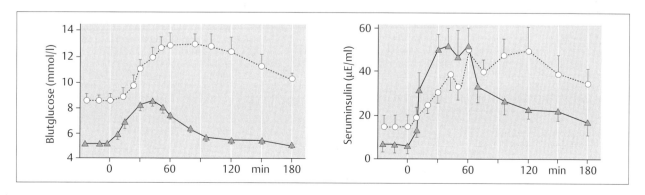

Abb. 4.**8** Verlauf der Blutglucosekonzentration und der Seruminsulinkonzentration bei Typ-2-Diabetikern (○—○) und nichtdiabetischen Kontrollpersonen (▲—▲) nach einer standardisierten Mahlzeit.

Extrazellulär abgelagertes Inselamyloid, das durch Polymerisation des Polypeptids entsteht, könnte Sekretionsanomalien hervorrufen, indem es die Passage von Glucose und Hormonen von und zu den B-Zellen erschwert. Ein weiterer Mechanismus, der zu einer Störung der Insulinsekretion führt, ist im Rahmen der sog. Glucosetoxizität zu sehen (141). Ebenso wie Hyperglykämie eine Resistenz der Zielgewebe auslöst, führt sie auch zu einer Störung der Signaltransduktion auf die Insulinsekretion.

Glucokinase und Insulinsekretion: Nach der Aufnahme der Glucose in Körperzellen durch die Glucosetransporter in der Plasmamembran erfolgt als erste Reaktion in der Zelle die Phosphorylierung der Glucose zu Glucose-6-phosphat. Während diese Reaktion in den meisten Körpergeweben durch das Enzym Hexokinase katalysiert wird, erfüllt diese Funktion in Leberzellen und in den B-Zellen der Langerhans-Inseln das Enzym Glucokinase. Die Glucokinase besitzt eine geringere Affinität zur Glucose im Vergleich zur Hexokinase. Diese Eigenschaft ermöglicht eine Glucosephosphorylierungsrate, die von der angebotenen Glucosekonzentration abhängt. In der B-Zelle erfolgt die Glucoseaufnahme durch die Glucosetransporterisoform 2 (GLUT-2). Die Glucoseaufnahme durch GLUT-2 und die nachfolgende Phosphorylierung durch Glucokinase sind die ersten wesentlichen Schritte in einer Reaktionsfolge von Signalen, die dann die glucoseinduzierte Insulinsekretion auslösen. Hierbei kommt der Glucokinase offensichtlich die Funktion des ratenlimitierenden Signalgebers zu. Verschiedene Arbeitsgruppen konnten nun bei Familien mit MODY-Diabetes Glucokinasemutationen nachweisen, die offensichtlich mit einer veränderten Insulinsekretionscharakteristik korrelieren. Es erscheint somit in der Tat möglich, daß Mutationen im Glucokinasegen die Ursache für einen Teil der Erkrankungen an MODY darstellen. Ob Glucokinasegenmutationen auch für Sekretionsanomalien beim Typ-2-Diabetes eine Rolle spielen, ist derzeit nicht endgültig geklärt. Die bisher vorliegenden Studien sprechen jedoch eher gegen diese Hypothese (5, 36, 37, 62, 78, 100, 132, 165, 209, 230, 231).

In jüngster Zeit sind neben den Glucokinasemutationen, die als MODY-2-Gen bezeichnet werden, ein MODY-1- und -3-Gen identifiziert worden. Hierbei handelt es sich offensichtlich um Polymorphismen in Transkriptionsfaktoren (24, 227), die wiederum die Expression von Elementen der Signaltransduktionskaskade der β-Zelle, die die Insulinsekretion moduliert, beeinflussen könnten.

Zusammenfassung der pathogenetischen Konzepte

Pathogenetisch wesentlich für die Entstehung eines Typ-2-Diabetes sind Insulinresistenz und gestörte Insulinsekretion. Insulinresistenz und Sekretionsstörung bedingen sich gegenseitig in einem Wechselspiel. Die primäre Störung bei der Mehrzahl der Typ-2-Diabetes-Patienten dürfte eine Insulinresistenz sein, wobei jedoch bei einer gewissen Anzahl von Patienten auch eine primäre Sekretionsstörung denkbar ist. Insbesondere bei dem familiär gehäuft in jungen Jahren auftretenden Typ-2-Diabetes (MODY) scheinen primäre Sekretionsstörungen häufiger zu sein. Die Insulinresistenz scheint auch die Ursache des metabolischen Syndroms zu sein, das möglicherweise ein Vorstadium für einen Großteil der Erkrankungen an Typ-2-Diabetes darstellt.

Die molekularen Defekte, welche die Ursachen einer primären Insulinresistenz sein könnten, sind bis heute nicht verstanden. Allerdings gibt es erste Anhaltspunkte, daß Störungen der Signaltransduktionskaskade auf der Ebene von IRS-1, IRS-2 und Phosphatidylinositol-3-kinase zum genetischen Hintergrund zu zählen sind, auf dem sekundäre Mechanismen, hier insbesondere adipositasabhängige Mechanismen, zur Entwicklung eines Typ-2-Diabetes beitragen könnten. Ebenso sind die molekularen Ursachen, die zu einer Sekretionsanomalie führen könnten, weitgehend unbekannt.

Das bei längerem Verlauf des Typ-2-Diabetes beobachtete Sekretionsversagen ist letztendlich vom Mechanismus her bis heute nicht verstanden, jedoch könnte die „Inselamyloidhypothese" hier eine Erklärungsmöglichkeit bieten.

Literatur

1 Almind, K., C. Bjorbaek, H. Vestergaard, T. Hansen, S. Echeald, O. Pedersen: Aminoacid polymorphismus of insulin receptor substrate-1 in non-insulin-dependent diabetes mellitus. Lancet 342 (1993) 828–832

2 Arner, P., T. Pollare, H. Lithell, J. N. Livingston: Defective insulin receptor tyrosine kinase in human skeletal muscle in obesity and type 2 (non-insulin-dependent) diabetes mellitus. Diabetologia 30 (1987) 437–440

3 Van Assche, F. A., L. Aerts, K. Holemans: Metabolic alterations in adulthood after intrauterine development in mothers with mild diabetes. Diabetes 44, Suppl. 2 (1991) 106–108

4 Backer, J. M., G. G. Schroeder, D. A. Cahill, A. Ullrich, K. Siddle, M. F. White: Cytoplasmic juxtamembrane region of the insulin receptor: a critical role in ATP binding, endogenous substrate phosphorylation, and insulin-stimulated bioeffects in CHO cells. Biochemistry 30 (1991) 6366–6372

5 Bain, S. C., A. H. Barnett, J. A. Todd: Lack of association between type 1 diabetes and the glucokinase gene. Letter. Lancet 340 (1992) 54–55

6 Bandyopadhyay, G., M. L. Standaert, L. Zhao, B. Yu, A. Avignon, L. Galloway, P. Karnam, J. Moscat, R. V. Farese: Activation of protein kinase C (alpha, beta, and zeta) by insulin in 3T3/L1 cells. J. biol. Chem. 272 (1997) 2551–2558

7 Barker, D. J., C. N. Hales, C. H. Fall, C. Osmond, K. Phipps, P. M. Clark: Type 2 (non-insulin-dependent) diabetes mellitus, hypertension and hyperlipidaemia (syndrome X): relation to reduced fetal growth. Diabetologia 36 (1993) 62–67

8 Barnett, A. H., C. Eff, R. D. G. Leslie, D. A. Pyke: Diabetes in identical twins. A study of 200 pairs. Diabetologia 20 (1981) 87–93

9 Barnett, A. H., A. J. Spiliopoulos, D. A. Pyke et al.: Metabolic studies in unaffected co-twins of non-insulin-dependent diabetics. Brit. Med. J. 282 (1981) 1656–1660

10 Bauer, M. L.: Characteristics of persons with diabetes. National Center for Health Statistics. US Public Health Service Publication No. 1000, Series 11., No. 2. Washington/D.C. 1967

11 Bell, G. I., T. Kavana, J. B. Buse et al.: Molecular biology of mammalian glucose transporters. Diabet. Care 13 (1990) 198–208

12 Bell, G. I., S. J. Pilkis, I. T. Weber, K. S. Polonsky: Glucokinase mutations, insulin secretion, and diabetes mellitus. Ann. Rev. Physiol. 58 (1996) 171–186

13 Bergstrom, R. W., L. Newell-Morris, D. L. Leonetti, W. P. Shuman, P. W. Wahl, W. Y. Fujimoto: Association of elevated fasting C-peptide level and increased intraabdominal fat distribution with development of NIDDM in Japanese-American men. Diabetes 39 (1990) 104–111

14 Berti, L., L. Mosthaf, G. Kroder, M. Kellerer, S. Tippmer, J. Mushack, S. Seffer, K. Seedorf, H. U. Häring: Glucose-induced translocation of protein kinase C isoforms in rat-I fibroblasts is paralleled by inhibition of the insulin receptor tyrosine kinase. J. biol. Chem. 269 (1994) 3381–3386

15 Birnbaum, M. J., H. C. Haspel, O. M. Rosen: Cloning and characterization of a cDNA encoding the rat brain glucose-transporter protein. Nature 333 (1986) 183–185

16 Bodkin, N. L., B. L. Metzger, B. C. Hansen: Hepatic glucose production and insulin sensitivity preceding diabetes in monkeys. Amer. J. Physiol. 256 (1989) E676–E681

17 Bogardus, C., S. Lillioja, B. L. Nyomba et al.: Distribution of in vivo insulin action in Pima Indians as mixture of three normal distributions. Diabetes 38 (1989) 1423

18 Bouchardat, A.: De la glycosurie ou diabète sucré. Germer & Bellierè, Paris 1875

19 Brillon, D. J., G. R. Freidenberg, R. R. Henry, J. M. Olefsky: Mechanism of defective insulin-receptor kinase activity in NIDDM. Evidence for two receptor populations. Diabetes 38 (1989) 397–403

20 Bruce, D. G., D. J. Chisholm, L. H. Storlien, E. W. Kraegen: Physiological importance of deficiency in early prandial insulin secretion in non-insulin-dependent diabetes. Diabetes 37 (1988) 736–744

21 Bulangu, L. N., V. M. Ossowski, C. Bogardus, D. Mott: Insulin-sensitive tyrosine kinase: relationship with in vivo insulin action in humans. Amer. J. Physiol. 1990, E964–E974

22 Burchfiel, C. M., R. F. Hamman, J. A. Marshall et al.: Cardiovascular risk factors and impaired glucose tolerance: the San Luis Valley Diabetes Study. Amer. J. Epidemiol. 131 (1990) 57–70

23 Butler, P. C., E. J. Kryshak, W. F. Schwenk et al.: Hepatic and extrahepatic responses to insulin in NIDDM and nondiabetic humans. Diabetes 39 (1990) 217

24 Byrne, M. M., J. Sturis, S. S. Fajans, F. J. Ortiz, A. Stoltz, M. Stoffel, M. J. Smith, G. I. Bell, J. B. Halter, K. S. Polonsky: Altered insulin secretory responses to glucose in subjects with a mutation in the MODY1 gene on chromosome 20. Diabetes 44 (1995) 699–704

25 Byrne, M. M., J. Sturis, S. Menzel, K. Yamagata, S. S. Fajans, M. J. Dronsfield, S. C. Bain, A. T. Hattersley, G. Velho, P. Froguel, G. I. Bell, K. S. Polonsky: Altered insulin secretory responses to glucose in diabetic and nondiabetic subjects with mutations in the diabetes susceptibility gene MODY3 on chromosome 12. Diabetes 45 (1996) 1503–1510

26 Calles-Escandon, J., D. C. Robbins: Loss of early phase of insulin release in humans impairs glucose tolerance and blunts thermic effect of glucose. Diabetes 36 (1987) 1167–1172

27 Campbell, G. D.: Diabetes in Asians and Africans in and around Durban. S. Afr. Med. J. 37 (1963) 1195

28 Campbell, P. J., L. J. Mandarino, J. E. Gerich: Quantification of the relative impairment in actions of insulin on hepatic glucose production and peripheral glucose uptake in non-insulin-dependent diabetes mellitus. Metabolism 37 (1988) 15–21

29 Campfield, L. A., F. J. Smith, Y. Guisez, R. Devos, P. Burn: Recombinant mouse OB protein: evidence for a peripheral signal linking adiposity and central neural networks. Science 269 (1995) 546–549

30 Caro, J. F., O. Ittoop, W. J. Poreis et al.: Studies on the mechanism of insulin resistance in the liver from humans with non-insulin-dependent diabetes mellitus. J. clin. Invest. 78 (1986) 249–258

31 Caro, J. F., O. Ittoop, W. J. Poreis et al.: Insulin receptor kinase in human skeletal muscle from obese subjects with and without non-insulin-dependent diabetes mellitus. J. clin. Invest. 82 (1987) 1398–1406

32 Carpentier, J.-L., M. Fehlmann, E. van Obberghen, P. Gorden, L. Orci: Insulin receptor internalization and recycling: mechanism and significance. Biochemistry 67 (1985) 1143–1145

33 Carrascosa, J. M., B. Vogt, A. Ullrich, H. U. Häring: Activation of phosphatidylinositol-3-kinase by insulin is mediated by both A and B human insulin receptor types. Biochem. Biophys. Res. Commun. 174 (1991) 123–127

34 Chang, L. Y., L. C. Huang: Effect of insulin treatment on the activities of phosphoprotein phosphatase and its inhibitors. Endocrinologia 95 (1980) 427–432

35 Chisholm, D. J., E. W. Kraegen, L. H. Storlien: The aetiology of non-insulin-dependent diabetes. In Alberti, K. G. M. M., L. P. Krall: The Diabetes Annual 6. Elsevier. Amsterdam 1991 (pp. 48–61)

36 Chiu, K. C., M. A. Province, M. A. Permutt: Glucokinase gene is genetic marker of NIDDM in American blacks. Diabetes 41 (1992) 843–849

37 Chiu, K. C., M. A. Province, G. K. Dowse, P. Z. Zimmet, G. Wagner, S. Serjeantson, M. A. Permutt: A genetic marker at the glucokinase gene locus for type 2 (non-insulin-dependent) diabetes mellitus in Mauritian Creoles. Diabetologia 35 (1992) 632–638

38 Cohen, A. M.: Fat and carbohydrates as factors in atheroslerosis and diabetes in Yemenite jews. Amer. Heart. J. 65 (1963) 291

39 Cohen, P.: Protein phosphorylation and the control of glycogen metabolism in skeletal muscle. Phil. Trans. Ser. B 302 (1983) 13–25

40 Cohen, B., D. Novick, M. Rubinstein: Modulation of insulin activities by leptin. Science 274 (1996) 1185–1188

41 Collins, V., R. Taylor, P. Zimmet et al.: Impaired glucose tolerance in Kiribati. N. Z. med. J. 97 (1984) 804–812

42 Colwell, J. A., A. Lein: Diminished insulin response to hyperglycaemia in pre-diabetes and diabetes. Diabetes 16 (1967) 560–565

43 Considine, R. V., M. K. Sinha, M. L. Heiman, A. Kriauciunas, T. W. Stephens, M. R. Nyce, J. P. Ohannesian, C. C. Marco, L. J. McKee, T. L. Bauer et al.: Serum immunoreactive-leptin concentrations in normal-weight and obese humans. New Engl. J. Med. 334 (1996) 292–295

44 Coventry, J., H. King, P. Zimmet et al.: Impaired glucose tolerance in the biethnic (Melanesian and Indian) populations of Fiji. Diabet. Res. 3 (1986) 427–432

45 Cushman, S. W., L. J. Wardzala: Potential mechanism of insulin action on glucose transport in the isolated rat adipose cell. J. biol. Chem. 255 (1980) 4758–4762

46 Damsbo, P., A. Vaag, O. Hother-Nielsen, H. Beck-Nielsen: Reduced glycogen synthase activity in skeletal muscle from obese patients with and without type 2 (non-insulin-dependent) diabetes mellitus. Diabetologia 34 (1991) 239–245

47 De Fronzo, R. A.: The triumvirate: β-cell, muscle, liver: a collusion responsible for NIDDM. Diabetes 37 (1988) 667–687

48 De Fronzo, R. A., E. Ferrannimi, D. C. Simonson: Fasting hyperglycaemia in non-insulin-dependent diabetes mellitus: contributions of excessive hepatic glucose production and impaired tissue glucose uptake. Metabolism 38 (1989) 387–395

49 DeMeyts, P., J. L. Gu, R. M. Shymko, G. Bell, J. Whittaker: Identification of an insulin receptor binding domain complementary to the cooperative site of insulin. Diabetologia 31 (1988) 484 A

50 De Paoli-Roach, A. A., P. J. Roach, J. Larner: J. biol. Chem. 254 (1979) 4212

51 Dhand, R., I. Hiles, G. Panayotou, S. Roche, M. J. Fry, I. Gout, N. F. Totty, O. Truong, P. Vicendo, K. Yonezawa et al.: PI3-kinase is a dual specificity enzyme: autoregulation by an intrinsic protein-serine kinase activity. EMBO J. 13 (1994) 522–533

52 Diabetes Source Book: Public Health Service. Publ. Nr. 1168. Government Printing Office. Washington 1969

53 Dieterle, P., H. Fehm, W. Ströder, J. Henner, P. Bottermann, K. Scharz: Asymptomatischer Diabetes mellitus bei normalgewichtigen Hypertonikern. Dtsch. Med. Wschr. 92 (1967) 2376

54 Ditschuneit, H., J. D. Faulhaber, I. Beil, E. F. Pfeiffer: Veränderungen des Stoffwechsels bei Nulldiät. Internist 11 (1970) 176

55 Ditschuneit, H.: 6000 Jahre Diät. Dtsch. Med. J. 23 (1972) 608

56 Dörner, G., A. Plagemann, H. Reinagel: Familial aggregation in type I diabetics: gestational diabetes, an apparent risk factor for increased diabetes susceptibility in the offspring. Exp. Clin. Endocrinol. 89 (1987) 84–90

57 Dowse, G. K., P. Z. Zimmet: The prevalence and incidence of non-insulin-dependent diabetes mellitus. In Alberti, K. G. M. M., R. Mazze: Frontiers in Diabetes Research: Current Trends in Non-insulin-dependent Diabetes Mellitus. Elsevier. Amsterdam 1989 (pp. 37–59)

58 Dowse, G. K., H. Gareeboo, P. Z. Zimmet et al.: The high prevalence of glucose intolerance Indian, Creole and Chinese Mauritians. Diabetes 39 (1990) 390–396

59 Ebina Y, L. Ellis, K. Jarnagin, M. Edery, L. Graf, E. Clauser, J. Ou, F. Masiar, Y. W. Kann, I. D. Goldfine, R. A. Roth, W. J. Rutter: The human insulin receptor cDNA: the structural basis for hormone-activated transmembrane signalling. Cell 40 (1985) 747–758

60 Ellis, L., D. O. Clauser, M. Morgan, R. A. Edery, W. I. Roth: Replacement of insulin receptor tyrosine residues 1162 and 1163 compromises insulin-stimulated kinase activity and uptake of 2-deoxyglucose. Cell 45 (1986) 721–732

61 Eriksson, J., A. Franssila-Kallunki, A. Ekstrand et al.: Early metabolic defects in persons at increased risk for non-insulin-dependent diabetes mellitus. New Engl. J. Med. 321 (1989) 337–343

62 Eriksson, K. F., F. Lindgarde: Prevention of type 2 (non-insulin-dependent) diabetes mellitus by diet and physical exercise. The 6-year Malmö feasibility study. Diabetologia 34 (1991) 891–898

63 Eriksson, J., C. Saloranta, E. Widén et al.: Non-esterified fatty acids do not contribute to insulin resistance in persons at increased risk of developing type 2 (non-insulin-dependent) diabetes mellitus. Diabetologia 34 (1991) 192–197

64 Eschwege, E., J. L. Richard, N. Thibult et al.: Coronary heart disease mortality in relation with diabetes, blood glucose and plasma insulin levels. Horm. metab. Res. 15 (1985) 41–56

65 Fajans, S. S., J. W. Conn: Tolbutamide-induced improvement in carbohydrate tolerance of young people with mild diabetes mellitus. Diabetes 9 (1960) 83

66 Fajans, S.: Scope and hetereogenous nature of MODY. Diabet. Care 13 (1990) 49–64

67 Fajans, S. S., G. T. Bell, D. W. Boweden, J. B. Halter, K. S. Polonsky: Maturity onset diabetes of the young (MODY). Diabet. Med. 13, Suppl. 6 (1996) S90–95

68 Fatani, H. H., S. A. Mira, A. G. El-Zubier: Prevalence of diabetes in rural Saudi Arabia. Diabet. Care 10 (1978) 180–183

69 Feinstein, R., H. Kanety, M. Z. Papa, B. Lunenfeld, A. Karasik: Tumor necrosis factor-alpha suppresses insulin-induced tyrosine phosphorylation of insulin receptor and its substrates. J. biol. Chem. 268 (1993) 26055–26058

70 Ferrannini, E., D. C. Simonson, L. D. Katz et al.: The disposal of an oral glucose load in patients with non-insulin-dependent diabetes mellitus. Metabolism 37 (1988) 79–85

71 Foster, D. W.: Insulin resistance – a secret killer? New Engl. J. Med. 320 (1989) 733–734

72 Fournier, A. M., M. T. Gadia, D. B. Kurulsy, J. S. Skyler, J. M. Sosenko: Blood pressure, insulin and glycemia in non-diabetic subjects. Amer. J. Med. 80 (1986) 861–864

73 Freidenberg, G. R., R. R. Henry, H. H. Klein, J. M. Olefsky: Decreased kinase activity of insulin receptors from adipocytes of non-insulin-dependent diabetic subjects. J. clin. Invest. 79 (1987) 240–250

74 Freidenberg, G. R., D. Reichart, J. M. Olefsky, R. R. Henry: Reversibility of defective adipocyte insulin receptor kinase activity in non-insulin-dependent diabetes mellitus. J. clin. Invest. 82 (1988) 1398–1406

75 Freymond, D., C. Bogardus, M. Okubo, K. Stone, D. Mott: Impaired insulin-stimulated muscle glycogen synthase activation in vivo in man is related to low fasting glycogen synthase phosphatase activity. J. clin. Invest. 82 (1988) 1503–1509

76 Friedman, J. E., W. J. Pories, N. Legget-Frazier et al.: Evidence for decreased insulin-sensitive glucose transporters (GLUT4) in skeletal muscle from a large sample of obese and non-obese NIDDM patients. Diabetes 40 (1991) A158

77 Friedman, J. M.: The alphabet of weight control. Nature 385 (1997) 119–120

78 Froguel, P., M. Vaxillaire, F. Sun, G. Velho, H. Zouali, M. O. Butel, S. Lesage, N. Vionnet, K. Clement, F. Fougerousse et al.: Close linkage of glucokinase locus on chromosome 7p to early-onset non-insulin-dependent diabetes mellitus. Nature 356 (1992) 162–164

79 Galton, D. J., R. C. Trembath: Genetic variants of the insulin receptor in type 2 (non-insulin-dependent) diabetes mellitus. Biochim. biophys. Acta 47 (1988) 323–327

80 Garvey, W. T., T. P. Hueckstaedt, S. Matthei, J. M. Olefsky: Role of glucose transporters in the cellular insulin resistance of the type 2 non-insulin-dependent diabetes mellitus. J. clin. Invest. 81 (1988) 1528–1536

81 Garvey, W. T., J. M. Olefsky, A. H. Rubenstein, O. G. Kolterman: Day-long integrated serum insulin and C-peptide profiles in patients with NIDDM. Diabetes 37 (1988) 590–599

82 Gerich, J. E., A. Mitrakou, D. Kelley et al.: Contribution of impaired muscle glucose clearance to reduced postabsorptive systemic glucose clearance in NIDDM. Diabetes 39 (1990) 211–216

83 Groop, L. C., M. Kankuri, P. Nikula-Ijäs, C. Schalin-Jäntti, A. Ekstrand, S. Koskimies: Association between polymorphism of the human skeletal muscle glycogen synthase gene and glucose storage in man. Diabetologia 34 (1991) A71 (Abstr.)

84 Groop, L. C.: NIDDM an inherited disease of skeletal muscle energy metabolism? Exp. Clin. Endocrinol. 101 (1993) Suppl. 2, 294

85 Groop, L. C., R. T. Maija Kankurt, C. Schalin-Jäntti, A. Ekstrand, P. Nikula-Ijäs, Ph. D. Elisabeth Widen, E. Kuismanen, Ph. D. Johan Eriksson, A. Franssila-Kallunki, C. Saloranta, S. Koskimies: Association between polymorphism of the glycogen synthase gene and non-insulin-dependent diabetes mellitus. New Engl. J. Med. 328 (1993) 10–14

86 Gulli, G., S. Haffner, E. Ferrannini, R. A. De Fronzo: What is inherited in NIDDM? Diabetes 39, Suppl. 1 (1990) Abstr. 464

87 Haffner, S. M., M. P. Stern, H. P. Hazuda, J. A. Pugh, J. K. Patterson: Hyperinsulinaemia in a population at high risk for non-insulin-dependent diabetes. New Engl. J. Med. 315 (1986) 220–224

88 Haffner, S. M., M. P. Stern, H. P. Hazuda, B. D. Mitchell, J. K. Patterson: Increased insulin concentrations in nondiabetic offspring of diabetic parents. New Engl. J. Med. 319 (1988) 1297–1301

89 Haffner, S. M., M. P. Stern, H. P. Hazuda et al.: Cardiovascular risk factors in confirmed prediabetic individuals. Does the clock for coronary heart disease start ticking before onset of clinical diabetes? J. Amer. med. Ass. 263 (1990) 2893–2898

90 Haffner, S. M., M. P. Stern, B. D. Mitchell, H. P. Hazuda, J. K. Patterson: Incidence of type 2 diabetes in Mexican Americans predicted by fasting insulin and glucose levels, obesity and body fat distribution. Diabetes 39 (1990) 283–288

91 Handberg, A., A. Vaag, P. Damsbo, H. Beck-Nielsen, J. Vinten: Expression of insulin regulatable glucose transporters in skeletal muscle from type 2 (non-insulin-dependent) diabetes patients. Diabetologia 33 (1990) 625–627

92 Hansen, B. C., N. L. Bodkin: Heterogeneity of insulin responses: phases leading to type 2 (non-insulin-dependent) diabetes in rhesus-monkey. Diabetologia 29 (1986) 713

93 Häring, H. U., M. Kasuga, C. R. Kahn: Insulin receptor phosphorylation in intact adipocytes and in a cell-free system. Biochem. biophys. Res. Commun. 108 (1982) 1538–1545

94 Häring, H. U., D. Kirsch, B. Obermaier, B. Ermel, F. Machicao: Reduced tyrosine kinase activity of insulin receptor isolated from rat adipocytes rendered insulin-resistant by catecholamine treatment in vitro. Biochem. J. 234 (1986) 59–66

95 Häring, H. U., D. Kirsch, B. Obermaier, B. Ermel, F. Machicao: Tumor promoting phorbolesters increase the K_m of the ATP-binding site of the insulin receptor kinase from rat adipocytes. Biochem. J. 261 (1986) 3869–3875

96 Häring, H. U., B. Obermaier, B. Ermel et al.: Insulin receptor kinase defects as a possible cause of cellular insulin resistance. Diabète et Metab. 13 (1987) 284–293

97 Häring, H. U.: The insulin receptor: signalling mechanism and contribution to the pathogenesis of insulin resistance. Diabetologia 34 (1991) 848–861

98 Häring, H. U., H. Mehnert: Pathogenesis of type 2 (non-insulin-dependent) diabetes mellitus: candidates for a signal transmitter defect causing insulin resistance of the skeletal muscle. Diabetologia 36 (1993) 176–182

99 Hart, L. M., R. P. Stolk, R. J. Heine, D. E. Grobbee, F. E. van der Does, J. A. Maassen: Association of the IR variant Met985 with hyperglycemia and non-insulin-dependent diabetes mellitus in the Netherlands: a population-based study. Am. J. hum. Genet 59 (1996) 1119–1125

100 Hattersley, A. T., R. C. Turner, M. A. Permutt, P. Patel, Y. Tanizawa, K. C. Chiu, S. O'Rahilly, P. J. Watkins, J. S. Wainscoat: Linkage of type 2 diabetes to the glucokinase gene. Lancet 339 (1992) 1307–1310

101 Hauner, H., T. Petruschke, M. Russ, K. Rohrig, J. Eckel: Effects of tumor necrosis factor alpha (TBF alpha) on glucose transport and lipid metabolism of newly differentiated human fat cells in cell culture. Diabetologia 38 (1995) 764–771

102 Hepp, K. D.: Zur Pathogenese des Diabetes mellitus. Internist 22 (1981) 183

103 Himsworth, H. P.: Diet in the aetiology of human diabetes. Proc. roy. Soc. Med. 43 (1949) 323

104 Holman, G. D., M. Kasuga: From receptor to transporter: insulin signalling to glucose transport. Diabetologia 1997

105 Hotamisligil, G. S., N. S. Shargill, B. M. Spiegelman: Adipose expression of tumor necrosis factor-alpha: direct role in obesity-linked insulin resistance. Science 259 (1993) 87–91

106 Hotamisligil, G. S., P. Peraldi, A. Budavari, R. Ellis, M. F. White, B. M. Spiegelman: IRS-1-mediated inhibition of insulin receptor tyrosine kinase activity in TNF-alpha- and obesity-induced insulin resistance. Science 271 (1996) 665–668

107 Hother-Nielsen, O., H. Beck-Nielsen: On the determination of basal glucose production rate in patients with type 2 (non-insulin-dependent) diabetes mellitus using primed-continuous 3-3H glucose infusion. Diabetologia 33 (1990) 603–610

108 Ingebritsen, T. S., P. Cohen: Protein phosphatases: properties and role in cellular regulation. Science 221 (1983) 331–338

109 James, D. E., M. Strube, M. Mueckler: Molecular cloning and characterization of an insulin-regulatable glucose transporter. Nature 33 (1989) 83–87

110 Jenkins, A. B., S. M. Furler, D. G. Bruce, D. J. Chisholm: Regulation of hepatic glucose output during moderate exercise in non-insulin-dependent diabetes. Metabolism 37 (1990) 966–972

111 Jenkins, A. B., D. J. Chisholm, T. P. Markovic et al.: Diminished sensitivity to glucose of hepatic glucose output in non-insulin-dependent diabetes mellitus. Diabetes 39, Suppl. 1 (1990) Abstr. 345

112 Johnston, K. H., T. D. O'Brian, C. Betsholtz, P. Westermark: Islet amyloid, islet amyloid polypeptide, and diabetes mellitus. New Engl. J. Med. 321 (1989) 513

113 Joslin, E. P., L. T. Dublin, H. H. Marks: Studies in diabetes mellitus. IV: Etiology. Amer. J. med. Sci. 192 (1936) 9

114 Kanety, H., R. Feinstein, M. Z. Papa, R. Hemi, A. Karasik: Tumor necrosis factor alpha-induced phosphorylation of insulin receptor substrate-1 (IRS-1). Possible mechanism for suppression of insulin-stimulated tyrosine phosphorylation of IRS-1. J. biol. Chem. 270 (1995) 23780–23784

115 Kasuga, M., F. A. Karlsson, C. R. Kahn: Insulin stimulates the phosphorylation of the 95,000-dalton subunit of its own receptor. Science 215 (1982) 185–187

116 Kasuga, M., M. Zick, D. L. Blithe, F. A. Karlsson, H. U. Häring, R. C. Kahn: Insulin stimulation of phosphorylation of the beta subunit of the insulin receptor. Formation of both phosphoserine and phosphotyrosine. J. biol. Chem. 257 (1982) 9891–9894

117 Katz, A., C. Bogardus: Insulin-mediated increase in glucose 1,6-biphosphate is attenuated in skeletal muscle of insulin-resistant man. Metabolism 39 (1990) 1300–1304

118 Kellerer, M., B. Ermel, B. Vogt, A. Ullrich, H. U. Häring: Different α-subunit structures of the human insulin receptors type A and B affect the tyrosine activity of the β-subunit. IVth International Symposium on Insulin Receptor and Insulin Action 1990, 103–104

119 Kellerer, M., F. Machicao, E. Seffer, J. Mushack, A. Ullrich, H. U. Häring: Stimulation of phospholipase C activity by insulin is mediated by both isotypes of the human insulin receptor. Biochem. biophys. Res. Commun 181 (1991) 566–572

120 Kellerer, M., F. Machicao, L. Berti, B. Sixt, J. Mushack, E. Seffer, L. Mosthaf, A. Ullrich, H. U. Häring: Inositol phospho-oligosaccharides from rat fibroblasts and adipocytes stimulate 3-O-methylglucose transport. Biochem. J. 295 (1993) 699–704

121 Kellerer, M. K. Rett, W. Renn, L. Groop, H. U. Häring: Circulating TNF-alpha and leptin levels in offspring of NIDDM patients do not correlate to individual insulin sensitivity. Horm. metab. Res. 28 (1996) 737–743

122 Kelley, D. E., L. J. Mandarino: Hyperglycemia normalizes insulin-stimulated skeletal muscle glucose oxidation and storage in non-insulin-dependent-diabetes mellitus. J. clin. Invest. 86 (1990) 1999–2007

123 Kennington, A. S., C. R. Hill, J. Craig et al.: Low urinary chiro-inositol excretion in non-insulin-dependent diabetes mellitus. New Engl. J. Med. 323 (1990) 373–378

124 Kharitonenkov, A., J. Schnekenburger, Z. Chen, P. Knyazev, S. Ali, E. Zwick, M. F. White, A. Ullrich: Adapter function of protein-tyrosine phosphatase ID in insulin receptor/insulin receptor substrate-1 interaction. J. biol. Chem. 270 (1995) 29189–29193

125 Kida, Y., A. Esposito-Del Puente, C. Bogardus, D. M. Mott: Insulin resistance is associated with reduced fasting and insulin-stimulated glycogen synthase phosphatase activity in human skeletal muscle. J. clin. Invest. 85 (1990) 476–481

126 Kida, Y., B. L. Nyomba, C. Bogardus, D. M. Mott: Defective insulin response of cyclic adenosine monophosphate-dependent protein kinase in insulin resistant humans. J. clin. Invest. 87 (1991) 673–679

127 Köbberling, J.: Untersuchungen zur Genetik des Diabetes mellitus. Diabetologia 5 (1969) 392

128 Köbberling, J., A. Appels, G. Köbberling, W. Creutzfeldt: Glucose-belastungstests bei 727 Verwandten 1. Grades von Altersdiabetikern. Dtsch. med. Wschr. 94 (1969) 416

129 Köbberling, J.: Studies on the genetic heterogeneity of diabetes mellitus. Diabetologia 7 (1971) 46

130 Köbberling, J.: Neue Erkenntnisse über die Vererbung der Zuckerkrankheit. Diabetespraxis 5 (1981) 12

131 Kono, T., K. Suzuki, L. E. Dansey, F. W. Robinson, T. L. Blevins: Energy-dependent and protein synthesis-independent recycling of the insulin-sensitive glucose transport mechanism in fat cells. J. biol. Chem. 256 (1981) 6400–6407

132 Koranyi, L. I., Y. Tanizawa, C. M. Welling, D. U. Rabin, M. A. Permutt: Human islet glucokinase gene. Isolation and sequence analysis of full-length cDNA. Diabetes 41 (1992) 807–811

133 Kroder, G., M. Kellerer, H. U. Häring: Effect of leptin on insulin signalling in rat-1 fibroblasts overexpressing HIR. Exp. clin. Endocrinol. Diabet. 104 (1996) 66

134 Kroder, G., B. Bossenmaier, M. Kellerer, E. Capp, B. Stoyanov, A. Mühlhöfer, L. Berti, H. Horikoshi, A. Ullrich, H. U. Häring: Tumor necrosis factor-alpha- and hyperglycemia-induced insulin resistance. Evidence for different mechanisms and different effects on insulin signalling. J. clin. Invest. 97 (1996) 1471–1477

135 Peraldi, P., G. S. Hotamisligil, W. A. Buurman, M. F. White, B. M. Spiegelman: Tumor necrosis factor (TNF)-alpha inhibits insulin signalling through stimulation of the p55 TNF receptor and activation of sphingomyelinase. J. biol. Chem. 271 (1996) 13018–13022

136 Kühl, C.: Glucose metabolism during and after pregnancy in normal and gestational diabetic women. Influence of normal pregnancy on serum glucose and insulin concentration during basal fasting conditions and after a challenge with glucose. Acta endocrinol. 79 (1975) 709–719

137 Kühl, C.: Insulin secretion and insulin resistance in pregnancy and GDM. Implications for diagnosis and management. Diabetes 40, Suppl. 2 (1991) 18–24

138 Kusari, J., U. S. Verma, J. B. Buse, R. R. Henry, J. M. Olefsky: Analysis of the gene sequences of the insulin receptor and the insulin-sensitive glucose transporter (GLUT-1) in patients with common-type non-insulin-dependent diabetes mellitus. J. clin. Invest. 88 (1991) 1323–1330

139 Lammers, R., B. Bossenmaier, D. E. Cool, N. K. Tonks, J. Schlessinger, E. H. Fischer, A. Ullrich: Differential activites of protein tyrosine phosphatases in intact cells. J. biol. Chem. 268 (1993) 22456–22462

140 Larner, J.: Mediators of post-receptor action of insulin. Amer. J. Med. 17 (1983) 38–51

141 Leahy, J. L., S. Bonner-Weir, G. C. Weir: Minimal chronic hyperglycemia is a critical determinant of impaired insulin secretion after an incomplete pancreatectomy. J. clin. Invest. 81 (1988) 1407

142 Li, P. M., W. R. Zhang, B. J. Goldstein: Suppression of insulin receptor activation by overexpression of the protein-tyrosine phosphatase LAR in hepatoma cells. Cell Signal 8 (1996) 467–473

143 Li, S. R., R. S. Oelbaum, J. Stocks, D. J. Galton: DNA polymorphism of the insulin receptor gene in Japanese subjects with non-insulin-dependent diabetes mellitus. Hum. Hered. 38 (1988) 273–276

144 Lillioja, S., D. M. Mott, J. K. Zawadzki et al.: In vivo action is familial characteristic in nondiabetic Pima Indians. Diabetes 36 (1987) 1329

145 Lillioja, S., D. M. Mott, B. H. Howard et al.: Impaired glucose tolerance as a disorder of insulin action. New Engl. J. Med. 318 (1988) 1217–1225

146 MacClain, D. A., R. R. Henry, A. Ullrich, J. M. Olefsky: Restriction fragment length polymorphism in insulin-receptor gene and insulin resistance in NIDDM. Diabetes 37 (1988) 1071–1075

147 Mac Donald, M. J.: Equal incidence of adult-onset diabetes among ancestors of juvenile and non-diabetes. Diabetologia 10 (1974) 767

148 Manicardi, V., L. Camellini, G. Bellodi, C. Coscelli, E. Ferrannini: Evidence for an association of high blood pressure and hyperinsulinemia in obese man. J. clin. Endocrinol. 62 (1986) 1302–1304

149 McKeigue, P. M., G. J. Miller, M. G. Marmot: Coronary heart disease in South Asian Overseas: a review. J. clin. Epidemiol. 42 (1989) 59731

150 Mehnert, H., H. Sewering, W. Reichenstein, H. Vogt: Früherfassung von Diabetikern in München. Dtsch. med. Wschr. 93 (1967/68) 2044

151 Mehnert, H., H. Kuhlmann: Hypertonie und Diabetes mellitus. Dtsch. med. J. 19, 1968

152 Mehnert, H.: Stoffwechselkrankheiten. Thieme, Stuttgart 1990

153 Michaelis, D., E. Iutzki: Diabeteshäufigkeit in der BRD. Diabet. J. Schulungsprofi 3 (1991) 4–7

154 Mitrakou, A., D. Kleley, M. Mokam et al.: Role of reduced suppression of glucose production and diminished early insulin release in impaired glucose tolerance. New Engl. J. Med. 326 (1992) 22–29

155 Modan, M., H. Halkin, S. Almog et al.: Hyperinsulinaemia: a link between hypertension, obesity and glucose intolerance. J. clin. Invest. 75 (1985) 809–817

156 Moller, D. E., A. Yokota, J. S. Flier: Normal insulin receptor cDNA sequence in Pima Indians with NIDDM. Diabetes 38 (1989) 1496–1500

157 Moller, D. E., A. Yokota, J. F. Caro, J. S. Flier: Tissue-specific expression of two alternatively spliced insulin receptor mRNAs in man. Molec. Endocrinol. 3 (1989) 1263–1269

158 Montague, C. T., I. S. Farooqi, J. P. Whitehead, M. A. Soos, H. Rau, N. J. Warham, C. P. Sewter, J. E. Digby, S. N. Mohammed, J. A. Hurst, C. H. Cheetham, A. R. Earley, A. H. Barnett, J. B. Prins, S. O'Rahilly: Congenital leptin deficiency is associated with severe early-onset obesity in humans. Nature 378 (1997) 903–908

159 Mosthaf, L., K. Grako, T. J. Dull, L. Coussens, A. Ullrich, D. A. Mc-Clain: Functionally distinct insulin receptors generated by tissue-specific alternative splicing. EMBO J. 9 (1990) 2409–2414

160 Mosthaf, L., B. Vogt, H. U. Häring, A. Ullrich: Altered expression of insulin-receptor types A and B in the skeletal muscle of non-insulin-dependent diabetes mellitus patients. Proc. nat. Acad. Sci. 88 (1991) 4728–4730

161 Müller, H. K., M. Kellerer, B. Ermel et al.: Prevention by protein kinase C inhibitors of glucose-induced insulin-receptor tyrosine kinase resistance in rat fat cells. Diabetes 40 (1991) 1440–1448

162 Neel, J. V., S. S. Fájans, J. W. Conn, R. T. Davidson: Diabetes mellitus. In: Genetics and Epidemiology of Chronic Diseases. Public Health Report No. 1163. Government Printing Office. Washington 1965

163 Nelson. R. G., M. L. Sievers, W. C. Knowler et al.: Low incidence of fatal coronary heart disease in Pima Indians despite high prevalence of non-insulin-dependent diabetes. Circulation 81 (1990) 987–995

164 Newburgh, L. H., J. W. Conn: A new interpretation of hyperglycemia in obese middle aged persons. J. Amer. med. Ass. 112 (1939) 7

165 Nishi, S., M. Stoffel, K. Xiang, T. B. Shows, G. I. Bell, J. Takeda: Human pancreatic beta-cell glucokinase: cDNA sequence and localization of the polymorphic gene to chromosome 7, band p 13. Diabetologia 35 (1992) 743–747

166 Nuttall, F. Q., M. C. Gannon, V. A. Corbett, M. P. Wheller: Insulin stimulation of heart glycogen synthase D phosphatase (protein phosphatase). J. biol. Chem. 251 (1976) 6724–6729

167 Nyomba, B. L., D. Freymond, I. Raz, K. Stone, D. M. Mott, C. Bogardus: Skeletal muscle glycogen synthase activity in subjects with non-insulin-dependent diabetes mellitus after glyburide therapy. Metabolism 39 (1990) 1204–1210

168 Obermaier, B., B. Ermel, D. Kirsch, J. Mushack, E. Rattenhuber, E. Biemer, F. Machicao, H. U. Häring: Catecholamines and tumor promoting phorbolesters induce insulin resistance in isolated human adipocytes by modulation of the insulin receptor kinase. Diabetologia 30 (1987) 93–99

169 Obermaier-Kusser, B., Ch. Mühlbacher, E. Rattenhuber et al.: Further evidence for a two step model of glucose transport regulation. Biochem. J. 261 (1988) 699–705

170 Obermaier-Kusser, B., M. F. White, D. E. Pongratz et al.: A defective intramolecular autoactivation cascade may cause the reduced kinase activity of the skeletal muscle insulin receptor from patients with non-insulin-dependent diabetes mellitus. J. biol. Chem. 264 (1989) 9497–9503

171 O'Dea, K., R. J. Lion, A. Lee et al.: Diabetes, hyperinsulinaemia and hyperlipidaemia in small Aboriginal community in Northern Australia. Diabet. Care 13 (1990) 830–835

172 Okada, T., Y. Kawano, T. Sakakibara, O. Hazeki, M. Ui: Essential role of phosphatidylinositol 3-kinase in insulin-induced glucose transport and antilipolysis in rat adipocytes. Studies with a selective inhibitor wortmannin. J. biol. Chem. 269 (1994) 3568–3573

173 Okubo, M., C. Bogardus, S. Lillioja, D. M. O. Mott: Glucose-6-phosphate stimulation of human glycogen synthase phosphatase. Metabolism 37 (1988) 1171–1176

174 O'Rahilly, S., R. S. Spivey, R. R. Holmann et al.: Type 2 diabetes of early onset: a distinct clinical and genetic syndrome? Brit. med. J. 294 (1987) 923

175 O'Rahilly, S., R. C. Turner, D. R. Matthews: Impaired pulsatile secretion of insulin in relatives of patients with non-insulin-dependent diabetes. New Engl. J. Med. 318 (1988) 1225

176 O'Rahilly, S., J. S. Wainscoat, R. C. Turner: Type 2 (insulin-dependent) diabetes mellitus. New genetics for old night-mares. Diabetologia 31 (1988) 407

177 O'Rahilly, S., R. C. Trembath, P. Patel, D. J. Galton, R. C. Turner, J. S. Wainscoat: Linkage analysis of the human insulin receptor gene in type 2 (non-insulin-dependent) diabetic families and a family with maturity onset diabetes of the young. Diabetologia 31 (1988) 792–797

178 O'Rahilly, S., W. H. Choi, R. Morgan et al.: Detection of mutations in candidate genes in type 2 (non-insulin-dependent) diabetic patients by analysis of single-stranded conformation polymorphisms. Diabetologia 34 (1991) A71 (Abstr.)

179 O'Rahilly, S., A. Krook, R. Morgan, A. Rees, J. S. Flier, D. E. Moller: Insulin receptor and insulin-responsive glucose transporter (GLUT4) mutations and polymorphisms in a Welsh type 2 (non-insulin-dependent) diabetic population. Diabetologia 35 (1992) 486–489

180 Oron, Y., G. Galsko, J. Larner: Insulin action in intact mouse diaphragm. II. Inhibition of endogenous protein phosphorylation. Molec. cell. Biochem. 32 (1980) 161–167

181 Osei, K.: Increased basal glucose production and utilization in non-diabetic first-degree relatives of patients with NIDDM. Diabetes 39 (1990) 597–601

182 O'Sullivan, J. B.: Diabetes mellitus after GDM. Diabetes 44, Suppl. 2 (1991) 131–135

183 Pedersen, O., J. F. Bak, P. H. Andersen et al.: Evidence against altered expression of GLUT1 or GLUT4 in skeletal muscle of patients with obesity or NIDDM. Diabetes 39 (1990) 865–870

184 Pettitt, D. J., P. H. Bennett, W. C. Knowler, H. R. Baird, K. A. Aleck: Gestational diabetes mellitus and impaired glucose tolerance during pregnancy longterm effects on obesity and glucose tolerance in the offspring. Diabetes 34, Suppl. 2 (1985) 118–122

185 Pettitt, D. J., K. A. Aleck, H. R. Baird, J. M. Carraher, P. H. Bennett, W. C. Knowler: Congenital susceptibility to NIDDM: role of intrauterine environment. Diabetes 37 (1988) 622–628

186 Pfeiffer, E. F.: Statik und Dynamik der Insulinsekretion bei Diabetes. Protodiabetes und Adipositas. In Pfeiffer, E. F.: Handbuch des Diabetes mellitus. Lehmann, München 1979

187 Polonsky, K. S., B. D. Given, L. Hirsch et al.: Abnormal patterns of insulin secretion in non-insulin-dependent diabetes mellitus. New Engl. J. Med. 318 (1988) 1231

188 Pyke, D. A., P. G. Nelson: Diabetes mellitus in identical twins. In Creutzfeldt, W., J. Köbberling, J. V. Neel: The Genetics of Diabetes mellitus. Springer, Berlin 1976

189 Pyörälä, K. E., S. Savulainen, J. Kaukola et al.: High plasma insulin as coronary heart disease risk factor. In Eschwege, E.: Advances in Diabetes Epidemiology. INSERM Symposium 22. Elsevier, Amsterdam 1982 (pp. 143–148)

190 Rabinowitz, D.: Some endocrine and metabolic aspects of obesity. Ann. Rev. Med. 21 (1970) 241

191 Reaven, G. M., R. Bernstein, B. Davis, J. M. Olefsky: Nonketotic diabetes mellitus: insulin deficiency or insulin resistance? Amer. J. Med. 60 (1976) 80–88

192 Reaven, G. M.: Role of insulin resistance in human disease. Diabetes 37 (1988) 1595–1607

193 Rett, K., B. Knerr, B. Balletshofer, E. Maerker, A. Burtscher, M. Feilmeier, M. Wicklmayr, H. U. Häring: Hyperdynamic circulation in normotensive insulin-resistant offspring of parents with type 2 diabetes. Diabetologia 39 (1996) A36

194 Robertson, R.: Type II diabetes, glucose „non-sense", and islet desensizitization. Diabetes 38 (1989) 1501–1505

195 Rothenberg, P. L., W. S. Lane, A. Karasik, J. Backer, M. White, C. R. Kahn: Purification and partial sequence analysis of pp 185, the major cellular substrate of the insulin receptor tyrosine kinase. J. biol. Chem. 266 (1991) 8302–8311

196 Rotter, J. L., C. M. Vadheim, D. L. Rimon: Genetics of diabetes mellitus. In Rufkin, H., D. Porte jr.: Diabetes Mellitus: Theory and Practice. Elsevier, Amsterdam 1990 (pp. 378–413)

197 Salans, L. B., J. Hirsch, J. L. Knittle: Obesity carbohydrate metabolism and diabetes mellitus. In Ellenberg M. H. Rufkin: Diabetes Mellitus: Theory and Practice. McGraw-Hill, New York 1970

198 Satoh, T., M. Nakafuku, Y. Kaziro (1992) Function of Ras as a molecular switch in signal transduction. J. biol. Chem. 267 (1992) 24149–24152

199 Schranz, A. G.: Abnormal glucose tolerance in the Maltese. A population-based longitudinal study of the natural history of NIDDM and IGT in Malta. Diabet. Res. clin. Pract. 7 (1989) 7–16

200 Seino, S., G. I. Bell: Alternative splicing of human insulin receptor messenger RNA. Biochem. biophys. Res. Commun. 159 (1989) 312–316

201 Sesti, G., M. A. Marini, A. Montemurro et al.: Two naturally occurring immunologically distinct human insulin receptor α-subunit variants. Diabetes 40 (1991)

202 Shoelson, S. E., M. F. White, C. R. Kahn: Tryptic activation of the insulin receptor. Proteolytic truncation of the alpha-subunit releases the beta-subunit from inhibitory control. J. biol. Chem. 263 (1988) 4852–4860

203 Shulman, G. I., D. L. Rothman, T. Jue, P. Stein, R. A. De Fronzo, R. G. Shulman: Quantification of muscle glycogen synthesis in normal subjects and subjects with non-insulin-dependent diabetes by 13C nuclear magnetic resonance spectroscopy. New Engl. J. Med. 322 (1990) 223–228

204 Sicree, R. A., P. Z. Zimmet, H. O. M. King, J. S. Coventry: Plasma insulin response among Nauruans: prediction of deterioration in glucose tolerance over 6 years. Diabetes 36 (1987) 179–186

205 Sims, E. A. H., E. S. Horton: Endocrine and metabolic adaptation to obesity and starvation. Amer. J. clin. Nutr. 21 (1968) 1455

206 Sims, E. A. H.: Metabolic abnormalities associated with obesity. In Fajans, S. S., K. E. Sussman: Diabetes mellitus: Diagnosis and Treatment, vol. III. American Diabetes Association, New York 1971

207 Spiegelman, B. M., J. S. Flier: Adipogenesis and obesity: rounding out the big picture. Cell 87 (1996) 377–389

208 Standl, E., H. U. Janka: High serum insulin concentrations in relation to other cardiovascular risk factors in macro-vascular disease of type 2 diabetes. Horm. metab. Res. 17 (1985) 27–38

209 Stoffel, M., P. Froguel, J. Takeda, H. Zouali, N. Vionnet, S. Nishi, I. T. Weber, R. W. Harrison, S. J. Pilkis, S. Lesage et al.: Human glucokinase gene: isolation, characterization, and identification of two missense mutations linked to early-onset non-insulin-dependent (type 2) diabetes mellitus. Proc. nat. Acad. Sci 89 (1992) 7698–7702

210 Strack, V., B. Bossenmaier, J. Mushack, H. U. Häring: 973 valin to methionine mutation of human insulin receptor: phosphorylation of IRS-1 and Shc in HEK 293 cells. Diabetologia 1997

211 Sutcliffe, I. C., A. Wells, R. Taylor: Insulin receptor kinase activity in fibroblasts from patients with type 2 (non-insulin-dependent) diabetes. Diabetologia 34 (1991) A113 (Abstr.)

212 Takayama, S., M. F. White, C. R. Kahn: Phorbol ester-induced serine phosphorylation of the insulin receptor decreases its tyrosine kinase activity. J. biol. Chem. 263 (1988) 3340–3447

213 Tarnowski, W., H. J. Seitz: Regulation des Fettstoffwechsels im Hunger und nach Wiederfütterung mit Kohlenhydraten. Internist 11 (1970) 161

214 Tartaglia, L. A., M. Dembski, X. Weng, N. Deng, J. Culpepper, R. Devos, G. J. Richards, L. A. Camfield, F. T. Clark, J. Deeds, C. Muir, S. Sanker, A. Moriarty, K. J. Moore, J. S. Smutko, G. G. Mays, E. A. Woolf, C. A. Monroe, R. I. Tepper: Identification and expression cloning of a leptin receptor, OB-R. Cell 83 (1995) 1263–1271

215 Tartaglia, L. A.: The leptin receptor. J. biol. Chem. 272 (1997) 6093–6096

216 Tattersall, R.: The inheritance of maturity-onset type diabetes in young people. In Creutzfeldt, W., J. Köbberling, J. V. Neel: The Genetics of Diabetes Mellitus. Springer, Berlin 1976

217 Taylor, S. I., T. Kadowaki, H. Kadowaki, D. Accili, A. Cama, C. McKeon: Mutations in the insulin receptor gene in insulin resistant patients. Diabet. Care 13 (1990) 257–279

218 Thai, C., P. P. B. Yeo, K. C. Lun et al.: Changing prevalence of diabetes mellitus in Singapore over a ten-year period. In Vannasaeng, S., W. Nitianant, S. Chandraprasert: Epidemiology of Diabetes Mellitus: Proceedings of the International Symposium of Epidemiology of Diabetes Mellitus. Crystal House Press, Bangkok 1987 (pp. 63–67)

219 Thakker, J. K., R. Di Marchi, K. MacDonald, J. F. Caro: Effect of insulin and insulin-like growth factors I and II on phosphatidylinositol and phosphatidylinositol 4,5-biphosphate breakdown in liver from humans with and without type II diabetes. J. biol. Chem, 264 (1989) 7169–7175

220 Tillil, H., J. Köbberling: Genetische Determination des Diabetes mellitus. Internist 30 (1989) 536

221 Toker, A., L. C. Cantley: Signalling through the lipid products of phosphoinositide-3-OH kinase. Nature 387 (1997) 673–676

222 Ullrich, A., J. R. Bell, E. Y. Che et al.: Human insulin receptor and its relationship to the tyrosine kinase family of oncogenes. Nature 313 (1985) 756–761

223 Ura, S., E. Araki, H. Kishikawa, T. Shirotani, M. Todaka, S. Isami, S. Shimoda, R. Yoshimura, K. Matsuda, S. Motoyoshi, N. Miyamura, C. R. Kahn, M. Shichiri: Molecular scanning of the insulin receptor substrate-1 (IRS-1) gene in Japanese patients with NIDDM: identification of five novel polymorphisms. Diabetologia 39 (1996) 600–608

224 Vaag, A., J. E. Henriksen, H. Beck-Nielsen: Defect insulin activation of glycogen synthase in skeletal muscles in first degree relatives to patients with type 2 (non-insulin-dependent) diabetes mellitus. Diabetologia 34 (1991) A70 (Abstr.)

225 Vaag, A., J. E. Henriksen, S. Madsbad, N. Holm, H. Beck-Nielsen: Insulin secretion, insulin action, and hepatic glucose production in identical twins discordant for non-insulin-dependent diabetes mellitus. J. clin. Invest. 95 (1995) 690–698

226 Vaag, A., F. Alford, H. Beck-Nielsen: Intracellular glucose and fat metabolism in identical twins discordant for non-insulin-dependent diabetes mellitus (NIDDM): acquired versus genetic metabolic defects? Diabet. Med. 13 (1996) 806–815

227 Vaisse, C., J. Kim, R. 3rd Espinosa, M. M. Le Beau, M. Stoffel: Pancreatic islet expression studies and polymorphic DNA markers in the genes encoding hepatocyte nuclear factor-3alpha, -3beta, -3gamma, -4gamma, and -6gamma. Diabetes 48 (1997) 1364–1367

228 Vannasaeng, S., W. Nitianant, S. Chandraprasert: Epidemiology of Diabetes Mellitus: Proceedings of the International Symposium of Epidemiology of Diabetes Mellitus. Crystal House Press, Bangkok 1991 (pp. 63–67)

229 Vaughan, P., L. Gilson, A. Mills: Diabetes in developing countries: its importance for public health. Hlth Policy Planning 4 (1989) 97–109

230 Velho, G., P. Froguel, K. Clement, M. E. Pueyo, B. Rakotoambinina, H. Zouali, P. Passa, D. Cohen, J. J. Robert: Primary pancreatic beta-cell secretory defect caused by mutations in glucokinase gene in kindreds of maturity onset diabetes of the young. Lancet 340 (1992) 444–448

231 Vionnet, N., M. Stoffel, J. Takeda, K. Yasuda, G. I. Bell, H. Zouali, S. Lesage, G. Velho, F. Trist, P. Passa et al.: Nonsense mutation in the glucokinase gene causes early-onset non-insulin-dependent diabetes mellitus. Nature 356 (1992) 721–722

232 Vogt, B., Sumo, J. Whittaker, B. Obermaier-Kusser, H. U. Häring: Reduced insulin receptor kinase activity (IRK) of NIDDM patients is not due to a mutation in exon 20 of the IRK-gene. Diabetologia, Suppl. 1, 1989

233 Vogt, B., J. M. Carrascosa, B. Ermel, A. Ullrich, H. U. Häring: The two isotypes of the human insulin receptors (HIR-A and HIR-B) follow different internalization kinetics. Biochem. biophys. Res. Common 177 (1991) 1013–1018

234 Vogt, B., C. Mühlbacher, J. Carrascosa, B. Obermaier-Kusser, E. Seffer, J. Mushack, D. Pongratz, H. U. Häring: Subcellular distribution of GLUT4 in the skeletal muscle of lean typ 2 (non-insulin-dependent) diabetes patients in the basal state. Diabetologia 35 (1992) 456–463

235 Warram, J. H., B. H. Martin, A. S. Krolewski, J. S. Soeldner, C. R. Kahn: Slow glucose removal rate and hyperinsulinemia precede the development of type II diabetes in the offspring of diabetic patients. Ann. intern. Med. 113 (1990) 909–915

236 Welborn, T., K. Wearne: Coronary heart disease incidence and cardiovascular mortality in Busselton with reference to glucose and insulin concentrations. Diab. Care 2 (1979) 154–160

237 West, K. M., J. M. Kalbfleisch, J. H. Stein in Leibel, B. S., G. A. Wrenshall: Nature and Treatment of Diabetes. Excerpta Medica, Amsterdam 1965

238 West, K. M.: Epidemiology of Diabetes. Its Vascular Complications. Elsevier, Amsterdam 1978

239 White, M. F., R. Maron, C. R. Kahn: Insulin rapidly stimulates phosphorylation of a M-185,000 protein in intact cells. Nature 318 (1989) 183–186

240 White, M. F., J. N. Livingstone, J. M. Backer, V. Laurtisw, T. J. Dull, A. Ullrich, C. R. Kahn: Mutation of the insulin receptor at tyrosine 960 inhibits signal transmission but does not affect its tyrosine kinase activity. Cell 54 (1988) 641–649

241 White, M. F.: The IRS-signalling system in insulin and cytokine action. Phil. Trans., Ser. B 351 (1996) 181–189

242 Worm, D., J. Vinten, P. Staehr, J. E. Henriksen, A. Handberg, H. Beck-Nielsen: Altered basal and insulin-stimulated phosphotyrosine phosphatase (PTPase) activity in skeletal muscle from NIDDM patients compared with control subjects. Diabetologia 39 (1996) 1208–1214

243 Wright, K. S., H. Beck-Nielsen, O. G. Kolterman, L. J. Mandarino: Decreased activation of skeletal muscle glycogen synthase by mixed-meal ingestion in NIDDM. Diabetes 37 (1988) 436–440

244 Xiang, K. S., N. J. Cox, N. Sanz, P. Huang, J. J. Karam, G. I. Bell: Insulin receptor and apolipoprotein genes contribute to development of NIDDM in Chinese Americans. Diabetes 38 (1989) 17–23

245 Yip, C. C., H. Hsu, R. G. Patel, D. M. Hawley, B. A. Maddux, I. D. Goldfine: Localization of the insulin-binding site to the cysteine-rich region of the insulin receptor alpha-subunit. Biochem. biophys. Res. Commun 157 (1988) 321–329

246 Young, T. K., J. E. Szathmary, Evers et al.: Geographical distribution of diabetes among the native population of Canada: a national survey. Soc. Sci. Med. 31 (1990) 129–139

247 Zhang, Y., R. Proenca, M. Maffei, M. Barone, L. Leopold, J. M. Friedman: Positional cloning of the mouse obese gene and its human homologue. Nature 372 (1994) 425–432

248 Ziegler, A. G., H. J. Baumgartl, K. Mühlbauer, S. Mehnert, E. Standl: Familienuntersuchung bei Typ-1-Diabetikern. Hinweise für eine

gemeinsame genetische Komponente von Typ-1- und Typ-2-Diabetes. Diabet. Stoffw. 1 (1992) 14–17

249 Zimmet, P.: Epidemiology of diabetes mellitus. In Ellenberg, M., H. Rifkin: Diabetes mellitus. 3rd ed. Med. Examination, New York 1983

250 Zimmet, P., G. Dowse, C. Finch et al.: The epidemiology and natural history of NIDDM – lessons from the South Pacific. Diabet. Metab. Rev. 6 (1990) 91–124

251 Zimmet, P., G. Dowse, A. Kriska et al.: Recent development in the epidemiology of non-insulin-dependent diabetes. Diabet. Nutr. Metab. 3 (1990) 3–15

252 Zimmet, P.: The epidemiology of diabetes mellitus and related conditions. In Alberti, K. G. M. M., L. P. Krall: the Diabetes-Annual 6. Elsevier, Amsterdam 1991

253 Zimmet, P., G. Dowse, P. Bennett: Hyperinsulinaemia is a predictor of non-insulin-dependent mellitus. Diabète et Metab. 17 (1991) 101–108

254 Zuckerman, J. E., V. Fallon, A. H. Tashyian jr., L. Levine, H. G. Friesen: Rapid quantitative estimation of human placental lactogen in maternal serum by complement fixation. J. clin. Endocrinol. 30 (1970) 769

255 Zurlo, F., K. Larson, C. Bogardus, E. Ravussin: Skeletal muscle metabolism is a major determinant of resting energy expenditure. J. clin. Invest. 86 (1990) 1423–1427

5 Diagnose und Differentialdiagnose

R. Landgraf und M. Haslbeck

Das Wichtigste in Kürze

➤ Eigen-, Fremd- und Familienanamnese und die gründliche klinische Untersuchung sind für Diagnose, Differentialdiagnose sowie für akute und chronische Komplikationen des Diabetes mellitus von entscheidender Bedeutung: Strukturierte Dokumentationen der Untersuchungen sind essentiell für die Qualität der Diabetesbetreuung!

➤ Zur Sicherung der Diagnose und zur Überwachung der Therapie ist die spezifische enzymatische Blutglucosemessung (klinisch-chemische Methoden und/oder Teststreifen) zu definierten Zeitpunkten notwendig. Wegen der inter- und intraindividuellen Schwankungen der sog. Nierenschwelle (normalerweise zwischen 160 und 180 mg/dl (8,9–10,0 mmol/l) Blutglucose kommt es zur Glukosurie) sind Uringlucosemessungen wenig geeignet für die Diagnose und Therapieüberwachung des Diabetes. Die Messung einer Ketonurie ist wichtig für den Nachweis eines schweren Insulinmangels. Die Analyse glykosylierter Proteine ist wichtig für die Therapieüberwachung. Das HbA$_{1c}$ ist dem Fructosamin in seiner Aussagekraft überlegen. Die Messung glykosylierter Proteine ist für die Diagnose eines Diabetes ungeeignet.
Bei grenzwertigen Blutglucosewerten, bei Risikopatienten (z. B. Hypertonus, Dyslipidämie, Adipositas) und bei Schwangeren im 3. Trimenon ist eine standardisierte orale Glucosebelastung mit 75 g zur Diagnose einer gestörten Glucosebelastung oder eines klinisch manifesten Diabetes dringend ratsam.

➤ Hormonanalysen von C-Peptid, Insulin und Proinsulin basal und nach Stimulation (z. B. nach Glucagon oder Glucose) können hilfreich bei der Beurteilung der Restfunktion der B-Zellen sein. Bei den meisten Diabetikern ist die Messung von C-Peptid jedoch entbehrlich. Zur Diagnose und Differentialdiagnose einer Hypoglykämie sind Stimulations- und Suppressionsteste mit Messung von Blutglucose, Insulin und Proinsulin essentiell.

➤ Zum Nachweis eines Typ-1-Diabetes im prädiabetischen Stadium oder bei klinischer Manifestation (Hyperglykämie) ist die Messung von Insulinautoantikörpern sowie Antikörpern gegen Inselgewebe (ICA, GAD, IA-2) und die Bestimmung der HLA-DR-Antigene sehr bedeutsam.

➤ Zur Beurteilung des vaskulären Risikos der Diabetiker sind neben HbA$_{1c}$ Gesamt-, HDL-, LDL-Cholesterin, Triglyceride und Fibrinogen wichtig. Eine herausragende Bedeutung hat der Nachweis einer Mikroalbuminurie. Sie ist nicht nur Indikator einer Nierenfunktionsstörung, sondern auch Prädiktor für weitere diabetesspezifische Komplikationen (Retino-, Neuropathie) und für diabetesassoziierte Komplikationen (kardiovaskuläre Erkrankungen).

Gemeinsames Kennzeichen und wichtigstes diagnostisches Merkmal des Syndroms Diabetes mellitus mit seinen sehr verschiedenen Krankheitsmanifestationen und Komplikationen ist die Hyperglykämie. Die Diagnose ist einfach, wenn klassische Symptome und Befunde vorliegen. Sie kann jedoch übersehen werden, wenn andere Erkrankungen im Vordergrund stehen und schwierig werden, wenn es sich um eine schleichende Diabetesmanifestation (typisch beim Typ 2-Diabetes) handelt oder wenn Frühstadien der Erkrankung erfaßt werden sollen (45). Wichtigste Voraussetzung zur Diagnose ist, daß der Arzt „daran denkt".

Aktuelle Beschwerden

Der diagnostische Wert einer Anamnese ist davon abhängig, ob der Patient dauernd vom Arzt betreut wird oder erstmals den Arzt konsultiert. Die aktuellen Beschwerden sind häufig bedingt durch den Diabetestyp, den Schweregrad der Stoffwechselkompensation, das Ausmaß der Sekundärkomplikationen und Organbeteiligungen sowie die Art der Therapie und deren mögliche Nebenwirkungen. Etwa 50% der Patienten mit unbehandeltem Diabetes zeigen die klassischen Symptome (Tab. 5.1).

Diese Beschwerden finden sich am häufigsten bei Kindern und Jugendlichen und jungen Erwachsenen im Rahmen einer hyperglykämischen und ketotischen oder ketoazidotischen Entgleisung, während bei unbehandelten Typ-2-Diabetikern uncharakteristische Symptome, wie Mü-

Tabelle 5.1 Anamnese und Symptomatologie bei Diabetes mellitus

Akute mit der Hyperglykämie zusammenhängende Probleme
- Polyurie, Polydipsie, Nykturie, Enuresis nocturna
- Gewichtsabnahme
- Müdigkeit, Leistungsschwäche
- Hunger, Polyphagie
- allgemeine Infektanfälligkeit (Haut, Schleimhäute, Harnwege)
- Pruritus
- transitorische Refraktionsanomalien
- Übelkeit, Erbrechen, andere gastrointestinale Beschwerden
- Muskelkrämpfe
- Bewußtseinsstörungen

Diabetesspezifische und -assoziierte Probleme
- Visusstörungen durch ophthalmologische Komplikationen
- Neurologische Beschwerden (autonome und sensomotorische Probleme)
- Fuß- und Handprobleme (Cheiroarthropathie, nervale und zirkulatorische Probleme)
- erektile Dysfunktion
- Menstruations- und Schwangerschaftsprobleme
- Hypertonie
- Beschwerden von seiten einer manifesten Nephropathie
- Vorzeitige Atherosklerose (peripher, cerebral, koronar)

digkeit, Konzentrationsschwäche, allgemeine Abgeschlagenheit, Antriebsarmut, Nykturie und diabetesassoziierte bzw. diabetesspezifische Sekundärfolgen, im Vordergrund des Beschwerdebildes stehen. Bei langjähriger Diabetesdauer werden aktuelle Beschwerden häufig durch eine inadäquate Behandlung, durch Nebenwirkungen der Therapie und durch diabetesassoziierte vaskuläre Komplikationen verursacht. Wegen der Komplexität möglicher Beschwerden sollte deshalb jeder Arzt bei einer entsprechenden Symptom- und Befundkonstellation einen manifesten Diabetes mellitus ausschließen. Dies gilt insbesondere auch bei Beschwerden wie Neigung zu Harnwegs- und Hautinfektionen, Pilzinfektionen im Haut- und Schleimhautbereich (Balanitis und Vaginitis), bei Pruritus sine materia, bei Kopfschmerzen, Schwindelerscheinungen und unspezifischen gastrointestinalen Beschwerden sowie typischen oder atypischen Fußkomplikationen.

Anamnese

Eigenanamnese

Eine detaillierte Anamnese der bis zu dem Zeitpunkt der Untersuchung durchgemachten **Krankheiten**, Operationen und Therapien ist wegweisend für einen Diabetes. Hierzu zählen z. B. Pankreaserkrankungen, Lebererkrankungen (Leberzirrhose, Hämochromatose), endokrine Störungen, wie z. B. Akromegalie, Phäochromozytom, Cushing-Syndrom, Hyperthyreose oder Hypothyreose. Eine sich entwickelnde Hypertonie, Dyslipoproteinämie, Hyperurikämie und natürlich eine Adipositas sind wichtige Manifestationsfaktoren für sekundäre Diabetesformen bzw. einen Typ-2-Diabetes. Bei Frauen ist auch die gynäkologische Anamnese, insbesondere in Hinblick auf problematische Schwangerschaften und übergewichtige Kinder (mehr als 4–4,5 kg) verdächtig auf die Entwicklung eines Diabetes mellitus oder auf einen bis dahin nicht bekannten Gestationsdiabetes.

Bei bekanntem Diabetes gibt die **Diabetesdauer** wesentliche Informationen über die zu erwartenden Beschwerden und Symptome des Patienten. Bei einer Diabetesdauer von weniger als 5 Jahren sind Folgeschäden des Typ-1-Diabetes extrem unwahrscheinlich. Dagegen muß bei einer Diabetesdauer von 15–20 Jahren bei Typ-1-Diabetikern auch heute noch mit einem schweren diabetischen Spätsyndrom gerechnet werden. Da die Diabetesdauer bei Typ-2-Diabetikern nur sehr selten eindeutig bestimmbar ist und man deshalb von der klinisch bekannten Diabetesdauer spricht, muß auch bei der Erstdiagnose eines Typ-2-Diabetes bei >10–20% der Patienten bereits mit diabetischen Folgeerkrankungen an Auge, Niere und Nervensystem gerechnet werden (43). Nicht selten führen auch Erkrankungen wie Apoplexie, koronare Herzerkrankung und Myokardinfarkt, Fußkomplikationen, Sehstörungen oder schwere Infektionen zur Erstdiagnose eines Typ-2-Diabetes.

Eine detaillierte Anamnese bezüglich der Diabetesbehandlung ist hilfreich bei der **Klassifizierung** einer Zuckerkrankheit. So ist es unwahrscheinlich, daß eine längere Initialtherapie mit Diät, dann Sulfonylharnstoffen und/oder anderen oralen Antidiabetika bei Typ-1-Diabetikern erfolgt. Dagegen spricht für eine Typ-1-Diabeteserkrankung eine in engem zeitlichen Zusammenhang mit dem Auftreten typischer Symptome eingeleitete Behandlung mit Insulin.

Bisherige Betreuung: Ob der Patient bereits an strukturierten Schulungsprogrammen teilgenommen hat, ist für die weitere Betreuung dieses Menschen von außerordentlicher Wichtigkeit und gibt Auskunft über die bisherige Betreuung des/der Betroffenen.

Beim bekannten Diabetiker geben die detaillierte Erfassung der **Blutglucosewerte**, z. B. durch langzeitige Protokollierung der Selbstkontrollen und die Dokumentation der langfristigen Diabeteseinstellung mittels glykosyliertem Hämoglobin wichtige Informationen über die Qualität der Schulung des Patienten, seine Motivation und seine bisherige Therapie. Bei schlecht eingestelltem Diabetes über viele Jahre ist mit einem höheren Grad von Komplikationen zu rechnen als bei gut eingestellten Diabetikern. Darüber hinaus geben auch die Anzahl, die tageszeitliche Häufung und die Schwere von Unterzuckerungen Hinweise, z. B. auf Fehler in der blutzuckersenkenden Therapie oder eine sich manifestierende Nephropathie. Bei schweren Hypoglykämien in der Anamnese ist immer zu fragen nach Fehlern in Schulung und Therapie, Ursachen für fehlende Gegenregulation wie z. B. Nebennierenrindeninsuffizienz, Niereninsuffizienz, autonome Neuropathie oder schwere Lebersynthesestörung.

Fragen zur **Ernährung** sind meist zeitaufwendig, geben jedoch gute Hinweise auf die Kenntnisse des Diabetikers über gesunde Ernährung, Reduktionskost, Alkoholkonsum, Nicotinabusus, vermehrte Salzzufuhr etc. Detaillierte Angaben über die täglichen Eßgewohnheiten sind wichtig auch für die Entscheidung einer eventuell notwendigen pharmakologischen blutglucosesenkenden Therapie. In diesem Zusammenhang ist auch das Gewichtsverhalten zu erfragen. Ein Typ-1-Diabetiker, der deutlich untergewichtig ist, wurde häufig diätetisch falsch beraten. Ein Typ-1-Diabetiker, der deutlich übergewichtig ist, leidet entweder an einer Eßstörung oder ist überinsuliniert. Übergewichtige Typ-2-Diabetiker, die innerhalb weniger Wochen Gewicht abnehmen, sind verdächtig auf eine unzureichende Stoffwechselkontrolle mit chronischer, ausgeprägter Hyperglykämie, z. B. bei Sekundärversagen oraler Antidiabetika, oder auf eine konsumierende Erkrankung, die nicht unbedingt mit dem Diabetes im Zusammenhang stehen muß.

Ein wichtiger Teil im Gespräch mit dem Zuckerkranken sind bereits bekannte bzw. noch nicht realisierte **Sekundärkomplikationen** des Diabetes. Dazu zählen Fragen zur diabetischen Ophthalmopathie (Frequenz, Methode, Dokumentation und Art der Behandlung). Gleichzeitig umfaßt die Anamnese auch Fragen nach Hinweisen auf Symptome einer Erkrankung des autonomen oder peripheren Nervensystems, diabetische Fußkomplikationen, Hypertonie, Nephropathie und Zeichen für eine Makroangiopathie. Häufig können die Patienten keine Angaben über eine Organmanifestation ihres Diabetes machen, sind über die durchgeführten Untersuchungen nicht informiert, und es stehen ihnen keine schriftlichen Untersuchungsergebnisse zur Verfügung. Darüber hinaus erfolgten jahrelang keine wichtigen Untersuchungen, wie z. B. Inspektion der Füße, ophthalmologische Untersuchung, Blutdruckmessung oder Untersuchung des Urins auf Mikroalbuminurie.

Die **psychosoziale Anamnese** wird meist vergessen oder bleibt häufig bei der Gesamtbeurteilung des Diabetikers unberücksichtigt. Daher ist eine detaillierte Psychosozialanamnese, bei Frauen einschließlich Familienplanung außerordentlich wichtig für die Intensität der Betreuung und die Planung der weiteren Behandlung.

Familienanamnese

Die Familienanamnese ist bedeutsam bei der Klassifizierung der Zuckerkrankheit. So besteht der hochgradige Verdacht, eine **Typ-2-Diabeteserkrankung** bereits zu haben oder im Laufe der Jahre zu entwickeln, wenn bei diesen Menschen diabetische Familienangehörige bekannt sind. Die hereditäre Diabetesbelastung ist bei Typ-2-Diabetes besonders hoch. Eine negative Familienanamnese schließt selbstverständlich eine Typ-2-Diabeteserkrankung nicht aus, da die Menschen häufig über die Krankengeschichte ihrer Familienangehörigen schlecht oder nicht orientiert sind. Hinweise für die mögliche Entwicklung eines Diabetes mellitus, z. B. im Rahmen eines metabolischen Syndroms, sind in der Familienanamnese Adipositas, Fettstoffwechselstörung, Hypertonie und die frühzeitige klinische Manifestation einer Makroangiopathie. Zusätzlich spielen der genetische Hintergrund und Umwelteinflüsse für die Manifestation eines Typ-2-Diabetes eine wichtige Rolle.

Bei der **Typ-1-Erkrankung** ist die Familienanamnese typischerweise negativ, denn nur etwa 10% der Typ-1-Diabetiker haben diabetische Familienangehörige. 90% aller Typ-1-Diabetiker sind sog. sporadische Fälle mit negativer Familienanamnese. Aber auch hier spielen geographische und genetische Faktoren eine wichtige Rolle. So findet man ein deutliches Nord-Süd- und West-Ost-Gefälle sowie eine Häufung des Typ-1-Diabetes bei Kaukasiern. Diese Bezeichnung wird synonym für die weiße Rasse (Kaukasier) verwendet.

Klinische Untersuchung

Bei jedem Patienten, den der Arzt erstmalig sieht, sollte eine komplette internistische Untersuchung erfolgen. Bei Primärmanifestation, insbesondere eines Typ-1-Diabetes, wird anhand akuter Komplikationen, wie Gewichtabnahme, Infektionen, starke Müdigkeit, Exsikkose und Bewußtseinsstörung, in Zusammenschau mit den Laborwerten die Diagnose eines Diabetes mellitus einfach sein. Bei älteren Menschen mit vielen uncharakteristischen Beschwerden, wie Merkfähigkeitsstörung, Konzentrationsschwäche, depressive Verstimmung, Kopfschmerzen und Schwindel, Gelenkbeschwerden, Gewichtszu- oder -abnahme, Hypertonie, ist die Verdachtsdiagnose eines Diabetes mellitus schwierig zu stellen, und es bedarf dringend der weiterführenden laborchemischen Diagnostik. Bei bekanntem Diabetes mellitus und Erstuntersuchung ist ebenfalls eine regelmäßige gründliche internistische Untersuchung zu fordern. Besonderes Augenmerk ist dabei auf diabetesassoziierte und -spezifische Sekundärfolgen zu legen. Im einzelnen müssen besonders folgende Punkte beachtet werden:

- ➤ ophthalmologische Untersuchung in Mydriasis von einem Spezialisten zum Nachweis diabetischer Veränderungen an Retina, Glaskörper, Iris und Linse;
- ➤ internistisch-neurologische Untersuchung, insbesondere der unteren Extremitäten einschließlich Temperaturdiskrimination und Testung sowie Graduierung des Vibrationsempfindens;
- ➤ Inspektion der Füße einschließlich einer angiologischen Untersuchung;
- ➤ Suche nach Veränderungen der Gelenke und der Haut im Sinne einer Cheiroarthropathie sowohl an den Füßen als auch an den Händen;
- ➤ standardisierte Blutdruckmessung (im Sitzen, Liegen und Stehen);
- ➤ klinischer Nachweis makroangiopathischer Veränderungen im Sinne einer peripheren arteriellen Verschlußkrankheit, einer koronaren Herzerkrankung oder Durchblutungsstörungen des Gehirns;
- ➤ Inspektion der Insulininjektionsstellen, denn trotz intensiver Schulung häufiges Auftreten von Fehlern bei der Insulinapplikation, wie ungünstiges Injektionsareal, häufige intramuskuläre Injektionen oder die Injektion immer in die gleichen Areale mit der Folge von Liphypertrophien;
- ➤ Inspektion der Stellen, aus denen Blut vom Patienten zur Blutzuckerselbstkontrolle entnommen wird, der Fingerkuppen und Ohrläppchen mit der Frage nach einer Optimierung (z. B. Stechen in die Randzonen der Fingerkuppen).

Dokumentation der Anamnese und der Untersuchungsbefunde

Bedeutung: Im Rahmen der Qualitätssicherung und Kontrolle einer so komplexen Erkrankung wie des Diabetes mellitus ist Voraussetzung, daß die Betroffenen optimal interdisziplinär betreut werden. Nichts ist schlimmer für den Patienten, zeitlich aufwendig und frustrierender für den betreuenden Arzt sowie teurer für die Kostenträger, wenn die Leistungen am Patienten nicht strukturiert dokumentiert – somit größtenteils verlorengehen – oder ständig wiederholt werden. In den letzten Jahren wurden deshalb große Anstrengungen unternommen, um diabetes-relevante Daten zu definieren, strukturierte Dokumentationsbögen zu entwickeln und Systeme zu etablieren, um die Daten nicht nur der eigenen Institution, sondern auch dem Betroffenen zur Verfügung zu stellen. Diese qualitätsverbessernden bzw. -sichernden Aktivitäten sind wesentliche Voraussetzung für von der WHO und IDF 1989 eingeleitete Aktivitäten, die in dem Aktionsprogramm der St. Vincent-Deklaration ihren Niederschlag gefunden haben (74).

Dokumentationsinstrumente: Zu erwähnen sind hier insbesondere die DiabCare-Aktivität mit Entwicklung des Basisinformationsblattes (100, 101), des Augenuntersuchungsbogens (73) und eines Schwangerschafts- und Nephropathiebogens, mit den Bemühungen um einen Fußuntersuchungsbogen und vielen weiteren im Moment in Erprobung und Entwicklung befindlichen Dokumentationssystemen. Der Gesundheitspaß Diabetes für Erwachsene und Kinder ist darüber hinaus ein hervorragendes Instrument zur Dokumentation der wichtigsten Daten des Patienten und für dessen interdisziplinäre Betreuung. Er dient gleichzeitig zur Kommunikation zwischen Arzt und Patient und zwischen Arzt und Arzt. Die Dokumentationsinstrumente, wie Gesundheitspaß Diabetes (102), DiabCare Basisinformationsblatt, Augenuntersuchungsbogen, etc., werden derzeit in verschiedene durch Computer auswertbare Systeme modifiziert, so daß sowohl für das Zentrum als auch für die Region in regelmäßigen Abständen Datenaggregationen möglich werden und daraus Konsequenzen für die Betreuung des Patienten gezogen werden können.

Laboratoriumsuntersuchungen

Messung der Blut- und Uringlucose-konzentration

Bei der Glucosebestimmung werden unterschiedliche Probenmaterialien eingesetzt: Harn, venöses Blut, Kapillarblut, Serum und Plasma. Diese Materialien werden nativ, enteiweißt, hämolysiert oder stabilisiert (Glykolysehemmer) zur Analyse verwendet. Bei der Analyse selbst werden verschiedene Bestimmungsverfahren benutzt, die unterschiedliche Störanfälligkeiten besitzen. Diese Variablen muß der Arzt kennen und in besonderem Maße bei der Interpretation von Grenzwerten berücksichtigen.

Die Angabe der Glucosekonzentration kann entweder als Masse in mg/dl (= mmol/l x 18,018) oder als Stoffmenge (SI-Einheit) in mmol/l (=mg/dl x 0,0555) erfolgen.

Probenmaterial

Kapillarblut – venöses Blut: Die Unterschiede zwischen Kapillarblut und venösem Blut sind nicht konstant; sie sind von einer Reihe von Faktoren abhängig (30). Bei geeignetem Vorgehen (hyperämische Fingerbeere oder hyperämisches Ohrläppchen) entspricht die Glucosekonzentration im Kapillarblut weitgehend derjenigen im arteriellen Blut. Man bestimmt damit im Kapillarblut diejenige Glucosekonzentration, die auch für die Stimulation der Insulinsekretion im Pankreas ausschlaggebend ist.

Bei Verwendung von venösem Blut ist hingegen noch die periphere Verwertung der Glucose zu berücksichtigen. Dementsprechend ist die Glucosekonzentration im venösen Blut keine fixe Größe; sie ist abhängig von der wechselnden peripheren Glucoseausschöpfung. Sie ist z. B. hoch bei allgemeiner Muskelarbeit oder bei starker Betätigung der Muskulatur am Ort der Blutabnahme sowie bei schweren Infektionen. Sie ist dagegen unter Grundumsatzbedingungen niedrig.

Die Unterschiede zwischen Kapillarblut und venösem Blut sind auch abhängig von der Höhe der Glucosekonzentration. Im Mittel liegen die Werte im Kapillarblut zwischen 5% beim Nüchternen und maximal 20% postprandial oder bei der Glucosebelastung noch höher (37) (Abb. 5.**1** und Tab. 5.2). Nach oraler Gabe von 100 g Glucose treten nach

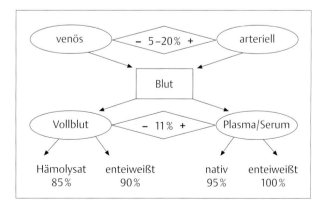

Abb. 5.**1** Glucosekonzentration in unterschiedlichen Blutproben (nach Keller).

Tabelle 5.**2** Glucosekonzentration in Abhängigkeit vom Probenmaterial

Material	Unterschied zu venösem Blut	Abhängigkeit von der Glucose-konzentration
Kapillarblut	5–20% höher	ja
Serum/Plasma (nativ)	10–15% höher	nein
Serum/Plasma (enteiweißt)	15–20% höher	nein

etwa 60 Minuten kapillarvenöse Differenzen der Blutglucose um 30 mg/dl (1,7 mmol/l) auf (31).

Serum/Plasma – venöses Blut: Im Plasma oder Serum werden gegenüber Vollblut im Mittel 11% höhere Werte gemessen (Abb. 5.**1**). Die Glucose verteilt sich etwa gleichmäßig auf den Wasserverteilungsraum des Blutes und der Blutbestandteile. Der Wassergehalt ist aber unterschiedlich; er beträgt für Blutkörperchen ca. 73%, für Plasma jedoch ca. 92%. Aus diesem Grund sind die Plasmawerte unabhängig von der Glucosekonzentration konstant höher als die Werte im Vollblut. Dementsprechend ist die Glucosekonzentration bei Messungen im Vollblut auch geringfügig abhängig vom Hämatokritwert (135). Bei niedrigem Hämatokritwert ist die Glucosekonzentration scheinbar erhöht, da der Verteilungsraum vergrößert ist. Die effektive Glucosekonzentration ist also diejenige, die im Plasma gefunden wird. Diese durch den unterschiedlichen Hämatokrit bedingten Differenzen sind jedoch meist gering.

Bei der Bestimmung der Konzentration von Plasmaglucose (Serumglucose) ist zusätzlich von Bedeutung, ob die Analysen mit vorangehender Enteiweißung oder ohne Enteiweißung durchgeführt werden. Bei direkter Bestimmung ohne Enteiweißung entfällt bei einer Eiweißkonzentration von etwa 6 g/dl ein entsprechender Volumenanteil auf Eiweiß. Die gemessene Glucosekonzentration liegt dann etwa 5% niedriger (33). Als Faustregel für praktische Zwecke kann gelten:
➤ nüchtern: Kapillarblut = venöses Blut,
➤ postprandial: Kapillarblut = Serum/Plasma.
Der in Abb. 5.**1** dargestellten Zusammenhänge müssen sich sowohl die Mitglieder des Diabetesteams als auch der Patient bewußt sein, damit beim Vergleich und bei der Interpretation der Meßdaten zu unterschiedlichen Zeiten (z. B. nüchtern/postprandial) und von unterschiedlichen Meßproben (z. B. Vollblut/kapillär/Plasma/deproteinisiert) sowie Meßgeräten (z. B. Analyseautomat/Reflektometersystem) die richtigen Schlußfolgerungen gezogen werden können.

Stabilität

Glucoseabnahme: Infolge der glykolytischen Aktivität der Blutzellen, insbesondere der Leukozyten, nimmt die Glucosekonzentration im Vollblut sowohl bei Verwendung von Serum (auch nach Retraktion des Blutkuchens) als auch bei Bestimmungen in heparinisiertem Blut ab. Man muß damit rechnen, daß in frisch entnommenem Blut bei Zimmertemperatur die Glucosekonzentration in der 1. Stunde um 10-15% abnimmt. Anschließend erfolgt die Verminderung der Glucose (bei koaguliertem Blut) langsamer, um ca. 70% in 24 Stunden (30, 133). Eine besonders hohe Glykolyserate wird bei Leukozytose beobachtet. Bei Leukämien kann die Abnahme der Glucosekonzentration bis zu 100 mg/dl (5,6 mmol/dl) pro Stunde betragen.

Auch abgetrenntes Serum/Plasma zeigt bei Raumtemperatur noch eine Abnahme um etwa 15% in 24 Stunden (133), wahrscheinlich bedingt durch Kontamination mit Leukozyten und/oder Mikroorganismen. Dies gilt für Harnproben in noch größerem Ausmaß; die Abnahme beträgt etwa 40% in 24 Stunden, wenn kein Bakteriostatikum wie Natriumacid als Stabilisator zugesetzt wurde (81). Bei Lagerung im Kühlschrank (+4 °C) ist die Abnahme wesentlich geringer, insbesondere für abgetrenntes Serum oder Plasma (133).

Zur **Vermeidung dieser Störungen** (Tab. 5.3) ergeben sich außer der sofortigen Analyse zwei Möglichkeiten der Probenstabilisierung. Enteiweißte Proben verändern ihre Konzentration praktisch nicht, insbesondere nach Abzentrifugieren und bei Lagerung im Kühlschrank. Zur Enteiweißung werden Perchlorsäure, Uranylacetat und Trichloressigsäure benutzt. Eine andere Möglichkeit ist der Zusatz von Glykolysehemmern zum Probenmaterial, wie Natriumjodacetat, Natriumfluorid, Natriumacid oder Maleinimid. Die Abnahme der Glucosekonzentration beträgt in stabilisierten Proben nur 3–5% in 24 Stunden (84).

Tabelle 5.**3** Stabilität der Glucose im Probenmaterial

Material	Abnahme der Glucosekonzentration in 24 Stunden	
	Raumtemperatur	+4 °C
Vollblut	70%*	20%**
Serum/Plasma (abgetrennt)	15%	gering
Serum/Plasma (enteiweißt)	praktisch keine	praktisch keine
stabilisierte Probe (Glykolysehemmer)	3–5%	praktisch keine
Urin	40%	gering

* Ca. 10% in der 1. Stunde.
** Geringe Abnahme in der 1. Stunde.

Für Analysen von venösem Blut oder Plasma sollten die Probenröhrchen zusätzlich EDTA zur Gerinnungshemmung enthalten. Kapillarblut wird für die manuelle Analyse sofort enteiweißt: Die Messung mit automatisierten Geräten erfolgt im Hämolysat (133).

▨▨▨ Meßverfahren

Historische und Forschungsmethoden: Die früher fast ausschließlich zur Verfügung stehenden Oxidations-Reduktions-Methoden (Folin-Wu, Somoyi-Nelson, Benedict, Eisencyanid, o-Toluidin) wurden wegen des größeren analytischen Aufwands und insbesondere der mangelnden Spezifität sämtlich verlassen. Physikalische Methoden der Glucosemessung spielen in der Forschung eine wichtige Rolle. So wird z. B. versucht,

mit Hilfe der Infrarotspektroskopie den Glucosegehalt des Bluts unblutig zu messen. Isotopenverdünnungsmethoden und Massenspektrometrie unter Verwendung von ^{13}C (nicht radioaktiv) und ^{14}C (radioaktiv) markierter Glucose dienen zur Messung von Glucoseproduktions- und Eliminationsraten bei wissenschaftlichen Fragestellungen in vivo und in vitro. In Klinik und Praxis kommen heute ausschließlich folgende enzymatische Glucosemeßmethoden zur Anwendung.

Glucoseoxidase/O_2-H_2O_2-Messung:

Prinzip: $\text{Glucose} + O_2 \xrightarrow{\text{Glucoseoxidase}} \text{Gluconolacton} + H_2O_2$

Der Sauerstoffverbrauch oder das entstehende H_2O_2 werden gemessen; als Meßgröße dient die Reaktionsgeschwindigkeit. Diese Methode ist sehr spezifisch. Störungen sind praktisch nicht bekannt. Die Handhabung ist sehr einfach. Eine Enteiweißung ist nicht erforderlich. Alle Probenmaterialien sind verwendbar; das Ergebnis liegt in ca. 1 Minute vor (Notfallanalysen!). Allerdings ist die Anschaffung eines Gerätes mit Elektrode und Mikroprozessor teuer. Es gibt inzwischen Teststreifenmethoden auf amperometrischem Prinzip der Firmen Boehringer Mannheim, Lifescan und Medisense.

Glucoseoxidase/Peroxidase:

Der oben angeführten Glucoseoxidasereaktion wird zum Nachweis des entstandenen H_2O_2 eine Peroxidasereaktion nachgeschaltet (55):

$H_2O_2 + \text{Donator-}H_2 \xrightarrow{\text{Peroxidase}} \text{Donator} + 2\,H_2O$

Als H_2-Donatoren werden verschiedene Substanzen, die farbige Reaktionsprodukte ergeben, eingesetzt, wie Phenol/Aminophenazon (GOD-PAP-Methode) (137), ABTS (GOD-Perid-Methode) (146) und MBTH/DMA (39).

Die Peroxidasereaktion ist störanfällig gegenüber reduzierenden Substanzen wie z. B. Ascorbinsäure (Literatur bei Yoshioka u. Mitarb. [156]); es werden zu niedrige Glucosekonzentrationen vorgetäuscht. Die Reaktion läuft relativ langsam ab (ca. 30 Minuten) und ist lichtempfindlich. Als Probenmaterial eignen sich Vollblut, Serum und Plasma; Enteiweißung ist erforderlich. Die Glucoseoxidase-Peroxidase-Reaktion wird auch bei den Glucosebestimmungen mittels Teststreifen benutzt.

Hexokinase/Glucose-6-phosphatdehydrogenase:

Reaktionsprinzip (Lit. bei Bergmeyer [10]):

$\text{Glucose} + \text{ATP} \xrightarrow{\text{Hexokinase}} \text{Glucose-6-phosphat} + \text{ADP}$
$\text{Glucose-6-phosphat} + \text{NADP} \xrightarrow{\text{Glucose-6-phosphatdehydrogenase}}$
$\text{6-Phosphogluconolacton} + \text{NADPH}_2$

Die Reaktion ist sehr spezifisch. Die Hexokinase phosphoryliert neben Glucose auch Fructose und Mannose. Die entsprechenden Zuckerphosphate werden aber nicht von der Glucose-6-phosphatdehydrogenase umgesetzt. Fructose-6-phosphat wird allerdings durch die Phosphoglucoseisomerase (besonders der Erythrozyten) in Glucose-6-phosphat umgewandelt, so daß Fructose geringfügig miterfaßt werden kann (117). Es wurde auch über eine geringe Störung durch Tetracycline berichtet (90).

Die Handhabung ist einfach; die Reaktion läuft sehr schnell ab (5 Minuten); alle Probematerialien sind einsetzbar.

Tabelle 5.**4** Vergleich verschiedener Methoden zur Glucosebestimmung

Methode	Interferenzen	Meßgerät	Proben-material	Entei-weißung	Reaktionszeit (min)
Glucoseoxidase/O_2/ H_2O_2-Messung	keine	O_2/H_2O_2-Meßgerät + Mikroprozessor	alle[*]	nein	1
Glucoseoxidase/ Peroxidase	reduzierende Substanzen	Photometer im sicht-baren Bereich	Vollblut, Serum/Plasma	ja	30
Hexokinase/Glucose-6-phosphatdehydro-genase	Fructose	UV-Photometer	alle[*]	(nein)	5
Glucosedehydro-genase	Xylose	UV-Photometer	alle[*]	ja	10
Teststreifen (quantita-tive Bestimmung)	reduzierende Substanzen	Reflexionsphoto-meter/Amperemeter	Vollblut Serum	nein	max. 1

[*] venöses Vollblut, Kapillarblut, Hämolysat, Serum/Plasma, Harn, Liquor

Es sind einige Modifikationen der Originalmethode beschrieben worden, so die Kopplung (10) mit einer Farbre-aktion (154). Auch das bei der Hexokinasereaktion entste-hende ADP kann zur Meßreaktion benutzt werden (10); bei diesem Verfahren stört Fructose. Völlig unempfindlich ge-genüber Fructose ist die durch Einsatz von Acylphosphat-glucose-6-phosphotransferase modifizierte Methode (10).

Glucosedehydrogenase:

Reaktionsprinzip (7): Glucose + NAD $\xrightarrow{\text{Glucosedehydrogenase}}$ Gluconolacton + $NADH_2$

Es reagiert nur β-Glucose; um die Gleichgewichtseinstellung zwischen α- und β-Glucose zu beschleunigen, setzt man Mutarotase zu. Die Methode ist sehr spezifisch; nur Xylose wird miterfaßt und kann in sehr seltenen Fällen stören (Xy-losebelastung). Die Handhabung ist einfach: Die Reaktion läuft schnell ab (10 Minuten); alle Probematerialien sind einsetzbar; Enteiweißung ist erforderlich. Ein fertiges Reak-tionsgemisch kann 4 Wochen bei Raumtemperatur gelagert werden.

Ein Vergleich der verschiedenen Methoden ist in Tab. 5.**4** dargestellt. Eine generelle Empfehlung kann nicht gegeben werden, da sich in jedem Labor unterschiedliche Bedingungen und Anforderungen ergeben (Probenmaterial, Probenzahl, Automatisationsgrad, Meßgenauigkeit, Kosten-kalkulation).

Teststreifenmethoden: Mit der Einführung trok-kenchemischer Methoden zur Bestimmung der Glucosekon-zentration in Körperflüssigkeiten, vorwiegend Blut und Urin, hat sich die Betreuung des Diabetikers grundsätzlich geändert. Nach entsprechendem Training des/der Betroffe-nen ist er/sie imstande, die notwendigen metabolischen Kontrollen regelmäßig und selbständig durchzuführen und die blutglucosesenkende Therapie an die alltäglichen Gege-benheiten anzupassen. Auch in der Notfallmedizin sind mit diesen Methoden – bei adäquater Anwendung – zuverlässig hypo- und hyperglykämische Entgleisungen zu diagnosti-zieren. Darüber hinaus ist die Möglichkeit der Blutglucose-überwachung – unabhängig vom klinisch-chemischen Labor – bei vielen Diabetikern auf Station und Ambulanz durch den Arzt, das ärztliche Hilfspersonal und den Patienten

selbst jederzeit (z. B. auch die Dokumentation der obligaten nächtlichen Blutglucosewerte auf der Station) möglich.

Die Glucosebestimmung erfolgt nach Auftragen von 10–50 µl Kapillarblut auf ein entsprechendes Feld des Teststreifens. Bei Teststreifen, die mit der Glucoseoxidase-methode arbeiten, wird das entstehende H_2O_2 so umgewan-delt, daß aus einer reduzierten farblosen Form eines Chro-mogens ein oxidiertes Produkt entsteht, welches ein oder zwei Reaktionsfelder des Teststreifens innerhalb von 1 Mi-nute verändert. Der Glucosewert wird abhängig von der je nach Glucosekonzentration abgestuften Farbskala entweder semiquantitativ durch visuellen Vergleich oder quantitativ mit einem Reflektometersystem abgelesen. Dabei kann die Blutglukosekonzentration im therapeutisch relevanten Be-reich von 20–800 mg/dl (2,2–44,4 mmol/l) erfaßt werden. Gemessen wird nicht die Blut-, sondern die Plasmakonzen-tration der Glucose, da die Reaktionszone der Teststreifen mit einer semipermeablen Membran überzogen ist, die nur niedermolekulare Substanzen durchläßt. Das durchgelasse-ne Volumen hängt von der Schichtdecke des Blutstropfens und nicht von dessen Größe ab. Deshalb ist es wichtig, daß der Patient eine ausreichende Menge Blut gleichmäßig auf dem Testfeld verteilt. Das Testfeld muß vollständig mit Blut bedeckt sein und der Blutstropfen muß bei einigen Teststrei-fen eine konvexe Wölbung aufweisen. Neuere Geräte signa-lisieren dem Anwender visuell und/oder akustisch, wenn das Auftragsfeld des Blutstropfens unzureichend benetzt ist.

Wichtig ist auch, daß starke Änderungen des Hä-matokrits (HK) falsch hohe (HK < 35%) oder falsch niedrige (HK > 55%) Glucosekonzentrationen ergeben. Dies kann ins-besondere bei dialysepflichtigen Diabetikern und bei Pati-enten mit sehr hohen Glucosewerten im Blut (Exsikkose!) relevant werden. Weitere Störfaktoren können eine schwere Dyslipidämie sein. Darüber hinaus handelt es sich bei der Teststreifenmethode um eine Enzymreaktion, und sie unter-liegt somit physikalisch-chemischen Gesetzen (Temperatur-abhängigkeit!). Unter Extrembedingungen – große Hitze und Kälte – sind die Teststreifen nicht verwendbar (134).

Die Genauigkeit der Teststreifen im Vergleich zur quantitativen Blutglucosebestimmung im Labor wurde in vielen Untersuchungen überprüft (121, 131, 149). Der ent-scheidende Faktor für die richtige Bestimmung ist das inten-sive Training des Anwenders in der exakten Handhabung.

Die Erfolgsquote der richtigen Klassifizierung der Blutglucosekonzentration wird bei visueller Ablesung durch den Patienten zwischen 69 und 89% angegeben (115,121,131). Außer mangelhafter Handhabung und evtl. nicht erkannter Störung des Farbensehens ist die Ursache von Fehlbestimmungen im „Bias" des Patienten zu sehen. Naturgemäß tendieren viele Patienten zur Unterschätzung ihrer (zu hohen) Blutzuckerwerte, statt Interpolation zweier Farbstufen erfolgt die Zuordnung zum tieferen Wert (121, 131). Mit den neueren elektrochemischen Testverfahren der Glucosemessung ist eine semiquantitative Bestimmung durch Farbvergleich noch nicht möglich. Hier sind amperometrische Meßgeräte notwendig (z. B. Exa Tech; Accutrend Sensor, Glucometer Elite).

Die quantitative Auswertung im Meßgerät ist objektiv; ihre Richtigkeit hängt von der exakten Durchführung der Teststreifenreaktion ab. Richtigkeit, Präzision und Korrelation der Messung im Meßgerät im Vergleich zu naßchemischen Glucosebestimmungen sind in vielen Untersuchungen ermittelt worden (78, 131, 149): Der Variationskoeffizient liegt in verschiedenen Meßbereichen meist nicht über 10%, die maximale Abweichung von der Richtigkeit nicht über ±20%. Die Korrelationen zu den Laborbestimmungen sind mit einem Korrelationskoeffizienten zwischen r = 0,86 und 0,98 (typisch 0,95) als sehr gut zu bezeichnen. Diese Daten gelten uneingeschränkt nur bis zu Glucosekonzentrationen von ca. 250 mg/dl (14 mmol/l). Bei höheren Konzentrationen weichen die ermittelten Werte stärker von den quantitativen Laborwerten ab (131), wobei für verschiedene Testsysteme uneinheitlich über Tendenzen zu niedrigeren oder höheren Werten berichtet wird (131, 149). Die Meßbereichsgrenze liegt bei ca. 400 mg/dl (22 mmol/l). Blutglucosewerte unter 40 mg/dl (2 mmol/l) sind in den meisten Teststreifenverfahren nur relativ ungenau zu bestimmen.

Kapillarblutentnahme: Leider ist nur das Kapillarbett der Fingerkuppen und der Oberläppchen praktisch verfügbar. Daher sollte größter Wert auf Training der Blutabnahme und die optimale Pflege dieser Körperstellen gelegt werden, denn die Anzahl der Messungen und damit die Verletzung der Haut kann auf Dauer enorm groß sein (z. B. beim jungen Typ-1-Diabetiker 4mal pro Tag entsprechend ca. 1500 Blutglucosemessungen pro Jahr). Die Benutzung von Hämostiletten sollte grundsätzlich verlassen werden (starke Traumatisierung). Man sollte sehr dünne Einmalkanülen oder die speziell für die kapillare Blutabnahme zur Verfügung stehenden Lanzetten verwenden. Die Lanzetten können auch mit einer Stechhilfe (z. B. Softclix, Autoclix, u. a) mit der Möglichkeit der Einstellung einer individuellen Stechtiefe verwendet werden. Bevorzugt – wegen der geringeren sensiblen Versorgung – sollten die Seiten der Fingerbeeren zur Kapillarblutgewinnung herangezogen werden, wobei man die Fingerkuppen möglichst schonen sollte, die für den Beruf häufig gebraucht werden (z. B. Finger der linken Hand des Violinspielers). Eine Desinfektion der Finger ist nicht notwendig, die Hände sollten jedoch vor der Blutgewinnung mit Seife gereinigt werden.

Meßgeräte

Entwicklung: Die Meßgeräteentwicklung war in den letzten Jahren erstaunlich, was Präzision, Leistungfähigkeit und Handhabung der Geräte betrifft. Die Geräte werden immer kleiner, schneller und sind zum Teil mit einer Software versehen, die es ermöglicht, Meßwerte und andere Datensätze über lange Zeit zu speichern und diese dann über eine Interphase auf einen PC zu übertragen und Auswertungen über einen größeren Zeitraum zu veranlassen (z. B. Accutrend DM). Für Schwachsichtige ist das Display wesentlich verbessert worden, und selbst für Blinde werden Geräte mit Sprachausgabe der Meß- und Kontrollergebnisse angeboten, deren Handhabung aber noch verbessert werden muß (z. B. One Touch Talk).

Vorteile: Um so erstaunlicher ist, daß der Wert der Testgeräte immer noch diskutiert wird und selbst von einigen Diabetologen die Ansicht vertreten wird, daß die Meßgeräte für die Selbstmessung der Blutglucose meist überflüssig seien.

Dieser Meinung soll aus folgenden Gründen klar widersprochen werden :
➤ Die Messung verteuert sich nur unwesentlich.
➤ Die Messung ist bei exakter Durchführung quantitativ und mit einer Referenzmethode vergleichbar (Korrelation im üblichen Bereich über 95%).
➤ Die Messung ist unabhängig von der Aufmerksamkeit des Anwenders, von den Lichtverhältnissen und der Fähigkeit der Farbdiskriminierung (z. B. Retinopathie, Katarakt).
➤ Die Messung ist häufig schneller und wird automatisch gespeichert (automatisches Protokoll).
➤ Die Daten sind optimaler auswertbar und für den Anwender damit wertvoller.
Diese Argumente gelten sowohl für Typ-1- als auch für Typ-2-Diabetiker und sind weitgehend unabhängig vom Alter.

Berechnungen der Glucoseexkursionen

Eine Reihe von Berechnungen der Qualität der Glucosekontrolle wurden vor allem in den Jahren beschrieben, in denen die routinemäßige Messung glykosylierter Proteine (z. B. HbA_{1c} und/oder Fructosamin; s. u.) als Parameter der langfristigen Stoffwechseleinstellung noch nicht möglich war. Sie dienten zur Beurteilung der Therapie einerseits und gaben andrerseits Hinweise auf die Stabilität oder Instabilität des Stoffwechsels.

Die mittlere Blutglucose ist der einfachste Parameter, der gut mit dem HbA_{1c}-Wert korreliert (97), der jedoch keine Auskunft geben kann, ob die Glucose große Fluktuationen zeigt. Die Standardabweichung gibt zwar Hinweise auf die Variabilität der Blutglucose. Die Beurteilbarkeit ist jedoch eingeschränkt, da die Blutglucosewerte meist nicht normal verteilt sind.

Deshalb wurde der M-Wert von Schlichtkrull (117a) und von Service in modifizierter Form publiziert (124). Der M-Wert ist eine einfache numerische Zahl, die aus der logarithmischen Transformation sowohl des mittleren Blutzuckers als auch der Glucoseoszillationen berechnet wird. Andere Meßeinheiten sind der MAGE-Wert (arithmetisches Mittel der großen, d. h. > 1SD abweichenden Glucosefluktuationen) (124), der eine gewisse Bedeutung in der täglichen Versorgung insbesondere des instabilen Typ-1-Diabetikers erlangt, während der FAGE (119), MIME (124a) und MODD (88) praktisch keine Rolle spielen, da jetzt Computerprogramme zur Verfügung stehen, die interessante und wichtige Parameter der Glucosekontrolle automatisch berechnen und graphisch darstellen (z. B. Camit).

Bestimmung der Glucose im Urin

Qualitative und semiquantitative Bestimmung: Es kommen heute Teststreifenmethoden zum Einsatz. Das Reaktionsprinzip ist die Glucoseoxidase-Peroxidase Reaktion mit Tetramethylbenzidin als Redoxindikator. Die Farbreaktion wechselt von gelb nach grün mit ansteigender Glucosekonzentration im Urin. Wird kaliumjodidhaltiges Chromogen verwendet, wechselt die Reaktionsfarbe von grün nach braun. Die untere Nachweisgrenze der Teststreifen beträgt 30–50 mg/dl (1,7–2,8 mmol). Eine Differenzierung bei einer Glucosekonzentration > 250 mg/dl (14 mmol/l) ist nur bedingt möglich.

Die Fehlermöglichkeiten nach dem Glucoseoxidaseprinzip sind bei den Teststreifenmethoden:

➤ Bei einem Urin-pH-Wert < 5 (z. B. Nalidixinsäuregabe, Acetessigsäure, b-Hydroxybuttersäure) läuft die Reaktion so langsam ab, daß ein falsch negativer Befund resultieren kann.

➤ Bei Einnahme von viel Vitamin C und Salicylsäure (> 2 g/Tag) treten Störungen der Reaktion mit der Möglichkeit eines falsch negativen Ergebnisses auf.

➤ Peroxide aus Reinigungsmittel im Sammelgefäß können falsch positive bzw. falsch hohe Werte vortäuschen.

Quantitative Bestimmung: Bei der quantitativen enzymatischen Bestimmung wird heute die Hexokinase- oder Glucoseoxidasemethode verwendet. Die Bestimmungen sind sehr spezifisch und werden durch natürliche, im Urin vorkommende Substanzen oder durch Medikamente nicht beeinflußt. Bei der Hexokinasemethode wird eine Glukosurie vorgetäuscht, wenn eine – sehr selten auftretende – Fructosurie vorliegt.

Untersuchungsmaterial: Spontanurin oder Urin aus definierten Sammelperioden. Da ein exaktes Sammeln über 24 Stunden zumeist nicht erfolgt oder für den Patienten lästig ist, werden heute häufig kürzere Zeitperioden (z. B. Übernachturin) bevorzugt. Kurzzeitige Sammelperioden vor oder die Urinanalysen ca. 2–3 Stunden nach einer Hauptmahlzeit können wichtige Aufschlüsse über die prä- bzw. postprandialen Blutglucosewerte geben. Die Analyse kurzzeitiger Urinproben kann so eine wichtige Entscheidungshilfe bei der blutglucosesenkenden Pharmakotherapie sein, wenn ein Blutglucosemonitoring nicht möglich ist (128). Einen negativen Glukosurienachweis findet man bei Normo- und Hypoglykämie, so daß bei optimaler Stoffwechseleinstellung die Urinanalysen auf Glucose keinerlei Aussagen über die aktuellen Blutglucosewerte zulassen.

Die Bestimmung sollte innerhalb von 2 Stunden nach Urinsammeln erfolgen, da der Verlust an Glucose in 24 Stunden bis 40% betragen kann, wenn der Urin keine stabilisierenden Zusätze (z. B. 0,5 g Natriumacid pro 12 Stunden Sammelperiode) enthält (81). Der Glucoseverlust ist noch größer bei Bakteriurie, Leukozyturie und Hämaturie (Tab. 5.3).

Pathophysiologie der Glukosurie

Die glomerulär filtrierte Glucose wird im proximalen Tubulus der Niere fast vollständig rückresorbiert. Die Rückresorption erfolgt zusammen mit Natrium aus dem Tubuluslumen über ein Na^+-abhängiges Carriersystem der Tubuluszelle. Die physiologische Glukosurie beträgt im Mittel 15 mg/dl = 0,8 mmol/l (2–30 mg/dl = 0,1–1,7 mmol/l). Sie verhält sich proportional zur Blutglucose bis zu einem Wert von ca. 150–180 mg/dl (8,3–10,0 mmol) (sog. Nierenschwelle). Bei höherer Blutglucose steigt die Glukosurie exponentiell an.

Die Nierenschwelle ist keine fixe Größe, sondern individuell unterschiedlich und intraindividuell schwankend. Sie ist deutlich niedriger bei Kindern und Adoleszen-

ten sowie Schwangeren (bis 100 mg/dl = 5,6 mmol/l) und ist höher bei älteren Menschen (um 200 mg/dl = 11 mmol/l bei 60jährigen und bis 250 mg/dl = 14 mmol/l bei über 80jährigen). Die maximale Glucoserückresorption kann reduziert sein bei hoher Flüssigkeitszufuhr und entsprechender Harnproduktion und bei Schädigung oder pharmakologischer Beeinflussung der Tubuluszellen.

Differentialdiagnose der Glukosurie

Eine Glukosurie bedeutet nicht automatisch Diabetes mellitus. Andere Ursachen der Glukosurie beruhen auf Störungen der renalen Glucoserückresorption:

➤ Ursache der renalen Glukosurie (22) ist wahrscheinlich eine Störung des Glucose-Carriers im Tubulusepithel. Diese hereditäre Anomalie ist selten und besitzt keinen Krankheitswert, es sei denn, der renale Glucoseverlust ist sehr hoch (> 100–200 g/24 Stunden).

➤ Bei *Tubulopathien mit Krankheitswert*, wie z. B. De Toni-Debré-Fanconi-Syndrom, treten Störungen der Rückresorption von Glucose, Aminosäuren und Phosphat oder erworbene Tubulusschädigungen auf (z. B. Pyelonephritis, Nephrotoxizität von Pharmaka).

Glykosylierte Hämoglobine und Serumproteine

Physiologische Grundlagen

Prinzip der Glykosylierung: Glucose in der offenen Aldehydform reagiert nichtenzymatisch mit Aminogruppen in Proteinen. (Abb. 5.**2**). Dieser Prozeß, der Glykosylierung genannt wird, spielt wahrscheinlich eine wichtige pathogenetische Rolle bei der Entwicklung diabetischer Sekundärfolgen (Mikro- und Makroangiopathie) (142, 143). Die Reaktionsfähigkeit der Aminogruppen ist abhängig von einer Reihe von Faktoren wie pK-Wert, räumliche Zugänglichkeit und Nachbargruppeneffekte (107). Der molare Quotient der Reaktionspartner ist Glucose(Aldehyd): Aminogruppen = 1 : > 1000; d. h., mit steigender Glucosekonzentration werden mehr Aminogruppen des gleichen Proteins sowie anderer Proteine glykosyliert (107). Da die Gesamtmenge von Aminogruppen relativ konstant ist, ist der Grad der Glykosylierung eines oder mehrerer Proteine vorwiegend vom Grad der Hyperglykämie abhängig. Er läßt sich in folgender Formel darstellen:

Grad der Glykosylierung = C x T x t1/2 x F
C = Glucosekonzentration (mg/dl)
T = Zeit der Hyperglykämie (Stunden)
t1/2 = Halbwertszeit des Proteins
F = spezifischer Faktor
F ist ein komplexer Faktor, der von der Temperatur, dem pH-Wert, der Phosphatkonzentration und der Umgebung und Art des Proteins abhängig ist.

Die kovalente Bindung zwischen Glucose und Aminogruppen erfolgt relativ langsam. Das entstandene Reaktionsprodukt wird Aldimin (Schiff-Base) genannt (Abb. 5.**2**). Die Dissoziation dieser Verbindung dagegen ist ziemlich schnell. Aus der Aldiminform des Proteins wird durch ein kompliziertes Rearrangement eine stabile irreversible Ketoaminform, die durch weitere bis heute in allen Details noch nicht

$$\text{(Hb)—NH}_2 \quad + \quad \underset{\substack{HC—OH \\ HO—CH \\ HC—OH \\ HC—OH \\ CH_2OH}}{O=CH} \quad \underset{K_{-1}}{\overset{K_{+1}}{\rightleftharpoons}} \quad \underset{\substack{HC—OH \\ HO—CH \\ HC—OH \\ HC—OH \\ CH_2OH}}{\text{(Hb)—}\bar{N}=CH} \quad \overset{K_2}{\longrightarrow} \quad \underset{\substack{C=O \\ HO—CH \\ HC—OH \\ HC—OH \\ CH_2OH}}{\overset{H}{\text{(Hb)—N—CH}_2}}$$

Hämoglobin   Glucose   Aldimin   Ketoamin

HbA$_0$ (Schiff-Base)

                                    labiles HbA$_{1c}$ **stabiles HbA$_{1c}$**

$K_{+1} = 0{,}9 \cdot 10^{-3} \ \text{mmol}^{-1} \cdot \text{h}^{-1}$
$K_{-1} = 0{,}35 \ \text{h}^{-1}$
$K_2 \ = 0{,}0055 \ \text{h}^{-1}$

Abb. 5.**2** Glykosylierung von Hämoglobin. Die K-Werte geben die Geschwindigkeitskonstanten der einzelnen Schritte bei der nichtenzymatischen Glykierung an (Abb. 5.2 und 5.3 aus Reinauer, H.: Klin. Lab. 39 [1993] 984).

aufgeklärte Schritte in die sog. „advanced glycosylation end products" (AGE) umgewandelt wird (Abb. 5.**2**). Da der Prozeß der Ketoaminbildung wesentlich langsamer (ca. 1/60) als die Dissoziation des Aldimins abläuft, können grundsätzlich nur die Proteine stabil glykosyliert werden, die eine längere Halbwertszeit haben, wie z. B. Albumin, Hämoglobin, Kollagen etc.

    Glykosylierung von Hämoglobinen: Erstmals beschrieb Rahbar 1968 ein pathologisches Hämoglobin bei Diabetikern (106). Wie man heute weiß, handelte es sich dabei um glykosyliertes Hämoglobin. Er ist somit dessen Entdecker. Da Hämoglobin eine lange Halbwertszeit hat – die Erythrozytenüberlebenszeit beträgt ca. 120 Tage –, ist Hämoglobin ein ideales Protein, den Glykosylierungsgrad beim Diabetiker zu messen und somit einen heute unverzichtbaren integrativen retrospektiven Parameter für die Güte der Stoffwechseleinstellung in den letzten ca. 8–12 Wochen zu erhalten. Hämoglobin besitzt wie viele andere Proteine eine Reihe freier Aminogruppen, sowohl in den α- wie in den β-Globinketten. Alle diese Ketten können prinzipiell glykosyliert werden, wobei eine Präferenz der Sequenz der Glykosylierung der Aminosäuren Valin und Lysin existiert (125) (Abb. 5.**3**). Die Glykosylierung von Hämoglobin führt zu Änderungen der Struktur und der physikochemischen Eigenschaften des Hämoglobins, die schematisch in Abb. 5.**4** dargestellt sind.

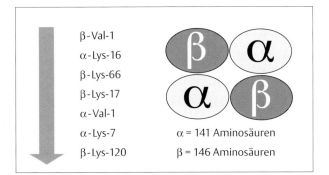

Abb. 5.**3** Schematische Darstellung der α- und β-Ketten des Hämoglobins und der Präferenz der Valin- und Lysinglykierung in Abhängigkeit von der Zeit und der Höhe der Blutglucose.

Isoelektrische Fokussierung von gesundem Erwachsenenhämoglobin zeigt, daß die Hämoglobinfraktion zu 90% aus HbA$_0$ besteht. Die anderen Hb-Fraktionen sind HbA$_2$, die glykosylierten Hämoglobine und HbF (Abb. 5.**5**). Die Analysen zeigen, daß nicht nur Glucose, sondern auch andere Hexosen (Fructose, Mannose) und Hexosephosphate zur Glykosylierung von Proteinen fähig sind. Die Konzentration dieser Hexosen im Blut ist jedoch so gering, daß die Glykosylierungsprodukte keine Rolle spielen. Das glykosylierte Hämoglobin kann mit entsprechenden Methoden subfraktioniert werden, und es lassen sich die in Tab. 5.**5** aufgeführten glykosylierten Hämoglobine isolieren (13).

Bestimmungsmethoden

Überblick über Prinzip und Methodenwahl: Es sind in den letzten Jahren eine Vielzahl von Methoden zur Bestimmung glykosylierter Hämoglobine beschrieben worden, die sich in zwei Gruppen einteilen lassen:
➤ Verfahren, die auf den veränderten Eigenschaften der endständig blockierten β-Ketten des Hämoglobins beruhen, womit HbA$_1$ bzw. HbA1χ gemessen wird;
➤ Verfahren, die zwischen glykosyliertem und nicht glykosyliertem HbA unterscheiden.

Blockierung der beiden endständigen Aminogruppen des Lysins der β-Ketten führt zu Änderungen der Struktur und des isoelektrischen Punktes von Hämoglobin. Damit wird eine Abtrennung von anderen Hämoglobinen möglich.

    Da alle Methoden zum Nachweis glykosylierter Hämoglobine sehr gut miteinander korrelieren, sind für die Routine Fragen der Praktikabilität, der Kosten und Störfaktoren entscheidend für die Wahl des Analyseverfahrens. Voraussetzung für die Vergleichbarkeit der gemessenen Werte ist, daß vor der Bestimmung die labile Aldiminform der glykosylierten Hämoglobine eliminiert wird. Labiles HbA$_1$ bildet sich innerhalb weniger Stunden (vorübergehende stärkere Hyperglykämien), bildet sich jedoch ähnlich schnell zu freiem Hämoglobin (HbA$_0$) zurück. Der labile Anteil des HbA$_1$ liegt zwischen 3% (bei Gesunden), 10% (bei stabiler Stoffwechsellage) und 30% (bei stark schwankenden bzw. stark erhöhten Blutglucosewerten). Die Elimination von diesem labilen Anteil ist einfach und erfolgt z. B. durch Ansäuern des Hämolysats auf den pH-Wert 5 für 30 Minuten.

Tabelle 5.**5** Zusammensetzung der glykosylierten Hämoglobine

Hämoglobin subfraktion	Struktur	Kohlenhydratrest	Gehalt vom Gesamthämoglobin (%)
HbA_{1a1}	$\alpha_2(\beta\text{-F-D-P})_2$	Fructose-1,6-diphosphat	< 1
HbA_{1a2}	$\alpha_2(\beta\text{-G-6-P})_2$	Glucose-6-phoshat	< 1
HbA_{1b}	Desamidierungsprodukt von A_0 oder Modifikation von A_{1c}		
HbA_{1c}	$\alpha_2(\beta\text{-G})_2$	Glucose	4–6

Kationenaustauschchromatographie: Mit Hilfe von schwach sauren Ionenaustauschern erfolgt die Trennung von glykosyliertem (HbA_1) und nicht glykosyliertem Hämoglobin mittels der sog. Mikrosäulentechnik (2, 54). Obgleich Fertigsäulen in Testkombination zur Verfügung stehen, ist die Methode zeitaufwendig und damit kostspielig, temperaturempfindlich und störanfällig.

Hochdruckflüssigkeitschromatographie (HPLC = high pressure liquid chromatography): Dieses Verfahren gilt heute als Referenzmethode zur Messung von HbA_{1c} (91). Wenngleich eine Reihe von Störmöglichkeiten bekannt sind, besitzt diese Methode eine hohe Präzision, ist automatisierbar, bedarf einer geringen Probenmenge (5–10 µl) und ist somit auch für kapilläre Messung von HbA_{1c} geeignet. Der apparative Aufwand ist jedoch groß und die Methode somit relativ teuer (Abb. 5.**6**).

Andere Trennungsverfahren, wie z. B. isoelektrische Fokussierung oder Agarose-Gel-Elektrophorese, sind für die Routine ungeeignet.

Thiobarbituratmethode und Affinitätschromatographie: Diese Methoden basieren nicht auf Ladungsunterschieden der Hämoglobinmoleküle, sondern erfassen alle als Ketoamin gebundenen Glucosemoleküle.

Durch schwache Säurehydrolyse über längere Zeit bei 100 °C mit Oxalsäure wird die hämoglobingebundene Glucose als 5-Hydroxymethylfurfural (5-HMF) abgespalten. 5-HMF bildet mit Thiobarbitursäure einen Farbkomplex, dessen Absorption bei 443 nm photometrisch quantifiziert werden kann (29). Da die Menge des gebildeten 5-HMF von den Reaktionsbedingungen abhängt, müssen Temperatur, Reaktionszeit und Hb-Konzentration strikt eingehalten werden. Nur unter diesen Bedingungen findet man eine sehr gute Korrelation zu den anderen Bestimmungsmethoden.

Die Affinitätschromatographie ist insbesondere in ihrer automatisierten Version als Routinemethode geeignet. Immobilisierte Borsäure als Affinitätsgel bindet selektiv glykosyliertes Hämoglobin, das dann durch Pufferwechsel eluiert und quantifiziert werden kann (54).

Weitere Methoden: Radioimmunoassay, die immunoturbidimetrische Methode (145), insbesondere in der automatisierten Version, und Enzymimmunoassay unter Verwendung monoklonaler Antikörper gegen HbA_{1c} gewinnen zunehmend an Bedeutung. Insbesondere das als einfaches Tischgerät (DCA 2000) einsetzbare Meßsystem unter Verwendung von monoklonalen Antikörpern ist für den ambulanten Bereich hilfreich, da innerhalb weniger Minuten (< 10) HbA_{1c} exakt meßbar ist. Die Bestimmung ist leider relativ teuer und eignet sich nicht für einen hohen Probendurchsatz (64). Insbesondere für klinische Studien und für eine zentrale Bestimmung von HbA_{1c} sowie für ein Homemonitoring von HbA_{1c} bei Erwachsenen und vor allem Kindern geeignet ist eine Modifikation der immunoturbidimetrischen Methode (Tina-quant), die sog. HbA_{1c} Via Post. Kapillarblut wird auf einen Filter aufgetragen und getrocknet. Die ausgestanzten 4 mm großen Areale werden dann mit Hilfe des Hämolysierreagens eluiert, und schließlich wird mit der vollautomatischen Methode Tina-quant das HbA_{1c} gemessen. Eluiertes getrocknetes Blut, ergibt identische Werte wie venöses EDTA-Blut und der Variationskoeffizient liegt bei 1–3% (60).

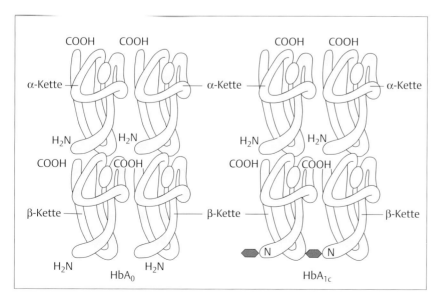

Abb. 5.**4** Glykosilierung von Hämoglobin. HbA_0 = Hauptkomponente des Erwachsenenhämoglobins, HbA_{1c} = Hauptkomponente der HbA_1-Fraktion des Hämoglobins mit kovalenter Bindung von zwei Glucosemolekülen an die beiden endständigen Aminogruppen der β-Ketten (aus Hubbuch, A.: Laboratoriums-Med. 9 [1985] 243).

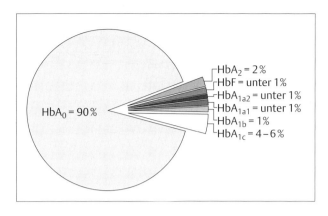

Abb. 5.**5** Prozentuale Zusammensetzung des normalen Erwachsenenhämoglobins nach isoelektrischer Fokussierung.

▨ Störfaktoren bei der Interpretation des Hb_{A1} (54)

Bei jeder Änderung der Überlebensdauer der Erythrozyten kommt es zu einer Verkürzung oder Verlängerung der Reaktionszeit der Glucose mit Hämoglobin und damit zu falsch niedrigen oder hohen Hb_{A1}-Werten.

Methodenunabhängige Einflüsse

Erniedrigte Werte:
➤ nach starkem und chronischem Blutverlust mit rascher Erythrozytenneubildung,
➤ bei hämolytischen Anämien,
➤ bei chronischer Niereninsuffizienz und verkürzter Erythrozytenlebensdauer,
➤ bei Leberzirrhose mit erhöhter Blutungsneigung und verstärktem Abbau der Erythrozyten.
Erhöhte Werte: Eisenmangelanämie mit einem hohen Anteil älterer Erythrozyten, nach Eisensubstitution rascher Hb_{A1}-Abfall.

Methodenabhängige Einflüsse

Hämoglobinopathien: Fetales Hämoglobin (HbF) wird bei der Ionenaustauschchromatographie und bei der Elektrophorese mit Hb_{A1} erfaßt. Gleiches gilt auch für Hb_{A1} bei bestimmten HPLC-Verfahren. HbF spielt im Erwachsenenalter keine wesentliche Rolle als Störfaktor, jedoch bei Kleinkindern bis zu 4 Jahren und eventuell bei Graviden. Die Hämoglobine HbS und HbC führen zu erniedrigten, HbH zu erhöhten Werten in der Mikrosäulenmethode. Diese Hämoglobinopathien spielen lediglich bei Afroamerikanern eine Rolle: 8% dieser Menschen sind heterozygot für HbS und 2–3% für HbC (54).

Hämoglobin	%	Zeit	Bereich
P1	0,3	0,3	12,03
HbA_{1a}	1,2	0,7	30,57
HbA_{1b}	0,8	1,2	19,23
HbF	0,1	2,0	2,54
HbA_{1c}	11,9	2,6	308,56
HbA_0	85,7	3,9	3 028,63
Summe			3 533,57
HbA_{1c} 11,9 %		HbA_1 13,4 %	

Hämoglobin	%	Zeit	Bereich
P1	0,5	0,3	14,14
HbA_{1a}	0,8	0,7	15,74
HbA_{1b}	0,7	1,2	14,03
HbF	0,3	1,8	6,82
HbA_{1c}	4,4	2,6	91,33
HbA_0	93,3	3,9	2 645,62
Summe			2 835,20
HbA_{1c} 4,4 %		HbA_1 5,8 %	

Abb. 5.**6** HPLC-Analyse von Hämolysaten. Elutionsprofil bei einem Diabetiker (links) und bei einem Stoffwechselgesunden (rechts). Bei dieser Analyse kommt HbA_2 nicht zur Darstellung. Es würde nach dem HbA_0-Peak eluiert. P1 ist ein Peak, der z. B. Bilirubin und andere Stoffwechselprodukte von Hämoglobin enthält.

Pharmaka:

➤ Bei hohen Dosen von *Acetylsalicylsäure* (3–6 g pro Tag) kommt es zu einer Azetylierung von Hämoglobin (92), was in den meisten HbA_1-Bestimmungsmethoden zu falsch hohen Werten führt. Bei der immunoturbidimetrischen Bestimmung konnte dagegen kein Einfluß von Acetylsalicylsäure gefunden werden.

➤ Ob *Penicilline* ebenfalls zu falsch hohen HbA_1-Werten führen, ist beschrieben, aber nicht eindeutig bestätigt worden.

Alkohol: Nach Alkoholkonsum und bei chronischem Alkoholismus kommt es zu einem Anstieg von Acetaldehyd bis um das 25fache. Acetaldehyd führt zu stabilen Verbindungen mit dem N-terminalen Valin der β-Kette des Hämoglobins. Dies kann zu niedrigeren oder höheren HbA_1/HbA_{1c}-Werten führen in Abhängigkeit von der Acetaldehydkonzentration und der Bestimmungsmethode.

Niereninsuffizienz: Entsprechend dem Reaktionsschema

$$\text{a) } NH_2 - \overset{\overset{\displaystyle O}{\|}}{C} - NH_2 \longrightarrow NH_4 + {}^-NCO$$
$$\quad\text{Harnstoff} \qquad\qquad\qquad \text{Cyanat}$$

$$\text{b) } Hb - NH_2 + HN - C = O \longrightarrow Hb - \overset{\overset{\displaystyle H}{|}}{N} - \overset{\overset{\displaystyle O}{\|}}{C} - NH_2$$
$$\quad\text{Isocyansäure} \qquad\qquad\qquad \text{karbamyliertes Hb}$$

kann Hämoglobin in Abhängigkeit von der Harnstoffkonzentration karbamyliert und mit den üblichen chromatographischen Tests zusammen mit HbA_1 bzw. HbA_{1c} eluiert werden (29, 92). Daraus können falsch hohe Werte resultieren, insbesondere bei weit fortgeschrittener Niereninsuffizienz (Serumcreatinin > 5 mg/dl = 440 µmol/l). Zusätzlich können die gemessenen Werte von glykosyliertem Hämoglobin durch die renale Anämie (mehr ältere Erythrozyten, s.o.) und durch eine Erythropoetintherapie beeinflußt werden, was die Interpretation komplex und schwierig macht.

Patientenvorbereitung, Probennahme und Stabilität

Eine besondere Vorbereitung der Patienten ist nicht nötig. Tageszeit, Körperlänge, Körpergewicht, Alter (weitestgehend) und Geschlecht des Patienten, Stauung, venöse oder kapilläre Blutabnahme haben keinen Einfluß auf den HbA_1-Wert.

Das Probenmaterial (EDTA- oder Heparinblut) kann bei +2 bis +8 °C 12 Tage, bei Raumtemperatur 3–4 Tage gelagert werden, ohne daß sich die Konzentration von glykosyliertem Hämoglobin ändert. Ein Postversand ist somit möglich (s. auch Filtermethode).

Beurteilungskriterien

Normalbereichsangaben sind schlecht möglich, da abhängig von der Bestimmungsmethode HbA_1 versus HbA_{1c}, bzw. glykosyliertes Hämoglobin unterschiedliche Normalwerte gemessen werden und selbst bei der HPLC-Methode, die als Referenzmethode gilt, verschiedene Normalwerte erzielt werden (Tab. 5.6). Hinzu kommt, daß trotz der enormen Bedeutung von HbA_{1c} für die Betreuung des Diabetikers noch keine obligaten Ringversuche existieren, die die Qualität der unterschiedlichen Analysen sichern. Es wird jedoch gerade an einem europäischen HbA_{1c}-Standard gearbeitet. Damit wird die Vergleichbarkeit der HbA_{1c}-Werte sicherlich besser.

Bei Vergleichen zwischen verschiedenen Methoden werden hohe Korrelationen in den wichtigen Meßbereichen erzielt. Die Variationskoeffizienten liegen meist zwischen 5–10%. Es besteht eine enge Korrelation zwischen durchschnittlichen Blutglucosekonzentrationen und HbA_{1c}, so daß aus dieser engen Beziehung von einem HbA_{1c}-Wert ausgehend die mittlere Blutglukosekonzentration errechnet wird:

mittlere BG (mg/dl) = 36 × HbA_{1c} – 100

Eine Änderung des HbA_{1c} um 1% entspricht demnach einer Änderung der mittleren Glucose um 36 mg/dl (2,0 mmol/l).

Für die Umrechnung des HbA_{1c} in HbA1 gilt:
HbA_1 (%) = 1,12 × HbA_{1c} + 2,2

Für den praktischen Gebrauch kann davon ausgegangen werden, daß HbA_1-Werte, die mehr als 3% über dem oberen Referenzbereich liegen, einer mittleren Blutglucose von mehr als 200 mg/dl (> 11,1 mmol/l) entsprechen. Ein HbA_1 im Referenzbereich besagt zwar, daß die mittlere Blutglucose im Normalbereich liegt, bedeutet jedoch nicht, zu welchem Anteil dieser Wert aus wechselnden Hypo- und Hyperglykämiephasen resultiert.

Häufigkeit der Messung glykosylierten Hämoglobins

Die rationale Basis für den kürzesten sinnvollen Meßabstand liefert die Berechnung nach der nach einem Absinken der mittleren Blutglucose von ~ 300 (17 mmol/l) auf 120 mg/dl (7 mmol/l), nach ca. einer Woche ein Absinken des HbA_1 um 1% und nach einem Monat um ca. 3% zu erwarten ist. Eine Schwankung des HbA_1 um 1% ist methodisch sicher zu

Tabelle 5.**6** Richtwerte für HbA1, HbA1c und glykosylierte Hämoglobine (GHb)

Meßgröße	Methode	Einheit	Mittelwert	Normalbereich*
HbA_1	Ionenaustauscher	% am Gesamt-Hb (% HbA_1)	6,5	5–8
HbA_{1c}	HPLC	% HbA_{1c}	4,5	3,1–6,0
GHb**	TBA	% am Gesamt-Hb	6,4	5,3–7,5

* Diese Normalbereiche sollten in jedem Labor individuell erstellt werden.
** Spielt in der klinisch-chemischen Routine keine Rolle mehr
HPLC = high pressure liquid chromatography, TBA = thiobarbituric acid colorimetry.

erfassen. Der Abstand der Messung richtet sich nach dem individuellen Therapieziel und der Zeit, in der dieses voraussichtliche Ziel erreicht werden soll.

Der Abstand zwischen zwei Meßwerten sollte dann 2–4 Wochen betragen, wenn möglichst rasch eine möglichst normnahe Blutglucoseregulation angestrebt werden soll, wie z. B. Neumanifestation eines Typ-1-Diabetes im Adoleszenten- und Erwachsenenalter oder prä- und postkonzeptionell. Normalerweise ist eine 3monatige Kontrolle des HbA_{1c} ausreichend, sinnvoll, obligat und kosteneffizient.

Blutglucose–HbA₁–Diskrepanzen

➤ Möglichkeit des Analysefehlers von HbA_1,
➤ Suche nach Störfaktoren bei der Analyse von HbA_1,
➤ systematische Meßfehler der Blutglucose bei Selbstkontrolle,
➤ bewußte Fehldokumentation von Blutglucosewerten bei z. B. gestörter Arzt-Patienten-Beziehung,
➤ in der Blutglucoseselbstkontrolle nicht erfaßte Stoffwechseldekompensation (z. B. zu seltene Messungen der Blutglucose).

Glykosylierte Plasmaproteine („Fructosamine")

Physiologische Grundlagen und Messungsprinzip: Plasmaproteine werden ähnlich wie Hämoglobine nichtenzymatisch glykiert. Der Glykosylierungsgrad ist wie beim Hämoglobin abhängig von Höhe und Dauer der Hyperglykämie und von der biologischen Halbwertszeit der Plasmaproteine. Die entstandenen Ketoamine können auch als Fructosamine bezeichnet werden. Der Wert spiegelt hauptsächlich den Glykosylierungsgrad von Albumin und IgG (Hauptkomponente der Plasmaproteine) wider. Da Albumin und IgG eine Halbwertszeit im Mittel von etwa 20 Tagen haben, ist eine retrospektive Aussage über den Blutglucosespiegel in den letzten 1–3 Wochen möglich. Die Fructosaminbestimmung ist sicher kein Ersatz für die Messung von HbA_1/HbA_{1c}, sondern eventuell ein zusätzlicher Parameter der Stoffwechselkontrolle: kurzes Integral (1–3 Wochen) für Fructosamin, langes Integral (8–12 Wochen) für HbA_{1c} (5, 15, 53).

Bestimmungsmethode: Nitroblautetrazolium wird im alkalischen Milieu von Ketoaminen zu Formazan reduziert. Die Geschwindigkeit der Reduktion ist proportional zur Fructosaminkonzentration. Die Analyse kann vollautomatisiert durchgeführt werden und ist preiswert und schnell. Entsprechende Testkombinationen sind im Handel (Roche, Boehringer Mannheim).

Probennahme: Körperlage und venöse Stauung sind von erheblichem Einfluß. Eine Erhöhung der Fructosaminkonzentration bis zu 10% wurde bei längerer Orthostase und venöser Stauung (>2 Minuten) beschrieben. Verwendet wird Serum. Die Stabilität beträgt ca. 2 Tage, tiefgefroren sehr lange.

Störfaktoren: Die durch Hyperurikämie, Hyperlipidämie und Proteinmatrixeffekte bedingten Störungen werden durch die Zugabe von Detergens und Uricase zum Reagens eliminiert.

Falsch hohe Werte werden bei Bilirubinwerten > 2 mg/dl (34 µmol/l) und einer Hämolyse > 1 g Hb/l gemessen. Falsch niedrige Werte werden durch Heparin- und EDTA-Plasma, Calciumdobesilat, Dopamin und α-Methyldopa beobachtet. Auch bei Blut- und/oder Eiweißverlust über den Magen-Darm-Trakt, die Niere und die Haut werden falsch niedrige Werte gemessen.

Da der Fructosaminwert stark von der Gesamteiweißkonzentration abhängt, muß der Meßwert auf den Median der Proteinkonzentration korrigiert werden

$$\text{Fructosamin (korrigiert)} = \frac{\text{Fructosamin (gemessen)}}{\text{Gesamteiweiß (g/dl)}} \times 7{,}2$$

Referenzbereich: 205–285 µmol/l (2,5 bis 97,5-Perzentile)

Indikation der Messung: Eine Indikation zur Bestimmung von Fructosamin besteht dann, wenn
➤ eine HbA_1/HbA_{1c}-Messung nicht möglich ist,
➤ nicht eliminierbare Störfaktoren die HbA_1-Bestimmung wertlos machen,
➤ kurzfristige Stoffwechseländerungen, z. B. über 2–3 Wochen, erfaßt werden sollen,
➤ Blutglucoseprofile aus medizinischen oder psychischen Gründen vom Patienten nicht erstellt werden.

Die Fructosaminmessung ist billiger als die HbA_1/HbA_{1c}-Bestimmung. Die größere Zahl der notwendigen Fructosaminmessungen hebt dieses Argument jedoch auf. Die Fructosaminbestimmung ist dann wertlos, wenn albuminverlierende Krankheiten bestehen (z. B. nephrotisches Syndrom, Blutungen, Enteritis), da dann die Halbwertszeit des Albumins stark verkürzt ist und falsch niedrige Werte resultieren.

Die Bestimmung der Glykosylierungsrate hat sich praktisch nicht durchgesetzt:

$$\text{Glyc-R} = \frac{\text{Fructosamin} \times 2{,}2}{HbA_{1c}} (\%)$$

Oraler Glucosetoleranztest (OGTT)

Im Zusammenhang mit Provokationstests zur Früherkennung des Diabetes mellitus wurde in den letzten Jahrzehnten eine Vielzahl an Publikationen erstellt. Es ist deshalb notwendig, eine Beschränkung auf wesentliche Fakten vorzunehmen, die zum besseren Verständnis der praktisch-diagnostischen Möglichkeiten beitragen. Während der manifeste Diabetes durch eine auch unter Alltagsbedingungen bestehende Hyperglykämie und Glukosurie gekennzeichnet ist, kann das Stadium der pathologischen Glucosetoleranz nur mit Hilfe von Belastungsproben erkannt werden. Wichtigste Funktionsprobe ist der einzeitige OGTT, der allein eine vollständige Prüfung des gesamten Regulationssystems der Blutglucose einschließlich Magenentleerung und intestinalen Faktoren der Insulinsekretion erlaubt.

Vorbedingungen und Vorbereitung

Da der OGTT zu den am häufigsten durchgeführten Funktionsproben in der Medizin zählt, wurde bereits 1965 von einem Expertenkomitee der WHO der Versuch unternommen, Standardbedingungen für den Test zu erarbeiten.

Im Jahre 1979 wurden detaillierte Empfehlungen zur Vorbereitung, Durchführung und Auswertung publiziert (89). Dabei wurde auch in allen Einzelheiten auf Faktoren und Umstände hingewiesen, die die Glucosetoleranz verändern und somit ein falsch pathologisches Ergebnis vortäuschen können. Hierzu zählen insbesondere kohlenhydratarme Ernährung, Immobilisation, schwere Erkrankungen sowie eine Reihe von Medikamenten, die den Blutzuckerspiegel beeinflussen können (Tab. 5.**7**). Auch neurovegetati-

Tabelle 5.**7** Medikamente mit potentiell verschlechternder Wirkung auf die Glucosetoleranz (nach O'Bryne u. Feely)

Diuretika und Antihypertensiva
- Chlortalidon
- Clonidin
- Diazoxid
- Thiazidderivate
- Furosemid
- Etacrynsäure

Hormone
- ACTH
- Glucagon
- Glucocorticoide
- orale Kontrazeptiva
- Wachstumshormon
- Schilddrüsenhormone in hohen Dosen
- D-Thyroxin

Psychopharmaka
- Chlorprothixen
- Haloperidol
- Lithiumcarbonat
- Phenothiazine (Chlorpromazin, Perphenazin),
- trizyklische Antidepressiva (Amitriptylin, Despramin, Doxepin, Imipramin, Nortriptylin)

Catecholamine und andere neurologisch aktive Substanzen
- Adrenalin
- Isoproterenol
- Noradrenalin
- Diphenylhydantoin

Verschiedene
- L-Asparaginase
- Isoniazid
- Nicotinsäure
- Indometacin
- Amiodaron
- Pentamidin
- Proteaseinhibitoren zur Therapie bei HIV-Infizierten

Tabelle 5.**8** Vorbedingungen zur Durchführung des OGTT

- zumindest 3 Tage vor dem Test kohlenhydratreiche Kost von etwa 200 g (150–250 g) Kohlenhydrate pro Tag
- keine vorherige Beschränkung der körperlichen Aktivität; in der Regel Untersuchung ambulanter Patienten
- Auskurierung einer akuten Erkrankung vor möglichst 2 Wochen
- zumindest 3 Tage vor dem Test Absetzung oder genaue Protokollierung folgender Medikamente: sämtliche Hormone, orale Antidiabetika, Diuretika vom Thiazidtyp, Salicylate, ggf. Kontrazeptiva; keine Testung 3 Tage vor, während und 3 Tage nach der Menstruation
- zumindest 8–12 Stunden vor dem Test Verbot von Rauchen, Kaffee und besonderer körperlicher Aktivität
- Nüchternperiode vor dem Test zumindest 10 und höchstens 14 Stunden

ve Einflüsse können u. U. eine Rolle spielen. Die Nüchternperiode vor dem Test ist limitiert, da eine Abhängigkeit der Ergebnisse von der Dauer der Nüchternperiode gefunden wurde. Wegen zirkadianer Änderungen der Glucosetoleranz wird der Testbeginn zwischen 7 und 9 Uhr morgens festgelegt. Die praktisch wichtigsten Einzelheiten der Vorbereitung des Tests sind in Tab. 5.**8** zusammengefaßt.

Praktisches Vorgehen bei der Durchführung

Testlösung: Nachdem am Morgen die Abnahme des Nüchternblutzuckers erfolgt ist, wird eine für eine Testdauer von 2 Stunden ausreichende Provokationsdosis von 75 oder 100 g Glucose als etwa 25%ige Lösung – also in 300 bzw. 400 ml Wasser oder Tee – innerhalb von 5 Minuten oral verabreicht. Von der WHO (152, 153) wurde eine Testdosis von 75 g Glucose (in 200–300 ml Flüssigkeit) empfohlen. Eine Berechnung der Glucosedosis in g/kg Körpergewicht oder in g/qm Körperfläche wird beim Erwachsenen als nicht erforderlich angesehen (62).

Anstelle einer reinen Traubenzuckerlösung kann ohne weiteres ein Oligosaccharidgemisch verabreicht werden, das in seiner Zusammensetzung der Standardmenge von 75 oder 100 g Glucose angeglichen ist und das eine bessere Verträglichkeit und einen angenehmeren Geschmack besitzt (86). Gastrointestinale Unverträglichkeitserscheinungen, die immer wieder als Grund für die Anwendung einer niedrigeren Glucosedosis angegeben wurden, sind auch bei Anwendung von 100 g Glucose relativ selten und bei einem Oligosaccharidgemisch praktisch zu vernachlässigen. Ein gebrauchsfertiges Glucose-Oligosaccharid-Gemisch ist unter dem Namen Dextro O.G-T. im Handel erhältlich. Bei Kindern wird wegen der Gewichtsdifferenzen in den einzelnen Altersgruppen eine Glucosedosis von 1,75 g/kg Körpergewicht empfohlen, wobei selbstverständlich ein Maximum von 75 g Glucose nicht überschritten werden darf (8, 152). Auch hier kann ein Oligosaccharidgemisch (7 ml Dextro O.G-T./kg Körpergewicht) verwandt werden.

Verhaltensmaßregeln für den Patienten und Glucosebestimmung: Zusätzlich zum Nüchternwert erfolgen weitere Blutzuckerbestimmungen nach 60 und 120 Minuten (bei Kindern zusätzlich auch nach 30 und 90 Minuten) zum Nachweis einer gestörten Glucosetoleranz sowie nach 180, 240 und 300 Minuten zum Nachweis einer reaktiven Hypoglykämie. Im Gegensatz zu amerikanischen Vorschlägen wird in Europa die Blutzuckerbestimmung im Kapillarblut bevorzugt (s. o.). Während des Tests sollte der Proband halb aufgerichtet sein oder sitzen. Er kann dabei kurz aufstehen, jedoch müssen körperliche Belastungen und Rauchen während des Tests unbedingt unterbleiben. Die Messung der Testzeit setzt ein, wenn der Patient die Zuckerlösung zu trinken beginnt. Die Aufnahme der Testdosis sollte nicht länger als 5 Minuten dauern (65, 152). Bezüglich der Behandlung und Analyse der Blutproben sei auf den entsprechenden Abschnitt verwiesen. Es sollten heute nur noch spezifische, zumeist enzymatische Testmethoden Verwendung finden, die die sog. „wahre Glucose" im Blut nachweisen. Am Ende des Toleranztests kann eine Analyse des Spontanurins auf Glucose (Differentialdiagnose der renalen Glukosurie) erfolgen.

Einflüsse und Störfaktoren

Eine Vielzahl von Ursachen und Umständen können die Glucosetoleranz beeinflussen, deren Detaildiskussionen zu weit führen würde (Tab. 5.7) (92a, 93). Es kann hier nur auf die praktisch wichtigsten Punkte hingewiesen werden.

Dabei ist zu unterscheiden zwischen **Erkrankungen**, bei denen gehäuft ein Diabetes vorkommt, sowie Einwirkungen auf den Organismus bzw. eine Änderung der Resorptionsverhältnisse, die zu einer vorübergehenden oder dauerhaften Störung der Kohlenhydrathomöostase führen können, z. B. Magenentleerungsstörungen oder Operationen am oberen Gastrointestinaltrakt. Es ist auch bekannt, daß ein Diabetes im Rahmen von Endokrinopathien mit vermehrter Produktion diabetogener Hormone (z. B. Akromegalie, Phäochromozytom) und auch bei der Leberzirrhose häufiger vorkommt.

Viele **Medikamente** können zu einer nachteiligen Beeinflussung der Glucosetoleranz führen (92a, 93). In Tab. 5.7 sind nur die Pharmaka mit nachgewiesener Wirkung beim Menschen angegeben. Weitere Stoffe, deren Effekte auf die Glucosetoleranz als fraglich gelten, werden hier nicht erwähnt. Für alle in der Tab. 5.7 lediglich mit dem Stoffnamen angegebenen Medikamente gilt, daß der Arzt im Einzelfall bei der Beurteilung einer Glucosebelastungskurve an eine möglicherweise bestehende Interferenz mit der Kohlenhydrattoleranz denken muß. Es kann dabei nicht immer entschieden werden, ob es sich bei der Therapie mit den angegebenen Pharmaka nur um einen alleinigen pharmakologischen Effekt oder aber um eine Wechselwirkung mit einer sowieso vorhandenen Prädisposition für eine abnormale Glucosetoleranz handelt. Wichtig ist, daß z. B. Glucocorticoide in höheren Dosierungen den Blutzuckerspiegel erhöhen, während andere Medikamente wie z. B. Salicylate oder Alkohol blutzuckersenkend wirken. Unselektiv wirkende β-Blocker können die Glucosetoleranz beim Diabetiker verschlechtern, während kardioselektive β-Blocker mit geringer oder fehlender Lipophilie offenbar weniger Einfluß haben. Bei den Diuretika sind insbesondere Thiazide und weniger Furosemid und Etacrynsäure betroffen, während für Triamteren und Spironolacton keine nachteiligen Wirkungen auf die Kohlenhydrattoleranz nachweisbar waren. Entsprechend ist das „diabetogene Risiko" einer langjährigen Behandlung mit Thiaziden in der Praxis gering (85). Auch Kontrazeptiva können die Glucosetoleranz verschlechtern (151).

Eine Dokumentation aller Pharmaka, die zum Zeitpunkt der OGT eingenommen werden, sollte unbedingt erfolgen.

Beurteilung des Tests

Überblick über die Kriterien: Zumindest ebenso wichtig wie die technische Durchführung des OGTT ist die diagnostische Wertung der verschiedenen Blutglucosekonzentrationen. Bisher wurden eine Vielzahl unterschiedlicher Kriterien publiziert, so daß dem nicht diabetologisch Erfahrenen beträchtliche Zweifel an der diagnostischen Relevanz dieser Funktionsprobe zugestanden werden müssen (46). Dies war einer der Punkte, warum der OGTT auch in neuerer Zeit kritisiert wurde (51). Neben der Bewertung der absoluten Blutglucosekonzentrationen, z. B. nach 60 und 120 Minuten wurde versucht, durch Summenbildung der Blutglucose an den einzelnen Meßpunkten (69) sowie durch kompliziertere

statistische Methoden (56) die diagnostische Aussagekraft des Tests zu verbessern.

In Tab. 5.9 sind die von der WHO vorgeschlagenen Kriterien zur Diagnose einer pathologischen Glucosetoleranz für Kapillarblut, venöses Plasma und venöses Vollblut wiedergegeben (152, 153). Wichtigstes Testkriterium insbesondere für epidemiologische und Populations-Screening-Untersuchungen ist der 2-Stunden-Wert im OGTT (152, 153). Die Fastenglucose ist weniger zuverlässig, da die Fastendauer häufig unklar ist.

Tabelle 5.9 Kriterien der Blutglucosewerte (mg/dl bzw. mmol/l) zur Diagnose einer gestörten Glucosetoleranz und eines manifesten Diabetes mellitus im OGTT (75 g in 250–300 ml bei Erwachsenen und 1,75 g/kg Körpergewicht, max. 75 g für Kinder)

	Vollblut		Plasma/Serum	
	venös	kapillär	venös	kapillär
Diabetes mellitus				
nüchtern	≥ 120 (≥ 6,7)	≥ 120 (≥ 6,7)	≥ 140 (≥7,8)	≥ 140 (≥7,8)
2 Stunden nach Glucose	≥ 180 (≥ 10,0)	≥ 200 (≥ 11,1)	≥ 200 (≥ 11,1)	≥ 220 (≥ 12,2)
Gestörte Glucosetoleranz				
nüchtern	< 120 (< 6,7)	< 120 (< 6,7)	< 140 (< 7,8)	< 140 (< 7,8)
2 Stunden nach Glucose	120–180 (6,7–10,0)	140–200 (7,8–11,1)	140–200 (7,8–11,1)	160–220 (8,9–12,2)

Die WHO empfiehlt zur Diagnose der gestörten Glucosetoleranz bei **Schwangeren** (75 g) und bei Kindern (1,75 g/kg bis zu einem Maximum von 75 g Glucose) grundsätzlich die gleiche Durchführung und Bewertung wie bei Erwachsenen (152). Die Arbeitsgemeinschaft Diabetes und Schwangerschaft der Deutschen Diabetesgesellschaft empfiehlt jedoch striktere Kriterien der Beurteilung eines Diabetes in der OGT in der Schwangerschaft (Tab. 5.10) und rät dringend zu einem Screening auf Gestationsdiabetes bei jeder Schwangeren in der 24.–28. Schwangerschaftswoche (Tab. 5.11) (23).

Die Diagnose Gestationsdiabetes ist gesichert, wenn mindestens zwei Werte die Grenzen überschreiten. Bei nur einem pathologischen Wert soll eine Wiederholung des Testes innerhalb von zwei Wochen erfolgen.

Eine gestörte Glukosetoleranz kann bei einer OGT gemessen werden, ohne daß ein Diabetes vorliegt. Die wichtigsten Ursachen sind in Tab. 5.12 zusammengefaßt.

Tabelle 5.10 Kriterien eines Diabetes im oralen Glucosetoleranztest (75 g) in der Schwangerschaft

Testzeitpunkt	Kapillarblut	
	mg /dl (mmol/l)	
Nüchternwert	> 90	(5,0)
60-Minuten-Wert	> 190	(10,6)
120-Minuten-Wert	> 160	(8,9)

Tabelle 5.**11**   Screening auf Gestationsdiabetes

➤ Vorkommen von Gestationsdiabetes ohne und mit
   Glukosurie
➤ Verdacht bei Nüchternglucose > 90 mg/dl (5,0 mmol/l)
   oder spontaner Blutglucose > 140 mg/dl (7,8 mmol/l)
➤ Screening bei jeder Schwangeren in der 24.–28.
   Schwangerschaftswoche!
➤ Methodik des Screenings
   – oale Gabe von 50 g in 200 ml Wasser unabhängig von Ta-
     geszeit und vorangegangener Mahlzeit
   – Glucose- oder Oligosaccharidgemisch in ca. 5 Minuten
     trinken lassen
   – Einmalige Blutglucosebestimmung 60 Minuten nach
     Glucosetrunk
   – falls Blutglucose (kapillär) > 140 mg/dl (7,8 mmol/l):
     Verdacht auf Gestationsdiabetes
   – OGTT zwingend erforderlich!

Tabelle 5.**12**   Wichtige Ursachen eines abnormen OGGT ohne Vorliegen eines Diabetes mellitus

– Magenresektion, akute Magen-Darm-Erkrankungen
– Hunger, Unterernährung, körperliche Inaktivität
– Medikamente, z. B. Glucocorticoide, Diuretika,
  Sympathomimetika. β-Blocker in hohen Dosen
– akute Lebererkrankungen
– akute Streßsituationen (akute schwere Erkrankungen,
  Trauma, Operation)
– Kaliummangel, Hyperthyreose

Tabelle 5.**13**   Ursachen für unzureichenden Anstieg der Blutglucose nach oraler Blutglucosegabe

➤ Erbrechen nach Glucosetrunk
➤ schwere Gastroparese
➤ gleichzeitige Gabe blutglucosesenkender Medikamente
   (Sulfonylharnstoffe, Insulin)
➤ Gabe von Di- und Oligosacchariden als Glucoseäquivalen-
   te (Dextro-O.G-T.) bei gleichzeitiger Einnahme von
   Acarbose
➤ Mangel an kontrainsulinären Hormonen:
   – Hypophysenvorderlappeninsuffizienz
   – Nebennierenrindeninsuffizienz
➤ (schwere Malabsorption)
➤ organischer Hyperinsulinismus (selten; hier meist pathologische Glucosetoleranz)

Gelegentlich findet man bei Patienten einen minimalen Anstieg der Blutglucose nach oraler Glucosegabe.
Diese „flachen Kurven" können ganz unterschiedliche Ursachen haben und müssen auf jeden Fall abgeklärt werden
(Tab. 5.**13**).

Altersabhängigkeit: Es ist seit langem bekannt,
daß sich die Glucosetoleranz altersabhängig verschlechtert
(3, 18, 126). Altersadaptierte Kriterien in der Frühdiagnostik
des Diabetes mellitus werden heute übereinstimmend als
nicht notwendig angesehen.

Reproduzierbarkeit: Die mäßige Reproduzierbarkeit war immer schon einer der wesentlichen Kritikpunkte
der diagnostischen Relevanz des OGTT (62, 71). Eine Übersicht über die angloamerikanische Literatur findet sich bei
West (147). Dies überrascht nicht, da das komplizierte Regulationssystem der Blutglucose mit einer Vielzahl von funk-

tionellen, metabolischen und hormonellen Faktoren erheblichen individuellen Schwankungen unterliegt. Gründe
dafür können u. a. die Variabilität der Insulinsekretion und
der Glucoseaufnahme in der Peripherie sein (147). Die als
ungenügend beurteilte Reproduzierbarkeit beruht also nicht
nur auf dem Test als solchen, sondern auch besonders auf
der biologischen Variabilität des Individuums.

Hinzu kommen eine Vielzahl von exogenen Faktoren, die die Glucosetoleranz im Einzelfall beeinflussen können (s.o.). Die Reproduzierbarkeit ist aber zusätzlich noch
methodenabhängig. So konnten z. B. Toeller u. Knussmann
(136) zeigen, daß die Reproduzierbarkeit des OGTT mit steigender Provokationsdosis zunimmt. Hierbei wurden bei
stoffwechselgesunden männlichen Probanden je 5mal hintereinander unter kontrollierten Bedingungen orale Glucosebelastungen mit 50, 75 und 100 g Glucose durchgeführt.
So beträgt der Variationskoeffizient nach 1 Stunde bei einer
Testdosis von 100 g Glucose 20% (im Vergleich zu 30% nach
Applikation von 50 g Glucose). Nach 2 Stunden sind die Unterschiede der 100-g-Dosis im Vergleich zur 50-g- und 75-g-
Dosis signifikant. Der Variationskoeffizient fällt hier von 33%
(bei 50 g Glucose) und 34% (bei 75 g Glucose) auf 20% (bei
100 g Glucose) signifikant ab. Offenbar führen Provokations-
dosen unter 100 g Glucose zu einer schlechteren Reproduzierbarkeit (71). Der Variationskoeffizient läßt sich jedoch
an allen Meßpunkten des OGTT nicht unter 20% senken. Aus
der Variabilität des OGTT ergibt sich insbesondere in diagnostischen Grenzfällen oder bei irgendwelchen Zweifeln an
den Ergebnissen die Empfehlung, eine Wiederholung (frühestens nach 1 Woche) vorzunehmen.

▬▬▬ Neue Kriterien für die Diagnose eines Diabetes mellitus

Kürzlich hat ein internationales Expertenkomitee unter Federführung der Amerikanischen Diabetesgesellschaft (ADA)
entschieden, Diagnostik und Klassifizierung des Diabetes
mellitus strenger an die neuen pathophysiologischen Erkenntnisse über den Diabetes anzupassen (132). Die revi-
dierten Kriterien der Diagnose eines Diabetes mellitus sind
in Tab. 5.**14** zusammengefaßt. Drei Wege zur Diagnose sind
möglich, wobei jede Methode an einem folgenden Tag durch
eine in Tab. 5.**14** genannte Methode bestätigt werden muß.
Zum Beispiel: Wenn an einem Tag klassische Symptome
plus Plasmaglucose > 200 mg/dl (11 mmol/l) gefunden werden, muß dies am folgenden Tag bestätigt werden durch
1. Nüchternplasmaglucose > 126 mg/dl (7 mmol/l), 2. einen
2-Stunden-Plasmaglucosewert nach oraler Glucose > 200
mg/dl oder 3. Symptome mit einem aktuellen Plasmaglucosewert von > 200 mg/dl.

Für epidemiologische Studien zur Frage nach Inzidenz und Prävalenz des Diabetes sollte die Nüchternplasmaglucose von > 126 mg/dl verwendet werden. Mit dieser
Empfehlung wird die Prävalenz der Erkrankung geringfügig
niedriger als die die man berechnet, wenn die Kriterien auf
der Kombination von Fastenplasmaglucose plus OGTT beruhen (Tab. 5.**15**).

Zusätzlich wurde eine Gruppe von Menschen definiert, deren Werte nicht die Kriterien eines Diabetes erfüllen, deren Glucosewerte aber höher sind als bei Normalpersonen. Dieser Status wird IFG (impaired fasting glucose)
genannt (Tab. 5.**16**).

Diese von der American Diabetes Association ver-
abschiedeten neuen diagnostischen Kriterien wurden zwar

Tabelle 5.**14** Kriterien für die Diagnose eines Diabetes mellitus (Tab. 5.14–5.16 aus Expert Committee of the Diagnosis and Classification of Diabetes Mellitus: Diabet. Care 20 [1997] 1183)

- Symptome plus eine aktuelle Plasmaglucose von > 200 mg/dl (11,1 mol/l).
  Der aktuelle Plasmaglucosewert ist unabhängig von der Tageszeit und dem Abstand zur letzten Mahlzeit. Die klassischen Symptome umfassen Polyurie, Polydipsie und nicht geklärter Gewichtsverlust.
- Nüchternplasmaglucose > 126 mg/dl (7,0 mol/l). Nüchtern ist definiert als > 8 Stunden ohne Kalorienzufuhr.
- 2-Stunden-Plasmaglucose > 200 mg/dl während einer oralen Glucosebelastung (75 g).

Eine OGTT wird nicht als Routinemethode zur Diagnose eines Diabetes empfohlen.

Tabelle 5.**15** Geschätzte Prävalenz der Diabetes in den USA in Individuen zwischen 40 und 74 Jahren

Diagnostische Kriterien	Diabetesprävalenz (%) nach Glucosekriterien ohne Diabetesanamnese	Gesamtprävalenz des Diabetes (%)
positive Diabetesanamnese	–	7,92
WHO-Kriterien:		
Fastenplasmaglucose > 140 mg/dl (7,8 mmol/l) oder 2-Stunden-Plasmaglucose > 200 mg/dl (11,1 mmol/l)	6,34	14,26
Fastenplasmaglucose > 126 mg/dl (7,0 mmol/l)	4,35	12,27

Tabelle 5.**16** Kriterien für gestörte Nüchternglucose (IFG)

Fastenplasmaglucose	>110 und < 126 mg/dl (6,1–7,0 mmol/l)
Fastenplasmaglucose	> 126 mg/dl (7,0 mmol/l) (vorläufige Diagnose)
2-Stunden-Plasmaglucose nach OGTT	> 140 und < 200 mg/dl (7,8–11,1 mmol/l)
2-Stunden-Plasmaglucose	> 200 mg/dl (11,1 mmol/l) (vorläufige Diagnose)

Die vorläufige Diagnose muß durch weitere Testung bestätigt werden.

von der WHO prinzipiell akzeptiert. Eine offizielle Stellungnahme liegt jedoch bisher nicht vor.

Stufendiagnostik bei Verdacht auf Diabetes mellitus

Die European NIDDM Policy Study Group hat eine Empfehlung zur Diagnose eines Diabetes mellitus erarbeitet (25).

Durch die oben skizzierten Änderungen der diagnostischen Kriterien einer Nüchternglucose und der Werte nach oraler Glucosegabe ergeben sich möglicherweise geringe Änderungen. Das Prinzip des Stufenschemas zur Diagnostik des Diabetes bleibt jedoch gültig (Abb. 5.**7**).

Prognose einer gestörten Glucosetoleranz („impaired glucose tolerance" [IGT])

Diabetesmanifestation: Der OGTT wurde als wenig geeignet bezeichnet, die Entwicklung eines manifesten Diabetes mit ausreichender Sicherheit vorauszusagen (62, 72, 89). Tatsächlich existieren relativ wenige Studien, die die Untersuchung des natürlichen Verlaufs einer gestörten Glucosetoleranz – und damit die Berechtigung der bisherigen klinischen Lehrmeinung eines kontinuierlichen Übergangs vom diabetischen Frühstadium zur manifesten Erkrankung – zum Ziel hatten (44, 58, 59, 70, 96, 110, 114, 122). Offenbar hängt die spätere Entwicklung eines manifesten Diabetes neben den unterschiedlichen Auswahlkriterien der Patienten und der Durchführung des OGTT bei der Erstdiagnose von den später zum Beweis des manifesten Diabetes angewandten Kriterien und insbesondere von der Beobachtungsdauer ab.

Trotz der unterschiedlichen Anlage der vorliegenden Studien, aus denen klar hervorgeht, daß das IGT-Stadium nicht zwangsläufig in einen manifesten Diabetes übergeht, kann man folgende wichtige Schlüsse ziehen:

Unter den sehr heterogenen Bedingungen bisheriger Untersuchungen ist bei gestörter Glucosetoleranz (früher subklinischer Diabetes) innerhalb einer Dekade mit einer Wahrscheinlichkeit von 20–60% (Mittelwert etwa 40%) mit einer Diabetesmanifestation zu rechnen. Dies entspricht etwa dem 8fachen der Häufigkeit manifester Diabetiker in der Durchschnittsbevölkerung (21) und bedeutet keine schlechte, sondern eine bemerkenswert gute Trefferquote, die bei längerer Beobachtungsdauer über 10 Jahre weiter zunehmen wird. Auch bei grenzwertig abnormer Glucosetoleranz muß offenbar mit einer progredienten Verschlechterung gerechnet werden (44). Eine neue große prospektive Bevölkerungsstudie bei Männern im mittleren Alter zeigt das entsprechend den Blutglucosewerten im OGTT graduell ansteigende Risiko einer Diabetesmanifestation, das bei „gestörter Glucosetoleranz" (WHO-Kriterien) immerhin 5,4% in 3 Jahren beträgt (16).

Kontrollgruppen mit normaler Glucosetoleranz, wie sie z. B. in einer schwedischen Studie (113) mitverfolgt wurden, zeigten dagegen keine oder nur eine geringe Progredienz in Richtung einer Verschlechterung der Kohlenhydrattoleranz.

Mikro- und Makroangiopathie: Eine gestörte Blutzuckerregulation stellt einen Risikoindikator für Arteriosklerose, koronare Herzkrankheit und eine erhöhte Infarktletalität dar. Die Bedeutung der Hyperglykämie wird durch Daten der Framingham-Studie untermauert (150). Dabei konnte gezeigt werden, daß die Blutglucose selbst ein unabhängiger Prädiktor für die koronare Herzkrankheit ist. Einen wichtigen Beitrag zur Erfassung der Risikokonstellation für die koronare Herzkrankheit bilden auch die Ergebnisse des sog. Paris Prospective Study nach einer 11jährigen Verlaufsbeobachtung bei etwa 7000 Arbeitern (32). Unabhängige Risikofaktoren für koronar bedingte Todesfälle waren neben den bekannten Faktoren Cholesterin, Blutdruck, Rauchen der Schweregrad der Glucosetoleranzstörung. Ver-

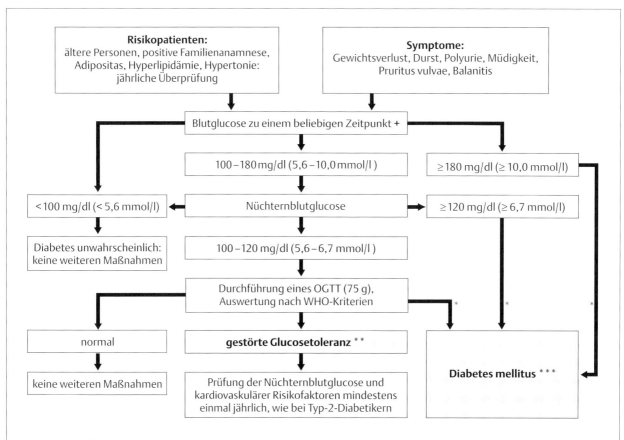

Abb. 5.**7** Diagnostisches Fließschema zur Diagnose insbesondere eines Typ-2-Diabetes mellitus nach Empfehlungen der European NIDDM Policy Group (25). Die neuen Richtlinien der American Diabetes Association (132) und die noch nicht veröffentlichten Empfehlungen der WHO werden die Richtwerte der Blutglucose leicht verändern. Die prinzipielle Gültigkeit der Stufendiagnostik bleibt jedoch bestehen.

laufsuntersuchungen zeigten auch, daß nach 8 bzw. 10 Jahren die Mortalität infolge Arteriosklerose bei Patienten mit subklinischem Diabetes im Vergleich zur Allgemeinbevölkerung deutlich zunimmt (26, 35, 36, 59). Die Diagnose eines subklinischen Diabetes oder einer gestörten Glucosetoleranz sollte also immer zum Anlaß dienen, nach anderen Risikofaktoren für kardiovaskuläre Erkrankungen zu suchen.

Die Beobachtung vermehrten Auftretens einer diabetesspezifischen Mikroangiopathie ab einem kritischen Grenzwert der Hyperglykämie von 200 mg/dl (11 mmol/l) 2 Stunden nach Verabreichung von – allerdings nur 50 g-Glucose (57) war eine wesentliche Grundlage für die diagnostische Bewertung des OGTT. Bei Werten darunter sind mikroangiopathische Veränderungen wesentlich seltener. Andere fanden nach 6 Jahren bei einem 2-Stunden-Blutzuckerwert unter 220 mg/dl (12,2 mmol/l) in 0,5% eine Retinopathie. Bei Werten zwischen 220 und 239 mg/dl (12,2–13,3 mmol/l) zeigte sich bereits in 11,1% der Fälle eine

Retinopathie (66). Nach bisher vorliegenden Erfahrungen ist also der 2-Stunden-Wert im OGTT von 200 mg/dl, der als Grenzwert zwischen dem diabetischen Frühstadium und dem manifesten Diabetes dienen soll (62, 89, 152), von großer Bedeutung.

Indikationen zur Durchführung eines OGTT

Indikationen für die Durchführung eines OGTT bilden Diskrepanzen zwischen der Blutglucosekonzentration und der Harnglucoseausscheidung, Blutglucosewerte im Verdachtsbereich, die diagnostische Abklärung einer Hypoglykämie sowie andere Verdachtsmomente (Tab. 5.**17**).

Nach den neuesten Empfehlungen der American Diabetes Association sollten alle Menschen die älter als 45 Jahre sind, ebenfalls mittels OGTT auf Diabetes untersucht werden. Falls das Screening negativ ist, sollte alle 3 Jahre erneut untersucht werden (132).

Tabelle 5.**17** Indikationen für und Kontraindikationen gegen die Durchführung eines OGTT

Indikationen

➤ Abnormitäten des Kohlenhydratstoffwechsels
  - konstante oder intermittierende Glukosurie ohne entsprechend erhöhte Blutglucosewerte (z. B. Schwangerschaftsglukosurie)
  - eine oder mehrere Blutzuckerbestimmungen im Verdachtsbereich (als Stichprobe im Tagesverlauf; 1–2 Stunden postprandial 130–180 mg/dl [7,2–10,0 mmol] [Kapillarblut]; nüchtern: zwischen 100 mg/dl und 120 mg/dl [5,6–6,7 mmol/l] [Kapillarblut])
  - Diagnostik einer reaktiven Hypoglykämie (5 Stunden!)
➤ Anamnestische Verdachtsmomente, Risikofaktoren und klinische Untersuchungsbefunde – familiäre Belastung
  - Adipositas
  - pathologische Schwangerschaft (Abort, Hydramnion, Totgeburt, kongenitale Mißbildungen, Geburtsgewicht > 4,5 kg)
  - kardiovaskuläre Erkrankungen (arterielle Gefäßerkrankungen, Hypertonie > 140/90 mm Hg)
  - Infektionen, besonders im dermatologischen Bereich
  - Dyslipidämie: HDL-Cholesterin < 35 mg/dl (0,9 mmol/l) und/oder Triglyceride > 250 mg/dl (2,8 mmol/l), Hyperurikämie
  - unklare Fälle von Neuropathie und Retinopathie

Kontraindikationen

  - manifester Diabetes
  - nicht erfüllte Vorbedingungen (Tab. 5.7)
  - bestehende Ursachen und Störfaktoren für eine verminderte Glucoseverwertung

Tabelle 5.**18** Standardbedingungen für die Durchführung eines intravenösen Glucosetoleranztests (aus Diabet. Care 13 [1990] 1026)

Vorbereitung:	3 Tage kohlenhydratreiche Ernährung (≤ 150 g), normale Aktivität
Fasten:	10–16 Stunden vor dem Test auch kein Nicotin, kein Kaffee
Testbeginn:	zwischen 7.30 und 10.00 Uhr
Venöser Zugang:	Ein venöser Zugang ist ausreichend. Jedoch sollte das System nach der Glucoseinfusion mit Kochsalz durchgespült werden und vor der Blutabnahme die Flüssigkeit im Schlauchsystem verworfen werden.
Glucosedosierung:	0,5 g/kg Körpergewicht bis maximal 35 g
Glucosekonzentration:	25% während der Infusion
Infusion:	Manuelle Injektion oder Perfusorspritze
Dauer der Infusion:	3 Minuten ± 15 Sekunden
Zeitpunkt Null:	Ende der Infusion
Blutabnahmen:	2mal nüchtern, +1, +3, +5, +10 Minuten*

* Diese Blutabnahmen reichen für die Berechnung der Insulinreserve. Für die Ermittlung des KG-Wertes müssen die Blutglucosewerte und (Insulinwerte) alle 10 Minuten bis einschließlich der 60. Minute gemessen werden.

Intravenöser Glucosetoleranztest

Voraussetzungen, Indikationen und Bedeutung: Für die Durchführung des intravenösen Glucosetoleranztestes (IVGTT) gelten die gleichen Vorbedingungen wie beim OGTT (Tab. 5.**8**).

Die Standardbedingungen für den IVGTT mit 0,5 g/kg Körpergewicht sind in Tab. 5.**18** aufgeführt (103).

Indikationen für die Durchführung eines IVGTT sind dann gegeben, wenn ein OGTT nicht durchgeführt werden kann, z. B. bei Magenentleerungsstörungen, aber eine gestörte oder diabetische Glucosetoleranz beim Patienten ausgeschlossen werden soll.

Als Prädiktor und diagnostisches Instrument für den Prä-Typ-1-Diabetes spielt der IVGTT in den letzten Jahren eine zunehmende Rolle. Dabei ist die Analyse der initialen Insulinsekretion (Werte in der 1. + 3. Minute nach i. v. Injektion von Glucose) von entscheidender Bedeutung (s. u.) (140).

Auswertung: Die Glucoseverwertung nach intravenöser Gabe folgt einer exponentialen Funktion. Als Grundlage der Berechnung des Glucoseassimilationskoeffizienten (KG-Wert) dient eine Graphik, indem die gemessenen Blutglucosewerte auf semilogarithmischem Papier eingezeichnet werden, auf der Abszisse die Zeit (linear), auf der Ordinate die Glucosewerte (logarithmisch). Es erfolgt dann die Berechnung:

$$K_G = \frac{\ln 2}{t1/2} \times 100 = \frac{0{,}693}{t1/2} \times 100$$

(t 1/2 = die Zeit, in der die Blutglucosekonzentration *nach* Injektion auf die Hälfte des Ausgangswertes abgefallen ist)

Es gibt heute einfache Computerprogramme zur Berechnung des K_G-Wertes.

KG-*Richtwerte*:
diabetisch :   < 0,9%/min
grenzwertig: 0,9–1.1%/min
normal: > 1,1%/min

Insulin, C-Peptid und Proinsulin

Physiologische Grundlagen

Das Hauptsekretionsprodukt der Langerhans-Inseln ist Insulin. Wie bei anderen peptidsezernierenden Zellen synthetisieren die B-Zellen des Langerhans-Organs Insulin über einen komplexen Weg, der mit der Transkription der DNA des auf dem kurzen Arm von Chromosom 11 gelegenen Insulin-Gens auf die entsprechende Messenger-RNA beginnt (52). Nach Translation der mRNA in das Präproinsulin (11,5-kDa-Polypeptid) innerhalb der Ribosomen des endoplasmatischen Retikulums wird dieses Peptid gespalten und das entstandene Proinsulin (9-kDa-Peptid) (Abb. 5.**8**) in den Golgi-Apparat transportiert. In diesem wird Proinsulin in Sekretgranula verpackt und konzentriert. Die hydrolytische enzymatische Spaltung von Proinsulin ist hochspezifisch. Eine trypsinähnliche Protease (Convertase 3) spaltet Proinsulin an Position 32 des Moleküls, und es entsteht das Split-

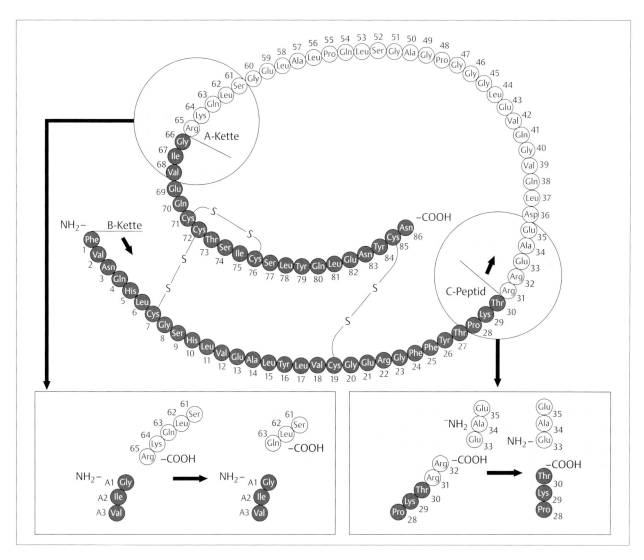

Abb. 5.8 Darstellung des Proinsulinmoleküls. An den mit Kreisen markierten Stellen des Proinsulinmoleküls kommt es durch spezifische proteolytische Spaltung zur Bildung von Intermediaten und Split-Produkten und schließlich zur Entstehung von Insulin (aus Galloway, J. A.: Diabet. Care 16, Suppl. 3 [1993] 19).

(32, 33-)Proinsulin. Dieser Prozeß läuft in den Sekretgranula ab. Eine weitere spezifische proteolytische Spaltung (Convertase 2) an Position 65 erfolgt bereits im Golgi-Apparat. Diese führt zum Split-(65, 66-)Proinsulin. Durch Entfernung der an beiden Enden der Splitproinsuline befindlichen Aminosäuren Arginin-Arginin an Position 31 und 32 bzw. Lysin-Arginin an Position 64 und 65 durch Carboxypeptidasen entstehen die beiden Moleküle Des-(31, 32-) und Des-(64, 65-)Proinsulin, wobei präferentiell das Des-(31, 32-)Proinsulin entsteht. Die endgültige Synthese von Insulin (51 Aminosäuren) und C-Peptid (30–35 Aminosäuren) erfolgt über eine trypsinähnliche Endopeptidase,welche die Verbindung zwischen A-Kette und C-Peptid bzw. zwischen B-Kette und C-Peptid spaltet.

Die Insulinfreisetzung wird hauptsächlich durch Glucose, aber auch durch andere Hexosen und vor allem durch Aminosäuren wie Leucin, Arginin und Glycin stimuliert bzw. die glucose-induzierte Insulinsekretion durch Aminosäuren potenziert und durch eine Reihe von Hormonen und Neurotransmittern modifiziert (52). Bei der Stimulierung der Insulinfreisetzung wird Insulin und C-Peptid in äquimolarer Menge sezerniert. Gleichzeitig werden Proinsulin und die Intermediärprodukte in geringer Konzentration (ca. 5–50%) in das Portalsystem freigesetzt. Die starken Schwankungen der Angaben über die Menge des freigesetzten Proinsulinanteils sind hauptsächlich bedingt durch Analyseprobleme mit Proinsulin und Splitprodukten (17, 95). Darüber hinaus scheinen größere Mengen Proinsulin bei maximaler Stimulation der B-Zellen sezerniert zu werden, und der Anteil des Proinsulins ist höher bei Typ-2-Diabetikern und pathologischen Zuständen wie beim organischen Hyperinsulinismus (Insulinom, Inselzellkarzinom) (19, 20, 41, 80, 108, 155), während Proinsulin im Serum bei der Nesidioblastose meist normal ist.

Die biologische Bedeutung der freigesetzten Peptide (Proinsulin, Splitproinsuline und C-Peptid) ist bis heute weitgehend unbekannt. Proinsulin und die Splitprodukte besitzen Insulinwirkungen, wie z. B. blutglucosesenkenden Effekt, die jedoch im Vergleich zu Insulin wesentlich geringer sind (10% für Proinsulin, 10–30% für die Intermediärprodukte). C-Peptid hat keinen blutglucosesenkenden Effekt, spielt jedoch möglicherweise eine wichtige Rolle bei der

Verhinderung der Entwicklung diabetesspezifischer Komplikationen (129, 144).

Alle Produkte der B-Zellen werden abhängig von der Höhe der Blutglucose, des Körpergewichts (z. B. führt Adipositas zur peripheren Insulinresistenz) und des Ernährungszustands (Zeitpunkt seit Einnahme der letzten Mahlzeit sowie Zusammensetzung der Mahlzeit, Alkoholkonsum) sezerniert. Gleichzeitig hängt die Höhe der Peptidkonzentration auch davon ab, ob der Patient blutglucosesenkende Pharmaka wie Sulfonylharnstoffe oder Insulin erhält. Ohne genaue Angaben dieser Parameter zum Zeitpunkt der Blutabnahme für die Bestimmung dieser Peptidhormone sind die Ergebnisse der Analyse meist wertlos! Im übrigen haben Einzelanalysen eines oder mehrerer Hormone meist keine wesentliche diagnostische oder therapeutische Bedeutung. Deshalb sind Provokationsteste bei Verdacht auf verminderte B-Zellfunktion bzw. Suppressionsteste bei Verdacht auf organischen Hyperinsulinismus (ungeklärte Hypoglykämien) notwendig.

C-Peptid

Eigenschaften des C-Peptids und Fehlerquellen des Tests: C-Peptid (Molekulargewicht = 3018) wird meist im Serum oder Plasma, seltener im Urin bestimmt. Es ist ein relativ stabiles Peptid und wird in hämolysiertem Blut nicht zerstört. Tiefgefroren sind die Serum- bzw. Plasmaproben lange haltbar. Verschickung in Trockeneis. Die quantitative Bestimmung erfolgt meist mit hochspezifischen radioimmunologischen Testverfahren (47, 76). Kreuzreaktionen mit Insulin bestehen nicht, dagegen können Proinsulin und Splitproinsuline die Analyse verfälschen und zu falsch hohen Werten führen. Diese Interferenzmöglichkeit ist jedoch mit den neuesten Testausrüstungen zu vernachlässigen. Bei Patienten mit einer hohen Konzentration von Insulinantikörpern, die nicht nur auf das Insulinmolekül gerichtet sind, sondern auch Proinsulin und Splitprodukte erkennen, besteht die Möglichkeit falscher hoher C-Peptidwerte durch entsprechende Kreuzreaktionen. Mit der Therapie von hochgereinigten Insulinen ist aber auch diese Fehlerquelle extrem selten geworden.

C-Peptid wird ausschließlich renal eliminiert. Dies bedeutet, daß jede Einschränkung der Nierenfunktion (verminderte Kreatinin-Clearance) zu einer verminderten Eliminierung von C-Peptid führt und somit falsch hohe Serumwerte resultieren. Aufgrund der längeren Halbwertszeit von C-Peptid im Vergleich zu Insulin finden sich auf molarer Basis 3- bis 5fach höhere C-Peptidkonzentrationen im Serum.

Indikationen: Die C-Peptidbestimmung hat in den letzten Jahren erheblich an Bedeutung gewonnen, denn die Messung der Konzentration im Serum basal und nach Stimulation (s. u.) kann wertvolle Hinweise auf den Grad der B-Zellrestfunktion sowohl bei Typ-1- als auch Typ-2-Diabetikern liefern und kann in Zweifelsfällen die Differentialdiagnose Typ 1–Typ 2 (LADA = late onset autoimmunity diabetes in the adult) erleichtern. Andere Indikationen für die Bestimmung von C-Peptid im Serum sind die Differenzierung der Hypoglycaemia factitia und die Suche nach einem organischen Hyperinsulinismus (s. o.)

Referenzwerte für C-Peptid sind kaum anzugeben, da diese von einer Reihe von Parametern (s. o.) und von der Testausrüstung abhängig sind (Referenzbereich : Basalwert 0,5–2,5 ng/ml).

Glucagontest: Dieser Test spielt für die Messung der B-Zellreserve eine wichtige Rolle. Basal sowie 6 Minuten nach 1 mg Glucagon intravenös als Bolus wird Blut zur Bestimmung von C-Peptid abgenommen (4, 38, 83). Ein Anstieg des Serum-C-Peptids um 50% von normalen Ausgangswerten gilt als normal. Ausgangswerte < 0,2 ng/ml und kein Anstieg nach Glucagongabe bedeuten keine Restfunktion der B-Zellen. Eine geringe Restfunktion liegt vor, wenn die basalen C-Peptidspiegel unter der Nachweisgrenze liegen und nur eine geringe Stimulation erfolgt. Auch niedrignormale Basalwerte und eine ungenügende Stimulation sprechen für einen partiellen Insulinmangel. Ein glucagonstimulierter C-Peptidwert < 0,6 nmol/l ist ein starker Indikator für die Notwendigkeit einer Insulintherapie (83), denn 100% aller Typ-1-Diabetiker zeigen nach Frischmanifestation ihrer Erkrankung eine geringere Stimulierbarkeit, während nur 7% der Typ-2-Diabetiker einen stimulierten C-Peptidwert < 0,6 nmol/l aufweisen. Damit besteht nur eine geringe Überlappung der stimulierten Werte zwischen Typ-1- und Typ-2-Patienten, vorausgesetzt, die C-Peptid-Clearance ist normal.

Insulin und Proinsulin

Methoden: Die Beurteilung der B-Zellreserve mit Hilfe der Messung von Insulin hängt im wesentlichen davon ab, wie spezifisch die Insulinanalyse ist. Meist werden heute Radioimmunoassays (RIAs) verwendet. Die eingesetzten Insulinantiseren besitzen im Gegensatz zu den RIAs der früheren Jahren nur sehr geringe Kreuzreaktionen mit Insulinpräkursoren (Proinsulin, Splitprodukte, s. o.). Mit Hilfe monoklonaler Antikörper können die wahre Serum- bzw. Plasma-Insulinkonzentration sowie die Konzentration von Proinsulin und Splitprodukten bestimmt werden. Dafür stehen heute sog. radioimmunometrische Methoden (IRMAs = immunradiometrische Assays) (17) zur Verfügung. Dabei zeigt sich, daß bei Gesunden meist weniger als 10% der Sekretionsprodukte der B-Zellen Insulinpräkursoren sind. Bei Typ-2-Patienten kann sich dieser Prozentsatz jedoch erheblich erhöhen und bis zu 30% betragen (17, 20, 41, 95, 108, 155). Insbesondere beim organischen Hyperinsulinismus (Insulinom und vor allem Inselzellkarzinom) wird viel bis sehr viel (> 50%) Proinsulin und Intermediärprodukte aus transformierten B-Zellen freigesetzt. Bei hochgradigem Verdacht auf einen organischen Hyperinsulinismus sollte deshalb die Analyse von Proinsulin und Splitprodukten unbedingt zusätzlich dann erfolgen, wenn bei der üblichen radioimmunologischen Untersuchung des Serums normale oder nur geringe Erhöhungen des Insulins gemessen wurden.

RIA und IRMA verwenden radioaktive Substanzen zur Messung von B-Zellpeptiden. Insulin ist jedoch auch mit Hilfe sog. ELISAs (enzyme-linked immunosorbent assays) nachweisbar, wobei jedoch Sensitivität und Spezifität etwas geringer sind als bei den anderen Verfahren.

Probengewinnung: Für die Messung von C-Peptid, Insulin und Proinsulin können Serum und Plasmaproben verwendet werden. Während C-Peptid auch in hämolysierten Proben stabil bleibt, kann selbst eine geringe Hämolyse (Freisetzung von Insulinasen) bereits zu einem erheblichen Abbau von Insulin und Proinsulin führen. Es resultieren daraus falsch niedrige Hormonkonzentrationen. Deshalb ist eine vorsichtige Blutabnahme und Handhabung der Blutprobe im Labor notwendig. In nicht hämolysiertem Serum und Plasma ist insbesondere Insulin sehr stabil und kann auch nicht tiefgefroren verschickt werden. Tiefgefroren sind die Proben lange Zeit haltbar und werden auch durch Auftauen nicht verändert.

Referenzbereiche: Die Konzentration von Insulin ist wie die von C-Peptid von einer Reihe von Faktoren abhängig, wie Ernährungszustand, Übergewicht, schwere Lebererkrankung, Begleitmedikation und vor allem dem aktuellen Blutglucosespiegel zum Zeitpunkt der Probengewinnung sowie dem verwendeten Testverfahren. Eine Niereninsuffizienz beeinflußt den Insulinspiegel im Serum nur unwesentlich, da die Insulin-Clearance vorwiegend hepatisch erfolgt.

Ein allgemeingültiger Referenzbereich ist aus den genannten Gründen nicht anzugeben.

B-Zellreserve: Durch Messung der frühen Insulinsekretion (1+3 Minuten) nach intravenöser Glucosegabe (IVGTT) wird das Ausmaß der B-Zellzerstörung bei Typ-1-Prädiabetikern bestimmt. Ist die Insulinsekretion unter die 1. Perzentile der Insulinausschüttung von gesunden Kontrollen reduziert, muß von einer fortgeschrittenen autoimmunologischen B-Zelldestruktion ausgegangen werden. Das Risiko, einen klinisch manifesten Diabetes zu entwickeln, ist dann groß (50% nach einem Jahr). Der Test eignet sich als Prädiktor jedoch nur in Verbindung mit immunologischen Parametern (s. u.).

Die Umrechnung von der üblichen Angabe von Insulin in µE/ml in SI-Einheiten ist wie folgt:

µE/ml × 6 = pmol/l
pmol/ × 0,1667 = µE/ml

Insulin-Glucose-Quotient: Beim Fasten erfolgt ein paralleler Abfall der Glucose und des Seruminsulins, wobei nach 24 Stunden der Insulin-Glucose-Quotient < 0,30 beträgt.

$$I/G = \frac{\text{Insulin } (\text{µE/ml})}{\text{Glucose } (\text{mg/dl})}$$

Patienten mit organischem Hyperinsulinismus haben typischerweise einen Wert deutlich über 0,30, da der Glucoseabfall unter Fastenbedingungen meist rasch ist. Dagegen bleibt die Insulinfreisetzung im Gegensatz zu Gesunden gleich, nimmt eventuell nur leicht ab oder steigt sogar paradox an. Lediglich bei adipösen Menschen kann der I/G-Quotient fälschlicherweise erhöht sein. Dann muß die Fastenperiode verlängert werden (bis 72 Stunden; s. u.), bis die Blutglucose unter 60 mg/dl (3,3 mmol/l) gefallen ist.

▨ **Insulinantikörper und Antigene**

Entstehung, Nachweisbarkeit und Indikation zur Bestimmung

Insulinantikörper entstehen entweder durch exogene Zufuhr von Insulin oder als Autoantikörper bei Prä-Typ-1-Diabetikern und frisch manifesten Typ-1-Patienten vorwiegend im Kindes- und Jugendalter.

Mit Einführung hochgereinigter Insuline der Spezies Rind und Schwein und dem klinischen Einsatz reinen Humaninsulins in die Therapie des Diabetes mellitus ist die Zahl der Patienten extrem zurückgegangen, bei denen Insulinantikörper nachweisbar sind und bei denen insbesondere klinisch relevante Probleme, wie z. B. Insulinallergie und immunogene Insulinresistenz, beobachtet werden. Dennoch

lassen sich selbst bei Einsatz von Humaninsulin bei einer Reihe von Patienten niedrigtitrige Antikörper nachweisen. Die Tatsache, daß selbst gentechnologisch modifizierte Insuline, wie z. B. Insulin Lispro (27, 50), keine wesentliche Immunogenität besitzen, weist darauf hin, daß das Polypeptid Insulin auch in modifizierter Form nicht ein potentes Antigen ist und daß die früher häufig nachweisbaren hochtitrigen Insulinantikörper auf Verunreinigungen bei der Herstellung zurückgeführt werden müssen. Beimengungen zum Insulin wie Stabilisatoren, Zink, Konservierungsmittel und Verzögerungssubstanzen, wie Protamin (NPH = neutrales Protamin Hagedorn), sind – wenn auch sehr selten – selbst Antigene oder können die immunogene Wirkung von Insulin verstärken. Bei extrem instabilem Glucosestoffwechsel trotz optimaler Schulung und intensivierter Insulintherapie bei subkutaner Insulinresistenz, bei kutaner Insulinallergie und bei hohem Insulinbedarf (> 80–100 IE/Tag) ohne klinische Erklärung (z. B. Infekt) besteht die Indikation zur Insulinantikörper-Bestimmung.

Bei 20–100% neuentdeckter Typ-1-Diabetiker vor exogener Insulintherapie und bei Typ-1-Prädiabetikern findet man Insulinautoantikörper (IAA). Der IAA-Nachweis ist bei diesen Menschen extrem altersabhängig. So findet sich bei ca. 100% diabetischer Kinder unter 5 Jahren, aber nur bei ca. 20% Erwachsener mit Typ-1-Diabetes ein positiver Antikörpernachweis (157, 159).

Antikörper gegen Insuline verschiedener Spezies (Rind, Schwein, Mensch, modifizierte Insuline) sind streng genommen keine Autoantikörper. Insulinantikörper, die nur bei noch nie insulinbehandelten Personen nachgewiesen werden, nennt man IAA.

Insulinbindende Antikörper (Insulinbindungskapazität) und IAA

Insbesondere in der Zeit, in der noch mit unzureichend gereinigten Insulinen von Rind und Schwein therapiert wurde, fanden sich in der Serumglobulinfraktion zum Teil hohe Titer insulinneutralisierender Immunglobuline. Daraus resultierte nicht selten eine immunologische Insulinresistenz mit hohem Insulinbedarf und einer instabilen Stoffwechsellage mit unkontrollierbarer Dissoziation des Insulin-Antikörper-Komplexes und der damit verbundenen Gefahr schwerer insulininduzierter Hypoglykämien.

Im Prinzip erfolgt der Nachweis der Insulinantikörper mit einem kompetitiven Radioimmunoassay unter Verwendung von [125]J-markiertem Insulin (75, 139). Meist erfolgt die Bestimmung von gebundenem und freiem Insulin. Blut wird rasch nach Abnahme zentrifugiert und Serum bzw. Plasma mit einem Aliquot 30%igem Polyäthylenglykol (PEG) versetzt, gemischt und zentrifugiert. PEG fällt die Insulinantikörper. Durch die Bestimmung von Insulin im Überstand mit Hilfe z. B. eines RIA wird das freie Insulin gemessen. Die Behandlung des Serums mit Säurehydrolyse spaltet eventuell an Antikörper gebundenes Insulin. Durch die nachfolgende Antikörperfällung mittels PEG und anschließende Insulinmessung wird das totale Insulin bestimmt.

Durch die Inkubation von Serum mit radioaktiv markiertem Insulin mit anschließender Fällung des Komplexes von Insulin, [125]J-markiertem Insulin und Antikörpern wird die Insulinbindungsfähigkeit in Prozent gemessen. Ist die spezifische Aktivität des Insulintracers bekannt, kann auch die Antikörperkonzentration in nE/ml quantifiziert werden. Diese Messung wird heute vorwiegend verwendet, denn sie erlaubt genaue Angaben über die Höhe der IAA und somit wichtige Hinweise auf das relative Risiko zur Entwicklung eines Typ-1-Diabetes. Dabei gilt eine Konzentration der IAA > 49 nE/ml (= IAA-Positivität) als prognostisch ungünstig (24, 75, 79, 138).

Autoantikörper gegen Langerhans-Inselzellen

Der Nachweis von Autoantikörpern ist heute für Prädiktion und Diagnose eines Typ-1-Diabetes von entscheidender Bedeutung.

Zytoplasmatische Inselzellantikörper (ICA): ICA sind IgG-Immunglobuline, die auf Gefrierschnitten mit humanen Inselgewebe reagieren und mittels direkter Immunfluoreszenz- oder Peroxidasefärbung nachgewiesen werden (12). ICA sind wie IAA lange Zeit (bis zu 8 Jahre [158]) vor klinischer Manifestation des Typ-1-Diabetes nachweisbar. Die Messung sollte unbedingt internationalen Standards entsprechen und in JDF-Einheiten (*Juvenile Diabetes Foundation Units*) ausgedrückt werden (40). Als ICA-negativ gelten heute < 20 JDF-U, hochtitrige ICA-Positivität sind > 80 JDF-U. Abhängig von der Höhe des ICA-Titers bedeutet ICA-Positivität bei Verwandten 1. Grades von Typ-1-Diabetikern ein Risiko von 34–100% (11), innerhalb der nächsten 10 Jahre einen Typ-1-Diabetes zu entwickeln. Die Bestimmungsmethode ist zeitaufwendig und nur wenigen Speziallabors vorbehalten. Die Bestimmung von ICA dient wissenschaftlichen Fragestellungen und kann bei der Differentialdiagnose Typ-2-Diabetes oder LADA (Late onset autoimmunity diabetes in the adult) und bei der Differentialdiagnose des Gestationsdiabetes von therapeutischer Relevanz sein.

Glutamatdecarboxylase-Antikörper (GADA): Antikörper gegen ein 64-kDa-Inselzellprotein wurden erstmals von Baekkeskov u. Mitarb. beschrieben (6). Das 64-kDa-Protein wurde als GABA-synthetisierendes Enzym Glutamatdecarboxylase (GAD) identifiziert und kloniert. Inzwischen sind eine Reihe von spezifischen Radioligandenassays entwickelt worden (119), die es im Gegensatz zu der Messung von ICA erlauben, in einer großen Serie (Screening-Untersuchungen bei Typ-1-Risikogruppen) GADA zu messen. Es konnte gezeigt werden, daß bei 75–84% frisch manifester Typ-1-Diabetiker im Kindes- und Erwachsenenalter Antikörper gegen eine der zwei Isoformen der GAD 65 und 67, nämlich GAD 65, nachweisbar sind (42, 141). Die Spezifität liegt bei 98%, die Sensitivität zwischen 70 und 80%. Der prädiktive Wert von GAD-65-Antikörpern für die Entwicklung eines Typ-1-Diabetes ist immer noch niedrig, scheint jedoch höher zu sein als für ICA und IAA (1, 148). Hingegen haben Kombinationen von positiven Autoantikörpern eine höhere prädiktive Aussagekraft. Wegen der relativ einfachen Bestimmungsmöglichkeit sollte die Indikation zur GADA-Messung großzügiger gestellt werden, und bei einem begründeten Verdacht eines Autoimmundiabetes (der nicht anders bewiesen wurde) sollten die GADA bestimmt werden.

Andere Autoantigene: In den letzten Jahren sind eine Reihe weiterer Autoantikörper in Seren von Typ-1-Diabetikern beschrieben worden. Einige Autoantigene sind inzwischen charakterisiert und als rekombinante Proteine verfügbar (ICA 69, Carboxypeptidase H), andere sind mittels Immunpräzipitation oder Western blotting identifiziert (37, 38, 155 kDa). Kürzlich konnte das 40-kDa-Antigen als die intrazytoplasmatische Domäne der Tyrosinphosphatase IA-2 (IA-2ic) identifiziert werden (99). Welche Rolle diese Protei-

ne bei der Entstehung, der Diagnose und Prädiktion des Typ-1-Diabetes haben ist bisher nicht zu beantworten (123).

Genetische Marker

Der Typ-1-Diabetes ist eine komplexe multifaktorielle Autoimmunerkrankung. Bei entsprechender genetischer Suszeptibilität reagiert der Organismus auf bestimmte bisher weitgehend unbekannte Trigger mit einer Immunantwort gegen die B-Zellen. Genetische Marker sind bis heute für die Diagnostik und Früherkennung des Typ-1-Diabetes von untergeordneter Bedeutung, da die Methodik der genetischen Typisierung für großangelegte Screeninguntersuchungen noch zu aufwendig und kostspielig ist. Erst seit kurzem sind spezifische genetische Marker bekannt, um ein relevantes Diabetesrisiko gegenüber einer Normalbevölkerung zu definieren. Seit vielen Jahren weiß man aus serologischen Untersuchungen, daß 90–95% der Typ-1-Diabetiker auf ihren Immunzellen die HLA-Antigene DR3 und/oder DR4 exprimieren (158). Allerdings besitzen auch etwa 50% der Normalbevölkerung diese HLA-Antigen-Konstellation. Wie neue Untersuchungen zeigen sind HLA-DR4-DQ8 (DRB1*04-DQA1*0301-DQB1*0302) und -DR3-DQ2 (DRB1*0301-DQA1*0501-DQB1*0201) hochsignifikant mit dem Typ-1-Diabetes assoziiert (68, 112). Eine HLA-Typisierung ist sowohl für wissenschaftliche Fragestellungen als auch unter praktisch-therapeutischen Gesichtspunkten wichtig und sinnvoll, wenn die Diagnose LADA Diabetes durch eine entsprechende HLA-Konstellation weitgehend ausgeschlossen werden kann.

Stufendiagnostik bei Verdacht auf Hypoglykämie

Details über Pathogenese und Differentialdiagnose von Hypoglykämien werden S. 299 ff. diskutiert. Basierend auf Daten der Literatur und langen eigenen Erfahrungen hat sich eine Stufendiagnostik der Hypoglykämie praktisch sehr bewährt (Abb. 5.**9**). Sie erlaubt innerhalb kurzer Zeit (maximal 5 Tage), die wichtigsten Ursachen einer Unterzuckerung zu identifizieren. Auf die Calciumbelastung kann bei Patienten mit Herzerkrankungen und/oder Rhythmusstörungen oder zerebralem Krampfleiden verzichtet werden. Dieser Test ist jedoch insbesondere dann hilfreich, wenn mit den anderen Testverfahren die Diagnose eines organischen Hyperinsulinismus nicht mit absoluter Sicherheit möglich ist. Der Hungerversuch zum Beweis oder Ausschluß eines organischen Hyperinsulinismus ist der diagnostische Goldstandard.

Lipidstoffwechsel

Bedeutung: Lipid- und Kohlenhydratstoffwechsel sind eng miteinander verknüpft. Diabetes mellitus ist die häufigste Ursache einer sekundären Dyslipoproteinämie; andererseits liegt bei primären Lipidstoffwechselstörungen oft auch eine Beeinträchtigung des Kohlenhydratstoffwechsels vor. Der Lipidstoffwechsel spielt darüber hinaus eine entscheidende Rolle in der Pathogenese der Mikro- und Makroangiopathie.

Struktur und Klassifizierung: Die hauptsächlichen Lipide – Triglyceride (Neutralfette), Cholesterin, freie Fettsäuren – sind lipophil oder amphiphil (Phospholipide). Aufgrund der schlechten Wasserlöslichkeit werden die Lipide im Blut an amphiphile Proteine (Apolipoproteine) gebunden und als Lipoproteine transportiert. Alle Lipoproteine

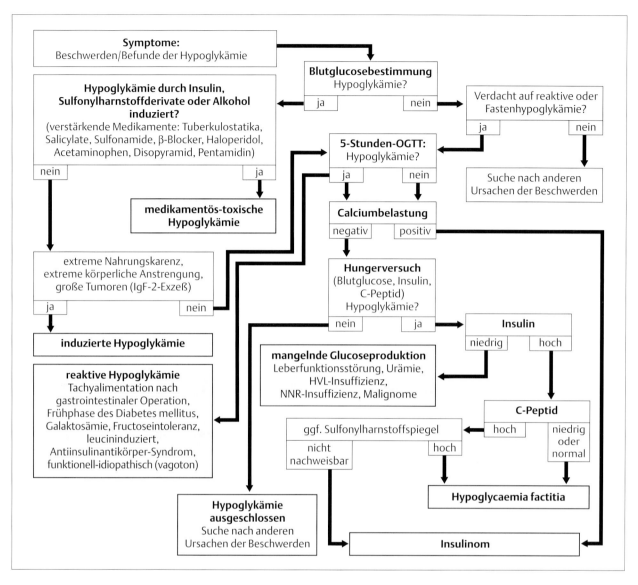

Abb. 5.**9** Fließschema zur Diagnose und Differentialdiagnose bei Verdacht auf Hypoglykämien.

enthalten Triglyceride, Cholesterin und Phospholipide in einem charakteristischen Verhältnis sowie typische Apolipoproteine. Die Lipoproteine lassen sich aufgrund unterschiedlicher Dichte mittels Ultrazentrifugation und unterschiedlicher elektrischer Ladung mittels Elektrophorese trennen. Die Apolipoproteine lassen sich immunologisch bestimmen. Tabelle 5.**19** gibt einen Überblick über Zusammensetzung der Lipoproteine, Klassifizierung nach Dichteklasse und elektrophoretischer Fraktion sowie Funktion.

Überblick über die Bestimmungsmethoden: Das Basisprogramm zur Lipidstoffwechseldiagnostik ist die Bestimmung von Triglyceriden und Cholesterin. Die Indikation zu weiterführender Diagnostik hängt vom Ergebnis dieser Untersuchungen ab. Zur Abklärung erhöhter Triglyceridkonzentration kann eine Lipoproteinelektrophorese zur Typisierung nach Fredrickson (33) erfolgen. Zur Differenzierung eines möglichen Gefäßerkrankungsrisikos sollten die Bestimmung des HDL-Cholesterins und die Berechnung des LDL-Cholesterin/HDL-Cholesterin-Quotienten durchgeführt werden. Ähnliche Aussagen lassen sich auch durch die im-

munologische Messung von Apolipoprotein A und B erhalten. Die Bestimmung von Apolipoprotein E III ist bei Verdacht auf Typ III (Triglyceride und Cholesterin auf etwa gleiche Werte erhöht) indiziert. Lipoproteinanalysen mittels Ultrazentrifugation werden wegen des großen Aufwandes nicht routinemäßig durchgeführt. Bestimmungen von Gesamtlipiden, freiem und verestertem Cholesterin, freien Fettsäuren und Phospholipide haben vorwiegend wissenschaftliche Bedeutung.

Der Patient sollte sich vor der Blutabnahme eine Woche normal ernähren (standardisierte Ernährung wünschenswert) und keinen Alkohol trinken. Bei der Blutentnahme sollte er im Idealfall mindestens 10–12 Stunden nüchtern sein. Es ist jedoch auch ohne weiteres möglich, die Lipidstoffwechselparameter postprandial zu messen. Werden postprandial normale Triglyceride und normales Gesamtcholesterin gefunden, erübrigt sich die aufwendigere Analyse nach entsprechend langem Fasten. Viele Pharmaka (156) sowie Leber- und Nierenfunktionsstörungen haben einen Einfluß auf den Lipidstoffwechsel.

Tabelle 5.**19** Zusammensetzung und Klassifizierung der Lipoproteine

Dichteklasse	Elektrophorese	Hauptprotein	Funktion
HDL	α-Gruppe	Apo$_{A-I,A-II}$	Cholesterintransport (→ peripher), VLDL-Abbau
LDL	β-Gruppe	Apo B	Cholesterintransport (→ peripher)
	Prä-β-Gruppe	Apo C, B, (A)	Transport endogener Triglyceride
VLDL	Chylomikronen	Apo C, B, A)	Transport exogener Triglyceride

Triglyceride:

Prinzip (10, 133):

Triglyceride $\xrightarrow{\text{Lipase, Esterase}}$ Glycerin + Fettsäuren

Glycerin + ATP $\xrightarrow{\text{Glycerokinase}}$ Glycerin-3-phosphat + ADP

Diese beiden Reaktionsschritte werden bei den meisten Methoden benutzt (die Methode mit Glycerindehydrogenase ist unspezifischer); danach bestehen drei unterschiedliche Nachweismöglichkeiten für ADP bzw. Glycerin-3-phosphat:

1. ADP + Phosphoenolpyruvat $\xrightarrow{\text{Pyruvatkinase}}$ Pyruvat + ATP
   Pyruvat + NADH $\xrightarrow{\text{Lactatdehydrogenase}}$ Lactat + NAD
2. Glycerin-3-phosphat + NAD $\xrightarrow{\text{Glycerinphosphatdehydrogenase}}$
   Dehydroxyacetonphosphat + NADH
3. Glycerin-3-phosphat + O$_2$ $\xrightarrow{\text{Glycerinphosphatoxidase}}$
   Dihydroxyacetonphosphat + H$_2$O$_2$
   H$_2$O$_2$ + Donator-H$_2$ $\xrightarrow{\text{Peroxidase}}$ Donator (Farbstoff) + 2 H$_2$O

Die 2. Nachweisreaktion kann mit einer Farbreaktion gekoppelt werden.

Alle drei Methoden sind einfach, schnell durchführbar und spezifisch. Freies Glycerin im Serum wird zwar miterfaßt, liegt aber nur in sehr niedriger und üblicherweise konstanter Konzentration vor (entsprechend ca. 10 mg/dl (0,1 mmol/l) Triglyceride), so daß sich eine Korrektur für klinische Zwecke erübrigt.

Aufgrund epidemiologischer Studien gelten Triglyceridkonzentrationen im Serum über 150 mg/dl (1,7 mmol/l) als verdächtig, über 200 mg/dl (2,3 mmol/l) als pathologisch.

Cholesterin:

Prinzip (109):

Cholesterinester + H2O $\xrightarrow{\text{Cholesterinesterase}}$ Cholesterin + Fettsäure

Cholesterin + O$_2$ $\xrightarrow{\text{Cholesterinesterase}}$ Cholesterin + H$_2$O$_2$

Das entstandene H$_2$O$_2$ kann mit einer Peroxidase- oder Katalasereaktion nachgewiesen werden. Sie ist spezifisch, durch Einsatz kleinster Probenmengen praktisch störungsfrei, schnell und einfach durchführbar. Bei Testdurchführung ohne Cholesterinesterase läßt sich die Konzentration des freien Cholesterins ermitteln. Auch der bei der Cholesterinoxidase-Reaktion verbrauchte Sauerstoff eignet sich als Meßgröße.

Aufgrund epidemiologischer Studien gelten Cholesterinkonzentrationen im Serum über 200–220 mg/dl (5,2–5,7 mmol/l) als mäßiges, über 260 mg/dl (6,7 mmol/l) als hohes Risiko. Hier sind allerdings unter den Gesichtspunkten des LDL- und HDL-Cholesterins sowie des LDL/HDL-Quoti-

enten die im folgenden Abschnitt erläuterten Ergänzungen zu machen.

Die HDL-Cholesterinbestimmung erfolgt nach Präzipitation und Abzentrifugation von LDL und VLDL im Überstand mit der vorstehend angegebenen Methode für Gesamtcholesterin. Zur Präzipitation eignen sich Phosphorwolframsäure/MgCl$_2$, Heparin/MnCl$_2$ und Dextransulfat, wobei ersteres am geeignetsten erscheint. Bei der Präzipitation ist darauf zu achten, daß die Zentrifuge die erforderliche Drehzahl erreicht und das Probenmaterial nicht zu warm wird. Bei Triglyceridkonzentrationen über 350 mg/dl (4 mmol/l) kann es zu ungenügender Präzipitation kommen. Die Berechnung des LDL-Cholesterins erfolgt dann nach der Friedewald-Formel (34):

$$\text{LDL-Chol} = \text{Chol} - \frac{\text{TG}}{5} - \text{HDL-Chol (mg/dl)}$$

$$\text{LDL-Chol} = \text{Chol} - \frac{\text{TG}}{2,2} - \text{HDL-Chol (mmol/l)}$$

Diese Formel darf jedoch nur angewandt werden, wenn es sich um Nüchternserum ohne Chylomikronen handelt und die Triglyceride unter 500 mg/dl (6 mmol/l) liegen.

Über die Indikation zur HDL-Choleseterinbestimmung aufgrund von Kriterien der Gesamtcholesterinkonzentration gehen die Meinungen auseinander. Notwendig ist sie auf jeden Fall innerhalb des Verdachtsbereiches (Cholesterin zwischen 200 und 260 mg/dl = 5,2–6,7 mmol/l). Bei jungen Frauen findet man gelegentlich Cholesterinwerte zwischen 260 und 300 mg/dl (6,7–7,8 mmol/l), die sich dann aufgrund extrem hoher HDL-Cholesterinkonzentrationen (über 100 mg/dl = 2,6 mmol/l) als risikoarm interpretieren lassen. Eine Gesamtcholesterinkonzentration über 300 mg/dl (7,8 mmol/l) bedeutet auf jeden Fall ein hohes Risiko; eine HDL-Cholesterinbestimmung erübrigt sich damit. Nur wenige Daten liegen zur HDL-Cholesterinbestimmung bei Gesamtcholesterinkonzentrationen unter 220 mg/dl (5,7 mmol/l) vor, die bisher als unverdächtig angesehen wurden. Beim HDL-Cholesterin sind Geschlechtsunterschiede zu beachten: Bei Frauen gelten Werte unter 65 mg/dl (1,7 mmol/l) als mäßiges, unter 45 mg/dl (1,2 mmol/l) als hohes Risiko; bei Männern liegen die entsprechenden Grenzwerte mit 55 mg/dl (1,5 mmol/l) bzw. 35 mg/dl (0,9 mmol/l) jeweils um 10 mg/dl (0,3 mmol/l) tiefer.

LDL-Choleseterin über 150 mg/dl (3,9 mmol/l) gilt als mäßiges, über 190 mg/dl (4,9 mmol/l) als hohes Risiko.

Für den LDL-Cholesterin/HDL-Cholesterin-Quotienten gelten für Frauen 3,6 und für Männer 3,2 als sog. „Standardrisiko"; darüber hinausgehende Werte sind mit entsprechend höherem Risiko für atherosklerotische Veränderungen verbunden.

Lipoproteinelektrophorese: Als Trägermaterialien kommen Celluloseacetat, Agarose und Polyacrylamidgel in Frage. Zur Verminderung der Adsorption der Lipoproteine an das Trägermaterial und zur verbesserten Auftrennung setzt man Albumin zu. Nach der Elektrophorese werden die Lipoproteine mit Fettfarbstoffen (Sudanschwarz, Fettrot) angefärbt oder besser bei der Agarosetechnik mit Polyanionenpräzipitation ausgefällt (133). Die Auswertung erfolgt visuell oder densitometrisch.

Die Indikation für die Lipoproteinelektrophorese ist die Klassifizierung nach Fredrickson (33). Diese ist jedoch bei Kenntnis von Cholesterin- und Triglyceridwerten und evtl. durch visuelle Betrachtung des Serums („Kühlschranktest") in den allermeisten Fällen auch ohne Lipoproteinelektrophorese eindeutig zu treffen. Das Verfahren erlaubt auch die Differenzierung nach Typ III, jedoch sollte dies durch die Bestimmung von Apolipoprotein E-3 bestätigt werden. Bei densitometrischer Auswertung der Lipoproteinelektrophorese auf Agarose nach Polyanionenpräzipitation (133) ist die quantitative Bestimmung von α- und β-Lipoprotein und damit (durch Umrechung) des LDL-Cholesterin/HDL-Cholesterin-Quotienten möglich.

Lipoprotein (a): Lipoprotein (a) (Lp (a)) ist ein dem LDL verwandtes Lipoprotein, welches neben Apo B-100 ein weiteres Apoprotein, Apo (a), enthält. Apo (a) ist polymorph und weist eine außerordentliche Strukturhomologie mit Plasminogen auf. Lp (a) kann atherogen wirken und die Fibrinolyse hemmen (thrombogen).

Lp (a) kommt in mindestens 6 verschiedenen genetisch bedingten Isoformen vor, die sich im Molekulargewicht unterscheiden und mit Hilfe eines Immunoblottings oder einer SDS-Polyacrylamidelektrophorese bestimmt werden können (133). Lp (a) ist ein von den anderen Lipidparametern unabhängiger Risikofaktor für koronare und zerebrale Makroangiopathie (48, 116).

Die Bestimmung erfolgt mittels Immunoassays (RIA, ELISA), Elektroimmundiffusion, radiale Immundiffusion oder Immunnephelometrie. Da Lp (a) zu Aggregation neigt, sollte die Bestimmung in frischem oder rasch tiefgefrorenem Serum erfolgen.

Fibrinogen

Eine Reihe von epidemiologischen Studien haben gezeigt, daß Fibrinogen ein unabhängiger kardiovaskulärer Risikofaktor ist (82). Die zusätzliche Bestimmung von Fibrinogen zur Abschätzung des kardiovaskulären Risikoprofils sollte daher bei jedem Diabetiker erfolgen. Dabei ist selbstverständlich zu beachten, daß die Höhe des Fibrinogens von einer Vielzahl von Zuständen abhängig ist:
➤ herabgesetzte Fibrinogenbildung (Lebererkrankung),
➤ vermehrter Fibrinogenverbrauch (Hämolyse, Schock),
➤ Hyperfibrinolyse (metastasierende Karzinome, Komplikationen in der Geburtshilfe),
➤ vermehrte Fibrinogenbildung (Akute-Phase-Reaktion: Entzündung, Trauma, Verbrennung, Tumoren),
➤ Ausgleich von Proteinverlusten (Albumin) bei nephrotischem Syndrom.

Bei Diabetikern findet man häufig auch erhöhte Fibrinogenspiegel unabhängig von den oben aufgeführten Ursachen einer Hyperfibrinogenämie.

Bestimmung der Mikroalbuminurie und weiterer Proteine im Urin

Bedeutung

Die Mikroalbuminurie wurde erstmals 1963 von Keen u. Mitarb. (61) beschrieben und in Beziehung zum natürlichen Verlauf einer beginnenden diabetischen Nephropathie gesetzt. Wir wissen heute, daß die Mikroalbuminurie das früheste Zeichen einer diabetischen Nephropathie ist. Sie ist aber auch ein zuverlässiger Prädiktor für die Entwicklung einer klinisch manifesten Nephropathie (87, 120) und anderer diabetesspezifischer (Neuro- und Retinopathie) und diabetesassoziierter Komplikationen (Makroangiopathie der herz- und hirnversorgenden Arterien sowie der Beinarterien).

Definition und Auslösungsfaktoren der Mikroalbuminurie

Die Albuminausscheidung liegt bei Gesunden zwischen 1,5 und 20 µg/min mit einem geometrischen Mittel von 6,5 µg/min. Die Albuminkonzentration wird von einer Reihe von Faktoren beeinflußt, die bei Vorliegen unbedingt berücksichtigt werden müssen:
➤ starke körperliche Aktivität,
➤ hohe Proteinzufuhr,
➤ Temperaturen über 38 °C,
➤ Harnwegsinfekte,
➤ metabolische Entgleisung (Ketose/Ketoazidose),
➤ Menstruation,
➤ Gravidität,
➤ manifeste Nephropathie (Serumkreatinin > 1,5 mg/dl = 130 µmol/l),
➤ Hypertonie,
➤ starke Flüssigkeitszufuhr.

Die Albuminexkretionsrate ist tagsüber ca. 25% höher als nachts und zeigt eine relativ starke biologische Variation von Tag zu Tag bis zu 40%.

Eine Mikroalbuminurie liegt vor, wenn 2 von 3 Messungen innerhalb eines Zeitraumes von einigen Wochen folgende Werte zeigen:

30–300 mg/24 Std.,
20–200 µg/min,
20–200 mg/l.

Jede Definition einer Mikroalbuminurie setzt standardisierte Bedingungen voraus. Eine Analyse im 24-Stunden-Urin hat den theoretischen Vorteil, einige „Störfaktoren" (s.o.) zu minimieren, wird aber aus bekannten Gründen von Patienten ungerne akzeptiert und hat andere Fehlerquellen (Sammelfehler!). Am praktischsten und am besten standardisierbar ist der erste Morgenurin, wobei die Albuminurie als Konzentration oder Exkretionsrate bestimmt wird.

Albuminurie-Screening

Für praktische Belange und für eine große Patientenzahl ist die Messung der Albuminurie im 1. Morgenurin zu empfehlen. Erhöhte Werte können dann durch Messung der Übernachtexkretionsrate ergänzt werden. Es wird das in Abb. 5.**10** dargestellte Vorgehen empfohlen.

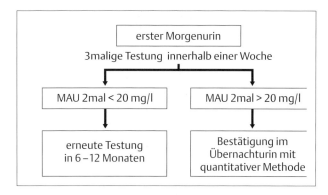

Abb. 5.**10** Messung der Mikroalbuminurie (MAU).

Tabelle 5.**20** Ergebnisse des Micral-Tests in drei verschiedenen Testsituationen (aus Poulsen in Mogensen, C. E.: Microalbuminuria. Science Press, London 1993)

	Praktischer Arzt (n = 563)	MTA (n = 239)	Diabetesschwester (n = 269)
Sensitivität	66%	91%	84%
Spezifität	92%	85%	96%
negativer prädiktiver Wert	83%	95%	97%
posisitiver prädiktiver Wert	81%	76%	76%
% korrekt klassifiziert	83%	87%	94%

Bestimmungsmethoden

Quantitative Methoden

1963 wurde erstmals über eine radioimmunologische Methode zur spezifischen Messung kleinster Mengen von Albumin im Urin berichtet (61). In der Zwischenzeit wurden eine Reihe weiterer Methoden zur Bestimmung der Mikroalbuminurie publiziert (111): enzymgekoppelter Immunoassay (127), radiale Immundiffusion sowie nephelometrische und immunoturbidimetrische Analysen (77). Insbesondere letztere Methode ist für die klinische Routine geeignet, da sie schnell, automatisierbar, billig und gut reproduzierbar ist.

Semiquantitative Methoden

Der Vorteil dieser Analyseverfahren ist, daß der Nachweis der Mikroalbuminurie bereits in der Praxis innerhalb weniger Minuten möglich ist und/oder der Patient selbst den Nachweis führen kann.

Micral–Test II: Der Micral-Test beruht auf einem immunologischen Nachweis von Humanalbumin (104). Der Harn durchläuft eine Teststreifenzone mit löslichem Albuminantikörper-Gold-Konjugat, das spezifisch Albumin bindet. Überschüssiges Konjugat wird von einer Abfangzone auf dem Teststreifen mit immobilisiertem Humanalbumin zurückgehalten, damit nur das mit Albumin beladene Gold-

konjugat das Nachweisfeld erreicht. Dort entsteht in Abhängigkeit vom Albumingehalt eine Farbe zwischen Weiß (Albuminkonzentration < 20 mg/l) und Rotabstufungen (Albuminkonzentrationen 20–50–100 mg/l), die mit einem Farbvergleich ablesbar ist.

Die Reaktionszeit beträgt etwa eine Minute. Farbstabilität wird durch Abschneiden des Teststreifens zwischen dem Nachweisfeld und der Beschriftung Micral erreicht. Kreuzreaktionen mit anderen Humanproteinen, wie Hämoglobin, Transferrin, Bence-Jones-Protein, α-Antitrypsin, α-Amylase, saures α–Glykoprotein, Immunglobuline, menschliche Leukozyten und Erythrozyten, liegen unter 0,5%. Tabelle 5.**20** zeigt wichtige analytische Daten des Micral-Test über Sensitivität, Spezifität und prädiktiven Wert.

Der Micral-Test S wurde speziell für den Patienten entwickelt.

RapiTex-Test: Dieser Test besteht aus an Latex gebundenene Partikel, die spezifisch mit Albumin reagieren. Ab einer Albuminkonzentration von 18 mg/l kommt es zu einer Agglutinationsreaktion. Falsch negative Testergebnisse können durch hohe Albuminkonzentrationen (> 1000 mg/l) zustande kommen. Eine Abschätzung der Albuminkonzentration erfolgt durch Harnverdünnungsreihen.

Tabelle 5.**21** Pro und Kontra verschiedener Urinsammelperioden

	24-Stundenurin	Übernachturin	1. Morgenurin Albuminkonzentration oder Albumin/Kreatinin	Zufällige Probe Albuminkonzentration oder Albumin/Kreatinin
Einheiten	mg/24 Std.	µg/min	mg/l oder mg/mmol	mg/l oder mg/mmol
Cut off	30 mg/24 Std.	20 µg/min	20 mg/l oder 2–3,5 mg/mmol	20 mg/l oder 2–3,5 mg/mmol
Handhabung	schwierig	akzeptabel	leicht	leicht
körperliche Aktivität wichtig	ja	nein	nein	ja
intraindividuelle Variation	hoch	mäßig	mäßig	hoch
Bemerkungen	selten angewandt	praktisch für das Monitoring	ideal für Screening	für Screening brauchbar

Tabelle 5.**22** Nephropathiestufendiagnostik. Normalwerte wichtiger Analyseparameter

Stix	Eiweiß	negativ
	Leukozyten	negativ
	Blut	negativ
Urin	Eiweiß	< 100 mg/g Kreatinin
	Mikroalbumin	< 20 mg/g Kreatinin
	α_1-Mikroglobulin	< 14 mg/g Kreatinin
	IgG	< 10 mg/g Kreatinin
	α_2-Makroglobulin	< 10 mg/g Kreatinin

AlbuSure-Test: Im Gegesatz zum RapiTex-Test wird bei diesem Test das Prinzip der Latexagglutinationshemmung angewandt, d. h., es kommt bei einer Albuminkonzentration von > 20 mg/l zu einer Hemmreaktion. Eine semiquantitative Albuminkonzentrationsbestimmung erfolgt ebenfalls durch Harnverdünnung.

MicroBumin-Test: Das Verfahren des MicroBumin-Testes beruht auf dem sog. Eiweißfehler von pH-Indikatoren. Im sauren Bereich liegt der verwendete Farbindikator in gelblicher Farbe vor. Durch Zugabe von Aminogruppen, z. B. Proteinen, ab einer Konzentration von ca. 30 mg/l kommt es zu einer salzähnlichen blauen Verbindung. Diese Reaktion ist nicht albuminspezifisch und kann auch bei alkalischem Urin mit normalem Albumingehalt des Urins auftreten. Eine semiquantitative Abschätzung des Albumingehaltes in zwei Stufen ist möglich.

Probenaufbereitung

Die Urinproben können bei 4 °C bis zu 8 Wochen ohne signifikante Änderung der Albuminkonzentration aufbewahrt werden (94). Tieffrieren der Proben und unmittelbares Mischen nach dem Auftauen führt über 24 Wochen zu keiner Störung der Analyse (111).

Sammelzeiten

Sammelurin über 24 Stunden ist der „Goldstandard", ist jedoch für Screeningverfahren ungeeignet und für die Patienten lästig. Die Patientencompliance ist gering und beträgt nicht mehr als 59% (37). Pro und kontra der vier verschiedenen Sammelmöglichkeiten von Urinproben sind in Tab. 5.**21** zusammengefaßt.

Messung weiterer Proteine im Urin

Neben einer selektiven Störung der glomerulären Funktion mit erhöhter Albuminausscheidung im Urin kommt es bei Diabetikern auch zu nichtselektiven Glomerulumstörungen, sowie zu tubulären Funktionseinschränkungen, die nicht unbedingt diabetesspezifisch oder diabetes-assoziert sein müssen. Mit Hilfe spezifischer und empfindlicher immunchemischer Bestimmungen der Ausscheidung von Albumin, α_1-Mikroglobulin, IgG und α_2-Makroglobulin ist in fast allen Fällen die Einteilung einer Proteinurie in selektiv/glomerulär, nichtselektiv/glomerulär, tubulär und prä- bzw. postrenal möglich. Es wurde daher eine Nephropathiestufendiagnostik entwickelt, die auch in der klinischen Routine rasch eine Differenzierung einer Proteinurie erlaubt (Abb. 5.**11** und Tab. 5.**22**–5.**24**) (49).

Tabelle 5.**23**   Nephropathiestufendiagnostik. Bewertung einer glomerulären und tubulären Proteinurie

Glomeruläre Proteinurie: Mikroalbumin (mg)	Tubuläre Proteinurie: α_1-Mikroglobulin	Bewertung
> 20 bis < 30	> 14 bis < 20	grenzwertig
(„glomeruläre Permeabilitätsstörung")	(„tubuläre Dysfunktion" bei fehlender glomerulärer Proteinurie	
30–100	20–50	gering
100–1000	50–100	deutlich
1000–3000	> 100	ausgeprägt
> 3000		nephrotisch

Quotienten zur Bewertung:
- (Mikroalbumin + α_1-Mikroglobulin + IgG)/Gesamteiweiß > 0,3
  ➤ renale und postrenale Proteinurie
- Gesamteiweiß > 300 mg/g Kreatinin und (Mikroalbumin + α_1-Mikroglobulin + IgG)/Gesamteiweiß < 0,3
  ➤ Verdacht auf prärenale Proteinurie
- Mikroalbumin > 500 mg/k Kreatinin und IgG/Mikroalbumin < 0,03
  ➤ selektive glomeruläre Proteinurie
- Mikroalbumin > 500 mg/g Kreatinin und IgG/Mikroalbumin > 0,03
  ➤ nichtselektive glomeruläre Proteinurie

Messung der glomerulären Filtration

Die Höhe der Albuminurie ist nicht gut mit dem Grad der Nephropathie korreliert. Lediglich in den Stadien III und IV nach Mogensen (Kap. 24) nimmt die Mikroalbuminurie zu und führt schließlich zur Makroalbuminurie, die jedoch bei Fortschreiten der Nephropathie bis zum terminalen Nierenversagen wieder abnimmt. Mit der Zunahme der morphologischen Veränderungen nimmt die Zahl der funktionierenden Glomeruli und somit auch die glomeruläre Filtrationsfläche ab. Für den praktischen Gebrauch hat sich die Messung der Kreatinin-Clearance als Parameter der glo-

Tabelle 5.**24** Nephropathie-Stufendiagnostik. Differenzierung einer Hämaturie

Proteine	1	2	3
IgG/Albumin	> 0,2	< 0,2	> 0,2
α_2-Makroglobulin/Albumin	> 0,02	< 0,02	< 0,02
α_1-Mikroglobulin/Albumin	< 1,0	< 1,0	> 1,0

1 Mit großer Wahrscheinlichkeit postrenale Hämaturie.
2 Mit großer Wahrscheinlichkeit renale (glomeruläre) Hämaturie, zusätzliche Blutbeimengung aus postrenalen Quellen nicht auszuschließen.
3 Mit großer Wahrscheinlichkeit renale (tubulointerstitielle) Hämaturie, zusätzliche geringe postrenale Blutbeimengung nicht auszuschließen.

merulären Filtrationsrate (GFR) bewährt. Fehler beim 24-Stunden-Urinsammeln sollten unbedingt bedacht werden, und im Zweifelsfall sollte die Analyse nach erneutem Sammeln wiederholt werden. Für wissenschaftliche Fragestellungen ist die Messung der GFR mittels Kreatinin-Clearance unzureichend. Dafür stehen heute Isotopenverfahren und die Messung der Inulin-Clearance zur Verfügung. Wenn das Serumkreatinin den Wert von 2 mg/dl (180 µmol/l) überschritten hat, sind Clearance-Untersuchungen nicht mehr sinnvoll.

$$\text{Kreatinin-Clearance (ml/min/1,73 m}^2) = \frac{U \times Uvol \times 1,73}{S \times t \times KO}$$

U = Urinkreatinin (mg/dl)
S = Serumkreatinin (mg/dl)
Uvol = Urinmenge (ml) pro Sammelzeit
t = Sammelzeit in Minuten
KO = Körperoberfläche des Patienten (Normogramm!)
1,73 = Körperoberfläche einer 75 kg schweren Person in m^2

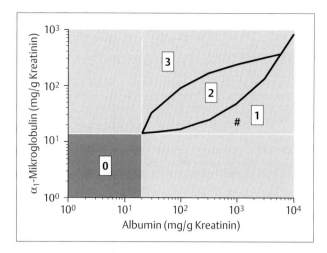

Abb. 5.**11** Bedeutung der Exkretion von Albumin und α$_1$-Mikroglobulin im Urin für die Differenzierung einer glomerulären, tubulären und interstitiellen Nephropathie. 0=Normalbefund, 1 = primäre Glomerulopathie, 2 = Überlappungsbereich glomerulärer und tubulärer Erkrankungen, 3 = interstitielle Nephropathie (nach Hofmann u. Mitarb. und Bechtner).

Literatur

1 Aanstoot, H. J., E.Sigurdsson, M. Jaffe et al.: Value of antibodies to GAD 65 combined with islet cell cytoplasmic antibodies for predicting IDDM in childhood population. Diabetologia 37 (1994) 917

2 Abraham, E. C., T. A. Huft, N. D. Cope,J. B.Wilson, E. D. Bransome, T. H. J. Huisman: Determination of the glycosylated hemoglobins (HbA1) with a new microcolumn procedure. Diabetes 27 (1978) 931

3 Agner, E., B. Thorsteinsson, M. Erikson: Impaired glucose tolerance and diabetes mellitus in elderly subjects. Diabet. Care 5 (1982) 600

4 Arnold-Larsen, S., S. Madsbad, C. Kühl: Reproducibility of the glucagon test. Diabet. Med. 4 (1987) 299

5 Ashby, J. P., B. M. Frier: Is serum fructosamine a clinically useful test? Diabet. Med. 5 (1988) 118

6 Baekkeskov, S., H. J. Aanstoot, S. Christgau, A. Reetz, M. Solimena, M. Cascalho, F. Folli, H. Richter-Olesen, P. De Camilli: Identification of the 64K autoantigen in insulin dependent diabetes as the GABA-synthesising enzyme glutamic acid decarboxylase. Nature 347 (1990) 151

7 Banauch, D., W. Brünner, W. Ebeling, H. Metz, H. Rindfrey, H. Lang, K. Leybold, W. Rick: Eine Glucose-Dehydrogenase für die Glucosebestimmung in Körperflüssigkeiten. J. clin. Chem. clin. Biochem. 13 (1975) 101

8 Bennett, P.: Recommendations on the standardization of methods and reporting of tests for diabetes and its microvascular complications in epidemiologic studies. Diabet. Care 2 (1979) 98

9 Berger, M.: Diabetes mellitus.Urban & Schwarzenberg, München 1995

10 Bergmeyer, H. U.: Methoden der enzymatischen Analyse, 3. Aufl. Verlag Chemie, Weinheim 1974

11 Bingley, P. J., M. R. Christie, E. Bonifacio, R. Bonfanti, M. Shattock, M. Fonte, G. Bottazzo, E. Gale: Combined analysis of autoantibodies improves prediction of IDDM in islet cell antibody-positive relatives. Diabetes 43 (1994) 1304

12 Bonifacio, E., C. Boitard, H. Gleichmann, M. A. Shattock, L. J. Molenaar, G. F. Bottazzo: Assessment of precision, concordance, specificity and sensitivity of islet cell antibody measurement in 41 assays. Diabetologia 33 (1990) 731

13 Bunn, H. F.: Non-enzymatic glycosylation of protein: a form of molecular aging. Schweiz. med. Wschr. 111 (1981) 1503

14 Burrin, J. M, K. G. M. M. Alberti: What is blood glucose: Can it be measured? Diabet. Med. 7 (1990) 199

15 Cefalu, W. T., A. D. Bell-Farrow, M. Petty, C. Izlar, J. A. Smith: Clinical validation of a second-generation fructosamine assay. Clin. Chem. 37 (1991) 1252

16 Charks, M. A., A. Fontbonne, N. Thibault, J. M. Warnet, G. E. Roselin, E. Eschwege: Risk factors for NIDDM in white population. Diabetes 40 (1990) 796

17 Clark, P. M., J. C. Levy, L. Cox, M. Burnett, R. C. Turner, C. N. Hales: Immunoradiometric assay of insulin, intact proinsulin and 32,33 split proinsulin and radioimmunoassay of insulin in diet-treated type 2 (non-insulin dependent) diabetic patients. Diabetologia 35 (1992) 469

18 Davidson, M.: The effect of aging on carbohydrate metabolism. Metabolism 28 (1979) 688

19 Davies, M. J., J. Metcalfe, J. L. Day, I. P. Gray, C. N. Hales: Insulin deficiency rather than hyperinsulinaemia in newly diagnosed type 2 diabetes mellitus. Diabet. Med. 10 (1993) 305

20 Davies, M. J., J. Metcalfe, J. L. Day, A. Grenfell, C. N. Hales, I. P. Gray: Improved beta cell function, with reduction in secretion of intact and 32/33 split proinsulin, after dietary intervention in subjects with type 2 diabetes mellitus. Diabet. Med. 11 (1994) 71

21 De Courten, M., P. Zimmet: Screening for non-insulin-dependent diabetes mellitus: where to draw the line? Diabet. Med. 14 (1997) 95

22 Desjeux, J. F.: Congenital selective Na+, D-glucose co-transport defects leading to renal glucosuria and congenital selective intestinal malabsorption of glucose and galactose. In Shriver C. R., A. L. Bendet, W. S. Sly, D. Valle: The Metabolic Basis of Inherited Diseases. McGraw-Hill, New York 1989 (pp. 2463–2479)

23 Deutsche Diabetes Gesellschaft: Diagnostik und Therapie des Gestationsdiabetes. Diabetologie-Informationen 3 (1992) 126

24 Eisenbarth, G., G. S. Jackson. Insulin autoimmunity: the rate limiting factor of pre-type 1 diabetes. J. Autoimmun 5 (1992) 214

25 European NIDDM Policy Group: Leitfaden für die Behandlung des nicht-insulinabhängigen Diabetes mellitus (NIDDM, Typ 2). Kirchheim, Mainz 1994

26 Fidel, I., J. Jofat, A. Cohen: Twelve year follow-up of Yemenites with impaired glucose tolerance (IOGT). Diabetologia 21 (1981) 270

27 Fineberg, N. S., S. E. Fineberg, J. H. Anderson, M. A. Birkett, R. G. Gibson, S. Hufferd: Immunologic effects of insulin lispro

(Lys(B28), Pro(B29) human insulin) in IDDM and NIDDM patients previously treated with insulin. Diabetes 45 (1996) 1750

28 Flückiger, R., K. H. Winterhalther: In vitro synthesis of hemoglobin A1c. FEBS Lett. 71 (1976) 356

29 Flückiger, R., W. Harmon, W. Meier, S. Loo, K. H. Gabbay: Hemoglobin carbamylation in uremia. New Engl. J. Med. 304 (1981) 823

30 Förster, H, H. Mehnert, K. Stuhlfauth: Vergleich von Laboratoriumsmethoden zur Erkennung und Kontrolle des Diabetes mellitus. Münch. med. Wschr. 107 (1965) 1441

31 Förster, H., M. Haslbeck: Methodische Fehler bei der Diagnose von Störungen des Kohlenhydratstoffwechsels. Z. Diagn. 7 (1972) 311

32 Fontbonne, A. M., E. M. Eschwege: Insulin and cardiovascular disease. The Paris Prospective Study. Diabet. Care 14 (1991) 461

33 Fredrickson, D. S., R. J. Levy, R. S. Lee: Fat transport in lipoproteins – an integrated approach to mechanisms and disorders. New Engl. J. Med. 276 (1967) 215

34 Friedewald, W. T., R. J. Levy, D. S. Fredrickson: Estimation of the concentration of low-density-lipoprotein cholesterol in plasma without use of the preparative ultracentrifuge. Clin. Chem. 18 (1972) 499

35 Fuller, J., M. Shipley, G. Rose, R. J. Jarrett, H. Keen: Coronary heart disease risk and impaired glucose tolerance. Lancet 1980/II, 1373

36 Fuller, J. H., M. J. Shipley, G. Rose, R. J. Jarrett, H. Keen: Mortality from coronary heart disease and stroke in relation to degree of hyperglycemia: the Whitehall Study. Brit. med. J. 287 (1983) 867

36a Galloway, J. A.: New directions in drug development: mixtures, analogues, and modeling. Diabet. Care 16, Suppl. 3 (1993) 16

37 Gatling, W., C. Knight, R. D. Hill: Screening for early diabetic nephropathy: Which sample to detect microalbuminuria? Diabet. Med. 2 (1985) 451

38 Gjessing, H. J., L. E. Matzen, O. K. Faber: Fasting plasma C-peptide, glucagon-stimulated plasma C-peptide, and urinary C-peptide in relation to clinical type of diabetes. Diabetologia 32 (1989) 305

39 Gochman, N., J. M. Schmitz: Application of a new peroxide indicator reaction to the specific automated determination of glucose with glucose oxidase. Clin. Chem. 18 (1972) 943

40 Greenbaum, C. J., J. P. Palmer, S. Nagataki, Y. Yamaguchi, J. L. Molenaar, W. A. M. Van Beers, N. K. McLaren, A. Lernmark, and participating laboratories: Improved specificity of ICA assays in the Fourth International Immunology of Diabetes Serum Exchange Workshop. Diabetes 41 (1992) 1570

41 Haffner, S. M., L. Mykkänen, R. A. Valdez, M. P. Stern, D. L. Holloway, A. Monterrosa, R. R. Bowsher: Disproportionately increased proinsulin levels are associated with the insulin resistance syndrome. J. clin. Endocrinol. 79 (1994) 1806

42 Hagopian, W. A., C. B. Sanjeevi, I. Kockum, M. Landin-Olsson, A. E. Karlsen, G. Sundkvist, G. Dahlquist, J. Plamer, A. Lernmark: Glutamate decarboxylase-, insulin-, and islet-antibodies and HLA-typing to detect diabetes in a general population-based study of Swedish children. J. clin. Invest. 95 (1995) 1505

43 Harris, M. I.: Undiagnosed NIDDM: clinical and public health issues. Diabet. Care 16 (1993) 642

44 Haslbeck, M., H. Silberhorn, B. Kraus, W. Bachmann: Prognostic value of OGTT: ten year follow-up of patients with impaired and equivocal glucose tolerance. Diabetologia 19 (1980) 281

45 Haslbeck, M.: Diagnose des Diabetes mellitus. Diabet. Stoffw. 2 (1993) 73

46 Haslbeck, M., H. Mehnert: Diagnose und Differentialdiagnose. In Mehnert H., K. Schöffling, E. Standl, K. H. Usadel: Diabetologie in Klinik und Praxis. Thieme, Stuttgart 1994

47 Heding, L. H.: Radioimmunological determination of human C-peptide in serum. Diabetologia 11 (1975) 541

48 Heller, F. R., J. Jasmart, P. Honore, G. Derue, V. Novik, L. Galanti, A. Parfonry, J. C. Hondekijn, M. Buysschaert: Serum lipoprotein (a) in patients with diabetes mellitus. Diabet. Care 16 (1993) 819

49 Hofmann, W., C. Sedlmeir-Hofmann, M. Ivandic, D. Schmidt, W. G. Guder, H. Edel: Befundung von Urin-Protein-Mustern auf der Basis klinisch gesicherter Patientenkollektive. Typische Beispiele mit Textbefunden. Labor-Medizin 17 (1993) 502

50 Holleman, F., J. B. L. Hoekstra: Insulin Lispro. New Engl. J. Med. 337 (1997) 176

51 Home, P.: The OGTT: gold that does not shine. Diabet. Med. 5 (1988) 313

52 Howell, S. L.: The biosynthesis and secretion of insulin. In Pickup, J., G. Williams: Textbook of Diabetes, vol. I. Blackwell, Oxford 1997

53 Howey, J. E. A., W. M. Bennet, M. C. K.Browning, R. T. Jung, C. G. Fraser: Clinical utility of assays of glycosylated haemoglobin and serum fructosamin compared: use of data on biological variation. Diabet. Med. 6 (1989) 793

54 Hubbuch, A.: Die Bestimmung glykosylierter Hämoglobine. Labor-Medizin 9 (1985) 240

55 Hugget, A. S. G., D. A. Nixon: Enzymatic determination of blood glucose. Biochem. J. 66 (1957)12P

56 Jansson, L., L. Lindskog, N. Norden, S. Carlström, B. Schersten: Diagnostic value of the oral glucose tolerance test evaluated with a mathematical model. Comput. biomed. Res. 13 (1980) 512

57 Jarrett, R. J., A. Al Sayegh: Impaired glucose tolerance: defining those at risk of diabetic complications. Diabetologia 15 (1978) 243

58 Jarrett, R., H. Keen, J. Fuller, M. McCartney: Worsening to diabetes in men with impaired glucose tolerance („borderline diabetes"). Diabetologia 16 (1979) 25

59 Jarrett, R. J., H. Keen, P. MacCartney: The Whitehall Study: ten-year follow-up report on men with impaired glucose tolerance with reference to worsening to diabetes and predictors of death. Diabet. Med. 1 (1984) 279

60 Jeppsson, J. O.: Determination of HbA_{1c} by Tina-quant a HbA_{1c} immunoassay using dried capillary blood on filter paper. Clin. Lab. Med. 39 (1993) 1080

61 Keen, H., C. Chlouverakis: An immunoassay method for urinary albumin at low concentrations. Lancet 1963/II, 913

62 Keen, H., J. Jarrett, K. G. M. M. Alberti: Diabetes mellitus: a new look at diagnostic criteria. Diabetologia 16 (1979) 283

63 Keller, H.: Klinisch-chemische Labordiagnostik für die Praxis, 2. Aufl. Thieme, Stuttgart 1991

64 Kiess, W., R. Past, B. Meiler, U. Kessler, B. Strasser-Vogel, R. Landgraf: Immediate HbA1c measurements in paediatric diabetes. Reliability, limitations and practical evaluation. Horm. metab. Res. 26 (1994) 351

65 King, H., K. G. M. M. Alberti, H. Keen, P. H. Bennett: Diagnosis of diabetes mellitus:pitfalls in the glucose tolerance test. Brit. med. J. 296 (1983) 357

66 Knowler, W., D. Pettitt: Six-year incidence of microvascular complications confirms the need to reassess diagnostic criteria for diabetes. 10th Congress of the International Diabetes Federation, Vienna. Excerpta Medica, Amsterdam 1979

67 Koberstein, R., B. Sowodniok, Th. Ebinger: Methodische und klinische Aspekte zur Fructosaminbestimmung mit einem verbesserten Test. Labor-Medizin 14 (1990) 460

68 Kockum, I., R. Wassmuth, E. Holmberg, E. Michelsen, A. Lernmark: HLA-DQ primarily confers protection and HLA-DR susceptibility in type I (insulin-dependent) diabetes studied in population-based affected families and controls. Amer. J. hum. Genet. 53 (1993) 150

69 Köbberling, J., W. Creutzfeldt: Comparison of different methods for the evaluation of the oral glucose tolerance test. Diabetes 19 (1970) 870

70 Köbberling, J., R. Kattermann, A. Arnold: Follow-up of „non-diabetic" relatives of diabetics by retesting oral glucose tolerance after 5 years. Diabetologia 11 (1975) 451

71 Köbberling,J., A. Kerlin, W. Creutfeldt: The reproducibility of the oral glucose tolerance test over long (5 years) and short periods (1 week). Klin. Wschr. 58 (1980) 527

72 Köbberling, J.: Zur Wertigkeit des oralen Glucosetoleranztests. Die Notwendigkeit einer Neubetrachtung. Internist 21 (1980) 213

73 Kohner, E. M., M. Porta: Screening for Diabetic Retinopathy in Europe: a Field guide-book. International Diabetes Federation, Brussels 1992

74 Krans, H. M. J., M. Porta, H. Keen, K. Staehr-Johansen: Diabetes care and research in Europe: the St. Vincent Declaration Action Programme. G. italiano Diabet. 1995

75 Kuglin, B., H. Kolb, C. Greenbaum, N. K. McLaren, A. Lernmark, J. P. Palmer: The Fourth International Workshop on the Standardisation of Insulin Autoantibody Measurement. Diabetologia 33 (1990) 638

76 Kuzuya, H., P. M. Blix, D. L. Horowitz, D. F. Steiner, A. H. Rubenstein: Determination of free and total insulin and C-peptide in insulin-treated diabetics. Diabetes 26 (1977) 22

77 Landgraf-Leurs, M. M. C., E. Modi, K. Horn, R. Landgraf: Immunoturbidimetric assay for the determination of microalbuminuria using the Hitachi analyser. J. clin. Chem. clin. Biochem. 25 (1987) 683

78 Landgraf, R., A. Schuon, R. Koberstein: Ein Kleinreflektometer zur Blutzuckermessung. Erprobung von Accutrend in einem Diabeteslabor. Labor-Medizin 19 (1995) 134

79 Landin-Olsson, M., J. P. Palmer, A. Lernmark, L. Blom, G. Sundkvist, L. Nyström, G. Dahlquist: Predictive value of islet cell and insulin autoantibodies for type 1 (insulin-dependent) diabetes mellitus in a population-based study of newly diagnosed diabetic and matched control children. Diabetologia 35 (1992) 1068

80 Leibovitz, G., N. Weintrob, A. Pikarsky, Z. Josefsberg, H. Landau, B. Glaser, C. N. Hales, E. Cerasi: Normal proinsulin processing despite beta-cell dysfunction in persistent hyperinsulinemic hypoglycaemia of infancy (nesidioblastosis). Diabetologia 39 (1996) 1338

81 Lott, J. A, K. Turner: Evaluation of Trinder's glucose oxidase method for measuring glucose in serum and urine. Clin. Chem. 21 (1975) 1754

82 Lowe, G. D. O.: The impact of fibrinogen on arterial disease. Excerpta Medica, Amsterdam 1993

83 Madsbad, S., T. Krarup, P. McNair, C. Christiansen, O. K. Faber, I. Transbol, C. Binder: Practical clinical value of the C-peptide response to glucagon stimulation in the choice of treatment in diabetes mellitus. Acta med. scand. 210 (1981) 153

84 Marbach, E. P, M. H McLean, M. Scharn, T. Jones: Preservation of blood glucose. Serum, fluoride or iodoacetate. Clin. Chem. 20 (1974) 876

85 Marks, P., A. Nimalasunya, J. Anderson: The glucose tolerance test in hypertensive patients treated long-term with thiazide diuretics. Practitioner 225 (1981) 451

86 Mehnert, H., M. Haslbeck, H. Förster: Zur Prüfung der oralen Glukosetoleranz. Dtsch. med. Wschr. 97 (1972) 1763

87 Messent, J. W. C., T. G. Elliott, R. D. Hill, R. J. Jarrett, H. Keen, G. C. Viberti: Prognostic significance of microalbuminuria in insulin-dependent diabetes. A twenty-three year follow-up. Kidney int. 41 (1992) 836

88 Molnar, G., W. F. Taylor, M. M. Ho: Day-to-day variation of continuously monitored glycaemia: a further measure of diabetic instability. Diabetologia 8 (1972) 342

89 National Diabetes Data Group: Classification and diagnosis of diabetes mellitus and other categories of glucose intolerance. Diabetes 28 (1979) 1039

90 Neeley, W. E.: Simple automated determination of serum or plasma glucose by a hexokinase/G-6-PD method. Clin. Chem. 18 (1972) 509

91 Niederau, C. M., H. Reinauer: Analyseverfahren für glykosidierte Hämoglobine. Ein Methodenvergleich. J. clin. Chem. clin. Biochem. 19 (1981) 1097

92 Niederau, Ch. M., A. Coe, Y. Katayama: Interference of non-glucose-adducts on the determination of glycated hemoglobins. Clin. Lab. Med. 39 (1993) 1015

92a O'Bryne, S., J. Feely: Effects of drugs on glucose tolerance in non-insulin-dependent diabetes (part 1). Drugs 40 (1990) 6

93 O'Bryne, S., J. Feely: Effects of drugs on glucose tolerance in non-insulin-dependent diabetes (part 2). Drugs 40 (1990) 203

94 Osberg, I., H. P. Chase, S. K. Garg, A. DeAndrea, S. Harris, R. Hamilton, G. Marshall: Effects of storage time and temperature on measurement of small concentrations of albumin in urine. Clin. Chem. 36 (1990) 1428

95 Ostrega, D., K. Polonsky, D. Nagi, J. Yudkin, L. J. Cox, P. M. S. Clark, C. N. Hales: Measurement of proinsulin and intermediates. Validation of immunoassay methods by high-performance liquid chromatography. Diabetes 44 (1995) 437

96 O'Sullivan, J.: Prevalence and course of diabetes modified by fasting blood glucose levels: implications for diagnostic criteria. Diabet. Care 2 (1979) 85

97 Paisey, R. B.: The relationship between blood glycosylated haemoglobin and home capillary blood glucose levels in diabetics. Diabetologia 19 (1980) 31

98 Palmer, J. P., T. J. Wilkin, A. B. Kurtz, E. Bonifacio: The Third International Workshop on the Standardisation of Insulin Autoantibody Measurement. Diabetologia 33 (1990) 60

99 Payton, M. A., C. J. Hawkes, M. R. Christie: Relationship of the 37,000- and 40,000 Mr tryptic fragments of islet antigens in insulin-dependent diabetes to the protein tyrosine phosphatase-like molecule IA-2 (ICA 512). J. clin. Invest. 96 (1995) 1506

100 Piwernetz, K., P. D. Home, O. Snorgaard, M. Antisferov, K. Staehr-Johansen, M. Krans: Monitoring of targets of the St. Vincent Declaration and the implementation of quality management in diabetes care: the DiabCare Initiative. Diabet. Med. 10 (1993) 371

101 Piwernetz, K., M. Massi-Benedetti, D. Vermeij, A. deLeiva, C.M.Köck, R.Landgraf: DiabCare thinkshop: quality network in Europe. Diabet. Nutr. Metab. 6 (1993) 107

102 Piwernetz, K., W. Schramm: Verbesserte Versorgung durch den Gesundheitspaß-Paß-Diabetes. Forsch. Prax. 200 (1995) 6

103 Position Statement: Prevention of type I diabetes mellitus. Diabet. Care 13 (1990) 1026

104 Poulsen, P. L.: Microalbuminuria – techniques of measurement. In Mogensen C. E.: Microalbuminuria. A Marker for Organ Damage. Science Press, London 1993 (p. 10)

105 Poulsen, P. L., C. E. Mogensen: Evaluation of a new semiquantitative stix for microalbuminuria. Diabet. Care 18 (1995) 732

106 Rahbar, S.: An abnormal hemoglobin in red cells of diabetics. Clin. chim. Acta 22 (1968) 296

107 Reinauer, H.: Biochemistry of protein glycation in diabetes mellitus. Clin. Lab. Med. 39 (1993) 984

108 Robbins, D. C., H. S. Tager, A. H. Rubenstein: Biologic and clinical importance of proinsulin. New Engl. J. Med. 310 (1984) 1165

109 Röschlau, P., E. Bernt, W. Gruber: Enzymatic determination of total cholesterol, in serum, using peroxidase as indicating enzyme. Clin. Chem. 21 (1975) 941

110 Rosenbloom, A., S. Hunt, E. Rosenbloom, N. MacLaren: Ten-year prognosis of impaired glucose tolerance in siblings of patients with insulin-dependent diabetes. Diabetes 31 (1982) 5

111 Rowe, D. J. F., A. Dawnay, G. F. Watts: Microalbuminuria in diabetes mellitus: review and recommendations for the measurement of albumin in urine. Ann. clin. Biochem. 27 (1990) 297

112 Sanjeevi, C. B., I. Kockum, A. Lernmark et al.: Effects of the second HLA-DQ haplotype on the association with childhood insulin-dependent diabetes mellitus. Tiss. Antigens 45 (1995) 148

113 Sartor, G., B. Schersten, S. Carlström, A. Melander, Å. Norden, G. Persson: Ten years follow-up of subjects with impaired glucose tolerance. Prevention of diabetes by tolbutamide and diet regulation. Diabetes 29 (1980) 41

114 Sasaki, A., T. Suzuki, N. Horiuchi: Development of diabetes in Japanese subjects with impaired glucose tolerance. A seven year follow-up study. Diabetologia 22 (1982) 154

115 Sawicki, P. T., L. Karschny, V. Stolpe, E. Wolf, M. Berger: Color discrimination and accuracy of blood glucose self monitoring of blood glucose. Diabet. Care 14 (1991) 135

116 Scanu, A. M., G. M. Fless: Lipoprotein (a). Heterogeneity and biological relevance. J. clin. Invest. 85 (1990) 1709

117 Schlehbusch, H., M. Sorger, E. Munz, A.-Ch. Kessler, W. Zwez: Glucosebestimmung in hämolysierten Blutproben. J. clin. Chem. Clin. Biochem. 18 (1980) 885

117a Schlichtkrull, J., O. Munck, M. Jersild: The M-value: an index of blood sugar control in diabetics. Acta med. scand. 177 (1965) 95

118 Schmidli, R. S., P. G. Coleman, E. Bonifacio and participating laboratories: Disease sensitivity and specificity of 52 assays for glutamic acid decarboxylase antibodies. The Second International GADA Workshop. Diabetes 44 (1995) 636

119 Schmidt, M. I., A. Hadji-Georgopolous, M. Rendell, S. Margolis, A. Kowarski: The dawn phenomen, an early morning rise: implications for diabetic intraday blood glucose variation. Diabet. Care 4 (1981) 579

120 Schmitz, A., M. Veath: Microalbuminuria: A major risk factor in non-insulin-dependent diabetes. A 10-year follow-up study of 503 patients. Diabet. Med. 5 (1987) 126

121 Schöffling, K., W. Bachmann, H. Drost, F. A. Gries, E. Haupt, B. Knick, D. Look, P. Petrides, B. Willms, R. Koberstein: Wie zuverlässig sind ambulante Blutzucker-Kontrollmethoden in der Hand des Patienten? Multizentrische Studie. Dtsch. med. Wschr. 107 (1982) 605

122 Schwalb, H., M. Haslbeck, H. Neroski, H. Brüininghaus: 10-Jahres-Studie zur prognostischen Wertigkeit des oralen Glucosetoleranztests. Akt. Endokrinol. Stoffw. 11 (1990) 153

123 Seissler, J., N. G. Morgenthaler, P. Achenbach, E. F. Lampeter, D. Glawe, M. Payton, M. Christie, W. A. Scherbaum and the DENIS Study Group: Combined screening for autoantibodies to IA-2 and antibodies to glutamic acid decarboxylase in first degree relatives of patients with IDDM. Diabetologia 39 (1996) 135

124 Service, F. J., G. D. Molnar, J. W. Rosenear, E. Ackerman, L. C. Gatewood, W. T. Taylor: Mean amplitude of glycemic excursions, a measure of diabetic stability. Diabetes 19 (1970) 644

124a Service, F. J., P. C. O'Brien, R. A. Rizza: Measurements of glucose control. Diabet. Care 10 (1987) 225

125 Shapiro, R., M. J. McManus, C. Zalut, H. F. Bunn: Sites of nonenzymatic glycosylation of human hemoglobin A. J. biol. Chem. 255 (1980) 3120

126 Shimokata, H., D. C. Miller, J. L. Felg, J. Sorkin, A. W. Zienba, R. Andres: Age as independent determinant of glucose tolerance. Diabetes 40 (1991) 44

127 Solomon, B., G. Fleminger, F. Schwartz: Micoralbuminuria immunoassay based on antibodies covalently conjugated to Eupergit C-coated beads. Diabet. Care 15 (1992) 1451

128 Starostina, E. G., M. Antsiferov, G. R. Galstyan, Ch. Trautner, V. Jörgens, U. Bott, I. Mühlhauser, M. Berger, I. I. Dedov: Effectiveness and cost-benefit analysis of intensive treatment and teaching programmes for type 1 (insulin-dependent) diabetes mellitus in Moscow-blood glucose versus urine glucose self-monitoring. Diabetologia 37 (1994) 170

129 Steiner, D. F., A. H. Rubenstein: Proinsulin C-peptide-biological activity? Science 277 (1997) 531

130 Swai, A. B. M., K. Harrison, L. M. Chuwa, W. Makene, D. McLarty, K. G. G. M. Alberti: Screening for diabetes: Does measurement of serum fructosamine help? Diabet. Med. 5 (1988) 648

131 Symposium on Blood Glucose Monitoring. Diabet. Care 4 (1981) 392

132 The Expert Committee of the Diagnosis and Classification of Diabetes mellitus: Report of the Expert Committee of the Diagnosis and Classification of Diabetes mellitus. Diabet. Care 20 (1997) 1183

133 Thomas, L.: Labor und Diagnose. Medizinische Verlagsgesellschaft, Marburg 1992

134 Thurm, U., H. Hausmann, P. Hornig: Monte-Rosa-Tour 1996. Diabet. Schulungsprofi 1 (1997) 13

135 Titz, N. W.: Fundamentals of Clinical Chemistry. Saunders, Philadelphia 1970

136 Toeller, M., R. Knußmann: Reproducibility of oral glucose tolerance tests with three different loads. Diabetologia 9 (1973) 102

137 Trinder, P.: Determination of glucose in blood using glucose oxidase with an alternative oxygen acceptor. Ann. clin. Biochem. 6 (1969) 24

138 Vandewalle, C. L., T. Decraene, F. C. Schuit, I. H. D. Leeuw, D. G. Pipeleers, F. K. Gorus: Insulin autoantibodies and high titre islet antibodies are preferentially associated with the HLA-DQ1 *0301-DQB1*0302 haplotype at clinical type 1 (insulin-dependent) diabetes mellitus before age 10 years, but not at onset between age 10 and 40 years. The Belgian Diabetes Registry. Diabetologia 36 (1993) 1155

139 Vardi, P., S. A. Dib, M. Tuttleman, J. E. Conelly, M. Grinbergs, A. Radizabeh, W. J. Riley, N. K. McLaren, G. S. Eisenbarth, J. S. Soeldner: Competitive insulin antibody RIA. Prospective evaluation of subjects at high risk for development of type I diabetes mellitus. Diabetes 36 (1987) 1286

140 Vardi, P., L. Crisa, R. A. Jackson, R. D. Herskowitz, J. I. Wolfsdorf, D. Einhorn, L. Linarelli, R. Dolinar, S. Wentworth, S. J. Brink, H. Starkman, J. S. Soeldner, G. S. Eisenbarth: Predictive value of intravenous glucose tolerance test insulin secretion less or greater than the first percentile in islet cell antibody positive relatives of type I (insulin-dependent) diabetic patients. Diabetologia 34 (1991) 93

141 Verge, C. F., N. J. Howard, M. J. Rowley, I. R. Mackay, P. Z. Zimmet, M. Egan, H. Hulinska, I. Hulinsky, R. A. Silvestrini, A. Sharp, T. Arundel, M. Silink: Anti-glutamate decarboxylase and other antibodies at the onset of childhood IDDM: a population-based study. Diabetologia 37 (1994) 1113

142 Vlassara, H., R. Bucala, L. Striker: Pathogenetic effects of advanced glycosylation: biochemical, biologic and clinical implications for diabetes and aging. Lab. Invest. 70 (1994) 138

143 Vlassara, H.: Pathogenesis of diabetic nephropathy, advanced glycation and new therapy. Med. Klin. 92, Suppl. 1 (1997) 29

144 Wahren, J., B.-L. Johansson, H. Wallberg-Henriksson: Does C-peptide have a physiological role? Diabetologia 37, Suppl. 2 (1994) S99

145 Weets, I., F. K. Gorus, E. Gerlo: Evaluation of an immunoturbidimetric assay for hemoglobin A1c on a Cobas Mira S Analyser. Europ. J. clin. Chem. clin. Biochem. 34 (1996) 449

146 Werner, W., H. G. Rey, H. Wielinger: Über die Eigenschaften eines neuen Chromogens für die Blutzuckerbestimmung nach der GOD/POD-Methode. Z. anal. Chemie 252 (1970) 224

147 West, K.: Epidemiology of Diabetes and Its Vascular Lesions. Elsevier, Amsterdam 1978 (p. 91, 115, 137)

148 Wild, T., W. A. Scherbaum, H. Gleichmann, M. Landt, J. Santiago, J. Endl, R. Landgraf, M. G. Cavallo, M. Ganz, P. Pozzilli: Comparison of a new anti-glutamic acid decarboxylase (GAD) enzyme-linked immunosorbent assay (ELISA) with radioimmunoassay methods: a multicenter study. Horm. metab. Res. 29, 1997

149 Willms, B., H. Unger: Blutzuckerselbstkontrolle. Dtsch. med. Wschr. 107 (1982) 290

150 Wilson, I. W. F., L. A. Cupples, W. B. Kannel: Is hyperglycemia associated with cardiovascular disease? The Framingham Study. Amer. Heart J. 121 (1991) 586

151 Wingard, J., T. Duffy: Oral contraceptive use and other factors in the standard glucose tolerance test. Diabetes 26 (1977) 1024

152 World Health Organization Technical Report Series 727: Diabetes mellitus. Report of a WHO Study Group, Geneva 1985

153 World Health Organization Technical Report Series 844: Prevention of diabetes mellitus. Report of a WHO Study Group, Geneva 1994

154 Wright, W. R., J. C. Rainwater, L. D. Tolle: Glucose assay systems: evaluation of a colorimetric hexokinase procedure. Clin. Chem. 17 (1971) 1010

155 Yoshioka, N., T. Kuzuya, A. Matsuda, M. Taniguchi, Y. Iwamoto: Serum proinsulin levels at fasting and after oral glucose load in patients with type 2 (non-insulin-dependent) diabetes mellitus. Diabetologia 31 (1988) 355

156 Young, D. S., L. C. Pestaner, V. Gibberman: Effects of drugs on clinical laboratory tests. Clin. Chem. 21 (1975) 1D–432D

157 Ziegler, A. G., R. Ziegler, P. Vardi, R. A. Jackson, J. S. Soeldner, G. S. Eisenbarth: Life table analysis of progression to diabetes of anti-insulin-antibody positive relatives of type 1 diabetics. Diabetes 38 (1989) 1320

158 Ziegler, A. G., R. Herskowitz, R. A. Jackson, J. S. Soeldner, G. S. Eisenbarth: Predicting type 1 diabetes. Diabet. Care 13 (1990) 762

159 Ziegler, A. G., W. Rabl, E. Albert, E. Standl: Insulin-Autoantikörper und Inselzell-Antikörper in Abhängigkeit vom Manifestationsalter und HLA-Phänotyp bei Patienten mit neumanifestem Typ I Diabetes. Dtsch. med. Wschr. 116 (1991) 1737

6 Grundlagen des Diabetesmanagements

E. Standl, K.H. Usadel und H. Mehnert

Das Wichtigste in Kürze

➤ Strukturierte Diabetestherapie inklusive Schulung durch ein Team von Diabetologe, Ernährungsberaterin und Diabetesberaterin ist Voraussetzung für ein sachgemäßes Diabetesmanagement.

➤ Stoffwechsel-(in der Regel: Blutzucker-)Selbstkontrolle ist für den Patieten der Schlüssel, mit Unterstützung seines Behandlungsteams seine Stoffwechselziele selbst zu verfolgen (Konzept des sog. Patienten-Empowerments).

➤ Niedrigere HbA$_{1c}$-Werte als bisher und eine (durchschnittlich) um Jahre frühere Diagnose und wirksame Therapie des Diabetes sind erforderlich zur Prävention von und effektiven Intervention bei Folgekrankheiten des Diabetes an Herz, Hirn, Extremitäten, Niere, Auge und Nerven.

➤ Für eine Normalisierung der Lebensprognose von durch Diabetes betroffenen Menschen sind neben der adäquaten me-dikamentösen Diabetesbehandlung sowohl das Ausschöpfen der nichtmedikamentösen Therapiemaßnahmen („Lifte-style-Änderungen") als auch das Monitoring (bzw. Therapieren) des individuellen Gesamtrisikoprofils und der potentiell auftretenden Folgekrankheiten (z. B. anhand des Gesundheitspasses Diabetes) ebenfalls essentiell.

➤ Die von der Deutschen Diabetes-Gesellschaft etablierten Qualitätsstandards und -richtlinien ermöglichen im Sinne einer dualen, aber kooperativen Versorgung durch gute hausärztliche Betreuung einerseits und rechtzeitige Einholung von Expertenwissen in Diabetes-Schwerpunkteinrichtungen in Praxis und Klinik andererseits ein flächendeckendes und qualiätsbasiertes Diabetesmanagement trotz einer epidemieartig ansteigenden Zahl von Patienten.

Einleitung

Strukturierte Informations- und Trainingsprogramme für die Patienten haben das Diabetesmanagement seit Ende der 70er Jahre revolutioniert und überhaupt ganz neue Behandlungsmöglichkeiten erschlossen (1, 2). Sie basieren auf den Möglichkeiten der Stoffwechselselbstkontrolle durch die Patienten einerseits und der Überprüfbarkeit des Therapieerfolgs anhand des HbA$_{1c}$-Werts und anderer „Outcome"-Parameter andererseits (21, 32, 77). Das moderne Management der chronischen, lebenslangen Krankheit Diabetes mellitus verlangt nicht nur eine sachgemäße Verordnung eines Ernährungs- und Medikamentenregimes durch den Arzt, sondern auch eine intensive Schulung und Beratung des Patienten und ist von vornherein auf Erfolgs-, d. h. Qualitätskontrolle angelegt – wie es im Grundsatz eine Evidence-based medicine vorsieht (1, 2, 5, 6, 16, 25, 50, 64). Das Erreichen des individuellen Therapieziels hängt maßgeblich von der Überzeugung, Mitarbeit und Motivation des Patienten ab, während der behandelnde Arzt und sein Behandlungsteam im Sinne des sog. Patienten-Empowerments die Rolle des Förderers und kritischen Partners übernehmen (39, 80, 84). Letztlich muß der Patient die entscheidenden Dinge in der alltäglichen Therapieführung selbst tun. Strukturierte Informations- und Trainingsprogramme helfen ihm bei der Verwirklichung seiner persönlichen Therapieziele (Tab. 6.**1**).

Tabelle 6.**1** Troika des Diabetesmanagements 2000

– strukturierte Information und praktisches Therapie-training des Patienten
– adäquate Therapie der Stoffwechselstörung
– Sicherstellung des Therapieerfolgs durch Selbstkontrolle des Patienten (Körpergewicht, Blutzucker, Harnzucker, Harnaceton) neben der Kontrolle beim Arzt

Rückschau und Entwicklung

Schon immer wurde bei der Behandlung der auch im Altertum bereits bekannten Krankheit Diabetes mellitus einer Schulung des Patienten große Bedeutung beigemessen (5, 6, 37). Auch aus heutiger Sicht wesentliche Maßnahmen und Ansätze der Therapie, speziell bei Typ-2-Diabetikern, sind vor über 120 Jahren von dem französischen Diabetologen Bouchardat beschrieben worden (13). Ebenso haben nach Einführung des Insulins in die Therapie – und damit der prinzipiellen Möglichkeit zur Behandlung des Typ-1-Diabetes – Anfang der 20er Jahre des 20. Jahrhunderts weitsichtige Ärzte, wie Joslin in den USA und Lawrence in Großbritannien, schon bald formuliert, daß der epochale Fortschritt, der mit der Verfügbarkeit des lebensrettenden Medikaments Insulin erzielt worden war, nur durch intensive Schulung der Patienten wirklich nutzbar werden würde (35, 42). Diese Überzeugung teilten auch von Noorden und Katsch in Deutschland und dann später Constam in der Schweiz (17, 37). Allerdings haben erst enorme Fortschritte bei den Meßmethoden zur einfachen Blut- und Harnglucosemessung in den 70er Jahren die heutige Troika des Diabetesmanagements (Tab. 6.1) entscheidend vorangebracht. Die Erfolgsdokumentation dieses Therapiekonzepts durch die eindrucksvollen Pionierarbeiten von Davidson, Miller u. a. ließ erstmals an die Etablierung von Qualitätsstandards für das Diabetesmanagement denken (18, 47, 48, 51, 52). Zunehmend rückten auch Gesichtspunkte wie Flexibilität der Lebensführung, Liberalisierung allzu rigider Regeln und psychosoziales Wohlbefinden in den 80er Jahren immer mehr in den Mittelpunkt der Informations- und Behandlungskonzepte für Diabetiker (5, 31, 39, 82, 84, 85). In den 90er Jahren wird vom Recht der Diabetiker auf adäquate und flächendeckende Versorgung inklusive strukturierter Informations- und Trainingsprogramme (Empowerment) gesprochen, wie dies auch in der von der WHO und der Internationalen Diabetes-Federation proklamierten St.-Vincent-Deklaration zur Verbesserung der Diabetikerbetreuung in Europa zum Aus-

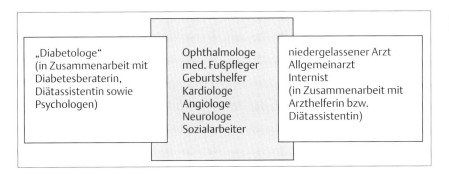

Abb. 6.**1** Das gemeinschaftliche Diabetesteam.

druck kommt (25, 26, 34, 55, 69, 77, 90). Konsequenterweise ist an der Schwelle zum nächsten Jahrtausend die Ära zur Einführung von Qualitätsstandards für die Diabetestherapie und der entsprechenden Zertifizierungen angebrochen (11, 12, 32, 60, 61, 62, 63, 64). Als beispielhaft sind die Qualitätszertifizierungen von Therapieeinrichtungen für Typ-1-Diabetiker, Typ-2-Diabetiker, Diabeteszentren, Diabetologen, Diabetesberater und Diabetesassistenten durch die Deutsche Diabetes-Gesellschaft zu nennen, auch wenn eine Bedarfsdeckung noch lange nicht erkennbar ist (12, 22, 63, 67, 86, 87).

Ziele und Konzepte

Überblick über Hilfen und Versorgungsinstitutionen

Dem Patienten anzubietende Hilfen: Jeder Diabetiker bedarf eines therapeutischen Gesamtkonzepts, und zwar ab Diagnosestellung des Diabetes bzw. bei Neuaufnahme der Behandlung oder Einsetzen von Folgekrankheiten (9, 10, 32, 49, 50, 53, 61, 70). Während die persönlichen Ziele der Behandlung von Patient zu Patient sehr unterschiedlich sein können (s. u.), werden die grundsätzlichen Bemühungen eines jeden Diabetesmanagements immer darauf ausgerichtet sein, den Betroffenen dabei zu unterstützen, mit seiner Krankheit bestmöglich und unter Wahrung der Lebensqualität fertig zu werden. Das bedeutet vor allem, eine zufriedenstellende Stoffwechselkontrolle zu erlangen und diabetesbezogene Komplikationen zu vermeiden. Dazu kann die Einbindung von Angehörigen notwendig werden – es sollte jedenfalls immer ein solches Angebot gemacht werden. Folgende Punkte müssen vom Diabetesmanagement für den Patienten geleistet werden:

➤ ausreichende und regelmäßige Versorgung mit allgemein strukturierter, aber auch individueller Information,
➤ Erlernen und Langzeitanwendung eines Dokumentationssystems, das auf der Überwachung des Stoffwechsels durch den Patienten selbst basiert,
➤ Implementierung einer sachgemäßen Ernährung sowie ggf. einer adäquaten medikamentösen Therapie,
➤ Unterstützung zur Langzeit-Compliance,
➤ Mitverantwortung bei der adäquaten Anpassung der Diabetestherapie,
➤ Hilfe bei sozialen Fragen,
➤ Hilfe bei psychologischen Problemen,
➤ Schutz vor (und Behandlung von) diabetesbedingten Folgekrankheiten.

Duales Versorgungskonzept und Schwerpunkteinrichtungen: Schwierigkeiten in Praxis und Klinik resultieren oft daraus, daß eine Vielfalt von Anforderungen gestellt wird,

speziell wenn das gesamte Spektrum von Subtypen und -stadien des Diabetes behandelt werden soll. Ein duales Versorgungskonzept mit dem Hausarzt bzw. dem niedergelassenen Arzt auf der einen Seite und der rechtzeitigen Einbindung eines Diabetologen und seines Teams auf der anderen Seite ist hier gefragt, wobei noch eine Reihe weiterer Fachgruppen eingebunden sein muß (34, 38, 41, 58, 61). Abb. 6.**1** stellt dieses duale Versorgungsnetz unter Berücksichtigung zusätzlicher Spezialisten – das gemeinschaftliche Diabetesteam – dar. Für diabetologische Schwerpunkteinrichtungen auf den verschiedenen Versorgungsebenen – Schwerpunktpraxis, Klinikambulanz, teilstationäre Einheit, Krankenhaus, Rehabilitationsklinik – sind die Qualitätszertifizierungen durch die Deutsche Diabetes-Gesellschaft einzufordern (22, 62, 63).

Gestuftes Versorgungskonzept

Beteiligte Institutionen: Der einzelne niedergelassene Arzt muß entscheiden, wie viele der Aufgaben er in der Praxis mit seinen Mitarbeitern bei der Versorgung von Diabetikern übernehmen kann bzw. will. Dabei ist vor allem auch an die komplexen Untersuchungen im Rahmen der St.-Vincent-Initiative zur Prävention und rechtzeitigen Therapie von Folgekrankheiten zu denken (55, 61, 62). Jeder Diabetiker braucht seinen „Hausarzt", der die gesamtmedizinische Versorgung vor Ort sicherstellt, aber auch – je nach Zugehörigkeit zu den verschiedenen Diabetesuntergruppen in unterschiedlichen Abständen – den ausgewiesenen Diabetologen in der Schwerpunktpraxis, in der Klinikambulanz oder im Krankenhaus (62). In jedem Fall ist angesichts der riesigen Zahen von ca. 4 Millionen Diabetikern in Deutschland mit steigender Tendenz auf ca. 6 Millionen im Jahr 2006 eine Aufgabenteilung zwischen Klinik und Praxis unerläßlich.

Drei Gruppen von Diabetikern lassen sich unter diesen Gesichtspunkten der subsidiären Therapie unterscheiden:

➤ Typ-2-Diabetiker ohne Insulinbehandlung,
➤ Diabetiker mit Insulinbehandlung in fixer Dosis (vor allem Typ-2-Diabetiker),
➤ Diabetiker mit intensivierter Insulintherapie (vor allem Typ-1-Diabetiker).

Schwerpunktseinrichtungen: Trotz einer erklecklichen Anzahl von Ausnahmen in der hausärztlichen Praxis muß das eigentliche strukturierte Informations- und Trainingsprogramm in der Regel von den speziell eingerichteten Schwerpunktseinrichtungen in Praxis und Klinik geleistet werden (62, 63). In der Zwischenzeit gibt es ein kaum mehr übersehbares Gestrüpp von Vereinbarungen (60) – meist auf Länderebene – über die Versorgung von Diabetikern in Schwerpunktseinrichtungen (Brandenburgisches Modell, Sächsisches Modell usw.). Speziell für die strukturierte The-

Tabelle 6.**2** Konzept der Versorgung der Diabetiker in Bayern, erstellt von der Fachkommission Diabetes in Bayern (verabschiedet vom Ausschuß Struktur- und Berufspolitik am 27.1.97 in Nürnberg und vom Vorstand der FKDB am 21.3.97)

➤ Das Qualitätsprinzip ist bei der Versorgung entscheidend.

➤ Die von der Deutschen Diabetes-Gesellschaft (DDG) definierten Qualitätsstandards werden angewandt:
  - Diabetologe DDG
  - Diabetesberater DDG (Diabetesassistentin DDG)
  - Schwerpunkteinrichtung zur Behandlung von Typ-1-Diabetikern DDG
  - Schwerpunkteinrichtung zur Behandlung von Typ-2-Diabetikern DDG
  - Diabeteszentrum DDG
  Die Diabetes-Schwerpunktpraxen sind im speziellen Versorgungsmodell zur qualitativen Verbesserung der ambulanten Diabetikerversorgung in Bayern definiert.

➤ Die Hausärzte bzw. niedergelassenen Ärzte in der Primärversorgung sind wesentlicher Bestandteil und gewährleisten die Grundversorgung. Insbesondere sind auch die im Gesundheitspaß Diabetes vorgesehenen Überwachungsleistungen von den primärversorgenden Ärzten zu erbringen bzw. zu gewährleisten. Hausärzte und andere niedergelassene Ärzte in der Primärversorgung, die Diabetiker betreuen, müssen an einem Qualitätszirkel Diabetes teilnehmen.

➤ Drei Ebenen der Versorgung sind demnach zu unterscheiden:
  - Versorgung in einem Diabeteszentrum
  - Schwerpunktversorgung
    a) Schwerpunktpraxis
    b) Schwerpunktkrankenhaus (Ambulanz, teilstationär, vollstationär)
    c) Schwerpunktrehabilitation (evtl. Ambulanz)
  - Grundversorgung
    a) Hausarzt
    b) Akutkrankenhaus
  Bezüglich ambulant, teilstationär, vollstationär, Rehabilitation gelten die allgemeinen Regeln (ambulant vor stationär etc.!).
  Nach Einführung von Sonderentgelten, differenzierten Fallpauschalen und ähnlichen Vereinbarungen gilt das Prinzip gleicher Kostenersatz für gleiche Leistung.
  Die Schwerpunkteinrichtungen sind verpflichtet, für diabetologische Fortbildung in ihrem lokalen Bereich zu sorgen und Qualitätszirkel zu organisieren.

➤ Jeder Diabetiker braucht bei seiner Versorgung zwei Ärzte: seinen Hausarzt bzw. einen entsprechenden niedergelassenen Arzt und einen Diabetologen. Für den ambulanten und stationären Bereich sieht dieses duale Versorgungsprinzip wie folgt aus:
  - Ambulante Behandlung:
    Typ-1-Diabetiker sollten grundsätzlich zusammen mit einem niedergelassenen Diabetologen DDG, einem ermächtigten Diabetologen DDG eines Krankenhauses oder eines Diabeteszentrums oder einer Rehaklinik betreut werden.
    Typ-2-Diabetiker sollten mindestens einmal jährlich einem Diabetologen DDG vorgestellt werden.
  - Stationäre Behandlung:
    Krankenhäuser, die kein Diabetesteam haben, sind verpflichtet, zur Behandlung von Diabetikern konsiliarisch einen niedergelassenen Diabetologen DDG oder einen ermächtigten Krankenhausdiabetologen DDG beizuziehen.

➤ Das Problem der Schnittstellen zwischen den einzelnen Ebenen ist durch genau definierte Indikationen zu lösen. Eine Rückführung des Patienten auf die Grundversorgungsebene nach Erbringung (bzw. Erledigung) der Leistung ist essentiell.

➤ Derzeit gelten folgende Indikationen für die Einbindung von Schwerpunkteinrichtungen in Praxis und Klinik:
  - Manifestation
  - strukturiertes Gruppenprogramm
  - akute Entgleisung (Hypo-/Hyperglykämie, Ketoazidose)
  - chronische Entgleisung bzw. Nichterreichen des HbA_{1c}-Therapieziels
  - intensivierte Insulintherapie/Insulinpumpe
  - Insulintherapie bei Typ-2-Diabetes
  - Therapie bei schwerer Insulinresistenz
  - Diabetes in der Schwangerschaft
  - psychosoziale Diabetesprobleme
  - St.-Vincent-Überwachung (Gesundheitspaß Diabetes), sofern die Leistungen vom niedergelassenen Arzt nicht erbracht werden können
  - beginnende Folgekrankheiten (Nephro-, Neuro-, Retinopathie, KHK, AVK, zerebrovaskuläre Folgen)
  - fortgeschrittene Folgekrankheiten
  - diabetischer Fuß

➤ Die Qualität der Versorgung muß begleitend erfaßt werden (für ambulanten und stationären Bereich gelten die gleichen Qualitätsrichtlinien)
  - nach den Richtlinien der DDG
  - DiabCare
  - Arbeitsgemeinschaft strukturierte Diabetestherapie (ASD)
  - epidemiologische Erfassungen

rapie von Kindern und Jugendlichen mit Diabetes, von Schwangeren mit Diabetes einschließlich Gestationsdiabetes sowie Patienten mit Insulininfusionspumpen ist unbedingt die Expertise vor einer entsprechend zertifizierten Diabeteseinrichtung mit einem qualifizierten Schulungs- und Behandlungsteam erforderlich. Spezielle Therapieprogramme für Patienten mit Hypoglykämieängsten, Eßstörungen, Diabetes-Akzeptanzproblemen, Hypertonie, Nierenkrankheiten, diabetischem Fußsyndrom können leider bislang nur an wenigen Diabetes-Schwerpunktseinrichtungen angeboten werden.

Duale Versorgung: Die Hinzuziehung bzw. Einschaltung des Diabetologen kann ganz generell bei Maßnahmen zur (Früh-)Diagnostik und Therapie der Folgekrankheiten äußerst sinnvoll sein. Umgekehrt ist die Integration des vor Ort behandelnden niedergelassenen Arztes in das therapeutische Gesamtkonzept auch deshalb so wichtig, weil jede Schulung und Therapie eines Diabetikers nicht mit einer einmaligen Maßnahme abgetan ist, sondern einen kontinuierlichen Prozeß darstellt, zu dem auch der niedergelassene Arzt seinen Teil beisteuern muß.

Als Beispiel für ein solches duales qualitätsorientiertes Vorgehen ist in Tab. 6.**2** das Versorgungskonzept abgedruckt, wie es von der Fachkommission Diabetes in Bayern, dem Landesverband der Deutschen Diabetes-Gesellschaft, erarbeitet worden ist (Tab. 6.**2**).

Festlegung des Therapieziels

Zweifellos hat sich jede Diabetestherapie vor Beginn bzw. Neubeginn – und dann auch von Zeit zu Zeit immer wieder – am sog. individuellen Therapieziel des einzelnen Patienten zu orientieren (9, 10, 19, 20). Leider lassen sich generell gültige Richtlinien, die für alle Diabetiker von Kindes- bis zum Greisenalter gelten, nicht formulieren.

Ausrichtung nach dem Alter: Die in Tab. 6.**3** dargestellten Vorschläge der Fachkommission Diabetes in Bayern haben sich an 3 Altersgruppen und einer Reihe von Sondersituationen orientiert. Für betagte Patienten im prognostisch-medizinischen Sinn haben noch andere Überlegungen zu gelten (Tab. 6.4). Bei jungen bzw. „jüngeren"

Tabelle 6.**3** Altersgestufte Therapierichtwerte bei Diabetes

Anzustrebende HbA$_{1c}$-Werte nach Altersgruppen	
Alter (Jahre)	Therapieziel HbA$_{1c}$ (%)
< 50	< 6
50–75	< 7
> 75	< 8

Bei HbA$_{1c}$-Normbereich < 6%.

Präproliferative oder proliferative Retinopathie

langsamere Annäherung an das Therapieziel

Strengere Therapieziele speziell bei:

- sensomotorischer Neuropathie
- Schwangerschaft
- KHK, Z.n. Herzinfarkt (PTCA, Bypass)
- AVK, Z.n. PTA oder Lyse
- diabetischem Fuß
- beginnender Nephropathie (Stadium der Mikroalbuminurie)
- erektiler Dysfunktion

Diabetikern muß unbedingt der Glucosestoffwechsel normalisiert oder nahezu normalisiert werden, um die Manifestation der diabetesbedingten Komplikationen zu verhüten (19, 78). Mittlerweile ist klar, daß auch und gerade für Typ-2-Diabetiker zur Prävention von und Sekundärintervention bei makrovaskulären Komplikationen relativ rigide normnahe Glykämiewerte (mit HbA$_{1c}$-Werten < 7%) erreicht werden sollten (8, 36, 40, 44, 56, 79). Diesbezüglich sind noch in den 80er und frühen 90er Jahren auch von diabetologischer Seite wohl Versäumnisse begangen worden.

Tabelle 6.**4** Problematik bei der Therapie multimorbider betagter Typ-2-Diabetiker (> 80 Jahre)

- fehlende Bereitschaft oder Fähigkeit zur Ernährungsumstellung bei Adipositas
- limitierte Möglichkeiten körperlicher Bewegung wegen Adipositas, degenerativer Gelenkserkrankungen, eingeschränkter kardiopulmonaler Leistungsfähigkeit
- Vorhandensein von zwei oder mehr zusätzlichen kardiovaskulären Risikofaktoren neben dem Diabetes bei 2/3 der älteren Typ-2-Diabetiker
- schwer kalkulierbare Interaktionen multipler Begleit- und Diabetes-Folgeerkrankungen sowie der zahlreichen erforderlichen Medikamente untereinander (insbesondere Sulfonylharnstoffe)
- steigende Gefährlichkeit (Apoplex, Herzinfarkt, Tod) und Häufigkeit (pathologisch verminderte Kreatinin-Clearance bei 50% der älteren Diabetiker) von Hypoglykämien mit zunehmendem Alter
- therapeutischer Nihilismus vieler Ärzte bei betagten Patienten
- falsche Einschätzung einer verminderten körperlichen und geistigen Leistungsfähigkeit aufgrund schlechter Diabeteseinstellung als „normale Alterserscheinung": drastische Verbesserung durch Einstellungsoptimierung, falls erforderlich auch bei Betagten mit Insulin (Fertigspritzen!)
- Anpassung der Schulung an die Problematik des älteren Patienten

Individuelle Maßnahmen: Sinnvollerweise wird das Behandlungsziel für und mit jedem Patienten individuell unter Berücksichtigung seines biologischen Alters, seiner Begleiterkrankungen und seiner Beschwerden definiert und schriftlich festgehalten (9, 10). Die Prävention von Koma, Ketoazidose und des diabetischen Fußsyndroms gilt für alle Diabetiker als Therapieziel. Für insulin- und sulfonylharnstoffbehandelte Diabetiker kommt die Vermeidung von schweren Hypoglykämien mit Bewußtlosigkeit usw. hinzu; unter Umständen müssen bei Patienten mit rezidivierenden Hypoglykämieproblemen HbA$_{1c}$-Werte aus dem Normbereich leicht nach oben angehoben werden. Auch eine vom Patienten nicht akzeptierte Zahl von leichten Hypoglykämien kann das Erreichen des Therapieziels schwierig machen. Fraglos spielen die subjektiv empfundene Lebensqualität, aber auch die individuelle Lebensphilosophie eine entscheidende Rolle, welches Therapieziel der Patient aus seiner Sicht erreichen möchte (23). Das Konzept des „Empowerments" trägt dem Rechnung und versucht, dem Patienten möglichst viel „Power" zur Verwirklichung seiner Therapieziele anzubieten (39). Symptomfreiheit, d. h. das Freisein von Symptomen infolge ungenügender Stoffwechselkompensation, sollte eigentlich immer als lohnendes Ziel ausgemacht werden, wobei speziell die schmerzhafte Polyneuropathie diesbezüglich Probleme machen kann.

Daß eigentlich alle mikroangiopathischen, makroangiopathischen und neuropathischen Folgen des Diabetes tatsächlich Folgen längerfristig überhöhter Glykämiewerte sind, wird in der Nach-DCCT-Ära, aber auch in vielen weiteren Langzeitstudien an Typ-1- und Typ-2-Diabetikern nicht mehr weiter kontrovers beurteilt (8, 15, 36, 40, 44, 46, 56, 58, 78). Zur Prävention und Sekundärintervention zumindest bei mikro- und makrovaskulären Komplikationen müssen jedoch auch Ziele hinsichtlich des Blutdrucks, des Lipidprofils sowie des Rauchverhaltens umgesetzt und bei der Festlegung des Gesamttherapieziels berücksichtigt werden (54, 59, 65, 74, 75). Speziell bei Patienten nach Myokardinfarkt haben sich eine LDL-Cholesterinsenkung mit Statinen (Cholesterinsynthesehemmer), aber auch eine β-Blocker-Therapie als äußerst effektiv erwiesen (59, 65). Aber auch sonst geht es oft um eine individualisierte Therapie eines Hochrisikoprofils bei potentieller Multimorbidität.

Grundlegendes hinsichtlich Patienten

Sicherung der Diagnose: Wie bei jeder Erkrankung, so ist auch bei Diabetes mellitus vor Einleitung der Therapie sicherzustellen, daß eine einwandfreie Diagnose vorliegt. Die Amerikanische Diabetes-Gesellschaft hat diesbezüglich 1997 die Kriterien für die Definition des Diabetes, speziell für die Nüchternblutzuckerwerte, verschärft (79). Von einem manifesten Diabetes ist demnach auszugehen, wenn die Glucosekonzentration im Blut (Kapillarblut) nüchtern an 2 Tagen über 110 mg/dl (6,1 mmol/l) gelegen hat oder wenn postprandiale Werte die Grenze von 200 mg/dl (11,1 mmol/l) übersteigen (Kriterien für venöses Plasma: nüchtern ≥ 126 mg/dl = 7 mmol/l bzw. postprandial ≥ 200 mg/ dl = 11,1 mmol/l). Sind diese Kriterien bereits erfüllt, erübrigt sich eine orale Glucosebelastung. Zum weiteren Prozedere und zur Differentialdiagnose sei auf Kap. 5 verwiesen.

Zuordnung zu einer Diabetesform und Therapiewahl: Sodann sollte der Versuch gemacht werden, den Patienten gemäß der in Kap. 2 gegebenen Richtlinien den verschiedenen Unterformen des Diabetes zuzuordnen, insbesondere dem Typ-1- bzw. dem Typ-2-Diabetes. Unter therapeutischen Gesichtspunkten ist dies besonders wichtig, weil bei Typ-1-Diabetes nach einigen Jahren von einem praktisch absoluten Insulinmangel auszugehen ist, der ganz spezielle therapeutische Konzepte erfordert, während beim Typ-2-Diabetes die lebenslange Insulinresistenz und eine kaum zum völligen Erliegen kommende endogene Insulinsekretion bei der Therapie in Rechnung zu stellen sind (s. u.). Patienten mit spät manifestem Typ-1-Diabetes, auch jenseits des 30. Lebensjahres (Typ-1-Diabetes kann vermutlich mit gleicher Häufigkeit wie zwischen dem 20. und 30. Lebensjahr bis in das höchste Lebensalter auftreten), können bei dieser Differenzierung zwischen Typ-1- und Typ-2-Diabetes eine besondere Problemgruppe darstellen. Diese Patienten benötigen frühzeitig Insulin, und es ist zu hoffen, daß diese als LADA-Diabetes (late onset autoimmunity diabetes in the adult) in die Literatur eingegangene Form von Diabetes in Zukunft einfacher erkannt wird. Umgekehrt ist bei Typ-2-Diabetikern immer zu prüfen, ob die Indikation auch für eine bereits implementierte Therapie mit oralen Antidiabetika oder sogar Insulin tatsächlich gegeben oder ob nicht eine alleinige Ernährungstherapie ausreichend ist (16). Stoffwechselentgleisungen sind immer hinsichtlich eines echten Therapieversagens bzw. Complianceversagens zu evaluieren (23). Die Qualität der erzielten Stoffwechselein-

stellung ist am vorher fixierten individuellen Therapieziel zu messen.

Nur langsam setzt sich die Erkenntnis durch, daß tatsächlich drei Viertel aller Typ-2-Diabetiker „zufällig" diagnostiziert werden und bis zu 25% bereits bei Diagnosestellung deutliche mikroangiopathische Schäden aufweisen (27, 60, 71, 75, 83). Diesbezüglich stimmen die Erfahrungen aus einer Untersuchung an einer repräsentativen Stichprobe von Typ-2-Diabetikern im Großraum München (Tab. 6.5) und dem Zentralregister in der ehemaligen DDR in hohem Maße überein. Durchschnittlich vergehen wohl ca. 5 Jahre bis zur Diagnose des Diabetes (66). Jeder zweite neu diagnostizierte Typ-2-Diabetiker zeigt zudem bereits deutliche Zeichen von atherosklerotischen, d. h. makrovaskulären Komplikationen (Tab. 6.6). Vor diesem Hintergrund wurden – wie bereits angesprochen – die Kriterien zur Diagnose des Diabetes verschärft. Zielsetzung muß eine wesentlich frühere Diagnose und Therapie sein. Das spezielle Risikoprofil von besonders für Typ-2-Diabetes anfällige Menschen verlangt erhöhte Aufmerksamkeit und eröffnet auch die notwendigen Ansätze für eine Prävention des Typ-2-Diabetes.

In der Regel liegen 3 und mehr der in Tab. 6.7 genannten **Risikofaktoren** vor. Solche gefährdeten Menschen

Tabelle 6.**5** Münchner Praxisprogramm zur Behandlung des Typ-2-Diabetes: Charakteristika einer Zufallsstichprobe von Beginn an (n = 290, Mediane)

	Alle	Männer (103)	Frauen (187)
Alter	65	62	66
Diabetesdauer (Jahre)	7	6	7
„Zufallsdiagnose" (%)	74	77	72
Diättherapie (%)	35	40	30
orale Antidiabetika (%)	57	55	58
Kombinationstherapie (%)	1	1	1
Insulin (%)	8	4	11
Kreatinin (mg/dl)	1,0	1,1	1,0
Nüchtern-C-Peptid (pmol/ml)	1,33	1,37	1,29
Body mass index (kg/m²)	27,4	26,9	28,1

Tabelle 6.**6** Münchner Praxisprojekt: Charakteristika einer Zufallsstichprobe (n = 68) kürzlich diagnostizierter Typ-2-Diabetiker (aus Standl, E., H. Stiegler: Diabetologia 36 [1993] 1017)

Alter	61 Jahre
HbA$_{1c}$	6,9 %
Nüchternblutzucker	140 mg/dl
Hypertonie-Prävalenz	75 %
Hypertriglyzeridämie	78 %
(Mikro-)Albuminurie-Prävalenz	24 %
Hypercholesterinämie-Prävalenz	32 %
Übergewicht-Prävalenz-Prävalenz	82%
KHK (EKG)	41%
AVK (Doppler)	35%
Karotisstenosen (Doppler)	4%

sollten möglichst hinsichtlich einer gesunden Ernährung und Lebensweise beraten und einmal jährlich einer Überprüfung des Glucosestoffwechsels (Check über 35) unterzogen werden.

Tabelle 6.**7** Risikoprofil des Prä-Typ-2-Diabetikers

- Verwandte 1. Grades von Typ-2-Diabetikern
- Patienten mit Hypertriglyzeridämie
- essentielle Hypertoniker
- Frauen mit Gestationsdiabetes
- Menschen mit erhöhtem Taille-Hüfte-Quotienten
- Menschen mit Mikroalbuminurie

Einstellung des HbA$_{1c}$-Werts: Hinsichtlich der in Deutschland erreichten durchschnittlichen Einstellungsqualität bei Typ-2-Diabetikern ist davon auszugehen, daß 40% der Patienten das Minimalziel eines HbA$_{1c}$-Wertes von < 2% oberhalb des Normbereiches nicht erreichen, wie Tab. 6.**8** mit Daten aus einer Münchner Stichprobe sowie eine 1992 gemachte Erhebung an 5 000 Typ-2-Diabetikern belegen (66). Weniger als 20% der Patienten lagen im HbA$_{1c}$-Normbereich. Analoge Untersuchungen bei repräsentativen Gruppen von Typ-1-Diabetikern in Deutschland stehen zur Zeit nicht zur Verfügung. Ergebnisse der Wisconsin-Studie in den USA lassen vermuten, daß die durchschnittliche Einstellungsqualität nicht besser ist als bei Typ-2-Diabetikern (36).

Eingehen auf psychische Probleme: Bei der Schulung und Therapie von Diabetikern ist auf seiten der Patienten mit einer Vielzahl von Hindernissen zu rechnen. Im Einzelfall sind sie auf die Psychologie des Patienten und seinen soziokulturellen Hintergrund abzustimmen. Dabei ist es wichtig, das persönliche „Glaubensbekenntnis" (health beliefs) des Patienten über seinen Diabetes bzw. über (potentielle) Folgekrankheiten zu ergründen (80). Letzten Endes muß die therapeutische Zielsetzung des Arztes mit den Vorstellungen des Patienten übereinstimmen. Zudem kann es entscheidend sein, herauszufinden, wo beim individuellen Patienten der sog. Lokus der Kontrolle liegt. Ist es der Arzt mit seinem Team, der das Heft bei der Diabeteskontrolle in der Hand hat, fühlt sich der Patient hauptverantwortlich dafür, oder erlebt er das Problem der Stoffwechselführung als etwas Fatalistisch-Schicksalhaftes? Schließlich ist der Problemkreis von Akzeptanz bzw. Rebellion gegenüber der lebenslangen Krankheit Diabetes mellitus von wesentlicher Bedeutung (6). Der behandelnde Arzt und sein Team sollten wissen, in welcher Phase der Akzeptanz (s. a. Kap. 38) sich der Patient gerade befindet, und dabei in Rechnung stellen, daß sich die Akzeptanz jederzeit auch ändern kann. Ganz grundsätzlich sind notwendige Verhaltensänderungen schwierig, insbesondere auf dem Gebiet der Ernährung, und

bei Erwachsenen – wenn überhaupt – nur langsam und partiell zu erreichen. Die Kontinuität bei den Bemühungen um solche Verhaltensänderungen kann nicht oft genug unterstrichen werden. Hinzu kommt, daß das Gros der Typ-2-Diabetiker praktisch keinen Leidensdruck aufweist, d. h. bei entsprechenden Befragungen keine besondere Belastung durch den Diabetes erkennen läßt (81, 84, 85). Eine gravierende Ausnahme stellen allerdings die insulinspritzenden Typ-2-Diabetiker dar, die in der Regel ein enormes Belastungsprofil aufweisen und dadurch an einer vernünftigen Compliance gehindert werden. Gemessen daran sind Typ-1-Diabetiker deutlich weniger belastet, auch wenn sie eine nicht unerhebliche Anzahl Ängste in bezug auf Hypoglykämien, Eßverhaltensstörungen und Komplikationen usw. erkennen lassen. Schließlich erliegen nicht wenige Patienten den Einflüssen ihrer Umgebung, insbesondere auch ihrer Angehörigen, eine Tatsache, die bei der Behandlung oft übersehen wird.

Unter Würdigung all dieser Schwierigkeiten wird heute vor allem das **Patienten-„Empowerment"** verfolgt, d. h., der Patient soll auf umfassende Weise gefördert, befähigt und bestärkt werden, seinen Diabetes selbst zu regeln und zu steuern. Letztlich muß der Patient die verschiedenen therapeutischen Maßnahmen Tag für Tag selbst umsetzen, muß seine Therapieziele selbst festlegen. Aufgabe des behandelnden Arztes und des Diabetesteams aber ist es, den Patienten bei der Verwirklichung seiner Therapieziele möglichst kompetent und ausdauernd zu unterstützen. Jeder Diabetiker müsse sein eigener Arzt werden, hat schon Joslin gesagt (35). Er sprach dabei aber nicht von „auf eigene Faust wursteln", sondern hielt gleichzeitig die partnerschaftliche Begleitung durch den Diabetesarzt und sein Team für unverzichtbar.

Grundlegendes zum behandelnden Arzt und zu den übrigen Mitgliedern des Therapieteams

Bedeutung des Teams: Zweifellos ist nach wie vor der behandelnde Arzt der hauptverantwortliche Therapeut. In manchen Bereichen aber – und dies betrifft besonders die Schulung – ist er nur Teil eines ganzen Teams (32, 70). Schon die diabetologischen Altmeister wie Joslin und Constam haben sich für ihre Tätigkeit der Mithilfe eines Teams versichert (17, 25). Heute ist das Diabetesteam mit einer Vielzahl von spezialisierten Mitgliedern aus der praktischen Diabetologie nicht mehr wegzudenken und bestimmt in hohem Maße die Qualität der praktischen Diabetikerbetreuung. In der Alltagsarbeit hat sich mittlerweile allgemein die Erfahrung durchgesetzt, daß trotz der zentralen Rolle des Arztes in der Behandlung und Schulung des Diabetikers die eigent-

Tabelle 6.**8** Diabeteseinstellung von Typ-2-Diabetikern: Verteilung (%) von HbA$_{1c}$-Gruppen nach Alter und Geschlecht bei einer unausgewählten Stichprobe von Typ-2-Diabetikern (n = 288)

HbA$_{1c}$	Alter (Jahre)		Männer	Frauen	Insgesamt
	< 64	65–75			
< 6 % normal	17,3	18,6	18,6	17,7	18,1
6–8 % erhöht	38,6	37,9	45,1	34,4	38,2
> 8 % stark erhöht	44,1	43,5	36,3	47,8	43,8
Gesamtzahl (n)	127	161	102	186	288

liche Organisation und Durchführung der Schulung und praktischen Betreuung viel effektiver durch dafür ausgebildetes nichtärztliches Personal erfolgt. Die Deutsche Diabetes-Gesellschaft hat dafür das Berufsbild von Diabetesberatern(-innen) und Diabetesassistenten(-innen) geschaffen und genau definierte Ausbildungswege eingeführt (86, 87). Die Sprachbarrieren zwischen solchen Schulungsprofessionals und Patienten sind im allgemeinen viel geringer als zwischen Ärzten und Patienten. Andererseits haben Ärzte viele Aufgaben zu erfüllen und auch von ihrem Arbeitsablauf her gar nicht die Möglichkeit, zu vorgegebenen Terminen umfangreiche Schulungen selbst zu übernehmen.

Entscheidend ist aber, daß der Arzt hinter all den Schulungsmaßnahmen steht und der Patient die Gewißheit hat, daß diese Schulung Teil der ärztlichen Therapie ist.

Training und Aufgaben des behandelnden Diabetologen: Aber auch der behandelnde Arzt sollte ein spezifisches Training für die Behandlung und Schulung von -Diabetikern absolviert haben. Für die Ebene von Diabetes-Schwerpunktpraxen und Diabeteszentren in Krankenhäusern hat die Diabetes-Gesellschaft 1994 die Qualifikation eines Diabetologen DDG eingeführt (22). Über 1 200 Ärzte haben diese Qualifikation in der Zwischenzeit erworben.

Am besten beginnt man die ärztliche Beratung jeweils mit der Besprechung der Stoffwechselselbstkontrollen seit dem letzten Besuch anhand des vom Patienten geführten Protokollhefts. Außerdem hat der Arzt für ein regelmäßiges Screening der Hauptrisikofaktoren für Folgekrankheiten sowie für eine Frühdiagnostik dieser Folgekrankheiten im Sinne der St.-Vincent-Deklaration zu sorgen. Tab. 6.**9** gibt über diese Maßnahmen im einzelnen Auskunft. Gleichzeitig bedeutet dies auch, daß die in Tab. 6.**9** genannten Untersuchungsmethoden dem Diabetestherapeuten zur Verfügung stehen oder andernfalls entsprechend konsiliarärztlich in Auftrag gegeben werden müssen. Es erübrigt sich zu sagen, daß auch genügend qualitätsgesicherte Meßmethoden zur Bestimmung von HbA_{1c}, Glucose im Blut und Harn sowie Aceton im Urin etabliert sein müssen.

Auch die **Qualität von Behandlungseinrichtungen** für Typ-1- sowie für Typ-2-Diabetiker ist seit Mitte der 90er Jahre durch die Deutsche Diabetes-Gesellschaft definiert (63, 67). Dabei geht es zum einen um eine genügend umfangreiche Expertise in der Behandlung von Diabetikern, zum anderen aber um eine Vielzahl von Qualitätsmerkmalen bis hin zur Dokumentation der Qualität. Herzstück ist das Diabetestherapieteam, das aus einem sog. Dreierteam mit Diätassistentin, Diabetesberater(in) DDG und Diabetologe DDG besteht. Eine wertvolle Ergänzung stellt an größeren Zentren sicherlich ein Psychologe oder auch ein Sozialarbeiter dar (39). Die Arbeitsgemeinschaft Strukturierte Diabetes-Therapie (ASD) der Deutschen Diabetes-Gesellschaft bemüht sich vor allem, die Qualitätskriterien weiterzuentwickeln (12). Mittels Bench-Marking können sich die verschiedenen Diabeteseinrichtungen anhand von mittleren HbA_{1c}-Werten, Hypoglykämiehäufigkeit, notwendigen Krankenhaustagen u. ä. ihrer Patienten untereinander vergleichen. Ganz wesentlich sind auch gegenseitige Hospitationen der Behandlungsteams, mit der Struktur und Prozeßqualität gegenseitig evaluiert und mittels eines schriftlichen Abschlußberichts festgehalten werden. Die Mitglieder des Diabetestherapieteams müssen also auch bereit und fähig für kollegiale Qualitätsüberprüfungen sein.

Qualifikation von niedergelassenen Ärzten und Arzthelferinnen: Auch für den großen Bereich der nieder-

Tabelle 6.**9** Untersuchungen, die bei Diabetikern im Hinblick auf Folgekrankheiten regelmäßig durchgeführt werden sollten. Eintragung der Daten und Therapieziele in den Gesundheitspaß Diabetes

Bei jedem Arztkontakt
- Gewicht
- Blutdruck
- Blutzucker

Viertel- bis (halb)jährlich
- Blutzucker
- HbA_{1c}-Mikroalbuminurie
- Fußinspektion

Jährlich
- augenärztliche Untersuchung
- Nierenfunktionsuntersuchung (Blutdruck, Mikroalbuminurie, Urinstatus, Kreatinin, Kreatinin-Clearance)
- Untersuchung des peripheren Nervensystems inkl. des quantifizierten Stimmgabeltests, Thermästhesie und Mikrofilamente
- Gefäßstatus einschließlich Doppler-Untersuchung
- Ruhe-EKG, ggf. Belastungs-EKG, Echokardiographie usw.
- Lipidstatus*: Cholesterin, Trigylceride, HDL-, LDL-Cholesterin

* Abhängig vom individuellen Therapieziel.
  Die Erfassung des Rauchverhaltens gehört ebenfalls zur Überwachung des kardiovaskulären Risikoprofils.

gelassenen Ärzte wurden mittlerweile eine Reihe von Diabetesvereinbarungen abgeschlossen und fortgeschrieben (26, 34, 60). Zwei Hauptrichtungen wurden dabei verfolgt, zum einen die Definition und Einbindung von Diabetes-Schwerpunktpraxen, z. B. im Rahmen des Brandenburger oder Sächsischen Versorgungsmodells (60, 62), zum anderen die Qualifizierung von hausärztlich tätigen Internisten und Allgemeinärzten zur Durchführung von einfacheren Schulungs- und Behandlungsprogrammen für Typ-2-Diabetiker mit und ohne Insulintherapie (ehemals Ziffer-15-Vereinbarung). Mehr als 10 000 niedergelassene Ärzte und insbesondere deren Arzthelferinnen haben in speziellen Ausbildungsseminaren entsprechende Kompetenzen erworben (25). Letzteres stellt eine weltweit einmalige Aktivität dar, die auf Initiative von 2 Schulungsgruppen in Düsseldorf und München, einem Pharmaunternehmen sowie den Kassenärztlichen Vereinigungen und unter Mithilfe von praktisch allen deutschen Diabeteszentren zustande gekommen ist. Die Richtlinien zur Qualifizierung von Arztpraxen unter Einschluß der Arzthelferin waren bereits 1988 vom Ausschuß Schulung und Weiterbildung der Deutschen Diabetes-Gesellschaft erstellt, von deren Vorstand verabschiedet und entsprechend publiziert worden (69). Neuen Rückenwind hat diese bundesweit ausgerichtete Aktion vor allem dadurch gewonnen, daß die Vergütung deutlich angehoben und die Schulungsprogramme auf insulinbehandelte Typ-2-Diabetiker ausgedehnt werden konnte (26). Problematisch ist allerdings nach wie vor die kontinuierliche Sicherstellung der Qualifikation der Arzthelferinnen, die als zentrale Personen die strukturierten Programme durchführen. Arbeitsplatzwechsel, Krankheitsausfälle, aber auch Arbeitsüberlastung durch andere Aufgaben sind als häufige Störgrößen zu nennen. Eine exakte Definition und Dokumentation der Qualität sollten jedoch auch hier der Schlüssel für eine positive Zukunftsentwicklung sein.

Tabelle 6.**10** Intensivschulung für Typ-1-Diabetiker

Montag	Dienstag	Mittwoch	Donnerstag	Freitag
8.45 – 9.00 Uhr Begrüßung in der Diabetikerambulanz	9.00 - 10.45 Uhr Wirkungen der Insuline	9.00 – 10.45 Uhr Dosisanpassung I	9.00 – 10.45 Uhr Dosisanpassung II	9.00 – 10.45 Uhr Diabetes in besonderen Situationen
9.00 – 10.45 Uhr Was ist Typ-1-Diabetes?				
10.45 Uhr gemeinsame Stoffwechselselbstkontrolle und Zuckervisite				
	12.30 – 13.30 Uhr Insulininjektion mit Pen	12.30 – 13.30 Uhr Unterzucker	12.30 – 13.30 Uhr Folgeerkrankungen des Diabetes	12.30 – 13.30 Uhr Diabetes im Alltag
13.45 – 15.30 Uhr Stoffwechselselbstkontrolle	14.00 – 15.30 Uhr Einführung in die Diabeteskost	14.00 – 15.30 Uhr Diabeteskost im Alltag		
15.45 Uhr gemeinsame Stoffwechselselbstkontrolle und Zuckervisite				

Grundlegendes zur Schulung

Unterrichtskurse

Vieles zur Schulung ist bereits in den vorhergehenden Abschnitten dieses Kapitels direkt oder indirekt geäußert worden.

Systematisch strukturierte Unterrichtskurse sind die Hauptaufgabe des Diabetesteams.

Teilnehmerzahl: Was erwachsene Patienten betrifft, so sollten (oder könnten) diese in Gruppen von 4–10 Teilnehmern unterrichtet werden – dies bringt nicht nur Zeitersparnis, sondern auch Informations- und Motivationsvorteile –, wohingegen an Diabetes erkrankte Kinder und deren Verwandte oder spezielle Themen wie „Schwangerschaft und Diabetes" normalerweise einen „Einzelpatientenansatz" erfordern. Im Falle von Gruppenunterricht sollten diese Gruppen homogen in bezug auf Probleme, Bedürfnisse und Alter der Patienten sein. Vor allem sollten für Typ-1- und Typ-2-Patienten separate Kurse geboten werden.

Inhalt und Umfang des Kurses: Mittlerweile verlangt die Entwicklung noch weiter differenzierte Kurse: für intensivierte Insulintherapie, für konventionelle Insulinbehandlung (speziell auch für Typ-2-Diabetiker) und für die Basisbehandlung ohne Insulin. Diesen Kursen können dann Module zur Hypertonieschulung, zur Prävention von Hyperglykämien, für Fußprobleme, für Nierenprobleme usw. angehängt werden (54). Ein streng strukturiertes Programm mit einem festgelegten Lehrplan (Kurrikulum) sollte sicherstellen, daß alle wichtigen Themen in ausreichender Ausführlichkeit und Tiefe behandelt werden.

Tabelle 6.**11** Basisschulung mit Insulinbehandlung

Tag	Uhrzeit	Thema	Raum
Montag	8.45 – 9.00 Uhr	Begrüßung	Haus 5 Diabetikerambulanz Erdgeschoß
	9.15 – 10.45 Uhr	Was ist Diabetes?	Haus 7 Station 7a Schulungsraum I
	14.00 – 15.30 Uhr	Blutzucker messen Insulin aufziehen und spritzen	Schulungsraum I
Dienstag	9.15 – 10.45 Uhr	Insulinwirkung Pens	Haus 7 Station 7a Schulungsraum I
	14.00 – 15.30 Uhr	Hypertonieschulung	Schulungsraum I
Mittwoch	9.15 – 10.45 Uhr	gesunde Ernährung	Haus 7 Station 7a Schulungsraum I
	13.00 – 13.45 Uhr	Spaß durch Bewegung	Schulungsraum I
Donnerstag	9.15 – 10.45 Uhr	Folgeerkrankungen/Fußpflege	Haus 7 Station 7a Schulungsraum I
Freitag	9.15 – 10.45 Uhr	Unterzucker/Bewegung	Haus 7 Station 7a Schulungsraum I

Tabelle 6.**12** Basisschulung ohne Insulinbehandlung

Tag	Uhrzeit	Thema	Raum
Montag	8.45 – 9.00 Uhr	Begrüßung	Haus 5 Diabetikerambulanz Erdgeschoß
	9.15 – 10.45 Uhr	Was ist Diabetes/Urinzucker?	Haus 7 Station 7a Schulungsraum II
	14.00 – 14.45 Uhr	Spaß durch Bewegung	Schulungsraum II
Dienstag	9.15 – 10.45 Uhr	gesunde Ernährung	Haus 7 Station 7a Schulungsraum I
	14.00 – 15.30 Uhr	Hypertonieschulung	Schulungsraum I
Mittwoch	9.15 – 10.45 Uhr	Folgeschäden/Fußpflege	Haus 7 Station 7a Schulungsraum II
	13.00 – 13.45 Uhr	Spaß durch Bewegung	Schulungsraum II
Donnerstag	9.15 – 10.45 Uhr	Unterzucker/Bewegung	Haus 7 Station 7a Schulungsraum II

Wochenkurse haben sich als zeitliches Standardmaß erwiesen, um genügend Grundwissen zu vermitteln. Zwei typische Beispiele für solche Wochenkurse sind in den Tab. 6.**10** – 6.**12** dargestellt. Der Lernprozeß sollte durch eine spezielle Beratung am Ende des Unterrichts individuell gestaltet werden.

Auch für die **Praxis niedergelassener Ärzte** sind für die Typ-2-Diabetiker ohne Insulinbehandlung sowie mit Insulinbehandlung entsprechend strukturierte Schulungsprogramme entwickelt worden, die auf der Basis von 4 oder 5 Unterrichtseinheiten alles Notwendige erlernen lassen und Bestandteil vieler Diabetesvereinbarungen mit den Kassenärztlichen Vereinigungen und den Krankenkassen geworden sind. Beispiele für die Strukturierung und Inhalte solcher Kurse in der niedergelassenen Praxis sind in den Tab. 6.**13** und 6.**14** dargestellt.

Tabelle 6.**13** Programmierte Schulung und Betreuung nicht mit Insulin behandelter Typ-2-Diabetiker in der Arztpraxis. Inhalte der 4 Unterrichtseinheiten

- Was ist Diabetes mellitus? Urinzuckerselbstkontrolle
- Wiederholung, Kontrolle der UZ-Protokolle, Wirkung des Insulins, Kost des Typ-2-Diabetikers, Wiegen, Auslaßversuch der oralen Antidiabetika
- Wiederholung, Kontrolle der UZ-Protokolle, Wiegen, Probleme beim Abnehmen, Fußpflege, Fuß- und Beingymnastik, körperliche Aktivität
- Wiederholung, Kontrolle der UZ-Protokolle, Wiegen, Probleme beim Abnehmen, weitere Risikofaktoren, Kontrolluntersuchungen, Gymnastik, HbA$_1$

Tabelle 6.**14** Behandlungs- und Schulungsprogramm für Typ-2-Diabetiker, die Insulin spritzen. Schwerpunkte der 5 Unterrichtseinheiten

- Insulininjektion
- Selbstmessung des Blutzuckers, Hypoglykämie
- Ernährung
- Verminderung der Insulindosis, körperliche Bewegung
- Erhöhung der Insulindosis, Erkrankungen, Fußpflege

■■■■ Voraussetzungen und Medien

Unterrichtsräumlichkeiten und Ausstattung: Die wichtigste Voraussetzung für die Arbeit des Diabetesteams ist das Vorhandensein von geeigneten Räumlichkeiten. Der Unterrichtsraum – wenn möglich getrennte Räume für Typ-1- und Typ-2-Patienten – sollte leicht zu erreichen sein, eine ausreichende Größe besitzen und eine angenehme Atmosphäre für das Lernen in Gruppen verbreiten, ebenso über genügend Licht zum Notizenmachen verfügen. Was die Ausstattung des Raumes anbelangt, so sollten bequeme Tische und Stühle zum Schreiben und Üben, z. B. der Selbstkontrolle, vorhanden sein. Eine Tafel oder/und ein Flip-chart, Metaplantafeln und ein Overheadprojektor sind Ausstattungsgegenstände, die für den Lernprozeß unentbehrlich sind. Zusätzlich sind Geräte wie Videorekorder und Diaprojektor sehr hilfreich.

Je nach Zielgruppe von Patienten hat sich auch die **Akzentsetzung** der Schulung und ihre Ausrichtung anzupassen. Vor allem geht es um eine handlungsorientierte Schulung. Nur wenn die Informationen im wahrsten Sinne des Wortes „begriffen" werden und wenn die Handlungsabsichten der Betroffenen mit der Schulung übereinstimmen, wird es zu einem Schulungserfolg kommen.

Unterrichtsprogramm und -material: Das Festhalten an einem gut ausgearbeiteten Unterrichtsprogramm verdient oberste Priorität. Abweichungen davon durch einen Überfluß an technischen Hilfsmitteln und anderem Material sind nachteilig und sollten vermieden werden. Im Gegenteil: Eher sollte eine gute Zusammenarbeit zwischen den Patienten angestrebt und gefördert werden. Durchgängiger Frontalunterricht sollte so weit als möglich reduziert werden. Ein geschriebener Lehrplan aller Unterrichtsstunden (Kurrikulum), Checklisten und evtl. zusätzliche Unterrichtskarten erweisen sich als sehr sinnvoll für den Lehrer oder – besser – Moderator der Gruppe, um sicherzustellen, daß trotz des freien Ablaufs des Unterrichts und des kommunikativen Prozesses alle für ein bestimmtes Thema veranschlagten Punkte nicht nur ins Auge gefaßt, sondern auch besprochen werden. Das Austeilen von Broschüren oder eines Skripts an die Patienten am Ende der Stunde erleichtert die Wiederholung der mündlichen Instruktionen. Jeder

Diabetiker sollte in diesem Rahmen auch mit einem Ernährungsplan ausgerüstet werden, der seinen individuellen Gegebenheiten und Neigungen Rechnung trägt. Außerdem ist der von der Deutschen Diabetes-Gesellschaft implementierte Gesundheitspaß Diabetes zu erläutern und auszuhändigen, der dem Patienten die regelmäßige Dokumentation aller notwendigen Kontrolluntersuchungen ermöglicht.

Praktische Utensilien und optische Medienmittel: Praktische Utensilien wie Teststreifen und andere Materialien für die Selbstkontrolle, das Insulinspritzen oder die Fußpflege usw. müssen ebenso während oder nach der Stunde verteilt werden. Was die Medienmittel anbelangt, so ermöglichen Overheadfolien große Flexibilität während der Unterrichtsstunden. Es gibt dennoch Themen, die besser mittels Videovortrag erläutert und behandelt werden. Aspekte der Ernährung werden häufig sehr gut an großen Postern, mit Essensattrappen und echten Essensbeispielen oder an einem gefüllten Einkaufskorb demonstriert. Dieser Ansatz, der mit Postern, Attrappen und echtem Material arbeitet, kann auch für andere Themen übernommen werden.

Schriftenmaterial: Mit dem „Diabetes-Journal" steht ein monatlich erscheinendes Patientenmagazin zur Verfügung, das über die neuesten Trends und Entwicklungen informiert. Gleichzeitig ist das Diabetes-Journal auch ein exzellentes Forum, die Erfahrungen und Meinungen anderer Diabetiker kennenzulernen und davon zu profitieren. Für die Mitarbeiter des Diabetesteams ist die spezielle Zeitschrift „Diabetes-Profi" für die regelmäßige Weiterbildung zu empfehlen. Die Zeitschrift für angewandte Diabetologie „Diabetes und Stoffwechsel" bietet allen Ärzten und Wissenschaftlern, die sich mit Diabetes und der Behandlung von Diabetikern beschäftigen, Originalarbeiten, Übersichtsartikel, Referate zu aktuellen Publikationen und sonstige Meldungen aus dem Bereich der gesamten Diabetologie und des metabolischen Syndroms.

Komplettiert wird das Schriftenmaterial für Diabetiker und das Diabetesteam durch eine Reihe von Büchern wie z. B. „Das große Handbuch für Diabetiker" u. a., die im Literaturverzeichnis aufgeführt sind (57, 74, 81, 88).

Erforderliche weitere Räumlichkeiten: Neben den Unterrichtsräumen sollten noch weitere Zimmer zur Verfügung stehen, um die Unterrichtsmaterialien, die Zeitschriften und Bücher aufzubewahren und/oder für Einzelsitzungen Raum zu bieten. Zusätzlicher Raum wird außerdem für die Unterrichtsvorbereitung, Schreibtischarbeit und vor allem für die regelmäßigen Treffen und Diskussionssitzungen des gesamten Diabetesteams benötigt.

Fakultative weitere Lehrmöglichkeiten: Zusätzlich zu den bis dahin genannten mehr oder weniger minimalen Voraussetzungen für die Aktivitäten eines funktionierenden Diabetesteams tragen weitere Lehrmöglichkeiten zum Erfolg und zur Qualität der Versorgung in einem Diabeteszentrum bei. Besonders ein „Büfett-Training" für die adäquate Auswahl der Gerichte kann auf erstaunliche Art und Weise Situationen des täglichen Lebens imitieren und das Verständnis für gute Ernährungsregeln verbessern. Ebenso können Übungsmöglichkeiten für den Einkauf oder die Zubereitung von Gerichten in einer besonders dafür ausgestatteten Küche den Patienten helfen, neue und bessere Verhaltensregeln anzunehmen. Schließlich ist noch die Verwendung von Datenverarbeitung zu nennen, die immer mehr in den Bereich der Diabetesschulung hineindrängt. Fast alles kann mit Hilfe von Computerprogrammen simuliert und geübt werden, und Computer können auch dabei helfen, die Insulindosis genauer zu berechnen, das Kontrollprotokoll aufzunehmen oder die Inhaltsstoffe eines bestimmten Nahrungsmittels zu analysieren, um nur ein paar Anwendungsgebiete zu nennen. Vor allem aber sollte betont werden, daß der Erfolg eines Lernprogramms dennoch nicht eine Frage von Material und Räumlichkeit ist, sondern von dem persönlichen Engagement eines qualifizierten und vielfältig geschulten Personals abhängt.

Schließlich gibt es auch noch **organisatorische Voraussetzungen** für die gute und effektive Arbeit des Diabetesteams. Gute Kooperation und Koordination mit anderen funktionellen Einheiten und Abteilungen sind notwendig, um Überschneidungen zwischen Unterrichtsstunden, Routineuntersuchungen oder anderen Verpflichtungen der Patienten zu vermeiden. Mangelnde Kontinuität bei beiden, beim Patienten bezüglich der Unterrichtsanwesenheit und beim Lehrer bei der Durchführung des gesamten Wochenkurses, können das Ergebnis für den Patienten ernstlich behindern. Letzteres bedeutet – und das ist ein weiterer sehr wichtiger Punkt für den Arbeitserfolg des Diabetesteams –, daß genügend Mitarbeiter für die notwendige und anfallende Arbeit zur Verfügung stehen.

Grundlegendes zur medikamentösen und nichtmedikamentösen Therapie

Obwohl auf Überlegungen, wie ein Diabetiker zu behandeln ist, in den nachfolgenden Kapiteln besonders eingegangen werden wird, sollten im folgenden die wichtigsten Grundsätze skizziert und ihre Durchführbarkeit erörtert werden.

Indikation zur alleinigen Behandlung mit Diabeteskost

Gewichtsreduktion und deren Ergebnisse: Jeder Diabetiker benötigt eine individuell auf ihn zugeschnittene Ernährung (Kap. 7). Er muß entsprechend beraten und mit einem Kostplan sowie Ernährungstabellen ausgerüstet werden. Bei übergewichtigen Typ-2-Diabetikern ist die Gewichtsreduktion die erste und wichtigste therapeutische Maßnahme (83). Unter pathogenetisch orientierten Gesichtspunkten, bei der heute die lebenslange Insulinresistenz als eine wesentliche Ursache in den Vordergrund geschoben wird (Abb. 6.**2**), sind Gewichtsreduktion und energiebegrenzte, ballaststoffreiche Kost als eine Art Kausaltherapie einzuschätzen (3, 4, 16, 89). Eine kalorienreduzierte Mischkost (ca. 1200–1400 kcal/Tag = 5000–6000 kJ, je nach Kalorienbedarf des Patienten) ist für diese übergewichtigen Typ-2-Diabetiker zu empfehlen. Nebenwirkungen dieser Kost sind bei ausreichender Eiweißzufuhr nicht zu erwarten. Wie die britische UK-PDS-Studie auch über 9 Jahre demonstriert, läßt dieser Effekt der ausschließlichen Ernährungsbehandlung auch über 9 Jahre in den geeigneten Fällen nicht nach; allerdings ist eine deutliche Gewichtsreduktion Voraussetzung (83). In dieser Studie wurde u. a. auch gezeigt, daß eine Gewichtsabnahme von ca. 5 kg eine Verbesserung des HbA_{1c}-Werts um ca. 1 % erwarten läßt. Ferner wurde in einer schottischen Studie beobachtet, daß sich die im ersten Jahr nach Diagnosestellung erzielte Gewichtsabnahme direkt in einem Gewinn an Lebenserwartung auszahlt (43).

Problematik der allgemeinen Ernährungsbehandlung: Die eigentlich einfachste Behandlung des Diabetes mellitus, die Ernährungsbehandlung, ist zugleich aber auch die schwierigste und zeitraubendste für Arzt und Pati-

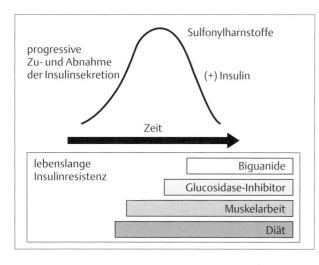

Abb. 6.**2** Stufenplan für die Therapie des Typ-2-Diabetes.

ent. Dieser scheinbare Widerspruch löst sich dadurch, daß diese wahrhaft physiologische Behandlungsmethode zwar keiner zusätzlichen Medikation bedarf, also in diesem Sinne „einfach" ist, andererseits aber erhebliche Anforderungen an das didaktische Geschick des Arztes und an die Bereitschaft des Patienten zur Mitarbeit stellt. Nicht ganz einfach ist es, eine auch nur annähernd exakte Aussage über den Prozentsatz der Diabetiker zu machen, die mit einer entsprechenden Ernährung allein behandelt werden könnten. Sicherlich liegt dieser Anteil aber über 50%, wenn man bedenkt, daß etwa 90% aller Diabetiker übergewichtig sind und bei Diagnosestellung des Typ-2-Diabetes – wie verschiedene Populationsstudien gezeigt haben – in über 80% mit einer Ernährungsumstellung allein behandelt werden können (27, 83). Die Versagerquote beträgt dabei ca. 5% pro Jahr, so daß die 50-%-Marke für die alleinige Ernährungsbehandlung im Durchschnitt eigentlich erst nach 6 Jahren erreicht werden dürfte. Leider sehen die Ergebnisse in der Praxis oft ganz anders aus, zeigen der Patient, aber auch sein behandelnder Arzt zu wenig Geduld und Bereitschaft. Dabei ist der mit einer alleinigen Ernährungsbehandlung erzielte Therapieerfolg auch in psychologischer Hinsicht außerordentlich wertvoll. Wenn die Linderung der anfänglichen Symptome des manifesten Diabetes durch die Gabe von oralen Antidiabetika erreicht wird, ist es schwer, den Patienten davon zu überzeugen, daß die Ernährungstherapie die Grundlage der Behandlung darstellt. Im Kap. 7 über die Diätbehandlung wird mehr darauf einzugehen sein, wie man die Patienten schulen kann.

Folgen des Diätverzichts: In diesem Zusammenhang sei noch darauf hingewiesen, daß die Behandlung eines Diabetikers ohne Diät bzw. das Versäumnis, einen übergewichtigen Diabetiker zunächst mit Diät zu behandeln, einen schweren Fehler darstellt. Wer aus zeitlichen, räumlichen oder personellen Gründen nicht in der Lage ist, eine Beratung durchzuführen oder durchführen zu lassen, muß den Patienten vorübergehend an eine andere Stelle überweisen, die über solche Möglichkeiten verfügt.

Köperliche Bewegung: Bei Typ-2-Diabetikern ist unter dem Aspekt der pathogenetisch orientierten Therapie (Abb. 6.2) auch interessant, daß regelmäßige körperliche Bewegung bis hin zu körperlichem Training die herabgesetzte Insulinwirkung steigert (68, 91) und die Insulinresistenz mindert (Kap. 17). Soweit kardiovaskulär vertretbar, soll

Typ-2-Diabetikern zu körperlicher Bewegung geraten werden. Überdies konnte kürzlich sehr überzeugend gezeigt werden, daß regelmäßiges körperliches Training dem späteren Auftreten eines Typ-2-Diabetes in der Tat vorbeugen kann (45). Gerade Prä-Typ-2-Diabetiker, wie sie in diesem Kapitel bereits charakterisiert wurden, können also besonders von einer rechtzeitigen Gewichtsreduktion und regelmäßiger körperlicher Bewegung profitieren.

Indikation zur Behandlung mit oralen Antidiabetika

Auswahl des Medikaments: Wenn die Ernährungsbehandlung allein bei Typ-2-Diabetikern nicht zu einem ausreichenden Erfolg führt, dann kommt der Einsatz oraler Antidiabetika in Betracht (3, 4). Bei der Auswahl sollten dabei wiederum pathogenetisch orientierte Gesichtspunkte berücksichtigt werden. Substanzen, welche die Insulinresistenz mindern bzw. die Insulinspiegel nicht erhöhen, stehen mit dem Biguanid Metformin und den α-Glucosidase-Hemmern, z. B. Acarbose, zur Verfügung (Tab. 6.15). β-zytotrop wirkende Sulfonylharnstoffe dagegen sollten eigentlich erst dann eingesetzt werden, wenn die endogene Insulinsekretionsleistung deutlich abgenommen hat (3, 4). Diese Marke ist in etwa bei Nüchternblutzuckerwerten von 150 mg/dl (8,3 mmol/l) bzw. postprandialen Werten von ca. 250 mg/dl (13,9 mmol/l) erreicht. Häufig ist es sinnvoll, mehrere Substanzen miteinander zu kombinieren, damit eine sachgerechte Ausschöpfung der beiden Therapieschienen „Minderung der Insulinresistenz" und „Verbesserung der Insulinsekretionsleistung" gewährleistet ist.

Tabelle 6.**15** Differentialtherapie mit oralen Antidiabetika

Symptom	Medikament
postprandiale Hyperglykämie	Glucosidase-Hemmer (kurz wirksamer Sulfonylharnstoff)
Nüchternhyperglykämie	Biguanid (lang wirksamer Sulfonylharnstoff)
Insulinresistenz	Biguanid, α-Glucosidase-Hemmer
Insulinmangel	Sulfonylharnstoff (in Kombination mit α-Glucosidase-Hemmer)

Die **Wirksamkeit** der 4 verschiedenen Therapieoptionen bei Typ-2-Diabetes in punkto HbA$_{1c}$-Senkung ist so unterschiedlich nicht. Tab. 6.16 gibt einen Überblick über anhand von prospektiven, randomisierten und zum Teil

Tabelle 6.**16** Durchschnittliche Wirksamkeit von medikamentösen Therapieformen bei Typ-2-Diabetikern

Medikament	Mittlere Senkung des initialen HbA$_{1c}$-Werts (%)
α-Glucosidase-Hemmer	0,5–1
Biguanid	1,0–1,5
Sulfonylharnstoff	~ 1,0
Insulin	~ 1,0

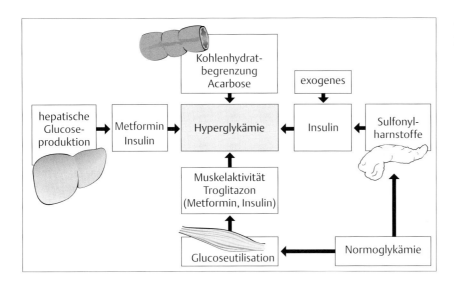

Abb. 6.**3** Synergie der verschiedenen antidiabetischen Wirkprinzipien bei Typ-2-Diabetes.

auch Doppelblindstudien gewonnene Erkenntnisse. Durchschnittlich ist ein knappes bis ein gutes Prozent HbA_{1c}-Absenkung zu erreichen. Dies wird jedoch in vielen Fällen zum Erreichen des metabolischen Therapieziels nicht genügen. Glücklicherweise besteht eine ausgeprägte Synergie zwischen den verschiedenen nichtmedikamentösen und medikamentösen Therapieoptionen bei Typ-2-Diabetes, wie Abb. 6.**3** schematisch zeigt.

Kombinationstherapie: Auf diesem Hintergrund ist – ganz analog zur Hypertoniebehandlung – eine Strategie der frühzeitigen Kombination von zwei medikamentösen Therapieoptionen zu empfehlen. Führt eine Monotherapie mit der am besten geeignet erscheinenden Substanz nicht zum Ziel, z. B. wegen zu geringer Wirksamkeit oder auch wegen auftretender Nebenwirkungen, und ist auch eine alternative Monotherapie nicht erfolgreich, sollte eine frühe Kombination von zwei geeigneten Optionen begonnen werden zur
➤ Maximierung der Wirksamkeit und
➤ Minimierung von Nebenwirkungen.
Es hat sich nämlich gezeigt, daß keineswegs eine lineare Dosis-Wirkungs-Beziehung zwischen oralen Antidiabetika und HbA_{1c}-Senkung besteht. In der Regel werden bei einer mittleren Dosierung bereits mehr als 75% der maximalen Wirkung erreicht. Eine weitere Dosissteigerung bis zum Maximum führt nur zu einer relativ geringen weiteren Wirkungssteigerung, aber zu deutlich mehr Nebenwirkungen. Tab. 6.**17** gibt Anhaltspunkte für den „mittleren Dosierungsbereich", bei dem an eine frühe Kombinationstherapie gedacht werden sollte.

Praktisches Vorgehen: Anhand des positiven Wirkprofils (Tab. 6.**16**) wie auch des Profils der Nebenwir-

kungen und Einschränkungen (Tab. 6.**18**) läßt sich unschwer, auf den Einzelfall bezogen, jeweils eine sinnvolle Medikamentenauswahl treffen. Abschließend gibt das Flußschema, wie es für übergewichtige Typ-2-Diabetiker von der Fachkommission Diabetes in Bayern erarbeitet worden ist, die verschiedenen Eskalationsschritte der nichtmedikamentösen und medikamentösen Diabetestherapie wieder (Abb. 6.**4**).

Kontraindikationen: Bei Typ-1-Diabetikern haben – bis auf Acarbose in sehr speziellen Fällen – orale Antidiabetika keinen Platz. Hier kann es nur um die frühzeitige, möglichst auf Normoglykämie zielende Insulinbehandlung gehen.

Indikationen und rechtzeitige Einleitung: Wenn eine Behandlung mit Diabeteskost und oralen Antidiabetika nicht ausreicht, müssen auch Typ-2-Diabetiker Insulin spritzen, entweder in Form einer Insulinmonotherapie oder in einer sog. Kombinationstherapie mit oralen Antidiabetika. Ein sog. Sekundärversagen der oralen Diabetestherapie tritt bei ca. 10% der Typ-2-Diabetiker pro Jahr auf. Wenn dieses Sekundärversagen, also ein deutliches Nachlassen der endogenen Insulinsekretion, früh genug festgestellt wird, ist eine Fortführung der Sulfonylharnstofftherapie mit einer zusätzlichen geringen exogenen Insulinsubstitution oft besonders erfolgreich (s. a. Kap. 11).

Beklagenswerterweise festzuhalten ist, daß eine dringend notwendige Insulintherapie bei nicht wenigen Typ-2-Diabetikern oft um Jahre hinausgezögert wird. Dabei kann die hinderliche Barriere nicht nur auf seiten des Patienten, sondern durchaus auch auf seiten behandelnder Ärzte bestehen. Hier ist ein fundamentales Umdenken zur rechtzeitigen Einleitung einer Insulintherapie auch bei Typ-

Tabelle 6.**17**   Richtlinien für die medikamentöse Therapie von Typ-2-Diabetikern: „Start low, go slow"

Medikament	Niedrige Dosierung	Mittlere Dosierung	Hohe Dosierung
Acarbose	1 x 50 mg	2 x 100 mg	3 x 200 mg
Metformin	1 x 500 mg	2 x 500 mg	3 x 850 mg
Glimepirid	1 x 1 mg	1 x 2 mg	1 x 3 mg
Insulin	4–6 IE	12–16 IE	40–60 IE

NB: Eine Kombinationstherapie mit 2 Optionen sollte bei einer mittleren Dosierung überlegt werden.

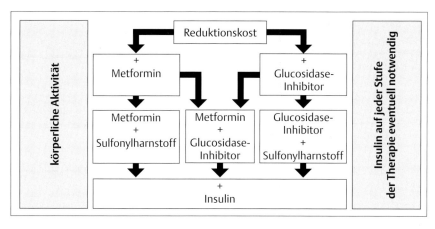

Abb. 6.**4** Therapeutisches Vorgehen bei übergewichtigen Typ-2b-Diabetikern (individuelles Therapieziel festlegen!).

2-Diabetes angezeigt, gerade auch unter dem Aspekt der verschärften HbA$_{1c}$-Zielkriterien zur Prävention von Folgekrankheiten.

Auch im höchsten Lebensalter finden sich immer wieder Diabetiker, die dem juvenilen Typ entsprechen, d. h. Insulinmangeldiabetiker mit Insulinbedürftigkeit und Neigung zur Ketoazidose. Selbstverständlich gilt für alle Fälle mit Ketoazidose, insbesondere für alle Patienten mit (immunmediiertem) Typ-1-Diabetes, daß sie mit Insulin behandelt werden müssen. Auch wird man sich bei frischentdeckten Diabetesfällen, vor Operationen und bei schweren Infektionen in Zweifelsfällen stets dazu entschließen, mit Insulin zu therapieren, anstatt einen unnötigen, womöglich ausgedehnten und dann erfolglosen Versuch mit oralen Antidiabetika zu machen.

Tabelle 6.**18** Strategie zur Minimierung von Nebenwirkungen oraler Antidiabetika

Nebenwirkung	Strategie
unerwünschte Gewichtszunahme	Vermeidung von Sulfonylharnstoffen
gastrointestinale Nebenwirkungen	Absetzen von Biguaniden, Reduktion von α-Glucosidase-Hemmern (Absetzen, wenn keine Toleranz erreichbar)
Kreatinin >1,2 mg/dl (106 µmol/l)	Biguanide kontraindiziert
Hypoglykämien	Überdenken bzw. Absetzen von Sulfonylharnstoffen
gestörte Nierenfunktion	Überdenken der Wahl des Sulfonylharnstoffs, in fortgeschrittenen Stadien Absetzen von Sulfonylharnstoffen/α-Glucosidase-Hemmern
gestörte Leberfunktion/Alkoholismus	Überdenken/Stoppen von allen oralen Antidiabetika
gestörte kardiopulmonale Funktion	Überdenken/Stoppen von Biguaniden/Sulfonylharnstoffen
betagte Patienten	Überdenken von Sulfonylharnstoffen/Biguaniden

Kontraindikationen und Nebenwirkungen: Andererseits ist nicht einzusehen, warum man Patienten, die auch in solchen Situationen gut auf orale Antidiabetika einzustellen sind, mit Insulin behandeln sollte.

Obwohl Insulin nach wie vor das wichtigste, weil allein lebensrettende Antidiabetikum darstellt, soll man nur dann davon Gebrauch machen, wenn es wirklich indiziert ist. Eine ein- oder zweimalige Insulingabe zur Korrektur der Stoffwechselsituation bei unsachgemäßer Ernährung ist eigentlich abzulehnen und führt auch nicht zum Ziel. Leider haben insulinbehandelte Typ-2-Diabetiker oft besonders hohe HbA$_{1c}$-Werte, hohes Körpergewicht, eine ausgeprägte Lipidstoffwechselstörung und einen schlecht eingestellten Hypertonus.

Grundlegendes zur Stoffwechselselbstkontrolle

Bedeutung, Richtlinien und Protokollierung: Ohne Übertreibung ist eine sachgemäße Stoffwechselkontrolle durch den Patienten als das Rückgrat der Diabetestherapie und des Behandlungserfolgs zu bezeichnen (7, 21, 74). In den Tab. 6.**19** und 6.**20** sind die Rahmenrichtlinien für die Stoffwechselkontrolle für die verschiedenen Untergruppen von Diabetikern dargestellt. Das vom Patienten geführte Protokollheft ist das ideale Vehikel für die Interaktion zwischen den Patienten und seinem behandelnden Arzt.

Mittlerweile stehen auch für die verschiedenen Untergruppen von Diabetikern (Typ-2-Diabetiker ohne Insulinbehandlung, insulinspritzende Typ-2-Diabetiker, Typ-1-Diabetiker) unterschiedliche Kontrollbücher zur Verfügung. Allerdings setzt dies eine Beherrschung der Therapie-Anpassungsregeln von seiten des Patienten sowie eine regelmäßige „Schwachstellenanalytik" von seiten des behandelnden Arztes voraus.

Derzeit gängige Meßmethoden für die **Blutzuckerselbstkontrolle** und entsprechende Meßgeräte (Reflektometer und Sensoren) sind in Tab. 6.**21** aufgeführt.

Im allgemeinen ist das visuelle Ablesen der Teststreifen ausreichend. Allerdings kann die Genauigkeit durch ungünstige Lichtverhältnisse eingeschränkt werden. Viele Diabetiker wollen auf die Hilfe eines Meßgeräts nicht mehr verzichten. Stärker Sehbehinderte oder Patienten mit Farbsehschwäche sind darauf angewiesen. Letzteres kommt gar nicht so selten vor und kann auch mit frühen Veränderungen im Sinne einer diabetischen Retinopathie zusammenhängen.

Aceton- und weitere Kontrollen: Besonders wichtig ist auch der regelmäßige Hinweis auf die Notwendigkeit

Tabelle 6.**19** Schema der Selbstkontrolle des Typ-1-Diabetikers

Behandlung	Was testen?	Wann testen?	Wie oft testen?
mit Insulin und Diabeteskost	**Tägliche Selbstkontrolle**		
	Blutzucker	vor jeder Injektion (bzw. vor jeder Hauptmahlzeit) und vor dem Zubettgehen	mindestens 4mal täglich
	In besonderen Situationen[*]		
	Blutzucker	bei Krankheit, Fieber bei Muskelarbeit bei Unterzuckeranzeichen	alle 2–3 Std. vor, während, danach
	Aceton	mehrere Testergebnisse Blutzucker ≥ 250 mg/dl (14 mmol/l) sowie bei Krankheit, Fieber, Komawarnzeichen	alle 2–3 Std. bis Acetonfreiheit

[*] Zusätzliche Messungen sind auf Reisen, bei Zeitverschiebung, vor jeder Autofahrt, bei geändertem Tagesrhythmus, im Urlaub sowie in der Schwangerschaft erforderlich.

Tabelle 6.**20** Schema der Selbstkontrolle je nach Ziel der Einstellung für Typ-2-Diabetiker

Behandlung	Was testen?[*]	Wann testen?	Wie oft testen?
mit Diabeteskost	**Regelmäßige Selbstkontrolle**		
	Harnzucker/ Blutzucker	1–2 Stunden nach dem Frühstück	täglich, mindestens 2–3 mal pro Woche
mit Diabeteskost und BZ-senkenden Tabletten	Harnzucker/ Blutzucker	1–2 Stunden nach dem Frühstück	täglich, mindestens 2–3 mal pro Woche
mit Diabeteskost und BZ-senkenden Tabletten plus Insulin	Blutzucker/ Harnzucker	vor der Spritze sowie 1–2 Stunden nach dem Frühstück	täglich
mit Diabeteskost und Insulin	Blutzucker	vor jeder Injektion	täglich
	In besonderen Situationen (wie für Typ-1-Diabetiker)		

[*] Hängt vom Ziel der Einstellung ab. Patienten mit möglichst normalen Blutzuckerwerten → Blutzucker. Patienten, die harnzuckerfrei sein sollen → Harnzucker. Insulinspritzende Patienten sollten nach Möglichkeit Blutzucker messen.

Tabelle 6.**21** Derzeit gebräuchliche Blutzuckermeßgeräte (Stand: Januar 1998)

Firma	Gerät
Bayer	Glucometer Elite 2000[*] Glucometer Dex[*]
Boehringer	Accutrend Alpha Accutrend Sensor[*] Reflolux S Accutrend DM
Lifescan	One touch Basic One touch II One touch Profile Gluco Touch
Medisense	Medisense Card Sensor[*] Medisense Pen Sensor[*] Precision[*] Precision-link[*]

Tabelle 6.**21** Derzeit gebräuchliche Blutzuckermeßgeräte (Stand: Januar 1998) *(Fortsetzung)*

Firma	Gerät
Geräte für Sehbehinderte:	
Lifescan	One touch II talk
Gabriel medical	Diascan Partner
Caretech Österreich	Gluki

[*] Diese Geräte arbeiten auf der Basis von Sensortechnik.

zur Acetonkontrolle bei besonderen Situationen, die sowohl für Typ-1- als auch für Typ-2-Diabetiker in Frage kommt. Gerade auch Typ-1-Diabetiker mit Insulinpumpenbehandlung sind gefährdet, rasch in eine Ketoazidose zu geraten, wenn infolge technischer Probleme die Insulinzufuhr unterbrochen wird. Aber auch sonst gilt, daß mit alleiniger Blutzuckermessung ein sich anbahnendes Koma nicht erkannt werden kann.

Schließlich gehört zur Selbstkontrolle auch die Überwachung des Körpergewichts, ggf. des Blutdrucks und in Einzelfällen auch der Mikroalbuminurie.

Grundlegendes zur Qualitätssicherung

Erfolgsparameter: Prinzipiell hat sich auch die Qualität bzw. der Erfolg einer Diabetestherapie als meßbar erwiesen, wie die frühen Arbeiten von Leona Miller, Davidson, Mofitt, Berger u. a. zeigen (38, 18, 47, 48, 51, 52). Erfolgsparameter wie die Senkung von Fußamputationen, Komahäufigkeit, der notwendigen Krankenhaustage und der schweren Hypoglykämien haben sich dabei ebenso als geeignet dokumentiert wie metabolische Quantifizierungen mittels HbA_{1c}-Bestimmungen. Gemessen an solchen Kriterien, hat sich aber auch herausgestellt, daß nicht jede Schulung und Therapie per se bereits erfolgreich sind.

Speziell **Schulung** als Therapie muß sich, wie jede Therapieform, der Erfolgskontrolle stellen. Nur dann ist eine Optimierung der Qualität möglich (32). Grundsätzlich sind die Struktur der Schulung und ihre allgemeinen Voraussetzungen, die Durchführung der Schulung einschließlich der Schulungsprofessionals und der Erfolg der Schulung auf Patientenebene einer Qualitätsüberwachung zugänglich. Für eine Reihe von etablierten Schulungsprogrammen liegen auch entsprechende Evaluationsergebnisse vor. Dies war u. a. die Voraussetzung, daß die Kostenträger die Diabetes-Vereinbarung (Ziffer 15) mit der Kassenärztlichen Bundesvereinigung abgeschlossen haben (38, 80).

Erfolgsbestrebungen und -defizite: Allerdings ist auch klar, daß ein eigentlich erfolgreiches Programm nicht überall und unter jeden Bedingungen zum Erfolg führen wird. Solche Ansätze werden auch von der St.-Vincent-Deklaration verfolgt, in der die Regierungen der europäischen Länder aufgefordert werden, mehr als bisher für eine erfolgsorientierte Diabetikerbetreuung zu unternehmen. Hier werden u. a. so ehrgeizige Erfolgskriterien genannt wie eine 50%ige Reduktion von Fußamputationen, eine 30%ige Reduktion von Erblindungen und Nierenversagen, eine deutliche Senkung der Morbidität und Mortalität infolge der ischämischen Herzkrankheit und eine Normalisierung des Mortalitäts- und Mißbildungsrisikos von Kindern diabetischer Mütter (73, 76, 77, 90). Das DiabCare-System mit dem entsprechenden Erhebungsbogen (CareCard) und der Gesundheitspaß Diabetes versuchen hier eine bessere Struktur zur Erfassung der Situation zu schaffen.

Bisher allerdings haben nur einige wenige Gruppierungen, wie die Arbeitsgemeinschaft Strukturierte Diabetestherapie (ASD), die Arbeitsgemeinschaft der Diabetes-

kliniken (ADDK) oder auch einige Schwerpunktpraxen-Modelle, Nachweise für eine breitere Effizienz erbringen können (12, 28, 60). Bis zu einer flächendeckend guten Versorgung und einer entsprechenden Dokumentation ist noch ein sehr weiter Weg. Erhebungen zur Amputations- oder Erblindungshäufigkeit in definierten Populationen haben jedenfalls noch keinen Trend für eine wirksame Diabetesbehandlung in Deutschland im Gefolge der St.-Vincent-Deklaration erkennen lassen (73, 76).

An der Schwelle zum nächsten Jahrtausend sind die möglichst flächendeckende Ausdehnung einer adäquaten Diabetestherapie und die Qualitätssicherung und -verbesserung das große Thema. Dazu muß es zunächst zu einer Vereinheitlichung der vielen verschiedenen regionalen und krankenkassenbezogenen Modelle kommen. Bundeseinheitlich verbindliche Richtlinien für die Therapie, aber auch die Versorgungsnetze und die Honorierung stellen in der Zeit immer knapper werdender Kassen eine fast „herkulische" Herausforderung dar (67). Andererseits ist die strikte Verfolgung von Qualitätsprinzipien die einzige Chance, daß bei den epidemieartig zunehmenden Diabetikerzahlen und den riesigen Finanzproblemen in Deutschland eine sachgemäße Diabetikerversorgung gewährleistet werden kann (29, 30).

Die deutsche Diabetologie bzw. die Deutsche Diabetes-Gesellschaft haben bereits eine Vielzahl von Voraussetzungen für eine qualitätsgesicherte Diabetologie geschaffen: Behandlungseinrichtungen für Typ-1- und Typ-2-Diabetiker, die Diabetologen DDG, die Diabetesberater DDG, die Diabetesassistenten DDG, zertifizierte Schulungsprogramme und einiges mehr (22, 63, 67, 86, 87). Die nächsten Schritte müssen in der offiziellen Einbindung dieser Qualitätsmerkmale in Berufsweiterbildungsordnungen und kassenrelevante Vereinbarungen bestehen. Für letzteres bedarf es wohl einer weiteren Differenzierung der Diabetespatienten in „Fallgruppen", der Definition fallgruppenspezifischer Leistungen („Fallpauschalen") und der Definierung der Schnittstellen im Versorgungssystem, wie es u. a. die Arbeitstagungen des Kirchheim-Forums Diabetes angegangen haben (60–62).

Kosten: Kostenschätzungen haben ergeben, daß derzeit jährlich ca. 25 Milliarden DM für die Betreuung und Behandlung von Diabetikern aufgewendet werden müssen (14, 24, 33, 72). 80% dieser Kosten sind dem Bereich der chronischen Folgekrankheiten zuzuordnen und stellen demnach ein enormes Potential für Kosteneinsparungen in der Zukunft dar. Herz-Kreislauf-Komplikationen, Nierenersatztherapien und Extremitätenamputationen sind aber nicht nur ein enormer Kostenfaktor, sondern beeinflussen auch in erheblichem Maße die Lebensqualität der von Diabetes betroffenen Menschen. Eine möglichst normale Lebensqualität ist aber das Ziel der allermeisten Diabetiker. Nur wenn sich eine qualitätsgesicherte Diabetologie möglichst flächendeckend durchsetzen kann, wird sich die Lebensqualität der von Diabetes betroffenen Menschen in Deutschland erhöhen, sich gleichzeitig aber auch eine deutliche Kostensenkung ergeben.

Literatur

1 Alberti, K. G. M., F. A. Gries: Management of non-insulin-dependent diabetes in Europe: a consensus view. Diabet. Med. 5 (1989) 275–281

2 Allen, B. T., E. R. De Long, J. R. Feussner: Impact of glucose self-monitoring on non-insulin-treated patients with type-2-diabetes mellitus. Diabet. Care 13 (1990) 1044–1050

3 American Diabetes Association, Consensus Statement: The pharmacological treatment of hyperglycemia in NIDDM. Diabet. Care 19, Suppl. 1 (1996) S 54–S 61

4 Ammon, H. P. T., H. Schatz für die Deutsche Diabetes-Gesellschaft: Zur klinischen Wirksamkeit und Zweckmäßigkeit von Acarbose und Metformin in der Therapie des Diabetes mellitus. Diabet. Stoffw. 4 (1995) 407–421

5 Assal, J. P., I. Mühlhauser, A. Pernet, R. Gfeller, V. Jörgens, M. Berger: Patients education as the basis for diabetes care in clinical practice and research. Diabetologia 28 (1985) 602–613

6 Assal, J. P.: Educating the diabetic patient: difficulties encountered by patients and health care providers who have to teach NIDDM and IDDM patients. In Mogensen, C.E., E. Standl: Concepts of the Ideal Diabetic Clinic. De Gruyter, Berlin 1992 (pp. 73–78)

7 Avignon, A., A. Radauceanu, L. Monnier: Nonfasting plasma glucose is a better marker of diabetic control than fasting plasma glucose in type 2 diabetes. Diabet. Care 20 (1997) 1822–1826

8 Balletshofer, B., E. Standl, B. Dahl, B. Weichenhain, H. Stiegler, A. Hörmann: Risikoprädiktoren für 10-Jahres-Herz-Kreislauf- und Gesamtmortalität bei Typ-2-Diabetikern. Das Münchner Praxis-Projekt. Diabet. Stoffw. 5 (1996) 71–72

9 Berger, M., M. Grüßer, V. Jörgens, P. Kronsbein, I. Mühlhauser, V. Scholz, A. Venhaus in Zusammenarbeit mit E. Standl und H. Mehnert sowie Boehringer Mannheim: Diabetesbehandlung in unserer Praxis: Behandlungs- und Schulungsprogramm für Typ-2-Diabetiker, die nicht Insulin spritzen, 2. Aufl. Deutscher Ärzte-Verlag, Köln 1994

10 Berger, M., M. Grüßer, V. Jörgens, P. Kronsbein, I. Mühlhauser, V. Scholz, A. Venhaus in Zusammenarbeit mit E. Standl und H. Mehnert sowie Boehringer Mannheim: Diabetesbehandlung in unserer Praxis: Behandlungs- und Schulungsprogramm für Typ-2-Diabetiker, die Insulin spritzen, 2. Aufl. Deutscher Ärzte-Verlag, Köln 1994

11 Berwick, D.: Continuous improvement as an ideal in health care. New Engl. J. Med. 320 (1989) 53–56

12 Biermann, E., A. Fritsche: Faktoren des Schulungsprozesses von Typ-1-Diabetikern. Eine Befragung von 59 Zentren der Arbeitsgemeinschaft strukturierte Diabetestherapie (ASD). Diabet. Stoffw. (1997) 71–77

13 Bouchardat, A.: De la glycosurie ou diabète sucré. Germer Baillière, Paris 1875

14 Bransome, E. D.: Improving the financing of diabetes care in the 1990s. Recommendations of the 1989 conference. Diabet. Care 15, Suppl. 1 (1992) 66–72

15 Charles, M. D., B. Balkau, F. Vauzelle-Kervroedan, N. Thibult, E. Eschwege: Revision of diagnostic criteria for diabetes. Lancet 348 (1996) 1657–1658

16 Campbell, L. V., R. Barth, J. K. Gosper, J. J. Jupp, L. A. Simons, D. J. Chisholm: Impact of intensive educational approach to dietary change in NIDDM. Diabet. Care 13 (1990) 841–847

17 Constam, G. R.: Leitfaden für Zuckerkranke, 8. Aufl. Schwabe, Basel 1970

18 Davidson, J. K.: The Grady Memorial Hospital diabetes programme. In Mann, J. I., et al.: Diabetes in Epidemiological Perspectives. Churchill-Livingstone, Edinburgh 1983 (pp. 332–341)

19 European IDDM Policy Group: Consensus Guide-Lines for the Management of Insulin-Dependent-(Type-1-)Diabetes. Meacom Europe, Bussum 1993

20 European NIDDM Policy Group: A desk-top guide for the management of non-insulin-dependent diabetes mellitus (NIDDM), 2nd ed. Kirchheim, Mainz 1993

21 Faas, A., F. G. Schellevis, J. T. M. van Eijk: The efficacy of selfmonitoring of blood glucose in NIDDM subjects. Diabet. Care 20 (1997) 1482–1486

22 Fortbildung als Diabetologe DDG. Diabet. Stoffw. 6 (1997) 179

23 Garancini, M. P., A. Rossi, G. Gallus, G. Riccardi, D. Cucinotta for the SIEMTIC Group: Factors related to glycemic control in IDDM and insulin-treated NIDDM patients in current practice. Diabet. Care 20 (1997) 1659–1663

24 Gilmer, T. P., W. G. Manning, P. J. O'Connor, W. A. Rush: The cost to health plans of poor glycemic control. Diabet. Care 20 (1997) 1847–1853

25 Grüßer, M., U. Bott, V. Scholz, P. Kronsbein, V. Jörgens: Schulung nicht insulinpflichtiger Typ-2-Diabetiker in der Praxis des niedergelassenen Arztes. Diabet. Stoffw. 1 (1992) 229–234

26 Grüßer, M., C. Röger, V. Jörgens: Therapieprogramme bei Diabetes mellitus Typ 2: erweiterte Diabetes-Vereinbarung. Dtsch. Ärztebl. 94 (1997) A-1756–1757

27 Hanefeld, M., S. Fischer, J. Schmechel et al.: Diabetes intervention study. Multiintervention trial in newly diagnosed NIDDM. Diabet. Care 14 (1991) 309–317

28 Hasche, H., K. Flinger, M. Herbold, H.-J. Lembcke, H.-G. Ley, G.J. Schwinn, G. Spork, H. U. Janka: Multizentrische Studie zur Effektivität der diabetologischen Schwerpunktpraxis. Dtsch. Ärztebl. 94 (1997) A-2990–2995

29 Hauner, H., L. von Ferber: Qualität der Versorgung von Diabetikern. Eine Analyse von Krankenhausdaten. Diabet. Stoffw. 5 (1996) 27–30

30 Hauner H.: Versorgungsqualität des Diabetes mellitus. – Stand 1996. Med. Klin. 92, Suppl. 1 (1997) 9–12

31 Herschbach, P., G. Duran, S. Waadt, B. Marten-Mittag, M. von Rad, A. Attanasio, M. E. Trautmann, J. Schulze, K. P. Ratzmann: Psychosoziale Belastungen von Patienten mit Diabetes mellitus. Ein Vergleich zwischen Ost- und Westdeutschland. Diabet. Stoffw. 6, 1998

32 Hillenbrand, H., H. Schmidbauer, E. Standl, B. Willms: Qualitätsmanagement in der Diabetologie. Kirchheim, Mainz 1995 (S. 1–351)

33 Huse, D. M., G. Oster, A. R. Killen, M. K. Lacey, G. A. Colditz: the economic costs in non-insulin-dependent diabetes mellitus. J. Amer. med. Ass. 262 (1989) 2708–2713

34 Jörgens, V., L. Krimmel, G. Flatten: Neue Möglichkeiten hausärztlicher Betreuung von Typ-2-Diabetikern. Dtsch. Ärztebl. 1991, 830–833

35 Joslin, E. P.: Diabetes Manual, 10th ed. Lea & Febiger, Philadelphia 1959

36 Klein, R.: Hyperglycemia and microvascular and macrovascular disease in diabetes. Diabet. Care 18 (1995) 258–268

37 Krall, L. P., D. M. Barnett: The history of diabetes care: an overview. In Mogensen, C.E., E. Standl: Concepts of the Ideal Diabetic Clinic. De Gruyter, Berlin 1992 (pp. 1–15)

38 Kronsbein, P., V. Jörgens, I. Mühlhauser, V. Scholz, A. Venhaus, M. Berger: Evaluation of structured treatment and teaching programme on non-insulin-dependent diabetes. Lancet 1988/II, 1407–1411

39 Kulzer, B.: Vom Mythos zur echten Hilfe: Diabetes und Psychologie. Diabetes 41, Suppl. (1991) 29–33

40 Kuusisto, J., L. Mykkänen, K. Pyörälä, M. Laakso: NIDDM and ist metabolic control predict coronary heart disease in elderly subjects. Diabetes 43 (1994) 960–967

41 Lauritzen, T., N. De Fine Olivarius: The diabetes team in general practice. In Mogensen, C.E., E. Standl: Concepts of the Ideal Diabetes Clinic. De Gruyter, Berlin 1992 (pp. 53–63)

42 Lawrence, R. D.: The Diabetic Life. Ist Control by Diet and Insulin. A Concise Practical Manual for Practitioners and Patients. Churchill, London 1947 (pp. 151–152)

43 Lean, M. E. J., J. K. Pourie, A. S. Anderson, P. H. Garthwaite: Obesity weight loss and prognosis in type 2 diabetes. Diabet. Med. 7 (1990) 228–233

44 Lehto, S., T. Rönnemaa, S. M. Haffner, K. Pyörälä, V. Kallio, M. Laakso: Dyslipidemia and hyperglycemia predict coronary heart disease events in middle-aged patients with NIDDM. Diabetes 46 (1997) 1354–1359

45 Manson, J. E., D. M. Nathan, A. S. Krolewski, M. J. Stampfer, H. W. C. Wille, C. H. Hennekens: A prospective study of exercise and incidence of diabetes among US male physicians. J. Amer. med. Ass. 268 (1992) 63–67

46 Marks, H. H., L. P. Krall: Onset, course, prognosis and mortality in diabetes mellitus. In Marble, A., P. White, R.F. Bradly, L.P. Krall: Joslin's Diabetes Mellitus. Lea & Febiger, Philadelphia 1971 (pp. 209–254)

47 Miller, L. V., J. Goldstein: More efficient care of diabetic patients in a country-hospital setting. New Engl. J. Med. 286 (1972) 1388–1391

48 Mofitt, P., J. Fowler, G. Eather: Bed occupancy by diabetic patients. Med. J. Aust. 1 (1979) 244–245

49 Mogensen, C. E., E. Standl: Prevention and treatment of diabetic late complications. De Gruyter, Berlin 1989 (pp. 1–226)

50 Mogensen, C. E., E. Standl: Concepts of the Ideal Diabetes Clinic. De Gruyter, Berlin 1992

51 Mühlhauser, I. A. B. Klemm, B. Boos, V. Scholz, M. Berger: Krankenhausaufenthalts- und Arbeitsunfähigkeitszeiten bei Patienten mit Typ-1-Diabetes. Einfluß eines Diabetes-Behandlungs- und - Schulungsprogramms. Dtsch. med. Wschr. 111 (1986) 854–857

52 Mühlhauser, I., I. Bruckner, M. Berger, D. Cheta, V. Jörgens, C. Iones-cu-Tirgoviste, V. Scholz, I. Mincu: Evaluation of an intensified insulin treatment and teaching programme as routine management of type-1-(insulin-dependent)diabetes. The Bucharest-Düsseldorf-Study. Diabetologia 30 (1987) 681–690

53 Mühlhauser, I., U. Keim, D. Hemmann, M. Tölle, G. Gösseringer, I. Hansen, V. Scholz, V. Jörgens, M. Berger: Qualitätskontrolle der Langzeittherapie von älteren, insulinpflichtigen Diabetikern nach Teilnahme an einem stationären Diabetes-Behandlungs- und Schulungsprogramm. Z. klin. Med. 44 (1989) 1221–1227

54 Mühlhauser, I., P. Sawicki: Wie behandele ich meinen Hochdruck, 2. Aufl. Kirchheim, Mainz 1992

55 Neufassung der Diabetesvereinbarung vom 01.07.1997. Dtsch. Ärztebl. 94 (1997) A-1757–1759

56 Ohkubo, Y., H. Kishikawa, E. Araki, T. Miyata, S. Isami, S. Motoyoshi, Y. Kojima, N. Furnyoshi, M. Shichiri: Intensive insulin therapy prevents the prognosis of diabetic microvascular complications in Japanese patients with non-insulin-dependent diabetes mellitus: a randomized prospective 6-year-study. Diabet. Res. clin. Pract. 28 (1995) 103–117

57 Petzoldt, R.: Sprechstunde Diabetes. Gräfe & Unzer, München 1995

58 Pirart, J.: Diabetes mellitus and its degenerative complications. A prospective study of 4 400 patients observed between 1947 and 1973. Diabet. Care 1 (1978) 168–188; 252–263

59 Pyörälä, K., T. R. Pedersen, J. Kekshus, O. Gaergeman, A. G. Olsson, G. Thorgeirsson, the Scandinavian Simvastatin Survival Study (4 S) Group: Cholesterol lowering with simvastatin improves prognosis of diabetic patients with coronary heart disease. Diabet. Care 20 (1997) 614–620

60 Qualitätsmanagement in der Diabetologie: Vorstellung und Diskussion verschiedener Modelle einer effektiven und effizienten Diabetikerbetreuung in Deutschland. Kirchheim, Mainz 1995 (S. 1–36)

61 Qualitätsmanagement an der Schnittstelle: Die Verzahnung der Diabetikerversorgung zwischen Hausarzt, diabetologischer Schwerpunktpraxis und Diabetes-Zentrum. Kirchheim, Mainz 1997 (S. 1–40)

62 Qualitätsrichtlinien und Qualitätskontrolle von Behandlungseinrichtungen für Typ-1- bzw. Typ-2-Diabetiker. Richtlinien der Deutschen Diabetes-Gesellschaft. Diabet. Stoffw. 6 (1997) 40–44

63 Qualität und Kosten in der Diabetologie: Beschreibung und Berechnung von Fallpauschalen in der Diabetologie. Kirchheim, Mainz 1996 (S. 1–52)

64 Sackett, D. L., W. S. Richardson, W. Rosenberg, R.B. Haynes: Evidence-Based Medicine – how to Practice and Teach EBM. Churchill-Livingstone, Edinburgh 1997

65 Sawicki, P. T., I. Mühlhauser, W. Didjurgeit, M. Reimann, R. Bender, M. Berger: Mortality and morbidity in treated hypertensive type 2 diabetic patients with micro- or macroproteinuria. Diabet. Med. 12 (1995) 893–898

66 Scriba, P. C., M. Hanefeld: Das metabolische Syndrom. Internist 37 (1996) 679–730

67 Scherbaum, W.: Leitlinien und Standards in der Diabetologie. Diabet. Stoffw. 6 (1997) 135

68 Schneider, S. H.: Exercise and NIDDM. Diabet. Care 15, Suppl. 2 (1992) 50–54

69 Standl, E., V. Jörgens – für den Ausschuß Laienarbeit der Deutschen Diabetes-Gesellschaft: Weiterbildung von niedergelassenen Ärzten und ihren Arzthelferinnen zur Schulung von nicht insulinbehandelten Typ-2-Diabetikern in der Praxis des niedergelassenen Arztes. Diabetol.-Inform. 10 (1988) 71

70 Standl, E., C. E. Mogensen: The diabetes team. In Mogensen, C.E., E. Standl: Concepts for the Ideal Diabetes Clinic. De Gruyter, Berlin 1992 (pp. 1–3)

71 Standl, E., H. Stiegler: Microalbuminuria in a random cohort of recently diagnosed type 2 diabetic patients in the Greater Munich Area. Diabetologia 36 (1993) 1017–1020

72 Standl, E.: Diabetes mellitus – a costly disease, or save now, play later. Some aspects of diabetes health economics. IDF-Bulletin 40 (1995) 6–25

73 Standl, E., D. Maurer: Neuerblindungen bei Diabetikern 1995 in Oberbayern. Diabet. Stoffw. 6, Suppl. 1 (1997) 16

74 Standl, E., H. Mehnert: Das große Handbuch für Diabetiker. Trias, Stuttgart 1998

75 Standl, R., H. Stiegler, B. Rebell, A. G. Ziegler, G. Schauer, R. Roth, K. Schulz, W. Lehmacher, E. Standl: Der Typ-2-Diabetes in der Praxis des niedergelassenen Arztes: Konzept einer zentrumsgestützten Betreuung und Ergebnisse einer Stichproben-Erhebung im Großraum München. Akt. Endokrinol. Stoffw. 11 (1990) 222–227

76 Stiegler, H., E. Standl, S. Frank, G. Mendler: Failure of reducing lower extremity amputations in diabetic patients: results of two subsequent population-based surveys 1990 and 1995 in Germany. Vasa 27 (1998) 10–14

77 The Acropolis Affirmation: Diabetes care – St. Vincent in progress. Diabet. Med. 12 (1995) 636

78 The Diabetes Control and Complications Trial Research Group: The effect of intensive treatment of diabetes on the development and progression of long-term complications in insulin-dependent diabetes mellitus. New Engl. J. Med. 329 /1993) 977–986

79 The Expert Committee on the Diagnosis and Classification of Diabetes mellitus: Report. Diabet. Care 20 (1997) 1183–1197

80 Toeller, M.: Diabetikerschulung. Internist 31 (1990) 208–217

81 Toeller, M., W. Schumacher, A. Ch. Groote: Kochen und Backen für Diabetiker. Falken, Niedernhausen 1990

82 Toeller, M.: Well-being in non-insulin-dependent diabetic patients (NIDDM) – a long-term follow-up. In Lefebvre, P.J., E. Standl: New Aspects in Diabetes. Treatment Strategies with Alpha-Glucosidase Inhibitors. De Gruyter, Berlin 1992 (pp. 127–143)

83 Turner, R., C. Cull, R. Holman: United Kingdom Prospective Diabetes Study 17. A 9-year update of a randomized, controlled trial on the effect of improved metabolic control of complications in non-insulin-dependent diabetes mellitus. Ann. intern. Med. 124 (1996) 136–145

84 Waadt, S., E. Standl, G. Duran, M. Waadt, F. Strian, A. Zettler, P. Herschbach: Wissen und Selbstbehandlungsverhalten im Zusammenhang mit psychosozialer Belastung und Stoffwechseleinstellung bei ambulanten, nicht insulinbehandelten Typ-2-Diabetikern. Akt. Endokrinol. Stoffw. 12 (1991) 290 A

85 Waadt, S., G. Duran, M. Waadt, P. Herschbach, F. Strian: Quality of life in patients with type 2 diabetes mellitus. In Lefebvre, P.J., E. Standl: New Aspects of Diabetes. Treatment Strategies with Alpha-Glucosidase Inhibitors. De Gruyter, Berlin 1992 (pp. 111–125)

86 Weiterbildungs- und Prüfungsordnung für Diabetesassistent/in DDG. Diabet. Stoffw. 6 (1997) 37–39

87 Willms, B., M. Berger, H. R. Henrichs, P. Hürter, V. Jörgens, D. Look, E. Standl, M. Toeller-Suchan, B. Weber, K.F. Weinges: Diabetesberater – ein neues Berufsbild entsteht. Diabet. J. 41, Suppl. (1991) 54–57

88 Willms, B.: Was ein Diabetiker alles wissen muß. Themen einer Diabetikerschulung, 7. Aufl. Kirchheim, Mainz 1992

89 Wing, R. R., M. D. Marcus, E. H. Blair, R. Watanabe, P. Bononi, R. N. Bergmann: Caloric restriction per se is a significant factor in improvements in glycemic control and insulin sensitivity during weight loss in obese NIDDM subjects. Diabet. Care 17 (1994) 30–36

90 World Health Organisation (Europe) and International Diabetes Federation (Europe): Diabetes care and research in Europe. The Saint Vincent Declaration. Diabet. Med. 7 (1990) 360

91 Yamanouchi, K., N. Ozawa, T. Shinozaki, Y. Suzuki, K. Chikada, H. Maeno, T. Nishikawa, K. Kato, K. Ito, J. Oshida, S. Shimiza, Y. Sato: Daily walking combined with diet therapy is a useful means for obese NIDDM patients not only to reduce body weight but also to improve insulin sensitivity. Diabet. Care 18, 1995.

7 Ernährungstherapie

H. Laube und H. Mehnert

Das Wichtigste in Kürze

➤ Die richtige Ernährung ist die Grundlage jeder Diabetesbehandlung, um bei Typ-1-Diabetikern Normalgewicht zu erhalten und bei Typ-2-Diabetikern Normalgewicht zu erreichen und gleichzeitig Blutzucker- und Blutfettwerte zu normalisieren.
➤ Die Kost des Diabetikers soll vollwertig sein und – wie die Ernährung des Stoffwechselgesunden – kohlenhydrat- und ballaststoffreich, aber fettarm und eiweißbeschränkt sein.

➤ Die Ernährungstherapie muß medikamentenbezogen sein und sich individuell auch an der Stoffwechsellage sowie den diabetesspezifischen Organveränderungen orientieren.
➤ Viele kleine anstelle weniger großer Mahlzeiten dienen der Glättung des Blutzuckers, der Senkung der Blutfette und der Normalisierung des Körpergewichts.
➤ Die Erfolge der Ernährungstherapie gründen sich auf eine adäquate Schulung, die den Patienten zur Kooperation zu motivieren vermag.

Bedeutung, Ziele und Voraussetzungen

Bedeutung und Ziel: Ernährungstherapie ist die beste Form der oralen Diabetesbehandlung. Sie kann gleichzeitig mehrere mit dem Diabetes assoziierte Stoffwechselstörungen verbessern und ist vom Kosten-Nutzen-Aspekt besonders günstig. Ziel ist der Ausgleich des jeweiligen Stoffwechseldefektes (62).

Monotherapie: Die Mehrzahl der Patienten mit Typ-2-Diabetes könnte mit einer individuellen Ernährungstherapie alleine ausreichend behandelt werden, wenn die modernen Erkenntnisse auch entsprechend in der Praxis eingesetzt würden. Eine entsprechende Ernährungsempfehlung erfordert jedoch gute Kenntnisse der physiologischen Vorgänge und die Bereitschaft, die individuelle Situation jedes Patienten entsprechend zu analysieren und darauf einzugehen.

Kombinationstherapie bei Typ-1-Diabetes: Bei Typ-1-Diabetes tritt die Ernährung in ihrer Bedeutung für die aktuelle Glucosehomöostase jedoch hinter die des Insulins zurück. Insulin ist zum Erhalt des Lebens und zur Verbesserung der Stoffwechsellage vorrangig notwendig. Dennoch müssen auch hier Empfehlungen im Sinne einer vernünftigen Nährstoffrelation und vollwertigen Kost ausgesprochen werden. Denn nur durch die Kombination einer optimalen Ernährung und einer Insulinbehandlung können Akut- und Spätfolgen des Diabetes auf ein Minimum reduziert werden.

Die Ernährung bei Diabetes muß neben einer Verbesserung der Lebenserwartung auch die **Bedürfnisse für Lebensqualität** berücksichtigen.

Essen und Trinken sind wichtige psychosoziale Verhaltensweisen im Alltag und Quelle für Freude, Spaß und Genuß.
Die Mitarbeit eines Patienten bei einer evtl. notwendigen Ernährungsumstellung kann aber nur erreicht werden, wenn darauf entsprechend Rücksicht genommen wird. Ernährungsempfehlungen müssen deshalb neben den metabolischen Bedürfnissen auch die individuellen, soziologischen, ökologischen und kulturellen Gegebenheiten berücksichtigen.

Ernährungsphysiologie

Nährstoffe

Formen: Für Wachstum, körperliche und geistige Leistungsfähigkeit und Gesundheit des Patienten werden Nährstoffe als kalorienliefernde Bestandteile der menschlichen Ernährung benötigt. Dazu gehören Kohlenhydrate, Eiweiß und Fette. Obwohl Alkohol nicht benötigt wird, muß er in diesem Zusammenhang ebenfalls erwähnt werden, da er in unserer Gesellschaft als ein oft unverzichtbarer Bestandteil im Zusammenhang mit der Lebensqualität angesehen wird. Hinzu kommen noch andere notwendige Nahrungsinhaltsstoffe wie Mineralien, Spurenelemente, Vitamine, Ballaststoffe und Wasser. Während die drei Grundnährstoffe Kohlenhydrate, Eiweiß und Fett sich in bezug auf die Energiebereitstellung (Betriebsstoffwechsel) bis zu einem gewissen Grad vertreten und ergänzen können, lassen unterschiedliche Erfordernisse im Baustoffwechsel einen solchen Austausch kaum zu.

Der **physiologische Brennwert** beträgt für 1 g Kohlenhydrate 4,1 kcal (17 kJ), für 1 g Fett 9,3 kcal (39 kJ), für 1 g Eiweiß 4,1 kcal (17 kJ) und für 1 g Alkohol 7,1 kcal (29 kJ). Dabei liegt der physiologische Brennwert von Eiweiß unter dem des physikalischen Brennwertes, da der im Stoffwechsel anfallende Stickstoff in einem energieaufwendigen Prozeß als Harnstoff entgiftet werden muß (Harnstoffzyklus).

Kohlenhydrate

Definition, Aufgaben und Formen: Kohlenhydrate sind primäre Dehydrierungsprodukte mehrwertiger aliphatischer Alkohole und schließen damit auch Aminozucker und Zukkeralkohole ein. Kohlenhydrate besitzen im Körper nicht nur die Aufgabe der Energiebereitstellung, sondern haben auch spezifische Aufgaben bei der Substanzerhaltung. Da sie jedoch stoffwechselmäßig oft nicht ineinander übergeführt werden können, sind sie auch ernährungstherapeutisch nicht voll austauschbar (37).

In einer normalen Mischkost sind Kohlenhydrate traditionell die vorherrschenden Energieträger. Sie werden fast ausschließlich mit pflanzlichen Nahrungsmitteln verzehrt. Am wichtigsten sind stärke- und zuckerhaltige Produkte wie Kartoffeln, Mehl und Reis sowie Obst, Gemüse, Zucker und Honig. Komplexe Kohlenhydrate, die von den Enzymsystemen des Pankreas und Dünndarms nicht abgebaut werden können, gelten als Ballaststoffe und sind vor allem Nichtstärkepolysaccharide, die auch als Substrat für den anaeroben, bakteriellen Kohlenhydratabbau im Kolon durch Fermentation dienen.

Monosaccharide: D-Glukose ist die häufigste aller natürlich vorkommenden Zuckerarten. Sie ist zugleich die wichtigste organische Verbindung. Alle einfachen Zucker, die sich von einem mehrwertigen Alkohol ableiten (Glucose, Galactose, Fructose) werden als Monosaccharide bezeichnen. Freie Glucose ist aber nur in wenigen Nahrungsmitteln enthalten. Meist wird Glukose als Bestandteil von Stärke oder anderen Zuckern in der Nahrung zugeführt.

Für die menschliche Ernährung sind vor allem Monosaccharide mit 6 C-Atomen, die Hexosen, von Bedeutung, während die Pentosen (5 C-Atome) hauptsächlich als Bausteine des Körpers, wie etwa der Nucleinsäuresynthese, eine Rolle spielen.

Unter Oligosacchariden versteht man glykosidisch miteinander verbundene Monosaccharide bis zu einer Länge von 8–10 Molekülen. Die wichtigsten Zucker in dieser Reihe sind die Disaccharide Saccharose, Maltose und Lactose. Saccharose kommt beinahe überall im Pflanzenreich vor und ist durch die Gewinnung aus Zuckerrohr und -rüben zu einem der häufigsten Kohlenhydrate in unserer Ernährung geworden. Der weltweite Verbrauch schwankt dabei zwischen 12 kg pro Kopf und Jahr in Asien und 46 kg in Australien.

Stärke: Komplexe Kohlenhydrate stellen den größten Teil unserer Nahrung dar. Sie bestehen aus der blutzuckerwirksamen Stärke und den nichtblutzuckerwirksamen Ballaststoffen. Stärke besteht aus Polysacchariden und ist das Reservekohlenhydrat des pflanzlichen Organismus. Für die menschliche Nahrungsverwertung sind drei Formen von Interesse. Amylopectin (α-Amylose) macht mit 80% den Hauptteil der Stärke aus. Im Stärkekorn ist das Amylopectin um einen Kern aus Amylose gelagert. Im Verdauungstrakt des Menschen entsteht Amylopectin kurzfristig durch die enzymatische Aufspaltung der Stärke. Amylose macht etwa 20% des Stärkemoleküls aus. Es besteht aus linearen Ketten von Glucose und ist leicht wasserlöslich. Glykogen findet sich als komplexes Kohlenhydrat in fast allen tierischen Zellen und gilt als Reservekohlenhydrat des tierischen Organismus. Es wird vorrangig in der Leber gebildet und abgebaut und im Muskel gespeichert. Der Gesamtspeicher an Glykogen beträgt beim Menschen etwa 400 g. Ein Abbau beginnt im Nüchternzustand. Nach 18 Stunden Hunger sind diese Reserven durch den Ruhenüchternumsatz erschöpft, und die Glukoneogenese beginnt.

Fett

Aufgaben und Aufnahme: Fette haben im Körper vielseitige biologische Funktionen. Nahrungsfett dient als wichtiger Kalorienträger und als Lösungsmittel der Vitamine A, D, E und K. Außerdem enthält es die essentiellen Fettsäuren. Fast alle Organe können ihren Energiebedarf durch die Oxidation von Fettsäuren decken. Dabei hat die Leber eine zentrale Stellung im Stoffwechsel der Fette. Freie Fettsäuren werden auch von der Muskulatur aufgenommen, vom peripheren Fettgewebe jedoch nur abgegeben.

Formen: Nahrungsfette sind ein Gemisch von Triglyceriden, wobei Glycerin meist mit ungesättigten Fettsäu-

ren mit einer unverzweigten Kohlenstoffkette und einer geraden Zahl C-Atomen verestert ist (Glycerinester). Dabei kommen kurz-, mittel-(6–12 C-Atome) und langkettige (18–20 C-Atome) Fettsäuren vor (37). Gesättigte Fettsäuren sind überwiegend in tierischen Produkten, ungesättigte in pflanzlichen Fetten und Fischfett enthalten. Ungesättigte Fettsäuren mit einer Doppelbindung sind einfach ungesättigt (MUFA = monounsaturated fatty acids), solche mit zwei und mehr Doppelbindungen vielfach ungesättigte Fettsäuren (PUFA = polyunsaturated fatty acids). Einige der letzteren sind essentielle Fettsäuren (EFA), die vom Säugetierorganismus nicht synthetisiert werden und deren Fehlen in der Nahrung Mangelerscheinungen zur Folge hat. Dies sind die ϖ-6-Fettsäuren, vorwiegend z. B. als Linolsäure besonders reichlich in Kürbiskernöl, Sonnenblumenöl und Sojaöl vorhanden, und die ϖ-3-Fettsäuren die als Eicosapentaensäure mit Fisch und Wassersäugetieren verzehrt werden (22).

Eiweiß

Nahrungsproteine dienen in erster Linie dazu, Bausteine für die Synthese körpereigener Proteine zu liefern. Eiweiß besteht aus Biopolymeren, die aus zahlreichen Aminosäuren aufgebaut sind, wobei zwischen essentiellen und nichtessentiellen Aminosäuren unterschieden wird. Die ersteren, zu denen Valin, Leucin, Isoleucin, Threonin, Methionin, Phenylalanin, Tryptophan und Lysin gehören, können im Körper nicht synthetisiert werden. Die Menge an essentiellen Aminosäuren bestimmt die Qualität der Nahrungsproteine.

Aminosäuren bzw. Eiweiß können im Körper nicht gespeichert werden. Es müssen stets gewisse Eiweißmengen mit der Nahrung zugeführt werden, um den Verbrauch zu decken. Überschüssige Mengen werden in die Energiegewinnung weitergeleitet.

Tierisches Eiweiß enthält im Vergleich zum pflanzlichen mehr essentielle Aminosäuren und sollte deshalb bevorzugt werden. In erster Linie kommen Fleisch, Milchprodukte, Eier und Fisch in Betracht. Die biologische Wertigkeit von Eiweiß bedeutet die Proteinqualität und beruht auf der Ermittlung, wieviel Gramm Körperstickstoff durch 100 g resorbierten Nahrungsstickstoff ersetzt oder gebildet werden können (37).

Verdauung und Resorption

Unter der Vorgabe, daß die Ernährungstherapie die beste Form der oralen Diabetesbehandlung darstellt (62), müssen sich entsprechende Behandlungsmaßnahmen am Verständnis der normalen und beim Diabetes evtl. veränderten Verdauungsvorgänge orientieren.

Zusammensetzung der aufgenommenen Kohlenhydrate: Im Rahmen der täglichen Nahrungszufuhr werden in unseren westlichen Industrieländern im Durchschnitt etwa 300 g Kohlenhydrate verzehrt. Über 60% davon bestehen aus Stärke, 30% sind Saccharose, der Rest wird durch Lactose oder andere seltene Formen gedeckt. Mit Ausnahme der ballaststoffreichen Stärke ist ein großer Teil der Nahrung damit aus schnell blutzuckerwirksamen Mono- und Oligosacchariden zusammengesetzt. Aber auch die handelsüblichen Stärkeprodukte enthalten nach dem Mahlen der Ausgangsprodukte Reis, Korn und Mais zusätzlich einen steigenden Anteil an Disacchariden, der von der Dauer und Intensität des Mahlvorganges bestimmt wird.

Die **Digestion** beginnt bereits im Mund, wo die Polysaccharide bei der natürlichen Nahrungsaufnahme ausschließlich einer intraluminalen Verdauung durch die α-Amylase ausgesetzt sind. Im Magen wird die Verdauung nach einer kräftigen Durchmischung der Speisen mit noch vorhandener Amylase fortgesetzt. Resorbiert werden nur geringe Mengen, vor allem Glucose. Nach der Entleerung finden sich im Duodenum eine Mischung aus verschiedenen Degradationsstufen der Stärke (z. B. Dextrine) sowie Mono- und Disaccharide. Die Geschwindigkeit der Magenentleerung wird neben der Art und Zubereitung der Nahrung, der Menge, dem Ballaststoffanteil, der Flüssigkeit und der Temperatur zusätzlich vom osmotischen Druck bestimmt. Ein hoher osmotischer Druck verzögert, ein niedriger Druck beschleunigt die Magenentleerung. Niedermolekulare Lösungen aus Glucose und Maltose haben bei gleicher Konzentration einen höheren osmotischen Druck als Stärke und Dextrine. Aber auch Ballaststoffe tragen zu einer langsameren Magenentleerung bei.

Beim Diabetiker wird die Magenentleerung durch eine Gastroparese bei autonomer diabetischer Neuropathie verzögert. Auch Stoffwechselentgleisungen können die Verdauung beeinflussen. So verzögert eine Hyperglykämie diesen Prozeß deutlich. Im Duodenum verläuft die weitere Digestion der Stärke vorrangig intraluminal. Gleichzeitig findet jedoch auch eine „Membranverdauung" statt, bei der Amylase an die Mukosaoberfläche gebunden wird und erst dort ihre volle Wirkung entfaltet. Nicht alle Stärkeformen sprechen gleichermaßen auf Amylase an. Während ungekochte Weizenstärke leicht verdaut wird (Rohkostmüsli), kann rohe Kartoffelstärke nicht verwertet werden. Die Wirkung der Amylase wird außerdem durch die Größe des Kohlenhydratmoleküls bestimmt. Mit schrumpfender Kettenlänge der Stärke wird die Affinität der Amylase geringer und erlischt auf Höhe der Disaccharide völlig.

Di- und Oligosaccharide werden durch spezifische Enzyme (Disaccharidasen) im Bürstensaum der Membranaußenseite in resorbierbare Monosaccharide hydrolysiert (enterische Verdauung). Je nach Menge und Zusammensetzung der Disaccharide besteht die Tendenz, die Hydrolyseprodukte entweder völlig in die Blutbahn zu übernehmen (Resorption) oder, bei Überforderung der Resorptionskapazität, einen Teil wieder in das Lumen abzugeben und erst weiter distal zu resorbieren.

Nach einer relativ langen Verweildauer im Magen nimmt die Restverdauung im Dünndarm nur wenige Minuten in Anspruch. Qualitative und quantitative Unterschiede im postprandialen Blutzuckerverlauf sind deshalb vorrangig durch die unterschiedliche Verweildauer der Nahrung im Magen bedingt.

Eine Beeinflussung der Kohlenhydratdigestion kann auf physiologische Weise durch Kettenlänge der Stärke, Korngröße, Quellungszustand, Amylase- und Amylaseinhibitorgehalt sowie Fasergehalt erfolgen.

Unter **Resorption** verstehen wir einen Vorgang, der durch das Verschwinden einer Substanz aus dem Darmlumen, den Transport durch das Epithel sowie den anschließenden Eintritt in die Blutbahn charakterisiert ist. Unterschiedliche Zuckerarten unterliegen unterschiedlichen Resorptionsmechanismen. Neben einer aktiven, Energie verbrauchenden Resorption mit Michaelis-Menten-Kinetik (Glucose, Galactose) findet sich eine „erleichterte" Resorption (Fructose) sowie eine rein passive, konzentrationsabhängige Resorption (Xylit, Sorbit), die auch die unterschiedlichen Resorptionsgeschwindigkeiten bestimmt.

Hemmung der intestinalen Zuckerresorption: Eine medikamentöse Hemmung der intestinalen Digestion und Resorption von Kohlenhydraten kann durch Biguanide (S. 171), α-Glucosidasehemmer (S. 163), aber auch durch Ouabain erreicht werden. Biguanide bewirken eine primäre Hemmung der intestinalen Resorption, wahrscheinlich über eine Störung in „übergeordneten energieliefernden Prozessen" der Mukosazelle, während der α-Glucosidaseinhibitor Acarbose, ein Pseudotetrasaccharid, die Disaccharidasewirkung hemmt. Eine Blockade der Natriumpumpe wird als Wirkungsmechanismus von Ouabain diskutiert.

Eine Steigerung der intestinalen Zuckerresorption wurde als Insulinwirkung bei Diabetes mellitus wiederholt beschrieben, muß aber nach wie vor als ungesichert gelten.

Wirkung von Hormonen: Eine beschleunigte Magenentleerung nach Insulin scheint hingegen bewiesen. Auch konnte eine Wirkung von Nebennierenrindenhormonen, Sexualhormonen und Schilddrüsenhormon auf die Kohlenhydratresorption nachgewiesen werden.

Besonders eindrucksvoll ist jedoch die Vermittlerrolle von gastrointestinalen Hormonen bei der enteralen Resorption und humoralen Verdauung. Ursprünglich hatte man die Summe aller insulinotropen Darmhormone für den sog. Inkretineffekt verantwortlich gemacht, wodurch verständlich wurde, warum eine enterale Glucosegabe zu höheren Insulin- und C-Peptidspiegeln führt als eine intravenöse Applikation. „Inkretin" bezog sich auf alle insulinotropen Substanzen im Darmtrakt, die, durch eine Mahlzeit stimuliert, das Pankreas für eine bevorstehende Glucosebelastung sensibilisieren. Nachdem Sekretin und Gastrin jedoch nur in pharmakologischen Dosen die Insulinsekretion zu potenzieren vermögen und Somatostatin eher in Opposition zum Inkretin in der Spätphase der Fettverdauung sezerniert wird, waren GIP (gastric inhibitory peptide) und GLP-1 (glucagon-like peptide) die Hormone, die die klassischen Kriterien des Inkretins am ehesten erfüllten.

GLP-1 wird im distalen Dünndarm und Kolon gebildet. Es ist insulinotrop und bewirkt in Abhängigkeit von der Glucosekonzentration im Darm eine Hemmung der pankreatischen Glucagonsekretion. Durch die Kombination von GIP und GLP-1 konnte ein additiver insulinotroper Effekt beobachtet werden. GLP-1 verzögert auch die Magenentleerung, was ein wichtiger Faktor für die physiologische Regulation der Glucosetoleranz darstellt (46).

Beim Typ-2-Diabetes wurde ein gestörter Inkretineffekt beschrieben. Während die diabetische B-Zelle auf GIP kaum anspricht und resistent erscheint, ist die insulinotrope und glucagonunterdrückende Wirkung von GLP-1 bei Typ-2-Diabetes noch voll erhalten. Bei Gabe von GLP-1 kann der postprandiale Glucoseanstieg auch deutlich vermindert werden. Insulinotroper Effekt und verzögerte Magenentleerung bieten sich als physiologisches Regulans deshalb auch zur Behandlung bei Diabetes mellitus an. Auf einen zusätzlichen extrapankreatischen Effekt von GLP-1 deutet eine insulinunabhängige periphere Glucoseaufnahme bei Typ-1-Diabetikern hin.

Für die Kohlenhydratverdauung erscheint es interessant, daß durch α-Glucosidasehemmer (Acarbose) (S. 163) die GLP-1-Sekretion verstärkt wird und die Glucosekompetenz der B-Zelle vermehrt und damit auf die prandiale Stoffwechselsituation vorbereitet wird.

Nahrungsverwertung im Stoffwechsel

Beteiligte Faktoren: Aufgabe der Ernährung ist die Erhaltung der Glucosehomöostase. Der dabei zugrundeliegende fundamentale Mechanismus ist jedoch komplex und wird sowohl vom Substratangebot in der Nahrung mit Verdauung und Resorption wie auch der Insulinsekretion, der hormonellen Gegenregulation und dem peripheren Glucoseumsatz bestimmt. All dies geht gleichzeitig vor sich und wird physiologischerweise koordiniert, um eine Hypo- oder Hyperglykämie zu vermeiden.

Im **postabsorptiven und Nüchternzustand** wird die Glucosehomöostase allein durch die hepatische Glucoseproduktion (Glukoneogenese und Glykogenolyse) aufrechterhalten, die nach längerem Hungern auch durch die Glukoneogenese der Niere unterstützt wird. Anfänglich, im postabsorptiven Zustand, 6–12 Stunden nach der letzten Nahrungszufuhr, dominiert die Glykogenolyse. Mit zunehmender Dauer des Fastens überwiegt die Bereitstellung von Glucose durch die Glukoneogenese aus Lactat und Alanin der peripheren Muskulatur und dem Glycerin aus der Lipolyse des Fettgewebes. In diesem Zustand werden etwa 80% der Glucose insulinunabhängig im Gehirn, im Splanchnikusbereich und in den Erythrozyten metabolisiert, während die periphere Muskulatur als insulinsensitives Gewebe im postabsorptiven und Nüchternzustand nur wenig Glucose aufnimmt. Muskulatur, Leber, Herz und Nieren metabolisieren vorrangig freie Fettsäuren (FFS), die im Rahmen der Lipolyse durch Hydrolyse von Triglyceriden zu Glycerin und FFS entstehen. FFS bewirken dabei eine Verminderung von Glucoseaufnahme, -stoffwechsel und -verbrauch und verringern so den Glucoseverlust und eine Hypoglykämie (Glucose-Fettsäure-Zyklus). Eine hormonell gesteuerte Kontrolle erfolgt dabei vor allem durch Insulin und Glucagon.

Bei Diabetes mellitus ist die Nüchternhyperglykämie Folge einer durch Insulinmangel oder -resistenz gesteigerten Glukoneogenese, die dann durch das erhöhte Glucoseangebot auch die periphere Glucoseaufnahme erhöht, aber im Verhältnis zur aktuellen Hyperglykämie dennoch relativ vermindert ist.

Postprandialer Kohlenhydratstoffwechsel: Post cenam beginnt der Blutzuckeranstieg innerhalb von 5–10 Minuten und erreicht nach etwa 60 Minuten den höchsten Wert, wobei das Ausmaß durch die Menge und Form der zugeführten Kohlenhydrate, die Menge an Fett und Eiweiß und die Tageszeit variiert wird.

Mit dem postprandialen Anstieg von Blutzucker und Insulin wird die endogene hepatische Glucoseproduktion um etwa 60% reduziert und die Lipolyse gestoppt. 25–40% der resorbierten Glucose werden durch den Splanchnikusbereich (Leber) aufgenommen. Der Rest wird in das extrahepatische Gebiet transportiert und dort mit Hilfe von Insulin vor allem in die Skelettmuskulatur und das Fettgewebe aufgenommen. Nur die Hälfte wird dort vollständig verbrannt, 35% als Glykogen gespeichert und 15% als Lactat und Alanin wieder für die hepatische Glukoneogenese bereitgestellt.

Bei Diabetes mellitus ist der Zustand post cenam durch einen exzessiven und prolongierten Blutzuckeranstieg gekennzeichnet. Zusätzlich besteht eine unzureichende Unterdrückung der hepatischen Glukoneogenese und eine verminderte Glykogenspeicherung. Die Glucoseaufnahme in die Muskulatur ist absolut gesehen noch innerhalb der Norm, im Verhältnis zum erhöhten Blutzucker jedoch verringert.

Lipide: Der postabsorptive und Nüchternzustand ist gekennzeichnet durch eine gesteigerte Ketogenese und durch hohe Spiegel an FFA im Blut mit einem Überangebot an die Leber als Folge der Lipolyse.

Postprandial kommt es zu einem völligen Lipolysestopp, so daß die FFA im Blut und deren Aufnahme und Verstoffwechslung durch peripheres Gewebe schnell zurückgehen. Die Lipidoxidation nimmt dabei in der Muskulatur in dem Maße ab, wie die Glucoseoxidation zunimmt.

Die mit der Nahrung zugeführten Fette sind vorrangig langkettige Triglyceride, die nach der Resorption der Hydrolyseprodukte in den Mukosazellen des Dünndarms zu Triglyceriden resynthetisiert werden. Zusammen mit Cholesterin, Phosphatiden und Protein bilden sie die Chylomikronen. Der Gipfel der postprandialen Lipämie liegt zwischen 2 und 7 Stunden nach einer fettreichen Mahlzeit. Die Hydrolyse der Chylomikronentriglyceride erfolgt vorwiegend im Bereich der Kapillaren des Fettgewebes, weniger in Herz, Leber und Intestinaltrakt. Bei Diabetes mellitus ist dieser Vorgang durch eine verminderte Aktivität der Lipoproteinlipaseaktivität gekennzeichnet.

Die freigesetzten Fettsäuren werden nach der Aufnahme in periphere Gewebe wieder verestert oder abgebaut. Für die Speicherung der Nahrungstriglyceride im Fettgewebe ist ein intakter Kohlenhydratstoffwechsel hilfreich. Endogene Triglyceride entstehen vor allem im Fettgewebe und in der Leber. Eine Freisetzung von intakten Triglyceriden kommt jedoch nur durch die Leber zustande, in Abhängigkeit von Menge und Art der zugeführten Nahrung. Fettgewebe setzt keine intakten Triglyceride frei. Dabei zeichnet sich eine verstärkte hypertriglyzeridämische Wirkung von Fructose im Vergleich zu anderen Mono-, Di- und Polysacchariden ab, was nur zum Teil auf die geringere insulinotrope Wirkung der Fructose zurückzuführen ist. Eine Elimination von endogenen Triglyceriden aus dem Blut wird durch Insulin und Kohlenhydratzufuhr beschleunigt. Insulin steigert die Triglyceridsynthese und die Neubildung von Lipoproteinen in der Leber. Bei diabetischer Stoffwechsellage als Folge von Insulinmangel oder -resistenz ist die Elimination von Triglyceriden verzögert. Diese sekundäre Hypertriglyzeridämie begünstigt ihrerseits aber wieder die Insulinresistenz.

Proteine: Eiweiß gehört zu den nicht ersetzbaren Bestandteilen unserer Nahrung. Im Hungerzustand kommt es nach Erschöpfung der Glykogenreserven zur Proteolyse aus den Eiweißspeichern der peripheren Organe vor allem der Muskulatur. Dadurch können vermehrt Aminosäuren (Alanin) in die hepatische Glukoneogenese eingespeist werden.

Post cenam werden Aminosäuren vorwiegend im Jejunum resorbiert und zur Resynthese von Körpereiweiß verwendet. Insulin als anaboles Hormon unterstützt diesen Vorgang. Überschüssige Aminosäuren werden hingegen in der Leber desaminiert und im Citratzyklus für die Glukoneogenese verwendet. Dadurch besteht eine enge Verknüpfung zwischen den endogenen Bilanzen von Protein- und Kohlenhydratstoffwechsel, über die sowohl der Energiehaushalt aus den Proteinvorräten gespeist wird, als auch der Proteinhaushalt durch Glucose und Insulin beeinflußt werden kann (37).

Nährstoffbedarf

Der Nährstoffbedarf hängt vom Grundumsatz (Tab. 7.**1**) und vom Leistungszuwachs ab und wird zudem von individuellen Unterschieden und Interaktionen zwischen den Nährstoffen bestimmt. Bei einer energetisch bedarfsgerechten Ernährung wird der Kalorienbedarf entsprechend dem Sollgewicht eines Menschen festgelegt. Dabei korreliert aber die tägliche Energiezufuhr kaum mit dem täglichen Energieverbrauch. Eine ausgeglichene Bilanz stellt sich erst nach mehreren Tagen ein. Die Energieberechnung des Nährstoffbedarfs wird in Kilokalorien und seit 1978 auch in Kilojoule durchgeführt (kcal = 4,2 kJ).

Tabelle 7.1 Prozentualer Anteil einzelner wichtiger Organe und Gewebe am Grundumsatz (Tab. 7.1 und 7.2 aus Förster, H.: Grundlagen von Ernährung und Diätetik. Govi, Frankfurt 1978)

Leber und Darm	25
Zentralnervensystem	25
Niere	10
Muskulatur	20
Rest	20
Gesamt	100

Der **Grundumsatz** umfaßt jene Stoffwechselvorgänge, die zur Aufrechterhaltung des Kreislaufs, der Atmung und der Wärmeregulation erforderlich sind. Er wird 12 Stunden nach der letzten Nahrungsaufnahme bestimmt. Der durchschnittliche Grundumsatz liegt bei ca. 25 kcal/kg Körpergewicht oder 910 kcal (3810 kJ)/m^2 Körperoberfläche. Stoffwechsellage, Alter, Geschlecht, Körpergröße und Gewicht sorgen für individuelle Unterschiede. So liegt der Grundumsatz im Alter von 20–40 Jahren bei 1600–1800 kcal (6700–7540 kJ), bei 70–80jährigen jedoch ca. 20–30% niedriger (1300–1400 kcal = 5440–5860 kJ). Bei Frauen ist der Grundumsatz in der gleichen Altersgruppe etwa 5–10% geringer als bei Männern.

Tabelle 7.2 Steigerung des Energieumsatzes durch körperliche Tätigkeiten

Tätigkeit	**kcal/h**	**kJ/h**	**Zunahme (%)**
Schlaf	70	290	–
wach, sitzend	80	330	14
sitzende Arbeit	100	420	42
leichte Tätigkeit	120	510	71
Spazierengehen	200	840	185
schwere Arbeit	500	2100	615
Schwerstarbeit	700	2900	900

Der **Leistungszuwachs** hängt ab von körperlicher Aktivität (Tab. 7.2), Nahrungszufuhr, Temperaturausgleich, Schwangerschaft (15–23%), Infektionen (je 13% pro 1° Fieber) und verzehrenden Krankheiten. Der Energiebedarf beträgt
➤ bei leichter Tätigkeit 32 kcal (134 kJ)/kg Sollgewicht,
➤ bei mittelschwerer (35–40 kcal = 145–165 kJ/kg),

➤ bei schwerer Arbeit 40–50 kcal (165–210 kJ)/kg,
➤ bei Untergewicht (Body mass index < 22) erforderliche Erhöhung der täglichen Energiezufuhr um etwa 300 kcal (1260 kJ),
➤ bei Normalgewicht (BMI 22–25) isokalorische Ernährung,
➤ bei Übergewicht (BMI 26–28) –300 kcal (–1260 kJ) täglich,
➤ bei Adipositas (BMI > 28) –500 kcal (–2090 kJ) täglich.
Das Sollgewicht ist das Normalgewicht –10% und berechnet sich aus der Broca-Formel: Körpergröße in cm – 10% (15% für Frauen).

Beispiel: Der Energiebedarf eines 55jährigen Mannes (175 cm, 84 kg schwer) beträgt bei leichter Tätigkeit: 68 kg Sollgewicht mal 32 kcal (134 kJ) = 2200 kcal (9210 kJ) täglich.

Die Berechnung des täglichen Energiebedarfs aufgrund des Leistungszuwachses leichte/schwere Arbeit ist jedoch in zunehmendem Maße unzureichend, da die Arbeitsverhältnisse in Berufsgruppen einem raschen Wandel unterworfen sind und bei einer 35-Arbeitsstunden-Woche die körperliche Betätigung in der Freizeit mehr und mehr an Bedeutung gewinnt. So ist der zusätzliche Energiebedarf beim Sport mit 100–600 kcal (420–2510 kJ)/Stunde zusätzlich zu berücksichtigen:
➤ Rudern 600 kcal (2510 kJ)/Stunde,
➤ Fußballspielen 500 kcal/Stunde,
➤ Tennis 450 kcal (2090 kJ)/Stunde,
➤ Kegeln 250 kcal (1050 kJ)/Stunde,
➤ Gymnastik 200 kcal (840 kJ)/Stunde,
➤ Autofahren 110 kcal (460 kJ)/Stunde.
Die Gesamtenergiezufuhr hat für den Diabetiker eine zentrale diätetische Bedeutung (18); anzustreben ist eine **ausgeglichene Energiebilanz** mit Normalgewicht. Für übergewichtige Diabetiker ist die Gewichtsreduktion das diätetische Schlüsselproblem, da Überernährung mit Gewichtszunahme und Fettleibigkeit diabetogen ist und die Insulinresistenz begünstigt, die für den Typ-2-Diabetes pathogenetische Bedeutung hat, die B-Zellfunktion überfordert, die Kohlenhydrattoleranz mindert und die Stoffwechseleinstellung erschwert.

Die **tatsächliche Energiezufuhr** bei Diabetikern in der mittleren Altersgruppe (30–40 Jahre) konnte in einer multinationalen Multicenter-Verzehrsstudie kürzlich in Europa dokumentiert werden (63). Bei 2868 Patienten lag die durchschnittliche Kalorienaufnahme bei 2300 kcal = 9630 kJ (2064 ± 545 = 8642 ± 2282 kJ für Frauen und 2706 kcal ± 702 = 13529 ± 2939 kJ für Männer). In Deutschland lag die Energiezufuhr durchschnittlich 100 kcal (420 kJ) über dem europäischen Mittelwert und damit 200 kcal (840 kJ) über den Empfehlungen der Deutschen Gesellschaft für Ernährung (DGE).

Besonderen Richtlinien unterliegt der Energiebedarf bei **Kindern und Jugendlichen** (Tab. 7.3).

Nährstoffrelation

Individuelle Anpassung unter ernährungswissenschaftlichen Vorgaben

Empfehlungen zur Nährstoffrelation müssen sich beim Diabetes mellitus, unabhängig vom Krankheitstyp (Typ 1 oder Typ 2), primär an den allgemeinen Richtlinien für eine ge-

Tabelle 7.**3** Empfohlener Energie- und Nährstoffgehalt für die Tageskost bei Kindern und Jugendlichen (aus Ketz, H. A., M. Möhr: Ernährungsforschung 30 [1985] 1)

| | Alter | Nahrungs-energie | | Grund-nährstoffe | | | |
| | | | | Eiweiß | | Fett | |
	(Jahre)	kJ	kcal	g	Energie (%)	g	Energie (%)
Kleinkinder	1–3	5000	1200	38	13	43	33
Vorschulkinder	3–6	6700	1600	50	13	55	33
Schulkinder und Jugendliche							
Jungen und Mädchen	6–9	7900	1900	60	13	65	33
Jungen	9–12	9600	2300	75	13	80	33
	12–15	11 700	2800	90	13	100	33
	15–18	13 000	3100	100	13	110	33
Mädchen	9–12	8800	2100	70	13	75	33
	12–15	10 500	2500	80	13	90	33
	15–18	10 500	2500	80	13	90	33

sunde Ernährung orientieren. Die Ernährung muß qualitativ vollwertig sein und die Zufuhr aller Nährstoffe in wünschenswerter Höhe sichern. Sie soll überdies „kaloriengerecht" sein, d. h. eine dem Körpergewicht angepaßte Nahrungsaufnahme bewirken.

Zusätzlich müssen aber folgende diabetesspezifische Therapieziele für die Ernährung definiert werden:
➤ Die Ernährung muß evtl. vorliegende Folgeerkrankungen des Diabetes mellitus berücksichtigen.
➤ Die Ernährung muß sich an den Therapiezielen für Blutzucker, Serumlipide, Harnsäure, Blutdruck und Körpergewicht (s. o.) orientieren.

Das heißt, Ernährungsprogramme sollten an die spezifische Situation und die Bedürfnisse eines Patienten individuell angepaßt werden. Wichtig ist dabei, eine Kluft zwischen ernährungswissenschaftlichen Vorgaben und individuellen Verzehrsgewohnheiten zu vermeiden, um die Einhaltung der Empfehlung durch den Patienten zu verbessern (Diät-Compliance). Dies war auch das besondere Bestreben der 1995 neu herausgegebenen Diätrichtlinien der Amerikanischen Diabetes-Gesellschaft (ADA), wobei die Ernährungstherapie bei Diabetes mellitus noch immer als einer der herausforderndsten Aspekte in der Behandlung und Schulung von Patienten angesehen wurde (1).

Eiweiß

Eine **adäquate Proteinzufuhr** in der Nahrung ist notwendig, um Wachstum, Entwicklung und normale Organfunktion zu sichern. Entsprechend den Empfehlungen der Deutschen Gesellschaft für Ernährung sollen 10–15 Kal.-% der Nährstoffe aus Eiweiß bestehen. Der „Amerikanische National Research Council" empfiehlt 0,8 g/kg Körpergewicht (60 g) für Erwachsene. Die tatsächliche Proteinaufnahme liegt in unserer westlichen Konsumgesellschaft jedoch höher. Sie wurde in den USA mit 14–18 Kal.-% und für Typ-1-Diabetiker in Europa mit 17,6 Kal.-% registriert. Grundsätzlich haben Diabetiker keinen anderen Eiweißbedarf als Nichtdiabetiker. Bei schlechter, kataboler Stoffwechsellage kann der Eiweißbedarf jedoch deutlich ansteigen (13).

Hohe Eiweißzufuhr bedeutet eine zusätzliche Arbeitsbelastung für die Niere mit erhöhter glomerulärer Filtrationsrate und beim Diabetes mellitus wahrscheinlich rasche Progression zur Glomerulosklerose. Umgekehrt kann dies durch Eiweißrestriktion aber verzögert werden, wobei pflanzliches Eiweiß dem tierischen Ursprungs vorzuziehen ist.

Hoher Eiweißverbrauch fördert zusätzlich die Aufnahme von gesättigten Fettsäuren, steigert die Gluconeogenese und führt zu erhöhtem Blutzucker und Seruminsulin.

Im Tierversuch konnte gezeigt werden, daß bei eiweißreicher Ernährung die Diabetesmanifestation bei Insulitis vorverlegt wird, ohne aber gleichzeitig die Diabetesinzidenz zu erhöhen (56).

Mehrere Studien haben in den letzten Jahren Hinweise geliefert, daß Kinder in den ersten 3 Lebensmonaten nach einer **kuhmilchreichen Ernährung**, später häufiger an einem Typ-1-Diabetes erkrankten. Unter der Vorstellung, daß Kuhmilcheiweiß das Immunsystem sensibilisiert und bei späteren Streßsituationen zur Zerstörung von Inselzellmembranen beiträgt, sollte bei entsprechendem genetischen Risiko für Typ-1-Diabetes im Säuglingsalter zu einer kuhmilchfreien Ernährung geraten werden.

Kinder benötigen in der Wachstumsphase wesentlich mehr Eiweiß und auch **Schwangere** sollten die Eiweißzufuhr auf etwa 1,2 g/kg erhöhen.

Fett

Empfehlung zur Reduktion: Die Verteilung von Fett- und Kohlenhydratkalorien in der Ernährung sollte erst nach Vorgabe der Eiweißmenge die Restenergiezufuhr decken und 85–90% betragen (65).

Menge und Art des Fettkonsums stehen als kardiovaskuläre Risikofaktoren gegenwärtig besonders im Mittelpunkt der Diskussion zur diätetischen Prävention. Dabei gelten ein erhöhtes Gesamtcholesterin und LDL-Cholesterin, ein erniedrigtes HDL-Cholesterin sowie eine Hypertriglyzeridämie als Risikofaktoren, die bei Diabetikern häufiger auftreten und stärker ausgeprägt sind als bei Nichtdiabetikern. Dies erfordert diätetische Maßnahmen, die zu einer ausreichenden Senkung der Lipide und zur Prävention kardiovaskulärer Komplikationen beitragen. Die Helsinki-Studie konnte nachweisen, daß eine fettarme Ernährung die Entwicklung einer koronaren Herzkrankheit zu verzögern vermag.

Die Deutsche Gesellschaft für Ernährung (DGE) empfiehlt deshalb, die Fettzufuhr auf 30–35% Kal.-% zu beschränken. Eine amerikanische Konsensuskonferenz hatte 1985 sogar geraten, den Fettkonsum auf 30% und weniger der Gesamtenergiezufuhr zu reduzieren und die Cholesterinaufnahme auf 250–300 mg zu verringern.

Tatsächliche Fettzufuhr: Von der Allgemeinbevölkerung in Deutschland wird jedoch zur Zeit 40% des täglichen Energiebedarfs durch Fett gedeckt (Nationale Verzehrsstudie), und auch Typ-1-Diabetiker verzehren 39% ihrer Kalorien in Form von Fett. Gleichzeitig werden aber 14% als gesättigte Fettsäuren und nur 6% als vielfach ungesättigte Fettsäuren zugeführt (60, 63). Nur 14% der Typ-1-Diabetiker in Europa erreichen die Empfehlungen der Nutrition Study Group der EASD, so daß bei diesen durch kardiovaskuläre Krankheiten doch sehr gefährdeten Patienten der Begriff einer liberalisierten Ernährung sehr restriktiv gehandhabt werden sollte.

Extrem fettarme Kost: Beachtet werden muß jedoch, daß eine extrem fettarme (20–25 Kal.-%) und daher kohlenhydratreiche Kost zu einer deutlichen Erhöhung der Serumtriglyceride und einer Erniedrigung des HDL-Cholesterins führen kann, wenn der Anteil aus gesättigten Fettsäuren besteht. Durch den gleichzeitig hohen Kohlenhydratanteil werden dann auch erhöhte Blutzucker- und Seruminsulinspiegel beobachtet (8).

Dieser Effekt kann vermieden werden, wenn der Kohlenhydratanteil auf 45% reduziert wird und der Fettanteil auf 40% angehoben wird unter der Vorgabe, die gesättigten Fettsäuren auf weniger als 10% des Gesamtkalorienanteils zu reduzieren (50).

Einfach ungesättigte Fettsäuren hingegen sind in der Lage, Serumtriglyceride und VLDL-Cholesterin zu senken, das HDL-Cholesterin zu erhöhen und die Insulinsensitivität zu verbessern (4). Als wichtigster Vertreter gilt hier die Ölsäure, die sich vor allem im Olivenöl, aber auch Distel- und Rapsöl findet. In wenigen Langzeitstudien wurden bei Typ-2-Diabetikern fettreiche Diäten mit wechselndem Kohlenhydratanteil verglichen, bei denen gesättigte durch ungesättigte Fettsäuren ersetzt wurden. Dabei erzielten Diäten mit 40–45% Kohlenhydratanteil und solche mit 32–34 Kal.-% Fett eine ähnliche Verbesserung des LDL-Cholesterins und des HbA_{1c}.

Vielfach **ungesättigte Fettsäuren** mit zwei und mehr Doppelbindungen enthalten unter anderem die ϖ-3- und ϖ-6-Fettsäuren, die als essentielle Fettsäuren (ES) im Säugetierorganismus nicht synthetisiert werden können. ϖ-6-Fettsäuren (z. B. Linolsäure) senken das Gesamt- und das LDL-Cholesterin, ϖ-3-Fettsäuren (Eicosapentaensäure) in Fischöl die Serumtriglyceride. Es bestehen aber auch Hinweise, daß sie in größeren Mengen die Glucosetoleranz beeinflussen sowie die fibrinolytische Aktivität des Blutes verändern.

Vielfach ungesättigte Fettsäuren erhöhen auch die Empfänglichkeit von LDL-Cholesterin zur Oxidation durch Sauerstoffradikale und vergrößern dadurch die Atherogenität.

Die Richtlinien der Amerikanischen Diabetes-Gesellschaft (ADA) empfehlen deshalb bei Diabetikern eine **individuelle Ernährung**, die sich am Zustand des Patienten und am Therapieziel orientiert, aber insgesamt den Fettanteil auf 30 Kal.-% beschränkt. Bei Übergewicht und Dyslipoproteinämie sollte der Fettanteil auf unter 30 Kal.-% gesenkt werden, wobei ein hoher Anteil an einfach ungesättigten Fettsäuren (15%) und ein nur geringer Anteil an gesättigten und vielfach ungesättigten Fettsäuren (< 10%) verwendet werden sollte.

Bei normalgewichtigen, normolipämischen Diabetikern hingegen sollten lediglich die Regeln einer vernünftigen (vollwertigen) Ernährung ohne größere Restriktionen Anwendung finden. Bei Diabetes sollte auch auf einen **niedrigen Anteil an Transfettsäuren** in der Nahrung geachtet werden. Obwohl es sich dabei um Transisomere von ungesättigten Fettsäuren handelt, besteht eine erhöhte Atherogenität wie bei gesättigten Fettsäuren. Sie kommen in der Natur nur in kleinen Mengen vor, werden aber durch hydrierte Öle in Margarinen (bis 55%), Salat- und Cocktailsaucen und in „fast food" im allgemeinen angehäuft und häufig in diätetischen Lebensmitteln gefunden. In Deutschland werden durchschnittlich nur 3–4 g täglich verzehrt, in den USA aber wesentlich mehr. Bei Risikopatienten mit Hyperlipidämie, Diabetes mellitus und koronarer Herzkrankheit sollten sie ganz vermieden werden oder zumindest gegen gesättigte Fettsäuren aufgerechnet werden (6).

Kohlenhydrate

Komplexe Kohlenhydrate

Bei den komplexen Kohlenhydraten unterscheiden wir zwischen der verdaubaren Stärke und den unverdaubaren Ballaststoffen.

Stärke

Bedeutung und allgemeine Empfehlungen: Obwohl der Höhepunkt der Pro-Kohlenhydratwelle mit der Aufstockung der Wertigkeit einfach ungesättigter Fettsäuren überschritten scheint, ist die Stärke nach wie vor der wichtigste Kalorienlieferant auch beim Diabetes mellitus. Eine kohlenhydratreiche Kost bis 60 Kal.-% war in den letzten Jahren besonders zur Verringerung des Fettanteils und zur Verbesserung der Glucosetoleranz empfohlen worden. Zur Vermeidung eines kohlenhydratinduzierten Anstieges von Blutzucker und Serumtriglyceriden bei Diabetes mellitus waren gleichzeitig aber auch eine gute Stoffwechseleinstellung, eine normokalorische Kost und Kohlenhydrate mit geringer glykämischer Wirkung Voraussetzung.

Eine Kost aus 50 Kal.-% Kohlenhydraten wird heute als Mittelweg empfohlen, um die nach Eiweiß- und Fettrestriktion nötigen Kalorien zu liefern. Je nach individuellen, ökonomischen und kulturellen Bedürfnissen kann der Kohlenhydratanteil jedoch auch auf 60 und mehr Kal.-% aufgestockt werden.

Formen: 40% der in Deutschland verzehrten Kohlenhydrate sind heute Getreideprodukte (Weizen, Roggen), der Rest sind Stärke aus Mais, Reis und Hirse und Oligosaccharide.

3/4 der Getreideprodukte werden in Deutschland in Form von Brot verzehrt, wobei sich zum Backen aber nur Weizen und Roggen eignen. Dafür sollten dann Mehle verwendet werden, die mit einem hohen Ausmahlungsgrad noch einen hohen Mehlkernanteil mit großer biologischer Wertigkeit durch Eiweiß, Enzyme, Vitamine und Mineralien besitzen. Bei niedrigem Ausmahlungsgrad besteht das Mehl fast nur noch aus reiner Stärke. Bei der Beurteilung der Blutzuckerwirksamkeit solcher Produkte muß unterschieden werden zwischen biologischer Herkunft, Ballaststoffanteil und physikalischer Struktur. Dabei konnte gezeigt werden (2), daß nur das letztere den postprandialen Blutzuckeranstieg wesentlich beeinflußt und dies vor allem, wenn grobe Vollkornmehle (Schrotmehl) gegenüber feinkörnigen Mahlprodukten bei Typ-2-Diabetikern bevorzugt werden.

Ballaststoffe

Formen, Bedeutung und Abbau: Bei den Ballaststoffen unterscheiden wir zwischen den unlöslichen und den gelbildenden. Beide sind essentieller Bestandteil in der menschlichen Ernährung und spielen bei der Entstehung und Behandlung von Stoffwechselerkrankungen sowie Funktionsstörungen des Magen-Darm-Traktes eine wesentliche Rolle.

Nachdem die Hersteller von Lebensmitteln in den letzten Jahrzehnten bemüht waren, möglichst ballaststoffarme Nahrungsmittel auf den Markt zu bringen, wurde unter dem Eindruck, daß Mangel an Ballaststoffen für die Entstehung verschiedener Stoffwechsel- und gastroenterologischer Erkrankungen verantwortlich sein kann, in letzter Zeit ein Umdenken bemerkbar.

Der Name Ballaststoff stammt aus einer Zeit, in der diese Bestandteile der Nahrung lediglich als entbehrlicher Ballast angesehen wurden und im Gegensatz zu Nährstoffen überflüssig erschienen. Der Begriff erhielt dadurch einen negativen Beiklang und wurde anfänglich auch nur zur Beurteilung von Tiernahrung verwendet.

Heute werden als Ballaststoffe aber jene Reste der Nahrung bezeichnet, die durch die Enzyme der menschlichen Verdauungssäfte nicht abgebaut werden und somit unverdaulich sind. Bei dieser Bezeichnung läßt man aber außer acht, daß die meisten Ballaststoffe im Kolon dennoch, und zwar mit Hilfe von Bakterien, mehr oder weniger vollständig verwertet werden. Durch die dort stattfindende Vergärung werden Fettsäuren und Gärgase wie Methan, Wasserstoff und CO_2 frei, die dann z. T. wieder resorbiert und weiterverwertet werden.

Zusammensetzung: Ballaststoffe sind keine einheitliche Gruppe an Substanzen. Sie bestehen aus strukturbildenden Zellwandbestandteilen von Pflanzen, beispielsweise Cellulose, Pektin, Lignin, oder aus Schutz- und Füllstoffen wie Cutin, Wachs, Pflanzengummi und Pflanzenschleim (Guar). Ferner gibt es noch eine Reihe weiterer Substanzen, deren Rolle in der menschlichen Ernährung bisher nicht klar zu übersehen ist. Der Begriff Ballaststoffe darf aber nicht mit „Rohfasern" gleichgesetzt werden. Sie stellen den nach einer bestimmten chemischen Behandlung verbleibenden unlöslichen Rückstand eines Lebensmittels dar und machen also nur einen Teil des Begriffes Ballaststoff aus.

Aus **klinischer Sicht** hat sich die Einteilung der Ballaststoffe in Faser- (unlösliche) und Quellstoffe (gelbildende) bewährt (Tab. 7.**4**). Faserstoffe, zum Beispiel Weizenkleie, wirken vorrangig als Füllstoffe und beeinflussen vor allem die Funktion des Dickdarms. Visköse Quellstoffe, wie Guar, führen auf unterschiedliche Weise zu einer Verzögerung der Kohlenhydratresorption im oberen Magen-Darm-Trakt. Sie verzögern die Magenentleerung, beeinflussen die intestinale Transitzeit, verringern so den postprandialen Blutzuckeranstieg und senken die Serumcholesterin- und -triglyceridwerte. Die Einnahme von 20 g an „löslichen" Ballaststoffen wird deshalb auch zur Verringerung des KHK-Risikos empfohlen (23) und bietet sich auch besonders zur Behandlung von Diabetes mellitus und Hyperlipidämie an.

Tabelle 7.**4** Einflüsse auf die Blutzuckerwirksamkeit von Kohlenhydraten in der Nahrung

Physikalische Beschaffenheit
– roh
– gekocht
– flüssig
– Temperatur
Ballaststoffe
– Quellballaststoffe
– Faserballaststoffe
Kombination mit anderen Nährstoffen
– Fett
– Eiweiß
Hemmstoffe der Kohlenhydratdigestion
– Enzyminhibitoren
Art der Kohlenhydrate
– Glucose
– Fructose
– Polysaccharide
– Zuckeralkohol
Mahlzeitenvolumen
Tageszeit

Verbrauch: Der Bedarf an Ballaststoffen in der menschlichen Ernährung ist aber schwer einzuschätzen. Der Verbrauch hat in den letzten 100 Jahren wesentlich abgenommen. Während in Deutschland heute etwa 20–25 g täglich mit der Nahrung aufgenommen werden, betrug die Menge vor 100 Jahren noch über 100 g. Es lag deshalb nahe, entsprechend der Ballaststoffhypothese nach Burkitt einen Zusammenhang zwischen Ballaststoffmenge und „Zivilisationskrankheiten" zu vermuten.

Ein besonderer klinischer Effekt der Quellballaststoffe ist die **Verminderung der postprandialen Hyperglykämie**. Die größten Erfahrungen liegen dabei in der Behandlung des Diabetes mellitus mit Guar vor. Guar wird aus der indischen Büschelbohne gewonnen und stellt in Indien und Pakistan als Guarbohne einen regelmäßigen Bestandteil in der Nahrung von Mensch und Tier dar. Das Ausmaß der postprandialen Blutzuckersenkung durch Ballaststoffe wird jedoch unterschiedlich beurteilt. So konnte Hollenbeck (15) keinen Einfluß auf Blutzucker, Seruminsulin und Lipide erkennen, wenn der Ballaststoffanteil in der Nahrung bei Typ-2-Diabetikern von 11 auf 17 g/1000 kcal (4200 kJ) gesteigert wurde. In den meisten Studien mit signifikanten Stoffwechseleffekten waren aber bis zu 35 g/100 kcal (420 kJ) verwendet worden (22). Bei Typ-1-Diabetikern ist die Wirkung eher noch geringer, da hier Insulin die postprandialen Blutzuckerwerte dominiert. Bei nicht mit Insulin behandelten Typ-2-Diabetikern konnte durch 3 mal 5 g Guar der Blutzucker um 10–15% gesenkt werden; die Harnzuckerausscheidung nahm bis zu 50% ab, und eine signifikante Senkung der Cholesterin- und Serumtriglyceridwerte war zu beobachten (31).

Nebenwirkungen und Indikationen: Nebenwirkungen einer medikamentösen Behandlung mit Ballaststoffen treten vor allem in Form von Flatulenz, Meteorismus, Diarrhö, Völlegefühl und Übelkeit auf. Die Mehrzahl der Patienten zeigt nach einigen Wochen jedoch Zeichen einer Anpassung mit deutlicher Rückbildung der Beschwerden.

Der Einsatz von Ballaststoffen zur Prophylaxe und Behandlung von pathologischen Intermediärstoffwechselvorgängen erscheint dennoch sinnvoll, obwohl das Ausmaß der Blutzucker- und Serumlipidsenkung bescheiden ist und nur bei Typ-2-Diabetes mit größeren Ballaststoffmengen statistisch zu sichern ist. Es kann aber keine Rede davon sein, daß die Empfehlung zu einer ballaststoffreichen Ernährung ein überholtes Dogma in der Diabetesdiät darstellt. Jedoch sollten natürliche Ballaststoffe (20–35 g/Tag) in Form von Obst, Gemüse, Hülsenfrüchten und Vollkornprodukten (Müsli) einer medikamentösen Ballaststoffgabe vorgezogen werden, was jedoch häufig scheitert, weil man eingefahrene Ernährungsgewohnheiten nicht aufgeben möchte.

Glykämischer Index

Definition: Der glykämische Index definiert die Blutzuckerwirksamkeit einer chemisch äquivalenten Kohlenhydratmenge im Vergleich zu reiner Glucose und stellt damit einen Schritt von der biochemischen zur metabolischen Äquivalenz dar. Damit konnte das Verständnis mahlzeiteninduzierter Stoffwechselreaktionen verbessert werden.

Der glykämische Index bezeichnet bei gesunden Probanden die Fläche unter der 2-Stunden-Blutzuckerkurve nach Verzehr verschiedener kohlenhydratreicher Nahrungsmittel im Vergleich zur Fläche nach Aufnahme der gleichen Menge Glucose.

Problematik der Berechnung der glykämischen Wirkung: Schon länger war bekannt, daß die glykämische Wirkung kohlenhydrathaltiger Nahrungsmittel bei Verzehr chemisch äquivalenter Mengen nicht identisch ist und durch den Berechnungsmaßstab BE (Broteinheit) unberücksichtigt bleibt. Die Kohlenhydratverdauung wird in vivo durch eine Reihe an Faktoren gesteuert, die im diätetischen Alltag nur schwer zu berechnen sind.

Dazu gehören eine unterschiedliche Menge und Art an blutzuckerwirksamen Quellballaststoffen und blutzuckerunwirksamen Füllballaststoffen, die Zubereitungsform der Kohlenhydrate, der Wassergehalt der Nahrung, die Temperatur (physikalische Beschaffenheit), die biologische Schwankungsbreite der einzelnen Kohlenhydratträger, die Kombination mit anderen Nahrungsmitteln wie Fett und Eiweiß, der Umfang einer Mahlzeit und die Tageszeit, zu der eingenommen wird, sowie die individuelle Schwankung von Patient zu Patient.

Otto hatte bereits 1973 versucht, mit der Berechnung der biologischen Äquivalenz diese Situation besser zu würdigen und die unterschiedliche Blutzuckerwirksamkeit von Kohlenhydraten in der Nahrung zu berücksichtigen (48).

Seine Ergebnisse wurden jedoch im englischsprachigen Raum nicht zur Kenntnis genommen und in Deutschland nicht akzeptiert, da es bei dieser Berechnungsweise zu

starken Schwankungen in der Kalorienzufuhr kommen konnte.

Erst als Jenking (20) mit dem glykämischen Index darauf hinwies, daß die Blutzuckerwirksamkeit chemisch äquivalenter Kohlenhydratmengen nicht identisch ist, wurde man sich international dieser Problematik bewußt. Obwohl dadurch die Kenntnis der unterschiedlichen Blutzuckerwirksamkeit gleicher Mengen kohlenhydrathaltiger Nahrungsmittel wesentlich bereichert wurde, scheiterte die praktische Umsetzung vor allem daran, daß im wesentlichen Mahlzeiten mit Mischkost und selten einzelne Nahrungsmittel isoliert verzehrt werden.

Bedeutung des glykämischen Index: Obwohl letztendlich die Menge der Kohlenhydrate sich als wichtiger erwies als die Art, bleibt die Grundempfehlung gültig, Nahrungsmittel mit niedrigem glykämischen Index zu bevorzugen und solche mit hohem Index eher zu meiden, auch wenn dadurch die Auswahl an kohlenhydrathaltigen Mahlzeiten deutlich eingeschränkt wird. Eine Berechnung von Kohlenhydraten auf der Grundlage lebensmittelchemischer Analysen, wie mit den Kohlenhydrataustauschtabellen, erscheint daher immer noch sinnvoller und für die Vorhersage der glykämischen Wirkung offensichtlich genauer (3) als der glykämische Index, dessen klinische Nutzanwendung nur noch für Diabetiker mit konventioneller und in geringerem Maße auch intensivierter Insulinbehandlung zur Senkung der postprandialen Hyperglykämie von Vorteil ist.

Auch im Initialstadium des Typ-2-Diabetes, mit vorwiegend postprandialer Hyperglykämie, profitieren Patienten von einer Ernährung mit niedrigem glykämischen Index. Bei der großen Zahl übergewichtiger Typ-2-Diabetiker mit gesteigerter peripherer Insulinresistenz und erhöhtem Nüchternblutzucker als Folge der hepatischen Gluconeogenese ist die Kalorienrestriktion jedoch von größerer Bedeutung.

Der glykämische Index ist damit zwar eine hilfreiche Größe im Verständnis der Verdauungsphysiologie, in der Ernährungspraxis für die meisten Patienten jedoch kein praktikables Maß.

Es kann aber keinesfalls die Rede davon sein (7), daß der glykämische Index dazu beigetragen habe, der Ernährung bei Diabetes einen nachrangigen Platz unter verschiedenen therapeutischen Optionen zugewiesen zu haben. Vielmehr muß Ernährungstherapie auch weiterhin als die beste Form der oralen Diabetesbehandlung angesehen werden (62).

BE und KHE in der Diabetesdiät – heute noch eine zeitgemäße Verordnung?

Austausch von Kohlenhydraten: Für eine individuell bedarfsgerechte, vollwertige Ernährung des Diabetikers muß ein Austausch einzelner, sich quantitativ und qualitativ entsprechender Mahlzeiten und Nahrungsbestandteile möglich sein. Dieser Austausch kann unter verschiedenen Aspekten erfolgen. Bei übergewichtigen Diabetikern, meist vom Typ 2, ist die Restriktion der Energiezufuhr das wichtigste Therapieziel, um die Insulinresistenz zu bessern und die erhöhten Blutzuckerwerte zu senken. Hier sollte der Austausch von Nahrungsbestandteilen deshalb nur auf dem Boden des Kaloriengehaltes erfolgen.

Bei normalgewichtigen insulinabhängigen Diabetikern, meist vom Typ 1, hingegen ist die Brennwertberechnung der Nahrung zunächst von untergeordneter Bedeutung. Das Normalgewicht der Patienten weist bereits auf ein ausgewogenes Verhältnis von Energiezufuhr und -verbrauch hin, das im Augenblick keiner weiteren Regulierung bedarf. Hier gilt es vielmehr, die postprandialen Blutzuckerschwankungen unter Kontrolle zu halten. Hierüber entscheidet aber weniger die Gesamtkalorienzufuhr als vielmehr die Menge und Art der Kohlenhydrate. Um eine ausgewogene und abwechslungsreiche Kost zu gewährleisten, sollten dafür Kohlenhydratträger verschiedener Lebensmittelgruppen benutzt werden. Dazu gehören Brot und Getreideerzeugnisse, Kartoffeln, Obst, Gemüse und Milch. Der Austausch von Kohlenhydraten innerhalb dieser Gruppen kann auf der Basis der Brot- oder Berechnungseinheit BE erfolgen.

Die Berechnungseinheit BE: Während in der Schweiz und der ehemaligen DDR als Berechnungseinheit 10 g Kohlenhydrate (KHE bzw. KE) verwendet wurden, ist der Gebrauch von Kohlenhydrat-Austauscheinheiten in anderen Ländern eher unüblich. Im angelsächsischen Sprachraum wird gelegentlich mit variablen Schätzwerten wie „portion", „carbohydrate exchange" oder „diabetic exchange list" gerechnet, was sich im Diätalltag jedoch nicht durchsetzen konnte.

In Deutschland definiert die Diätverordnung 1 BE als die Menge eines Nahrungsmittels, die 12 g an Monosacchariden, verdaulichen Oligo- und Polysacchariden oder die Zuckeralkohole Sorbit und Xylit enthält. So möchte sie der Gesetzgeber auch heute noch angewendet wissen. Dabei kann 1 BE dem Kohlenhydratgehalt von 25 g Brot, 65 g Kartoffeln, 100 g Apfel oder 250 ml Milch entsprechen.

Die BE – eine Schätzgröße: Nachdem C. von Noorden bereits 1895 den Begriff der Weißbroteinheit verwendet hatte, hat sich die BE als Diätorientierung für insulinabhängige Diabetiker in Deutschland bis heute erhalten, wird jedoch vom Ausschuß Ernährung der Deutschen Diabetes-Gesellschaft nicht mehr als Berechnungsgröße, sondern als Schätzeinheit empfohlen (61).

Eine Festlegung auf die klassische Version der Broteinheit als Berechnungsgröße für 12 g Kohlenhydrate war so lange gerechtfertigt, wie durch eine differenzierte Lebensmittelanalytik der Gehalt an verdaulichen (blutzuckerwirksamen) Kohlenhydraten und an unverdaulichen (nicht blutzuckerwirksamen) Ballaststoffen nicht getrennt angegeben werden konnte. Durch methodische Fortschritte in den letzten Jahren wurde jetzt aber eine dementsprechende Differenzierung möglich. In neueren Nährwerttabellen konnte dadurch erstmals der Ballaststoffanteil getrennt als unverdaulicher Nahrungsbestandteil und Rohfasergehalt angegeben werden, was eine Verminderung des verwertbaren Gesamtkaloriengehaltes um ca. 5% bewirkte. Da gleichzeitig aber auch die biologische Schwankungsbreite der einzelnen Kohlenhydratträger mit 20–30% imponierte, mußte aus der Berechnungseinheit BE ein Schätzwert werden, der einen Bereich von 10–12 g verdaulicher Kohlenhydrate einschloß. Dies kommt auch der Definition der Kohlenhydrateinheit KE/KHE nahe, trifft sich aber nicht mit Schätzwerten, wie sie in Italien und Frankreich verwendet werden.

Bei einer Neuordnung der Diätempfehlungen für Diabetiker im gemeinsamen europäischen Markt wird deshalb dieser Begriff wohl nicht übernommen werden (29). Auch die Stellungnahme der europäischen Studiengruppe für Diabetes und Ernährung der EASD (1995) sieht für austauschbare Kohlenhydratäquivalente in der Diätempfehlung für Diabetiker keine Notwendigkeit (11).

Aufgrund einer bewährten langjährigen Tradition im deutschsprachigen Raum sollte die BE als Schätzgröße für 10–12 g verdaulicher Kohlenhydratäquivalente jedoch auch weiterhin beibehalten werden. Sie hat sich bei Diabetikern und Beratern in der Praxis nutzbringend durchgesetzt und bewährt. Sie darf jedoch in ihrer Genauigkeit nicht überschätzt werden, wenn es z. B. darum geht, einen individuellen BE-Faktor zu benutzen, der einem Patienten verständlich macht, wieviel Einheiten Insulin er benötigt, um 1 BE in der Ernährung zu verstoffwechseln.

Saccharose

Stoffwechselwirkung: Empfehlungen zur Verwendung von Saccharose in der Diabetikerkost werden heute sehr widersprüchlich belegt und diskutiert. Die metabolische Situation nach Einnahme von Saccharose ist dabei komplexer als nach Glucose. Der Fructoseanteil der Saccharose wird nahezu völlig und nur von der Leber verarbeitet und dort in Glucose und/oder Triglyceride umgewandelt. Durch Fructose wird die insulinsupprimierte Glukoneogenese der Leber stimuliert, führt jedoch zu keinem wesentlichen Blutzuckeranstieg, da gleichzeitig die insulinvermittelte periphere Glucoseaufnahme gesteigert wird.

Da Saccharose durch den 50%-Fructoseanteil nur halb soviel Glucose enthält wie Stärke, ist es verständlich, daß der glykämische Index von Saccharose auch deutlich niedriger ist als der von Spaghetti (64%) oder gar von Weißbrot (73%). Yudkin (68) hatte aufgrund epidemiologischer Studien lange einen Zusammenhang von Saccharoseverbrauch und koronarer Herzkrankheit vermutet. Hollenbeck (15) und Reiser (53) konnten einen Anstieg von Blutzucker, Seruminsulin, Insulinsynthese (30) und Serumlipiden nach saccharosereicher Ernährung nachweisen, und auch Coulston (8) konnte zeigen, daß bei Typ-2-Diabetikern trotz guter Stoffwechsellage beim Vergleich einer Kost mit 16% oder 1% Saccharose bei ersterer nach 2 Wochen deutlich höhere Blutzucker- und Serumtriglyceridwerte über den ganzen Tag aufgetreten waren. Demgegenüber konnte dies von zahlreichen anderen Autoren nicht bestätigt werden (58, 51, 47). In einer von der brasilianischen Zuckerindustrie unterstützten Arbeit waren sogar 80 g Saccharose täglich bei Typ-2-Diabetikern ohne nachhaltige Wirkung auf den Stoffwechsel geblieben (44).

Einschränkungsempfehlungen: Nachdem jahrzehntelang von isoliertem Industriezucker in der Ernährung von Diabetikern dringend abgeraten worden war, setzte sich Mitte der 60er Jahre die Überzeugung durch, daß mäßige Mengen an Saccharose nicht zu einer Verschlechterung der Blutzuckerwerte führen.

Als die Zahl der diesbezüglichen Untersuchungen letztendlich überwog, schloß sich auch die Amerikanische Diabetes-Gesellschaft der Meinung an, daß keine ausreichenden wissenschaftlichen Daten vorlägen, die ein generelles Zuckerverbot bei Diabetes mellitus rechtfertigten.

Die Empfehlungen werden heute so verstanden, daß Saccharose in der Ernährung akzeptiert werden kann, wenn die Gesamtmenge unter 10% der Gesamtkalorien liegt oder besser nicht mehr als 30 g pro Tag ausmacht, da weniger die Art der Kohlenhydrate als vielmehr deren Verdaubarkeit (Ballaststoffanteil) sowie deren physikalische Beschaffenheit und andere Nahrungsbestandteile die glykämische Wirkung bestimmen.

Die Stoffwechselwirkungen der Saccharose werden nicht zuletzt auch durch die Gesamtkalorienzufuhr, die begleitende körperliche Aktivität und andere Nahrungsbestandteile in der saccharosehaltigen Kost bestimmt.

Wenn Patienten aus geschmacklichen Gründen auf der Verwendung von Haushaltszucker bestehen und keine Süßstoffe benutzen, sollte Saccharose aber vorzugsweise in Mahlzeiten „verpackt" werden und nicht in Getränken zugeführt werden. Wegen des Fructoseanteils muß bei größeren Mengen auch auf eine unerwünschte Steigerung der Serumtriglyceride geachtet werden.

Von einer „Empfehlung" von Saccharose für Diabetiker ist jedenfalls abzusehen. Eine Einschränkung der Zuckerzufuhr ist auch wegen der kariesfördernden Eigenschaften der Saccharose bei den durch die Periodontopathia diabetica gefährdeten Diabetikern eher wünschenswert.

Zuckeraustauschstoffe

Stoffwechselwirkung: Unter Zuckeraustauschstoffen versteht man langsam resorbierbare Kohlenhydrate und Zuckeralkohole, die in der Vergangenheit bei Diabetikern wegen des niedrigen glykämischen Index vor allem im Austausch mit Saccharose eingesetzt wurden. Die medizinische Forschung interessierte sich bereits in der Vorinsulinära für die Entwicklung eines brauchbaren Zuckerersatzes für Diabetiker. Wie wir heute wissen, unterscheidet sich die glykämische Wirkung von Saccharose jedoch nicht wesentlich von der anderer kohlenhydrathaltiger Lebensmittel, so daß sich mit dem Wegfall des generellen Saccharoseverbotes auch die Bedeutung der Zuckeraustauschstoffe veränderte.

Zuckeraustauschstoffe gelten als kalorienhaltige Süßstoffe, die nach enteraler Zufuhr nur zu einem geringen Blutzuckeranstieg mit niedrigem glykämischen Index führen und in kleinen Mengen insulinunabhängig verstoffwechselt werden. Sie gelten als antiketogen und werden in größeren Mengen (> 30 g) teilweise in Glucose umgebaut, wodurch ein insulinotroper Effekt ausgelöst werden kann.

Brennwert und Formen: Der kalorische Wert der Zuckeraustauschstoffe ist ähnlich wie der von Saccharose, so daß sie in die Kohlenhydratberechnung (KHE), auf jeden Fall aber in die Kalorienberechnung einbezogen werden müssen. Zu den Zuckeraustauschstoffen zählen wir das Monosaccharid Fructose, die Polyalkohole Sorbit, Xylit und Mannit sowie die Disaccharidalkohole Maltit und Palatinit, deren Süßungsgrad zwischen dem 0,5- und 1,4fachen der Saccharose liegt.

Entsprechende Lebensmittel, Vorteile und Nachteile: Bis heute sind Zuckeraustauschstoffe noch wesentlicher Bestandteil der sog. „diätetischen Lebensmittel" für Diabetiker und finden vor allem in Gebäck, Konfitüre, Schokolade und Getränken anstelle von Saccharose Anwendung. Diese zuckerersatzhaltigen Nahrungsmittel sind jedoch meist auch fett- und damit energiereich und vor allem bei übergewichtigen Diabetikern nicht indiziert; auch enthalten sie oft die unerwünschten Transfettsäuren. Als Nebenwirkung treten ab 30–50 g Blähungen und Durchfälle auf. Bei Fructose kann es selten auch zu einer Erhöhung der Serumtriglyceride kommen. Als Bestandteil von Obst und Gemüse ist Fructose hingegen unproblematisch. Ein wesentlicher Vorteil im Einsatz von Zuckeraustauschstoffen besteht in einer verminderten Kariesbildung (s. o.).

Keine notwendigen Nahrungsbestandteile: Da kleine Mengen von Saccharose (bis 30 g) zu keiner signifikanten Stoffwechselverschlechterung bei Typ-1- und Typ-2-Diabetes führen, zuckeraustauschstoffhaltige Lebensmittel hingegen oft kalorien- und vor allem fettreich und teuer sind, hat die europäische Studiengruppe für Diabetes und Ernährung der Europäischen Diabetes-Gesellschaft bereits 1991 darauf hingewiesen, daß derzeit keine wissenschaftliche Absicherung besteht, die für irgendein spezielles Lebensmittel eine Kennzeichnung wie „gut" oder „empfehlenswert für Diabetiker" rechtfertigt. Zuckeraustauschstoffe sind deshalb kein notwendiger Bestandteil der Kost für Diabetiker.

Süßstoffe

Bedeutung, Formen und Eigenschaften: Eine weitere Möglichkeit, das „Süßbedürfnis" zu befriedigen, bieten die kalorienfreien chemischen Süßstoffe, die wegen der weiten Verbreitung von Übergewicht und dessen engen Beziehung zum Diabetes mellitus und anderen Stoffwechselerkrankungen im Rahmen des metabolischen Syndroms besondere Bedeutung erlangt haben. Sämtliche Substanzen sind synthetisch hergestellt. Die wichtigsten Vertreter dieser Gruppe sind Saccharin, Cyclamat, Acesulfam und Aspartam. Ihre Süßkraft ist um ein Vielfaches höher als die von Saccharose, jedoch mitunter mit einem unangenehmen Eigengeschmack verbunden.

Süßstoffe haben keine direkte Wirkung auf die Insulinsekretion und lösen auch kein Hungergefühl aus. Hohe Dosen Acesulfam stimulieren jedoch das pankreatische Polypeptid und können so indirekt in den Stoffwechsel eingreifen (45).

Tierexperimentelle Befunde, die bei Saccharin und Cyclamat eine karzinogene Wirkung vermuten ließen, sind inzwischen glaubhaft widerlegt. Dennoch wurden von der WHO für den täglichen Verbrauch Höchstdosen angegeben (ADI-Werte = acceptable daily intake), die nicht überschritten werden dürfen (Saccharin 2,5 mg/kg). Auch für Schwangere, Säuglinge und Kleinkinder wurde Saccharin inzwischen freigegeben.

Kontrovers wurde lange Zeit die Sicherheit von **Aspartam** diskutiert. Aspartam ist ein Dipeptid, das im Stoffwechsel in Asparaginsäure und Phenylalanin zerlegt wird. Bei Phenylketonurie besteht deshalb Kontraindikation. Außerdem entsteht Methanol bzw. Tetrahydroisochinolin, dem ein Suchtverhalten nachgesagt wird. Auch neurotoxische Wirkungen sowie ein positiver Effekt auf das Hungergefühl wurden als Folge von Aspartam immer wieder diskutiert. Die normalerweise zugeführte Menge von weniger als 3 g täglich (ADI) ist jedoch zu gering, um diesen Effekt auszulösen. Zum Backen und Kochen kann Aspartam wegen Hitzeinstabilität nicht verwendet werden.

Vorteile und Empfehlung: Süßstoffe haben keine kariesfördernde Wirkung und befriedigen zwar das Süßbedürfnis, sollten aber ähnlich wie Saccharose und Alkohol nur als „Genußmittel" eingesetzt werden, um für den Patienten ein Stück Lebensqualität zu erhalten. Ein Einsatz bei übergewichtigen Diabetikern ist deshalb durchaus zu empfehlen.

Im Januar 1998 wurde die Süßungsmittelrichtlinie der Europäischen Union auch im Deutschen Recht umgesetzt. Ziel dieser Richtlinie ist es, unterschiedliche einzelstaatliche Rechtsvorschriften über Süßungsmittel (d. h. Süßstoffe und Zuckeraustauschstoffe) und deren Verwendung einander anzupassen.

Die Zulassung der in Tab. 7.**5** aufgeführten Süßungsmittel wird damit neu geregelt.

Der Gehalt an Süßstoffen und/oder Zuckeraustauschstoffen wird künftig durch die Angabe „mit Süßungsmittel(n)" kenntlich gemacht.

Tabelle 7.**5** Süßungsmittel

Zuckeraustauschstoffe
Sorbit (E 420)
Mannit (E 421)
Isomaltit (E 953)
Maltit (E 965)
Lactit (E 966)
Xylit (E 967)
Süßstoffe
Acesulfam (E 950)
Aspartam (E 951)
Cyclamat (E 952)
Saccharin (E 9954)
Thaumatin (E 957)
Neohesperidin DC (E 959)

Die Aussage „diätetische Lebensmittel mit Süßstoff", die bei vielen süßstoffgesüßten Produkten angegeben war, wird es daher zukünftig nicht mehr geben.

Honig

Bedeutung: Über viele Jahrtausende war Honig der einzige Süßstoff, den der Mensch zur Verfügung hatte. Vor dem Hintergrund der industriellen Zuckergewinnung aus Zuckerrohr und Zuckerrüben hat der Honig heute nur noch eine marginale Bedeutung. Als „Naturprodukt" und als „Heilmittel" genießt der Honig inzwischen aber wieder eine steigende Nachfrage. Eine Sonderstellung wurde dem Honig insbesondere bei der diätetischen Behandlung des Diabetes mellitus nachgesagt, nachdem wiederholt hypoglykämische Reaktionen beschrieben wurden (17).

Bestandteile und Brennwert: Analytisch betrachtet besteht Honig vorwiegend aus Invertzucker (Glucose und Fructose) sowie einer Vielzahl von Enzymen, Aromastoffen, Wasser, Säuren, Hormonen, Vitaminen und Mineralstoffen, wobei Blütenhonig etwas mehr Fructose (38%) und Glucose (31%) enthält als Honigtauhonig (31% bzw. 26%). Der Energiegehalt entspricht mit 340 kcal (1420 kJ)/100 g unter Berücksichtigung von 17% Wasser dem der Saccharose.

Stoffwechselwirkung: In eigenen Untersuchungen bei Typ-1- und Typ-2-Diabetikern haben wir isokalorische Frühstücksmahlzeiten mit 15 g Saccharose oder 18 g Honig oder 20 g Weizenkorn verglichen und fanden postprandial signifikant höhere Blutzuckeranstiege bei Saccharose und Honig als bei Müsli (33). Der Blutzuckeranstieg nach Honig entspricht dem von Saccharose. Eine besondere antidiabetische Wirkung der nicht zuckerhaltigen Komponente des Honigs war nicht zu dokumentieren. Honig sollte deshalb in der Ernährung von Diabetikern so wie Saccharose gehandhabt werden.

Topinambur

Definition und Anwendung: Topinambur (Helianthus tuberosus) ist ein knollenbildendes hochwüchsiges Sonnenblumengewächs aus Amerika, das etwa zur selben Zeit wie die Kartoffel nach Europa gebracht wurde, aber wegen der schlechten Lagerungsfähigkeit nur beschränkt verwendungsfähig ist. Topinambur (challenger Jerusalem artichoke) wurde im Nachkriegsdeutschland zur Bekämpfung der Hungersnot weiträumig angepflanzt und in der mensch-

lichen Ernährung eingesetzt, wird heute aber mehr als Viehfutter und zur Gewinnung von Äthanol verwendet. Nach dem Branntweingesetz wird Topinambur zu den Obstsorten gerechnet, in der Diätetik jedoch als Gemüse eingesetzt und dabei roh, gekocht und gebacken als Beigabe zu anderen Speisen oder als Saft angeboten.

Struktur und Nebenwirkungen: Im Gegensatz zur Stärke der Kartoffel besteht das Reservekohlenhydrat von Topinambur vorrangig aus Inulin mit niedrigem glykämischen Index, einem Polyfructosan, das in der Totalhydrolyse 97% Fructose und 3% Glucose ergibt, wobei jedoch größere Schwankungen je nach Jahreszeit und Standort auftreten. Inulin ist für den Menschen nicht verdaulich, da er keine Inulasen besitzt. Es muß deshalb als Ballaststoff angesehen werden, der im Dickdarm allerdings einer geringen Hydrolyse durch Bakterien unterliegt. Meteorismus und Flatulenz sind dabei charakteristische Nebenwirkungen.

Empfehlung: Topinambur bietet sich in der diätetischen Behandlung des Diabetes mellitus vor allem wegen der Unverdaubarkeit des Inulins und des hohen Fructose-Glucose-Quotienten als Zuckeraustauschstoff auf natürlicher Basis an (34). Der Nestor der amerikanischen Diabetologie, E. P. Joslin, hatte Topinambur schon 1922 in diesem Zusammenhang erwähnt und als genießbares Gemüse empfohlen.

Alkohol

Historisches: Im 17. Jahrhundert wurde vermutet, daß Alkohol die Entstehung der Zuckerkrankheit fördert – andererseits wurde Alkohol in der Vorinsulinära aber auch benutzt, um bei Diabetes mellitus die Ketonkörperbildung zu verhindern. In den ersten Jahren nach der Entdeckung des Insulins trat dann die hypoglykämische Wirkung von Alkohol bei Diabetikern in den Vordergrund.

Pathophysiologische Wirkungen: 75 Jahre nach der Entdeckung des Insulins imponiert bei Diabetikern vor allem die erhöhte Morbidität und Mortalität durch kardiovaskuläre Erkrankungen, die zusätzlich durch Hypertonie, Hyperlipoproteinämie und gesteigerte Thrombozytenaggregation bei Hyperinsulinämie und Insulinresistenz des Typ-2-Diabetes mit metabolischem Syndrom gefördert wird.

Mäßiger Alkoholkonsum (30 g täglich) erhöht jedoch das HDL-Cholesterin sowie die fibrinolytische Aktivität und senkt gleichzeitig die Thrombozytenaggregation, die Insulinresistenz und durch einen vasodilatatorischen Effekt auch kurzfristig den Blutdruck. Dadurch kann die Gefahr einer koronaren Herzkrankheit und eines Herzinfarktes signifikant gesenkt werden. Langfristig wird der Blutdruck durch Alkohol jedoch eher erhöht, ebenso wie die Serumtriglyceride, die Blutzuckerspiegel und die Gefahr an einem Diabetes zu erkranken. Aber auch Leberzirrhose, Pankreatitis, Gastritis und Neuropathien dürfen als Alkoholfolgen nicht vergessen werden.

Da Alkohol in unserer Gesellschaft einen festen Bestandteil der Eß- bzw. Trinkkultur darstellt und Deutschland mit 11,5 l reinem Alkohol weltweit im Verbrauch eine Spitzenposition einnimmt, ist es vor allem für Diabetiker wichtig, die unterschiedlichen Stoffwechseleffekte des Alkohols in diesem Zusammenhang genau zu kennen.

Alkohol unterdrückt die hepatische Glukoneogenese schon bei einem Blutalkoholspiegel von 0,45‰, was besonders bei gleichzeitiger Insulin- oder Sulfonylharnstofftherapie gefährlich wird. Intrazelluläre Pyruvatverarmung und *gleichzeitiger* Lactatanstieg verstärken die metabolische Entgleisung. Vor allem bei alkoholisierten Typ-1-Diabetikern kann das Risiko schwerer Hypoglykämien erheblich sein.

Empfehlungen: Diabetikern wird daher empfohlen, grundsätzlich nicht mehr als ein bis zwei „drinks" zu genießen, was jeweils einem kleinen Glas Bier oder einem Glas Wein (150 ml) zu ca. 12 g Alkohol entspricht. Alkohol sollte wegen der Gefahr der Unterzuckerung grundsätzlich nur zusammen mit einer kohlenhydrathaltigen Mahlzeit getrunken werden. Bei starkem Alkoholkonsum ist die Gefahr, eine Hypoglykämie zu verkennen, besonders ausgeprägt. Hypoglykämien können 6–36 Stunden nach einer größeren Alkoholmenge auftreten und sind oft auch nicht durch Glucagon zu beherrschen, da die Glykogenspeicher entleert sind.

Bei einem glykämischen Index von 74% besteht für normales Bier nur eine geringe Hypoglykämiegefahr. Bei kohlenhydratreduziertem Leichtbier ist die Gefahr jedoch deutlich höher.

Bei übergewichtigen Diabetikern muß auch der hohe Kaloriengehalt von alkoholischen Getränken bedacht werden. Bei moderater Zufuhr ist eine Diätanpassung meist nicht notwendig, obwohl zwei Drinks zu 12 g Alkohol ca. 175 kcal (730 kJ) aus Alkohol freisetzen. Bei einer größeren Alkoholmenge bietet sich ein Austausch auf der Basis von „Fetteinheiten" (fat exchange) an. Alkohol in größeren Mengen sollte wegen der Gefahr einer Laktatämie vor allem von Diabetikern gemieden werden, die mit Biguaniden behandelt werden.

Insgesamt kann der moderate Gebrauch von alkoholischen Getränken wegen der kardioprotektiven Wirkung und einer von vielen empfundenen Verbesserung der Lebensqualität nicht vorenthalten werden, wobei Rotwein wegen der hohen antioxidativen Wirkung wahrscheinlich von besonderem Vorteil ist. Ein stärkerer Alkoholkonsum (30 g/täglich) sollte wegen der unerwünschten Stoffwechseleffekte und der Gefahr von chronischen Leber- und Pankreasschäden unbedingt vermieden werden. Ganz gemieden werden muß Alkohol natürlich von schwangeren Diabetikerinnen und Patienten mit Neigung zum Alkoholismus. Empfehlungen müssen sich deshalb immer an der individuellen Situation eines Patienten orientieren.

Vitamine

Bedarf: Für Diabetiker besteht kein grundsätzlicher Substitutionsbedarf für Vitamine, falls nicht durch Unterversorgung bei Reduktionskost, bei Älteren durch eine Mangelernährung, durch eine schlechte Stoffwechsellage oder bei Schwangerschaft eine individuelle Anpassung notwendig wird.

Eine zusätzliche Vitaminzufuhr erfordernde Stoffwechselprozesse: Besondere Umstände könnten jedoch für eine Sonderstellung der Vitamine A, C und E sprechen. Lebenserwartung und Lebensqualität werden beim Patienten mit Diabetes mellitus vor allem durch die Folgeerkrankungen im Rahmen der Mikro- und Makroangiopathie bestimmt. Neuere Untersuchungen deuten daraufhin, daß die Entwicklung dieser Vaskulopathien auch Folge von Endothelschäden durch reaktive Sauerstoffradikale – oder sog. oxidativen Streß – im Rahmen einer zytotoxischen Wirkung oxidierter Lipoproteine, einer gesteigerten Glucoseautoxidation und Glykosylierung sowie einer vermehrten AGE-Produktbildung (advanced glycosylation end products) bei Diabetes mellitus sein können.

Bei schlechter Stoffwechsellage mit hohen Blutzuckerwerten kommt es zu einem vermehrten Auftreten solcher prooxidativer Faktoren mit einer Verarmung an endogenen antioxidativen Faktoren (Glutathion, Katalase, Superoxiddismutase), (36), so daß die natürlichen Schutzsysteme durch exogene nutritive Substanzen ergänzt werden müssen. Dazu gehören die Vitamine α-Tocopherol (Vitamin E), Ascorbinsäure (Vitamin C) und das Provitamin A (β-Carotin).

Vitamine E, C und β-Carotin: Während das fettlösliche Vitamin E als Elektronendonator das wesentliche radikalkettenunterbrechende Antioxidans in biologischen Membranen ist, ist das wasserlösliche Vitamin C das wichtigste Antioxidans im Blutplasma. Dabei regeneriert Vitamin C die Fähigkeit von Vitamin E, freie Radikale abzufangen. Vitamin E und C bilden so ein biologisch wichtiges Redoxpaar (Antistreßfaktor). Der Mensch, als eine Vitamin-C-Mangelmutante, kann, wie andere Primaten, kein Vitamin C synthetisieren und ist auf eine exogene Zufuhr angewiesen. Von der „League of National Health Organization" wurde der Tagesbedarf mit 30 mg angegeben, wobei jedoch bereits 10 mg genügen, um Skorbut zu verhindern.

Durch eine Substitution mit Vitamin E konnte die Reinfarktrate von Koronarpatienten um 36–66% gesenkt werden (CHAOS-Studie), was auf eine Senkung des oxidierten LDL-Cholesterins sowie eine Hemmung der Thrombozytenaggregation zurückgeführt wurde (19). Bei Diabetikern mit Nephropathie konnte durch zusätzliche Gaben von Vitamin E aber auch die Albuminurie deutlich verringert (21), eine Neuropathie um bis zu 76% verbessert und die Progression einer diabetischen Retinopathie im Frühstadium in 80% verhindert werden. Auch die Insulinresistenz konnte durch Vitamin E bei Typ-2-Diabetes verbessert werden. Eine Verringerung der Eiweißglykierung wurde für die Vitamine E und C am Beispiel des Kollagens beobachtet (59). Im Tierversuch konnte gezeigt werden, daß durch Vitamin E der teratogene Effekt einer schlechten Stoffwechsellage bei Diabetes mellitus verringert werden kann.

In großen internationalen Studien (NHANES, US Health Professional Study, Vitaminsubstitution des MONICA-Projektes) wurden die in Tab. 7.**6** aufgeführten, für die Prävention von oxidativen Streßfolgen notwendigen Plasmakonzentrationen und Substitutionsmengen angegeben.

Tabelle 7.**6** Plasmakonzentrationen und Substitutionsmengen für die Prävention von oxidativen Streßfolgen

Substanz	Plasma	Substitution
Vitamin E	30 µmol/l	15–30 mg/täglich
Vitamin C	50 µmol/l	75–150 mg/täglich
β-Carotin	0,4 µmol/l	2–4 mg/täglich

Plasmawerte, die unter 15–20% der präventiven Schwellenwerte liegen, sind mit einer statistischen Verdoppelung des koronaren Risikos assoziiert (5).

Mit einer ausreichenden Sachkenntnis und einer gezielten Auswahl an Lebensmitteln kann die täglich notwendige Menge an Vitamin E etwa durch Weizenkeimöl (320 mg/100 ml), an Vitamin C durch Zitronen und an β-Carotin durch Gemüse (Karotten, Spinat, Grünkohl) erreicht werden, was angesichts der evolutionären Entwicklung auch als sinnvoll erscheint. Andererseits sind die oxidativen Noxen im Industriezeitalter durch „moderne" Ernährung, Zivilisationskrankheiten und Umweltgifte vermehrt (Ozon, Stickoxid, Nicotin), so daß bei schlechter Stoffwechsellage und Folgeerkrankungen des Diabetes mellitus eine zusätzliche moderate Substitution von Vitamin E und C empfehlenswert ist.

Bei einem Bedarf von 7000 IU/Tag ist die allgemeine Versorgung mit **Vitamin A** ausreichend. Bei Älteren liegt sogar ein verzögerter Abbau vor, so daß mit einer zusätzlichen Substitution eher vorsichtig umgegangen werden sollte. Eine Überdosierung muß unbedingt vermieden werden. Da in einigen Studien unter β-Carotingabe auch eine Zunahme maligner Erkrankungen, wie etwa das Bronchialkarzinom bei Rauchern beobachtet wurde, ist die Bedeutung einer zusätzlichen Gabe an β-Carotin bisher nicht geklärt.

Eine Substitution mit **Vitamin B** sollte nur bei nachgewiesenem Mangel erfolgen.

Vitamin D zur Therapie und Prophylaxe einer Osteoporose hat bei Risikopatienten durchaus seine Berechtigung. Bei Älteren wird weniger Vitamin D produziert. Andererseits muß eine Überdosierung jedoch unbedingt vermieden werden.

Mineralien und Spurenelemente

Bedarf: Unter Normalbedingungen benötigen Diabetiker bei ausgeglichener Stoffwechsellage weder eine qualitativ noch quantitativ veränderte Zufuhr von Mineralien und Spurenelementen. Ein erhöhter Bedarf bzw. eine Substitution kann jedoch bei strenge Reduktionskost, bei Vegetariern, im Alter, in der Schwangerschaft, während der Stillzeit sowie beim renalen Verlust, durch Medikamente und bei Polyurie durch schlechte Stoffwechsellage des Diabetikers notwendig werden (32).

Kalium: Ein Kaliumverlust kann im Rahmen einer Ketoazidose zu dramatischen Folgen führen. Bei Stoffwechselentgleisung und Insulinmangel wird der renale Verlust mit Polyurie anfänglich noch durch intrazelluläres Kalium kompensiert, kann dann aber sehr schnell auf Werte unter 3,0 mmol/l absinken und zu Adynamie und Herzrhythmusstörungen führen. Auch bei Langzeitdiuretikagabe (Schleifendiuretika) sowie bei Durchfällen als Folge einer autonomen Neuropathie des Darms kann bei Diabetikern eine Kaliumverarmung auftreten, die einer entsprechenden Substitution bedarf.

Chrom als Teil des „Glucosetoleranzfaktors" kann bei Mangel zur Hyperglykämie und Hyperlipoproteinämie führen. Chrommangel tritt bei normaler Mischkosternährung jedoch nicht in Erscheinung. Eine routinemäßige Substitution ist bei Diabetes mellitus deshalb nicht gerechtfertigt. Bei älteren Patienten mit einer Insulinresistenz wurde jedoch nach Gabe von Bierhefe als chromhaltige Substanz gelegentlich eine Verbesserung der Stoffwechsellage beobachtet.

Substituiert werden muß Chrom bei Formen längerer parenteraler Ernährung.

Der **Zinkspiegel** im Serum liegt bei Diabetikern meist niedriger als bei Kontrollpersonen, ist jedoch im Pankreas normal. Zink findet sich vor allem in proteinhaltigen Lebensmitteln. Die tägliche Zufuhr sollte bei etwa 15 mg liegen. Ein Zinkersatz ist bei Diabetes mellitus nicht generell indiziert und wird nur gelegentlich zur besseren Heilung von venösen Beinulzera bei verzögerter Wundheilung empfohlen.

Die täglich notwendige **Calciumzufuhr** von 800–1000 mg wird allgemein mit einer ausgewogenen Mischkost erreicht. Dies entspricht auch den Bedürfnissen bei Diabetes. Regelmäßige Zulagen von Milch und Milchprodukten sind aber notwendig, um den erhöhten Bedarf von 1200 mg täglich während Schwangerschaft und Stillzeit sowie bei Risikogruppen in der Menopause zu erreichen.

Magnesium ist ein essentielles Element für den Menschen und muß in ausreichender Menge mit der Nahrung aufgenommen werden. Im Stoffwechsel kommt dem Magnesium eine zentrale Rolle zu. Der menschliche Organismus enthält etwa 25 g (1000 mmol) Magnesium; weniger als 1% davon findet sich im Plasma. Die Normalwerte werden durch die Nahrungsaufnahme und Resorptionsrate sowie die Eliminierung durch die Niere und die Ausscheidung im Schweiß bestimmt.

Magnesiummangel im Plasma und vor allem intrazellulär (z. B. in Erythrozyten) treten bei Diabetes mellitus mit schlechter Stoffwechsellage als Folge von Polyurie, aber auch bei Diuretikagabe auf. Bei Magnesiummangel wird eine erhöhte muskuläre Krampfbereitschaft, aber auch eine Zunahme der Insulinresistenz beobachtet. Die täglich notwendige Magnesiummenge von 6–10 mg/kg kann über die regelmäßige Aufnahme von Vollkornprodukten, einigen Gemüsearten, Nüssen und Hülsenfrüchten befriedigend gedeckt werden (40). Bei Mangelerscheinungen ist eine zusätzliche orale Substitution indiziert.

Der Bedarf an **Jod** (150–200 μg) und **Eisen** (20 mg) entspricht dem von Nichtdiabetikern. Eine Jodsupplementierung ist in Anbetracht des endemischen Jodmangels in Deutschland mit Jodsalz generell zu empfehlen.

Zusätzliche Gaben von Eisen sind nur bei strenger vegetarischer Ernährung indiziert.

Kochsalzzufuhr

Aufnahme und Gefahren: In der Allgemeinbevölkerung beträgt die tägliche Kochsalzaufnahme 12–15 g. Eine hohe Kochsalzzufuhr begünstigt die Entstehung einer arteriellen Hypertonie bei prädisponierten Patienten, wobei große individuelle und ethnische Unterschiede in der Kochsalzsensitivität bestehen.

Empfehlungen: Die Deutsche Gesellschaft für Ernährung empfiehlt, ebenso wie die American Heart Association generell die Kochsalzaufnahme auf 5–7 g (2–3 g Natrium) zu reduzieren. Diese Einschränkung gilt auch und besonders für Diabetiker. Da über 50% dieser Patienten einen erhöhten Blutdruck haben und über die Hälfte der hypertonen Diabetiker „kochsalzsensitiv" sind, sollte die Zufuhr bei allen Diabetikern 2,5 g (1,0 g Natrium) pro 1000 kcal oder maximal 7,0 g täglich nicht überschreiten. Durch Kochsalzrestriktion kann der systolische Blutdruck dabei um etwa 20 mm Hg gesenkt werden. Hypertensive Diabetiker sollten neben einer Gewichtsnormalisierung die Kochsalzzufuhr eher noch mehr einschränken, da häufig gleichzeitig eine verringerte Natriumausscheidung der Niere vorliegt.

Moderne Diabetesdiät

Die Ernährungstherapie des Diabetes mellitus muß individuell an die Bedürfnisse des Patienten, seine Stoffwechsellage und die diabetesspezifischen Organveränderungen angepaßt werden, um einen optimalen Nutzen für den einzelnen zu erreichen. Für diesen Zweck stellt die Ernährungstherapie noch immer die beste Form der oralen Diabetesbehandlung dar (62).

Basierend auf den drei klassischen Säulen der Diabetestherapie Ernährung, körperliche Aktivität und Medikamente, kommt es jedoch zu Interaktionen, auf die mit entsprechender Anpassung durch Ernährung geantwortet werden muß.

Therapiebezogene Ernährung

Bei den **ausschließlich mit Diät behandelten Diabetikern** – zur Zeit etwa 20% aller Patienten – kann die Maxime einer vollwertigen Ernährung unter Berücksichtigung der individuellen quantitativen und qualitativen Aspekte verwirklicht werden.

Beim Einsatz von blutzuckersenkenden **Tabletten ohne insulinotrope Wirkung**, wie etwa Acarbose, Metformin und Guar bestehen keine Wirkungen oder Nebenwirkungen, die eine Anpassung oder Änderung der Ernährungsempfehlungen notwendig machen. Dennoch wird das Ausmaß der Blutzuckersenkung durch Acarbose und Guar vom Anteil der Kohlenhydrate in der Nahrung abhängen. Hypoglykämien entstehen nur in Kombination mit **insulinotropen Medikamenten**. Eine Gewichtszunahme ist bei adäquater Kalorienzufuhr nicht zu beobachten. Eine geringe Senkung der Serumlipoproteine ist zu begrüßen. Die Zahl der Mahlzeiten und Zwischenmahlzeiten sollte primär von den Wünschen und Bedürfnissen des einzelnen Patienten und erst danach vom Körpergewicht bestimmt werden. Je übergewichtiger und damit hyperinsulinämischer ein Patient ist, desto eher sollte durch mehrere kleine Mahlzeiten („nibbling") ein exzessiver Insulinanstieg nach dem Essen vermieden werden. Andererseits wird dadurch auch eine angestrebte Gewichtsreduktion erleichtert.

Beim Einsatz der insulinotropen **Sulfonylharnstoffe** und/oder einer konventionellen Insulintherapie mit ein oder zwei Gaben Verzögerungsinsulin täglich oder einer Sulfonylharnstoff-Insulin-Kombinationstherapie, wie sie vorrangig bei normalgewichtigen, unzureichend eingestellten und/oder sekundär versagenden Typ-2-Diabetikern angewandt wird, besteht durch den meist protrahierten insulinotropen Effekt die Gefahr einer Unterzuckerung zwischen den Hauptmahlzeiten. Bei starrem Medikamentenschema muß hier die Ernährung individuell und flexibel gestalten sein und durch Zwischenmahlzeiten Unzulänglichkeiten der Medikamentenbehandlung ausgleichen. Die Gefahr von Hypoglykämien wird auch durch Alkohol, vor allem in den Nachtstunden, noch verstärkt, wenn nicht zusätzlich gegessen wird. Hier müssen die Patienten durch eine entsprechende Ernährungsschulung auf die möglichen Gefahren hingewiesen werden. Insulinotrope Medikamente stimulieren außerdem den Appetit und führen häufig zu einer unerwünschten Gewichtszunahme. In der UKPDS-Studie war es unter Sulfonylharnstoffen oder Insulinbehandlung zu einer Gewichtszunahme von 3–5 kg gekommen. Eine Ernährungsempfehlung muß hierauf hinweisen und eher durch eine leicht unterkalorische Diät ausgezeichnet sein.

Eine **konventionelle Insulintherapie** bei Typ-1-Diabetes mellitus sollte nach den Ergebnissen der amerikanischen DCCT-Studie eher die Ausnahme sein. Auch hier müssen stärkere Blutzuckerschwankungen zwischen den Mahlzeiten durch eine Änderung des Ernährungsplans verhindert werden. Je starrer ein medikamentöses Therapieschema ist, desto flexibler muß die Ernährung angepaßt

werden. Ballaststoffreiche Mahlzeiten (z. B. Müsli) helfen, die postprandialen Blutzuckerschwankungen zu verringern. Obwohl Typ-1-Diabetiker meist normalgewichtig sind, muß auch hier auf eine kaloriengerechte Ernährung Wert gelegt werden. Häufig kommt es bei Typ-1-Diabetikern durch „Wegspritzen von Diätsünden" zu einer Insulinüberdosierung mit unerwünschter Gewichtszunahme.

Ernährungstherapie bei Typ-1-Diabetikern mit intensivierter konventioneller Therapie (ICT)

Die Ansicht, daß sich die Diät des Typ-1-Diabetes von der des Typ-2-Diabetes unterscheidet, ist in gewissem Sinne richtig. Aber in wichtigen Akzenten besteht kein Unterschied. So gilt die qualitativ vollwertige Ernährung für den Typ-1- wie für den Typ-2-Diabetes und dabei natürlich auch für den Patienten mit intensivierter Insulintherapie.

Stabilisierung des Stoffwechsels: Die bedarfsgerechte Energiezufuhr ist beim übergewichtigen Typ-2-Diabetiker zur Gewichtsreduktion und zur Besserung des Kohlenhydrat- und Fettstoffwechsels primär wichtig. Aber auch beim normal- und untergewichtigen Typ-1-Diabetiker muß darauf geachtet werden, daß er nicht übergewichtig wird. Übergewichtige junge Mädchen entwickeln nach der Pubertät häufig eine rasch proliferierende Retinopathie und eine Glomerulosklerose. Die geregelte Ernährung zur Stabilisierung des Stoffwechsels ist ganz besonders für den Typ-1-Diabetiker und für den Patienten mit der intensivierten Therapie wichtig, weil es gilt, Hyper- und Hypoglykämien zu vermeiden, und weil die Faktoren Insulin, körperliche Arbeit, Nahrungsaufnahme und Ergebnisse der Blutzuckerselbstkontrolle aufeinander abzustimmen sind.

Dieses Ziel kann aber nur durch eine entsprechende **Ernährungsberatung** mit praktischen Übungen erreicht werden kann. Dabei sollte man den modernen Vorstellungen der Ernährungsberatung folgen, die weniger das „Verbot" als die „Ermunterung" in den Vordergrund stellen. Dies besagt aber keineswegs, daß der Diabetiker alles zu jeder Zeit essen kann, was er will. Unter Einbeziehung des Patienten in die Gesamttherapie mit Verdeutlichung der Therapieziele gelingt es aber durchaus, die Compliance zu verstärken und dem Patienten die Mitarbeit zu erleichtern.

Aufteilung der Nährstoffe und individuelle Anpassung: Die Wege der Diabetesdiät beginnen mit der richtigen Aufteilung der Nährstoffe, ohne Unterschied zwischen Typ-1- und Typ-2-Diabetes. Hypo- und Hyperglykämien sind dadurch zu vermeiden, daß die medikamentöse Therapie an die körperliche Arbeit und Ernährung angepaßt wird und daß der Patient unter Umständen viele kleine Mahlzeiten zu sich nimmt. Unter den Diäterleichterungen bei intensivierter Insulintherapie sind das mögliche Weglassen von Zwischenmahlzeiten, die Verschiebung des Zeitpunktes der Mahlzeiten und die Anpassung der Insulinzufuhr an das gewünschte Ausmaß der Nahrungseinnahme möglich.

Im Prinzip besteht auch Einigkeit darüber, daß **Zucker vom Glucosetyp** für den Diabetiker nicht günstig ist. In geringen Mengen bewirkt Saccharose jedoch keine Stoffwechselkatastrophe, wenn ein Diabetiker ein mit Haushaltszucker gesüßtes Stück Kuchen oder eine Portion Eis zu sich nimmt. Es ist jedoch unrealistisch zu glauben, daß man allen Patienten klarmachen kann, sie könnten gewöhnlichen Zucker in bestimmten Mengen nehmen und in größeren Mengen nicht essen. Sie werden kaum davon zu überzeugen sein, daß sie z. B. in Getränken, bei deren Zufuhr Zucker rasch resorbiert wird, den Zucker nicht nehmen dürfen, dieser aber dafür z. B. in Buttercremetorte erlaubt sein soll. Das geht an der Praxis vorbei. Genauso wenig hilfreich ist die Betonung, daß 10% der Gesamtkalorien mit gewöhnlichem Zucker gedeckt werden dürfen. Dies könnte bedeuten, daß ein Patient, der eine 3000-Kalorien-Kost zu sich nimmt, 75 g Haushaltszucker verzehren darf. Dies übertrifft aber bereits den durchschnittlichen Verbrauch vieler Nichtdiabetiker. Blutzuckerspitzen nach der Zuckerzufuhr, der kariesfördernde Einfluß (besonders ungünstig neben einer bestehenden Parodontopathia diabetica) und der begleitende Mangel an Ballaststoffen, Vitaminen und Spurenelementen bei dieser Art Kohlenhydratzufuhr sollten als unerwünschte Nebeneffekte unbedingt erwähnt werden. Der Vorteil kalorienhaltiger und -freier Süßstoffe ist es, daß sie dem Patienten das Bedürfnis nach Süßigkeit stillen. Zucker vom Glucosetyp sollten nur zurückhaltend, quasi als Gewürz und nicht mehr als 30 g täglich benutzt werden. Dafür sollte aber der vermehrte Gebrauch von Ballaststoffen gefördert werden. Die Berücksichtigung der blutzuckersenkenden Wirkung von **Alkohol** spielt bei den intensiviert behandelten, instabilen Diabetikern – also äußerst insulin- und hypoglykämieempfindlichen Patienten – eine große Rolle. Gewarnt werden muß in diesem Zusammenhang vor dem abendlichen Konsum scharfer alkoholischer Getränke – womöglich noch ohne gleichzeitige Kohlenhydratzufuhr. Deletäre, mitunter tödlich verlaufende Hypoglykämien in den frühen Morgenstunden sind die Folge dieser durch die Bremsung der Glukoneogenese bedingten Alkoholwirkung.

Natürlich muß dem Patienten **diätetisches Wissen** vermittelt werden, so daß er seine Kost selbst berechnen kann und genügen motiviert ist, die Diät auch einzuhalten. Hier gilt der Satz von Konrad Lorenz, der für die Diabetesberatung besonders zu beachten ist: „Gesagt ist nicht gehört, gehört ist nicht verstanden, verstanden ist nicht einverstanden, einverstanden ist nicht durchgeführt, und durchgeführt ist noch lange nicht beibehalten!"

Liberalisierung der Diät: Bei Patienten mit intensivierter Insulintherapie kann die Ernährungsbehandlung in Grenzen liberalisiert werden. Dabei gilt folgende Faustregel: Wenn die Insulindosis mehr als 6 IE pro Injektion beträgt, sollten Zwischenmahlzeiten eingeführt werden, weil das höher dosierte Altinsulin eine Art Depoteffekt entfaltet. Die Wirkungsweise des Insulins ist nicht nur abhängig von der Art des Insulins, sondern vor allem auch von der gespritzten Menge. Patienten, die früh 20 IE Altinsulin injiziert haben und nur ein erstes Frühstück einnehmen, geraten häufig am späten Vormittag in eine Hypoglykämie. Dies kann aber durch kürzer wirksame Insulinanaloga heute durchaus auch vermieden werden (cave Hyperglykämie, wenn die Wirkung des neuen Insulins zwischen den Mahlzeiten zu kurz ist).

Patienten mit intensivierter Insulintherapie bedürfen einer **qualitativ hochwertigen** Kost und einer **kaloriengerechten Ernährung** zur Vermeidung von Übergewicht, auch bei bestehendem Normal- oder Untergewicht. Patienten müssen über die Quantität der Ernährung informiert werden, denn mit fortschreitendem Alter nehmen auch sie wie die meisten Menschen an Körpergewicht zu, nicht zuletzt auch, weil das Insulin, ein die Adipositas förderndes, anaboles Hormon, oft im Überschuß appliziert wird und häufig gegen Hypoglykämien „angegessen" wer-

den muß. Der Typ-1-Diabetiker hat also mehrere Gründe, übergewichtig zu werden; er muß daher mit den Erfordernissen einer kaloriengerechten Ernährung sehr genau vertraut sein.

Die Forderungen an die Ernährung des Typ-1-Diabetikers bei intensivierter Insulintherapie sind wie folgt zusammenzufassen:
➤ qualitativ hochwertige Kost (kohlenhydratreich, fettarm, eiweißbeschränkt),
➤ kaloriengerechte Ernährung zur Vermeidung von Übergewicht, auch bei bestehendem Normal- oder Untergewicht,
➤ Stabilisierung des Stoffwechsels nicht nur durch mehrfache Insulininjektionen, sondern durch individuelle Ernährungsmaßnahmen:
  – weitgehender Verzicht auf Kohlenhydrate mit hohem glykämischen Index,
  – Bevorzugung langsam resorbierbarer Kohlenhydrate, gegebenenfalls mit Hilfe von Ballaststoffen,
  – Abstimmung von Nahrungsmenge und Insulinzufuhr auf körperliche Tätigkeit und Ergebnisse der Blutzuckerselbstkontrolle,
  – eher viele kleine als wenige große Mahlzeiten.

Eine besondere Form der intensivierten Insulintherapie stellt die Behandlung mit **Insulinpumpen** dar, die in Deutschland derzeit von etwa 10 000 Diabetikern benutzt werden. Die Pumpen haben sich qualitativ enorm verbessert und ermöglichen eine stabile Stoffwechselführung, wie sie selbst mit der üblichen intensivierten Insulintherapie mit vier Injektionen nicht immer gewährleistet ist. Hinsichtlich der dabei zu stellenden Anforderungen an eine gleichzeitige Ernährungstherapie ist anzumerken, daß die Liberalisierung noch konsequenter betrieben werden kann. So ist der Patient in der Lage – je nach Wunsch und Bedarf – den Zeitpunkt der Nahrungszufuhr und damit den Bolus der Insulingabe weitgehend zu variieren. Auch wird die Einnahme rasch resorbierbarer Zucker eher kompensierbar sein, selbst wenn dies auch bei der Pumpentherapie nicht die Regel sein sollte.

Vorteile der intensivierten Therapie: Die amerikanische DCCT-Studie, die über einen Zeitraum von 10 Jahren bei mehr als 1400 Patienten durchgeführt wurde, konnte zeigen, daß die intensivierte Insulintherapie einer Behandlung mit nur ein oder zwei Spritzen täglich beim Typ-1-Diabetes in mehrfacher Hinsicht überlegen ist. Nicht nur die HbA_{1c}-Werte waren um 1–2% niedriger, sondern auch die Rate der diabetischen Folgeschäden war zugunsten der intensiviert behandelten Patienten drastisch gesenkt (9) Wenig bekannt ist aber aus einer äußerst wichtigen Subanalyse der DCCT-Studie, daß von den intensiviert behandelten Patienten jene, die strengere und spezifischere Diätmaßnahmen einhielten, noch einmal bessere HbA_{1c}-Werte aufwiesen als die Patienten, die ohne diätetische Richtlinien intensiviert behandelt wurden.

Es kann also keine Rede davon sein, daß eine Ernährungsschulung und damit eine Ernährungsbehandlung bei Typ-1-Diabetikern mit intensivierter konventioneller Therapie überflüssig ist!

Diabetesdiät und körperliche Aktivität

Körperliche Aktivität als Störfaktor: Die Glucosehomöostase des Diabetikers kann durch sportliche Betätigung vielfach beeinflußt werden. Dabei ist es aber keineswegs so, daß körperliche Aktivität den Blutzucker nur stabilisiert, sondern unter bestimmten Umständen auch als Störfaktor auftreten kann (24). Neben einer Medikamentenanpassung sollte zur Korrektur der entstehenden Blutzuckerschwankungen deshalb auch die dritte Therapiesäule, die Ernährung, mit herangezogen werden.

Akutbelastung: Grundsätzlich muß bei körperlicher Tätigkeit, sei es durch Arbeit oder Sport, zwischen den Akuteffekten und der Langzeitwirkung unterschieden werden. Bei akuter Belastung kommt es in Anwesenheit von genügend Insulin zu einem Blutzuckerabfall, der von Ausmaß, Dauer und Intensität der Betätigung und vom Trainingszustand des Patienten geprägt ist. Falls diese Belastung vorhersehbar ist, sollte durch eine Verringerung der evtl. zu verabreichenden insulinotropen Medikamente eine Unterzuckerung vermieden werden. Falls dies nicht möglich ist, muß durch die Gabe von Kohlenhydraten vor der Belastung oder bei Unterzuckerung während und nach der Belastung kompensiert werden.

Ausdauertraining hingegen führt vor allem zu einer größeren Insulinempfindlichkeit, deren Wirkung bis zu 72 Stunden nach der letzten Betätigung anhält. Auch hier muß primär eine Anpassung/Reduzierung von insulinotropen Medikamenten erfolgen. Da es beim Ausdauertraining auch zu einem vermehrten Kalorienverbrauch kommt, ist bei Normal- und Untergewicht eine Kalorienanpassung notwendig. Bei Übergewicht hingegen wird ein Gewichtsverlust gerne akzeptiert.

Stellenwert des Sports: Sportliche Aktivität ist sowohl beim insulinabhängigen Typ-1- als auch beim insulinresistenten Typ-2-Diabetiker eine wichtige ergänzende Therapie.

Therapieerfolge in bezug auf die Glucohomöostase sind allerdings eher bescheiden. Da körperliche Aktivität jedoch meist zur Besserung der Lebensqualität beiträgt und die Herzinfarkthäufigkeit reduziert, sollte sie, wenn möglich, eingesetzt und die Ernährung entsprechend angepaßt werden. So können Diabetiker durchaus auch Leistungssport treiben und Höchstleistungen erreichen.

Diabetesdiät bei Folgeerkrankungen

Neben den Akutsymptomen ist der Verlauf des Diabetes mellitus gekennzeichnet durch die Folgeerkrankungen, die vorrangig als Mikro- und Makroangiopathie in Erscheinung treten.

Die **Mikroangiopathie** stellt sich klinisch vor allem in Form der Retinopathie und der diabetischen Nephropathie dar. Die amerikanische DCCT-Studie hatte für Typ-1-Diabetiker noch einmal gezeigt, daß eine optimale Blutzuckereinstellung diese Folgen sehr wirkungsvoll hinauszögern kann, aber letztendlich auch nicht zu verhindern vermag (9).

35% aller Diabetiker entwickeln Symptome einer diabetischen Nierenschädigung, deren früheste klinische Zeichen durch eine Mikroalbuminurie, ein Nachlassen der glomerulären Filtrationsrate und einen erhöhten Blutdruck charakterisiert sind. Zusätzlich zur Stoffwechseleinstellung ist die Niere des Diabetikers aber auch durch eine erhöhte nutritive Eiweißzufuhr belastet. Die glomeruläre Filtrationsrate kann durch 150 g Eiweiß pro Tag um 10% gesteigert, bei eiweißarmer Kost von 30 g aber um 10% gesenkt werden. Ein großes Steak steigert den renalen Blutfluß und die glomeruläre Filtration um 30–50%.

Seit Anfang der 80er Jahre wurde immer klarer, daß eine Eiweißrestriktion eine fortschreitende Funktionsstö-

rung der Niere zu bremsen vermag (4, 1, 11). In Anbetracht der Empfehlung der Deutschen Gesellschaft für Ernährung, die tägliche Eiweißaufnahme auf 0,8 g/kg zu beschränken, und der Beobachtung, daß Typ-1-Diabetiker aber durchschnittlich 1,5 g/kg zu sich nehmen (63), ist grundsätzlich zu fordern, daß alle Patienten zur Prävention einer diabetischen Nephropathie eine Eiweißrestriktion im Rahmen einer vernünftigen Ernährung einhalten (ca. 60 g täglich).

Bei Mikroalbuminurie und/oder einem Serumkreatinin von unter 3,0 mg/dl (270 µmol/l) sollte die tägliche Eiweißzufuhr eher auf 0,6–0,8 g/kg reduziert werden. Bei Makroalbuminurie und/oder einem Serumkreatinin von 3–6 mg/dl (270–530 µmol/l) sollte die Eiweißmenge 0,6 g/kg nicht überschreiten, wobei Milch, Milchprodukte und Eier wegen der essentiellen Aminosäuren als biologisch hochwertiger bevorzugt werden sollten. Einer Diätliberalisierung sollte unter diesen Umständen zum Nutzen der Patienten enge Grenzen gesetzt sein. ϖ-3-Fettsäuren (Fischöl) haben bei der Verhinderung einer Progression der diabetischen Nephropathie keine Wirkung (55).

Die Schädigung der großen Arterien (**Makroangiopathie**) ist vorrangig ein Problem des älteren Typ-2-Diabetikers, wo in Form einer koronaren Herzkrankheit, einer peripheren arteriellen Verschlußkrankheit der Beine oder einer arteriellen Hypertonie die gravierendsten klinischen Symptome auftreten. Bei der Mehrzahl dieser Patienten besteht im Rahmen eines metabolischen Syndroms als typische Risikokonstellation nicht nur eine Hyperglykämie, sondern auch Dyslipoproteinämie, Hyperurikämie, Hypertonie sowie eine Adipositas mit Hyperinsulinämie und Insulinresistenz.

Mehr als 50% der Typ-2-Diabetiker leiden an einer **arteriellen Hypertonie**. Bei über der Hälfte dieser Patienten reagiert der Blutdruck aber sensitiv auf Kochsalzentzug, so daß die Salzzufuhr kontrolliert und reduziert werden muß. Die Adipositas sollte durch Kalorienrestriktion, eine Dyslipoproteinämie ernährungstherapeutisch durch Minderung der gesättigten Fettsäuren (Hypercholesterinämie) und/oder Kohlenhydrate (Hypertriglyzeridämie) behandelt werden.

Das gilt auch für die **Hyperurikämie**, die als makroangiopathischer Risikofaktor und Mitverursacher von Insulinresistenz und Hyperinsulinämie durch Gewichtsreduktion, Alkoholverbot und Vermeidung von Innereien behandelt werden sollte. Auch hier kann von einer „liberalen" Diät kaum die Rede sein. Definierte Änderungen der Ernährung müssen aber individuell an die Situation jedes Patienten angepaßt werden.

Glucose greift über den akuten glukotoxischen Effekt sowie über die Glykierung und AGE-Bildung ebenfalls in die Entstehung der **Arteriosklerose** ein. Neueste Befunde lassen vermuten, daß AGE-Produkte in der Nahrung, wie an verzuckertem Eiklareiweiß nachgewiesen (27), resorbiert und beim Diabetiker deutlich verzögert renal ausgeschieden werden. Falls sich der vermutete Zusammenhang zwischen AGE-haltigen Nahrungsbestandteilen und der Entstehung der Arteriosklerose bestätigt, könnte dies weitreichende Folgen für die Ernährungsempfehlung von Diabetikern haben, da AGE-Produkte in der Nahrung meist erst durch Erhitzen entstehen.

Unterschiedliche Kostformen bei Diabetes mellitus

Reduktionskost

Definition und Risiken von Fettleibigkeit: Überernährung mit Fettleibigkeit begünstigt die Ausbildung einer Insulinresistenz und Hyperinsulinämie, die für den Typ-2-Diabetes pathogenetische Bedeutung hat. Fettleibigkeit fördert die Ausbildung kardiovaskulärer Risikofaktoren wie Hypertonie und Hyperlipoproteinämie und hat dadurch einen ungünstigen Effekt auf Gesundheit und Langlebigkeit, so daß adipösen Diabetikern die diätetische Gewichtsreduktion dringend anzuraten ist.

Fettleibigkeit wird definiert als ein Übermaß an Körperfett, wozu vorrangig ein Body mass index (BMI) von über 28–30 kg/m^2 herangezogen wird. Berücksichtigt werden sollte jedoch auch die Vorstellung, daß es ein individuelles Normalgewicht gibt, das aber für ältere Patienten nicht verbindlich sein muß.

Formen und Fluktuationen der Fettsucht: Da die Risikokonstellation und der Erfolg einer Gewichtsreduktion besonders von der anatomischen Fettverteilung bestimmt wird, müssen die Formen der Stammfettsucht (viszerale oder androide Adipositas) von der der peripheren Fettsucht (gynäkoide Adipositas) unterschieden werden. Während bei ersterer schon wenige Kilogramm Übergewicht genügen, das Risiko für alle Aspekte des metabolischen Syndroms deutlich zu steigern, ist Fettleibigkeit auf dem Boden der peripheren Fettsucht davon lange verschont.

Für die meisten Diabetiker bedeutet Übergewicht ein lebenslanger Kampf gegen Hunger und Appetit. Häufig kommt es nach einer vorübergehenden Gewichtsabnahme wieder zu einer Gewichtszunahme. Häufige Fluktuationen im Körpergewicht (Jo-Jo-Effekt) sind jedoch nicht nur psychisch und physiologisch schädlich, sondern erhöhen, wie die Framingham-Studie vermuten läßt, auch die Morbidität und Mortalität, vor allem durch koronare Herzkrankheit.

Ein idealer Weg zur Gewichtsreduktion ist jedoch bisher noch nicht gefunden. Eine **Kalorienrestriktion** stellt, zumindest für die moderaten Formen der Fettleibigkeit, die Therapie der Wahl dar (Abb. 7.**1**). Eine erfolgreiche Behandlung der Fettsucht muß jedoch immer auch problembezogen sein und daher mit einer Verhaltenstherapie kombiniert werden.

Eine moderate Kalorienrestriktion bedeutet eine Verringerung der Kalorienzufuhr um 250–500 kcal (1050–2090 kJ) täglich auf etwa 70% des Energiebedarfs. Dies kann bereits durch Reduktion von Alkohol, Zucker und Fett erreicht werden, ohne daß die Kohlenhydrat- und Proteinzufuhr eingeschränkt wird. Auch wasserreiche Lebensmittel (z. B. Gurken) können weiterhin ad libitum gegessen werden. Kohlenhydratreiche, fettarme Reduktionsdiäten können jedoch eine Hypertriglyzeridämie verstärken und das HDL-Cholesterin senken. In diesem Falle sollte eine Kost mit einfach ungesättigten Fettsäuren angereichert werden (20 Kal.-%), um gleichzeitig den Kohlenhydratanteil zu erniedrigen (14). Bei strenger Kalorienkontrolle kommt es dabei nicht zu einem signifikanten Unterschied im Gewichtsverhalten.

Im übrigen werden Kohlenhydrate kurzfristig schneller oxidiert und können über eine gesteigerte Sympathikusaktivität die Thermogenese effektiver steigern (20%) als Fett (4%). Durch regelmäßige körperliche Arbeit kann die Muskulatur

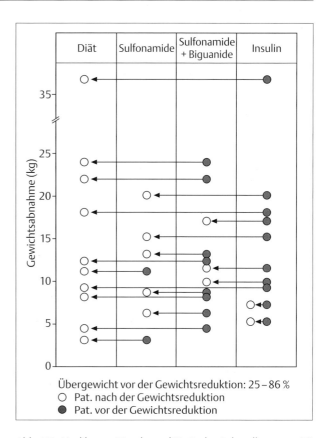

Abb. 7.**1** Medikamentöse bzw. diätetische Behandlung von 20 übergewichtigen Diabetikern (14 Frauen und 6 Männer, Lebensalter: 38–69 Jahre) in Abhängigkeit von der innerhalb eines Jahres erreichten Gewichtsreduktion.

dabei weitgehend erhalten bleiben und die Gewichtsabnahme so effektiver und über längere Zeit beeinflußt werden.

Reduktionsdiäten mit 700–1000 kcal (2930–4190 kJ) täglich müssen 50 g Protein, 90 g Kohlenhydrate und 7 g Linolsäure gemäß Paragraph 14a der Diätverordnung enthalten.

Diäten mit extrem niedrigem Energiegehalt zwischen 450 und 700 kcal (VLCD) (1880–2930 kJ) müssen mindestens 50 g Protein, 45 g Kohlenhydrate und ca. 7 g Fett bei gleichzeitiger Substitution von Mineralstoffen, Vitaminen und Spurenelementen enthalten. Ihre Anwendung sollte auf 4–6 Wochen limitiert sein (66).

Modifiziertes Fasten mit nicht mehr als 300 kcal (1260 kJ) täglich wird am wirkungsvollsten mit 50 g Eiweiß (Molkeeiweiß, mit höchster biologischer Wertigkeit) und 25 g Kohlenhydrate durchgeführt (10), sollte jedoch einer exzessiven Fettleibigkeit mit einem BMI von > 35 vorbehalten bleiben.

Erfolg: Stammfettsucht spricht auf eine Kalorienrestriktion deutlich besser an als eine gynäkoide, periphere Fettverteilung. Auch hier gilt aber, daß eine Gewichtsabnahme um so länger anhält, je langsamer, je länger und schonender sie erfolgte und mit einer Änderung im Eßverhalten verbunden ist.

Vollwertkost

Definition und Ziele: Die Nahrung sollte so natürlich wie möglich sein. Diese von Hippokrates geprägte und von Kollath aufgenommene Forderung wurde zum Zentralbegriff der Vollwerternährung. Die Nahrung sollte möglichst wenig verarbeitete Lebensmittel enthalten, da nur sie noch den annähernd vollen Wert des ursprünglichen Ausgangsproduktes besitzen. Demgegenüber wird unter *Vollwertigkeit* eine bedarfsgerechte Zusammensetzung einer Kostform (oder einer Mahlzeit) verstanden. Nach dieser Definition sind aber einzelne Lebensmittel nicht vollwertig, da in keinem alle essentiellen Nährstoffe in ausreichender Menge vorhanden sind.

Die Vollwertkost will jedoch mehr. Neben ernährungsphysiologischen und gesundheitlichen Aspekten sollen auch ökologische, soziale, ökonomische und damit gesundheitspolitische Aspekte berücksichtigt werden (Tab. 7.7). Viele Empfehlungen decken sich dabei mit Ernährungsempfehlungen der DGE sowie des amerikanischen Select Committee of Nutrition and Human Needs. Auch für Diabetiker haben die meiste Empfehlungen der Vollwertkost Gültigkeit (38).

Tabelle 7.7 Grundsätze der Vollwerternährung (aus Leitzmann, C., K. von Koerber, T. Männle: UGB-Forum, Gießen 10 [1993] 109)

Gesundheitsverträglichkeit
1. Bevorzugung pflanzlicher Lebensmittel (überwiegend laktovegetabil)
2. Vermeidung unnötiger Lebensmittelverarbeitung (Lebensmittel so natürlich wie möglich)
3. etwa die Hälfte der Nahrungsmenge als unerhitzte Frischkost (Rohkost)
4. Vermeidung von Lebensmittelzusatzstoffen

Umweltverträglichkeit
5. Bevorzugung von Erzeugnissen aus kontrolliert-ökologischer (kontrolliert-biologischer) Landwirtschaft
6. Bevorzugung von Gemüse und Obst aus regionalem Anbau und entsprechend der Jahreszeit
7. Vermeidung aufwendiger Lebensmittelverpackung
8. Einsatz umweltverträglicher Technologien in Industrie, Verkehr und Haushalten

Sozialverträglichkeit
9. Verminderung von Veredelungsverlusten bei der Erzeugung tierischer Lebensmittel
10. Verminderung des Imports von Futtermitteln aus Entwicklungsländern
11. Verhinderung von Überschußproduktion und Lebensmittelvernichtung
12. Existenzsicherung kleiner und mittlerer bäuerlicher Betriebe (weltweit)

Bestandteile: Die Vollwerternährung ist eine überwiegend laktovegetabile Ernährungsform, in der Lebensmittel bevorzugt werden, die möglichst wenig verarbeitet sind. Vorzugsweise werden Vollkornprodukte, Gemüse, Obst, Kartoffeln, Hülsenfrüchte sowie Milch und Milchprodukte verwendet. Daneben können auch geringe Mengen an Fleisch, Fisch und Eiern gegessen werden. Es wird empfohlen, etwa die Hälfte der Nahrungsmittel als unerhitzte Frischkost (Rohkost) zu verzehren. Lebensmittelersatzstoffe sollten gemieden werden.

Wenngleich Kritiker sich über die Vermischung von ernährungsphysiologischen und toxikologischen Gesichtspunkten mit sozialpolitischen Aspekten oft nicht positiv geäußert haben, kann die Bevorzugung von Lebensmitteln aus regionalem Anbau, die Vermeidung von aufwendigen Lebensmittelverpackungen sowie der Einsatz einer energiesparenden Lebensmittelverarbeitung eigentlich nur begrüßt werden. Die Vollwertkost ist keine ideologische Lehre.

Auswahl und Werterhaltung: Aus den dargestellten Gründen wird verständlich, daß die Empfehlungen der Vollwertkost nicht die Mindest- und Höchstzufuhr einzelner Nährstoffe vorgeben, sondern die Auswahl bestimmter Lebensmittel beinhalten. Dafür wurden vier Wertstufen formuliert, ohne Rücksicht auf deren Inhaltsstoffe und deren Schicksal im Stoffwechsel, sondern lediglich entsprechend der Naturbelassenheit. Sie reichen von sehr empfehlenswert bis nicht empfehlenswert, von unerhitzten bis zu isolierten Lebensmitteln.

Ein besonderes Anliegen der Vollwertkost ist die Werterhaltung von Lebensmitteln. Getreideerzeugnisse sollen aus dem vollen Kern hergestellt sein, da durch Ausmahlen eine starke Wertminderung mit Verlust von Vitaminen, Mineralstoffen, Ballaststoffen und sekundären Pflanzenstoffen erfolgt. Solche Auszugsmehle führen zu einer schnellen Verdauung und einem raschen Blutzuckeranstieg.

Praktische Durchführung: Gemüse und Obst sollen reichlich als Frischkost verzehrt werden. Fette und Öle sollten auf 70–80 g pro Tag beschränkt werden, wobei kaltgepreßte unraffinierte Öle bevorzugt werden. Weniger empfehlenswert sind Fleisch- und Wurstwaren. Milch und Milchprodukte sowie Seefisch sind jedoch vorteilhaft.

Für den Diabetiker sind die meisten Regeln der Vollwertkost uneingeschränkt zu empfehlen. Die Bevorzugung kohlenhydratreicher Lebensmittel, ein hoher Ballaststoffgehalt durch Rohverzehr oder möglichst geringe Bearbeitung sowie die Begrenzung von tierischem Fett und Bevorzugung von ungesättigten Fettsäuren und die weitgehende Ablehnung von Alkohol, Zucker und Salz entsprechen den modernen Vorstellungen einer guten Diabetesdiät.

Nicht nachzuvollziehen ist die Ablehnung von chemischen Süßstoffen bei adipösen Diabetikern. Auch sollten kaltgepreßte unraffinierte Pflanzenöle nur kritisch eingesetzt werden (26), da sie trotz eines ökologischen Anbaues oft Verunreinigungen und Schadstoffe aus Pflanzenschutzmitteln enthalten. Lebensmittel mit der Bezeichnung biologisch, ökologisch und naturgemäß stammen nicht immer aus dem alternativen Landbau, da diese Bezeichnungen nicht gesetzlich geschützt sind.

Der Diabetiker zieht **Nutzen** aus der Vollwertkost durch den geringeren postprandialen Blutzuckeranstieg der ballaststoffreichen Lebensmittel und ein anhaltendes Sättigungsgefühl, das beim übergewichtigen Typ-2-Diabetiker auch eine Gewichtsabnahme erleichtert. Eine begleitende Hypertonie und Hyperlipoproteinämie sprechen ebenfalls günstig auf die Vollwertkost an. So konnten wir zeigen, daß ein Frischkornmüsli zu deutlich geringerem Blutzuckeranstieg führt als ein isokalorisches Diabetikerfrühstück mit identischer Nährstoffrelation (Abb. 7.2) (57). Die erheblich langsamere Verfügbarkeit der rohen Getreidestärke machte bei Typ-1-Diabetikern sogar eine Reduktion der Insulindosis notwendig, um Hypoglykämien zu vermeiden.

Diese Ergebnisse zeigen, daß Frischkornmüsli mit unerhitztem Weizenvollkornschrot hervorragend für die Ernährung von Diabetikern geeignet ist. Der glykämische Index beträgt dabei für das Frischkornmüsli nur 17, für das Diabetikerfrühstück aber 52. Damit kann der Kohlenhydratanteil unbedenklich erhöht werden, ohne den Blutzucker-

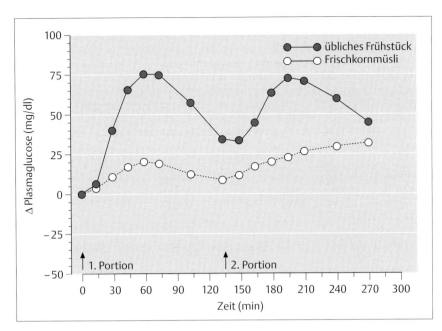

Abb. 7.**2** Änderungen der Glucosekonzentrationen nach üblichem Diabetikerfrühstück und nach Frischmüsli bei Typ-2-Diabetikern (n = 7), Mittelwerte (jede Mahlzeit einmal wiederholt) (aus Sichert-Oevermann, W., u. a.: Dtsch. med. Wschr. 112 [1987] 1977).

spiegel zu belasten. Der damit verbundenen vermehrten Kalorienzufuhr muß aber anderweitig Rechnung getragen werden.

Vegetarismus

Definition und Vorbereitung: Vegetarische Kostformen (lat.: vegetare = leben) sind alternative Ernährungsweisen, bei denen aus weltanschaulichen, religiösen oder ernährungsmedizinischen Gründen Nahrungsmittel gemieden werden, die von toten Tieren stammen (Fleisch, Fleischprodukte, Fisch). Eier, Milch und Honig hingegen werden verzehrt. Von diesen „Ovolaktovegetariern" grenzen sich die Veganer ab, die sich strikt auf eine Pflanzenkost beschränken.

Das Unvermögen des Menschen, Vitamin C zu synthetisieren und Harnsäure abzubauen, deutet auf eine überwiegend vegetarische Ernährungsgeschichte in der Evolution des Menschen hin. Heute rechnet man weltweit mit 500 Millionen Vegetariern; 500 000 davon leben in Deutschland. Die Zahl hat unter dem Eindruck des Rinderwahns in den letzten Jahren deutlich zugenommen.

Vorteile: In großen epidemiologischen Studien konnte gezeigt werden, daß Vegetarier in allen Altersgruppen sich eiweiß- und cholesterinärmer ernähren, der Fettanteil in der Nahrung durch einen höheren P/S-Quotienten (polyunsaturated/saturated fatty acids) gekennzeichnet ist und die Kost ballaststoffreicher und ärmer an Zucker ist als bei der Normalbevölkerung. Dafür besteht eine geringe Prävalenz an sog. Zivilisationskrankheiten wie Übergewicht, Diabetes mellitus, Hyperlipoproteinämie und Hochdruck Bei einer Umstellung auf vegetarische Ernährung ist ein beachtlicher therapeutischer Effekt zu beobachten.

Während in der Berliner Vegetarierstudie (1986) eine Verminderung der kardiovaskulären Risikofaktoren auffiel, imponierte in einer großen britischen Studie an mehr als 5000 Vegetariern (1994) in einem Zeitraum von 12 Jahren eine um 20% niedrigere Sterblichkeit als bei Fleischessern. Dies wurde aber vor allem als Folge eines Rückganges von malignen Erkrankungen und weniger durch eine Mortalitätsminderung von Herz-Kreislauf-Erkrankungen interpretiert.

Die vegetarische Ernährungsform bietet sich besonders zur Behandlung von übergewichtigen Typ-2-Diabetikern mit metabolischem Syndrom als ideale Kost an. Grundsätzlich entspricht die vegetarische Ernährung den meisten Empfehlungen einer vernünftigen, vollwertigen Kost (prudent diet) und stellt nicht nur für den körperlich inaktiven Industriemenschen, sondern auch für alle Diabetiker in unserer Überflußgesellschaft eine zeitgemäße Alternative zur Durchschnittskost dar, die weiterhin noch immer zu reichlich, zu fett und zu süß ist.

Eine **Unterversorgung** mit essentiellen Nährstoffen ist dabei nicht zu befürchten. Ein Engpaß könnte nur unter besonderen Bedingungen in der Versorgung mit Eisen, Calcium, Vitamin D und B_{12} entstehen. Auch könnte die geringe Eiweißzufuhr bei Kindern zu einem Problem werden. Dies trifft in besonderem Maße für strenge Veganer zu, bei denen umfangreiche Kenntnisse auf dem Gebiet der Ernährung bestehen müssen, um sich und ihre Kinder ausreichend und vollwertig ernähren zu können.

Außenseiterdiäten

Zahlreiche alternative Kostformen werden als Wundermittel auch zur Behandlung des Diabetes mellitus angeboten. Soweit sie aus dem ovolaktovegetabilen Bereich kommen und/oder sich den allgemeinen Empfehlungen einer vernünftigen Ernährung annähern, werden zumindest keine größeren Schäden verursacht. Besonderen Nutzen haben sie sicherlich aber auch nicht. Einige dieser Kostformen können jedoch durchaus auch Schäden verursachen.

Makrobiotik: Dies ist eine weltanschaulich begründete Ernährungslehre aus dem Zenbuddhismus. Christoph Wilhelm Hufeland, Goethes behandelnder Arzt, schrieb schon 1798 ein Buch über „Makrobiotik oder die Kunst, das Leben zu verlängern". Die zentrale Aussage lautet, daß jedes Nahrungsmittel durch die richtige Anwendung zum Heilmittel werden kann und jedes Heilmittel zu einem schmackhaften Gericht zubereitet werden kann. Viele Empfehlungen sind jedoch gerade für den Diabetiker als gefährlich anzusehen. Dies trifft einmal auf die Forderung zu, die tägliche Flüssigkeitszufuhr so niedrig wie möglich zu halten, täglich bis zu 30 g Kochsalz zu erlauben, aber auch sich extrem proteinarm zu ernähren, so wenig Obst wie möglich zu essen, auf Milch zu verzichten und jede medizinische Hilfe abzulehnen.

Die **Atkins-Diät**, vor allem als Reduktionskost gedacht, beruht auf falschen ernährungsphysiologischen Vorstellungen, daß Fett ohne weiteres zu Glykogen oder Glucose umgewandelt werden kann. Folge einer extrem fettreichen Ernährung ist eine kompensatorische Ketose, eine hohe Cholesterinzufuhr und damit eine ideale Voraussetzung für die Entstehung von Herz-Kreislauf-Erkrankungen.

Mit der **Hay-Trennkost**, einer laktovegetabilen Ernährungsform, möchte man durch Trennung von Eiweiß und Kohlenhydraten in der Nahrung eine Übersäuerung des Körpers als wichtige Krankheitsursache vermeiden. Dadurch soll verhindert werden, daß die Magensäure durch alkalische Enzyme des Speichels sowie das alkalische Milieu im Dünndarm durch Magensäure neutralisiert werden. Dies geht jedoch an den physiologischen Verhältnissen völlig vorbei und ist weder nötig noch gerechtfertigt. Aufgrund effizienter Puffersysteme des Körpers ist eine Übersäuerung durch Ernährung (Weißmehl, Zucker) nicht gegeben. Zudem enthalten fast alle Lebensmittel sowohl Eiweiß als auch Kohlenhydrate gleichzeitig, so daß eine Trennung gar nicht möglich ist. Der einzige Vorteil der Trennkost liegt in der Empfehlung, weniger Fleisch, Zucker und weiße Mehle zu verzehren und mehr Rohkost und Salate aufzunehmen.

Die Trennkost ist ernährungsphysiologisch insgesamt nicht ausgewogen und kann zu Mangelerscheinungen führen. Sie ist für Diabetiker nicht geeignet.

Die **Schroth-Kur** mit Trockentagen, altbackenen Semmeln und Glühwein ist wegen der starken Flüssigkeitseinschränkung an den Trockentagen für Diabetiker in jedem Falle ungeeignet.

Die „**anthroposophische Ernährungskunde**" nach Steiner ist wiederum weitgehend weltanschaulich geprägt und bringt aus ernährungsphysiologischer Sicht dem Diabetiker keine Vorteile.

„**Haus- und Wundermittel**" in der Behandlung des Diabetes mellitus sind zahlreich (Abb. 7.**3**) (67). Sie reichen von Sauerkraut und Tees über Zwiebelsaft bis zu Eierschalen. Neben wirksamen, aber evtl. auch gefährlichen Mitteln, wie Äthanol, reicht das Spektrum zu Pseudo- und unwirksamen Substanzen. Sie werden eingesetzt, um die oft als lästig empfundenen Diätvorschriften zu umgehen. Hier ist es die Aufgabe des behandelnden Arztes, durch aufklärende Gespräche Vorteile, Nachteile und Gefahren dem Patienten klarzumachen.

Spezielle Probleme der Diabetesdiät

Ernährung bei Diabetes und Schwangerschaft

Die perinatale Sterblichkeit bei Kindern von diabetischen Müttern liegt auch heute noch höher als bei Kindern nichtdiabetischer Frauen. Da dies mit der Stoffwechselstörung der Mutter zu erklären ist, ist eine Optimierung der Stoffwechsellage wichtigstes Therapieziel. Dieses muß neben einer evtl. notwendigen Insulinbehandlung mit ICT (intensivierte konventionelle Therapie) oder Pumpe auch durch eine differenzierte Ernährungsempfehlung erreicht werden. Ernährungsrichtlinien für die Schwangerschaft dienen dazu, den komplikationslosen Ablauf der Schwangerschaft zu fördern. Dazu gehört auch die Gewichtsentwicklung.

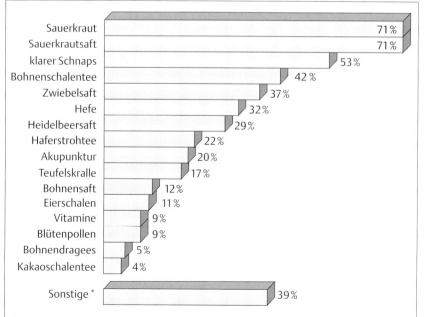

Abb. 7.**3** Bekanntheitsgrad von Hausmitteln zur Behandlung von Diabetes mellitus bei einem Diabetikerkollektiv von 100 Patienten (aus Wicklmayer, M.: Diabet. Prax. 4 [1980] 10).

Sauerkraut	71%
Sauerkrautsaft	71%
klarer Schnaps	53%
Bohnenschalentee	42%
Zwiebelsaft	37%
Hefe	32%
Heidelbeersaft	29%
Haferstrohtee	22%
Akupunktur	20%
Teufelskralle	17%
Bohnensaft	12%
Eierschalen	11%
Vitamine	9%
Blütenpollen	9%
Bohnendragees	5%
Kakaoschalentee	4%
Sonstige *	39%

* Ungefragt wurden darüber hinaus genannt: Tee (ohne nähere Bezeichnung), Tee von Pfarrer Kratzer, Huflattichtee, Hopfenblütentee, Blaubeerblättertee, Kruziflorate, Heidelbeertee, Römische Kamille, Haferflocken, Haferschleim, rohe Waldschnecken, Hafer, Weißbier, saurer Wein, Blütenhonig, Meerrettichsaft, Porree, Knoblauch, Ginseng, Gurkenschalen, Fleischbrühe mit gekochtem Pferdefleisch, geriebener Muskat, Rosmarin.

Die **Gewichtszunahme** in der Schwangerschaft muß auch bei Diabetes mellitus im normalen Rahmen erfolgen. Im 1. und 2. Trimenon sollte das Körpergewicht nicht mehr als 1 kg pro Monat zunehmen und im 3. Trimenon bei 0,4 kg pro Woche liegen. Eine Empfehlung der amerikanischen „National Academy of Science" orientiert sich dafür am „Body mass index". Dabei schwankt die empfohlene Gewichtszunahme zwischen 12,5 und 18 kg bei einem BMI von weniger als 19 und einer Zunahme von weniger als 6 kg bei einem BMI von über 29. Dicke diabetische Schwangere sollten deutlich weniger zunehmen als Normalgewichtige. Während der Schwangerschaft werden von Normalgewichtigen im Mittel zusätzlich 70–240 kcal (290–1010 kJ) täglich mehr verzehrt, wobei im 1. Drittel kein Unterschied besteht, im 2. und 3. Drittel jedoch etwa 300 kcal (1260 kJ) mehr gegessen und empfohlen werden, wenn die Gewichtsentwicklung dies erlaubt. Falls die Gewichtszunahme jedoch zu groß ist, kann auch eine milde Kalorienrestriktion notwendig sein. Eine Abmagerungskur während der Schwangerschaft ist auf jeden Fall kontraindiziert.

Mütterliche Überernährung und/oder Hyperinsulinämie führen zu einem **erhöhten Geburtsgewicht** des Kindes, was oft mit einer kindlichen Unreife bei der Geburt verbunden ist. Klinische Studien des „National Institute of Health" konnten zeigen, daß erhöhtes Geburtsgewicht direkt mit der mütterlichen Gewichtszunahme in der Schwangerschaft korreliert.

Praktische Durchführung der Ernährung: Eine Änderung der Nährstoffrelation ist während der Schwangerschaft grundsätzlich nicht notwendig. Jedoch sollte die Proteinzufuhr 0,8–1,2 g/kg nicht unterschreiten. Bei diabetischen Vegetarierinnen ist in der Schwangerschaft darauf zu achten, daß zur Erhöhung der biologischen Wertigkeit günstige Eiweißkombinationen gewählt werden. Beispielhaft seien an dieser Stelle genannt: Kartoffeln/Eier oder Milch (Kartoffelpüree, Pellkartoffeln und Quark); Getreide/Milch oder Milchprodukte (Müsli, Käsebrot); Weizen/Hefe (Brot); Hülsenfrüchte/Milchprodukte (40).

Die Fettzufuhr sollte wegen des Mehrbedarfs an Protein und der erhöhten Ketoseneigung 70 g/Tag (25–30 Kal.-%) nicht überschreiten. Der durch die Schwangerschaft erhöhte Mineralstoffbedarf spiegelt sich in entsprechenden Empfehlungen wider. Calcium sollte von 800 auf 1200 mg, Magnesium von 300 auf 400 mg und Eisen auf 25 mg täglich erhöht werden. Die niedrige Resorptionsrate von Eisen kann durch die gleichzeitige Zufuhr von Vitamin C gesteigert werden. Engpässe können bei der Versorgung mit Vitamin B_1 und B_6 sowie Folsäure entstehen.

In jedem Fall sollte ein individueller Ernährungsplan erstellt werden, der sich an den Daten der Ernährungsanamnese, dem Gewichtsverhalten sowie der Stoffwechselsituation orientiert. Die Insulinzufuhr muß dann diesem Plan angepaßt werden.

Verhinderung von Hyperglykämie, Hypoglykämie und Ketoazidose: Das mütterliche Blutzuckerprofil muß normoglykämisch sein. Mütterliche Hyperglykämien auch zum Zeitpunkt der Empfängnis und im 1. Trimenon erhöhen die Gefahr kindlicher Mißbildungen und Fehlgeburten sowie der fetalen Hyperinsulinämie und Unreife.

Daher muß eine durch Hunger oder Ketoazidose ausgelöste Ketonämie der Mutter unter allen Umständen verhindert werden, da sie mit einem erniedrigten Intelligenzquotienten des Kindes korreliert (54).

Eine Hyperemesis gravidarum erschwert aber oft die Nahrungszufuhr. Zur Vermeidung von Unterzuckerung oder Hungerketonämie muß dann mit kohlenhydrathaltigen Fruchtsäften oder im Extremfall auch einer intravenösen Ernährung begonnen werden.

Das Kind ist auch durch eine chronische **Unterernährung der Mutter** gefährdet. Ein erniedrigtes Geburtsgewicht von weniger als 2500 g führt im späteren Leben häufiger zur Insulinresistenz mit metabolischem Syndrom.

Gestationsdiabetes: Beim Gestationsdiabetes wird während der Schwangerschaft erstmals eine Störung der Kohlenhydrattoleranz dokumentiert. Etwa 1–3% aller Schwangeren entwickeln, meist unerkannt, einen Gestationsdiabetes. Obwohl 90% dieser Frauen nach der Schwangerschaft zur Normoglykämie zurückkehren, werden 2/3 von ihnen später einen Typ-2-Diabetes entwickeln. Anders als die schwangere Diabetikerin kann die Patientin mit Gestationsdiabetes erst nach Diagnosestellung, also zumeist am Ende des 2. Trimenons, mit einer gezielten Therapie beginnen. Die Behandlung beinhaltet eine Verbesserung der Stoffwechselstörung durch Ernährungsumstellung, körperliche Aktivität und falls notwendig auch durch Insulin. Da ein Gestationsdiabetes ebenso häufig wie ein schon bekannter Diabetes mellitus makrosomale Kinder, kongenitale Fehlbildungen, Hydramnion sowie Fehl- und Totgeburten zur Folge hat, müssen Hyperglykämie und Ketonämie ebenso konsequent vermieden werden.

Bei Gestationsdiabetes werden oft noch normale Nüchternblutzucker-, aber bereits erhöhte postprandiale Werte beobachtet. Neben einer mäßigen Kalorienrestriktion (ca. 1800 kcal = 7540 kJ) bei Übergewicht (BMI > 30) sind vor allem langsam verdaubare, ballaststoffreiche Kohlenhydrate zu bevorzugen. Dagegen ist eine fettreiche Ernährung nicht nur wegen der Kalorien, sondern auch wegen der erhöhten Ketoseneigung zu vermeiden. Individuell angepaßte Ernährungspläne sind zu bevorzugen. Vollkornprodukte wie Müsli, Vollkornbrot und -nudeln, Naturreis sowie Obst und Gemüse sind besonders günstig (40). Zwischenmahlzeiten helfen, die Kalorien zu verteilen und die Stoffwechselbelastung zu reduzieren. Zur Minderung des postprandialen Blutzuckeranstieges hat sich die Kombination von Kohlenhydraten und Eiweiß wie etwa Obst/Joghurt oder Vollkornbrot mit Belag als vorteilhaft erwiesen.

Süßstoffe sind auch in der Schwangerschaft im üblichen Rahmen erlaubt. Eine strenge Gewichtskontrolle, auch nach Ende der Schwangerschaft, kann die Gefahr, später einen manifesten Diabetes mellitus zu entwickeln, deutlich reduzieren.

Ernährung bei gestörter Glucosetoleranz

Die gestörte Glucosetoleranz (latenter Diabetes mellitus) ist ein Hauptrisikofaktor für die Entstehung der Makroangiopathie und tritt mit einer Häufigkeit von 3–10% der Bevölkerung auf. Da etwa ein Drittel dieser Patienten im Laufe der Zeit einen manifesten Typ-2-Diabetes entwickeln, ist es das vorrangige Therapieziel, das Fortschreiten zur manifesten Stoffwechselstörung zu verhindern und gleichzeitig die häufig assoziiert auftretenden Risikofaktoren Hypertonie und Hyperlipoproteinämie zu behandeln.

Im Vordergrund der Behandlung steht der Versuch, die externen Ursachen und Lebensumstände der Patienten zu ändern (life style changes). Bei der Ernährung sollte eine Gewichtsnormalisierung angestrebt werden, da die Mehrzahl der Betroffenen übergewichtig ist. Während eine fettreiche Ernährung die Entstehung eines manifesten Diabetes mellitus zu fördern scheint (41), hilft eine kohlenhydrat- und ballaststoffreiche Kost, die Insulinresistenz zu verbessern. Zur Entlastung einer durch Hyperinsulinämie überforderten B-Zellfunktion sind Zwischenmahlzeiten empfehlenswert.

Körperliche Aktivität mindert das Risiko der Manifestierung des Diabetes.

Ernährung diabetischer Kinder

(s. auch Kap. 15)

Die Ernährung diabetischer Kinder muß individuell so beschaffen sein, daß Gesundheit und Wachstum garantiert sind und eine optimale Stoffwechseleinstellung das spätere Risiko für Folgeerkrankungen auf ein Minimum reduziert.

Der **Kalorienbedarf** für Kinder ändert sich ständig und wird von Alter, Geschlecht, körperlicher Aktivität und Jahreszeit bestimmt. Eine einfache Regel zur Berechnung der Kaloriengesamtmenge lautet: Gesamtkalorien pro 24 Stunden = 1000 kcal (4200 kJ) plus 100 kcal (420 kJ) für jedes Lebensjahr. In der amerikanischen Bogalusa-Studie fand man für Kinder im Alter von 6 Monaten eine Kalorienzufuhr von 950 kcal (3980 kJ) täglich, im Alter von 4 Jahren aber von 2250 kcal (9420 kJ). Damit überschritten 60–90% der Kinder die empfohlenen Werte.

Die theoretische Einschätzung des Energiebedarfs ist aber nicht die Methode der Wahl und sollte eher durch eine 3-Tages-Ernährungsanamnese erfaßt werden, die jedoch alle 3–6 Monate einer erneuten Evaluation bedarf. Bei Normalgewicht des diabetischen Kindes kann auf eine strenge Kalorienkontrolle verzichtet werden. Das Prinzip einer „freien" (wilden) oder „normalen Diät" muß jedoch unbedingt abgelehnt werden. Auch sollte Übergewicht bei Kindern unter allen Umständen verhindert werden.

Nahrungszusammensetzung: Der Anteil an Fett, besonders an gesättigten Fettsäuren, sollte auch in der Kost des diabetischen Kindes nicht zu hoch sein. Zwei Drittel der Kinder verzehren deutlich mehr gesättigte Fettsäuren, als es den Empfehlungen der amerikanischen Diabetes-Gesellschaft entspricht (52).

Die Eiweißversorgung sollte, je nach Lebensalter, bei 1,5–3,0 g pro kg Körpergewicht liegen. Eine Einschränkung der Kohlenhydratzufuhr ist nicht zu vertreten. Gezukkerte Speisen (als Nachtisch) können auf Wunsch der Kinder und der Eltern im üblichen Rahmen gelegentlich geduldet werden. Saccharosehaltige Getränke sollten aber unbedingt vermieden werden.

Bis zu 40% der diabetischen Kinder im Alter von unter 10 Jahren leiden unter einem Mangel an Vitamin D, Vitamin E und Zink (52).

Bei kleinen Kindern mit **konventioneller Insulintherapie** muß auf eine geregelte Ernährung geachtet werden. Je intensiver die Insulinbehandlung, desto flexibler kann aber die Ernährung der Kinder gehandhabt werden. So können bei gestörter Glucosetoleranz die Ernährungsregeln des erwachsenen Diabetikers angewandt werden. Zwischenmahlzeiten sind jedoch auch bei intensivierter Insulintherapie älterer Kinder durchaus sinnvoll. In jedem Fall muß ein stabiler Stoffwechsel angestrebt werden, da Ausmaß und Beginn der Mikroangiopathie auch von der Gesamteinstellung des Stoffwechsels bestimmt wird.

Ernährung bei Diabetes im Alter

Alter als Diabetesrisiko: Mit zunehmendem Alter steigt das Risiko kontinuierlich an, an einem Diabetes mellitus zu erkranken. Alter ist neben Übergewicht damit ein wesentlicher Risikofaktor für eine gestörte Glucosetoleranz (35). Bei über 85jährigen findet sich in 25% ein manifester Diabetes mellitus. Dafür sind die Ernährungsumstellung sowie eine geringere körperliche Aktivität in diesem Lebensabschnitt verantwortlich.

Gefahr falscher Ernährung: Bei den heute zahlreichen alleinstehenden älteren Personen kommt es im Gegensatz zu früher im Kreise der Familie zu einer oft qualitativ und quantitativ falschen Ernährung, die auch durch Appetitmangel, Kauschwierigkeiten oder Abneigung gegen bestimmte Speisen verstärkt wird. Alte Menschen neigen eher dazu, bei Mahlzeiten, die sie schlecht kauen können, ganz auf die Nahrungszufuhr zu verzichten. Deshalb ist auch das Risiko einer Unterzuckerung bei Sulfonylharnstoff- und Insulintherapie besonders groß.

Obwohl das **Körpergewicht** nach dem 60. Lebensjahr langsam abnimmt, hat ein Drittel aller Patienten mit einem Typ-2-Diabetes Übergewicht, ein weiteres Drittel leidet gar unter Fettsucht. Bei über 80jährigen tritt Übergewicht aber nur noch bei 8–15% auf. Eine strenge Ernährungsempfehlung ist im Alter aber nicht gerechtfertigt, da die Regeln des Normalgewichtes nicht mehr gelten. Kalorienrestriktion führt vielmehr leicht zur Fehlernährung und sollte nur bei Übergewicht von mehr als 20% durchgeführt werden. Die Gefahr einer Mangelernährung wird dabei auch vom Allgemeinzustand des Patienten bestimmt.

Praktische Durchführung: Eine Verteilung der Mahlzeiten auf viele kleine Portionen ist wünschenswert. Dabei kann der Kohlenhydratanteil eher angehoben werden, da bei älteren Menschen in mehreren Beobachtungen die gestörte Glucosetoleranz auch durch eine verminderte Kohlenhydratzufuhr bedingt war. Der Fettanteil sollte weiter reduziert werden (< 30 Kal.-%). Da beim älteren Menschen die endogene Stickstoffausscheidung höher ist als beim jüngeren und die Proteinsyntheseleistung im Alter abnimmt, kann die Eiweißzufuhr, unter Bevorzugung von Milcheiweiß, auf 1,2–1,5 g/kg gesteigert werden. Eine ausreichende Zufuhr von Vitaminen, Mineralien und Spurenelementen ist im Alter besonders wichtig, da Einkaufsfähigkeit sowie Koch- und Eßmöglichkeiten in zunehmendem Maße beeinträchtigt werden. Sowohl Chrom- wie auch Magnesiummangel können bei Fehlernährung zusätzlich die Glucosetoleranz verschlechtern. Grundsätzliche Umstellungen der Eßgewohnheiten sollten jedoch vermieden werden, da sie oft auch als Verlust von Lebensqualität empfunden werden.

Eßverhaltensstörung bei Typ-1-Diabetes mellitus

Pathogenese und Epidemiologie: Eßverhaltensstörungen wurden bei Typ-1-Diabetes gelegentlich in Form einer Anorexia nervosa und einer Bulimie beobachtet. Im Rahmen von Diätempfehlungen und einer damit verbundenen Umstellung von Ernährungsgewohnheiten kann es bei besonders anfälligen Patienten zu dieser Verhaltensstörung kommen.

Bei der Auswertung mehrerer Vergleichsstudien zu diesem Thema lag die Koinzidenz von Anorexia nervosa und Typ-1-Diabetes mellitus zwischen 0 und 6,9%, während für nichtdiabetische Frauen 0,8–1% angegeben werden. Dabei waren die Stichproben für Männer nicht signifikant verschieden.

In 91% der Fälle war die Anorexie nach der Manifestation des Diabetes aufgetreten. Die Auswertung von physiologischen, psychologischen, sozialen und verhaltensorientierten Ursachen ließ vermuten, daß die Ernährungsberatung des Patienten damit kausal in Verbindung stehen könnte.

Klinik: Die Patienten zeichneten sich dabei vor allem auch durch eine mangelnde Diabetes-Compliance aus; sie waren nachlässig beim Blutzuckermessen und Insulinspritzen, so daß ihr HbA$_1$ höher lag, häufiger Hyper- und Hypoglykämien sowie Ketoazidosen auftraten und Folgeerkrankungen sich früher manifestierten. Gleichzeitig wurde der Diabetes als Druckmittel benutzt, anorektisches Verhalten zu rechtfertigen und dominierende Eltern zu beeinflussen. Unter diesen Umständen ist sicherlich eine zusätzliche psychosomatische Behandlung unvermeidlich.

Ernährung bei labilem Diabetes mellitus

Da Patienten mit einer labilen Stoffwechsellage (brittle diabetes) stets insulinabhängig sind, ist es das Hauptproblem, eine zweckmäßige Koordinierung von Insulinzufuhr, körperlicher Aktivität und Nahrungsaufnahme zu finden.

Primär ist es wichtig, das richtige Insulin in optimaler Menge, zur besten Zeit und am richtigen Ort zu injizieren. Auch Veränderungen des Spritz-Eß-Abstandes können ein labiles Stoffwechselverhalten fördern oder mildern. Die Nahrungsaufnahme ist dabei die Hauptursache für kurzfristige Blutzuckerschwankungen und wird vorrangig von der Art und Menge der Kohlenhydrate bestimmt. Rasch resorbierbare Kohlenhydrate, vor allem in Getränken, fördern eine instabile Blutzuckerlage. Eine ballaststoffreiche Vollkornernährung, wie etwa Müsli (57), kann hingegen bei isokalorischer Ernährung wesentlich zur Stabilisierung beitragen.

Eiweiß und/oder Fettzugaben verzögern die Magenentleerung mit ähnlich stabilisierender Wirkung für den Blutzucker. Auch hilft eine Verteilung der Mahlzeiten auf viele kleine Portionen, die prandialen Blutzuckerschwankungen zu verkleinern.

Wegen der physiologischen Insulinresistenz verursacht die gleiche Menge Kohlenhydrate morgens einen höheren postprandialen Blutzuckeranstieg als mittags oder abends. Eine Verschiebung von Mahlzeiten bzw. eine Veränderung des Nahrungsanteils kann zusätzlich helfen, Blutzuckerschwankungen zu eliminieren. Ein hohes Maß an diätetischem Schulungswissen ist vor allem seitens des betroffenen Patienten notwendig, um bei instabiler Stoffwechsellage die Blutzuckerschwankungen befriedigend in den Griff zu bekommen.

Ernährung auf Reisen und im Urlaub

Bei **Flugreisen**, besonders in Ost-West-Richtung und umgekehrt, können durch den gestörten Tagesrhythmus erhebliche Schwankungen im Blutzuckerverhalten auftreten. Hinzu kommt die eingeschränkte Bewegungsfähigkeit an Bord sowie die Variabilität der Mahlzeiten. Ein Patentrezept kann für diese wechselnden Situationen nicht gegeben werden. Bei Insulinbehandlung sollte, wie bei gestörter Glucosetoleranz üblich, mit häufigen kleinen Dosen Altinsulin nach Maß reguliert werden. Eine Vorbestellung von Diabeteskost bei Fluggesellschaften ist zwar möglich, aber unter diesen Bedingungen eigentlich nicht mehr nötig. Bei oral behandeltem Typ-2-Diabetes sollte eher einmal eine Mahlzeit ausgelassen, aber gleichzeitig auch auf die orale Medikation verzichtet werden.

Ansonsten ist der Urlaub eine günstige Zeit, bei **Übergewicht** etwas abzunehmen. Der Streß des Alltages fällt weg; man hat mehr Zeit und Ruhe, um auf sich selbst zu achten und seinen Speiseplan nach persönlichen Wünschen und Absichten zu gestalten. Durch Weglassen von Alkohol und süßen Getränken und etwas mehr Bewegung können leicht einige Pfunde abgebaut werden.

Bei **längeren Auto- und Zugreisen** kann der instabile Diabetiker vorbereitete Lebensmittelpäckchen mit sich führen, deren Inhalt und Zusammensetzung definiert ist.

Wahl von Ort und Unterkunft: Bei der Wahl des Urlaubsortes ergeben sich für den diätetisch geschulten intensiviert Insulin spritzenden Diabetiker eigentlich keine Einschränkungen. Von älteren, vor allem konventionell behandelten Diabetikern sollten aber Hotels und Unterkünfte bevorzugt werden, die eine geregelte Ernährung möglich machen. Anderenfalls ist es im Urlaub einfacher, die Speisen selbst zu besorgen und falls möglich auch zuzubereiten. Bei einer **Magen-Darm-Verstimmung** im Urlaub, mit Erbrechen und Durchfall, muß bei Insulinbedürftigkeit weiterhin Insulin in kleinen Mengen, je nach Stoffwechsellage, gespritzt und ausreichend Flüssigkeit zugeführt werden. Hier ist früher ärztlicher Rat und Beistand hilfreich.

Bei der Gabe von oralen Antidiabetika sollte auf die Tabletteneinnahme vorübergehend verzichtet werden. Häufige Blutzuckerkontrollen sind jedoch wichtig.

Diabetes und parenterale Ernährung

Eine **totale parenterale Ernährung** wird in der Regel nur in Extremsituationen bei schwerkranken Patienten vorgenommen, wenn der Patient nicht essen kann, darf oder will und dadurch eine ausreichende Zufuhr von Wasser, Elektrolyten, Vitaminen und Nährstoffen auf enteralem Wege nicht möglich ist. Dies kann der Fall sein bei schweren Verletzungen, Verbrennungen, postoperativ, bei diabetischer Stoffwechselentgleisung mit Ketoazidose, veränderter Verteilung der Körperflüssigkeit (Dehydrierung), Erbrechen, Schluckbeschwerden, entzündlichen Darmerkrankungen und längerer Bewußtlosigkeit, d. h. bei allen Zuständen mit gesteigertem Katabolismus und negativer Energie- und Stickstoffbilanz (16).

Vorbereitender Ausgleich von Stoffwechselstörungen: Vor Einleitung einer parenteralen Ernährung ist es empfehlenswert, akute Entgleisungen im Wasser- und Elektrolythaushalt und wesentliche Stoffwechselstörungen wie Hypo- oder Hyperglykämie, Ketonämie und massive Azidosen/Alkalosen auszugleichen. Bei osmotischer Diurese, Durchfällen und Erbrechen wird man deshalb zuerst mit einer kohlenhydratfreien Elektrolytlösung die Behandlung beginnen. Dies gilt für die Ketoazidose wie auch für das hyperosmolare Koma des Diabetikers. Der Wasserbedarf, durch den pulmonalen kapillaren Druck festgestellt, kann zwischen 2 und 8 l betragen. Zur Berechnung ist eine strenge Ein- und Ausfuhrkontrolle der Flüssigkeit nötig.

Kohlenhydrate, vorrangig in Form von 5–20%iger Glucoselösung, sind immer dann zu infundieren, wenn nach diabetischer Stoffwechselentgleisung die Hyperglykämie unter Insulingabe auf Werte von unter 200 mg% (11 mmol/l) absinkt, die Glykogenspeicher entleert sind und noch eine wesentliche Ketonämie besteht, aber auch bei Hypoglykämie oder zur allgemeinen Energieversorgung. In dieser „Glucosephase" sollten ca. 0,15 g/kg/Stunde Glucose mit 4 IE Insulin/Stunde infundiert werden.

Eine **„Nährlösung"** ist immer dann indiziert, wenn ein Gewichtsverlust von mehr als 20% besteht und/oder eine parenterale Ernährung über mehrere Tage notwendig wird (Erhaltungsphase). Der Gesamtenergiebedarf errechnet sich hier aus dem Grundumsatz plus 25% plus bedingter Zuschlag, der von den jeweiligen Begleitumständen abhängt, wobei insgesamt 50 kcal (210 kJ)/kg/Tag nicht überschritten werden sollten.

Die Nährstoffzusammensetzung sollte aus 20% Aminosäuren, 30% Fett und 50% Kohlenhydraten bestehen, dies am besten in Form von Fertiglösungen. Essentielle Aminosäuren und möglichst Arginin sowie nichtessentielle Aminosäuren als unspezifische Stickstoffquelle sollten im Verhältnis 1:1 bis 1:3 (0,8–1,6 g/kg) zugeführt werden. Besonders wichtig ist eine Mindestversorgung mit Kalium, wobei 2–3 mmol pro g Stickstoff zu empfehlen sind.

Bei bestimmten Organerkrankungen wie Leber- und Niereninsuffizienz sowie schweren Traumen und besonderen Situationen im Aminosäurestoffwechsel sind konventionelle Lösungen nicht geeignet und müssen durch spezielle Lösungen ersetzt werden. Intravenöse Fettemulsionen werden meist weniger gut vertragen als Aminosäuren-Kohlenhydrat-Lösungen und sollten auch wegen des möglichen sog. Overloading-Syndroms mit Hyperlipidämie, Fieber und Ikterus nicht langfristig verabreicht werden. Auch beim Diabetiker sind Kohlenhydrate in Form von Glucose am besten geeignet. Wegen lokaler Venenreizung sollten jedoch keine Glucosekonzentrationen von mehr als 20% benutzt werden. Im Postaggressionsstoffwechsel liegt auch meist eine vorübergehende Insulinresistenz mit erhöhten kontrainsulinären Streßhormonen vor. Je nach Stoffwechsellage werden dafür 2–4 IE Insulin zusätzlich mit der Nährlösung verabreicht.

Bei längerer Gabe ist Sorge zu tragen, daß auch Vitamine und Spurenelemente in ausreichender Dosierung zugegeben werden. Eine stufenweise Umstellung auf eine orale (enterale) Ernährung oder evtl. Sondenkost ist so früh wie möglich anzustreben. Dies ist aus ernährungsphysiologischen und Kostengründen sowie für die Lebensqualität des Patienten von Bedeutung.

Ernährung im Berufsleben

Hypoglykämiegefahr: Im Berufsleben ergeben sich für den Diabetiker häufig Probleme dadurch, daß Eßmöglichkeiten nicht regelmäßig zu planen und einzuhalten sind, was bei konventioneller Insulinbehandlung oder der Einnahme von Sulfonylharnstoffen zur Gefahr von Hypoglykämien führt. Mit einer intensivierten Insulinbehandlung und der hiermit verbundenen relativen Diätliberalisierung kann dies hingegen weitgehend vermieden werden und so wesentlich zur Sicherheit und zum Gewinn von Lebensqualität der Patienten beitragen.

Essen außer Haus: Beim Essen in Betriebskantinen, Restaurants oder auf Reisen besteht dagegen das Problem, die Mahlzeiten nicht ausreichend auf den Energie- und Kohlenhydratgehalt einschätzen zu können, so daß die Wahl der adäquaten Insulinmenge oft schwer fällt. Auch kann gelegentlich der gewohnte Spritz-Eß-Abstand nicht

eingehalten werden, so daß präprandiale Hypoglykämien entstehen. Hier können kurz wirksame Insulinanaloga mit Wegfall des Spritz-Eß-Abstandes wesentlich zur Sicherheit beigetragen. Auch der Fettgehalt ist bei Kantinenessen oft schwer einzuschätzen („verborgene Fette"), was sich bei Patienten mit entsprechender Risikokonstellation als ungünstig erweisen kann. Hier hilft eine gute Ernährungsschulung oder auch die Möglichkeit, auf vorbereitete Mahlzeiten im Betrieb zurückzugreifen.

Selbstverpflegung: Im übrigen sind viele berufstätige Diabetiker dazu übergegangen, sich bei der Arbeit kalt zu verpflegen und Brot, Wurst, Quark, Obst und Getränke an den Arbeitsplatz mitzubringen und dafür erst am Abend zu Hause eine warme Mahlzeit zu verzehren.

Schulung

Problematik bzw. Fehlen einer Schulung: Während von einigen Diabetologen vermutet wird (28), daß 80% alle Typ-2-Diabetiker mittelfristig ohne Medikamente, nur mit Diät, erfolgreich behandelt werden können, sieht der diabetologische Alltag in Deutschland wesentlich anders aus. Hier werden lediglich 25–30% der Patienten mit Diät alleine behandelt; der Rest erhält zur Optimierung des Stoffwechsels Medikamente. Sicherlich entscheidet dabei die Güte der Patientenschulung insgesamt und besonders das Wissen über Ernährung über den Erfolg und Mißerfolg. Typ-2-Diabetiker, die in der Mehrzahl übergewichtig und älter als 70 Jahre sind und häufig an einer Multimorbidität leiden, stehen einer notwendigen Änderung im Eßverhalten zurückhaltender gegenüber als junge Typ-1-Diabetiker. Viele Typ-2-Diabetiker erhalten jedoch nie eine Diätberatung oder zumindest keine individuelle Diätverordnung, eine Voraussetzung für gute Diät-Compliance. Zudem wird der Beginn des Typ-2-Diabetes von den Betroffenen oft nur als „milde Erkrankung" erlebt, so daß Veränderungen im Eßverhalten, die zu einer ausreichenden Gewichtsreduktion führen, nicht akzeptiert werden. Patienteninformation und Verhalten werden aber auch durch die Motivation des behandelnden Arztes beeinflußt.

In einer Untersuchung an 155 Diabetikern zum **Wissensstand** über Ernährungsfragen sowie Problemen bei der Durchführbarkeit der Ernährung im Alltag konnten wir feststellen, daß die Motivation des Patienten zur Mitarbeit und zur (Eß-)Verhaltensänderung allein durch das präsente Wissen im Gefolge gezielter Schulungsmaßnahmen zu beeinflussen war. Dennoch täuschen die Schulungserfolge nicht über eine Diskrepanz zwischen den angestrebten und den tatsächlichen Schulungserfolgen hinweg. Dabei war das Wissen zu Fragen der Ernährung bei Typ-1-Diabetikern deutlich besser als bei Typ-2-Diabetikern. Während ein Teil der Typ-1-Diabetiker Schwierigkeiten hatte, vor allem blutzuckersteigernde Nahrungsmittel richtig zu benennen, und Unsicherheiten in der Beurteilung von BE-Mengen und der Zuckeraustauschstoffe auftraten, war auch der Stand der Kenntnis der Wirkungsweise des Alkohols und der Ballaststoffe auf den Blutzucker lückenhaft. Das Wissen der Typ-2-Diabetiker war vor allem ungenügend in bezug auf die unterschiedliche Wirkung von kohlenhydrat- und fetthaltigen Nahrungsmitteln auf den Stoffwechsel. Dabei wußten nur 46% der Typ-2-Diabetiker richtig einzuschätzen, daß Kohlenhydrate blutzuckerwirksam sind. 38% kreuzten aber den Nährstoff Fett falsch an. 16% hatten überhaupt keine Antwort dazu. Nach Beendigung eines strukturierten Schulungskurses, getrennt für Typ-1- und Typ-2-Diabetiker, hatte sich das durchschnittliche Wissen deutlich verbessert. Dennoch war unverkennbar, daß in einigen Themenschwerpunkten das Wissen lückenhaft blieb, so daß einige Schulungsaspekte kritisch hinterfragt werden müssen.

Besonders schwer taten sich Typ-2-Diabetiker auch nach der Schulung damit, den Kaloriengehalt von Mahlzeiten einzuschätzen, während bei Typ-1-Diabetikern die Beurteilung des Kohlenhydratgehaltes besonders geübt werden mußte.

Probleme in der Einhaltung von Empfehlungen: Probleme, eine empfohlene Diät einzuhalten, wurden von der Mehrzahl der Patienten eingeräumt und erklären die insgesamt noch immer unbefriedigende Diät-Compliance und Gewichtsreduktion, insbesondere bei Typ-2-Diabetikern. Neben Streß, Urlaub und beruflichen Gründen sowie Diskriminierung durch Arbeitskollegen wurde die eigene Familie am häufigsten als Hindernis erwähnt, die empfohlene Ernährung konsequent einzuhalten. Während die Mehrheit der Typ-1-Diabetiker von der Familie unterstützt wurde, wurde dies bei Typ-2-Diabetikern durch Desinteresse oder Ablehnung erschwert.

Schulende Institutionen und Vorteile: Die Mehrzahl der Typ-2-Diabetiker wird in Praxen geschult. Dafür hat sich in den letzten Jahren auch ein zunehmendes Interesse der niedergelassenen Ärzte entwickelt. So konnten wir zeigen, daß der Anteil an „Schulungspraxen" in Mittelhessen in den letzten Jahren auf 34% anstieg. Nach einem anfänglichen Aufschwung in der Diabetikerschulung hat sich die Anzahl der tatsächlich durchgeführten Diabetiker-Gruppenschulungen inzwischen jedoch auf unter ein Drittel der Höchstwerte im Jahre 1992 zurückentwickelt. Neben Zeitmangel und Organisationsschwierigkeiten (35%) wurde mangelnde Patientenmotivation (40%) als häufigste Ursache dafür angegeben. Es erscheint deshalb wichtig, daß seitens der Diabetesschwerpunktkliniken wie auch der niedergelassenen Kollegen weiterhin alles unternommen wird, die rückläufige Tendenz aufzufangen, um das allgemeine Schulungswissen zu verbessern und damit eine befriedigende Stoffwechseleinstellung zu erreichen. Wichtig erscheint in diesem Zusammenhang, daß sich nahezu alle befragten Ärzte über die Effizienz der Diabetikerschulung und den positiven Einfluß auf die Patientenführung einig waren. 97% der schulenden Ärzte in der Praxis sehen die Durchführung des Typ-2-Schulungsprogrammes als eine sinnvolle Maßnahme an, die Patienten zu einem selbstbewußten Umgang mit ihrer Krankheit und der Therapie zu motivieren. Dokumentiert wird dies auch durch eine deutliche Verbesserung im Ernährungsverhalten (75%) sowie in der Blutzucker-Harnzucker-Selbstkontrolle der ambulant geschulten Diabetiker, in 60% verbunden mit einer längerfristigen Verbesserung auch des HbA_1.

Literatur

1 American Diabetes Association: Nutritional recommendations and principles for people with diabetes mellitus. Diabet. Care 17 (1994) 519–522

2 Arends, I., K. Arends, D. Lübke, B. Willms: Physical factors influencing the blood glucose response to different breads in type-II-diabetic patients. Klin. Wschr. 65 (1987) 469–474

3 Bantle, I. P.: The glycemic effect of dietary carbohydrate. NHI-Consensus Development Conference on Diet and Exercise in non-insulin-dependent Diabetes Mellitus 1986, (pp. 67–74)

4 Bending, J. J., R. Dodds, H. Keen, G. C. Viberti: Lowering protein intake and the progression of diabetic renal failure. Diabetologia 29 (1986) 516A

5 Biesalski, H. K.: Vitamine. In Biesalski, H. K., P. Fürst, H. Kasper, R. Kluthe, W. Pölert, Ch. Puchstein, H. B. Stählin: Ernährungsmedizin. Thieme, Stuttgart 1995 (pp. 94–144)

6 Brückner, J.:Trans-Fettsäuren: gesundheitliche Aspekte des Verzehrs. Ernähr.-Umsch. 42 (1995) 122–126

7 Chantelau, E.: Diät(?) bei Diabetes mellitus. In Berger, M.: Diabetes mellit. Urban & Schwarzenberg 1995 (pp. 126–157)

8 Coulston, A. M. , C. B. Hollenbeck, C. C. Donner, R. Williams, Y. A. Chiou, G. M. Reaven: Metabolic effects of added dietary sucrose in individuals with non-insulin-dependent diabetes mellitus. Metabolism 34 (1985) 962–966

9 Diabetes Control and Complication Trial Research Group: The effect of intensive treatment of diabetes on the development and progression of long-term complications in insulin-dependent diabetes mellitus. New Engl. J. Med. 329 (1993) 977–986

10 Ditschuneit, H. H., J. G. Wechsler, H. Ditschuneit: Welche Reduktionskost? Dtsch. Ärztebl. 90 (1993) 1393–1399

11 European Association for the Study of Diabetes (EASD): Diabetes and Nutrition Study Group (DNSG): Statement 1995: Recommendations for the nutritional management of patients with diabetes mellitus. Diabet. Nutr. Metab. 8 (1995) 186–189

12 Förster, H.: Grundlagen von Ernährung und Diätetik. Govi, Frankfurt 1978

13 Franz, J. M., E. S. Horton, J. P. Bantle, C. A. Beebe, J. D. Brunzell, A. M. Coulston, R. B. Henry, B. J. Hoogwerf, P. W. Stacpoole: Nutrition principles for the management of diabetes and related complications. Diabet. Care 17 (1994) 490–518

14 Garg, A. , A. Bonanome, S. M. Grundy, A. J. Zhang, R. H. Unger: Comparison of a high carbohydrate diet with high monosaturated fat diet in patients with non-insulin-dependent diabetes mellitus. New Engl. J. Med. 391 (1988) 829–834

15 Hollenbeck, C. B., A. M. Coulston, G. M. Reaven: To what extent does increased dietary fiber improve glucose and lipid metabolism in patients with non-insulin-dependent diabetes mellitus? Amer. J. clin. Nutr. 43 (1986) 16–24

16 Huth, K.: Parenterale Ernährung und Sondenkost. In Huth, K., R. Kluthe: Lehrbuch der Ernährungstherapie, 2. Aufl. Thieme, Stuttgart 1995

17 Ionescu-Tirgoviste, C., E. Popa, E. Sintu, N. Michalache, D. Micu: Blood glucose and plasma insulin response to various carbohydrates in type-II diabetes mellitus. Diabetologia 24 (1983) 80–84

18 Jahnke, K: Grundlagen der Ernährung und Diätempfehlungen für Diabetiker. Akt. Ernähr.-Med. 15 (1990) 27–38

19 Jandok, J., M. Steiner, D. Richardson: Alpha-tocopherol, an effective inhibitor of platelet adhesion. Blood 73 (1989) 141–149

20 Jenkins, D. J. A. , T. M. Wolever, A. C. Jenkins, R. G. Jesse, G. S. Wong: The glycemic response to carbohydrate foods. Lancet 1984/II, 338–391

21 Kähler, W., B. Kuklinski, C. Rühlmann, C. Plötz: Diabetes mellitus, eine mit freien Radikalen assoziierte Erkrankung. Zbl. inn. Med. 48 (1993) 223–232

22 Kasper. H.: Ernährungsmedizin und Diätetik. Urban & Schwarzenberg, München 1987

23 Kay, R. M.: Dietary fibre. J. Lipid Res. 23 (1982) 221–242

24 Kemmer, F. W.: Körperliche Aktivität und Sport, keine Säule der Diabetesbehandlung. Diabet. Stoffw. 5 (1996) 170–175

25 Ketz, H. A., M. Möhr: Energie und Nährstoffgehalt für Kinder und Jugendliche. Ernährungsforschung 30 (1985) 1–23

26 Klischan, A.: Vollwerternährung bei Diabetes mellitus? Diabet.-J. 5 (1988) 241–243

27 Koschinsky, T., C. He, T. Mitsuhashi, C. Liu, C. Buenting, K. Heitmann, H. Vlassara: Impaired clearance of toxic food-derived advanced glycation end products as a risk for diabetic nephropathy. Diabetologia 39, Suppl. 1 (1996) A70

28 Kronsbein, P., U. Gudat, M. Berger: Primäre Therapieformen: Ernährung, Muskelarbeit. In Berger, M.: Diabetes mellitus. Urban & Schwarzenberg, München 1995 (S. 407–417)

29 Krusen, F.: Auswirkungen des Gemeinsamen Europäischen Marktes ab 1993 auf die praktische Diätetik. Akt. Ernähr.-Med. 16 (1990) 135–137

30 Laube, H., H. Schatz, C. Nierle, R. Fußgänger, E. F. Pfeiffer: Insulin secretion and biosynthesis in sucrose-fed rats. Diabetologia 12 (1976) 441–446

31 Laube, H., K. Federlin, B. Knick, K. Irsigler, C. Najemnik, P. Wahl, H. D. Klimm, J. Vollmar, Ch. Bräuning: Multicenterstudie zum Effekt von Guar auf den Kohlenhydrat-und Lipidstoffwechsel bei ambulanten Typ-II-Diabetikern. In Huth, K., Ch. Bräuning: Pflanzenfasern. Neue Wege in der Stoffwechsel-Therapie. Karger, Basel 1983 (S. 177–194)

32 Laube, H., D. Müller, E. Mäser, M. Fithal, S. Golf: Magnesiummangel bei Diabetes mellitus. Die Wirkung einer mittelfristigen Substitutionsbehandlung. Akt. Endokrinol. Stoffw. 8 (1987) 95

33 Laube, H., S. Ferger: Gibt es einen antidiabetischen Effekt von Honig? Akt. Endokrinol. Stoffw. 11 (1990) 42

34 Laube, H., M. Rupp: Topinambur, Untersuchungen zum Inulingehalt. Akt. Endokrin. Stoffw. 12 (1991) 162

35 Laube. H.: Kohlenhydratstoffwechsel im Alter. In Platt, D.: Biologie des Alterns. De Gruyter, Berlin 1991 (S. 154–168)

36 Laube, H., M. Milchsack: Untersuchungen zur Bestimmung des oxidativen Streß bei Diabetikern. Diabet. Stoffw. 3 (1994) 199

37 Leitzmann, C.: Die Ernährung des Gesunden. In Huth, K., R. Kluthe: Lehrbuch der Ernährungstherapie. Thieme, Stuttgart 1986 (S. 1–40)

38 Leitzmann, C., H. Laube, H. Million: Vollwertküche für Diabetiker. Falken, Niedernhausen 1990

39 Leitzmann, C., K. von Koerber, T. Männle: Die Gießener Formel-Definition der Vollwerternährung. UGB-Forum, Gießen 10 (1993) 109

40 Liersch, J., A. Kreutz: Ernährung bei Gestationsdiabetes. Med. Welt 43 (1992) 697–700

41 Marshall, J. A., S. Hoag, S. Shetterly, R. F. Haman: Dietary fat predicts conversion from impaired glucose tolerance to NIDDM: the Saint Louis Valley Diabetes Study. Diabet. Care 17 (1994) 50–55

42 Mehnert, H., E. Standl: Ärztlicher Rat für Diabetiker, 5. Aufl. Thieme, Stuttgart 1991

43 Mehnert, H.: Ernährungstherapie. In Mehnert, H., K. Schöffling, E. Standl: Diabetologie in Klinik und Praxis, 3. Aufl. Thieme, Stuttgart 1994 (S. 162–209)

44 Malerbi, D. A., E. S. A. Paiva, A. L. Duarte, B. L. Wajchenberg: Metabolic effects of dietary sucrose and fructose in type II diabetic subjects. Diabet. Care 19 (1996) 1249–1256

45 Miratschijski, U., G. Steinbach, S. Bertlett: Der Süßstoff Acesulfam induziert in hohen Dosen beim Menschen die Sekretion von pankreatischem Polypeptid. Diabet. Stoffw. 2 (1993) 165

46 Nauck, M.: Inkretinhormone und die frühe Phase der Insulinsekretion bei Stoffwechselgesunden und Typ-II-Diabetikern. Diabet. Stoffw. 3 (1994) 9

47 Nuttal, F., M. C. Gannon: Sucrose and disease. Diabet. Care 4 (1981) 305–310

48 Otto, H. , G. Bleyer, M. Pennartz, G. Sabin, G. Schauberger, R. Spaethe: Kohlenhydrataustausch nach biologischen Äquivalenten. In Otto, H., R. Spaethe: Diätetik bei Diabetes mellitus. Huber, Bern 1973 (S. 41–50)

49 Otto, H., L. Niklas: Die Betreuung des Diabetikers in der Praxis. Fischer, Stuttgart 1976

50 Parillo, M., A. A. Rivellese, A. V. Ciardullo, B. Capalda, A. Giacco, S. Genovese, G. Ricardi: A high monounsaturated fat-low carbohydrate diet improves peripheral insulin sensitivity in noninsulin dependent diabetic patients. Metabolism 41 (1992) 1371–1378

51 Peterson, D. B., J. Lambert, S. Gerring, P. Darling: Sucrose in the diet of diabetic patients. Just another carbohydrate? Diabetologia 29 (1986) 216–220

52 Randecker, G. A., H. Smiciklas-Wright, J. M. McKenzie, B. M. Shannon, D. C. Mitchell, D. J. Becker, K. Kieselhorst: The dietary intake of children with IDDM. Diabet. Care 19 (1996) 1370–1373

53 Reiser, S., H. B. Handler, L. B. Gardner, I. G. Hallfrisch, O. E. Michaelis: Isocaloric exchange of dietary starch and sucrose in human. Amer. J. clin. Nutr. 32 (1979) 2206–2216

54 Rizzo, T., B. E. Metzger, W. J. Burns, K. Burns: Correlation between antepartum maternal metabolism and intelligence of offspring. New Engl. J. Med. 325 (1991) 911–916

55 Rossing, P., B. V. Hansen, F. S. Nielsen, B. Myrup, G. Holmer, H. H. Parving: Fish oil in diabetic nephropathy. Diabet. Care 19 (1996) 1214–1219

56 Schneider, K., H. Laube, T. Linn: A diet enriched in protein accelerates diabetes manifestation in NOD mice. Acta diabetol. 33 (1996) 236–240

57 Sichert-Oevermann, W., K. v. Koerber, B. Bretthauer, C. Leitzmann, H. Laube: Blutglucose- und Insulinverlauf bei Gesunden und Diabetikern nach Gabe roher Vollkornzubereitungen, insbesondere Frischkornmüsli. Dtsch. med. Wschr. 112 (1987) 1977–1983

58 Slama, G.: The carbohydrate content of diabetic diet. Diabet. Nutr. Metab. 3 (1988) 247–252

59 Stolba, P., K. Hatle, A. Krnakova, M. Streda, L. Starka: Effects of ascorbic acid on nonenzymatic glycation of serum proteins in vitro and in vivo. Diabetologia 30 (1987) 529A

60 Toeller, M.: Untersuchungen zum Eßverhalten von Diabetikern im Vergleich zur Allgemeinbevölkerung. Ernähr.-Umsch. 32 (1985) 240–241

61 Toeller, M.: Stellungnahme zum praktischen Umgang mit Kohlenhydrataustauschtabellen. Diabetol.-Inform. 2 (1993) 109

62 Toeller, M.: Ernährungstherapie – die beste Form der oralen Diabetesbehandlung. Dtsch. Ärztebl. 91, Suppl. 3 (1994) 3

63 Toeller, M., A. Klischan, G. Heitkamp, W. Schumacher, R. Milne, A. Buyke B. Karamanos, F. A. Gries: Nutritional intake of 2868 IDDM patients from 30 centres in Europe. Diabetologia 39 (1996) 929–939

64 Toeller, M.: Keine Einzelrichtlinie für Spezialprodukte für Diabetiker. Diabetol.-Inform. 3 (1996) 210–211

65 Unger, H., H. R. Henrichs: Das Ende der „Diät" oder ein neuer Anfang? Diabet. Stoffw. 4 (1995) 46–50

66 Wechsler, J. G., V. Schusdziarra, H. Hauner, F. A. Gries: Therapie der Adipositas. Dtsch. Ärztebl. 93 (1996) 1751–1753

67 Wicklmayer, M.: Haus- und Wundermittel in der Behandlung des Diabetes mellitus. Diabetesprax. 4 (1980) 10–11

68 Yudkin, J.: Sucrose, coronary heart disease, diabetes and obesity. Amer. Heart J. 115 (1988) 493–498

8 Behandlung mit insulinotropen oralen Antidiabetika (Sulfonylharnstoffen)*

E. Haupt, E. Standl und H. Mehnert

Das Wichtigste in Kürze

➤ Insulinotrope blutzuckersenkende Sulfonamide dürfen in der Regel nicht mehr die erste Rolle bei der medikamentösen Behandlung des insulinresistenten, adipösen Typ-2-Diabetikers spielen.

➤ Der monotone Einsatz von Glibenclamid fördert fatale Hypoglykämien besonders bei älteren Typ-2-Diabetikern.

➤ Eine sinnvolle Differentialtherapie mit Sulfonylharnstoffen unterschiedlicher Spezifität und Wirkungsintensität ist – insbesondere mit Glimepirid – angezeigt.

➤ Frühzeitige Kombinationen von insolinotrop wirksamen Sulfonamiden mit extrapankreatisch wirksamen Antidiabetika nutzen Synergieeffekte und vermindern die Risiken hochdosierter Monotherapien.

➤ Möglichen Einflüssen auf das Herz-Kreislauf-Risiko von Typ-2-Diabetikern unter der Langzeitbehandlung mit blutzuckersenkenden Sulfonamiden gebührt ein besonderes Augenmerk.

Historisches und Problematik

Guanidine und IDPT: Die Kenntnis von oral wirksamen blutzuckersenkenden Substanzen reicht bis in die Zeit vor der Entdeckung des Insulins zurück. Sie beginnt 1918 mit der Feststellung, daß Guanidine beim Tier den Blutzucker senken (94). Auf die sich aus dieser Entdeckung ergebende Weiterentwicklung, die zu den Diguaniden (27) und Biguaniden geführt hat, wird im Kap. **9** näher eingegangen. 1930 beobachteten Ruiz u. Mitarb. (77) im Tierexperiment erstmalig eine Blutzuckersenkung nach der Gabe eines Sulfonamids. Sie war jedoch gering und schien daher so unbedeutend zu sein, daß der Mitteilung nur wenig Beachtung geschenkt wurde. Erst als Janbon u. Mitarb. (49) im Jahre 1942 sowohl über Blutzuckersenkungen als auch über Hypoglykämien mit voller neurologischer Symptomatik bei der Behandlung von Typhuskranken mit dem von Vonkennel u. Kimmig (93) synthetisierten und erprobten Sulfonamid IPDT berichtet hatten, begannen erste systematische Untersuchungen über diesen zusätzlichen Effekt des Chemotherapeutikums.

Loubatières (56–58) untersuchte das Sulfonamid im Tierversuch und beobachtete sowohl eine Abhängigkeit der Blutzuckersenkung als auch der Glykogenanreicherung in der Leber von der Höhe des Sulfonamidspiegels. Loubatières stellte außerdem fest, daß IPDT am pankreatektomierten Tier unwirksam ist (Abb. 8.1 u. 8.2). Aufgrund der Ergebnisse dann folgender Anastomoseexperimente und der früheren Resultate stellte Loubatières die These auf, daß IPDT die B-Zellen des Pankreas stimuliert. Entgegen seinem Vorschlag kam es jedoch nicht zur therapeutischen Anwendung der Substanz bei Zuckerkranken.

Carbutamid: 1955 prüften Franke u. Fuchs (28) den von Achelis u. Hardebeck (1) synthetisierten Sulfanilylbutylharnstoff auf seine Wirksamkeit. Sie beobachteten bei der Anwendung dieser Substanz (Abb. 8.3), die den Freinamen Carbutamid (BZ55) erhielt, hypoglykämische Nebenerscheinungen. Es war das große Verdienst der beiden Berliner Forscher, das neue Präparat nicht wegen dieser „Nebenwirkung" verworfen zu haben. Sie waren vielmehr die ersten, die die besondere Bedeutung ihrer Beobachtung klar erkannten und den Versuch unternahmen, Carbutamid folgerichtig für die Therapie des Diabetes mellitus einzusetzen.

Gleichzeitig und unabhängig davon wurde bei der Bearbeitung dieser Stoffklasse von Ehrhart (19) das **Tolbut-**

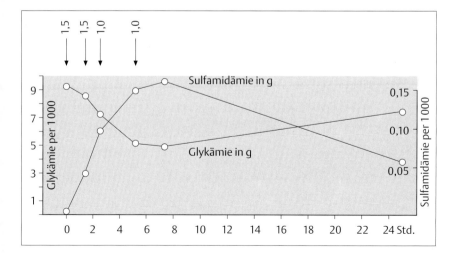

Abb. **8.1** Erste Beobachtung einer Blutzuckersenkung durch das Sulfonamid IDPT beim gesunden Hund (nach Loubatières).

---

* in jüngster Zeit ist eine weitere insulinotrope Substanz (Repaglinide) hinzugekommen, die in diesem Kapitel am Ende ebenfalls Berücksichtigung findet.

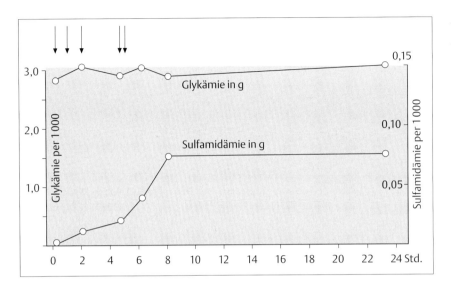

Abb. 8.2 Fehlende Blutzuckersenkung nach Gabe von IPDT beim pankreatektomierten Hund (nach Loubatières).

amid (D860) entdeckt (Abb. 8.**3**) und in einer großen Studie an sechs Kliniken erprobt (8). Diese Substanz entwickelte sich in den folgenden Jahren zum Standardpräparat der oralen antidiabetischen Therapie mit Sulfonamidderivaten. An diesen beiden ersten Substanzen zeigte sich, daß die blutzuckersenkende Komponente in der Sulfonylharnstoffkonstellation des Moleküls verankert ist.

Glibenclamid: Aus der großen Entwicklungsarbeit, die zur systematischen Überprüfung Tausender blutzuckersenkender Sulfonamidderivate geführt hat, resultiert die klinische Erprobung und Anwendung von einem guten Dutzend von Präparaten (Abb. 8.**3**). Anfang der 70er Jahre sind aus der weiteren Forschung Substanzen hervorgegangen, die bereits im Milligrammbereich wirksam sind und die bei diesen niedrigen Dosen z. T. sogar eine bessere qualitative Wirksamkeit besitzen als die älteren Präparate.

Kennzeichnend für diese neue Sulfonylharnstoffära war die Einführung des Glibenclamids als Leitsubstanz einer sog. 2. Generation. Glibenclamid ist auch heute noch das Präparat mit dem vergleichsweise stärksten blutzuckersenkenden Effekt. Durch die Flut der Billigangebote und den ständig wachsenden Zwang zu einer möglichst wirtschaftlichen Verordnungsweise wird derzeit in Deutschland fast ausschließlich auf Glibenclamid zurückgegriffen. Nach den Daten der Kissinger Diabetes-Interventionsstudie (40) entfallen 97% aller Sulfonylharnstoffverordnungen auf Glibenclamid. Dies ist außerordentlich bedauerlich, weil die Differentialtherapie bei der unterschiedlichen Pharmakokinetik und Pharmakodynamik der Sulfonylharnstoffderivate sinnvoll und auch notwendig ist (s. dort).

Glimepirid: 1996 hat die Weiterentwicklung von Sulfonylharnstoffen mit dem Ziel, noch besser steuerbare Substanzen mit verstärkten zusätzlichen extrapankreatischen Wirkungscharakteristiken (s. dort) in die Hand zu bekommen, zu der Einführung des Glimepirids geführt. Schon heute wird aufgrund günstiger klinischer Ergebnisse (17, 79) und experimenteller Befunde (9) zu Recht von einer „3. Sulfonylharnstoffgeneration" gesprochen. Eine sorgsame Überprüfung der ermutigenden Ergebnisse mit Glimepirid ist derzeit im Gang, nachdem die Substanz Ende 1996 auf den Markt gekommen ist.

Stellenwert der Sulfonylharnstoffe: Voraussetzungen, Grenzen, Indikationen und Kontraindikationen der Behandlung mit blutzuckersenkenden Sulfonamidderivaten wurden in mehr als 25jähriger klinischer Arbeit ermittelt und sind heute klar definiert (Tab. 8.1). Trotzdem steht auch bis heute für diese so gut untersuchte Substanzklasse der Nachweis aus, ob ihr Einsatz das Leben des Typ-2-Diabetikers verlängert. Solche Untersuchungen fehlen übrigens auch bei allen anderen oralen Antidiabetika und selbst für Insulin, zumindest für den typischen adipösen und insulinresistenten Typ-2-Diabetiker. Außerdem haben sich die Empfehlungen für die orale Therapie des Typ-2-Diabetes in den letzten Jahren gewandelt. Ausgehend von den neuen pathogenetischen Erkenntnissen im Rahmen des metabolischen Syndroms, können Sulfonylharnstoffe heute nicht mehr als die Medikamente der ersten Wahl, vor allem bei adipösen Typ-2-Diabetikern in der Frühphase ihrer Erkrankung, gelten. Sulfonylharnstoffe verstärken die Hyperinsulinämie dieser Patienten und fördern damit sogar eher die Insulinresistenz. Hier ist ein primärer Behandlungsversuch mit extrapankreatisch wirksamen Medikamenten wie mit Biguaniden oder Acarbose angezeigt (s. dort).

Bei der Heterogenität des komplexen Krankheitsbildes Typ-2-Diabetes muß man sich allerdings auch immer darüber klar sein, daß die umfassendste und aufwendigste Studie niemals zu eindeutigen Ergebnissen wird kommen können. Dies muß man auch für die von R. Turner und seinen Kollegen in England vor mehr als 15 Jahren begonnene und nun kurz vor dem Abschluß stehende U.K. Prospective Diabetes Study (UKPDS) argwöhnen, obwohl bei ihrer Planung sicherlich weder wissenschaftlicher Impetus noch Ressourcen gefehlt haben (91).

Zu früher Einsatz: Andererseits muß man sich fragen, ob es ohne eindeutige Belege gerechtfertigt ist, Millionen von Typ-2-Diabetikern über sehr lange Zeiträume mit blutzuckersenkenden Sulfonamiden zu behandeln. Für ihren Gebrauch in Deutschland steht jedenfalls fest, daß der Einsatz oft viel zu früh erfolgt und ohne den sicherlich sehr mühsamen Weg einer Motivation zur Ernährungsumstellung und zur körperlichen Aktivierung auszuschöpfen. Medikamente sind sicherlich der bequemere Weg, sowohl für den behandelnden Arzt als auch für seinen Patienten. Deshalb haftet den Sulfonylharnstoffderivaten und auch allen anderen oralen Antidiabetika häufig der Makel der „Therapie der Bequemlichkeit" an (38).

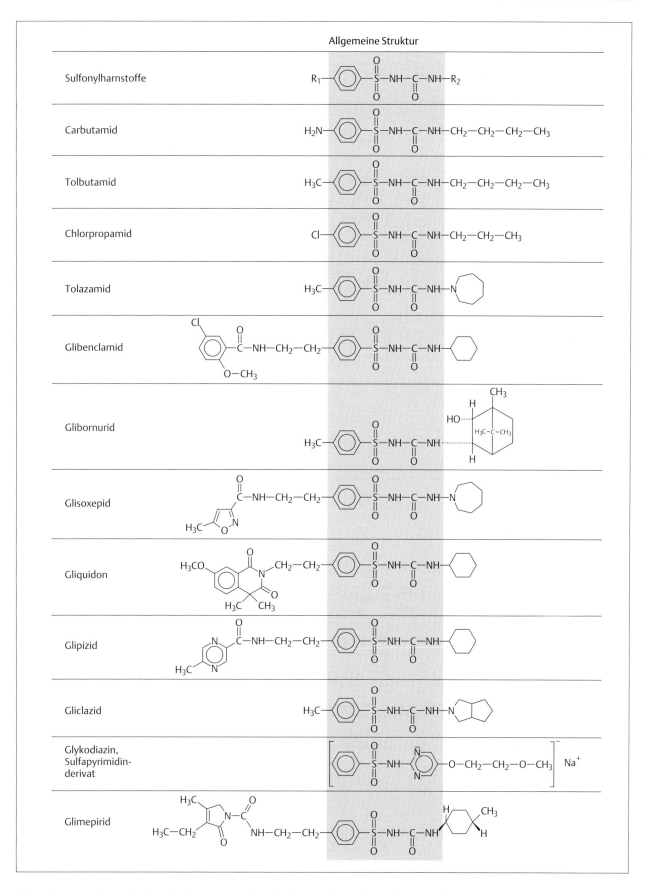

Abb. 8.3 Strukturformeln der in der Roten Liste 1997 aufgeführten blutzuckersenkenden Sulfonamide (nach Schatz u. Mitarb.).

Tabelle 8.**1** Voraussetzungen, Grenzen, Indikationen und Kontraindikationen der Diabetesbehandlung mit blutzuckersenkenden Sulfonamidderivaten

Voraussetzungen und Grenzen

– Typ-2-Diabetes (Zuckerkrankheit mit vorhandener endogener Insulinproduktion) bis zum Eintreten eines möglichen Sekundärversagens unter der Therapie
– unzureichende Stoffwechselkompensation nach ausreichend langem Behandlungsversuch mit Diät, Gewichtsreduktion und körperlicher Aktivierung
– optimale Einstellbarkeit (Normoglykämie und Aglukosurie)
– regelmäßige Stoffwechsel-Kontrollmöglichkeiten
– Nachweis der Wirksamkeit und Notwendigkeit der Sulfonamidbehandlung durch einen Auslaßversuch nach mindestens 3monatiger Anwendung

Indikationen

– erfolglose Behandlung mit Diät, Gewichtsreduktion und körperlicher Aktivierung
– Umstellung von einer Behandlung mit relativ geringen Mengen Insulin bei zumeist älteren Diabetikern
– Schwierigkeiten mit der Insulinapplikation (wie Katarakt, andere Sehstörungen, Zerebralsklerose), sofern nicht eine absolute Insulinabhängigkeit besteht (als Behandlungsversuch)
– diätetisch einstellbarer Diabetes unter interkurrenten Belastungen (wie Infektionen, Operationen)

Kontraindikationen

Absolute Kontraindikationen

– Typ-1-Diabetes (Insulinmangeldiabetes)
– diabetisches Koma, Stoffwechselentgleisung mit Ketoazidose
– Ketoazidose
– Schwangerschaft
– Niereninsuffizienz schweren Grades

Relative Kontraindikationen

– sulfonamidbedürftige Patienten unter schweren interkurrenten Belastungen (wie Infektionen, Operationen)
– allergische Reaktionen und Unverträglichkeiten gegenüber einem Sulfonamidpräparat
  Hypoglykämiegefährdung
– Niereninsuffizienz geringen Grades, Leberinsuffizienz

Charakterisierung der Derivate

Einteilung und chemische Struktur: Unter dem Oberbegriff der blutzuckersenkenden Sulfonamidderivate werden nicht nur die Substanzen eingeordnet, die eine Sulfonylharnstoffgruppe aufweisen, sondern auch jene, die sich entsprechend ihrer Entwicklungsgeschichte formal als reine Sulfonamide auffassen lassen. Sie haben jedoch nie die Bedeutung der Sulfonylharnstoffderivate erlangt (Abb. 8.**3**). Die blutzuckersenkende Wirksamkeit der zuletzt genannten Sulfonamidderivate ist an die Gruppierung

$$- SO_2 - HN - C \lessgtr {}^{N-}$$

gebunden. Während die diese Konstellation enthaltenden Thiodiazole in Deutschland keine Anwendung fanden, wur-

de bis zur Entwicklung der Milligrammsubstanzen die Sulfamidopyrimidinvariante Glycodiazin in größerem Umfang eingesetzt.

Blutzuckersenkend wirksame Sulfonamide des Sulfonylharnstofftyps sind durch die Gruppierung

$$R_1 - SO_2 - NH - CO - R_2$$

charakterisiert. Chemische Veränderungen der Sulfonylcarbonamidstruktur führen zu völlig unwirksamen Verbindungen. Deshalb sind Variationen nur über die Substituenten R_1 und R_2 möglich. Abgesehen von der Forderung, daß R_1 mehr als zwei C-Atome und R_2 mehr als ein C-Atom haben soll, können beide Reste in weiten Grenzen variieren (78). Als für die blutzuckersenkende Wirksamkeit günstige R_1-Substituenten haben sich aromatische Reste erwiesen. Sie bieten eine außerordentlich hohe Zahl von Substitutionsmöglichkeiten. Hierfür bewährten sich niedere Alkylgruppen, Acylgruppen sowie die Substitution von Halogenatomen, insbesondere von Chlor. Weniger wirksam und gebräuchlich sind Sulfonylharnstoffe mit aliphatischen, zykloaliphatischen und heterozyklischen Resten in der Stellung R_1.

Günstige R_2-Substituenten sind geradkettige, verzweigte und zyklische Alkylreste. Während die zyklischen oder mehrzyklischen aliphatischen Reste auch bei größerer Zahl der C-Atome noch eine gute Wirksamkeit besitzen, nimmt die Wirkung geradkettiger und verzweigter Alkylreste mit 7 oder mehr C-Atomen langsam ab. Aromatische oder heterozyklische Reste an der Position R_2 führen zu Verbindungen, die entweder weniger gut blutzuckersenkend oder aber stärker toxisch wirken.

Substanzen: Aus der großen Zahl der Sulfonamide und Sulfonylharnstoffe, die inzwischen synthetisiert und z. T. auch klinisch erprobt wurden, sind, wie schon erwähnt, nur einige wenige Substanzen hervorgegangen, die in größerem Umfang therapeutisch angewandt werden (Abb. 8.**3**). Hierzu gehören Carbutamid, Tolbutamid, Tolazamid und Glykodiazin. Sie sind dann durch die im Milligrammbereich wirksamen Derivate, wie Glibenclamid, Glibornurid, Glisoxepid, Gliquidon und Glipizid, verdrängt worden. Neuerdings nimmt die Anwendung von Glimepirid ständig zu. In Deutschland wurde bisher fast ausschließlich Glibenclamid eingesetzt.

Wirkungsmechanismus

Insulinotroper Effekt

Die primäre Wirkung der Sulfonylharnstoffe ist die **Freisetzung von Insulin** aus den B-Zellen der Langerhans-Inseln. Sie sind demnach nur dann blutzuckersenkend wirksam, wenn die Insulinproduktion bei Typ-2-Diabetikern zumindest noch teilweise vorhanden ist. Die Wirkung der Sulfonylharnstoffe ist also an die weitgehend intakte Biosynthese von Insulin gekoppelt. Daher sind sie beim Typ-1-Diabetiker wirkungslos.

Die sulfonylharnstoffinduzierte Freisetzung von Insulin aus der B-Zelle ist nicht an die Anwesenheit von Glucose oder andere insulinstimulierende Ernährungsbestandteile gebunden. Sie depolarisieren die B-Zelle über eine Verringerung der Permeabilität der Zellmembran für Kalium und öffnen spannungsabhängige Calciumkanäle. Der erhöh-

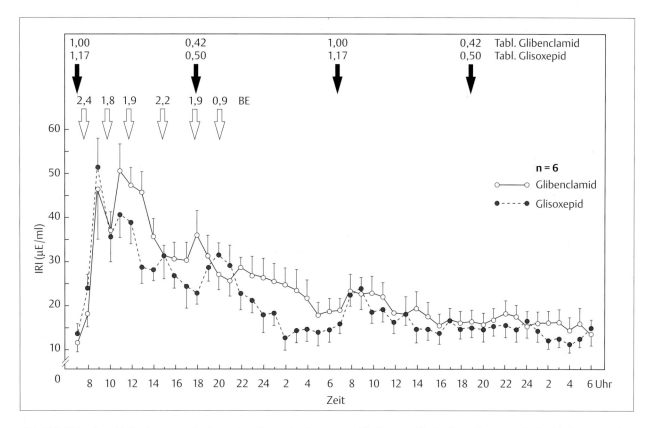

Abb. 8.4 Zirkadiane Veränderungen des Seruminsulins unter der Behandlung mit Glibenclamid bzw. Glisoxepid während einer 24stündigen Phase mit einer standardisierten Diät und einer sich anschließenden 24stündigen Hungerperiode. IRI = immunreaktives Insulin (aus Haupt, E., R. Petzoldt, J. Treiber, K. Schöffling: Med. Welt 33 [1982] 29).

te Calciumeinstrom über die Zellmembran führt dann schließlich zu einer Stimulation der Insulinfreisetzung (45). Die ATP-abhängigen Kaliumkanäle werden auch durch Glucose oder bestimmte Aminosäuren (44) beeinflußt. Beide Wirkungen, sowohl die sulfonylharnstoffinduzierte Beeinflussung der Kaliumkanäle als auch die nahrungsmittelabhängige, können sich gegenseitig verstärken. Aber sogar noch bei einem maximalen stimulatorischen Effekt durch Glucose sind Sulfonylharnstoffe immer noch eigenständig wirksam (73).

Anhebung der Insulinspiegel und Stimulation der Proinsulinsekretion: Alte, Anfang der 80er Jahre durchgeführte kliniknahe Untersuchungen haben jedoch gezeigt, daß der Einfluß der glucosestimulierten Insulinsekretion im Vergleich zum alleinigen Sulfonylharnstoffeffekt ohne gleichzeitigen Glucosestimulus nur zu einer sehr geringen Anhebung der Insulinspiegel führt (Abb. 8.4). Fehlt nämlich der Glucosereiz, wie dies bei einem über längere Zeit nüchternen Diabetiker der Fall ist, wird trotz der oralen Vorbehandlung des Patienten nur eine untergeordnete Erhöhung des Insulinspiegels festgestellt (36).

Der idiopathische Verlust der 1. Phase der Insulinsekretion wird durch Sulfonylharnstoffe nicht wiederhergestellt. Ihr Effekt auf die 2. Phase ist ein additiver, der Dosisabhängigkeiten folgt (85). Sulfonylharnstoffe stimulieren auch die Proinsulinsekretion (59), was sicherlich nicht als Vorteil angesehen werden kann, da Proinsulin einen über die PAI-(Plasminogenaktivator-Inhibitor-)1-Aktivierung ungünstigen Einfluß auf thrombogene Prozesse hat (72).

Sulfonylharnstoffrezeptor der B-Zelle

Lage: Viele Jahre wurden Diskussionen geführt, ob der K_{ATP}-Kanal und der Sulfonylharnstoffrezeptor die gleiche Proteinstruktur darstellen oder ob der Sulfonylharnstoffrezeptor ein eigenständiges Protein ist, das mit dem K_{ATP}-Kanal interagiert. Neueste Studien legen nahe, daß der ATP-sensitive K-Kanal aus einem Komplex zweier Proteinstrukturen besteht, einer porenformenden (Kir6.2) und einer sulfonylharnstoffbindenden Untergruppierung (SUR 1), die als der Sulfonylharnstoffrezeptor fungiert (3). Dieses Protein liegt bereits hochgereinigt vor; seine Sequenz ist teilweise aufgeklärt und auch kloniert (5). Die Rezeptorbindungsstelle für Sulfonylharnstoffe befindet sich auf der zytoplasmatischen Seite der B-Zellmembran (73).

Der Sulfonylharnstoffrezeptor hat mehrere strukturelle **Untereinheiten** und Orte hoher und niedriger Ligandenbindungsaktivität. Identifiziert ist ein 140-kDa-Glibenclamidprotein und ein 65-kDa-Glimepirid-Bindungsprotein, die sogar kooperativ interagieren können und die Dissoziationskonstanten vom Rezeptor beeinflussen (55). Aufgrund solcher In-vitro-Befunde werden unterschiedliche Wirkungscharakteristika bei einzelnen Sulfonylharnstoffderivaten postuliert. Ob sie klinische Relevanz besitzen, muß allerdings noch erhärtet werden.

Wirkungen von Glibenclamid und Glimepirid: Schwere, rekurrierende Hypoglykämien sind gefürchtete Begleiterscheinungen besonders bei der Sulfonylharnstofftherapie älterer Typ-2-Diabetiker. Sie sind besonders unter Glibenclamid häufig beschrieben worden (s. dort).

Glibenclamid ist ein sehr lipophiles Sulfonylharnstoffderivat, das deshalb stärker als andere Sulfonylharnstoffe in der B-Zelle akkumuliert (13, 32). Dadurch wird die insulinstimulatorische Wirkung über den auf der Innenseite der Zellmembran gelegenen Sulfonylharnstoffrezeptor in besonderem Maße verlängert (73). Glimepirid führt bei gleicher Blutzuckersenkung zu einer geringeren Hyperinsulinämie als Glibenclamid – ein sehr erwünschter Effekt, der auch die verminderte Hypoglykämieneigung unter Glimepirid erklärt (17).

Sulfonylharnstoffrezeptoren auf anderen Gewebsstrukturen

Der Sulfonylharnstoffrezeptor ist ein Mitglied der weitverbreiteten Verkehrs-ATPase-Familie und somit auch auf vielerlei anderen Gewebsstrukturen anzutreffen. So enthalten Neuronen Sulfonylharnstoffrezeptoren (20), aber auch der kardiale Myozyt (4) oder die vaskuläre und nichtvaskulare glatte Muskelzelle (68).

Obwohl es bisher unklar ist, ob sich die Funktion der außerpankreatischen K_{ATP}-Kanäle während der antidiabetischen Therapie mit Sulfonylharnstoffen verändert, wird eine mögliche Beeinflussung auch unter dem Aspekt der Ergebnisse alter, allerdings sehr fragwürdiger Studien (UGDP = University Group Diabetes Program) auf die Gesamtmortalität sulfonylharnstoffbehandelter Typ-2-Diabetiker erneut diskutiert (s. später). Man weiß nämlich, daß die K_{ATP}-Kanäle beim normalen Myozyten weitgehend geschlossen sind (69), sich aber unter ischämischen Konditionen sofort öffnen und dadurch Schutzeffekte des Myokards einleiten (42). Einige Sulfonylharnstoffe, besonders das Glibenclamid, stehen unter dem Verdacht, diese endogenen kardioprotektiven Mechanismen zu antagonisieren. Glimepirid ist davon wohl unbelastet, da neueste Untersuchungen mit der Vorarmtechnik am Menschen keinen Einfluß auf den vaskulären Tonus nachweisen konnten (9).

Extrapankreatische Angriffspunkte

Diskussion der Problematik: Während das insulinotrope Wirkungsprinzip von Sulfonamidderivaten seit 1957 akzeptiert wird, ist es bis heute unklar, ob diese Substanzen zusätzliche, von der insulinstimulierenden Wirkung unabhängige Mechanismen der Blutzuckersenkung haben, die bei der therapeutischen Anwendung eine Rolle spielen könnten. Zahlreiche Untersuchungen haben sich mit den Problemen dieser extrapankreatischen Effekte befaßt. Sie sind z. T. heftig diskutiert worden, was nicht verwundert, wenn man in Betracht zieht, daß die Substanzen in Abwesenheit eines funktionsfähigen B-Zellsystems keine blutzuckersenkende Wirkung besitzen. Daß sie dennoch eine gewisse klinische Bedeutung haben könnten, wird durch die Beobachtungen mehrerer Autoren belegt, die bei der Langzeittherapie mit verschiedenen Sulfonylharnstoffderivaten im Verlauf der Behandlung eine Verbesserung der Glucosetoleranz bei ihren Patienten gefunden hatten, obwohl die Insulinausschüttung gleichblieb oder sogar geringer wurde (23, 24). Diese eindeutige Diskrepanz ließe sich am besten durch extrapankreatische blutzuckersenkende Mechanismen erklären.

Geht man andererseits von der Vorstellung aus, daß eine Hyperglykämie von sich aus die Insulinresistenz des Typ-2-Diabetikers verstärkt („glucose toxicity"), ist durchaus denkbar, daß durch die insulinotrope Sulfonylharnstoffwirkung zunächst die Hyperglykämie beseitigt

wird und anschließend eine Normalisierung der Insulin- und Glucoseempfindlichkeit und somit sekundär eine Senkung des Blutzuckerspiegels erfolgt (22). Da Sulfonylharnstoffe die Sekretion von Insulin eigentlich nur bei Hyperglykämie wesentlich steigern und da sich nach einer längeren Behandlung mit Sulfonylharnstoffen eine Blutzuckersenkung bis hin zur Normoglykämie einstellen kann, ist eigentlich plausibel, warum zu dieser späteren Phase der Behandlung keine wesentliche Erhöhung des Plasmainsulinspiegels durch Sulfonylharnstoffe zu finden ist (2).

Wenn die Steigerung der Insulinempfindlichkeit ein allgemeines Wirkungscharakteristikum der Sulfonylharnstoffe darstellen würde, so sollten die Substanzen eigentlich auch beim Typ-1-Diabetes synergistisch mit einer Zufuhr von exogenem Insulin wirken. Dies ist jedoch nicht der Fall.

Effekte auf endogene Drüsen: Zahlreiche mögliche Angriffspunkte sind seit 1955 untersucht und beschrieben worden. Die ersten Untersuchungen stammen bereits aus den früheren Jahren der Sulfonylharnstofforschung. Es wurden Einwirkungen der Sulfonamidderivate auf die Funktion verschiedener endokriner Drüsen untersucht und z. T. auch Effekte postuliert, so auf die Nebennierenrinde, das Nebennierenmark, die Hypophyse, die Schilddrüse und auf das glucagonproduzierende A-Zellensystem. 1954 wurde zunächst sogar vermutet, daß IPDT die A-Zellen zerstört (47), den Insulinantagonisten Glucagon beseitigt und auf diese Weise blutzuckersenkend wirkt. Diese Hypothesen haben sich allesamt nicht bestätigt (16).

Effekte auf Fettgewebe, Muskulatur und Leber: Aus der großen Zahl der in den letzten Jahren mitgeteilten extrapankreatischen Angriffspunkte von blutzuckersenkenden Sulfonamidderivaten haben sich bis heute nur einige wenige Möglichkeiten in der Diskussion behaupten können.

Hierzu zählt die schon 1956 von Houssay u. Migliori (48) und später auch von anderen beschriebene (24) Verstärkung der endogenen Insulinwirkung.

Relevante Gewebe für die Verstärkung der Insulinwirkung, aber auch für direkte Effekte von Sulfonylharnstoffen sind Fettgewebe, Muskulatur und die Leber. Insulin vermittelt seine Wirkungen über die Bindung an Insulinrezeptoren. Dabei ist vor allem die Rezeptorendichte der verschiedenen Gewebe ein wichtiger Punkt. Lange Zeit wurde diskutiert, daß eine Vermehrung von Insulinrezeptoren maßgeblich an der Verstärkung der Wirkung von Insulin durch Sulfonylharnstoffe beteiligt ist (70, 76). Inzwischen ist diese Hypothese aber wieder verlassen worden.

Neuerdings wird wieder verstärkt über Einflüsse auf die insulinunabhängige Stimulierung der Glucoseutilisation in Muskel- und Fettzellen diskutiert. Die ersten mitgeteilten Effekte basierten auf In-vitro-Untersuchungen mit solch überhöhten Dosierungen, wie sie niemals bei der klinischen Anwendung am Menschen eine Rolle spielen. Neuere Untersuchungen vermeiden solche pharmakologischen Schwachpunkte.

Der Hauptstoffwechselweg der Glucoseutilisation läuft nichtoxidativ über die Stimulierung der Glykogen- und Lipidsynthese. Die Aufnahmerate von Glucose in Fett- und Muskelzellen wird durch die Zahl der Glucosetransportermoleküle GLUT-4 in der äußeren Zellmembran bestimmt. Insulin bewirkt eine Erhöhung der Zahl der GLUT-4-Moleküle in der Plasmamembran aus intrazellulären Depots. In insulinresistenten Zellen ist diese insulinstimulierende GLUT-4-Translokation gehemmt. Mit Sulfonylharnstoffen kann man wie mit Insulin die GLUT-4-Translokation stimulieren

(66). Die Verteilung von GLUT-4 zwischen Plasmamembranen und den intrazellulären GLUT-4-Vesikeln wird durch den Phosphorylierungsgrad von GLUT-4 reguliert. In insulinresistenten Zellen ist die Phosphorylierung von GLUT-4 erhöht. Durch Inkubation von insulinresistenten Zellen mit Insulin oder einem Sulfonylharnstoff wird die Phosphorylierung von GLUT-4 vermindert, was eine geringere Internalisation von GLUT-4-Molekülen und damit eine Nettoerhöhung der GLUT-4-Expression auf der Zelloberfläche zur Folge hat (67). Die Schlüsselenzyme der Glykogensynthese – die Glykogensynthase – und der Lipogenese – die Glycerin-3-phosphatacyltransferase – werden ebenfalls durch Dephosphorylierung aktiviert. Beispielsweise aktiviert Glimepirid beide Enzyme, während andere Sulfonylharnstoffe wie Tolbutamid unwirksam sind (66). Die insulinunabhängigen Effekte sind bei verschiedenen Sulfonylharnstoffderivaten unterschiedlich stark ausgeprägt.

Glimepirid hat den stärksten Effekt, gefolgt von Glipizid, dann Gliclazid und zum Schluß Glibenclamid (66).

Die In vitro nachgewiesene Steigerung der Lipogenese, die bei einzelnen Derivaten sogar unterschiedlich ausgeprägt sein kann, könnte zur Erklärung der in der UKPD-Studie gemachten Beobachtung einer nicht signifikanten Erhöhung der Insulinspiegel bei einer gleichzeitig signifikanten Zunahme des Körpergewichts unter Glibenclamid dienen (92). Die immer wieder gehörte Erklärung, das Phänomen der Gewichtszunahme unter der antidiabetischen Therapie mit Sulfonylharnstoffen sei in erster Linie auf einen kalorieneinsparenden Effekt durch die verminderte Glukosurie bei insgesamt verbesserter Stoffwechsellage zurückzuführen, greift sicherlich zu kurz.

Klinische Pharmakologie

Grenzen und Unterschiede der Wirkung: Der wichtigste klinisch-pharmakologische Befund gipfelt in der gesicherten Erkenntnis, daß alle blutzuckersenkenden Sulfonamidderivate nur beim relativen Insulinmangel des Typ-2-Diabetikers, nicht aber beim absoluten Insulinmangel, wie er regelmäßig beim Typ-1-Diabetiker (auch bei den sich spät manifestierenden Verlaufsformen) gefunden wird, wirksam sind. Alle Derivate erzielen ihren insulinotropen Effekt durch Bindung an einen hochspezifischen Rezeptor der pankreatischen B-Zelle, wodurch ATP-sensitive Kaliumkanäle geschlossen werden und dadurch die Insulinfreisetzung bewirkt wird. Sie unterscheiden sich aber in der oben beschriebenen Affinität zum Rezeptor durch Bindung an Stellen hoher und niedriger Affinität, in der Rezeptordissoziation und damit in Stärke und Dauer ihrer Wirkung. Eine große Rolle spielt auch das Ausmaß der Lipophilie der einzelnen Derivate. Unterschiedliche Wirkungscharakteristiken müssen bei der Auswahl des Präparates beim heterogenen Krankheitsbild des Typ-2-Diabetes (Alter, Diabetesdauer, Ausmaß des Grades der Insulinresistenz und des Insulinsekretionsverhaltens) berücksichtigt werden und erfordern eine individuelle Differentialtherapie (s. dort).

Bindung an Plasmaproteine: Sulfonylharnstoffe gehören zu den Pharmaka, die sich in sehr hohem Maße an Plasmaeiweiße binden. So beträgt die Plasmaproteinbindung zwischen 90 und sogar 99% (Ausnahme Carbutamid mit nur 50–60%). Hauptsächliches Bindungsprotein ist das Albumin, aber auch Globuline können Sulfonylharnstoffe binden. Die polareren, hydrophileren Sulfonylharnstoffe der 1. Generation gehen ionische Bindungen mit Albumin ein, die apolaren, lipophileren Sulfonylharnstoffe der 2. Generation werden hauptsächlich durch nichtionische Valenzen an Albumin gebunden. Die Gefahr einer Verdrängung aus der Plasmaproteinbindung durch andere Arzneistoffe ist bei den Derivaten der 1. Generation größer als bei den Sulfonylharnstoffen der 2. Generation. Für diese besteht damit aber auch ein größeres „deep compartment", was wiederum Auswirkungen auf die Wirkungsdauer hat. Sulfonylharnstoffe reichern sich in den Ausscheidungsorganen Leber und Niere an.

Von nachhaltiger Bedeutung für den klinischen Einsatz sind **Unterschiede der Inaktivierung und Elimination**. Im allgemeinen kann man davon ausgehen, daß Sulfonylharnstoffe zu Metaboliten geringerer oder aufgehobener Wirkung in der Leber metabolisiert werden. Die Abbauprodukte werden über tubuläre Sekretion durch die Niere eliminiert. Bei Patienten mit Leber- und Nierenerkrankungen muß man über eine Beeinflussung der Inaktivierung und Elimination von einer Veränderung der Pharmakokinetik, z. B. einer Akkumulation der Wirkstoffe in der Zirkulation ausgehen. Die Unterschiede bezüglich der Inaktivierung und der Eliminationswege sind in Tab. 8.**2** dargestellt (78).

Die **Absorption** blutzuckersenkender Sulfonamide ist wesentlich unproblematischer. Sie werden in der Regel rasch und ohne eine relevante Beeinträchtigung durch Nahrungsbestandteile resorbiert. Dies steht im Gegensatz zu Empfehlungen von Herstellern, daß z. B. Glibenclamid oder

Tabelle 8.**2** Klinische Pharmakologie blutzuckersenkender Substanzen (aus Ammon, H. P. T., C. Werning: Medizinisch-pharmakologisches Kompendium. Wissenschaftliche Verlagsgesellschaft, Stuttgart 1986)

Substanz	Biologisches Verhalten			Elimination	
	Wirkungs-beginn (min)	Maximale Wirkung (h)	Wirkungs-dauer (h)	Metabolisierung Leber	Ausscheidung Niere
Carbutamid				30%	90% 50% unverändert
Tolbutamid	60	2–5	12–18	80% auch aktiver Metabolit (gering)	>75% <1% unverändert
Chlorpropramid			>24	80%	nahezu unvollständig 20% unverändert

Tabelle 8.**2** Klinische Pharmakologie blutzuckersenkender Substanzen (aus Ammon, H. P. T., C. Werning: Medizinisch-pharmakologisches Kompendium. Wissenschaftliche Verlagsgesellschaft, Stuttgart 1986) *(Fortsetzung)*

Substanz	Biologisches Verhalten			Elimination	
	Wirkungs-beginn (min)	Maximale Wirkung (h)	Wirkungs-dauer (h)	Metabolisierung Leber	Ausscheidung Niere
Glykodiazin	30	1/2–1	6–12	99% Metabolit aktiv, relevant	83–95% nahezu unverändert 0% unverändert
Tolazamid	100	6	6–12 (–16)	93% 5 Metaboliten, davon 3 aktiv, relevant	85%
Glibenclamid		2–5	15	vollständig zu ± inaktiven Metaboliten	50% nahezu unverändert 0% unverändert
Glibornurid				100% 6 inaktive Metaboliten	60–72% 0% unverändert
Glisoxepid	30–45	1	5–10	50% inaktive Metaboliten	70–80% 50% unverändert
Gliquidon	60–90	2–3		100% inaktive Metaboliten	5%! 0% unverändert
Glipizid	30	1	8–10	> 90% inaktive Metaboliten	64–87% 3–10% unverändert
Gliclazid		2	6	99% inaktive Metaboliten	60–70% nahezu unverändert 0% unverändert
Glimepirid	30	1	12–24	100% inaktive Metaboliten	58% 0% unverändert

Glipizid bereits 30 Minuten vor dem Frühstück eingenommen werden sollte. Damit verbindet sich die Vorstellung, daß das Antidiabetikum die postprandiale Hyperglykämie besser vermindert. Ob solchen Empfehlungen tatsächlich klinische Bedeutung zukommt, steht angesichts der nur schwachen wissenschaftlichen Basis sehr stark im Zweifel.

Besonders bei der Flut der Glibenclamid-Nachahmer waren Unterschiede bei der Bioverfügbarkeit einzelner Präparate zu erwarten. Sie gibt es sowohl bei unterschiedlichen Herstellern als auch sogar bei unterschiedlichen Chargen.

Im Unterschied zu anderen Sulfonamidderivaten bindet sich **Glimepirid** spezifisch an ein Protein in der Membran der B-Zelle. Glimepirid hat eine hohe Bindungs- bzw. Dissoziationsgeschwindigkeit bezüglich seines Membranproteins. Man nimmt an, daß diese hohe Austauschrate für den ausgeprägten Effekt auf die Glucoseempfindlichkeit verantwortlich ist und die B-Zelle vor Verlust der Ansprechbarkeit und frühzeitiger Erschöpfung schützt. Hiermit im Zusammenhang steht die Beobachtung, daß Glimepirid sehr rasch wirksam ist (schneller als Glibenclamid) und daß die Ansprechbarkeit auf eine Einmalgabe über 24 Stunden anhält (länger als Glibenclamid).

Anwendungspraxis

Voraussetzungen und Grenzen der Behandlung

Indikationen: Voraussetzung für die Behandlung mit blutzuckersenkenden Sulfonamidderivaten ist eine noch vorhandene endogene Insulinproduktion (Tab. 8.1). Für die Therapie kommen daher nur Typ-2-Diabetiker in Frage. Aber auch innerhalb dieser sehr heterogenen Krankheitsentität ist der Anwendungsbereich begrenzt (60). Der Typ-2-Diabetes reicht vom falsch diagnostizierten, weil im höheren Alter manifestierten, primär insulinbedürftigen, in der Regel normalgewichtigen Typ-1-Diabetiker bis zum klassischen adipösen, insulinresistenten und hyperinsulinämischen, noch im Berufsleben stehenden Typ-2-Diabetiker. Er umfaßt jüngere und ältere Patienten, Patienten mit langer Typ-2-Diabetes-Anamnese, die früher adipös und deshalb hyperinsulinämisch waren, mittlerweile aber ihr Körpergewicht reduzieren konnten, und Patienten bereits mit Folgeerkrankungen bei der Erstdiagnose, die sich in der Regel um 5–7 Jahre verzögert.

Kontraindikationen: Einerseits gilt als Kontraindikation wiederum das Kriterium der fehlenden oder unzureichenden Insulinproduktion bei Patienten, die aufgrund des Schweregrades ihrer Stoffwechselstörung als insulinbedürftig angesehen werden müssen. Andererseits scheiden jedoch auch die Patienten aus, deren Stoffwechsel allein durch diätetische Maßnahmen, d. h. zumeist über die Redu-

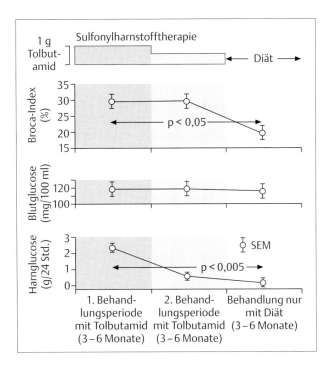

Abb. 8.5 Einfluß der Gewichtsreduktion auf die Stoffwechsellage und die Therapie von 27 übergewichtigen erwachsenen Diabetikern. SEM = standard error of the mean (aus Kunkel, V. V., u. Mitarb.: Med. Welt 23 [1972] 679).

zierung bzw. Normalisierung des Körpergewichtes, kompensiert werden kann (Abb. 8.**5**).

Es ist falsch und verantwortungslos, diese Diabetiker oder womöglich sogar Zuckerkranke im latenten Stadium ohne vorherige Ausschöpfung sämtlicher diätetischer Maßnahmen mit oralen Antidiabetika zu behandeln (Kap. 8 und 9). Im übrigen ist zu berücksichtigen, daß angesichts der Erkenntnisse zum metabolischen Syndrom (Kap. 4) bei adipösen Patienten mit Insulinresistenz und Hypertriglyzeridämie zuerst nichtinsulinotrope orale Antidiabetika (Acarbose, Metformin) eingesetzt werden sollten (61).

Die Therapieziele orientieren sich bei Typ-2-Diabetikern mit einer Manifestation der Zuckerkrankheit bis zum 60.–65. Lebensjahr an der Vermeidung der Folgeschäden. Man geht hier von der Normoglykämie und der Aglukosurie aus. Die Therapieziele sind für ältere Patienten weniger streng, da sie hinsichtlich ihrer Lebenserwartung nicht mehr von der Normoglykämie profitieren. Hier geht es in erster Linie um die Vermeidung von Akutkomplikationen und um Fragen der Lebensqualitätsverbesserung. Diese Kriterien erfordern eine optimale Einstellbarkeit, die einerseits durch den Schweregrad der Stoffwechselstörung und andererseits von den individuellen Problemen der diätetischen Führung beeinflußt werden. Es sollte grundsätzlich auf die Therapie mit Sulfonamidderivaten verzichtet werden, wenn infolge ungünstiger Voraussetzungen dieses Behandlungsziel nicht erreichbar erscheint.

Die Anwendung wird weiterhin begrenzt durch unzureichende Möglichkeiten der Stoffwechselkontrolle, da es ohne regelmäßige Untersuchungen nicht möglich ist, die Wirksamkeit der Therapie zu beurteilen und evtl. auftretende Nebenwirkungen rechtzeitig zu erkennen.

Schließlich müssen im Verlauf der Langzeittherapie **Auslaßversuche** unternommen werden, um den Nach-

weis der Wirksamkeit und die Notwendigkeit der Anwendung zu verifizieren (37). Diese Maßnahme ist insofern angebracht, als oft schon geringfügige Veränderungen des Körpergewichtes von wenigen Kilogramm zu einer Umstellung der Behandlungsmaßnahmen zwingen. Außerdem zeigen plazebokontrollierte Auslaßversuche, daß bei schlecht eingestellten, stabil übergewichtigen Typ-2-Diabetikern ohne Diät-Compliance das Absetzen von Sulfonylharnstoffen nicht zu einer weitergehenden Verschlechterung des Stoffwechsel führt (37).

Empfehlung zur Häufigkeit der Applikation: Die Voraussetzungen und Grenzen der Therapie mit blutzuckersenkenden Sulfonamidderivaten sind im Verlauf der langjährigen Erfahrung bei der Anwendung dieser Substanzen erarbeitet worden. Insofern waren auch der Anwendungsbereich und somit die Zahl der mit diesen Substanzen eingestellten Diabetiker gewissen Schwankungen unterworfen. Heute kann als gesichert gelten, daß nur etwa ein Viertel aller Diabetiker mit blutzuckersenkenden Sulfonamidderivaten behandelt werden sollte (38). Leider wird diese Behandlungsform aber häufiger angewandt, d. h., an die Stelle der exakten diätetischen Einstellung tritt oft die „Therapie der Bequemlichkeit" in Form der eigentlich nicht notwendigen Tablette (81).

Abbau einer Insulintherapie: Bei einer gewissen Zahl zumeist älterer, adipöser insulinbehandelter Diabetiker gelingt es, die Insulintherapie abzubauen und schrittweise durch eine orale Behandlung zu ersetzen. Feste Grenzen lassen sich nicht ziehen; es ist jedoch anzunehmen, daß zumindest bei einem Insulinbedarf bis zu 20 IE die Umstellung auf eine orale Therapie ohne größere Schwierigkeiten möglich ist. Bei übergewichtigen insulinresistenten Patienten mit einem Insulinbedarf von 40 IE und mehr sollte ebenfalls der Versuch der Umstellung unternommen werden, der dann gelingt, wenn sie das Therapiekonzept durch eine Gewichtsreduktion unterstützen und dann einer Kombinationstherapie (Kap. 11) der Vorzug gegeben werden kann. Das schrittweise Absetzen auch einer hochdosierten Insulintherapie mit präformierten Mischinsulinkombinationen erleichtert bei adipösen Typ-2-Diabetikern die Gewichtsreduktion und führt häufig zu einem Motivationsschub dieser oft frustrierenden Patienten. Eine grundlegende Voraussetzung hierfür ist jedoch die konsequente diätetische Mitarbeit, da der Erfolg ausschließlich durch die Verringerung des Körpergewichtes bestimmt wird (Abb. 8.**6**).

Kontraindikationen

Patienten mit ungünstigen Diabetesformen: Die Anwendung der Substanzen ist kontraindiziert bei jugendlichen Patienten mit einem Insulinmangeldiabetes (Typ 1), bei älteren Zuckerkranken mit erheblicher Stoffwechselentgleisung und Azidoseneigung sowie bei Patienten im Präkoma oder im Coma diabeticum. Alle diese Diabetiker müssen mit Insulin behandelt werden.

Auch die **Schwangerschaft** stellt nach wie vor eine Kontraindikation gegen die Behandlung dar (Kap. 16), obwohl beim Menschen bisher keine sichere teratogene Wirkung der Sulfonylharnstoffe festgestellt werden konnte. Hinweise im Tierversuch zwingen jedoch zur Vorsicht, obwohl bei der Abklärung dieser Effekte extrem hohe Dosen angewandt wurden.

Bei ausgeprägter **Niereninsuffizienz** ist der Einsatz von Sulfonamidderivaten problematisch, da die Gefahr

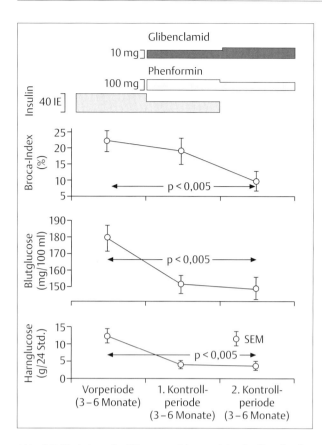

Abb. 8.**6** Verhalten des Körpergewichts und der Stoffwechsellage bei 23 übergewichtigen erwachsenen Diabetikern nach Umstellung der Insulinmonotherapie auf eine zusätzliche Kombination mit Glibenclamid und Phenformin und schließlich auf die alleinige Therapie mit letzteren (aus Kunkel, V. V., u. Mitarb.: Med. Welt 23 [1972] 679).

der Wirkstoffkumulation besteht. Alle Grammsubstanzen sind kontraindiziert, da sie entweder vollständig oder überwiegend über die Niere eliminiert werden. Bei den Milligrammsubstanzen erfolgt die Ausscheidung etwa je zur Hälfte über die Niere und die Leber. Gliquidon wird praktisch vollständig mit der Galle eliminiert. Es empfiehlt sich daher, bei eingeschränkter Nierenfunktion nur noch die neuen Derivate einzusetzen.

Besondere Belastungen und Allergie: Bei besonderen Belastungen, schweren Infekten oder Operationen besteht häufig eine relative Kontraindikation gegen die orale Behandlung. Sie muß dann vorübergehend durch eine Insulintherapie ersetzt werden. Eine weitere relative Kontraindikation besteht bei allergischer Disposition. Ein Behandlungsversuch mit nebenwirkungsärmeren Sulfonylharnstoffderivaten kann jedoch auch bei diesen Patienten unternommen werden. Extrem selten muß bei allergischen Patienten ganz auf die orale Therapie verzichtet werden und nur dann, wenn Arzneimittelallergien auch nach dem Übergang zu einem anderen Präparat beobachtet werden.

Hypoglykämiegefährdung: Prinzipiell ist unter der oralen Diabetestherapie mehr oder weniger jeder Patient in Abhängigkeit vom Schweregrad seiner Stoffwechselstörung hypoglykämiegefährdet. Unter der Sulfonylharnstofftherapie mit Grammsubstanzen ist dieses Phänomen jedoch nie zu einem Problem geworden. Erst nach der Ein-

führung der neuen hochwirksamen Substanz Glibenclamid wurden schwere Hypoglykämien häufiger als sonst beobachtet (30, 31, 35). Deshalb muß eine relative Kontraindikation in der Anwendung des Glibenclamids bei hypoglykämiegefährdeten Diabetikern, d. h. bei Patienten mit einer nur leichten Stoffwechselstörung oder aber auch bei älteren Patienten mit ihrer im täglichen Alltag immer wieder zu beobachtenden geringen Bindung an die diätetischen Erfordernisse, die eine Einstellung auf ein solch hochwirksames Präparat erforderlich machen (Weglassen von Mahlzeiten, zusätzliche Einnahme als „Diätersatz" bei Feierlichkeiten usw.) gesehen werden. Diese Forderung gilt insbesondere dann, wenn der Arzt nicht über genügend eigene Erfahrungen verfügt und die Stoffwechselsituation seiner Diabetiker nicht ausreichend und häufig genug überprüfen kann.

Auswahl des Präparates, Differentialtherapie

In der Allgemeinpraxis hat es sich bei vielen Ärzten bewährt, zunächst oder auch ständig mit Tolbutamid, Glibornurid, Glisoxepid, Gliquidon, Glipizid oder neuerdings Glimepirid zu behandeln, da mit diesen Substanzen eine große Zahl der oral behandelbaren Diabetiker auch bei anfänglich unbefriedigender Stoffwechsellage gut und ohne unnötige Hypoglykämierisiken einzustellen ist.

Das diesen Präparaten in bezug auf die quantitative (potency) Wirksamkeit überlegene **Glibenclamid** sollte in solchen Fällen nur in sehr niedrigen Dosen (z. B. 1,75 bzw. 3,5 mg täglich) eingesetzt werden. Diabetologische Puristen sehen 3,5 mg Glibenclamid (d. h. 1 Tbl.) bereits als Maximaldosis an. Sicherlich ist aber eine Wirkungsverstärkung durch eine zusätzliche Dosierung von 3,5 mg am Abend erreichbar. Sie wird aber bei nochmaliger Dosiserhöhung immer geringer. Eine dritte Tablette am Tag bringt nur noch einen sehr geringen weiteren Effekt; die vierte oder fünfte hat keinerlei zusätzlichen blutzuckersenkenden Effekt. Dennoch wird praktisch die größte Zahl aller Typ-2-Diabetiker mit einer Standarddosis von 2 plus 1 Tablette täglich behandelt, und sie sind trotzdem schlecht eingestellt, weil Schulungs- und Motivationsmaßnahmen oft unterbleiben. Es kommt leider sogar vor, daß Glibenclamidpräparationen unterschiedlicher Hersteller sogar „kombiniert" mit bis zu 5 und mehr Tabletten zur Anwendung kommen. Der Arzneimittelmarkt mit der Vielzahl der Anbieter trägt anscheinend zu einer gewissen Verunsicherung bei. Billigpräparate sind aber auch der Grund, daß in 97% aller Sulfonylharnstoffverordnungen sofort und ohne individuelle Abwägung von Anwendungsnutzen und Anwendungsrisiko auf dieses am stärksten und längsten wirksame Derivat zurückgegriffen wird. Bei sachgemäßer Differentialtherapie mit Sulfonylharnstoffen würden unnötige Hypoglykämierisiken, die bei falscher Indikationsstellung und Dosierung von Glibenclamid vielfach nachgewiesen wurden, weitgehend vermieden.

Es zeichnet sich ab, daß in Zukunft von den Sulfonamidderivaten ganz bevorzugt **Glimepirid** für die Ersteinstellung und die Umstellung (statt Glibenclamid!) in Betracht kommt. Schließlich weist diese Substanz den Vorteil der Einmalgabe, das geringere Hypoglykämierisiko, den günstigeren Wirkungsmechanismus und die verminderte Rate an Nebenwirkungen (bei vernünftigem Preis!) auf.

Wirkungsbeginn, Wirkungsdauer und Wirkungsverlust

Wirkungsbeginn: Eine große Zahl der Typ-2-Diabetiker spricht auf die orale Therapie mit Sulfonamidderivaten rasch an. Innerhalb der ersten Tage nach Beginn der Behandlung sollte bereits eine deutliche Verbesserung der Stoffwechsellage feststellbar sein. Danach sind die Chancen für eine ausreichende Wirkung erfahrungsgemäß gering. Wird spätestens nach einem Monat eine befriedigende Einstellung trotz maximaler Dosierung des Präparates nicht erreicht, besteht die dringende Notwendigkeit, die Richtigkeit der Indikation zu überprüfen. Insbesondere bei jüngeren und oft normalgewichtigen vermeintlichen Typ-2-Diabetikern handelt es sich dann um eine atypische, sich spät manifestierende Typ-1-Diabetes-Verlaufsform der Stoffwechselstörung, bei der Sulfonylharnstoffe kontraindiziert sind. Vor allem normalgewichtige Diabetiker sind zu diesem Zeitpunkt bereits schon als eindeutig insulinbedürftig zu erkennen und sollten ohne Verzug mit Insulin behandelt werden. Um unnötige und von vornherein aussichtslose Behandlungsversuche zu vermeiden, sollten möglichst strenge Kriterien an die Verwendung der Substanzen angelegt werden. Ein „Primärversagerproblem" sollte es also nicht geben.

Wirkungsdauer und Sekundärversagen: Im allgemeinen sollte die Stoffwechsellage bei der Mehrzahl der Patienten unter der Sulfonamidtherapie über Monate und Jahre hinaus konstant bleiben. Bei einem großen Teil kommt es aber nach zunächst guter Reaktion auf die Behandlung innerhalb einer gewissen Zeit wiederum zu einer schrittweisen Verschlechterung der Einstellung. Dieses Phänomen der nachlassenden Sulfonamidwirkung wurde erstmals von Heinsen u. Hagen (43) beschrieben und in der Folgezeit als Spät- oder Sekundärversagen definiert (74). Ein Sekundärversagen der Sulfonylharnstofftherapie kann dann angenommen werden, wenn sich die Stoffwechsellage nach einem guten Ansprechen trotz Diät und optimaler Dosierung mit anhaltender Entgleisung der mittleren postprandialen Blutzuckerspiegel zu Werten über 200 mg/dl (11 mmol/l) verschlechtert und die Glukosurie bei normaler Nierenschwelle ständig 10 g/Tag überschreitet. Da Glibenclamid der potenteste blutzuckersenkende Sulfonylharnstoff ist, kann erst bei seinem erfolglosen Einsatz von Sekundärversagen gesprochen werden. Man muß damit rechnen, daß die Anzahl der Sekundärversager in Abhängigkeit von der Behandlungsdauer kontinuierlich zunimmt. Innerhalb eines Zeitraumes von 10 Jahren muß mit einem Ausfall von mehr als 80% der Patienten gerechnet werden (Abb. 8.**7**).

Ursachen und Epidemiologie des Sekundärversagens: Als gesichert kann gelten, daß bei der überwiegenden Zahl der Versager exogene Faktoren zugrunde liegen. Der Vernachlässigung der diätetischen Basistherapie kommt hierbei mit Abstand die größte Bedeutung zu. Weitere Faktoren, die jedoch sicher weniger ins Gewicht fallen, sind Infektionen, Traumen und Operationen, die über einen erhöhten Insulinbedarf zu einem Versagen der oralen Therapie führen. Auf das Sekundärversagerproblem bezogen, bedeutet dies, daß für die Verschlechterung des Stoffwechsels in der Regel weniger ein Nachlassen der Wirksamkeit der oralen Antidiabetika als vielmehr äußere Umstände verantwortlich gemacht werden müssen.

Eine gewisse Häufung von Spätversagern findet sich bei jugendlichen Patienten mit einer Diabetesmanifestation im 4. Lebensjahrzehnt, während mit steigendem Ma-

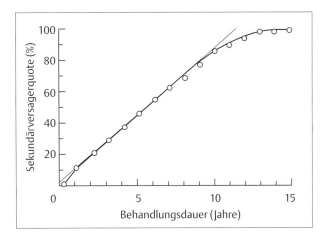

Abb. 8.7 Abhängigkeit der Sekundärversagerquote von der Behandlungsdauer, definiert als Verhältnis der kumulierten Sekundärversager [n = 306] bis zum Behandlungsjahr und der Gesamtheit der durchgehend Beobachteten. Die Regressionsgerade zeigt die Gleichmäßigkeit der Quote in Abhängigkeit von der Behandlungsdauer (aus Haupt, E.: Blutzuckersenkende Sulfonamide. Verlag Chemie, Weinheim 1977).

nifestationsalter die Versagerhäufigkeit abnimmt (12, 24). Dafür ist sicherlich die Tatsache verantwortlich, daß diese Gruppierung von Typ-2-Diabetikern viele spät manifestierte Typ-1-Diabetiker mit absolutem Insulinmangel und ohne Insulinresistenz enthält.

Als eigentliche Ursache des Sekundärversagens der Sulfonylharnstofftherapie ist eine progressive Verminderung der B-Zellen trotz und nicht wegen der Sulfonylharnstoffbehandlung denkbar. Dafür könnte die klinische Erfahrung sprechen, daß die Mehrzahl dieser Diabetiker eindeutig insulinbedürftig wird.

Therapie beim Sekundärversagen: Einige Behandlungsverfahren haben sich beim Sekundärversagen bewährt. Hierbei kommt der erneuten und intensiven Bemühung um eine Verbesserung der Diabetesdiät und um die Einsicht zur Reduktion des Körpergewichtes bei übergewichtigen Patienten die größte Bedeutung zu. Bei einer großen Zahl der Patienten ist eine Verbesserung der Stoffwechselsituation schon nach einer nur geringfügigen Gewichtsreduktion von wenigen Kilogramm festzustellen (Abb. 8.**6**).

Erst wenn die Bemühungen um eine bessere diätetische Führung nicht zu einem Erfolg geführt haben, wird die Behandlung mit Insulin erforderlich. Sie sollte nicht durch aussichtslose Behandlungsversuche mit oralen Antidiabetika verzögert werden, wenn Zeichen einer echten Insulinbedürftigkeit vorliegen.

Kombinierte Behandlung mit Insulin oder anderen oralen Antidiabetika

Die Kombination von Sulfonylharnstoffen mit kleinen Dosen **Insulin**, die in der Regel 20 IE/Tag nicht übersteigen sollten, hat sich insbesondere bei älteren Typ-2-Diabetikern, bei denen die nachlassende Insulinsekretion und nicht so sehr die Insulinresistenz im Vordergrund steht, bewährt (6). Die Einzelheiten dieser Therapieform werden an anderer Stelle abgehandelt (Kap. 11).

Nichtinsulinotrope orale Antidiabetika: Eine weitere Möglichkeit der Kombination besteht mit den extrapankreatisch wirksamen Biguaniden (in Deutschland Metformin) oder mit dem Glucosidaseninhibitor Acarbose (Kap. 9). Die orale Kombinationstherapie ist immer angezeigt bei einem drohenden oder bereits eingetretenen Sekundärversagen der Sulfonylharnstoffmonotherapie des vorwiegend insulinresistenten Typ-2-Diabetikers. Die Kombination von kleineren Sulfonylharnstoffdosen und der Normaldosis der extrapankreatisch wirksamen Substanz ist aber bei diesen Patienten auch schon bereits weit im Vorfeld des Sekundärversagens angezeigt (Einzelheiten s. Kap. 9).

Nachteile der Sulfonylharnstoffmonotherapie: Die Kombinationstherapie mit Substanzen unterschiedlicher Wirkungsprinzipien hat sich bei anderen chronischen Erkrankungen, wie beispielsweise bei der Hypertonie, schon längst etabliert. Sie ist bei der Behandlung des Typ-2-Diabetes weitgehend ungenutzt, wie die Kissinger Diabetes-Interventionsstudie (KID) zeigt (40). Dagegen wird die Sulfonylharnstoffmonotherapie oft bis zur Höchstdosis oder sogar unsinnigerweise darüber hinaus ausgereizt, ohne daß sich dadurch die Therapieziele gemessen an einer langfristig verbesserten HbA$_{1c}$-Konstellation, erreichen ließen. Viele Langzeituntersuchungen zeigen eine schrittweise Verschlechterung der HbA$_{1c}$-Ergebnisse trotz Dosisangleich (10, 46, 92). Dies betrifft mehr als die Hälfte aller mit Sulfonylharnstoffderivaten behandelten Typ-2-Diabetiker und insbesondere die Übergewichtigen. Im Gegensatz zur Monotherapie mit extrapankreatisch wirksamen oralen Antidiabetika (Metformin) zeigen diese Untersuchungen darüber hinaus einen erheblichen Gewichtszuwachs der Patienten unter Sulfonylharnstoffen (wie übrigens auch mit Insulin), wofür der oben beschriebene Einfluß auf die Lipogenese sowie die Förderung der Polyphagie diätunwilliger Typ-2-Diabetiker verantwortlich zu machen ist.

Bei Typ-2-Diabetikern wird die Applikation von Insulin oder Sulfonylharnstoffen immer zu dem oben beschriebenen Gewichtszuwachs führen. Abgesehen von der individuellen motivationsabträglichen „Versagensmotivation" des adipösen, insulinresistenten Typ-2-Diabetikers wird über zusätzliche Risiken des Gewichtszuwachses unter solchen Therapieformen kontrovers diskutiert (88).

Vorteile der Kombinationstherapie: Demgegenüber hat die frühzeitige Kombinationstherapie mit möglichst geringen Sulfonylharnstoffdosen und extrapankreatisch wirksamen oralen Antidiabetika den Vorteil, daß die Stoffwechselsituation sich hierunter auch langfristig nachhaltig verbessert und kaum Gewichtszuwächse in Kauf genommen werden müssen. Dies ist mit dem Biguanidderivat Metformin am ausgeprägtesten nachweisbar (18, 39, 41, 46). Auch die Kombination niedrig dosierter Sulfonylharnstoffpräparate mit Acarbose führt zu guten Langzeitergebnissen mit Niederschlag auf HbA$_1$ und Lipide (Kap. 9).

Nebenwirkungen und Unverträglichkeiten

Überblick über Häufigkeit und Ausmaß der Nebenwirkungen

Im Verlauf der Jahre, in denen blutzuckersenkende Sulfonamidderivate millionenfach angewandt wurden, hat sich mehr und mehr erwiesen, daß es sich bei diesen Präparaten nicht nur um bemerkenswert wirkungsvolle, sondern auch um ungewöhnlich sichere Substanzen handelt. Schwerwie-

gende allergisch-toxische Schäden, die Haut, blutbildende Organe, Leber und Nervensystem betrafen, sind extrem selten beobachtet worden. Häufigkeit und Ausmaß der Nebenwirkungen hängen außerdem von der Art des Präparates ab. So wurde aufgrund der Beobachtung einiger Patienten mit Agranulozytosen und Leberschäden Carbutamid in den Vereinigten Staaten nicht eingeführt (19, 54), obwohl der Zusammenhang mit der Medikation nicht sicher geklärt werden konnte. Die Beobachtung von intrahepatischen Cholestasen bei einigen wenigen Kranken, vor allem unter der Therapie mit Chlorpropamid (12, 71), hat dazu geführt, diese Substanzen vorsichtiger und nicht in den hohen Dosen zu verabreichen, unter denen solche Leberveränderungen aufgetreten waren.

Gegenüber diesen einzelnen Beobachtungen treten die Häufigkeit und das Ausmaß von Nebenwirkungen bei der Therapie mit den heute üblicherweise verwendeten Präparaten in den Hintergrund. Tolbutamid und Glykodiazin galten früher als die verträglichsten Substanzen. Die geringsten Nebenwirkungen scheinen jedoch die im Milligrammbereich wirksamen Derivate Glibenclamid, Glibornurid, Glisoxepid, Gliquidon, Glipizid und Glimepirid zu haben.

Allergische und toxische Nebenwirkungen

Die seltenen **allergischen Hauterscheinungen** äußern sich in Form makulopapulöser oder morbilliformer Exantheme der Extremitäten, die gewöhnlich innerhalb der ersten 3 Behandlungswochen auftreten, jedoch auch nach längerer Therapiedauer beobachtet werden können. In der Mehrzahl sind die Erscheinungen mild und verschwinden spontan, ohne daß ein Absetzen des Präparates nötig wird. Nur selten sind im Verlauf der Behandlung mit Carbutamid und Chlorpropamid schwerere Exantheme und exfoliative Dermatitiden beschrieben worden, wobei der ursächliche Zusammenhang mit der Sulfonamidtherapie mitunter fraglich war (86, 90). Zusammen mit einer Dermatitis können aber auch echte Photosensibilisierungen der belichteten Hautpartien auftreten, die dann sehr hartnäckig verlaufen und über mehrere Monate nach Absetzen des Präparates persistieren.

Kranke mit schweren allergischen Hautreaktionen müssen sofort auf eine verträglichere Substanz, in der Regel auf ein im Milligrammbereich wirksames Präparat, umgestellt werden. Die Erscheinungen verschwinden dann in der Regel rasch, da eine Kreuzallergie unter den blutzuckersenkenden Sulfonamiden extrem selten ist. Blutbildkontrollen sind in jedem Fall erforderlich, da Hautallergien oft erste Zeichen von Nebenwirkungen auf das hämatopoetische System darstellen.

Knochenmarkschädigungen durch Sulfonylharnstoffe wurden auch früher äußerst selten beobachtet. Bei allen Mitteilungen über schwerere Störungen handelt es sich um Einzelbeobachtungen. Sie betrafen die Derivate Chlorpropamid und Carbutamid, wobei der Zusammenhang ebenfalls fraglich war.

Der zu Beginn der Sulfonylharnstoffbehandlung mitunter auftretende transitorische **Leukozytenabfall** beruht in der Regel auf einer Normalisierung der Leukozytenzahl infolge der Kompensation der vorher entgleisten Stoffwechsellage. Abgesehen von diesem Mechanismus, führen Chlorpropamid und Carbutamid häufiger zu einem isolierten Leukozytenabfall als Tolbutamid und Glykodiazin. Unter Glibenclamid, Glibornurid und Glisoxepid wurden die geringsten Veränderungen beobachtet (21). Trotz unverändert beibehaltener Therapie normalisieren sich die Leukozytenzahlen im übrigen meist spontan. Noch seltener als die Auswirkungen auf das leukopoetische System sind thrombozytopenische Störungen. Irreversible Veränderungen sind bisher nicht bekanntgeworden.

Sonstige Nebenwirkungen: Es kann heute als gesichert gelten, daß die z. Z. angewendeten blutzuckersenkenden Sulfonamidderivate – bis auf die oben erwähnten Ausnahmen – keine hepatotoxischen Nebenwirkungen haben. Im Zusammenhang mit der Sulfonylharnstofftherapie sind auch nephro- und neurotoxische Effekte diskutiert worden. Bei diesen sehr seltenen Beobachtungen ist jedoch ein zufälliges Zusammentreffen mit anderen ätiologischen Faktoren äußerst wahrscheinlich. Die heute verwendeten Sulfonamidderivate haben diese Nebenwirkungen nie erkennen lassen.

Inkompatibilität und Wirkungsbeeinflussung

Gelegentlich wird bei Diabetikern unter der Sulfonylharnstofftherapie eine **verminderte Alkoholtoleranz** beobachtet (65). Dieser dem Disulfiram (Antabus) entsprechende Effekt äußert sich in Form von Flush-Erscheinungen, Tachykardie, Übelkeit und Kopfschmerzen und beruht auf der Hemmung der Acetaldehyddehydrogenase (75). Durch die Konzentrationssteigerung des Substrates kommt es zu Störungen des Serotoninstoffwechsels. Die Erscheinungen stellen sich sehr rasch und unmittelbar nach Alkoholgenuß ein und können über 1 Stunde und länger anhalten. Sie wurden am häufigsten unter der Chlorpropamidbehandlung beobachtet, sind aber auch nach Tolbutamid beschrieben worden. Beobachtungen eines Antabuseffektes nach Glibenclamid, Glibornurid, Glisoxepid und Glimepirid liegen nicht vor.

Pharmakaeinfluß: Kombinationseffekte und Beeinflussungen der spezifischen Sulfonylharnstoffwirkung sind bei einer Reihe von Pharmaka bekannt. Diesen Einflüssen kommt bei der praktischen Anwendung jedoch nur eine geringe Bedeutung zu. Mit einer Minderung des blutzuckersenkenden Effektes muß bei einer gleichzeitigen antihypertensiven Therapie mit Saluretika vom Benzothiadiazintyp gerechnet werden. Auch Barbiturate und Chlorpromazin beeinträchtigen die Wirkung der Sulfonylharnstoffe (34). Eine Verstärkung des blutzuckersenkenden Effektes wird bei gleichzeitiger Verwendung von Salicylaten, Phenylbutazon, Sulfisoxazol und Dicumarol beobachtet. Diese Substanzen verlängern die Halbwertszeit der Sulfonamide und führen über diesen Mechanismus zu einer Verstärkung der blutzuckersenkenden Wirkung. Außer durch Verlängerung der Halbwertszeit kann der Effekt auch durch Pharmaka verstärkt werden, die in bestimmten Stoffwechselsituationen selbst blutzuckersenkende Eigenschaften besitzen. Dies ist wiederum für die Salicylate, für bestimmte andere Sulfonamide sowie für Monoaminooxidasehemmer vom Hydrazintyp bekannt (87).

Mögliche Einflüsse auf das Herz-Kreislauf-Risiko von Typ-2-Diabetikern

In der ersten Zeit der Anwendung von Sulfonamidderivaten sind Nebenwirkungen auf das Herz-Kreislauf-System nie ernsthaft in Betracht gezogen worden. Die bei autoptischen Untersuchungen gelegentlich gefundenen Mikrogranulome im Herzmuskel von Diabetikern, die mit Sulfonamidderiva-

ten behandelt worden waren, wurden als Zeichen einer Überempfindlichkeitsreaktion gedeutet (11). Sie sind klinisch bedeutungslos.

Zweifelhafte Studienergebnisse: 1970 bzw. 1971 wurden aber Ergebnisse der UGDP-Studie aus den Vereinigten Staaten (15, 29, 63) vorgelegt, die die Möglichkeit einer vermehrten kardiovaskulären Mortalität von Typ-2-Diabetikern durch blutzuckersenkende Sulfonamide und Biguanide nahelegten. Die UGDP-(University-Group-Diabetes-Program)Studie war 1960 begonnen worden. Ihr wichtigstes Ziel war die Erforschung des Verlaufes von Gefäßkrankheiten bei nicht insulinabhängigen Typ-2-Diabetikern und die Wirksamkeit der blutzuckersenkenden Substanzen für die Verhütung von Gefäßkomplikationen.

Aus den Ergebnissen wurde die Schlußfolgerung gezogen, daß zur Lebensverlängerung eine Kombinationsbehandlung mit Diät und Tolbutamid oder Phenformin nicht wirksamer ist als Diät allein. Vielmehr legen die Ergebnisse die Schlußfolgerung nahe, daß in bezug auf die kardiovaskuläre Mortalität Diät + Tolbutamid bzw. Phenformin möglicherweise weniger protektiv wirksam sind als Diät allein oder Diät + Insulin. Schließlich fanden die Autoren in ihrer Studie keine Anhaltspunkte für die Vorstellung, daß beim Typ-2-Diabetes durch eine ideale Stoffwechseleinstellung die Entwicklung von Gefäßkomplikationen verhindert bzw. vermindert wird oder die Mortalität günstig beeinflußt werden kann.

Gegen die Studie und gegen die daraus gezogenen Schlußfolgerungen ist reichlich Kritik vorgebracht worden (25). Andere prospektive Studien haben zudem die Resultate der UGDP-Studie nicht bestätigt (52, 63). Später haben Mitglieder der UGDP-Studiengruppe sogar selbst die klinische Relevanz ihrer Ergebnisse in Abrede gestellt (53). Somit dürfte von allgemeinem Interesse lediglich die durch die Studie erneut erbrachte Bestätigung sein, daß eine fehlindizierte Behandlung mit oralen Antidiabetika eher schaden als nützen kann.

Seitdem bekannt ist, daß einige Sulfonylharnstoffe – besonders das Glibenclamid – durch die oben beschriebene Wirkung auf ATP-sensitive Kaliumkanäle auch Effekte auf extrapankreatische Gewebe, beispielsweise auf die glatten Muskelzellen, haben können, ist die Diskussion unter Bezug auf die alten Ergebnisse erneut in Gang gekommen (s. o.). Auch die Forderung nach spezifischeren Derivaten mit alleinigem Effekt auf die pankreatische B-Zelle wird heute in verstärktem Maße laut. Wie bereits beschrieben, ist mit der Einführung des Glimepirids hier der erste Schritt getan. Diese Substanz läßt die ATP-sensitiven Kaliumkanäle vaskulärer glatter Muskelzellen im Gegensatz zu Glibenclamid unbeeinflußt (55) und scheint außerdem noch zusätzliche günstige Effekte durch eine Verbesserung der Glucoseaufnahme des Kardiomyozyten über die Expression der Transporterisoformen GLUT-1 und GLUT-4 zu haben (66).

Übergewicht: Besonders der übergewichtige Typ-2-Diabetiker ist Träger eines hohen kardiovaskulären Risikopotentials. Es ist vielfach belegt, daß die Sulfonylharnstoff-Langzeittherapie im Gegensatz zu der Behandlung mit extrapankreatisch wirksamen oralen Antidiabetika mit den oben beschriebenen erheblichen Gewichtszuwächsen einhergeht. Bei sehr schlechter Blutzuckereinstellung und der damit sekundär verbundenen ungünstigen Lipidkonstellation kommt es über eine Verbesserung des Glucosestoffwechsels auch zu einer Verbesserung der Lipide. Dies ist aber keine intrinsische Sulfonylharnstoffwirkung, wie sie beispielsweise bei dem extrapankreatisch wirksamen Metformin beschrieben ist (51, 80). Sulfonylharnstoffe haben keinen eigenständigen Einfluß auf den Lipidstoffwechsel bzw. können diese sekundären Effekte eventuell durch die regelmäßig beobachtete Gewichtszunahme von Typ-2-Diabetikern unter der Langzeittherapie wieder verspielen.

Thrombogenetische Prozesse: Das stark erhöhte kardiovaskuläre Risiko des Typ-2-Diabetikers bringt alle antidiabetischen Behandlungsformen auch immer mehr in das Licht von möglichen Einflüssen auf thrombogenetische Prozesse, die mit dem akuten Myokardinfarkt verbunden sind. Was die Sulfonylharnstoffe betrifft, stehen die Untersuchungen noch am Beginn und lassen keinesfalls Schlüsse auf klinische Einwirkungen zu. Allerdings unterliegt die Erhöhung auch der Proinsulinspiegel unter Sulfonylharnstoffen kritischer Beobachtung, da die PAI-1-Aktivität durch Proinsulin deutlich erhöht wird (72). Der Plasminogenaktivator-Inhibitor 1 (PAI-1) ist der hauptsächlichste Inhibitor des fibrinolytischen Systems, der bei Koronarkranken erhöht gefunden wird (33).

Hypoglykämien

Epidemiologie: Hypoglykämien können nicht als Nebenwirkung der Behandlung mit blutzuckersenkenden Sulfonamidderivaten angesehen werden. Sie sind primär Ausdruck der gewünschten Wirkung dieser Substanzen. Die Häufung von Hypoglykämien in der Anfangszeit der oralen Diabetestherapie, die sich bei der Einführung des Glibenclamids wiederholt hat, zeigt, daß vor allem die geringe Erfahrung mit dieser Therapieform hierfür verantwortlich zu machen ist.

Unter dem sehr potenten Sulfonylharnstoffderivat Glibenclamid häuften sich die Mitteilungen über schwere Hypoglykämien., die z. T. sogar tödlich verliefen (30, 31, 35). Wenn man die beschriebenen Fälle kritisch beurteilt, zeigt sich, daß hierfür in erster Linie die Unterschätzung des Ausmaßes der blutzuckersenkenden Wirkung verantwortlich zu machen war.

Etwa 20% der Typ-2-Diabetiker haben hypoglykämische Episoden bereits in den ersten 6 Monaten nach Beginn der Sulfonylharnstofftherapie (50). Glibenclamidbehandelte Patienten leiden häufiger als solche, die mit Gliclazid oder Chlorpropamid behandelt werden. Hypoglykämiebedingte Krankenhausaufnahmen betragen 42/1000 Patienten pro Jahr (26). Ihre Mortalität liegt bei etwa 10% (7).

Klinik: Das klinische Bild der sulfonylharnstoffinduzierten Hypoglykämie unterscheidet sich von dem der insulininduzierten Hypoglykämie vor allem durch den protrahierteren Verlauf. Insbesondere bei älteren Patienten können bei unregelmäßigen klinischen Kontrollen und gestörter Nahrungsaufnahme Phasen von niedrigen Blutzuckerspiegeln auftreten, die dann häufig als altersbedingte Wesensveränderung mit Abnahme der Gedächtnisleistung und Merkfähigkeit fehlinterpretiert werden. Es handelt sich dann um das Vorliegen eines sog. neuroglukopenischen Syndroms, als dessen Ursache eine verminderte energetische Versorgung des Gehirns mit Glucose anzusehen ist.

Die neurologische Symptomatik der Hypoglykämien älterer Menschen unter Sulfonylharnstofftherapie kann sich aber auch in Form eines apoplektischen Insultes oder einer zerebralen Minderdurchblutung maskieren, die die Diagnosestellung einer Hypoglykämie und die rasch benötigte Therapie der Glucosesubstitution verzögern können. Dies unterstreicht die Notwendigkeit und Bedeutung der Medikamentenanamnese bei bewußtseinsgestörten Patienten oder deren Angehörigen sowie der Blutzuckermessung.

Als wichtig für **Therapie** und Überwachung dieser protrahiert verlaufenden Hypoglykämien hat sich erwiesen, daß mit Rezidiven innerhalb von 72 Stunden und länger trotz fortlaufender intravenöser und oraler Glucosegaben gerechnet werden muß. Keinesfalls darf bei solchen Patienten die Glucoseinfusion zu früh abgesetzt werden. Ein Auslaßversuch soll stets tagsüber unter Aufsicht des Personals und niemals zuerst während der Nacht vorgenommen werden.

Repaglinide

Wirkungsmechanismus: Repaglinide ist als ein Carbamoylmethyl-Benzoesäure-Derivat (CMBS) der erste Vertreter einer neuen Substanzklasse, der prandialen Glucoseregulatoren (62 a), das in Kürze in Deutschland auf den Markt kommt. Es entfaltet seine insulinsekretionsstimulierende Wirksamkeit über eine Hemmung der ATP-sensitiven Kaliumkanäle der B-Zelle. Die hieraus resultierende Depolarisation der Zellmembran induziert über einen gesteigerten Calciumeinstrom die Insulinsekretion. Diese Insulinsekretionssteigerung durch Repaglinide ist glucoseabhängig. Repaglinide inhibiert nicht die Proteinsynthese und somit auch nicht die Insulinproduktion in den B-Zellen. Außerdem tritt der von den Sulfonylharnstoffen bekannte Effekt der kontinuierlichen geringen Insulin-Freisetzung auch ohne korrespondierenden Glucosereiz bei Repaglinide nicht auf. Die Bindung an die B-Zelle erfolgt über einen spezifischen Rezeptor, der sich von dem für die Sulfonylharnstoffe unterscheidet.

Repaglinide wird zu über 90% über die Galle ausgeschieden. Hypoglykämisch aktive Metaboliten in klinisch relevanter Menge konnten nicht nachgewiesen werden. Die Halbwertszeit liegt bei ca. einer halben bis einer Stunde.

Anwendungspraxis: Die maximale Wirkung tritt bereits nach etwas mehr als einer halben Stunde auf. Die aus diesen pharmakologischen Daten ableitbaren Vorteile konnten in klinischen Studien bestätigt werden.

Im Vergleich zu Plazebo beobachtete man unter Repaglinide eine HbA_{1c}-Senkung um 1,7%, eine Senkung des Nüchternblutzuckers um ca. 60 mg/dl [3,3 mmol/l] und eine Senkung des Wertes 2 Stunden postprundial um ca. 100mg/dl. Im direkten Vergleich mit den Sulfonylharnstoffen ließ sich nachweisen, daß Repaglinide hinsichtlich des HbA_{1c}-Verlaufs äquipotent gegenüber Glibenclamid, Gliclazid und Gliburid ist bei gleichzeitiger Überlegenheit gegenüber Glipizid. Die postprandialen und mittleren Blutglucosewerte waren im Vergleich zu Glibenclamid signifikant niedriger.

Bei Diabetikern, die unter einer Monotherapie mit Metformin schlecht eingestellt waren, zeigte sich eine synergistische Wirkung von Repaglinide und Metformin. In der Studie war die Monotherapie mit Repaglinide gleich effektiv wie die Monotherapie mit Metformin. In der Kombination von Metformin und Repaglinide kam es zu einer signifikanten Verbesserung der Stoffwechseleinstellung.

Repaglinide ist somit der erste Vertreter einer neuen Substanzklasse, der prandialen Glucoseregulatoren, mit dem Konzept der mahlzeitenbezogenen Dosierung (one meal – one dose, no meal – no dose). Die schnelle und kurze Wirksamkeit soll eine flexible orale Therapie ohne gesteigertes Risiko von Hypoglykämien ermöglichen.

Neben- und Wechselwirkungen: Beim Verschieben oder Auslassen einer Mahlzeit ist das Risiko für eine Hypoglykämie offenbar äußerst gering. Die blutzuckersenkende Wirksamkeit ist – wie gesagt – äquipotent gegenüber den Sulfonylharnstoffen; Spektrum und Häufigkeit von Nebenwirkungen sind vergleichbar. Hinsichtlich möglicher Wechselwirkungen zeigte Repaglinide keinen Einfluß auf die Kinetik von Digoxin, Theophyllin und Warfarin. Die Resorption von Repaglinide wird durch Cimetidin nicht beeinflußt.

Ausblick

Die Suche nach effektiveren, der Pathogenese des an Typ-2-Diabetes adaptierteren und zugleich sicheren Sulfonylharnstoffen und anderen insulinotropen Substanzen wird mit großem Aufwand fortgesetzt. Es werden Anstrengungen unternommen, spezifischere Derivate mit ausschließlicher Wirkung auf den K_{ATP}-Kanal der pankreatischen B-Zelle zu finden. Auch wird an Modifikationen mit dem Ziel gearbeitet, daß sich die insulinstimulierende Wirkung hauptsächlich bei der Hyperglykämie auswirkt und bei abfallenden Blutglucosespiegeln – wie bei Muskelarbeit – entfällt, wie dies auch bei den bisher gebräuchlichen Sulfonylharnstoffderivaten schon erkennbar ist. Schließlich müssen spezifisch wirksamere Derivate die periphere Insulinwirkung verstärken und die Glucoseaufnahme sowie die Glucoseverstoffwechselung in den peripheren Geweben steigern. Ein Anfang dieser mühevollen Entwicklung ist mit der Einführung des Glimepirids gemacht worden.

Literatur

1 Achelis, J. D., K. Hardebeck: Über eine neue blutzuckersenkende Substanz. Dtsch. med. Wschr. 80 (1955) 1452

2 Ammon, H. P. T.: Insulin und orale Antidiabetika. In Ammon H. P. T.: Arzneimittelneben- und wechselwirkungen, 2. Aufl. Wissenschaftliche Verlagsgesellschaft, Stuttgart 1986

3 Ashcroft, F. M.: Mechanisms of the glycemic effects of sulfonylureas. Horm. metab. Res. 28 (1996) 456

4 Ashford, M. L. J., C. T. Bond, T. A. Blair, J. P. Adelman: Cloning and functional expression of a rat heart K_{ATP}-channel. Nature 370 (1994) 456

5 Aguilar-Bryan, L., C. G. Nichols, S. W. Wechsler, J. P. Clement, A. E. Boyd, G. Gonzalez, H. Herrera-Sosa, K. Nguy, J. Bryan, D. A. Nelson: Cloning of the β cell high-affinity sulfonylurea receptor: a regulator of insulin secretion. Science 268 (1995) 423

6 Bachmann, W., H. Mehnert: Kombinationstherapie Insulin/Sulfonylharnstoff. Karger, Basel 1983

7 Bachmann, W., A. Löbe, F. Lacher: Medikamentös bedingte Hypoglämien bei Typ-2-Diabetes. Diabet. Stoffw. 4 (1995) 83

8 Bänder, A., W. Creutzfeldt, Th. Dorfmüller, H. Erhart, R. Marx, H. Maske, W. Meier, G. Mohnike, E. F. Pfeiffer, St. Schlaginweit, K. Schöffling, J. Scholz, J. Seidler, H. Steigerwald, W. Stich, H. Ulrich: Über die orale Behandlung des Diabetes mellitus mit N-[4-Methylbenzolsulfonyl-N-butyl-harnstoff (D 860). Klinische und experimentelle Untersuchungen. Dtsch. med. Wschr. 81 (1956) 823

9 Bijlstra, P. J., J. A. Luttermann, F. G. M. Russel, T. Thien, P. Smits: Interaction of sulphonylurea derivatives with vascular ATP-sensitive potassium channels in humans. Diabetologia 39 (1996) 1083

10 Birkeland, K. I., K. Furuseth, A. Melander, P. Mowinckel, S. Vaaler: Long-term randomized placebo-controlled double-blind therapeutic comparison of glipizide and glyburide. Diabet. Care 17 (1994) 45

11 Bloodworth, J. M. B., G. J. Hamwi: Morphologic changes associated with sulfonylurea therapy. Metabolism 12 (1963) 287

12 Camerini-Davalos, R., A. Marble: Incidence and causes of secondary failure in treatment with tolbutamide. J. Amer. med. Ass. 181 (1962) 1

13 Carpentier, J-L., F. Sawano, M. Ravazzola, W. J. Malaisse: Internalization of 3H-glibenclamide in pancreatic islet cells. Diabetologia 29 (1986) 259

14 Chu, P., M. J. Conway, H. A. Krouse, C. J. Goodner: The pattern of response of plasma insulin and glucose to meals and fasting during chlorpropamide therapy. Ann. intern. Med. 68 (1968) 757

15 Cornfield, J.: The university group diabetes program. A further statistical analysis of the mortality findings. J. Amer. med. Ass. 217 (1971) 1676

16 Creutzfeldt, W., H. Finter: Blutzucker und histologische Veränderungen nach D 860 bei normalen Kaninchen. Dtsch. med. Wschr. 81 (1956) 892

17 Draeger, E.: Glimepiride: clinical profile of glimepiride. Diabet. Res. clin. Pract. 28 (1995) 139

18 DeFronzo, R., A. Goodman: Metformin investigator group: combined metformin/glyburide treatment in NIDDM patients not optimally responding to maximum dose. Diabetes 42 (1993) 146 A

19 Ehrhart, G.: Über neue peroral wirksame blutzuckersenkende Substanzen. Naturwissenschaften 43 (1956) 93

20 Edwards, G., A. H. Westen: The pharmacology of ATP-sensitive potassium channels. Ann. Rev. Pharmacol. Toxicol. 33 (1993) 597

21 Ewald, W., H. M. Hartmann, E. Haupt, W. Kunkel, M. Neubauer, K. M. Bartelt, U. Cordes, F. Schulz, K. Schöffling: Klinische Erfahrungen bei der Langzeitbehandlung des Erwachsenendiabetes mit Glibornurid (Ro 6-4563). Med. Klin. 68 (1973) 376

22 Fasching, P., K. Ratheiser, D. Damjancic, B. Schneider, P. Nowotny, H. Vierhypper, W. Waldhäusl: Acute and chronic near-normoglycaemia are required to improve insulin resistance in insulin-dependent (type 1) diabetes. Diabetologia 36 (1993) 346

23 Feldmann, J. M., H. E. Lebowitz: Appraisal of the extrapancreatic actions of sulfonylureas. Arch. intern. Med. 123 (1969) 314

24 Feldmann, J. M., H. E. Lebowitz: Endocrine and metabolic effects of glibenclamide. Evidence for an extrapancreatic mechanism of action. Diabetes 20 (1971) 745

25 Feinstein, A. R.: An analytic appraisal of the university group diabetes program (UGDP). Clin. Pharmacol. Ther. 12 (1971) 167

26 Ferner, R. E., H. A. W. Neil: Sulphonylureas and hypoglycaemia. Brit. med. J. 296 (1988) 949

27 Frank, E., M. Nothmann, A. Wagner: Über synthetisch dargestellte Körper mit insulinartiger Wirkung auf den normalen und den diabetischen Organismus. Klin. Wschr. 5 (1926) 2100

28 Franke, H., J. Fuchs: Ein neues antidiabetisches Prinzip. Dtsch. med. Wschr. 80 (1955) 1449

29 Goldner, M. G., G. L. Knatterud, T. E. Prout: Effects of hypoglycemic agents on vascular complications in patients with adult-onset diabetes. III. Clinical implications of UGDP results. J. Amer. med. Ass. 218 (1971) 1400

30 Gottesbüren, H., H. Gerdes, K. P. Littmann: Schwere Hypoglykämien nach Glibenclamid. Verh. dtsch. Ges. inn. Med. 76 (1970) 433

31 Gutsche, H., W. Köpker, G. Boenicke: Ursachen und Verhütung von Hypoglykämien unter Glibenclamid. Med. Welt 20 (1969) 1876

32 Gylfe, E., B. Hellmann, J. Sehlin, I.-B. Täljedal: Interaction of sulfonylurea with the pancreatic B-cell. Experientia 40 (1984) 1126

33 Hamsten, A., B. Wiman, U. de Faire, M. Blombäck: Increased plasma levels of a rapid inhibitor of tissue plasminogen activator in young survivors of myocardial infarction. New Engl. J. Med. 313 (1985) 1557

34 Haselblatt, A., R. Schuster: Wirkung von Megaphen und Veronal auf die Rastinonhypoglykämie. Klin. Wschr. 36 (1958) 814

35 Hasslacher, Ch., P. Wahl: Häufigkeit und Schwere therapiebedingter Hypoglykämien bei Diabetikern. Dtsch. med. Wschr. 96 (1971) 1787

36 Haupt, E., R. Petzoldt, J. Treiber, K. Schöffling: Sulfonylharnstoffinduzierte Veränderungen von Blutglukose, Insulin, Kortisol, Wachstumshormon und Glukagon bei Diabetikern unter einer standardisierten Ernährung und unter Nahrungskarenz. Med. Welt 33 (1982) 29

37 Haupt, E., H. Etti, E. Bamberg, J. Hilgenfeldt, K. Schöffling: Blutzuckersenkende Sulfonamide: eine Placebo-Auslaßstudie zur Objektivierung der Wirksamkeit oraler Antidiabetika. Akt. Endokrinol. Stoffw. 5 (1984) 23

38 Haupt, E., R. Landgraf: Verordnen wir zuviel Sulfonylharnstoffe. Dtsch. med. Wschr. 112 (1987) 1727

39 Haupt, E., B. Knick, Koschinsky, H. Liebermeister, J. Schneider, H. Hirche: Oral antidiabetic combination therapy with sulphonylureas and metformin. Diabète et Metab. 17 (1991) 224

40 Haupt, E., R. Hermann, A. Benecke-Timp, H. Vogel, J. Hilgenfeldt, A. Haupt, C. Walter: The KID study I: Structural baseline characteristics of the Federal Insurance for Salaried Employees Institution (BfA) diabetic patients in inpatient rehabilitation. Exp. clin. Endocrinol. Diabetes 104 (1996) 370

41 Haupt, E., R. Hermann, A. Benecke-Timp, H. Vogel, J. Hilgenfeldt, A. Haupt, C. Walter: The KID study III: impact of inpatient rehabilitation on the metabolic control of type I and type II diabetics – a one-year follow up. Exp. clin. Endocrinol. Diabet. 104 (1996) 420

42 Hearse, D. J.: Activation of ATP-sensitive potassium channels: a novel pharmacological approach to myocardial protection? Cardiovasc. Res. 30 (1995) 1

43 Heinsen, H. A., H. Hagen: Kritisches zur peroralen Diabetestherapie. Med. Klin. 51 (1956) 1217

44 Henquin, J. C.: ATP-sensitive K_+ channels may control glucose-induced electrical activity in pancreatic B-cells. Biochem. biophys. Res. Commun. 156 (1988) 769

45 Henquin, J. C.: Glucose-induced electrical activity in b-cells. Feedback control of ATP-sensitive K channels by Ca_{2+}. Diabetes 39 (1990) 1457

46 Hermann, L. S., B. Schersten, P.-O. Bitzen, T. Kjellström, F. Lindgärde, A. Melander: Therapeutic comparison of metformin and sulphonylurea, alone and in various combinations. Diabet. Care 17 (1994) 1100

47 Holt, C., J. Benedict, B. Kröner, J. Kühnau: Chemische Ausschaltung der A-Zellen der Langerhans'schen Inseln. Naturwissenschaften 41 (1954) 166

48 Houssay, B. A., R. H. Migliorini: Refuerzo de la accion de la insulina par los sulfonamides hipoglucemiantes. Rev. Soc. argent. Biol. 32 (1956) 94

49 Janbon, N., J. Chaptal, A. Vedel, J. Schaap: Accidents hypoglycémiques graves par un sulfamidothiodiazol. Montpellier méd. 85 (1942) 441

50 Jennings, A. M., R. M. Wilson, J. D. Ward: Symptomatic hypoglycaemia in NIDDM patients treated with oral hypoglycaemic agents. Diabet. Care 12 (1989) 203

51 Johnston, P., W. H. Sheu, C. B. Hollenbeck, C. Y. Jeng, I. D. Goldine, Y. D. Chen, G. M. Reaven: Effect of metformin on carbohydrate and lipoprotein metabolism in NIDDM patients. Diabet. Care 13 (1990) 1

52 Keen, H., R. J. Jarret, C. Chlouvarakis, D. R. Boyns: The effect of treatment of moderate hyperglycemia on the incidence of arterial disease. Postgrad. med. J. 44 (1968) 960

53 Kilo, C.: Controlling diabetes: Should you believe the UGDP? Mod. Med. 1978, 49

54 Kirtley, W. R.: Occurrence of sensivity and side reactions following carbutamide. Diabetes 6 (1957) 72

55 Kramer, W., G. Müller, K. Geisen: Characterization of the molecular mode of action of the sulfonylurea glimepirid at ß-cells.: Horm. metab. Res. 28 (1996) 464

56 Loubatières, A.: Etude expérimentale chez le chien des accidents nerveux irréversibles consécutifs à l'hyperglycémie prolongée provoquée par le sulfaisopropyl-thiodiazol. 43e Congrés des méd. alién. neurol. de France. Montpellier. Masson, Paris 1942 (p. 415)

57 Loubatières, A.: Relation de mécanisme de l'action hypoglycémiante du p-aminobenzéne-sulfamido-isopropylthiodiazol (2254 RP). C. R. Soc. Biol. 138 (1944) 766

58 Loubatières, A.: Étude physiologique et pharmacodynamique de certains dérivés sulfamidés hypoglycémiants. Arch. int. Physiol. 54 (1946) 174

59 Luzio, S. D., N. J. Cannon, P. A. Coates, K. Srodzinski, D. R. Owens: The influence of diet and sulphonylurea treatment on postprandial insulin and proinsulin concentrations in NIDDM. Diabetologia 38 (1995) A196

60 Mehnert, H.: Der vernachlässigte Typ-2-Diabetes. Münch. med. Wschr. 130 (1988) 59

61 Mehnert, H.: Sulfonylharnstoffe oder Biguanide in der Behandlung des Typ-2-Diabetes? Dtsch. med. Wschr. 114 (1989) 1086

62 Mehnert, H.: Differentialtherapie mit oralen Antidiabetika. Med. Klin. 86 (1991) 521

62a Mehnert, H.: Typ-2-Diabetes, Pathogenese – Diagnostik – Therapil – Folgeschäden. Medikon München 1998 (S. 55)

63 Meinert, C. L., G. L. Knatterud, T. E. Prout, C. R. Klimt: A study of the effects of hypoglycemic agents on vascular complications in patients with adult onset diabetes. Diabetes 19, Suppl. 2 (1970) 787

64 Michaelis, D., H. G. Lippmann: Das Verhalten einiger Blutbestandteile des stoffwechselgesunden und diabetischen Menschen nach intravenöser Belastung mit N1'n-Butylbiguanid. In Mohnike, G.: II. Internationales Symposium über Diabetesfragen. Karlsburg 1963 (S. 341)

65 Mohnike, G., K. W. Knitsch, H. Boser, G. Werner, S. Werner: Untersuchungen über die Wirkung von N-[4methylbenzol-sulfonyl-N'-butyl-harnstoff (D 860) an Geweben und Fermenten in vitro. Dtsch. med. Wschr. 82 (1957) 1580

66 Müller, G., Y. Satoh, K. Geisen: Extrapancreatic effects of sulfonylureas – a comparison between glimepiride and conventional sulfonylureas. Diabet. Res. clin. Pract. 28 (1995) 155

67 Müller, G., K. Geisen: Characterization of the molecular mode of action of the sulfonylurea glimepiride at adipocytes. Horm. metab. Res. 28 (1996) 469

68 Nelson, M. T., J. M. Quayle: Physiological roles and properties of potassium channels in arterial smooth muscle. Amer. J. Physiol. 268 (1995) 799

69 Nichols, C. G., W. J. Lederer: Adenosine triphosphate-sensitive potassium channels in the cardiovascular system. Amer. J. Physiol. 261 (1991) 1675

70 Olefsky, J. M., G. M. Reaven: Effects of sulfonylurea therapy on insulin binding to mononuclear leucocytes of diabetic patients. Amer. J. Med. 60 (1976) 89

71 Ostmann, J., A. Grönberg: Nebenwirkungen bei der oralen Diabetesbehandlung mit Sulfonylharnstoffen. Nord. Med. 47 (1964) 1388

72 Panahloo, A., V. Mohammed-Ali, E. Denver, C. Andres, J. S. Yudkin: Effect of sulphonylurea versus insulin on fibrinolysis in type 2 diabetes: a crossover study. Diabetologia 38 (1995) A 256

73 Panten, U., Schwanstecher, M., C. Schwanstecher: Sulfonylurea receptors and mechanism of sulfonylurea action. Exp. clin. Endocrinol. Diabet. 104 (1996) 1

74 Pfeiffer, E. F, K. Schöffling, H. Steigerwald, G. Treser, M. Otto: Das Problem des Sekundärversagens der oralen Diabetesbehandlung. Dtsch. med. Wschr. 82 (1957) 1528

75 Podgainy, H., R. Bressler: Biochemical basis of the sulfonyl-urea-induced antabuse syndrome. Diabetes 17 (1968) 679

76 Prince, M. J., J. M. Olefsky: Direct in vitro effect of a sulfonylurea to increase human fibroblast insulin receptors. J. clin. Invest. 66 (1980) 608

77 Ruiz, C. L., L. L. Silva, L. Libenson: Contribution al estudio sobre la composicion quimica de la insulina. Estudio de algunos cuerpos sinteticos sulurados con accion hipoglicemiante. Rev. Soc. argent. Biol. 6 (1930) 134

78 Schatz, H., M. Mark, H. P. T. Ammon: Antidiabetika: Diabetes mellitus und Pharmakotherapie. In Ammon, H. P. T., C. Werning: Medizinisch-pharmakologisches Kompendium. Wissenschaftliche Verlagsgesellschaft, Stuttgart 1986

79 Schneider, J.: An overview of the safety and tolerance of glimepiride. Horm. metab. Res. 28 (1996) 413

80 Sirtori, C. R., E. Trmoli, M. Sirtori, F. Conti, R. Paoletti: Treatment of hypertriglyceridemia with metformin. Atherosclerosis 26 (1977) 583

81 Schöffling, K.: Stand der Therapie mit Sulfonylharnstoffen und Biguaniden. Therapiewoche 18 (1968) 11

82 Schöffling, K.: Kontrolle und Therapie beim Diabetes mellitus der Erwachsenen. Dtsch. Ärztebl. 67 (1970) 2381

83 Schöffling., K.: Überwachung und Einstellung des Diabetikers. Ärztl. Fortbild. 20 (1970) 319

84 Schöffling, K., H. Ditschuneit, E. F. Pfeiffer: Die Behandlung des Altersdiabetes mit Sulfonylharnstoffen. Chemotherapia 2 (1961) 328

85 Shapiro, E. T., E. van Cauter, H. Tillil, B. D. Given, L. Hirsch, C. Beebe, A. H. Rubenstein, K. S. Polonsky: Glyburide enhances the responsiveness of the b-cell to glucose but does not correct the abnormal patterns of insulin secretion in non insulin-dependent diabetes mellitus. J. clin. Endocrinol. 69 (1989) 571

86 Sönnichsen, N., U. Randow: Antigen-Antikörperreaktion nach Oranil unter dem Bild eines purpurischen Exanthems mit beginnender Epidermolysis. Z. Haut- u. Geschl.-Kr. 38 (1965) 377

87 Stowers, J. M., P. D. Bewsher: The long-term use of sulfonylureas in diabetes meilitus. Lancet 1962/I, 122

88 Stout, R. W: Insulin and atherosclerosis. In Stout R. W.: Diabetes and Atherosclerosis. Kluver, Dordrecht 1992

89 Tessier, D., K. Dawson, J. P. Tetrault, G. Bravo, G. S. Menielly: Glibenclamide versus gliclazide in type 2 diabetes of the elderly. Diabet. Med. 11 (1994) 974

90 Tullet, A. L.: Fatal case of toxic erythema after chlorpropamide (Diabenese) Brit. med. J. 1966/I, 148

91 UK Prospective Diabetes Study Group (UKPDS) 13: Relative efficacy of randomly allocated diet, sulphonylurea, insulin, or metformin in patients with newly diagnosed non-insulin dependent diabetes followed for three years. Brit. med. J. 310 (1995) 83

92 UK Prospetive Diabetes Study Group (UKPDS) 16: Overview of 6 years therapy of type II diabetes: a progressive disease. Diabetes 44 (1995) 1249

93 Vonkennel, J., J. Kimmig: Versuche und Untersuchungen mit neuen Sulfonamiden. Klin. Wschr. 20 (1941) 2

94 Watanabe, C. K.: Studies in the metabolic changes induced by administration of guanidine bases. I. Influence of injected guanidine hydrochloride upon blood sugar content. J. biol. Chem. 33 (1918) 253

9 Behandlung mit nichtinsulinotropen oralen Antidiabetika

E. Standl, H.U. Janka und H. Mehnert

Das Wichtigste in Kürze

➤ Als „First-line"-Therapie bei Typ-2-Diabetikern in Ergänzung zu einer adäquaten Ernährung und körperlicher Aktivierung sind beide Substanzgruppen von nichtinsulinotropen Antidiabetika, d. h. der α-Glucosidase-Hemmer Acarbose und das Biguanid Metformin, gut geeignet.

➤ Die therapeutische Wirksamkeit beträgt – wie auch für die Behandlung mit Sulfonylharnstoffen oder mit Insulin bei Typ-2-Diabetikern – zwischen einem knappen und 1,5% HbA_{1c}-Senkung.

➤ Auch wenn kein eigenständiges Risiko für Hypoglykämien oder Gewichtszunahme besteht, gilt die generelle Therapiestrategie für Typ-2-Diabetiker „Start low, go slow", also einschleichende, niedrige Dosierung und nur langsame Dosissteigerung, je nach Erfordernis, ganz besonders für die Therapie mit Acarbose bzw. Metformin, weil sonst – im Grunde harmlose – gastrointestinale Nebenwirkungen häufiger auftreten. Allerdings setzt die Behandlung mit Metformin einen normalen Serumkreatinin-Wert vor und unter

Therapie (und die Beachtung einiger anderer, seltenerer Kontraindikationen) voraus.

➤ Sowohl Acarbose als auch Metformin eignen sich für eine synergistisch wirksame Kombinationsbehandlung mit allen anderen medikamentösen Therapieoptionen bei Typ-2-Diabetes, wobei keine lineare Dosis-Wirkungs-Beziehung besteht und daher bereits bei einer mittleren Dosierung eine frühzeitige Kombinationsbehandlung zur Maximierung der Glykämiesenkung und Minimierung (Prävention) von Nebenwirkungen angestrebt werden sollte.

➤ Angesichts ungeklärter potentieller, aber schwerwiegender Lebertoxizität bei einigen Patienten läßt sich die weitere Substanzgruppe der Insulinsensitizer vom „Glitazontyp" (Thiazolidindione) mit dem bisherigen Hauptvertreter Troglitazon trotz guter klinischer Wirksamkeit nicht abschließend beurteilen. Troglitazon ist mit Auflagen in den USA und Japan zugelassen. Der Zulassungsprozeß für die EG und damit für Deutschland ist kürzlich wiederaufgenommen worden.

Einleitung

Stellenwert der nichtinsulinotropen Antidiabetika: Zweifellos haben die Entdeckung und klinische Einführung der später als insulinotrop erkannten oralen Antidiabetika vom Typ der Sulfonylharnstoffe Mitte der 50er Jahre die diabetologische Forschung mehr als ein Vierteljahrhundert beflügelt und befruchtet. Die wissenschaftlichen Erkenntnisse über die Physiologie und Pathophysiologie der Insulinsekretion konnten durch die jederzeitige Verfügbarkeit der Sulfonylharnstoffe als insulinsekretagoge Agenzien wesentlich erweitert werden. Komplementär dazu – wenn auch bislang weniger bemerkt – haben die Einsatzmöglichkeiten nichtinsulinotroper oraler Antidiabetika die pathophysiologische Erforschung des Diabetes mellitus ebenfalls entscheidend vorangetrieben, insbesondere den Aspekt der Insulinresistenz, die bei der Entstehung des Typ-2-Diabetes eine zentrale Rolle spielt.

Pathogenese der Insulinresistenz: Komplexe Abnormitäten im Netzwerk der Insulinsignalübertragung, des transmembranösen Glucosetransports und der intrazellulären Glucoseverarbeitung wurden im letzten Jahrzehnt als Verursacher der Insulinresistenz erkannt und können der ersten faßbaren Glucosetoleranzstörung um Jahre, wenn nicht um Jahrzehnte vorausgehen. Zwar ist trotz großer Anstrengungen der Forschung ein primärer genetischer Defekt, der die Insulinresistenz verursacht, nicht gesichert, doch ist die Verknüpfung mit anderen kardiovaskulären Risikofaktoren wie der essentiellen Hypertonie und einer Dyslipoproteinämie im Sinne des metabolischen Syndroms (s. a. Kap. 4) überdeutlich geworden (23, 99).

Auswirkungen der Insulinresistenz: Insulinresistenz mit nachfolgender Hyperinsulinämie, Hypertonie, Dyslipoproteinämie mit erhöhten Triglycerid- und erniedrigten HDL-Cholesterin-Spiegeln und schließlich Typ-2-Diabetes wurden als „tödliches Quartett" apostrophiert und mit

der Vielzahl von arteriosklerotischen Komplikationen in Zusammenhang gebracht, die beim Typ-2-Diabetiker auftreten bzw. bereits bei klinischer Diagnosestellung des Typ-2-Diabetes vorhanden sein können. Deutsche Diabetologen hatten diesen Sachverhalt bereits in den 60er Jahren als „Wohlstandssyndrom" beschrieben (71).

Zwei **Substanzklassen** von nichtinsulinotropen oralen Antidiabetika stehen heute in Ergänzung zu diätetischen Maßnahmen, insbesondere auch einer ballaststofffreien Ernährung, zur Verfügung: die seit 1990 eingeführten α-Glucosidase-Hemmer mit dem ersten Vertreter Acarbose und die älteren Biguanide, von denen seit Ende der 70er Jahre in Deutschland nur Metformin zugelassen ist.

Als dritte Substanzklasse werden große Hoffnungen auf die Thiazolidindione („Insulinsensitizer") gesetzt, die mit dem ersten Vertreter Troglitazon 1996 in den USA, Japan und auch England auf den Markt gekommen sind. Allerdings haben sich gerade unter diesem Wirkstoff in der freien Anwendung bei einigen Patienten schwerwiegende lebertoxische Komplikationen gezeigt, die noch nicht endgültig zu bewerten sind, aber zu einer vorsorglichen Suspendierung des Vertriebs in England und zu einem vorläufigen Stopp des Zulassungsprozesses im übrigen Europa von seiten der Herstellerfirma geführt haben. Dieser Zulassungsprozeß ist kürzlich wiederaufgenommen worden.

Behandlung mit α-Glucosidase-Hemmern (Acarbose)

Einleitung

Bedeutung: Nach der Markteinführung im Oktober 1990 in Deutschland und der Zulassung in Österreich, der Schweiz, den USA, England und vielen anderen Ländern hat sich der intestinale Enzyminhibitor Acarbose rasch einen festen Platz in der praktischen Diabetestherapie erobert (1, 2, 3, 65, 72, 100). Die beobachtete Effizienz lag dabei im Bereich der Vorhersagen, die anhand umfangreicher und längerfristiger prospektiver Doppelblindstudien in einer Vielzahl von Ländern getroffen worden waren (8, 10, 14, 19, 20, 21, 22, 38, 44, 46, 49, 67, 90, 96).

Indikationen: Angesichts ihrer nichtinsulinotropen Wirkweise ist Acarbose ganz vornehmlich bei Typ-2-Diabetikern einzusetzen, insbesondere als erstes Medikament in Ergänzung zu den Maßnahmen der Ernährungstherapie und ohne Gefahr von Hypoglykämien (1, 2, 3, 72), in speziellen Fällen aber auch bei Typ-1-Diabetikern (45, 104). Zudem eignet sich Acarbose für die kombinierte Therapie mit Sulfonylharnstoffen, mit Metformin sowie mit Insulin.

Therapieeinschränkungen: Die potentiellen und subjektiv nicht immer angenehmen gastrointestinalen Nebenwirkungen wie Meteorismus, Flatulenz und – selten – Diarrhö erfordern eine einschleichende Dosierung, fallen jedoch nach der vorliegenden Erfahrung nicht sehr ins Gewicht; ansonsten ergeben sich gerade beim älteren Typ-2-Diabetiker keine Therapieeinschränkungen (65).

Historisches

Entdeckung der Acarbose und Tierversuche: In den 70er Jahren hatten Puls u. Mitarb. vorgeschlagen, den postprandialen Blutzuckeranstieg bei Diabetikern durch Hemmung der intestinalen α-Glucosidase zu vermindern (75, 81, 82). Diesen Arbeiten waren ganz allgemein Untersuchungen vorausgegangen, die das Prinzip der verlangsamten bzw. limitierten Glucoseresorption aus dem Intestinum als therapeutische Möglichkeit zur Behandlung von Diabetikern zum Inhalt hatten (55). Ergebnis der umfangreichen medikamentösen Forschung war u. a. Acarbose, ein Enzyminhibitor, der eine dosisabhängige Inhibition der intestinalen Digestionskapazität für Kohlenhydrate und so eine Reduktion der alimentären Hyperglykämie und Hyperinsulinämie bewirkte (12, 75, 81, 82). Der Anfang der 80er Jahre in Langzeitversuchen an Ratten aufgekommene Verdacht, Acarbose in sehr hohen Konzentrationen führe zu einer gesteigerten Rate maligner Tumoren in den ableitenden Harnwegen, konnte anhand weiterer umfangreicher Untersuchungen zu einer potentiellen Karzinogenität vollständig ausgeräumt werden (65). Als Ursache der gesteigerten Blasentumorrate im Rattenexperiment wurde eine extreme Mangelernährung mit drastischem Gewichtsverlust infolge fast vollständiger Blok-

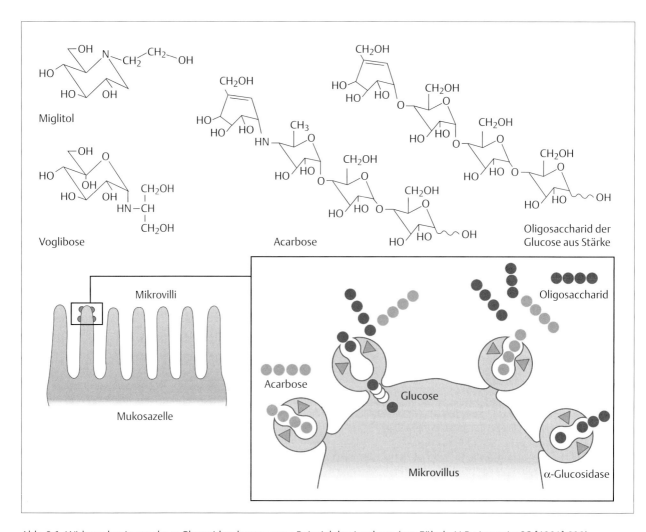

Abb. **9.1** Wirkmechanismus der α-Glucosidasehemmer am Beispiel der Acarbose (aus Fölsch, U.R.: Internist 32 [1991] 699).

kade der Kohlenhydratresorption durch extrem hohe Dosierung von Acarbose erkannt. Eine entsprechende Zufütterung von Glucose, deren intestinale Resorption durch α-Glucosidase-Hemmung nicht behindert wird, erbrachte trotz gleich hoher Acarbosedosen ein über jeden Zweifel erhabenes unauffälliges und unbedenkliches „Tumorergebnis".

Erprobung am Menschen: Die anschließend am Menschen wiederaufgenommene Erprobung zeigte in vielen großangelegten, kontrollierten Langzeitstudien (einschließlich prospektiver, plazebokontrollierter Doppelblinduntersuchungen an Hunderten von Diabetikern) die klinische Dauereffizienz und -akzeptanz von Acarbose (8, 10, 14, 19, 20, 21, 22, 38, 44, 46, 49, 67, 73, 90, 96). Speziell die postprandialen Blutglucoseanstiege sowie – als Parameter der mittelfristigen Diabeteseinstellung – die HbA$_{1c}$-Werte konnten sehr einheitlich signifikant abgesenkt werden. Seit Oktober 1990 steht Acarbose in Deutschland als Glucobay zur praktischen Anwendung zur Verfügung und hat sich mittlerweile auch in über 60 weiteren Ländern als ein nichtinsulinotropes Antidiabetikum der ersten Wahl etabliert.

Wirkungsmechanismus und klinische Pharmakologie

Chemie und Pharmakokinetik

Acarbose ist ein stickstoffhaltiges Kohlenhydrat mikrobiellen Ursprungs von der Molekülgröße eines Tetrasaccharids (25, 75, 82); sie ist in ihrer chemischen Struktur nach – wie auch die anderen α-Glucosidase-Inhibitoren Miglitol und Voglibose – den natürlichen Kohlenhydraten ähnlich (Abb. 9.**1**), weist allerdings charakteristische und für ihre pharmakologische Wirkung essentielle Unterschiede auf (26). Acarbose in aktiver Form wird praktisch nicht resorbiert (maximal 1–2%). Sie kann durch die Bakterien des Dünn- und Dickdarms abgebaut werden; der überwiegende Teil der inaktiven Abbauprodukte wird in den Fäzes, ein geringer Teil (bei höherer Dosierung bis zu 35%) im Urin ausgeschieden (75). Acarbose ist ein kompetitiver und reversibler Inhibitor intestinaler α-Glucosidasen mit einer Affinitätskonstanten (K1) von 1,3 μmol Saccharaseaktivität in Homogenaten der Jejunalmukosa beim Menschen (12); der Inhibitor weist demzufolge eine etwa 15 000fach höhere Affinität zum Enzym auf als das natürliche Substrat Saccharose selbst. Weniger als 2% intakte Acarbose werden aus dem Darm aufgenommen, aber unverändert und rasch vollständig über die Niere ausgeschieden (75). Jedoch werden bis zu 35% der oral zugeführten Acarbose im Darmlumen durch Glucosidasen und mikrobielle Fermentation zu Glucose, Maltose, Aminosäuren, kurzkettigen Fettsäuren, Pyroallolderivaten und Methan umgewandelt (12, 26, 65). Diese Metaboliten werden partiell absorbiert und konjugiert mit Sulfat oder Glucuronsäure renal eliminiert. Extensive tierexperimentelle Untersuchungen haben keine toxischen Effekte der absorbierten Acarbose bzw. Acarbosemetaboliten erkennen lassen (65). Überdies haben Studien am Menschen über 1 Jahr gezeigt, daß sich die Mikroumgebung des Kolons nicht ungünstig, d. h. nicht im Sinne einer erhöhten Karzinogenitätsgefahr, verändert (47).

Überblick über die Pharmakodynamik

Die verschiedenen α-Glucosidasen sind im luminalen Bürstensaum lokalisiert, der von den Enterozyten im Dünndarm gebildet wird (26).

Die **inhibitorische Wirkung** von Acarbose auf die einzelnen α-Glucosidasen ist unterschiedlich ausgeprägt (Abb. 9.**2**). Auch von praktischer Bedeutung ist, daß die Inhibitionswirkung von Acarbose gegenüber Glucoamylase 2,6fach und gegenüber Saccharase 2,2fach höher ist als gegenüber der Gesamtmaltaseaktivität (12), neben der Hemmung intestinaler α-Amylasen, die als nichtkompetitive Hemmung charakterisiert wurde (82). Im Tierexperiment und beim Menschen liegt die ED50 für die Hemmung des postprandialen Blutglucose- und Insulinanstiegs durch Acarbose bei 0,5–1,5 mg/kg Körpergewicht (26, 75, 82).

Nicht beeinflußte Enzyme und Kohlenhydrate: Nicht gehemmt durch Acarbose wird die Aktivität der Lactase, einer ß-Glucosidase, noch wird die direkte Resorption von Monosacchariden und Zuckeralkoholen wie Glucose, Fructose und Sorbit beeinflußt (26, 75). Umgekehrt ist die Wirkung von Acarbose auf den postprandialen Blutglucoseanstieg an eine Mindestmenge komplexer Kohlenhydrate in der Nahrung geknüpft. Der reine Glucoseanteil der Nahrung wird unverändert resorbiert (39, 105).

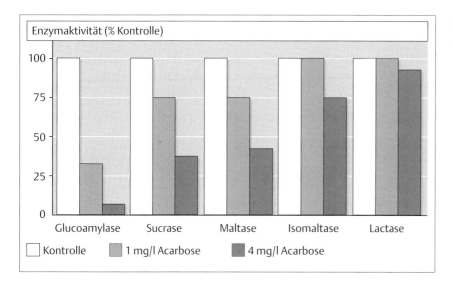

Abb. 9.**2** Hemmung der Enzymaktivität unter Acarbose (aus Caspary, W.F.: Lancet 1978, 1231).

Kohlenhydrate, die ohnehin nicht resorbiert bzw. durch die Enzyme des Bürstensaums nicht gespalten werden können, wie z. B. Cellulose, Stachyose oder Lactulose, werden auch durch Acarbose in ihrer Darmpassage nicht beeinflußt. Sie verbleiben im Darmlumen, werden im Kolon bakteriell hydrolysiert und können damit mengenabhängige Beschwerden im Sinne von Flatulenz usw. auslösen, welche die potentiellen Nebenwirkungen einer Acarbosetherapie verstärken (26, 105).

Langzeitapplikation: Der Effekt von Acarbose auf die intestinalen α-Glucosidasen und damit auf den postprandialen Glucose- und Insulinanstieg bleibt auch bei längerer Anwendung erhalten (65). Im Tierversuch wurde bei langfristiger Acarboseapplikation ein Ansteigen der α-Glucosidase-Aktivitäten in tieferen Dünndarmabschnitten beobachtet, das jedoch die Wirksamkeit im Sinne einer verzögerten Kohlenhydratdigestion und -resorption nicht beeinträchtigt (75).

Auch unter praktischen Gesichtspunkten bedeutsam ist die hohe **interindividuelle Variabilität** der intestinalen α-Glucosidase-Aktivitäten (26). Prinzipiell ist daher bei gleicher Inhibitorkonzentration und Nahrungseinnahme von einer individuell unterschiedlichen Beeinflussung der Kohlenhydratresorption auszugehen.

Kohlenhydratmalabsorption: Gleichfalls individuell unterschiedlich könnten dosisabhängig unter höheren Acarbosemengen unverdaute Kohlenhydrate in das Kolon gelangen und – über den angestrebten Effekt der retardierten Kohlenhydratresorption hinaus – dort zu einer Kohlenhydratmalabsorption mit entsprechender Symptomatik führen (43). Energetisch kommt es dabei meist zu keinem Verlust, da diese Kohlenhydrate durch bakterielle Fermentation im Kolon zu kurzkettigen Fettsäuren wie Acetat, Butyrat und Propionat, z. T. auch in Lactat und andere organische Säuren übergeführt werden, aber auch zu Kohlendioxid, Methan und Wasserstoff (26, 115). Speziell die Fettsäuren werden resorbiert. Die Gasbildung hingegen führt zu Flatulenz (65). Gleichzeitig wird die Natrium- und Wasserresorption inhibiert, Diarrhöen können die Folge sein (43).

Kohlenhydratmalabsorption tritt unabhängig von Acarbose auch unter einer Ernährung auf, die besonders reich ist an unverdaulichen Fasern bzw. an Sorbit, aber auch an Fructose.

Wirkdauer und Therapie von Hypoglykämien: Die Wirkung einer einmaligen Acarbosegabe auf die intestinalen α-Glucosidasen hält durchschnittlich 4–6 Stunden an (75). Auch bei Überdosierung von Acarbose bzw. Überzufuhr von Poly-, Oligo- oder Disacchariden ist nach diesem Zeitraum keine relevante Acarbosewirkung zu erwarten. Zur Behandlung etwaiger Hypoglykämien, die bei gleichzeitiger Therapie mit Insulin oder Sulfonylharnstoffen auftreten können, wird jedoch die Gabe von Glucose und nicht von Saccharose oder Stärke empfohlen (2,3).

Blutzuckersenkende Wirkung

Abb. 9.**1** gibt den Wirkmechanismus des α-Glucosidase-Inhibitors Acarbose schematisch wieder. Acarbose ist ein α-Glucosidase-Inhibitor von beträchtlicher chemischer Stabilität und mit hochspezifischer Wirkungsweise, konkurriert als nicht spaltbares Substrat mit den aus der Kohlenhydratdigestion natürlich entstehenden Oligosacchariden, deren weiterer hydrolytischer Abbau zu Glucose – ebenso wie die Verdauung der Nahrungsdisaccharide – obligat an

der Bürstensaummembran des Dünndarmepithels stattfindet. Dabei ist die hydrolytische Aktivität der intestinalen α-Glucosidasen (mit Ausnahmen der Isomaltase) im Überschuß vorhanden, d. h. unter physiologischen Bedingungen nicht geschwindigkeitsbestimmend für die Verdauung der Nahrungskohlenhydrate. Bindet Acarbose mit ihrer hohen Affinität an α-Glucosidasen, kann der chemische Prozeß der Hydrolyse – vor allem wegen des positivierenden Stickstoffatoms in der Molekularstruktur von Glucose – nicht weiterlaufen, die enzymatische Reaktion kommt zum Stillstand (26). Das Enzym ist so lange blockiert, wie der Inhibitor gebunden bleibt; erst nach Dissoziation des Inhibitorkomplexes kann der normale Prozeß der Oligosaccharid- und Disaccharidverdauung weitergeführt werden. Der dosisabhängige Effekt von Acarbose auf den postprandialen Anstieg von Blutglucose und Seruminsulin ist vielfach demonstriert und exemplarisch in Abb. 9.**3** dargestellt. Bemerkenswerterweise besteht keine lineare Dosis-Wirkungs-Beziehung. Ein 50%iger Effekt der maximalen Wirkung wird mit relativ niedrigen Dosen von Acarbose erreicht (75).

Weitere Effekte

Interessanterweise führen Acarbose und die anderen α-Glucosidase-Inhibitoren zu einem blutglucoseunabhängigen, verlängerten Ansteigen des Inkretinhormons GLP-1 (glucagon-like peptide)nach einer Mahlzeit (32, 83). GLP-1 wiederum supprimiert die Glucagonsekretion und Magenentleerung. Die weiteren unter Acarbose beobachteten Wirkungen hingegen sind wohl in erster Linie glucose- bzw. insulinmediiert. Dies gilt wohl insbesondere für die Reduktion des postprandialen Anstiegs der Serumtriglyceride, die vor allem im Tierversuch, aber auch an Langzeitbeobachtungen am Menschen abgesichert werden konnte (75, 99). Großes Interesse hervorgerufen haben Untersuchungen mit Acarbose im Tiermodell der diabetischen fettsüchtigen Zuckerratte, in denen sowohl eine Normalisierung des GLUT-4-Glucosetransporter-Proteins als auch der entsprechenden Messenger-RNA im M. gastrocnemius gezeigt werden konnte (28). Tatsächlich ließ sich auch eine Verbesserung der Insulinresistenz nachweisen, wie im übrigen auch bei Patienten mit gestörter Glucosetoleranz (15).

Langzeituntersuchungen an diabetischen Tieren unter α-Glucosidase-Inhibition haben überdies ergeben, daß sich auch die Langzeitkomplikationen am Gefäß- und Nervensystem günstig beeinflussen lassen (17,18,93). So kam es zu einer reduzierten nichtenzymatischen Glykosylierung der glomerulären Basalmembran (18), zu einer Verringerung von glomerulosklerotischen Läsionen (17) und zu einer Herabsenkung von axonalen und axoglialen Veränderungen (93). Auch diesbezüglich spricht einiges dafür, diese Acarboseeffekte im Kontext mit einer verbesserten Diabeteseinstellung zu sehen. Inwieweit sich allerdings solche Befunde auf den Menschen übertragen lassen, ist bisher ungeklärt.

Darüber hinaus interessant sind Beobachtungen, daß sich eine postprandiale Aktivierung des Gerinnungssystems bei Typ-2-Diabetikern durch Acarbose verringern läßt (13).

Klinische Wirksamkeit

Langzeitstudien: Acarbose wurde in den vergangenen 20 Jahren in zahlreichen klinischen Studien an Diabetikern un-

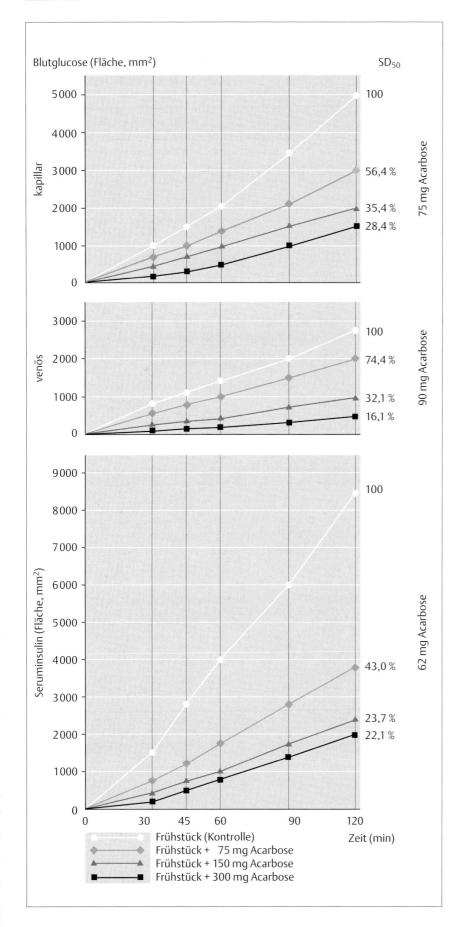

Abb. 9.**3** Reduktion des postprandialen Anstiegs von Blutglucose- und Seruminsulinkonzentration durch 75, 150 bzw. 300 mg Acarbose pro Person bei 6 gesunden Männern (Alter: 40 ± 5,2 Jahre, Gewicht: 83 ± 7,6 kg, Größe: 176 ± 7,7 cm) nach einem Testfrühstück (43 g gekochte Stärke, 67 g Saccharose, 37 g Butter) (aus Müller u. Puls in Caspary, W.F.: Struktur und Funktion des Dünndarms. Excerpta Medica, Amsterdam 1987).

tersucht. Besonders wichtig sind die Ergebnisse von 12 prospektiven, plazebokontrollierten, Doppelblindlangzeitstudien bei mehreren tausend Patienten (10, 14, 19, 20, 21, 22, 38, 44, 46, 48, 67). Viele dieser Untersuchungen wurden über ein halbes Jahr, eine kanadische Studie und die UKPDS-Studie auch über ein ganzes Jahr durchgeführt (14, 46). In diesen Langzeitstudien hat sich ziemlich einheitlich gezeigt, daß sich unter Acarbose die HbA_1- bzw. HbA_{1c}-Werte durchschnittlich um ein knappes Prozent sowie die postprandialen Blutzuckerspiegel um 30–80 mg/dl (1,7–4,4 mmol/l) und – erstaunlicherweise – die Nüchternblutzuckerkonzentrationen um ca. 10–35 mg/dl (0,6–1,9 mmol/l) verbessern lassen. Tab. 9.1 gibt einen Überblick. Eine vergleichbare Wirksamkeit wurde unabhängig davon erzielt, ob Acarbose als Monotherapie („first-line drug") eingesetzt wurde oder in Kombination mit Sulfonylharnstoffen oder mit Metformin oder auch mit Insulin. Letzteres bezieht sich sowohl auf Un-

tersuchungen von Typ-2- als auch von Typ-1-Diabetikern (45, 96, 110). Bei diesen läßt sich der Acarboseeffekt bei einzelnen, besonders instabilen Patienten mit Hypoglykämieproblemen dahingehend ausnutzen, daß die retardierte Kohlenhydratresorption unter Acarbose besser mit der Wirkkurve der heute zur Verfügung stehenden Kurzzeitinsuline abgeglichen werden kann (104). Der Spritz-Eß-Abstand läßt sich dadurch verkürzen oder auch das Problem von Hypoglykämien kurz nach Mitternacht reduzieren (88).

In einer Studie war Acarbose ebenso wirksam wie Glibenclamid (44). Darüber hinaus war bei einer langsamen Titration von Acarbose (bis zu 3mal 100 mg täglich) eine vergleichbare endgültige Wirksamkeit zu erreichen wie mit einer konstanten Dosierung von 3mal 100 mg von Beginn an, aber mit wesentlich weniger gastrointestinalen Nebenwirkungen (Abb. 9.**4**) (67). Wie Metformin senkt Acarbose den postprandialen Insulinanstieg um ca. 30% (44, 75) und kann

Tabelle 9.1 Prospektive, randomisierte, plazebokontrollierte Studien zur Wirksamkeit von Acarbose bei Typ-2-Diabetikern

	Patienten (n)	Dauer (Monate)	Dosis (mg/Tag)	Andere Medikamente	Änderungen des Blutzuckers		Änderung des HbA_{1c}-Werts (%)
					nüchtern (mg/dl)	postprandial (mg/dl)	
Hanefeld u. Mitarb.	94	6	300	–	–12	–49	–0,5[b]
Hotta u. Mitarb.	37	6	300	–	–12	–45	–1,6[b]
May	164	3	300 300[a]	glib glib	–36 –28[a]	–51 –43[a]	–1,2[b] –0,9[a,b]
Santeusanio u. Mitarb.	64	4	150 300	– –	–22 –24	–26 –50	–0,9 –1,0
Hoffmann u. Mitarb.	96	6	300	– glib	–25 –29	–39 –32	–1,1 –0,9
Chiasson u. Mitarb.	77 83 103 91	12 12 12 12	150–300 150–300 150–300 150–300	– met su ins	–37 –27 –26 0	–81 –63 –74 –48	–0,9 –0,8 –0,9 –0,4
Coniff u. Mitarb.	212	6	50–300	–	–16	–50	–0,6
Coniff u. Mitarb.	229	4	300–900	–	–27 bis – 39	–70 bis –92	–0,8 bis –1,1
Coniff u. Mitarb.	207	6	150–900	ins	–16	–47	–0,5[c]
Holman u. Mitarb.	785	12	150–300	G, M, S, I	–13	d	–0,6
Braun u. Mitarb.	86	6	300	–	–23	–32	–1,4
Coniff u. Mitarb.	129	6	600	–	–22	–49	–0,6

G = Glibenclamid, M = Metformin, S = Sulfonylharnstoff, I = Insulin
[a] Dosis-Titrations-Gruppe
[b] HbA_1
[c] Zusätzlich signifikante Reduktion der Insulindosis (p < 0,002).
[d] nicht angegeben

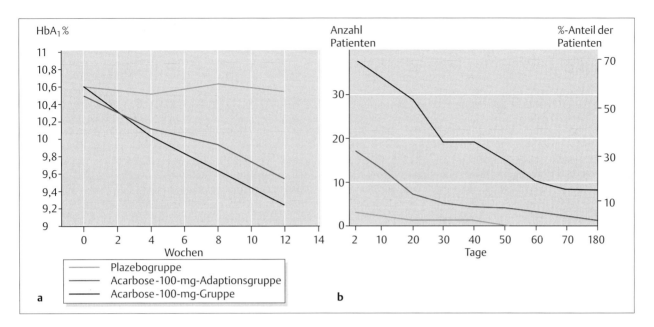

HbA$_1$%

Plazebogruppe
Acarbose-100-mg-Adaptionsgruppe
Acarbose-100-mg-Gruppe

a

Anzahl
Patienten

%-Anteil der
Patienten

b

Abb. 9.**4** HbA$_1$-Anteil und intestinale Symptome unter Acarbose in einer 12wöchigen Studie.
a Mittelwerte des HbA$_1$-Anteils in der Plazebogruppe (n = 55), in der Acarbose-100-mg-Gruppe (n = 54) und in der Acarbose-100-mg-Adaptionsgruppe (n = 55).

b Anzahl der Patienten mit intestinalen Symptomen in der Plazebogruppe, in der Acarbose-100-mg-Gruppe und in der Acarbose-100-mg-Adaptionsgruppe (aus May, C.: Diabet. Stoffw. 4 [1995] 3).

zu einer signifikanten Reduktion der täglichen Insulindosis bei insulinbehandelten Typ-2-Diabetikern führen (65, 101).

In verschiedenen **Anwendungsbeobachtungen** an über 10.000 Patienten in der freien Praxis waren die Acarboseeffekte auf Blutglucose- und HbA$_{1c}$-Werte noch deutlicher und bis zu 2 Jahren unverändert anhaltend (73, 96): Hier muß natürlich ein zusätzlicher „neuer Therapieeffekt" in Rechnung gestellt werden. Immerhin sanken die HbA1-Werte durchschnittlich um 1,5% bzw. die HbA$_{1c}$-Werte um 1,2%, und zwar sowohl bei Typ-1- als auch bei Typ-2-Diabetikern, wobei Patienten mit einem Ausgangs-HbA$_{1c}$-Wert von >10% besonders stark profitierten (96). Bei dieser Untergruppe ergab sich eine HbA1-Verbesserung von 2,3%. Im übrigen war die Therapieeffizienz weder abhängig vom Alter der Patienten noch von einer eventuellen zusätzlichen antidiabetischen Medikation.

Vergleich mit anderen oralen Antidiabetika: Untersuchungen zur Effizienz von Acarbose im Vergleich zu Sulfonylharnstoffen oder Biguaniden sind noch nicht endgültig abgeschlossen (22, 44, 65). Vieles spricht dafür, daß, gemessen am Goldstandard der HbA$_{1c}$-Werte, die Wirksamkeit von Acarbose nicht geringer ist als die der anderen oralen Antidiabetika.

Therapeutische Praxis

Indikationen und Kombinationen: Acarbose ist ein nichtinsulinotropes orales Antidiabetikum speziell zur Behandlung des Typ-2-Diabetes. Wenn beim einzelnen Patienten zusätzlich zu den Möglichkeiten einer Ernährungsbehandlung bzw. der bereits bestehenden Therapie eine weitere Blutzuckersenkung zum Erreichen des individuellen Therapieziels erforderlich ist, kommt der Einsatz von Acarbose in Betracht. Acarbose zur Therapie des Typ-2-Diabetes ist speziell indiziert

➤ als Monotherapie, wenn der Diäteffekt allein nicht ausreicht,
➤ aber auch jede Kombination mit Biguaniden, Sulfonylharnstoffen und Insulin ist denkbar, z. B.
  – zur Glättung von postprandialen Blutzuckerspitzen,
  – zum Hinausschieben des Sulfonylharnstoff-Sekundärversagens,
  – zur optimierten Effizienz einer Sulfonylharnstoff- Insulin-Kombinationstherapie,
  – evtl. zur Prävention von Hypoglykämien.

Hinsichtlich des Einsatzes bei Typ-1-Diabetikern ist grundsätzlich festzuhalten, daß die heutigen Möglichkeiten der Insulinapplikation bis hin zur intensivierten Insulintherapie und Pumpenbehandlung unter Blutzuckerselbstkontrolle zur möglichst normnahen Einstellung dieser Patienten sehr ausgereift und effizient sind. Nur in speziellen Einzelfällen erscheint ein Versuch zur „Glättung" des postprandialen Blutzuckerprofils bzw. zur Prävention später postprandialer Hypoglykämien gerechtfertigt.

Die **Dosierung** hat einschleichend nach dem amerikanischen Motto „Start low, go slow" zu erfolgen. Am besten verfährt man nach einem zweistufigen Therapiekonzept: Der erste Schritt besteht in der Erreichung der Akzeptanz, der zweite in der Annäherung an die gewünschte Effizienz. Einschleichende Dosierung meint 50 mg entweder einmal morgens oder einmal morgens, einmal abends, mit Einnahme unmittelbar zum Mahlzeitenbeginn. Eine weitere Steigerung sollte erst nach Ablauf von 1–2 Wochen vorgenommen werden, wobei zunächst jeweils die Morgendosis angehoben werden sollte. In vergleichenden Untersuchungen hat sich die morgendliche Dosierung von Acarbose als besonders effizient erwiesen. Erst wenn eine Dosis von 2mal 100 mg bzw. 200 mg morgens und 100 mg abends erreicht ist, sollte zusätzlich eine mittägliche Dosis in Betracht gezogen werden. In den bereits genannten Anwendungsbeobachtungen lag die durchschnittliche Tagesdosis in der Regel zwischen 150 und 300 mg Acarbose. Ab einer Dosis von 200–300 mg pro Tag und noch nicht ausreichender HbA_{1c}-Senkung sollte vor allem an eine frühzeitige Kombination mit einer zusätzlichen medikamentösen Alternative und nicht so sehr an eine weitere Steigerung von Acarbose gedacht werden (s.a. Kap. 6). Bei einer solchen mittleren Dosierung sind bereits mehr als 75% der maximalen Wirksamkeit ausgeschöpft. Weitere Dosissteigerungen bringen also nur wenig, begünstigen aber die Nebenwirkungen.

Wichtig ist der Hinweis auf die spezielle Therapie einer eventuellen **Hypoglykämie**, die zwar unter, aber nicht infolge einer Acarbosetherapie auftreten kann, sondern nur durch eine gleichzeitige Behandlung mit Sulfonylharnstoffen oder Insulin. Diesbezüglich gilt, daß auch alle zugeführten Kohlenhydrate zur Beseitigung der Hypoglykämie der Acarbosewirkung auf die intestinalen a-Glucosidasen der Bürstensaummembran im Dünndarm unterliegen, daß also Disaccharide, Polysaccharide und Stärke nur verzögert wirksam werden. Reine Glucose ist das Kohlenhydrat der Wahl zur Therapie von Hypoglykämien unter Acarbose. Es muß Bestandteil der Diabetikerschulung sein, potentiell hypoglykämiegefährdete Diabetiker unter Acarbose stets zum Mitführen von Traubenzucker zu motivieren.

Ins Gewicht fallende **Kontraindikationen** gegen die Therapie mit Acarbose sind nicht bekannt. Da bisher keine ausreichenden Erfahrungen mit der Wirkung und Verträglichkeit bei Kindern und Jugendlichen sowie während der Schwangerschaft vorliegen, soll Glucobay weder bei Patienten unter 18 Jahren noch während der Schwangerschaft eingesetzt werden. Dies sind reine Vorsichtsmaßnahmen: Aus den toxikologischen Langzeituntersuchungen im Tierexperiment und aus den Anwendungsbeobachtungen beim Menschen haben sich keine Hinweise für eine Limitierung des Acarboseeinsatzes bei diesen Patienten ergeben. Ähnliches gilt für die Stillzeit bei diabetischen Müttern. Bei chronischen Darmerkrankungen, die mit einer deutlichen Verdauungs- und Resorptionsstörung einhergehen, sowie Zuständen, die sich durch eine vermehrte Gasbildung im Darm verschlechtern können, soll Acarbose nicht eingesetzt werden.

Allergien gegen Acarbose sind extrem selten und stellen – wie bei allen Medikamenten – eine strikte Kontraindikation dar.

Nebenwirkungen

Gastrointestinale Nebenwirkungen: Bei striktem Festhalten an einer einschleichenden Dosierung und entsprechender vorsorglicher Aufklärung des Patienten, daß er nämlich infolge der Wirksamkeit des Präparats eine womöglich vermehrte Darmgasbildung zu erwarten hat und wie er damit umgehen kann, liegt die Anzahl subjektiv unangenehmer gastrointestinaler Nebenwirkungen in einem akzeptablen Bereich (65, 73, 96). Ziemlich einheitlich wurde in den prospektiven und plazebokontrollierten Studien sowie in der Anwendungsbeobachtung gefunden, daß ca. 20 % der Patienten unter Meteorismus und Flatulenz und 4 % unter Diarrhöen leiden (65, 73, 96).

Therapieabbrüche wegen solcher nicht tolerablen Nebenwirkungen sind jedoch insgesamt selten und liegen unter 4%. Die Verträglichkeit ist weitgehend abhängig von der antidiabetischen Begleittherapie und vom Alter des Patienten.

Hypothetisch diskutiert wurden bei Langzeiteinnahme von Acarbose auch Veränderungen der Darmflora. Tatsächliche Befunde zeigen aber eine günstige Beeinflussung der Mikroumgebung des Kolons mit einer Zunahme des Buttersäuregehalts (47).

In der Praxis ist bei den gastrointestinalen Nebenwirkungen die Dosis zu reduzieren, die Nahrungszufuhr hinsichtlich von Exzessen von kurzkettigen Kohlenhydraten (Bier!), Zuckeraustauschstoffen oder sonstigen unverdaulichen Kohlenhydraten zu explorieren und ansonsten abzuwarten. In der Regel bessern sich diese Nebenwirkungen rasch. Auch nimmt die Aktivität von α-Glucosidasen in tieferen Dünndarmabschnitten in den ersten Wochen einer Acarbosetherapie zu (75), so daß die Gefahr einer Malabsorption von Kohlenhydraten mit Fermentation im Kolon und der entsprechenden Symptomatik deutlich abnimmt.

„Sicherheitslaboruntersuchungen" bei mehreren tausend Patienten in Deutschland ergaben keine Hinweise auf **sonstige Unverträglichkeiten**, wie z.B. auf erhöhte Werte für Transaminasen oder Kreatinin (73, 96). Es soll jedoch angemerkt werden, daß bei hohen Dosierungen von mehr als 600 mg Acarbose/Tag in Einzelfällen bei Patienten in den USA und in Israel Transaminasenanstiege beobachtet wurden (65). Die Ursache ist letztlich unklar; diskutiert wurden toxische Wirkungen kurzkettiger Fettsäuren oder auch ethnische Prädispositionen.

Abwägen von Vor- und Nachteilen

Wie bei allen Therapieformen ist auch beim Einsatz von Acarbose das Für und Wider stets sorgfältig und im Einzelfall abzuwägen.

Vorteile: Für einen Einsatz von Acarbose spricht, daß sie

➤ keinen eigenständigen Hypoglykämieeffekt besitzt,

➤ zu keiner weitern Hyperinsulinierung (speziell im Kontext mit dem metabolischen Syndrom) führt,

➤ keine Gefahr von Laktazidosen besteht und

➤ keine Einschränkungen, gerade beim alten Patienten mit Multimorbidität oder auch beim Adipösen mit Hyperinsulinämie, gegeben sind.

Insgesamt liegen die größeren Vorteile sicherlich bei der Behandlung des nur geringgradig insulindefizitären Typ-2-Diabetikers, wobei auch Langzeit-Typ-2-Diabetiker mit größer werdendem Insulinmangel durchaus profitieren, die im übrigen zeitlebens insulinresistent bleiben.

Nachteile: Zweifellos nachteilig ist,

➤ daß gastrointestinale Nebenwirkungen bei ca. einem Viertel aller Patienten auftreten (auch wenn dies selten zu einem Therapieabbruch führt),

➤ daß ein gewisses Mindestmaß von ca. 100 g Stärke pro Tag Voraussetzung für eine therapeutische Wirksamkeit darstellt und die Resorption von Lactose, aber auch von Glucose, nicht beeinflußt wird,

➤ daß der positive Effekt auf die Blutlipide relativ gering ist,

➤ daß kein eigenständiger gewichtsreduzierender Effekt zu verzeichnen ist (was gegen eine große praktische Relevanz der Kohlenhydratmalabsorption spricht, eine Gewichtszunahme unter Sulfonylharnstoffen wird jedoch minimiert),

➤ daß die Langzeitauswirkungen über Jahrzehnte noch nicht endgültig abzusehen sind (auch wenn eine Reihe von Patienten bereits über ein Jahrzehnt unter Therapie steht) und

➤ daß im Vergleich zu den anderen oralen Antidiabetika der Preis relativ höher ist.

Abschließend sei auf die Stufentherapie des Typ-2-Diabetes der Amerikanischen Diabetes-Gesellschaft (Abb. 9.**5**) sowie auf das Kapitel „Grundlagen der Behandlung" (Nr. 6 Abb. 6.**2**) verwiesen. Für den Typ-1-Diabetes sind noch wesentlich mehr Fragen offen. Hier ist ganz speziell auf den Einzelfall abzustellen.

Ausblick

Bedeutung und laufende Studien: Zweifellos hat sich die Therapie der α-Glucosidase-Hemmung als nichtinsulinotropes Wirkprinzip in der heutigen Diabetestherapie fest etabliert. Entscheidend werden die weiteren Erfahrungen mit

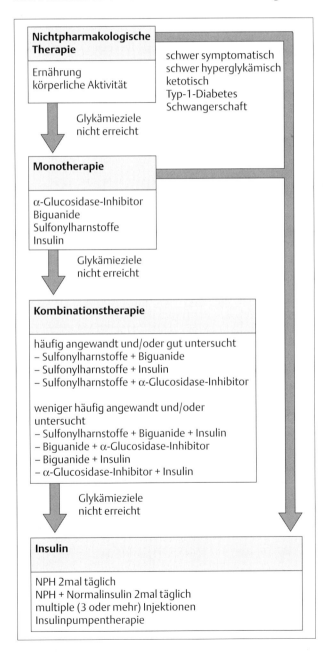

Abb. 9.5 Therapie des Typ-2-Diabetes (aus American Diabetes Association: Diabet. Care 19, Suppl. 1 [1996] S. 54).

diesem Wirkprinzip bleiben, wobei – wie bei allen therapeutischen Maßnahmen in der naturwissenschaftlich orientierten Medizin – eine dauerhafte kritische Evaluation erforderlich ist.

Von großem Interesse werden die Ergebnisse der STOP-NIDDM-Studie an 1 200 Probanden über 3 Jahre sein. Diese Doppelblinduntersuchung geht der Frage nach, inwieweit sich beim Menschen mit gestörter Glucosetoleranz die Manifestation eines Typ-2-Diabetes durch Acarbosetherapie verhindern läßt.

Weitere Vertreter dieses Wirkprinzips befinden sich derzeit in klinischer Erprobung. Vor allem Miglitol, ein Derivat von Desoxynojirimycin, das praktisch vollständig resorbiert, aber unverändert über die Niere eliminiert wird (57), und Voglibose (Abb. 9.**1**) sind bereits vielfältig untersucht. Miglitol ist seit 1998 in Deutschland und in einer Vielzahl anderer europäischer Länder (57), Voglibose bisher nur in Japan auf dem Markt.

Behandlung mit Biguaniden (Metformin)

Überblick über Biguanidformen, Bedeutung und Wirkung

Die Hauptvertreter der Biguanide, Metformin (Dimethylbiguanid), Phenformin (Phenethylbiguanid) und Buformin (Butylbiguanid) wurden 1957 als blutzuckersenkende Medikamente in die Therapie des Typ-2-Diabetes eingeführt (Abb. 9.**6**). Phenformin und Buformin wurden anfänglich häufiger eingesetzt, wegen der bekannten Komplikation einer Laktazidose aber in den 70er Jahren in den meisten Ländern vom Markt genommen. Metformin unterscheidet sich von Phenformin und Buformin in einer Reihe von wichtigen Aspekten, insbesondere in einem wesentlich verminderten Laktazidoserisiko, und gilt heute als Biguanid der Wahl. Wegen seiner günstigen Stoffwechseleffekte kommt es weltweit gleichberechtigt neben den Sulfonylharnstoffen und der Acarbose als First-line-Therapeutikum zur Anwendung. Im Gegensatz zu den Sulfonylharnstoffen senkt Metformin den erhöhten Blutzucker ohne Steigerung der Insulinspiegel, ohne Förderung einer Gewichtszunahme und ohne nennenswertes Risiko einer Hypoglykämie. Da darüber hinaus häufig eine Verbesserung der Serumlipide beobachtet wird, eignet sich Metformin besonders für den übergewichtigen Typ-2-Diabetiker mit dem Vollbild des metabolischen Syndroms (3, 7, 54). Erste Ergebnisse deuten darauf hin, daß Metformin sogar in der Prävention von Typ-2-Diabetes und Insulinresistenz eingesetzt werden kann (27).

Historisches

Guanidin und Diguanide: Die Anfänge der Biguanide lassen sich bis ins Mittelalter verfolgen, als Galega officinalis (Geiß- oder Schafgarbe) traditionell in Süd- und Osteuropa zur Behandlung der Zuckerkrankheit eingesetzt wurde (6). Galega officinalis ist reich an Guanidin (Abb. 9.**6**), und 1918 erkannte Watanabe seine blutzuckersenkende Wirkung (111). Guanidin war aber für die klinische Anwendung zu toxisch. Derivate wie die Alkyldiguanide (Synthalin A und Synthalin B) wurden 1920 eingeführt. Ein Dauererfolg blieb diesen ersten oralen Antidiabetika aber versagt. Der Grund hierfür ist we-

Guanidin

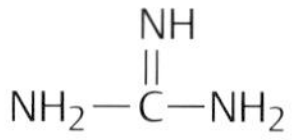

Synthalin A (Decamethylendiguanidin)

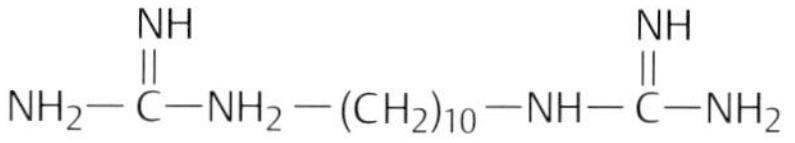

Biguanide (Guanylguanidin)

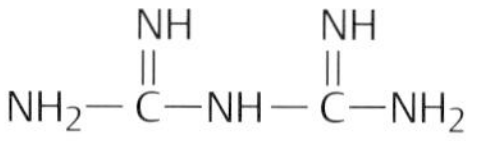

Phenformin (Phenethylbiguanid)

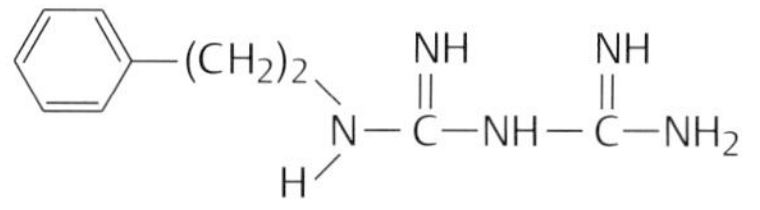

Buformin (Butylbiguanid)

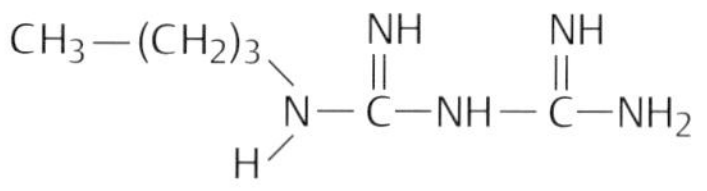

Metformin (Dimethylbiguanid)

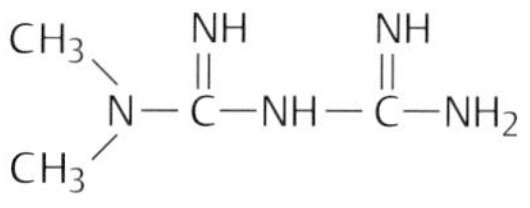

Abb. 9.**6** Strukturformel der Biguanide und verwandter Substanzen (aus Mehnert, H., W. Seitz: Münch. med. Wschr. 100 [1958] 1849).

niger in den vereinzelt beobachteten Leber- und Nierenschäden zu suchen, die einer strengen Kritik nicht standhalten konnten. Hohe Synthalindosen wurden wegen des Auftretens gastrointestinaler Nebenerscheinungen nicht toleriert. Als Insulin in den 20er Jahren zunehmend zur Anwendung kam, wurde die Therapie mit den Alkyldiguaniden eingestellt.

Biguanide: Unter dem Eindruck des weitgehenden Versagens der Diguanide in der Therapie wurde von der klinischen Erprobung der 1929 synthetisierten Biguanide (42), deren blutzuckersenkende Wirkung im Tierversuch nachgewiesen wurde, abgesehen. Erst die klinische Bewährung der Sulfonylharnstoffe in den 50er Jahren veranlaßte verschiedene Arbeitsgruppen, erneut experimentelle und erstmals auch klinische Untersuchungen mit Biguaniden aufzunehmen. 1957 wurde Metformin in Frankreich durch Sterne (102) und Buformin durch Mehnert in die Klinik eingeführt (70). Vor allem Phenformin kam in den 60er und 70er Jahren weitverbreitet zur Anwendung. Aufgrund der unter Phenformin und Buformin beobachteten Laktazidosen wurden diese Substanzen in den meisten Ländern vom Markt genommen (98, 114). Da das Laktazidoserisiko bei Metformin gering ist und diese Komplikation bei richtiger Anwendung nicht beobachtet wird, steht heute nur noch dieses Biguanid zur Verfügung. Neue Erkenntnisse über die Pathophysiologie des Typ-2-Diabetes und das Konzept des metabolischen Syndroms sowie die sehr positive Therapiebilanz führten weltweit zu einer Renaissance des Metformins in der Diabetestherapie (60, 61, 92). Es wird heute in mehr als 90 Ländern bei Typ-2-Diabetikern eingesetzt. Die Food and Drug Administration (FDA) der USA hat Metformin 1994 die Zulassung als orales Antidiabetikum erteilt.

Wirkungsmechanismus und klinische Pharmakologie

Pharmakokinetik

Die Absorption von Metformin findet hauptsächlich im Dünndarm statt. Die Bioverfügbarkeit liegt bei 50–60% (91). Die Konzentrationen von Metformin im Blutplasma erreichen ein Maximum von 2 µg/ml ca. 2 Stunden nach einer oralen Dosis von 1 g der Substanz (106). Hohe Konzentrationen von Metformin akkumulieren im Gastrointestinaltrakt, und in Leber und Speicheldrüsen liegen die Konzentrationen mehr als 2fach höher als im Plasma. Metformin ist stabil, es bindet sich nicht an Plasmaproteine und wird unverändert in den Urin ausgeschieden. Die Elimination ist schnell (die Plasmahalbwertszeit liegt bei 1,7–4,5 Stunden), wobei 90% der Substanz innerhalb von 12 Stunden ausgeschieden ist (106). Die renale Clearance von Metformin ist größer als die glomeruläre Filtrationsrate, d. h., die Substanz wird über die proximalen Nierentubuli sezerniert.

Blutzuckersenkende Wirkung

Antihyperglykämische Wirkung: Metformin läßt sich exakter als antihyperglykämische statt als hypoglykämische Substanz bezeichnen. Im Gegensatz zu den Sulfonylharnstoffen verursacht Metformin sehr selten eine klinische Hypoglykämie, selbst nicht nach Einnahme großer Dosen (69). Bei einer Metformintherapie fallen die Blutzuckerwerte in der Regel nicht unter den Normalbereich. Bei adipösen, aber auch bei nicht übergewichtigen Diabetikern findet sich unter der Metforminmonotherapie eine Senkung der Nüchternblutglucose von ca. 25% (in der Regel 30–100 mg/dl = 1,7–5,6 mmol/l, abhängig von der Ausgangslage) (24). Die postprandialen Werte werden meist deutlich mehr gesenkt (16). Der antihyperglykämische Effekt des Metformins steht in keiner Beziehung zu Alter der Patienten, Dauer des Diabetes, Körpergewicht oder basalen Insulinspiegeln.

Wirkungsmechanismus: Der blutzuckersenkende Effekt der Biguanide ist komplexer Natur und resultiert aus der Wirkung auf verschiedene Organsysteme. Metformin hat keine direkten Wirkungen auf die pankreatischen β-Zellen. Nach dem heutigen Wissensstand senkt Metformin die Blutglucose über

- Verzögerung der enteralen Glucoseresorption,
- Hemmung der hepatischen Glucosefreisetzung (Hemmung der Glukoneogenese) und
- Steigerung der peripheren Insulinwirkung (Erhöhung von Glucoseaufnahme und -verbrauch durch Muskulatur, Darm und Fettzellen).

Verzögerung der Glucoseresorption

Es ist schon lange bekannt, daß Metformin in der Darmwand akkumuliert und zu einer Verzögerung der Glucoseresorption führt. Neuere Untersuchungen zeigen aber, daß Metformin die intestinale Glucoseutilisation steigert und somit zu einer Verminderung des Nettotransfers von Glucose durch die Darmwand führt (7). Bei einigen Patienten kommt es zu Beginn der Therapie zu gastrointestinalen Nebenwirkungen, gelegentlich auch Durchfällen. Unter längerfristiger Therapie fanden sich jedoch keine konsistenten Veränderungen der Nahrungstransitzeit. Auch gibt es keine überzeugenden Berichte darüber, daß der therapeutische Effekt von Metformin durch eine Veränderung der Nahrungszufuhr zu erklären ist (anorexigener Effekt) (7).

Hemmung der hepatischen Glucosefreisetzung

Eine vermehrte hepatische Glucoseproduktion fördert die basale Hyperglykämie des Typ-2-Diabetikers (23). In sorgfältig durchgeführten Stoffwechselstudien an Typ-2-Diabetikern konnte kürzlich gezeigt werden, daß in der Reduktion der hepatischen Glucoseproduktion durch Hemmung der Glukoneogenese der Haupteffekt der blutzuckersenkenden Wirkung des Metformins liegt (78, 103). Die Rate der Konversion von Lactat zu Glucose (Glukoneogenese) nahm um fast 40% ab, während die Oxidation von Lactat um 25% zunahm. Somit kam es nicht zu einer Akkumulation von Lactat und Erhöhung der Plasmalactatspiegel, wie sie früher unter dem Biguanid Phenformin beobachtet wurde. Die Leberglykogenspiegel werden unter Metformin nicht verändert.

Insulinvermittelte Glucoseutilisation

Der antihyperglykämische Effekt von **Metformin** ist nach einer Glucosebelastung klar sichtbar (80, 116). Die verbesserte Glucosetoleranz ohne Erhöhung der Insulinspiegel deutet darauf hin, daß Metformin die insulinvermittelte Glucoseutilitsation verbessert (7, 41, 48). Diese Annahme wird durch Glucose-Clamp-Studien bestätigt (48, 80), die einen Anstieg der Glucoseverwertung bei submaximalen Insulinkonzentrationen zeigten. Weitere Hinweise auf die verbesserte Insulinwirkung stammen aus Berichten über eine deutliche Reduktion der Insulindosis bei insulinbehandelten Typ-2-Diabetikern (64).

Der Skelettmuskel ist der Hauptort der insulinvermittelten Glucoseutilisation. Eine Reihe von Tierexperimenten und Untersuchungen am Menschen haben eine vermehrte muskuläre Glucoseaufnahme unter Metformin gezeigt (7, 29). Als Hinweis auf den verstärkten nichtoxidativen Glucosestoffwechsel im Muskel wurde unter Metformin eine Zunahme der Glykogenkonzentrationen gemessen (112). Als ein möglicher Mechanismus der verstärkten Insulinwirkung wird eine erhöhte Insulin-Rezeptor-Bindung angesehen (11, 79). Daneben wurden in Tierversuchen eine Normalisierung der Rezeptortyrosinkinaseaktivität (59) und eine Erhöhung der Glucosetransporter (68) nachgewiesen. In therapeutischen Dosen ist das Redoxpotential und der Energiestatus der Leberzellen nicht beeinträchtigt (7). Intrazellulär findet sich Metformin vor allem im Zytosol (113). Wegen seiner geringen Lipophile findet kaum eine Bindung an biologische Membranen statt, weshalb auch – im Gegensatz zu Phenformin – die Affinität von Metformin zu den Mitochondrien sehr gering ist. In therapeutischen Dosen finden sich also für Metformin keine Hinweise auf eine verringerte Zellatmung.

Für **Phenformin** aber wurde eine Anreicherung der Substanz in der Mitochondrienmembran mit Hemmung der oxidativen Phosphorylierung und als Folge davon einer Verminderung der ATP-Synthese postuliert (91). Über eine vermehrte anaerobe Glykolyse kommt es zu einem Lactatanstieg, der unter Phenformin deutlich, unter Metformin aber nur sehr gering nachweisbar ist. Dieses Verhalten erklärt auch die unterschiedlichen Raten der Laktazidoseinzidenz.

Klinische Wirksamkeit

Allein zum Vergleich der antidiabetischen Wirksamkeit von Metformin mit Sulfonylharnstoffen sind in den Jahren 1959–1994 180 kontrollierte Studien an vielen Tausenden von Diabetikern durchgeführt worden (Übersicht bei 3, 40). In allen Studien wurde eine deutliche Blutzuckersenkung ohne Steigerung der basalen oder stimulierten Insulinsekretion übereinstimmend nachgewiesen. In der Metaanalyse wurde dabei der Nüchternblutzuckerspiegel bei Typ-2-Diabetikern im Mittel um 25% gesenkt, der absolute Glucosewert um 49 mg/dl (2,7 mmol/l). Die plazebokontrollierten Doppelblindstudien nach 1990 weisen eine mittlere HbA_{1c}-Senkung von 1,5% (0,8%–3,1%) auf. Ähnliche Ergebnisse wurden in den offenen Verlaufsstudien publiziert (3).

Weitere Effekte

Gewichtsabnahme: Metformin verursacht keine Gewichtszunahme, sondern erleichtert die Gewichtsabnahme, insbesondere bei Patienten unter einer hypokalorischen Diät (24, 41). Unter einer einjährigen Metformintherapie wurde bei Typ-2-Diabetikern ein mittlerer Gewichtsverlust von 1,5 kg gefunden, während in der Kontrollgruppe unter einem Sulfonylharnstoff eine durchschnittliche Gewichtszunahme von 5,2 kg erfolgte (16). Die therapeutisch gewünschte Reduktion des Fettgewebes erklärt 90% des Gewichtsverlustes (103). In der United Kingdom Prospective Diabetes Study (UKPDS) mit über 4200 neudiagnostizierten Typ-2-Diabetikern war der unterschiedliche Einfluß der Antidiabetika auf das Gewicht auch nach 9jähriger Beobachtung eindeutig nachweisbar (107). Unter Insulinmono- und Sulfonylharnstofftherapie kam es zu einem Anstieg des Körpergewichts von 7 kg bzw. 5 kg im Gegensatz zu Metformin, worunter keine Gewichtszunahme und eine Abnahme des Plasmainsulins bei gleicher blutzuckersenkender Wirkung auffiel. Ein Zusammenhang der Gewichtsreduktion mit der Verminderung von Insulinresistenz und Hyperinsulinämie konnte gezeigt werden (16).

Lipidsenkende Wirkungen: Eine Reihe von klinischen Studien zeigen günstige Auswirkungen einer Metformintherapie auf die Serumlipide (24, 56, 84). Die Triglyceride konnten unter Metformin sowohl bei Diabetikern als auch Nichtdiabetikern in Abhängigkeit von der Ausgangshöhe um 20–50% gesenkt werden (94, 116). Dieser Effekt kommt hauptsächlich durch die Verminderung der VLDL zustande. Bei Typ-2-Diabetikern wurde ferner beobachtet, daß Metformin akut den Plasmaspiegel der freien Fettsäuren senken und die Lipidoxidation hemmen kann (78). Die gehemmte Lipidoxidation könnte die Ursache für die gleichzeitig beobachtete Hemmung der hepatischen Glucoseproduktion sein.

Das Gesamtcholesterin nimmt in der Regel nur gering ab (um 10%) (25, 116), obgleich ein einheitlicher Effekt nicht in allen Studien gezeigt werden konnte (7).

Hämorheologische und vaskuläre Effekte: Im Tierversuch konnte eine antiatherogene Wirkung von Metformin nachgewiesen werden (7). In-vitro-Untersuchungen mit humanen glatten Muskelzellen und Fibroblasten zeigten ein verzögertes Wachstum (62). In anderen klinischen Studien wurden eine erhöhte fibrinolytische Aktivität und verminderte Thrombozytenreagibilität nachgewiesen (33, 53, 76, 109).

In den letzten Jahren fanden sich zunehmend Hinweise dafür, daß die Insulinresistenz und die kompensatorisch erhöhten peripheren Insulinspiegel einen wichtigen Risikofaktor für die Atherosklerose darstellen. Da Metformin in der Lage ist, die Hyperglykämie ohne Erhöhung der Insulinkonzentrationen zu senken, einen günstigen Effekt auf Blutfette, Gewicht und Hämorrheologie ausübt, kommt der Therapie mit diesem Biguanid in der Behandlung des metabolischen Syndroms und der assoziierten Makroangiopathie eine klinisch wichtige Rolle zu (Tab. 9.**2**).

Tabelle 9.**2** Vor- und Nachteile der Metformintherapie

Vorteile
– Blutzuckersenkung ohne Hyperinsulinämie
– geringe Hypoglykämiegefahr
– günstige Beeinflussung des Fettstoffwechsels (Senkung der Triglyceride)
– unter der Therapie keine Gewichtszunahme
– angioprotektiver Effekt möglich (im Tierexperiment gezeigt)
– praktisch keine Gefahr von Laktazidosen bei Einsatz von Metformin unter Beachtung der Kontraindikationen

Nachteile
– anfänglich und bei höherer Dosierung (mehr als 1700 mg, 2 Tabletten) gastointestinale Nebenwirkungen, die zur Dosisreduktion oder zum Absetzen des Präparates zwingen
– bei schweren interkurrenten Infekten, Kontrastmitteluntersuchungen, Operationen usw. muß das Präparat abgesetzt werden,
– regelmäßige (halbjährliche) Kreatinin- und Blutbildkontrollen erforderlich
– im Extremfall bei völliger Mißachtung der Kontraindikationen (Niereninsuffizienz, Sepsis!) sind Laktazidosen auch unter Metformin möglich

Therapeutische Praxis

Indikationen

Nach den Vorschlägen der European NIDDM Policy Group soll die Behandlung von Typ-2-Diabetikern Symtomfreiheit, Vermeidung und Besserung akuter und chronischer Begleiterkrankungen, Vermeidung von Faktoren, die zu erhöhter Mortalität prädisponieren, und die Verbesserung der Lebensqualität beinhalten (1).

Übergewichtige Typ-2-Diabetiker: In dem vorgeschlagenen Therapieflußschema hat Metformin seinen festen Platz. Wenn trotz allgemeiner Maßnahmen wie Diät und ausreichende körperliche Bewegung beim übergewichtigen Typ-2-Diabetiker keine befriedigende Stoffwechseleinstellung zu erzielen ist, sollten Metformin, ein α-Glucosidase-Inhibitor oder Sulfonylharnstoffe zum Einsatz kommen. Voraussetzung für eine erfolgreiche Anwendung des Metformins in der Behandlung des Diabetes mellitus ist das Wissen um die besondere Wirkungsweise und um die

Nebenwirkungen dieser Substanz. Nur mit Hilfe von – endogenem oder exogenem – Insulin kann Metformin seinen extrapankreatischen, blutzuckersenkenden Effekt entfalten. Es liegt nahe, daß Metformin deshalb am vorteilhaftesten beim Typ-2-Diabetiker mit Übergewicht angewendet wird, bei dem in der Regel noch genügend Insulinreserven vorhanden sind. Metformin wird weltweit als Monotherapie bei adipösen Typ-2-Diabetikern eingesetzt, die mit Diät allein keine befriedigenden Blutzuckerwerte erreichen.

Additive Applikation: Aufgrund der Wirkungsweise der Substanz und der vorliegenden Studien bestehen auch für den normalgewichtigen Typ-2-Diabetiker und den Typ-1-Diabetiker, insbesondere mit Übergewicht, keine Kontraindikationen als additives Therapeutikum (24). In der neuen Metforminmonographie des deutschen Bundesgesundheitsamts ist die fühere Empfehlung, eine Metformintherapie nur in Verbindung mit einem Sulfonylharnstoff durchzuführen, aufgegeben worden. Aufgrund der pharmakologischen Eigenschaften erscheint die Therapie mit Metformin gerade in einem frühen Stadium des manifesten Typ-2-Diabetes und bei Patienten mit dem Vollbild des metabolischen Syndroms indiziert, da es an dem fundamentalen Problem der Insulinresistenz angreift. Im Stufenschema der Differentialtherapie des Typ-2-Diabetes steht deshalb auch Metformin an vorderer Stelle (Abb. 9.**5**) (1, 2, 3, 72).

Kombinierte Sulfonylharnstoff-Metformin-Behandlung und deren Abwägung gegenüber Insulintherapie

Metformin wird häufig in Kombination mit **Sulfonylharnstoffen** verordnet, wenn die Monotherapie der Substanzen allein keine akzeptable Stoffwechseleinstellung bewirkt. Die Kombination Metformin-Sulfonylharnstoffe kann den Blutzucker um ca. 20–30% mehr senken als die Therapie mit Sulfonylharnstoffen allein (35, 41, 87). Die additive Wirkung erklärt sich aus dem unterschiedlichen Wirkmechanismus von Biguaniden und Sulfonylharnstoffen. In einer Clamp-Studie war die Verbesserung der Stoffwechselkontrolle mit einem 24-%-Anstieg der insulinstimulierten Glucoseaufnahme und einer 16-%-Abnahme der basalen hepatischen Glucoseproduktion assoziiert (87). Der Zusatz von Metformin zur Sulfonylharnstofftherapie führte zu einer Abnahme der Insulinspiegel und der VLDL-Triglyceride und zu einem Anstieg des HDL-Cholesterins. So kann Metformin auch in der Kombination mit Sulfonylharnstoffen einen günstigen Effekt auf die Facetten des metabolischen Syndroms ausüben.

Das Argument, man könne jeden Diabetiker auch mit **Insulin** einstellen und deswegen auf Metformin verzichten, ist wenig stichhaltig. Von Aufwand, Kosten und Unannehmlichkeiten der Injektionen abgesehen, sind die Probleme bei den meist übergewichtigen, insulinresistenten Patienten evident: Der anfänglich rasche günstige Effekt der Insulintherapie auf Blutzucker und Blutfette wird häufig nach einigen Monaten der Insulintherapie durch die häufig beobachtete Gewichtszunahme wieder aufgehoben oder gar ins Gegenteil gekehrt. Wie für alle Stufen der Differentialtherapie des Diabetes mellitus hat zu gelten, daß Besserungen und Verschlechterungen durch eine Änderung der Therapie begegnet werden muß: Eine Verschlechterung der Stoffwechsellage bei einer oralen Kombinationstherapie muß zwangsläufig eine Umstellung auf Insulin nach sich ziehen. Andererseits sollte übergewichtigen Patienten, deren Gewicht trotz hypokalorischer Diät unter der Insulintherapie weiter ansteigt, die erneute Chance der oralen Kombinationstherapie gegeben werden. Der Nachweis eines normalen oder erhöhten C-Peptid-Spiegels im Serum kann in der Beurteilung dabei hilfreich sein.

Kombinierte Meformin-Insulin-Therapie

Patienten mit Typ-2-Diabetes werden primär-medikamentös mit oralen Antidiabetika behandelt. Aufgrund der fortschreitenden Insulinresistenz und -sekretionsstörung reicht oftmals die Gabe von oralen Antidiabetika zur Aufrechterhaltung einer befriedigenden Stoffwechseleinstellung auch beim übergewichtigen Patienten nicht mehr aus, so daß trotz bestehender Hyperinsulinämie exogenes Insulin verabreicht werden muß. Da der Anstieg der Insulinämie durch exogenes Insulin eine weitere Zunahme des Übergewichts begünstigt (108), sollten beim Typ-2-Diabetiker möglichst kleine Insulindosen zur Anwendung kommen. Bei Behandlung von Typ-2-Diabetikern mit exogenem Insulin wird der tägliche Insulinbedarf bei gleichzeitiger Metformintherapie um 15–32% verringert (95). Darüber hinaus konnte in neuesten kontrollierten Studien bei Typ-2-Diabetikern mit verschiedenen Antidiabetika-Kombinationen die günstigsten Effekte auf Blutglucose, HbA_{1c} und Gewichtsverlauf mit der kombinierten Therapie von Insulin und Metformin erreicht werden (37, 117).

Dosierung

Es wird allgemein anerkannt, daß die Metformintherapie mit kleinen Dosen beginnen und die Anfangsdosis allmählich bis zum gewünschten Effekt gesteigert werden soll. Der schon früh geprägte amerikanische Slogan „Start low, go slow" ist hinsichtlich Aussagekraft und Präzision unübertroffen geblieben: Es sollte mit 500 mg Metformin morgens nach dem Frühstück oder abends nach dem Abendessen begonnen werden und nach einigen Tagen auf eine Dosis von 2 Tabletten, höchstens 3 Tabletten Metformin (850 mg) gesteigert werden. Bei den im Handel befindlichen Metforminpräparaten handelt es sich um Gerüsttabletten, bei denen der Wirkstoff im Magen-Darm-Trakt langsam aus der Tablette diffundiert. Der Vorteil dieser pharmazeutischen Zubereitungsform liegt in der gleichmäßigeren Resorption des Wirkstoffs und in einer niedrigeren Nebenwirkungsquote bei relativ hoher Dosierung. Bei einer Tagesmenge von 2 oder 3 Tabletten Metformin sind die Tabletten über den Tag verteilt einzunehmen, am besten je 1 Tablette nach dem Frühstück, Mittagessen und Abendessen. Auf gastrointestinale Nebenwirkungen ist dabei zu achten.

Nebenwirkungen

Gastrointestinale Nebenwirkungen und Störungen des Vitamin-B_{12}-Stoffwechsels: Als meist passagere Nebenwirkungen können zu Beginn einer Metforminbehandlung Übelkeit, Magendruck, Blähungen, Durchfälle und metallischer Mundgeschmack auftreten. Appetitlosigkeit und Magendruck sind am häufigsten; Durchfälle sind sehr selten. In wenigen Fällen zwingen die gastrointestinalen Nebenwirkungen zum Absetzen des Präparates. In einer breit angelegten Praxisstudie wurden über 1800 Typ-2-Diabetiker mit Diät und einer Kombination Sulfonylharnstoff-Metformin über 12 Wochen behandelt (40). In den ersten Behandlungs-

wochen traten bei 14,2% der Patienten gastrointestinale Nebenwirkungen auf, die sich bei Fortführung der Therapie in der Regel spontan zurückbildeten. Bei 4,2% der Patienten führten die Nebenwirkungen zu einem vorzeitigen Therapieabbruch.

In sehr vereinzelten Fällen wurde über eine Störung des Vitamin-B_{12}-Stoffwechsels durch Metformin berichtet (11, 98). Deshalb werden jährliche Kontrollen des Blutbilds empfohlen. Im Falle einer Störung läßt sich diese durch eine zusätzliche Vitamin-B12-Therapie leicht beheben.

Laktazidose: Die schwerwiegendste Nebenwirkung der Metforminbehandlung ist die Laktazidose. Wenn sie auch sehr selten beobachtet wird und nur bei Mißachtung der Kontraindikationen (vor allem Niereninsuffizienz und Sepsis) auftritt, so sind genaue Kenntnisse darüber zwingend erforderlich.

Diese Form einer Übersäuerung des Blutes mit arteriellen Blutlactatwerten > 5 mmol/l, die bis zum Koma führen kann, ist seit Jahrzehnten bekannt und erlangte in Verbindung mit der Biguanidtherapie größte Aufmerksamkeit. Laktazidosen treten aber nicht selten ohne Einfluß von Medikamenten bei Sepsis, schweren Leber- und Nierenschäden, im hypotensiven Schock, nach Alkohlexzeß usw. auf (97, 98). In vielen Fällen der beschriebenen Laktazidosefälle war deshalb die Induktion durch das Pharmakon nicht eindeutig zu belegen. Laktazidosen wurden vor allem unter Phenformin- und Buforminbehandlung, in sehr viel geringerer Zahl auch unter Metformin beschrieben (98). Wegen der kürzeren Halbwertszeit, der geringen Lipophilie und damit auch geringeren Membraneffekten kommt es unter Metformin in einem erheblich geringeren Maß zur Akkumulation der Substanz in den Körperorganen (Leber).

Die berichtete Inzidenz der Laktazidose unter Metformin ist 0–0,084 Fälle/1000 Patientenjahre; im Mittel der epidemiologischen Daten sind es 3 Fälle auf 100 000 Patientenjahre (7, 11). Das Mortalitätsrisiko ist nochmals 3fach geringer. Praktisch alle Fälle der metforminassoziierten Laktazidosefälle traten bei Patienten mit eindeutigen Kontraindikationen (Tab. 9.**3**) auf. Die Niereninsuffizienz und nach unseren Erfahrungen schwere Infektionen (Pyelonephritis) sind die häufigsten übersehenen Kontraindikation, auch bei den heute noch vereinzelt berichteten Fällen. Das bedeutet, daß alle Patienten mit schweren fieberhaften Infekten die Therapie mit Metformin unterbrechen sollten. Die Bestimmung des Serumkreatininwertes ist halbjährlich erforderlich (Tab. 9.**2**). Bei korrekter Indikation und Ausschluß der Kontraindikationen bringt Metformin keine Laktazidosegefährdung mit sich (72). Metformin kann deshalb als sicheres Arzneimittel bezeichnet werden.

Tabelle 9.3 Kontraindikationen der Metformintherapie

- eingeschränkte Nierenfunktion
- schwere Infektionen
- schwere Lebererkrankung
- Alkoholismus
- Zustände mit schlechter Sauerstoffversorgung der Gewebe, z. B. respiratorische Insuffizienz, schwere Herzinsuffizienz, Kreislaufschock
- konsumierende Erkrankungen
- Zustand vor, während und nach einer Operation
- Abmagerungskuren (<1000 kcal täglich)
- Gabe von Röntgenkontrastmitteln

Das klinische Bild der Laktazidose ist symptomarm. Es beginnt meist uncharakteristisch mit Müdigkeit und Schwäche. Wichtig sind die gastrointestinalen Beschwerden oder Fieber, die Tage oder Wochen vor der Manifestation der Laktazidose bestehen und persistieren. Innerhalb weniger Stunden kann dann der Patient in ein stuporöses Stadium mit Kußmaul-Atmung kommen. Stets liegen eine ausgeprägte Azidose, stark erhöhte Blutlactatwerte und ein sog. Anionengap vor. Der Blut-pH-Wert ist bei dieser Form der Azidose besonders stark erniedrigt (zumeist unter 7,0). Die Blutzuckerwerte sind in der Regel niedrig normal. Wenn es zur Laktazidose unter Metformintherapie kommt, stehen neben der Schockbekämpfung Insulin-Glucose-Infusionen sowie eine vorsichtige Azidosekorrektur mit Natriumbicarbonat im Vordergrund. Bei Niereninsuffizienz sollte hämodialysiert werden, um das akkumulierte Metformin zu eliminieren.

Schlußfolgerung

Die antihyperglykämische Wirkung des Metformins erweist sich als günstiger Effekt bei der Insulinresistenz des Typ-2-Diabetikers. Die blutzuckersenkende Wirkung erklärt sich in erster Linie durch eine Reduktion der hepatischen Glucoseproduktion und der erhöhten Glucoseutilisation im peripheren Gewebe. Die zusätzlich günstigen Effekte des Metformins auf das Körpergewicht, die Serumlipide und hämostaseologische Parameter macht diese Substanz zu einem wertvollen Medikament in der Therapie des Typ-2-Diabetikers mit dem Vollbild des metabolischen Syndroms. Das Risiko erhöhter Lactatkonzentrationen erfordert aber eine strikte Beobachtung der bekannten Kontraindikationen, vor allem von schweren Infektionen, Nieren- und Leberstörungen.

Insulinsensitizer vom „Glitazontyp" – eine Perspektive für die Zukunft?

Noch ungeklärte Problematik schwerwiegender Nebenwirkungen

So gut die heutigen Möglichkeiten der medikamentösen Therapie des Typ-2-Diabetes, inklusive der Insulinbehandlung, auch sein mögen, sind doch Wunschvorstellungen für weitere Verbesserungen unübersehbar. Hoffnungen für eine möglichst kausale Therapie der Insulinresistenz – und damit auf eine weitere nichtinsulinotrop wirkende Medikamentengruppe – wurden und werden u. a. vor allem auf die Entwicklung der sog. Insulinsensitizer vom „Glitazontyp" gesetzt (74, 89), die sich von den Thiazolidindionen ableiten (Abb. 9.**7**) und deren am weitesten fortgeschrittener Vertreter Troglitazon ist. Unter dem Namen Rezulin wurde diese Substanz auch tatsächlich 1997 in den USA und Japan zugelassen. Mehr als 700.000 Patienten wurden binnen kurzem damit behandelt. Allerdings wurden bei einigen dieser Patienten schwere lebertoxische Veränderungen bis hin zum Leberausfall beobachtet, ein Problem, das sich bei den Zulassungsstudien mit mehreren tausend behandelten Patienten nicht gezeigt hatte (30, 50, 51, 52, 63, 85). Dort waren lediglich in ca. 2% reversible Transaminasenanstiege dokumentiert worden, insgesamt aber hatte sich das Nebenwirkungsprofil nicht signifikant von der Plazebobehandlung unterschieden.

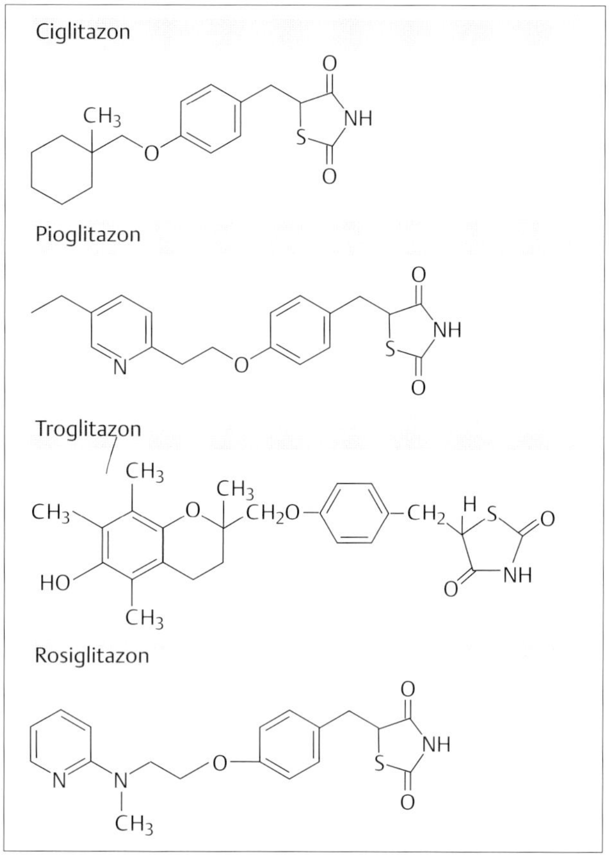

Abb. 9.**7** Strukturformeln verschiedener Thiazolidindione.

Momentan muß eine Bewertung von Troglitazon einerseits und der gesamten Substanzklasse der Insulinsensitizer vom Glitazontyp andererseits offen bleiben. Es wird abzuwarten sein, wie – wenn überhaupt – die Zusammenhänge sich darstellen. Sollten sich solche finden, ist zu klären, ob die schwerwiegenden lebertoxischen Veränderungen nur bei besonders fatalen Kombinationen auftreten, z. B. bei der gleichzeitigen Einnahme von Barbituraten, Fibraten, Statinen oder auch bei chronischem Alkoholabusus, und ob solche Zusammenhänge substanzspezifisch sind oder für die ganze Klasse der Glitazone bzw. Thiazolidindione gelten. Solche schwerwiegenden lebertoxischen Erscheinungen sind in den bisherigen klinischen Studien mit weiteren Glitazonen nicht aufgetreten. Jedenfalls haben die Gesundheitsbehörden in USA das Präparat Rezulin am Markt gelassen, aber einen Warnhinweis und die Verpflichtung zur Überprüfung der Leberfunktion verfügt. Für Europa wurde von seiten der Herstellerfirmen der EG-Zulassungsprozeß bis zur Klärung der Situation vorläufig gestoppt und der gerade begonnene Vertrieb in England bis auf weiteres ausgesetzt. Kürzlich jedoch wurde der Zulassungsprozeß wiederaufgenommen.

Wirkmechanismus

Thiazolidindione vermindern die Insulinresistenz bzw. erhöhen die Insulinwirkung, ohne die Insulinsekretion zu stimulieren (58, 74, 77, 89).

Antihyperglykämische Wirkung: In einer Reihe von Diabetestiermodellen mit peripherer Insulinresistenz und Hyperinsulinämie, aber auch an nichtdiabetischen resistenten Tieren wurde vielfach gezeigt, daß Troglitazon und die anderen Glitazone die Blutglucose- und Plasmainsulinkonzentrationen deutlich erniedrigen, ebenso die freien Fettsäuren und die Triglyceride im Plasma. Im Gegensatz dazu bleiben die Plasmaglucosespiegel bei normalen oder Insulinmangeltieren unter Glitazonen unverändert, außer diese werden gleichzeitig mit Insulin verabreicht. Mit anderen Worten: Thiazolidindione wirken nicht hypoglykämisierend, sondern antihyperglykämisch bei Insulinresistenz.

Erhöhung der Insulinwirkung: Auch wenn der exakte Wirkmechanismus noch nicht geklärt ist, erhöhen Troglitazon und die anderen Glitazone zweifellos die Insulinwirkung auf die Insulinzielorgane, nämlich Leber, Skelettmuskel und Fettgewebe (4, 77, 89). In jedem Fall handelt es sich um einen Postrezeptordefekt; Glitazone stimulieren die Glykogensynthaseaktivität, den Glucosetransport, die Produktion von Fructose-2,6-biphosphat, verhindern die glucoseinduzierte Insulinresistenz am Insulinrezeptor, zeigen aber keinen direkten stimulierenden Effekt auf den Insulinrezeptor oder die Insulinbindung (5, 58). In Experimenten mit Gewebekulturen beobachtete man eine Beeinflussung von Transkriptionsfaktoren, die mit einer erhöhten Insulinwirkung einhergingen (89).

PPAR: Diese Regulationsvorgänge auf der Ebene der Genexpression scheinen durch eine Interaktion der Thiazolidindione mit einer Familie von nukleären Rezeptoren zustande zu kommen, die als peroxysomproliferator-aktivierte Rezeptoren (PPARs) bekannt sind und die zur Superfamilie der Transkriptionsfaktoren des Steroidhormon-/Schilddrüsenhormon-Rezeptors gehören. Abb. 9.8 gibt eine Übersicht und zeigt, daß die Glitazone direkt den Transkriptionsfaktor PPAR beeinflussen. Für Pioglitazon und Rosiglitazon wurde gezeigt, daß sie direkt am PPAR mit hoher Affinität und niedriger Kapazität binden und daß dadurch ein heterologer Promoter transaktiviert wird (36, 89). Zudem scheint eine Korrelation zwischen der PPAR-Bindung und der in vivo beobachteten Aktivität der Glitazone zu bestehen. Es muß aber offenbleiben, ob dieser Effekt ausschließlich für die antihyperglykämische Wirkung verantwortlich ist. PPAR hat offensichtlich auch Wirkungen auf Enzyme des Lipidstoffwechsels, z. B. die Lipoproteinlipase, möglicherweise auch auf die Lipoproteinexpression (89).

Klinische Wirksamkeit

Seit 1990 wurden speziell Troglitazon, später auch weitere Glitazone in einer Serie von klinischen Studien an Typ-2-Diabetikern untersucht, meist im Doppelblindansatz und über eine Zeitdauer von 3–12 Monaten (4, 30, 31, 50, 51, 52, 63, 74, 85).

Antihyperglykämischer Effekt und Einfluß auf den Lipidstoffwechsel: Dabei senkte Troglitazon nach einem langsam über mehrere Wochen einsetzenden Wirkungsbeginn dann aber konstant die Blutglucosekonzentrationen sowohl im Nüchternzustand als auch postprandial und führte gleichzeitig zu niedrigeren Insulinspiegeln im Blut. Die Abnahme der Hyperglykämie war assoziiert mit einer praktischen Normalisierung der hepatischen Glucoseproduktion und einem ca. 50%igen Anstieg der insulinmediierten Glucoseaufnahme des Skelettmuskels, wie Untersuchungen mittels der Glucose-Clamp-Technik ergaben (77). Ähnliche Resultate wurden im Rahmen von intravenösen Glucosetoleranztests, Mahlzeitentests oder oralen Glucosetoleranztests erhalten.

Gegenüber Plazebo sanken die Nüchtern- und postprandialen Blutglucosekonzentrationen durchschnittlich um 25–40 mg/dl (1,4–2,2 mmol/l) und der HbA_{1c}-Wert um 0,6–1,1%. In einigen Untersuchungen in Kombination mit einer gleichzeitigen Therapie mit Insulin, aber auch mit Sulfonylharnstoffen wurden sogar HbA_{1c}-Abnahmen bis zu 1,5% beobachtet (30, 52, 85). 400–600 mg Troglitazon als einmalige Gabe während oder nach einer Mahlzeit bewirken in der Regel einen maximalen antihyperglykämischen Effekt, während höhere Dosen noch zu einer weiteren Steigerung der Wirkung auf Parameter des Lipidstoffwechsels führen. In den meisten Studien nahmen neben der Verringerung der Hyperglykämie auch die Triglyceride, die freien Fettsäuren und das Gesamtcholesterin ab und das HDL-Cholesterin zu. Diese Effekte liegen in der Größenordnung von 10–20% Veränderung, gemessen am Ausgangswert. In einigen Studien wurde auch eine Abnahme der durchschnittlichen Blutdruckwerte verzeichnet.

Therapieversager: Ca. 25% der Typ-2-Diabetiker in den Doppelblindstudien zeigten keinen oder einen nur geringen antihyperglykämischen Effekt unter der Behandlung mit Troglitazon. Subgruppenanalysen legen die Vermutung

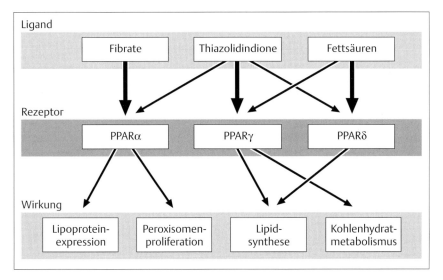

Abb. 9.**8** Die PPAR-Familie der nukleären Rezeptoren (aus Saltiel, A.R., J.M. Olefsky: Diabetes 45 [1996] 1661).

nahe, daß es sich dabei vor allem um Patienten mit nur noch einer geringen Insulinrestsekretion handelt. Konsistent mit dieser Hypothese wäre auch die Beobachtung, daß die ausgeprägtesten HbA$_{1c}$-Senkungen bei insulinbehandelten Typ-2-Diabetikern dokumentiert wurden (85). Hingegen scheint es bisher keine sog. Sekundärversager einer Troglitazontherapie zu geben.

Pharmakologische Untersuchungen haben gezeigt, daß die enterale **Absorption** von Troglitazon hoch ist und durch Nahrungszufuhr noch weiter gesteigert wird (89). Maximale Plasmakonzentrationen von etwa 10^6 mmol/l werden rasch erreicht, die Halbwertszeit beträgt ca. 10 Stunden. In Übereinstimmung mit den klinischen Studien ist demnach eine einmalige tägliche Einnahme nach einer Mahlzeit ausreichend.

Nebenwirkungen

Abgesehen von den möglichen lebertoxischen Erscheinungen, die erst bei der freien Anwendung im „Markt" bei mehreren hunderttausend Diabetikern registriert wurden, war Troglitazon – wie bislang auch die anderen Glitazone – in den klinischen Studien sehr gut vertragen worden. Allerdings wurde konsistent eine Abnahme der Hämoglobinkonzentration um ca. 5 % beobachtet, die wohl auf eine Zunahme des intravaskulären Plasmavolumens zurückzuführen ist (89). Vor diesem Hintergrund soll die Substanz nicht bei Patienten mit schweren Formen der hydropischen Herzinsuffizienz eingesetzt werden. Speziell kardial fokussierte Untersuchungen bei Typ-2-Diabetikern über ein Jahr einschließlich Echokardiographie haben keinerlei negative Auswirkungen auf die Pumpfunktion des Herzens oder die Muskelmasse der Herzwand erkennen lassen (31). Diese Untersuchung war speziell durchgeführt worden, nachdem bei einem Nagermodell für Diabetes Hinweise für eine Herzhypertrophie aufgetaucht waren. Ferner bedarf der Aspekt einer potentiellen Gewichtszunahme und einer Ausdifferenzierung von Präadipozyten, wie er im Tierversuch zu beobachten war (36), einer weiteren eingehenden Beachtung.

Troglitazon wird nicht über die Niere sondern vollständig über die Leber eliminiert. Eine Dosisanpassung in bezug auf die Funktion der Niere oder eine spezielle Überwachung der Nierenfunktion sind nicht notwendig. Leberenzymveränderungen geringen Ausmaßes wurden bei ca. 2 % aller Studienteilnehmer beobachtet, sie waren nach Absetzen der Substanz vollständig reversibel.

Einsatz bei Patienten mit Insulinresistenz

Troglitazon hat seine Wirksamkeit auch bei (Noch-)Nichtdiabetikern mit Insulinresistenz im Sinne einer signifikanten Zunahme der Insulinsensitivität erwiesen (4, 9, 77). Die Behandlung mit Troglitazon wurde daher auch in das Programm zur Prävention des Typ-2-Diabetes (DPT 2) in den USA als ein Studienarm aufgenommen. Dieses Projekt soll bei ca. 4.000 Menschen mit gestörter Glucosetoleranz über 3 Jahre durchgeführt werden. Ergebnisse sind nicht vor dem Jahr 2002 zu erwarten.

Ausblick

Problematik der Insulinsensitizer: Zweifellos sind die festgestellten Eigenschaften und Behandlungsergebnisse von Troglitazon und den anderen Insulinsensitizern vom Glitazontyp interessant und vielversprechend. Sie können aber Makulatur werden, sollten tatsächlich schwere lebertoxische Veränderungen auf die Einnahme dieser Substanzen zurückzuführen sein und sich das Problem nicht durch einfache und klare Kontraindikationen beherrschen läßt. **Weitere nichtinsulinotrope Medikamente** scheinen momentan nicht in Sicht zu sein. Verschiedene Ansätze mit Glukoneogenesehemmern sowie Inhibitoren des mitochondrialen Fettsäurestoffwechsels haben sich ebenfalls als viel zu toxisch herausgestellt. Möglicherweise werden demnächst Glucagonsekretionshemmer in die klinische Erprobung gehen. Am hilfreichsten wäre aber sicherlich, wenn die Ursachen der Insulinresistenz und des damit verknüpften Typ-2-Diabetes tatsächlich auf der molekularen bzw. molekulargenetischen Ebene faßbar und damit einer möglichst kausalen Therapie zugänglich werden würden.

Literatur

1 Alberti, K. G. M. M., F. A. Gries: Management of non-insulin-dependent diabetes mellitus in Europe: a consensus view. Diabet. Med. 5 (1988) 275–-281; Desktop-Guide Update 1993
2 American Diabetes Association: The pharmacological treatment of hyperglycemia in NIDDM. Diabet. Care 19, Suppl. 1 (1996) 54–61
3 Ammon, H. P. T., H. Schatz: Zur klinischen Wirksamkeit und Zweckmäßigkeit von Acarbose und Metformin in der Therapie des Diabetes mellitus. Diabet. Stoffw. 4 (1995) 407–421
4 Antonucci, T., R. AcLain, R. Whitcomb, D. Lockwood: Impaired glucose tolerance is normalized by treatment with the thiazolidinedione troglitazone. Diabet. Care 20 (1997) 188–193
5 Bader, S., R. Kiehm, H. U. Häring: Effect of CS-045 on the activity of insulin receptor kinase in the skeletal muscle of insulin resistant Zucker rats. Diabet. Stoffw. 2 (1993) 56–61
6 Bailey, C. J., C. Day: Traditional plant medicines as treatments for diabetes. Diabet. Care 12 (1989) 553-564
7 Bailey, C. J., R.C. Turner: Metformin. New Engl. J. Med. 334 (1996) 574–579
8 Bayraktar, M., N. Adalar, D. H. van Thiel: A comparison of acarbose versus metformin as an adjuvant therapy in sulfonylurea-treated NIDDM patients. Diabet. Care 19 (1996) 334-338
9 Berkowitz, D., R. Peters, S. L. Kjos, J. Goico, A. Marroquin, M. E. Dunn, A. Xiang, S. Azen, T. A. Buchanau: Effect of troglitazone on insulin sensitivity and pancreatic ß-cell function in women at high risk for NIDDM. Diabetes 45 (1996) 1572–1579
10 Braun, D., U. Schönherr, H.-Mitzkat: Efficacy of acarbose monotherapy with type 2 diabetes: a double-blind study conducted in general practice. Endocrinol. Metab. Clin. N. Amer. 3 (1996) 275–280
11 Campbell, I. W.: Metformin and the sulfonylureas: the comparative risk. Horm. metab. Res., Suppl. 15 (1985) 105–111
12 Caspary, W. F.: Sucrose malabsorption in man after ingestion of alpha-glucosidase hydrolyse inhibitor. Lancet 1978, 1231–1233
13 Ceriello, A., C. Taboga, L. Tonutti, R. Giacomello, L. Stel, E. Motz, M. Pirisi: Post-meal coagulation activation in diabetes mellitus: the effect of acarbose. Diabetologia 39 (1996) 469–73
14 Chiasson, J. L., R.G. Josse, R. A. Hunt, C. Palmason, N. W. Rodger, S. A. Ross: The efficacy of acarbose in treatment of patients with non-insulin-dependent diabetes mellitus. Ann. intern. Med. 121 (1994) 928–935
15 Chiasson, J. L., R. Josse, L. Leiter, M. Mikic, D. Nathan, C. Palmason, R. Cohen, T. Wolever: The effect of acarbose on insulin-sensitivity in subjects with impaired glucose tolerance. Diabet. Care 19 (1996) 1190–1193
16 Clarke, B. F., I. W. Campbell: Comparisons of metformin and chlorpropamide in non obese maturity-onset diabetics uncontrolled by diet. Brit. med. J. 275 (1977) 1576–1578

17 Cohen, A. M., E. Rosenmann: Acarbose treatment and diabetic nephropathy in the Cohen diabetic rat. Horm. metab. Res. 22 (1990) 511–515

18 Cohen, M. P., H. Klapser, V. K. Wu: Effect of alpha-glucosidase inhibition on the nonenymatic glycation of glomerular basement membrane. Gen. Pharmacol. 22 (1991) 607–610

19 Coniff, R. F., J. A. Shapiro, T. B. Seaton: Long-term efficacy and safety of acarbose in the treatment of obese subjects with non-insulin-dependent diabetes mellitus. Arch. intern. Med. 154 (1994) 2442–2448

20 Coniff, R. F., T. B. Seaton, J. A. Shapiro, P. Beisswenger, D. Robbins, J.B. McGill, R. Kleinfield: Reduction of glycosylated hemoglobin and postprandial hyperglycemia by acarbose in patients with NIDDM. Diabet. Care 18 (1995) 817–824

21 Coniff, R. F., B. J. Hoogwerf, J. A. Shapiro, J. A. Hunt, T. B. Seaton: A double blind placebo-controlled trial evaluating the safety and efficacy of acarbose for the treatment of patients with insulin-requiring type 2 diabetes. Diabet. Care 18 (1995) 928–932

22 Coniff, R. F., J. A. Shapiro, T. B. Seaton, G. A. Bray: Multicenter, placebocontrolled trial comparing acarbose (Bay g5421) with placebo, tolbutamide, and tolbutamide-plus-acarbose in non-insulin-dependent diabetes mellitus. Amer. J. Med. 98 (1995) 443–451

23 DeFronzo, R. A., R. C. Bonadonna, E. Ferranini: Pathogenesis of NIDDM: a balanced overview. Diabet. Care 15 (1992) 318–368

24 DeFronzo, R. A., A. M. Goodman, and the Multicenter Metformin Study Group: Efficacy of metformin in patients with non-insulin-dependent diabetes mellitus. New Engl. J. Med. 333 (1995) 541–549

25 Elkeles, R. S.: The effect of oral hypoglycemic drugs on serum lipids and lipoproteins in non-insulin-dependent diabetes (NIDDM). Diabète et Metab. 17 (1991) 197–200

26 Fölsch, U. R.: Inhibition der intestinalen Alpha-Glukosidasen in der Therapie des Diabetes mellitus. Internist 32 (1991) 699–707

27 Fontbonne, A., M. A. Charles, I. Juhan-Vague, J.-M. Bard, E. Eschwege for the BIGPRO Study Group: The effect of metformin on the metabolic abnormalities associated with upper-body fat distribution. Diabet. Care 19 (1996) 920–926

28 Friedmann, J. E., J. E. de Vente, R. G. Peterson, G. L. Dohm: Altered expression of muscle glucose transporter GLUT-4 in diabetic fatty Zucker rats. Amer. J. Physiol. 261 (Endocrinol. Metab. Clin. N. Amer. 24) (1991) E 782–788

29 Galuska, D., J. Zierath, A. Thörne, T. Sonnenfeld, H. Wallberg-Henriksson: Metformin increase insulin-stimulated glucose transport in insulin-resistant human skeletal muscle. Diabète et Metab. 17 (1991) 159–163

30 Ghazzi, M., L. Radke-Mitchell, T. Venable, R. Whitcomb: Troglitazone improves glycemic control in patients with type 2 diabetes who are not optimally controlled on sulfonylurea. Diabetes 46, Suppl. 1 (1997) 44 A

31 Ghazzi, M. N., J. E. Perez, T. K. Antonucci, J. H. Driscoll, S. M. Huang, B.W. Faja: the Troglitazone Study Group, and R.W. Whitcomb: Cardiac and glycemic benefits of troglitazone treatment in NIDDM. Diabetes 46 (1997) 433–439

32 Göke, B., C. Herrmann, R. Göke, H. C. Fehmann, P. Berghöfer, G. Richter, R. Arnold: Intestinal effects of alpha-glucosidase inhibitors: absorption of nutrients and enterohormonal changes. Europ. J. clin. Invest. 24, Suppl. 3 (1994) 25–30

33 Grant, P. J., M. H. Stickland, N. A. Booth, C. R. M. Prentice: Metformin causes a reduction in basal and post-venous occlusion plasminogen activator inhibitor-1 in type-2 diabetic patients. Diabet. Med. 8 (1991) 361–365

34 Gregorio, F., F. Ambrosi, P. Filipponi, S. Manfrini, I. Testa: Is metformin safe enough for aging type 2 diabetic patients? Diabète et Metab. 22 (1996) 43–50

35 Groop, L., E. Wilden: Treatment strategies for secondary sulfonylurea failure. Diabète et Metab. 17 (1991) 218–223

36 Hallakon, S., L. Doar, F. Fonfelle, M. Kergoat, M. Guerre-Millo, M. F. Berthault, I. Dugail, J. Morin, J. Anwerx, P. Ferr: Pioglitazone induces in vivo adipocyte differentiation in the obese Zucker fa/fa rat. Diabetes 46 (1997) 1393–1399

37 Giugliano, D., A. Quantraro, G. Consoli, A. Minei, A. Ceriello, N. De-Rosa, F. D. Onofrio: Metformin for obese, insulin-treated diabetic patients: improvement in glycemic control and reduction of metabolic risk factors. Europ. J. clin. Pharmacol. 44 (1993) 107–112

38 Hanefeld, M., S. Fischer, J. Schulze, M. Spengler, M. Wargenou et al.: Therapeutical potentials of acarbose as first line drug in non-insulin-dependent diabetes insufficiently treated with diet alone. Diabet. Care 14 (1991) 732–737

39 Hara, T., J. Nakamura, N. Koh, F. Sakakibara, N. Takeuchi, N. Hotta: An importance of carbohydrate ingestion for the expression of the effect of alpha-glucosidase inhibitor in NIDDM. Diabet. Care 19 (1996) 642–644

40 Haupt, E., B. Knick, T. Koschinsky, H. Liebermeister, J. Schneider, H. Hirche: Orale antidiabetische Kombinationstherapie mit Sulfonylharnstoffen und Metformin. Med. Welt 40 (1989) 118–123

41 Hermann, L. S., B. Schersten, P.O. Bitzen, T. Kjellström, F. Lindegärde, A. Melander: Therapeutic comparison of metformin and sulfonylurea, alone and in various combinations: a double-blind controlled study. Diabet. Care 17 (1994) 1100–1109

42 Hesse, E., G. Taubmann: Die Wirkung des Biguanids und seiner Derivate auf den Zuckerstoffwechsel. Naunyn-Schmiedebergs Arch. exp. Pathol. Pharmacol. 142 (1929) 290

43 Hobler, H., M. Spengler, M. Cagatay: Verzögerte Kohlenhydrat-Absorption versus Kohlenhydrat-Malabsorption. Ausmaß und Bedeutung einer gesteigerten Fermentation im Kolon unter antidiabetischer Behandlung mit Acarbose. Akt. Endokrinol. Stoffw. 13 (1992) 5–11

44 Hoffmann, J., M. Spengler: Efficacy of 24-week monotherapy with acarbose, glibenclamide, or placebo in NIDDM patients. The Essen Study. Diabet. Care 17 (1994) 561–566

45 Hollander, P., X. Pi-Suyer, R.F. Coniff: Acarbose in the treatment of type 1 diabetes. Diabet. Care 20 (1997) 248–253

46 Holman, R. R., C. A. Cull, R. C. Turner: Glycaemic improvement over one year in a double-blind trial of acarbose in 1946 NIDDM patients. Diabetologia 39, Suppl. 1 (1996) A 44

47 Holt, P. R., E. Atillasoy, J. Lindenbaum, S. B. Ho, J. R. Lupton, D. Mc-Mahon, S. F. Moss: Effects of acarbose on fecal nutrients, colonic pH, short-chain fatty acid and rectal proliferative indices. Metabolism 45 (1996) 1179–1187

48 Hother-Nielsen, O., O. Schmitz, P. H. Andersen, H. Beck-Nielsen, O. Petersen: Metformin improves peripheral but not hepatic insulin action in obese patients with type 2 diabetes. Acta endocrinol. 120 (1989) 257–265

49 Hotta, N., H. Kakuta, T. Sano, H. Masumae, H. Yamada, S. Kitazawa, N. Sakamoto: Long-term effect of acarbose on glycemic conrol in non-insulin-dependent diabetes mellitus. A placebo-controlled double-blind study. Diabet. Med. 10 (1993) 134–138

50 Inzucchi, S. E., D. G. Maggs, G. R. Spolett, S. L. Page, F. S. Rife, G. K. L. Shulman: Efficacy and metabolic effects of troglitazone and metformin in NIDDM. Diabetes 46, Suppl. 1 (1997) 34 A

51 Iwamoto, Y., Y. Akanuma, K. Koska, Y. Shigeta, T. Kuzuya, T. Kaneko: Effects of troglitazone. A new hyperglycemic agent in patients with NIDDM poorly controlled by diet therapy. Diabet. Care 19 (1996) 151–156

52 Iwamoto, Y., K. Koska, T. Kuzuya, Y. Akanuma, Y. Shigeta, R. Kaneko: Effect of combination therapy of troglitazone and sulphonylureas in patients with type 2 diabetes who where poorly controlled by sulphonylurea therapy alone. Diabet. Med. 13 (1996) 365–370

53 Janka, H. U.: Platelet and endothelial function tests during metformin treatment in diabetes mellitus. Horm. metab. Res. Suppl 15 (1985) 120–122

54 Janka H. U.: Metformin-Behandlung – Bewährtes und moderne Konzepte. Dtsch. Ärztebl. 91, Suppl. zu Heft 7 (1994) 12–15

55 Jenkins, D. J. A., H. Ghafari, T. M. S. Wholever: Relationship between rate of digestion of foods and postprandial glycemia. Diabetologia 22 (1982) 450–455

56 Jeppesen, J., M.-Y. Zhou, Y.-D. I. Chen, G. M. Reaven: Effect of metformin on postprandial lipemia in patients with fairly to poorly controlled NIDDM. Diabet. Care 17 (1994) 1093–1099

57 Johnston, P. S., R. F. Coniff, B. J. Hoogwerf, J. V. Santiago, F. X. Pi-Sunyer, A. Krol: Effects of the carbohydrate inhibitor miglitol in sulfonylurea treated NIDDM patients. Diabet. Care 17 (1994) 20–29

58 Kellerer, M., G. Kroder, S. Tippmer, L. Berti, R. Kiehn, L. Mosthaf, H.U. Häring: Troglitazone prevents glucose-induced insulin resistance of insulin receptor in rat-I fibroblasts. Diabetes 43 (1994) 447–453

59 Klip, A., L. A. Leiter: Cellular mechanism of action of metformin. Diabet. Care 13 (1990) 696–704

60 Knick, B., M. Dierich: Neuere Erkenntnisse zur Wirkung von Metformin und anderen Biguaniden. Akt. Endokrinol. Stoffw. 10 (1989) 149–156

61 Knick, B., H. Mehnert: Zur Geschichte der Biguanide: derzeitiger Stand der antidiabetischen Metformin-Therapie. Akt. Endokrinol. Stoffw. 13 (1992) 81–87

62 Koschinsky, T., C. E. Bunting, R. Rutter, F. A. Gries: Influence of metformin on vascular cell proliferation. Diabète et Metab. 14 (1988) 566–570

63 Kumar, S., A. J. M. Boulton, H. Beck-Nielsen, F. Berthezeue, M. Muggeo, B. Persson, G. A. Spinas, S. Donoghue, S. Lettis, P. Stewart-Long, for the Troglitazone Study Group: Troglitazone, an insulin action enhancer, improves metabolic control in NIDDM patients. Diabetologia 39 (1996) 701–709

64 Leblanc, H., M. Marre, B. Billaut, P. H. Passa: Combined continuous subcutaneous insulin infusion in 10 overweight insulin requiring diabetic patients. Diabète et Metab. 13 (1987) 613–617

65 Lefebvre, P. J., E. Standl: New Aspects in Diabetes. Treatment Strategies with Alpha-Glucosidase Inhibitors. De Gruyter, Berlin 1992

66 Leonhard, W., M. Hanefeld, S. Fischer, J. Schule: Efficacy of alpha-glucosidase inhibitors on lipids in NIDDM subjects with moderate hyperlipidemia. Europ. J. clin. Invest. 24, Suppl. 3 (1994) 45–49

67 May, C.: Wirksamkeit und Verträglichkeit von einschleichend dosierter Acarbose bei Patienten mit einem nicht insulin-pflichtigen Diabetes mellitus unter Sulfonylharnstofftherapie. Diabet. Stoffw. 4 (1995) 3–8

68 Matthaei, S., A. Hamman, H. H. Klein, H. Benecke, G. Kreymann, J. S. Flier, H. Greten: Association of metformin's effect to increase insulin-stimulated glucose transport with potentiation of insulin-induced translocation of glucose transporters from intracellular pool to plasma membrane in rat adipocytes. Diabetes 40 (1991) 850–857

69 McLelland, J.: Recovery from metformin overdose. Diabet. Med. 2 (1985) 410–411

70 Mehnert, H., W. Seitz: Weitere Ergebnisse der Diabetesbehandlung mit blutzuckersenkenden Biguaniden. Münch. med. Wschr. 100 (1958) 1849–1851

71 Mehnert, H., H. Kuhlmann: Hypertonie und Diabetes mellitus. Dtsch. med. J. 19 (1968) 567–571

72 Mehnert, H.: Differentialtherapie mit oralen Antidiabetika. Med. Klin. 86 (1991) 521–525

73 Mertes, G.: Efficacy and safety of acarbose in the treatment of type 2 diabetes: a 2-year surveillance study. Diabetologia 40, Suppl. 1 (1997) A 315

74 Mimura, K., F. Umeda, S. Hiramatsu, S. Taniguchi, Y. Ono, N. Nakashima: Effects of a new oral hypoglycemic agent (CS-045) on metabolic abnormalies and insulin resistance in type 2 diabetes. Diabet. Med. 11 (1994) 685–691

75 Müller, L., W. Puls: Pharmakologie der Alpha-Glukosidase- Inhibitoren. In Caspary, W.F.: Struktur und Funktion des Dünndarms. Excerpta Medica, Amsterdam 1987 (pp. 288–308)

76 Nagi, D. K., J. S. Yudkin: Effects of metformin on insulin resistance, risk factors for cardiovascular disease, and plasminogen activator inhibitor in NIDDM subjects. Diabet. Care 16 (1993) 621–629

77 Nolan, J. J., B. Ludvik, P. Beerdsen, M. Joyce, J. Olefsky: Improvement in glucose tolerance and insulin resistance in obese subjects treated with troglitazone. New Engl. J. Med. 331 (1994) 1188–1193

78 Periello, G. P. Misericordia, E. Volpi, A. Santucci, G.B. Bolli: Acute antihyperglycemic mechanisms of metformin in NIDDM. Diabetes 43 (1994) 920–924

79 Prager, R., G. Schernthaner: Insulin receptor binding to monocytes, insulin secretion and glucose tolerance following metformin treatment. Diabetes 32 (1983) 1083–1086

80 Prager, R., G. Schernthaner, H. Graf: Effect of metformin on peripheral insulin sensitivity in non-insulin-dependent diabetes mellitus. Diabet. Metab. Rev. 12 (1986) 346–350

81 Puls, W., U. Keup: Influence of an alpha-amylase inhibitor on blood glucose, serum insulin and NEFA in starch loading tests in rats, dogs and man. Diabetologia 9 (1973) 97–101

82 Puls, W., U. Keup, H. D. Kause, G. Thomas, F. Hoffmeister: Alpha-glucosidase inhibition: a new approach to the treatment of diabetes, obesity, and hyperlipoproteinemia. Naturwissenschaften 64 (1977) 536–537

83 Qualmann, C., M. A. Nauck, J. J. Holst, C. Orskov, W. Creutzfeldt: Glucagon-like peptide 1 (7–36 amide)secretion in response to luminal sucrose from the upper and lower gut. Scand. J. Gastroenterol. 30 (1995) 892–896

84 Rains, S. G. H., G. A. Wilson, W. Richmond, R. S. Elkeles: The effect of glibenclamide and metformin on serum lipoproteins in type 2 diabetes. Diabet. Med. 5 (199) 653–658

85 Raskin, P., J. F. Graveline: Efficacy of troglitazone in combination with insulin in NIDDM. Diabetes 46, Suppl. 1 (1997) 44 A

86 Reaven, G. M., C. K. Lardinois, M. S. Greenfield, H. C. Schwarzt, H. J. Vreman: Effect of acarbose on carbohydrate and lipid metabolism in NIDDM patients poorly controlled by sulfonylureas. Diabet. Care 13, Suppl. 3 (1990) 32–36

87 Reaven, G. M., P. Johnston, C. B. Hollenbeck, R. Skowronski, H.-C. Zhang, I. D. Goldfine, Y.-D.-I. Chen: Combined metformin-sulfonylurea treatment of patients with non-insulin-dependent diabetes in fair to poor glycemic control. J. clin. Endocrinol. 74 (1992) 1020–1026

88 Rosak, C., G. Nitsche, P. König, U. Hofmann: The effect of the timing and the administration of acarbose on postprandial hyperglycemia. Diabet. Med. 12 (1995) 979–984

89 Saltiel, A. R., J. M. Olefsky: Thiazolidinediones in the treatment of insulin resistance and type 2 diabetes. Diabetes 45 (1996) 1661–1669

90 Santeusanio, F., M. M. Ventura, S. Contadini, P. Compagnucci, V. Moriconi, P. Zaccarini: Efficacy and safety of two different dosages of acarbose in non-insulin-dependent diabetic patients treated by diet alone. Diabet. nutr. Metab. 6 (1993) 147–154

91 Schäfer, G.: Biguanides: a review of history, pharmacodynamics and therapy. Diabet. Metab. Rev. 9 (1983) 148–163

92 Schernthaner, G.: Kritische Analyse der antidiabetischen Therapie mit Metformin. Stoffwechselwirkungen, antiatherogene Effekte und Kontraindikationen. Akt. Endokrinol. Stoffw. 13 (1992) 44–50

93 Sima, A. A. F., S. Chakrabarti: Long-term suppression of postprandial hyperglycaemia with acarbose retards the development of neuropathies in the BB/W-rat. Diabetologia 35 (1992) 325–330

94 Sirtori, C. R., E. Tremoli, M. Sirtori, F. Conti, R. Paoletti: Treatment of hypertriglyceridemia with metformin. Atherosclerosis 26 (1977) 583–592

95 Slama, G: The insulin sparing effect of metformin in insulin-treated diabetic patients. Diabète et Metab. 17 (1991) 241–243

96 Spengler, M., M. Cagatay: Bewertung der Wirksamkeit und Verträglichkeit von Acarbose durch Anwendungsbeobachtung. Diabet. Stoffw. 1 (1992) 218–222

97 Stacpole, P. W., E. C. Wright, T.G. Baumgartner, R.M. Bersin, and the DCA-Lactic Acidosis Study Group: Natural history and course of acquired lactic acidosis in adults. Amer. J. Med. 97 (1994) 47–54

98 Standl, E., H. Mehnert: Indikationen und Kontraindikationen der Therapie mit Metformin. In Mehnert, H., E. Standl: Metformintherapie 1980. Schattauer, Stuttgart 1980 (S. 65–73)

99 Standl, E., H. U. Janka, H. Stiegler, H. Mehnert: Hyperinsulinemia and macrovascular complications in NIDDM. In Lefebvre, P.J., E. Standl: New Aspects in Diabetes. Treatment Strategies with Alpha-Glucosidase Inhibitors. De Gruyter, Berlin 1992 (pp. 87–95)

100 Standl, E.: New drugs for diabetes. In Marshall, S.M., P.D. Home, R.A. Rizza: The Diabetes Manual 10. Elsevier, Amsterdam 1996 (pp. 225–249)

101 Standl, E., H.J. Baumgartl, M. Füchtenbusch, J. Stemplinger: Effect of acarbose on additional insulin therapy of type 2 diabetics with late failure of sulphonylurea therapy. Diabetes 46, Suppl. 1 (1997) A 294

102 Sterne, J.: Du nouveau dans les antidiabétiques. N-N-dimethyl-guanylguanidine. Maroc méd. 36 (1957) 1295

103 Stumvoll, M., N. Nurjhan, G. Perriello, G. Dailey, J.E. Gerich: Metabolic effects of metformin in non-insulin-dependent diabetes mellitus. New Engl. J. Med. 333 (1995) 550–554

104 Tattersall, R.: Alpha-glucosidase inhibition as an adjunct to the treatment of type 1 diabetes. Diabet. Med. 10 (1993) 688–693

105 Toeller, M.: Modulation of intestinal glucose absorption: postponement of glucose absorption by alpha-glucosidase inhibitors. In Mogensen, C.E., E. Standl: Pharmacology of Diabetes. De Gruyter, Berlin 1991 (pp. 93–112)

106 Tucker, G. T., C. Casey, P. J. Philipps, H. Connor, J. D. Ward, H. F. Woods: Metformin kinetics in healthy subjects and in patients with diabetes mellitus. Brit. J. clin. Pharmacol. 12 (1981) 235–246

107 Turner, R., C. Cull, R. Holman: United Kingdom Prospective Diabetes Study 17: A 9-year update of a randomized, controlled trial on the effect of improved metabolic control on complications in non-insulin-dependent diabetes mellitus. Ann. intern. Med. 124 (1996) 136–145

108 United Kingdom Prospective Diabetes Study Group 13: Relative efficacy of randomly allocated diet, sulfonylurea, insulin or metformin in patients with newly diagnosed type 2 diabetes followed for three years. Brit. med. J. 310 (1995) 83–88

109 Vague, P., I. Juhan-Vague, M. C. Alessi, C. Badier, J. Valadier: Metformin decreases the high plasminogen activator inhibition capa-

city, plasma insulin and triglyceride levels in non-diabetic obese subjects. Thrombos. and Haemost. 57 (1987) 326–328

110 Walton, R. J., I. T. Sherit, G. A. Noy, K. G. M. M. Alberti: Improved metabolic profiles in insulin-treated diabetic patients given an alpha-glucosidase hydrolase inhibitor. Brit. med. J. 1979/I, 220–221

111 Watanabe, C. K.: Studies in the metabolic changes induced by administration of guanidine bases. I. Influence of injected guanidine hydrochloride upon blood sugar contents. J. biol. Chem. 33 (1918) 253–265

112 Widen, E. I. M., J. G. Eriskon, L. C. Groop: Metformin normalizes nonoxidative glucose metabolism in insulin-resistant normoglycemic first-degree relatives of patients with NIDDM. Diabetes 41 (1992) 354–358

113 Wilcock, C., N. Wyre, C. J. Bailey: Subcellular distribution of metformin in rat liver. J. Pharm. Pharmacol. 43 (1991) 442–444

114 Williams, R. H., J. P. Palmer: Farewell to phenformin for treating diabetes mellitus. Ann. intern. Med. 83 (1975) 567–568

115 Wolever, T. M. S., J.-L. Chiasson, R. G. Josse: Small weight loss on long-term acarbose therapy with no change in dietary pattern or nutrient intake of individuals with non-insulin-dependent diabetes. Int. J. Obesity 21 (1997) 756–762

116 Wu, M.-S., P. Johnston, W. W. H.-H. Sheu, C. B. Hollenbeck, C.-Y. Jeng, I. D. Goldfine, Y.-D. I. Chen, G. M. Reaven: Effect of metformin on carbohydrate and lipoprotein metabolism in NIDDM patients. Diabet. Care 13 (1990) 1–8

117 Yki-Järvinen, H., K. Nikkilä, L. Ryysy, T. Tulokas, R. Vanamo, M. Heikkilä: Comparison of bedtime insulin regimens in NIDDM: metformin prevents insulin-induced weight gain. Diabetologia 37, Suppl. 1 (1996) A 33

10 Behandlung mit Insulin

C. Rosak und B. O. Böhm

Das Wichtigste in Kürze

➤ Das Ziel jeglicher Diabetes- und Insulintherapie ist es, nicht nur eine optimale Regulation des Stoffwechsels durch möglichst physiologisches Substitution des Therapeutikums Insulin, sondern auch eine verbesserte Lebensqualität und volle Integration im familiären, beruflichen und sozialen Umfeld des Patienten herbeizuführen sowie die Ausbildung und Progression von diabetesbedingten Folgeerkrankungen zu verringern und dadurch eine höhere Lebenserwartung zu erreichen. Humaninsulin ist das am häufigsten beim Patienten substituierte Insulin. Tierische Insuline spielen heute nur noch eine untergeordnete Rolle.
Durch Zugabe von bestimmten Substanzen, wie z. B. Protamin und/oder Zink, wurde die Wirkdauer und Wirkcharakteristik von Normalinsulin verändert. Durch Modifikation der Aminosäurensequenz des Insulinmoleküls werden schneller resorbierbare und kürzer wirkende Normalinsuliäquivalente hergestellt.

➤ Die Verfügbarkeit und Anwendung von kurz und lang wirksamen Insulinen ist Voraussetzung für eine moderne Insulintherapie.

➤ Die Entwicklung von Insulinpens hat die Handhabe von Insulin im Alltag für den Patienten deutlich erhöht. Auch ältere Patienten profitieren von der einfacheren Handhabung der Insulininjektion mit einem Pen.
Die Peninsuline sind in ihrer Konzentration U-100-Insuline und damit 2,5mal so konzentriert im Vergleich zu den konventionellen U-40-Insulinen. U-100-Insuline dürfen nicht mit U-40er-Spritzen injiziert werden.

➤ Das Ziel moderner Insulintherapie ist es, die physiologische Insulinsekretion des Nichtdiabetikers zu imitieren und somit auch einen Blutzuckerbereich im Tagesablauf zu erreichen, welcher dem des Nichtdiabetikers nahekommt.

Die konventionelle Insulintherapie ist die einmalige oder zweimalige Anwendung eines reinen NPH- oder Mischinsulins und bedeutet, daß der Patient seinen Tagesablauf in bezug auf Mahlzeiten, Zeitpunkt und Mahlzeitenfrequenz strikt nach der entsprechenden Freisetzungskinetik des Insulins richten muß, um therapiebedingte Hypo- und Hyperglykämien zu vermeiden. Sie wird vorwiegend von älteren Typ-2-Diabetikern und Patienten angewendet, welche Schwierigkeiten haben, Blutzuckerselbstkontrollen und Dosisanpassungen durchzuführen.

➤ Die intensivierte Insulintherapie ist der Versuch, die physiologische Insulinsekretion des Nichtdiabetikers zu imitieren. Normal- und Basalinsulin werden getrennt angewendet. Die Dosierung des Insulins basiert auf der Anwendung von Algorithmen. Auf dieser Basis ist es möglich, Mahlzeiten zu verschieben, wegzulassen und in ihrer Zusammensetzung und Menge zu verändern.
Voraussetzung für den Patienten, eine intensivierte Insulintherapie einzusetzen, sind Schulung und Selbstkontrolle, die Fähigkeit der Dosisadaption an den gemessenen Blutzuckerwert und die Sicherheit, das angewendete Wissen umzusetzen.

➤ Die Hauptnebenwirkung der Insulintherapie ist die Hypoglykämie. Blutzuckerkonzentrationen unter 50 mg/dl (2,8 mmol/l) sind in der Regel mit bestimmten Symptomen verbunden. Die Ausprägung dieser Symptome und somit die Erkennung der Hypoglykämie können eingeschränkt sein. Zur frühzeitigen Erkennung von Hypoglykämien sind die Blutzuckerselbstkontrollen erforderlich, um ein zu tiefes Absinken des Blutzuckers rechtzeitig objektivieren zu können. Patienten mit eingeschränkter Hypoglykämiewahrnehmung sollten im unteren Bereich ihres angestrebten Therapiezieles höher liegen, um Hypoglykämien zu vermeiden.

Physiologie und Pathophysiologie des Insulinstoffwechsels sowie Problematik und Ziele der Insulintherapie

Physiologie: Die Insulinsekretion des Stoffwechselgesunden ist ein strikt kontrollierter Vorgang. Insulin wird bedarfsgerecht zur Aufrechterhaltung der Glucosehomöostase aus den B-Zellen der Bauchspeicheldrüse in die Portalvene sezerniert. Es flutet in hoher Konzentration in der Leber an, wird dort bei der ersten Passage zu etwa 50% sequestriert und erreicht in geringerer Konzentration die Zellen der peripheren Organe (15, 91). Die erhöhte Insulinkonzentration in der Peripherie ist für die Senkung der Blutzuckerkonzentration verantwortlich. Die fallenden Glucosekonzentrationen vermindern ihrerseits den Stimulus auf die Sekretion von Insulin und führen diese auf basales Niveau zurück. Es bestehen somit mahlzeitenbedingte Maxima sowie Minima der Insulinsekretion zwischen den Mahlzeiten, bei körperlicher Belastung und in der Nacht (67, 105). Diese Konzentrationsunterschiede sind, wie auch die Pulsatilität der Insulinsekretion (48, 73), wichtig für die optimale Insulinwirkung an den Insulinrezeptoren der Zielzellen.

Darüber hinaus supprimiert Insulin die hepatische Gluconeogenese und vermindert somit besonders in der Nacht die Glucoseausschüttung aus der Leber.

Neben seiner blutzuckersenkenden Eigenschaft hat Insulin als anaboles Hormon Auswirkungen auf den Lipid- und Proteinmetabolismus sowie die Elektrolytbalance und ist vielfältig an der Aktivierung und Hemmung von Enzymsystemen beteiligt (124).

Diese natürlichen, dynamischen Regelmechanismen zwischen sich ändernden Blutzucker- und Insulinkonzentrationen und den Insulinwirkungen im Intermediärstoffwechsel sind aufgrund der nicht mehr vorhandenen endogenen Insulinsekretion beim Typ-1-Diabetiker massiv gestört (Kap. 3).

Die **Stoffwechselstörung** des Typ-2-Diabetikers beruht auf der genetisch bedingten Insulinresistenz, besonders der Skelettmuskulatur, sowie der gestörten Insulinsekretionsdynamik mit Verlust der Phase I der Insulinsekretion sowie nachfolgender starrer Sekretionsdynamik und erhöhten Insulinkonzentrationen zwischen den Mahlzeiten. Auch die Stoffwechsellage des Typ-2-Diabetikers ist nicht mit den Verhältnissen des Stoffwechselgesunden vergleichbar. Letztlich bildet sich bei entsprechend langer Krankheitsdauer auch bei diesen Patienten ein relativer bzw. absoluter Insulinmangel aus, welcher dann mit Insulin korrigiert werden muß.

Insulintherapie: Der „Ersatz" des fehlenden Insulins gelingt nicht immer problemlos und hängt von vielen Faktoren seitens des Patienten, aber auch patientenunabhängigen Faktoren wie der pharmazeutischen Aufbereitung des zu injizierenden Insulins und seiner Anwendung durch Patient und Arzt ab. Das Ziel jeglicher Diabetes- und Insulintherapie ist es, nicht nur eine optimale Regulation des Stoffwechsels durch möglichst physiologische Substitution des Therapeutikums Insulin herbeizuführen, sondern auch eine verbesserte Lebensqualität des Patienten, verringerte Ausbildung und Progression von diabetesbedingten Folgeerkrankungen und somit eine höhere Lebenserwartung zu erreichen.

Pharmakologische und pharmakokinetische Eigenschaften von Insulin

Insulin ist ein Proteohormon mit der Summenformel C 257 H 383 O 77 N 65 S 6 und hat ein Molekulargewicht von 5807 Da (Humaninsulin). Es besteht aus zwei Aminosäureketten mit jeweils 21 bzw. 30 Aminosäuren, welche über zwei Disulfidbrücken miteinander verbunden sind. Rinderinsulin unterscheidet sich in drei Aminosäuren, der Position 8 und 10 der A-Kette sowie Position 30 der B-Kette, Schweineinsulin in einer Aminosäure in Position 30 der B-Kette von der Aminosäuresequenz des Humaninsulins.

Herstellungsverfahren

Tierische Insuline

Die Gewinnung der tierischen Insuline erfolgt durch Säure-Äthanol-Extraktion aus gefrorenen Tierpankreata sowie mehrfachen Kristallisations- und Präzipitationsverfahren zur weiteren Reinigung. Die Einführung der Gelfiltration und der zusätzlichen Ionenaustausch-Chromatographie führte zu den hochgereinigten Präparationen, welche nahezu frei von Insulinvorstufen, Insulindegradationsprodukten und anderen pankreatischen Proteinen sind.

Humaninsulin

Grundsätzlich läßt sich Humaninsulin über unterschiedliche Herstellungsverfahren gewinnen. Sowohl die Extraktion von Insulin aus menschlichen Leichenpankreata (85) als auch die End-zu-End-Totalsynthese aus Aminosäuren (114) ergeben keine relevanten Mengen, welche zur therapeutischen Anwendung bei Diabetikern notwendig sind. Beide Verfahren haben nur noch historische Bedeutung.

Semisynthese: Ausgangsmaterial bei der Semisynthese ist Schweineinsulin, welches sich in einer Aminosäure, in der Position B 30, von Humaninsulin unterscheidet. Durch Transpeptidierung der Aminosäure Alanin gegen die Aminosäure Threonin wird Humaninsulin gebildet. Threonin weist eine Hydroxylgruppe mehr im Molekül auf und macht Humaninsulin somit insgesamt etwas hydrophiler als Schweineinsulin (80).

Dieses Herstellungsverfahren, welches allerdings die großtechnische Herstellung größerer Mengen zuläßt, hat immer noch zur Voraussetzung, daß Schweineinsulin aus Schweinepankreata als Ausgangsmaterial gewonnen wird. Wegen seiner hohen Kosten wird auch dieses Verfahren bald der Historie angehören.

Biosynthese aus Escheria-coli-Bakterien (für den Menschen apathogener Stamm K 12): Hier werden mittels gentechnologischer Verfahren der DNA-Rekombination die A- und die B-Kette des Insulinmoleküls getrennt synthetisiert und anschließend zu dem biologisch wirksamen Gesamtmolekül vereinigt, welches dann auch die richtige Konformation annimmt (25, 26, 46).

Neben der getrennten Herstellung der A- und der B-Kette läßt sich Insulin auch über die Synthese von Proinsulin aus Escheria-coli-Bakterien gewinnen (42).

Biosynthese aus Saccharomyces cerevisiae (Brauerhefe): Ein weiteres Herstellungsverfahren geht über die Expression von Proinsulin mit verkürztem C-Peptid-Anteil in Hefen. Mit Hilfe spezifischer Expressionsvektoren wird Proinsulin von Hefen in die Kulturüberstandsätze sezerniert und kann daraus isoliert werden. Dieser Produktionsweg ist einfacher, da nach Gewinnung des Proinsulins zum Erhalt des intakten Humaninsulins nur noch der C-Peptid-Anteil eliminiert werden muß (79, 122).

Unabhängig von den Herstellungsverfahren unterscheiden sich nach heutiger Kenntnis die semisynthetisch und biosynthetisch gewonnenen Humaninsuline nicht von dem im menschlichen Organismus synthetisierten und sezernierten Hormon in bezug auf Primär-, Sekundär- und Tertiärstruktur. In äquimolarem Verhältnis sind sie äquipotent.

Klinische Pharmakologie der verschiedenen Insulinpräparationen

Historisches

Bei dem 1921 von Banting und Best (7, 8, 9) aus Pankreasextrakten gewonnenen Insulin handelte es sich um verunreinigte Formulierungen, welche in saurer Lösung vorlagen und auch so injiziert wurden.

In der Folgezeit wurden neben den bereits erwähnten zusätzlichen Reinigungsverfahren auch die Pankreata unterschiedlicher Spezies zur Insulingewinnung herangezogen. Weiterhin gelang es, neben der Änderung des physikochemischen Zustandes von Insulin auch Substanzen zu entwickeln, welche die Wirkdauer des Insulins beeinflußt haben. Aber nicht nur Wirkdauer und Wirkstärke wurden durch die Einführung der unterschiedlichen Verzögerungsprinzipien beeinflußt; auch Wirkeintritt und Wirkmaxima änderten sich. Nicht unerwähnt bleiben sollte, daß die Tatsache der verlängerten und verzögert einsetzenden Insulinwirkung auch prolongiert erhöhte Insulinspiegel im Blut bedingt. Die Patienten werden und sind somit zu einem strengeren Zeitplan bezüglich ihrer aufzunehmenden Mahlzeiten gezwungen.

Bei Verzögerungsinsulingabe entfallen die mahlzeitenabhängigen Insulinkonzentrationsmaxima und -minima, wie sie beim Stoffwechselgesunden und beim Typ-1-Diabetiker nach häufigeren Normalinsulingaben zu beobachten sind. Diese Konzentrationsunterschiede jedoch sind wichtig in bezug auf eine optimale Insulin-Insulinrezeptor-Wirkung.

Tab. 10.1 gibt eine Übersicht über die derzeit in Deutschland erhältlichen Insuline.

Tabelle 10.1 Insuline

Insulin-präparat	Spe-zies	Reini-gung	Lsg./ Susp.	pH	Konservie-rungsmittel/ml	Spritz-Eß-Abstand (Minuten)	Wirkungs-eintritt (Minuten)	Wirkdauer (Stunden) (nach Angaben der Hersteller)	Hersteller
Kurz wirksame Insuline: Normal-(Alt-)Insuline									
Insulin Hoechst	R	C	Lsg.	3,5	1 mg Methyl-4-hydroxybenzoat	15–30	30	5–8	Hoechst
Insulin S Hoechst	S	C	Lsg.	3,5	1 mg Methyl-4-hydroxybenzoat	15–30	30	5–8	Hoechst
Insulin Velasulin MC	S	IAC	Lsg.	7,3	3 mg m-Kresol	15–30	30	bis 8	Novo Nordisk
Insulin Actra-pid HM (ge)	geH	C+IAC	Lsg.	7,0	1 mg Methyl-4-hydroxybenzoat	15–30	30	6–7	Novo Nordisk
H-Insulin Hoechst	SHI	HPLC	Lsg.	7,0	2,7 mg m-Kresol	15–30	30	5–8	Hoechst
Huminsulin Normal 40/100	BHI	IAC	Lsg.	7,0	2,5 mg m-Kresol	15–30	30	6–8	Lilly
Insulin S Berlin Chemie	S	IAC	Lsg.	3,0–3,5	1,0 mg Methyl-4-hydroxybenzoat	30	30	5–7	Berlin-Chemie
Insulin S.N.C. Berlin Chemie	S	IAC	Lsg.	7,0–7,8	2,7 mg m-Kresol	15–30	ca. 15	5–7	Berlin-Chemie
Velasulin Human (ge)	SHI	IAC	Lsg.	7,3	3 mg m-Kresol	15–30	30	bis 8	Novo Nordisk
Berlinsulin H Normal U-40	BH	IEC RPC SEC	Lsg.	7,0–7,8	2,5 mg m-Kresol	15–30	10–15	6–8	Berlin-Chemie

BH:	biosynthetisches Humaninsulin	NI:	Normalinsulin
BHI:	biosynthetisches Humaninsulin	R:	Rinderinsulin
C:	chromatographisch gereinigt	RPC:	Reverse phase chromatography
geH:	gentechnologisch hergestelltes Humaninsulin	S:	Schweineinsulin
HPLC:	mit High pressure liquid chromatography gereinigt	SEC:	Size exclusion chromatography
IAC:	mit Ionenaustauschchromatographic gereinigt	SHI:	semisynthetisches Humaninsulin
IEC:	Ion exchange chromatography		

Tabelle 10.1 Insuline *(Fortsetzung)*

Insulinpräparat	Spe-zies	Reini-gung	Lsg./ Susp.	pH	% NI-Anteile	Depot-träger/ml	Konser-vierungs-mittel/ml	Spritz-Eß-Abstand (Minu-ten)	Wirkungs-eintritt (Minuten)	Wirk-dauer (Stunden) (nach Angaben des Herstellers)	Her-steller
Verzögerungsinsuline: rein intermediär wirksame Insuline und Mischinsuline (NPH-Insuline)											
Basal-H-Insulin Hoechst	SHI	HPLC	Susp.	7,2	–	0,132 mg Protamin	0,6 mg Phenol 1,5 mg m-Kresol	30–60	60	11–20	Hoechst
Depot-H15-Insulin Hoechst	SHI	HPLC	Susp.	7,2	15	0,112 mg Protamin	1,5 mg m-Kresol 0,6 mg Phenol	30–45	30–45	11–20	Hoechst
Depot-H-Insulin Hoechst	SHI	HPLC	Susp.	7,2	25	0,099 mg Protamin	0,6 mg Phenol 1,5 mg m-Kresol	30–45	30	12–18	Hoechst

Tabelle 10.**1** Insuline *(Fortsetzung)*

Insulinpräparat	Spe-zies	Reini-gung	Lsg./Susp.	pH	% NI-Anteile	Depot-träger/ml	Konser-vierungs-mittel/ml	Spritz-Eß-Abstand (Minu-ten)	Wirkungs-eintritt (Minuten)	Wirk-dauer (Stunden)	Her-steller
									(nach Angaben des Herstellers)		
Verzögerungsinsuline: rein intermediär wirksame Insuline und Mischinsuline (NPH-Insuline)											
Komb-H-Insulin Hoechst	SHI	HPLC	Susp.	7,2	50	0,066 mg Protamin	0,6 mg Phenol 1,5 mg m-Kresol	20–30	30	10–16	Hoechst
Huminsulin Basal 40/100	BHI	IAC	Susp.	7,0	–	0,144 mg Protamin	0,65 mg Phenol 1,6 mg m-Kresol	30–60	30–60	18–20	Lilly
Huminsulin Profil I 40/100	BHI	IAC	Susp.	7,0	10	0,130 mg Protamin	0,65 mg Phenol 1,6 mg m-Kresol	30	30	bis 18	Lilly
Huminsulin Profil II 40/100	BHI	IAC	Susp.	7,0	20	0,115 mg Protamin	0,7 mg Phenol 1,6 mg m-Kresol	45–60	30	bis 16	Lilly
Huminsulin Profil III 40/100	BHI	IAC	Susp.	7,0	30	0,101 mg Protamin	0,65 mg Phenol 1,6 mg m-Kresol	30–45	30	bis 15	Lilly
Huminsulin Profil IV 40/100	BHI	IAC	Susp.	7,0	40	0,086 mg Protamin	0,65 mg Phenol 1,6 mg m-Kresol	30–45	30	bis 15	Lilly
Insulin Insulatard MC	S	IAC	Susp.	7,3	–	0,130 mg Protamin	0,7 mg Phenol 1,5 mg m-Kresol	45–60	90	bis 24	Novo Nordisk
Insulin Insulatard Human (ge)	SHI	IAC	Susp.	7,3	–	0,130 mg Protamin	0,7 mg Phenol 1,5 mg m-Kresol	45–60	90	bis 24	Novo Nordisk
Insulin Mixtard 30/70 MC	S	IAC	Susp.	7,3	3,0	0,90 mg Protamin	0,7 mg Phenol 1,5 mg m-Kresol	30–40	30	bis 24	Novo Nordisk
Insulin Mixtard 30/70 Human (ge)	SHI	IAC	Susp.	7,3	30	0,90 mg Protamin	0,7 mg Phenol	30–45	30	bis 24	Novo Nordisk
Insulin Protaphan HM (ge)	geH	C+IAC	Susp.	7,0	–	0,150 mg Protamin 0,006 mg Zink-chlorid	0,65 mg Phenol 1,5 mg m-Kresol	30–45	90	bis 24	Novo Nordisk
Insulin Actraphane HM 30/70 (ge)	geH	C+IAC	Susp.	7,0	30	0,100 mg Protamin 0,005 mg Zink-chlorid	0,65 mg Phenol 1,5 mg m-Kresol	30	30	bis 24	Novo Nordisk
L-Insulin S.N.C.	S	IAC	Susp.	7,0 bis 7,5	–	0,192 mg Zink-chlorid	1,2 mg Methyl-4-hydroxy-benzoat	60–90	60–90	über 18	Berlin-Chemie

Tabelle 10.**1** Insuline *(Fortsetzung)*

Insulinpräparat	Spe-zies	Reini-gung	Lsg./Susp.	pH	% NI-Anteile	Depot-träger/ml	Konser-vierungs-mittel/ml	Spritz-Eß-Abstand (Minu-ten)	Wirkungs-eintritt (Minuten)	Wirk-dauer (Stunden) (nach Angaben des Herstellers)	Her-steller
Verzögerungsinsuline II: Surfen-Insuline											
Depot-Insulin Hoechst	R	C	Lsg.	3,5	–	0,167 mg Surfen	1 mg Methyl-4-hydroxy-benzoat	30–45	60	10–16	Hoechst
Depot-Insulin S Hoechst	S	C	Lsg.	3,5	–	0,167 mg Surfen	1 mg Methyl-4-hydroxy-benzoat	30–45	60	10–16	Hoechst
Komb.-Insulin	R	C	Lsg.	3,5	33	0,111 mg Surfen	1 mg Methyl-4-hydroxy-benzoat	20–30	60	9–14	Hoechst
Komb.-Insulin S	S	C	Lsg.	3,5	33	0,111 mg Surfen	1 mg Methyl-4-hydroxy-benzoat	20–30	60	9–14	Hoechst

Insulinpräparat	Spe-zies	Reini-gung	Lsg./Susp.	pH	% amorph	Depot-träger/ml	Konser-vierungs-mittel/ml	Spritz-Eß-Abstand (Minu-ten)	Wirkungs-eintritt (Minuten)	Wirk-dauer (Stunden) (nach Angaben des Herstellers)	Her-steller
Verzögerungsinsuline III: Insulin-Zink-Suspensionen											
Insulin Semilente	S	C+IAC	Susp.	7,0	100	0,26 mg Zink-acetat	1 mg Methyl-4-hydroxy-benzoat	45–60	60–90	bis 16	Novo Nordisk
Insulin Monotard HM (ge)	SHI	C+IAC	Susp.	7,0	30	0,11 mg Zink-chlorid 0,09 mg Zink-chlorid	1 mg Methyl-4-hydroxy-benzoat	45–60	120–150	bis 22	Novo Nordisk

Tabelle 10.**1** Insuline *(Fortsetzung)*

Insulinpräparat	Spezies	Reinigung	Lsg./Susp.	pH	% NI-Anteile	Depotträger/ml	Konservierungsmittel/ml	Spritz-Eß-Abstand (Minuten)	Wirkungseintritt (Minuten)	Wirkdauer (Stunden)	Hersteller
									(nach Angaben des Herstellers)		
Lang wirksame Insuline: Insulin-Zink-Suspensionen											
Insulin Lente MC	S+R	C+IAC	Susp.	7,0	30	0,11 mg Zinkchlorid / 0,09 mg Zinkacetat	1 mg Methyl-4-hydroxybenzoat	60	120–150	bis 24	Novo Nordisk
Insulin Ultralente MC	R	C+IAC	Susp.	7,0	–	0,17 mg Zinkchlorid	1 mg Methyl-4-hydroxybenzoat	*	180–240	bis 34	Novo Nordisk
Insulin Ultratard HM (ge)	geH	C+IAC	Susp.	7,0	–	0,17 mg Zinkchlorid	1 mg Methyl-4-hydroxybenzoat	*	180–240	bis 28	Novo Nordisk
Huminsulin Long 100	geH	IAC	Susp.		30		1 mg Methyl-4-hydroxybenzoat	*	nach 240	20–24	Lilly
Huminsulin Ultralong 100	geH	IAC	Susp.		30		1 mg Methyl-4-hydroxybenzoat	*	nach 360	22–30	Lilly

* Ein Spritz-Eß-Abstand ist bei der langsamen Insulinfreisetzung der bis ca. 30 Std. wirksamen Präparate irrelevant. Ein solcher ist lediglich für das meist gleichzeitig injizierte Normalinsulin zu beachten.

Insulinpräparat	Spezies	Reinigung	Lsg./Susp.	pH	% NI-Anteile	Depotträger/ml	Konservierungsmittel/ml	Spritz-Eß-Abstand (Minuten)	Wirkungseintritt (Minuten)	Wirkdauer (Stunden)	Hersteller
									(nach Angaben des Herstellers)		
Besondere Insulinpräparationen (U 40 und U 100) für Pumpen, Pens und andere Injektionshilfen											
H-Tronin 40	SHI	HPLC	Lsg.	7,2	100	–	2,7 mg Phenol 0,01 mg Genapol	15–30	30	bis 8	Hoechst
H-Tronin 100	SHI	HPLC	Lsg.	7,2	100	–	2,7 mg Phenol 0,01 mg Genapol	15–30	30	bis 8	Hoechst
H-Tronin 100 Patronen für H-Tron	SHI	HPLC	Lsg.	7,2	100	–	2,7 mg Phenol	15–30	30	bis 8	Hoechst
Basal-H-Insulin 100 Hoechst für Opti Pen	SHI	HPLC	Susp.	7,2	–	0,318 mg Protamin	1,5 mg m-Kresol 0,6 mg Phenol	45–60	60	11–20	Hoechst
Depot-H15-Insulin 100 Hoechst für Opti Pen	SHI	HPLC	Susp.	7,2	15	0,272 mg Protamin	1,5 mg m-Kresol 0,6 mg Phenol	30–45	30–45	11–20	Hoechst
Depot-H-Insulin 100 Hoechst für Opti Pen	SHI	HPLC	Susp.	7,2	25	0,283 mg Protamin	1,5 mg m-Kresol 0,6 mg Phenol	30–45	30	12–18	Hoechst

Tabelle 10.**1** Insuline *(Fortsetzung)*

Insulinpräparat	Spe-zies	Reini-gung	Lsg./Susp.	pH	% NI-An-teile	Depot-träger/ml	Konser-vierungs-mittel/ml	Spritz-Eß-Abstand (Minu-ten)	Wirkungs-eintritt (Minuten)	Wirk-dauer (Stunden)	Her-steller
										(nach Angaben des Herstellers)	
Besondere Insulinpräparationen (U 40 und U 100) für Pumpen, Pens und andere Injektionshilfen											
Komb-H-Insulin 100 Hoechst für Opti Pen	SHI	HPLC	Susp.	7,2	50	0,159 mg Protamin	1,5 mg m-Kresol 0,6 mg Phenol	20–30	30	10–16	Hoechst
H-Insulin 100 Hoechst für Opti Pen	SHI	HPLC	Lsg.	7,2	100	–	2,7 mg m-Kresol	15–20	30	5–8	Hoechst
Insulin Actraphane (ge) HM 10/90 Penfill 1,5 u. 3,0 ml	geH	C+IAC	Susp.	7,0	10	0,32 mg Protamin	1,5 mg m-Kresol 0,65 mg Phenol	30	30	bis 24	Novo Nordisk
Insulin Actraphane (ge) HM 20/80 Penfill 1,5 u. 3,0 ml	geH	C+IAC	Susp.	7,0	20	0,28 mg Protamin	1,5 mg m-Kresol 0,65 mg Phenol	30	30	bis 24	Novo Nordisk
Insulin Actraphane (ge) HM 30/70 Penfill 1,5 u. 3,0 ml	geH	C+IAC	Susp.	7,0	30	0,25 mg Protamin	1,5 mg m-Kresol 0,65 mg Phenol	30	30	bis 24	Novo Nordisk
Insulin Actraphane (ge) HM 40/60 Penfill 1,5 u. 3,0 ml	geH	C+IAC	Susp.	7,0	40	0,21 mg Protamin	1,5 mg m-Kresol 0,65 mg Phenol	30	30	bis 24	Novo Nordisk
Insulin Actraphane (ge) HM 50/50 Penfill 1,5 u. 3,0 ml	geH	C+IAC	Susp.	7,0	50	0,18 mg Protamin	1,5 mg m-Kresol 0,65 mg Phenol	30	30	bis 24	Novo Nordisk
Insulin Actrapid HM Penfill (ge) 1,5 u. 3,0 ml	geH	C+IAC	Lsg.	7,0	100	–	3 mg m-Kresol	15–30	30	bis 8	Novo Nordisk
Insulin Protaphan HM Penfill (ge) 1,5 u. 3,0 ml	geH	C+IAC	Susp.	7,0	–	0,35 mg Protamin	1,5 mg m-Kresol 0,65 mg Phenol	30–45	90	bis 24	Novo Nordisk
Insulin Actrapid HM NovoLet (ge) 1,5 u. 3,0 ml	geH	C+IAC	Lsg.	7,0	100	–	3,0 mg m-Kresol	15–30	30	bis 8	Novo Nordisk
Insulin Actraphane HM (ge) 30/70 NovoLet 1,5 u. 3,0 ml	geH	C+IAC	Susp.	7,0	30	0,25 mg Protamin	1,5 mg m-Kresol 0,65 mg Phenol	30	30	bis 24	Novo Nordisk
Insulin Protaphan HM (ge) NovoLet 1,5 u. 3,0 ml	geH	C+IAC	Susp.	7,0	–	0,35 mg Protamin	1,5 mg m-Kresol 0,65 mg Phenol	30–45	30	bis 24	Novo Nordisk
Huminsulin Normal für Pen	BHI	IAC	Lsg.	7,2	100	–	2,5 mg m-Kresol	10–15	10–15	6–8	Lilly
Huminsulin Basal für Pen	BHI	IAC	Susp.	7,2	–	0,35 mg Protamin	1,6 mg m-Kresol 0,65 mg Phenol	30–45	30–60	18–20	Lilly
Huminsulin Profil I für Pen	BHI	IAC	Susp.	7,2	10	0,31 mg Protamin	1,6 mg m-Kresol 0,65 mg Phenol	30–45	30	bis 18	Lilly

Tabelle 10.**1** Insuline *(Fortsetzung)*

Insulinpräparat	Spe-zies	Reini-gung	Lsg./Susp.	pH	% NI-An-teile	Depot-träger/ml	Konser-vierungs-mittel/ml	Spritz-Eß-Abstand (Minu-ten)	Wirkungs-eintritt (Minuten)	Wirk-dauer (Stunden)	Her-steller
									(nach Angaben des Herstellers)		
Besondere Insulinpräparationen (U 40 und U 100) für Pumpen, Pens und andere Injektionshilfen											
Huminsulin Profil II für Pen	BHI	IAC	Susp.	7,2	20	0,28 mg Protamin	1,6 mg m-Kresol 0,65 mg Phenol	30–45	30	bis 16	Lilly
Huminsulin Profil III für Pen	BHI	IAC	Susp.	7,2	30	0,24 mg Protamin	1,6 mg m-Kresol 0,65 mg Phenol	30–45	30	bis 15	Lilly
Huminsulin Profil IV für Pen	BHI	IAC	Susp.	7,2	40	0,21 mg Protamin	1,6 mg m-Kresol 0,65 mg Phenol	30–45	30	bis 15	Lilly
Huminsulin Profil V für Pen	BHI	IAC	Susp.	7,2	50	0,18 mg Protamin	1,6 mg m-Kresol 0,65 mg Phenol	30–45	30	bis 15	Lilly
Insulin Actraphane HM (ge) 10/90 NovoLet 3,0 ml	geH	C+IAC	Susp.	7,0	10	0,31 mg Protamin	1,5 mg m-Kresol 0,65 mg Phenol	30	30	bis 24	Novo Nordisk
Insulin Actraphane HM (ge) 20/80 NovoLet 3,0 ml	geH	C+IAC	Susp.	7,0	20	0,28 mg Protamin	1,5 mg m-Kresol 0,65 mg Phenol	30	30	bis 24	Novo Nordisk
Insulin Actraphane HM (ge) 30/70 NovoLet 3,0 ml	geH	C+IAC	Susp.	7,0	30	0,24 mg Protamin	1,5 mg m-Kresol 0,65 mg Phenol	30	30	bis 24	Novo Nordisk
Insulin Actraphane HM (ge) 40/60 NovoLet 3,0 ml	geH	C+IAC	Susp.	7,0	40	0,21 mg Protamin	1,5 mg m-Kresol 0,65 mg Phenol	30	30	bis 24	Novo Nordisk
Insulin Actraphane HM (ge) 50/50 NovoLet 3,0 ml	geH	C+IAC	Susp.	7,0	50	0,18 mg Protamin	1,5 mg m-Kresol 0,65 mg Phenol	30	30	bis 24	Novo Nordisk
Berlinsulin H Normal Pen/Berlinsulin H Normal 3 ml Pen	BH	IEC RPC SEC	Lsg.	7,0–7,8	100	–	2,5 mg m-Kresol	15–30	10–15	6–8	Berlin-Chemie
Berlinsulin H Basal Pen/ Berlinsulin H Basal 3 ml Pen	BH	IEC RPC SEC	Susp.	6,9–7,5	–	0,35 mg Protamin-sulfat	1,6 mg m-Kresol 0,65 mg Phenol	30–45	30–60	18–20	Berlin-Chemie
Berlinsulin H 10/90 Pen/ Berlinsulin H	BH	IEC RPC SEC	Susp.	6,9–7,5	10	0,31 mg Protamin-sulfat	1,6 mg m-Kresol 0,65 mg Phenol	30–45	30–45	16–18	Berlin-Chemie
Berlinsulin H 20/80 Pen/ Berlinsulin H 20/80 3 ml Pen	BH	IEC RPC SEC	Susp.	6,9–7,5	20	0,28 mg Protamin-sulfat	1,6 mg m-Kresol 0,65 mg Phenol	30–45	30	14–16	Berlin-Chemie
Berlinsulin H 30/70 Pen Berlinsulin H 30/70 3 ml Pen	BH	IEC RPC SEC	Susp.	6,9–7,5	30	0,24 mg Protamin-sulfat	1,6 mg m-Kresol 0,65 mg Phenol	30–45	30	14–15	Berlin-Chemie

Tabelle 10.**1** Insuline *(Fortsetzung)*

Insulinpräparat	Spe-zies	Reini-gung	Lsg./Susp.	pH	% NI-An-teile	Depot-träger/ml	Konser-vierungs-mittel/ml	Spritz-Eß-Abstand (Minu-ten)	Wirkungs-eintritt (Minuten)	Wirk-dauer (Stunden) (nach Angaben des Herstellers)	Her-steller
Besondere Insulinpräparationen (U 40 und U 100) für Pumpen, Pens und andere Injektionshilfen											
Berlinsulin H 40/60 Pen	BH	IEC	Susp.	6,9bis 7,5	40	0,21 mg Protamin-sulfat	1,6 mg m-Kresol	30–45	30	14–15	Berlin-Chemie
Berlinsulin H 40/60 3 ml Pen		RPC SEC					0,65 mg Phenol				
Berlinsulin H 50/50 Pen	BH	IEC	Susp.	6,9bis 7,5	50	0,17 mg Protamin-sulfat	1,6 mg m-Kresol	30–45	15–30	13–14	Berlin-Chemie
Berlinsulin H 50/50 3 ml Pen		RPC SEC					0,65 mg Phenol				
Huma Ject Normal 3 ml	BHI	IAC	Lsg.	7,2	100	–	2,5 mg m-Kresol	10–15	10–15	6–8	Lilly
Huma Ject Basal 3 ml	BHI	IAC	Susp.	7,2	–	0,35 mg Protamin	1,6 mg m-Kresol 0,65 mg Phenol	30–45	30–60	18–20	Lilly
Huma Ject Profil III 3 ml	BHI	IAC	Susp.	7,2	30	0,24 mg Protamin	1,6 mg m-Kresol 0,65 mg Phenol	30–45	30	bis 15	Lilly

Insulinpräparat	Spe-zies	Reini-gung	Lsg./Susp.	pH	% NI-Anteile	Depot-träger/ml	Konser-vierungs-mittel/ml	Spritz-Eß-Abstand (Minu-ten)	Wirkungs-eintritt (Minuten)	Wirk-dauer (Stunden) (nach Angaben des Herstellers)	Her-steller
Insulinanalogon: Insulin Lispro											
Humalog 100	geH	IAC	Lsg.	7,4 bis 7,5	100	–	3,15 mg m-Kresol	0–15	10–15	2–5	Lilly
Humalog 100 für Pen	geH	IAC	Lsg.	7,4 bis 7,5	100	–	3,15 mg m-Kresol	0–15	10–15	2–5	Lilly

Kurz wirksame Insuline: Normal-(Alt-)Insulin

Bei Normalinsulin (Altinsulin) handelt es sich um ein zeitlich gesehen relativ kurz wirkendes Insulin. Der Wirkeintritt findet bei subkutaner Gabe nach ca. 15 Minuten post injectionem statt.

In der pharmazeutischen Konfektionierung, in der Insulinflasche, wie es auch vom Patienten verwendet wird, liegt Insulin vorwiegend in Hexameren vor. Nach der Injektion in das subkutane Fettgewebe findet die Dissoziation in Di- und Monomere statt. Dieser Vorgang geht mit Dilution einher und führt nach entsprechender Verdünnung letztlich zur Diffusion an und in die Kapillaren des subkutanen Fettgewebes. Den Zeitraum von der Injektion des Insulins bis zur beginnenden metabolischen Wirksamkeit bezeichnet man als „lag-phase"; diese dauert 15–30 Minuten (24a).

Die Wirkdauer beträgt je nach injizierter Gesamtmenge 4–6 Stunden. Das Wirkmaximum bildet sich um die 2.–3. Stunde nach der Injektion aus. Normalinsulin ist in der Regel eine pH-neutrale, klare Lösung (nur die Normalinsuline der Firma Hoechst vom Rind und vom Schwein weisen einen sauren pH-Wert auf). Normalinsulin kann subkutan, intramuskulär, intraperitoneal und als einzige Insulinform auch intravenös angewendet werden. Dies ist z. B. bei der Komabehandlung notwendig.

Normalinsulin ist mit isophanem NPH-Insulin unter Erhalt seiner spezifischen Wirkcharakteristik mischbar. Aufgrund seines schnellen Wirkungseintrittes und seiner kurzen Wirkdauer wird heute Normalinsulin vor allem als mahlzeitenbezogenes (präprandiales) oder Korrekturinsulin bei erhöhten Blutzuckerwerten angewendet. Weiterhin findet es sich als schnell wirkende Komponente in Mischinsulinen. Damit erreicht man einen stärkeren initialen Effekt auf den Blutzucker im Vergleich zu reiner Basalinsulingabe.

Bei der Insulinpumpenbehandlung wird Normalinsulin zur kontinuierlichen subkutanen Gabe in der Komabehandlung über Perfusor intravenös eingesetzt. Experimentelle Anwendungen sind der orale, nasale (87) und rektale (135) Applikationsweg.

Insulinanalogon: Insulin Lispro

Die Tatsache, daß die biologische Verfügbarkeit von subkutan injiziertem Normalinsulin mit einer Verzögerung von ca. 15–30 Minuten beginnt, der Wirkgipfel nach etwa 2–3 Stunden nachweisbar ist und die Gesamtwirkdauer 5–6 Stunden anhält, kann für den Patienten den Nachteil haben, daß er je nach Höhe des Blutzuckerausgangswertes einen Spritz-Eß-Abstand einhalten bzw. wegen der langen Wirkdauer und in Abhängigkeit von der Bolusmenge ein zweites Frühstück einnehmen muß.

Chemische Struktur: In Anlehnung an das IGF-I-Molekül (insulin-like growth factor), welches eine hohe Strukturhomologie mit dem Proinsulin- bzw. Insulinmolekül aufweist und als Monomer vorliegt, wurde in Kenntnis der Tatsache, daß das C-terminale Ende der B-Kette für die Assoziation des Insulinmoleküls von Bedeutung ist, die Umstellung der Aminosäuren Lysin und Prolin am C-terminalen Ende der B-Kette durchgeführt (35a, 57a, 27a).

Diese Umstellung hat zu dem Insulinanalogon Insulin Lispro (Lys [B28], Pro [B29]) geführt. Das Molekül hat nahezu identische biologische Eigenschaften mit Humaninsulin. Die Assoziationskräfte der einzelnen Analogonmoleküle im Dimer sind jedoch um den Faktor 300 geringer, so daß die Insulin–Lispro-Moleküle nach der Injektion in das subkutane Fettgewebe praktisch sofort als Monomere vorliegen (24b). Damit entfällt die bei den Normalinsulin-Hexameren notwendige Zeit für die Dissoziation; die Insulin-Lispro-Moleküle können post injectionem direkt in die Kapillaren diffundieren.

Wirkung: Diese Eigenschaft bedeutet für den Patienten, daß er unmittelbar vor der Mahlzeit bzw. im „Angesicht der fertig servierten Mahlzeit" injizieren kann. Die maximale Insulin-Lispro-Konzentration liegt bei etwa 30 Minuten post injectionem, der maximale Wirkgipfel ca. 60–90 Minuten nach der Injektion. Nach 3–4 Stunden ist die Wirkung abgeklungen. Diese am Biostator erhobenen Daten (35a) lassen sich mit Einschränkung auch auf die klinische Behandlungssituation übertragen und zeigen doch deutlich den Unterschied zur klassischen Normalinsulinwirkung.

Nebenwirkungen: Toxizitätsstudien, Untersuchungen in bezug auf eine Beeinträchtigung der Fertilität und Reproduktion sowie Studien zur Mitogenität erbrachten keine Ergebnisse, die einer Anwendung dieses Moleküls beim Menschen entgegenstehen würden. Die Antikörperbildung ist der nach Humaninsulininjektion vergleichbar (24c). Grundsätzlich gilt für Insulin Lispro, wie auch alle anderen in Prüfung befindlichen Analoga, daß entsprechende Langzeitstudien erforderlich sind, um deren Sicherheit garantieren zu können. Gleichzeitig muß jedoch auch darauf hingewiesen werden, daß weltweit bis zur Einführung des Humaninsulins die „Insulinanaloga Rinder- und Schweineinsulin" beim Menschen mit den bekannten Nebenwirkungen zum Einsatz gekommen waren.

Verzögerungsinsuline

Unter Verzögerungsinsulinen versteht man Insulinpräparationen, welche länger als Normalinsuline wirken. Die Prolongierung des Insulineffektes wird durch Änderung der physikochemischen Eigenschaften oder aber durch Bindung des Insulinmoleküls an Verzögerungssubstanzen erreicht.

Von ihrer Wirkdauer her gesehen, unterscheidet man Intermediärinsuline mit einer Wirkdauer von 12–18 Stunden von Langzeitinsulinen mit einer Wirkdauer von 20–36 Stunden. Die alleinige Anwendung von Langzeitinsulinen spielt heute klinisch nur noch eine untergeordnete Rolle (71, 112).

Mit dem z. Z. in der klinischen Prüfung befindlichen Präparat HOE 901, einem Insulinanalogon, hofft man in nächster Zeit ein besonders vielversprechendes Langzeitinsulin als Therapeutikum zu bekommen, mit dem man bei einmaliger Gabe über 24 Stunden eine stabile basale Insulinmenge substituiert.

Intermediär wirksame Insuline (NPH-Insuline): Die heute am häufigsten verwendeten Intermediärinsuline sind neutrale protaminverzögerte Insuline (NPH = Neutral Protamin Hagedorn). Das Peptid Protamin ist eine stark „basisch" reagierende Substanz, welche aus Fischsperma gewonnen wird und das „sauer" reagierende Insulin bindet. Das molare Insulin-Protamin-Verhältnis beträgt 5:1; unter Anwesenheit von geringen Mengen an Zinkionen bilden sich bei neutralem pH-Wert amorphe Präzipitate, welche sich weiter in Kristalle umwandeln. Der Verzögerungseffekt entsteht dadurch, daß im subkutanen Fettgewebe die Insulinmoleküle von dem Protaminmolekül abdissoziieren. Das Protaminmolekül wird durch fibrinolytische Gewebsenzyme gespalten.

Unter Isophanie versteht man die Tatsache, daß sich Normalinsulin mit einem NPH-Insulin, unter Erhalt sowohl des charakteristischen Wirkprofils des Normalinsulins als auch des NPH-Insulins, mischen läßt. Voraussetzung dafür ist, daß an dem NPH-Insulin alle Bindungsstellen des Protamins mit Insulin gesättigt sind, d. h. keine freien Valenzen zur Bindung von zusätzlichen Normalinsulinmolekülen mehr gegeben sind und Protamin sich auch nicht im Überschuß in Lösung befindet.

Die Wirkung von NPH-Insulinen setzt bei subkutaner Gabe nach ca. 30–60 Minuten ein. Das Wirkmaximum liegt je nach injizierter Menge zwischen der 5. und 8. Stunde. Die maximale Wirkdauer beträgt 12–18 Stunden, wobei auch hier eine Abhängigkeit von der injizierten Menge gegeben ist.

NPH-Insuline sind Suspensionen, d. h., sie sind trüb und müssen vor dem Aufziehen in Mischung gebracht werden. Alle in Deutschland auf dem Markt befindlichen NPH-Insuline weisen den höchsten Reinheitsgrad auf.

Mischinsuline: Nicht alle Patienten sind in der Lage, eine individuelle Mischung von Normal- und NPH-Insulin herzustellen. Dies kann bei älteren Patienten an verminderter Sehfähigkeit oder eingeschränkter Feinmotorik der Finger liegen. Von den Insulinherstellern werden aus diesem Grunde feste Mischungen mit unterschiedlichen Anteilen von Normal- und NPH-Insulin angeboten, wobei der Normalinsulinanteil zwischen 10 und 50% eines solchen Mischinsulins beträgt. Im Alltag haben sich bei einem großen Patientenkreis die Mischungen von 25% bzw. 30% Normalinsulin und 70% bzw. 75% NPH-Insulin bewährt. Voraussetzung bei zweimaliger Gabe ist ein ausreichend hoher Normalinsulinanteil, um Frühstück bzw. Abendessen abzudecken. Prinzipiell bleibt jedoch bei diesen Insulinmischungen auch im Pen die Problematik des korrekten Durchmischens der Suspension.

Bei den angegebenen Wirkzeiten ist darauf zu achten, daß Mischinsuline mit geringem Normalinsulinanteil länger wirken als Mischinsuline mit hohem Normalinsulinanteil. Anderslautende Angaben von Herstellern, welche unabhängig von dem Normalinsulinanteil für unterschiedliche Mischungsverhältnisse eine gleich lange Wirkdauer angeben, sind weder plausibel noch nachvollziehbar.

Wie die reinen NPH-Insuline sind auch die Mischinsuline trübe Suspensionen, welche vor dem Aufziehen in Mischung gebracht werden müssen. Das richtige Vermischen ist notwendig, damit die aufgezogene Insulinmenge auch das entsprechende Verhältnis von Normal- zu NPH-Insulin repräsentiert. Dieser Vorgang muß mit den Patienten zu Beginn der Insulintherapie eingeübt werden.

Surfeninsuline: 1,3-Bi-(4-amino-2-methyl-6-quinolyl)-Harnstoff (Surfen), ein synthetischer Harnstoffabkömmling, bildet mit Insulin in saurem Milieu einen löslichen Komplex. Im neutralen pH des Gewebes kommt es zur Ausfällung amorpher Insulin-Surfen-Partikel. Surfeninsuline wirken etwas kürzer als NPH-Insuline. Bei längerer Anwendung kann es jedoch im Vergleich mit NPH-Insulinen zu verstärkter Antikörperbildung kommen, welche die Wirkdauer prolongieren kann (76).

Bei Mischung von surfenverzögertem Insulin mit dem entsprechenden Normalinsulin geht die charakteristische schnelle und kurze Wirkung von Normalinsulin verloren. Die Wirkdauer der Mischung ändert sich. Surfeninsuline sind somit nicht zum Mischen geeignet.

Surfeninsuline sind nur chromatographisch gereinigt. Lipatrophien und Lipohypertrophien finden sich bei der Behandlung mit Surfeninsulinen in stärkerem Ausmaß als bei den hochgereinigten NPH-Insulinen. Neben der Firma Hoechst produziert die Firma Berlin-Chemie noch surfenverzögerte Insuline. Der Anteil der Patienten, welche diese Insuline injizieren, ist inzwischen sehr gering und liegt unter 6%.

Die von der Firma Berlin-Chemie hergestellten tierischen Insuline waren die in der ehemaligen DDR üblichen Insuline.

Insulin-Zink-Suspensionen (Lente-Insuline): Zinkionen und Insulinmoleküle bilden in neutralem Milieu in Verbindung mit Acetatpuffer Komplexe, welche im Gewebe löslich sind. Die Mischung unterschiedlicher physikalischer Zustandsformen des Insulins, wie amorphem (aggregiertem) und kristallinem Insulin, führt zu unterschiedlich langer Wirkdauer (Lente-Verzögerungsprinzip) (47, 107). Von Bedeutung sind in Deutschland das Insulin Monotard HM, welches im Mischungsverhältnis 3:7 amorphes und kristallines Humaninsulin enthält, sowie Insulin Semilente. Für Monotard HM finden sich zur Mischbarkeit unterschiedliche Angaben (50, 86), weshalb Normalinsulin und Monotard HM aus Gründen der Therapiesicherheit getrennt gespritzt werden sollten.

Semilente-Insulin, ein amorphes Schweineinsulin, wird heute wieder vermehrt als alternatives nächtliches Basalinsulin angewendet, wenn die Wirkung von NPH-Insulin

zu kurz ist bzw. aufgrund seines Wirkmaximums nächtliche Hypoglykämien induziert.

Insulin Ultratard HM, ein kristallines Zinkinsulin, wird als Verzögerungsinsulin beim Basisbolusprinzip entweder als abendliche/nächtliche Einmalgabe oder morgens und abends angewendet. Die Wirkdauer beträgt ca. 24 Stunden. Wegen der langen Wirkdauer kann es bei Ultratard-Anwendung zu nächtlichen protrahierten Hypoglykämien kommen, weiterhin ist die Freisetzungskinetik von Tag zu Tag großen Schwankungen unterworfen. Neben dem Insulin Ultratard HM als Langzeitinsulin kommen noch Huminsulin Long 100 und Huminsulin Ultralong 100 zur Anwendung.

Eine schematisierte Übersicht der Wirkdauer der verschiedenen Insuline zeigt Abb. 9.**1**.

Additiva

Neben der Wirksubstanz Insulin und den oben aufgezählten Verzögerungsstoffen Protamin, Surfen und Zink enthält eine Insulinflasche noch weitere Substanzen, welche für die Haltbarkeit und optimale Wirkung des Arzneimittels Insulin notwendig sind.

Je nach Präparat und Hersteller werden zur Konservierung m-Cresol und/oder Phenol sowie Methyl-4-hydroxybenzoat als bakterizide Substanzen angewendet. Zur Pufferung finden sich weiterhin Zinkchlorid, Glycerin, Natriumhydrogenphosphat und Natriumdihydrogenphosphat.

Wichtig ist es zu wissen, daß eine allergische Reaktion im Rahmen einer Insulininjektion als Ursache nicht nur eine Allergie auf das Fremdeiweiß Insulin sein kann, sondern auch auf eine jener Begleitsubstanzen, die sich zusätzlich in dem zu injizierenden Gemisch befinden.

Die Tatsache, daß sich in der Insulinflasche bakterizide Substanzen befinden, macht das Abwischen der Flaschen mit Alkohol bzw. die Verwendung von Alkoholtupfern auch auf der Haut überflüssig.

Gleichermaßen erübrigt sich bei Pengebrauch der Wechsel der Injektionsnadel nach jeder Insulininjektion. Das gleiche gilt auch für die Insulinspritze, welche mehrfach verwendet werden kann.

Insulinkonzentration U 40, U 100

Die Wirkstärke von Insulin in bezug auf die Blutzuckersenkung wird in internationalen Einheiten (IE) gemessen. Eine Einheit Insulin enthält 0,04 mg Insulin, das bedeutet, daß 1 mg Insulin ca. 25 IE entspricht.

In Deutschland sind Insuline mit der Wirkstärke U 40, d. h., 1 ml Insulin enthält 40 IE Insulin, und U 100, d. h. 1 ml Insulin enthält 100 IE Insulin, erhältlich. Die steigende Anwendung von Insulinpumpen und besonders von Insulinpens machte wegen des geringeren Injektionsvolumens auch die Einführung von U-100-Insulinen zur Voraussetzung. Wichtig ist es, U-40-Insuline nur mit den entsprechenden U-40-Insulinspritzen und U-100-Insuline zur Zeit nur mittels Insulinpens bzw. Insulinpumpen oder U-100-Insulinspritzen zu injizieren.

Wird U-100-Insulin mit U-40-Insulinspritzen ohne Korrektur der Dosis injiziert (was von Patienten gelegentlich versehentlich getan wird, wenn z. B. der Insulinpen defekt ist), so spritzt sich der Patient eine 2,5mal größere Insulinmenge mit der Folge einer schweren Hypoglykämie.

Tab. 10.**1** zeigt, daß fast alle Normal- und NPH-Humaninsuline sowohl als U-40- als auch als U-100-Peninsuline verfügbar sind.

Tabelle 10.**2** Bisherige und zukünftige Warenzeichen der Humaninsuline von Hoechst Marion Roussel

Neues Insuman-Sortiment	Aktuelles H-Insulin-Sortiment
Insuman Basal 100 IE/ml für OptiPen	Basal-H-Insulin 100 Hoechst für OptiPen
Insuman Basal 40 IE/ml	Basal-H-Insulin Hoechst
Insuman Comb 15 100 IE/ml für OptiPen	Depot-H15-Insulin 100 Hoechst für OptiPen
Insuman Comb 15 40 IE/ml	Depot-H15-Insulin Hoechst
Insuman Comb 25 100 IE/ml für OptiPen	Depot-H-Insulin 100 Hoechst für OptiPen
Insuman Comb 25 40 IE/ml	Depot-H-Insulin Hoechst
Insuman Comb 50 100 IE/ml für OptiPen	Komb-H-Insulin 100 Hoechst für OptiPen
Insuman Comb 50 40 IE/ml	Komb-H-Insulin Hoechst
Insuman Rapid 100 IE/ml für OptiPen	H-Insulin 100 Hoechst für OptiPen
Insuman Rapid 40 IE/ml	H-Insulin Hoechst
Insuman Infusat 100 IE/ml	H-Tronin 100 Hoechst

Die Resorption von U-40-Insulin kann im Einzelfall etwas schneller als die von U-100-Insulin sein. Beim Stoffwechselgesunden ließen sich bei diesen unterschiedlichen Insulinkonzentrationen keine unterschiedlichen Glucoseinfusionsraten am Biostator zuordnen (50a). Auch unter klinischen Alltagsbedingungen beim Patienten ist dieser Effekt zu vernachlässigen (53).

Es ist damit zu rechnen, daß es im Rahmen der EU-Harmonisierung auch in Deutschland zu einer generellen Umstellung auf U-100-Insuline kommen wird. Besonders für die Patienten, welche größere Insulinmengen injizieren müssen, ist die U-100-Konzentration wegen des geringeren Injektionsvolumens von Vorteil.

Ab dem 15.01.1999 werden die Humaninsuline der Firma Hoechst Marion Roussel nicht mehr auf semisynthetischem Herstellungsweg produziert, sondern biotechnologisch über menschliches Präproinsulin in E.-coli-Bakterien des Stammes K12. Die so gewonnenen Humaninsuline sind von identischer therapeutischer Wirksamkeit. Die Umbenennung auf Insuman erfolgt weltweit und erfaßt auch das Pumpeninsulin H-Tronin.

Tab. 10.**2** stellt die alten und neuen Namen gegenüber.

Applikationsinstrumentarium

Konventionelle Insulinspritze: Die gebräuchlichste Art, Insulin zu injizieren, ist auch heute noch die mittels Insulineinmalspritzen. Diese Insulineinmalspritzen, welche speziell zur Insulininjektion hergestellt werden, haben im Unterschied zur konventionellen Spritze keinen Konus. Die Nadel ist in die obere Begrenzung der Spritze eingeschweißt. Der fehlende Totraum ist die Voraussetzung dafür, daß in der Insulinspritze unterschiedliche Insuline gemischt werden können.

Insulineinmalspritzen sind in den Größen 0,3 ml, 0,5 ml, 1 ml und 2 ml erhältlich und somit zur Insulininjektion von 0–20 IE, 0–30 IE, 0–40 IE, 0–50 IE und 0–80 IE geeignet. Der Vorteil der 0,5-ml-Spritze liegt in der besser ablesbaren Skalierung und eignet sich somit für Patienten, deren Sehfähigkeit eingeschränkt ist, aber auch für solche Patienten, die ihre Dosis sehr differenziert anpassen, d. h. um halbe Einheiten ändern und als Gesamtmenge weniger als 20 IE injizieren.

Die sog. „Einmalspritzen" können natürlich häufiger verwendet werden, soweit der Patient den erforderlichen hygienischen Auflagen Rechnung trägt (3, 29). Nebenwirkungen im Sinne von Fremdkörperreaktionen an den Spritzstellen können entstehen, wenn sich Siliconöl, welches als Gleitmittel in den Spritzen vorhanden ist, löst und bei zu häufigem Gebrauch der Spritze mit dem Insulin injiziert wird.

Beim Mischen von unterschiedlichen Insulinen (z. B. Normalinsulin und Verzögerungsinsulin) wird vor dem Aufziehen die entsprechende Menge an Luft zum Druckausgleich in die jeweilige Insulinflasche gespritzt. Dann wird zunächst das Normalinsulin aufgezogen und danach die entsprechende Menge an Verzögerungsinsulin. In der Regel sind Verzögerungsinsuline Suspensionen. Sie müssen vor dem Aufziehen durch Rollen der Insulinflasche zwischen den Handinnenflächen in Mischung gebracht werden. Starkes Schütteln der Insulinflasche sollte vermieden werden.

Die Stabilität der heute gebräuchlichen Insuline ist so groß, daß in unseren Breitengraden die in Gebrauch befindliche Insulinflasche nicht mehr im Kühlschrank aufbewahrt werden muß. Die Vorratsflaschen sollten jedoch im Gemüsefach des Kühlschranks gelagert werden. Versehentliches Einfrieren von Insulin und Wiederauftauen führt zu Aktivitätsverlust. Ein solches Insulin ist zum Gebrauch nicht mehr geeignet.

Bei Aufenthalten in tropischen Regionen sollte das Insulin kühl gelagert werden.

Insulinpens: Seit einigen Jahren werden von den Insulinherstellern sog. Insulinpens zur Insulininjektion angeboten (10, 70, 88). Zu der konventionellen Insulinspritze bestehen einige wesentliche Unterschiede. In allen zur Zeit auf dem Markt befindlichen Pens kann nur das höher konzentrierte U-100-Insulin angewendet werden, welches in fertigen Karpulen vorliegt. Diese U-100-Insulinkarpulen enthalten entweder einen Inhalt von 1,5 ml oder 3,0 ml, entsprechend 150 bzw. 300 IE Insulin. Ausnahme: Disetronic Pen für U-40-Insulin. Hier muß das Insulin mittels einer Spritzhilfe aufgezogen werden.

Ähnlich der Tintenpatrone in einem Füllfederhalter wird die Insulinkarpule in den Insulinpen gelegt. Die Kanüle des Pens wird aufgeschraubt und kann auch mehrfach zur Injektion verwendet werden. Die Wahl der abzugebenden Insulindosis erfolgt durch Drehen einer Wahlscheibe am Ende des Gerätes. Die Dosierung kann, je nach Gerät, in Schritten von 0,5, 1, 2 oder 4 IE eingestellt werden.

Der Insulinpen ist eine Injektionshilfe, d. h., die Anwendung des Pens selbst führt noch zu keiner Änderung der Stoffwechseleinstellung, wie manche Patienten fälschlich glauben.

Hauptnachteil der derzeit zur Verfügung stehenden Pens ist der Umstand, daß Normal- und Verzögerungsinsuline nicht gemischt werden können.

Hauptvorteil der Peninjektion ist die einfache Handhabung. Es entfällt das häufig lästige Hantieren mit Insulinflasche und Insulinspritze, außerdem wird ein schneller, diskreter Insulingebrauch ermöglicht. Für ältere, sehbehinderte oder in der Feinmotorik der Finger eingeschränkte Patienten erleichtert der Pengebrauch die Insulininjektion und macht diese Patienten somit von Drittpersonen unabhängig. Allerdings muß besonders bei diesem Patientenkollektiv eine gründliche Einweisung in die richtige Handhabung stattfinden, um fehlerhafte Anwendung zu vermeiden (99).

Die einfachere Handhabung der Insulininjektion mittels Pen im Vergleich zur Insulineinmalspritze kann bei Typ-2-Diabetikern, welche auf Insulin eingestellt werden sollen, eine Motivationshilfe sein, früher in eine Behandlung mit Insulin einzuwilligen. Typ-1-Diabetiker können durch Pengebrauch zu häufigeren Normalinsulininjektionen im Rahmen der intensivierten Insulintherapie motiviert werden (56).

Trotz der einfacheren Handhabung muß vor der ersten Benutzung des Pens der Gesamtvorgang der Injektion und des Patronenwechsels mit dem Patienten eingeübt werden. Besonders ist hierbei auf die korrekte Dosiswahl, das Aufmischen des Insulins sowie die vollständige Applikation der vorgewählten Menge zu achten.

Insulinfertigspritzen: Neben den Insulinpens, bei welchen die Insulinpatrone gewechselt werden muß, gibt es Pens, in welchen die Insulinpatronen eingeschweißt sind (Huma-Ject, Fa. Lilly; Novolet-System der Fa. Novo). Nach Verbrauch des Insulins kann ein Patronenwechsel nicht mehr stattfinden; der Penfill ist ein Plastikeinmalartikel. Diese Insulinfertigspritzen eignen sich besonders für ältere Patienten.

Injektionstechnik und Injektionsareale

Normalinsulin wird je nach klinischem Zustand und Therapieform des Patienten intravenös, intraperitoneal, intramuskulär oder subkutan angewendet. Verzögerungsinsuline werden nur subkutan angewendet.

Die **intravenöse Gabe von Normalinsulin** ist die Domäne der Komabehandlung (Kap. 19). Die intraperitoneale Anwendung findet ausschließlich bei bestimmten Insulinpumpen mit intraperitonealer Katheterplazierung sowie bei der Peritonealdialyse statt.

Die **intramuskuläre Applikation von Normalinsulin** kann im Einzelfall in Situationen notwendig und günstig sein, wenn eine schnellere Senkung erhöhter Blutzuckerwerte erforderlich ist, als sie mit der subkutanen Anwendung erreicht werden kann (17), oder eine schnelle Insulinanflutung gewünscht wird.

Bei intramuskulärer Gabe zeigt sich die maximale Normalinsulinkonzentration bereits nach 60 Minuten, während nach subkutaner Injektion dies erst nach ca. 120 Minuten der Fall ist.

Die intramuskuläre Insulininjektion kann eine der Erstmaßnahmen bei dekompensierten, präkomatösen Pa-

tienten sein. Sie kann auch als Korrektur erhöhter Werte von Patienten unter intensivierter Insulintherapie praktiziert werden. Als Muskelareale bieten sich die Ober- und Unterschenkel bzw. die volaren Unterarme an. Natürlich müssen die sichtbaren Venen ausgespart werden! Der Regelfall ist jedoch die Insulinapplikation durch den Patienten in das subkutane Fettgewebe.

Wegen der unterschiedlichen Verteilung und Vaskularisierung, aber auch Ausprägung des Unterhautfettgewebes, entsprechend dem Lebensalter und Ernährungszustand eines Patienten, sind Ort und Technik der Insulininjektion von Bedeutung.

Grundsätzlich stehen Abdomen, Oberschenkel, Hüft- und obere Glutäalregion und mit Einschränkung auch die Oberarme als Injektionsareale zur Verfügung (68).

Die schnellste und gleichmäßigste Absorption von subkutan gespritztem Insulin findet am ruhenden Organismus aus der **Abdominalregion** statt, wobei die Absorption aus dem kranialen Anteil des Abdomens noch schneller ist als aus dem kaudalen Anteil. Das Abdomen eignet sich daher besonders für präprandiale Normalinsulingaben (44).

Die Absorption aus der **Oberschenkelregion** ist im Vergleich dazu am ruhenden Organismus langsamer. Die Oberschenkelregion eignet sich somit besonders für die abendliche bzw. Nachtinjektion des Verzögerungsinsulins. Bei morgendlicher Injektion in den Oberschenkel muß bedacht werden, daß durch verstärkte körperliche Aktivität, das Muskelspiel und die verstärkte Durchblutung eine schnellere Insulinfreisetzung mit entsprechend verstärkter initialer Wirkung stattfinden kann (17).

Die Insulinfreisetzung aus der **Oberarmregion** liegt zeitlich gesehen zwischen der Abdominalregion und der der Oberschenkelregion. Bei körperlich gut trainierten Patienten mit geringem subkutanem Fettgewebe im Bereich der Oberarmmuskulatur kann es schwierig sein, die Injektion richtig subkutan zu plazieren (43). Wegen der topographischen Lage der Oberarmregion kann der selbstinjizierende Patient keine Hautfalte bilden. Intramuskuläre statt subkutane Insulininjektionen mit daraus resultierender geänderter Absorptionskinetik sind nicht selten die Folge (11, 43). Aus diesem Grunde sollte in diese Körperregion nur in Ausnahmesituationen injiziert werden.

Absorption, Kinetik und Elimination von subkutan injiziertem Insulin

Absorption: Unmittelbar nach der Injektion von Insulin in das subkutane Fettgewebe bildet sich an dieser Stelle ein Depot aus. Bei Normalinsulin liegen die Insulinmoleküle in Hexameren vor (18, 95). Es findet zunächst eine Dissoziation in Di- bzw. Monomer-Insulinmoleküle statt, welche dann via Kapillaren in die Blutbahn gelangen (23).

Aufgrund der anderen physikochemischen Eigenschaften des Insulinanalogons Lispro, welches in subkutanem Fettgewebe als Monomer vorliegt, zeichnet sich dieses wie bereits oben ausgeführt wurde, durch eine schnellere Absorption und somit einen schnelleren Wirkeintritt aus (42a, 126).

Bei NPH-Insulinen kommt es unter den physiologischen Bedingungen des Subkutangewebes zur Dissoziation des Insulins von den Protaminmolekülen, wobei das Protamin dann der Spaltung fibrinolytischer Enzyme unterliegt.

Der intraindividuelle Variationskoeffizient bei der Absorption von Normalinsulinen, aber auch NPH-Insulinen beträgt bis zu 25%, der interindividuelle Variationskoeffizient bis zu 50%. Diese Variabilität der Absorption macht verständlich, daß eine kontinuierliche prospektive Planung der Insulinwirkung von Tag zu Tag durch den Patienten nur mit Einschränkung möglich ist. Es kann das Verständnis des Patienten für den Blutzuckerverlauf erschweren, da bei gleicher Insulinmenge, gleicher Diät und gleicher körperlicher Bewegung mit nicht kalkulierbarer unterschiedlicher Insulinfreisetzung aus dem gespritzten Depot und somit unterschiedlichen Blutzuckerverläufen gerechnet werden muß. Diese Variabilität wirkt sich natürlich in der klinischen Anwendung bei NPH-Insulinen stärker aus als bei den kürzer wirkenden Normalinsulinen. Aus diesem Grunde sind geringe Dosisveränderungen bei NPH-Insulinen von zweifelhaftem Wert (16, 19).

Die **Elimination** von Insulin erfolgt nach Verteilung und Diffusion aus der Blutbahn durch Spaltung der Disulfidbrücken mittels des Enzyms Insulinase. Dieses Enzym findet sich in höchster Konzentration in Leber (60–80%) und Niere (10–20%), so daß diese Organe hauptsächlich an der Elimination von Insulin beteiligt sind. Die restlichen 10–20% werden in den peripheren Organen (Muskel- und Fettgewebe) inaktiviert (77). Es ist verständlich, daß bei eingeschränkter Nierenfunktion bzw. Urämie, wenn der renale Eliminationsweg vermindert ist oder entfällt und sich somit die Halbwertszeit von Insulin verlängert, die Insulindosis entsprechend angepaßt, d. h. reduziert werden muß.

Komplikationen bei zusätzlichen Erkrankungen: Weiterhin ist zu beachten, daß bei urämischen Patienten und bei Patienten mit Leberzirrhose die in diesen Organen ablaufende Glukoneogenese eingeschränkt ist und somit mit einer verminderten und verzögerten Gegenregulation in der Reaktion auf Hypoglykämien gerechnet werden muß.

Faktoren, welche die Kinetik von subkutan injiziertem Insulin beeinflussen

Auf die Absorptionsgeschwindigkeit von Insulin und somit unterschiedliche Geschwindigkeit der Blutzuckersenkung post injectionem durch Injektion in unterschiedliche Körperareale wurde bereits hingewiesen.

Injektionsausführung: Weiterhin ist festzustellen, daß die Tiefe der Injektion innerhalb des subkutanen Fettgewebes auch von Bedeutung ist, d. h., je tiefer injiziert wird, desto schneller findet auch hier die Absorption aufgrund der dichteren Kapillarisierung statt.

Wichtig ist es, daß das Insulin richtig subkutan plaziert wird. Der Patient greift in der Regel mit der linken Hand eine Hautfalte in einem Bereich des Abdomens. Mit der rechten Hand sticht er die Nadel in einem Winkel von 45° Entfernung zur Hautoberfläche mit leicht zunehmendem Winkel, um ein besseres Verschließen der Hautschichten zu gewährleisten. Bei Peninjektion muß ca. 5 Sekunden abgewartet werden, bis sich die gesamte Insulinmenge entleert hat. Bei zu flacher Injektion oder Injektion in lipohypertrophe Areale oder aufgrund häufiger Injektionen in narbig veränderte bzw. lipatrophe Hautareale muß mit verzögerter Resorption gerechnet werden. Auch hier liegt der Grund wiederum in der geringeren Kapillarisierung dieser Regionen.

Der Einfluß der Insulininjektion auf die **Stoffwechsellage** darf nicht unterschätzt werden. Es ist die Aufgabe des Therapeuten, sich von der richtigen Durchführung zu überzeugen, besonders aber auch regelmäßig die Injektionsstellen zu überprüfen, d. h. diese zu palpieren, um Gewebeveränderungen sowie Lipohypertrophien aufgrund der Bevorzugung bestimmter Injektionsstellen rechtzeitig zu erkennen.

Injektionsareal: Manche Patienten neigen dazu, täglich und immer in ein begrenztes Areal zu injizieren. Die Resorption daraus ist dann nicht kalkulierbar, da sich bindegewebige Veränderungen und Lipohypertrophien ausbilden.

Festzuhalten ist weiterhin, daß Wirkstärke und Wirkdauer auch von der **Dosis** des injizierten Insulins abhängen. Die Rate des Verschwindens von NPH-Insulinen vom Injektionsort ist bei höheren Dosierungen langsamer. So führt eine Verdreifachung der Dosis nur zu einer Verdopplung des absorbierten Insulins (75a).

Massage und Temperatur: Massage der Injektionsstelle beschleunigt die Bildung von Di- bzw. Monomeren aus Hexamer-Insulinmolekülen und verstärkt somit die Blutzuckersenkung (78). Das gleiche gilt für die Erhöhung der Außentemperatur, wie es bei starker Sonnenbestrahlung oder in der Sauna der Fall ist. Ursächlich kommt hier die verstärkte Durchblutung zum Tragen (11, 69).

Nicht ganz eindeutig ist die Wirkung von verstärkter **körperlicher Bewegung** (z. B. Muskelarbeit im Haushalt, Garten etc. oder sportliche Betätigung). Bei gut eingestellten Patienten kommt es in der Regel zu einer verstärkten Senkung des Blutzuckerspiegels (63, 123). Bei ketotischen Patienten kann es im Rahmen der Konzentrationserhöhung der Insulinantagonisten Adrenalin, Glucagon, Wachstumshormon und Cortisol zum Blutzuckeranstieg, d. h. Verschlechterung der Stoffwechsellage kommen.

Ungewohnte körperliche Aktivität führt in der Regel zu rascher Blutzuckersenkung, während bei regelmäßiger körperlicher Aktivität die Blutzuckersenkung milder ausfällt und die Gefahr einer Hypoglykämie deutlich geringer ist. Dies hat Konsequenzen bei der Dosisanpassung bzw. Dosisreduktion, die bei regelmäßiger körperlicher Aktivität nur noch marginal sein kann.

Neben der Variation von Tag zu Tag spielen bei **Frauen** auch zyklusabhängige Schwankungen der Insulinwirkung eine Rolle. So kann prämenstruell eine deutlich höhere Insulindosis notwendig sein als in der ersten Zyklushälfte. Das gleiche gilt für den Insulinbedarf während der Schwangerschaft (Kap. 16), der gegen Ende deutlich zunimmt und post partum wieder drastisch absinkt (45, 62). Wichtig ist es weiterhin zu beachten, daß nach langen Zeiträumen schlechter Einstellung im Rahmen einer Neueinstellung der Insulinbedarf sich vorübergehend erhöhen kann, sich nach der Rekompensation jedoch wieder auf einem niedrigeren Niveau einpendelt.

Als Erklärung für dieses Phänomen kommt die Senkung der Glucosetoxizität in Frage. Unter Glucosetoxizität versteht man die Tatsache, daß erhöhte Glucosespiegel insulinresistenzverstärkend wirken und es bei Senkung der mittleren Blutglucosekonzentration zu verbesserter Insulinwirkung kommt.

Indikationen für Insulin

Die Substitution mit Insulin ist bei den folgenden Krankheiten obligat bzw. je nach klinischem Zustand erforderlich:

Typ-1-Diabetes: In allen Phasen der Erkrankung ist die Insulinbehandlung obligat.
➤ Prä-Typ-1-Diabetes (derzeit noch experimentell),
➤ Erstmanifestation eines Typ-1-Diabetes mit/ohne ketotische Stoffwechselentgleisung,
➤ Honeymoon-Phase (Mit Einsetzen der Insulinsubstitution nach Erstmanifestation kann nach Überwindung der Ketose der Insulinbedarf bis auf wenige Einheiten zurückgehen (Kap. 15). Die Insulinsubstitution sollte jedoch trotz niedriger Mengen auch aus psychologischen Gründen beibehalten werden. Bei optimaler Einstellung längere Erhaltung der Restsekretion.),
➤ Langzeittherapie des Typ-1-Diabetes,
➤ späte Manifestation des Typ-1-Diabetes, jenseits des 40. Lebensjahres.

Typ-2-Diabetes:
➤ Schlanke, jüngere Typ-2-Diabetes-Patienten mit Neigung zu Ketose weisen häufig Autoimmunphänomene auf und sind als Typ-1-Diabetiker zu klassifizieren. Es liegt ein echter zu substituierender Insulinmangel vor. Die Insulinbehandlung sollte ohne einen Therapieversuch mit oralen Antidiabetika bei Diagnosestellung erfolgen.
➤ Bei Typ-2-Patienten nach Versagen einer oralen Therapie kann entweder auf Insulinmonotherapie umgestellt werden oder der Versuch einer Kombinationstherapie mit oralen Antidiabetika und Insulin unternommen werden (Kap. 11).
➤ Bei übergewichtigen Typ-2-Diabetikern können präprandial kleine Normalinsulindosen (3–5 IE) injiziert werden. Eventuell NPH-Gaben zur Nacht.
➤ Bei Typ-2-Diabetikern, deren Stoffwechsellage sich durch zusätzliche Erkrankungen wie Infektionen, Gangrän, Streß etc. verschlechtert hat, kann eine temporäre zusätzliche Insulingabe oder eine Umstellung auf Insulin notwendig sein.
➤ Bei Typ-2-Diabetikern mit schwerer, schmerzhafter Polyneuropathie dient die Insulintherapie der Stoffwechselnormalisierung.
➤ In der peri- und postoperativen sowie der Postinfarktphase eines mit oralen Antidiabetika eingestellten Typ-2-Diabetes ist der Einsatz von Insulin erforderlich.

Gestationsdiabetes: Während der Schwangerschaft aufgetretener Diabetes mellitus (Insulinbehandlung obligat).

Sekundäre Diabetesformen:
➤ Pankreaserkrankungen, insbesondere Patienten mit chronischer Pankreatitis, Pankreaskarzinom, zystische Fibrose,
➤ Patienten nach Pankreatektomie,
➤ Patienten mit Hämochromatose,
➤ Patienten mit fortgeschrittener Leberzirrhose,
➤ Diabetes als Folge anderer endokriner Erkrankungen (z. B. Morbus Cushing, Akromegalie u. a.),
➤ Diabetes bei bestimmten genetischen Syndromen,
➤ Diabetes bei Abnormitäten des Insulinrezeptors.

Einstellungskriterien und Einstellungsziele

Die klinische Erkenntnis, daß eine dem Stoffwechselgesunden gleiche oder angenäherte Stoffwechseleinstellung beim Diabetiker zu verminderter Ausbildung oder in manchen Stadien sogar zu Rückbildung von Begleit- und Folgeerkran-

kungen führen kann, ist seit vielen Jahren bekannt (20, 40, 84, 90). Auf die DCCT-Studie, welche an einem großen Kollektiv von Typ-1-Diabetikern durchgeführt wurde, wurde bereits verwiesen. Hier konnte erneut der Zusammenhang zwischen Entwicklung und Verminderung der mikrovaskulären Komplikationen sowie der Neuropathie und der Güte der Stoffwechseleinstellung bei Langzeitbehandlung von Typ-1-Diabetikern belegt werden.

Wegen der Heterogenität der Gruppe, welche mit Insulin behandelt wird – die Typ-1-Diabetiker, aber auch die sehr viel größere Anzahl von Typ-2-Diabetikern –, sollten bei der Wahl des angestrebten Bereichs der Stoffwechseleinstellung und der Insulintherapieform die **Kriterien** in Tab. 10.**3** beachtet werden:

Tabelle 10.**3** Kriterien für die Festlegung von Therapieziel und Behandlungsform bei Diabetikern

– Typ-1-Diabetes, Typ-2-Diabetes
– Gestation
– sekundäre Diabetesformen
– Alter des Patienten
– Diabetesdauer
– Ausmaß der bereits vorhandenen diabetesbedingten Begleit- und Folgeerkrankungen
– diabetesunabhängige Erkrankungen
– Ausmaß der Selbstkontrolle und Fähigkeit der Therapieanpassung
– Hypoglykämieerkennung
– Hypoglykämieneigung
– Schulung und Schulbarkeit, psychische Stabilität sowie Compliance des Patienten

Auf die Indikation für Insulin bei Typ-1- und Typ-2-Diabetikern wurde bereits hingewiesen (s. o.). In bezug auf das **Lebensalter** ergibt sich, daß die zu erwartende Anzahl an Lebens- und Diabetesjahren in die Überlegungen des Therapieziels eingehen müssen, d. h., je jünger der Patient ist, um so besser sollte die Stoffwechseleinstellung sein. Dies gilt für Typ-1-Diabetiker, besonders aber auch für jüngere Typ-2-Diabetiker unter dem 55. Lebensjahr, welche sich im Gegensatz zu älteren Typ-2-Diabetikern mit bereits manifesten Begleiterkrankungen auch an der Stoffwechsellage des Stoffwechselgesunden orientieren sollten.

Die **Diabetesdauer** ist insofern von Bedeutung, als davon auszugehen ist, daß bei einem Teil der Typ-1-Diabetiker die Verminderung bzw. der Wegfall der Gegenregulationshormone Glucagon und Adrenalin nach 5–15 Jahren Diabetesdauer zu größerer Instabilität der Stoffwechseleinstellung führt. Diese zunehmende hormonelle Instabilität im Bereich der Gegenregulationshormone kann häufigere und tiefere Hypoglykämien bedingen, da die Feinregulation niedriger Blutzuckerspiegel entfällt und die Gegenregulation in diesen Fällen im wesentlichen auf der Cortisol- und Wachstumshormonsekretion basiert. Beide Hormone wirken ihrerseits diabetogen und können für einen gewissen Zeitraum die Insulinsensitivität vermindern. Um dies zu verhindern, sollten diese Patienten Blutzuckerwerte unter 100 bzw. 120 mg/dl (5,6–6,7 mmol/l) vermeiden.

Hypoglykämie: Besonders vorsichtig bei der Wahl des unteren Blutzuckertherapiebereichs sollte vorgegangen werden, wenn die Erkennung niedriger Blutzuckerspiegel (gestörte bzw. fehlende Hypoglykämiewahrnehmung, „unawareness") eingeschränkt oder verlorengegangen ist.

Auch hier sollte der angestrebte untere Therapiebereich nicht unter 100 mg/dl liegen.

Das Vermeiden von Hypoglykämien und somit das Auslösen der hormonellen Gegenregulation ist auch bei Patienten mit fortgeschrittener Retinopathie angezeigt. Hier können bei zu niedrigen Blutzuckerwerten retinale Blutungen auftreten. Das gleiche gilt für Patienten mit fortgeschrittenen Gefäßveränderungen (koronare Herzerkrankung, stenosierende Prozesse der hirnversorgenden Arterien) und Patienten mit arterieller Hypertonie. Im Rahmen von Hypoglykämien kann es, induziert durch die Catecholamine der Gegenregulation sekundär zur hypertonen Krise, zum Myokardinfarkt, zu Herzrhythmusstörungen und zum apoplektischen Insult kommen. Betroffen sind dabei häufig Patienten mit lange bestehendem Typ-1-Diabetes, besonders aber auch ein großer Anteil von älteren Typ-2-Diabetikern.

Die Bedeutung der Festlegung des **Therapiezielbereiches** hat nicht nur praktische, sondern auch psychologische Aspekte. Sie spiegelt sich auch in dem Diabetespaß der Deutschen Diabetesgesellschaft wider. Neben anderen Zielgrößen, wie dem anzustrebenden Gewicht, dem Blutdruck, den Fettstoffwechselparametern Cholesterin und Triglyceride, steht der angestrebte Blutzuckerbereich an erster Stelle der Besprechung mit dem Patienten bei Behandlungsbeginn.

Patient und Arzt müssen dieses Therapieziel gemeinsam absprechen, damit der Patient versteht, warum ein bestimmter Therapiebereich wichtig für ihn ist.

Das festgelegte Therapieziel, welches realistischerweise durch den Patienten auch umsetzbar sein muß, ist ein Faktor bei der Festlegung, mit welchem Regime das notwendige Insulin über die 24 Stunden des Tages verteilt gegeben werden soll.

Obligatorisch ist für schwangere Diabetikerinnen ein Zielbereich der Blutzuckerstoffwechseleinstellung im Tagesverlauf zwischen 70 und 120 mg/dl (3,9–6,7 mmol/l). Dies bedingt dann einen HbA$_{1c}$-Wert im Bereich der Nichtdiabetikerin. In der Regel wird hierzu die intensivierte Insulintherapie angewendet.

Typ-1-Diabetiker nach Diagnosestellung und solche mit relativ kurzer Diabetesdauer sowie junge Typ-2-Diabetiker, die initial auf Insulin eingestellt sind, sollten einen Blutzuckerbereich zwischen 80 und 140 (bis 160) mg/dl (4,4–7,8 bzw. 8, 9 mmol/l) anstreben. Gelingt diese Einstellung, wird der HbA$_{1c}$-Wert nur gering, wenn überhaupt, d. h. 0,5–1,0% über dem oberen Bereich des Nichtdiabetikers liegen.

Eine gute Stoffwechseleinstellung ist nur auf der Basis einer entsprechenden Schulung und intensiver Stoffwechselkontrolle zu erzielen.

Bei Patienten mit längerer Diabetesdauer und eingeschränkter Hypoglykämieerkennung und/oder Folgeerkrankungen sollten in jedem Fall Hypoglykämien vermieden werden und der untere Zielbereich auf 100–140 mg/dl (5,6–7,8 mmol/l) Blutzucker angehoben werden. Postprandiale Ausreißer nach oben mit Blutzuckerwerten bis 250 mg/dl (13,3 mmol/l) wird man hier gelegentlich in Kauf nehmen müssen, welche dann auch einen etwas höheren HbA$_{1c}$-Wert (1–2% über dem oberen Bereich des Nichtdiabetikers) bedingen können. Bei älteren Typ-2-Diabetikern wird man sich oft mit einem Therapiebereich zwischen 150 und 250 mg/dl (8,3–13,8 mmol/l) Blutzucker und entsprechend höheren HbA$_{1c}$-Werten zufriedengeben müssen.

Grundsätzlich ist festzustellen, daß sich Therapieziele und Überwachungsziele nicht nur auf die Blutzuckerkonzentrationen, sondern auch auf Blutdruck, Körpergewicht, Lipide, Herz-Kreislauf-Funktion, Nierenfunktion (Mikroalbumin), den Augenhintergrund und das Nervensystem beziehen müssen.

Klinische Anwendung von Insulin

Wahl des Substitutionsregimes und Patientenschulung

Wahl des Regimes: Die noch vor wenigen Jahren übliche Faustregel Typ-1-Diabetes = intensiviertere Insulintherapieverfahren, Typ-2-Diabetes = konventionelle Insulintherapie kann heute nicht mehr aufrechterhalten werden. Besonders bei der Frage der Insulinsubstitution des Typ-2-Diabetikers hat sich ein Wandel vollzogen. Unumstritten ist das Vorgehen bei jüngeren, schlanken Typ-2-a-Diabetikern, welche heute doch überwiegend primär auf intensivierte Insulinsubstitution eingestellt werden: z. B. präprandiale Normalinsulingaben. Auch bei den übergewichtigen Typ-2-b-Diabetikern, mit Verlust der Phase I der Insulinsekretion, geht der Trend zur frühzeitigen Insulinsubstitution, besonders dann, wenn mit maximaler oraler Therapie das individuelle Therapieziel des Patienten nicht erreicht wird.

Beim Typ-1-Diabetiker und bei der schwangeren Diabetikerin ist die Situation klar. Hier ist die Insulinsubstitution von Beginn an obligatorisch.

Wie die Wahl des individuellen Therapieziels sollte auch die Wahl des Therapieregimes durch das Behandlungsteam und den Patienten festgelegt und besprochen werden. Je „intensivierter" die Therapieform wird, um so wichtiger werden häufigere Blutzuckerselbstkontrollen und die Fähigkeit sein, die Insulindosis anzupassen, zu korrigieren sowie den Tagesablauf prospektiv abzuschätzen und einzuteilen.

Schulung: Unabhängig von dem Diabetestyp ist es bei der Initialisierung der Insulintherapie notwendig, daß der Patient parallel zu dieser Behandlung eine strukturierte Diabetikerschulung durchlaufen muß.

In jedem Fall aber sollte initial als Minimalprogramm eine spezielle Wissensvermittlung über Spritztechnik, Insulinwirkung und -dauer, die Bedeutung der Nahrungsaufnahme, Stoffwechselselbstkontrolle, Hypoglykämieerkennung und Behandlung, körperliche Aktivität unter Insulinbehandlung und das Verhalten bei zusätzlich auftretenden Krankheiten stattfinden. Kann eine strukturierte Schulung nicht von der akut behandelnden Institution durchgeführt werden, sollte in jedem Fall diese durch den weiterbehandelnden Diabetologen oder durch eine nach den Richtlinien der Deutschen Diabetesgesellschaft arbeitende Klinik nachgeholt werden.

Konventionelle Insulintherapie

Patienten mit dieser Therapieform unterliegen einem relativ rigiden Tagesablauf, der durch die engen zeitlichen Vorgaben von Insulininjektion, Insulinwirkung und notwendiger Nahrungsaufnahme bestimmt wird.

Diese Therapieform kann per se keinen dynamischen Insulinersatz liefern. Phasen der Hyperinsulinämie und Phasen der Hypoinsulinämie mit entsprechenden me-

Tabelle 10.**4** Elemente der konventionellen Insulintherapie

- fixierte Insulininjektion (1mal oder 2mal)
- fixierte Insulinart (Normal-, Intermediär- und/oder Mischinsulin)
- fixierte Diät in bezug auf Kohlenhydratmenge und Zeitpunkt der Mahlzeitenaufnahme
- fixierter, therapieabhängiger Tagesablauf
- häufig eingeschränkte Selbstkontrollmaßnahmen (Harnzucker-, Blutzuckerkontrolle durch den Patienten oder Drittpersonen)
- Schulung, Motivation, psychologische Hilfe durch den Hausarzt
- definiertes Therapieziel und Langzeitüberwachung (HbA$_{1c}$) sowie Organ- und Kreislaufkontrollen durch den Hausarzt

tabolischen Konsequenzen wie Hypo- und Hyperglykämie sind programmiert.

Die Elemente der konventionellen Insulintherapie sind in Tab. 10.**4** wiedergegeben.

Einmalige Insulingabe (Abb. 10.**1**): Die einmalige Anwendung von Insulin sollte heute nur noch speziellen Indikationen vorbehalten sein. Sie hat ihre Berechtigung beim mit oralen Antidiabetika kombiniert behandelten Patienten (Kap. 11). Beim Typ-2-Diabetiker mit verminderter Insulinproduktion reicht die einmalige Gabe eines Verzögerungs- oder Mischinsulins in der Regel nicht aus, um den Insulinbedarf über 24 Stunden abzudecken.

Wird bei der Einmalinsulingabe die Morgendosis zu hoch gewählt, kann es zu Hypoglykämien um die Mittagszeit oder nachmittags kommen. Wegen der morgendlichen Dosisbegrenzung sind die Nüchternwerte des Folgetages meistens erhöht. Bei ambulant von Drittpersonen betreuten Patienten ist die Insulineinmalgabe häufig eine Kompromißlösung.

Die Einmalgabe (oder Zweimalgabe) von Insulin morgens (und abends) kann bei stationär oder ambulant behandelten Patienten vorübergehend notwendig sein, wenn beim mit oralen Antidiabetika behandelten Patienten zusätzliche Erkrankungen aufgetreten sind oder bestimmte zusätzliche Pharmakotherapien angewendet werden müssen. Dies gilt besonders für Steroidtherapie, parenterale Ernährung oder auch streßbedingt bei Postaggressionsstoffwechsel, z. B. während und nach chirurgischen Eingriffen.

Zweimalige Insulingabe (Abb. 10.**2 b–d**): Mit der zweimaligen Gabe eines Intermediär- oder Mischinsulins besteht die Möglichkeit, den Insulinbedarf des Patienten über 24 Stunden voll abzudecken. Wie bereits oben ausgeführt, muß jedoch davon ausgegangen werden, daß bei der zweimaligen Anwendung eines Intermediärinsulins mit oder ohne Normalinsulinanteil der Patient entsprechend der Wirkkinetik des Insulins auf einen bestimmten Tageszeitplan in bezug auf die Mahlzeiten festgelegt ist (Abb. 10.**2 b** und **d**).

Entsprechend den hier üblichen Ernährungsgewohnheiten (und der Resistenzlage des Typ-2-Diabetikers) kann als grobe Faustregel gelten, daß die Verteilung der Gesamtinsulindosis morgens 2/3, abends 1/3 betragen sollte und sich die Mischung 30% Normalinsulin und 70% NPH-Insulin in der Morgenspritze bewährt hat. Abhängig sind diese Faktoren von dem Ausmaß der körperlichen Bewegung, der Diät, dem Körpergewicht und der noch vorhandenen endogenen Insulinsekretion. Je gewichtiger ein Patient ist, um so höher sollte der Normalinsulinanteil in der Morgenspritze sein. Zu beachten ist bei diesem Regime jedoch, daß verstärkte körperliche Bewegung am Vormittag bei hohem Normalinsulinanteil in der Morgenspritze zu Unterzuckerungen führen kann, was die Bedeutung des zweiten Frühstücks bei dieser Patientengruppe unterstreicht.

Eine Schwäche der zweimaligen Insulingabe liegt in der Tatsache begründet, daß die abendlich injizierte Insulinmenge häufig nicht ausreicht, um der nächtlichen/morgendlichen Hyperglykämie entgegenzuwirken. Hier kann die Verminderung des Nomalinsulinanteils in der Abendspritze bzw. die Umstellung von Mischinsulin abends auf ein reines Intermediärinsulin hilfreich sein (Abb. 10.**2 c**), da durch die längere Wirkdauer des Intermediärinsulins im Vergleich zum Mischinsulin die nächtliche Gluconeogenese der Leber in den frühen Morgenstunden besser supprimiert wird.

Insgesamt sind die Einstellungsmöglichkeiten bei der konventionellen Insulintherapie begrenzt (127, 133, 35), was in der Regel an dem hohen, schwer steuerbaren Intermediärinsulinanteil liegt und an der fehlenden Möglichkeit, differenziert Normal- und Basalinsulin zu ändern bzw. anzupassen.

Wenn der Patient Blutzuckerselbstkontrollen durchführen kann, ist eine Modifikation der Mischinsulingabe morgens und abends möglich. Dann können Normal- und Intermediärinsulin je nach Blutzuckerhöhe und Mahlzeitengehalt gemischt werden. Man kann dem Patienten hierzu Anpassungshilfen bezüglich der Normalinsulinmenge in bestimmten Blutzuckerbereichen an die Hand geben. Diese „Dosierungsschemata" sind nicht unproblematisch, da

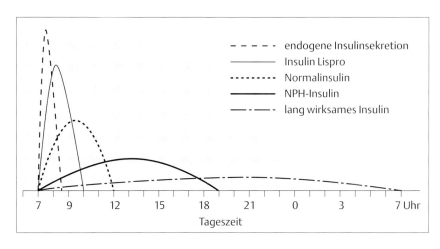

Abb. 10.**1** Wirkzeiten und Konzentrationsmaxima unterschiedlicher Insuline (schematisiert).

- - - - - endogene Insulinsekretion
——— Insulin Lispro
· · · · · · · · Normalinsulin
——— NPH-Insulin
— · — · — lang wirksames Insulin

Tageszeit

7   9   12   15   18   21   0   3   7 Uhr

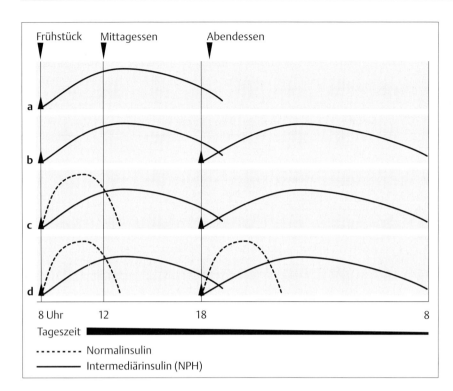

Frühstück Mittagessen Abendessen

a

b

c

d

8 Uhr 12 18 8

Tageszeit

- - - - - - Normalinsulin

――――――― Intermediärinsulin (NPH)

Abb. 10.**2** Unterschiedliche Anwendung von Normal- und NPH-Insulin im Rahmen der konventionellen Insulintherapie.

sie einen geregelten Tagesablauf voraussetzen bzw. die Fähigkeit des Patienten, die Insulindosis je nach geänderten Gegebenheiten zu variieren.

Eine weitere Möglichkeit, erhöhte bzw. niedrige Blutzuckerwerte zu den Spritzzeiten zu beeinflussen, besteht durch Veränderung des Spritz-Eß-Abstandes, der Nahrungsmenge sowie der Nahrungsqualität.

Das Einhalten des Spritz-Eß-Abstandes von 30–45 Minuten ist bei Typ-2-Diabetikern unter konventioneller Insulintherapie nicht immer sinnvoll.

Dies gilt für Patienten mit verzögerter Magenentleerung (Gastroparese), bei denen die mit der Nahrung aufgenommenen Kohlenhydrate verzögert resorbiert werden und, wie von Simon u. Mitarb. (114a) für den Stoffwechselgesunden definiert, bei denen der Gipfelzeitpunkt der glykämischen Antwort nicht in dem Zeitraum zwischen 20 und 70 Minuten, sondern später nach dem Mahlzeitbeginn liegt.

Besonders bei Alten- und Pflegeheimbewohnern mit eingeschränkter Fähigkeit, selbst zu essen, oder der Notwendigkeit, gefüttert werden zu müssen, kann es aus Sicherheitsgründen notwendig sein, unmittelbar nach der Insulininjektion mit dem Essen zu beginnen bzw. erst nach der Mahlzeit zu spritzen, wenn klar ist, welche Kohlenhydratmenge der Patient nun tatsächlich aufgenommen hat. Bei diesen Patienten muß der Normalinsulinanteil geringer dosiert werden und der Spritz-Eß-Abstand verkürzt werden oder ganz wegfallen, um Hypoglykämien zu vermeiden.

Intensivierte Insulintherapie

(Abb. 10.3)

Grundsätzliches zur praktischen Durchführung

Grundidee und Definition: Die Grundidee dieser Therapieform basiert auf der Imitation der physiologischen Insulin-

sekretion und Blutzuckerregulation des Nichtdiabetikers. Mahlzeitenbezogenes Normalinsulin zur Abdeckung der Mahlzeiten und basales Verzögerungsinsulin zur Abdeckung des basalen Insulinbedarfs zwischen den Mahlzeiten und während der Nacht werden unabhängig voneinander verabreicht.

Per definitionem (54) beinhaltet die intensivierte Insulintherapie einen komplexen Vorgang, welcher nicht nur eine Erhöhung der Anzahl der Insulininjektionen, sondern auch eine auf der Basis von Blutzuckerselbstkontrollen therapiezielorientierte Insulinanpassung bei relativ freier Gestaltung der Diät und des Tagesablaufs umfaßt. Die Elemente der intensivierten Insulintherapie sind in Tab. 10.**5** zusammengefaßt.

Tabelle 10.**5** Elemente der intensivierten Insulintherapie

- getrennte Substitution von prandialem und basalem Insulin
- algorithmen-(an individuelle Regeln)adaptierte Insulinsubstitution und Blutzuckerkorrektur
- blutzucker- und insulinintegrierte „freie" Diät und Mahlzeitenfolge sowie körperliche Aktivität
- therapiezielorientierte Stoffwechseleinstellung
- mehrfache Blutzuckerselbstkontrollen am Tag
- „diabetesunabhängige" Planung und Gestaltung des Tagesablaufs
- Schulung, Motivation und psychologische Betreuung durch das Diabetesteam
- Anbindung an ein Diabetesteam mit Langzeitbetreuung (HbA$_{1c}$ und Qualitätskontrolle) sowie Organ- und Kreislaufkontrollen

Mehr oder weniger synonyme Bezeichnungen für intensivierte Insulintherapie, welche letztlich von den gleichen Inhalten und Zielvorstellungen ausgehen, sind: intensivierte, konventionelle Insulintherapie, Basis-Bolus-Therapie (100), funktionelle Insulintherapie (127, 132), nahezu normoglykämische Insulinsubstitution und andere.

Tabelle 10.**6** Algorithmen und Richtgrößen bei der intensivierten Insulintherapie

Prandialer Insulinbedarf

morgens:	ca. 1,0–3,0 IE/BE
mittags:	ca. 0,5–1,5 IE/BE
abends:	ca. 1,0–2,0 IE/BE
ausschließlich eiweißhaltige Mahlzeiten:	ca. 0,3 IE/50 kcal (210 kJ) Eiweiß

Basaler Insulinbedarf

0,3–0,5 IE/kg KG
0,7–1,0 IE/Std.

Verhältnis von Normal- zu Basalinsulin

55:45% (50:50%)

Blutglucosezielwert

präprandial:		80–120 mg/dl (4,4–6,7 mmol/l)
postprandial:	60 min	< 160 mg/dl (8,9 mmol/l)
	120 min	< 140 mg/dl (7,8 mmol/l)
vor dem Zubettgehen:		110–130 mg/dl (6,1–7,2 mmol/l)

Korrekturfaktoren zur Beeinflussung der Blutzuckerkonzentration

Eine IE Normalinsulin senkt den Blutzucker um	ca. 30–50 (40) mg/dl (1,7–2,8 bzw. 2,2 mmol/l)
Eine BE hebt den Blutzucker um	ca. 20–80 (40 mg/dl (1,1–4,4 bzw. 2,2 mmol/l)

Spritz-Eß-Abstand (in Abhängigkeit vom Ausgangswert)

Normalinsulin 15–30 min (in Abhängigkeit von dem gemessenen Blutzuckerausgangswert)
Insulin Lispro 0–15 min (negativer Spritz-Eß-Abstand bei niedrigem Blutzuckerausgangswert)

Problematik und Umsetzungsregeln: Das Umsetzen der Idee der physiologischen Insulinsekretion in die Praxis der exogenen Insulinsubstitution ist deshalb schwierig, weil die Halbwertszeit und Wirkdauer von Normal- und Intermediärinsulinen im Vergleich zu endogenem Insulin anders sind. Der Wirkbeginn ist verzögert, die Wirkdauer verlängert. Die Anpassung der Insulindosis an den Bedarf geschieht nicht automatisch, sondern muß vom Patienten festgelegt werden.

Ausgehend von der Insulinsekretion des Stoffwechselgesunden, werden Regeln (Algorithmen) für den Insulinersatz des Diabetikers abgeleitet (Tab. 10.**6**). Diese allgemeinen Regeln müssen an den einzelnen Patienten adaptiert werden (58, 115, 116, 127, 129).

Die **Normalinsulinsubstitution** richtet sich nach den zu verstoffwechselnden Kohlenhydratanteilen und dem Blutzuckerausgangswert. Die notwendige Insulinmenge pro BE ändert sich im Tagesablauf. Morgens ist sie am höchsten, mittags am niedrigsten und abends wiederum etwas höher als mittags.

Neben der Abhängigkeit von der Tageszeit sind Anzahl, Art und Freisetzungskinetik der Kohlenhydrate für die Berechnung der prandialen Insulindosis wichtig. Auch für reine Eiweißmahlzeiten muß eine geringe Insulinmenge berechnet werden (127, 128). Eine sekundäre Abhängigkeit der Dosis von unterschiedlichen Konzentrationen der katabolen Hormone im Tagesablauf, aber auch definierten Lebensphasen, wie Pubertät und Schwangerschaft, ist zu bedenken. Kurzdauernde körperliche Aktivität ist primär durch Änderungen der prandialen Insulinsubstitution bzw. zusätzliche Sport-BEs abzudecken (Tab. 10.**7**).

Zu bedenken ist weiterhin, daß in Abhängigkeit von der Dosis das prandiale Insulin einen gewissen Beitrag

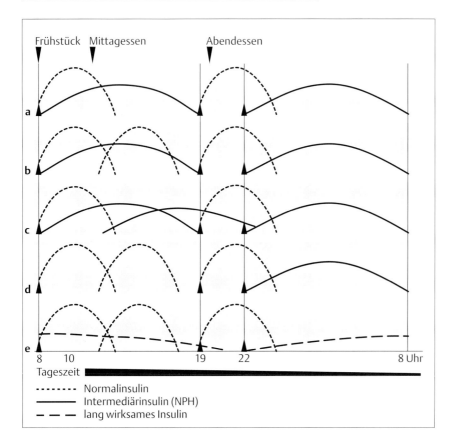

Abb. 10.**3** Unterschiedliche Anwendung von Normal-, NPH- und lang wirksamem Insulin im Rahmen der intensivierten Insulintherapie.

- - - - - - - Normalinsulin
———— Intermediärinsulin (NPH)
– – – lang wirksames Insulin

Tabelle 10.**7** Bedeutung und Kriterien der prandialen Insulinsubstitution

> ➤ Verstoffwechselung der aufgenommenen Kohlenhydrate (abhängig von Art, Menge, aber auch Geschwindigkeit der Magenentleerung)
> ➤ Korrektur erhöhter präprandialer Blutzuckerkonzentrationen
> ➤ Suppression der Glucagonsekretion und des damit verbundenen Glucoseanstiegs
> ➤ Sekundäre Dosisabhängigkeit von der aktuellen Resistenz- bzw. Sensitivitätslage
>   – Tageszeit
>   – körperliche Aktivität/Inaktivität
>   – akute Erkrankung
>   – Stoffwechseleinstellung
>   – hormonelle Lebensphase (Pubertät, Menstruation, Schwangerschaft)
>   – Diabetesphase, Typ-1-Diabetes: Manifestation – Remission – Langzeitdiabetes
>   – Diabetesphase, Typ-2-Diabetes: unterschiedliches Ausmaß der peripheren Insulinresistenz und endogenen Insulinsekretionskapazität und -dynamik

Tabelle 10.**8** Bedeutung und Kriterien der basalen Insulinsubstitution

> ➤ Beeinflussung von Hormonen und Schlüsselenzymen der Gluconeogenese/Glykogenolyse sowie Lipogenese/Lipolyse
> ➤ Sekundäre Dosisabhängigkeit von der Resistenz- bzw. Sensitivitätslage
>   – Tageszeit (erste Nachthälfte gering, frühe Morgenstunden hoch)
>   – körperliche Aktivität (besonders bei Langzeitsport)
>   – Körpergewicht
>   – Stoffwechseleinstellung (Glucosetoxizität)
>   – Höhe der Triglyzeride und freien Fettsäuren
>   – hormonelle Phase (Pubertät, Schwangerschaft)
>   – Diabetesform, Typ-1-Diabetes, Manifestation – Remission – Langzeitdiabetes
>   – Diabetesform, Typ-2-Diabetes: unterschiedliches Ausmaß von peripherer Insulinresistenz und endogener Insulinsekretionskapazität und -dynamik

zu der basalen Insulinversorgung leistet. Die Aufgabe des Intermediärinsulins (basalen Insulins) ist es, die Hormone und Enzyme des Glucose- und Fettstoffwechsels so zu stimulieren bzw. zu hemmen, daß durch ausreichende Insulinisierung eine ausgeglichene Intermediärstoffwechsellage entsteht. Außerdem muß die sekundäre Abhängigkeit der Basalinsulindosis von der Tageszeit (unterschiedliche Resistenzlage), dem Körpergewicht und sportlichen Langzeitaktivitäten berücksichtigt werden. Besonders bei Langzeitaktivitäten kann es, z. B. im Skiurlaub, notwendig sein, die Basalinsulindosis um 40–60% zu vermindern.

Nicht immer lassen sich prandiale und basale Insulinwirkung trennen. Überschneidungen der in Tab. 10.**7** und 10.**8** angegebenen Kriterien sind möglich.

Das Verhältnis von **Normalinsulin** zu **Basalinsulin** sollte etwa **55 : 45%** betragen. Der niedrige Basalinsulinanteil soll dazu führen, daß bei optimaler Verteilung keine eigene blutzuckersenkende Wirkung von dem Basalinsulin ausgeht, sondern nur die zur Aufrechterhaltung der basalen Stoffwechselerfordernisse notwendigen Prozesse beeinflußt werden. Aus diesem Grunde können auch die Hauptmahlzeiten je nach Bedarf verschoben werden, da für deren Verstoffwechselung ja Normalinsulin injiziert werden muß.

Damit durch das Basalinsulin keine Wirkmaxima entstehen, kann es erforderlich sein, dieses 2–4mal am Tag zu injizieren.

Die im Tagesverlauf angestrebten **Blutzuckerzielwerte** vor den Mahlzeiten sollten zwischen 80 und 120 mg/dl (4,4–6,7 mmol/l) liegen. Dieser Zielwert sollte 3–5 Stunden nach einer Hauptmahlzeit wieder erreicht sein.

Bei den **Blutglucosekorrekturfaktoren** ist zu bemerken, daß je nach Höhe des Blutzuckerspiegels 1 IE Insulin diesen mehr, d. h. ca. 50–60 in mg/dl (2,8–3,3 mmol/l) bei niedrigeren Blutzuckerspiegeln unter 200 mg/dl (11,1 mmol/l) senken kann oder weniger, wenn die Blutzuckerwerte über 200 mg/dl liegen. Bei höheren Blutzuckerkonzentrationen kann die blutzuckersenkende Wirkung von 1 IE Normalinsulin nur 10–30 mg/dl (0,55–1,7 mmol/l) betragen.

Besonders vorsichtig muß mit zusätzlichen Normalinsulininjektionen vor und während der Nacht umgegangen werden. Hier kann die blutzuckersenkende Wirkung

einer Einheit Normalinsulin deutlich höher bei 40–80 mg/dl liegen und Ursache für nachfolgende Hypoglykämien sein.

Ähnliches gilt für die blutzuckersteigernde Wirkung einer BE. Bei sehr niedrigen Blutzuckerwerten kann es durch eine BE zu keinem oder nur zu einem geringen Blutzuckeranstieg kommen, wenn wie z. B. in der Hypoglykämie zunächst der weitere Blutzuckerabfall abgebremst wird. Umgekehrt kann bei höherem Blutzuckerniveau eine BE den Blutglucosespiegel deutlich höher, um z. B. 60–80 mg/dl (3,3–4,4 mmol/l) anheben.

Das Berufsleben, aber auch individuelle Ernährungsgewohnheiten führen dazu, daß manche Menschen **Zwischenmahlzeiten** zu sich nehmen, andere diese als Zwang empfinden. Eigentlich sollten unter der intensivierten Insulintherapie keine Zwischenmahlzeiten notwendig sein. Sie können aber praktisch doch notwendig werden, wenn es z. B. aufgrund einer hohen Normalinsulindosis morgens (bei kohlenhydratreichem Frühstück) zu verlängerter Wirkung und nachfolgend zur Überlappung mit dem Basalinsulin kommt. Dann ist eine Zwischenmahlzeit erforderlich.

Zwangsläufig kann diese Situation entstehen, wenn der Patient zusätzlich zu der notwendigen Bolusgabe eine höhere Menge Normalinsulin als Korrektur eines zu hohen Ausgangswertes injizieren muß. Die höhere Gesamtinsulinmenge verschiebt das Wirkmaximum und die Wirkdauer, so daß dann eine Zwischenmahlzeit notwendig werden kann.

Bei körperlich schwer arbeitenden Menschen, welche z. B. bis zu 30 BE täglich essen, ist die Zwischenmahlzeit zur Auffüllung der Energiereserven notwendig. Die Normalinsulinmenge für die Zwischenmahlzeit wird in der Regel mit dem Insulin der vorangegangenen Hauptmahlzeit injiziert. Voraussetzung dabei ist, daß die Zwischenmahlzeit weniger als die Hälfte der Kohlenhydratmenge der Hauptmahlzeit beträgt und spätestens 3 Stunden nach der entsprechenden Insulininjektion eingenommen wird.

Bei größeren BE-Mengen oder zusätzlichen Mahlzeiten, die außerhalb dieses Bereiches fallen, muß separat Normalinsulin injiziert werden.

Varianten der Insulinsubstitution

Morgens: Normal- und Basal-, abends: Normal-, nachts: Basalinsulin (Abb. 10.3a): Diese Insulinfolge eignet sich für

Patienten, die von konventioneller auf intensivierte Insulintherapie umgestellt werden. Die Notwendigkeit der Aufteilung von Normalinsulin vor dem Abendessen und des Basalinsulins vor dem Zubettgehen (gegen 22.00 Uhr) ergibt sich aus erhöhten Nüchternblutzuckerkonzentrationen, welche durch zeitliche Verschiebung des Intermediärinsulins auf 22.00 Uhr besser gesenkt werden können. Dies führt zu einer höheren Insulinkonzentration in den frühen Morgenstunden, gewährleistet eine bessere Suppression der Glukoneogenese und somit einen niedrigeren Nüchternwert.

Dieses Regime kommt auch dem gegenwärtigen sozialen Trend jüngerer Patienten entgegen, die Hauptmahlzeit nicht mittags, sondern als Abendessen einzunehmen. Ein weiterer Vorteil dieses Regimes liegt in der präprandialen Normalinsulingabe zum Frühstück und Abendessen, welche dann exakt dimensioniert werden können.

Hohe Nüchternwerte können in den frühen Morgenstunden aufgrund erhöhter Insulinresistenz (Dawn-Phänomen, Phänomen der Morgenröte) vorliegen (109, 110, 111) (Kap. 15). Wird in dieser Situation die Dosis des Intermediärinsulinanteiles vor der Nacht zu stark erhöht, so kann dies Hypoglykämien zwischen 2 und 4 Uhr nachts zur Folge haben. Die dann ablaufende hormonelle Gegenregulation bedingt einen erhöhten morgendlichen Nüchternwert. In Unkenntnis der vorangegangenen Hypoglykämie wird dann wegen des hohen Blutzuckerwertes die Insulindosis abends und/oder morgens weiter erhöht, was die nächtliche Hypoglykämieneigung erhöht und einen Circulus vitiosus von Hypo-, Hyperglykämie und Dosiserhöhung in Gang setzt. Diesen Vorgang bezeichnet man als Somogyi-Effekt (118).

Bei der Beurteilung des Nüchternblutzuckerwertes gilt es also zunächst abzuklären, ob
➤ der erhöhte Nüchternblutzucker durch eine zu geringe Abenddosis an Intermediärinsulin bedingt ist (häufige Ursache) und morgens aufgrund des dann auftretenden „Insulinmangels" der Blutzucker ansteigt,
➤ eine zu hohe Intermediärinsulindosis um 22.00 Uhr injiziert wurde und in der Folge dann eine Hypoglykämie zwischen 2.00 Uhr und 4.00 Uhr mit nachfolgender Hyperglykämie abgelaufen ist,
➤ eine zu hohe Kohlenhydrataufnahme vor der Nacht vorlag.

In dieser Situation ist die nächtliche Blutzuckermessung hilfreich, da der Nachweis einer nächtlichen Hypoglykämie eine Verminderung der Intermediärinsulindosis und/oder Erhöhung der Nacht-BE zur Folge hat, der Nachweis hoher Blutzuckerwerte zwischen 2.00 und 4.00 Uhr morgens dagegen eine Erhöhung der Intermediärinsulindosis vor dem Zubettgehen nach sich ziehen muß.

Gelingt es trotz Dosisanpassung und Verschiebung der Injektionszeit nicht, stabile Nüchternblutzuckerwerte mit NPH-Insulin zu erzielen, kann die Umstellung von NPH-Insulin zur Nacht auf das länger wirkende Semilente-Insulin eine Verbesserung der Stoffwechseleinstellung herbeiführen.

Morgens: Normal- und Basal-, mittags: Normal-, abends: Normal-, nachts: Basalinsulin (Abb. 10.3 b): Manchmal gelingt es, das Mittagessen mit dem morgendlichen Basalinsulin abzudecken. Falls dies jedoch nicht möglich ist oder das Mittagessen durch zu hohen BE-Gehalt außerhalb des maximalen Wirkzeitpunktes des Intermediärinsulins liegt, ist mittags eine präprandiale Normalinsulingabe erforderlich.

Morgens: Normal- und Basal-, mittags: Basal-, abends: Normal-, nachts: Basalinsulin (Abb. 10.3 c): Ne-

ben der Problematik der erhöhten Nüchternblutzuckerkonzentration ergibt sich häufig auch die der erhöhten Blutzuckerkonzentrationen am späten Nachmittag bzw. vor dem Abendessen. Die Ursache ist in der nicht mehr ausreichenden Wirkung des morgendlichen Basalinsulins zu sehen. Dies kommt besonders bei Patienten zum Tragen, welche sehr früh, z. B. vor der Frühschicht, morgens um 5.00 Uhr oder 6.00 Uhr ihr Basalinsulin injizieren und relativ spät zu Abend essen (z. B. gegen 19.00–20.00 Uhr). Eine Dosiserhöhung des morgendlichen Basalinsulins führt, bedingt durch das Wirkmaximum um die Mittagszeit mit der Notwendigkeit dann erhöhter Kohlenhydrataufnahme, trotzdem häufig nicht zu dem gewünschten Ergebnis.

In dieser Situation ist die Einführung einer dritten Basalinsulininjektion um die Mittagszeit bzw. vor dem Nachmittagskaffee (13.00–16.00 Uhr) das Mittel der Wahl, um den späten Nachmittag bzw. frühen Abend optimal mit Insulin abzudecken. Dadurch kann diätetisch um die Mittagszeit freizügiger disponiert werden. Außerdem ist es möglich, das Abendessen tatsächlich später einzunehmen.

Anders ist es bei Patienten, welche sehr früh zu Abend essen und relativ spät zu Bett gehen. In diesem Fall reicht die Wirkung des präprandialen Normalinsulins vor dem Abendessen nicht bis 23.00 Uhr. Es entsteht eine Lücke der Insulinwirkung, da ja eine relevante Wirkung des nächtlichen Intermediärinsulins erst nach 45–60 Minuten post injectionem einsetzt. In diesem Fall kann eine zusätzliche Dosis von NPH-Insulin vor dem Abendessen notwendig werden.

Häufige Basalinsulininjektionen sind nicht unproblematisch, da die Gefahr der Insulinakkumulation besteht und somit Hypoglykämien generiert werden können. Zu beachten ist, daß trotz mehrfacher Basalinsulininjektion das Verhältnis von Normal- und Basalinsulin = 50:50 nicht zugunsten einer höheren Basalinsulinmenge verändert wird.

Morgens: Normal-, mittags: Normal-, abends: Normal-, nachts: Basalinsulin (Abb. 10.3 d): Diese Variante der Insulinsubstitution, welche häufig in den Mittelmeerländern angewendet wird und wegen der dort üblichen Ernährungsgewohnheiten dann recht gut funktioniert, beinhaltet die dreimalige prandiale Normalinsulingabe in Kombination mit einer nächtlichen Basalinsulinsubstitution.

Für Typ-1-Diabetiker unmittelbar nach der Diagnosestellung, welche nicht stark dekompensiert sind und jüngere Typ-2-Diabetiker, welche primär insuliniert werden, ist dieses Injektionsschema der präprandialen Insulingaben mit oder ohne nächtliche Basalinsulinsubstitution gut anwendbar.

Morgens: Normal-, mittags: Normal-, abends: Normalinsulin, nachts: Ultratard HM (Abb. 10.3 e): Ultratard HM zählt zu den ca. 20–24 Stunden wirkenden Langzeitinsulinen. Die zugrundeliegenden differentialtherapeutischen Überlegungen bei der Anwendung dieses Insulins resultieren aus der Tatsache, daß Ultratard HM, zur Nacht bzw. abends injiziert, ein relatives Konzentrationsmaximum in den Morgenstunden zur Zeit des Dawn-Phänomens erreicht und im weiteren Tagesverlauf niedrige „basale" Konzentrationen aufrechterhält, auf deren Basis präprandial Normalinsulin appliziert werden kann.

Der Anteil der Ultratard-HM-Dosis sollte 40–50%, der Anteil der präprandialen Normalinsulindosierungen 50–60% der Gesamtinsulindosis betragen. Eine Variationsmöglichkeit besteht in dem Teilen der Ultratard-HM-Dosis in eine morgendliche und abendliche Injektion. Hierbei wird das morgendliche Konzentrationsmaximum der Einmaldosierung zugunsten eines konstanten Basalinsulinspiegels eliminiert (100). Wie bereits erwähnt, sollen Ultratard HM und Normalinsulin nicht gemischt werden, da sonst die berechenbare charakteristische Normalinsulinwirkung verlorengeht.

Ein Nachteil bei der Anwendung von Ultratard HM sind Schwankungen bei der Freisetzung aus dem gespritzten Depot, welche wegen der langen Wirkdauer zu ausgeprägten Hypo- oder Hyperglykämien mit nachfolgender Instabilität führen können. Eine weitere Fehlerquelle liegt in dem Aufziehen des Ultratard HM in die Insulinspritze. Aufgrund der Größe der Insulinkristalle findet nach dem Aufmischen ein schnelles Sedimentieren statt. Auch hier können Fehler bei der korrekten Dosierung entstehen, wenn die Insulinflasche nicht ausreichend lang (2–4 Minuten) zwischen den Händen gerollt wird. Aus diesen Gründen ist die Anwendung dieses Insulins umstritten. Jedoch bei dem kleinen Segment an Patienten, bei welchem das theoretische Konzept der Substitution des Basisbedarfs durch Ultratard HM zum Tragen kommt, kann eine sehr gute Einstellung erreicht werden.

Einstellung zu Beginn der Insulintherapie

Bei schwer dekompensierten Patienten mit Ketoazidose sind initial kontinuierliche intravenöse Insulinsubstitution, Flüssigkeits- und Elektrolytersatz sowie zusätzliche Behandlung der auslösenden bzw. Begleiterkrankungen erforderlich. Vor der Umstellung auf subkutane Insulingabe sollten der ph-Wert normalisiert und der Flüssigkeits- und Elektrolythaushalt weitgehend rekompensiert sein. Ein regelhafter Blut-pH-Wert bedeutet nicht immer eine bereits vollständig kompensierte Stoffwechsellage. Zusätzliche Bestimmungen von Aceton im Urin sind hilfreich. Erst bei acetonfreiem Urin kann von einer relativ normalen Stoffwechselsituation ausgegangen werden.

Bei der Umstellung auf subkutane Insulingabe muß dies berücksichtigt werden. Man kann sich an der Gesamtinsulindosis des Vortages unter intravenöser Therapie orientieren. Die Gesamtmenge wird zunächst in 50:50 Normal-/Basalinsulin aufgeteilt. Die errechnete Normalinsulinmenge wird dann gedrittelt; dadurch ergibt sich eine approximative präprandiale Dosis, die dann an den aktuellen Blutzuckerwert angepaßt werden muß. Die errechnete Basalinsulinmenge wird in eine Morgendosis und eine Dosis zur Nacht (22.00 Uhr) aufgeteilt. Auch hier erfolgt dann die Anpassung der Dosis je nach Hauptwirkung um die Mittagszeit bzw. bei tiefer Nacht und nach gesamter Wirkdauer gegen 18.00 Uhr und morgens nüchtern.

In den folgenden Tagen werden dann nach den aktuellen Blutzuckerwerten die individuellen Algorithmen des Patienten etabliert.

Weniger starke Dekompensation: Ist die Dekompensation des Patienten nicht so stark, wie dies bei zufälliger Diagnosestellung ohne klinische Symptomatik der Fall sein kann, sollte man mit geringen präprandialen Insulingaben (2–5 IE) die Insulinwirkung und Insulinempfindlichkeit des Patienten testen und schrittweise den aktuellen Werten anpassen. Die Substitution des Basalinsulins um 22.00 Uhr (3–10 IE) ist in der Regel erforderlich.

Der Beginn mit präprandialen Insulingaben hat für den Patienten den Vorteil, daß er die Physiologie der Insulin-Mahlzeiten-Relation nachempfinden kann. Wichtig ist, wie bereits ausgeführt, die frühzeitige Blutzuckerselbstkontrolle, welche nicht nur zur Erkennung von Hyper- und Hypoglykämien, sondern auch zum „Erfühlen der Insulinwirkung" und zum eigenen Experimentieren mit der Insulindosis, den Broteinheiten und der körperlichen Aktivität dient.

Voraussetzung für die Dosisänderungen sind prä- und postprandiale sowie abendliche und nächtliche Blutzuckerkontrollen. Diese Werte bilden die Basis für die nachfolgenden Diskussionen mit dem Therapeuten.

Je schneller beim Typ-1-Diabetiker nach der Diagnosestellung die Normalisierung der Stoffwechsellage mit Insulin gelingt, um so eher und anhaltender wird sich die Honeymoon-Phase mit relativ geringem Insulinbedarf einstellen.

Optimierung der Einstellung bei schlechter und schwankender Stoffwechsellage

Ursachen der schwankenden Stoffwechsellage: Ein hoher HbA_{1c}-Wert und eine stark schwankende Stoffwechsellage sind häufig Gründe für die Vorstellung des Patienten beim Spezialisten. Die Ursachen können mannigfaltig sein (Tab. 10.9).

Tabelle 10.9 Ursachen schlechter und schwankender Stoffwechsellage bei Typ-1-Diabetikern

– „Null Bock auf Diabetes"
– mangelnde Blutzuckerselbstkontrollen
– falsche Injektionstechnik und veränderte Injektionsareale
– Insulinmangel/Überinsulinisierung durch falsche Insulindosierung
– Überwiegen des Basalinsulinanteils in der Gesamtinsulindosis
– nicht Verstandenes, zu kompliziertes Insulinregime und dadurch falsches Reagieren auf entsprechende Blutzuckerwerte
– Magenentleerungsstörung

Neben Akzeptanz- und Verarbeitungsproblemen, welche durch mangelnde Zuwendung und Kompetenz des betreuenden Arztes sowie mangelndes Verständnis der Umgebung des Patienten verstärkt werden, sind es häufig Schulungsdefizite und nicht richtig verstandene Insulinsubstitutionsschemata. Vielfach werden Patienten von Therapeuten auf ein Insulinregime eingestellt, welches diese selbst nicht in letzter Konsequenz verstanden haben. „Starre Faktoren" und unzulängliche Korrekturen bedingen dann Phasen der Hyper- und Hypoinsulinämie, die entsprechende Stoffwechselentgleisungen nach sich ziehen. Die Stoffwechsellage wird schwankend; der HbA_{1c}-Wert steigt oder sinkt, z. B. bei Vorliegen vieler Hypoglykämien. Der Patient kann die Wirkung des Insulins nicht mehr abschätzen und steuern.

Suche nach den Störfaktoren: Grundlage für die Einschätzung der Stoffwechsellage sind die Blutzuckerselbstkontrollen des Patienten. Hat der Patient wenig Messungen vorzuweisen, ist dies der erste Ansatzpunkt, um zu einer Verbesserung der Einstellung zu gelangen.

Bei Durchsicht der protokollierten Werte steht zunächst die Suche nach systematischen Fehlern im Vordergrund, z. B. häufig zu hohe Blutzuckerwerte vor dem Abendessen oder morgens nüchtern, Hypoglykämien um die

Mittagszeit u. a. Die Ursachen dieser Entgleisungen liegen entweder in einer zu niedrigen oder zu hohen Insulindosis, der falschen Einschätzung der Wirkkinetik von Normal- und/oder Basalinsulin, wobei die sich addierenden Konzentrationen an den Überschneidungsstellen beider Insuline in der Regel vom Patienten unterschätzt werden.

Auch die Tatsache, daß sich in Abhängigkeit von der Dosis Wirkmaximum und Wirkdauer eines Insulins ändern, ist vielen Patienten nicht bekannt. Zu bedenken ist weiterhin, daß sich die Algorithmen einer Insulindosis (z. B. in Abhängigkeit von der mittelfristigen Stoffwechsellage) ändern können. Viele Patienten halten strikt an den Einheiten/BE-Faktoren fest, welche einmal im Rahmen einer Einstellung etabliert wurden. An die Möglichkeit der verzögerten Freisetzung von Kohlenhydraten aus der aufgenommen Nahrung bei verzögerter Magenentleerung, wie sie bei Gastroparese vorkommt, muß besonders bei Langzeitdiabetikern im Rahmen einer autonomen Neuropathie gedacht werden. Solche Patienten haben dann erhöhte Nüchternwerte.

Bei Patienten mit unerklärbaren Hypoglykämien ergibt die Überprüfung des Verhältnisses von Normal- und Basalinsulin häufig eine zu hohe Basalinsulindosierung. Der Übergang zu häufigeren Normalinsulininjektionen, kann in solchen Fällen eine ausgeglichenere Stoffwechsellage und besser kalkulierbare Insulinwirkung erbringen.

Lohnend ist bei der Suche nach Störfaktoren einer guten Einstellung auch, sich die Spritzstellen und die Injektionstechnik anzusehen. Bei täglicher Insulininjektion immer in den gleichen Hautbezirk können sich Lipohypertropien ausbilden. Besonders die langsamere und verminderte Insulinfreisetzung aus lipohypertrophen Spritzstellen wird in der Regel vom Patienten unterschätzt.

Umstellung auf einfacheres Regime: Es kann jedoch auch die Situation eintreten, daß der Patient von einem komplizierteren Regime auf ein „einfacheres Schema" zurückgeführt werden muß, wenn ersichtlich ist, daß er mit den komplizierteren Interaktionen von Insulin – Ernährung – körperlicher Aktivität – Erfordernissen des beruflichen Alltags – Familie etc. nicht zurechtkommt und diese „Umweltfaktoren" nicht mit den Erfordernissen seines Diabetes in Übereinstimmung bringen kann.

Besonderheiten bei Zeitzonenverschiebungen

Patienten mit intensivierter Insulintherapie haben es leichter, auf Änderungen des persönlichen und Berufsalltags zu reagieren. Für sie stellen Interkontinentalreisen kein Problem dar. Bei USA-Flügen ergibt sich auf dem Hinflug (Frankfurt – New York) nur eine geringe Zeitdifferenz bezüglich Abendessen bzw. Nacht (Ankunft New York, deutsche Zeit 22.00 Uhr, amerikanische Zeit 16.00 Uhr), welche mit einer niedrigen Dosis Normalinsulin überbrückt werden kann. Vor dem Abendessen und Zubettgehen wird dann die übliche Normal- bzw. Intermediär- (oder Basal-) Insulindosis fällig.

Beim Rückflug ist es noch einfacher, die Ankunftszeit in Frankfurt ist in der Regel morgens gegen 8.00 Uhr (amerikanische Zeit 2.00 Uhr morgens). Bei noch vorhandenen Intermediärinsulinspiegeln aus der Nachtdosis sollte der Patient vor dem Frühstück in Deutschland eine geringe Menge an Normalinsulin spritzen, die übrigen Mahlzeiten des Tages mit Normalinsulin abdecken und zur Nacht die übliche Intermediär- (oder Basal-) Insulindosis injizieren.

Bei Unklarheiten ist es immer günstig, Normalinsulin im Abstand von 4–6 Stunden zu injizieren und so die Zeit bis zum Eintritt in den normalen Rhythmus zu überbrücken.

Klinische Anwendung des Insulinanalogons Insulin Lispro

Unterschiede gegenüber Normalinsulin: Die Entwicklung des Insulinanalogons Insulin Lispro hat die prandiale Insulinsubstitution erweitert. Wie bereits ausgeführt, sind Wirkeintritt und Wirkmaximum im Vergleich zum Normalinsulin deutlich früher bei kürzerer Gesamtwirkdauer (57a, 123b, 120a).

Die kürzere Gesamtwirkdauer führt zu geringerer Überschneidung mit dem Basalinsulin (insbesondere am späten Vormittag). Neben der geringeren postprandialen Hyperglykämie wurden bei gleichen HbA_{1c}-Konzentrationen im Vergleich zu Normalinsulin weniger Hypoglykämien beobachtet (2a).

Die Unterschiede beider Substanzen sind in Tab. 10.**10** wiedergegeben.

Besonderheiten bei der Anwendung von Insulin Lispro im klinischen Alltag: Die bis jetzt veröffentlichten Studien über den klinischen Einsatz von Insulin Lispro wurden in der Regel als Umstellungsstudien bei Patienten mit Typ-1-Diabetes durchgeführt, welche mit der Technik der Insulinbehandlung und der Wirkweise von Normalinsulin vertraut waren. Inwieweit eine primäre Einstellung eines Typ-1-Diabetikers auf Insulin Lispro vorteilhafter gegenüber Normalinsulin ist, kann zum gegenwärtigen Zeitpunkt nicht beantwortet werden.

Patienten, welche auf Insulin Lispro umgestellt werden, sollten zunächst eine ausreichende Information über die neue Substanz und deren anderen Wirkmechanismus erhalten. Weiterhin sollten vor einer etwaigen Umstellung die Erwartungen des Patienten genau analysiert werden, um unrealistische Vorstellungen von diesem Insulinanalogon gleich von Beginn an korrigieren zu können. Die Dosierung von Insulin Lispro im Vergleich zu Normalinsulin ist in der Regel gleich, kann aber in der Umstellungsphase aus Sicherheitsgründen um 5–10% vermindert werden, bis der Patient den neuen Wirkablauf verinnerlicht hat.

Wichtig in bezug auf die blutzuckersenkende Wirkung von Lispro ist die Verstoffwechselung von Nahrungsmitteln mit unterschiedlichem glykämischen Index. Schnell aufschließbare Kohlenhydrate kommen dem Wirkprofil eher entgegen.

Bei normoglykämischen Blutzuckerausgangswerten ist ein Spritz-Eß-Abstand nicht erforderlich (57b). Kohlenhydratreiche und mit schnell aufschließbaren Kohlenhydraten versehene Mahlzeiten können dann problemlos gegessen werden. Bei niedrigen Blutzuckerausgangswerten kann es erforderlich sein, Insulin Lispro erst während bzw. nach der Mahlzeit (negativer Spritz-Eß-Abstand) zu injizieren.

Die Zwischenmahlzeiten müssen, wenn sie außerhalb der Wirkdauer der vorangegangenen Lisproinjektion liegen, separat mit einer zusätzlichen Lisproinjektion abgedeckt werden, während das bei Normalinsulin häufig mit der vorangegangenen Insulininjektion geschieht.

Insulin Lispro trägt im Vergleich zu Normalinsulin weniger zur basalen Insulinversorgung bei. Aus diesem Grunde muß, falls dies noch nicht der Fall ist, bei etwa einem

Tabelle 10.**10** Unterschiedliche Eigenschaften von Insulin Lispro und Normalinsulin

	Insulin Lispro	Normalinsulin
Wirkeintritt	15 min	ca. 30–45 min
Wirkmaximum	1–1,5 Std.	nach 2–3 Std.
Wirkdauer	ca. 2–4 Std.	ca. 4–6 Std.
Spritz-Eß-Abstand	in der Regel: nein	in der Regel: 15–30 min
Zwischenmahlzeit	separat berechnen und spritzen, falls sie nach der vorangegangenen Insulin-Lispro-Injektion eingenommen wird	in der Regel wegen der längeren Wirkdauer von Normalinsulin erforderlich
Blutzuckerkorrektur	bereits nach 2–3 Std. möglich	nach 4 Std. möglich
Mischen mit NPH-Insulin	ja, nur mit U 100	ja
Mischen mit zinkverzögertem Humaninsulin	ja, nur mit U 100	nein
Darreichungsform	Flaschen U 100 Patronen U 100	Flaschen U 40/U 100 Patronen U 100

Drittel der Patienten eine dritte bzw. vierte Basalinjektion neu eingeführt werden, damit keine Lücken in der basalen Insulinversorgung entstehen.

Als Korrekturinsulin ist Insulin Lispro wegen seines schnellen Wirkeintritts und seiner kürzeren Wirkdauer besonders gut geeignet. Dies veranlaßt manchen Patienten, allein zum Zwecke der Korrektur erhöhter Werte und bei unvorhergesehenen Mahlzeiten das Analogon einzusetzen.

Der positive Aspekt der kurzen Insulin-Lispro-Wirkung mit der geringen Überschneidung mit dem Basalinsulin kommt in einer geringeren Hypoglykämieneigung zum Tragen, d. h., die Hypoglykämierate unter Insulin Lispro ist geringer. Eine signifikante Verbesserung des HbA_{1c}-Spiegels konnte jedoch in der Insulin-Lispro-Gruppe im Vergleich zu Normalinsulin nicht nachgewiesen werden (89a, 2a).

Soweit bis jetzt bekannt, besteht kein Unterschied in der hormonellen Gegenregulation bei Hypoglykämien und in der Hypoglykämiewahrnehmung (123a, 60a).

Sportliche Aktivitäten bei Verwendung von Lispro sollten erst 2–3 Stunden nach der Injektion vorgenommen werden, weil dann der Lisprospiegel im Blut bereits geringer ist. Anders ist dies bei konventionellem Normalinsulin. Hier sollte wegen der längeren Insulinämie nach Normalinsulin ganz besonders auf die entsprechenden Vorkehrungen, wie Blutzuckermessung und evtl. Einnahme notwendiger Sport-BE etc., geachtet werden (124c).

Es gibt erste Hinweise, daß Insulin Lispro auch als Pumpeninsulin Vorteile, wie die schnelle Wirksamkeit als Bolusinsulin, bietet. Zu bedenken ist, daß bei einem Pumpenausfall der Insulinmangel schneller manifest wird und sich somit früher eine Ketoazidose entwickeln kann.

Insulin Lispro kann auch beim Typ-2-Diabetiker eingesetzt werden. Der Verlust der Phase I der Insulinsekretion bedingt die verzögerte Insulinausschüttung auf den entsprechenden Kohlenhydratreiz. Das führt u. a. zu den bekannten hohen Blutzuckerkonzentrationen unmittelbar nach den Mahlzeiten. Besonders bei jungen Typ-2-Diabetikern führt der präprandiale „Ersatz der Phase I" mit Insulin Lispro zu guter Einstellung. Kombinationen mit oralen Antidiabetika sind möglich; die klinische Effektivität ist jedoch noch nicht durch entsprechende Studien belegt.

Die Bedeutung kurz wirkender Insulinanaloga bei der Behandlung von Typ-1-Diabetikern wird sich sicher dann erhöhen, wenn entsprechende lang wirkende Insuline entwickelt sind, die sich besser als Kombinationspartner eignen als die zum gegenwärtigen Zeitpunkt zur Verfügung stehenden NPH-Insuline (9a). Entsprechende Analogonpräparationen wie HOE 901 sind bereits in klinischer Prüfung.

Insulinpumpentherapie und kontinuierliche intraperitoneale Insulininfusion

Insulinpumpentherapie: Mit Hilfe der kontinuierlichen subkutanen Applikationen von Insulin durch Insulinpumpen ist eine neue Ära der Insulinbehandlung angebrochen. Es handelt sich bei diesen Systemen um „Open-loop-Systeme". Mittels Insulinpumpe wird kontinuierlich (Basalrate) sowie zu den Mahlzeiten als Bolus Normalinsulin in das subkutane Gewebe abgegeben. Die Insulindosis muß durch Blutzuckerselbstkontrolle durch den Patienten selbst angeglichen werden. Neben einer konstanten Infusionsrate an Insulin kann je nach Pumpentyp auch eine in Stundenabständen individuelle programmierbare Basalrate appliziert werden. Kritische Punkte dieses Therapiesystems sind das Insulinpumpenzubehör, insbesondere die Kathetermaterialien. Katheter mit Metallkanülen und Kunststoffkanülen werden für die subkutane Applikation angeboten. Bei beiden Systemen können lokale Gewebereaktionen und Verstopfung der Kanülen auftreten, so daß ein regelmäßiger Wechsel der Infusionsstellen zu erfolgen hat.

Da jeweils nur ein kleines subkutanes Insulindepot zur Verfügung steht, kann es bei Katheterverstopfung, Diskonnexion oder Versagen der Pumpe rasch zu einer ketoazidotischen Stoffwechselentgleisung kommen.

Die Voraussetzungen für die Insulinpumpentherapie und die Anforderungen an den Patienten gleichen im wesentlichen den Voraussetzungen für eine intensivierte Insulinsubstitution. Der Patient muß auch jederzeit auf eine solche rück-umsteigen können, wenn z. B. ein Pumpendefekt vorliegt.

Ein weiteres alternatives Therapieverfahren stellt die **kontinuierliche intraperitoneale Insulininfusion** dar. Dieses Therapieverfahren bleibt speziellen Indikationen vorbehalten (75, 106, 117, 119) (s. auch Kap. 12).

Nebenwirkungen

Hypoglykämie

Pathogenese, Klinik und Gegenregulation: Die Senkung des Blutzuckerspiegels ist sowohl Wirkung als auch Neben-wirkung des Hormons Insulin. Hypoglykämien sind defi-niert als das Absinken der Blutzuckerkonzentration unter 50 mg/dl (40 mg/dl) (2,5 bzw. 2.2 mmol/l), die mit neurogenen Symptomen wie Zittern, Tachykardie, Nervosität, Schwitzen, Hunger u. a. und neuroglykopenischen Symptomen, wie Müdigkeit, Konfusion, Koordinationsstörungen, Verlangsa-mung von Denken und Sprechen, Krämpfen bis hin zur Bewußtlosigkeit (Kap. 19) einhergehen kann.

Die hormonelle Gegenregulation auf niedrige Wer-te setzt beim Nichtdiabetiker schon bei Blutzuckerwerten um 65–70 mg/dl (3,6–3,9 mmol/l) ein. Bei Diabetikern, deren Stoffwechsellage lange Zeit schlecht eingestellt war, können Hypoglykämiesymptome und Gegenregulation wesentlich früher, z. B. schon bei Blutzuckerwerten um 100 mg/dl (5,6 mmol/l), einsetzen. Als Faustregel gilt für den Diabetiker, Blutzuckerwerte unter 60 mg/dl (3,3 mmol/l) in jedem Fall zu vermeiden, schon um nur eine geringe Kon-zentration an Gegenregulationshormonen zu sezernieren.

Die Ausprägung dieser Symptome ist nicht immer in einem solchen Ausmaß vorhanden, daß sie der Patient rechtzeitig wahrnehmen und entsprechend reagieren kann; die Hypoglykämieerkennung bzw. die Ausprägung der Sym-ptomatik des Patienten kann eingeschränkt sein, wie dies nach langer Diabetesdauer häufig vorkommt.

Komplizierende Faktoren: Das Problem Hypo-glykämie beim insulinbehandelten Diabetiker wird zusätz-lich durch mehrere Faktoren kompliziert:
- ➤ Bereits bei Blutzuckerspiegeln von 50–70 mg/dl (2,8–3,9 mmol/l) kann die intellektuelle Leistungsfähigkeit einge-schränkt sein (93), obwohl die klassischen Symptome ei-ner Unterzuckerung (wie oben aufgeführt) noch fehlen. Zeitgerechtes, adäquates Reagieren, z. B. im Straßenver-kehr oder bei komplizierten Arbeitsabläufen, ist dann u. U. nicht mehr gewährleistet. Deshalb ist die Einstellung bei diesen Patienten auf ein höheres Blutzuckerniveau anzustreben.
- ➤ Je niedriger die Blutzuckerspiegel im Tagesverlauf eines Patienten sind, um so größer ist die „statistische" Wahr-scheinlichkeit, daß Hypoglykämien auftreten oder schlechter bemerkt werden (2, 22, 33, 34, 74, 75).
- ➤ Je langsamer der Blutzuckerabfall in hypoglykämische Bereiche fortschreitet, um so geringer kann die Ausprä-gung hypoglykämischer Symptome sein, und um so kür-zer wird die Zeitspanne, welche dem Patienten zu einer adäquaten Reaktion auf den niedrigen Blutzuckerwert bleibt (1).
- ➤ Lange Diabetesdauer kann zu autonomer Neuropathie führen.
  - – Im Rahmen dieser autonomen Neuropathie können die Hypoglykämieerkennung bzw. Hypoglykämiewahr-

nehmung eingeschränkt sein oder fehlen, d. h., daß der Patient z. B. einen Blutzuckerspiegel von 30 mg/dl (1,7 mmol/l) erst durch die „zufällige" Blutzuckermessung im Rahmen der Selbstkontrolle objektiviert und auch dann erst reagieren kann (51, 52, 55, 102, 120).
  - – Die hormonelle Gegenregulation auf einen hypoglyk-ämischen Wert kann partiell oder total fehlen (31, 134). In praxi bedeutet dies, daß auf einen niedrigen Blut-zuckerwert nicht mehr wie physiologischerweise Glu-cagon und nachfolgend auch Adrenalin als schnell wirkende Gegenregulationshormone ausgeschüttet werden, sondern die Gegenregulation vorwiegend nur noch über Wachstumshormon und Cortisol abläuft.
  - – Der Mangel an autonomer bzw. hormoneller Gegenre-gulation ist jedoch nicht gleichzusetzen mit autono-mer Neuropathie, da beide Erscheinungen an unter-schiedlichen Patienten unabhängig voneinander auftreten können (134, 102). Patienten mit autonomer Neuropathie müssen nicht unbedingt mit erniedrigten Adrenalinspiegeln reagieren (51, 52).
  - – Cryer (30) sieht das Zusammenspiel von verminderter Glucagon- bzw. Adrenalinantwort auf niedrige Blut-zuckerspiegel und nachfolgender inadäquater Insulin-gabe durch den Patienten mit als Ursache für das Folgen weiterer Hypoglykämien an. Diese Folge-hypoglykämien führen dann zu verminderter Wahrnehmung und verminderter neuroendokriner Gegenregulation einschließlich der verminderten Ad-renalinausschüttung. So bedingen iatrogene Hypo-glykämien im Zusammenspiel mit reduzierten Sym-ptomen und defekten Gegenregulationsmechanismen einen Circulus vitiosus, der erneute Hypoglykämien in-duziert.
- ➤ Der Zustand der Hypoglykämie ist bei dem Patienten mit Angst besetzt. Es ist die Angst, durch Verlust der Funktion der Kontrolle und Steuerung des eigenen Körpers sozial auffällig zu werden und von Mitmenschen Hilfe zu benö-tigen. Es ist weiterhin die Angst, daß im Rahmen von Unterzuckerungen Organschäden auftreten, wie die Zer-störung von Gehirnzellen oder z. B. Blutungen bei beste-hender Retinopathie. Es ist auch die Angst vor dem hypo-glykämischen Koma und dem Tod in der Hypoglykämie. Zu ihrer Sicherheit sollten alle Diabetiker, besonders die unter intensivierter Insulintherapie, neben einem Dia-betikerausweis und/oder einer Notfallkapsel zur Identi-fikation als Diabetiker Traubenzucker stets bei sich ver-fügbar haben, damit im Notfall eine schnelle Hilfe möglich ist.
- ➤ Pramming u. Mitarb. (92) fanden Patienten besonders für eine nächtliche Hypoglykämie gefährdet, welche mit einem Blutzuckerwert von unter 108 mg/dl (6,0 mmol/l) in die Nacht gingen. Shiffrin u. Mitarb. (106) empfehlen schon eine zusätzliche BE um 22.00 Uhr bei Blutzucker-werten unter 120 mg/dl (6,7 mmol/l).
- ➤ Eine häufige Ursache für nächtliche Hypoglykämien liegt in der Überdosierung des abendlichen Intermediärinsu-lins (96). Auf die deutlichen Unterschiede der Wirkung zwischen NPH- und Semilente-Insulin in bezug auf die morgendlichen Insulinspiegel haben Böhm u. Mitarb. hingewiesen. Hier konnte gezeigt werden, daß nach NPH-Gabe morgens praktisch keine relevanten freien Insulin-spiegel meßbar waren, während nach Semilente-Insulin durchaus therapeutisch relevante Insulinkonzentratio-nen gemessen werden konnten.

Therapie: Bei Patienten mit eingeschränkter Hypoglykämie-wahrnehmung sind häufige Blutzuckermessungen obligatorisch. Jede Hypoglykämie erfordert eine entsprechende Reaktion von seiten des Patienten in Form von 1–2 BE schnell aufschließbarer Kohlenhydrate (Traubenzucker, zuckerhaltige Getränke). Wichtig ist es, daß der Patient nach jeder Hypoglykämie eine „Ursachenforschung" betreibt, um Wiederholungssituationen zu vermeiden.

Bei absehbaren körperlichen oder sportlichen Aktivitäten empfiehlt sich eine Reduktion der Normal-, häufig auch der Intermediärinsulindosis. Diese Reduktion kann (z. B. im Skiurlaub) bis zu 40–50% der Gesamtdosis ausmachen.

Eine Anpassung der Insulindosis hat in der Regel nicht nur vor, sondern auch nach körperlicher Aktivität zu erfolgen, da dann die Insulinsensitivität der peripheren Organe erhöht sein kann.

Die obenerwähnten komplizierenden Faktoren gilt es von seiten des Arztes zu bedenken, wenn er seinem Patienten einen therapeutischen Zielbereich und ein bestimmtes Insulinregime vorgibt. Aus Sicherheitsgründen sollten deshalb bei Blutzuckerkorrekturen nicht in jedem Fall normoglykämische Werte angestrebt werden, da es in den hypoglykämischen Bereich zu überschießender Insulinwirkung kommen kann. Weiterhin sollte der Patient angewiesen werden, zwischen zwei Insulinkorrekturen mindestens 3–4 Stunden Zeit verstreichen zu lassen, da es sonst zu unberechenbarer Insulinakkumulation mit der Gefahr von Hypoglykämien und entsprechender Instabilität kommen kann.

Diese o. g. Faktoren unterstreichen die Wichtigkeit entsprechender Schulungsmaßnahmen und die Bedeutung der Blutzuckerselbstkontrolle (5, 12) und der Unterweisung von Patient und Angehörigen in der Handhabung der Glucagonfertigspritze sowie entsprechender Maßnahmen bei leichten und schweren Hypoglykämien. Bei einigen Patienten kann eine spezielle Hypoglykämieschulung zur besseren Erkennung und Prävention, aber auch zum Abbau irrationaler Ängste hilfreich sein. Voraussetzung für eine normale Blutzuckereinstellung ist es, daß der Patient auch entsprechend reagieren kann sowie Langzeitmotivation und Compliance aufweist (54, 132).

Humaninsulin und Hypoglykämie: Die Einführung von Humaninsulin in die Therapie des Diabetes mellitus zu Beginn der 80er Jahre hatte dazu geführt, daß nicht nur Neueinstellungen auf Humaninsulin erfolgten, sondern auch Patienten, welche mit tierischen Insulinen therapiert worden waren, auf Humaninsulin umgestellt wurden. Im Rahmen dieser Umstellungen traten bei einigen Patienten Probleme mit der Hypoglykämieerkennung und einer geänderten Hypoglykämiesymptomatik auf (14, 37, 60, 121).

Bei der damaligen Problematik ist für die Bundesrepublik Deutschland zu bedenken, daß in einem hohen Prozentsatz saure, surfenverzögerte Insuline nicht entsprechenden Reinheitsgrades angewendet worden waren und somit die Umstellung auf ein NPH-Humaninsulin nicht nur einen Wechsel der Spezies, sondern auch eine Änderung der Galenik des Insulins bedeutete.

Gleichzeitig wurde in dieser Zeit begonnen, in verstärktem Maße von der zweimaligen Depotinsulininjektion auf intensivierte Therapieformen umzustellen, mit dem Ziel, eine bessere Stoffwechseleinstellung bei den Patienten zu erzielen, d. h., das gesamte Insulinregime wurde verändert. Im Rahmen solcher intensivierter Insulinanwendungen haben viele Patienten auch erstmalig in breiterem Ausmaß Blutzuckerselbstkontrollen und -messungen durchgeführt und konnten somit auch erstmalig niedrige Blutzuckerwerte unabhängig von der bestehenden Symptomatik und den Arztbesuchen objektivieren.

In mehreren experimentellen und klinischen Versuchsansätzen bei Stoffwechselgesunden und Diabetikern konnte gezeigt werden, daß sich Humaninsulin und Schweineinsulin im akuten Hypoglykämieversuch nicht in ihrer Reaktion hinsichtlich der hormonellen Gegenregulation unterscheiden (4, 28, 36, 38, 83).

Auch die doppelblinde, randomisierte Anwendung unterschiedlicher – auch niedriger – Konzentrationen von Human- und Schweineinsulin ergab keine signifikanten Unterschiede bezüglich der Beeinflussung verschiedener Parameter des Intermediärstoffwechsels und der hormonellen Gegenregulation (96).

Anfängliche gegenteilige Berichte (72, 89, 94, 97, 98, 108) wurden nicht bestätigt. In den vielen vergleichenden Untersuchungen sind als Reaktionen nur differente neurophysiologische Veränderungen nach schweine- bzw. humaninsulininduzierter Hypoglykämie beschrieben. Die klinische Bedeutung dieser Veränderungen ist noch Gegenstand weiterer Forschung (64, 65, 66).

Gleichwohl muß im individuellen Fall bei Umstellung von tierischem Insulin auf Humaninsulin auf die bestehende Möglichkeit hingewiesen werden, daß Hypoglykämien sich durch andere Symptome bemerkbar machen können und der Patient u. U. mit einem geänderten Erkennungs- bzw. Empfindungsmuster rechnen muß. Auch über positive Änderungen, d. h. früheres Bemerken niedriger Blutzuckerspiegel, wurde von einigen Patienten berichtet.

Insgesamt jedoch ist die Anzahl der Patienten, bei welchen die Umstellung auf Humaninsulin in bezug auf die Hypoglykämie mit schweren Problemen behaftet ist, gering. Eine entsprechende Aufklärung und intensivere Kontrolle während der Umstellungsphase ist für den Patienten hilfreich und macht die Umstellung sicherer. Insulinneueinstellungen sollten heute nur noch auf Humaninsulin erfolgen.

Überinsulinisierung, Insulinresistenz

Definition: Da die derzeitig mögliche Insulintherapie letztlich immer unphysiologisch hohe Insulinspiegel erzeugt und die Pulsatilität der B-Zelle, welche für eine optimale Wirkung des Insulins am Rezeptor notwendig ist, nicht nachzuahmen ist, kann es unter der Insulingabe zu starken Blutzuckerschwankungen und zur Entwicklung oder auch zur Verstärkung einer bereits bestehenden Insulinresistenz kommen (Kap. 4).

Eine „physiologische" Insulinresistenz besteht während der Pubertät und der Schwangerschaft. In beiden Fällen muß mit Erhöhung der Insulindosis reagiert werden.

Ab einer Insulinmenge von 1,0–1,3 IE/kg/Tag kann von Überinsulinisierung gesprochen und das Vorliegen einer klinisch relevanten Insulinresistenz erwogen werden. Die Differenzierung der möglichen Ursachen einer trotz Dosiserhöhung weiterbestehenden chronischen Hyperglykämie kann bei Vorliegen einer Überinsulinisierung schwierig sein.

Klinik: Klinisch ist die Anwendung bzw. die Notwendigkeit hoher Insulinmengen bei Typ-2-Diabetikern ein Problem. Diese Diabetikergruppe zeichnet sich in über 80% durch Übergewicht aus, welches per se insulinresistenzverstärkend bzw. -induzierend wirkt. Häufig ist die Glucosestoffwechselstörung mit erhöhten Plasmaspiegeln freier Fettsäuren, einem veränderten Glykogenstoffwechsel,

Fettstoffwechselstörungen, insbesondere mit Hypertriglyzeridämie, und Hypertonie vergesellschaftet (39). Auch Medikamente können im individuellen Fall insulinresistenzverstärkend wirken.

Pathogenese und Therapie: Die Behandlung dieser Patienten und der Versuch der Dosisreduktion müssen primär darauf ausgerichtet sein, zunächst neben der Optimierung der Kost den Abbau von Übergewicht zu fördern und so zu einer Verbesserung der Stoffwechselsituation beizutragen. Parallel dazu kann dann die vorsichtige Reduktion der Insulindosis erfolgen.

Erfolgversprechend kann auch bei Überwiegen der Basalinsulinmenge in der Gesamtdosis die Umschichtung zugunsten von Normalinsulin sein.

Weiterhin wäre an präventiven oder auch resistenzmindernden Maßnahmen eine gezielte Bewegungstherapie zu nennen (39). Zusätzlich bestehende Stoffwechselstörungen wie die Hypertriglyzeridämie, Hyperurikämie und/oder Hypertonie sind separat zu therapieren und Therapeutika, welche die Stoffwechseleinstellung negativ beeinflussen, durch „stoffwechselneutrale" Substanzen zu ersetzen.

Bei einem großen Anteil dieser Gruppe führen „Gemüse- bzw. Hafer-Reis-Obst-Tage" zum Erfolg. Die Insulindosis kann dann in der Regel bei diesen Patienten schrittweise um ein Drittel reduziert werden.

Zur Gruppe der nichtimmunologisch bedingten Insulinresistenzsyndrome gehören Strukturdefekte des Insulinrezeptors. Immunologisch bedingte Resistenzen ergeben sich durch das Vorliegen zirkulierender hochtitriger und hochaffiner Insulinantikörper. Während beim insulinbehandelten Patienten in einem Liter Plasma bis zu 10 IE Insulin an Insulinantikörpern gebunden vorliegen können, sind dies beim Auftreten von hochaffinen Antikörpern viele hundert Einheiten. Deshalb sind bei diesen Patienten bei der Therapie extrem hohe Insulinmengen von über 200–1000 IE pro Tag erforderlich. Zum Erkennen einer bei subkutaner Insulingabe vorliegenden Insulinresistenz – hier werden lokale Gewebsfaktoren als Ursache diskutiert – bietet sich die intravenöse Insulingabe mit Vergleich der blutzuckersenkenden Potenz intravenös versus subkutan an.

Praktisches Vorgehen bei Verdacht auf Insulinresistenz: Zunächst sind sekundäre Formen der Insulinresistenz auszuschließen und ggf. eine immunologische Diagnostik durchzuführen. Bei geplanter Dosisreduktion beim Typ-2-Diabetiker sollte diese nach unserer Erfahrung in Schritten um 2–4 IE, maximal 6 IE Insulin pro Tag, erfolgen.

Allergische Reaktionen

Durch den Einsatz hochgereinigter Insuline ist das Vorkommen von allergischen Reaktionen gegenüber Insulinen klinisch ein äußerst seltenes Phänomen geworden. Dies gilt insbesondere für die Reaktion vom Soforttyp (Typ 1 nach Coombs). Neben einer Reaktion gegenüber dem Insulin muß stets an eine immunologische Reaktion gegen die zahlreichen Hilfsstoffe gedacht werden.

Insulintherapie und Wasserhaushalt des Organismus

Wird Insulin erstmalig zur Stoffwechselrekompensation eingesetzt, kann es zu erheblichen Verschiebungen des Wasser- und Elektrolythaushaltes bis hin zur Entwicklung von prätibialen Ödemen, wie sie gelegentlich bei erstbehandelten Typ-1-Diabetikern gesehen werden, kommen. Diese Ödeme stellen ein vorübergehendes Phänomen dar und bilden sich in der Regel von selbst zurück, ohne daß eine diuretische Therapie notwendig ist.

Bei älteren Typ-2-Diabetikern, welche z. B. nach Versagen der oralen Therapie lange Zeit bei Blutzuckerwerten zwischen 180 und 250 mg/dl (10,0–13,9 mmol/l) lagen, führt die Umstellung auf Insulin über die Rehydrierung des Gehirns zu besserer Reaktionsfähigkeit, höherer Leistungsfähigkeit und insgesamt weniger Müdigkeit, also zu einem besseren Wohlbefinden der Patienten.

In der Linse des Auges kann es in der Phase der Insulineinstellung bei Typ-1- und Typ-2-Diabetikern zu transitorischen Refraktionsstörungen kommen (Dauer bis zu 6 Wochen); insgesamt wird sich jedoch die Sehfähigkeit bei lange bestehenden hyperglykämischen Phasen nach der Umstellung auf Insulin bei Typ-2-Diabetikern bzw. Ersteinstellung bei Typ-1-Diabetikern verbessern (s. auch Kap. 25).

Literatur

1 Amiel, S., R. Pottinger, H. Archibald, G. Chusney, D. Cunnah, P. Priaor, E. Gale: Cerebral function during hypoglycaemia: the effect of antecedent glucose control. Diabet. Care 14 (1991) 109–118

2 Amiel, S., R. Sherwin, D. Simonson, W. Tamborlane: Effect of intensive insulin therapy on glyceamic thresholds for counterregulatory hormone release. Diabetes 37 (1988) 901–907

2a Anderson, J. H., J. R. Rocco, L. Brunelle, V. A. Koivisto, A. Pfützner, M. E. Trautmann, L. Vignati, R. DiMarchi and the Multicenter Insulin Lispro Study Group: Reduction of postprandial hyperglycemia and frequency of hypoglycemia in IDDM patients on insulin-analog treatment. Diabetes 46 (1997), 265–270

3 Anonymous: Re-use of disposable insulin syringes. Lancet 1983/I, 559–561

4 Arias, P., W. Kerner, J. Navascues, G. Schäfauer, E. F. Pfeiffer: Semisynthetic human insulin and purified pork insulin do not differ in their biological potency. Klin. Wschr. 62 (1984) 1145

5 Assal, J. Ph., I. Mühlhauser, A. Pernet, R. Gfeller, V. Jörgens, M. Berger: Patient education as the basic for diabetes care in clinical practice and research. Diabetologia 28 (1985) 602–613

6 Austenat, E., T. Stahl: Insulinpumpentherapie. De Gruyter, Berlin 1989

7 Banting F. G., C. H. Best, J. J. R. Macleod: Pancreatic extracts in the treatment of diabetes mellitus. Canad. med. Ass. J. 12 (1922) 141–146

8 Banting, F., C. H. Best, J. B. Collip, W. R. Campbell, A. A. Fletcher, J. J. R. Macleod, E. C. Noble: The effect produced on diabetes by extract of pancreas. Trans. Ass. Amer. Phycns. (1922) 1–11

9 Banting, F., W. R. Campbell, A. A. Fletcher: Further clinical experience with insulin (pancreatic extracts) in the treatment of diabetes mellitus. Brit. med. J. 1923/I, 8–12

9a Barnett, A. H., D. R. Owens: Insulin analogues. Lancet 349 (1997) 47–51

10 Berger, A. S., N. Saubrey, C. Kühl, J. Villumsen: Clinical experience with a new device that will simplify insulin injections. Diabet. Care 8 (1985) 73–76

11 Berger, M., H. J. Cüppers, H. Hegner, V. Jörgens, P. Berchtold: Absorption kinetics and biologic effects of subcutaneously injected insulin preparations. Diabet. Care 5 (1982) 77–91

12 Berger, M., V. Jörgens, I. Mühlhauser, H. Zimmermann: Die Bedeutung der Diabetikerschulung in der Therapie des Typ-I-Diabetes mellitus. Dtsch. med. Wschr. 108 (1983) 424–430

13 Berger, M., H. J. Cüppers, H. Hegner, V. Jörgens, P. Berchtold: Absorption kinetics and biologic effects of subcutaneously injected insulin preparations. Diabet. Care 5 (1982) 77–91

14 Berger, W., B. Althaus: Reduced awareness of hypoglycaemia after changing from porcine to human insulin in IDDM. Diabet. Care 10 (1987) 260–261

15 Berson, S. A., R. S. Yalow: Plasma insulin. In Ellenberg, M., H. Rifkin: Diabetes mellitus: Theory and Practice. McGraw-Hill, New York 1970 (p. 308)

16 Binder, C., T. Lauritzen, O. Faber, S. Pramming: Insulin pharmacokinetics. Diabet. Care 7 (1984) 188–199

17 Binder, C.: Absorption of injected insulin: a clinical-pharmacological study. Acta pharmacol. toxicol. 27, Suppl. 2 (1969) 1–84

18 Binder, C.: A theoretical model for the absorption of soluble insulin. In Brunetti, P., K. G. M. M. Alberti, A. M. Albisser, K. P. Hepp, M. Massi-Benedetti: Artificial Systems for Insulin Delivery. Raven, New York 1983 (pp. 53–57)

19 Binder, C.: Absorption of Injected Insulin. Thesis. Munksgaard, Copenhagen 1969

20 Borch-Johnsen, K., H. Nissen, N. Salling et al.: The natural history of insulin-dependent diabetes in Denmark. 2. Long-term survival – who and why. Diabet. Med. 4 (1987) 211–216

21 Borch-Johnsen, K., P. K. Andersen, T. Deckert: The effect of proteinuria on relative mortality in type 1 (insulin-dependent) diabetes mellitus. Diabetologia 28 (1985) 590–596

22 Boyle, P., N. Schwartz, S. Shan, W. Clutter, P. Cryer: Plasma glucose concentrations at the onset of hypoglycemic symptoms in patients with poorly controlled diabetes and in non-diabetics. New Engl. J. Med. 318 (1988) 1487–1492

23 Brange, J.: Galenics of Insulin. The Physico-chemical and Pharmaceutical Aspects of Insulin and Insulin Preparations. Springer, Berlin 1987

24 Brange, J., U. Ribel, J. F. Hansen et al.: Monomeric insulins obtained by protein engineering and their medical implications. Nature 333 (1988) 679–682

24a Brange, J., D. R. Owens, S. Kang, A. Volund: Monomeric insulins and their experimental and clinical implications. Diabet. Care 13 (1990) 923–954

24b Brems, D. N., L. A. Alter, M. J. Beckage, R. E. Chance, R. D. DiMarchi, L. K. Green, H. B. Long, A. H. Pekar, J. E. Shields, B. H. Frank: Altering the association properties of insulin by aminoacid replacement. Protein Engng 5 (1992) 527–533

24c Buelke-Sam, J., R. A. Byrd, J. A. Hoyt, J. L. Zimmermann: A reproductive and developmental toxicity study in CD rats on lispro human insulin. J. Amer. Coll. Toxicol. 13 (1994) 247–260

25 Chance, R. E., E. P. Kroeff, J. A. Hoffman, B. H. Frank: Chemical, _physical and biologic properties of biosynthetic human insulin. Diabet. Care (1981) 147–154

26 Chance, R. E., J. A. Hoffman, E. P. Kroeff et al.: The production of human insulin using recombinant-DNA technology and a new chain combination procedure. In Rich, D. H., E. Gross: Peptides: Synthesis-Structure-Function Proceedings of the Seventh American _Peptide Symposium, Rockford, I. L. Pierce Chemical Co. 1981 (pp. 721–728)

27 Chadwick, T.: Insulin manufacture and formulation. In Pickup, J. C., G. Williams: Textbook of Diabetes. Blackwell, Oxford 1991 (pp. 357–370)

27a Ciszak, E., J. M. Beals, B. H. Frank, J. C. Baker, N. C. Carter, G. D. Smith: Role of C-terminal B-chain residues in insulin assembly: the structure of hexameric lispro-human insulin. Structure 6 (1995,) 615–622

28 Colagiari, S., J. J. Miller, P. Pectocz: Double-blind crossover comparison of human and porcine insulins in patients reporting lack of hypoglycaemia awareness. Lancet 339 (1992) 1432–1435

29 Collins, B. J., S. G. Richardson, B. K. Spence, J. Hunter. J. K. Nelson: Safety of reusing disposable plastic insulin syringes. Lancet 1983/ I, 559–561

30 Cryer, P. E.: Perspectives in diabetes: iatrogenic hypoglycemia as a cause of hypoglycemia-associated autonomic failure in IDDM; a vicious cycle. Diabetes 41 (1992) 255–260

31 Cryer, P., J. E. Gerich: Glucose counterregulation, hypoglycemia and intensive insulin therapy in diabetes mellitus. New Engl. J. Med. 313 (1985) 232–241

32 Czerwenka-Howorka, K., P. Bratusch-Marrain, W. Waldhäusl: Algorithmen der normoglykämischen Insulinsubstitution bei Typ-1-Diabetes. Erste Langzeitergebnisse. Wien. klin. Wschr. 96 (1984) 558–559

33 Daneman, D., M. Frank, K. Perlman, J. Tamm, R. Ehrlich: Severe hypoglycemia in children with insulin-dependent diabetes mellitus: frequency and predisposing factors. Pediatrics 115 (1989) 681–685

34 DCCT Research Group: Diabetes Control and Complications Trial (DCCT): results of feasibility study. Diabet. Care 10 (1987) 1–19

35 Derfler, K., W. Waldhäusl, H. J. Zyman, K. Howorka, C. Holler, H. Freyler: Diabetes care in a rural area: clinical and metabolic evaluation. Diabet. Care 9 (1986) 509–517

35a Dimarchi, R. D., M. E. Trautmann: Insulin Lispro: Molekularstruktur und biologische Wirkungen. Diabet. Stoffw. 5 (1996) 113–116

36 Ebihara, A., K. Kondo, K. Ohashi, K. Kosaka, T. Kuzuya, A. Matsuda: Comparative clinical pharmacology of human insulin (Novo) and porcine insulin in normal subjects. Diabet. Care 6, Suppl. 1 (1983) 17

37 Egger, M., A. Teuscher, W. Berger: Hypoglycaemia unawareness: human vs. animal insulin. Diabetologia 31 (1988) 453–454

38 Federlin, K., H. Laube, H. G. Velkovsky: Biologic and immunologic in vivo and in vitro studies with biosynthetic human insulin. Diabet. Care 4 (1981) 170

39 Felber, J. P., K. J. Acheson, L. Tappy: From Obesity to Diabetes. Wiley, Chicester 1992

40 Feldt-Rasmussen, B., E. R. Mathiesen, T. Deckert: Effect of two years strict metabolic control on progression of incipient nephropathy in insulin-dependent diabetes. Lancet 1986/II, 1300–1304

41 Francis, A. J., P. D. Home, I. Hanning, K. G. M. M. Alberti, W. M. G. Tunbridge: Intermediate acting insulin given at bedtime: effect on blood glucose concentrations before and after breakfast. Brit. med. J. 286 (1983) 1173–1176

42 Frank, B. H., J. M. Pettee, R. E. Zimmermann, P. J. Burck: The production of human proinsulin and its transformation to human insulin and C-peptide. In Rich, D. H., E. Gross: Peptides: Synthesis-Structure-Function. Proceedings of the Seventh American Peptide Symposium, Rockford, I. L. Pierce Chemical Co. 1981 (pp. 729–738)

42a Frank, B. H., D. N. Brems, R. E. Chance, R. D. Dimarchi, J. E. Shields: Manipulation of proline in the B-chain produces monomeric insulins. Diabetes 40, Suppl. 1 (1991) 423 A

43 Frid, A., B. Linde: Where do lean diabetics inject their insulin? A study using computed tomography. Brit. med. J. 292 (1986) 1638

44 Frid, A., B. Linde: Clinically important differences in insulin absorption rates within the abdomen IDDM. Diabetes 38, Suppl. 2 (1989) 144 A

45 Fuhrmann, K., H. Reiher, K. Semmler, F. Fischer, M. Fischer, M. Glöckner: Prevention of congenital malformation in infants of insulin-dependent diabetic mothers. Diabet. Care 3 (1983) 219–233

46 Goeddel, D. V., D. G. Kleid, F. Bolivar et al.: Expression in Escherichia coli of chemically synthesized genes for human insulin. Proc. nat. Acad. Sci. 76 (1979) 106–110

47 Hallas-Moeller, K., K. Petersen, J. Schlichtkrull: Crystalline and amorphous insulin-zinc compounds with prolonged action (in Danish). Ugeskr. Laeg. 113 (1951) 1761–1767

48 Hansen, B. C., K. L. C. Jen, S. B. Pek, R. A. Wolfe: Rapid oscillations in plasma insulin, glucagon and glucose in obese and normal weight humans. J. clin. Endocrinol. 54 (1982) 785–792

49 Haupt, E., M. Galle, E. Oerter: Symptoms of hypoglycaemia and counterregulatory effects with human and animal insulins. In Federlin, K., H. Keen, H. Mehnert: Hypoglycaemia and Human Insulin. Thieme, Stuttgart 1991

50 Heine, R. J., H. J. G. Bilo, A. C. Sikkenk, E. A. van der Veen: Mixing short and intermediate acting insulins in the syringe: effect on postprandial blood glucose concentrations in type 1 diabetics. Brit. med. J. 290 (1985) 204–205

50a Heinemann L., E. A. Chantelau, A. A. R. Starke: Pharmacokinetics and pharmacodynamics of subcutaneously administered U 40 and U 100 formulations of regular human insulin. Diabète et Metab. 18 (1992) 21–24

51 Heller, S. R., I. A. Macdonald, M. Herbert, R. B. Tattersall: Influence of sympathetic nervous system on hypoglycaemic warning symptoms. Lancet 1987/II, 359–363

52 Hepburn, D., A. Patrick, D. Eadington, D. Ewing, B. Frier: Unawareness of hypoglycaemia in insulin-treated diabetic patients: prevalence and relationship to autonomic neuropathy. Diabet. Med. 7 (1990) 711–717

53 Hildebrandt, P., L. Sestoft, S. L. Nielsen: The absorption of subcutaneously injected short-acting soluble insulin: influence of in-

jection technique and concentration. Diabet. Care 6 (1983) 459–462

54 Hirsch, I. B., R. Farkas-Hirsch, J. S. Skyler: Intensive insulin therapy for treatment of type I diabetes. Diabet. Care 13 (1990) 1265–1283

55 Hoeldtke, R., G. Boden, C. Shuman, O. Owen: Reduced epinephrine secretion and hypoglycemia unawareness in diabetic autonomic neuropathy. Ann. intern. Med. 96 (1982) 459–462

56 Houtzagers, C. M. G. J., P. A. Berntzen, H. van der Sap et al.: Efficacy and acceptance of two intensified conventional insulin therapy regimens: a long-term crossover comparison. Diabet. Med. 6 (1989) 416–421

57 Howey, D. C., S. A. Hooper, R. R. Bowsher: <Lys (B28), Pro (B29)>-human insulin: an equipment analog of human insulin with rapid onset and short duration of action. Diabetes 40, Suppl. 1 (1991) 423 A

57a Howey, D. C., R. R. Browsher, R. L. Brunelle, F. J. Woodworth: Insulin lispro human insulin: a rapidly absorbed analogue of human insulin. Diabetes 43 (1994) 396–402

57b Howey, D. C., R. R. Bowsher, L. Rocco, M. S. Brunelle, H. M. Rowe, P. F. Santa, B. S. N. Downing-Shelton, J. R. Woodworth: Lispro human insulin: effect of injection time on postprandial glycemia. Clin. Pharmacol. Ther. 58 (1995) 459–469

58 Howorka, K.: Funktionelle, nahe normoglykämische Insulinsubstitution. Lehrinhalte, Praxis und Didaktik. Springer, Berlin 1988

59 Insulin Injection Treatment for Insulin-Dependent Diabetic Patients. In: Pickup, J., G. Williams: From Textbook of Diabetes. Blackwell, Oxford 1991

60 Jakober, B., U. W. Buettner, T. H. Lingenfelser, W. Renn, D. Overkamp, M. Maassen, C. H. Plonz, J. Steffen, M. Eggstein: Hypoglycaemia induced by human vs. porcine insulin: subjective symptoms, psychomotoric performance auditory evoked brainstem potentials and somatosensory evoked potentials. In: Federlin, K., H. Keen, H. Mehnert: Hypoglycaemia and Human Insulin. Thieme, Stuttgart 1991

60a Jacobs, M. A. J. M., B. Salobir, M. Aarsen, A. von Iperen, R. J. Heine: Hypoglycaemic thresholds for the glucose counterregulatory responses to lispro human insulin analog. Horm. metab. Res. 26 (1994) 68–69

61 Jorgensen, S., A. Vaag, L. Jankjaer, P. Hougaard, J. Markussen: NovoSol Basal: pharmacokinetics of a novel soluble long acting insulin analogue. Brit. med. J. 299 (1989) 415–419

62 Jovanovic, L., C. M. Peterson: Management of the pregnant, insulin-dependent diabetic woman. Diabet. Care 1 (1980) 63–68

63 Kemmer, F. W., D. Berchthold, M. Berger, A. Starke, H. J. Cüppers, F. A. Gries, H. Zimmermann: Exercise-induced fall of blood glucose in insulin-treated diabetics unrelated to alteration of insulin mobilization. Diabetes 28 (1980) 1131–1137

64 Kern, W., J. Born, W. Kerner, H. Fehm: Counterregulatory hormone responses to human and porcine insulin-induced hypoglycemia. Lancet 335 (1990) 485

65 Kern, W., J. Born, W. Kerner, H. Fehm: Different effects of human and porcine insulin on hypoglycemia-induced abnormalities of brainstem sensory function. Clin. Physiol. Biochem. 8 (1990) 122–127

66 Kern, W., K. Lieb, W. Kerner, J. Born, H. Fehm: Differential effects of human and pork insulin-induced hypoglycemia on neuronal functions in humans. Diabetes 39 (1990) 1091–1098

67 Kipnis, D. M.: Insulin secretion in normal and diabetic individuals. Advanc. intern. Med. 19 (1970) 103–134

68 Koivisto, V., P. Feling: Alterations in insulin absorption and in blood glucose control associated with varying injection sites in diabetic patients. Ann. intern. Med. 92 (1980) 59–61

69 Koivisto, V. A.: Various influences on insulin absorption. Neth. J. Med. 28, Suppl. 1 (1985) 25–28

70 Kolendorf, K., H. Beck-Nielsen, B. Oxenoll: Clinical experience with NovoPen II and insulin Protaphane HM Penfill. Postgrad. med. J. 64, Suppl. 3 (1988) 14–18

71 Krayenbuhl, C., T. Rosenberg: Crystalline protamine insulin. Rep. Steno. Hosp. 1 (1946) 60–73

72 Landgraf-Leurs, M., I. Brügelmann, S. Kammerer, R. Lorenz, R. Landgraf: Counterregulatory hormone release after human and porcine insulin and porcine insulin in healthy subjects and pa_tients with pituitary disorders. Klin. Wschtie 62 (1984) 659–668

73 Lang, A., D. R. Matthews, J. Pero, R. C. Turner: Cyclic oscillations of basal plasma glucose and insulin concentration in human beings. New Engl. J. Med. 301 (1979) 1023–1027

74 Lauritzen, T., K. Frost-Larsen, H. W. Larsen, T. Deckert: Steno Study Group: Effect of 1 year of near-normal blood glucose levels on retinopathy in insulin-dependent diabetes. Lancet 1983/I, 200–204

75 Lauritzen, T., S. Pramming, T. Deckert, C. Binder: Pharmacokinetics of continuous subcutaneous insulin infusion. Diabetologia 24 (1983) 326–329

75a Lauritzen, T. S. Pramming, E. A. M. Gale, T. Deckert, C. Binder: Absorption of isophane (NPH) insulin and its clinical implications. Brit. med. J. 285 (1992) 159–162

76 Lautenschlager, K. L., E. Dorzbach, O. Schaumann: Verfahren zur Herstellung von Präparaten aus dem blutzuckersenkenden Hormon der Bauchspeicheldrüse. D. R. Patent 727888/1937

77 Linde, B.: The pharmacokinetics of insulin. In: Pickup, J. C., G. Williams: Textbook of Diabetes. Blackwell, Oxford 1991 (pp. 371–383)

78 Linde, B.: Dissociation of insulin absorption and blood flow during massage of a subcutaneous injection site. Diabet. Care 9 (1986) 570–574

79 Markussen, J., U. Dmagaard, I. Diers et al.: Biosynthesis of human insulin in yeast via single-chain precursors. In: Theodoropoulos: Peptides. De Gruyter, Berlin 1987 (pp. 189–194)

80 Markussen, J., K. Schumburg: Reaction mechanism in trypsin-catalyzed synthesis of human insulin studies by NMR spectroscopy. In: Blaha, K., P. Malon: Peptides 1982. Neue Insuline. Freiburger Graphische Betriebe, Freiburg 1982 (S.38–44)

81 Moses, A. C., G. S. Gordon, M. C. Carey, J. S. Flier: Insulin administered intranasally as an insulin-bile salt aerosol. Effectiveness and reproducibility in normal and diabetic subjects. Diabetes 32 (1983) 1040–1047

82 Mühlhauser, I., I. Bruckner, M. Berger, D. Cheta, V. Jörgens, C. Ionesco-Tirgoviste, V. Scholz, I. Mincu: Evaluation of an intensified insulin treatment and teaching programme as routine management of type I (insulin-dependent) diabetes. The Bucharest-Düsseldorf Study. Diabetologia 30 (1984) 681–690

83 Müller-Esch, G., P. Ball, U. Bekemeyer, K. Heidbüchel, E. Kraas, W. G. Wood, P. C. Scriba: Keine Wirkunterschiede zwischen biosynthetischem Humaninsulin (BHI) und Schweineinsulin (PI) im GCIIS-gesteuerten Insulinhypoglykämietest (IHI). Wien. med. Wschr. 133, Suppl. 76 (1983) 17

84 Nathan, D. M., D. E. Singer, J. E. Dogine et al.: Retinopathy in older type II diabetics. Association with glucose control. Diabetes 35 (1986) 797–901

85 Nicol, D. S., L. F. Smith: Amino-acid sequence of human insulin. Nature 187 (1960) 483–485

86 Owens, D. R., J. P. Vora, I. R. Jones et al.: Soluble and lente human insulin mixtures in normal man. Diabet. Res. 7 (1988) 35–40

87 Paquot, N., A. J. Scheen, P. Franchimont, P. I. Lefebvre: The intranasal administration of insulin induces significant hypoglycemia and classical counterregulatory hormonal responses in man. Diabète et Metab. 14 (1988) 31–36

88 Paton, J. S., M. Wilson, J. T. Ireland, S. B. M. Reith: Convenient pocket insulin syringe. Lancet 1981/I, 189–190

89 Petersen, K., K. Schlüter, L. Kerp: Less pronounced changes in serum potassium and epinephrine during hypoglycemia induced by human insulin (recombinant DNA). Diabet. Care 5, Suppl. 2 (1982) 90–92

89a Pfützner, A., E. Küstner, T. Forst, B. Schulze-Schleppinghoff, M. E. Trautmann, M. Haslbeck, H. Schatz, J. Beyer: Intensive insulin therapy with insulin lispro in patients with type I diabetes mellitus reduces the frequency of hypoglycemic episodes. Exp. clin. Endocrinol 104 (1996) 25–30

89b Pickup, J. C., G. Williams: Insulin injection treatment for insulin-dependent diabetic patients. In: Pickup, J. C., G. Williams: Textbook of Diabetes. Blackwell, Oxford 1991 (pp. 384–396)

90 Pirart, J.: Diabetes mellitus and its degenerative complications: a prospective study of 4400 patients observed between 1947 and 1973. Diabet. Care 1 (1978) 168–188

91 Polonsky, K. S., A. H. Rubenstein: C-peptide as a measure of the secretion and hepatic extraction of insulin: pitfalls and limitations. Diabetes 33 (1984) 486–496

92 Pramming, S., B. Thorsteinsson, I. Bendtson, B. Ronn, C. Binder: Nocturnal hypoglycemia in patients receiving conventional treatment with insulin. Brit. med. J. 291 (1985) 376–379

93 Pramming, S., B. Thorsteinsson, B. Stigsby, C. Binder: Glycaemic thresholds for changes in electroencephalograms during hypoglycaemia in patients with insulin-dependent diabetes. Brit. med. J. 296 (1988) 665–667

94 Raptis, S., C. Karaiskos, F. Enzmann, D. Hatzidakis, C. Zoupas, A. Souvatzoglou, E. Diamantopoulos, S. Moulopoulos: Biologic activities of biosynthetic human insulin in healthy volunteers and insulin-dependent diabetic patients monitored by the artificial endocrine pancreas. Diabet. Care 4 (1981) 155–162

95 Ribel, U., K. Jorgensen, J. Brange, U. Henriksen: The pig as a model for subcutaneous insulin absorption in man. In Serrano-Rios, M., P. J. Lefebvre: Diabetes 1985. Elsevier, Amsterdam 1986 (pp. 891–896)

96 Rosak, C.: Klinische und pharmakologische Untersuchungen zur Wirkung von Insulin, Humaninsulin und Humanproinsulin auf Intermediärstoffwechsel und hormonelle Gegenregulation bei Stoffwechselgesunden und Typ-I-Diabetikern. Habilitationsschrift, Frankfurt 1985

97 Rosak, C., P. H. Althoff, K. Schöffling: Reduced prolaction response to human insulin-induced hypoglycemia – a possible advantage over pork insulin? Diabetes, Suppl. 2 (1982) A 86

98 Rosak, C., P. H. Althoff, F. Enzmann, K. Schöffling: Comparative studies on intermediary metabolism and hormonal counterregulation following human insulin (recombinant DNA) and purified pork insulin in man. Diabet. Care 5, Suppl. 2 (1982) 82–89

99 Rosak, C., G. Burkard, J. A. Hoffmann, E. Humburg, D. Look, R. Landgraf: Metabolic effect and acceptance of an insulin pen treatment in 20262 diabetic patients. Diabet. Nutr. Metab. 6 (1993) 189–195

100 Rosak, C., B. O. Böhm, P. H. Althoff, K. Schöffling: Das Basis-Bolus-Konzept: Renaissance eines alten Therapieschemas. Med. Klin. 10 (1986) 341–344

101 Rosak, C., P. H. Althoff: Kriterien der Diabeteseinstellung und -überwachung. Inn. Med. 9 (1982) 181–188

102 Ryder, D., D. Owens, T. Hayes, M. Ghatei, S. Bloom: Unawareness of hypoglycaemia and inadequate counterregulation: no causal relation with diabetic autonomic neuropathy. Brit. med. J. 2013 (1990) 783–787

103 Salzman, R., J. E. Manzon, G. T. Griffing et al.: Intranasal aerosolized insulin. Mixed-meal studies and long-term use in type I diabetes. New Engl. J. Med. 312 (1985) 1078–1084

104 Sauer, H.: Diabetestherapie, 2. Aufl. Kliniktaschenbücher. Springer, Berlin 1987

105 Schade, D. S., J. V. Santiago, J. S. Skyler, R. Rizza: Intensive Insulin Therapy. Excerpta medica, Amsterdam 1983

106 Schiffrin, A., M. Belmonte: Multiple daily self glucose monitoring: its essential role in long-term glucose control in insulin-dependent diabetic patients treated with pump and multiple subcutaneous injections. Diabet. Care 5 (1982) 479–484

107 Schlichtkrull, J.: New insulin crystal suspensions with various timings of action and containing no added zinc. In Oberdisse, K., K. Jahnke: Diabetes mellitus. III. Kongreß der International Diabetes Federation, Düsseldorf. Thieme, Stuttgart 1959 (S. 773–777)

108 Schlüter, K., K. Petersen, J. Sontheimer, F. Enzmann, L. Kerp: Different counterregulary responses to human insulin (recombinant DNA) and purified pork insulin. Diabet. Care 5, Suppl. 2 (1982) 78–81

109 Schmidt, M. I., A. Hadji-Georgopoulos, M. Rendell, S. Margolis, D. Kowarski, A. Kowarski: A fasting hypoglycemia and associated free insulin and cortisol changes in „somogyilike" patients. Diabet. Care 2 (1979) 457–464

110 Schmidt, M. I., A. Hadji-Georgopoulos, M. Rendell, S. Margolis, A. Kowarski: The dawn phenomenon, an early morning glucose rise: implications for diabetic intra day blood glucose variation. Diabet. Care 4 (1981) 579–585

111 Schmidt, M. I., Q. Xiong Lin, J. T. Gwynne, S. Jacobs: Fasting early morning rise in peripheral insulin: evidence of the dawn phenomenon in non-diabetes. Diabet. Care (1984) 32–35

112 Scott, D. A., A. M. Fischer: Studies on insulin with protamine. J. Pharmacol. exp. Ther. 58 (1936) 78–92

113 Shichiri, M., Y. Yamasaki, R. Kawamori, M. Kikuchi, N. Hakui, H. Abe: Increased intestinal suppository. J. Pharmacol. 30 (1978) 806–808

114 Sieber, R., B. Kamber, A. Hartmann, A. Johl, B. Riniker, W. Rittel: Totalsynthese von Humaninsulin. IV. Beschreibung der Endstufen. Helv. chim. Acta 60 (1977) 27–37

114a Simon, C., M. Gollenius, G. Brandenberger: Postprandial oscillations of plasma glucose, insulin, and C-peptide in man. Diabetologia 30 (1987) 769–737

115 Skyler, J. S., G. J. Ellis, D. L. Skyler, I. A. Lasky, F. L. Lebovitz: Instructing patients in making alterations in insulin dosage. Diabet. Care 2 (1997) 39–45

116 Skyler, J. S., D. L. Skyler, D. E. Seigler, M. J. O'Sullivan: Algorithms for adjustment of insulin dosage by patients who monitor blood glucose. Diabet. Care 4 (1981) 311–318

117 Skyler, J. S., D. E. Seigler, M. L. Reeves: Optimizing pumped insulin delivery. Diabet. Care 5 (1982) 135–139

118 Somogyi, M.: Exacerbation of diabetes by excess insulin action. Amer. J. Med. 26 (1959) 169–191

119 Sonnenberg, G. E.: Insulinpumpen. Die kontinuierliche subkutane Insulininfusion (CSII) in der Behandlung des Typ-I-Diabetes mellitus. Thieme, Stuttgart 1983

120 Sussman, K., J. Crout, A. Marble: Failure of warning in insulin-induced hypoglycemic reactions. Diabetes 12 (1963) 38–45

121 Ter Braak, E. W. M. T., R. Bianchi, D. W. Erkelens: More suitable action profile for premeal treatment of lispro insulin analogue than regular insulin. Diabetologia Suppl. (1993) A30

122 Teuscher, A., W. Berger: Hypoglycaemia unawareness in diabetics transferred to human insulin. Lancet 1987/II, 382–385

123 Thim, L., M. T. Hansen, K. Norris et al.: Secretion and processing of insulin precursors in yeast. Proc. nat. Acad. Sci. 83 (1986) 6766–6770

124 Thow, J. C., A. B. Johnson, M. Antsoferov, P. D. Home: Exercise augments the absorption of isophane (NPH) insulin. Diabet. Med. 6 (1989) 342–345

124a Torlone, E., C. Fanelli, A. M. Rambotti, G. Kassi, F. Modarelli, A. Di Vincenzo, L. Epoifano, M. Ciofetta, S. Pampanelli, P. Brunetti, G. B. Bolli: Pharmacokinetics, pharmacodynamics and glucose counter regulation following subcutaneous injection of the monomeric insulin analogue lispro in IDDM. Diabetologia 37 (1994) 713–720

124b Trautmann, M. E.: Effect of the insulin analogue lispro in glycemic control. Horm. metab. Res. 26 (1994) 588–590

125 Trevisan, R., R. Nosadini, A. Avogaro, G. Lippe, E. Du Ner, P. Fioretto, R. Deana, P. Tessari, A. Tiengo, M. Velussi, A. Cernigoi, S. Del Prato, C. Crepaldi: Type I diabetes is characterized by insulin resistance not only with regard to glucose, but also to lipid and aminoacid metabolism. J. clin. Endocrinol. 62 (1986) 1155–1162

125a Tuominen, J. A., S. L. Karonen, L. Melamies, G. Bolli, V. A. Koivisto: Exercise-induced hypoglycemia in IDDM patients treated with a short-acting insulin analogue. Diabetologia 38 (1995) 106–111

126 Vora, J. P., D. R. Owens, J. Dolbien, J. A. Atiea, J. D. Dean, S. Kang, A. Burch, J. Brange: Recombinant DNA-derived monomeric insulin analogue: comparison with soluble human insulin in normal subjects. Brit. med. J. 29 (1988) 1236–1239

127 Vora, J. P., D. R. Owens, J. Dolbien, J. A. Atiea, J. D. Dean, S. Kang, A. Burch, J. Brange: Recombinant DNA-derived monomeric insulin analogue: comparison with soluble human insulin in normal subjects. Brit. med. J. 29 (1988) 1236–1239

128 Waldhäusl, W. K.: The physiological basis of insulin treatment – clinical aspects. Diabetologia 29 (1986) 837–849

129 Waldhäusl, W., K. Howorka, K. Derfler, P. R. Bratusch-Marrain, C. Holler, H. Zyman, H, Freyler: Failure an efficacy of insulin therapy in insulin-dependent (type 1) diabetic patients. Acta diabetol. lat. 22 (1985) 279–294

130 Waldhäusl, W., P. Bratusch-Marrain, S. Gasic, A. Korn, P. Nowotny: Insulin production rate following glucose ingestion estimated by splanchnic C-peptide output in normal man. Diabetologia 17 (1979) 221–227

131 Waldhäusl, W., P. Bratusch-Marrain: Pancreatic and hepatic response to carbohydrate ingestion. Neth. J. Med. 2 (1985) 15–19

132 Waldhäusl, W., P. R. Bratusch-Marrain, M. Francesconi, P. Nowotny, A. Kiss: Insulin production rate in normal man as an estimate for calibration of continous intravenous insulin infusion in insulin-dependent diabetic patients. Diabet. Care 5 (1982) 18–24

133 Waldhäusl, W.: Insulinsubstitution bei Insulinmangeldiabetes. Diabet. Stoffw. 2 (1993) 33–39

134 West, K. M.: Epidemiology of Diabetes and its Vascular Lesions. Elsevier, Amsterdam 1978 (pp. 153–158)

135 White, N. H., D. A. Skor, P. E. Cryer, L. Levandoski, D. M. Bier, J. V. Santiago: Identification of type I diabetic patients at increased risk for hypoglycemia during intensive therapy. New Engl. J. Med. 308 (1983) 485–491

136 Yamasaki, Y., M. Shishiri, R. Kawamori, M. Kikuchi, T. Yagi, S. Arai, R. Thodo, N. Hakni, H. Oji, H. Abe: The effectiveness of rectal administration of insulin suppository on normal and diabetic subjects. Diabet. Care 4 (1981) 454–558

11 Kombinationstherapie

N. Lotz und W. Bachmann

Das Wichtigste in Kürze

➤ Da dem Typ-2-Diabetes primär ein Insulinresistenzsyndrom zugrunde liegt und erst spät ein substitutionswürdiger Insulinmangel entsteht, muß sich die Therapie an der Verbesserung der peripheren Insulinsensitivität orientieren, bevor eine Insulinsubstitution im Sekundärversagen eingeleitet wird.

➤ Im Sekundärversagen des Typ-2-Diabetes ist die Kombinationstherapie von oralen Antidiabetika (überwiegend Sulfonylharnstoffe) mit Insulin die bessere Alternative gegenüber der Insulinmonotherapie.

➤ Therapieveränderungen bei Typ-2-Diabetes benötigen ausreichend Beobachtungszeit. Dies gilt insbesondere für den Beginn einer Insulintherapie. Insulin sollte mit niedriger Dosis gestartet und in kleinen Schritten erhöht werden, falls ein Therapieerfolg nach mehreren Tagen ausbleibt.

➤ Die morgendliche oder abendliche Insulingabe zur individuellen Maximaldosis des Sulfonylharnstoffes führt gegenüber einer Insulinmonotherapie zu besseren oder gleich guten Therapieergebnissen ohne erhöhtes Hypoglykämierisiko.

➤ Im Vergleich zur Insulinmonotherapie führt die Kombination Sulfonylharnstoff plus Insulin zu einer deutlichen Insulineinsparung, während die Kombination Metformin plus Insulin eher eine Körpergewichtszunahme verhindert.

Grundlagen

Bei der Mehrzahl der Typ-2-Diabetiker liegt im Gegensatz zum Typ-1-Diabetes mellitus nicht ein primärer Insulinmangel, sondern ein Insulinresistenzsyndrom zugrunde. Die Insulinresistenz wird durch eine reaktive Hyperinsulinämie kompensiert. Sie stellt neben den klassischen Risikofaktoren möglicherweise einen zusätzlichen Risikofaktor für kardiovaskuläre Erkrankungen bei Typ-2-Diabetes dar (56). Aus diesem Grunde muß sich die rationale Therapie des Typ-2-Diabetes zunächst auf eine Verbesserung der peripheren Insulinsensitivität konzentrieren. Umgekehrt müssen Therapiemaßnahmen, die die Insulinresistenz negativ beeinflussen, vermieden werden. Zu den bekannten Insulinresistenzfaktoren zählen neben der Adipositas und dem Bewegungsmangel die Hyperglykämie, die Hypertriglyzeridämie und die Hyperinsulinämie. Im weiteren Therapieverlauf muß bedacht werden, daß über einen Zeitraum von mehreren Jahren eine Abnahme der endogenen Insulinsekretion das Krankheitsbild des Typ-2-Diabetes mitbestimmt. Da zum Zeitpunkt der Insulinbedürftigkeit des Typ-2-Diabetes, des sog. Sekundärversagens (33), Sulfonylharnstoffe in ihrer Wirkung noch klinisch relevant sind (29) und noch immer ein nur relatives Insulindefizit besteht (32) (Abb. 11.1), stellt die Kombinationstherapie Sulfonylharnstoff plus Insulin die Alternative zur Insulinmonotherapie dar (3, 31): Unter Ausnutzung des körpereigenen Insulins, stimuliert durch Sulfonylharnstoffe, wird das langsam zunehmende Insulindefizit durch adäquate Dosen exogenen Insulins ersetzt. Damit soll die Verstärkung der Resistenzfaktoren Hyperinsulinämie (15, 46, 55) und Adipositas, wie sie unter der Insulinmonotherapie häufig zu beobachten sind, vermieden werden.

Da die Verbesserung der peripheren Insulinsensitivität eine hohe therapeutische Relevanz besitzt, erlangen weitere orale Antidiabetika, die direkt oder indirekt die periphere Insulinresistenz herabsetzen können, besondere Beachtung. Die Anwendung von α-Glucosidase-Hemmern, Biguaniden und Thiazolidindionen („Insulin-Sensitizer") ist nach gründlicher klinischer Erprobung in der Kombinationstherapie bei Typ-2-Diabetes auch über das Sekundärversagen hinaus denkbar.

Indikationen und Ziele

Wenn unter Ausschöpfung aller diätetischer und medikamentöser Maßnahmen mit oralen Antidiabetika – in Mono- oder Kombinationsbehandlung – der erforderliche, individuell definierte Glucosezielbereich nicht mehr erreicht werden kann, ergibt sich bei Typ-2-Diabetikern die Notwendigkeit der Insulinbehandlung.

Dieser Zeitpunkt im Verlauf eines Typ-2-Diabetes wird traditionell – sachlich allerdings falsch – als **„Sekundärversagen"** der Sulfonylharnstofftherapie oder allgemeiner als „Tablettenversagen" bezeichnet. Dessen Häufigkeit liegt bei jährlich 5–8% aller mit oralen Antidiabetika behandelten Patienten (58). Das „Sekundärversagen" tritt dadurch ein, daß sich bei Fortbestehen der Insulinresistenz die Insulineigenproduktion zunehmend vermindert. Die Ursache der B-Zellerschöpfung ist bisher nicht geklärt. Die chronische Glucosetoxizität gilt als ein möglicher Grund. Belege

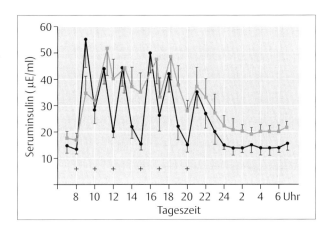

Abb. 11.1 24-Stunden-Insulinspiegel von Typ-2a-Diabetikern im „Sekundärversagen der Sulfonylharnstofftherapie" (● n = 8; Körpergewicht unter 100% nach der Broca-Formel) im Vergleich zu alterskorrelierten Stoffwechselgesunden ■–■ (x̄ ± SEM; + = standardisierte Mahlzeit, 2,5 BE) (aus Lotz, N. u. Mitarb.: Akt. Endokrinol. Stoffw. 12 [1991] 272).

für eine beschleunigte Erschöpfung der endogenen Insulin-produktion durch den therapeutischen Einsatz von Sulfonyl-harnstoffen liegen in der Literatur nicht vor (12). In der „United Kingdom Prospective Diabetes Study (UKPDS)" konnte erstmals prospektiv gezeigt werden, daß die Abnahme der B-Zellfunktion unter Sulfonylharnstoffen völlig parallel zu der unter einer alleinigen Diabetesdiät oder unter einer alleinigen Metformintherapie verläuft (60) (Abb. 11.**2**).

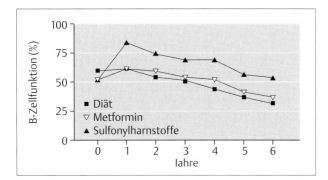

Abb. 11.**2** B-Zellfunktion unter Diät, Metformin und Sulfonyl-harnstoffen aus U. K. Prospective Diabetes Study Group: Diabetes 44 [1995] 1249).

Übergewicht: Bei korrekter Definition kann das „Sekundärversagen" nur bei normalgewichtigen Diabetikern auftreten. Da Übergewicht selbst, unabhängig von der diabetischen Stoffwechselerkrankung, Insulinresistenz verursacht (6), sind alle übergewichtigen Typ-2-Diabetiker strenggenommen nicht „Sekundärversager". Hier sollten zunächst alle ernährungstherapeutischen Möglichkeiten ausgeschöpft werden, um eine weitgehende Gewichtsreduktion zu erreichen. Leider gelingt es bislang bei der Mehrzahl der übergewichtigen Typ-2-Diabetiker nicht, eine dauerhafte Gewichtsreduktion zu erzielen. Obwohl bei diesen Patienten sowohl Insulinresistenz als auch Hyperinsulinämie stark ausgeprägt sind, kann bei unzureichender Stoffwechselsituation eine Insulintherapie erforderlich werden, um akute Stoffwechselentgleisungen und langfristig gefäßbedingte Folgeerkrankungen zu verhindern.

Zusammenfassend besteht das **Therapieziel** darin, unter optimaler Ausnutzung der oralen Antidiabetika die periphere Insulinsensitivität zu verbessern oder zu erhalten und das langsam zunehmende Insulindefizit mit einer adäquat niedrigen exogenen Insulingabe auszugleichen.

Für das individuelle Therapieziel sind die möglichen Risiken der angewandten Therapie, Alter, Körpergewicht, bestehende Folgeerkrankungen des Diabetes und die Therapie zusätzlicher Erkrankungen zu berücksichtigen. Wenn auch die Prävention diabetischer Folgeschäden bei älteren Patienten häufig in den Hintergrund tritt, so läßt sich doch die aktuelle Lebensqualität in den meisten Fällen günstig beeinflussen.

Vorgehen bei Sekundärversagen

Normalgewichtige Typ-2-Diabetiker

Regimeerstellung

Die medikamentöse Ausgangssituation bei normalgewichtigen Typ-2-Diabetikern besteht meist in der individuellen

Maximaldosis eines Sulfonylharnstoffpräparates. Häufiger werden diese Patienten zusätzlich mit Metformin oder Acarbose behandelt. Unabhängig davon, ob nun ein Sulfonylharnstoff allein oder in Verbindung mit weiteren oralen Antidiabetika verabreicht wird, sollte zum Zeitpunkt des Sekundärversagens die notwendige Insulintherapie bei schlanken Typ-2-Diabetikern in Verbindung mit dem Sulfonylharnstoff erfolgen. Zum einen bedarf der normalgewichtige Diabetiker nicht mehr des appetithemmenden Effektes der Biguanide, zum anderen ist die Möglichkeit einer bedeutsamen Insulineinsparung in der Kombinationstherapie Insulin/Sulfonylharnstoff durch Acarbose nicht belegt.

Vorgehen

Die additive Gabe von Insulin zu einem Sulfonylharnstoff bedeutet für die betroffenen Patienten die erstmalige Auseinandersetzung mit einer Injektionstherapie. Diese Therapie darf nur dort eingeleitet werden, wo die Schulung des Patienten und/oder dessen Angehöriger bezüglich der Insulinbehandlung gewährleistet ist. Unter Fortführung der Sulfonylharnstofftherapie in Maximaldosierung sind Modifikationen der Insulinsubstitution folgendermaßen möglich oder überlegenswert:

Einmalinjektion von Insulin

Insulininjektion am Morgen: In der Regel wird die tägliche Blutglucosespitze bei Typ-2-Diabetes am Morgen nach dem Frühstück beobachtet. Die unzureichende endogene Insulinreserve wird deshalb am ehesten zu diesem Zeitpunkt der ausgeprägten zirkadianen Insulinresistenz bei zusätzlicher Kohlenhydratbelastung erkannt. Mit dem frühen Beginn einer Kombinationstherapie zu diesem Zeitpunkt reicht deshalb die einmalige morgendliche Gabe eines schnell wirkenden Insulins (Normalinsulin oder Insulinanalog) vor dem Frühstück zur Stoffwechselverbesserung aus (53).

Lassen sich hohe Blutglucosewerte über den gesamten Tag beobachten, empfiehlt sich die Injektion einer fixen Insulinzubereitung aus Normal- und Intermediärinsulin mit einem bedarfsgerechten Mischungsverhältnis und einem 30- bis 45minütigen Spritz-Eß-Abstand. Der Normalinsulinanteil wird um so höher ausfallen, je höher die Blutglucosewerte nach dem Frühstück im Vergleich zu denen am Nachmittag liegen.

Insulininjektion am Abend: Unter der Vorstellung, die nächtliche hepatogene Glucoseproduktion durch die Gabe von exogenem Insulin zu hemmen und damit gute Nüchternblutglucosewerte zu schaffen, hat sich vor allem in den skandinavischen Ländern (57) die abendliche Gabe eines NPH- oder zinkverzögerten Insulins vor dem Schlafengehen in der Kombination mit Sulfonylharnstoffen am Tag verbreitet (48).

Vergleich der morgendlichen mit der abendliche Insulingabe unter Kombinationstherapie: Die Kombinationstherapie mit morgendlicher Insulingabe entspringt der Vorstellung, daß die Kohlenhydratbelastung durch die Mahlzeiten zu einem frühen Zeitpunkt das endogene Insulindefizit anzeigt (analog dem oralen Glucosetoleranztest) und deshalb eine sehr frühe Korrektur des Sekundärversagens ermöglicht. Es muß angenommen werden, daß eine klinisch relevante Erhöhung des Nüchternblutglucosespiegels durch vermehrte Gluconeogenese im Insulinmangel zu einem späteren Zeitpunkt in Erscheinung tritt. Für die Praxis bewährt sich die Therapieentscheidung aufgrund des individuellen Blutglucosetagesprofiles. Eine relativ kleine Differenz von erhöhten Nüchternglucosewerten zu dem 2-Stunden-Glucosewert nach dem Frühstück spricht eher für die spätabendliche Gabe des Insulins. Hohe Glucosewerte im Tagesverlauf bei akzeptablen Nüchternglucosewerten sprechen für die Insulingabe am Morgen oder zu den einzelnen Mahlzeiten. Bei diesen Überlegungen gilt es zu bedenken, daß ein verbesserter Nüchternglucosewert die postprandialen Tageswerte günstig beinflußt und umgekehrt die Insulinsubstitution am Tag den Nüchternglucosewert senkt. Direkte Vergleichsstudien zur morgendlichen oder abendlichen Insulingabe zeigen gleich gute Ergebnisse hinsichtlich der Stoffwechselverbesserung (52, 40, 17, 61).

Zweimalinjektion von Insulin

Bei fortschreitendem Insulinmangel bedarf es einer zusätzlichen Insulingabe.

Werden unter der morgendlichen Insulingabe steigende Nüchternglucosewerte bei guten Blutglucosewerten tagsüber beobachtet, kann zusätzlich NPH-Insulin vor dem Schlafengehen (beginnend mit 3–4 IE) oder ein Kombinationsinsulin mit 10–20%igem Normalinsulinanteil vor dem Abendessen verabreicht werden. Eventuell muß die morgendliche Insulindosis in der Folge reduziert werden.

Zeigen sich unter der abendlichen Insulingabe steigende Glucosewerte tagsüber bei guten Nüchternglucosewerten, sollte zusätzlich ein Kombinationsinsulin mit 10-30%igem Normalinsulinanteil 30–45 Minuten vor dem Frühstück verabreicht werden. Eventuell muß die nächtliche Insulindosis in der Folge reduziert werden.

Mehrfachinjektion von Insulin

Die Insulinprofile bei normalgewichtigen Typ-2-Diabetikern im Sekundärversagen legen die mahlzeitenbezogene Insulingabe bei noch erhöhten Basalinsulinspiegeln nahe (Abb. 11.1). Der Vergleich von abendlicher NPH-Insulingabe mit 3maliger täglicher Normalinsulingabe zu den Hauptmahlzeiten zeigt jedoch keine Unterschiede bezüglich einer Verbesserung des HbA_{1c}-Wertes oder bezüglich der Insulintagesdosis. Bei 3maliger täglicher Normalinsulingabe kam es hingegen zu einer signifikant größeren Gewichtszunahme bis zum Studienende nach 4 Monaten (3,4 versus 1,9 kg) (25).

Bezüglich der theoretisch günstigeren präprandialen Applikation von sehr schnell und kurz wirkenden Insulinanaloga, z. B. Lispro-Insulin (Lys [B28], Pro [B29]), liegen keine ausreichenden Vergleichsdaten vor. Eine 8wöchige Studie konnte bei Typ-2-Diabetikern im Sekundärversagen mit einem HbA_{1c}-Wert von 9,8% eine Verbesserung der Stoffwechsellage unter Lispro-Insulin vor den Mahlzeiten plus NPH-Insulin einmal täglich auf 8,1%, unter Lispro-Insulin plus Sulfonylharnstoff auf 7,7% und unter NPH-Insulin plus Sulfonylharnstoff auf 7,9% zeigen (18).

Allgemeine Hinweise zur Kombinationstherapie

➤ Die Kombinationstherapie von diabetesgerechter Ernährung, oralen Antidiabetika und Insulin sollte unverzüglich erfolgen, sobald ein Sekundärversagen vorliegt.
➤ Die zusätzliche Insulintherapie verlangt eine Schulung des Patienten und/oder der Angehörigen bezüglich der

Tabelle 11.1 Ergebniszusammenfassung von 20 Patientenkollektiven mit einer Kombinationstherapie Sulfonylharnstoff plus Insulin im Sekundärversagen bei Typ-2-Diabetes im Vergleich zu einer Insulinmonotherapie (prozentuale Änderung gegenüber dem Ausgangswert) (prozentuale Änderung gegenüber dem Ausgangswert) (Lit.: 7, 11, 19, 20, 21, 50, 23, 34, 30, 36, 37, 39, 44, 45, 47, 61, 62)

	Kombinationstherapie	Monotherapie
Nüchternblutglucose	– 35%	– 27%
HbA_{1c}	– 16%	– 14%
Insulintagesdosis	24 IE/Tag	45 IE/Tag
Körpergewicht	+ 4,6%	+ 5,7%
Triglyceride	– 25%	– 21%
Cholesterin	– 3,5%	– 4,6%

Injektionstechnik und Handhabung von Injektionshilfen sowie der Blutglucoseselbstkontrollen.
➤ Unter Fortführung der Sulfonylharnstoff-Maximaldosis wird eine niedrige Einstiegsdosis des Insulins gewählt, z. B. 4–6 IE.
➤ Die Insulininjektionen erfolgen subkutan, tagsüber in das abdominelle Fettgewebe und vor dem Schlafengehen in den Oberschenkel.
➤ Eine Erhöhung der Insulindosis sollte frühestens nach 3-5 Tagen nur dann erfolgen, wenn tageszeitlich vergleichbare Blutglucosekontrollen keinen Trend mehr zur Verbesserung zeigen.
➤ Bei einer Insulintagesdosis von 30 IE kann ein Sulfonylharnstoff-Auslaßversuch unternommen werden. Bei einer deutlichen Stoffwechselverschlechterung und/oder einem erheblichen Anstieg der Insulintagesdosis ist der weitere Einsatz des Sulfonylharnstoffes gerechtfertigt.

Vergleich des Therapieerfolges der Kombinationstherapie Sulfonylharnstoff plus Insulin mit der Insulinmonotherapie

Zahlreiche Übersichtsarbeiten und Metaanalysen versuchen, dem Problem eines Vergleiches zwischen Kombinationstherapie Sulfonylharnstoff plus Insulin und Insulinmonotherapie bei Typ-2-Diabetes gerecht zu werden. Größter Hinderungsgrund für eine fundierte Therapieempfehlung bleiben zum einen die ausgeprägte Inhomogenität der untersuchten Patienten hinsichtlich des Sekundärversagens und zum anderen die beachtlichen Unterschiede der Studienprotokolle.

Die Kombinationstherapie stellt für die Mehrzahl der Typ-2-Diabetiker den Einstieg in die Insulintherapie dar. Deshalb ist es unzulässig, Kombinationsstudien, die richtigerweise zum Zeitpunkt des Sekundärversagens beginnen sollten, mit solchen zu vergleichen, in denen Patienten bereits seit vielen Jahren mit Insulin therapiert wurden. Diesem Umstand trägt die Zusammenfassung der Studien Rechnung, die im Stadium des Sekundärversagens mit der zusätzlichen Insulintherapie beginnen und die eine Vergleichsgruppe unter Insulinmonotherapie mitführen

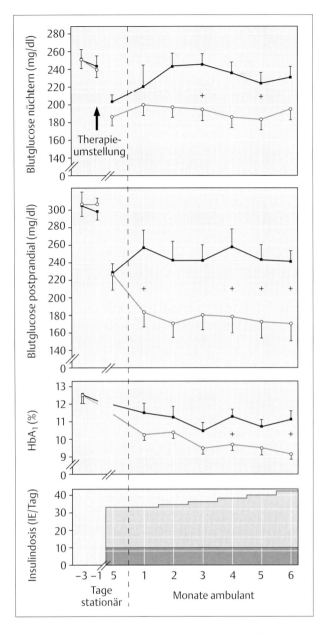

Abb. 11.3 Blutglucose nüchtern und postprandial, Hämoglobin A₁ und tägliche Insulindosis unter Insulinmonotherapie im Vergleich zur Kombinationstherapie Insulin + Sulfonylharnstoff als Folgetherapie des „Sekundärversagens der Sulfonylharnstofftherapie" bei 28 Typ-2-Diabetikern ($\bar{x} \pm$ SEM; Insulinmonotherapie: n = 14; ■-■; ▬) (Kombinationstherapie Insulin plus Sulfonylharnstoff: n = 14; ○-○; ▬; p < 0,05) (Abb. 11.3 und 11.4 aus Bachmann, W., N. Lotz, H. Mehnert: Insulin/Sulfonylharnstoff. Karger, Basel 1988).

(Tab. 11.**1**). Hier wird klar ersichtlich, daß die Kombinationstherapie zu einer besseren Diabeteseinstellung im Vergleich zur Insulinmonotherapie führt. Daß dieses Ergebnis mit der Hälfte der Insulintagesdosis im Vergleich zur Insulinmonotherapie erreicht werden konnte, spricht für eine generelle Anwendung dieser Therapieform (Abb. 11.**3**).

Ungeachtet der medizinischen Aspekte bedeutet die Kombinationstherapie Insulin plus Sulfonylharnstoff (10,5 mg Glibenclamid) eine Einsparung der Behandlungskosten um 32% gegenüber einer Insulinmonotherapie (zu-

grundegelegter Insulinverbrauch nach Tab. 11.**1** oder nach Lotz u. Mitarb. [31] mit gleichem Ergebnis).

Die Erfolgsquote der Kombinationstherapie im Sekundärversagen liegt zwischen 70 und 90%. Einheitlich akzeptierte Prädiktoren für einen langfristigen Therapieerfolg wurden bisher nicht gefunden.

Das Risiko für Hypoglykämien ist deshalb gering, da Sulfonylharnstoffe nach dem Sekundärversagen definitionsgemäß keine Hypoglykämien mehr hervorrufen können und andererseits sehr geringe Insulindosen im Gegensatz zur Insulinmonotherapie zur Anwendung kommen.

Übergewichtige Typ-2-Diabetiker

Übergewichtige Typ-2-Diabetiker, die unter einer Sulfonylharnstofftherapie unbefriedigend eingestellt sind, sollten vor weiteren medikamentösen Maßnahmen nochmals zu einer gesunden Ernährung motiviert werden. Nach Berücksichtigung der Kontraindikationen wäre die zusätzliche Therapie mit Biguaniden, zunächst ohne Insulin, indiziert. In einer Studie von Schnack u. Mitarb. (50) wurden Typ-2-Diabetiker mit einem Body mass index von 27 kg/m² und fortbestehender Sulfonylharnstofftherapie im Sekundärversagen zusätzlich mit Metformin (SM), zusätzlich mit Insulin (SI), mit Insulin alleine (I) oder mit Metformin plus Insulin ohne Sulfonylharnstoff (MI) behandelt. Der HbA₁c-Wert ließ sich jeweils um 0,6% (SM), 1,2% (SI), 1,7% (I) und 1,6% (MI) absenken. Die generelle Gewichtszunahme innerhalb der 6monatigen Behandlungszeit betrug jeweils 1,5 kg (SM), 2,6 kg (SI), 2,3 kg (I) und 1,1 kg (MI). Die Insulintagesdosen lagen bei 14 IE (SI), 29 IE (I) und 22 IE (MI).

Zu gleichen Ergebnissen gelangen Yki-Järvinen u. Mitarb. (62): Die Kombination von Metformin mit NPH-Insulin vor dem Schlafengehen benötigt zwar mit 34 IE die höchste Insulintagesdosis, führte aber zu einer Gewichtsabnahme von durchschnittlich 0,5 kg im Gegensatz zur Insulinmonotherapie und zur Kombination mit Sulfonylharnstoffen (Gewichtszunahme: 1,7–2,1 kg).

Orale Zusatzmedikation bei bereits bestehender Insulintherapie

Bei unzureichender Stoffwechselsituation unter einer Insulinmonotherapie und/oder sehr hohen Insulindosen trotz guter Stoffwechseleinstellung sollte man die zusätzliche Verabreichung von oralen Antidiabetika in Erwägung ziehen. Abhängig vom Grad der endogenen Insulinrestsekretion führt die zusätzliche Gabe von Sulfonylharnstoffen oft zu einer besseren Diabeteseinstellung mit vermindertem exogenen Insulinbedarf. Bei Adipositas sollte Metformin allein oder zusammen mit Sulfonylharnstoffen angewandt werden.

Zugabe von Glibenclamid: Bezogen auf die Therapieziele Stoffwechselverbesserung und Reduktion der Insulindosis, ist die Kombination von Insulin mit einem Sulfonylharnstoff sicherlich effektiv. Die tägliche Insulindosis läßt sich um 50–70% senken (4, 19, 51) (Abb. 11.**4**). In der Zusammenfassung veröffentlichter Studien beträgt die Verbesserung des HbA₁-Wertes nach Zugabe von Sulfonylharnstoffen zur Insulinmonotherapie 10%, zusammen mit einer durchschnittlichen Einsparung von exogenem Insulin von etwa 20% (0–50%) der bisherigen Insulintagesdosis (Tab. 11.**2**).

Allerdings ist die Gefahr von Hypoglykämien in der Umstellungsphase hoch. Deshalb empfiehlt es sich, die Um-

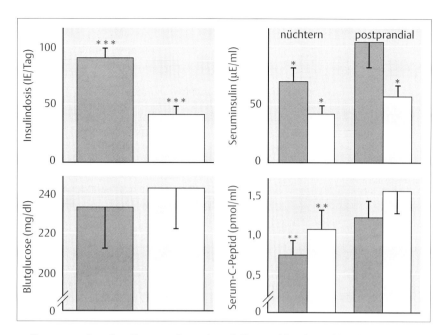

Abb. 11.**4** Tägliche Insulindosis, postprandiale Blutglucose, Seruminsulin und Serum-C-Peptid bei 10 Typ-2-Diabetikern unter Insulinmonotherapie vor (━) und nach (━) Umstellung auf Kombinationstherapie Insulin plus Sulfonylharnstoff ($\bar{x} \pm$ SEM; * = p < 0,05; ** = p < 0,025; *** = p < 0,001) (aus Bachmann, W. C. Sieger, N. Lotz in Bachmann, W. H. Mehnert: Kombinationstherapie Insulin/Sulfonylharnstoff. Karger, Basel 1983).

stellung von einer Insulinmonotherapie auf die Kombination Insulin/Sulfonylharnstoff stationär durchzuführen.

Vorgehen: Auch bei bestehender hochdosierter Insulintherapie sollte in der Regel die maximale Sulfonylharnstoffdosis eingesetzt werden. Entscheidend ist die tägliche Reduktion der Insulindosis in den ersten 3–4 Tagen nach der Zugabe der Sulfonylharnstoffe. Die Verminderung der Insulineinzeldosen sollte 10-20%, unabhängig von dem aktuellen Blutglucoseverhalten, betragen. Meist kommt es unmittelbar zu einer deutlichen Stoffwechselverbesserung. Anschließend sollte die Insulindosis je nach Stoffwechselsituation vorsichtig austariert werden. Es gibt keine feste Regel, das Ausmaß der weiteren Insulindosisminderung und schließlich der Gesamtreduktion festzulegen. Erfolgt sie zu zaghaft, so ist der Patient erheblich hypoglykämiegefährdet. Wird die Insulinreduktion hingegen zu rasch vorgenommen, wird keine Stoffwechselverbesserung erreicht oder sogar eine Verschlechterung eintreten.

Zugabe von Biguaniden (Metformin): Biguanide wirken ohne Stimulation der endogenen Insulinsekretion blutglucosesenkend, indem sie unter anderem die hepatische Glukoneogenese hemmen und die Insulinsensitivität der peripheren Organe erhöhen. Deshalb empfiehlt sich die zusätzliche Gabe von Metformin bei schon bestehender Insulintherapie insbesondere dann, wenn eine ausgeprägte Insulinresistenz zu unterstellen ist. Dies kann bei stark übergewichtigen Patienten sowie bei solchen mit hoher Insulintagesdosis angenommen werden. Die Insulineinsparung tritt im Gegensatz zu den Sulfonylharnstoffen zugunsten einer Gewichtsstabilisierung oder -reduktion in den Hintergrund (50, 62). Ein Kompromiß läßt sich durch die additive Gabe von Metformin plus Sulfonylharnstoff zur Insulinmonotherapie erreichen (63).

Vorgehen: Metformin wird zur unverändert belassenen Insulindosis einschleichend (500–850 mg) hinzugegeben. Die erste Tablette sollte entweder zum Frühstück oder zum Abendessen verabreicht werden. Je nach Verträglichkeit und Stoffwechseleffekt kann die Dosis auf 3mal 850 mg zu den großen Mahlzeiten gesteigert werden. Meist erweist sich die Zweimalgabe von Metformin als ausreichend. Die Insulindosis (meist besteht eine 2malige tägliche Injektion eines Mischinsulins) wird nur dann reduziert, wenn das blutglucosebezogene Therapieziel erreicht wird. Die Insulindosisverminderungen fällt in der Regel nicht sehr deutlich aus. Eine erhöhte Hypoglykämiegefahr besteht nach Zugabe von Metformin nur hinsichtlich der Insulindosis. Zu beachten sind die Kontraindikationen gegen Biguanide.

Zugabe von a-Glucosidase-Hemmern: Die Zugabe von α–Glucosidase-Hemmern zu einer Insulintherapie nach dem Sekundärversagen ist einfach und sicher. Sie ist immer dann indiziert, wenn man bei nicht effektiver Insulintherapie ohne weitere Dosissteigerung und mit möglichst geringer Gefährdung des Patienten den Versuch einer Stoffwechselverbesserung unternehmen möchte. Allerdings läßt Acarbose keine ähnlich deutlichen Effekte auf HbA$_{1c}$-Wert und Insulineinsparung in der Kombinationstherapie erwarten, wie dies bei Sulfonylharnstoffen oder Metformin der Fall ist. Nach Zugabe von Acarbose zu einer bestehenden Insulintherapie bei Typ-2-Diabetes fanden Coniff u. Mitarb. (13) eine Verbesserung des HbA$_{1c}$-Wertes um 0,4% und eine durchschnittliche Verminderung der Insulintagesdosis von

Tabelle 11.**2** Ergebniszusammenfassung von 21 Patientenkollektiven mit einer nachträglichen Kombinationstherapie Sulfonylharnstoff plus Insulin bei schon bestehender Insulinmonotherapie (prozentuale Änderung gegenüber dem Ausgangswert) (Lit.: 1, 2, 5, 9, 10, 14, 16, 19, 22, 24, 26, 27, 28, 35, 37, 38, 41, 43, 49, 51, 55)

	Kombinationstherapie	Monotherapie
Nüchternblutglucose	– 19%	– 0,2%
HbA$_{1c}$	– 9,6%	– 0,5%
Insulintagesdosis	– 9 IE/Tag	0 IE/Tag
Körpergewicht	+ 1,9%	+ 0,6%
Triglyceride	– 4,9%	– 8,2%
Cholesterin	– 0,7%	– 1,2%

56,8 auf 49,7 IE. Calle-Pascual u. Mitarb. (8) fanden eine prozentuale Absenkung des HbA_{1c}-Wertes vom Ausgangswert bei bereits bestehender Sulfonylharnstofftherapie mit Sekundärversagen von 17,9% unter zusätzlicher Gabe von Insulin vor dem Schlafengehen, von 18,2% unter zusätzlicher Gabe von Metformin und 7,6% unter zusätzlicher Gabe von Acarbose. Standl u. Mitarb. (54) sahen keine signifikante Verbesserung der Stoffwechsellage (Senkung des HbA_{1c}-Wertes um 2,4% unter Verum und Plazebo identisch) und eine lediglich statistisch auffällige Insulineinsparung (16,5 versus 9,9 IE), wenn Acarbose plazebokontrolliert in steigender Dosierung zu Insulin und Sulfonylharnstoffen in der Kombinationstherapie mitverabreicht wurde.

Zugabe von Thiazolidindionen („Insulin-Sensitizer"): Thiazolidindione (z. B. Troglitazone, Ciglitazone, Pioglitazone) senken die periphere Insulinresistenz auf Postrezeptorebene, wirken hypoglykämisch, hypolipidämisch und antioxidativ (cave: akute Hepatopathien).

Die zusätzliche Gabe von Plazebo oder 200 oder 400 mg Troglitazone zu einer bestehenden Insulinmonotherapie bei Typ-2-Diabetes erbrachte eine Absenkung des HbA_{1c}-Wertes um 0,1% (Plazebo), 0,9% (200 mg Troglitazone) und 1,3% (400 mg Troglitazone). Die Nüchternblutglucosespiegel fielen unter Plazebo nicht, unter Troglitazone hingegen dosisabhängig um 29 mg/dl bzw. 43 mg/dl ab. Bei gleichbleibender Insulintagesdosis unter Plazebo konnten unter Troglitazone durchschnittlich 10 IE bzw. 22 IE Insulin/Tag eingespart werden (42).

Weitere Studien zur Beeinflussung der peripheren Insulinresistenz durch Thiazolidindione müssen abgewartet werden (Kap. 9).

Zugabe von Kombinationen verschiedener oraler Antidiabetika: Theoretisch sinnvoll ist die Kombination von Medikamenten, die dem Körper bei zunehmendem Insulindefizit in größerem Maße Insulin zur Verfügung stellen, also Insulin selbst und Sulfonylharnstoffe, mit solchen, die direkt oder indirekt die periphere Insulinresistenz vermindern, also Biguanide, Thiazolidindione und α-Glucosidase-Hemmer. Die Frage bleibt offen, ob nur das potenteste der peripher wirkenden Antidiabetika der Kombination von Sulfonylharnstoff und Insulin zugefügt werden sollte oder ob eine erweiterte Kombination von Medikamenten mit verschiedenen pharmakologischen Angriffspunkten nützlich sein kann. Hierzu liegt noch kein ausreichendes Studienmaterial vor.

Ausblick

Für die zukünftige Forschung gilt somit: Primär müssen effektive Medikamente zur Reduktion der peripheren Insulinresistenz weiter oder neuentwickelt werden. Die Neueinführung der Insulin-Sensitizer erscheint als ein Schritt der medizinischen Forschung in die richtige Richtung. Weitere Anwendungsbeobachtungen müssen die optimalen Indikationsstellungen noch genauer erschließen. Der Bedarf an exogenem Insulin bei Typ-2-Diabetes sollte durch Medikamente gedeckt werden, die rasch und bedarfsgerecht Insulin zur Verfügung stellen können. Hier sind weitere Fortschritte in der Verwendung schneller Insulinanaloga (Lispro-Insulin, X14-Insulin) zu erwarten.

Literatur

1 Allen, B. T., M. N. Feinglos, H. E. Lebovitz: Treatment of poorly regulated non-insulin-dependent diabetes mellitus with combination insulin-sulfonylurea. Arch. intern. Med. 145 (1995) 1900–1903

2 Aschner, P., W. Kattah: Effects of the combination of insulin and gliclazide compared with insulin alone in type 2 diabetic patients with secondary failure to oral hypoglycemic agents. Diabet. Res. clin. Pract. 18 (1992) 23–30

3 Bachmann, W., C. Sieger, M. Haslbeck, N. Lotz: Combination of insulin and glibenclamide in the treatment of adult-onset-diabetes (type 2). Diabetologia 21 (1981) 245

4 Bachmann, W., C. Sieger, N. Lotz: Kombinationstherapie Insulin/Glibenclamid bei Typ-2-Diabetikern mit relativer Insulinresistenz. In Bachmann W., H. Mehnert: Kombinationstherapie Insulin/Sulfonylharnstoff. Karger, Basel 1983 (S. 145–150)

5 Bieger, W. P., R. Dlugosch, A. Rettenmeier, H. D. Holler, H. Bert, W. Schwarz, W. Fiehn, H. Merkt, H. Weicker: Trial of sulfonylurea in combination with insulin in the therapy of diabetes type I and II. Klin. Wschr. 62 (1984) 631–639

6 Bonadonna, R. C., L. Groop, N. Kraemer, E. Ferrannini, S. Del Prato, R. A. DeFronzo: Obesity and insulin resistance in humans: a dose-response study. Metabolism 39 (1990) 452–459

7 Bruns, W., M. Scheibe, G. Willkommen, G. Willkommen, R. Hildebrandt, E. Jutzi: Zur Behandlung von Diabetikern mit Sulfonylharnstoff-Sekundärversagen – Kombinationstherapie mit Glibenclamid und Insulin. Z. klin. Med. 44 (1989) 1543–1549

8 Calle-Pascual, A. L., J. Garcia-Honduvilla, P. J. Martin-Alvarez, E. Vara, J. R. Calle, M. E. Munguira, J. P. Marañes: Comparison between acarbose, metformin, and insulin treatment in type 2 diabetic patients with secondary failure to sulfonylurea treatment. Diabète et Metab. 21 (1995) 256–260

9 Casner, P. R.: Insulin-glyburide combination therapy for non-insulin-dependent diabetes mellitus: a long-term double-blind, placebo-controlled trial. Clin. Pharmacol. Ther. 44 (1988) 549–603

10 Castillo, M., A. J. Scheen, G. Paolisso, P. J. Lefèbvre: The addition of glipizide to insulin therapy in type-II-diabetic patients with secondary failure to sulfonylureas is useful only in the presence of a significant insulin secretion. Acta endocrinol. 116 (1987) 364–372

11 Chow, C. C., L. W. W. Tsang, J. P. Sorensen, C. S. Cockram: Comparison of insulin with or without continuation of oral hypoglycemic agents in the treatment of secondary failure in NIDDM patients. Diabet. Care 18 (1995) 307–314

12 Cignarelli, M., M. R. Cospite, G. Stefanelli, E. Guastamacchia, G. Nardelli, R. Giorgino: Duration of residual B-cell function in maturity-onset diabetes. Acta diabetol. lat. 21 (1984) 161–166

13 Coniff, R. F., J. A. Shapiro, T. B. Seaton, B. J. Hoogwerf, J. A. Hunt: A double-blind placebo-controlled trial evaluating the safety and efficacy of acarbose for the treatment of patients with insulin-requiring type II diabetes. Diabet. Care 18 (1995) 928–932

14 Falko, J. M., K. Osei: Combination insulin/glyburide therapy in type II diabetes mellitus. Amer. J. Med. 79 (1985) 92–101

15 Garvey, W. T., J. M. Olefsky, S. Marshall: Insulin induces progressive insulin resistance in cultured rat adipocytes, sequential effects at receptor and postreceptor sites. Diabetes 35 (1986) 258–267

16 Groop, L., K. Harno, E. A. Nikkilä, R. Pelkonen, E. M. Tolppanen: Transient effect of the combination of insulin and sulfonylurea (glibenclamide) on glycemic control in non-insulin dependent diabetics poorly controlled with insulin alone. Acta med. scand. 217 (1985) 33–39

17 Groop, L. C., E. Widén, A. Ekstrand, C. Saloranta, A. Franssila-Kallunki, C. Schalin-Jäntti, J. G. Eriksson: Morning or bedtime NPH insulin combined with sulfonylurea in treatment of NIDDM. Diabet. Care 15 (1992) 831–834

18 Gudat, U., M. Trautmann, A. Pfützner, J. Anderson, L. Vignati: Combination therapies with insulin Lispro in NIDDM patients at oral agent failure. Diabetologia 40, Suppl.1 (1997) A363, 1429

19 Gutniak, M., S. G. Karlander, S. Efendic: Glyburide decreases insulin requirement, increases β-cell response to mixed meal, and does not affect insulin sensitivity: effects of short- and long-term

combined treatment in secondary failure. Diabet. Care 10 (1987) 545–554

20 Hamelbeck, H., W. Klein, M. Zoltobrocki, K. Schöffling: Glibenclamid-Insulin-Kombinationsbehandlung beim Sekundärversagen der Sulfonylharnstoff-Therapie. Dtsch. med. Wschr. 107 (1982) 1581–1583

21 Holman, R. R., J. Steemson, R. C. Turner: Sulfonylurea failure in type 2 diabetes: treatment with a basal insulin supplement. Diabet. Med. 4 (1987) 457–462

22 Kitabchi, A. E., A. G. Soria, A. Radparvar, V. Lawson-Grant: Combined therapy of insulin and tolazamide decreases insulin requirement and serum triglycerides in obese patients with noninsulin-dependent diabetes mellitus. Amer. J. med. Sci. 294 (1987) 10–14

23 Klein, W.: Abgrenzung der oralen Diabetestherapie zur Insulinbehandlung. Berl. Ärztekamm. 19 (1982) 1054–1059

24 Kyllästinen, M., L. Groop: Combination of insulin and glibenclamide in the treatment of elderly non-insulin dependent (type 2) diabetic patients. Ann. clin. Res. 17 (1995) 100–104

25 Landstedt-Hallin, L., U. Adamson, P. Arner, J. Bolinder, P. E. Lins: Comparison of bedtime NPH or preprandial regular insulin combined with glibenclamide in secondary sulfonylurea failure. Diabet. Care 18 (1995) 1183–1186

26 Lewitt, M. S., V. K. F. Yu, G. C. Rennie, J. N. Carter, G. M. Marel, D. K. S. Yu, M. J. Hooper: Effects of combined insulin-sulfonylurea therapy in type II patients. Diabet. Care 12 (1989) 379–383

27 Lins, P. E., S. Lundblad, E. Persson-Trotzig, U. Adamson: Glibenclamide improves the response to insulin treatment in non-insulin-dependent diabetes mellitus with second failure to sulfonylurea therapy. Acta med. scand. 223 (1988) 171–179

28 Longnecker, M. P., V. D. Elsenhaus, S. M. Leiman, O. E. Owen, G. Boden: Insulin and sulfonylurea agent in non-insulin-dependent diabetes mellitus. Arch. intern. Med. 146 (1986) 673–676

29 Lotz, N., W. Bachmann, M. Haslbeck, H. Mehnert: Haben Sulfonylharnstoffe bei Typ-2-Diabetikern im sogenannten Sekundärversagen noch einen therapeutischen Effekt? Verh. dtsch. Ges. inn. Med. 90 (1984) 475–477

30 Lotz, N., W. Bachmann, T. Ladik, H. Mehnert: Die Kombinationstherapie Insulin/Sulfonylharnstof in der Langzeittherapie des Typ-2-Diabetes nach „Sekundärversagen". Klin. Wschr. 66 (1988) 1079–1084

31 Lotz, N., W. Bachmann, H. Mehnert: Die Kombination von Sulfonylharnstoff und Insulin in der Langzeittherapie des „Sekundärversagens" bei Typ-2-Diabetes. In Bachmann W., N. Lotz, H. Mehnert: Insulin/Sulfonylharnstoff – Kombinationstherapie bei Typ-2-Diabetes. Karger, Basel 1988 (S. 137–152)

32 Lotz, N., T. Ladik, R. Stiller, G. Fuderer, H. Mehnert: Die endogene Insulinsekretion bei normalgewichtigen Typ-2-Diabetikern im „Sekundärversagen einer Sulfonylharnstofftherapie". Akt. Endokrinol. Stoffw. 12 (1991) 272

33 Lotz, N., W. Bachmann: Das „Sekundärversagen der Sulfonylharnstofftherapie" bei Typ-2-Diabetes mellitus. Diabet. Stoffw. 2 (1993) 92–97

34 Lundershausen, R., S. Orban, D. Pißarek, G. Panzram: Langzeiteffekt der Glibenclamid-Insulin-Kombinationsbehandlung beim Sekundärversagen der Sulfonylharnstofftherapie – Ergebnisse einer einjährigen Doppelblindstudie. Wiener klin. Wschr. 99 (1987) 603–608

35 Mauerhoff, T., J. M. Ketelslegers, A. E. Lambert: Effect of glibenclamide in insulin-treated diabetic patients with a residual insulin secretion. Diabètes et Metab. 12 (1986) 34–38

36 Mohan, V., C. Snehalatha, A. Ramachandran, M. Viswanathan: Combination therapy of glibenclamide and insulin in NIDDM patients with secondary failure to oral drugs. J. Ass. Phycns India 38 (1989) 537–541

37 Naurath, H. J., I. Füsgen: Kombinationsbehandlung insulinpflichtiger Altersdiabetiker (Typ-2-Diabetes) mit dem Sulfonylharnstoff Glibenclamid. Z. Gerontol. 18 (1985) 302–304

38 Osei, K., T. M. O′Dorisio, J. M. Falko: Concomitant insulin and sulfonylurea therapy in patients with type II diabetes. Amer. J. Med. 77 (1984) 1002–1009

39 Pontiroli, A. E., G. Dino, F. Capra, G. Pozza: Combined therapy with glibenclamide and ultralente insulin in lean patients with NIDDM with secondary failure of sulfonylureas. Follow up at two years. Diabète et Metab. 16 (1990) 323–327

40 Puhakainen, I., M. R. Taskinen, H. Yki-Järvinen: Comparison of acute daytime and nocturnal insulinization on diurnal glucose homeostasis in NIDDM. Diabet. Care 17 (1994) 805–809

41 Quatraro, A., G. Consoli, A. Ceriello, D. Giugliano: Combined insulin and sulfonylurea therapy in non-insulin-dependent diabetics with secondary failure to oral drugs: a one-year follow up. Diabète et Metab. 12 (1986) 315–318

42 Raskin, P., J.F. Graveline: Efficacy of troglitazone in combination with insulin in NIDDM. Diabetes 46, Suppl.1 (1997) P44A, 0170

43 Reich, A., C. Abraira, A. M. Lawrence: Combined glyburide and insulin therapy in type II diabetes. Diabet. Res. 6 (1987) 99–104

44 Riddle, M. C., J. S. Hart, D. J. Bouma, B. E. Phillipson, G. Youker: Efficacy of bedtime NPH insulin with daytime sulfonylurea for subpopulation of type II diabetic subjects. Diabet. Care 12 (1989) 623–629

45 Riddle, M., J. Hart, P. Bingham, C. Garrison, P. McDaniel: Combined therapy for obese type 2 diabetes: suppertime mixed insulin with daytime sulfonylurea. Amer. J. med. Sci. 303 (1992) 151–156

46 Rizza, R. A., L. J. Mandarino, J. Genest, B. A. Baker, E. Gerich: Production of insulin resistance by hyperinsulinaemia in man. Diabetologia 28 (1985) 70–75

47 Sachse, G., E. Mäser, K. Federlin: Kombinationstherapie mit Insulin und Sulfonylharnstoffen bei Sekundärversagen der Sulfonylharnstofftherapie? Dtsch. med. Wschr. 109 (1984) 419–421

48 Sane, T., E. Helve, H. Yvi-Järkinen, M. R. Taskinen: One-year response to evening insulin therapy in non-insulin-dependent diabetes. J. intern. Med. 231 (1992) 253–260

49 Schade, T., E. Helve, H. Yvi-Järkinen, M. R. Taskinen: one-year response to evening insulin therapy in non-insulin-dependent diabetes. J. intern. Med. 231 (1992) 253–260

50 Schnack, Ch., G. Biesenbach, G. Kacerovsky, R. Mihaljevic, I. Pecnik, Th. Pieber, G. Schernthaner: Evaluation of optimal therapy in type-2 diabetic patients insufficiently treated with sulfonylureas: the Austrian Insulin Intervention Study. Diabetologia 39, Suppl. 1 (1996) A33, 116

51 Simpson, H. C. R., R. Sturley, C. A. Stirling, J. P. D. Reckless: Combination of insulin with glipizide increases peripheral glucose disposal in secondary failure type 2 diabetic patients. Diabet. Med. 7 (1990) 143–147

52 Soneru, I. L., L. Agrawal, J. C. Murphy, A. M. Lawrence, C. Abraira: Comparison of morning or bedtime insulin with and without glyburide in secondary sulfonylurea failure. Diabet. Care 16 (1993) 896–901

53 Stahl, T., U. Ahlert: Kombination von Normal-Insulin und Glibenclamid bei Typ-2-Diabetikern mit Sulfonylharnstoff-Versagen. Therapiewoche 38 (1988) 580–583

54 Standl, E., H. J. Baumgartl, M. Fuechtenbusch, J. Stemplinger: Effect of acarbose on additional insulin therapy of type II diabetics with late failure of sulfonylurea therapy. Diabetologia 40, Suppl. 1 (1997) A307, 1206

55 Stenman, S., P. H. Groop, C. Saloranta, K. J. Tötterman, L. Groop L: Effects of the combination of insulin and glibenclamide in type 2 (non-insulin-dependent) diabetic patients with secondary failure to oral hypoglycaemic agents. Diabetologia 31 (1988) 206–213

56 Stout, R. W.: Insulin and atheroma. Diabet. Care 13 (1990) 631–654

57 Taskinen, M. R., T. Sane, E. Helve, S. L. Karonen, E. A. Nikkilä, H. Yki-Järvinen: Bedtime insulin for suppression of overnight free-fatty acid, blood glucose, and glucose production in NIDDM. Diabetes 38 (1989) 580–588

58 Thoelke, H., K. P. Ratzmann: Häufigkeit des Sekundärversagens einer Sulfonylharnstofftherapie. Dtsch. med. Wschr. 114 (1989) 580–583

59 Trischitta, V., S. Italia, V. Borzi, A. Tribulato, S. Mazzarino, S. Squatrito, R. Vigneri: Low-dose bedtime NPH insulin in treatment of secondary failure to glyburide. Diabet. Care 12 (1989) 582–585

60 U.K. Prospective Diabetes Study Group: U.K. Prospective Diabetes Study 16 – Overview of 6 years′ therapy of type II diabetes: a progressive disease. Diabetes 44 (1995) 1249–1258

61 Yki-Järvinen, H., M. Kauppila, E. Kujansuu, J. Lahti, T. Marjanen, L. Niskanen, S. Rajala, L. Ryysy, S. Salo, P. Seppälä, T. Tulokas, J. Viikari, J. Karjalainen, M. R. Taskinen: Comparison of insulin regimens in patients with non-insulin-dependent diabetes mellitus. New Engl. J. Med. 327 (1992) 1426–1433

62 Yvi-Järkinen, H., K. Nikkilä, L. Ryysy, T. Tulokas, R. Vanamo, M. Heikkilä: Comparison of bedtime insulin regimens in NIDDM: Metformin prevents insulin-induced weight gain. Diabetologia 39, Suppl. 1 (1996) A33, 115

12 Insulinpumpentherapie und künstliche B-Zelle

O. Schnell und H. Walter

Das Wichtigste in Kürze

➤ Einhergehend mit der technischen Weiterentwicklung von Insulininfusionspumpen, ist die kontinuierliche subkutane Insulintherapie heute ein fester Bestandteil der intensivierten Insulintherapie bei Diabetes mellitus.

➤ Die Insulinpumpentherapie eignet sich besonders zur Behandlung des „Dawn-Phänomens" und unterstützt den Wunsch nach Flexibilität in der Diabetestherapie.

➤ Die strukturierte Schulung für Insulinpumpenträger und die regelmäßige Betreuung durch Arzt und Diabetesberaterin tragen zur Therapiesicherheit und zum Behandlungserfolg besonders bei.

➤ Aufgrund potentieller Komplikationen ist die kontinuierliche intraperitoneale Insulintherapie weiterhin als experimentelle Therapieform anzusehen und sollte daher nur nach strenger Indikationsstellung begonnen werden.

➤ Hintergrund der Entwicklung neuerer Sensoren zum kontinuierlichen Glucosemonitoring ist auch die Schaffung eines „Closed-loop"-Systems, in welches Insulinpumpen zur kontinuierlichen und bedarfsgerechten Insulininfusion integriert werden.

Kontinuierliche subkutane Insulintherapie

Einführung: Insulininfusionspumpen zur kontinuierlichen subkutanen Insulintherapie (continuous subcutaneous insulin infusion, CSII) werden seit mehr als 25 Jahren zur Behandlung des Diabetes mellitus eingesetzt. Einhergehend mit der Weiterentwicklung der Insulinpumpen, ist besonders in den letzten Jahren eine hohe Zuverlässigkeit und Therapiesicherheit erreicht worden, die auch mit einer Verminderung der Hypoglykämiehäufigkeit verbunden sind (3, 35). Der positive Effekt der Insulinpumpentherapie auf die Güte der Diabeteseinstellung und die Verringerung diabetischer Sekundärveränderungen wurde durch die DCCT-Studie belegt (6, 8). Heute ist die Insulinpumpentherapie ein fester Bestandteil der intensivierten Insulintherapie, so daß in Deutschland ca. 18 000 Diabetiker, davon mehr als 90% Typ-1-Diabetiker, mit Insulininfusionspumpen behandelt werden.

Prinzip: Die kontinuierliche subkutane Insulintherapie mit Insulinpumpen beinhaltet zwei Komponenten der Insulininfusion: Die basale Infusionsrate (Basalrate) deckt den zirkadianen basalen Insulinbedarf ab, wird dem jeweiligen Tagesbedarf angepaßt und gilt als täglich wiederkehrende Konstante der Therapie (Abb. 12.1). Der Insulinbedarf zu den Mahlzeiten wird durch Insulinboli, die entsprechenden Korrekturregeln unterliegen und bedarfsgerecht abgerufen werden können, abgedeckt. Die beiden Komponenten der Insulinzufuhr, Basalrate und Insulinbolus, sind auch Basis der kontinuierlich intraperitonealen Insulintherapie. Der Unterschied zur konventionellen intensivierten Insulintherapie durch 4 oder mehr Insulininjektionen ist, daß für Basalrate und Bolus Normalinsuline, die entsprechend stabilisiert sind (z. B. H-Tronin 100), verwendet werden. Seit 1997 wird das schnell wirkende Insulinanalog Lispro (Humalog) bei der Insulinpumpentherapie eingesetzt (35) und ist auch seit 1998 in Deutschland für diese Therapie zugelassen.

Indikationen und Voraussetzungen: Eine Übersicht über Indikationen zur Therapie mit Insulinpumpen ist in Tab. 12.1 dargestellt. Insbesondere bei Vorliegen eines „Dawn-Phänomens" kann die Insulinpumpentherapie dazu beitragen, Blutzuckeranstiege in den Morgenstunden durch entsprechende Erhöhung der basalen Infusionsrate zu ver-

Tabelle 12.1 Indikationen für die Therapie mit Insulininfusionspumpen

– Wunsch nach mehr Flexibilität in der Diabetestherapie des mit einer konventionellen intensivierten Insulintherapie behandelten Diabetikers
– ausgeprägte Blutzuckerschwankungen unter einer konventionellen intensivierten Insulintherapie
– Dawn-Phänomen (Abb. 12.3)
– unregelmäßiger Tagesablauf
– beginnende diabetische Sekundärveränderungen, insbesondere schmerzhafte periphere sensomotorische Neuropathie
– Schwangerschaft und präkonzeptionelle Stoffwechselnormalisierung bei geplanter Schwangerschaft
– diabetische Gangrän, Wundheilungsstörung
– perioperative Stoffwechseleinstellung
– initiale Stoffwechselstabilisierung bei Neueinstellung, auch des neu entdeckten Typ-1-Diabetikers
– evtl. „Immunsuppression" bei Prä-Typ-1-Diabetes

Grundsätzlich ist jeder Diabetiker, der eine intensivierte Insulintherapie mit 4 oder mehr subkutanen Insulingaben zufriedenstellend durchführt, zur Behandlung mit einer Insulinpumpe geeignet. Die Einstellung auf eine Insulinpumpe soll immer dem Wunsch des Diabetikers entsprechen und mit einer hohen Motivation und Fähigkeit zu verantwortungsvollem und gesundheitsbewußtem Handeln verbunden sein. Ist dies nicht gegeben oder besteht eine ausgeprägte Psycholabilität, sollte von einer Insulinpumpentherapie abgesehen werden (12).

Basis einer optimalen und erfolgreichen Insulinpumpentherapie seitens der betreuenden Klinik bzw. der Praxis bildet ein mehrtägiges strukturiertes Schulungsprogramm, in dem nicht nur die Grundlagen der Therapie (Pumpen- und Kathetertechnik, Dosisanpassung), sondern ebenso Besonderheiten der Therapie (Verhalten bei Sport, akuter Krankheit, auf Reisen) Berücksichtigung finden (Tab. 12.2). Um den zirkadianen Insulinbedarf differenziert zu ermitteln, ist eine Ersteinstellung auf eine Insulinpumpentherapie unter stationären Bedingungen zu empfehlen. Der langfristige Therapieerfolg muß dann durch eine qualifizierte ambulante Weiterbetreuung sichergestellt sein.

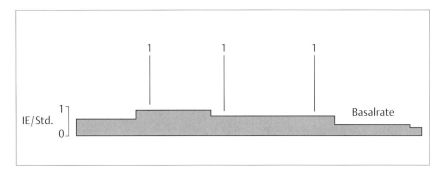

Abb. 12.**1** Schematische Darstellung der gesteuerten Insulininfusion mit individuell programmierbarer Basalrate. 1 = Bolus.

Tabelle 12.**2** Notwendige Inhalte eines Insulinpumpen-Schulungsprogramms

– *Insulin:* Besonderheiten bei ausschließlicher Verwendung von Normalinsulin (kleines subkutanes Depot, Stabilität, Aufbewahrung)
– *Batterie/Akku:* Ladevorgang, Lagerung, Betriebsdauer, Wechsel
– *Alarme:* visuelle und hörbare Alarme und ihre Bedeutung, Fehlersuche beim Auftreten einer Alarmanzeige
– *Sicherheitsprogramme:* Dosis-, Zeitbegrenzung
– *Katheter:* Typen, Hautdesinfektion, Einstichort, Fixation, Hygiene, Hautpflege, Häufigkeit des Wechsels, Hinweise zu möglichen Verstopfungen
– *Blutzuckerselbstkontrolle:* Wann? Wie oft? Individuelle Zielbereiche
– *Algorithmen:* tägliches Protokoll, Verhalten bei Krankheit, bei körperlicher Betätigung, unerwartet hoher Blutzucker, Ketonkörpertestung im Urin, Festlegung der Korrekturdosis
– *Hypoglykämie:* Glucagoninjektion, Kohlenhydratzufuhr, nächtliche Unterzuckerung, Auswirkung von Alkohol, Sport
– *Ablegen der Pumpe:* Duschen, Baden, Schwimmen, Sport, Sexualverkehr, Urlaub, Wechsel zur Injektion mit Pen oder Spritze
– *Adressen und Telefonnummern:* Notfallausweis, Bezugsfirmen
– *schriftliche Bestätigung* der Instruktion

4–6 tägliche Blutzuckerselbstkontrollen sind die unabdingbare Voraussetzung für notwendige Anpassungen des Insulins und eine normnahe Stoffwechsellage. Immer sollte der Patient die konventionelle intensivierte Insulintherapie mit 4 oder mehr täglichen Insulininjektionen beherrschen, um im Bedarfsfall als Alternative selbständig eine adäquate und sichere Insulintherapie durchführen zu können.

Technologie: Als Insulinpumpen stehen heute vielfältig programmierbare batteriebetriebene Insulindosiergeräte zur Verfügung, die eine differenzierte und an den zirkadianen Insulinbedarf angepaßte Dosierung der Insulinmenge erlauben. Sie verfügen über Programme zur bedarfsgerechten temporären Änderung der Basalrate, durch die die Anpassung der Insulindosis bei z. B. vermehrter körperlicher Aktivität oder im akuten Krankheitsfall erleichtert wird. Integrierte Alarmsysteme ermöglichen auch das frühzeitige Erkennen von Katheterobstruktionen oder zeigen die Notwendigkeit eines Insulinampullenwechsels an und erhöhen somit die Therapiesicherheit. Die derzeitige Generation der Insulinpumpen zeichnet sich durch ihre geringe Größe und ihr geringes Gewicht aus, verbunden mit einfacher Bedien-

barkeit und hoher Dosiergenauigkeit. Die subkutane Insulinapplikation erfolgt über Kunststoffkatheter mit Metall- oder Teflonkanüle, welche im subkutanen Fettgewebe appliziert und mit einem Pflaster befestigt werden.

Einstellung und Programmierung: Bei dem Wechsel auf eine Insulinpumpe dient der vorherige Insulinbedarf – sowohl der des gesamten Tages als auch der mahlzeitenabhängige – als wichtiger Leitfaden für die initiale Programmierung der Basalrate und die Berechnung der jeweiligen Insulinboli. Das Vorgehen bei der Umstellung auf eine Insulinpumpentherapie ist aus Tab. 12.**3** ersichtlich. Es hat sich bewährt, bei der Umstellung die initiale Tagesindulindosis um 10% zu reduzieren und jeweils zu ca. 50% auf Basalrate und Insulinboli aufzuteilen. Der durchschnittliche basale Insulinbedarf eines Diabetikers liegt etwa bei 1 IE Insulin/Std. (30). Oft ist es notwendig, in der Zeit von 22.00–3.00 Uhr eine Absenkung der Basalrate um 25–50% vorzunehmen. Zum Abfangen eines „Dawn-Phänomens" ist

Tabelle 12.**3** Vorgehen bei Umstellung auf eine subkutane Insulinpumpentherapie

Tagesinsulinbedarf unter konventioneller intensivierter Insulintherapie	
Reduktion um 10% = Startdosis für Neueinstellung auf Insulinpumpentherapie	
50% Gesamtbasalrate/ 24 Stunden	50% Insulinboli
Festlegung des individuellen Profils: Berücksichtigung des vorherigen zirkadianen Insulinbedarfs	*Festlegung der Boli zu den Mahlzeiten:* Berücksichtigung des vorherigen Insulin-BE-Verhältnisses
Berechnung der Basalrate/ Stunde (Division:/24) ggf. Nachtabsenkung um 25–50%, ggf. Erhöhung um 25–75% in den frühen Morgenstunden	Frühstück: ca. 2–2,5 IE/BE Mittagessen: ca. 1–1,5 IE/BE Abendessen: ca. 1,5–2 IE/BE
	Insulin Lispro: zusätzliche Abdeckung der Zwischenmahlzeiten
„Basalratentest"	
	individueller prä- und postprandialer Zielblutzucker
	Korrekturinsulin (z. B. 1 IE Insulin = Senkung des Blutzuckers um 30 mg/dl = 1,7 mmol/l)

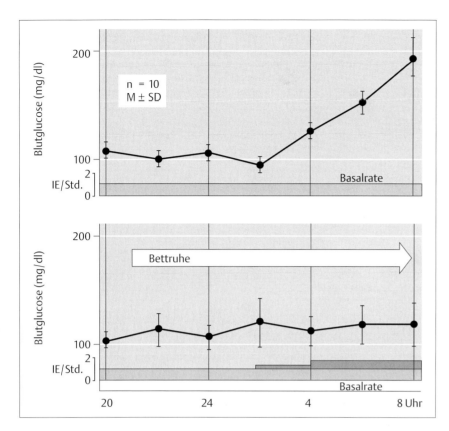

Abb. 12.**2** Ausgleich des Dawn-Phänomens durch eine Erhöhung der basalen Infusionsrate.

in den frühen Morgenstunden häufig eine deutliche höhere Basalrate, die über der Basalrate des Tages liegt, erforderlich (Tab. 12.**3** und Abb. 12.**2**). Basalraten moderner Insulinpumpen können feindosiert (0,1 IE/Std.), teils stündlich und in ihren Boli in Schritten von 0,5 oder 1,0 IE/Std. programmiert werden. In der Regel ist mit 4–7 unterschiedlichen Basalraten, die über 24 Stunden verteilt werden, eine befriedigende Stabilität des Blutzuckers zu erreichen. Bewährt hat sich dabei, nach wenigen Tagen einen Basalratentest, der durch das Auslassen von einer oder zwei Mahlzeiten bei regulärer körperlicher Aktivität gekennzeichnet ist, durchzuführen und basierend auf dem Blutzuckerprofil die Basalrate zu modifizieren. Wie bei der konventionellen intensivierten Insulintherapie werden für die Mahlzeiten ein individuelles Verhältnis zwischen Insulin- und Kohlenhydratmenge sowie entsprechende Korrekturregeln festgelegt. Präprandiale Blutzuckerwerte zwischen 80 und 100 mg/dl (4,4–5,6 mmol/l) und bei schwangeren Diabetikerinnen um 60 mg/dl (3,3 mmol/l) sind anzustreben (16).

Die Gefahr einer Gewichtszunahme besteht unter der Insulinpumpentherapie in gleichem Maße wie unter der konventionellen intensivierten Insulintherapie (5, 8). Eine regelmäßige Gewichtskontrolle ist daher essentieller Bestandteil der nach der Einstellung auf eine Insulinpumpentherapie anzustrebenden regelmäßigen ambulanten Betreuung. Die Beratung hinsichtlich der Dosisanpassung des Insulins, die auf Modifikation der Basalrate und der Boli beruht, bildet dabei weiterhin den eigentlichen Schwerpunkt.

Besonderheiten der Therapie: Die Verwendung von speziell stabilisierten Insulinen mit verbesserter Kompatibilität mit Reservoir und Kathetersystem hat die Sicherheit der Therapie deutlich verbessert (33). In sehr seltenen Fällen können bei mehrtägiger Verweildauer der Teflonbzw. Stahlkanülen im Unterhautfettgewebe Irritationen oder lokale Entzündungen bis hin zu Abszessen auftreten (4). Es ist daher unbedingt zu empfehlen, Katheter mit Stahlkanülen alle 2 Tage und Katheter mit Teflonkanülen alle 3–4 Tage zu wechseln. Die sorgfältige Hautdesinfektion unmittelbar vor dem Katheterwechsel hilft weiterhin, lokale Infektionen der Haut zu vermeiden. Transparente Fixationspflaster erleichtern die tägliche Inspektion der Einstichstelle. Die Verwendung von Teflonkathetersystemen eignet sich bei allergisch bedingten Reaktionen (z. B. Nickelallergie). Überempfindlichkeitsreaktionen nach längerem Gebrauch von Fixationspflastern können durch Wechsel derselben verhindert werden. Sollte dennoch ein lokaler Abszeß auftreten, ist eine umgehende Behandlung mit gegebenenfalls chirurgischer Intervention angezeigt.

Zu beachten ist bei der Insulinpumpentherapie, daß aufgrund des geringen subkutanen Insulindepots unter basaler Insulininfusion (max. 1–2 IE) eine Unterbrechung der Insulinzufuhr rasch zu einem Mangel an exogenem Insulin führt, verbunden mit einem Blutzuckeranstieg und dem Risiko einer ketoazidotischen Entgleisung (17). Es ist daher unbedingt zu empfehlen, die basale Insulininfusion nicht länger als 2 Stunden zu unterbrechen und einen gegebenenfalls längeren Zeitraum durch zusätzliche subkutane Insulininjektionen zu überbrücken.

Therapiesicherheit: Belegt ist heute, daß unter Insulinpumpentherapie langfristig eine fast normoglykämische Stoffwechseleinstellung zu erreichen ist (6, 8, 35). In der DCCT-Studie betrug der mittlere HbA_{1c}-Wert der im Mittel 6,5 Jahre beobachteten Patienten unter einer Insulinpumpentherapie 6,8% und lag damit sogar geringfügig niedriger als bei Patienten, die durch eine konventionelle intensivierte Insulintherapie behandelt wurden und einen mittleren HbA_{1c}-Wert von 7,0% aufwiesen (8).

Die Inzidenz von Ketoazidosen unter einer Insulinpumpentherapie ist mit 0,04 Ereignissen pro Jahr nicht höher als unter einer konventionellen intensivierten Insulintherapie, für die Häufigkeiten von 0,02–0,1 Ereignissen pro Jahr angegeben werden (31).

Schwere Hypoglykämien treten unter der Insulinpumpentherapie nicht häufiger als unter der herkömmlichen intensivierten Insulintherapie auf (8). In einer neueren Studie mit Crossover design (Insulinpumpentherapie versus konventioneller intensivierter Insulintherapie) fand sich während des ersten Jahres nach Umstellung auf eine Insulinpumpentherapie sogar eine Verminderung schwerer Hypoglykämien von 138 auf 22 Ereignisse pro 10 Patientenjahre (3). Auch bei Verwendung des Humaninsulinanalogons Lispro in der Insulinpumpentherapie ist bei fast normoglykämischer Stoffwechsellage das Risiko schwerer Hypoglykämien nicht größer als bei Verwendung von Humaninsulin (35).

Störungen der hormonellen Gegenregulation wie bei Morbus Addison, Zustand nach Hypophysektomie oder einer autonomen Neuropathie mit verminderter Hypoglykämiewahrnehmung können das Risiko von Hypoglykämien unter einer Insulinpumpentherapie in gleicher Weise wie unter einer konventionellen intensivierten Insulintherapie erhöhen und erfordern daher besonders differenzierte Therapieschemata.

Beim Vorliegen einer fortgeschrittenen diabetischen Retinopathie ist bei Umstellung auf eine Insulinpumpentherapie eine allmähliche Verbesserung der Stoffwechsellage anzustreben, da eine allzu rasche Senkung der mittleren Blutglucose zu einer Verschlechterung der Retinopathie führen kann (2).

Insgesamt ist mit der Insulinpumpentherapie bei Beachtung der zuvor genannten Voraussetzungen eine vergleichbare Therapiesicherheit wie unter einer konventionellen intensivierten Insulintherapie zu erreichen (8). Dies gilt insbesondere vor dem Hintergrund, daß ihr Nutzen bei der Verhinderung und Verlangsamung diabetischer Sekundärveränderungen heute gesichert ist (7, 9, 10).

Kontinuierliche intraperitoneale Insulintherapie

Allgemeines

Neuere Untersuchungen zur kontinuierlichen intraperitonealen Insulininfusion (CIPII) haben entscheidend dazu beigetragen, die Indikationen für diese noch immer als experimentell anzusehende Therapie aufzuzeigen (11, 13, 20, 22, 23, 26, 27)

Wirkprinzip: Intraperitoneal appliziertes Insulin wird über das Peritoneum rasch resorbiert, gelangt direkt in den Portalkreislauf und führt so zu einer direkten Insulinisierung der Leber. Da dort etwa 50% des Insulins während der ersten Passage resorbiert werden und nur das verbleibende Insulin in die periphere Blutzirkulation gelangt, wird die bei subkutaner Insulintherapie auftretende periphere Hyperinsulinämie tendenziell reduziert (25). Auch nach längerer CIPII verringert sich die Kapazität des Peritoneums zur Resorption von Insulin nicht (23). Es gibt Hinweise, daß die CIPII zu einem vermehrten Auftreten von Insulinautoantikörpern führt, wodurch die Wirkung intraperitoneal applizierten Insulins allenfalls nur geringfügig abgeschwächt wird (15, 18).

Methoden: Zur CIPII werden heute Portsysteme mit Anschluß an eine externe Insulinpumpe und subkutan implantierbare Insulinpumpen verwendet (Abb. 12.**3** und 12.**4**). Bei beiden Systemen wird durch eine kontinuierliche Insulinabgabe ein stetiger Insulinfluß im intraperitonealen Katheter erzeugt, der Verstopfungen des Katheters vorbeugt (11, 27). Die Behandlung mit 3–5 singulären Insulingaben pro Tag über einen intraperitonealen Katheter wurde aufgrund sehr häufiger Katheterverstopfungen weitgehend verlassen.

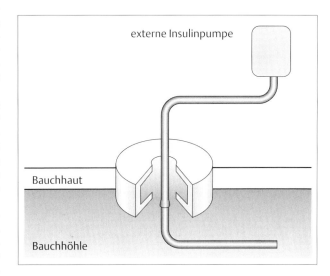

Abb. 12.**3** Schematische Darstellung eines Portsystems.

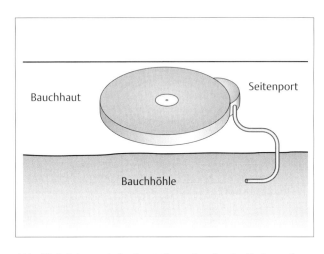

Abb. 12.**4** Schematische Darstellung einer implantierbaren Insulinpumpe.

Komplikationen und Vorteile: Trotz Verbesserungen im Aufbau der intraperitonealen Katheter von Portsystemen und implantierbaren Insulinpumpen zählen Verschlüsse weiterhin zu den häufigsten Komplikationen (15, 27). Diese entstehen meist durch Adhärenz von Insulinkristallen an der Innenwand des intraperitonealen Katheters, die dann zu einer progredienten Einengung des Katheterlumens führen. Es wurden auch Ummantelungen des Katheters und der Katheterspitze mit Bindegewebe beobachtet, was eine Behinderung des Insulinflusses und eine Verschlechterung der Insulinresorption zur Folge hat (27). Darüber hinaus können technische Defekte der Systeme und Haut- oder abdominelle Infektionen den Patienten potentiell gefährden (11, 27).

Aufgrund der Vielzahl von Komplikationen ist eine CIPII heute nur bei einer nachgewiesenen Störung der subkutanen Insulinaufnahme oder einer persistierenden subkutanen Insulinresistenz indiziert. Von einer Störung der subkutanen Insulinaufnahme ist auszugehen, wenn nach subkutaner Injektion von 10 IE Normalinsulin ohne Nahrungsaufnahme der Blutzucker nach 120 Minuten nicht um mehr als 30% sinkt (27).

Die pathophysiologischen Mechanismen des erstmals von Schade u. Duckworth beschriebenen „subkutanen Insulinresistenzsyndroms", welches durch eine mangelnde Wirksamkeit subkutan applizierten Insulins und gleichzeitig normale Empfindlichkeit intravenös applizierten Insulins definiert ist, sind bis heute in ihren einzelnen Schritten nicht bekannt (24). Ursächlich wird neben einer variablen Insulinaufnahme aus dem subkutanen Fettgewebe eine vermehrte Zerstörung von Insulin durch aktivierte Proteasen im subkutanen Fettgewebe angeführt (27).

Störungen der subkutanen Insulinresorption erfordern oft eine alternative Therapie zur subkutanen Insulinapplikation, da unter dieser häufig keine stabile Diabeteseinstellung erreicht werden kann. Der CIPII ist dabei gegenüber der intravenösen Therapie der Vorzug zu geben, da sie eine größere Therapiesicherheit bietet. In jedem Falle ist die CIPII durch ein Portsystem oder eine implantierbare Insulinpumpe nur nach strenger Indikationsstellung zu befürworten.

Portsysteme

Technisches Prinzip: Verschiedene Ausführungen eines aus Titan bestehenden Portsystems, welches eine CIPII über einen Kunststoffkatheter ermöglicht, ließen vor wenigen Jahren eine neue, wenig komplizierte Form der CIPII erhoffen (Abb. 12.**3**). Das System, welches in Vollnarkose in die Bauchhaut implantiert wird, ragt etwa 0,5 cm über das Hautniveau hinaus und wird an eine externe Insulinpumpe angeschlossen (27, 34).

Vorteile und Nachteile: Es bietet den Vorteil, daß sein intraperitonealer Katheter bei Verstopfungen theoretisch unter ambulanten Bedingungen gekürzt oder sogar gewechselt werden kann. Wir zeigten, daß das Portsystem bei Typ-1-Diabetikern mit subkutaner Insulinaufnahmestörung zu einer langfristigen Verbesserung der Stoffwechseleinstellung führt und der Bolus-Eß-Abstand im Mittel auf ein Viertel reduziert werden kann (27). Die Tatsache, daß in unserer Untersuchung bei 80% der Patienten in den ersten 7 Monaten nach Implantation aufgrund von Komplikationen, wie Abriß des Katheters beim ambulanten Wechsel, Katheterverschlüssen und lokalen Entzündungen, eine erneute chirurgische Intervention notwendig war, ließ bald erkennen, daß eine breite Anwendung auch dieses Systems bisher nicht empfohlen werden kann (27). Obwohl das Portsystem auch während einer Schwangerschaft eine gute Stoffwechseleinstellung durch intraperitoneale Insulintherapie ermöglichte und überraschenderweise keine Komplikationen auftraten (26), kann diese experimentelle Therapie aufgrund potentieller Komplikationen nur in Ausnahmefällen empfohlen werden.

Eine sinnvolle, kostengünstigere Alternative zu implantierbaren Insulinpumpen bieten Portsysteme dennoch. Verbesserungen im Aufbau der Systeme sind jedoch zur Verringerung der hohen Komplikationsrate notwendig.

Implantierbare Insulinpumpen

Technisches Prinzip: Implantierbare Insulinpumpen bestehen aus einem Titangehäuse, welches eine elektromechanische Pumpe, ein Insulinreservoir und eine Batterie beinhaltet (32). Neuere Modelle verfügen zusätzlich über einen Seitenport, über den bei Verschluß des intraperitonealen Katheters eine Spüllösung injiziert werden kann. Über den Seitenport kann auch Röntgenkontrastmittel appliziert werden, so daß die Lage des intraperitonealen Katheters und eventuelle Defekte beurteilt werden können (15). Insgesamt hat die Miniaturisierung und Verbesserung der Elektronik implantierbarer Insulinpumpen sowie die Weiterentwicklung der intraperitonealen Katheter dieser Therapieform neue Impulse gegeben.

Vorteile und Nachteile: Dennoch ist auch der Einsatz von implantierbaren Insulinpumpen, und dies wird durch größere Multicenterstudien belegt, weiterhin als eine experimentelle Behandlungsform anzusehen (11, 13). Der Grund liegt in der weiterhin hohen Komplikationsrate. Bei fast 70% der Patienten ist innerhalb der ersten 3 Jahre nach Implantation einer Pumpe eine chirurgische Intervention aufgrund eines defekten intraperitonealen Katheters erforderlich (22). Bakterielle Infektionen der Hauttasche, Hautatrophien sowie Perforationen der Pumpe durch die Haut stellen weitere schwere Komplikationen dar (13, 22). Zu berücksichtigen ist auch, daß die Batterie der implantierten Insulinpumpe spätestens nach 3 Jahren erschöpft ist, so daß zwangsläufig die Explantation der Insulinpumpe und zur Fortführung der Therapie die Implantation einer neuen Pumpe notwendig wird.

Ausblick

Vordringlich wird sein, die Komplikationsrate unter der intraperitonealen Insulintherapie, die im wesentlichen durch Defekte der intraperitoneal lokalisierten Katheter bedingt ist, zu verringern. Vorher wird eine breitere Anwendung in der Diabetestherapie nicht möglich sein.

Bei Störungen der subkutanen Insulinaufnahme könnte auch die subkutane Gabe des Humaninsulinanalogons Lispro eine Alternative zur kontinuierlichen intraperitonealen Insulintherapie darstellen. Aufgrund der Dissoziationskinetik des Insulinanalogons scheint hierbei keine verzögerte Insulinaufnahme aufzutreten und die Erreichung einer stabilen Stoffwechsellage möglich (Abb. 12.**5**) (19).

Glucosesensor und künstliche B-Zelle

Hintergrund der Entwicklung von Sensoren zum kontinuierlichen Glucosemonitoring ist auch deren potentielle Koppelung an Insulindosierpumpen zur kontinuierlichen subkutanen oder intraperitonealen Insulintherapie (1), so daß ein „Closed-loop-System" entstünde, welches als „künstliche B-Zelle" die Funktion des endokrinen Pankreas imitiert.

Technische Ansätze: Sowohl enzymatische als auch optische Sensoren werden zur Zeit erprobt (14): Enzymatische Sensoren basieren auf der Glucoseoxidasereaktion, bei der entstehendes H_2O_2, welches direkt proportional zum Glucosegehalt entsteht, mittels einer Elektrode gemessen wird (28). Insbesondere in den letzten Jahren wurden wichtige Fortschritte bezüglich der Miniaturisierung und der Meßgenauigkeit enzymatischer Sensoren gemacht. De-

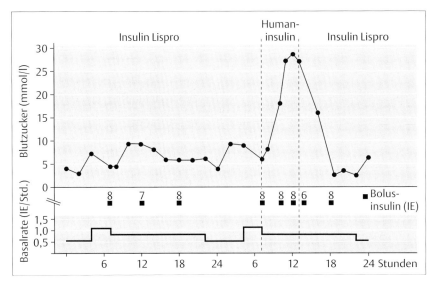

Abb. 12.**5** Blutzuckerverlauf bei einem Typ-1-Diabetiker mit nachgewiesener Störung der subkutanen Aufnahme von Humaninsulin und häufigen Komplikationen unter einer kontinuierlichen intraperitonealen Insulintherapie mit Portsystem: Therapieversuch mit Lispro-Insulin vs. Humaninsulin zur kontinuierlichen subkutanen Insulinpumpentherapie (aus Meier, M., H. Brand, E. Standl, O. Schnell: Diabet. Care 21, 1998).

fizite bestehen jedoch weiterhin bezüglich der Biokompatibilität der subkutan implantierbaren Sensoren. „Drifts" bei längerfristigen Messungen, welche eine Rekalibrierung erfordern, lokale Abstoßungsreaktionen und die verzögerte Messung von Änderungen der Blutglucose sind Faktoren, die eine Weiterentwicklung erforderlich machen, bevor der klinische Einsatz möglich wird (14). Vorteil optischer Sensoren, bei denen ein Lichtstrahl durch die Fingerbeere oder ein Blutgefäß gesendet wird, ist ihr nichtinvasives Meßverfahren, welches darauf beruht, daß die Absorption von Licht im Infrarotspektrum (700–1300 nm) in direkter Beziehung zur Glucosekonzentration steht. Da Wasser, Proteine und Hämoglobin ähnliche Absorptionsspektren besitzen wie Glucose, sind bei der Berechnung zur Elimination dieser Einflüsse komplexe mathematische Modelle notwendig. Schwierigkeiten bilden noch externe Einflüsse wie Temperatur, Lichtintensität und Sensorpositionierung. Hier sind weitere Entwicklungen, auch im Hinblick auf eine Kostenreduktion der vergleichsweise teuren optischen Sensoren, notwendig.

Einen weiteren Ansatz bietet die Entwicklung einer implantierbaren Mikrodialysenadel, über die Dialysat der subkutanen Interstitialflüssigkeit kontinuierlich zu einem Glucosesensor geleitet wird. Änderungen des Blutzuckers werden auch hier zeitlich verzögert erkannt (29). Limitie-

rende Faktoren dieses Verfahrens sind insbesondere Verstopfungen der Mikrodialysenadel sowie ein Glucosegradient in der unmittelbaren Nähe der Mikrodialysenadel (14).

Das früher verwendete System „Biostator" basierte auf einer direkten Rückkoppelung durch Messung intravenöser Blutglucose und konsekutiv berechneten und intravenös applizierten Isulinprofilen (21). Von diesem System gingen entscheidende Impulse für die Sensorforschung aus. Wegen seiner Größe und der Notwendigkeit einer andauernden personellen Überwachung kam es jedoch zu keiner breiteren klinischen Anwendung.

Ausblick: Bevor sich der Traum eines „artifiziellen endokrinen Pankreas" erfüllen wird, sind noch eine Vielzahl technischer Hürden zu nehmen. Neue Sensortechnologien sind vielversprechend, bedürfen jedoch einer Weiterentwicklung, bevor ihr klinischer Einsatz möglich wird. Die Technologie der Insulinpumpen hat ein Niveau erreicht, die theoretisch eine sichere Integration in ein „Closed-loop"-System erlaubt. Ihre Konnektion mit einer miniaturisierten Steuerungseinheit wird in Zukunft ein weiterer Schwerpunkt der Forschung sein. Dabei wird auch die Entwicklung differenzierter und stabiler Kalibrationsmodelle zur automatischen Regulation der Blutglucose im Vordergrund stehen.

Literatur

1 Arnold, M. A.: Non-invasive glucose monitoring. Curr. Opin. Biotechnol. 7 (1996) 46–49

2 van Ballegooie, E., J. M. M. Hooymans, Z. Timerman, W. D. Reitsma, W. J. Sluiter, N. M. J. Schweitzer, H. Doorenbos: Rapid deterioration of diabetic retinopathy during treatment with continuous subcutaneous insulin infusion. Diabet. Care 7 (1984) 236–242

3 Bode, B. W., R. D. Steed, P. C. Davidson: Reduction in severe hypoglycemia with longterm continuous subcutaneous insulin infusion in type 1 diabetes. Diabet. Care 19 (1996) 324–327

4 Chantelau, E., G. Lange, G. E. Sonnenberg, M. Berger: Acute cutaneous complications and catheter needle colonization during insulin pump treatment. Diabet. Care 10 (1987) 478–482

5 DCCT Research Group: Weight gain associated with intensive therapy in the diabetes control and complication trial. Diabet. Care 11 (1988) 567–573

6 DCCT Research Group: The effect of intensive treatment of diabetes on the development and progression of long-term complications in insulin-dependent diabetes mellitus. New Engl. J. Med. 329 (1993) 977–986

7 DCCT Research Group: Progression of retinopathy with intensive versus conventional treatment in the Diabetes Control and Complicatons Trial. Ophthalmology 102 (1995) 647–661

8 DCCT Research Group: Implementation of treatment protocols on the Diabetes Control and Complications Trial. Diabet. Care 18 (1995) 361–376

9 DCCT Research Group: The effect of intensive diabetes therapy on the development and progression of neuropathy. Ann. intern. Med. 122 (1995) 561–568

10 DCCT Research Group: Effects of intensive diabetes therapy on neuropsychological function in adults in the Diabetes Control and Complicatons Trial. Ann. intern. Med. 124 (1996) 379–388

11 Dunn, F. L., D. M. Nathan, M. Scavini, J.-L. Selam, T. G. Wingrove: The implantable plump trial study group. Diabet. Care 20 (1997) 59–63

12 Hanaire-Broutin, H., C. Brousolle, N. Jeandidier, E. Renard, B. Guerci, M.-J. Haardt, V. Lassmann-Vague: The EVADIAC study group. Feasibility of intraperitoneal insulin therapy with programmable implantable pumps in IDDM. Diabet. Care 18 (1995) 388–392

13 Floyd, J. C., R. G. Cornell, S. J. Jacober, L. E. Griffith, M. M. Funnell, L. L. Wolf, F. M. Wolf: A prospective study identifying risk factors for discontinuance of insulin pump therapy. Diabet. Care 16 (1993) 1470–1478

14 Jaremko, J., O. Rorstad: Advances toward the implantable artificial pancreas for treatment of diabetes. Diabet. Care 21 (1998) 444–450

15 Jeandidier, N., S. Boivin, R. Sapin, F. Rosart Ortega, B. Uring-Lambert, Ph. Réville, M. Pinget: Immunogenicity of intraperitoneal insulin infusion using programmable implantable devices. Diabetologia 38 (1995) 577–584

16 Kitzmiller, J. L., L. A. Gavin, S. Carter, L. Dang-Kilduff, K. L. Ehrlichman, T. Lambright, C. Lutz, L. Lyons: Design of integrated care of diabetes in pregnancy. In: Shafrir, E.: Diabetes in Pregnancy. Gordon & Breach, London 1992 (pp. 67–99)

17 Krzentowski, G., A. Scheen, M. Castillo, A. S. Luychx, P. J. Lefebre: A 6-hour nocturnal interruption of a continuous subcutaneous insulin infusion. 1. Metabolic and hormonal consequences and scheme of a prompt return to adequate control. Diabetologia 24 (1983) 314–318

18 Lassmann-Vague, V., P. Belicar, C. Alessis, D. Raccah, B. Vialettes, P. Vague: Insulin kinetics in type 1 diabetic patients treated by continuous intraperitoneal insulin infusion: influence of anti-insulin antibodies. Diabet. Med. 13 (1996) 1051–1055

19 Meier, M., H. Brand, E. Standl, O. Schnell: A case of successful treatment with insulin lyspro in IDDM with delayed absorption to subcutaneously applied human regular insulin and complicated intraperitoneal insulin infusion. Diabet. Care 21 (1998)

20 Olsen, C. L., D. S. Turner, M. Iravani, K. Waxman, J.-L. Selam, M. A. Charles: Diagnostic procedures for catheter malfunction in programmable implantable intraperitoneal insulin infusion devices. Diabet. Care 18 (1995) 70–76

21 Pfeiffer, E. F.: Closed loop systems in research and clinical use. In Hepp, K. D., R. Renner: Continuous Insulin Infusion. Schattauer, Stuttgart 1985 (pp. 107–126)

22 Renard, E., P. Baldet, M.-C. Picot, D. Jaques-Apostol, D. Lauton, G. Costalat, J. Bringer, C. Jaffiol: Catheter complications associated with implantable systems for peritoneal insulin delivery. Diabet. Care 3 (1995) 300–306

23 Scavini, M., A. Pincelli, G. Petrella, G. Galimberti, P. G. Zager, M. Torri, G. Pozza: Intraperitoneal insulin absorption after long-term intraperitoneal insulin therapy. Diabet. Care 18 (1995) 56–59

24 Schade, D. S., W. C. Duckworth: In search of the subcutaneous-insulinresistance syndrome. New Engl. J. Med. 315 (1986) 147–155

25 Schade, D. S., R. P. Eaton, T. Davis, F. Akiya, E. Phiney, R. Kubica, E. A. Vaughn, P. W. Day: The kinetics of peritoneal insulin absorption. Metabolism 30 (1991) 149–155

26 Schnell, O., E. Gerlach, B. Hillebrand, H. Walter, E. Standl: A case of diabetic pregnancy controlled with a percutaneous access device for intraperitoneal insulin infusion. Diabet. Care 17 (1994) 1354–1355

27 Schnell, O., H. Walter, E. Gerlach, H. Rauch, T. Flaschenträger, H. Mehnert, E. Standl: Kontinuierliche intraperitoneale Insulintherapie mit Portsystem bei Typ-I-Diabetikern mit subkutaner Insulinaufnahmestörung. Diabet. Stoffw. 3 (1994) 38–42

28 Shults, M. C., R. K. Rhodes, S. J. Updike, B. J. Gilligan, W. N. Reining: A telemetry-instrumentation system for monitoring multiple subcutaneously implanted glucose sensors. IEEE Trans. Biotechnol. 11 (1994) 937–942

29 Sternberg, F., C. Meyerhoff, F. J. Mennel, F. Bischof, E. F. Pfeiffer: Subcutaneous glucose concentration in human: real estimation and continuous monitoring. Diabet. Care 18 (1995) 1266–1269

30 Waldhäusl, W. K.: The physiological basis of insulin treatment – clinical aspects. Diabetologia 29 (1986) 837–849

31 Walter, H., A. Günther, R. Timmler, H. Mehnert: Ketoacidosen unter Langzeittherapie mit Insulinpumpen – Häufigkeit, Ursachen, Umstände. Med. Klin. 84 (1989) 565–568

32 Walter, H., A. Günther, D. Kronski, T. Flaschenträger, H. Mehnert: Implantation of programmable infusion pumps for insulin delivery in type I diabetic patients. Klin. Wschr. 67 (1989) 583–587

33 Walter, H., R. Timmler, H. Mehnert: Stabilized human insulin prevents catheter occlusion during continuous subcutaneous insulin infusion. Diabet. Res. 13 (1990) 75–77

34 Wredling, R., U. Adamson, P. E. Lins, L. Backman, D. Lundgren: Experience of long-term intraperitoneal insulin treatment using a new percutaneous access device. Diabet. Med. 8 (1991) 597–900

35 Zinman, B., H. Tildesley, J.-L. Chiasson, E. Tsui, T. Strack: Insulin lispro in CSII – results of a double-blind crossover study. Diabetes 46 (1997) 440–443

13 Pankreastransplantation

R. Landgraf und W. Land

Das Wichtigste in Kürze

➤ Die Pankreastransplantation weist Erfolge auf, die ihr einen festen Platz in der Therapie des Typ-1-Diabetes sichern. Das Einjahresüberleben des Pankreas liegt bei 75–85% bei Doppeltransplantation von Niere und Pankreas. Bei alleiniger Pankreasübertragung ist das Einjahresüberleben bei 52–60%. Die Pankreastransplantation ist eine sichere Therapieform Einjahresüberleben der Patienten 92–100%.

➤ Bei jedem Typ-1-Diabetiker mit (prä)terminaler Niereninsuffizienz sollte die Pankreastransplantation in Kombination mit einer Niere in Erwägung gezogen werden. Die alleinige Pankreastransplantation ist bei schwerer subkutaner Insulinresistenz, bei ausgeprägter autonomer Dysregulation und fehlender Gegenregulation indiziert. Die wichtigsten Kontraindikationen sind ein Alter unter 18 und über 50–55 Jahre sowie schwere makroangiopathische Komplikationen an Herz und Gehirn.

➤ Die beiden derzeit bevorzugten operativen Techniken der Pankreastransplantation sind die Pankreatikoduodeno(Spender)jejunostomie (Empfänger) und die Pankreatikoduodenozystostomie.

➤ Die Langzeitimmunsuppression ist meist eine Tripel-(Ciclosporin oder Tacrolimus + Azathioprin oder Mycophenolatmofetil + Glucocorticoide) + oder Duplextherapie, in der die Glucocorticoide eliminiert werden. Sie ist für alle Transplantationen beim Diabetiker (Niere, Niere plus Pankreas, Pankreas allein) gleich.

➤ Nach erfolgreicher Pankreastransplantation kommt es nicht nur zur Normalisierung des diabetischen Stoffwechsels, sondern auch zur positiven Beeinflussung des diabetischen Spätsyndroms und zu einer signifikanten Verbesserung der Lebensqualität.

Bemühungen um einen Ersatz der Langerhans-Inseln

Trotz der vielfältigen diagnostischen und therapeutischen Anstrengungen gelingt es selbst beim gut geschulten hochmotivierten jungen Typ-1-Diabetiker nicht, den diabetischen Stoffwechsel auf Dauer zu normalisieren. Dies ist jedoch langfristig unabdingbare Voraussetzung für die Vermeidung der Entwicklung oder des Fortschreitens diabetischer Komplikationen (2, 4, 19, 31). Nach wie vor mündet bei langjähriger Diabetesdauer die Krankheit bei einer Vielzahl Betroffener in ein medizinisches und psychosoziales Desaster einschließlich Myokardinfarkt, Schlaganfall, Amputationen und Niereninsuffizienz, um nur einige der Probleme zu nennen (34). Es wundert deshalb nicht, daß seit langem nach Methoden gesucht wird, einen natürlichen oder künstlichen Ersatz der zerstörten Funktion der Langerhans-Inseln zu finden, um den Stoffwechsel des Diabetikers möglichst zu normalisieren und damit wesentlich zur Verbesserung der Lebensqualität der Betroffenen beizutragen. Die therapeutischen Bemühungen gehen daher in die folgenden Richtungen:

➤ Implantation eines künstlichen, mechanischen Pankreas, das zumindest die Funktion der insulinsezernierenden und glucosemessenden B-Zelle imitieren könnte (25);

➤ Transplantation von isolierten Langerhans-Inseln oder fetalem Pankreasgewebe vom Mensch (autolog oder allogen) oder vom Schwein (xenogen) als freies Transplantat mit oder ohne Immunbarriere (6, 13);

➤ Genmanipulation körpereigener Zellen, die in die Lage versetzt werden, Glucosesensor und Insulinproduzent sowie -sezernierer zu sein;

➤ Pankreastransplantation (9, 30).

Nur die Pankreastransplantation kann derzeit Erfolge vorweisen, die ihr einen festen Platz in der Therapie des Typ-1-Diabetikers sichert. Sie ist jedoch wie die Nierenverpflan-

zung keine unmittelbar lebenserhaltende Maßnahme, wie Herz-, Leber- oder Lungentransplantation, sondern soll die hohe diabetesbedingte Morbidität und Übersterblichkeit des Diabetikers verbessern und die Lebensqualität der Menschen wesentlich steigern. Seit dem ersten Bericht über die Implantation von Pankreasstückchen unter die Haut eines Diabetikers 1894 (32) sowie der ersten klinischen Pankreastransplantation in Minneapolis 1966 und dem Beginn des deutschen Pankreastransplantationsprogramms in München 1979 sind weltweit mehr als 7000 Pankreastransplantationen durchgeführt worden (30).

Indikationen

Die Indikation (8) zur Pankreastransplantatation sollte bei jedem Typ-1-Diabetiker mit (prä)terminaler Niereninsuffizienz gestellt werden, falls nicht eine absolute Kontraindikation vorliegt (Tab. 13.**1**).

Die **Doppeltransplantation von Niere und Bauchspeicheldrüse** von einem Verstorbenen auf einen Empfänger ist mittlerweile weltweit akzeptiert, da erstens nach Simultantransplantation das Organüberleben deutlich besser ist als nach alleiniger oder konsekutiver (d. h. Pankreasnach Nierentransplantation) Organverpflanzung (30) und zweitens die Patienten im Rahmen einer Nierentransplantation die potentiell mit Komplikationen behaftete immunsuppressive Therapie sowieso erhalten müssen, die sich bei Doppeltransplantation nicht von der bei alleiniger Nierentransplantation unterscheidet (s. u.). Wichtig ist also, daß man sich *vor* einer geplanten Nierentransplantation beim Diabetiker klar wird, ob der Patient potentiell für eine simultane Pankreas- und Nieren-Transplantation in Frage kommt.

Die Indikation zu einer **alleinigen Pankreastransplantation** in einem früheren Stadium der Diabeteserkrankung ist schwieriger zu stellen und nach wie vor strittig,

Tabelle 13.**1** Indikationen und Kontraindikationen zur Pankreastransplantation

Krankheitszustand	Transplantationsmodus
Indikationen:	
– (prä)terminale Niereninsuffizienz bei Typ-1-Diabetes	Niere und Pankreas (oder Pankreas nach Niere)
– extrem instabiler Diabetes	Pankreas alleine
– Verlust der Hypoglykämiewahrnehmung	Pankreas alleine
– schwere subkutane Insulinresistenz	Pankreas alleine
Diskutierte Indikationen:	
– beginnende Nephropathie	Pankreas alleine
– schwere Polyneuropathie	Pankreas alleine
– schwere Diabetesprobleme nach Pankreatektomie	Pankreas alleine
– junger Typ-2-Diabetiker mit schweren Komplikationen	Niere und Pankreas
Kontraindikationen:	
– Patienten < 18 und > 50 Jahre	Niere alleine
– schwere Makroangiopathie (KHK, Zustand nach Myokardinfarkt)	Niere alleine?
– schwere Kardiomyopathie	Niere alleine?
– schwere respiratorische Insuffizienz	
– aktive Infektionen	
– psychiatrische Krankheiten	
– Drogen- und Alkoholabusus	
– Krebserkrankung (innerhalb der ersten 3–5 Jahre nach kompletter Remission)	
– extreme Adipositas	
– schlechte Compliance	

denn es bedarf der sorgfältigen Abwägung zweier Risiken: des Risikos, das dem Patienten mit dem Fortschreiten des Diabetes erwächst, für die es bisher keine zuverlässigen frühzeitigen Prädiktoren gibt (Mikroalbuminurie?), und des Risikos in Hinblick auf eine langfristige komplexe immunsuppressive Behandlung. Die Entscheidung zur Pankreastransplantation wird zusätzlich dadurch erschwert, daß, wie bereits erwähnt, das Organüberleben bei singulärer Pankreastransplantation signifikant schlechter ist (30). Dennoch stellt sich die Indikation zur alleinigen Pankreastransplantation bei Diabetikern mit einem echten instabilen („Brittle") Diabetes mit schwersten metabolischen Entgleisungen, die immer wieder langfristige Krankenaufenthalte notwendig machen, bei subkutaner Insulinresistenz und bei Patienten mit aufgehobener Hypoglykämiewahrnehmung meist bei ausgeprägter autonomer Dysregulation und fehlender Gegenregulation. Bei einer sehr schmerzhaften sensomotorischen Polyneuropathie oder einer beginnenden Nephropathie im Stadium der Mikroalbuminurie sollte nach Ausschöpfung der heute zur Verfügung stehenden therapeutischen Möglichkeiten eine Indikation zur Pankreasverpflanzung nur unter strikten Studienbedingungen erwogen werden.

Kontraindikationen

Kontraindikationen gegen die Pankreastransplantation ergeben sich in der Frühphase der Diabeteserkrankung, wenn noch kein eindeutiger Hinweis für das Vorhandensein oder die Entwicklung diabetischer Komplikationen (Proteinurie) nachweisbar ist, sowie in der Spätphase der Erkrankung, bei der es bereits zu schweren makroangiopathischen Komplikationen im Bereich der hirn- und herzversorgenden Arterien gekommen ist. Neben diesen speziellen Kontraindikationen sind koexistierende Krankheiten wie Malignome, psychiatrische Erkrankungen und andere Gründe für die

Ablehnung einer Pankreastransplantation von Bedeutung (Tab. 13.**1**).

Auswahl der Patienten

Eine sehr wichtige Voraussetzung für eine erfolgreiche Transplantation ist die **Kooperationsbereitschaft** und -fähigkeit dieser chronisch Kranken bei allen notwendigen prä-, peri- und postoperativen diagnostischen und therapeutischen Maßnahmen. Die psychosoziale Situation und die Stabilität des persönlichen Umfeldes spielen zusätzlich eine wichtige Rolle bei einer erfolgreichen Transplantation. Eine interdisziplinäre Beurteilung der Persönlichkeit und des physischen Zustandes des Diabetikers ist deshalb vor Transplantation von entscheidender Bedeutung.

Neben den obligaten Transplantationsvorbereitungsuntersuchungen müssen beim Diabetiker folgende zusätzliche **Untersuchungen** durchgeführt werden:

Ausmaß und Grad der Retinopathie, der Neuropathie (peripher plus autonom), genauer Gefäßstatus einschließlich Doppler- bzw. Duplexsonographie der peripheren und hirnversorgenden Gefäße sowie Angiographie der Becken- und Beingefäße und Koronararterien. Diese Untersuchungen sind Voraussetzung für eine klare Indikationsstellung und für die Abschätzung des perioperativen Risikos dieser meist schwerkranken Menschen.

Eine **hämodynamisch wirksame koronare Herzerkrankung** ist so lange eine Kontraindikation, bis die Hämodynamik des/der betroffenen Gefäße(s) verbessert wurde (Angioplastie, Rotablation und/oder koronarer Bypass) und diese Verbesserung ca. 3–6 Monate später erneut koronarangiographisch dokumentiert wurde. Von einer nur echokardiographischen und/oder szintigraphischen Beurteilung der Koronararterien ohne Angiographie ist bei meist unzureichender Ausbelastung des Patienten (schwere Neuro-und Myopathie) dringend abzuraten.

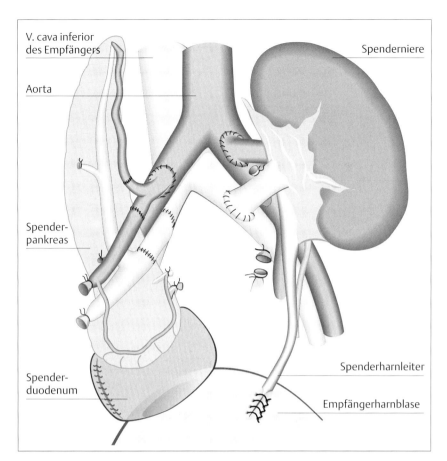

V. cava inferior
des Empfängers

Aorta

Spender-
pankreas

Spender-
duodenum

Spenderniere

Spenderharnleiter

Empfängerharnblase

Abb. 13.1 Operative Technik der Simultantransplantation von Niere (rechts) und Pankreas (links). Die Gefäßanastomosen sind die Aa. und Vv. iliacae communes des Empfängers mit den Gefäßen der Transplantate. Der Urin wird über den Spenderharnleiter, der Pankreassaft über das Spenderduodenum in die Harnblase des Empfängers abgeleitet (aus Land, W. u. Mitarb.: Bayer. Intern. 16 [1996] 15).

Operative Technik

Die operative Technik der Pankreastransplantation hat in den letzten 15 Jahren einen erheblichen Wandel erlebt, ist aber bis heute nicht zufriedenstellend gelöst. Schwierigkeiten macht der exokrine Teil der Drüse mit seinem Pankreassaft, der eine hohe autodigestive Potenz besitzt. Von den ursprünglich drei Techniken, nämlich Okklusionsmethode, enterale Drainage und Blasendrainage, wird in den meisten Zentren derzeit die Blasendrainage favorisiert (Abb. 13.**1**).

Die **Okklusionsmethode** (3), bei der das Gangsystem verödet wird und langfristig eine völlige fibröse Umwandlung des exokrinen Teils der Drüse erfolgt, so daß schließlich nur noch funktionstüchtige Inseln erhalten bleiben (= funktionelle Inseltransplantation [7]) wird heute leider nur noch selten angewandt, weil sie kurzfristig schlechtere Resultate liefert als die Drainageverfahren.

Beim **enteralen Drainageverfahren** wird ein Teil des Duodenums und das Pankreas des Spenders mit einer Jejunumschlinge des Empfängers anastomosiert (den physiologischen Gegebenheiten am meisten entsprechendes Verfahren [5]). Dieses Verfahren gewinnt daher zunehmend an Bedeutung.

Die zur Zeit am häufigsten geübte technische Variante ist die **Blasendrainage**, bei der der Pankreassaft über eine Pankreatikoduodeno-(Spender)zystostomie (Empfänger) abgeleitet wird (28). Die Positionierung der transplantierten Organe erfolgt streng intraperitoneal mit Anschluß der Transplantatgefäße an die Iliakalgefäße des Empfängers (rechts Pankreas, links Niere [Abb. 13.**1**]). Das eigene Pankreas und die eigenen Nieren bleiben unberührt in situ.

Postoperative Komplikationen

Durch die Operationstechnik bedingte Komplikationen: Postoperative Komplikationen können auftreten, sind jedoch in der Regel insbesondere bei erfahrenen Teams beherrschbar. Dazu zählen: die Transplantatpankreatitis (entweder im Rahmen einer Abstoßungsreaktion oder eines Refluxes), die primäre Venenthrombose des Pankreastransplantats, Spenderduodenum- und Empfängerharnblasenlecks, hämorrhagische Zystitiden, chronisch rekurrierende Harnwegsinfekte, selten Ulcera duodeni mit oder ohne Blutung des Spenderduodenums und die meist vorhandene substitutionsbedürftige metabolische Azidose bei Bicarbonatverlust über das Spenderpankreas.

Sonstige Komplikationen: Neben diesen vorwiegend durch die Operationstechnik bedingten Komplikationen können weitere Schwierigkeiten auftreten, die entweder durch die Immunsuppression zu erklären sind, wie opportunistische Infektionen (vor allem Zytomegalieinfektion [21]), Abstoßungsreaktionen trotz hoher Immunsuppression sowie Malignome (15), oder durch die zum Zeitpunkt der Transplantation trotz erfolgreicher Pankreastransplantation vorhandenen diabetischen Komplikationen verursacht werden, vorwiegend vaskuläre Probleme (16, 27).

Immunsuppression

Epidemiologie der Abstoßungsreaktionen: Die Rate an technisch bedingten Transplantatverlusten ist an den spezialisierten Zentren kaum noch zu senken. Dagegen spielen immunologische Problem bei der Pankreastransplantation eine zunehmende Rolle. Sowohl Inzidenz als auch Intensität akuter Abstoßungsreaktionen sind bei Kombination von Pankreas- und Nierentransplantation deutlich höher als bei alleiniger Nierentransplantation und es gehen ca. 10% der Pankreastransplantate aufgrund immunologischer Probleme im ersten Jahr verloren. Die Frequenz akuter Abstoßungsreaktionen nach Pankreas-Nieren-Transplantation liegt derzeit zwischen 60 und 85%. Dabei ereignen sich etwa 70% aller Abstoßungsreaktionen innerhalb der ersten 3 Monate, und bei fast jedem zweiten Patienten muß mit wiederholten, häufig steroidresistenten Abstoßungen gerechnet werden.

Therapie: Deshalb ist insbesondere in den ersten 3 Monaten nach Pankreastransplantation eine sehr starke Immunsuppression und ein intensives Monitoring notwendig (10). Erstere besteht in einer Quadruple-Induktionstherapie, bestehend aus ATG/ALG, Ciclosporin, Azathioprin und Glucocorticoiden über 10–14 Tage, gefolgt von einer Triple-Therapie mit Ciclosporin, Azathioprin und niedrig dosierten Steroiden über 6 Monate. Danach wird versucht, die Steroide ganz zu eliminieren und mit einer Zweifachimmunsuppression (Ciclosporin und Azathioprin) fortzufahren. Neben diesem weltweit anerkannten immunsuppressiven Verfahren werden derzeit neue Konzepte erprobt, wie präoperativ eingeleitete Induktionstherapie mit Steroidbolus plus ATG und neue Immunsuppressiva wie Tacrolimus (33) und Mycophenolatmofetil (29), die derzeit in klinischen Studien ausgetestet werden.

Ätiologie der Abstoßungsreaktionen: Die Ursachen für die hohe Immunogenität des Spenderpankreas sind sicher multifaktoriell, wobei eine schlechte HLA-Übereinstimmung, Zellschädigung durch Organkonservierung und spezifische pankreasbedingte (exokrin und/oder endokrin) Immunreaktionen besonders wichtig zu sein scheinen.

Postoperative Betreuung

Spätestens vor Entlassung aus der stationären Betreuung muß ein Training in Selbstkontrolle und die Dokumentation von Blutglucose, Blutdruck, Körpergewicht, Flüssigkeitsbilanz, Temperatur und Medikamenteneinnahme erfolgen. Diese Daten sind täglich zu erheben und zu dokumentieren.

Die intensive und vertrauensvolle Anbindung an eine Spezialambulanz mit 24-Stunden-Service ist absolute Notwendigkeit.

Eine hausärztliche oder durch ein Dialysezentrum erfolgte Weiterbetreuung ist unzureichend. Bei den regelmäßigen Kontrollen im spezialisierten Zentrum werden nicht nur die Organfunktionen (Niere und Pankreas) überprüft, sondern auch die Effektivität und die potentiellen Komplikationen der Immunsuppression kontrolliert. Daneben müssen auch weiterhin die vorhandenen diabetischen Komplikationen überwacht und behandelt werden und das auch nach erfolgreicher Transplantation vorhandene vaskuläre Risiko minimiert werden. Mit diesem Monitoring können frühzeitig Fehler in der Immunsuppression, Abstoßungsreaktionen, lokale und diabetische Komplikationen (z. B. diabetisches Fußsyndrom) entdeckt werden. Mit der subjektiven Besserung des Allgemeinbefindens und der psychosozialen Rehabilitation werden eine Reihe von Patienten nicht nur nachlässiger in der Selbstkontrolle und Dokumentation der Meßwerte, sondern auch in der Durchführung der notwendigen Therapie (chronisches Compliance-Problem). Hinzu kommt häufig Druck von Kostenträgern und Fehlein-

schätzung bisher betreuender Ärzte, die eine langfristige Anbindung an das Spezialzentrum unverständlicherweise schwierig machen.

Überlebensraten

Die in den letzten Jahren erzielten Ergebnisse haben sich kontinuierlich verbessert (Tab. 13.**2**): Gemäß dem internationalen Pankreastransplantationsregister (30) beträgt das Einjahresüberleben der Patienten 91%, der Nieren 86% und der Pankreata 74%. Diese weltweiten Daten gelten für die Simultantransplantation von Niere und Pankreas. In einzelnen sehr erfahrenen Zentren sind diese Ergebnisse sogar noch besser mit einem fast hundertprozentigem Patientenüberleben und einem Einjahresüberleben der Niere um 90% und des Pankreas zwischen 80 und 90%. Dagegen sind die Ergebnisse der alleinigen Pankreastransplantation deutlich schlechter: Einjahresüberleben des Pankreas 52–60%. Auch die Pankreasverpflanzung nach einer erfolgreichen Nierentransplantation zeigt schlechtere Überlebensraten (54%). Diese Ergebnisse beweisen, daß erstens die Pankreastransplantation in Kombination mit einer Nierentransplantation vergleichbare Resultate vorweisen kann wie andere Organtransplantationen (Leber, Herz und Lunge), daß zweitens die Pankreastransplantation relativ sicher und ungefährlich ist und daß drittens die mittransplantierte Niere durch die zusätzliche Bauchspeicheldrüse nicht gefährdet wird.

Tabelle 13.**2** Einjahrespatienten- und Organtransplantatüberleben (aus Sutherland, D. E. R., A. Grüssner: Transplant. Proc. 26 [1995] 407)

Art der Transplantation	Patient	Überleben (%)	
		Pankreas	Niere
Simultan Niere und Pankreas	91 (100)	74 (81)	84 (90)
Pankreas nach Niere	xx	54	xx
Pankreas alleine	xx	52	

In Klammern eigene Daten

Glucosehomöostase nach der Transplantation

Die Pankreastransplantation ist derzeit die einzige Therapie den diabetischen Stoffwechsel langfristig über viele Jahre (derzeit bis zu 16 Jahren) zu normalisieren, wie Untersuchungen von Blutglucosetagesprofilen und HbA$_{1c}$-Werten zeigen (12, 20, 22).

Eingeschränkte Erfolgsbilanz: Metabolische Untersuchungen zeigen jedoch auch, daß je nach Provokationstest (OGTT mit 75 oder 100 g; IVGTT mit unterschiedlicher Glucosegabe) die Glucoseutilisation nicht bei allen Patienten normal ist, trotz im Normbereich liegender HbA$_{1c}$-Werte. 10–40% der Patienten zeigen oder entwickeln eine gestörte Glucosetoleranz (12). Die Ursachen der Verminderung der Glucoseutilisation sind ischämische und immunologische Prozesse im Transplantat sowie pharmakologische Beeinflussung der Insulinsekretion und der peripheren Insulinwirkung.

Vorteile: Neben der Normalisierung und Stabilisierung der Glucoseverwertung bei liberalisierter Ernährung und ohne exogene Insulinzufuhr, kommt es nicht mehr zu den für den Patienten so unangenehmen und gefährlichen Hypoglykämien, und auch die häufig bei langjähriger Diabetesdauer zu beobachtende Störung der Gegenregulation (d. h. Glucagon- und Adrenalinmangel) verbessert sich nach erfolgreicher Pankreastransplantation (1, 26).

Diabetische Komplikationen

Die ursprüngliche Ansicht, daß eine schnelle Rückbildung diabetes-spezifischer Veränderungen an Augen, Nieren, Nervensystem sowie Stütz- und Bindegewebe zu erwarten sei, mußte in den letzten Jahren durch sorgfältig durchgeführte prospektive kontrollierte Studien revidiert werden (11, 14) Zum Zeitpunkt der Pankreastransplantation beträgt die Diabetesdauer bei den Organempfängern im Mittel 22 Jahre, und die Patienten werden durchschnittlich bereits 22 Monate dialysiert. In diesem Stadium der Erkrankung haben die meisten Diabetiker schwere (irreversible?) vaskuläre und neurologische Störungen. Es ist schon aus pathogenetischen Gründen nicht zu erwarten, daß trotz Beseitigung des diabetischen Stoffwechsels schnelle Verbesserungen von diabetischen Komplikationen beobachtet werden können. Eine zusätzliche Schwierigkeit in der Beurteilung der Wirkung einer erfolgreichen Pankreastransplantation auf diabetische Folgeschäden ist die Tatsache, daß bei den meisten Patienten eine simultane Transplantation vorgenommen wurde und somit gleichzeitig der diabetische und der urämische Stoffwechsel korrigiert wurden. Bei beobachteten positiven Veränderungen diabetischer Komplikationen nach Simultantransplantation kann deshalb nur in Langzeituntersuchungen unter Einbeziehung adäquater Kontrollpatienten mit vergleichbarer Immunsuppression (d. h. Diabetiker bei denen die Niere transplantiert wurde) zwischen den Effekten nach Korrektur des Kohlenhydratstoffwechsels oder nach Beseitigung der Urämie unterschieden werden.

Die inzwischen zahlreich vorliegenden kontrollierten Studien lassen klar erkennen, daß zur Stabilisierung oder Rückbildung diabetischer Komplikationen eine langfristige (wahrscheinlich > 3 Jahre) Normalisierung des diabetischen Stoffwechsels notwendig ist.

In Tab. 13.**3** sind die derzeit vorliegenden Ergebnisse nach erfolgreicher Pankreastransplantation zusammengefaßt. Je nach Organsystem kommt es zu einer Prävention der Entwicklung, zu einer Stabilisierung oder Rückbildung diabetesspezifischer Folgeschäden (14).

Tabelle 13.**3** Beeinflussung des diabetischen Spätsyndroms durch die Pankreastransplantation

Prävention	Verbesserung	Stabilisierung
– Entwicklung einer diabetischen Nephropathie in der kotransplantierten Niere – Verhinderung der Progression der diabetischen Nephropathie	– periphere Polyneuropathie – periphere Mikrozirkulation – (autonome Neuropathie) – Cheiroarthropathie – Lebensqualität	– Retinopathie – autonome Neuropathie

Lebensqualität

Die Verbesserung der psychosozialen Situation der meist schwerstkranken Diabetiker ist eines der wichtigsten Ziele der Pankreasverpflanzung. Studien zur Lebensqualität sind nicht nur aus diesen, sondern auch aus soziökonomischen Gründen außerordentlich wichtig. Sowohl die vorliegenden Querschnittsuntersuchungen als auch prospektive kontrollierte Studien zeigen, daß bei der Simultantransplantation von Niere und Pankreas zwar die Beseitigung der Urämie den größten positiven Einfluß auf die Lebensqualität besitzt, daß aber die Normalisierung des diabetischen Stoffwechsels durch Pankreastransplantation viele Bereiche des Lebens zusätzlich signifikant verbessert (17, 18, 23, 24, 35, 36).

Literatur

1 Bolinder, J., H. Wahrenberg, B. Linde, G. Tyden, C. G. Groth, J. Östman: Improved glucose counterregulation after pancreas transplantation in diabetic patients with unawareness of hypoglycemia. Transplant. Proc. 23 (1991) 1667

2 Dahl-Jørgensen, K., O. Brinchmann-Hansen, H.-J. Bangstad, K. F. Hanssen: Blood glucose control and microvascular complications – what do we now ? Diabetologia 37 (1994) 1171

3 Dubernard, J. M., D. E. R. Sutherland: International Handbook of Pancreas Transplantation. Kluwer, Dordrecht 1989

4 Feldt-Rasmussen, B., E. R. Mathiesen, T. Jensen, T. Lauritzen, T. Deckert: Effect of improved metabolic control on loss of kidney function in type 1 (insulin-dependent) diabetic patients: an update of the Steno studies. Diabetologia 34 (1991) 164

5 Groth, C. G.: Pancreatic transplantation. Saunders, Philadelphia 1989

6 Hering, B. J., A. O. Schultz, C. Geier, R. G. Bretzel, K. Federlin: International Islet Transplant Registry Fresenius. Germany 6 (1996) 7

7 Land, W.: Clinical pancreatic transplantation using the prolamine duct occlusion technique: the Munich experience. Transplant. Rev. 3 (1989) 163

8 Land, W.: Indikation zur Pankreastransplantation. In: Diskussionsforum: Indikation zur Pankreastransplantation. Langenbecks Arch. Chir. 375 (1990) 186

9 Land, W., W. D. Illner, J. Theodorakis, M. Stangl, J. Mojto, R. Scheuer, R. Landgraf: Typ-I-Diabetes: Heilung durch Pankreastransplantation. Bayer. Intern. 16 (1996) 15

10 Landgraf, R.: Fortschritte der Pankreastransplantation unter Ciclosporin. Internist 26 (1985) 557

11 Landgraf, R., D. Abendroth, W. Land, J. Bolinder: Secondary complications and quality of life after successful pancreatic transplantation in type I (insulin-dependent) diabetes mellitus. Diabetologia 34, Suppl 1 (1991) 1

12 Landgraf, R., J. Nusser, R. L. Riepl, F. Fiedler, W.-D. Illner, D. Abendroth, W. Land: Metabolic and hormonal studies of type 1 (insulin-dependent) diabetic patients after successful pancreas and kidney transplantation. Diabetologia 34, Suppl. 1 (1991) S61

13 Landgraf, R.: Fetal islet cell transplantation: state of the art. In Land, W., J. B. Dossetor: Organ Replacement Therapy: Ethics, Justice and Commerce. Springer, Heidelberg 1991 (p. 484)

14 Landgraf, R.: Impact of pancreas transplantation on diabetic secondary complications and quality of life. Diabetologia 39 (1996) 1415

15 London, N. J., S. M. Fermery, E. J. Will, A. M. Davison, J. P. A. Lodge: Risk of neoplasia in renal transplant patients. Lancet 346 (1995) 403

16 Manske, C. L., Y. Wang, W. Thomas: Mortality of cadaveric kidney transplantation versus combined kidney-pancreas transplantation in diabetic patients. Lancet 346 (1995) 1658

17 Nakache, R., G. Tydén, C. G. Groth: Quality of life in diabetic patients after combined pancreas-kidney or kidney transplantation. Diabetes 38 (1989) 40

18 Nakache, R., G. Tydén, C. G. Groth: Long-term quality of life in diabetic patients after combined pancreas-kidney transplantation or kidney transplantation. Transplant. Proc. 26 (1994) 510

19 Nathan, D. M.: Long-term complications of diabetes mellitus. New Engl. J. Med. 328 (1993) 1676

20 Östman, J., J. Bolinder, R. Gunnarsson, C. Brattström, G. Tyden, W. Wahren, C. Groth: Effects of pancreas transplantation on the metabolic and hormonal profiles in IDDM patients. Diabetes 38, Suppl. 1 (1989) 88

21 Patel, R., R. H. Wiesner, C. V. Paya: Prophylaxis and treatment of cytomegalovirus infection after solid organ transplantation. Clin. Immunother. 5 (1996) 13

22 Pfeffer, F., M. A. Nauck, S. Benz, A. Gwodzinski, R. Zink, M. Büsing, H. D. Becker, U. T. Hopt: Determinants of a normal (versus impaired) oral glucose tolerance after combined pancreas-kidney transplantation in IDDM patients. Diabetologia 39 (1996) 462

23 Piehlmeier, W., M. Bullinger, J. Nusser, A. König, W. D. Illner, D. Abendroth, W. Land, R. Landgraf: Quality of life in type I (insulin-dependent) diabetic patients prior to and after pancreas and kidney transplantation in relation to organ function. Diabetologia 34, Suppl. 1 (1991) 150

24 Piehlmeier, W., M. Bullinger, I. Kirchberger, A. König, R. Scheuer, W. D. Illner, W. Land, R. Landgraf: Prospective study of the quality of life in type I diabetic patients before and after organ transplantation. Transplant. Proc. 26 (1994) 522

25 Reach, G.: Artificial or bioartificial systems for the totally automatic treatment of diabetes mellitus: the gap between the dream and the reality. Diabet. Nutr. Metab. 2 (1989) 165

26 Robertson, R. P.: Pancreatic and islet transplantation for diabetes-cures or curiosities. New Engl. J. Med. 327 (1992) 1861

27 Rosen, C. B., P. P. Frohnert, J. A. Velosa, D. E. Engen, S. Sterioff: Morbidity of pancreas transplantation during cadaveric renal transplantation. Transplantation 51 (1991) 123

28 Sollinger, H. W., S. J. Knechtle, A. Reed: Experience with 100 consecutive simultaneous kidney-pancreas transplants with bladder drainage. Ann. Surg. 214 (1991) 701

29 Sollinger, H. W. for the the U.S. Renal Transplant Mycophenolate Mofetil Study Group: Mycophenolate mofetil for the prevention of acute rejection in primary cadaveric renal allograft recipients. Transplantation 60 (1995) 225

30 Sutherland, D. E. R., A. Grüssner: Long-term function (> 5 years) of pancreas grafts from the International Pancreas Transplant Registry data-base. Transplant. Proc. 26 (1995) 407

31 The Diabetes Control and Complications Trial Research Group: The effect of intensive treatment of diabetes on the development and progression of long-term complications in insulin-dependent diabetes mellitus. New Engl. J. Med. 329 (1993) 977

32 Williams, W.: Notes on diabetes treated with extract and by grafts of sheep's pancreas. Brit. med J. 8 (1894) 1303

33 Williams, R., P. P. Neuhaus, H. Bismuth, P. McMaster, R. Pichlmayr, R. Calne, G. Otto, C. Groth: Two-year data from the European multicentre tacrolimus (FK 505) liver study. Transplant. Int. 9, Suppl. 1 (1996) S144

34 World Health Organization: Diabetes mellitus. Report of a WHO Study Group. WHO, technical Rep. Ser. 727, 1985

35 Zehrer, C. L., C. R. Gross: Quality of life of pancreas transplant recipients. Diabetologia 34, Suppl. 1 (1991) 145

36 Zehrer, C. L., C. R. Gross: Comparison of quality of life between pancreas/kidney and kidney transplant recipients. 1-year follow-up. Transplant Proc 26 (1994) 508

14 Inselzelltransplantation

R. G. Bretzel

Das Wichtigste in Kürze

➤ Die Inselzelltransplantation ist gegenwärtig neben der Pankreasorgantransplantation das einzige Therapieverfahren, mit dem sich bei Typ-1-Diabetes mellitus ohne exogene Insulingabe und Hypoglykämiegefahr eine Normoglykämie erzielen läßt.

➤ Gegenüber der Pankreastransplantation ist die Inselzelltransplantation ein kleiner, nahezu risikoloser Eingriff, wobei eine Gewebsmasse von etwa 2–3 ml nach transkutanertranshepatischer Katheterisierung der Pfortader in Lokalanästhesie intraportal in die Leber übertragen wird.

➤ Die Inselzelltransplantation bietet zudem den Vorteil, daß die Immunogenität und Antigenität der Inseln vor der Transplantation in vitro abgeschwächt werden können, so daß eine Transplantation von allogenen und selbst xenogenen Inseln unter nur temporärer Immunsuppression, nach Verkapselung oder Induktion einer Immuntoleranz, auch in der klinischen Situation denkbar ist.

➤ Tierexperimentell wurde die Richtigkeit und Praktikabilität dieses Konzeptes mehrfach bewiesen. Diabetische Sekun-

därkomplikationen konnten dabei verhindert, bereits bestehende Läsionen teilweise noch zurückgebildet werden.

➤ Nach autologer und allogener Inselzelltransplantation nach Pankreatektomie bei Patienten mit chronischer Pankreatitis bzw. Patienten mit Abdominalkrebs liegt die 1-Jahres-Funktionsrate, gemessen am Maximalziel Insulinunabhängigkeit, bei 80 bzw. 50%. Die Erfolgsrate der Inselzelltransplantation mit oder nach einer Nierentransplantation bei Typ-1-Diabetikern ist gegenwärtig international noch deutlich geringer mit 30% Funktionsrate, aber weniger als 10% Insulinunabhängigkeit nach 1 Jahr. Am Zentrum Gießen wurde der Eingriff bei bisher mehr als 20 Typ-1-Diabetikern unter Anwendung eines speziellen Protokolls vorgenommen. Dadurch konnte die 1-Jahres-Funktionsrate auf mehr als 60% gesteigert werden; 5 Patienten wurden insulinunabhängig. Das Konzept der Inseltransplantation ist klinisch aber noch nicht voll ausgeschöpft und bietet im Gegensatz zur Pankreastransplantation die Perspektive einer Anwendung lange vor der Entwicklung von diabetischen Sekundärkomplikationen und Nierenversagen.

Einleitung

Ausmaß der Diabetesmorbidität und -mortalität: In Deutschland leiden nach Schätzungen anhand von Krankenkassendaten gegenwärtig etwa 4 Millionen Menschen an Diabetes mellitus, wovon nach neueren Berechnungen etwa 175 000 Patienten an einem Typ-1-Diabetes erkrankt sind (1, 2). Morbidität und Mortalität der Diabetiker werden entscheidend von den Sekundärkomplikationen an Herz- und Gefäßsystem, Niere, Augen und Nervensystem beeinflußt, wobei die Zahl der Todesfälle bis zum 50. Lebensjahr bei Typ-1-Diabetikern 5mal höher ist als bei Stoffwechselgesunden (3). Nach einer dänischen Untersuchung leben 40 Jahre nach Diagnosestellung nur noch 42% der Typ-1-Diabetiker, und nur die Hälfte dieser Patienten bleibt von Sekundärkomplikationen verschont (4). Die Prävalenz der manifesten klinischen Nephropathie (Makroalbuminurie) nach 25 Jahren Erkrankung wurde für Typ-1–Diabetiker mit 48% angegeben (5), wobei dann die Mortalität gegenüber Nichtdiabetikern schon 11mal höher für männliche Patienten und 18mal höher für weibliche Patienten ist (6). Eine prospektive Studie an 28 deutschen Dialysezentren ergab, daß 24,2% der in den Jahren 1985–1987 neu in Dialyseprogramme eingetretenen Patienten Diabetiker waren, mit einem Anteil von 34% für Typ-1-Diabetes (7). Von diesen hämodialysierten Diabetikern verstarben in einem Beobachtungszeitraum von nur 45 Monaten bereits 43% der Typ-1-Diabetiker, mehrheitlich an kardiovaskulären Ereignissen (8). Die 5- bzw. 7-Jahres-Überlebensraten von Diabetikern mit autonomer Neuropathie werden mit 43–60% angegeben (9, 10).

Versagen und Risiken der konservativen Therapie: Diesem Szenario steht die Hoffnung entgegen, durch eine intensivierte Insulintherapie und verbesserte Stoffwechseleinstellung Manifestation und Verlauf von Sekun-

därkomplikationen günstig zu beeinflussen. Sowohl eine Metaanalyse verschiedener randomisierter europäischer Studien als auch die Ergebnisse der prospektiven DCCT-Multicenterstudie in den USA und Kanada haben in der Tat gezeigt, daß durch intensivierte Insulintherapie, Schulung und Selbstkontrolle mit nachfolgend verbesserter Stoffwechseleinstellung das Auftreten und die Progression von Retinopathie, Nephropathie und Neuropathie signifikant beeinflußt werden (11, 12). Allerdings gilt dies nicht mehr für fortgeschrittenere Organläsionen. Es wurde im Mittel auch nur eine Senkung, aber keine Normalisierung des glykosylierten Hämoglobins erreicht, und die Zahl schwerer Hypoglykämien verdreifachte sich unter der intensivierten Insulintherapie bzw. nahm um durchschnittlich 9 Episoden pro 100 Patientenjahre zu, und es traten in den Fällen von kontinuierlicher subkutaner Insulininfusion vermehrt Ketoazidosen auf. Das therapeutische Fenster zwischen ausreichend guter HbA_{1c}-Einstellung und gesteigertem Hypoglykämierisiko ist sehr eng (Abb. 14.**1**).

Stellenwert der Inselzelltransplantation: Der biologische Ersatz des erkrankten Inselapparates durch Pankreasorgan- oder Inseltransplantation ist demgegenüber gegenwärtig das einzige Therapieverfahren, mit dem sich von Insulininjektionen unabhängig eine Normoglykämie und eine Normalisierung des glykosylierten Hämoglobins ohne Gefahr einer Hypoglykämie erreichen lassen, solange das Transplantat funktioniert (13, 14).

Historisches, Ergebnisse und Voraussetzungen

Erste Anfänge: Vor mehr als 100 Jahren und nahezu 30 Jahre vor Entdeckung des Insulins erfolgte am 12. Dezember 1893 in Bristol in England die erste der wissenschaftlichen Welt

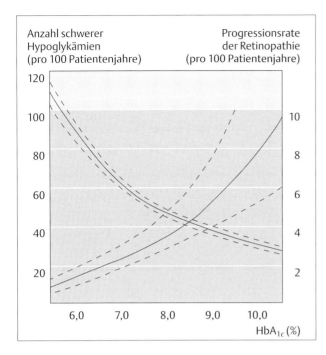

Abb. 14.1 Problematik der intensivierten Insulintherapie: enges therapeutisches Fenster zwischen ausreichend guter HbA$_{1c}$-Einstellung (normal < 6,05%) und ansteigendem Hypoglykämierisiko (aus DCCT: New Engl. J. Med. 329 [1993] 977).

mitgeteilte klinische (Xeno-)Transplantation von primär nicht vaskularisierten Pankreasfragmenten bei einem Diabetiker (15). Zwei Jahre zuvor hatte Oskar Minkowski in der Berliner Klinischen Wochenschrift seinen am 18. Dezember 1891 im naturwissenschaftlich-medizinischen Verein zu Straßburg gehaltenen und heute noch interessant nachzulesenden Vortrag veröffentlicht, in dem er mitteilte, daß er erstmals durch extraabdominale Transplantation von Pankreasstückchen bei Hunden die Entstehung eines Diabetes nach Pankreatektomie verhindern konnte (16).

Tierversuche: Die klinische Inseltransplantation (Abb. 14.2) hat sich daran zu messen, ob damit eine Stoffwechselnormalisierung und Insulinunabhängigkeit erreicht werden kann, günstige Effekte auf diabetische Sekundärkomplikationen zu erwarten sind, die Lebensqualität des Patienten sich verbessert und seine Lebenserwartung sich verlängert (17, 18). Seit der ersten erfolgreichen experimentellen Transplantation isolierter Pankreasinseln bei diabetischen Ratten (19) hat dieses Therapieverfahren in einer langen Beweisführung über 20 Jahre im Tierexperiment an Nagern und größeren Säugetieren eindrucksvoll diese Kriterien erfüllt (20, 21). Sekundärkomplikationen konnten nicht nur durch frühe Inseltransplantation verhindert, sondern bereits bestehende Läsionen teilweise noch zurückgebildet werden. In direkten experimentellen Vergleichsstudien war die konventionelle Insulintherapie trotz vergleichbarer Effekte auf die kurz- und mittelfristige Stoffwechseleinstellung im Hinblick auf den Verlauf von diabetischen Sekundärkomplikationen unterlegen (20, 22).

Inseltransplantationen beim Menschen: Die im gleichen Zeitraum parallel laufenden klinischen Versuche mit der Transplantation von isolierten Langerhans-Inseln bei diabetischen Patienten waren lange Zeit wenig überzeugend und sind erst jüngst von Erfolg im Sinne des Erreichens einer

Tabelle 14.1 Statement der Amerikanischen Diabetes-Gesellschaft zur Insel(zell)transplantation bei Diabetes mellitus (nach Diabet. Care 15 [1992] 1668 und 19, Suppl. 1 [1996] 39)

> Pankreasinselzelltransplantation hat gegenüber der Pankreastransplantation entscheidende Vorteile
> - kleiner und ungefährlicher Eingriff zur Implantation
> - Immunalteration in vitro vor Transplantation
> - Verkapselung vor Transplantation
> - heterologe Transplantation von Pankreasinseln tierischer Herkunft möglich und in nahezu unbegrenzter Anzahl zur Verfügung stehend
>
> Die Pankreasinselzelltransplantation befindet sich gegenwärtig noch im klinisch-experimentellen Stadium

länger anhaltenden Insulinunabhängigkeit gekrönt worden. Gegenüber der Pankreasorgantransplantation hat dieses Verfahren auch mehrere prinzipielle Vorteile (Tab. 14.1). Auf verschiedene Übersichtsarbeiten und Berichte des von unserer Arbeitsgruppe in Gießen geführten International Islet Transplant Registry (ITR) darf verwiesen werden (23–26).

Bis einschließlich dem 31. Dezember 1995 sind im ITR 300 Fälle von Transplantationen von Langerhans-Inseln aus adultem Spendergewebe, an 38 verschiedenen Institutionen durchgeführt, erfaßt (Tab. 14.2). Dieses tabellarische Spiegelbild der 100jährigen Geschichte der klinischen Inseltransplantation läßt sich in drei Abschnitte aufteilen. In den ersten Fällen bis 1968 erfolgte die Transplantation von ausschließlich mechanisch gewonnenen Pankreasfragmenten. Nach der im Tierexperiment erarbeiteten Isolierung von Langerhans-Inseln mit Hilfe des Enzyms Kollagenase (27) wurde in den nachfolgenden Jahren von 1974 bis etwa Mitte der 80er Jahre versucht, mit Hilfe der sog. End-point-Kollagenaseisolierung Inseln aus humanen Pankreata zu isolieren. Doch die Ausbeute des Verfahrens war sehr begrenzt; nur in 3 von 55 Fällen wurde eine meist nur kurzfristige Insulinunabhängigkeit erreicht. Anhaltende, exakt dokumentierte Transplantationserfolge ließen sich damit aber nicht erzielen. Durch die bahnbrechende Weiterentwicklung der Kollagenasemethode zu einem automatisierten, kontinuierlichen Digestions-Filtrations-Verfahren durch die Arbeitsgruppe in St. Louis (28) lassen sich heutzutage auch aus humanem Pankreas ausreichend Langerhans-Inseln isolieren, und es konnte bis Ende 1995 bei 25 Patienten das maximale Therapieziel Insulinunabhängigkeit erreicht werden (Tab. 14.3).

Erfolgsraten: In einer detaillierten Analyse von 75 Typ-1-Diabetikern mit negativem C-Peptid-Befund vor der Inseltransplantation wurden Ein-Jahres-Raten von 95% für das Patientenüberleben und von 28% für erhaltene endokrine B-Zellfunktion gefunden, sofern letztere als basale C-Peptidsekretion > 1 ng/ml definiert wurde (Abb. 14.3). Die kumulierte 1-Jahres-Rate für Insulinunabhängigkeit betrug bei dieser Patientenklientel 11%.

Günstige Voraussetzungen: Eine wichtige Erkenntnis konnte aus der sorgfältigen Analyse aller dem Register gemeldeten Fälle gewonnen werden. Danach sind günstige Voraussetzungen für eine erfolgreiche Inseltransplantation bei Typ-1-Diabetikern eine kalte Ischämiezeit des Spenderpankreas von < 8 Stunden, eine Inselmasse von ≥ 6000 Inseläquivalenten pro kg Körpergewicht des Empfängers, die Leber als Implantationsort (via Portalvene) und eine Induktionsimmunsuppression mit ALG oder ATG. In diesen Fällen kann man mit bis zu 30% Insulinunabhängigkeit nach einem Jahr rechnen. Der längste Fall von Insulinunabhängigkeit nach

Tabelle 14.**2** Anzahl der Inseltransplantationen weltweit bis zum 31.12.1995 (aus International Islet Transplant Registry, Gießen, Newsletter 7, 1996)

Institution	Jahr	Fall-zahl
Bristol	1893	1
Newcastle upon Tyne	1916	2
Padua	1927–1993	3
New York	1935	1
Leiden	1944	1
Petah Tiqwah	1968	1
Minneapolis	1974–1995	51
Zürich	1977–1988	8
Genua	1978–1979	13
Hannover	1978	2
Detroit	1980–1985	7
Heidelberg/Gießen	1980	1
Berlin (Charité)	1982–1987	8
St. Louis	1985–1994	27
Miami	1985–1995	22
Paris	1988–1991	7
Perugia	1989–1994	6
Berlin (Moabit)	1989	1
Edmonton	1989–1995	7
Mailand	1989–1995	22
St. Louis/London, Ontario	1990–1992	4
Pittsburgh	1990–1995	37
Leicester	1991–1994	3
Oxford	1991–1995	7
Charlestown	1991	2
Gießen	1992–1995	23
Los Angeles (UCLA-VA)	1992	3
Madrid	1992–1994	6
Los Angeles (St. Vincent Med. Center)	1993–1994	3
Würzburg/Gießen	1993	1
Homburg/Saar	1993	1
San Francisco/LA (UCLA-VA)	1993–1995	5
Brüssel	1994–1995	5
Genf	1994	1
London, Ontario	1994	1
Omaha	1994	1
Innsbruck/Mailand	1995	1
Odense/Mailand	1995	5
Gesamtzahl der Fälle		**300**
Gesamtzahl Institutionen		**38**

Tabelle 14.**3** Erfolgreiche Inseltransplantationen mit nachfolgender Insulinabhängigkeit bei Empfängern mit Typ-1-Diabetes. Stand 31.12.1995 (n= 25) [13%] von 200 Tansplantationen

Jahr	Fallzahl n	Institution
1978	1/10	Zürich
1988	1/ 2	Paris
1989	1/12	St. Louis
1990	6/27	Edmonton, Miami (2), Mailand (2), St. Louis
1991	1/23	Mailand
1992	5/21	Edmonton, Gießen, Mailand, Minneapolis (2)
1993	3/29	Padua/Verona, St. Louis (2)
1994	1/27	Mailand
1995	6/49	Gießen (2), Miami, Mailand, Minneapolis, Odense/Mailand

Insel-nach-Nieren-Transplantation (IAK): Am 26. November 1992 konnten wir erstmals in Deutschland und im Bereich von EUROTRANSPLANT eine Transplantation isolierter Inseln aus einem Erwachsenenpankreas bei einer 37jährigen Typ-1-Diabetikerin vornehmen. Der Diabetes bestand seit dem 15. Lebensjahr (Dauer 22 Jahre). Die basalen und glucagonstimulierten C-Peptidwerte lagen unter 0,2 ng/ml. Es bestanden eine Retinopathie mit mehrfacher Lasertherapie, Erblindung auf einem Auge, periphere und autonome Neuropathie. Vor 4 Jahren war eine Nierentransplantation erfolgt (Lebendspende der Mutter). Es gab keinen Hinweis auf eine vorherige CMV-Infektion. Die Patientin wog zum Zeitpunkt der Inseltransplantation 57 kg. Das HbA_{1c} lag bei 6,9%. Der tägliche Insulinbedarf betrug 48 IE. Die Patientin erhielt 6140 Inseläquivalente (29) pro kg Körpergewicht. Der Reinheitsgrad der Inselpräparation betrug 92%, die Viabilität 89%. Die Insulinsekretion auf Glucosestimulus in vitro stieg auf das 4,6- bis 5,9fache (erste bzw. zweite Phase) an. Die Inseln wurden für 4 1/2 Tage bei 22 °C kultiviert. Alle Inseln wurden aus einem einzigen Spenderorgan isoliert (26jährige Spenderin, Tod durch Hirnblutung, Blutgruppen AB0-identisch, HLA-haploidentisch, CMV-negativ, negative Serumkreuzprobe). Die Inseln wurden nach perkutaner, transhepatischer Punktion der V. portae durch den Radiologen in Lokalanästhesie über einen Katheter innerhalb einer halben Stunde und unter Kontrolle des Pfortaderdruckes (keine Veränderung) in die Leber eingeschwemmt. Das Vorgehen im Gießener Protokoll ist in Abb. 14.**4** illustriert. Bis zum 7. Februar 1996 ist an 13 weiteren Typ-1-Diabetikern mit Nierentransplantat in ähnlicher Weise eine Inseltransplantation vorgenommen worden.

Bei allen 14 Patienten konnte eine primäre Inselfunktion (basales C-Peptid $\geq$ 0,5 ng/ml 2 Wochen nach Transplantation) erreicht werden. Ein Inseltransplantatversagen (basales C-Peptid < 0,5 ng/ml) trat in 6 Fällen nach 16–301 Tagen ein. Ein Patient verstarb bei erhaltener Inselfunktion an einem klinisch stummen Myokardinfarktrezidiv. Die basalen C-Peptidwerte liegen bei den 7 Patienten mit anhaltender Funktion zwischen 0,5 und 3,2 ng/ml. Es liegt in aller Regel eine stabile Stoffwechseleinstellung mit HbA_{1c}-Werten < 8,5% vor. Der Insulintagesbedarf konnte um durchschnittlich 29–73% reduziert werden. Die eingangs genauer beschriebene erste Patientin wurde nach dem 400. Tag insulinunabhängig. Die letzte Analyse bezieht sich auf 1153 Tage nach der Transplantation. Der Verlauf der basalen C-Peptid-Plasmakonzentration, der Blutzuckerwerte, des

alogener Inseltransplantation bei Typ-1-Diabetikern erstreckt sich über bisher mehr als 3 Jahre.

Inseltransplantationen am Zentrum Gießen

Nach mehr als 20jährigen experimentellen Vorarbeiten, in den letzten Jahren unterstützt von der Deutschen Forschungsgemeinschaft und dem Bundesminister für Forschung und Technologie, konnte mit Hilfe von EUROTRANSPLANT in Leiden, der Deutschen Stiftung Organtransplantation (DSO) in Neu-Isenburg und dem Klinikum der Universität ein klinisches Inseltransplantationsprogramm an unserer Klinik etabliert werden. Es ist das einzige Inseltransplantationszentrum im deutschsprachigen Raum. Die Ein- und Ausschlußkriterien für eine Inselzelltransplantation sind in Tab. 14.**4** aufgeführt.

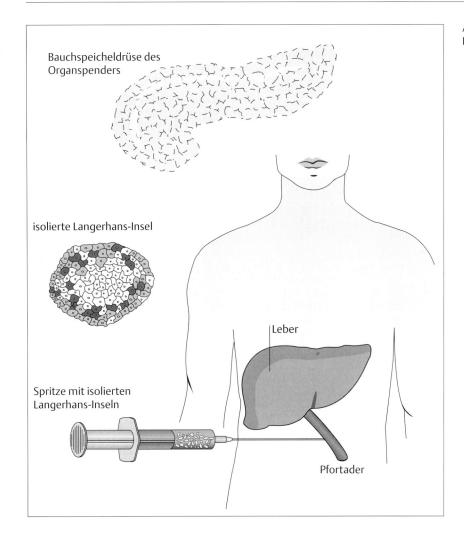

Abb. 14.**2** Prinzip der
Inseltransplantation.

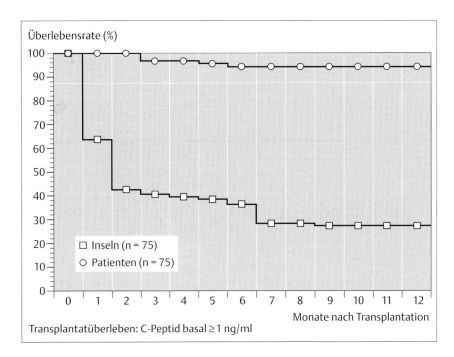

Abb. 14.**3** Ein-Jahres-Überlebensrate der Patienten und des Inseltransplantates (basales C-Peptid ≥ 1 ng/ml) bei Typ-1-Diabetikern mit vor der Transplantation negativem C-Peptidbefund (1990–1993, n = 75) (aus Bretzel u. Mitarb. In Lanza, R. P., W. L. Chick: Yearbook of Cell and Tissue Transplantation. Kluwer, Amsterdam 1996).

Tabelle 14.**4** Einschluß- und Ausschlußkriterien für eine Insel-transplantation am Zentrum Gießen bei Patienten mit einem Typ-1-Diabetes. Stand 1996

Einschlußkriterien (nur eines muß erfüllt sein)

1. vorausgegangene (> 6 Monate) Nierentransplantation

2. präterminale/terminale Niereninsuffizienz

3. Hypoglykämie-Wahrnehmungsstörungen und/oder defekte Hypoglykämie-Gegenregulation
   bei 3 oder mehr schweren Hypoglykämien (Glucose- oder Glucagoninjektionen oder orale Glucosezufuhr durch dritte erforderlich machend) im vergangenen Jahr oder bei 2 oder mehr hypoglykämischen Komata oder Krampfanfällen in den vergangenen zwei Jahren; diagnostisch zu sichern durch unzureichende autonome Symptome wie Schwitzen, Zittern, Herzklopfen und/oder unzureichende Glucagon- und Adrenalinsekretion unter Testbedingungen einer kontrollierten Hypoglykämie

4. „Brittle-Diabetes"
   2 oder mehr ketoazedotische Entgleisungen mit erforderlicher stationärer Behandlung im vergangenen Jahr (nach vorheriger Konsultation eines Diabeteszentrums, trotz einer adäquaten Insulintherapie und häufigen Selbstkontrollmessungen bei geschulten Patienten ohne erkennbare psychosoziale Gründe

5. kardiale autonome diabetische Neuropathie dokumentiert entweder durch verminderte Herzfrequenzvariation bei forcierter Exspiration/Inspiration, Valsalva-Manöver oder Aufstehtest oder durch orthostatische Dysregulation (systolischer Blutdruck-Abfall nach Aufstehen > 30 mmHg)

Ausschlußkriterien (jedes der folgenden Kriterien bedeutet alleine eine Kontraindikation)

1. Alter weniger als 18 Jahre oder mehr als 50 Jahre

2. Diabetesdauer weniger als 10 Jahre

3. Diabetesmanifestation nach dem 30. Lebensjahr

4. C-Peptid-Restsekretion (Plasma-C-Peptid 6 min nach 1 mg Glucagon i.v. $\geq$ 0,2 ng/ml)

5. Kreatinin-Clearance weniger als 60 ml/min (außer bei Indikation Nr. 2)

6. portale Hypertension

7. floride Infektionen, insbesondere auch Hepatitis B und C

8. Allergie gegen Kaninchen- und Pferdeserum

9. florides Ulcus ventriculi oder duodeni

10. Psychose

11. Noncompliance

12. Medikamenten- oder Drogenabusus

13. Malignom, falls nicht geheilt und rezidivfrei für mindestens 5 Jahre

HbA$_{1c}$ und des Insulintagesbedarfes dieser Patientin ist in Abb. 14.**5** illustriert. Zwei weitere Patienten wurden kürzlich, 230 bzw. 380 Tage nach Inseltransplantation, insulinunabhängig.

Simultane Insel-Nieren-Transplantation (SIK): In dieser Empfängerkategorie haben wir im Zeitraum vom 15. Oktober 1994 bis 18. Januar 1996 bei 8 Patienten mit einer Niere innerhalb von 2 Tagen Inseln vom gleichen Spender intraportal in die Leber transplantiert. Auch bei diesen Empfängern konnte in allen Fällen eine primäre Inselfunktion erzielt werden. Ein Patient hat nach dem 83. Tag bei wiederholter CMV-Erkrankung die Inselfunktion verloren; die transplantierte Niere weist aber eine unverändert gute Funktion auf. Zwei Patienten sind kürzlich, 312 bzw. 363 Tage nach der Inseltransplantation, insulinunabhängig geworden. Bei den übrigen Patienten konnte der Insulintagesbedarf zum Teil drastisch (29–68%) reduziert werden, bei gleichzeitig stabiler Stoffwechsellage und basal normaler C-Peptidsekretion. Alle Patienten weisen eine optimale Nierenfunktion auf.

Inseltransplantation alleine (ITA): In den Monaten Februar bis April 1995 führten wir weltweit erstmals bei 5 nicht dialysepflichtigen Typ-1-Diabetikern ohne Nierentransplantant mit schwerer Hypoglykämieneigung/defekter Gegenregulation eine allogene Inseltransplantation durch. Unter Verwendung eines neuartigen Immunsuppressionsprotokolls konnte in allen Fällen eine endokrine B-Zellfunktion etabliert werden, ablesbar an der C-Peptidsekretion. Eine Patientin wurde für 14 Tage insulinunabhängig, zwei weitere Patienten hatten einen Restinsulinbedarf von 4 IE täglich. Nach Absetzen jeglicher Immunsuppression 30 Tage nach der Transplantation entsprechend der Vorgabe der Ethikkommission ging die Inselfunktion bei allen Patienten jedoch verloren. Interessant ist aber eine nach Inseltransplantation durch einen Hypoglykämie-Clamp-Test dokumentierte wieder etablierte Erkennbarkeit von Hypoglykämien einschließlich des Wiederauftretens der gegenregulatorischen Catecholaminfreisetzung, nicht jedoch der Glucagonsekretion.

Die Inseltransplantation erwies sich in der klinischen Anwendung bei bisher 27 Patienten an unserem Zentrum als risikoarm. In 2 Fällen kam es durch die Punktion der Pfortader zu einem kleinen subkapsulären Leberhämatom, das jedoch spontan resorbiert wurde. Eine akute Abstoßung mit Verlust der zuvor oder simultan transplantierten Niere war in den bisherigen 22 Fällen nicht zu verzeichnen. In 7 Fällen trat eine CMV-Erkrankung auf, die erfolgreich mit Ganciclovir behandelt wurde: 1 Patient erlitt zusätzlich eine Zosterinfektion, die sich ebenfalls beherrschen ließ.

Schlußfolgerungen und Perspektiven

Inzwischen ist eindrucksvoll gezeigt, daß heterotop transplantierte Langerhans-Inseln endokrin aktiv bleiben und sich damit im Einzelfall längerfristig eine Insulinunabhängigkeit erreichen läßt.

Zielgruppe unter den Diabetikern sind in Analogie zur Indikation für eine Pankreasorgantransplantation dialysebehandelte Typ-1-Diabetiker, für die eine Indikation zur Nierentransplantation besteht, oder solche Patienten, bei denen bereits eine Niere transplantiert wurde. Für diese Indikationen könnte in der nächsten Zeit die Inseltransplantation die bisherige Pankreasorgantransplantation ablösen (30), an deren während der vergangenen 5–10 Jahre erzielten Erfolg sie sich andererseits aber auch messen lassen muß. Für diese Indikation stehen genügend Organe zur Verfügung.

Ein wesentlich höherer **Organbedarf** besteht, sobald die Indikation auf Typ-1-Diabetiker vor Beginn des chronischen Nierenversagens erweitert wird. Damit könnte ein Engpaß in der Verfügbarkeit von Spenderpankreata entstehen. Eine Lösung des Problems bestünde in der Transplantation von xenogenen Inseln, wobei am ehesten an Inselpräparationen aus Schweinepankreas zu denken ist, die praktisch unbegrenzt verfügbar sind und kryokonserviert werden können (Inselbank) (31).

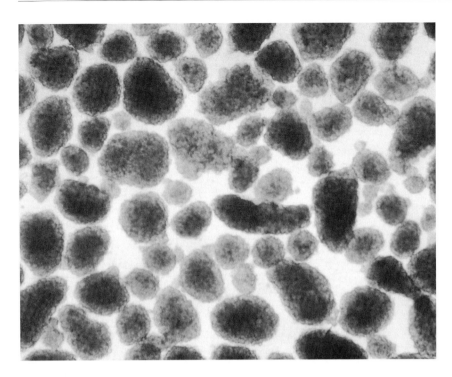

Abb. 14.**4** Darstellung des Vorgehens bei der Inseltransplantation am Zentrum Gießen.
a Reine Präparation von isolierten humanen Langerhans-Inseln. Originalvergrößerung 40fach.
b Perkutane transhepatische Punktion der Portalvene in Lokalanästhesie mit Portogramm vor intraportaler Inselimplantation.

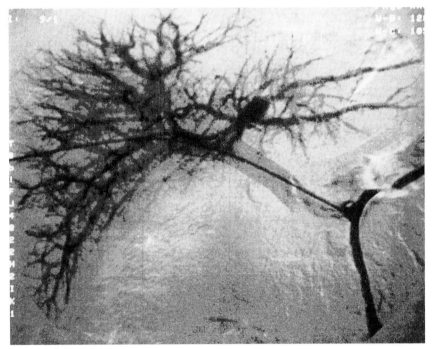

Transplantatabstoßung: Dabei wird man, wie auch im Falle der Verwendung von allogenen humanen Inseln, mit dem zweiten größeren Problem der Inseltransplantation konfrontiert, der Transplantatabstoßung. Solange zu deren Verhinderung eine lebenslange Immunsuppression erforderlich ist, sind die Risiken einer Immunsuppression gegen das Risiko dieser nichturämischen Patienten, überhaupt diabetische Sekundärkomplikationen zu entwickeln, sehr sorgfältig abzuwägen.

Daher wird bei nichturämischen Patienten gegenwärtig der biologische Ersatz des Inselapparates (zur Zeit noch ausschließlich in Form der Pankreasorgantransplanta-

tion) nur dann vorgenommen, wenn ernsthafte Probleme des Diabetes die potentiellen Nebenwirkungen einer immunsuppressiven Therapie übersteigen. Andererseits würde diese Patientenklientel von einer Inseltransplantation am meisten profitieren und stellt die eigentliche Zielgruppe der Zukunft für die Behandlungsmethode dar. Der wahrscheinlich attraktivste Bestandteil des Konzeptes der Inseltransplantation und der gegenüber einer Pankreasorgantransplantation langfristig wohl entscheidendste Vorteil besteht nun darin, daß Inseln vor der Transplantation in vitro in ihrer Immunogenität und Antigenität in vitro abgeschwächt werden können, eine Implantation in immunologisch

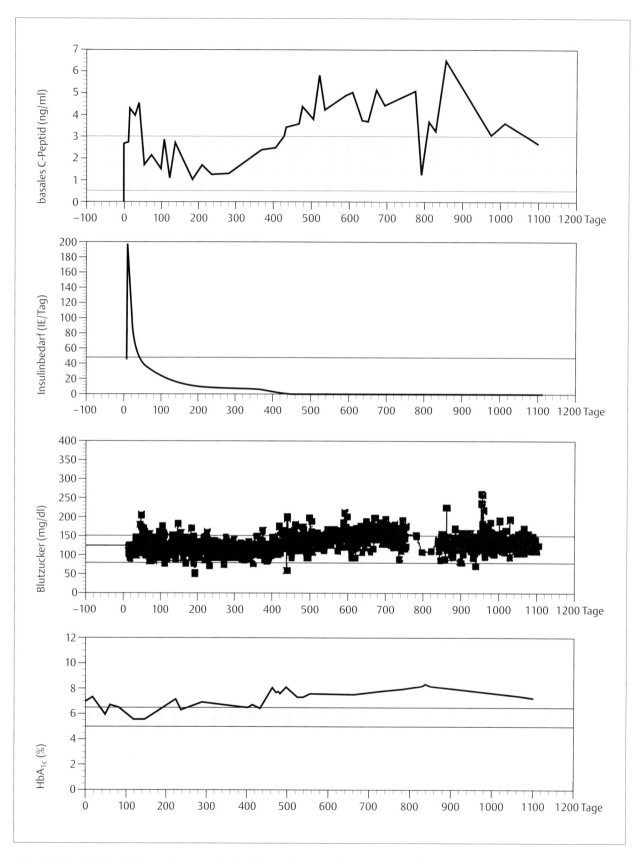

Abb. 14.**5** Basale C-Peptidplasmakonzentration, Insulintagesbedarf, Blutzucker und HbA$_{1c}$ der ersten Gießener Typ-1-Diabetikerin an den Tagen 0–1100 nach intraportaler allogener Inseltransplantation. Normalbereiche schattiert, Insulintagesbedarf vor der Inseltransplantation 48 IE (durchgezogene Linie).

privilegierte Orte oder durch Gentransfer von immunregulatorischen Peptiden und Zytokinen die höchst interessante Möglichkeit einer Immuntoleranzinduktion eröffnet und allogene Inseln oder Inseln tierischer Herkunft, mikrooder/und makroverkapselt transplantiert, den Immunattacken des Empfängerorganismus entzogen werden können. Diese Methoden wurden im Tierexperiment bereits mit großem Erfolg angewandt. Die Übertragbarkeit in die klinische Situation ist aber noch weitgehend ungeklärt und wird gegenwärtig am Großtiermodell als Zwischenstufe überprüft.

Perspektiven: Die Möglichkeiten des Konzeptes Inseltransplantation sind klinisch bei weitem noch nicht ausgeschöpft. Die Hoffnungen liegen kurzfristig u. a. in intelligenten Protokollen zur Etablierung einer Immuntoleranz, der Anwendung steroidfreier und der Vermeidung potentiell diabetogener Immunsuppressiva, der Verkapselung von Langerhans-Inseln und – längerfristig – der gentechnischen Modifizierung von adulten Schweineinseln oder Verwendung von Pankreasinseln aus gentechnisch gezüchteten, „humanisierten" Schweinen. Eine Inseltransplantation ohne oder mit vielleicht nur temporär begrenzter Immunsuppression des Empfängers wäre auch bei nichturämischen Typ-1-Diabetikern einschließlich diabetischen Kindern ohne Einschränkungen anwendbar und würde einen enormen Zuspruch finden. Es bleibt jedoch die Aufgabe der Kliniker, die Inseltransplantation bei Diabetikern in Multicenterstudien und im direkten Vergleich mit der intensivierten Insulintherapie und weiteren Interventionen, wie antihypertensive Therapie, Proteinrestriktion unter Meiden von Nicotin, auf den Prüfstand zu nehmen. Dieser Vergleich muß unter den Gesichtspunkten Stoffwechselnormalisierung, Prävention und Progressionshemmung diabetischer Sekundärkomplikationen und der Atherosklerose, einer Kosten-Nutzen-Analyse und im Hinblick auf Lebensqualitätssteigerung und Lebensverlängerung geführt werden.

Literatur

1 Hauner, H., L. von Ferber, I. Köster: Schätzung der Diabeteshäufigkeit in der Bundesrepublik Deutschland anhand von Krankenkassendaten. Dtsch. med. Wschr. 117 (1992) 645–650

2 Hauner, H., L. von Ferber, I. Köster: Prävalenz und ambulante Versorgung insulinbehandelter Diabetiker im Alter unter 40 Jahren. Eine Analyse von Krankenkassendaten der AOK Dortmund. Diabet. Stoffw. 5 (1996) 101–106

3 Drucksache 12/4368, 1993, des Deutschen Bundestages

4 Borch-Johnsen, K., H. Nissen, N. Salling: The natural history of insulin-dependent diabetes in Denmark. 2. Long-term survival – who and why. Diabet. Med 4 (1987) 211–216

5 Hasslacher, C., E. Ritz, P. Wahl, C. Michael: Similar risks of nephropathy in patients with type 1 or type 2 diabetes mellitus. Nephrol. Dialys. Transplant. 4 (1989) 859–863

6 Wang, S. L., J. Head, L. Stevens, J. H. Fuller, World Health Organisation Multinational Study Group: Excess mortality and its relation to hypertension and proteinuria in diabetic patients. The World Health Organisation Multinational Study of Vascular Disease in Diabetes. Diabet. Care 19 (1996) 305–312

7 Koch, M., B. Thomas, W. Tschoepe, E. Ritz: Nephrol. Dialys. Transplant. 4 (1989 399 (letter)

8 Koch, M., B. Thomas, W. Tschoepe, E. Ritz: Risikofaktoren und Überlebensraten hämodialysierender Diabetiker – eine prospektive Studie. Nieren- u. Hochdruckkr. 21 (1992) 397 (Abstr)

9 Ewing, D. J., I. W. Campbell, B. F. Clarke: The natural history of diabetic autonomic neuropathy. Quart. J. Med. 49 (1980) 95–108

10 Navarro, X., W. R. Kennedy, R. B. Loewensen, D. E. R. Sutherland: Influence of pancreas transplantation on cardiorespiratory reflexes, nerve conduction, and mortality in diabetes mellitus. Diabetes 39 (1990) 802–806

11 Wang, P. H., J. Lau, T. C. Chalmers: Meta-analysis of effects of intensive blood-glucose control on late complications of type I diabetes. Lancet 341 (1993) 1306–1309

12 The Diabetes Control and Complications Trial Research Group: The effect of intensive treatment of diabetes on the development and progression of long-term complications in insulin-dependent diabetes mellllitus. New Engl. J. Med. 329 (1993) 977–986

13 Bretzel, R. G., B. J. Hering, K. F. Federlin: Islet transplantation registry report 1991. Diabet. Nutr. Metab. 5, Suppl. 1 (1992) 177–181

14 Morel, P., F. Goetz, K. C. Moudry-Munns, E. Freier, D. E. R. Sutherland: Long term metabolic control in patients with pancreas transplants. Ann. intern. Med. 115 (1991) 694–699

15 Williams, P. W.: Notes on diabetes treated with extract and by grafts of sheep pancreas. Brit. med. J. 1894/II, 1303

16 Minkowski, O.: Weitere Mittheilungen über den Diabetes mellitus nach Exstirpation des Pankreas. Berl. Klin. Wschr. 29 (1892) 90–94

17 American Diabetes Association: Pancreas transplantation for patients with diabetes mellitus. Diabet. Care 19, Suppl. 1 (1996) S39

18 American Diabetes Association: Technical review on pancreas transplantation for patients with diabetes mellitus. Diabet. Care 15 (1992) 1668–1672

19 Ballinger, W. F., P. E. Lacy: Transplantation of intact pancreatic islets in rats. Surgery 72 (1972) 175–186

20 Bretzel, R. G., B. J. Hering, D. Stroedter, T. Zekorn, K. F. Federlin: Experimental islet transplantation in small animals. In Ricordi, C.: Pancreatic Islet Cell Transplantation. Landes, Austin – Georgetown 1992 (pp. 249–260)

21 Warnock, G. L., Z. Ao, M. S. Cattral, K. D. Dabbs, R. V. Rajotte: Experimental islet transplantation in large animals. In Ricordi, C.: Pancreatic Islet Cell Transplantation. Landes, Austin – Georgetown 1992 (pp. 261–278)

22 Stroedter, D., M. Mahler, R. G. Bretzel, K. Federlin: Long-term therapy with islet transplantation is more effective in regard to the reversibility of diabetes-induced hemodynamic and metabolic cardiac alterations. Transplant. Proc. 26 (1994) 672

23 Hering, B. J., C. C. Browatzki, A. Schultz, R. G. Bretzel, K. F. Federlin: Clinical islet transplantation – Registry report, accomplishments in the past and future research needs. Cell Transplant. 2 (1993) 269–282

24 Lacy, P. E.: Status of islet cell transplantation. Diabet. Rev. 1 (1993) 76–92

25 Sutherland, D. E. R., D. Kendall: Clinical pancreas and islet transplantation registry report. Transplant. Proc. 17 (1985) 307–311

26 Bretzel, R. G., B. J. Hering, A. O. Schultz, C. Geier, K. Federlin: International Islet Transplant Registry Report. In Lanza, R. P., W. L. Chick WL: Yearbook of Cell and Tissue Transplantation. Kluwer, Amsterdam 1996 (pp. 153–160)

27 Moskalewski, S.: Isolation and culture of the islets of Langerhans of the guinea-pig. Gen. Comp. Endocrinol. 5 (1965) 342–353

28 Ricordi, C., P. E. Lacy, E. H. Edward, B. J. Olack, D. W. Scharp: Automated method for isolation of human pancreatic islets. Diabetes 37 (1988) 413–420

29 Bretzel, R. G., R. Alejandro, B. J. Hering, P. T. R. van Suylichem, C. Ricordi: Clinical islet transplantation: guidelines for islet quality control. Transplant. Proc. 26 (1994) 388–392

30 Warnock, G. L., R. V. Rajotte: Human pancreatic islet transplantation. Transplant. Rev. 6 (1992) 195–208

31 Bretzel, R. G.: Inseltransplantation und Diabetes mellitus. Pflaum, München 1984 (S. 1–644)

15 Klinik, Diagnose und Therapie des Typ-1-Diabetes im Kindes- und Jugendalter

H. J. Böhles und J. Herwig

Das Wichtigste in Kürze

➤ Im Kindes- und Jugendalter ist der Diabetes mellitus in >95% eine Autoimmunerkrankung mit genetischer Disposition und macht somit eine Insulintherapie erforderlich.

➤ Eine nahe-normoglykämische Stoffwechseleinstellung bei Vermeidung schwerer Hypoglykämien kann als übergeordnetes Therapieziel gelten, weil nur so das Risiko des Auftretens diabetischer Folgeerkrankungen minimiert werden kann.

➤ Gleichzeitig müssen die altersabhängigen Besonderheiten der Behandlungs- und Schulungsmöglichkeiten berücksichtigt werden, um eine möglichst unbeeinträchtigte körperliche, psychointellektuelle und soziale Entwicklung dieser Patienten zu gewährleisten.

➤ Deshalb ist eine Langzeitbetreuung durch ein pädiatrisches diabetologisches Team anzustreben.

Epidemiologie

Patienten mit insulinpflichtigem Diabetes mellitus (Typ 1) machen lediglich 5–10% der diabetischen Gesamtpopulation aus (45). Sie umfassen jedoch nahezu vollständig die Gruppe der an Diabetes mellitus erkrankten Kinder und Jugendlichen. Der Diabetes mellitus ist damit die häufigste schwerwiegende endokrine Erkrankung des Kindes- und Jugendalters. Prävalenz und Inzidenz des Typ-1-Diabetes mellitus variieren mit den verschiedenen rassischen und ethnischen Gruppierungen (124). Die Erkrankung nimmt in Europa von Süden nach Norden nahezu um das 5fache zu, mit Ausnahme der speziellen Situation auf Sardinien (Kap. 3). In der gleichaltrigen Bevölkerung liegt die größte Häufigkeit (Prävalenz) in Finnland bei 0,2–0,3% und die größte jährliche Zuwachsrate (Inzidenz) bei etwa 0,03% (29). Die Erkrankung tritt in etwa gleicher Häufigkeit bei beiden Geschlechtern auf, allerdings sind Knaben in der Altersgruppe von 0–5 Jahren und Mädchen in jener von 6–11 Jahren vermehrt betroffen. Bereits um das 5. Lebensjahr liegt ein kleiner Gipfel der Inzidenz (62), ansonsten besteht bei beiden Geschlechtern mit zunehmendem Alter eine steigende Inzidenz, welche in der Präpubertät sich kumuliert. Die höchste Inzidenzrate wird von Mädchen früher als von Knaben erreicht (122). Zusätzlich stellten sich in den letzten Jahrzehnten säkulare Trends für die Inzidenz des Typ-1-Diabetes heraus. Die Häufigkeit der Erkrankung hat sich in den letzten 25 Jahren fast verdoppelt. Für Deutschland existieren bisher keine Prävalenzdaten; lediglich Hochrechnungen auf Grundlage der Daten der früheren DDR von 1988 ergeben eine Zahl von über 12 000 Kindern und Jugendlichen mit Diabetes mellitus Typ 1 im Alter unter 20 Jahren bei jährlich ca. 1400 Manifestationen. Jedoch haben die ersten Ergebnisse der ESPED-Studie (103) mit einer Inzidenzrate von 6,55/100 000/Jahr eine doppelt so hohe Rate an Diabetesmanifestationen bei Kindern unter 5 Jahren gezeigt, wie aufgrund des DDR-Registers zu erwarten war. Lediglich 10–12% der Kinder mit Typ-1-Diabetes haben einen Verwandten 1. Grades, der ebenfalls daran erkrankt ist.

Als jüngste Patienten mit persistierendem Diabetes mellitus Typ 1 wurden Kinder der 2. bis 3. Lebenswoche beschrieben, wobei jedoch betont werden muß, daß die meisten in den ersten Lebenswochen auftretenden Erkrankungsfälle transitorisch sind (s. u.).

Klassifizierung und Ätiologie

Die Klassifizierung (84, 154, 51, 38, 131, 42, 156, 157) und die genetischen Grundlagen sowie die Bedeutung immunologischer Vorgänge und viraler Infektionen als Voraussetzung der Diabetesmanifestation sind in Kap. 2 ausführlich dargestellt. An dieser Stelle sollen lediglich die für das Kindesalter wichtigsten Gesichtspunkte der Pathogenese zusammengefaßt werden.

Genetische Grundlagen

Die Gene des Haupthistokompatibilitätskomplexes (major histocompatibility complex, MHC) des Menschen auf dem kurzen Arm des Chromosoms 6 codieren für die HLA-Merkmale, von denen HLA-A, -B und -C zur Klasse I und HLA-DR, -DP und -DQ zur Klasse II gerechnet werden (s. auch Kap. 2). Die Nomenklatur wurde im „WHO Nomenclature Committee Report" (10) für das gesamte HLA-System niedergelegt. Die Disposition, einen Typ-1-Diabetes zu entwickeln, hat offensichtlich eine starke genetische Komponente. Die Erkrankung ist bei Verwandten 1. Grades 25- bis 40mal häufiger als in der allgemeinen Bevölkerung (48). Das Erkrankungsrisiko von Kindern, deren Eltern an einem Typ-1-Diabetes leiden, beträgt 4%. Das vom Vater vermittelte Risiko ist dabei mit 5% höher als das von der Mutter mit 2,5% (134). Es besteht offensichtlich eine starke Assoziation zwischen IDDM und Klasse-II-Genen. Über 90% der Patienten, die vor dem 16. Lebensjahr an einem Typ-1-Diabetes erkranken, zeigen die Klasse-II-Genprodukte HLA-DR3 und/oder HLA-DR4 (151). Der Genort HLA-DQ liegt dem des HLA-DR unmittelbar benachbart, und es konnte eine stärkere Disposition der HLA-DQ-Allele als der HLA-DR-Allele zum Diabetes mellitus Typ 1 gezeigt werden (135). Mittels DNA-Analyse konnten insgesamt 26 Allele des DQB1-Gens untersucht werden. Die Allele dieses Genortes, vor allem DQB1 *0302 und DQB1 *0201, bestimmen den größten Teil des genetischen Risikos für den Typ-1-Diabetes (2, 85).

Familienuntersuchungen zeigen, daß bei Patientengeschwistern bei HLA-DR-Identität in 15–30%, bei Halbidentität in 8–12% und fehlender Identität in 1% mit dem Auftreten eines Typ-1-Diabetes bis zum Erreichen des 16. Lebensjahres gerechnet werden muß (48). Bei eineiigen Zwillingen ist die Konkordanzrate für einen Typ-1-Diabetes

30–50% (130). Besonders diese Zahl verdeutlicht, daß die spezifischen Allele der Klasse-II-Antigene des Histokompatibilitätskomplexes zwar notwendig, aber für die Entwicklung eines Diabetes mellitus nicht ausreichend sind. Neben der genetischen Disposition müssen noch zusätzliche Faktoren wirksam werden, um einen Typ-1-Diabetes zur Manifestation zu bringen.

Virusinfektionen und Immunologie

Unter den Typ-1-Diabetes auslösenden Faktoren kommt Virusinfektionen eine besondere Bedeutung zu. Es bestehen Hinweise, daß Viren einerseits direkt toxisch für die Inselzellen sein können und andererseits sowohl Autoimmunprozesse initiieren oder die Balance zwischen verschiedenen Effektorzellen des Immunsystems stören können.

So bestehen Hinweise, daß in utero mit **Rubellavirus** infizierte Kinder ein erhöhtes Risiko besitzen, im späteren Leben an einem Typ-1-Diabetes zu erkranken (81). Dabei ist es von zusätzlichem Interesse, daß die meisten der Kinder, die einen Typ-1-Diabetes entwickeln, auch Träger der Risiko-DR-Antigene sind (110).

Die Gruppe der **Coxsackieviren** ist besonders hinsichtlich einer zytotoxischen Wirkung zu bedenken (66). Diabetogene Coxsackie-B4-Stämme konnten von Patienten isoliert und nachgewiesen werden (17). Eine 1988 in Finnland an 273 Kindern und Jugendlichen mit frisch aufgetretenem Typ-1-Diabetes durchgeführte Studie zeigt, daß offensichtlich bei jungen Kindern die immunologischen Mechanismen und bei älteren Kindern die Umweltfaktoren einschließlich der Infektionen eine größere Rolle spielen. Bei jener Gruppe inselzellantikörpernegativer Patienten wurden für Coxsackievirus B4 spezifische IgA-Antikörper häufiger gefunden (64). Kinder von Müttern, bei denen Coxsackie-B-Virus-IgM-Antikörper bei der Geburt nachweisbar sind, haben ein erhöhtes Risiko, einen Typ-1-Diabetes zu entwickeln. Eine fetale Infektion mit Coxsackie-B-Virus scheint ähnlich wie eine Rubellainfektion einen Autoimmunprozeß einzuleiten oder zu einer persistierenden Infektion mit einer progressiven Zerstörung der B-Zellen zu führen (24).

Die Überlegungen zu einem möglichen Zusammenhang zwischen **Mumpsinfektion** und dem Auftreten eines Typ-1-Diabetes haben für Pädiater eine besondere Bedeutung. Der Erstbeschreibung eines Typ-1-Diabetes nach einer Mumpsinfektion im 19. Jahrhundert durch Harris folgten zahlreiche Fallberichte (97). Der Nachweis eines Zusammenhanges zwischen Mumps und einer Inselzellschädigung ist schwierig und wird derzeit noch diskutiert (44). Eine epidemiologische Untersuchung in Erie County, New York, hat das Auftreten eines Typ-1-Diabetes mit einer mittleren Latenzzeit von 3,8 Jahren nach einer Mumpsinfektion bzw. Mumpsimpfung nachgewiesen (128). Andererseits konnte bei den Einwohnern in dem Gebiet von Montreal kein Hinweis auf eine der Manifestation des Typ-1-Diabetes vorangegangene Mumpsinfektion gefunden werden (146). So ergibt sich offensichtlich nur in seltenen Einzelfällen ein Zusammenhang zwischen Typ-1-Diabetes und einer vorherigen Mumpsinfektion (53). Hinsichtlich der *Mumpsimpfung*, die in Deutschland zu den von der Ständigen Impfkommission (STIKO) ohne Einschränkung empfohlenen Impfungen gehört, ist diese Diskussion erneut aufgelebt. Nur bei entsprechender Prädisposition wird ein Typ-1-Diabetes ausgelöst; eine kausale Verursachung erscheint ausgeschlossen

(77). Besonders wenn sich ein Kind kurz vor dem Manifestationszeitpunkt eines Typ-1-Diabetes befindet, kann offenbar der schwache Provokationsreiz auch einer Mumpsimpfung mit attenuiertem Lebendvirus einen Typ-1-Diabetes auslösen. Ein solcher Zusammenhang besteht allenfalls bei etwa 1:500 000 Impfungen (126).

Antikörper (s. auch Kap. 3): Die Manifestation des Typ-1-Diabetes ist in der Regel ein Jahre dauernder pathologischer Prozeß mit anhaltender, kontinuierlicher oder schubweise verlaufender Zerstörung von B-Zellen. Noch bevor eine verminderte Glucosetoleranz auftritt, sind bereits Autoimmunphänomene und Autoantikörper nachweisbar (100, 1). Zum Zeitpunkt der Manifestation sind nur noch 10–20% der B-Zellen im Pankreas vorhanden. Bei Kindern laufen diese Prozesse offensichtlich schneller ab als bei Erwachsenen. Mit dem Nachweis von Inselzellantikörpern (ICA) und Insulinautoantikörpern (IAA) stehen Marker dieses Krankheitsprozesses in der sog. prädiabetischen Phase, also vor dem klinisch manifesten Diabetes, zur Verfügung (99, 12). Der Nachweis von Autoantikörpern beinhaltet eine deutliche Erhöhung des Risikos, einen Typ-1-Diabetes zu entwickeln, während der fehlende Nachweis dieser Antikörper besagt, daß kein signifikant erhöhtes Risiko für die erstgradig Verwandten im Vergleich zur Normalbevölkerung besteht. Der prädiktive Wert der genannten Marker ist im Kindesalter höher als im Erwachsenenalter und darum zur Einschätzung des potentiellen Diabetesrisikos besonders wertvoll (99, 159).

Bei den ICA handelt es sich um polyklonale Antikörper, die gegen verschiedene Determinanten der Inselzellen gerichtet sind. ICA sind bei etwa 60–90% der Patienten mit frisch manifestem Typ-1-Diabetes nachweisbar. Die Prävalenz in der Normalbevölkerung wird dagegen in verschiedenen Studien mit 0,1–3% angegeben.

Zusätzlich wurden in den letzten Jahren weitere Antikörper als Marker der Autoimmunphänomene bei der Ätiologie des Diabetes mellitus beschrieben: Antikörper gegen Glutamatdecarboxylase (GAD) sind bei 60–80% der neuerkrankten Diabetiker nachweisbar (138). Antikörper gegen das 37/40-KD-Antigen (IA-2), die teilidentisch sind mit ICA 512 und identisch mit Antikörpern gegen eine B-zellspezifische Tyrosinkinase, lassen sich in 60–70% der Fälle finden (88).

Ernährungsgewohnheiten

Es bestehen Hinweise, daß die Entstehung eines Typ-1-Diabetes durch Umgebungs- und Ernährungsgewohnheiten sowohl positiv als auch negativ beeinflußt werden kann. Die Analyse der Ernährungsgewohnheiten von 339 schwedischen Kindern, die im Alter von 0–14 Jahren einen Typ-1-Diabetes entwickelt hatten, zeigte im Vergleich zu 528 Kontrollkindern, daß 21 Nahrungsmittel als deutlich „diskriminierend" erkannt werden können. Das Risiko der Entwicklung eines Typ-1-Diabetes erschien um so höher, je häufiger Nahrungsmittel mit einem hohen Gehalt an Eiweiß, Fett, Kohlenhydraten, Mono- oder Disacchariden bzw. Nahrungsmittel, die Nitrosamine oder Nitrite (23) enthielten, aufgenommen worden waren. Eiweiß scheint dabei im Vergleich zum Fett der bedeutsamere Risikofaktor zu sein (22).

Die Auswertung multinationaler Daten erbrachte für die Inzidenz eines Typ-1-Diabetes in der Altersgruppe 0–14 Jahre zusätzlich eine signifikante Korrelation mit dem Kuhmilchkonsum (118). Die Muttermilch selbst ist nicht als protektiver Faktor anzusehen (142). Die frühe Einführung der Kuhmilchfütterung vor dem 3. Lebensmonat scheint einen Risikofaktor für den Typ-1-Diabetes darzustellen, weil dadurch Rinderserumalbumin direkt ins Blut des Säuglings gelangen und bei genetisch prädisponierten Kindern eine Autoimmunantwort auslösen kann (s. auch Kap. 3).

Prädiktive Faktoren und Ansätze zur Prävention

Die gedanklichen Ansätze einer Prävention des Typ-1-Diabetes durch Intervention im möglichst frühen Kindesalter machen es notwendig, nochmals etwas vertiefend auf die immunologisch charakterisierte Risikobeschreibung einzugehen.

Eine Vielzahl von Autoimmunerkrankungen ist mit genetischen Markern des bereits angesprochenen **MHC-Komplexes** auf dem kurzen Arm von Chromosom Nummer 6 assoziiert. Eine Verbindung zwischen HLA-System und Typ-1-Diabetes wurde zuerst für die Klasse-I-Antigene HLA-B8 und/oder HLA-B15 festgestellt. Für beide wurde ein Koppelungsungleichgewicht gegenüber HLA-DR3 und/oder 4 gefunden, d. h., die Häufigkeit, mit der zwei HLA-Typen zusammen auf dem gleichen Haplotyp vererbt werden, ist größer, als dies normalerweise zu erwarten wäre. Mehr als 90% weißer Patienten mit einem Erkrankungsalter von < 30 Jahren weisen HLA-DR3 und/oder 4 auf (93). Detaillierte genetische Analysen zeigen, daß die Assoziation mit HLA-DR auf ein Koppelungsungleichgewicht gegenüber dem Nachbarlokus HLA-DQ zurückzuführen ist. Daher sind mehr als 95% von jungen Typ-1-Diabetes-Patienten HLA-DQw2/8-positiv. Für HLA-DQw2 besteht ein Koppelungsungleichgewicht gegenüber HLA-DR3 und für HLA-DQw8 gegenüber HLA-DR4 (144). Die Untersuchungen des HLA-Systems bei Patienten mit Typ-1-Diabetes konnten jedoch den Erbmodus nicht aufklären. Das Lebenszeitrisiko eines Typ-1-Diabetes liegt für die Eltern eines Kindes mit Typ-1-Diabetes nur bei ca. 3%. Für Patientengeschwister beträgt es ca. 7% und für Patientenkinder ca. 4%.

Der **ICA-Nachweis** stellt die Grundlage von Früherkennungsstrategien mehrerer prospektiver Familienstudien dar (12). Die älteste dieser Studien, die Barts-Windsor-Family-Study, umfaßte 1991 einen Beobachtungszeitraum von über 11 Jahren. Von den ICA-positiven erstgradig Verwandten der Typ-1-Diabetes-Patienten in dieser Studie erkrankten 74% innerhalb von 9 Jahren an einem Typ-1-Diabetes (ICA > 20 JDF-Units) (12). Ähnliche Werte wurden auch in den anderen Familienstudien aus dem Joslin-Diabetes-Center (160) und in Gainesville (99) mitgeteilt. Eine Besonderheit der Barts-Windsor-Family-Study ist, daß auch die ICA-negativen erstgradigen Angehörigen über den gesamten Verlauf der Studie weiterverfolgt wurden, so daß Aussagen über den negativen prädiktiven Wert gemacht werden können. Das Risiko für Geschwister von Patienten mit Typ-1-Diabetes, die bei der ersten Testung ICA-negativ waren, beträgt danach 0,3% und geht somit nicht über das Risiko der Normalbevölkerung hinaus. Für Eltern wird das Risiko mit 0,27% angegeben.

Die Prävalenz von **IAA** ist mit 3,7% unter den Verwandten 1. Grades der Patienten mit Typ-1-Diabetes etwa so hoch wie die von ICA.

Allerdings wurde in der Joslin-Family-Study nach 5 Jahren der prädiktive Wert von IAA-Positivität mit 53% ge-

genüber ICA-Positivität mit 65% als deutlich geringer erkannt (160). Betrachtet man die Häufigkeit von IAA bei Patienten mit frisch manifestem Typ-1-Diabetes vor der ersten Insulingabe, so ergibt sich eine strenge Altersabhängigkeit: Bei Kindern unter 5 Jahren sind IAA zu 100% positiv, während in späterem Alter nur etwa 40–50% und bei über 20 Jahren nur noch ca. 20% der Patienten zum Manifestationszeitpunkt IAA aufweisen (99, 160). Dies legt einen unterschiedlichen prädiktiven Wert der IAA auch in der prädiabetischen Phase in Abhängigkeit vom Alter nahe.

Eine **Kombination von IAA und ICA** erbrachte in der 5-Jahres-Verlaufsbeobachtung folgenden prädiktiven Wert: 17% der Angehörigen, die IAA-positiv, aber ICA-negativ waren, entwickelten im Verlauf von 5 Jahren einen Diabetes. Bei den ICA-positiven, aber IAA-negativen Personen bekamen 42% und bei den IAA-positiven und ICA-positiven Personen 77% einen Diabetes (160). Bei einer Nachuntersuchung von 4806 Schulkindern, die in den Jahren 1975–1977 auf ICA untersucht worden waren, zeigte es sich, daß nach 10 Jahren von ursprünglich 8 ICA-positiven Kindern 4 einen Typ-1-Diabetes entwickelt hatten (15). Der prädiktive Wert des alleinigen positiven IAA-Befundes ist also vergleichsweise gering. Bei jungen Kindern und in Ergänzung eines positiven ICA-Befundes wird er jedoch erhöht (160). Mit einem Screening der Familien eines Typ-1-Diabetes-Patienten werden somit Personen erfaßt, die ein aus der Gainesville-Studie ableitbares ca. 40–50%iges Risiko zur Diabetesmanifestation innerhalb von 3 Jahren (bzw. 70–80% in 5 Jahren) haben.

Eine **Kombination von Antikörpertests** scheint zur Abschätzung des Diabetesrisikos zur Zeit am besten geeignet. 80–90% der erstgradig Verwandten von Typ-1-Diabetikern entwickeln bei Vorliegen von drei oder mehr der prädiktiven Antikörper einen Diabetes mellitus. Bei Vorhandensein von nur zwei der Antikörper entwickeln 25% und bei Vorhandensein von nur einem Antikörper weniger als 10% innerhalb von 10 Jahren einen Diabetes. Keiner der bisher getesteten Antikörper ist so aussagekräftig wie die ICA, aber durch eine Kombination des Nachweises von GAD-Antikörpern und IA-2 können mehr als 90% der zukünftigen Diabetiker identifiziert werden (13, 9).

Die derzeit für eine präventive Therapie am geeignetsten erscheinende Substanz ist **Nicotinsäureamid** (Nicotinamid). Erstmalig wurde bereits 1947 ein präventiver Effekt von Nicotinamid bei der Entwicklung von alloxan-induziertem Diabetes in Ratten gezeigt (75). Auch im Streptozotocinmodell war es effektiv (33). Zwei Wirkungsmechanismen werden diskutiert:

➤ eine Aktivität als Radikalfänger und nachfolgende Verminderung der DNA-Schädigung,
➤ Normalisierung des NAD-Gehaltes der Inselzellen.

Nicotinamid hemmt die im Hauptweg des NAD-Metabolismus lokalisierte Poly-ADP-Ribosesynthase (158) sowie die NADase (155). Nicotinamid ist präventiv beim Spontandiabetes der NOD-Maus, wenn es genügend lange vor der üblichen klinischen Manifestation gegeben wird (86). Auch das Wachstum humaner Inselzellen konnte damit in vitro verbessert werden (115). Weitere Wirkungen von Nicotinamid sind jüngst beschrieben worden. So kommt es zur Unterdrückung der Expression von Klasse-II-MHC-Antigenen auf murinen Inselzellen (72), was möglicherweise auch die Präsentation von Autoantigenen auf B-Zellen im Typ-1-Diabetes reduziert. Zusätzlich wurde Nicotinamid auch beim frisch manifesten Typ-1-Diabetes eingesetzt. Diese Studien zeigten eine Erhöhung der Serum-C-Peptid-Konzentration sowie Verlängerung der Remissionszeiten bei behandelten Patienten (80, 94). Pilotstudien zur Prävention bei erstgradig Verwandten von Typ-1-Diabetikern sind derzeit im Gange (z. B. DENIS = Deutsche Nicotinamid Interventionsstudie) und werden durch eine 1991 publizierte Studie bestärkt, da an mit Nicotinamid behandelten Kindern eine günstige präventive Wirkung nachgewiesen werden konnte (37). Die DENIS-Studie wurde im Frühjahr 1997 beendet, weil sich keine statistisch signifikante Prävention in der Hochrisikogruppe der 3–12jährigen Kinder mit Abnahme oder Verzögerung der Manifestationsrate eines Typ-1-Diabetes nachweisen ließ. Somit können möglicherweise nur Personen mit einem geringeren Risiko der Diabetesprogression von Nicotinamid profitieren (Lampeter, E. F., A. Klinghammer, W. A. Scherbaum, E. Heinze, B. Haastert, G. Giani, H. Kolb and the DENIS Group: The Deutsche Nicotinamide Intervention Study – An attempt to prevent type I diabetes. Diabetes 47, (1998) 980–984).

Weitere präventiv wirkende Substanzen: Weitere Präventionsstudien mit prophylaktischen Insulininjektionen (161), oraler Insulingabe (18) und hypoallergener Diät ohne Kuhmilch wurden eingeleitet. Außerdem wird versucht, durch BCG-Impfung und die Immunpharmaka Pentoxifyllin oder Linomid die Entwicklung eines Diabetes zu beeinflussen.

Klinik, Verlauf und Diagnose

Verlaufsphasen

Der klinische Verlauf des Typ-1-Diabetes im Kindesalter ist durch 5 voraussehbare Phasen gekennzeichnet, die in ihrer klinischen Ausprägung in ursächlichem Zusammenhang mit dem Insulinbedarf stehen.

Initialphase: Sie beginnt mit dem ersten Auftreten klinischer Auffälligkeiten, wie z. B. Polyurie, Polydipsie und Gewichtsverlust, und gipfelt im Moment der Diagnosestellung mit nachfolgender Insulinbehandlung. Das klinische Bild reicht von geringer klinischer Symptomatik bis zu diabetischer Ketoazidose mit Koma. Bei ca. 80% der Kinder vergehen vom Beginn der klinischen Auffälligkeiten bis zur Diagnosestellung durchschnittlich 3 Wochen (32).

Remissionsphase: Brush (16) beschrieb diese charakteristische Phase erstmalig. Sie ist durch eine Verbesserung der Stoffwechselsituation im Rahmen einer erfolgreichen Erstbehandlung und durch die Reduktion des Insulinbedarfs gekennzeichnet. Eine erste Bedarfsminderung tritt unmittelbar nach Korrektur der initialen Stoffwechselstörung, d. h. 2–3 Tage nach Beginn der Behandlung, auf. Bei 80–90% der Patienten folgt eine zweite Verminderung des Insulinbedarfs 1–3 Wochen nach Diagnosestellung. Sehr junge Kinder und solche mit schwerer Ketoazidose bei der Manifestation erreichen jedoch seltener eine ausgeprägte Remission als ältere Patienten mit noch kompensierten Stoffwechselverhältnissen. Die Grundlage dafür ist in der rascheren Zerstörung der B-Zellen bei Kindern unter 3 Jahren zu sehen (65).

Der Bedarf einer Insulinsubstitution geht auf ein Minimum von wenigen Einheiten zurück (< 0,5 IE/kg/Tag in der „stabilen Remissionsphase") oder kann sogar nicht bestehen. Diese Phase eines niedrigen Insulinbedarfes, die in der angelsächsischen Literatur nach Jack u. Mitarb. (56) auch als „honeymoon phase" bezeichnet wird, hält unterschied-

lich lange an. Ihre Dauer korreliert invers mit dem Ausmaß der Stoffwechselentgleisung bei Diagnosestellung (141). Sie ist durch eine unterschiedlich ausgeprägte und durch C-Peptid nachweisbare Restinsulinsekretion gekennzeichnet und kann von nur wenigen Wochen und Monaten bis über 1 Jahr andauern (52). Durch eine zusätzliche Nicotinamidtherapie (94) und eine normoglykämische Stoffwechseleinstellung kann die Remissionsphase verlängert werden. In dieser Zeit ist eine gute Einstellung gewöhnlich problemlos zu erzielen. Gleichzeitig bietet diese Zeit die Gelegenheit, Patienten und Eltern eingehend zu schulen und ihnen Vertrauen in die künftige Lebensqualität zu geben.

Diabetische Dauerphase (Postremissionsphase): Das Ende der Remissionsphase wird durch den Wiederanstieg des Insulinbedarfs und damit den Übergang zum vollständigen Insulinmangel angezeigt. Es wird schließlich ein stabiles Plateau des Insulinbedarfs erreicht, der meist zwischen 0,8 und 1,0 IE/kg/Tag liegt. Eine Tagesinsulindosis von 1,2 IE/kg sollte möglichst nicht überschritten werden.

Pubertätsphase: Mit dem Pubertätsbeginn tritt in den meisten Fällen eine erkennbare Instabilität bzw. Verschlechterung der Stoffwechsellage ein. Der Insulinbedarf ist teils unerklärlichen Schwankungen unterworfen. Die notwendige Insulindosis erhöht sich in dieser Zeit um durchschnittlich 25%. Der tägliche Insulinbedarf liegt meist bei 1,0–1,3 IE/kg. Ursache dieser labilen Stoffwechselphase und der oft schlechteren Stoffwechseleinstellung sind die endokrinologischen Veränderungen, die durch teils in ihrer Wirkung antiinsulinäre Hormone (z. B. Wachstumshormon, IGF-I = insulin-like growth factor) bedingt sind und eine verminderte Insulinsensitivität bewirken (21). Auch eine überschießende Antwort der gegenregulatorischen Hormone, besonders des Adrenalins, wurde nachgewiesen (25). Zusätzlich komplizierend wirken ein wechselnder Appetit mit häufig zu beobachtender Hyperphagie (Fast food, Süßigkeiten), eine abnehmende elterliche Supervision sowie die psychische Unausgeglichenheit der Patienten. Die Erkrankung wird in oft krisenhafter Weise erlebt. Nachlässigkeit und Ablehnung gefährden die notwendige Regelmäßigkeit der therapeutischen und diagnostischen Maßnahmen (s. psychologische Aspekte des Typ-1-Diabetes) (74).

Adoleszenzphase: Das Erreichen der somatischen Reife geht mit einer Beruhigung des Stoffwechsels einher. Der Energie- und auch der Insulinbedarf gehen wieder zurück. In dieser Phase neigen die Patienten zur Übergewichtigkeit, wenn die Insulindosis nicht adäquat reduziert wird und die tägliche Energiezufuhr dauerhaft oberhalb des Bedarfs liegt.

Klinik und Diagnose

Symptome: Im klassischen Fall sind die Erstsymptome einer Diabeteserkrankung: Polyurie, Polydipsie sowie ein ausgeprägter Gewichtsverlust. Diese Zeichen sind das klinische Korrelat von osmotischer Diurese und uneingeschränkter Lipolyse. Das Wiederauftreten einer Enurese bei einem bereits sauberen Kleinkind sollte immer auch an einen Diabetes mellitus denken lassen. Die diabetische Ketoazidose ist häufig Ursache weiterer eindrücklicher klinischer Auffälligkeiten. Ihre ersten Anzeichen können sehr mild sein und lediglich aus Erbrechen, Dehydratation und Bauchschmerzen bestehen. Im fortgeschrittenen Zustand bestehen die Zeichen einer ketoazidotischen, tiefen Atmung (Kußmaul-Atmung), fruchtiger Acetonfötor und abdominelle Beschwerden im Sinne eines akuten Abdomens. Differentialdiagnostisch müssen sowohl eine Appendizitis als auch eine Peritonitis berücksichtigt werden („Pseudoappendicitis diabetica", „Pseudoperitonitis diabetica"). Diese differentialdiagnostischen Erwägungen sind um so bedeutungsvoller, als das Blutbild durch eine Leukozytose mit Linksverschiebung charakterisiert ist. Die Schmerzen können sich jedoch auch auf den Thorakalbereich konzentrieren. Die Bewußtseinsebene des Patienten kann von Müdigkeit über eine Bewußtseinstrübung bis zum Koma reichen. In den letzten Jahren ist die Erstaufnahme von Patienten im diabetischen Koma, sicherlich als Folge eines allgemein besseren ärztlichen Problembewußtseins, selten geworden.

Das klinische Erscheinungsbild wird durch ein typisches Muster von **Laborparametern** gestützt:

➤ Hyperglykämie, Glukosurie und Azetonurie,
➤ metabolische Azidose,
➤ erhöhte Serumosmolarität: Ein Blutzuckeranstieg um 100 mg/dl (5,6 mmol/l) verursacht einen Anstieg der Serumosmolarität um 5,5 mosm/l.
➤ Elektrolytstörungen: Die osmotische Diurese bewirkt ausgeprägte Natriumverluste mit einer nachfolgenden Hyponatriämie. Die Serumcalcium- und -phosphatkonzentrationen sind ebenfalls meist erniedrigt. Die Serumkaliumkonzentration erscheint im Normbereich. Bei Behandlung der Azidose und der Hyperglykämie jedoch erfolgt ein Kaliumrückstrom in den Intrazellulärraum, und es kommt zur Demaskierung der Hypokaliämie.
➤ Blutbild: Meist besteht eine Leukozytose mit Linksverschiebung. Hämatokrit und Hämoglobin sind als Zeichen der Dehydratation erhöht.

Therapie und Stoffwechselkontrolle

Diabetische Ketoazidose

Allgemeine Maßnahmen

➤ Bei Somnolenz oder Bewußtlosigkeit sollte immer eine Magensonde gelegt werden, weil bei bestehender Magenatonie die Gefahr einer Aspiration besteht.
➤ Wärmeverluste sollten vermieden werden.
➤ Eventuell sollten Dekubitus- und Infektionsprophylaxe durchgeführt werden.

Spezielle Maßnahmen

Die Prinzipien der Akutbehandlung sind:

Rehydratation: Trotz erniedrigter Serumnatriumkonzentrationen handelt es sich wegen der erhöhten Blutzuckerkonzentrationen um eine hypertone Dehydratation. Die Senkung der Serumosmolarität darf daher nur langsam erfolgen. Sie sollte 4 mosm/l/Stunde (= 72 mg Glucose/dl/ Stunde) nicht überschreiten. Es kann in den meisten Fällen von einer 10%igen Dehydratation ausgegangen werden.

Zeitlicher Ablauf der Rehydratation: Von der errechneten 24-Stunden-Infusionsmenge sollte zur raschen Kreislaufstabilisierung die erste Hälfte in den ersten 8 Stunden, die zweite Hälfte in den folgenden 16 Stunden ersetzt werden:

➤ 20 ml/kg in der 1. Stunde,
➤ 10 ml/kg in der 2. bis 8. Stunde,

➤ die Restmenge gleichmäßig über 16 Stunden verteilt.

Zur Rehydrierung geeignete Infusionslösungen sind eine 0,9%ige Kochsalzlösung bzw. eine Ringer-Lactatlösung. Wenn der Patient bei Bewußtsein ist und nicht erbricht, kann Flüssigkeit auch oral verabreicht werden. Wegen des Kaliumreichtums bieten sich dafür Obstsäfte an. Nach Erreichen von Blutzuckerkonzentrationen um 250–300 mg/dl (14–17 mmol/l) erfolgt die Umstellung auf eine glucosehaltige Infusionslösung, wie z. B. 0,9%ige Kochsalzlösung: 5%ige Glucoselösung = 1:1.

Insulinsubstitution: Die Insulinzufuhr erfolgt intravenös: initial als Bolus: 0,1 IE Normalinsulin/kg bei einer Blutzuckerkonzentration < 800 mg/dl (44 mmol/l) bzw. 0,2 IE Normalinsulin/kg, wenn diese > 800 mg/dl beträgt. Danach erfolgt die kontinuierliche Infusion von 0,1 IE Normalinsulin/kg/Stunde. Die Anpassung der Insulinzufuhr erfolgt nach entsprechend häufigen Blutzuckerkontrollen.

Azidosebehandlung: Die wirksamste Behandlung der Azidose erfolgt durch die Normalisierung des Stoffwechsels durch Rehydrierung und Insulintherapie. Eine Pufferung mit Bicarbonat sollte nur sehr zurückhaltend bei pH-Werten < 7,2 bzw. einer Bicarbonatkonzentration < 10 mmol/l erfolgen, weil das aus der Pufferungsreaktion entstehende CO_2 im Gegensatz zu HCO_3^- die Blut-Liquorschranke sehr schnell überwindet und daraus eine Verschlechterung der zerebralen Azidose entsteht („paradoxe Liquorazidose"). Klinisch macht sich diese Reaktion durch eine plötzliche Verschlechterung der Bewußtseinslage bemerkbar. Zusätzliche Faktoren, die nur eine sehr zurückhaltende Pufferung empfehlen, sind die Gefahr einer zunehmenden Hypokaliämie sowie Probleme der peripheren Sauerstoffdissoziation.

Elektrolytsubstitution: Bei der diabetischen Ketoazidose besteht im Mittel folgendes Elektrolytdefizit: Na^+: 8 mmol/kg; Cl^-: 5 mmol/kg; K^+: 3–5 mmol/kg (Zufuhr nach Einsetzen der Diurese und entsprechendem Blutzuckerabfall).

Grundsätze der Dauertherapie

Insulintherapie
(Kap. 10)

Grundsätze

Für die Insulintherapie stehen verschiedene **Insulintypen** zur Verfügung:

➤ *Kurzzeitinsuline* (Normalinsulin, Altinsulin) mit schnellem Wirkungseintritt und kurzer Wirkungsdauer von ca. 3–5 Stunden: Die Halbwertszeit beträgt bei intravenöser Applikation nur einige Minuten.
➤ *Insulinanaloge* (Lispro-Insulin) haben einen noch rascheren Wirkungsbeginn und eine Wirkungsdauer von etwa 2–3 Stunden.
➤ *Verzögerungsinsuline* mit langsamem Wirkungseintritt und langer Wirkungsdauer von ca. 10–12 Stunden: Dies gilt für die isophanen NPH-Insuline (neutrales Protamin Hagedorn), die wegen ihrer Mischbarkeit bevorzugt werden. Zinkverzögerte Insuline wirken ca. 2 Stunden länger blutzuckersenkend, sind allerdings nicht stabil mit Normalinsulin mischbar.
➤ *Kombinationsinsuline*, die eine konstante Mischung aus einem Kurzzeitinsulin und einem Verzögerungsinsulin enthalten: Das Spektrum des Normalinsulinanteils in diesen Mischungen reicht von 10–50%.

Der Einsatz von Humaninsulinen wird allgemein empfohlen. Doch die Anwendung hochgereinigter Insuline vom Schwein kann gerade bei Kindern mit einer niedrigen Gesamtinsulindosis und dem eventuellen Problem einer ungenügenden Insulinwirkung in den frühen Morgenstunden wegen deren etwas längerer Wirkdauer indiziert sein.

Orientierungsfaktoren für das Regime: Im Kindesalter stellt die emotionale Problematik der Häufigkeit von Insulininjektionen ein gegenüber dem Erwachsenenalter schwerwiegendes Problem dar. Jedoch müssen sich die Empfehlungen zur Therapie an dem Ziel der Vermeidung diabetischer Folgeerkrankungen ausrichten, so daß sich die Wahl des Therapieregimes mit Insulin an der Stabilität und Regelmäßigkeit der Lebensführung einerseits und den Geboten einer möglichst optimalen (fast normoglykämischen) Stoffwechseleinstellung andererseits orientieren muß. In den mehr oder weniger standardisierten Tagesabläufen des Kleinkindes- bzw. Grundschulalters ist eine konventionelle Therapie unter Verwendung einer individuell ausgerichteten Mischung aus Normal- und Verzögerungsinsulin durchaus vertretbar, wenn das Therapieziel derart erreicht werden kann.

Auch bei Manifestation des Diabetes im Pubertätsalter sollte wegen der zu erwartenden Remissionsphase durchaus eine **konventionelle Insulintherapie (CT)** erwogen werden. Als klassische Verteilung können bei CT $^2/_3$ der gesamten Tagesinsulindosis morgens und $^1/_3$ abends gelten. Dabei werden je nach Alter der Patienten etwa 10–40% des Insulins als Normalinsulin benötigt. Im Kleinkindesalter oder bei Kindern in der stabilen Remissionsphase mit sehr geringem Insulinbedarf kann die Therapie häufig ausschließlich mit Verzögerungsinsulin durchgeführt werden, weil mit Normalinsulin Hypoglykämien nicht zu verhindern sind. Im Interesse einer guten Insulinadaptation erfolgt häufig eine Insulindosierung in $^1/_2$- oder sogar $^1/_4$-IE-Schritten. Nach Ablauf der stabilen Remissionsphase ist ab dem Schulalter mit zunehmender Variabilität der Tagesabläufe eine frühzeitige Flexibilisierung auch der Insulintherapie notwendig. Gleiches gilt bei unbefriedigender Stoffwechseleinstellung auch im Kleinkindesalter.

Dazu ist eine **„modifizierte konventionelle Insulintherapie (MCT)"** mit 3 oder 4 Insulininjektionen erforderlich. In praxi bedeutet das eine Insulininjektion mit Normal- und Verzögerungsinsulin morgens, je eine Injektion von Normalinsulin mittags und abends und ggf. zusätzlich am späten Abend vor dem Zubettgehen die Injektion von Verzögerungsinsulin. Durch die Mittagsinjektion erhalten die Kinder eine größere Freiheit bezüglich der Kohlenhydratmenge und Essenszeit mittags und die Möglichkeit einer durch Insulin abgedeckten Kaffeemahlzeit, die bei CT sonst meist nur im Sinne von Sport-BE möglich ist. Auch kann derart durch Anpassung der morgendlichen Insulindosis die häufig bei Schulkindern unbeliebte 3. Zwischenmahlzeit in der Pause nach der 4. Schulstunde entfallen. Die „geteilte Abendspritze" hilft durch spätere Verabreichung des Verzögerungsinsulins, in den frühen Morgenstunden einen sonst häufig unvermeidlichen Blutzuckeranstieg zu verhindern oder zumindest in der Ausprägung günstig zu beeinflussen, zumal die abendliche Verzögerungsinsulinmenge, die wegen des Risikos nächtlicher Hypoglykämien begrenzt ist, meist nicht die in den frühen Morgenstunden erforderliche blutzuckerstabilisierende Wirkung aufweist. Diesen Effekt nutzen die Eltern nicht selten aus, indem sie den schlafenden Kleinkindern das Verzögerungsinsulin erst ge-

gen 23.00 Uhr spritzen. Als weitere Vorteile häufigerer Injektionen können die zusätzliche Möglichkeit weiterer Korrekturen von aktuell erhöhten Blutzuckerkonzentrationen mittags oder spätabends sowie die Vermeidung der Hyperinsulinämie angeführt werden. Ältere Kinder können bei MCT ohne die Notwendigkeit des Mischens von Normal- und Verzögerungsinsulin von dem Einsatz der Injektionshilfen (Insulinpens) als Alternative zu den Spritzen profitieren, benötigen aber vor der Nutzung eine Schulung in der Handhabung des ausgewählten Pens. Diese Pens werden überwiegend als schmerzfreier, praktischer, einfacher zu handhaben und zeitsparender als der Umgang mit Insulinflaschen und Spritzen empfunden. Allerdings kann die Insulindosierung nur in 1-IE-Schritten erfolgen, weshalb ihr Einsatz bei Kleinkindern meist nicht sinnvoll ist. Dies könnte sich durch den Einsatz eines seit Anfang 1998 angebotenen Pens mit ½-IE-Graduierung ändern.

Ab dem Pubertätsalter, aber möglichst nicht vor dem 12. Lebensjahr ist eine **intensivierte konventionelle Insulintherapie (ICT)**, auch als Basisboluskonzept oder fast normoglykämische bzw. funktionelle Insulinsubstitution bezeichnet) als Therapieform zu bevorzugen. Um die hepatische Glucoseproduktionsrate der Jugendlichen (3–4 mg/kg/min) zu kontrollieren, ist ein konstanter basaler Insulinspiegel notwendig. Niedrige Insulinkonzentrationen führen aufgrund einer Entkoppelung der hepatischen Glucoseproduktionsrate zu Hyperglykämien, hohe Insulinspiegel entsprechend zu Hypoglykämien. Der Basalrate steht die prandiale Insulinausschüttung gegenüber, die während und nach der Nahrungsaufnahme erfolgt und für eine nur geringe Fluktuation der Blutglucosekonzentrationen in engen Grenzen sorgt. Mittels der ICT wird dieses physiologische Prinzip nachzuahmen versucht.

Die *Basalratensubstitution* erfolgt überwiegend mittels NPH-Insulinen. Der basale Insulinbedarf liegt bei Kindern und Jugendlichen erfahrungsgemäß bei ca. 0,35 IE/kg/Tag. Von der berechneten Dosis des Verzögerungsinsulins wird etwa die Hälfte morgens injiziert, ausgerichtet an den Blutzuckerkonzentrationen mittags und der Zahl der Hypoglykämien am späten Vormittag, weil tagsüber ein Teil der Basalrate häufig auch durch das prandiale Insulin mit abgedeckt wird. Bei ICT mit einem Insulinanalogon als prandialem Insulin ist eine exakt dosierte Basalrate wegen der kurzen Wirkungszeit besonders notwendig, um in Zeiten der „Insulinlücke" Blutzuckeranstiege zu vermeiden. Ein Großteil dieser Patienten benötigt dann auch mittags noch die Injektion einer geringen Dosis an Verzögerungsinsulin (meist ca. 4–6 IE), um am späten Abend vor Wirkeintritt des nächtlichen Verzögerungsinsulins die Insulinversorgung sicherzustellen. Die nächtliche Basalrate wird möglichst spät vor dem Schlafengehen injiziert, um den vermehrten Insulinbedarf in den frühen Morgenstunden (Dawn-Phänomen, s. u.) abzudecken. Ist auch mit der spätabendlichen NPH-Gabe kein adäquater Insulinspiegel mit entsprechend akzeptablen Blutzuckerwerten am Morgen zu erzielen, kann bei nachgewiesenem nächtlichen NPH-Versagen (= Blutzuckeranstieg nachts ab 3.00/4.00 Uhr) ein Therapieversuch mit zinkverzögertem Insulin (z. B. Semilente MC) unternommen werden. Die Dosis dieses Insulins muß allerdings initial um etwa 20% (im Vergleich zur Dosis des vorher eingesetzten NPH-Insulins) reduziert werden wegen der Gefahr von Hypoglykämien in den frühen Morgenstunden.

Das Ziel einer optimalen Basalratensubstitution besteht darin, den Blutzucker bei fehlender Nahrungszufuhr in einem Zielbereich von 80–120 mg/dl (4,5–6,7 mmol/l) konstant zu halten. Die Richtigkeit der individuellen Basalrate wird ggf. durch einen Fastentag getestet.

Die *Substitution des prandial benötigten Insulins* erfolgt vor den Hauptmahlzeiten durch die Injektion von Normalinsulin bzw. vor jeder Mahlzeit durch Gabe des Insulinanalogons. Zwischenmahlzeiten (z. B. Schulfrühstück, Kaffeemahlzeit) im Abstand von 2 Stunden von den Hauptmahlzeiten können gleichzeitig bei der Normalinsulindosierung mit berücksichtigt werden, allerdings dürfen sie keinesfalls mehr Kohlenhydrate als die Hauptmahlzeiten beinhalten. Die benötigte Insulindosis hängt hauptsächlich von der geplanten Zufuhr an Kohlenhydraten (BE, s. u.) ab, deshalb ist es sinnvoll, die Insulindosis als *Quotient Normalinsulin/BE* anzugeben. Dieser Quotient wird auch als *Kenngröße oder BE-Faktor* bezeichnet. Variable sind vor allem Alter, Größe, Gewicht, Geschlecht, Eßgewohnheiten und Tageszeit. Außerdem beeinflussen zirkadiane Veränderungen der Insulinwirksamkeit diesen Faktor, so daß morgens höhere Insulindosen als abends benötigt werden, mittags ist meist ein noch niedrigerer Faktor ausreichend. Bei adoleszenten Diabetikern beträgt dieser BE-Faktor 1,5–2,0 IE/BE. Allerdings ist er individuell sehr variabel und muß ggf. vom Patienten jeweils neu ermittelt und angepaßt werden. Erfahrungsgemäß können jugendliche Diabetiker mit folgenden BE-Faktoren die prandiale Insulinsubstitution durchführen:

➤ morgens: 2,00–3,0 (–4,0) IE/BE,
➤ mittags: 1,25–2,0 (–2,5) IE/BE,
➤ abends: 1,75–2,5 (–3,0) IE/BE.

Zusätzliche Mahlzeiten sollten zunächst mit dem niedrigsten BE-Faktor der Tageszeit (z. B. nachmittags mit dem BE-Faktor der Mittagszeit) mit Insulin versorgt werden. Falls die prandiale Substitution mit einem Insulinanalogon erfolgt, muß wegen der kurzen Wirkdauer selbstverständlich für jede Mahlzeit erneut Insulin injiziert werden. Zwischenmahlzeiten sind mit einer Insulingabe vor der Hauptmahlzeit nicht ausreichend mit Insulin abzudecken. Mit Normalinsulin beträgt die maximale Kohlenhydratmenge 6 BE/Mahlzeit, ohne das Risiko postprandialer Hypoglykämien einzugehen. Hingegen können mit einem Insulinanalogon durchaus mehr als 6 BE zu einer Mahlzeit eingenommen werden.

Bei nicht ausreichender Selbständigkeit der Patienten, bei fehlenden kognitiven Fähigkeiten und bei Ablehnung der ICT-Therapie durch die Patienten sollte jedoch eine CT oder MCT beibehalten werden, weil einerseits einige Jugendliche durchaus eine einfachere Therapieform bevorzugen und andererseits eine Intensivierung der Therapie nicht gleichbedeutend ist mit einer besseren Stoffwechseleinstellung (119). Allerdings ist heute die Akzeptanz einer ICT bei jugendlichen Diabetikern recht groß. Etwa 80% der Patienten sind zur Durchführung einer ICT bereit.

Korrektur hyperglykämischer Blutzuckerwerte: Die prandiale Insulindosis hängt neben der geplanten BE-Zufuhr auch vom aktuellen Blutzucker ab. Bei jeder Insulininjektion sollte somit die aktuelle Stoffwechselsituation „korrigiert" werden. Der aktuelle Blutzucker kann durch zusätzliche Mengen Normalinsulin nach der jeweiligen Korrekturregel beeinflußt werden. Bei Adoleszenten kann meist davon ausgegangen werden, daß 1 IE Normalinsulin den Blutzucker um etwa 30 mg/dl (1,7 mmol/l) absenkt (= 30er Regel). Jugendliche müssen individuell unterschiedlich nach einer 30er bis 60er Regel korrigieren. Wegen des glukosurie-bedingten Blutzuckerabfalls bei Werten über 200 mg/dl

(11 mmol/l) ist für die Anwendung der Korrekturregel eine obere Grenze von 3–5 IE Normalinsulin einzuplanen, weil anderenfalls überschießend bis zur Hypoglykämie korrigiert würde.

Eine Korrektur erhöhter Blutzuckerkonzentrationen kann auch bei CT im Kleinkindes- oder Kindesalter erfolgen, jedoch ist in dieser Altersgruppe vorsichtig nach einer 100er bis 200er (teilweise sogar 300er) Regel zu korrigieren, meist sogar in $1/2$- bzw. sogar $1/4$-IE-Schritten. Die Korrekturregel orientiert sich an der Normalinsulinempfindlichkeit des Kindes, dem Insulintagesbedarf und dem Körpergewicht. Natürlich können auch am späten Abend oder nachts, wenn anschließend keine Kohlenhydratzufuhr erfolgt, hyperglykämische Blutzuckerkonzentrationen korrigiert werden. Allerdings muß zu diesen Tageszeiten von einer fast doppelt so ausgeprägten Insulinwirkung ausgegangen werden, weshalb nur die Hälfte der sonst üblichen Insulindosis zur Korrektur injiziert werden sollte. Eine Regel kann auch zur Korrektur erniedrigter Blutzuckerkonzentrationen im Sinne einer Insulindosisreduktion genutzt werden (negative Korrektur). Eine derartige Insulindosisanpassung nach dem aktuellen Blutzuckerwert sollte nicht nur bei ICT, sondern auch bei CT von Beginn der Insulintherapie an konsequent erfolgen.

Spritz-Eß-Abstand (SEA) (54): Weitere Einflußfaktoren bezüglich der Insulinwirkung sind der SEA, die Injektionstechnik sowie der Ort bzw. die Beschaffenheit des Injektionsareals. Während bei präprandial niedrigen Blutzuckerkonzentrationen (< 70 mg/dl = 3,9 mmol/l) wegen der Hypoglykämiegefahr ein SEA nicht angezeigt ist, sollte bei „normalen" Blutzuckerkonzentrationen (> 70–140 mg/dl) ein SEA von ca. 15, besser 30 Minuten eingehalten werden. Höhere Blutzuckerwerte (> 140 mg/dl = 7,8 mmol/l) erfordern eine Verlängerung des SEA auf 45 bis > 60 Minuten, um durch die Insulinwirkung eine Absenkung des Blutzuckers auf Werte < 140 mg/dl vor dem Essen zu erreichen (76). Ein solcher Effekt könnte durch eine intramuskuläre Insulininjektion beschleunigt werden. Auch der Ort der Insulininjektion stellt eine beeinflussende Größe der Insulinabsorption dar. Insulin wird aus dem Subkutangewebe der Bauchhaut schneller absorbiert als aus dem des Gesäßes oder der Oberschenkel. Gleichfalls beschleunigend wirken z. B. Erwärmen und Massieren der Injektionsstelle.

Andererseits kann bei sehr niedrigen Blutzuckerwerten auch ein negativer SEA indiziert sein, was eine Injektion nach dem Essen bedeutet.

Durchführung der Insulininjektionen: Die Eltern wie auch das Kind mit Diabetes selbst müssen die Technik der Insulininjektion erlernen. Kinder können dies etwa ab dem Schulalter selbständig durchführen. Zur Insulininjektion stehen Oberschenkel, Gesäß, Oberarme und Bauchregion zur Verfügung. Bei Injektion in Oberschenkel bzw. Gesäß wird eine um bis zu 30% längere Wirkungsdauer erzielt als bei Injektion in Oberarme oder Bauch. Mit der Injektion des Insulinbolus in die Bauchregion wird eine besonders schnelle Insulinwirkung erreicht. Erfahrungsgemäß haben Kinder jedoch meist eine Abneigung gegen die Injektionen in die Bauchregion. Es ist wichtig, die Injektionsstellen rasterförmig zu wechseln. Bei jeder ambulanten Vorstellung sollten diese Areale auf das Vorliegen von Indurationen und Lipodystrophien überprüft werden. Werden die Injektionsstellen nicht regelmäßig gewechselt – und dies stellt in der Praxis ein häufiges Problem dar –, besteht die Gefahr der Entwicklung einer Lipohypertrophie. Bei 3–4% der Patienten muß bereits nach einjähriger Insulintherapie mit einer Lipohypertrophie, die eine insulinbedingte Triglyceridanhäufung darstellt, gerechnet werden (43). Es kann jedoch auch eine Lipoatrophie auftreten, als deren Ursachen Insulinverunreinigungen mit lipolytischer Wirkung wie auch eine lokale allergische Insulinwirkung vermutet werden. Dieser erstmals im Bereich der Injektionsstellen im Jahre 1926 beschriebene Verlust des subkutanen Fettgewebes wurde mit der Verwendung hochgereinigter Insuline seltener (3, 26).

Wichtige Komplikationen

Hypoglykämie: Das Auftreten von hypoglykämischen Reaktionen ist bei der heute weitgehend akzeptierten Forderung nach einer fast normoglykämischen Einstellung des Diabetes mellitus immer möglich. Definitionsgemäß liegt eine Hypoglykämie bei Blutzuckerwerten unter ca. 50 mg/dl (2,8 mmol/l) vor. Das subjektive Empfinden einer Hypoglykämie kann jedoch auch auftreten, wenn ein rascher Abfall von erhöhten Blutzuckerkonzentrationen in den Normalbereich erfolgt.

Im Anfangsstadium einer Hypoglykämie werden subjektive Zeichen wie Lustlosigkeit, Müdigkeit, Nachlassen der Konzentrationsfähigkeit, Herzklopfen, Unruhe, Zittern, Hungergefühl, eine auffällige Blässe sowie Schweißausbrüche und Angstzustände beobachtet. Eine auffällige, meist periorale Blässe ist bei sehr jungen Kindern ein häufiges Hypoglykämiezeichen. Kommt es im Rahmen der Unterzuckerung auch zu einer mehr oder weniger schweren Neuroglykopenie, dann setzt die zerebrale Phase der Hypoglykämie ein. Sie beginnt mit Wesensveränderungen wie Gereiztheit, Unleidlichkeit oder „Ungezogensein". Aber auch „Clownerien" oder unmotivierte Aggressionen werden häufig bemerkt. Bei einer stärkeren Hypoglykämie kommt es dann zum Bild des hypoglykämischen Schocks. Die Sprache wird lallend. Manche Kinder haben Halluzinationen oder können sinnwidrige Handlungen begehen. Die Entwicklung einer Bewußtlosigkeit kann sehr schnell erfolgen. In dieser Phase sind tonische Streckkrämpfe oder generalisierte tonisch-klonische Krämpfe möglich. Es ist grundsätzlich zu bedenken, daß bei durch Insulin bedingten Hypoglykämien durch die regulative Suppression von Lipolyse und Ketogenese keine Ersatzsubstrate in Form von Ketonkörpern zur Verfügung stehen und sich diese Hypoglykämien sehr schädigend auf das Zentralnervensystem auswirken können. Es kann schwierig sein, während der Nacht auftretende, „verschlafene" Hypoglykämien zu erkennen. Hinweise darauf können unruhiger Schlaf mit quälenden Träumen, zerwühltes Bett, anhaltende Kopfschmerzen und Zerschlagenheit am nächsten Morgen sein.

Die Behandlung leichter Unterzuckerungen erfolgt durch schnell resorbierbare Kohlenhydrate. Ist jedoch bereits eine Bewußtseinstrübung eingetreten und insofern eine orale Kohlenhydratzufuhr kontraindiziert, sollte 1 mg Glucagon (bei einem Körpergewicht < 25 kg 0,5 mg), welches jedem Patienten mit Typ-1-Diabetes zu verordnen ist, intramuskulär injiziert werden. Hierdurch ist die Anhebung der Blutzuckerkonzentration durch Mobilisierung der hepatischen Glykogenreserven möglich. Wenn das Kind das Bewußtsein wiedererlangt hat, müssen unverzüglich ausreichend Kohlenhydrate oral zugeführt werden, um eine erneute schwere Hypoglykämie zu vermeiden. Dies kann sich wegen Übelkeit und Erbrechen als Nebenwirkung des Glucagons schwierig gestalten und evtl. eine Glucoseinfusion erforderlich machen.

Sommerhypoglykämie: Bei warmen Umgebungstemperaturen kommt es zu einer stärkeren Absenkung der Blutzuckerkonzentration, weil eine starke Temperaturabhängigkeit des Insulinbedarfs besteht. Bei Patienten, die bereits länger als 10 Jahre an einem Diabetes mellitus erkrankt sind, besteht eine Störung der Feinabstimmung der Hautdurchblutung. Bei warmen Hauttemperaturen reagiert das Gefäßsystem mit einer überschießenden Erweiterung und Steigerung der Durchblutung, der eine beschleunigte Insulinresorption folgt.

Somogyi-Effekt (posthypoglykämische Hyperglykämie (123): Hypoglykämien, die klinisch an nächtlichem Schwitzen, Alpträumen oder auch heftigen, anhaltenden Kopfschmerzen erkennbar sein können, wechseln hierbei in kurzem Zeitabstand mit Hyperglykämie, Glukosurie und Ketonurie. Der Verlauf der Blutzuckerkonzentration ist auffällig unruhig und schwankend. Die oft nur kurzzeitigen Hypoglykämien führen im Rahmen einer hormonellen Gegenregulation (Catecholamine, Wachstumshormon und Cortisol [90]) zu einem reaktiven Blutzuckeranstieg. In den meisten Fällen ist die Problematik auf eine überhöhte Insulinzufuhr zurückzuführen. Die Insulinüberdosierung ist im Kindesalter sicherlich eine der häufigsten Ursachen einer stark instabilen Stoffwechsellage. Differentialdiagnostisch muß diese Problematik bei erhöhten morgendlichen Blutzuckerkonzentrationen, die sowohl durch eine Insulinunter- als auch -überdosierung verursacht sein können, berücksichtigt werden. Die adäquate Maßnahme ist die Reduktion der abendlichen Verzögerungsinsulindosis um zunächst ca. 10% mit der Bereitschaft zu weiteren Reduktionen im Abstand von ca. 3 Tagen. Bezüglich der Auswahl des Insulins ist der Grundsatz zu befolgen: Je instabiler die Stoffwechselsituation, desto kürzer sollte die Wirkdauer des verwendeten Insulins sein, d. h., instabile Situationen machen häufigere Injektionen notwendig.

Dawn-Phänomen (117): Dieses häufige Problem speziell in der Pubertätsphase beschreibt einen ausgeprägten Anstieg der Blutzuckerkonzentration in den frühen Morgenstunden. Als Ursache wird u. a. eine vermehrte Wachstumshormonsekretion am Anfang der Nacht angenommen (35). Therapeutisch schwierige Probleme ergeben sich aus der inter- und intraindividuellen Variabilität der Neigung zu einer morgendlichen Hyperglykämie (11). Der morgendliche Anstieg kann evtl. durch einen späteren Zeitpunkt der Injektion des Verzögerungsinsulins oder ggf. den Wechsel auf ein hochgereinigtes Schweineinsulin (z. B. zinkverzögertes Insulin) oder aber durch den Einsatz einer Insulinpumpe ausgeglichen werden.

Akute Stoffwechselentgleisungen bei interkurrenten Infekten: Bei jedem fieberhaften Infekt steigt der Insulinbedarf durch die entstehende Insulinresistenz und die Prädominanz der „Streßhormone" mit insulinantagonistischer Wirkung an. Deshalb muß selbst bei Erbrechen und reduzierter Nahrungszufuhr meist die übliche Insulindosierung beibehalten werden oder sogar anhand der aktuellen Blutzuckerwerte gesteigert werden. Nicht selten kommt es zur Ketonurie, auch bei nur mäßiger Hyperglykämie und Glukosurie. Oft ist dann eine Erhöhung der Insulindosierung um bis zu 20% der üblichen Dosis notwendig. Andererseits muß die Dosierung bei rezidivierendem und schwerem Erbrechen gelegentlich bis zu 50% reduziert werden; ggf. wird wegen der drohenden Dehydratation sogar eine parenterale Flüssigkeitszufuhr erforderlich.

Spezielle neurobiologische Auswirkungen: Die Meinung, Kinder mit Diabetes mellitus seien intelligenter als ihre gesunden Klassenkameraden, ist weit verbreitet. Der Erfolg bezüglich der schulischen Leistungen beruht jedoch vorwiegend auf einem größeren Ehrgeiz. Es besteht zunehmende Gewißheit, daß der Typ-1-Diabetes mit kognitiven und verhaltensbezogenen Auffälligkeiten einhergeht. Im Vordergrund stehen dabei Lern- und Gedächtnisstörungen sowie Auffälligkeiten im Bereich der allgemeinen Intelligenz und der Geschwindigkeit motorischer Leistungen (108, 112). Für die kognitive Entwicklung können vier Risikofaktoren ausgemacht werden (113):

➤ Kinder, die einen Typ-1-Diabetes vor dem 5. Lebensjahr entwickelten, haben einen niedrigeren IQ, größere Lernschwierigkeiten und eine höhere Fehlerrate bei visopraktischen Tests.
➤ Eine schlechte Stoffwechseleinstellung bewirkt leichte Einschränkungen der mentalen Effektivität (112).
➤ Die Häufigkeit hypoglykämischer Ereignisse beeinflußt das neuropsychologische Leistungsvermögen.
➤ Schulfehlzeiten korrelieren mit einem verminderten verbalen IQ.

Ernährungsgrundsätze
(s. auch Kap. 7)

Diabetesgerechte Ernährung: Da die Ernährung des Kindes mit Typ-1-Diabetes lediglich die Einhaltung allgemeingültiger Grundsätze einer gesunden Ernährung erfordert, sollte sie nicht als „Diät" bezeichnet werden und somit bei Eltern und Patienten nicht das Gefühl einer wesentlichen, ernährungsbezogenen Benachteiligung erzeugen. Daraus ergibt sich als wesentliche Aufgabe die Unterweisung von Patienten und Eltern in den Grundzügen der Ernährungslehre. Darüber hinaus müssen die Auswirkungen von Nahrungsmitteln auf die Blutzuckerkonzentration bekannt sein, um Schwankungen der Serumglucosekonzentration durch die Nahrungsaufnahme ausbalancieren zu können. Es ist jedoch für das Kindesalter besonders wichtig, daß die Tatsachen einer gesunden Ernährung mit den Vorlieben des Kindes im Einklang stehen, um eine Ablehnung oder psychische Folgen zu vermeiden.

Bedarf und Aufteilung der Nährstoffe: Der Nährstoffbedarf der Kinder mit Diabetes weist gegenüber dem gesunder Kinder keine Unterschiede auf. Die Formel nach P. White (148) kann daher als eine einfache Berechnungsgrundlage herangezogen werden:

$$\text{Gesamtkalorienbedarf (kcal)/Tag} = 1000 + (\text{Lebensalter} \times 100)$$

Auf Energieverluste durch eine unerwünschte Glukosurie sollte geachtet werden. Die Gesamtkalorien sollten in folgender Weise aufgeteilt sein: ca. 50–55% Kohlenhydrate, ca. 30–35% Fett und ca. 15% Eiweiß (59, 28). Bei einer zu starken Absenkung des Fettanteils der Nahrung muß vor allem bei Kindern beachtet werden, daß diese damit wesentlich an Schmackhaftigkeit verliert. 70% der Kohlenhydrate sollten in möglichst komplexer und ballaststoffreicher Form verabreicht werden. Sie können unter Verwendung des „Glykämie-Index" nach Jenkins beurteilt werden (60). Dieser gibt die Austauschbarkeit der Nahrungsmittel nach Mengen an, die jeweils einen gleichen Glucoseanstieg hervorrufen. Er zeigt gleichzeitig auf, daß der einfache Kohlenhydratgehalt eines Nahrungsmittels keinen Hinweis auf die physiologische Blutzuckerantwort zuläßt.

Der **Kohlenhydratgehalt** der Nahrung kann traditionell in „Berechnungseinheiten" (BE, „Broteinheiten") angegeben werden. Einer BE entsprechen 10–12 g Kohlenhydrate. Da 1 g Kohlenhydrat knapp über 4 kcal (17 kJ) enthält, entsprechen einer BE ca. 50 kcal (210 kJ) Kohlenhydrate. Teilweise werden auch in Deutschland inzwischen im Rahmen der internationalen Anpassung mit der „Kohlenhydrateinheit" (= KHE oder KH) die Nahrungsmittelmengen mit einem Gehalt an verwertbaren Kohlenhydraten von 10 g quantifiziert (136).

Ein striktes Meiden von Saccharose ist nicht mehr erforderlich. Allerdings sollten raffinierte Zucker, insbesondere Saccharose, weitgehend (< 10% der Gesamtenergie) vermieden werden. Im Kindesalter muß dabei insbesondere an Süßigkeiten und Limonade gedacht werden. Beim Süßen von Speisen sollten systematisch Zuckeraustausch- bzw. -ersatzstoffe verwendet werden. Für die Anwendung von Süßstoffen im Kindesalter gelten die von der WHO festgelegten Höchstwerte (1982):

➤ Saccharin: 2,5 mg/kg/Tag,
➤ Cyclamat: 11,0 mg/kg/Tag,
➤ Aspartam: 40,0 mg/kg/Tag.

Bei der Verabreichung normaler Nahrungsbestandteile kann deren Auswirkung auf den Blutzuckeranstieg als Folge der Resorptionsgeschwindigkeit durch bewußte Kombination beeinflußt werden.

So wird durch die Kombination eines Kohlenhydrates mit Fett bzw. Protein bereits die Magenentleerung verlangsamt.

Empfehlung bestimmter Nahrungsmittel: Wie auch bei gesunden Kindern sollte der Deckung des Calciumbedarfs besonderes Augenmerk geschenkt werden, d. h., Milch und Milchprodukte sollten regelmäßig im Kostplan berücksichtigt werden. Obst kann im Speiseplan des Diabetikers einen Problempunkt darstellen, weil insbesondere die Sommerobstsorten sehr zuckerhaltig sind. Bezüglich der Auswirkung auf die Blutzuckerkonzentration sind Äpfel am günstigsten zu bewerten.

Durch eine entsprechende Schulung muß in der Familie das Bewußtsein aufgebaut werden, daß die Ernährung des Patienten mit bewußt aus dem normalen Angebot ausgewählten Nahrungsmitteln erfolgt und somit der Einkauf von „Diabetikerprodukten" aus dem Reformhaus überflüssig ist.

Regelmäßige und bedarfsgerechte Nahrungszufuhr: Bei der Ernährung im Kindesalter wird besonderer Wert auf eine regelmäßige Nahrungszufuhr bei konstantem Kohlenhydratanteil gelegt. Spezialsituationen, wie einerseits eine gesteigerte oder verminderte körperliche Aktivität oder andererseits z. B. Familienfeiern und Kindergeburtstage, erfordern eine bewußte Anpassung, sei es durch zusätzliche Insulininjektionen oder durch eine veränderte Nahrungszusammensetzung an diesem Tag. Das Entwöhnen der Kinder von einer übermäßigen Zufuhr von Süßigkeiten muß ein wesentlicher Inhalt der Schulung von Eltern und Patienten sein (s. u.). Dies kann nur von Erfolg gekrönt sein, wenn das Ernährungsverhalten der gesamten Familie beeinflußt und ggf. verändert wird.

Der **Verteilung der Mahlzeiten** kommt in Abhängigkeit von körperlicher Aktivität und Insulinwirkprofil eine besondere Bedeutung zu. Wird ein Insulin mit hohem Initialeffekt injiziert, so muß z. B. morgens der Kohlenhydratanteil im Frühstück angehoben werden. Bei einem hohen morgendlichen Normalinsulinanteil ist besonders auf die

Hypoglykämiegefahr auf dem Schulweg zu achten. In der Schule ist bei konventioneller Insulintherapie erfahrungsgemäß die Unterrichtszeit gegen 11 Uhr problematisch, weil die Verzögerungskomponente anflutet, ohne u. U. durch eine ausreichende Kohlenhydratmenge balanciert zu sein. Die Nahrungsaufnahme in der zweiten Pause ist somit besonders wichtig.

Diese „zwanghafte" Form des Essens ist nach Übergang auf häufigere tägliche Insulininjektionen oder ICT nicht mehr notwendig, weil bei ICT die Insulinwirkung den Kohlenhydratmengen der Mahlzeiten angepaßt ist. Durch häufigere Insulininjektionen gewinnen die Patienten „Freiheiten" bezüglich des Zeitpunktes der Mahlzeiten und deren Kohlenhydratgehalt. Die Notwendigkeit vieler kleiner Mahlzeiten entfällt. Allerdings muß auch bei ICT-Patienten auf eine ausreichende Zufuhr von mindestens 15 BE/Tag im Durchschnitt mehrerer Tage geachtet werden, weil anderenfalls durch BE-arme Ernährung unter der Vorstellung, dann seltener Insulin injizieren zu müssen, eine Fehlernährung folgen kann. Im Sinne einer gesunden und diabetesgerechten Ernährung sollte deshalb bei Jugendlichen unter ICT keine „liberalisierte Diät" mit genereller Freigabe von Saccharose erfolgen. Süßigkeiten und Fast food sind für Diabetiker heutzutage in Maßen erlaubt.

Körperliche Aktivität
(s. auch Kap. 17)

Indikationen und Kontraindikationen: Grundsätzlich bewegen sich Kinder viel mehr als Erwachsene, weshalb sich Mahnungen zu regelmäßiger sportlicher Aktivität meist erübrigen. Eine regelmäßige und tägliche körperliche Aktivität ist sehr zu begrüßen und stellt einen wesentlichen Teil der Therapie des Kindes oder Jugendlichen mit Diabetes mellitus dar. Die Diagnose Typ-1-Diabetes ist nahezu eine Indikation, in einen Sportverein einzutreten, um durch regelmäßige Trainingsstunden ein Gleichmaß an körperlicher Aktivität zu sichern. Auch Leistungssport kann, wie an vielen Beispielen belegbar, uneingeschränkt betrieben werden. Eine Befreiung vom Schulsport ist daher nicht angezeigt. Eine besondere Überwachung beim Schwimmunterricht ist jedoch notwendig. Die Lehrpersonen müssen vor allem über die Symptome einer Hypoglykämie und die Notwendigkeit von Zwischenmahlzeiten sowie Sport-BE informiert sein.

Einfluß auf den Stoffwechsel: Im gesunden Organismus führt körperliche Aktivität zu einem vermehrten Muskelglykogenabbau (143). Nach Entleerung der muskulären Glykogenspeicher und Fortführung der Muskelaktivität kommt der insulinabhängigen Glucoseaufnahme in die Muskulatur sowie der gleichzeitig vermehrten hepatischen Glucoseproduktion eine zunehmende Bedeutung für die Glucosehomöostase zu. Hormonell ist körperliche Aktivität zunächst durch einen Insulinabfall bei gleichzeitigem Glucagon- und Catecholaminanstieg gekennzeichnet. Diese Veränderungen stimulieren die hepatische Glucoseproduktion durch eine Steigerung von Glykogenolyse und Glukoneogenese. Bei Patienten mit Typ-1-Diabetes kann sich körperliche Aktivität jedoch in Abhängigkeit von Glucosekonzentration und Insulinverfügbarkeit im Moment des Bewegungsbeginns unterschiedlich auswirken. Durch hohe Insulinkonzentrationen werden Glykogenolyse und Glukoneogenese gehemmt, und die Blutzuckerkonzentration fällt ab. Bei einem schlecht eingestellten und mit Insulin unterversorgten Diabetiker mit Blutzuckerkonzentrationen vor Bewegungsbeginn von > 300 mg/dl (17 mmol/l) sind dagegen Glykogenolyse und Glukoneogenese bei einer verminderten muskulären Glucosekonzentration ungehemmt, so daß ein weiterer Anstieg der Glucosekonzentration die Folge ist. In Abhängigkeit von der diabetischen Stoffwechsellage kann körperliche Aktivität bei Patienten mit Typ-1-Diabetes somit entweder zu einem Anstieg oder auch zu einem Abfall der Blutzuckerkonzentration führen.

Kalorienbedarf: Den individuell sehr unterschiedlichen Bedarf an zusätzlichen BE (auch abhängig vom Trainingszustand) kann jeder einzelne Diabetiker nur durch konsequente Blutzuckerselbstkontrolle vor, während und nach sportlicher Aktivität bestimmen. Initial empfiehlt es sich, mit ca. 1 BE/Stunde Sport zu beginnen. Schulischer Sportunterricht erfordert allerdings meist keine Zusatz-BE. Bei Kindern und Jugendlichen sollte auch berücksichtigt werden, daß speziell der Schwimmbadbesuch im Vergleich zu erwachsenen Diabetikern, die mit 1–2 Sport-BE auskommen, häufig 2–3 Zusatz-BE/Stunde notwendig macht.

Die **blutzuckersenkende Wirkung** körperlicher Aktivität muß in verschiedenen Situationen berücksichtigt werden. Ist einerseits am Nachmittag sportliche Betätigung vorgesehen, muß dies in der Nahrungsmenge am Mittag bzw. der zum Mittagessen zu injizierenden Insulinmenge berücksichtigt werden. Es ist günstiger, die Aktivitätsphase auf die Zeit nach der Einnahme von Mahlzeiten zu legen und länger dauernde körperliche Aktivität durch eine kleine Zwischenmahlzeit zu unterbrechen (Sport-BE). Andererseits gilt es zu bedenken, daß die Auswirkungen körperlicher Aktivität auf die Blutzuckerkonzentration über den Aktivitätszeitraum hinausreichen können. Dies bedeutet in der Praxis, daß z. B. noch am Montag eine Reduktion der Insulindosis angebracht sein kann, wenn etwa am Sonntag eine mehrstündige Wanderung unternommen wurde. Bei Schulkindern werden in den Ferienwochen mit ihrem höheren Grad an körperlicher Aktivität und entspannter Atmosphäre bessere Ergebnisse der Stoffwechseleinstellung erzielt als während der Schulmonate. Dies unterstreicht erneut die körperliche Bewegung als einen wesentlichen Teil der Therapieführung im Kindesalter.

Kriterien der Stoffwechselkontrolle

Eine alltagsnahe Stoffwechselüberwachung ist am besten zu erfüllen, wenn Patient oder Eltern die Stoffwechselsituation selbst überprüfen und die Befunde dokumentieren. Kontrollen sind nur sinnvoll, wenn die Ergebnisse stets protokolliert werden. Für die Stoffwechselkontrollen stehen verschiedene Blut- und Urinparameter zur Verfügung. Es sind dies die Ausscheidung von Glucose und Ketonkörpern im Urin sowie die Konzentrationen von Blutzucker und glykosyliertem Hämoglobin (s. Kap. 5 und 6).

Die Frequenz der zu empfehlenden **Blutzuckerkontrollen** hängt vom Alter der Patienten und der Art der Insulintherapie ab. Im Gegensatz zu den Injektionen akzeptieren erfahrungsgemäß bereits Kleinkinder recht problemlos die täglichen Blutzuckerkontrollen. Eine Blutzuckerkonzentration < 140 mg/dl (7,8 mmol/l) 2 Stunden nach einer Mahlzeit gilt als sehr gute Stoffwechseleinstellung. Nach sorgfältiger Abwägung von Risiko (= Hypoglykämien) und Nutzen (= Verhinderung der diabetischen Folgeerkrankungen) wurde vorgeschlagen, eine postprandiale Blutzuckerkonzentration von zumindest < 180 mg/dl (10 mmol/l) anzustreben (139). Der fast normoglykämische

Zielblutzucker sollte in der Remissionsphase mit 70–120 mg/dl (3,9–6,7 mmol/l), in der Postremissionsphase mit 70–140 (–160) mg/dl (3,9–7,8 bzw. 8,9 mmol/l) definiert werden. In der Remissionsphase können bei stabiler Stoffwechseleinstellung 2 Blutzuckermessungen vor den Insulininjektionen ausreichend sein. Sie sollten aber möglichst durch regelmäßige Uringlucosebestimmungen ergänzt werden. Ansonsten sind 4 Blutzuckerselbstkontrollen täglich (vor den 3 Hauptmahlzeiten und am späten Abend) anzuraten, weil durch Kenntnis des aktuellen Blutzuckers den Eltern und Kindern ermöglicht wird, den Stoffwechsel durch zusätzliche Insulingabe oder Auslassen von BE zu beeinflussen. Zusätzliche Kontrollen sind bei hypoglykämischer Symptomatik oder interkurrenten Infekten erforderlich. Kinder und Jugendliche sind in der optischen Ablesung der Blutzuckerteststreifen unsicher und sollten deshalb mit einem handelsüblichen Reflektometer ausgerüstet werden. Die erhobenen Befunde müssen konsequent in einem „Diabetikertagebuch" mit den Erklärungen für Abweichungen vom Zielblutzucker dokumentiert werden. Frühestmöglich sollten die Patienten an den Stoffwechselselbstkontrollen beteiligt werden: Urinzuckermessungen können bereits im Vorschulalter, Blutzuckerbestimmungen ab dem Schulalter weitgehend selbständig von den Kindern vorgenommen werden.

Die **Urinzuckerausscheidung** sollte weniger als 5% der zugeführten Kohlenhydratmenge betragen. Von der einfachen Möglichkeit der Testung der Glucoseausscheidung im Urin, die eine Aussage über einen bestimmten Zeitraum ermöglicht, sollte auch trotz der guten und einfachen Möglichkeiten zur Blutzuckermessung reichlich Gebrauch gemacht werden. Die Testung sollte möglichst vor jeder Hauptmahlzeit erfolgen. Ihre Aussagekraft bezüglich des Testzeitpunktes kann gesteigert werden, wenn nach einem Urintest die Blase entleert wird und ca. 1/2 Stunde später eine erneute Urintestung erfolgt.

Auch die Aussagekraft des Morgenurins kann erhöht werden, wenn die Testung sowohl in der ersten Morgenportion als auch nochmals ca. 1/2 Stunde später in einer zweiten Urinprobe erfolgt. Damit ist sowohl eine Aussage über die nächtliche als auch über die akute morgendliche Stoffwechselsituation möglich. Nachteile der Uringlucosetestung sind, daß sich die Nierenschwelle beim gleichen Patienten täglich ändern kann und negative Tests bei Patienten mit hohen Nierenschwellen eine gute Stoffwechseleinstellung vortäuschen.

Eine Testung der **Ketonkörper** im Urin sollte einmal pro Tag, möglichst im Morgenurin, erfolgen. Bei akuten Erkrankungen oder Streßzuständen sollte diese Testung jedoch häufiger durchgeführt werden.

Glykohämoglobine und Fructosamin: Die Messung der Glykohämoglobine (HbA$_1$, HbA$_{1c}$) (s. auch Kap. 5) stellt eine verläßliche Aussagemöglichkeit für die metabolische Langzeitkontrolle dar. Erste, voneinander unabhängige Berichte, daß die HbA$_{1C}$-Werte bei Diabetikern erhöht seien, waren 1968 und 1971 erfolgt (95, 137). Die Bindung von Glucose an Hämoglobin ist irreversibel und ist somit nur durch die erythrozytäre Lebensspanne von ca. 120 Tagen begrenzt. Eine HbA$_{1c}$-Messung korreliert mit der durchschnittlichen Blutzuckerkonzentration während der vorausgegangenen 2–3 Monate. *Fructosamin* ist die Bezeichnung für ein festes Verbindungsprodukt zwischen Glucose und der Aminogruppe eines Proteins. Derzeit wird mit dieser Bezeichnung die Summe der glykosylierten Serumproteine beschrieben.

Fructosamin spiegelt die integrierte Blutzuckerkonzentration der letzten 2–3 Wochen wider.

Bei der Beurteilung der glykosylierten Proteine bzw. Hämoglobine ist zu berücksichtigen, daß eine Überlappung mit dem Normalbereich besteht. Als Normalwerte können gelten (20):
➤ HbA$_1$ 4,5–10,5%,
➤ HbA$_{1c}$ 4,6–5,6%,
➤ Fructosamin 1,4–2,9 mmol/l.

Als Therapieziel kann somit ein HbA$_{1c}$-Wert von < 7,5% definiert werden. Dies entspricht etwa der HbA$_{1c}$-Konzentration unterhalb der 3fachen Standardabweichung. Mit Ausnahme der pubertierenden Diabetiker (aus den oben genannten Gründen) ist das Erreichen einer derartigen „guten" Stoffwechseleinstellung bei über 50% der Patienten erreichbar. Die gleichzeitige Bestimmung von HbA$_{1c}$ und Fructosamin gibt in der Praxis die Möglichkeit, neben der Einstellung der vergangenen Wochen noch zusätzlich den Trend der Stoffwechselführung zu beurteilen. Ein Patient hatte z. B. bei der letzten Vorstellung vor 6 Wochen unbefriedigende HbA$_{1c}$- und Fructosaminwerte. Bei der aktuellen Vorstellung ist die HbA$_{1c}$-Konzentration weiterhin stark erhöht, die Fructosaminkonzentration jedoch abgefallen. Aus dieser Konstellation kann geschlossen werden, daß der Patient in den letzten 2–3 Wochen eine Besserung der metabolischen Situation erzielt hat.

Diabetisches Kind bei Operationen

(vgl. Kap. 18)

Präoperative Führung: Ziel der präoperativen Behandlung ist es, eine ausgeglichene und stabile Stoffwechsellage zu erreichen. Eine Operation ist nur im Zustand des Coma diabeticum unmöglich (39). Der Patient muß zuerst aus der Stoffwechseldekompensation herausgeführt werden, Narkosekontraindikationen für Diabetiker sind (92):
➤ drohende oder manifeste Stoffwechseldekompensation,
➤ vorliegende oder soeben überwundene Hypoglykämie,
➤ Schock.

Die Wahl des Operationszeitpunktes ist wichtig, weil die in vielen Fällen unvermeidlichen Stoffwechselentgleisungen unter vollem Einsatz von Labor und Pflegepersonal abgefangen und ausgeglichen werden müssen. Diabetiker sollten am Wochenanfang und am frühen Morgen operiert werden. Um einer morgendlichen Ketonämie vorzubeugen, wird am Vorabend der Operation eine möglichst fettarme Abendmahlzeit verabreicht.

Vorgehen am Morgen des Operationstages: $^1/_3$–$^2/_3$ der morgendlichen Insulindosis wird wie üblich subkutan verabreicht. Gleichzeitig wird eine Dauertropfinfusion mit 5%iger Glucoselösung plus Elektrolyte (natriumreiche Lösungen mit 70–100 mmol Na$^+$/l!) angehängt. Als Zufuhrraten (pro kg/Std.) sind zu empfehlen:

1.– 5. Lebensjahr	4–10 ml,
6.– 9. Lebensjahr	4–8 ml,
10.–14. Lebensjahr	2–6 ml.

Bei peripheren Eingriffen (z. B. Extremitäten) sollte man sich an der unteren Grenze und bei Operationen an Thorax oder Abdomen an der oberen Grenze orientieren.

Intraoperative Führung: Durch die Operationsbelastung kommt es zur Ausschüttung streßinduzierter, antiinsulinär wirkender Hormone wie Adrenalin, Cortisol, Glucagon und Wachstumshormon (36). In der Folge ist während der Operation ein Blutzuckeranstieg zu verzeichnen, der bei Diabetikern die mehrfache Höhe des Ausgangswertes erreichen kann.

Die infolge einer narkoseinduzierten Atemdepression eintretende Hypoventilation und Hyperkapnie fördert die Hyperglykämie. Bei Narkose mit Methoxyfluran und Halothan erfolgt durch Dämpfung des sympathikoadrenalen Systems kein Blutzuckeranstieg. Auch dem bei der Neuroleptanalgesie verwendeten Dehydrobenzperidol kommt eine starke adrenolytische Wirkung zu. Bei apparativer Narkosebeatmung bleibt wegen der besseren Beherrschung der Atemdepression das Maß möglicher Blutzuckersteigerungen in Grenzen. Die während der Beatmung fast immer entstehende respiratorische Alkalose übt häufig einen „insulinähnlichen" Effekt mit leichtem Blutzuckerabfall aus. Entschließt man sich zur Lokalanästhesie, so sollte auf die Adrenalinbeimischung zum Anästhetikum verzichtet werden. Schon geringe Adrenalindosen führen bereits beim Stoffwechselgesunden zu einem prompten Blutzuckeranstieg. Intraoperativ sollte die Blutzuckerkonzentration durch eine intravenöse Insulinzufuhr zwischen 80 und 180 mg/dl (4,5–10,0 mmol/l) gehalten werden (152).

Postoperative Überwachung: Weiterführung der gut steuerbaren intravenösen Insulinzufuhr. Der Insulinbedarf muß postoperativ individuell neu ermittelt werden. Es kann mit dem 1,5fachen präoperativen Bedarf bei gleicher Kalorienzufuhr gerechnet werden. Diabetiker müssen frühzeitig mobilisiert werden.

Notfalloperationen bei schlechter Stoffwechseleinstellung: Bei schlechter Stoffwechseleinstellung können im Rahmen von Notfallsituationen operative Eingriffe indiziert sein. Die Infusionstherapie orientiert sich an den aktuellen Blutzuckerkonzentrationen:
➤ Blutzucker > 300 mg/dl: 0,9%ige Kochsalzlösung
➤ Blutzucker < 300 mg/dl: 5%ige Glucoselösung + Elektrolyte.
Normalinsulin sollte in einem initialen Bolus von 0,05 IE/kg intravenös und nachfolgend als kontinuierliche Infusion (Perfusor) von 0,05–0,1 IE/kg/Std. verabreicht werden. Es werden die Grundsätze der Behandlung der diabetischen Ketoazidose angewendet. Intraoperativ erfolgen 1/4- bis 1/2stündliche Blutzuckerkontrollen. Es werden Blutzuckerkonzentrationen zwischen 150 und 250 mg/dl (8,3–13,9 mmol/l) angestrebt.

Wachstum und Reifung

Vor der Entdeckung des Insulins im Jahre 1921 waren Kinder mit einem Typ-1-Diabetes nur wenige Monate lebensfähig und entwickelten in dieser Zeit eine ausgeprägte Dystrophie. In den ersten Jahren der Insulinbehandlung verstarben Kinder nicht mehr vorzeitig, jedoch war die Entwicklung eines ausgeprägten diabetischen Minderwuchses extrem häufig. In den vergangenen Jahrzehnten wurden hervorragende therapeutische Erfolge erzielt. Eine Verzögerung von Wachstum und Entwicklung stellt jedoch nach wie vor ein Problem dar (5, 14, 125). Eine Patientenanalyse der Universität Missouri (57) erlaubt einen näheren Einblick. Kinder, die metabolisch sehr gut eingestellt waren, zeigten ein normales Wachstumsmuster, jene mit schlechter Stoffwechseleinstellung dagegen zeigten ein schlechtes Längenwachstum und eine verzögerte körperliche Entwicklung. Schlecht

eingestellte Kinder und damit solche mit Wachstumsproblemen fanden sich vermehrt unter jenen mit nur einer Insulininjektion pro Tag. Nach Verbesserung der Stoffwechseleinstellung erzielten diese Kinder auch eine des Wachstums.

Trotzdem muß nach Stellen der Diagnose Diabetes mellitus davon ausgegangen werden, daß die Kinder statistisch gesehen ein im Vergleich zur genetischen Zielgröße etwas geringeres Längenwachstum zeigen (34).

Der durchschnittliche Gewichtszuwachs im Kleinkindesalter beträgt 2–3 kg pro Jahr. Der jährliche Zuwachs des Insulinbedarfs liegt in dieser Zeit bei 2–3 IE. Mit der beginnenden Pubertätsentwicklung steigt der Insulinbedarf aber stark an (häufig > 1,0, teils bis 1,3 IE/kg/Tag).

Komplikationen

Vorkommen und Problematik

Die schwerwiegenden Komplikationen des Typ-1-Diabetes werden im Kindes- und Jugendalter aufgrund der begrenzten Beobachtungszeit nur selten gesehen.

Darin liegt für den Kinderarzt einerseits eine große Gefahr, im vermeintlichen Bewußtsein der Problemlosigkeit den Patienten nicht ausreichend zu einer guten oder zumindest besseren Stoffwechseleinstellung zu motivieren, sowie andererseits die Verantwortung, eine optimale Prävention zu betreiben.

Die ersten Anzeichen von diabetischen Folgeerkrankungen sind durchaus bereits im Kindes- bzw. Jugendalter feststellbar.

Mikro- und Makroangiopathien, deren Frequenz und Zeitpunkt des Auftretens direkt mit der Qualität der Stoffwechseleinstellung korrelieren (132), sind meist erst nach dem 20. Lebensjahr nachzuweisen, bei einer dann etwa 10–15jährigen Diabetesdauer. Trotzdem muß bereits im Kindesalter die individuell bestmögliche Stoffwechseleinstellung mit fast normoglykämischen Blutzucker- und niedrigen HbA_{1c}-Werten angestrebt werden, weil die Lebenserwartung der Diabetiker von den vaskulären Komplikationen abhängig ist. Früher galt die Zeit bis zur Pubertät als relativ unproblematisch bezüglich der Entwicklung von diabetischen Folgeerkrankungen. 1993 wurde jedoch nachgewiesen, daß auch die Zeit vor der Pubertät zum Risiko diabetischer Mikroangiopathien beiträgt (79).

Mikroangiopathie

Diabetische Retinopathie (Kap. 25): Bis in die Mitte der 30er Jahre war die diabetische Retinopathie selten, weil vor der Entdeckung und Einführung des Insulins nur wenige Patienten die zur Entwicklung dieser Komplikation notwendigen Krankheitsjahre erreichten. Erst ab etwa 1940 nahm die Lebenserwartung und damit die Zahl der Diabetiker mit diabetischer Retinopathie rasch zu. Diese beruht auf einer Schädigung und erhöhten Durchlässigkeit der Blut-Retina-Schranke, die sich z. B. bereits frühzeitig durch eine fluoreszenzangiographische Untersuchung nachweisen läßt. Mit der diabetischen Retinopathie muß bei 20% der Patienten nach 10 und bei 50% nach 20 Erkrankungsjahren gerechnet werden. Zwischen der Qualität der Stoffwechselkontrolle und dem Auftreten dieser Mikroangiopathieform besteht ein eindeutiger Zusammenhang (132). Über erste fluoreszenzangiographisch erkennbare Retinaveränderungen wurde im Kindesalter nach einer Krankheitsdauer von ca. 5 Jahren berichtet.

Diabetische Nephropathie (Kap. 24): Das erste klinische Anzeichen der diabetischen Nephropathie ist die Proteinurie. Wenn diese kontinuierlich nachgewiesen werden kann, so muß bei 50–80% der Patienten innerhalb der nächsten 10 Jahre mit einem terminalen Nierenversagen gerechnet werden (41, 140). Erst durch den Nachweis einer minimalen Albuminausscheidung, was mit Standardmethoden früher nicht möglich bar war (Mikroalbuminurie), sind mittels Nephelometrie bzw. Radioimmunassay neue Möglichkeiten der Früherkennung gegeben. Als *Mikroalbuminurie* wird eine Albuminausscheidung von > 20 µg/min und < 200 µg/min bezeichnet. Die Prävalenz einer erhöhten Albuminausscheidung wird mit 4,3–25% angegeben (83), in der Altersgruppe der pädiatrisch betreuten Diabetiker unter 18 Jahren nach 5 Jahren Diabetesdauer mit 14% (6). Die Untersuchung von 100 Typ-1-Diabetes-Patienten mit einer mittleren Diabetesdauer von 12,1 Jahren erbrachte, daß Patienten mit einer mittleren HbA_{1c}-Konzentration von nicht über 9,0% (entsprechend einer mittleren Blutzuckerkonzentration von 190–200 mg/dl = 10,6–11,1 mmol/l) eine signifikant niedrigere Albuminausscheidung aufwiesen als solche mit einer HbA_{1c}-Konzentration > 9,0% (132). Zur Erkennung frühester nephropathischer Veränderungen wurde von der Konsensuskonferenz des National Institute of Diabetes and Digestive and Kidney Diseases vorgeschlagen, die Albuminausscheidung bei allen Patienten mit einer Diabetesdauer ab 5 Jahren einmal im Jahr zu überprüfen (19).

Bezüglich der Nierenfunktion ist zu bedenken, daß die ersten Auffälligkeiten der Nierenfunktion nicht mit einer Absenkung, sondern mit einer Anhebung der endogenen Kreatinin-Clearance im Sinne einer Hyperfiltration einhergehen.

Therapeutisch hat sich der frühzeitige Einsatz von ACE-Hemmern bei Mikroalbuminurie bewährt (133). Dadurch wird das Risiko der fortschreitenden Nephropathie beim Patienten mit Mikroalbuminurie unabhängig von der blutdrucksenkenden Wirkung reduziert. Da eine Blutdruckerhöhung den Krankheitsverlauf beschleunigt, muß ein arterieller Hypertonus bei Diabetes mellitus frühzeitig und konsequent behandelt werden (153).

Diabetische Neuropathie

(Kap. 26)

Hinsichtlich des Auftretens einer diabetischen Neuropathie sollten alle Kinder und Jugendlichen mit Typ-1-Diabetes mellitus regelmäßig neurologisch untersucht und auf das Schmerz-, Temperatur- und Vibrationsempfinden (Stimmgabel) untersucht werden. Bei Verdacht auf manifeste Neuropathie können Nervenleitgeschwindigkeit und evozierte Potentiale gemessen werden. Frühzeitige Verminderungen der Nervenleitfähigkeit und der sensorischen Leitfähigkeit wurden bei Kindern und Jugendlichen mit einer Diabetesdauer von über 3 Jahren in Anhängigkeit von zunehmender Körperlänge und Stoffwechselqualität in 57% der Fälle nachgewiesen (55).

Makroangiopathie

(Kap. 22)

Die Entwicklung einer Makroangiopathie beim Typ-1-Diabetes-Patienten hat einen entscheidenden Einfluß auf die Lebenserwartung, Mit Hilfe der Doppler-Sonographie konnte festgestellt werden, daß durch die Bestimmung der Pulswellengeschwindigkeit bereits im Kindes- und Jugendalter erste makroangiopathische Veränderungen erfaßt werden können. Bei 63 Diabetikern mit einem mittleren Alter von 16,2 Jahren und einer Diabetesdauer von 8,5 Jahren wurde in der A. femoralis eine höhere Pulswellengeschwindigkeit als bei vergleichbaren Gesunden festgestellt. Damit sind bereits im Kindesalter die ersten Hinweise auf eine beginnende Makroangiopathie gegeben (71).

Gingivitis

(Kap. 36)

Wie in einer Untersuchung an 43 Kindern mit Typ-1-Diabetes gezeigt werden konnte, ist eine schlechte Stoffwechseleinstellung mit dem häufigen Auftreten von Zahnfleischentzündungen verbunden (47), was vorher nur von Erwachsenen bekannt war. Bei guter Stoffwechselkontrolle wurde dagegen kein Unterschied zu Gesunden festgestellt.

Skelett- und Gelenkveränderungen

Die diabetische **Osteoarthropathie** (Neuroarthropathie), die mit der Entwicklung von Charcot-Gelenken verbunden ist, wird bei ca. 1% der Patienten mit Typ-1-Diabetes angetroffen (120). Sie wird nur selten vor dem 20. Lebensjahr gesehen und auch dann nur bei Patienten mit sehr schlechter Stoffwechseleinstellung.

Eine **Verminderung der Knochenmineralisation** (Osteopenie) ist dagegen ein bei Diabetikern aller Altersgruppen auftretendes Problem (105, 116). Eine Untersuchung an 196 Patienten zwischen 6 und 26 Jahren zeigte, daß bei 48% der Mädchen und 29% der Jungen ein über 10% hinausgehender Verlust der Knochendichte zu verzeichnen war (105). Der Knochendichteverlust war bei Mädchen nicht nur häufiger, sondern er wurde auch schneller erreicht und war schwerer ausgeprägt. Zwischen dem Verlust der Knochenmineralisation und der Nüchternglucosekonzentration wie auch zwischen Calcium- und Phosphorausscheidung und dem Ausmaß der Hyperglykämie wurden Korrelationen gefunden (78).

Unter den gelenkbezogenen Problemen kann im Kindes- und Jugendalter lediglich eine **Einschränkung der Gelenkbeweglichkeit** beobachtet werden (4). Nach ihrer Erstbeschreibung 1974 (104) wurde eine eingeschränkte Gelenkbeweglichkeit auch zunehmend im Kindesalter diagnostiziert (4, 104, 7, 49). Die Veränderungen beginnen typischerweise an den Metakarpophalangeal- und proximalen Interphalangealgelenken des 5. Fingers, um sich dann nach medial auszudehnen. Die einfachste Methode, derartige Veränderungen zu erkennen, ist, die Hand des Patienten mit gespreizten Fingern auf die Tischoberfläche legen zu lassen (7). Bei Befall von mehr als einem Finger war auch immer ein Minderwuchs erkennbar (7). Bei den Patienten mit dem ausgeprägtesten Minderwuchs lagen auch Kontrakturen der großen Gelenke vor. In > 90% treten die Gelenkeinschränkungen nach 10- bis 20jähriger Erkrankungsdauer auf. Zwischen dem Auftreten der eingeschränkten Gelenkbeweglichkeit und einer Mikroangiopathie besteht eine Korrelation (107). Eine Life-table-Analyse ergab bei Vorliegen einer Gelenkkontraktur ein 83%iges Risiko für eine Mikroangiopathie nach 16jähriger Diabetesdauer. Bei Abwesenheit von Gelenkaffektionen betrug dieses Risiko lediglich 25%.

Psychologische Aspekte

(Kap. 38)

Verarbeitungsmuster und Akzeptanzproblematik

Die Diagnose eines Diabetes mellitus ist für Kind und Eltern ein traumatisches Erlebnis, welches die Lebensverhältnisse der gesamten Familie verändert. Die Art und Weise, in der Patient und Familie diese Problematik verarbeiten, hängt einerseits von bekannten Faktoren wie Persönlichkeitsstruktur, psychischer Stabilität oder vorausgehenden einschneidenden Erlebnissen ab (61) und entspricht andererseits den von der Analyse allgemeiner Trauerarbeit (73) bekannten Verarbeitungsphasen: Schock, Ablehnung, Auflehnung und Aggression, Schuld, Depression, Akzeptanz (68, 69, 73). Die Stadien dieser Trauerarbeit vollziehen sich nicht notwendigerweise konsekutiv; nebeneinander können eine Anpassung an gewisse Aspekte der Wirklichkeit wie auch das Leugnen von anderen Aspekten der Realität bestehen. Die Anpassung an die Wirklichkeit der Erkrankung ist ein dynamischer und nie abgeschlossener Prozeß. Äußere Einflüsse können rasch zu einer Rückverlagerung vom Stadium der Akzeptanz in das Überwiegen der Verleugnung oder Selbstzerstörung führen.

Eine Patientenanalyse zeigt, daß zwei wesentliche Verarbeitungsmuster bei den Patienten erkennbar sind. Bei zwei Dritteln dominieren Trauer, Angst und soziale Abkapselung, und bei einem Drittel sind durchaus psychiatrische Reaktionsmuster erkennbar. Am häufigsten sind dabei depressive Verstimmungen. Psychiatrische Reaktionsformen wurden häufiger bei Kindern aus Familien mit niedrigem sozioökonomischem Status gefunden. In allen Fällen jedoch trat eine Normalisierung der Verhaltensweisen nach 7–9 Monaten ein (68, 69).

Die Kenntnis dieser Abläufe ist für den praktisch tätigen Arzt von größter Wichtigkeit, um einerseits unnötige Konflikte mit dem Umfeld des Patienten zu vermeiden und andererseits Schulungsmaßnahmen zeitlich effektiv zu positionieren. So ist es nachvollziehbar, daß unerfahrene Stationsärzte in der Phase von Auflehnung und Aggression mit den Eltern nicht zu kommunizieren wissen und daß eine Schulung in den Phasen von Ablehnung, Schuld oder Depression ineffektiv sein muß (58). Erst wenn eine aktive Krankheitsakzeptanz erreicht ist, kann eine erfolgreiche Schulung stattfinden. Der richtige Verlauf der Problembewältigung läßt sich daran erkennen, daß der Patient die illusorische Erwartung einer „restitutio ad integrum" zugunsten einer „restitutio ad optimum" aufgibt (46).

Die Gefühle von Ablehnung und innerer Ausweglosigkeit äußern sich bei Kindern besonders um die Pubertätszeit, u. U. in bewußter „Diät"-Mißachtung oder absichtlicher Insulinüberdosierung (98). Beide Auffälligkeiten müssen als „verschlüsselte Hilferufe" der Patienten oder sogar als latente suizidale Gefährdung verstanden werden. Besonders für den pubertären und adoleszenten Patienten ist es wichtig, über die Flexibilität einer ICT Lebensqualität und Zukunftsperspektiven aufgezeigt zu bekommen, weil gerade in diesem Altersabschnitt das Gefühl von Verlassenheit und „Anderssein" stark ausgeprägt sein kann. Der Anschluß an die Laienorganisation „Bund diabetischer Kinder und Jugendlicher" und „Deutscher Diabetikerbund" kann bei der Bewältigung dieser Probleme sehr hilfreich sein.

Eßstörungen

Anorexia nervosa, Bulimie und subklinische Manifestationen von Eßstörungen werden mit zunehmender Häufigkeit erkannt (102). Insbesondere bulimische Tendenzen werden bei schlechter Stoffwechselkontrolle gesehen (40, 129, 150). Bei der Untersuchung des Eßverhaltens jugendlicher Mädchen mit Typ-1-Diabetes zeigte sich, daß 50% der Patientinnen mit mittelmäßiger und 70% jener mit schlechter Stoffwechselkontrolle einer unkontrollierten Nahrungszufuhr durch Reduktion oder Auslassen von Insulin zu begegnen versuchen, um eine Glukosurie zu provozieren. Bei einer bulimischen Persönlichkeitsstruktur stellt der Typ-1-Diabetes somit eine gefährliche Möglichkeit des bewußten Kalorienverlustes dar. Bulimisches Verhalten sollte bei jedem jungen Mädchen mit einer unerklärbar schlechten Stoffwechseleinstellung berücksichtigt werden.

Psychosoziale Aspekte der Insulintherapie

Die notwendigen häufigen Blutzuckertestungen und die offensichtliche Abhängigkeit von regelmäßigen Injektionen machen die Frage nach den psychosozialen Auswirkungen des Typ-1-Diabetes notwendig. Die im Rahmen der Erkrankung notwendige Erziehung zu Genauigkeit, Pünktlichkeit und Disziplin führt dazu, daß bei Kindern mit Typ-1-Diabetes im Vergleich zu ihren Altersgenossen eine größere Ernsthaftigkeit und Lernbereitschaft zu finden sind. Insgesamt lassen sich jedoch bei Kindern und Jugendlichen mit Typ-1-Diabetes keine psychologischen Auffälligkeiten im Vergleich zu stoffwechselgesunden Kontrollpersonen nachweisen (109). Durch intensivierte Therapieformen mit häufigen Insulininjektionen sowie den Gebrauch einer Insulinpumpe wurden keine negativen Auswirkungen auf depressives und angstgetragenes Verhalten festgestellt (121). Nach eigener Erfahrung wird die Pumpentherapie von Jugendlichen nicht immer bereitwillig akzeptiert, weil es offensichtlich mit einem „Prothesengefühl" verbunden ist. Multiple Injektionen im Rahmen einer ICT dagegen werden problemlos akzeptiert.

Patientenschulung

(Kap. 6)

Das **Ziel** der Patientenschulung ist, eine selbständige, bewußt handelnde Persönlichkeit heranzubilden, die den Eventualitäten im Tagesablauf eines Typ-1-Diabetes-Patienten Rechnung tragen kann. Aus Patienten sollen Experten werden.

Die publizierte Erfahrung der letzten Jahre hat gezeigt, daß die optimale Rehabilitation bei Diabetikern sich in bestimmte **Phasen** und „Schulungsmodule" unterteilen läßt

(54). Folgende Abschnitte können dabei unterschieden werden:

➤ Phase 0: Erstinformation, initiale Motivation des Patienten,
➤ Phase 1: Basisschulung mit dem Ziel einer rationalen Selbstanpassung der Insulintherapie.
➤ Phase 2: Erlernen der funktionellen Insulinbehandlung, der primären (Blutzuckerkorrektur) und sekundären (Algorithmenkorrektur) Insulindosis-Selbstanpassung,
➤ Phase 3: Supervision und Selbstbehandlung, regelmäßige Aktualisierung des Wissensstandes, Erfassung und ggf. Behandlung von Folgeerkrankungen.

Wie bei der Behandlung anderer chronischer Erkrankungen ist die aktive **Mitarbeit des Patienten** erforderlich, um ein optimales Funktionieren der notwendigen Abläufe zu erreichen. Voraussetzungen dafür sind:

➤ der Informationsstatus des Patienten (theoretisches Wissen),
➤ die nötigen praxisbezogenen Fertigkeiten (praktisches Wissen),
➤ Motivation,
➤ Krankheitsakzeptanz.

Um mit Patienten und deren Angehörigen in optimaler Weise kommunizieren (Transaktion) zu können, scheint es günstig, sich der **Transaktionsanalyse** zu bedienen (54). Diese wurde 1961 von Berne (8) begründet und von Harris 1967 (50) wissenschaftlich ausgearbeitet und praktisch erprobt. Gerade in der Diabetologie eignet sie sich gut als ein Instrument zum Verständnis des Patientenverhaltens (54). Sie geht davon aus, daß in allen Menschen die drei Persönlichkeitszustände – das „Eltern-Ich", das „Erwachsenen-Ich" und das „Kindheits-Ich" – nebeneinander existieren. Der jeweilige Ich-Zustand wird durch Wiedergabe von gespeicherten Informationen herbeigeführt, die ein vergangenes Ereignis in Zusammenhang mit der aktuellen Wirklichkeit hervorruft. Zur Analyse unserer Wünsche und Ziele sollte man die Frage stellen: Welcher Teil meiner Persönlichkeit wünscht es? Ist es ein Muß, Soll, Gebot = „Eltern-Ich", oder ist es ein innerer Wunsch = „Kindheits-Ich"? Das „Kindheits-Ich" ist die unbedingte Voraussetzung für eine „Wunscherfüllung", weil es die notwendige Motivation beisteuert. Aber auch das „Erwachsenen-Ich" muß an dem Wunsch beteiligt sein, weil dieser Teil unserer Persönlichkeit für das „Wie" und somit für die Ausführung zuständig ist. Eine erfolgreiche Patientenschulung muß versuchen, das „Kindheits-Ich", d. h. die Motivation des Patienten, zu gewinnen. Dies wird durch die ICT und deren daraus ableitbare Freiheiten einer qualitativ hochwertigen Lebensführung ermöglicht.

Schulungsinstitutionen: Idealerweise wird die Beratungsarbeit durch eine geschulte Diabetesberatungskraft, möglichst Diabetesberaterin der Deutschen Diabetesgesellschaft, ausgeführt, die von einer Diätassistentin unterstützt wird. Die anfänglichen Einzelberatungen können im Laufe der Zeit zunehmend in einen Gruppenunterricht überführt werden. Viele, jedoch nicht alle Probleme können durch eine gründliche Schulung und durch mitfühlende Gespräche gelöst werden. In diesem Bereich liegt der besondere Nutzen von Selbsthilfegruppen. Aus praktischer Erfahrung heraus ist es jedoch notwendig, hierbei Typ-1- und Typ-2-Diabetiker als unterschiedliche Krankheitsgruppen zu betrachten und diese nicht zu vermischen, da die Problembereiche vollkommen unterschiedlich gewichtet sind.

Kindern und Jugendlichen sollte zur dauerhaften Betreuung möglichst eine pädiatrische Diabetesambulanz an einem erfahrenen Zentrum empfohlen werden. Kontrollvorstellungen sind im Abstand von 4–6 Wochen vorgesehen. Zu den Sprechzeiten sind die Kontrollaufzeichnungen mitzubringen. Probleme können dann eingehend besprochen werden. Sehr wichtig ist dabei, daß auch die diätetischen Fragen praxisnah behandelt werden. Unter Umständen ist ein gemeinsamer Besuch von Patient, Eltern und Diätassistentin in der Lebensmittelabteilung eines Einkaufsmarktes hilfreich. Jährlich sind Kontrollen der Nierenfunktion sowie des Augenhintergrundes (nach 5 Jahren Diabetesdauer 1/2jährlich) mittels angegebener Methoden vorzunehmen.

Für **Kinder** im Alter von 6–12 Jahren wurde ein spezielles Schulungsprogramm entwickelt, das in seinem zentralen Anteil wie ein Kinderbuch aufgebaut ist (Hürter, P., H. U. Jastram, B. Regling, M. Toeller, K. Lange, B. Weber, W. Burger, R. Haller: Diabetes-Buch für Kinder, Deutscher Ärzte-Verlag, Köln 1998). Das gesamte Schulungsprogramm enthält darüber hinaus als zwei weitere zentrale Elemente: einen Leitfaden für Ärzte, Diabetesberaterinnen, Schwestern und Diätassistentinnen sowie eine Broschüre für Eltern gerade erkrankter Kinder. Den drei Hauptelementen sind Informationsblätter für Lehrer, eine aktuelle Kohlenhydrat-Austauschtabelle, ein Diabetikerausweis, ein individuell zusammenstellbarer Tagesplan und ein Diabetestagebuch für die Aufzeichnung der Selbstkontrollwerte beigegeben. Das Buch zeigt vorbildhaft, aber realistisch, wie es gelingen kann, auch mit Diabetes gut, kindgerecht und durchaus selbstbewußt zu leben. Bei kleineren Kindern müssen vor allem die Eltern geschult werden. Kinder sind erst etwa ab dem Schulalter in der Lage, ihre Krankheit zu verstehen. In dem Umfang der Zunahme ihres Verständnisses können sie nach und nach mit Teilaufgaben der Behandlung und Stoffwechselkontrolle betraut werden.

Auch für **Jugendliche** mit Typ-1-Diabetes im Alter von 12–20 Jahren wurde ein Schulungsprogramm fertiggestellt (Lange, K., W. Burger, R. Haller, E. Heinze, R. Holl, P. Hürter, H. Schmidt, B. Weber: Jugendliche mit Diabetes: Ein Schulungsprogramm, Kirchheim, Mainz 1995). Neben einem didaktischen Leitfaden besteht das Programm aus insgesamt 11 Einzelheften für die Jugendlichen, die thematisch unterteilt alle diabetesrelevanten Themen für die Jugendlichen abhandeln. So sind die ersten 5 Hefte für die Initialschulung gedacht, während Heft 6 und 7 für Fortgeschrittene nochmals die theoretischen Grundlagen vertiefen und die verschiedenen Therapiekonzepte inklusive ICT beinhalten. Die Hefte 8–11 sind im Bedarfsfall jederzeit einzusetzen und beinhalten: Sport, Reisen, Pubertät, Empfängnisverhütung, die gesetzlichen Regelungen bezüglich Beruf und Führerschein sowie die Problematik der diabetischen Folgeerkrankungen. Eltern und Jugendliche können alternativ auch anhand des Schulungsbuches „Mein Buch über den Diabetes mellitus" (V. Jörgens, M. Grüßer, M. Berger, Kirchheim, Mainz 1996) geschult werden.

Kinder mit Diabetes mellitus in Kindergarten und Schule

Kinder mit Typ-1-Diabetes sind in ihrer Lebensweise durch diagnostische und therapeutische Notwendigkeiten eingeschränkt.

Der Besuch eines **Kindergartens** ist grundsätzlich möglich. Wichtig ist dabei, wie auch später in der Schule oder im Sportverein, daß die Erzieherinnen, Lehrer und Betreuer über das Wesen der Erkrankung informiert sind.

Sie sollten über mögliche Eventualitäten aufgeklärt werden und in dem Wissen bestärkt sein, daß alle krankheitsbezogenen Vorkommnisse durch wenige, einfache Einzelmaßnahmen zu beherrschen sind. Kindergartenkinder mit Diabetes sollten wegen häufig fehlender Wahrnehmung einer Hypoglykämie in den Kindergarten gebracht und abgeholt werden. Die Erzieherinnen müssen in der Lage sein, Hypoglykämien zu erkennen und zu behandeln.

Schule: Es ist wichtig, daß Erzieherinnen und Lehrer über die Notwendigkeit von Zwischenmahlzeiten informiert sind. Sie sollten darauf achten, daß bei konventioneller Insulintherapie zu festgelegten Zeiten die mitgebrachten Lebensmittel eingenommen werden. In der Schule sollten Zwischenmahlzeiten zu den Pausenzeiten geplant werden; u. U. müssen Diabetiker jedoch auch während des Unterrichts BE zu sich nehmen (z. B. Hypoglykämie-BE). Lehrer und Mitschüler sollten die Symptomatik einer Hypoglykämie erkennen und darauf reagieren können. Der Aufbewahrungsort der Glucagonspritze für den Notfall einer unbeherrschbaren Hypoglykämie sollte Lehrern und evtl. auch engen Freunden bekannt sein. Zur Information eignen sich die Merkblätter der Diabetikerorganisationen oder die Erlasse der Kultusministerien der Bundesländer.

Ein Drittel aller Kinder mit Diabetes durchläuft die Schule, ohne besondere Aufmerksamkeit zu beanspruchen. Bei ca. zwei Dritteln ist von seiten des Lehrers eine mehr oder minder starke Rücksichtnahme erforderlich, denn Stoffwechselschwankungen während des Schulvormittags ziehen meist auch Leistungsschwankungen nach sich. Oft machen sich während der letzten Unterrichtsstunden Konzentrationsschwäche und Müdigkeit bemerkbar. Bei regelmäßigem Vormittagsunterricht ist die Hypoglykämiehäufigkeit nur halb so groß wie bei unregelmäßig verteilten Unterrichtsstunden oder Nachmittagsunterricht (127). Besonderer Berücksichtigung bedarf auch der Schulweg des Kindes hinsichtlich einer möglichen Hypoglykämiegefährdung. Diese tritt besonders leicht auf, wenn Kinder längere Wegstrecken zu Fuß oder mit dem Fahrrad zurücklegen müssen. Derartige Gedanken sind in einem Merkblatt über „Hinweise für Erzieher diabetischer Kinder" zusammengefaßt (114). Sind Fehlzeiten in der Schule nicht zu vermeiden, so müssen diese so kurz wie möglich sein. Entsprechendes gilt für stationäre Behandlungszeiten, die an einem erfahrenen Zentrum auf ein notwendiges Minimum reduziert werden können. Sogenannte „Neueinstellungen" sollten nicht im Rahmen eines langen stationären Aufenthaltes, sondern ambulant, z. B. mittels regelmäßiger telefonischer Beratung durch Arzt oder Diabetesberaterin, erfolgen.

Berufswahl und Führerschein

Bei der Betreuung jugendlicher Diabetiker sind wir vor allem mit zwei Problemen konfrontiert: Berufswahl und Führerschein.

Freie Berufswahl: Nach bestehender Kenntnis muß beim Diabetiker mit Typ-1-Diabetes in 20–30% mit beruflichen Schwierigkeiten gerechnet werden. Die Deutsche Diabetesgesellschaft hat 1984 hierzu „Empfehlungen über Berufswahl und Berufsausübung von Diabetikern" gegeben (91). Die Berufsberatung sollte immer Neigung, Begabung und Fähigkeiten des Patienten berücksichtigen. Grundsätzlich können Diabetiker ohne schwerwiegende Komplikationen oder Begleiterkrankungen alle Berufe je nach ihren persönlichen Begabungen und Neigungen ausüben.

Eine **Einschränkung der Berufswahl** ist eindeutig gegeben durch:

➤ Selbst- und Fremdgefährdung durch Hypoglykämien:
  – Absturzgefahr,
  – berufliche Personenbeförderung,
  – verantwortliche Überwachungsfunktion,
  – beruflicher Waffengebrauch;
➤ Beeinträchtigung der Kontrolle der Stoffwechselführung:
  – Tag-Nacht-Schicht,
  – unregelmäßige Essenszeiten,
  – stark wechselnde körperliche Belastung,
  – Unmöglichkeit regelmäßiger Stoffwechselkontrollen;
➤ Auftreten anderer Erkrankungen.

Für Jugendliche, auch diejenige mit Diabetes, hat der Erwerb des **Führerscheins** einen hohen Stellenwert. Nur bei mangelhafter Therapiecompliance sind bei Jugendlichen mit Typ-1-Diabetes akute Komplikationen wie Ketoazidose und Hypoglykämien zu erwarten, weshalb dem Erwerb des Führerscheins prinzipiell nichts im Wege steht. Kraftfahrzeuge der Klasse II und Fahrzeuge zur Personenbeförderung dürfen von Diabetikern grundsätzlich nicht geführt werden (70). Die Erteilung der Fahrerlaubnis wird somit nur von der Therapiecompliance abhängig gemacht. Vorausgesetzt werden: regelmäßige Stoffwechselselbstkontrollen und Dokumentation der Befunde, regelmäßige Stoffwechselkontrollen durch den Arzt im Abstand von 6 Wochen, stabile und gute Stoffwechsellage, frühzeitige und sichere Wahrnehmung und Behandlung der Hypoglykämien ohne Auftreten rezidivierender schwerer Hypoglykämien mit Bewußtlosigkeit und die Beachtung der Richtlinien für kraftfahrende Diabetiker.

Einstufung nach „Grad der Behinderung"

(Kap. 37)

Die Beurteilung des Grades der Behinderung (GdB) (früher: Minderung der Erwerbsfähigkeit, MdE) des jugendlichen Diabetikers erfordert sehr viel Einfühlungsvermögen und Fingerspitzengefühl, weil vordergründige finanzielle Vorteile u. U. durch spätere berufliche Nachteile erkauft werden.

Für die Begutachtung sind folgende **Kriterien** zu berücksichtigen (96):
➤ klinische Klassifizierung,
➤ Art der Therapie,
➤ Einstellbarkeit,
➤ Komplikationen.
Danach beträgt der GdB in der Regel:
20%:   Behandlung mit Diät, keine Komplikationen,
30%:   Insulin bis 40 IE/Tag, gut einstellbar, keine Komplikationen,
> 30%: Insulin > 40 IE/Tag, schlecht einstellbar oder Komplikationen.
Die **Einordnung** muß individuell festgelegt werden. Grundsätzlich werden Kinder und Jugendliche zur Gruppe der mit Insulin schwer einstellbaren Diabetiker gezählt und mit 40–

60 % GdB eingestuft. Wer einen GdB von mindestens 50 % aufweist, gilt als schwerbehindert und erhält von den Ämtern für Versorgung und Soziales einen Schwerbehindertenausweis. Eine Einstufung ≥ 50 % erbringt zwar steuerliche Vorteile, eine bevorzugte Vermittlung für Ausbildung oder Arbeitsplatz, einen erhöhten Kündigungsschutz und einen Sonderurlaub von 5 oder 6 Tagen; jedoch sind nach praktischen Erfahrungen diese Jugendlichen sehr schwer wieder zu vermitteln, wenn ein Wechsel des Arbeitsplatzes notwendig wird. Bis zum 16. Lebensjahr steht dem Diabetiker der Eintrag des Merkzeichens „H" (= Hilflosigkeit) im Schwerbehindertenausweis zu, der mit einem Steuerfreibetrag von 7200 DM (nach § 33 b Abs. 3 EStG 1975) verbunden ist. Nach dem vollendeten 16. Lebensjahr bis zum vollendeten 18. Lebensjahr wird die Hilflosigkeit nur mit besonderer Begründung anerkannt.

Weitere Hilfen sind nach den Bestimmungen des Bundessozialhilfegesetzes möglich und werden von den zuständigen Gesundheitsämtern vermittelt. Sie beinhalten Hilfe bei der Berufswahl sowie zur Förderung in geeigneten Berufsausbildungsstätten.

Neugeborenes einer diabetischen Mutter

(Kap. 16)

Pathophysiologie: Die fetale Glucosekonzentration beträgt ca. 75 % des mütterlichen Wertes. Bei einem unkontrollierten mütterlichen Diabetes besteht ein chronisch überhöhter plazentarer Glucosetransfer, der zu einer Hyperplasie der fetalen Inselzellen und damit zu einer erhöhten Insulinproduktion mit Überhang in die Neugeborenenperiode führt (89). Paradoxerweise ist bei diesen Neugeborenen die Zahl der Insulinrezeptoren hochreguliert (63). Neugeborene diabetischer Mütter haben in den ersten Lebensstunden nur einen ungenügenden Glucagonanstieg (149). Es ist noch nicht geklärt, ob die typische Makrosomie ausschließlich Folge der Hyperinsulinämie ist (111). Die Hypoglykämieneigung des Neugeborenen einer diabetischen Mutter ist somit Folge von Hyperinsulinämie, hoher Insulinempfindlichkeit und Hypoglukagonämie nach abrupter Unterbrechung des plazentaren Glucosetransfers. Die niedrigsten Glucosekonzentrationen werden 1–2 Stunden post partum erreicht.

Die Steigerung von Normoblastämie, Erythrozytose und extramedullärer Blutbildung ist Folge erhöhter Erythropoetinkonzentrationen dieser Kinder (147).

Klinik: Die häufigsten klinischen Auffälligkeiten sind folgende:
➤ Makrosomie (Gewicht > 90. Perzentile); Viszeromegalie, vor allem bei (an) Leber und Herz;
➤ gesteigerte Fettsynthese;
➤ bei den meisten Neugeborenen mit Hypoglykämien (< 40 mg/dl = 2,2 mmol/l) keine oder nur unspezifische Symptome wie Tachypnoe, Apnoe, Irritabilität, Hypotonie, Zyanoseanfälle;
➤ Hypokalzämie und Hypomagnesiämie;
➤ Polyglobulie;
➤ Nierenvenenthrombose;
➤ funktionelle segmentale Engstellung des Colon descendens („small left colon syndrome") mit Kalibersprung im Bereich der Flexura coli sinistra;

➤ 5,6fach erhöhtes Risiko für ein Atemnotsyndrom vor der 38. Schwangerschaftswoche (101);
➤ Hyperbilirubinämie;
➤ Kardiomyopathie: asymmetrische Septumhypertrophie mit Obstruktion des linksventrikulären Ausflußtraktes. In 10 % liegt eine Herzinsuffizienz vor.

Diagnose und Therapie: Das diagnostische und therapeutische Vorgehen bei diesen Kindern ist durch die Empfehlungen der Deutschen Diabetesgesellschaft mit Zustimmung der Deutschen Gesellschaft für Gynäkologie und Geburtshilfe sowie der Deutschen Gesellschaft für Perinatalmedizin und der Deutsch-Österreichischen Gesellschaft für Neonatologie und Pädiatrische Intensivmedizin festgelegt (27).

Fehlbildungen: Es kann grundsätzlich festgestellt werden, daß Neugeborene diabetischer Mütter reif erscheinen, jedoch wie sehr unreife Frühgeborene reagieren. Die Angaben über die Fehlbildungshäufigkeit bei Kindern diabetischer Mütter reichen von 4–18 %. Es muß grundsätzlich festgestellt werden, daß die mütterliche Hyperglykämie einen teratogenen Faktor darstellt, wobei das Fehlbildungsrisiko mit der mütterlichen HbA_{1c}-Konzentration korreliert (82). Die Häufung von Fehlbildungen ist gegenüber der Normalbevölkerung nicht erhöht, wenn die Mutter bereits vor Konzeption einer strengen Stoffwechseleinstellung unterzogen wird. Die Fehlbildungsrate umfaßt auch Wirbelsäule, Darm und Urogenitaltrakt.

Die Häufigkeit des kaudalen Regressionssyndroms ist bei Kindern diabetischer Mütter auf 1 % erhöht (31). Seine schwerste Form ist die Sirenomelie.

Erkrankungen mit einem gehäuften Auftreten eines Typ-1-Diabetes

Eine vollständige Liste von Erkrankungen, die mit einem Diabetes mellitus bzw. einer gestörten Glucosetoleranz einhergehen können, wurde von der National Diabetes Data Group zusammengestellt (84). Die dabei wichtigsten Erkrankungen sind:

Zöliakie: Zöliakiepatienten weisen mehrheitlich die HLA-Typen B8 und DR3 auf. Dies erklärt das überhäufige gemeinsame Auftreten mit einem Typ-1-Diabetes. Die Prävalenz einer Zöliakie bei Kindern mit Typ-1-Diabetes liegt bei ca. 1,3 % (67).

Die diätetische Führung des Diabetes mellitus wird dadurch kompliziert, daß z. B. die sich günstig auf die Blutzuckerhomöostase auswirkenden Kohlenhydrate in Vollwertprodukten nicht zur Verfügung stehen. Die Grundlage der Kohlenhydratnahrung muß sich bei diesen Patienten an den Erfordernissen der Zöliakie orientieren; sie umfassen im wesentlichen Reis, Mais und Kartoffeln.

Zystische Fibrose, Mukoviszidose: Die zystische Fibrose ist eine der häufigsten angeborenen Stoffwechselerkrankungen. Sie umfaßt eine generalisierte Störung der exokrinen Drüsen.

Bei Patienten mit zystischer Fibrose besteht im Vergleich zu gesunden Kindern ein 10fach höheres, jedoch bei älteren Patienten sicherlich zunehmendes Risiko für das Auftreten eines Diabetes mellitus. Ca. 75 % der Patienten über 19 Jahre haben eine gestörte Glucosetoleranz. Die Ursache ist in der zunehmenden Fibrosierung des Pankreas und dem damit verbundenen Untergang der Inselzellen zu sehen (30). Die Charakteristika des Verlaufs sind der langsame Beginn wie bei Typ-2-Diabetikern und die andererseits nur geringe Ketonkörperbildung. Die mangelnde Ketogenese reflektiert u. U. die mangelnde Verfügbarkeit von Fettdepots und sollte somit als ein ungünstiges Zeichen gewertet werden. Mit den Jahren erfolgt der Übergang zum manifesten Typ-1-Diabetes. Obwohl zu Beginn der gestörten Glucosetoleranz die Therapie mit oralen Antidiabetika versucht werden kann, sollte frühzeitig auf eine Insulinsubstitution übergegangen werden, um die anabole Wirkung des Insulins zur allgemeinen Kräftigung der Muskulatur bewußt auszunützen. Diätetisch ist eine hochkalorische Ernährung dieser Patienten zu empfehlen, die sowohl reich an komplexen Kohlenhydraten als auch an Fetten sein sollte (im Gegensatz zu den sonstigen Diätempfehlungen der Fettrestriktion bei Diabetes mellitus).

Hämochromatose: Kinder mit schweren hämolytischen Anämien können ausgedehnte Eisenablagerungen in Pankreas und anderen Organen aufweisen. Besonders betroffen sind davon vor allem Patienten mit Thalassaemia major. Mit der Entwicklung eines Typ-1-Diabetes muß im fortgeschrittenen Jugendalter gerechnet werden.

DIDMOAD- oder Wolfram-Syndrom: Das Akronym dieses Syndroms beschreibt das gemeinsame Auftreten von Diabetes insipidus, Diabetes mellitus, Optikusatrophie und Schwerhörigkeit (engl. deafness). Über eine Verbindung mit dem HLA-Typ DR2 wurde berichtet.

Prader-Willi-Syndrom: Obwohl diese Patienten in den meisten Fällen nur eine gestörte Glucosetoleranz aufweisen, kann diese zum Typ-1-Diabetes fortschreiten.

Medikamentös ausgelöste Glucoseintoleranz

Obwohl viele Medikamente zu einer gestörten Glucosetoleranz führen können, sind für das Kindesalter vor allem zwei Arzneimittel bedeutungsvoll: Glucocorticoide und L-Asparaginase. Normalerweise ist die von diesen Medikamenten hervorgerufene Hyperglykämie transitorisch und verschwindet nach deren Absetzen wieder. Während der Behandlung kann jedoch der Einsatz von Insulin notwendig werden.

Transitorischer Diabetes mellitus des Neugeborenen

Selten werden Kinder mit den Symptomen eines Diabetes mellitus geboren. In den meisten Fällen besteht dabei eine schwere intrauterine Malnutrition sowie eine Verzögerung des Wachstums und der Differenzierung von B-Zellen (87). Diese Neugeborenen sind nicht in der Lage, Insulin als adäquate Hormonantwort zu bilden, und bedürfen der Insulinbehandlung. Es werden dafür Dosierungen von 0,5–1,0 IE/kg/Tag gebraucht. Für derart niedrige Dosierungen müssen Insulinpräparationen verdünnt werden. Eine Verdünnung auf 10 IE/ml hat sich bewährt. Im Alter von 6–12 Wochen kann meist mit einer Normalisierung der Pankreasfunktion gerechnet werden. Es gibt derzeit keine Hinweise, die für ein erhöhtes Typ-1-Diabetes-Risiko dieser Kinder sprechen. Allerdings wurde über Einzelfälle berichtet, bei denen nach Jahren der Therapiefreiheit ein wahrscheinlich nichtimmunologisch bedingter Diabetes mellitus erneut auftrat (145).

Literatur

1 Atkinson, M. A., N. O. Maclaren: The pathogenesis of insulin-dependent diabetes mellitus. New Engl. J. Med. 331 (1994) 1428–1436

2 Badenhoop, K., P. G. Walfish, H. Rau, S. Fischer, A. Nicolay, U. Bogner, H. Schleusener, K. H. Usadel: Susceptibility and resistance alleles of human leukocyte (HLA) DQA1 and HLA-DQB1 are shared in endocrine autoimmune disease. J. clin. Endocrinol. 80 (1995) 2112–2117

3 Barborka, C. J.: Fatty atrophy from injections of insulin. J. Amer. med. Ass. 87 (1926) 1646–1647

4 Barta, L.: Flexion contractures in a diabetic child (Rosenbloom syndrome). Europ. J. Pediat. 135 (1980) 101–106

5 Beal, C. K.: Body size and growth rate of children with diabetes mellitus. Pediatrics 32 (1948) 170–175

6 Becker, D. J., T. J. Orchard, C. E. Lloyd: Control and outcome: clinical and epidemiologic aspects. In Kelnar, C. J. H.: Childhood and Adolescent Diabetes. Chapman & Hall, London 1995 (pp. 519–538)

7 Benedetti, A., C. Noacco: Juvenile diabetic cheiroarthropathy. Acta. diabetol. lat. 13 (1976) 54–58

8 Berne, E.: Transactional Analysis in Psychotherapy. Grove, New York 1961

9 Bingley, P. J., E. A. M. Gale: Current status and future prospects for prediction of IDDM. In Palmer, J. P.: Prediction, Prevention and Genetic Counseling in IDDM. Wiley, Chichester 1996 (pp. 227–253)

10 Bodmer, J. G., S. G. E. Marsh, P. Parham: Nomenclature for factors of the HLA system 1989. Tiss. Antigens 35 (1990) 1–8

11 Bolli, G. B., J. Gerich: The „dawn phenomenon" – a common occurrence on both non-insulin-dependent and insulin-dependent diabetes mellitus. New Engl. J. Med. 310 (1984) 746–750

12 Bonifacio, E., P. J. Bingley, M. Shattock, B. M. Dean, D. Dunger, E. A. M. Gale, G. F. Bottazzo: Quantification of islet cell antibodies and prediction of insulin-dependent diabetes mellitus. Lancet 335 (1990) 147–149

13 Bonifacio, E., S. Genovese, S. Braghi, E. Bazzigaluppi, V. Lampasona, P. J. Bingley, L. Rogge, M. R. Pastore, E. Bognetti, G. F. Bottazzo, E. A. M. Gale, E. Bosi: Islet autoantibody markers in IDDM: risk assessment strategies yielding high sensitivity. Diabetologia 38 (1995) 816–822

14 Boyd, J. D., A. H. Kantrow: Retardation of growth in diabetic children. Amer. J. Dis. Child. 55 (1938) 460–466

15 Bruising, G. J., J. L. Molenar, D. E. Grobbe, A. Hofman, G. J. Scheffler, H. A. Bruising, A. M. De Bruyn, H. A. Valkenburg: Ten-year follow-up study of islet-cell antibodies and childhood diabetes mellitus. Lancet 1989/I, 1100–1102

16 Brush, J. M.: Initial stabilization of the juvenile diabetic child. Amer. J. Dis. Child. 67 (1944) 429

17 Chatterjee, N. K., C. Nejman, I. Gerling: Purification and characterization of a strain of coxsackie B4 of human origin that induces diabetes in mice. J. med. Virol. 26 (1988) 57–69

18 Chen, Y., J. Inobe, R. Marks, P. Gonella, V. K. Kuchroo, H. L Weiner: Peripheral deletion of antigen reactive cells in oral tolerance. Nature 376 (1995) 177–180

19 Consensus statement: Amer. J. Kidney Dis. 13 (1989) 2–6

20 Cooper, G. R., R. E. Mullins, T. C. Stewart: Methodology of glucose, fructosamine, glycated hemoglobin and lipid measurements. In Davidson, J. K.: Clinical Diabetes Mellitus, 2. Aufl. Thieme, Stuttgart 1991 (S. 145–168)

21 Cryer, P., J. Gerich: Relevance of counter regulatory system to patients with diabetes: critical roles of glucagon and epinephrine. Diabet. Care 6 (1983) 95–99

22 Dahlquist, G., L. G. Blom, L. A. Persson, A. J. M. Sandström, S. G. I. Wall: Dietary factors and the risk of developing insulin-dependent diabetes in childhood. Brit. med. J. 300 (1990) 1302–1306

23 Dahlquist, G., L. Blom, G. Lönnberg: The Swedish Childhood Diabetes Study – a multivariate analysis of risk determinants for diabetes in different age groups. Diabetologia 34 (1991) 757–762

24 Dahlquist, G., G. Frisk, S. A. Ivarsson, L. Svanberg, M. Forsgren, H. Diderholm: Indications that maternal coxsackie B virus infection during pregnancy is a risk factor for childhood-onset IDDM. Diabetologia 38 (1995) 1371–1373

25 Daneman D., M. Frank: The adolescent with diabetes mellitus. In Haire-Joshu, D.: Management of Diabetes Mellitus – Perspectives of Care Across the Life Span. Mosby, St. Louis 1996 (pp. 685–728)

26 Depisch, J.: Über lokale Lipodystrophie bei lange Zeit mit Insulin behandelten Fällen von Diabetes. Klin. Wschr. 5 (1926) 1965–1966

27 Deutsche Diabetes-Gesellschaft, Arbeitsgemeinschaft Diabetes und Schwangerschaft: Empfehlungen für die Betreuung der Neugeborenen diabetischer Mütter. Diabetol. Inform. 18 (1996) 193–195

28 Diabetes and Nutrition Study Group (DNSG) of the European Association for the Study of Diabetes (EASD): Statement 1995. Recommendations for the nutritional management of patients with diabetes mellitus. Diabet. Nutr. Metab. 8 (1995) 186–189

29 Diabetes Epidemiology Research International Group: Geographic patterns of childhood insulin-dependent diabetes mellitus. Diabetes 37 (1988) 1113–1119

30 Dodge, J., G. Morrison: Diabetes mellitus in cystic fibrosis: a review. J. roy. Soc. Med. 185, Suppl. 19 (1992) 25–28

31 Dominick, H. C., W. Burkart: Kinder diabetischer Mütter. Mschr. Kinderheilk. 132 (1984) 886–890

32 Drash, A. L.: Management of the diabetic child. In Podolsky, S.: Clinical Diabetes: Modern Management. Appleton, New York 1980

33 Dublin, W. E., B. M. Wyse, M. S. Kalamazoo: Studies on the ability of compounds to block the diabetogenic activity of streptozotocin. Diabetes 18 (1969) 459–466

34 Dunger, D. B.: Endocrine evolution, growth and puberty in relation to diabetes. In Kelnar, C. J. H.: Childhood and Adolescent Diabetes. Chapman & Hall, London 1995 (pp. 74–87)

35 Edge, J. A., D. R. Matthews, D. B. Dunger: The dawn phenomenon is related to overnight growth hormone release in adolescent diabetics. Clin. Endocrinol. Metab. 33 (1990) 729–737

36 Efendic, S., E. Cerasi, R. Luft: Trauma: Hormonal factors with special reference of diabetes mellitus. Acta anaesthesiol. scand., Suppl. 55 (1974) 107–110

37 Elliot, R. B., H. P. Chase: Prevention or delay of type I (insulin-dependent) diabetes mellitus in children using nicotinamide. Diabetologia 34 (1991) 362–365

38 Fajans, S. S., M. C. Cloutier, R. L. Crowther: Clinical and etiologic heterogeneity of idiopathic diabetes mellitus. Diabetes 27 (1978) 1112–1122

39 Fehner, H. U., T. Wegmann, J. Oberholzer, F. Kern: Diabetesprobleme in der Chirurgie. Schweiz. med. Wschr. 90 (1960) 978–980

40 Feiereis, H.: Diabetes mellitus Typ I und Bulimie – eine bedrohliche Doppelkrankheit. Dtsch. med. Wschr. 113 (1988) 1876–1878

41 Friedman, E. A.: Diabetic nephropathy: progress in treatment, potential for prevention. Diabet. Spect. 2 (1990) 86–95

42 Froguel, P., H. Zouali, N. Vionnet, G. Velho, M. Vaxillaire, S. Fang, S. Lesage, M. Stoffel, J. Takeda, P. Passa, A. Permutt, J. S. Beckmann, G. I. Bell, D. Cohen: Familial hyperglycemia due to mutations in glucokinase. Definition of a subtype of diabetes mellitus. New Engl. J. Med. 328 (1993) 697–702

43 Galloway, J. A.: Insulin treatment for the early 80's: facts and questions about old and new insulins and their usage. Diabet. Care 3 (1980) 615–622

44 Gamble, D. R.: Relation of antecedent illness to development of diabetes in children. Brit. med. J. 281 (1980) 99–101

45 Genuth, S. M.: Classification and diagnosis of diabetes mellitus. Clin. Diabet. 1 (1983) 1–20

46 Gfeller, R., J. Assal: Das Krankheitserlebnis des Diabetespatienten. Folia psychopract. 10, 1979

47 Gislen, G., K. O. Nilsson, L. Matsson: Gingival inflammation in diabetic children related to degree of metabolic control. Acta odontol. Scand. 38 (1980) 241–246

48 Gorsuch, A. N., K. M. Spencer, J. Lister, E. Wolf, G. F. Bottazzo, A. G. Cudworth: Can future type I diabetes be predicted? A study in families of affected children. Diabetes 31 (1982) 862–866

49 Grgic, A., A. L. Rosenbloom, F. T. Weber: Joint contracture – common manifestation of childhood diabetes mellitus. J. Pediat. 88 (1976) 584–588

50 Harris, T. A.: I'm o.k. – you're o.k. A Practical Guide to Transactional Analysis. Harper & Row, New York 1967

51 Heinze, E.: Diabetes mellitus bei Kindern und Jugendlichen. Fortschr. Med. 99 (1981) 1385–1387

52 Heinze, E., W. Beischer, L. Keller, G. Winkler, W. Teller, E. Pfeiffer: C-peptide secretion during the remission phase of juvenile diabetes. Diabetes 27 (1978) 670–676

53 Helmke, K., A. Otten: Islet cell antibodies and the development of diabetes mellitus in relation to mumps infection and mumps vaccination. Diabetologia 29 (1986) 30–33

54 Howorka, K.: Funktionelle, nahe-normoglykämische Insulinsubstitution. Lehrinhalte, Praxis und Didaktik, 3. Aufl. Springer, Berlin 1990

55 Hyllienmark, L., T. Brismar, J. Ludvigsson: Subclinical nerve dysfunction in children and adolescents with IDDM. Diabetologia 38 (1995) 685–692

56 Jack, R. L., J. Onofrio, H. Waiches, R. A. Guthrie: The „honey-moon-period": partial remission of juvenile diabetes mellitus. Diabetes 20, Suppl. 1 (1971) 361

57 Jackson, R. L.: Growth and maturation of children with insulin-dependent diabetes mellitus. Pediat. Clin. N. Amer. 31 (1984) 545–567

58 Jacobson, A. M.: The psychological care of patients with insulin-dependent diabetes mellitus. New Engl. J. Med. 334 (1996) 1249–1253

59 Jahnke, K., K. H. Bässler, H. Laube, U. Löwe, H. Mehnert, E. Muskat, L. Nassauer: Grundlagen der Ernährung und Diätempfehlungen für Diabetiker. Stellungnahme der Deutschen Diabetes-Gesellschaft. Akt. Ernähr.-Med. 15 (1990) 27–38

60 Jenkins, D. J. A., R. H. Taylor, T. M. S. Wolever: The diabetic diet, dietary carbohydrate and differences in digestibility. Diabetologia 23 (1982) 477–484

61 Johnson, S. B.: Psychosocial factors in juvenile diabetes: A review. J. behav. Med. 3 (1980) 95–115

62 Joner, G., O. Sovik: Incidence, age at onset and seasonal variation of diabetes mellitus in Norwegian children. Acta paediat. scand. 70 (1981) 329–335

63 Kaplan, S. A.: The insulin receptor. Pediat. Res. 15 (1981) 1156–1162

64 Karjalainen, J., M. Knip, H. Hjöty: Relationship between serum insulin autoantibodies, islet cell antibodies and coxsackie B4 and mumps virus-specific antibodies at the clinical manifestation of type I (insulin-dependent) diabetes. Diabetologia 31 (1988) 146–152

65 Karjalainen, J., P. Salema, J. Ilonen, H. M. Surcel, M. Knip: A comparison of childhood and adult type I diabetes mellitus. New Engl. J. Med. 320 (1989) 881–886

66 King, M. L., A. Shaikh, D. Bidwell, A. Voller, J. E. Banatvala: Coxsackie-B-virus specific IgM responses in children with insulin-dependent (juvenile-onset-type 1) diabetes mellitus. Lancet 1983/I, 1397–1399

67 Koletzko, S., A. Bürgin-Wolff, B. Koletzko, M. Knapp, W. Burger, D. Grüneklee, G. Herz, W. Ruch, A. Thon, U. Wendel, K. Zuppinger: Prevalence of coeliac disease in diabetic children and adolescents. Europ. J. Pediat. 148 (1988) 113–117

68 Kovacs, M., T. Feinberg, S. Paulanskas, R. Finkelstein, M. Pollock, M. Crouse-Novak: Initial coping responses and psychological characteristics of children with insulin-dependent diabetes mellitus. J. Pediat. 106 (1985) 827–834

69 Kovacs, M., R. Finkelstein, T. Feinberg, M. Crouse-Novak, S. Paulanskas, M. Pollack: Initial psychologic responses of parents to the diagnosis of insulin-dependent diabetes mellitus in their children. Diabet. Care 8 (1985) 568–575

70 Krankheit und Kraftverkehr: Gutachten des gemeinsamen Beirates für Verkehrsmedizin beim Bundesminister für Verkehr und beim Bundesminister für Gesundheit, 4. Aufl., Bonn 1992

71 Krause, M., G. Ederer, B. Regling, S. Hölker, H. Bartels: Früherkennung von Veränderungen peripherer Gefäße bei Kindern und Jugendlichen mit insulinpflichtigem Diabetes mellitus durch Doppler-Ultraschall. Mschr. Kinderheilk. 139 (1991) 282–286

72 Kroncke, K. D., J. Funda, P. Berschik, H. Kolb, V. Kolb-Bachofen: Macrophage cytotoxicity towards isolated rat islet cells: neither lysis nor its protection by nicotinamid are b-cell specific. Diabetologia 34 (1991) 232–239

73 Kübler-Ross, E.: On Death and Dying. Macmillan, New York 1969

74 La Greca, A., D. Follansbee, J. Skyler: Developmental and behavioral aspects of diabetes management in youngsters. Child. Hlth. Care 19 (1990) 132–139

75 Lazarow, A.: Protection against alloxan diabetes. Anat. Rec. 97 (1947) 353–357

76 Lean, M. E. J., L. L. Ng, B. R. Tennison: Interval between insulin injection and eating in relation to blood glucose control in adult diabetics. Brit. med. J. 290 (1985) 105–108

77 Maass, G.: Kein Zusammenhang zwischen Mumps-Impfung und Typ-I-Diabetes. Dtsch. Ärztebl. 86 (1989) 1797

78 McNair, P., S. Madsbad, M. S. Christensen: Bone mineral loss in insulin-treated diabetes mellitus: studies on pathogenesis. Acta endocrinol. 90 (1979) 463–467

79 McNally, P. G., N. T. Raymond, P. G. F. Swift, J. R. Hearnshaw, A. C. Burden: Does the prepubertal duration of diabetes influence the onset of microvascular complications? Diabet. Med. 10 (1993) 906–908

80 Mendola, G., R. Casamitjana, R. Gomis: Effects of nicotinamid therapy upon B-cell function in newly diagnosed type I (insulin-dependent) diabetic patients. Diabetologia 32 (1989) 160–162

81 Menser, M. A., J. A. Forrest, R. D. Bransky: Rubella infection and diabetes mellitus. Lancet 1978/I, 57–60

82 Miller, E., J. W. Hare, J. P. Cloherty, R. E. Gleason, J. S. Soeldner, J. L. Kitzmiller: Elevated maternal HbA$_{1c}$ in early pregnancy and major congenital anomalies in infants of diabetic mothers. New. Engl. J. Med. 304 (1981) 1331–1335

83 Morgensen, C. E., C. K. Christensen, E. Vittinghus: The stages in diabetic nephropathy with emphasis on the stage of incipient diabetic nephropathy. Diabetes 32, Suppl. 2 (1983) 64–78

84 National Diabetic Data Group: Classification and diagnosis of diabetes mellitus and other categories of glucose intolerance. Diabetes 28 (1979) 1039–1057

85 Nepom, G. T.: Genetic markers in IDDM: the MHC. In Palmer, J. L.: Prediction, Prevention and Genetic Counseling in IDDM. Wiley, Chichester 1996 (pp. 19–26)

86 Nomikos, I. N., S. J. Prowse, P. Caretenuto, K. J. Lafferty: Combined treatment with nicotinamide and desferrioxamine prevents islet allograft destruction in NOD mice. Diabetes 35 (1986) 1302–1304

87 Pagliari, A. S., I. E. Karl, D. B. Kipnis: Transient neonatal diabetes: delayed maturation of the pancreatic beta cell. J. Pediat. 82 (1973) 97–101

88 Payton, M., C. J. Hawkes, M. R. Christie: Relationship of the 37.000 and 40.000-M-tryptic fragments of islet antigens in insulin-dependent diabetes to the protein tyrosine phosphatase-like molecule IA-2 (ICA 512). J. clin. Invest. 96 (1995) 1506–1511

89 Pedersen, J., B. Bojsen-Moller, H. Poulsen: Blood sugar in newborn infants of diabetic mothers. Acta. endocrinol. 15 (1954) 33–35

90 Perriello, G., P. Defeo, E. Torlone, F. Calcinaro, M. M. Ventura, G. Basta, F. Santeusanio, P. Brunetti, J. E. Gerich, G. B. Bolli: The effect of asymptomatic nocturnal hypoglycemia on glycemic control in diabetes mellitus. New Engl. J. Med. 319 (1988) 1233–1239

91 Petrides, P.: Der Diabetiker im Erwerbsleben. In Konietzko, J., H. Dupuis: Handbuch der Arbeitsmedizin. Ecomed, Landsberg 1990

92 Pflüger, H.: Hypoxie und Hyperkapnie als auslösende Faktoren der Narkosehyperglykämie. Anaesthesist 13 (1964) 129–132

93 Platz, P., B. K. Jakobsen, M. Morling: HLA-D-and-DR-antigens in genetic analysis of insulin-dependent diabetes mellitus. Diabetologia 21 (1981) 108–115

94 Pozzilli, P., P. D. Browne, H. Kolb and the Nicotinamide Trialists: Meta-analysis of nicotinamide treatment in patients with recent-onset IDDM. Diabet. Care 19 (1996) 1357–1363

95 Rahbar, S.: An abnormal hemoglobin in red cells of diabetics. Clin. Chim. Acta 22 (1968) 296–298

96 Rauschelbach, H.-H.: Anhaltspunkte für die ärztliche Gutachtertätigkeit im sozialen Entschädigungsrecht und nach dem Schwerbehindertengesetz. Bundesminister für Arbeit und Sozialordnung, Bonn 1983 (S. 240)

97 Rayfield, E. J., J. Seto: Viruses and the pathogenesis of diabetes mellitus. Diabetes 27 (1978) 1126–1142

98 Renner, C., H.-P. Michels: Heimliche Insulinapplikation als Ursache unklarer Hypoglykämien bei jugendlichen Typ-I-Diabetikern. Mschr. Kinderheilk. 143 (1995) 742–745

99 Riley, W. J., N. K. Maclaren, J. Krischer, R. P. Spillar, J. H. Silverstein, D. A. Schatz, S. Schwartz, J. Malone, S. Shah, C. Vadheim, J. I. Rotter: A prospective study of the development of diabetes in relatives of patients with insulin-dependent diabetes. New Engl. J. Med. 323 (1990) 1167–1172

100 Riley, W. J., W. E. Winter, N. K. Maclaren: Identification of insulin-dependent diabetes mellitus before the onset of clinical symptoms. J. Pediat. 112 (1988) 314–316

101 Robert, M. F., R. K. Neff, J. P. Hubbell: Association between maternal diabetes and the respiratory distress syndrome in the newborn. New Engl. J. Med. 294 (1976) 357–361

102 Rodin, G. M., D. Daneman: Eating disorders and IDDM: a problem association. Diabet. Care 15 (1992) 1402–1412

103 Rosenbauer, J., T. Fabian-Marx, P. Herzig, G. Giani: Type I diabetes in children under 5 years in Germany: incidence and geographical distribution. Diabetologia 39, Suppl. 1 (1996) A 190

104 Rosenbloom, A. L., J. L. Frias: Diabetes mellitus, short stature and joint stiffness – a new syndrome. Clin. Res. 22 (1974) 92 A

105 Rosenbloom, A. L., D. C. Lezotte, F. T. Weber: Diminution of bone mass in childhood diabetes. Diabetes 26 (1977) 1052–1056

106 Rosenbloom, A. L., J. H. Silverstein, D. C. Lezotte: Limited joint mobility in childhood diabetes mellitus indicates increased risk for microvascular disease. New Engl. J. Med. 305 (1981) 191–194

107 Rosenbloom, A. L., J. H. Silverstein, D. C. Lezotte: Limited joint mobility in diabetes mellitus of childhood: natural history and relationship to growth impairment. J. Pediat. 101 (1982) 874–878

108 Rovet, J. F., R. M. Ehrlich, M. Hoppe: Intellectual deficits associated with early onset of insulin-dependent diabetes mellitus in children. Diabet. Care 10 (1987) 510–515

109 Rubin, R. R., M. Peyrot: Psychosocial problems and intervention in diabetes. A review of the literature. Diabet. Care 15 (1992) 1640–1657

110 Rubinstein, P., M. E. Walker, B. Fedun, M. E. Witt, L. Z. Cooper, F. Ginsberg-Fellner: The HLA system in congenital rubella patients with and without diabetes. Diabetes 31 (1982) 1088–1091

111 Rusell, G.: Macrosomy despite well controlled diabetic pregnancy. Lancet 1984/I, 283–284

112 Ryan, C. M.: Neurobehavioral complications of type I diabetes. Diabet. Care 11 (1988) 86–93

113 Ryan, C. M., A. Vega, A. Drash: Cognitive deficits in adolescents who developed diabetes early in life. Pediatrics 75 (1985) 921–927

114 Sachsse, B., R. Sachsse: Ein Wort an den Lehrer des diabetischen Kindes. In Deutscher Diabetiker-Bund: Das diabetische Kind, 4.Aufl. Schriftenreihe des Deutschen Diabetiker-Bundes, Frankfurt

115 Sandler, S., A. Anderson: Long-term effects of exposure of pancreatic islets to nicotinamide in vitro on DNA synthesis, metabolism and B-cell function. Diabetologia 29 (1986) 199–202

116 Santiago, J. V., W. H. McAlister, S. K. Ratzan: Decreased cortical thickness and osteopenia in children with diabetes mellitus. J. clin. Endocrinol. 45 (1977) 845–849

117 Schmidt, M. I., A. Hadji-Georgopoulos, M. Rendell, S. Margolis, D. Kowarski, A. Kowarski: A fasting hyperglycemia and associated free insulin and cortisol changes in „Somogyi-like" patients. Diabet. Care 2 (1979) 457–464

118 Scott, F. W., J. M. Norris, H. Kolb: Milk and type I diabetes. Examining the evidence and broadening the focus. Diabet. Care 19 (1996) 379–383

119 Shield, J. P. H., J. D. Baum: Prevention of long-term complications in diabetes. Arch. Dis. Childh. 70 (1994) 258–259

120 Shina, S., C. S. Munichoodappa, G. P. Kozak: Neuroarthropathy (Charcot joints) in diabetes mellitus (clinical study of 101 cases). Medicine 51 (1972) 191–201

121 Siegler, D. E., A. La Green, W. S. Citrin, M. L. Reeves, J. S. Skyler: Psychological effects of intensification of diabetes control. Diabet. Care 5 (1982) 19–23

122 Siemiatycki, J., E. Colle, D. Aubert, S. Campell, M. M. Belmonte: The distribution of type 1 (insulin-dependent) diabetes mellitus by age, sex, secular trend, seasonality, time clusters and space-time clusters: evidence from Montreal, 1971–1983. Amer. J. Epidemiol. 124 (1986) 545–560

123 Somogyi, M.: Exacerbation of diabetes by excess insulin action. Amer. J. Med. 26 (1959) 69–75

124 Spencer, K. M., A. G. Cudworth: The aetiology of insulin-dependent diabetes mellitus. In Mann, J. I., K. Pyorala, A. Teuscher: Diabetes in Epidemiological Perspective. Churchill-Livingstone, Edinburgh 1983 (pp. 99–121)

125 Sterky, G.: Growth patterns in juvenile diabetics. Acta paediat. scand., Suppl. 177 (1967) 80–85

126 Stickl, H. A.: Mumpsimpfung und Typ-I-Diabetes. In Stickl, H. A.: Impffragen aus der Praxis. Marseille, München 1987 (S. 207–212)

127 Struwe, F. E.: Der juvenile Diabetiker in Schule und Berufsausbildung. In Hungerland, H.: Die Betreuung des diabetischen Kindes. Enke, Stuttgart 1968

128 Sultz, H. A., B. A. Hart,. M. Zielezny: Is mumps virus an etiologic factor in juvenile diabetes mellitus? J. Pediat. 86 (1975) 654–656

129 Szmukler, G. I., G. F. M. Russel: Diabetes mellitus, anorexia nervosa and bulimia. Brit. J. Psychiat, 142 (1983) 305–309

130 Tattersall, R. B., D. A. Pyke: Diabetes in identical twins. Lancet 1972/II, 1120–1125

131 Tattersall, R. B.: Mild familial diabetes with dominant inheritance. Quart. J. Med. 43 (1974) 339–357

132 The Diabetes Control and Complications Trial Research Group: The effect of intensive treatment of diabetes on the development and progression of long-term complications in insulin-dependent diabetes mellitus. New Engl. J. Med. 329 (1993) 977–986

133 The Microalbuminuria Captopril Study Group: Captopril reduces the risk of nephropathy in IDDM patients with microalbuminuria. Diabetologia 39 (1996) 587–593

134 Tillil, H., J. Köbberling: Age-corrected empirical genetic risk estimates for first degree relatives of IDDM patients. Diabetes 36 (1987) 93–99

135 Todd, J. A., J. I. Bell, H. O. Mcdevitt: HLA-DQb gene contributes to susceptibility and resistance to insulin-dependent diabetes mellitus. Nature 329 (1987) 599–604

136 Toeller, M.: Ergänzung zum Bericht des Ausschusses Ernährung. Diabetol.-Inform. 15 (1993) 109

137 Trivelli, I. A., H. M. Ranney, H.-T. Lai: Hemoglobin components in patients with diabetes mellitus. New Engl. J. Med. 248 (1971) 353–357

138 Tuomilehto, J., P. Zimmet, J. R. Mackay, P. Koskela, G. Vidgen, L. Toivanen, E. Tuomilehto-Wolf, K. Kohtamäki, J. Stengard, M. Rowley: Antibodies to glutamic acid decarboxylase as predictors of insulin-dependent diabetes mellitus before clinical onset of disease. Lancet 343 (1994) 1383–1385

139 Unger, R. E.: Meticulous control of diabetes benefits, risks and precautions. Diabetes 31 (1982) 479–483

140 US Renal Data System: Annual Data Report. National Institute of Diabetes and Digestive and Kidney Diseases, Washington 1989

141 Vetter, U., E. Heinze, W. Beischer, E. Kohne, E. Kleihauer, W. M. Teller: Haemoglobin A$_{1c}$: a predictor for the duration of the remission phase in juvenile insulin-dependent diabetic patients. Acta paediat. scand. 69 (1980) 481–483

142 Virtanen, S. M., T. Saukkonen, E. Savilahti, K. Ylönen, L. Räsänen, A, Aro, M. Knip, J. Tuomilehto, H. K. Akerblom and the Childhood Diabetes in Finland Study Group: Diet, cow's milk protein antibodies and the risk of IDDM in Finnish children. Diabetologia 37 (1994) 381–387

143 Vranic, M., M. Berger: Exercise and diabetes mellitus. Diabetes 28 (1979) 147–167

144 Wassmuth, R., A. Lernmark: The genetics of susceptibility to diabetes. Clin. Immunol. Immunopathol. 53 (1989) 358–399

145 Weimerskirch, D, D. J. Klein: Recurrence of insulin-dependent diabetes mellitus after transient neonatal diabetes: a report of two cases. J. Pediat. 122 (1993) 598–600

146 West, R., E. Colle, M. M. Belmonte: Prospective study of insulin-dependent diabetes mellitus. Diabetes 30 (1981) 584–589

147 Widness, J. A., J. B. Susa, J. F. Garcia, D. B. Singer, P. O. W. Sehgal, R. Schwartz, H. C. Schwartz: Increased erythropoiesis and elevated erythropoietin in infants born to diabetic mothers and in hyperinsulinaemic rhesus fetuses. J. clin. Invest. 67 (1981) 637–642

148 White, P.: Diabetic children and their later lives. In Joslin, E. P., H. F. Root, P. White, A. Marble: The Treatment of Diabetes Mellitus, 10th ed. Lea & Febiger, Philadelphia 1959

149 Williams, P. R., M. A. Sperling, Z. Racasa: Blunting of spontaneous and alanine stimulated glucagon secretion in newborn infants of diabetic mothers. Amer. J. Obstet. Gynecol. 133 (1979) 51–56

150 Wing, R. R., M. P. Nowalk, D. Marcus, R. Koeske, D. Finegold: Subclinical eating disorders and glycemic control in adolescents with type I diabetes. Diabet. Care 9 (1986) 162–167

151 Wolf, E., K. M. Spencer, A. G. Cudworth: The genetic susceptibility to type I (insulin-dependent) diabetes: analyses of the HLA-DR associations. Diabetologia 23 (1983) 224–249

152 Woodruff, R. D., S. B. Lewis, M. D. McLeskey: Avoidance of surgical hyperglycemia in diabetic patients. J. Amer. med. Ass. 244 (1980) 166–168

153 Worgall, S., W. Kiess, W. Rascher: Diabetes mellitus und Hypertonie. Mschr. Kinderheilk. 144 (1996) 102–109

154 World Health Organization: Diabetes mellitus. Report of a WHO Study Group. WHO, techn. Rep. Ser. (1985) 727

155 Yamada, K., K. Nonaka, T. Hanafusa, A. Miyazaki, H. Toyoshima, S. Tarui: Preventive and therapeutic effects of large-dose nicotinamid injections on diabetes associated with insulitis. Diabetes 31 (1982) 749–753

156 Yamagata,K., N. Oda, P. J. Kaisaki, S. Menzel, H. Furuta, M. Vaxillaire, L. Southam, R. D. Cox, G. M. Lathrop, V. V. Boriraj, X. Chen, N. J. Cox, Y. Oda, H. Yano, M. M. LeBeau, S. Yamada, H. Nishigori, J. Takeda, S. S. Fajans, A. T. Hattersley, N. Iwasaki, T. Hansen, O. Pedersen, K. S. Polonsky, R. C. Turner, G. Velho, J.-C. Chevre, P. Froguel, G. I. Bell: Mutations in the hepatocyte nuclear factor-1α gene in maturity-onset diabetes of the young (MODY3). Nature 384 (1996) 455–458

157 Yamagata, K., H, Furuta, N. Oda, P. J. Kaisaki, S. Menzel, N. J. Cox, S. S. Fajans, S. Signorini, M. Stoffel, G. I. Bell: Mutations in the hepatocyte nuclear factor-4α gene in maturity-onset diabetes of the young (MODY1). Nature 384 (1996) 458–460

158 Zatman, L. J., N. O. Kaplan, S. P. Colowick: Inhibition of spleen diphosphopyridine nucleotidase by nicotinamid, an exchange reaction. J. biol. Chem. 200 (1953) 197–212

159 Ziegler, A. G., H. J. Baumgartl, E. Standl, H. Mehnert: Risk of progression to diabetes of low titer ICA-positive first-degree relatives of type I diabetics in southern Germany. J. Autoimmun. 3 (1990) 619–624

160 Ziegler, A. G., R. Ziegler, P. Vardi, R. A. Jackson, J. S. Soeldner, G. S. Eisenbarth: Life-table analysis of progression to diabetes of anti-insulin autoantibody-positive relatives of individuals with type I diabetes. Diabetes 38 (1989) 1320–1325

161 Ziegler, A. G., W. Bachmann, W. Rabl: Prophylactic insulin treatment in relatives at high risk for type I diabetes. Diabet. Metab. Rev. 9 (1993) 289–293

16 Schwangerschaft

K. D. Hepp und F. W. Dittmar

Das Wichtigste in Kürze

➤ Bei 2–3% aller Schwangerschaften tritt ein Diabetes mellitus auf. 90% dieser Fälle entsprechen einem Gestationsdiabetes.

➤ Jede Schwangerschaft einer Diabetikerin ist als Risikoschwangerschaft anzusehen. Das Risiko betrifft vor allem das Kind, das eine größere Mißbildungsrate aufweist und durch erhöhte perinatale Morbidität und Mortalität gefährdet ist.

➤ Durch eine optimale Stoffwechseleinstellung und durch intensive gynäkologisch-geburtshilfliche Überwachung während der Schwangerschaft können die erhöhte Mortalität und Morbidität des Kindes weitgehend verhindert werden.

➤ Die vermehrte Mißbildungsrate bei den Kindern diabetischer Mütter kann durch eine präkonzeptionelle normoglykämische Stoffwechseleinstellung entscheidend reduziert werden.

➤ Voraussetzung für ein gutes Resultat ist eine frühzeitige enge Zusammenarbeit von Diabetologen und Gynäkologen in Zentren mit Erfahrung in der Behandlung gravider Diabetikerinnen.

Problematik der Zunahme diabetischer Schwangerer und der kindlichen Morbidität und Mortalität

Das Zusammentreffen von Diabetes mellitus und Schwangerschaft stellt Internisten, Geburtshelfer und Pädiater wegen der Schwierigkeiten der Stoffwechselführung und der Gefahren für Mutter und Kind während der Schwangerschaft und Geburt vor besondere Aufgaben. Diese werden heute am erfolgreichsten von spezialisierten Zentren wahrgenommen, denn die Senkung der perinatalen Mortalität und Morbidität der Kinder diabetischer Mütter in den Bereich der Gesamtmortalität und Gesamtmorbidität ist weniger ein medizinisches als vielmehr ein organisatorisches Problem.

Vor der Entdeckung des Insulins war die Gravidität der Diabetikerin ein äußerst seltenes Ereignis; nach seiner Einführung in die Klinik in den frühen 20er Jahren kam es zu einem stetigen Ansteigen der Frequenz von Schwangerschaften bei Diabetes. Auch die gestiegene Diabeteshäufigkeit für Frauen zwischen dem 20. und 40. Lebensjahr hat zu der Zunahme der Schwangerschaften bei Diabetikerinnen beigetragen. Der Diabetes mellitus ist mit die am häufigsten auftretende Komplikation der Gravidität. Nahezu 2–3% der Schwangeren sind davon betroffen; 90% dieser Fälle haben einen Gestationsdiabetes (79). Durch die laufende Verbesserung der Therapie gelang es, die mütterliche Sterblichkeit praktisch auf die bei der Stoffwechselgesunden gefundene Quote zu senken, während die perinatale Sterblichkeit des Kindes heute immer noch hoch ist, aber in spezialisierten Zentren auf Normalwerte gesenkt werden kann. Die erhöhte Morbidität und Mortalität können jedoch, soweit sie nicht auf Mißbildungen beruhen, durch straffe Stoffwechselführung und durch intensive geburtshilfliche Überwachung weitgehend vermieden werden. Von besonderer Bedeutung war hier vor allem die Erkenntnis, daß eine rechtzeitig begonnene „Normalisierung" der Blutglucose sowohl die Kindersterblichkeit als auch die Mißbildungsrate vermindert (76).

Stoffwechselveränderungen

Hormonaler Insulinantagonismus

Aufgrund klinischer Beobachtungen wird seit langem ein hormonaler Insulinantagonismus während der Schwangerschaft angenommen. Dies fand weitere Bestätigung, als sich bei einer hypophysektomierten Patientin während der Schwangerschaft ein subklinischer Diabetes entwickelte (57). Damit trat trotz der Beseitigung der kontrainsulinären Faktoren des Hypophysenvorderlappens eine Störung der Kohlenhydrattoleranz auf, für deren Erscheinen die Gravidität verantwortlich sein mußte.

HCS: Nach der Einführung der Bestimmungsmethoden für das plazentare Lactogen (Human placental lactogen = HPL oder Human chorionsomatomammotropin = HCS) konnte eine stetige Erhöhung dieses Hormons im Verlauf der Schwangerschaft nachgewiesen werden (70). Das HCS besitzt wahrscheinlich aufgrund seiner Ähnlichkeit mit dem Wachstumshormon (somatotropes Hormon = STH) eine diabetogene Wirkung. Es enthält 90 Aminosäuren, von denen 77 in der gleichen Position wie beim STH stehen. Das Hormon tritt nicht durch die plazentare Schranke (47). Durch intravenöse Infusion von HCS in physiologischen Mengen konnte bei stoffwechselgesunden Versuchspersonen der kontrainsulinäre Effekt klar nachgewiesen werden. Dabei kommt es trotz eines gleichzeitigen Insulinanstiegs zu einer Verschlechterung der Glucosetoleranz (5). Im Verlauf der Schwangerschaft nimmt die Insulinresistenz kontinuierlich zu, so daß bis zum Ende der Schwangerschaft nach einer oralen Glucosebelastung die Insulinsekretion um das 2–3fache ansteigt (30). Während des 3. Trimenons erreicht die Insulinresistenz einen Grad, der etwa dem Verlust von 60% der peripheren Insulinwirkung entspricht. Dieser Verlust muß durch die vermehrte Sekretion ausgeglichen werden (30). Bindungsstudien haben gezeigt, daß der Mechanismus dieser Insulinresistenz distal vom Insulinrezeptor zu suchen ist (74, 85). Möglicherweise ist es primär die lipolytische Wirkung von HCS am Fettgewebe, die über einen Anstieg von freien Fettsäuren zur Insulinresistenz führt. Die bisherigen Ergebnisse sprechen also dafür, daß die Insulinresistenz in der zweiten Hälfte der Schwangerschaft auf der Postrezeptorebene entsteht.

Obwohl bekannt ist, daß die Plazenta Insulin vermehrt bindet und abbaut (27), spricht das Auftreten erhöhter Insulinspiegel während der Schwangerschaft gegen diesen Mechanismus als Ursache für die Verschlechterung der Glucosetoleranz. Dagegen ist ein Wirksamwerden des vermehrten Insulinabbaus bei der insulinbedürftigen Schwangeren nicht auszuschließen.

Cortisol und Schilddrüsenhormone: Neben dem HCS muß eine Reihe von Hormonen als Gegenspieler des Insulins diskutiert werden. So kommt es einmal zum Anstieg des Plasmacortisols, wobei jedoch die Erhöhung nur der biologisch inaktiven, gebundenen Fraktion entspricht, während das freie Cortisol nicht erhöht ist. Grund dafür ist die Vermehrung des Transcortins unter dem Einfluß der erhöhten Östrogenaktivität (8). Auch Tagesrhythmus, Plasmakonzentrationen und Harnausscheidung von Cortisol sind bei der schwangeren Diabetikerin gegenüber Stoffwechselgesunden nicht verändert. Damit ist ein wesentlicher Einfluß der Corticosteroide auf den Stoffwechsel der Schwangeren nicht wahrscheinlich (8). Ähnliche Verhältnisse finden sich bei den ebenfalls als Insulinantagonisten wirksamen Schilddrüsenhormonen, bei denen es auch zu einer Vermehrung des Bindungsproteins kommt, ohne daß die freien Spiegel und der Umsatz der Schilddrüsenhormone wesentlich verändert werden (7).

Sexualhormone: Dagegen scheinen das plazentare Östrogen und das Progesteron eine Rolle beim Insulinantagonismus zu spielen, da beide die Glucosetoleranz verschlechtern können. Progesteron vermindert die periphere Empfindlichkeit gegenüber Insulin und verstärkt die Insulinausschüttung nach Glucosereiz. Nach längerer Applikation finden sich Inselzellhypertrophie und Hyperinsulinismus. Injiziert man Progesteron in einer Dosis, die dem im letzten Schwangerschaftstrimenon auftretenden Spiegel vergleichbar ist, so kommt es zu einer deutlichen Erhöhung der Insulinspiegel, wobei aber die Glucosetoleranz noch nicht verändert wird (6, 46, 91).

Sekretion von Insulin und Glucagon

In der 2. Schwangerschaftshälfte steigen die Nüchternspiegel des Plasmainsulins an, obwohl die Glucosespiegel zu diesem Zeitpunkt niedriger als bei der Nichtschwangeren liegen. Dagegen bleibt der Glucagonspiegel gleich, so daß es nicht mit Sicherheit als „katabales" Hormon wirksam wird (14). Nach einer Glucosebelastung fällt die Glucagonkonzentration in der 30.–40. Schwangerschaftswoche stärker ab als 5–8 Wochen post partum, was für eine erhöhte Empfindlichkeit der A-Zelle im Sinne eines „Abschaltens" der Glucagonsekretion spricht. Erhöhte Insulinausschüttung und betonteres Abstellen der Glucagonsekretion während der Schwangerschaft lassen sich gut in das Konzept eines „erleichterten Aufbaues" einordnen (29); beides könnte für die verstärkte Produktion von Lipoproteinen durch die Leber verantwortlich sein. Damit käme es auch zu einer Verstärkung des Insulineffektes auf Glykogensynthese und Lipogenese bei verminderter Aktivität von Glykogenolyse, Gluconeogenese und Lipolyse (29).

Katabolie des mütterlichen Stoffwechsels

Tierversuche: Bei der Ratte bleibt die Zunahme des Fetalgewichtes während des 17.–19. Tages der Schwangerschaft unverändert, gleichgültig, wie der Fütterungszustand des Mut-

tertieres ist (41). Hungert die Ratte, so verliert nur sie zu diesem Zeitpunkt an Gewicht. Damit zeigt sich, daß der wachsende Fetus dem mütterlichen Organismus Substrate entnimmt, ungeachtet dessen, ob die Mutter nun hungert oder ernährt wird.

Umstellung auf die Bedürfnisse des Fetus: Bei der Schwangeren kommt es in den Pausen zwischen den Mahlzeiten in weit stärkerem Maße als bei der Nichtschwangeren zur Mobilisierung endogener Substrate, da die Extraktion der Substrate von seiten des Fetus konstant bleibt. Substrate des Fettabbaues wie freie Fettsäuren und Ketonkörper können den Bedarf des Fetus an Stickstoff, Aminosäuren und Kohlenhydraten allein nicht decken (Abb. 16.1). Die Mutter kann deshalb die Produktion von Glucose und Aminosäuren nicht im gleichen Maße drosseln wie die Nichtschwangere beim Fasten. Diese Überlegungen führten zum Begriff des „beschleunigten Fastens" („accelerated starvation"), welches Freinkel u. Mitarb. detailliert dargestellt haben (26, 28). Die Umstellung auf eine „katabole Stoffwechsellage" erfolgt mit Hilfe katabol wirksamer Hormone, vor allem des Glucagons, wobei vorwiegend das Verhältnis katabole Hormone/Insulin an der Zelle die Richtung des Substratflusses bestimmt.

Stoffwechsel von Fettzellen und Leber

Sowohl das isolierte **Fettgewebe** als auch das intakte Tier zeigen während der Schwangerschaft eine gesteigerte Lipolyse (53). Dies kann auch nach der 12. Woche bei der schwangeren Frau nachgewiesen werden (72). Allerdings wurden die Ergebnisse beim Menschen von einigen Gruppen nicht voll bestätigt (70), wenn auch die bei der Schwangeren häufige Azetonurie für einen gesteigerten Fettstoffwechsel spricht. Unter Fastenbedingungen finden sich auch eine gesteigerte Glukoneogenese sowie eine verstärkte Stickstoffausscheidung im Harn. Als Lieferant für Vorläufer der Glukoneogenese steht vor allem die Muskulatur zur Verfügung, wobei die Stickstoffausscheidung ein Maß für den Abbau ist. Unter Fastenbedingungen zeigt sich dabei beim schwangeren Tier eine deutliche Steigerung der Harnstoffausscheidung (41).

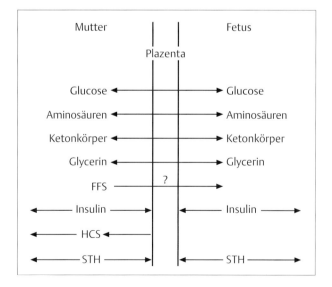

Abb. 16.**1** Plazentarschranke und Beziehungen zwischen mütterlichen und fetalen Substraten und Hormonen. FFS = freie Fettsäuren, HCS = plazentares Lactogen, STH = Wachstumshormon.

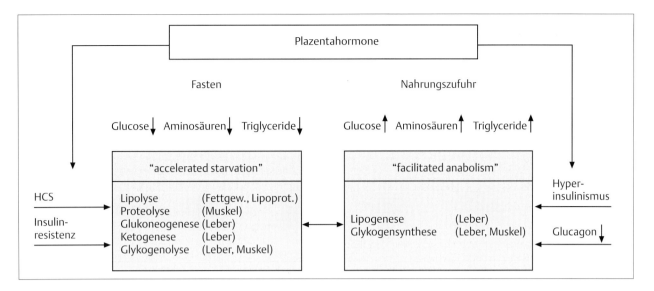

Abb. 16.**2** Regulation des Stoffwechsels während der Schwangerschaft. Unter dem Einfluß der Plazentahormone kommt es während der Fastenperiode zu einem verstärkten Katabolismus („accelerated starvation"), der während der Nahrungszufuhr rasch in eine betont anabole Stoffwechsellage („facilitated ana-

bolism") umgeschaltet wird (nach Freinkel u. Mitarb. aus Hepp, K. D., u. Mitarb.: Schwangerschaft und Diabetes mellitus. In Döderlein, G., K. H. Wulf: Klinik der Frauenheilkunde, Bd. IV. Urban & Schwarzenberg, München 1979).

Leber: Auch die isoliert perfundierte Rattenleber zeigt während der Schwangerschaft eine deutlich erhöhte Stickstoffproduktion mit Alanin als Substrat, wobei die Ammoniakproduktion relativ höher liegt als die Harnstoffproduktion. Damit würde ein größerer Teil des anfallenden Stickstoffs wieder der Proteinsynthese zugeführt. Nachdem in der Plazenta wie auch im fetalen Gewebe Transaminierungsreaktionen und Stickstoffeinbau im Zusammenhang mit der Pyrimidinbiosynthese nachgewiesen werden konnten, ergibt sich eine Möglichkeit der Wiederverwertung des bei der mütterlichen Glukoneogenese anfallenden Stickstoffs für das fetale Wachstum (28).

Beschleunigtes Fasten (accelerated starvation) und erleichterter Aufbau (facilitated anabolism)

Aufgrund der Beobachtung gesteigerter kataboler Vorgänge bei der Schwangeren im Fastenzustand entwickelte Freinkel das Konzept des „**beschleunigten Fastens**" („accelerated starvation"). Kernpunkt ist dabei die Tatsache, daß der Übergang zur Mobilisierung endogener Substrate bei der Mutter schneller erfolgt, da sie nicht nur ihren eigenen Bedarf, sondern auch den der Frucht decken muß (Abb. 16.**2**).

Erleichterter Aufbau: Gleichzeitig muß aber auch die selektive und rasche Wiederauffüllung der Energiespeicher der Mutter bei gleichbleibender fetaler Extraktion während der Mahlzeiten gegeben sein. Auch dieser Mechanismus kann in seinen wichtigsten Grundlagen nachgewiesen werden. Er wurde von Freinkel als „facilitated anabolism" (erleichterter Aufbau) bezeichnet (29). Wichtigster Teilaspekt ist dabei der Einbau eines großen Teiles des resorbierten Glucosekohlenstoffs in den Triglyceridanteil der Lipoproteine. Nachdem die Triglyceride die Plazenta nicht passieren, kann hier Kohlenstoff in einer bei Bedarf leicht zu mobilisierenden Form konserviert werden. Theoretische Grundlage dafür bilden der beobachtete Hyperinsulinismus, die verstärkte Suppression der Glucagonsekretion und die

erhöhten Glucosespiegel nach Glucosezufuhr. Diese Veränderungen begünstigen die Glykogenbildung und die Triglyceridsynthese in der Leber.

Schwangerschaftsglukosurie

Normalerweise liegt die Nierenschwelle bei einer Glucosekonzentration von 160–200 mg/dl (8,9–11,1 mmol/l), die einer Tm_G (maximale tubuläre Ausscheidungskapazität in der Gravidität) von ca. 300 mg/min bei der Frau entspricht. So hängt die Glucoseausscheidung von der glomerulären Filtration und von der Kapazität der tubulären Rückresorption ab. Während bereits unter normalen Bedingungen geringe Mengen von Glucose im Harn nachweisbar sind, kommt es bei der Gravidität zur vermehrten renalen Ausscheidung einer Reihe von Kohlenhydraten, darunter vor allem von Glucose. Die Schwangerschaftsglukosurie als physiologisches Phänomen ist seit dem vorigen Jahrhundert bekannt. Welsh u. Sims beschrieben als Ursache eine Erhöhung der glomerulären Filtrationsrate infolge der veränderten renalen Hämodynamik bei inadäquater tubulärer Rückresorption (87). Andere Autoren (31, 75) beschrieben als Ursache der Glukosurie eine Verminderung der tubulären Rückresorption, die möglicherweise unter dem Einfluß der hormonalen Veränderungen während der Schwangerschaft zustande kommt (75). Mit einer mittleren Ausscheidung von 350 mg Glucose/24 Std. lag das Maximum im 9. Monat der Schwangerschaft im Vergleich zu einem Kontrollkollektiv mit 76 mg/24 Std. bei Nichtschwangeren. Allgemein läßt sich also die Glukosurie am besten mit einer Erniedrigung der Nierenschwelle umschreiben. Offenbar tritt die Schwangerschaftsglukosurie intermittierend auf und läßt sich mit empfindlichen Methoden bei einem größeren Teil der Frauen nachweisen. So wurde bei einer einmaligen Untersuchung von 1547 Schwangeren ein Wert von 9,3% gefunden. Dagegen wurde bei genauerer Untersuchung über 24 Std. bei 40% eine Ausscheidung von mehr als 100 mg/24 Std. beobachtet. Unter diesen Bedingungen fand sich aber auch bei

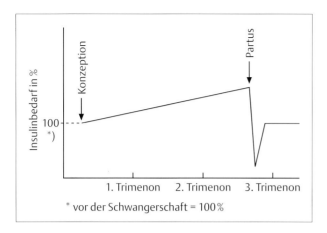

Abb. 16.**3** Mittlerer Insulinbedarf bei Diabetikerinnen während Schwangerschaft und Geburt.

einer Kontrollgruppe in 20% eine höhere Ausscheidung (25, 92).

Diabetischer Stoffwechsel im Verlauf der Schwangerschaft

1. Trimenon: Die durch das Auftreten der Insulinantagonisten bedingte hormonale Insulinresistenz führt zu einer zusätzlichen Belastung für den Stoffwechsel der Diabetikerin. Dies zeigt sich schon an dem im Verlauf der Schwangerschaft ansteigenden Insulinbedarf (Abb. 16.**3**). Vielfach bessert sich die Stoffwechsellage zunächst während des 1. Trimenons, wobei auch der Insulinbedarf zu diesem Zeitpunkt vermindert sein kann. Die Ursache einer solchen Verbesserung ist nicht bekannt; möglicherweise spielt dabei das Progesteron eine Rolle. Während dieser Zeit kommt es jedoch auch zu starken Schwankungen des Insulinbedarfs, so daß die Einstellung erschwert ist und Hypoglykämien auftreten.

Mit Beginn des **2. Trimenon** steigt das plazentare Lactogen (HPL, HCS) an, und es kommt zu einer Verschlechterung der Kohlenhydrattoleranz mit einer Zunahme des Insulinbedarfs. Diese Verschlechterung ist bei etwa einem Drittel der Patientinnen nur gering oder gar nicht nachweisbar.

Bereits **während der Geburt** sinkt der Insulinbedarf stark ab. Die durch die Wehen bedingte verstärkte Muskelaktivität trägt dazu bei, doch der wichtigste Faktor ist die Ausstoßung der Plazenta, die zu einem raschen Abfall des Insulinbedarfs führt, der unmittelbar nach der Geburt wesentlich niedriger liegt als vor der Schwangerschaft und sich erst nach Tagen oder Wochen wieder in die Ausgangslage einpendelt.

Klinik und Diagnose

Schwangerschaft und diabetisches Spätsyndrom

Von erheblicher prognostischer Bedeutung ist die Frage der Entstehung bzw. Progression diabetestypischer Komplikationen während der Schwangerschaft. Dies gilt hier vor allem für die Retinopathie und die Nephropathie.

Bei der **Retinopathie** muß man von einer Prävalenz von ca. 50% der Schwangeren mit Typ-1-Diabetes ausgehen. Dabei ist eine Progression der Retinopathie gut doku-

mentiert (10, 60), aber auch ein Rückgang aller Stadien post partum. Klein und Mitarb. errechneten ein 2,3faches Risiko für die Progression einer bestehenden Retinopathie (50). Als wichtigster Risikofaktor für die Progression gilt die Dauer des Diabetes, wobei die Gefahr für solche Patientinnen gering zu sein scheint, die eine Laufzeit von weniger als 15 Jahren aufweisen (11). Die Zahl der vorhergegangenen Schwangerschaften scheint dabei das Risiko nicht zu erhöhen. Wichtig ist jedoch der Status der Retina vor Beginn der Schwangerschaft. Nur eine ganz geringe Zahl von Patientinnen ohne nachweisbare Schäden am Augenhintergrund wird überhaupt eine Retinopathie entwickeln. 47% der Patientinnen mit Background-Retinopathie zeigen eine Progression, davon wiederum 5% in ein proliferatives Stadium. Die Prognose ist wesentlich besser, wenn die Retinopathie vor der Schwangerschaft behandelt wird (10, 49).

Die Ursachen der Verschlechterung einer Retinopathie während der Schwangerschaft sind noch unklar. Offenbar kann die abrupte Senkung des mittleren Glucoseniveaus im Rahmen einer Intensivierung der Therapie zu einer Progression beitragen, wie dies auch für nichtschwangere Patientinnen beschrieben ist (55). Dies wäre ein weiteres Argument für eine behutsame Optimierung der Blutzuckereinstellung vor der Planung einer Schwangerschaft.

Besteht keine Retinopathie, so ist eine Untersuchung des Augenhintergrundes in 3monatigen Abständen indiziert. Besteht eine Retinopathie, so sollte eine Laserkoagulation möglichst vor, nötigenfalls aber auch während der Schwangerschaft durchgeführt werden. Die Patientin sollte dann in Abständen von 4–6 Wochen untersucht werden.

Bei einem Teil der diabetischen Schwangeren liegt bereits ein fortgeschrittenes Stadium der **Nephropathie** vor (16, 40). Diese Situation kann sich durch einen Harnwegsinfekt sowie durch die sog. Pfropfgestose drastisch verschlechtern. Diese ist wahrscheinlich am häufigsten für das Nierenversagen bei diabetischer Glomerulosklerose während der Schwangerschaft verantwortlich zu machen. Eine bestehende Proteinurie kann sich im 3. Trimenon erheblich vermehren, um post partum wieder auf frühere Werte zurückzugehen. Die glomeruläre Filtrationsrate bleibt in ca. 70% der Fälle stabil. Nach den bisherigen Beobachtungen verläuft die Nephropathie nach einer Schwangerschaft mit der gleichen Progression wie bei männlichen Diabetikern, so daß die Schwangerschaft die Nephropathie auf längere Sicht wohl nicht verschlechtert (30). Bei bestehender Nephropathie ist jedoch die Gefahr der Präklampsie und der vorzeitigen Entbindung sowie eine erhebliche Vermehrung der perinatalen Morbidität gegeben. Bei bestehender Nephropathie kann eine Proteinrestriktion und eine strikte Kontrolle des Hypertonus den Verlauf erheblich beeinflussen (30).

Gestationsdiabetes

Definition und Prognose: Der Gestationsdiabetes ist als Störung der Kohlenhydrattoleranz unterschiedlichen Schweregrades definiert, die erstmals während der Schwangerschaft auftritt (1, 61). Dieser Begriff ist also für Schwangere bestimmt, bei denen der Beginn eines manifesten Diabetes oder das Auftreten einer pathologischen Glucosetoleranz während einer Schwangerschaft beobachtet wird (Kap. 2). Somit werden Diabetikerinnen, die schwanger werden, nicht unter diesem Begriff zusammengefaßt. Nach der Schwangerschaft muß die Patientin wiederum einer neuen Gruppe zugeteilt werden, und zwar entweder unter der Diagnose „manifester Diabetes mellitus" oder „pathologische Glucosetoleranz", wenn die Blut- und Harnzuckerwerte oder die orale Glucosebelastung unter die Kriterien dieser beiden Gruppen fallen. Bei der Mehrzahl der Patientinnen mit Gestationsdiabetes kehrt die Glucosetoleranz jedoch post partum zur Norm zurück, so daß dann der Begriff „latenter Diabetes mellitus" zutreffend ist. Die Kinder von Schwangeren mit Gestationsdiabetes haben ein erhöhtes Risiko für Makrosomie, Geburtstraumen und operative Entbindung sowie eine erhöhte perinatale Morbidität mit Neigung zu Hypoglykämie und Polyzythämie. Wird der Gestationsdiabetes nicht erkannt, so ist nicht nur die kindliche Morbidität, sondern auch die Mortalität erheblich vermehrt.

Auch bei der Mutter treten bei unbehandeltem Gestationsdiabetes vermehrt Schwangerschaftskomplikationen (EPH-Gestosen, Hydramnion, Harnwegsinfekte) auf. Dazu kommt ein erhöhtes Risiko, später einen manifesten Diabetes zu entwickeln; es beträgt nach 20 Jahren ca. 50% (65, 66). Dieses Risiko wird durch rechtzeitige Diagnose und Therapie erheblich verringert (83). Die Häufigkeit des Gestationsdiabetes liegt bei 1-5% der Schwangeren (79) je nach diagnostischen Kriterien. Ein hohes Risiko besteht bei früherem Auftreten eines Gestationsdiabetes, bei einer positiven Familienanamnese, bei Fettsucht, bei ungeklärtem intrauterinem Tod und bei einem hohen Geburtsgewicht früherer Kinder.

Diagnose: Angesichts der Häufigkeit des Gestationsdiabetes ist bei jeder Schwangeren eine Abklärung angezeigt (17). Diese erfolgt durch eine Voruntersuchung (Screening) in der 24. bis 28. Schwangerschaftswoche. Bei Schwangeren, bei denen sich anamnestisch ein erhöhtes Risiko ergibt, kann der Suchtest bereits im 1. Trimenon erfolgen; er sollte bei negativem Befund in der 24. bis 28. Woche wiederholt werden.

Zum *Suchtest* werden 50 g Glucose oder ein entsprechendes Oligosaccharidgemisch in 200 ml Wasser innerhalb von 5 Minuten getrunken. Dabei spielen Tageszeit oder vorausgegangene Mahlzeiten keine Rolle. Nach 60 Minuten wird die Glucose mit einer qualitätskontrollierten Methode im Blut bestimmt. Liegt die Konzentration über 140 mg/dl (7,8 mmol/l) (kapilläres Vollblut), so besteht der Verdacht auf einen Gestationsdiabetes. Die weitere Diagnostik erfolgt mit einer oralen Glucosebelastung. Die Bestimmung der Glucose im Harn als Suchtest ist obsolet.

Zur *oralen Glucosebelastung* erhält die Schwangere morgens nüchtern nach der ersten Blutentnahme 75 g Glucose, gelöst in 300 ml Wasser, oder ein entsprechendes Oligosaccharidgemisch, das innerhalb von 10 Minuten langsam getrunken werden soll. Weitere Blutentnahmen erfolgen 60 und 120 Minuten nach Trinkbeginn. Die diagnostischen Kriterien sind auf Tab. 16.1 dargestellt. Diese Kriterien lehnen

sich an die Empfehlungen der WHO und die Ergebnisse einer multizentrischen Studie (56, 59, 89) an. Sie entsprechen den Empfehlungen der Deutschen Diabetesgesellschaft (17).

International besteht keine einheitliche Regelung zur Diagnostik des Gestationsdiabetes. Die National Diabetes Data Group empfiehlt die Kriterien von O'Sullivan u. Mahan (Tab. 16.2), die an vielen Zentren Verwendung finden. Diese Kriterien sehen abweichend von der WHO die Definition einer Gruppe mit pathologischer Glucosetoleranz nicht vor (61).

Tabelle 16.**2** Vorgeschlagene obere Normgrenzen des OGTT bei Schwangerschaft. Die Werte gelten für Plasmaglucose nach 100 g Glucose oral (aus O'Sullivan, J. B., C. B. Mahan: Diabetes 13 [1964] 278)

Nüchternblutzucker	105 mg/dl
1-Stunden-Wert	190 mg/dl
2-Stunden-Wert	165 mg/dl
3-Stunden-Wert	145 mg/dl

Wie bereits dargestellt, hat die Schwangerschaftsglukosurie einen intermittierenden Charakter und tritt nach wiederholten Untersuchungen eines Kollektivs bei 16% auf (25). Obwohl sie bei der Stoffwechselgesunden als physiologisches Phänomen angesehen werden muß, hat sich gezeigt, daß bei Schwangerschaftsglukoserie in erhöhtem Maße eine pathologische Glucosetoleranz auftritt (23), so daß es empfehlenswert ist, jede Frau mit Schwangerschaftsglukosurie nach der Schwangerschaft mit oralen Glucosebelastungen nachzuuntersuchen.

Der Nachweis einer Glukosurie sollte am besten durch eine quantitative Bestimmung der *Harnzuckerausscheidung* geführt werden. Meist liegt die Schwangerschaftsglukosurie unter 20 g/24 Std. Die harmlose Störung bedarf in der Regel keiner speziellen Therapie. Tritt jedoch die Schwangerschaftsglukosurie, d.h. eine Senkung der Nierenschwelle während der Schwangerschaft, bei einem manifesten Diabetes auf, so kann dies zu Schwierigkeiten und Fehleinschätzungen bei der Stoffwechseleinstellung führen. Die Stoffwechselführung bei der Schwangeren sollte sich deshalb nach dem Blutzucker richten. Auch der Nüchternblutzucker unterliegt während der Schwangerschaft anderen Kriterien, da er in der Regel tiefer liegt und trotz einer bereits bestehenden Störung der Glucosetoleranz noch im Normbereich liegen kann.

Klassifizierung der diabetischen Schwangeren

Für eine präzise Dokumentation und für die Bestimmung des Zeitpunktes zur Geburtseinleitung hat die Klassifizierung des Diabetes nach dem **Schema von White** (88) (Tab. 16.**3**) in der Klinik immer noch eine gewisse praktische Bedeutung.

Die Klasse A schließt nur Patientinnen mit pathologischer Glucosetoleranz ein, wobei Beginn und Dauer variabel sind. Die Klasse B umfaßt Patientinnen mit einer Diabetesdauer von weniger als 10 Jahren, bei denen die Krankheit erst in einem Alter von über 20 Jahren manifest wurde und die keine Spätkomplikationen aufweisen. Unter Klasse C fallen Patientinnen ohne Angiopathie; der Diabetes besteht jedoch 10–19 Jahre, oder das Manifestationsalter liegt zwischen dem 10. und 19. Lebensjahr. Die Klasse D enthält Fälle mit beginnender Angiopathie (Retinopathie oder Makroan-

Tabelle 16.**1** Orale Glucosebelastung bei Verdacht auf Gestationsdiabetes. Kriterien der Deutschen Diabetesgesellschaft (17). Nach positivem Screening wird möglichst bald bei unveränderter Ernährung der Schwangeren ein OGTT mit 75 g Glucose durchgeführt. Die Diagnose Gestationsdiabetes wird gestellt, wenn 2 oder 3 Glucosewerte im kapillären Vollblut folgende Grenzen überschreiten:

nüchtern	90 mg/dl	(5,0 mmol/l)
nach 60 min	160 mg/dl	(8,9 mmol/l)
nach 120 min	140 mg/dl	(7,8 mmol/l)

Tabelle 16.**3** Klassifizierung der diabetischen Schwangeren (aus White in Marble, A., P. White, R. F. Bradley: Joslin's Diabetes Mellitus. Lea & Febiger, Philadelphia 1971)

Gruppe	Manifestationsalter	Diabetesdauer (Jahre)	Insulin*	Retinopathie	Nephropathie	Gefäßverkalkungen
A**	unbegrenzt	unbegrenzt	Ø	Ø	Ø	Ø
B	> 20	< 10	+	Ø	Ø	Ø
C	10–19	10–19	+	Ø	Ø	Ø
D	< 10	> 20	+	+	Ø	+ (Beine)
E	unbegrenzt	unbegrenzt	+	+/Ø	Ø	+ (Becken)
F	unbegrenzt	unbegrenzt	+	+/Ø	+	+/Ø
R	unbegrenzt	unbegrenzt	+	+	Ø	+/Ø
FR	unbegrenzt	unbegrenzt	+	+	+	+/Ø

* Oder orale Antidiabetika.
** Pathologischer OGTT.

giopathie der Extremitäten). Eine besondere Gruppe E zeigt Verkalkungen der Gefäße im Bereich des kleinen Beckens. Gruppe F umschließt Fälle mit diabetischer Nephropathie ohne Pyelonephritis. Fälle mit besonderen Risiken sind unter Gruppe R einzuordnen; hierher gehören die fortgeschrittenen Fälle von Retinopathie mit Glaskörperblutungen, großen Narben oder Gefäßwucherungen; wenn zusätzlich die Nierenläsionen der Klasse F zutreffen, so handelt es sich um die Gruppe FR. Unter G fallen Frauen, die mehrfach vergebliche Schwangerschaften durchgemacht haben.

Im Verlauf einer Schwangerschaft kann die Klassifikation wechseln. Die ursprünglich von dieser Klassifikation abgeleitete Festlegung der Termine für die Geburtseinleitung wird nicht mehr in diesem strengen Sinne gehandhabt. Heute wird der Termin mit Hilfe von Kardiotokographie, Ultraschall und Hormonanalysen individuell festgelegt.

Der wichtigste Faktor, die Güte der Stoffwechselführung, findet bei dieser Aufstellung keine Berücksichtigung. Es werden also in dem Schema von White nur solche Faktoren erfaßt, die bereits vor Beginn der Schwangerschaft vorhanden waren.

Verbesserungen in der Beurteilung fetalen Befindens und das Management einer diabetischen schwangeren Frau haben die White-Klassifikation in den Hintergrund gedrängt. Verbesserte Blutzuckerkontrolle und verbesserte Methoden zur fetalen Überwachung haben die Notwendigkeit vorzeitiger Entbindung, um den fetalen Tod zu verhindern, verringert. Der Zeitpunkt der Geburt sollte nach einer Kombination mütterlicher und kindlicher Risikofaktoren festgelegt werden. Wurde die schwangere Diabetikerin gut überwacht und waren alle Parameter der fetalen Überwachung normal, kann man die Spontangeburt abwarten.

Schema von Pedersen: Eine zusätzliche Klassifikation, nämlich die der „prognostically bad signs of pregnancy (PBSP)", wurde von Pedersen angegeben (67, 68). Dieses Schema erfaßt auch solche Komplikationen, die erst während der Schwangerschaft auftreten, wie Pyelonephritis, Präkoma oder schwere Azidose, Spätgestose u.ä.

Planung der Schwangerschaft

Eine Reihe klinischer und experimenteller Untersuchungen sprechen dafür, daß fetale Mißbildungen mit der Stoffwechselführung während der Organogenese zusammenhängen. So blieb zunächst trotz der allgemein praktizierten Optimierung der Stoffwechseleinstellung im Verlauf der Schwangerschaft die Mißbildungsrate erhöht, wahrscheinlich weil die

meisten Mißbildungen bereits vor der Diagnose einer Schwangerschaft und vor der Einleitung entsprechender Maßnahmen entstanden waren. Erst Anfang der 80er Jahre wurde die präkonzeptionelle Stoffwechseleinstellung zum Bestandteil einer entsprechenden Planung, als gezeigt werden konnte, daß die Mißbildungsrate bei Kindern diabetischer Mütter damit der üblichen Rate stoffwechselgesunder Mütter angeglichen werden kann (32). Daher sollte eine Schwangerschaft bei Diabetes möglichst geplant werden. Die besten Voraussetzungen dafür werden durch eine euglykämische Stoffwechselführung bei intensivierter Insulintherapie mit einer entsprechenden Schulung erreicht.

Therapie

Überblick und betreuende Institutionen

Eine richtige Stoffwechselführung während der ganzen Schwangerschaft ist die Voraussetzung für die Geburt eines lebenden und gesunden Kindes. Eine wichtige Vorbedingung für die Betreuung ist die sorgfältige Untersuchung bereits vor der geplanten Schwangerschaft. Die Überwachung der Diabetikerin erfolgt am besten in einem speziell für solche Fälle eingerichteten Zentrum, das auch eine intensive Betreuung erlaubt. Während der Schwangerschaft stützt sich die Therapie im wesentlichen auf die sinnvolle Kombination von Diät und Insulin. Insgesamt ist eine Zusammenarbeit von Internisten, Geburtshelfern, Kinderärzten und Anästhesisten wünschenswert.

Die Betreuung bis etwa zur 20. Schwangerschaftswoche ist die Aufgabe des Internisten. Eine Übersicht über die wünschenswerte geburtshilfliche und internistische Überwachung gibt Tab. 16.**4**. Insulinspritzende Patientinnen oder solche, die mit Gefäßkomplikationen oder anderen Zweiterkrankungen belastet sind, sollten bereits zu Beginn der Schwangerschaft stationär aufgenommen werden. Eine zweite Aufnahme zur Diabeteseinstellung wird zwischen der 24. und 28. Woche notwendig, da sich hier meist der Insulinbedarf ändert. Eine weitere Aufnahme zur geburtshilflichen und diabetologischen Überwachung je nach Klassifikation ist zwischen der 32. und 40. Woche geboten.

Diät

Die Diabetesdiät wird so gestaltet, daß die physiologische Gewichtszunahme in der Gravidität nicht überschritten wird. Im Prinzip kann die Diät nach den gleichen Vorschrif-

Tabelle 16.**4** Empfehlungen zur internistischen und geburtshilflichen Überwachung während der Schwangerschaft

Allgemeine Daten
gynäkologisch-geburtshilfliche Anamnese
Diabetesdauer
White-Pedersen-Klassifikation
bisherige Therapie
Pyelonephritis
Hypertonie
Retinopathie
Größe
Gewicht
Idealgewicht

Wöchentliche Kontrollen
➤ *Obligatorisch*
  Gewicht
  Blutdruck
  Ödeme
  geburtshilfliche Überwachung, u.a. Kardiotokographie
  Ultraschall, Doppler-Sonographie
  Harnanalyse
  Blutzucker (postprandial)
  Harnzucker (quantitativ)
  Aceton (qualitativ)
➤ *Fakultativ*
  laktogenes Hormon der Plazenta
  Östriolbestimmung

Stationäre Aufnahmen
Diabeteseinstellung (innere Abteilung) nach Schwangerschaftsnachweis
Diabeteseinstellung (innere Abteilung), 24.–28. Woche
geburtshilfliche und diabetologische Überwachung entsprechend White-Pedersen, 32.–40. Woche

Stationäre Untersuchungen
➤ *Obligatorisch*
Blutbild
Harnstoff
Harnsäure
Gesamteiweiß
Kreatininclearance
Natrium
Kalium
Calcium
Triglyceride
Cholesterin, Transaminasen
Eisen,
glykosyliertes Hämoglobin (HbA$_{1c}$)
ophthalmologische Kontrollen
Kardiotokographie
Ultraschall, Doppler-Sonographie
➤ *Fakultativ*
Amniozentese
Lungenreifung (Lecithin Sphingomyelin-Quotient)
Oxytocinbelastungstest
Östriol
laktogenes Hormon der Plazenta
Keimzahl im Urin

ten verordnet werden, wie sie für die Nichtschwangeren gelten.

Die **erforderliche Kalorienzahl** richtet sich dabei nach der körperlichen Tätigkeit und liegt bei 30–40 kcal bzw. 126–168 kJ/kg Körpergewicht. Sie soll reich an Eiweiß

(bis 2 g/kg Körpergewicht; Ausnahme: Nephropathie) und relativ fettarm (bis 1 g/kg Körpergewicht) sein und kann zwischen 150 und 200 g Kohlenhydrate/Tag enthalten. In den ersten 6 Monaten der Schwangerschaft soll das Körpergewicht nicht mehr als 1 kg/Monat zunehmen; vom 6. Monat an kann dies bis zu 1,5 kg betragen.

Kohlenhydrate: Ist die Schwangerschaft durch eine *renale Glukosurie* zusätzlich belastet, so sollten größere Verluste durch Kohlenhydratzulagen ausgeglichen werden. Wie bei der Nichtschwangeren sind schnell resorbierbare lösliche Kohlenhydrate zu vermeiden; dagegen können Zuckeraustauschstoffe wie Fructose, Sorbit oder Xylit Verwendung finden. Auch gegen die Verwendung von Süßstoffen, vor allem Cyclamat und Saccharin, in vernünftigen Mengen besteht keine Kontraindikation. Ein teratogener oder embryotoxischer Effekt von Cyclamat und Saccharin konnte bisher nicht beobachtet werden (52); es ist aber bekannt, daß Cyclamat im 1. Trimenon die Plazenta frei passiert und in der fetalen Zirkulation und den fetalen Organen nachweisbar wird (73).

In der **zweiten Schwangerschaftshälfte** empfiehlt eine Reihe von Autoren eine prophylaktische Restriktion der Kochsalz- und Flüssigkeitszufuhr zur Vermeidung einer Spätgestose. Allerdings ist hier Vorsicht geboten; denn eine zu weit gehende Salzrestriktion kann die Retention harnpflichtiger Substanzen bei einer Nephropathie begünstigen.

Orale Antidiabetika

Da es sich bei Diabetikerinnen in gebärfähigem Alter meist um einen Insulinmangeldiabetes handelt, kommt eine Therapie mit oralen Antidiabetika kaum in Frage. Durch das Ansteigen des Insulinbedarfs während der Schwangerschaft kommt ein Teil der oral eingestellten jüngeren Diabetikerinnen ohnehin nicht ohne Insulin aus. Verschiedene Berichte über die Behandlung diabetischer Schwangerer mit Sulfonylharnstoffen oder Biguaniden weisen insgesamt keine höhere Inzidenz von Mißbildungen auf als solche Fälle, die mit Insulin eingestellt wurden (4, 82). Dies steht im Gegensatz zu tierexperimentellen Hinweisen (Ratte) für eine teratogene Wirkung hoher Dosen von Sulfonylharnstoffen, vor allem von Carbutamid (4, 82). Werden also vor dem Schwangerschaftsnachweis in den ersten Wochen Sulfonylharnstoffe verabreicht, so ist nach den derzeitigen Untersuchungen das Risiko nicht größer als das unter Insulintherapie allein. In jedem Fall muß die Patientin schon wegen der Gefahr eines Spätversagens der oralen Therapie grundsätzlich auf Insulin umgestellt werden. Eine wichtige Kontraindikation gegen die Gabe oraler Antidiabetika während der Gravidität ist die Hypoglykämie der Neugeborenen, die durch eine sulfonylharnstoffinduzierte Inselzellhyperplasie bedingt ist.

Insulin

Aus einer Vielzahl von Statistiken in der internationalen Literatur geht hervor, daß nur eine **straffe Einstellung** günstige Resultate erzielt. Es besteht also weitgehend Übereinstimmung darüber, daß die Stoffwechselführung so gut wie möglich an die physiologische Regulation angepaßt werden sollte (16, 35, 69, 77). Die kapillären Blutglucosespiegel sollen möglichst zwischen 60 und 120 mg/dl (3,3–6,7 mmol/l) liegen. Gelegentliche postprandiale Spitzen bis 140 mg/dl (7,8 mmol/l)sind noch akzeptabel. Das Glykohämoglobin (HbA$_1$ oder HbA$_{1c}$) soll im Normbereich liegen.

Eine derartig straffe Stoffwechselführung kann nur durch die sog. intensivierte Insulintherapie erreicht werden. Sie hat sich an den unterschiedlichen Insulinbedarf im Verlauf der Schwangerschaft anzupassen (Abb. 16.3). Meist muß die Zahl der Injektionen auf 4–5 täglich erhöht werden. Bewährt haben sich Schemata mit morgens Alt/NPH-, mittags Alt/NPH-, abends Alt- und spät NPH-Insulin. Wenn die Normalisierung des Stoffwechsels mit konventionellen Methoden nicht zu erzielen ist, kann der Einsatz von Insulinpumpen mit kontinuierlicher subkutaner oder intraperitonealer Insulinzufuhr notwendig werden. Bei einer straffen Einstellung können leichte Hypoglykämien in Kauf genommen werden; eine Gefährdung des Fetus durch die Hypoglykämie ist auch in der Frühgravidität nicht bewiesen. Das Erreichen eines niedrigen Blutzuckerniveaus begegnet auch der Herabsetzung der Nierenschwelle und verhindert damit den Verlust von Kohlenhydraten im Urin. Der stärkste Anstieg des Insulinbedarfs wird zwischen der 28. und 32. Woche beobachtet; allerdings gibt es eine kleine Gruppe von Patientinnen, bei denen der Insulinbedarf unverändert bleibt oder sogar abfällt. Ein Abfall des Insulinbedarfs gegen Ende der Schwangerschaft kann auf eine rasch einsetzende Plazentainsuffizienz hindeuten.

Kontrolle der Stoffwechseleinstellung: Bei der Überwachung steht die Bestimmung des Blutzuckers, nach Möglichkeit im Tagesprofil im Vordergrund. Unter allen Umständen muß das Auftreten einer Ketoazidose vermieden werden. Deshalb ist die Stoffwechselselbstkontrolle für jede gravide diabetische Patientin anzustreben. Dafür muß die Patientin lernen, sich selbst Blutzuckerproben zu entnehmen. Sie soll während der gesamten Schwangerschaft ein Blutzuckerprofil bestimmen, das 5 Werte umfaßt: morgens nüchtern, 90 Minuten nach dem Frühstück, vor dem Mittagessen, vor und 90 Minuten nach dem Abendessen. Dieses Profil sollte bei stabilem Stoffwechsel ein- bis zweimal wöchentlich, bei Typ-1-Diabetes bzw. Instabilität täglich bestimmt werden (s. auch Kap. 6).

Insulinbedarf während und nach der Geburt: Am Tage der Geburtseinleitung spritzt man in der Regel ein Drittel bis die Hälfte der bisherigen morgendlichen Insulindosis als Altinsulin. Neuerdings hat sich die kontinuierliche intravenöse Zufuhr von Altinsulin in kleinen Dosen während der Geburt bewährt. Diese Art der Applikation kann bis zu 2 Tagen post partum beibehalten werden. Während der Wehen kommt es durch die vermehrte Muskelarbeit zu einem Absinken des Insulinbedarfs, so daß sich zur Vermeidung von Hypoglykämien die Zufuhr von Kohlenhydraten, am besten in Form von 5%igen Glucoselösungen, empfiehlt (12). Wie auch während der Schwangerschaft muß eine länger dauernde Hyperglykämie der Mutter vermieden werden, um die vermehrte Inselzellaktivität des Fetus und damit die gefährliche neonatale Hypoglykämie zu verhindern.

Im allgemeinen fällt der Insulinbedarf nach der Geburt weiter ab und beginnt erst etwa l Woche post partum wieder auf die Ausgangsdosis anzusteigen. Zur Überwachung während und nach der Geburt sind etwa 2stündliche Blutzuckerkontrollen zu empfehlen.

Pathomorphologie (Plazenta, Mißbildungen)

Unter dem Begriff Kyematopathia diabetica haben Kloos u. Vogel die Pathomorphologie des Fetus und der Plazenta bei mütterlichem Diabetes zusammengefaßt (51). Dabei unterscheiden die Autoren Veränderungen im Sinne einer Embryopathia diabetica, einer Fetopathia diabetica sowie einer Placentopathia diabetica, welche speziell die Plazenta betrifft.

Die **Placentopathia diabetica** zeigt ein vielfältiges mikroskopisches Erscheinungsbild, bei dem die verschiedenen Erscheinungsformen der Grundkrankheit selbst eine Rolle spielen. Das Gewicht der Plazenta ist bei einer diabetischen Schwangerschaft deutlich erhöht; wenn jedoch gleichzeitig EPH-Gestosen oder eine diabetische Angiopathie der Mutter vorliegen, dann ist das Gewicht erniedrigt. Der durchschnittliche *Plazentaquotient* liegt bei normaler reifer Plazenta bei 0,12 g und variiert bei diabetischen Müttern. Je unreifer die Plazenta, um so mehr weicht der Plazentaquotient nach oben ab (51). Als weitere Anomalien kommen vor: Abweichungen des Nabelschnuransatzes, Formanomalien der Plazenta, Zottenregenerate, Blutbildungsherde, Ödeme, Degeneration des synzytialen Deckepithels, vorzeitige Verkalkung, Verfilzung größerer und kleinerer Zottenkomplexe und eine mangelnde Ausbildung des fetalen Gefäßsystems.

Beim **Fetus** finden sich neben einem erhöhten Körpergewicht meist eine Vermehrung des Leberglykogens, eine Vergrößerung des Herzens, eine Hypertrophie der Langerhans-Inseln und der Nebennieren, weitere kongenitale Mißbildungen sowie eine Erythroblastose. Die Mißbildungen können einen sehr unterschiedlichen Schweregrad aufweisen, der bis zum kaudalen Regressionssyndrom geht (84). Die Häufigkeit kongenitaler Mißbildungen wird in der Literatur bis etwa 15% angegeben. Day u. Insley errechneten in ihrer umfangreichen Studie eine Mißbildungsrate von 12% im Vergleich zu 6% bei einem stoffwechselgesunden Kollektiv (14). Sie beobachteten vor allem kardiovaskuläre und ZNS-Mißbildungen, gefolgt von Veränderungen am Skelett und am Urogenitaltrakt.

Schwangerenvorsorge

Vor allem die Diabetikerin sollte eine Schwangerschaft sorgfältig überlegen und planen. Eine wichtige Grundlage dafür ist die **internistische Durchuntersuchung** mit Diagnostik von Nieren und Leber und die Erhebung eines ophthalmologischen und angiologischen Status. Bereits vor der Schwangerschaft sollte eine optimale Stoffwechseleinstellung erreicht werden.

Nach Feststellung der Schwangerschaft erfolgt die erste **stationäre Aufnahme**, wobei die Patientin in erster Linie zur Dokumentation nach dem Schema von White (88) klassifiziert wird. Dabei werden auch Spätschäden und Begleiterkrankungen festgestellt und nach Möglichkeit behandelt. Tab. 16.4 zeigt das bei dieser stationären Aufnahme durchgeführte Untersuchungsprogramm.

Im Zuge der folgenden **ambulanten Betreuung** sind je nach Labilität des Stoffwechsels ein- bis zweiwöchige Kontrollen notwendig, die abwechselnd durch den Internisten und den Geburtshelfer durchgeführt werden sollten. Dabei sollte neben dem postprandialen Blutzucker bzw. Blutzuckerprofilen der 24-Stunden-Harn auf Glucose und Aceton untersucht werden. Ebenso sind die Bestimmung des Gewichtes, des Blutdrucks und in größeren Abständen die Anfertigung eines Blutbildes und die Untersuchung des Harns auf Eiweiß sowie eine Kreatininclearance notwendig. Während der Schwangerschaft werden auch 2–3 Urinkulturen empfohlen. Im 3. Trimenon sind bis zur stationären Aufnahme wöchentliche Kontrollen angezeigt.

In seltenen Fällen kommt es während der Schwangerschaft zu einer Progredienz bereits bestehender **diabetischer Spätschäden** am Augenhintergrund und an der Niere. Aus diesem Grund ist die genaue Überprüfung von Augenhintergrund und Nierenfunktion bereits zu Schwangerschaftsbeginn notwendig. Treten schwere, progredient verlaufende diabetische Spätschäden auf, so ist auch heute noch eine Unterbrechung der Gravidität angezeigt. Die Indikation hierzu wird vom Diabetologen gestellt.

Komplikationen

Eine **Emesis** bzw. **Hyperemesis** gravidarum tritt bei der Diabetikerin ebenso häufig wie bei der stoffwechselgesunden Frau auf. Auch dort führt sie nur in ihrer schweren Form zu Komplikationen. Dabei entstehen leicht Hypoglykämien; bei Fehlern in der Insulindosierung kann sich eine Ketoazidose entwickeln. Hier ist bei Stoffwechselentgleisung oder protrahiertem Erbrechen eine rechtzeitige Klinikaufnahme geboten.

Die Zahl der **spontanen Abgänge** liegt auch bei der Diabetikerin bei etwa 10%. Andere Autoren beobachteten vermehrte Spontanabgänge und führen als Ursache vor allem Substratmangel im Implantationsbett an (86). Spätaborte werden häufiger beschrieben, wobei als Ursache Störungen der Zirkulation im Endometrium auf dem Boden einer Mikroangiopathie sowie starke Blutzuckerschwankungen diskutiert werden (24). Bei den Feten finden sich häufiger Anomalien (16, 18).

Als Ursache der **fetalen Hypertrophie** wird die mütterliche Hyperglykämie angesehen. Dabei kommt es zu einer Hypertrophie der fetalen Langerhans-Inseln sowie zu einer Beschleunigung des Wachstums von der 28. Woche an (43). Durch den erhöhten fetalen Insulinspiegel werden die Lecithinbildung in der Lunge sowie die Sekretion des Parathormons gehemmt (80). Als Folge treten Hyalinmembransyndrom (IRDS) sowie *Hypokalzämie* auf.

Wohl die häufigste Komplikation ist das **Hydramnion** (mehr als 2000 ml Fruchtwasser), das bei bis zu 40% der diabetischen Schwangerschaften beobachtet wird. Bei frühzeitigem Auftreten muß es als ungünstiges prognostisches Zeichen gewertet werden. Eine schlechte Prognose besteht auch bei frühzeitiger, therapieresistenter Wehentätigkeit sowie vorzeitigem Blasensprung mit Nabelschnurkomplikationen. Das Hydramnion wird auch als gestosefördernder Faktor angesehen, wobei die pathophysiologischen Zusammenhänge im einzelnen noch nicht geklärt sind. Eine therapeutische Punktion ist wegen der Gefahr einer Wehenauslösung nach Entlastung der Uterusmuskulatur sowie der raschen Neubildung nur in seltenen Fällen indiziert. Entgegen früheren Feststellungen tritt eine vorzeitige Wehentätigkeit bei ausgeglichener Stoffwechsellage nicht häufiger auf als bei Nichtdiabetikerinnen (78).

Ist die Gabe von Beta-Mimetika notwendig, ist nach oraler (13) sowie bei intramuskulärer Applikation keine Änderung der Glucosekonzentration bei der Mutter zu erwarten. Eine bei intravenöser Gabe zu Beginn der Behandlung auftretende Hyperglykämie (44) kann durch kurzfristige Steigerung der zugeführten Insulindosis leicht ausgeglichen werden.

Die Ausbildung eines Hydramnions hängt von der Qualität der Stoffwechseleinstellung ab (42, 76, 77, 90). Einerseits besteht also ein Zusammenhang zwischen der mütterlichen Hyperglykämie und der erhöhten Fruchtwassermenge; andererseits kommt es beim Fetus durch die vermehrte Glucoseaufnahme zur Glukosurie und Polyurie (43).

Bei der Schwangerschaft von Diabetikerinnen tritt die **EPH-Gestose** wesentlich häufiger auf als bei Stoffwechselgesunden. Nach Pedersen finden sich bei 13% der diabetischen Schwangerschaften leichte und bei 19% schwere Gestosen (67). Daweke u. Mitarb. fanden in ihrem Krankengut 54% Spätgestosen; darunter waren 38% polysymptomatisch (16). Richtet man sich nach der Klassifizierung von White, so ist die Gestosegefährdung in den Klassen B und F am größten (88).

Der schleichende Anfang ist dabei typisch für die Diabetikerin; bereits wenige Tage nach dem ersten Auftreten einer minimalen Blutdruckerhöhung und einer leichten Proteinurie mit und ohne Ödeme kann der Tod des Fetus erfolgen. Nach Pedersen liegt die kindliche Mortalität bei leichter EPH-Gestose bei 24%, bei schwerer EPH-Gestose bei 38% (67). Hierbei ist es wichtig, zwischen einer echten Spätgestose und einer Gestose zu unterscheiden, deren Ursachen bereits vor der Schwangerschaft liegen oder die bereits vor der 20. Schwangerschaftswoche nachweisbar sind. So können vor allem die Glomerulosklerose, aber auch häufige Pyelonephritiden oder ein Hydramnion zur Gestose führen. Hierbei lassen sich über den Nachweis einer Retinopathie Schlüsse auf eine Glomerulosklerose ziehen (22).

Als Ursachen für die echte Spätgestose werden eine Reihe von Faktoren diskutiert, darunter vor allem:
➤ die diabetische Angiopathie der uterinen Gefäße,
➤ das Hydramnion,
➤ die Plazentopathie.
Je länger ein Diabetes mellitus besteht, desto häufiger muß man mit einer Gestose rechnen. Nach den bisherigen Ergebnissen ist die Gestosefrequenz von der Qualität der Stoffwechselführung abhängig (9, 33, 36, 67). Die Therapie einer Spätgestose ist immer schwierig. Bei der Behandlung sind Bettruhe, Kochsalzrestriktion, Saluretika und evtl. Antihypertonika notwendig.

Im 1. und 2. Trimenon treten bei der Diabetikerin vermehrt **Infektionen** des Genitales mit Candida albicans auf. Sie lassen sich auch durch eine gute Stoffwechselführung nicht vermeiden. Daneben finden sich gehäuft *Harnwegsinfekte*, wobei symptomlose Bakteriurien etwa doppelt so häufig sind wie bei Stoffwechselgesunden. Neben der klinischen Symptomatik ist die Bestimmung der Keimzahl im Mittelstrahlurin ein wichtiges Kriterium. Auch für die Verlaufskontrolle ist der Addis-Count ein guter Index (22, 35). Harnwegsinfekte sollten früh antibiotisch behandelt werden, wobei die Anwendung von Tetracyclinen wegen der dabei beobachteten fetalen Mineralisationsstörungen kontraindiziert ist. Auch Sulfonamide sollten wegen ihrer möglichen teratogenen Wirkung nicht gegeben werden (4). Eine Pyelonephritis fällt neben der Ketoazidose und der EPH-Gestose unter die prognostisch ungünstigen Zeichen während einer diabetischen Schwangerschaft (PBSP-Group nach Pedersen [68]: Prognostically bad signs of pregnancy).

Präpartale klinische Überwachung

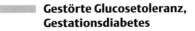 ### Gestörte Glucosetoleranz, Gestationsdiabetes

Gestationsdiabetes: Bereits in diesen Stadien sollten alle derzeit verfügbaren physikalischen und biochemischen Methoden zur präpartalen Überwachung des Fetus eingesetzt werden. Diese Forderung wird durch die Beobachtung von Baertsch u. Bass unterstrichen, die deutliche Unterschiede in der Letalität bei Kindern von Müttern mit bekanntem Gestationsdiabetes im Vergleich zu Kindern von Müttern fanden, bei denen die Diagnose erst retrospektiv gestellt wurde (3). So lag die perinatale Mortalität bei bekanntem Gestationsdiabetes bei 3,3%, bei den retrospektiv diagnostizierten Fällen bei 14,6%.

Dieser Prozentsatz liegt sogar noch über der durchschnittlichen perinatalen kindlichen Mortalität der Kinder insulinpflichtiger Diabetikerinnen.

Die praktische Konsequenz dieser Beobachtungen ist eine lückenlose Betreuung der Schwangeren bereits bei **gestörter Glucosetoleranz.** Nach Feststellung der Schwangerschaft sollte die rechtzeitige Betreuung durch den Diabetologen, wenn nötig auch stationär, einsetzen. Dabei kann eine Umstellung auf Insulin notwendig werden. Die geburtshilfliche Überwachung der Schwangeren sollte bis zur 28. Woche alle 2 Wochen, dann wöchentlich erfolgen. Die Entbindung erfolgt bei Einsatz der gesamten diagnostischen Möglichkeiten und bei komplikationslosem Schwangerschaftsverlauf zum Termin. Die Betreuung des Neugeborenen sollte vom Pädiater übernommen werden.

Manifester Diabetes mellitus

Neben der beschriebenen konsequenten Schwangerenbetreuung steht die intensive Überwachung des Fetus im Vordergrund. Eine **frühzeitige stationäre Aufnahme** der graviden Diabetikerin ist notwendig, um einen pathologischen Schwangerschaftsverlauf rechtzeitig zu erkennen. Die stationäre Kontrolle beginnt in der 32. Schwangerschaftswoche, ausnahmsweise bei besonders stabiler Stoffwechsellage und ungestörtem Verlauf auch bis zur 34. Schwangerschaftswoche. Eine intensive Untersuchung aller Parameter ist bereits bei der Aufnahme in der 25. Schwangerschaftswoche zu empfehlen.

Die präpartale Überwachung der Diabetikerin kann in der täglichen Messung der **Östriolwerte** bestehen. Dabei sind niedrige oder fallende Östriolwerte besonders zu beachten (34, 54); klinische Konsequenzen sind im Zusammenhang mit anderen Überwachungsparametern und den klinischen Befunden zu ziehen.

Die verschiedentlich empfohlene Bestimmung des **HPL** hat sich als nicht ausreichend zuverlässig herausgestellt. Offenbar bedingt durch die bei der Diabetikerin häufig beobachtete Vergrößerung der Plazenta, finden sich erhöhte HPL-Konzentrationen, die zur falschen Einschätzung der fetoplazentaren Funktion führen können (54). Der Bestimmung weiterer plazentarer Hormone kommt nur eine untergeordnete Bedeutung zu (45).

Ein wichtiger und bewährter Parameter zur Überwachung der diabetischen Gravidität ist das Kardiotokogramm (**CTG**). Bei regelmäßigen Kontrollen erlaubt es exakte Rückschlüsse auf den Zustand des Kindes. Im Zusammenhang mit dem Oxytocinbelastungstest kann die funktionelle Plazentareserve in den letzten Schwangerschaftswochen geprüft werden. Dabei erweisen sich CTG-Veränderungen unter der Oxytocinbelastung als besonders ungünstig und zwingen zur vorzeitigen Entbindung (19, 71).

Die Bestimmung des α_1-**Fetoproteins** im Fruchtwasser kann zur Diagnostik fetaler Mißbildungen in der Frühschwangerschaft eingesetzt werden (2).

Bei der Verlaufskontrolle kann heute auf die **Ultraschalldiagnostik** mit Zephalometrie, Thorakometrie und Größenbestimmung der Plazenta nicht mehr verzichtet werden. Zusätzlich erfolgt die Überwachung der arteriellen Durchblutung von Uterus, Plazenta und Fetus mit Hilfe der Doppler-Sonographie.

Durch frühe Messungen lassen sich exakte Wachstumskurven erstellen; damit können falsche Rückschlüsse bei einer späteren intrauterinen Retardierung oder Hypertrophie vermieden werden. Fruchtwassermenge, Plazentadurchmesser (Hydrops placentae) sowie mögliche kindliche Mißbildungen lassen sich durch die Ultraschalldiagnostik feststellen. Das Fehlen von Skelettanomalien schließt jedoch das Vorhandensein anderer Mißbildungen nicht aus.

Entbindungsmodus und Anästhesie

Entbindungszeitpunkt und Überwachungsmethoden: Die wichtigste Entscheidung des Geburtshelfers liegt in der richtigen Wahl von Zeitpunkt und Art der Entbindung. Dabei muß für jedes Kind der Entbindungstermin gefunden werden, der ihm die größten Überlebenschancen bietet, d. h. zu dem sich die Risiken der postpartalen Unreife und des intrauterinen Absterbens die Waage halten (20).

Die von White entwickelte Klassifizierung diente ursprünglich der prophylaktischen Frühentbindung entsprechend der zunehmenden intrauterinen Gefährdung des Fetus ab der 35. Schwangerschaftswoche. Dieses Konzept ist jedoch heute zugunsten einer individuelleren Beurteilung verlassen, vor allem da es bei der vorzeitigen Entbindung wegen der „trügerischen Reife" (58) der Neonaten häufig zu einem Atemnotsyndrom kommt, an dem die Kinder nicht selten versterben. Falls bei der Überwachung keine Zeichen einer intrauterinen Notsituation auftreten, kann bis zum Entbindungstermin zugewartet werden.

Vielfach wurde vor der geplanten Entbindung die Bestimmung des Lecithin-Sphingomyelin-Quotienten im Fruchtwasser zur Beurteilung der fetalen Lungenreife durchgeführt. Allerdings berichten Cruz u. Mitarb. (13) von einem Hyalinmembransyndrom beim Neugeborenen einer insulinpflichtigen Diabetikerin mit einem L/S-Quotienten von mehr als 2. Vielleicht ergibt sich aus der Bestimmung des Phosphatidylinosits und des Phosphatidylglycerins (37, 48) sowie von Apoprotein im Fruchtwasser eine bessere Aussage (44). Wird eine Gabe hoher Corticosteroiddosen zur Förderung der Lungenreife notwendig, so sollte diese nur unter exakter Blutzuckerkontrolle und evtl. Umstellung auf mehrere Injektionen Altinsulin durchgeführt werden (24). Bei der Corticosteroidgabe kann auf die zusätzliche Gabe eines Antibiotikums verzichtet werden, da Infekte bei der Diabetikerin nicht häufiger auftreten. Von einigen Autoren wurde vermehrt auf die Beziehung von Fruchtwasserinsulin und Fetaldistress hingewiesen (21); die bisherigen Ergebnisse rechtfertigen jedoch keine routinemäßige Durchführung. Die ursprüngliche Tendenz zur generellen Indikation einer primären Sectio wurde fast durchweg aufgegeben. Bei ausgeglichener Stoffwechsellage bedeutet die Entbindung auf natürlichem Wege am Ende der Tragzeit auch für das Kind die verhältnismäßig geringste Belastung. Ausnahmen bilden das zu kleine Kind der Diabetikerin bei Nephropathie, Angiopathie der Beckengefäße oder Mikroangiopathie der uterinen oder dezidualen Gefäße. Eine Entbindung kann auch hier bereits um die 36. Schwangerschaftswoche notwendig werden. Nur wenn sono- und kardiotokographische Hinweise sowie klinisch-chemische Parameter den Verdacht auf eine exzessive intrauterine Mangelernährung erbringen, sollte man sich für eine vorzeitige Entbindung entscheiden.

Die Kardiotokographie ist der zuverlässigste Parameter bei der Überwachung der graviden Diabetikerin. Mindestens 3mal (wenn notwendig auch häufiger) sollte über 30 Minuten eine kardiotokographische Überwachung durchgeführt werden. Bei Anzeichen einer Gefährdung des Fetus muß ein Oxytocinbelastungstest vorgenommen werden, der auch kurzfristig, ggf. im 2tägigen Abstand, wiederholt wird.

Bei ungenügender personeller und apparativer Ausstattung sollte in der 38. Schwangerschaftswoche entbunden werden. Sind jedoch die geburtshilflichen Voraussetzungen günstig, so erfolgt – unter optimaler Überwachung – die Geburtseinleitung mittels Oxytocininfusion und späterer Blasensprengung, wenn abzusehen ist, daß die Entbindung spätestens nach 12 Stunden beendet sein kann. Je früher die Einleitung erfolgt, desto größer wird im allgemeinen die Belastung für das Kind, die sich dann in einer Verschlechterung des Apgar-Index ausdrückt. Das von vornherein anfälligere unreife Kind wird durch die verlängerte Geburtsdauer bei nicht wehenbereitem Uterus zusätzlich belastet. Bei protrahierter Austreibungsphase ist eine Verkürzung mittels Forzeps- oder Vakuumextraktion angezeigt.

Für Entbindungszeitpunkt und **Entbindungsmodus** gelten bei Diabetikerinnen keine besonderen Empfehlungen. Es sollte immer versucht werden, nahe am errechneten Termin möglichst vaginal zu entbinden. Der Diabetes mellitus der Mutter ist keine Indikation zur vorzeitigen Entbindung. Präpartale Überwachung des Feten, Entbindungszeitpunkt und -modus bei Diabetikerinnen unterscheiden sich nicht vom Vorgehen bei anderen Risikoschwangeren, bei denen der Verdacht auf eine Fetopathie besteht.

Wegen der Größe der Kinder und der Disproportion Kopf/Becken kommt es bei der vaginalen Entbindung häufig auch zu Geburtsverletzungen. Dies trifft besonders dann zu, wenn das Geburtsgewicht 4000 g übersteigt und exzessive Fettbildungen an Schulter und Rumpf vorhanden sind. Wird ein großes Kind vermutet – jedenfalls bei einem Geburtsgewicht ab 4500 g –, muß unbedingt abdominal entbunden werden.

Für die Durchführung eines Kaiserschnitts bestehen folgende Indikationen: EPH-Gestose (Index 6), diabetische Mikroangiopathie (besonders mit fortgeschrittener Retinopathie und Glomerulosklerose), Hydramnion, ungünstige Kindslagen (Beckenendlage auch bei Mehrgebärenden), Übergröße des Kindes (Thoraxdurchmesser im Ultraschall 11 cm). Dazu kommen eine seit vielen Jahren bestehende Infertilität oder Sterilität und ein höheres Alter von Erstgebärenden bei diabetischer Stoffwechsellage ab dem 28. Lebensjahr (20). Bei größeren geburtshilflichen Eingriffen und besonders bei der Schnittentbindung müssen vom Anästhesisten neben den üblichen Regeln die speziellen Probleme des Diabetes beachtet werden (s. Insulintherapie während und nach der Geburt, S. 268). In letzter Zeit hat sich die Durchführung einer Leitungsanästhesie bewährt. Die Schnittentbindung sollte für den frühen Morgen geplant werden.

Auch die Diabetikerin kann durchaus mehrmals durch Sectio entbunden werden. Hier sollte man sich jedoch bereits nach dem 2. Kaiserschnitt zur Sterilisierung entschließen.

Sterilisation: Bei der Tubensterilisation gelten die gleichen Kriterien wie bei der stoffwechselgesunden Frau: ausführliche Aufklärung, Alter möglichst über 30 Jahre. Auch kann man jungen insulinbedürftigen Diabetikerinnen zur Einnahme eines niedrig dosierten Ovulationshemmers raten (81).

Bei hinsichtlich des weiteren Kinderwunsches noch unentschlossenen Frauen sollte neben den allseits bekannten Kontrazeptionsmöglichkeiten auch zur Einlage eines Intrauterinpessars geraten werden.

Stillen: Die Diabetikerin kann stillen; auch wird die postpartale Diabeteseinstellung nicht erschwert. Sollte eine Indikation zum Abstillen bestehen, so ist bei der Gabe von Bromocriptin (Pravidel) bzw. Lisurid (Dopergin) kein Einfluß auf den Kohlenhydratstoffwechsel zu erwarten.

Literatur

1 American Diabetes Association, Position Statement. Diabet. Care 9 (1986) 430

2 Anger, H., E. Merz, H. Gleissenberger, F. W. Dittmar: Maternes Serum-Alpha-I-Fetoprotein zur Überwachung der Risikoschwangerschaft. Z. Geburtsh. Perinatol. 179 (1975) 200

3 Baertsch, U., G. Bass: Die Bedeutung des latenten Diabetes in der Schwangerschaft. In Saling, E., J. W. Dudenhausen: Perinatale Medizin, Bd. IV. Thieme, Stuttgart 1975 (S. 26)

4 Bänder, A.: Zur Pharmakologie und Toxikologie der blutzuckersenkenden Sulfonamide. In Maske, H.: Oral wirksame Antidiabetika. Springer, Berlin 1971 (S. 369)

5 Beck, P., W. H. Daughaday: Human placental lactogen: studies of its acute metabolic effects and disposition in normal man. J. clin. Invest. 46 (1967) 103

6 Beck, P., S. A. Wells: Comparison of the mechanism underlying carbohydrate intolerance in subclinical diabetic women during pregnancy and during post partum oral contraceptive steroid treatment. J. clin. Endocrinol. 29 (1969) 807

7 Bibergeil, H.: Hypophyse und Schilddrüse. In Kyank, H., M. Gülzow: Erkrankungen während der Schwangerschaft. Thieme, Leipzig 1972 (S. 23)

8 Bibergeil, H., C. G. Dässler: Nebennierenrinde. In Kyank, H., M. Gülzow: Erkrankungen während der Schwangerschaft. Thieme, Leipzig 1972 (S. 50)

9 Brudenell, J. M., R. W. Beard: Diabetes in pregnancy. In Pyke, D. A.: Clinics in Endocrinology and Metabolism, vol. I/3. Saunders, Philadelphia 1972 (pp. 673)

10 Cassar, J., E. M. Kohner, A. M. Hamilton, N. Gordon, G. F. Joplin: Diabetic retinopathy and pregnancy. Diabetologia 15 (1978) 105–111

11 Cassar, J.: Diabetic retinopathy in pregnancy. Diabet. Med. 13 (1996) 605–606

12 Creutzfeldt, W., E. Perings: Diabetes und Schwangerschaft. Wien. med. Wschr. 117 (1967) 281

13 Cruz, A. C., W. C. Buhi, S. A. Birk, W. N. Spellacy: Respiratory distress syndrome with mature lecithin/sphingomyelin ratios: diabetes mellitus and low Apgar scores. Amer. J. Obstet. Gynecol. 126 (1976) 78

14 Daniel, R. R., B. E. Metzger, N. Freinkel, G. R. Faloona, R. H. Unger, M. Nitzan: Carbohydrate metabolism during pregnancy. XI. Response of plasma glucagon to overnight fast and oral glucose during normal pregnancy and in gestational diabetes. Diabetes 23 (1974) 771

15 Day, R. E., J. Insley: Maternal diabetes mellitus and congenital malformation. Survey of 205 cases. Arch. Dis. Childh. 51 (1976) 935

16 Daweke, H., K. A. Hüter, B. Sachsse, J. Gleiss, K. Jahnke, F. A. Gries, P. H. Werners, A. Irtell v. Brenndorf, H. Idel, K. Becker: Diabetes und Schwangerschaft. Ursachen und therapeutische Beeinflußbarkeit der kindlichen Sterblichkeit. Dtsch. med. Wschr. 95 (1970) 1747

17 Deutsche Diabetes-Gesellschaft, Verlautbarung: Diagnostik und Therapie des Gestationsdiabetes, 1992. Frauenarzt 34 (1993) 13–14

18 Dietel, H., H. Bielefeldt: Geburtshilfliche Gesichtspunkte beim Diabetes in der Schwangerschaft. Geburtsh. u. Frauenheilk. 28 (1968) 513

19 Dittmar, E. W.: Diabetes mellitus und Schwangerschaft. In: Hickl, E. J., K. Riegel: Angewandte Perinatalogie.. Urban & Schwarzenberg, München 1974

20 Dittmar, F. W., W. Penning: Sectio caesarea bei Diabetes mellitus. Med. Klin. 24 (1966) 966

21 Draisay, T. F., G. I. Gagneia, R. I. Thibert: Pulmonary surfactant and amniotic fluid insulin. Obstet. and Gynecol. 50 (1977) 197

22 Driscoll, S. G.: The pathology of pregnancy complicated by diabetes mellitus. Med. Clin. N. Amer. 49 (1965) 1053

23 Drury, M. I., F. J. Timoney: Glucose tolerance tests in pregnancy. Lancet 1971/II, 975

24 Engelhardt, W.: Schwangerschaft bei Diabetikerinnen. Ein kalkulierbares Risiko. Fortschr. Med. 95 (1977) 2661

25 Fine, J.: Glycosuria of pregnancy. Brit. med. J. 1967/1, 205

26 Freinkel, N.: Effect of the conceptus on maternal metabolism during pregnancy. In Leibel, B. S., G. A. Wrenshall: On the Nature and Treatment of Diabetes. Excerpta Medica, Amsterdam 1965 (p. 679)

27 Freinkel, N., C. J. Goodner. Carbohydrate metabolism in pregnancy. I. The metabolism of insulin in human placental tissue. J. clin. Invest. 39 (1960) 116

28 Freinkel, N., B. E. Metzger, E. Herrera, F. Agnoli, R. Knopp: The effects of pregnancy on metabolic fuels. In Rodriguez, R. B.: Proceedings of the VII. Congress of the International Diabetes Federation, Buenos Aires 1970. Excerpta Medica, Arnsterdam (1970) (p. 656)

29 Freinkel, N., B. E. Metzger, M. Nitzan, R. Daniel, B. U. Surmaczynska, T. C. Nagel: Facilitated anabolism in late pregnancy: some novel maternal compensations for accelerated starvation. In Malaisse, W. J., P. Pirart: Diabetes. Excerpta Medica, Amsterdam 1974 (p. 474)

30 Freinkel, N., R. L. Phelps, B. E. Metzger: The mother in pregnancies complicated by diabetes. In Rifkin, H., D. Porte: Diabetes Mellitus, Therapy and Practice. Elsevier, Amsterdam 1990 (p. 634)

31 Friedberg, V.: Über die Entstehung der Glykosurie in der Schwangerschaft. Gynaecologia (Basel) 146 (1958) 431

32 Fuhrmann, K., H. Reiher, K. Semmler, F. Fischer, M. Fischer, E. Glöckner: Prevention of congenital malformation in infants of insulin-dependent diabetic mothers. Diabet. Care 6 (1983) 219

33 Gödel, E., P. Amendt: Diabetes und Schwangerschaft. Fortschr. Geburtsh. Gynäkol. 54 (1975) 45

34 Goebelsmann, U.: Estriol in pregnancy. Amer. J. Obstet. Gynecol. 15 (1973) 795

35 Gugliutti, C. L., M. J. O'Sullivan, W. Oppermann, M. Gordon, M. L. Stone: Intensive care of the pregnant diabetic. Amer. J. Obstet. Gynecol. 125 (1976) 435

36 Hagbard, L.: Pregnancy and diabetes mellitus. A clinical study. Acta obstet. gynecol. scand. 25, Suppl. 1, (1956) 1

37 Hallmann, M., K. Teramo: Amniotic fluid phospholipid profile as a predictor of fetal maturity in diabetic pregnancies. Obstet. and Gynecol. 54 (1979), 703

38 Hansen, R.: Zur Physiologie des Magens während der Schwangerschaft. Zbl. Gynäkol. 40 (1937) 2306

39 Hepp, K. D., F. W. Dittmar, K. Semm: Schwangerschaft und Diabetes mellitus. In Döderlein, G., K. H. Wulf: Klinik der Frauenheilkunde, Bd. IV (Ergänzungsband). Urban & Schwarzenberg, München 1979 (S. 1–30)

40 Herre, H. D.: Die diabetischen Mikroangiopathien in der Schwangerschaft. Zbl. Gynäkol. 87 (1965) 1418

41 Herrera, E., R. H. Knopp, N. Freinkel: Carbohydrate metabolism in pregnancy. IV. Plasma fuels, insulin, liver composition, gluconeogenesis and nitrogen metabolism during late gestation in the fed and fasted rat. J. clin. Invest. 48 (1969) 2260

42 Hoet, J. B.: Schwangerschaftsendokrinopathien. Dtsch. med. J. 10 (1969) 541

43 Hoet, J. J.: Gravidität und Diabetes. In Oberdisse, K.: Handbuch der Inneren Medizin, 5. Aufl., Bd. VII/2 A, Stoffwechselkrankheiten. Springer, Berlin 1975

44 James, D. K., M. L. Chiswisk, A. Harkes, M. Williams, V. R. Tindall: Maternal diabetes and neonatal respiratory distress. I. Maturation of fetal surfactant. Brit. J. Obstet. Gynaecol. 91 (1984) 316

45 Kahn, C. B., P. White, D. Younger: Laboratory assessment of diabetic pregnancy. Diabetes 21 (1972) 31

46 Kalkhoff, R. K., M. Jacobson, D. Lemper: Progesterone, pregnancy and the augmented plasma insulin response. J. clin. Endocrinol. 31 (1970) 24

47 Kaplan, S. L., M. M. Grumbach: Serum chorionic „growth hormone prolactin" and serum pituitary growth hormone in mother and fetus at term. J. clin. Endocrinol. 25 (1975) 1317

48 Katyal, S. L., J. S. Amenta, G. Singh, J. A. Silverman: Deficient lung surfactant apoproteins in amniotic fluid with mature phospholipid profile from diabetic pregnancies. Amer. J. Obstet. Gynecol. 148 (1984) 48

49 Kitzmiller, J. L. In: Diabetes Mellitus in Pregnancy: Principles and Practice. Churchill-Livingstone, Edinburgh 1988 (p. 489)

50 Klein, B.E.K., S. E. Moss, R. Klein: Effect of pregnancy on progression of diabetic retinopathy Diabet. Care 13 (1990) 34–40.

51 Kloos, K., N. Vogel: Pathologie der Perinatalperiode. Thieme, Stuttgart 1974

52 Klotzsche, C.: Zur Frage der teratogenen und embryotoxischen Wirkung von Cyclamat, Saccharin und Saccharose. Arzneimittel-Forsch. 19 (1969) 925

53 Knopp, R. H., E. Herrera, N. Freinkel: Carbohydrate metabolism in pregnancy. VIII. Metabolism of adipose tissue isolated from fed and fasted pregnant rats during late gestation. J. clin. Invest. 49 (1970) 1438

54 Kuss, E.: Klinisch-chemische Untersuchungen zur Überwachung der gefährdeten Schwangerschaft. Gynäkologe 7 (1974) 124

55 Lauritzen, T., K. Frost-Larsen, H. W. Larsen, T. Deckert and The Steno Study Group: Effect of one year of near-normal blood glucose levels on retinopathy in insulin-dependent diabetes. Lancet 1983/I, 200

56 Lind, T., P. R. Philips and The Diabetic Pregnancy Study Group of the EASD: Influence of pregnancy on the 75 g OGTT A prospective multicenter study. Diabetes 40, Suppl. 2 (1991) 8

57 Little, B., W. W. Moore: In Selkurt, E. E.: Physiology. Little, Brown, Boston 1966

58 Mestwerdt, G.: Die Lebensaussichten der Leibesfrucht bei Diabetes und Schwangerschaft. Münch. med. Wschr. 101 (1959) 1880

59 Metzger, B. E. and the Organizing Committee: Summary and recommendations of the Third International Workshop-Conference on Gestational Diabetes Mellitus. Diabetes 40, Suppl. 2 (1991) 197

60 Moloney, J. W., I. M. Drury: The effect of pregnancy on the natural course of diabetic retinopathy. Amer. J. Ophthalmol. 93 (1982) 745–756.

61 National Diabetes Data Group: Classification and diagnosis of diabetes mellitus and other categories of glucose intolerance. Diabetes 28 (1979) 1039

62 O'Sullivan, J. B.: Gestational diabetes. New Engl. J. Med. 264 (1961) 1082

63 O'Sullivan, J. B., C. B. Mahan: Criteria for the oral glucose tolerance test in pregnancy. Diabetes 13 (1964) 278

64 O'Sullivan, J. B., D. Charles, R. V. Dandrow: Treatment of verified prediabetics in pregnancy. J. reprod. Med. 7 (1971) 45

65 O'Sullivan, J. B.: Long-term follow-up of gestational diabetes. In Camerini-Davalos, R. A., H. S. Cole: Early Diabetes in Early Life. Academic Press, New York 1975 (p. 503)

66 O'Sullivan, J. B.: Gestational diabetes: factors influencing the rates of subsequent diabetes: In Sutherland, H. W., J. M. Stowers: Carbohydrate Metabolism in Pregnancy and the Newborn. Springer, Berlin, 1979 (p. 425)

67 Pedersen, J.: The Pregnant Diabetic and her Newborn. Problems and Management. Munksgaard, Kopenhagen 1967

68 Pedersen, J., L. M. Pedersen: Prognosis of the outcome of pregnancies in diabetics. A new classification. Acta endocrinol. (Kbh.) 50 (1965) 70

69 Persson, B.: Treatment of diabetic pregnancy. Israel J. med. Sci. 11 (1975) 609

70 Persson, B., N. O. Lunell: Metabolic control in pregnancy. Variations in plasma concentrations of glucose, free fatty acids, glycerol, ketone bodies, insulin, and human chorionic somatomammotropin during the last trimester. Amer. J. Obstet. Gynecol. 122 (1975) 737

71 Peters, F. D., V. M. Roemer: Diabetes mellitus und Schwangerschaft. Geburtsh. u. Frauenheilk. 37 (1977) 557

72 Picard, L.: Effect of normal pregnancy on glucose assimilation, insulin and non-esterified fatty acid levels. Diabetologia 4 (1968) 16

73 Pitkin, R. M., L. J. Reynolds, L. J. Filer: Placental transmission and fetal distribution of cyclamate in early human pregnancy. Amer. J. Obstet. Gynec. 118 (1970) 1044

74 Puarilai, G., E. C. Dribny, L. A. Domont, G. Baumann: Insulin receptors and insulin resistance in human pregnancy: evidence for a postreceptor defect in insulin action. J. clin. Endocrinol. 54 (1982) 247

75 Renschler, H. F., H. G. Bach, H. Baeyer: Die Ausscheidung von Glucose im Urin bei normaler Schwangerschaft. Dtsch. med. Wschr. 91 (1966) 1673

76 Roversi, G. D., C. Aicardi: La terapie insulinica preipoglicemica in obstetricia. Nuove prospetive terapeutiche della gravida diabetica. Ann. Ostet. Ginecol. 87 (1965) 239

77 Roversi, G. D., V. Canussio, M. Gargiulo: New aspects of diabetic therapy during pregnancy. In Dudenhausen, J. W., E. Saling, E. Schmidt: Perinatale Medizin, Bd. VI. Thieme, Stuttgart 1975

78 Roversi, G. D., E. Pedretti, M. Gargiulo, G. Tronconi: Spontaneous preterm delivery in pregnant diabetics: a high risk hitherto „unrecognized". J. perinatal Med. 10 (1982) 249

79 Sepe, S. J., F. A. Connell, L. S. Geiss, S. M. Teutsch: Gestational diabetes: incidence, maternal characteristics and perinatal outcome. Diabetes 34 (1985) 13

80 Smith, B. T., C. P. J. Giroud: Insulin antagonism of cortisol action on lecithin synthesis by cultured fetal lung cells. J. Pediat. 87 (1975) 953

81 Spellacy, W. N.: Carbohydrate metabolism during treatment with estrogen, progestogen, and low-dose oral contraceptives. Amer. J. Obstet. Gynec. 142 (1982) 732

82 Sterne, J.: Antidiabetic drugs and teratogenicity. Lancet 1963/I, 1165

83 Stowers, J. M., H. W. Sutherland, D. F. Kerridge: Long-range implications for the mother. The Aberdeen experience. Diabetes 34 (1985) 106

84 Thalhammer, O., D. Lachmann, S. Scheibenreiter: Caudale Regression beim Kind einer 18jährigen Frau mit Prädiabetes. Z. Kinderheilk. 102 (1968) 346

85 Tsibris, J. C. M., L. O. Rainor, W. C. Duhi, J. Buggie, W. N. Spellacy: Insulin receptors on circulating erythrocytes and monocytes from women on oral contraceptives or pregnant women near term. J. clin. Endocrinol. 51 (1980) 711

86 Vogel, M., K. Kloos: Diabetes in der Schwangerschaft: neue morphologische Befunde an Plazenta und Fet. In Saling, E., J. W. Dudenhausen: Perinatal Medicine, Bd. IV. Thieme, Stuttgart 1975

87 Welsh, G. W., E. A. Sims: The mechanism of renal glucosuria in pregnancy. Diabetes 9 (1960) 363

88 White, P.: Pregnancy and diabetes. In Marble, A., P. White, R. F. Bradley: Joslin's Diabetes Mellitus. Lea & Febiger, Philadelphia 1971 (p. 581)

89 World Health Organization. WHO Expert Committee on Diabetes Mellitus: Second Report, Geneva 1980

90 Worm, M.: Diabetes mellitus und Schwangerschaft. Akademie-Verlag, Berlin 1959

91 Yen, S. S. C.: Abnormal carbohydrate metabolism and pregnancy. Amer. J. Obstet. Gynecol. 90 (1964) 468

92 Zarowitz, H., S. Newhouse: Renal glycosuria in normoglycemic glycosuric pregnancy: a quantitative study. Metabolism 22 (1973) 755

17 Muskelarbeit und Sport

E. Standl und M. Wicklmayr

Das Wichtigste in Kürze

➤ Sport bei Typ-1-Diabetes wird heute vor allem unter dem Aspekt der Lebensqualität gesehen. Für die Stoffwechselführung stellt er eher einen Störfaktor dar. Jedoch können und sollen Menschen mit Typ-1-Diabetes nach entsprechender Schulung – Selbstmessung des Blutzuckers, vermehrte Zufuhr von Broteinheiten, Reduktion der Insulindosis – genauso körperlich und sportlich aktiv sein wie ihre Mitmenschen.

➤ Bei Typ-2-Diabetes ist angesichts der Pathogenese mit Insulinresistenz körperliche Aktivität als kausales therapeutisches Prinzip einzuschätzen. Limitiert wird dies aber durch die bei diesen Patienten oft vorkommenden kardiovaskulären Begleiterkrankungen sowie häufig fehlende Compliance.

➤ Ermutigend sind Studien zur Prävention des Typ-2-Diabetes durch regelmäßige körperliche Aktivität bei Patienten mit metabolischem Syndrom.

➤ Unabdingbar sind Voruntersuchungen zur Beurteilung der Sporttauglichkeit. Bei einer Diabetesdauer über 10 Jahre bzw. einem Lebensalter über 40 Jahre sollten ein Belastungs-EKG und Untersuchungen zur Abklärung einer eventuell bestehenden Mikro- und Makroangiopathie vorgenommen werden.

➤ Bei Vorliegen einer relevanten Mikroangiopathie bzw. distalsensiblen oder autonomen Neuropathie sind bestimmte Sportarten kontraindiziert sowie die Belastungsintensität eingeschränkt.

Stellenwert des Sports in bezug auf Diabetes

Muskelarbeit als hypoglykämisierendes Prinzip bei Diabetikern ist seit Jahrhunderten bekannt und wurde lange Zeit, so auch vom Vater der modernen Diabetologie Joslin, als eine der drei Säulen der Diabetestherapie bezeichnet. Letztere Auffassung wird heute nicht mehr geteilt. Muskelarbeit und Sport sind beim Typ-1-Diabetiker eher ein Störfaktor für die Stabilität der Einstellung (34). Statt dessen wird nun der Aspekt der Lebensqualität – Sport bringt Spaß, körperliche Aktivität gehört zum Fitsein – hervorgehoben (29, 30, 31). Anders ist die Situation beim Typ-2-Diabetes. Hier wird der Blutzucker durch Sport wesentlich weniger alteriert. Die pathogenetisch zugrundeliegende Insulinresistenz würde jedoch verbessert. Somit wäre regelmäßige körperliche Aktivität als kausales therapeutisches Grundprinzip, vor allem der kardiovaskulären Risikofaktoren, anzusehen. Limitierend sind hier jedoch oft vorhandene Begleiterkrankungen (55) und eine meist fehlende Compliance des Patienten (54).

Ermutigend dagegen sind Befunde, daß regelmäßige Bewegung zur Prävention des Typ-2-Diabetes führen kann (16, 42, 43), dies vor allem bei Risikopatienten mit positiver Familienanamnese, Übergewicht und Hypertonie (19). Schon eine relativ moderate körperliche Aktivität von forciertem Gehen bis Laufen (8 km/Std.) ab einer Dauer über 40 Minuten pro Woche ist dafür ausreichend (41) (Abb. 17.1).

Notwendige Untersuchungen zur Beurteilung der Sporttauglichkeit bei Diabetikern

Sport bzw. Muskelarbeit müssen individuell in den Therapieplan des einzelnen Patienten eingepaßt werden, denn hinter verallgemeinernden Begriffen wie Muskelarbeit und Sport kann sich im konkreten Einzelfall ein weites Spektrum körperlicher Aktivitäten verbergen. Sicherlich wird Sport

eine körperliche Leistung beinhalten, die deutlich über den basalen Energiebedarf hinausgeht und besondere Anforderungen an den Stoffwechsel, aber auch an das Herz- und Kreislaufsystem stellt.

Bei Diabetes mellitus ergeben sich zwei spezielle Probleme:
➤ die Integration des Sports in die Stoffwechselführung, d. h. die Vermeidung sowohl von Hypoglykämien als auch einer massiven Beschleunigung der Ketogenese;
➤ unter Umständen eine Limitierung der Belastbarkeit durch Angiopathie und Neuropathie.

Stoffwechselanpassung: Der erste Punkt betrifft vor allem Typ-1-Diabetiker mit absolutem Insulinmangel, der zweite zunächst den Typ-2-Diabetiker, aber mit dem Älterwerden auch den Typ-1-Diabetiker. Insgesamt ist die Anpassung des Stoffwechsels an körperliche Belastung bei Typ-2-Diabetikern weniger problematisch. Großes Augenmerk verlangen in diesem Fall allerdings die Folgekrankheiten.

Dem behandelnden Arzt von sporttreibenden Diabetikern kommt eine besondere Verantwortung zu. Zwar muß der Patient seine aktuelle Stoffwechselanpassung unbedingt selbst durchführen können. Anhand der protokollierten Erfahrungen sollte der Arzt aber in der Sprechstunde beratend und ggf. korrigierend zur Seite stehen. Die wichtigste Aufgabe des behandelnden Arztes ist die Kontrolle der Sporttauglichkeit eines Diabetikers, wobei etwaige Folgekrankheiten des Diabetes eine entscheidende Rolle spielen (58).

Ein spezielles **Check-up für sporttreibende Diabetiker** umfaßt (1):
➤ allgemeine Gefäßsituation, (Belastungs-)EKG, Blutdruck,
➤ Neuropathie des Herzens bzw. der Füße,
➤ Augenhintergrund,
➤ Nierenfunktion, insbesondere (Mikro-) Albuminurie,
➤ metabolische Kontrolle (jeweils vorher durch den Patienten mittels Blutzucker/Harnzucker sowie Harnaceton-Selbstkontrolle zu überprüfen).

Problematik bei Angiopathien und Neuropathien: Wie die Erhebungen der Schwabinger Studie zur Makroangiopa-

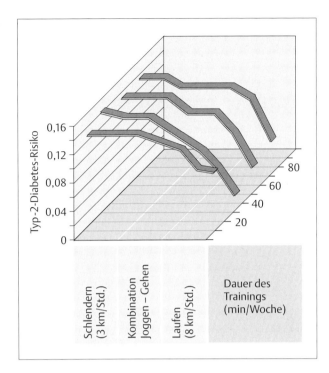

Abb. 17.**1** Beziehung zwischen Intensität und Dauer einer körperlichen Aktivität und dem Risiko, einen Typ-2-Diabetes zu entwickeln (aus Lynch, J. u. Mitarb.: Arch. intern. Med. 156 [1996] 1307).

thie bei Diabetes mellitus sowie das Münchner Praxisprojekt ergeben haben, zeigten ca. 50% aller Diabetiker im Ruhe-EKG Hinweise auf das Vorliegen einer koronaren Herzkrankheit, auch Typ-1-Diabetiker jenseits des 40. Lebensjahres (58, 60, 63). Nachdem gerade bei Diabetikern die stumme Myokardischämie ein besonderes Problem darstellt, sollte deshalb bei Patienten mit normalem Ruhe-EKG ein Belastungs-EKG zur Überprüfung der Sporttauglichkeit durchgeführt werden. Ferner weist ca. ein Drittel aller Diabetiker dopplersonographisch Zeichen einer arteriellen Verschlußkrankheit der Beine auf (59); auch diesbezüglich sind entsprechende Voruntersuchungen vor Sport zu fordern. Komplizierend können an den Beinen sowie am Herzen auch neuropathische Störungen hinzutreten. Die Entwicklung von diabetischen Fußkomplikationen kann dadurch begünstigt sein. Besonders problematisch erscheint aber die Möglichkeit akuter Herzrhythmusstörungen unter Belastung bei Patienten mit einer autonomen Neuropathie des Herzens (22, 26). Die Überlebensrate von Diabetikern mit einer autonomen kardialen Neuropathie hat sich in den letzten Jahren als deutlich reduziert erwiesen. Besonders gefährdet für akuten Herztod scheinen Diabetiker mit einem „verlängerten QT-Syndrom" zu sein (17). In diesem Fall ist das Herz-Kreislauf-System bei Diabetikern mit autonomer Neuropathie nur ungenügend in der Lage, sich an höhere Belastungsstufen anzupassen. Keinesfalls sollten solche Patienten über eine 50%ige Belastung hinausgehen, da im höheren Leistungsbereich Herzfrequenz und Blutdruck nur sehr verzögert zunehmen und darunter ischämische Schädigungen vermutet werden müssen (22, 26).

Auch für die weitere Progression einer Mikroangiopathie spielen Hypertonie und Ischämien eine wesentliche zusätzliche Rolle. Bei Vorliegen einer proliferativen Retino-

pathie der Stadien III und IV oder einer deutlichen Mikroalbuminurie sollten sportliche Aktivitäten vermieden werden, die zu einem wesentlichen Blutdruckanstieg führen, d. h. über 50% Belastung oder Valsalva-Manöver. Dies sind z. B. Gewichtheben, Boxen, Joggen; empfehlenswert sind hier Aktivitäten mit einer Belastungsintensität unter 50%, Schwimmen, beschleunigtes Gehen, Heimfahrradtraining.

Besteht eine distale sensible Polyneuropathie, ist der Warnmechanismus der Schmerzempfindung an den Füßen aufgehoben. Somit sollten Aktivitäten mit längerer Druckbelastung der Füße vermieden werden, wie Joggen, ausgedehnte Spaziergänge, Training auf dem Laufband. Zu bevorzugen sind Schwimmen, Fahrradfahren und Rudern.

Anpassung der Diabethestherapie

Physiologische Grundlagen

Stoffwechsel der arbeitenden Muskulatur beim Gesunden

Funktion und Struktur der Muskulatur: Der Skelettmuskel nimmt mit 25–30 kg bei einem 70 kg schweren Mann ca. 35–40% der Masse des Gesamtorganismus ein. Neben seinen wichtigsten Aufgaben, sich zu verkürzen und Arbeit zu leisten, stellt er das größte Eiweiß- und Elektrolytdepot im Körper dar. Strukturell ist er nicht einheitlich: In den einzelnen Faserbündeln eines Muskels liegen weiße und rote Fasern nebeneinander. Die weißen sind wenig vaskularisiert, reich an energiereichen Phosphaten und Glykogen, enthalten vor allem die Enzyme der Glykolyse. Die Aktivität der Myosin-ATPase ist hoch. Die weißen Fasern aktivieren sehr schnell ihre Glykogenolyse und erschöpfen sich relativ rasch. Sie werden vor allem bei schweren, kurzdauernden Kraftleistungen benötigt, z. B. beim Gewichtheben. Die roten Fasern sind hochvaskularisiert, reich an Fett, Myoglobin und Mitochondrien, besitzen vor allem die Enzyme der Oxidation, aktivieren die Glykogenolyse langsam und können Dauerleistung vollbringen.

Energiequellen: Der ruhende Muskel verbraucht nur wenig Energie. Diese bezieht er etwa zu gleichen Teilen aus der Oxidation von Kohlenhydraten und Fettsäuren. Dabei stammt der größte Teil der Fettsäuren, nämlich ca. 80%, aus den Fettdepots des Körpers und wird mit dem Blutstrom antransportiert. Der Rest wird aus den muskulären Triglyceriddepots mobilisiert. Die benötigte Glucose wird zu 60% aus dem Blutstrom und zu 40% aus den muskulären Glykogendepots geliefert. Um sich dem gesteigerten Energieverbrauch bei Muskelarbeit anzupassen (bis 80fach), laufen hintereinander mehrere biochemische Prozesse und hormonelle Regulationen im Muskel selbst und im Gesamtorganismus ab. Man kann schematisch 6 verschiedene Phasen unterscheiden (Abb. 17.**2**).

Kohlenhydratstoffwechsel: Die ersten 2 Phasen sind sehr kurz, im Bereich einiger Minuten. Es arbeiten vor allem die weißen Fasern. Um den Energieverbrauch akut zu decken, wird intrazellulär ATP und Kreatinphosphat abgebaut sowie die Glykogenolyse und anaerobe Glykolyse gesteigert. Ab der 3. Phase arbeiten die roten Fasern. Die jetzt erfolgende Durchblutungssteigerung ermöglicht mit vermehrtem Sauerstoffangebot nun eine aerobe Glykolyse. Der muskuläre Glukoseverbrauch steigt stark, zum einen wegen des vermehrten Angebots über den gesteigerten Blutfluß, zum anderen wegen eines anschließend stimulierten Trans-

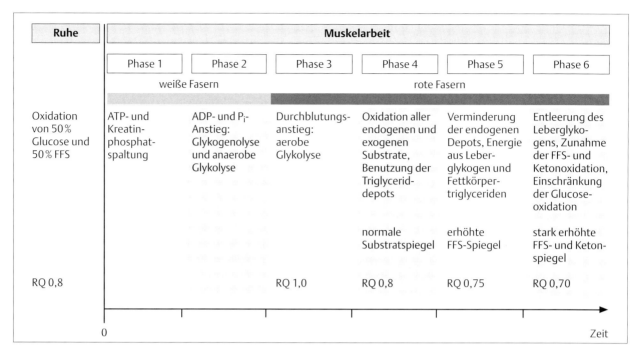

Ruhe	Muskelarbeit					
	Phase 1	Phase 2	Phase 3	Phase 4	Phase 5	Phase 6
	weiße Fasern			rote Fasern		
Oxidation von 50 % Glucose und 50 % FFS	ATP- und Kreatin-phosphat-spaltung	ADP- und P_i-Anstieg: Glykogenolyse und anaerobe Glykolyse	Durchblutungs-anstieg: aerobe Glykolyse	Oxidation aller endogenen und exogenen Substrate, Benutzung der Triglycerid-depots	Verminderung der endogenen Depots, Energie aus Leber-glykogen und Fettkörper-triglyceriden	Entleerung des Leberglyko-gens, Zunahme der FFS- und Ketonoxidation, Einschränkung der Glucose-oxidation
				normale Substratspiegel	erhöhte FFS-Spiegel	stark erhöhte FFS- und Keton-spiegel
RQ 0,8			RQ 1,0	RQ 0,8	RQ 0,75	RQ 0,70
0						Zeit

Abb. 17.**2** Effekte der Muskelarbeit auf den Muskelstoffwechsel. FFS = freie Fettsäuren, P_i = anorganisches Phosphat, RQ = respiratorischer Quotient.

ports der Glucose über die Zellmembran, da Muskelarbeit wie Insulin zu einer vermehrten Translokation des Glucose-transporters 4 (GLUT-4) von intrazellulär zur Plasmamembran führt (13, 14, 35, 73). Allerdings scheint dieser aus einem anderen intrazellulären Pool zu stammen als unter Insulin (14). Für einen unterschiedlichen Mechanismus (38) dieser GLUT-4-Mobilisation sprechen auch die Befunde, daß die Steigerung des Glucosetransports unter Arbeit rascher eintritt (27) und länger anhält als unter Insulin (25, 69) und in vitro auch ohne Insulin erfolgt (46, 48, 49, 68, 69). In der In-vivo-Situation dagegen ist die vermehrte Glucoseaufnahme an das Vorhandensein geringer Mengen von Insulin gebunden (2, 36, 44, 56). Mediiert ist diese vermehrte GLUT-4-Translokation ebenso wie die Steigerung der Durchblutung über eine endotheliale Freisetzung von Stickstoffmonoxid durch eine lokale Aktivierung des Kallikrein-Kinin-Prostaglandin-Systems (10, 11, 12, 73).

Fettstoffwechsel: In Phase 3 und 4, etwa 10 Minuten nach Beginn der Arbeit, ist auch die Aufnahme und Oxidation von freien Fettsäuren aus einer stimulierten intrazellulären Triglyceridlipolyse und dem durchblutungsabhängigen vermehrten Angebot aus dem Blut gesteigert. Über die Art und Weise, wie die intramuskuläre Lipolyse während Muskeltätigkeit reguliert wird, existieren widersprüchliche Ergebnisse (57, 61, 72). Möglicherweise spielt dabei neben einer substrat- auch eine hormongesteuerte Regulation eine Rolle. In Ruhe jedenfalls wirken Leptin und Insulin am Muskel antagonistischer auf die intramuskuläre Lipolyse und -genese (45).

Substratfluß zwischen den Organen
(Abb. 17.**3**)

Mobilisation von Substraten aus dem Blut: Bereits in der Phase 4 oxidiert der Muskel neben den Substraten aus seinen Glucose- und Triglyceriddepots mit Hilfe der Steigerung

der Durchblutung auch vermehrt Substrate aus dem Blut. Die Depots des Muskels sind begrenzt und können nur vorübergehend energiereiches Substrat liefern. Auch die Entnahme von Substraten aus dem Blut ist limitiert, wenn nicht genügend aus den Glucose- und Fettsäuredepots des Körpers nachgeliefert wird. Diese Mobilisation von Substraten aus den Depots geschieht genau nach den Erfordernissen, so daß es bis auf einige Ausnahmesituationen zu keinen gefährlichen Störungen der Substrathomöostase kommt.

Mobilisation der hepatischen Glykogendepots: Zunächst steigen die Catecholamie, später, bei stärkerer Belastung, Glucagon, Cortison und das Wachstumshormon an (6, 23, 24, 70, 74). Dabei kommt der Hemmung der Insulinsekretion durch die Catecholamine wohl die größte Bedeutung für die Mobilisation der hepatischen Glykogendepots zu. Der Insulinspiegel fällt mit Beginn der Muskelarbeit kontinuierlich ab (28, 33) (Abb. 17.**4**). Für die hepatische Glykogenolyse sind die Catecholamine wohl weniger bedeutsam als für die muskuläre. Ihre wichtigste Aufgabe scheint jedoch die Mobilisation der Fettsäuren aus den Triglyceriddepots des Körpers zu sein (67). Über den Anstieg der Fettsäurespiegel wird die hepatische Ketogenese gesteigert, so daß auch das Ketonkörperangebot an den Muskel langsam steigt. Für die Stimulation der hepatischen Glykogenolyse dürfte der Abfall des Insulins (21, 65) zunächst eine größere Rolle als der Anstieg des Glucagons spielen (23, 74), das zusammen mit Cortisol erst nach längerer und stärkerer Belastung anzusteigen beginnt und vermehrt dann die Gluconeogenese aktiviert (28). Dabei soll die Anregung der Glucagonausschüttung ebenfalls über das sympathische Nervensystem erfolgen. Bei der geschilderten hormonellen Regulation nimmt die hepatische Glucoseabgabe belastungsabhängig zu (Abb. 17.**5**). Neben der Regulation durch den Hormonantrieb ist sie abhängig vom stark ansteigenden Lactatangebot an die Leber (9). Dabei entspricht die hepatische Abgabe der

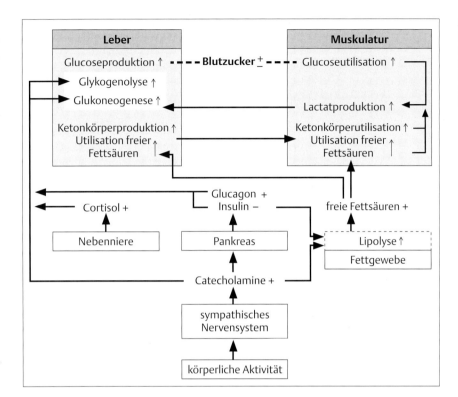

Abb. 17.**3** Schematische Darstellung der hormonellen Veränderungen und des Substratflusses zwischen den Organen bei Stoffwechselgesunden unter körperlicher Aktivität (+, – = Zu-, Abnahme der arteriellen bzw. portalen Konzentration).

Glucose ihrer muskulären Oxidation (66). Entsprechend der genau nach dem peripheren Bedarf kalkulierten Mobilisation der Glucose aus den hepatischen Depots bleibt der Glucosespiegel gleich.

Mobilisation von Fettsäuren: Der Fettsäurespiegel steigt etwa ab der 20. Minute langsam an, und der Muskel hat die Möglichkeit, in der Phase 5 neben der Oxidation von Substraten aus den endogenen Depots und exogener Glucose auch vermehrt Fettsäuren aus dem erhöhten arteriellen Angebot zu oxidieren. Bis die Glykogenspeicher der Leber entleert sind, muß das Fettsäure- und Ketonkörperangebot an den Muskel so stark gestiegen sein (Phase 6), daß die Oxidation dieser Substrate die der Glucose weitgehend ersetzen kann. Zu diesem Zeitpunkt muß auch die Gluconeogenese aus den Substraten Lactat, Glycerin und Aminosäuren so weit gesteigert sein, daß der noch bestehende Glucoseverbrauch gedeckt ist und damit der Glucosespiegel aufrechterhalten werden kann (28).

Effekte des Trainings und Grenzen der Belastbarkeit
(Tab. 17.**1**)

Grenzen der Belastbarkeit: Die in Abb. 17.**2** aus Gründen der Überschaubarkeit in 6 Phasen aufgetrennten Effekte der Muskelarbeit gehen mehr oder minder ineinander über. Bei einer sehr kraftvollen Muskelkontraktion wie beim Gewichtheben werden im wesentlichen die weißen Muskelfasern beansprucht, die mit energiereichen Phosphaten, Glykogen und den Enzymen der Glykolyse besonders reich ausgestattet sind. Dabei kann die geforderte Leistung so groß sein, daß die weißen Fasern erschöpft werden. Deswegen können solche kraftvollen Leistungen wie Gewichtheben nur kurzfristig durchgeführt werden. Ist die Muskelkontraktion eher auf Dauerleistung ausgerichtet, wie z. B. bei Langlauf, Schwimmen oder Radfahren, dann sind nach einer

kurzen Phase der weißen Fasern im wesentlichen die roten Fasern tätig. Aber auch bei Dauerbelastung sind Grenzen gesetzt, wenn z. B. die Energie aus den endogenen Depots nicht ausreicht, bis das arterielle Angebot an Substraten erhöht wird. Es tritt dann eine Erschöpfung auf, wenn die Lipolyse oder die Glukoneogenese nicht genügend aktiviert wurde, das hepatische Glykogendepot aber schon entleert ist. Mit anderen Worten: Es entwickelt sich eine Hypoglykämie. Ein weiteres Limit für die Belastung stellt ferner die

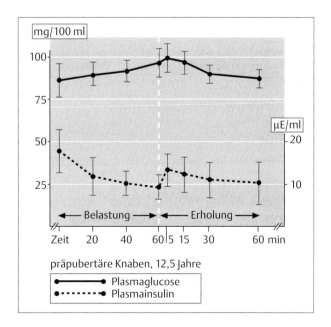

präpubertäre Knaben, 12,5 Jahre

Abb. 17.**4** Verhalten des Glucose- und Insulinspiegels während einer 70%igen Ausbelastung (aus Oseid, S., L. Hermansen: Acta paediat. scand. 1970).

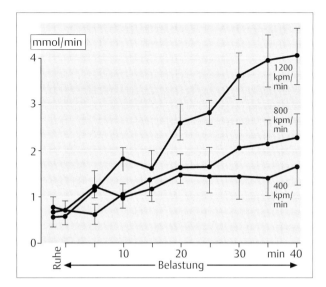

Abb. 17.5 Glucoseproduktion der menschlichen Leber während verschieden starker Muskelaktivität (aus Wahren u. Mitarb. in Pernow, B., B. Saltin: Muscle metabolism during exercise. Plenum, New York 1971).

maximale Sauerstoffaufnahmekapazität des Sportlers dar, die vom Trainingszustand abhängt.

Trainierte Muskulatur: Ausdauertraining führt zu einer Verbesserung der Insulinsensitivität der Muskulatur und damit auch des Gesamtorganismus, die jedoch nach Absetzen des Trainings rasch wieder abnimmt. Im Muskel nehmen die Vaskularisierung sowie die Zahl der Mitochondrien pro Gramm Gewebe und die mitochondrialen Enzyme zu, d. h., die oxidative Kapazität steigt. Die freien Fettsäuren werden nicht nur vermehrt oxidiert; auch ihre durchblutungsabhängige Aufnahme ist wegen der vermehrten Vaskularisation gesteigert. Dagegen sind die Enzyme der Glykogenolyse und Glykolyse vermindert (20). Trainiert man durch Dauerleistungen den Muskel, kommt es zu einer Zunahme der oxidativen Kapazität. Zusätzlich verschiebt sich die Sauerstoff-Hämoglobin-Dissoziationskurve nach rechts, so daß die Durchblutung infolge einer leichteren Abgabe sowie durch eine verstärkte Ausschöpfung des Sauerstoffs aus dem Blut bei gleichem Sauerstoffbedarf sogar geringer wer-

Tabelle 17.1 Effekte des Trainings

Am Muskel	Systemisch
Abnahme	**Abnahme** des **Spiegels**
Glykolyseintermediate	Glucose
P_{CO_2}	Lactat
respiratorischer Quotient	Insulin
glykolytische Enzyme	Triglyceride
Zunahme	**Zunahme**
Mitochondrien	Energieverbrauch
Myoglobin	O_2-Extraktion
O_2-Extraktion	Glucoseverwertung
ATP- und Kreatinphosphat-	HDL-Cholesterin
speicher	
Oxidation der freien Fettsäuren	
GLUT-4 an der Plasmamembran	
Vaskularisierung	
Insulinsensitivität	

den kann. Damit haben Trainierte bei gleicher Leistung und gleichem Sauerstoffverbrauch einen geringeren ATP- und Kreatinphosphatabbau, da sie früher beginnen, Substrate in größerem Ausmaß zu oxidieren. Aus den genannten Gründen wird in trainierten Muskeln die anaerobe Glykolyse weniger benützt, und damit bleiben auch die Glykogendepots besser erhalten. Da der erschöpfte Muskel durch Entleerung der Glykogendepots und hohen Lactatgehalt gekennzeichnet ist, versteht man, warum der trainierte Muskel mit der geringeren Tätigkeit der Glykolyse und höherem Glykogendepot eine bessere Leistung vollbringt. Auch der von Sportlern gefürchtete Abfall des Glucosespiegels ist beim Trainierten weniger wahrscheinlich, da der Muskel bereits früher und vermehrt auf Fettsäureoxidation eingestellt ist und deshalb vom Beginn der Arbeit an Glucose eingespart wird.

Pathophysiologie

Typ-1-Diabetes

Muskelstruktur: Abgesehen davon, daß ein Diabetiker bei schlechter Einstellung große Teile seines Muskelproteins einschmilzt, sind bis heute nur wenige Details über Änderungen der Struktur oder einen unterschiedlichen Ablauf des molekularen Mechanismus der Kontraktion bekannt. Daß hier wohl weit mehr Unterschiede vorliegen, als uns bis heute bekannt sind, geht aus Untersuchungen hervor, die eine unterschiedliche Ausstattung an Muskelfasern aufzeigen (52). So findet man beim Gesunden drei nach der Aktivität der ATPase charakterisierte Muskelfasern: eine sich langsam kontrahierende Faser (ST = slow twitch) und zwei sich schnelle kontrahierende (fast twitch) Fasern (FTa, FTb). Bei den genannten Untersuchungen zeigten juvenile Diabetiker größere Areale mit ST- und FTb-Fasern. Außerdem war das Kapillargefäßnetz kleiner und die Aktivität der Succinatdehydrogenase und der Hexokinase reduziert.

Muskelstoffwechsel und Grad der Insulinsubstitution: Der Substratstoffwechsel der Muskulatur bei Typ-1-Diabetes ist dadurch gekennzeichnet, ob und wieviel Insulin substituiert ist: Im Insulinmangel wird er bestimmt durch ein hohes Angebot von freien Fettsäuren und Ketonkörpern als Folge der Stimulation der Fettgewebslipolyse und der hepatischen Ketogenese sowie durch eine praktisch auf null reduzierte muskuläre Glucoseaufnahme trotz Hyperglykämie (58). Bei Insulinsubstitution werden sich diese Veränderungen schrittweise je nach Effizienz der Insulintherapie in Richtung eines Stoffwechsels wie bei Nichtdiabetikern bewegen. Somit ist der diabetische Muskel bereits in Ruhe mehr auf die Oxidation von Fettsäuren und Ketonkörpern eingestellt. Dies erklärt die reduzierte Oxidation von Glucose, die im Insulinmangel fast ausschließlich aus den endogenen Glykogendepots stammt: Die muskuläre Lactatproduktion ist trotz reduzierter Glykolyserate gesteigert. Die Glucoseabgabe der Leber ist beim Diabetiker deshalb bereits in Ruhe auf fast das Doppelte gesteigert, wobei der größte Teil aus der beschleunigten Gluconeogeneserate aus Lactat stammt (8). Die endogenen Substratdepots verhalten sich invers: Bereits in Ruhe ist das Muskelglykogen reduziert (50, 57) als Folge eines gesteigerten Abbaus und des fehlenden Nachschubs an Glucose aus dem Blut im Insulinmangel. Der Gehalt an Triglycerinen dagegen ist erhöht (57). Dies ist damit erklärbar, daß deren substratregulierte Synthese zum einen gesteigert ist durch das vermehrte Angebot der freien

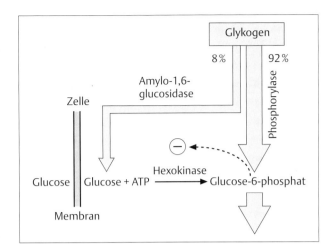

Abb. 17.**6** Regulation der muskulären Glucosephosphorylierung nach der Aktivität der Glykogenolyse (nach Field).

Fettsäuren aus dem Blut (72). Zum anderen ist sie durch den Insulinmangel stimuliert. Der Triglyceridgehalt des Muskels korreliert wie bei Gesunden invers zur Insulinwirkung (47, 62).

Vergleich zwischen ruhendem und arbeitendem Muskel: Ein interessantes Phänomen ist der Befund, daß der ruhende Muskel im akuten Insulinmangel nicht nur keine Glucose aufnimmt, sondern sogar ins Blut abgibt (71). Dies ist erklärbar mit einer erheblich gesteigerten Glykogenolyse, die bei inhibierter Glykolyse zu einem intrazellulären Anstau von Glucose-6-phosphat führt. Die zu etwa 10% aus der Glykogenolyse entstehende freie Glucose wird nicht mehr phosphoryliert und, da frei permeabel, nach außen abgegeben (Abb. 17.**6**). Unter Arbeit nimmt diese muskuläre Glucoseproduktion als Folge der nun weiter gesteigerten Glykogenolyse bei insuffizient stimulierter Glykolyse zu (56). Daß sie nicht zumindest abnimmt, ist ein Hinweis dafür, daß die Stimulation des Glucosetransportes in die Muskelzelle durch Arbeit ohne Insulin in vivo nicht erfolgt (2, 36, 44, 56).

Ausdauertraining führt bei Typ-1-Diabetikern wie bei Stoffwechselgesunden zu einer Verbesserung der Insulinsensitivität des Muskels, wohl über einen vermehrten Besatz von GLUT-4 an der Plasmamembran. Wie beim Gesunden nehmen die Enzyme der Oxidation zu, die der Glykolyse ab. Die Vaskularisierung der Muskulatur bleibt jedoch im wesentlichen unverändert (20).

Über die Veränderungen des Stoffwechsels unter Arbeit soll im praktischen Teil eingegangen werden.

Typ-2-Diabetes

Wechselwirkung von Insulinresistenz und Muskelarbeit: Über die Pathogenese der diesem Diabetestyp zugrundeliegenden Insulinresistenz, die primär am Skelettmuskel wirksam ist, wurden in letzter Zeit viele grundlegende neue Erkenntnisse gewonnen. Die wichtigsten Mechanismen sind in Tab. 17.**2** aufgeführt. Interessant ist, daß vor allem die Glykogensynthaseaktivität und damit die Glykogensynthese im Skelettmuskel herabgesetzt sind (7, 15, 18).

Ausdauertraining führt wie beim Gesunden zu einem Anstieg der mitochondrialen Enzyme; die glykolytischen nehmen aber nicht ab. Über das Verhalten der Vaskularisierung finden sich divergente Daten (20).

Tabelle 17.**2** (Prä-)Typ-2-Diabetes: diskutierte Defekte bei der Insulinsignalübertragung (für eine Übersicht s. Lit. 18)

– Isoformen der Rezeptor-α-Untereinheit (A und B)
– Insulinrezeptorkinase-Aktivität
– Glykogensynthase-Aktivität
– Glucosetransporter

Bei Muskelarbeit finden sich wegen der bestehenden Insulinresistenz trotz meist erhöhter bzw. um den „Normbereich" liegender systemischer Insulinspiegel im Prinzip ähnliche Verhältnisse wie bei insuffizient mit Insulin therapierten Typ-1-Diabetikern: Es besteht ein erhöhtes Angebot von freien Fettsäuren an den Muskel bei gleichzeitig reduzierter muskulärer Glucoseaufnahme trotz Hyperglykämie. Bei körperlicher Aktivität ist, im Gegensatz zum Typ-1-Diabetes, kein weiterer Anstieg des Blutzuckers zu erwarten, da Insulin zwar weniger wirksam, aber immer vorhanden ist. Dadurch kommt es praktisch regelhaft zu einem Absinken des Blutzuckers, da die Glucoseaufnahme des Muskels immer gesteigert wird. Bei Behandlung mit Sulfonylharnstoffen kann es bei straffer Einstellung sogar zu einer Hypoglykämie kommen, da der Insulinspiegel unter Arbeit nicht absinkt, sondern bei vorheriger Einnahme des Medikaments ansteigt (32, 37).

Vorteile und Grenzen der Muskelarbeit: Die bei Typ-2-Diabetes zugrundeliegende Insulinresistenz wird durch Muskelarbeit verbessert. Somit wäre körperliche Betätigung als therapeutisches Grundprinzip anzusehen und zu empfehlen. Dementsprechend konnte bei Typ-2-Diabetikern eine Verbesserung der Kohlenhydrat- und Lipidstoffwechsellage bei regelmäßigem Training gezeigt werden (3, 40, 51, 53, 64). Es finden sich noch andere positive Aspekte, wie eine allgemeine Stabilisierung des Stoffwechsels, eine Erleichterung einer Gewichtsabnahme und oft eine Senkung des meist erhöhten Blutdrucks. Für eine körperliche Betätigung sind allerdings die bei diesem Patientengut oft vorhandene Makroangiopathie und den meist üblichen Fehlern einer konsequenten Compliance limitierend (54). Dies zeigte sich auch in Langzeituntersuchungen über Jahre, in denen keine positiven Effekte mehr auf die Diabeteseinstellung und das kardiovaskuläre Risikoprofil nachweisbar waren (55).

Zur Praxis von Sport bei Diabetikern

Physiologische Grundlagen

Stoffwechselgesunde und normal insulinisierte Diabetiker: Beim Stoffwechselgesunden sinkt unmittelbar nach Beginn sportlicher Aktivität die endogene Insulinsekretion (28, 30, 33) auf die Hälfte bis ein Drittel der normalen Basissekretionsrate von ca. einer halben bis einer Einheit pro Stunde (Abb. 17.**3**). Dadurch wird sichergestellt, daß die Leber unter dem vermehrten Catecholamin- und Glucagonantrieb ein Mehrfaches an Glucose in die Zirkulation abgibt, und zwar ziemlich genau so viel, wie die gesteigerte Glucoseutilisation der arbeitenden Muskulatur ausmacht. Im Nettoergebnis bleibt die Blutzuckerkonzentration praktisch unverändert. Beim insulinspritzenden Diabetiker hingegen geht die Insulinwirkung nach Einsetzen sportlicher Betätigung nicht zurück; sie hängt vielmehr vom Wirkprofil des injizierten Insulins ab (Abb. 17.**7**). Die Folge beim sonst normal insulinisierten Diabetiker ist, daß die hepatische Glucose-

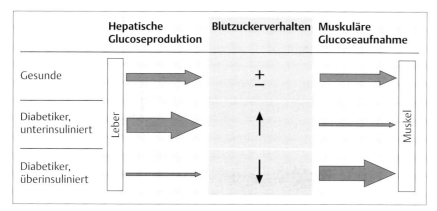

Abb. 17.**7** Bilanz der Veränderungen der hepatischen Glucoseproduktion und der muskulären Glucoseaufnahme bei körperlicher Arbeit bei Gesunden und bei Typ-1-Diabetikern.

produktion nur unzureichend ansteigt und die arbeitende Muskulatur mehr Glucose verbraucht, als nachgeliefert wird. In der Nettobilanz kommt es zu einem deutlich hypoglykämisierenden Effekt durch Sport, trotz normaler Sekretion der kontrainsulinären Hormone (Abb. 17.**8**). Wegen der durch die Arbeit verbesserten Insulinsensitivität des Muskels sinkt der Blutzucker oft noch Stunden nach Beendigung der körperlichen Aktivität. Die entleerten muskulären Glykogendepots werden wieder aufgefüllt (sog. „Muskelauffülleffekt").

Diabetiker mit Insulinmangel: Im Gegensatz zur gerade geschilderten Situation beim einigermaßen gut eingestellten Diabetiker zeitigt Sport im Insulinmangel, d. h. bei ungenügender Diabeteseinstellung, eine Reihe von zunächst paradox anmutenden Auswirkungen (33). Im Insulinmangel ist die hepatische Glucoseproduktion ohnehin bereits etwa verdoppelt. Unter körperlicher Aktivität bewirkt die Sekretion der kontrainsulinären Hormone, die beim ketotischen Patienten sogar vermehrt erfolgt (4, 5), eine erhebliche weitere Steigerung. Diese exzessiv produzierte Glucose wird jedoch nicht verbrannt, da der Muskel auch unter Ar-

beit im Insulinmangel keine oder nur wenig Glucose aufnimmt. Die Folge ist ein oft relevanter Blutzuckeranstieg. Auch die Lipolyse ist schon in Ruhe gesteigert. Die Sekretion der kontrainsulinären Hormone unter Arbeit bewirkt eine weitere Stimulation. Der überschießende Anstieg der Spiegel der freien Fettsäuren kann dann bis zur Ketose führen.

Weitere den Blutzucker beeinflussende Faktoren: Im weiteren wird das Verhalten des Blutzuckers beim Typ-1-Diabetiker unter körperlicher Aktivität oft quantitativ unkalkulierbar bestimmt durch Ausmaß und Dauer der Belastung (Tab. 17.**3**). Trainingszustand und Tagesform des Patienten sowie zirkadiane Rhythmen. Daraus wird evident, daß körperliche Aktivität beim Typ-1-Diabetiker nicht mehr als integraler Bestandteil der Stoffwechseleinstellung angesehen werden sollte.

Praxis der Stoffwechselanpassung

Blutglucosemessung und Notfallvorsorge: Aus der Kenntnis der Stoffwechselphysiologie bei Sport ergibt sich als wichtigste Vorbedingung für sporttreibende Diabetiker der Nachweis einer ausreichenden metabolischen Kompensation vor dem Sport. Mit anderen Worten, vor Sport ist die Blutglucose mittels Selbstmessung aktuell zu bestimmen, ggf. auch im Urin.
Prinzipiell gilt: Bei
➤ Blutglucosewerten > 250–300 mg/dl (14–16,5 mmol/l) und
➤ Harnaceton über dem Normalbereich darf Sport erst getrieben werden, wenn die Stoffwechsellage deutlich verbessert wurde.
➤ *Ziel*: Blutglucose < 250 mg/dl, Harnaceton im Normalbereich.
Auch während (länger dauernder) sportlicher Betätigung und danach ist die Blutglucose zu kontrollieren. Sodann gehören zur richtigen Stoffwechselanpassung die Vorsorge für zusätzliche „Sport-BE" sowie 50 g Traubenzucker für den Notfall. Außerdem ist es sinnvoll, einen Diabetikerausweis bei sich zu haben und ggf. auch eine Begleitperson, die weiß, wie bei schweren – wenn auch seltenen – Hypoglykämien zu reagieren ist, einschließlich der Applikation von Glucagon. Als Sport-BE eignen sich Fruchtsäfte, Bananen, aber auch übliche „Sportgetränke", die Glucose oder Saccharose enthalten.

Erhöhung der Kohlenhydratzufuhr und Verminderung der zu injizierenden Insulinmenge sind die beiden Maßnahmen für die eigentliche Anpassung des Stoffwechsels.

Oft müssen beide Maßnahmen miteinander kombiniert werden. Sulfonylharnstoffbehandelte Diabetiker müssen evtl. die Tablettendosis reduzieren. Welcher Weg vorran-

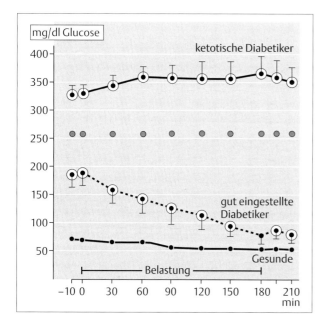

Abb. 17.**8** Glucosespiegel während leichter muskulärer Dauerbelastung beim gut und beim schlecht eingestellten juvenilen Diabetiker (aus Berger, M. u. Mitarb.: Diabetologia 13 [1977] 355).

Tabelle 17.**3** Kalorienverbrauch verschiedener körperlicher Tätigkeiten pro Stunde bei 70 kg Körpergewicht (nach Wöllzenmüller u. Grünewald)

Tätigkeit	kcal/Std.
Schlaf	65
Grundumsatz (liegend, nüchtern)	70
Grundumsatz plus Verdauung	77
Sitzen (Grundumsatz und Sitzaufwand)	73
Stehen, straff	96
theoretischer Unterricht	105
Gehen, 4,5 km/Std.	196
Morgengymnastik (leicht)	210
Gehen, 6 km/Std.	259
Reiten (Trab)	294
Schwimmen (Brust), 1,2 km/Std.	308
Tischtennis	315
Eislaufen, 12 km/Std.	351
Tanzen (Walzer)	357
Reiten (Galopp)	469
Kanufahren	490
Rudern (Rollsitz), 6 km/Std.	516
Paddeln, 7,5 km/Std.	567
Radfahren, 21 km/Std.	610
Skilauf, 9 km/Std.	630
Rudern (fester Sitz), 6 km/Std.	651
Laufen, 9 km/Std.	665
Eislaufen, 21 km/Std.	694
Laufen, 12 km/Std.	705
Radfahren, 30 km/Std.	840
Laufen, 15 km/Std.	847

Tabelle 17.**4** Erfahrungswerte für Nahrungszufuhr während verstärkter Insulinämie unter körperlicher Belastung

Ausgangsblutglucose	Kohlenhydrate/Sporteinheit
50–100 mg/dl (2,8–5,6 mmol/l)	4,0 BE
100–150 mg/dl (5,6–8,3 mmol/l)	2,5 BE
150–200 mg/dl (8,3–11,1 mmol/l)	1,0 BE
> 200 mg/dl (> 11,1 mmol/l)	0

* 40 Minuten Laufen, 1 Stunde Schwimmen oder 2 Stunden Radfahren.

der Zeitraum einer verstärkten Insulinämie mit bis zu 2 Stunden nach Abgabe eines Bolus anzusetzen. In der Phase der verstärkten Insulinämie ist die zuzuführende Menge zusätzlicher Kohlenhydrate etwa 50–100% höher zu veranschlagen als während der „normalen" Insulinämie.

In Tab. 17.**4** sind ungefähre Erfahrungswerte für die Nahrungszufuhr während der Phase der verstärkten Insulinämie und ca. 40minütigem schnellem Laufen, einstündigem sportlichem Schwimmen oder zweistündigem zügigem Fahrradfahren aufgelistet.

Bei Blutglucosewerten über 200 mg/dl (11,1 mmol/l) sind initial keine Extra-BE sinnvoll; bei solchen über 250 mg/dl (14 mmol/l) sollte zunächst/vorab eine Verbesserung der Stoffwechsellage erreicht werden. Blutglucosekonzentrationen unter 50 mg/dl (2,8 mmol/l) sind mit Sport unvereinbar und verlangen eine Behandlung der Hypoglykämie. Bei einer Blutglucose über 50 mg/dl kann unter Berücksichtigung der angegebenen Regeln Sport getrieben werden.

Unverzichtbar zur Anpassung der Therapie an sportliche Betätigung ist die Blutglucoseselbstkontrolle durch den Patienten. Die gemessenen Werte sollten unbedingt protokolliert werden und dienen als Grundlage für Modifikationen der Stoffwechselanpassung bei zukünftigen sportlichen Aktivitäten. Bei Ausdauersport muß auch die Insulindosis nach der körperlichen Betätigung noch reduziert bzw. müssen zusätzliche Kohlenhydrate zugeführt werden. Alkoholgenuß nach Sport kann die Hypoglykämietendenz noch verstärken. Liegt die aktuelle Blutglocose unter 50 mg/dl, sind 2 BE, bei einer Blutglucose zwischen 50 und 100 mg/dl (2,8–5,6 mmol/l) 1 BE zuzuführen. Bei darüberliegenden Werten erübrigt sich diese Maßnahme.

Insulinpumpenträger können bei starker sportlicher Belastung die Pumpe für 1–2 Stunden abstellen bzw. ablegen. Ansonsten wird man eine Reduktion der Basalrate auf 50% empfehlen. Bei Ausdauersport sollte diese Reduktion bereits 2 Stunden vor der Belastung erfolgen, weil die basalen Insulinspiegel nur verzögert abfallen. Nach dem Sport ist es meist sinnvoll, die übliche Basalrate noch für einige Stunden um 25% zu vermindern.

▬▬▬ Kasuistik 1

Herr F. möchte mit seiner Familie am Sonntag eine ganztägige Radtour unternehmen und hat am Samstag alle Vorbereitungen für diesen Ausflug getroffen. Da die Radtour durch sehr hügelige Gegenden führt und darum mit starker körperlicher Belastung einhergeht, hat er sich ausreichend Proviant sowie schnell verdauliche Kohlenhydrate eingepackt. Die Blutglucoseteststreifen dürfen selbstverständlich ebenfalls nicht fehlen. Herr F. führt eine konventionell-intensivierte Insulinthe-

gig beschritten werden soll, hängt maßgeblich ab vom Körpergewicht, von der Dauer der sportlichen Betätigung sowie von ihrer Planbarkeit und vom Therapieregime. Übergewichtige Patienten, bei denen eine Gewichtsabnahme erwünscht ist, sollten bevorzugt versuchen, durch eine Verminderung der Insulin- oder Tablettendosis zum Ziel zu gelangen, während normalgewichtige Diabetiker vor allem den Ausgleich durch zusätzliche Kohlenhydrate anstreben sollten. Kurzdauernde Muskelarbeit kann verhältnismäßig einfach durch zusätzliche Kohlenhydrate ausgeglichen werden. Bei Langzeitleistungen sollen vorausplanend die Insulindosis (vor allem die basale Insulinzufuhr, aber auch der Bolus) auf etwa die Hälfte vermindert sowie gleichzeitig Kohlenhydrate zusätzlich zugeführt werden. Eine nicht vorgeplante, überraschend anfallende körperliche Betätigung kann nur durch zusätzliche Kohlenhydrate ausgeglichen werden.

Beim Ausgleich mit zusätzlichen Kohlenhydraten muß das Wirkprofil des jeweils gespritzten Insulins berücksichtigt werden. Für praktische Belange sind zum einen der Zeitraum der verstärkten Insulinämie und Insulinwirkung nach der Injektion und zum anderen davon abgegrenzt die Phase der „normalen" Insulinämie und Insulinwirkung zu unterscheiden. Wann diese beiden Phasen auftreten und wie stark sie ausgeprägt sind, hängt vom verwendeten Insulinregime bzw. von den verwendeten Insulinzubereitungen ab. Bei einer konventionellen Insulintherapie besteht die Phase der verstärkten Insulinwirkung 2–6 Stunden nach Injektion eines Intermediärinsulins oder bis zu 2 Stunden nach Injektion eines Normalinsulins (1 Stunde nach Humalog). Analoge Aussagen gelten auch, wenn das Insulin mit Hilfe eines Pens und damit als U-100-Insulin gespritzt wird. Auch bei der Verwendung von Insulininfusionspumpen ist

Tabelle 17.**5** Dosisanpassung Beispiel 1

	Insulin ■ = Normalinsulin ■ = Verzögerungsinsulin				Blutzucker				Bemerkungen (z. B. Unterzucker, Ketonurie)
Datum	morgens	mittags	abends	spät	morg.	mittags	abends	spät	
Sa	14	8	6	7	12	120	140	110	130	
So	7	4	3	5	9	130	110	100		Radtour ganzen Tag 10.00:120, 12.30 + 2 BE

rapie durch und spritzt ohne große körperliche Anstrengung bei einer guten Blutglucoseeinstellung morgens 14 IE (internat. Einh.) Normalinsulin und 8 IE Verzögerungsinsulin, abends 7 IE Normalinsulin und spät 12 IE Verzögerungsinsulin (Tab. 17.**5**). Am Sonntag morgen mißt er vor dem Frühstück seine Blutglucose, die bei 130 mg/dl (7,2 mmol/l) liegt. Angesichts der ganztägigen Radtour entschließt er sich, seine Insulindosis zu reduzieren. Aber um wieviel?

Aus Erfahrung weiß er, daß eine Reduzierung von 2–3 IE wenig dazu beiträgt, einer Unterzuckerung vorzubeugen, und eine Verminderung der Insulindosis um ca. 50–60% sinnvoller wäre. Er spritzt an diesem Morgen 7 IE Normalinsulin und 4 IE Verzögerungsinsulin.

Bei einem Zwischenstopp und einer gemessenen Blutglucose von 120 mg/dl (6,7 mmol/l) nimmt er sein zweites Frühstück ein.

Für ca. 12.30 Uhr ist das Mittagessen vorgesehen, und die Familie kehrt in ein Gasthaus ein. Herr F. mißt seine Blutglucose; der Wert beträgt 110 mg/dl (6,1 mmol/l). Da sich nach dem ersten Teilstück der Route großer Hunger eingestellt hat, will er sich mittags 2 BE zusätzlich genehmigen und spritzt zur Abdeckung 3 IE Normalinsulin.

Gegen abend kommt die Familie glücklich wieder nach Hause. Herr F. vermindert bei einer Blutglucose von 100 mg/dl (5,6 mmol/l) vor dem Abendessen seine Normalinsulindosis auf 5 IE und später sein Verzögerungsinsulin auf 9 IE. Er tut dies, weil er aus Erfahrung weiß, daß auch nach der Beendigung einer langdauernden Muskelarbeit, in diesem Falle der Radtour, die Muskeln verstärkt Traubenzucker aufnehmen und er durch diese Maßnahme der nachträglichen Dosisreduzierung einer nächtlichen Unterzuckerung vorbeugen will.

Kasuistik 2

Am nächsten Wochenende will Frau S. an einem Tennisturnier teilnehmen. Kurzfristig hat sie heute (Dienstag) für die Zeit nach dem Mittagessen Trainerstunden bekommen, um für den anstehenden Wettkampf zu trainieren. Sie hat morgens 12 IE Normalinsulin und 8 IE Verzögerungsinsulin gespritzt (Tab. 17.**6**). Für das Mittagessen benötigt sie normalerweise (s. Montag) bei einer Blutglucose von 120 mg/dl (6,7 mmol/l) 8 IE Normalinsulin. Abends spritzt sie 7 IE Normalinsulin und spät 10 IE Verzögerungsinsulin. Sie mißt jetzt (Dienstag) vor dem Mittagessen eine Blutglucose von 100 mg/dl (5,6 mmol/l) und entschließt sich, das Normalinsulin zum Mittag wegzulassen. Die 2 Stunden Training haben sie körperlich geschafft. Die im Anschluß gemessene Blutglucose von 90 mg/dl (5 mmol/l) zeigt ihr, daß es richtig war, die Insulindosis von mittags ganz zu streichen. Zur Sicherheit nimmt sie noch 1 BE zu sich.

Trifft sie sich sonst mit ihren Freundinnen zum einstündigen Tennismatch am Nachmittag, wobei sie nicht immer die Spielstärke ihrer Gegnerinnen einzuschätzen weiß, beugt sie üblicherweise mit Zusatz-BE einer Unterzuckerung vor.

Sport gehört zum Leben

Die Einschätzung von Sport bei Diabetikern hat sich heute fundamental gewandelt. Nicht mehr die blutzuckersenkenden Effekte stehen im Vordergrund, sondern die allgemeinen Aspekte der Lebensqualität. Gerade weil die meisten im Alltag an weitgehend sitzende Tätigkeiten gebunden sind, gewinnen Sport und – ganz allgemein – körperliche Betätigung einen immer höheren Stellenwert in der Freizeit und im Urlaub. Sport und Bewegung sind gute Gelegenheiten, die Leistungsfähigkeit und Geschicklichkeit des eigenen Körpers zu erkunden, sich daran zu erfreuen und nebenbei auch noch Natur und Landschaft zu genießen – allein, aber auch gemeinsam mit anderen, eben gleichgesinnten Sportkameraden. Zudem stellt Sport eine fast selbstverständliche Möglichkeit des Kontakts mit anderen Menschen dar, und vielleicht ist auch das ein Grund dafür, warum oft von Sport als „der schönsten Nebensache" der Welt gesprochen wird. All diese positiven Eigenschaften von Sport sind gerade für Diabetiker, die von der Gesellschaft oft leicht in eine Außenseiterposition gedrängt werden, besonders wichtig.

Tabelle 17.**6** Dosisanpassung Beispiel 2

	Insulin ■ = Normalinsulin ■ = Verzögerungsinsulin				Blutzucker				Bemerkungen (z. B. Unterzucker, Ketonurie)
Datum	morgens	mittags	abends	spät	morg.	mittags	abends	spät	
Sa	12	8	8	7	10	110	120	140	130	
So	12	8	–	7	10	120	100	130		13.30 Training 15.30 : 90 + 1 BE

Literatur

1 American Diabetes Association: Diabetes mellitus and exercise. Diabet. Care 20 (1997) 1908–1912

2 Berger, M., S. A. Hagg, N. B. Rudermann: Glucose metabolism in perfused skeletal muscle. Interaction of insulin and exercise on glucose uptake. Biochem. J. 158 (1976) 191–202

3 Bogardus, C., E. Ravussin, D. C. Robbins, R. R. Wolfe, E. D. Horton, E. A. H. Sims: Effects of physical training and diet therapy on carbohydrate metabolism in patients with glucose intolerance and non-insulin-dependent diabetes mellitus. Diabetes 33 (1984) 311–318

4 Christiansen, N. J.: Abnormally high plasma catecholamines at rest and during exercise in ketotic juvenile diabetes. Scand. J. clin. Lab. Invest. 26 (1970) 343–344

5 Cordes, U., C. J. Schuster, J. Beyer: Das Verhalten der Plasmakatecholamine und des Blutdrucks bei Diabetikern unter körperlicher Arbeit. In Jahnke, K., H. Mehnert, H.E. Reis: Muskelstoffwechsel, körperliche Leistungsfähigkeit und Diabetes mellitus. Schattauer, Stuttgart 1977 (S. 207–212)

6 DeFronzo, R. A., E. Ferrannini, Y. Sato et al.: Synergistic interaction between exercise and insulin on peripheral glucose uptake. J. clin. Invest. 68 (1981) 1468–1474

7 DeFronzo, R. A.: The triumvirate: B-cell, muscle, liver. A collusion responsible for NIDDM. Diabetes 37 (1988) 667–687

8 Dietze, G., M. Wicklmayr, K. D. Hepp, H. Dames, H. Mehnert: Die Glykogenolyse und Glukoneogenese der menschlichen Leber beim juvenilen Diabetes mellitus. In Behringer, A.: Diabetes mellitus. Maudrich, Wien 1973 (S. 619–622)

9 Dietze, G., M. Wicklmayr, K. D. Hepp, W. Bogner, H. Mehnert, H. Czempiel, H. G. Henftling: On gluconeogenesis of human liver. Accelerated hepatic glucose formation induced by increased precursor supply. Diabetologia 12 (1976) 555–561

10 Dietze, G., M. Wicklmayr: Evidence for a participation of the kallikrein-kinin system in the regulation of muscle metabolism during muscular work. FEBS Lett. 74 (1977) 205–208

11 Dietze, G., M. Wicklmayr, L. Mayer, I. Böttger, H. J. v. Funcke: Bradykinin and human forearm metabolism: inhibition of endogenous prostaglandin synthesis. Hoppe-Seylers Z. physiol. Chem. 359 (1978) 369–378

12 Dietze, G., M. Wicklmayr, B. Günther, E. Lichtneckert, I. Böttger, R. Geiger, S. L. Waczek, P. Janetschek, H. Mehnert, H. Czempiel, H.G. Henftling, H. Fritz, H. P. Pabst, G. Heberer: Kininsystem und Regulation des Muskelstoffwechsels. Verh. dtsch. Ges. inn. Med. 85 (1979) 1512–1525

13 Douen, A., T. Ramlal, A. Klip, D. A. Young, G. D. Cartee, I. O. Holloszy: Exercise- in-duced increase in glucose transporters in plasma membranes of rat skeletal muscle. Endocrinology 124 (1989) 449–454

14 Douen, A. G., T. Ramlal, S. Rastogi, P. J. Bilan, G. D. Cartee, M. Vranic, J. O. Holloszy, A. Klip: Exercise induces recruitment of the insulin-responsive glucose transporter. J. biol. Chem. 265 (1990) 13427–13430

15 Eriksson, J., A. Franssila-Kallunki, A. Eddstrand, C. Saloranta, E. Widen, C. Schalin, L. Group: Early metabolism defects in persons at increased risk for non-insulin-dependent diabetes mellitus. New Engl. J. Med. 321 (1989) 337–343

16 Eriksson, K. E., F. Lingärde: Prevention of type 2 (non-insulin-dependent) diabetes mellitus and physical exercise: the 6-year Malmö feasibility study. Diabetologia 34 (1991) 891–898

17 Gonin, J. M., M. M. Kadroßke, S. Schmaltz, E. J. Bastyr, A. I. Vinik: Corrected Q-T interval prolongation as diagnostic tool for assessment of cardiac autonomic neuropathy in diabetes mellitus. Diabet. Care 13 (1990) 68–71

18 Häring, H. U., B. Obermaier-Kusser: The insulin receptor: its role in insulin action in the pathogenesis of insulin resistance. In Alberti, K. G. M. M., L. P. Krall: The Diabetes Annual, vol. V. Elsevier, Amsterdam 1989 (pp. 537–548)

19 Helmrich, S. P., D. R. Ragland, R. W. Leung, R. S. Paffenbarger: Physical activity and reduced occurrence of non-insulin-dependent diabetes mellitus. New Engl. J. Med. 325 (1991) 147–152

20 Henriksson, J.: Effects of physical training on the metabolism of skeletal muscle. Diabet. Care 15, Suppl. 4 (1992) 1701

21 Hermansen, L. E., D. R. Pruett, J. B. Cosnes, F. A. Giere: Blood glucose and plasma insulin in response to maximal exercise and glucose infusion. J. appl. Physiol. 29 (1970) 13–16

22 Hilstedt, J., H. Galbo, N. J. Christensen: Impaired cardiovascular responses to graded exercise in diabetic autonomic neuropathy. Diabetes 28 (1979) 313–319

23 Hoelzer, D., G. Dalsky, W. Clutter et al.: Glucoregulation during exercise: hypoglycemia is prevented by redundant glucoregulatory systems during exercise, sympathochromaffin activation, and changes in hormone secretion. J. clin. Invest. 77 (1986) 212–221

24 Issekutz, B., M. Vranic: Significance of glucagon in the control of glucose production during exercise. Amer. J. Pyhsiol. 238 (1980) E13–20

25 Ivy, J. L., J. O. Holloszy: Persistent increase in glucose uptake by rat skeletal muscle following exercise. Amer. J. Physiol. 241 (1981) C200–C203

26 Kahn, J. K., B. Zola, J. E. Juni, A. J. Vinik: Decreased exercise heart rate and blood pressure response in diabetic subjects with cardiac autonomic neuropathy. Diabet. Care 9 (1986) 389–394

27 Karnielli, E., M. J. Zarnowski, P. J. Hissin, I. A. Simpson, L. B. Salans, S. W. Cusham: Insulin-stimulated translocation of glucose transport systems in the isolated rat adipose cell. Time course, reversal, insulin concentration dependency, and relationship to glucose transport activity. J. biol. Chem. 256 (1981) 4772–4777

28 Kemmer, F. W., M. Vranic: The role of glucagon and its relationship to other glucoregulatory hormones in exercise. In Orci, L., R.H. Unger: Glucagon. Contemporary Endocrinology Series. Elsevier/North-Holland, Amsterdam 1981 (297–331)

29 Kemmer, F. W., M. Berger: Exercise and diabetes mellitus. Physical activity as a part of daily life and its role in the treatment of diabetic patients. Int. J. Sports Med. 4 (1983) 77–88

30 Kemmer, F. W., M. Berger: Exercise in therapy and the life of diabetic patients. Clin. Sci. 67 (1984) 279–283

31 Kemmer, F. W., M. Berger: Therapy and better quality of life: the dichotomous role of exercise in diabetes melllitus. Diabet. Metab. Rev. 3 (1986) 53–68

32 Kemmer, F. W., M. Tacken, M. Berger: On the mechanism of exercise-induced hypoclycemia during sulfonylurea treatment. Diabetes 36 (1987) 1178–1187

33 Kemmer, F. W., M. Berger: Exercise. In Alberti, K. G. M. M., R.A. DeFronzo, H. Keen, P. Zimmet: International Textbook of Diabetes Mellitus. Wiley, New York 1992 (pp. 725–743)

34 Kemmer, E. W.: Körperliche Aktivität und Sport, keine Säule der Diabetesbehandlung. Diabet. Stoffw. 5 (1996) 170–175

35 King, P. A., M. F. Hirshman, E. D. Horton, E.S. Horton: Glucose transport in skeletal muscle membrane vesicles form control and exercised rats. Amer. J. Physiol. 257 (1989) C1128–1134

36 Klip, A., A. Marette, D. Dimitrakoudis, T. Ramlal, A. Giacca, Z.Q. Shi, M. Vranic: Effect of diabetes on glucoregulation. From glucose transporters to glucose metabolism in vivo. Diabet. Care 15, Suppl. 4 (1992) 1747

37 Koivisto, A. A., R. A. DeFronzo: Exercise in the treatment of type-2-diabetes. Acta endocrinol. 107, Suppl. 1 (1984) 107–111

38 Kolbeck, R. C., H. M. Cavert, C. M. Wermers: Modifiers of sugar transport under the influence of muscular contraction. Proc. Soc. exp. Biol. 140 (1972) 1021–1024

39 Krogh, A.: The supply of oxygen to the tissues and the reagulation of the capillary circulation. J. Physiol. (Lond.) 52 (1936) 457–461

40 Krotkiewski, M., P. Lönnroth, K. Mandroukas et al.: The effects of physical training to insulin secretion and effectiveness and on glucose metabolism in obesity and type 2 (non-insulin-dependent) diabetes. Diabetes 28 (1985) 881–890

41 Lynch, J., S. P. Helmrich, T. A. Lakka et al.: Moderately intense physical activities and high levels of cardiorespiratory fitness reduce the risk of non-insulin-dependent diabetes mellitus in middle-aged men. Arch. intern. Med. 156 (1996) 1307–1314

42 Manson, J. E., D. M. Nathan, A. S. Krolewski, M. J. Stampfer, W. C. Willett, Ch. H. Hennekens: A prospective study of exercise and incidence of diabetes among US male physicians. J. Amer. med. Ass. 268 (1992) 63–67

43 Manson, J. E., E. B. Rimm, M. J. Stampfer et al.: Physical activity and incidence of non-insulin-dependent diabetes mellitus in women. Lancet 338 (1991) 774–778

44 Miles, P. D. G., K. Yamatani, H. L. A. Lickley, M. Vranic: Mechanisms of glucoregulatory responses to stress and their deficiency in diabetes. Proc. nat. Acad. Sci. 84 (1991) 1296–1300

45 Muoio, D. M., L. Dohn, T. F. T. Fiedorek jr., E. B. Tapscott, R. A. Coleman: Leptin directly alters lipid partitioning in skeletal muscle. Diabetes 46 (1997) 1360–1363

46 Nesher, R., I. E. Karl, D.M. Kipnis: Dissociation of effects of insulin and contraction on glucose transport in rat epitrochlearis muscle. Amer. J. Physiol. 249 (1985) C226–C232

47 Pan, D. A., S. Lillioja, A. D. Kriketos, M. R. Milner, L. A. Baur, C. Bogardus, L. H. Storlien: Skeletal muscle triglyceride levels are inversely related to insulin action. Diabetes 46 (1997) 983

48 Ploug, T., H. Galbo, J. Vinten, M. Jorgensen, E. A. Richter: Kinetics of glucose transport in rat muscle: effects of insulin and contractions. Amer. J. Physiol. 253 (1987) E12–E20

49 Richter, E. A., T. Ploug, H. Galbo: Increased muscle glucose uptake after exercise. No need for insulin during exercise. Diabetes 34 (1985) 1041–1048

50 Roch-Norlund, A. E., J. Bergström, H. Castenfors, E. Hulsman: Muscle glycogen in patients with diabetes mellitus: glycogen content before treatment and the effect of insulin. Acta med. scand. 187 (1970) 445–453

51 Rudermann, N. B., O. P. Ganda, K. Johansen: The effects of physical training on glucose tolerance and plasma lipids in maturity onset diabetes. Diabetes 28, Suppl. 1 (1979) 89–92

52 Saltin, B., M. Houston, E. Nygaard, T. Graham, J. Wahren: Muscle fiber characteristics in healthy men and patients with juvenile diabetes. Diabetes 28, Suppl. 1 (1979) 93–99

53 Schneider, S. H., L. F. Amorosa, A. K. Khachadurian, N. B. Rudermann: Studies on the mechanism of improved glucose control during regular exercise in type 2 (non-insulin-dependent) diabetes. Diabetologia 26 (1984) 355–360

54 Schneider, S. H., A. K. Khachadurian, L. F. Amorosa et al.: Ten-year experience with an exercise-based outpatient life-style modification program in the treatment of diabetes mellitus. Diabet. Care 15, Suppl. 4 (1991) 1800–1810

55 Skarfors, E. T., T. A. Wegener, H. Lithell, I. Selinus: Physical training as treatment for type 2 (non-insulin-dependent) diabetes in elderly men. A feasibility study over 2 years. Diabetologia 30 (1987) 930–933

56 Standl, E., H. U. Janka, T. Dexel, H. J. Kolb: Muscle metabolism during rest and exercise: influence on the oxygen transport system of blood in normal and diabetic subjects. Diabetes 25, Suppl. (1976) 914–919

57 Standl, E., N. Lotz, T. Dexel, H. U. Janka, H. Kolb: Muscle triglycerides in diabetic subjects: effects of insulin deficiency and exercise. Diabetiologia 18 (1980) 463–469

58 Standl, E., H. Stiegler, H. U. Janka, H. Mehnert: Risk profile of macrovascular disease in diabetes mellitus. Diabète et Metab. 14 (1988) 505–511

59 Standl, E., H. Stiegler, H. U. Janka, H. Mehnert: Cerebral and peripheral vasuclar disease (with special emphasis on the diabetic foot). In Mogensen, C.E., E. Standl: Prevention and Treatment of Diabetic Late Complications. De Gruyter, Berlin 1989 (pp. 169–198)

60 Standl, R., H. Stiegler, B. Rebell, A. G. Ziegler, G. Schauer, R. Rotz, K. Schulz, W. Lehmacher, E. Standl: Der Typ-2-Diabetes in der Praxis des niedergelassenen Arztes: Konzept einer zentrumsgesteuerten Betreuung und Ergebnisse einer Stichproben-Erhebung im Großraum München. Akt. Endokrinol. Stoffw. 11 (1990) 222–227

61 Stearns, S. B., H. M. Teppermann, J. Teppermann: Studies on the utilization and mobilization of lipid in skeletal muscles from streptozotocin-diabetic and control rats. J. Lipid Res. 20 (1979) 654–662

62 Stein, D. T., R. Dobbins, L. Szczepaniak, C. Malloy, J. D. McGarry: Skeletal muscle triglyceride stores are increased in insulin resistance. Diabetes 46, Suppl. 1 (1997) 23a, 0089

63 Stiegler, H., E. Standl, R. Standl, R. Mathies, K. Schulz, R. Roth, W. Lehmacher: Risikoprofil und Makroangiopathie bei Typ-2-Diabetikern in der ärztlichen Praxis. Vasa 19 (1990) 119–128

64 Trovati, M., O. Darta, F. Cavolot et al.: Influence of physical training on blood glucose control, glucose tolerance, insulin secretion, and insulin action in non-insulin-dependent diabetic patients. Diabet. Care 7 (1984) 416–420

65 Wahren, J., P. Felig, G. Ahlborg, L. Jorfeldt: Glucose metabolism during leg exercise in man. J. clin. Invest. 50 (1971) 2715–2725

66 Wahren, J., G. Ahlborg, P. Fehlig, L. Jorfeldt: Glucose metabolism during exercise in man. In Pernow, B., B. Saltin: Muscle Metabolism. Plenum, New York 1971 (pp. 189–203)

67 Wahrenberg, H., P. Engfeldt, J. Bollinger et al.: Acute adaptation in adrenergic control of lipolysis during physical exercise in humans. Amer. J. Physiol. 253 (1987) E383–390

68 Wallberg-Henrikkson, H., J. O. Holloszy: Contractile activity increases glucose uptake by muscle in severely diabetic rats. Appl. Physiol. 57 (1984) 1045–1049

69 Wallberg-Henrikkson, H., J. O. Holloszy: Activation of glucose transport in diabetic muscle: responses to contraction and insulin. Amer. J. Physiol. 249 (1985) C233–237

70 Wassermann, d. h., H. L. A. Lickley, M. Vranic: Interactions between glucagon and other counterregulatory hormones during normoglycemic and hypoglycemic exercise. J. clin. Invest. 74 (1984) 1404–1413

71 Wicklmayr, M., G. Dietze: On the mechanism of glucose release from the muscle of juvenile diabetics in acute insulin deficiency. Europ. J. clin. Invest. 8 (1978) 81–86

72 Wicklmayr, M., G. Dietze: Effect of metaprotenol on ketone body metabolism of the forearm in healthy and diabetic subjects. Horm. metab. Res. 11 (1979) 1–6

73 Wicklmayr, M., K. Rett, E. Fink, W. Tschollar, G. Dietze, H. Mehnert: Local liberation of kinins by working skeletal muscle tissue in man. Horm. metab. Res. 20 (1988) 535–536

74 Wolfe, R. R., E. R. Nadel, J. H. F. Shal et al.: Role of changes in insulin and glucagon in glucose homeostasis in exercise. J. clin. Invest. 77 (1986) 900–907

75 Zaninetti, D., R. Greco-Perotto, B. Jeanrenaud: Heart glucose transport and transporters in rat heart: regulation by insulin, workload and glucose. Diabetologia 31 (1988) 108–113

18 Operationen

R. Petzoldt

Das Wichtigste in Kürze

➤ Bei sorgfältiger Vorbereitung, Überwachung und Behandlung können Diabetiker sich jeder Operation unterziehen.

➤ Intraoperativ auftretende Hypoglykämien sind gefährlicher und deshalb konsequenter zu vermeiden als intraoperativ auftretende Hyperglykämien.

➤ Über eine verminderte oder fehlende Anpassung der Insulinsekretion kann es perioperativ im Rahmen des Postaggressionssyndroms zu einer Stoffwechselstörung mit Hyperglykämien, Ketoazidose, Ketonämie und Laktazidose kommen.

➤ Die perioperative Stoffwechselführung bei Diabetikern ist eine interdisziplinäre Aufgabe für ärztliche und pflegerische Dienste aus allen operativen Fachgebieten und aus Anästhesie und innerer Medizin.

➤ Als Zielbereiche für die perioperative Stoffwechselführung gelten Blutglucosewerte zwischen 120 und 250 mg/dl (6,7–13,9 mmol/l).

➤ Orale Antidiabetika müssen präoperativ abgesetzt werden. Typ-2-Diabetiker mit guter Stoffwechseleinstellung benötigen bei kleineren Operationen eine konsequente Stoffwechselüberwachung, um bei Bedarf kurzfristig mit Insulin behandelt zu werden.

➤ Typ-2-Diabetiker mit präoperativ schlechter Stoffwechseleinstellung oder vor großen Eingriffen erhalten ebenso wie insulinbehandelte Typ-2-Diabetiker und wie Typ-1-Diabetiker perioperativ Insulin in kontinuierlicher intravenöser Zufuhr. Die intravenöse Insulinzufuhr sollte unabhängig von der intravenösen Zufuhr von Glucose und Kalium erfolgen.

➤ Bei konsequenter perioperativer Vorbereitung, Überwachung und Stoffwechselführung ist das Operationsrisiko von Diabetikern auch bei großen Eingriffen, z. B. bei Operationen am offenen Herzen, nicht erhöht.

Übliche und typische Operationsindikationen

Die meisten Diabetiker werden irgendwann in ihrem Leben operiert. Wahrscheinlich müssen Diabetiker häufiger operiert werden als Nichtdiabetiker (11, 14). Perioperativ bedürfen Diabetiker immer besonderer Beachtung, denn Operation und Narkose führen nicht nur zu einer Unterbrechung der üblichen Behandlungsroutine und der therapeutisch erreichten Stoffwechselsituation, sie sind auch mit verschiedenen metabolischen Konsequenzen verbunden. Deshalb wurde und wird für Diabetiker ein erhöhtes Operationsrisiko angenommen (3, 11, 15, 24).

Operationen bei Diabetikern zwingen deshalb stets zu besonders sorgfältiger Vorbereitung, Überwachung und Behandlung.

Für die erfolgreiche perioperative Betreuung von Diabetikern gibt es anerkannte, aktuell gültige Empfehlungen (2, 4, 11, 14). Diese Empfehlungen gelten für jede bei Diabetikern durchgeführte Operation und für alle operativen Fachgebiete. Mit den Empfehlungen werden besonders auch die bei Diabetikern gehäuft gegebenen typischen Operationsindikationen (4, 14) berücksichtigt: z. B. koronare Bypass-Operationen (bei koronarer Herzkrankheit), periphere Bypass-Operationen (bei Karotisstenose, peripherer arterieller Verschlußkrankheit), Aneurysmaresektion (nach Myokardinfarkt), Resektion, Amputation und orthopädische Korrekturoperationen (bei Gangrän, Osteomyelitis, neuropathischem Fuß), arteriovenöse Fistel und Nierentransplantation (bei terminaler Niereninsuffizienz), Linsenoperation (bei Katarakt), Vitrektomie (bei Glaskörpereinblutung und proliferativer Retinopathie), Sectio caesarea (bei Gravidität) oder Insulinpumpenimplantation, Port-Implantation und Pankreastransplantation (im Rahmen einer hochdifferenzierten Stoffwechseltherapie).

Metabolische Konsequenzen von Operation und Narkose

In der perioperativen und postoperativen Situation gibt es vielfältige metabolische, hormonelle und hämorrheologische Veränderungen, die vom Stoffwechselgesunden ausgeglichen werden können, die beim Diabetiker jedoch besonderer Beachtung bedürfen (11, 14). Jede Operation ist mit einem Streßgeschehen verbunden. Zusätzlich können dabei Angst, vorübergehender Nahrungsentzug, Anästhetika, Infekte, Stoffwechselreaktionen, schwere Ausgangskrankheiten oder zusätzlich notwendige Pharmaka (z. B. Steroide) eine wichtige Rolle spielen.

Die Streßantwort des Organismus, die **Postaggressionsreaktion**, ist bei Stoffwechselgesunden mit der normalen Mobilisierung von Katecholaminen, Cortisol, Glucagon und Wachstumshormon verbunden; an der hormonellen Reaktion sind auch ACTH, Vasopressin, Prolactin, Aldosteron und Angiotensin beteiligt. Der wichtigste metabolische Effekt dieser hormonellen Stimulation ist eine Steigerung der katabolen Prozesse mit Steigerung der Gluconeogenese, der Glykogenolyse, der Proteolyse und der Lipolyse. Beim Stoffwechselgesunden werden diese hormonell-metabolischen Veränderungen, die zu einem erhöhten Insulinbedarf führen, durch eine angepaßte endogene Insulinsekretion ausgeglichen, so daß die Entwicklung einer deutlicheren Hyperglykämie verhindert wird. Beim Diabetiker mit verminderter oder fehlender Anpassungsfähigkeit der Insulinsekretion an den Bedarf und dadurch mit einer relevanten Insulinresistenz kann in der Postaggressionsreaktion eine Stoffwechselstörung mit Hyperglykämie, Ketonämie, Ketoazidose und Laktazidose resultieren. Als weitere Aspekte der Postaggressionsreaktion können für Diabetiker eine aktivierte Hämostase mit erhöhter Thromboseneigung und eine gestörte Anpassung der Makrozirkulation und Mikrozirkulation mit konsekutiver Mangelversorgung der Gewebe und mit Wundheilungsstörungen bedeutsam werden.

Der Einfluß der **Anästhesie** auf das hormonelle und metabolische Geschehen ist bei Einsatz der modernen Inhalationsnarkotika geringer als unter der früher gebräuchlichen Äthernarkose. Spinale und epidurale Anästhesieverfahren sind noch weniger durch unerwünschte metabolische Konsequenzen belastet. Die Regionalanästhesie wird besonders bei gefäßchirurgischen Eingriffen in der Peripherie oder bei Amputationen empfohlen (14), während sie bei schwerer autonomer Neuropathie als kontraindiziert gilt. Diabetiker mit autonomer Neuropathie sind vermehrt durch intraoperativ auftretende kardiovaskuläre Schäden gefährdet (6, 18, 22).

Operationsrisiko

Grundsätzliche Überlegungen haben dazu geführt, daß für Diabetiker ein erhöhtes Operationsrisiko angenommen wurde. Die Stoffwechselentgleisung unter Operationsbedingungen, die Makroangiopathie und Mikroangiopathie, die autonome Neuropathie, die gestörte zelluläre Infektabwehr und die aktivierte Hämostase sind denkbare Ursachen und waren Gründe für die Annahme eines erhöhten Operationsrisikos für Diabetiker (1, 2, 3, 15, 24). Auch das Alter und die Ausprägung der Diabeteskomplikationen und Begleitkrankheiten sowie die Multimorbidität der Diabetiker können ein erhöhtes Operationsrisiko bedingen. Bei dem großen Engagement für eine erfolgreiche perioperative Betreuung von Diabetikern werden aber stets kontrollierte Studien fehlen, die diese möglichen Zusammenhänge belegen könnten. Viele klinische Beobachtungen und große Beobachtungszahlen lassen dagegen annehmen, daß das Operationsrisiko von Diabetikern selbst bei großen Eingriffen wie Operationen am offenen Herzen nicht generell erhöht ist (7, 16, 17, 19, 23).

Ziele und Prinzipien der perioperativen Betreuung

Es bleibt das **Ziel** bei der perioperativen Betreuung von Diabetikern, die Operationsrisiken durch frühzeitige Erkennung und Behandlung von gefährdenden Erkrankungen und durch eine erfolgreiche perioperative Stoffwechselführung zu verringern.

Bei der Organisation und Durchführung der perioperativen Betreuung von Diabetikern ist einerseits die optimale Stoffwechselführung mit Vermeidung von Hypoglykämien, von gravierenden Hyperglykämien und von Ketoazidosen anzustreben; andererseits gehören zu den Idealzielen der perioperativen Betreuung auch die normale Wundheilung und die Vermeidung einer erhöhten Mortalität, die Vermeidung von postoperativen Komplikationen – besonders von Infekten – und die Verkürzung der klinischen Behandlungsdauer.

Stoffwechselführung: Durch eine konsequent eingehaltene, systematisch durchgeführte perioperative Betreuung (3, 4, 10, 11, 12, 14) kann das Ausmaß der postoperativen Morbidität und Mortalität bei Diabetikern günstig beeinflußt werden. Wichtig ist die Definition von Zielwerten bei der Stoffwechselführung. Exzessive Hyperglykämien müssen wegen der unmittelbaren Konsequenzen wie Ketoazidose, Dehydratation und Elektrolytstörungen, aber auch wegen der dadurch gestörten zellulären Infektabwehr und der verzögerten Wundheilung (11, 14, 21, 27) vermieden werden. Andererseits könnten im Rahmen einer intraoperativ erreichten normoglykämischen Stoffwechselführung Hy-

poglykämien auftreten, die dann gefährlicher wären als erhöhte Blutglucosewerte. Die Beobachtung, daß Diabetiker mit postoperativen Komplikationen zuvor perioperativ niedrigere Blutglucosewerte hatten als Diabetiker ohne Komplikationen (17), konnte nicht durch weitere Untersuchungen bestätigt werden.

Es ist also ein vernünftiger praktischer Kompromiß, für die perioperative Zeit bei Diabetikern bewußt und kontrolliert ein höheres Blutglucoseniveau anzustreben, z. B. zwischen 120 und 200 mg/dl (etwa 7–11 mmol/l) (10, 14) oder zwischen 150 und 250 mg/dl (etwa 8–14 mmol/l) (5). Um dies zu erreichen, ist für Diabetiker, die präoperativ mit Insulin behandelt wurden, immer und für Typ-2-Diabetiker ohne vorherige Insulintherapie zumindest bei großen und langdauernden Eingriffen auch perioperativ eine kontinuierliche Insulinversorgung nötig. Gut eingestellte Typ-2-Diabetiker ohne vorherige Insulintherapie benötigen für kleine, kürzer dauernde Eingriffe eine konsequente Stoffwechselüberwachung. aber keine perioperative Insulingabe.

Interdisziplinäre Kooperation; praktische Empfehlungen: Die perioperative Betreuung von Diabetikern ist eine interdisziplinäre Aufgabe für ärztliche und pflegerische Dienste aus den operativen Fachgebieten, aus Anästhesie und innerer Medizin. Eine gute Organisation dieser notwendigen interdisziplinären Kooperation und die Systematisierung der Stoffwechselüberwachung und der Therapie sind Voraussetzungen für eine erfolgreiche perioperative Betreuung von Diabetikern. Dabei führen praktische Erfahrungen auch zu praktischen Empfehlungen: Wahloperationen sollten bei Diabetikern möglichst am frühen Morgen und am Wochenanfang durchgeführt werden, weil damit genügend Zeit für die personalintensive postoperative Versorgung unter optimalen Bedingungen bleibt (4, 11, 14). Ein Wechsel in der Therapie – z. B. von der kontinuierlichen Insulinzufuhr zur subkutanen Insulingabe – sollte nicht zur gleichen Zeit wie ein Wechsel des Betreuungsteams – z. B. von der Intensivstation zur chirurgischen Allgemeinstation – erfolgen, um jede längere Unterbrechung der Insulinversorgung zu vermeiden.

Präoperative Diagnostik und Therapie

Die präoperative Diagnostik muß bei Diabetikern neben der konzentrierten Stoffwechselkontrolle auch organbezogene Untersuchungen enthalten. Sie ist um so aufwendiger, je schwieriger und belastender die geplante Operation ist und je länger der Diabetes und weitere Krankheiten bekannt sind. Bei größeren Operationen können nur manche der Voruntersuchungen vor geplanten Eingriffen ambulant erfolgen. Sie müssen immer umfassend und vollständig sein; auch deshalb wird empfohlen, Diabetiker besonders vor großen operativen Eingriffen 2–3 Tage vor dem Operationstermin in die Klinik aufzunehmen (11, 14).

Diagnostik: Die präoperativ notwendigen organbezogenen Untersuchungen dienen zur Erkennung und eventuell zur notwendigen Behandlung von chronischen Diabeteskomplikationen und von gegebenen Begleitkrankheiten. Auch ohne anamnestische Hinweise auf funktionelle Störungen sollten immer die kardiopulmonale Situation, die renale Funktion, der Gefäßstatus und der Fundusbefund untersucht werden. Als Untersuchungen können nach Bedarf EKG, Ergometrie, Echokardiographie, Herzfrequenzvariationsanalyse, Gefäßpalpation, Doppler-Kontrollen, Röntgen der Thoraxorgane, Kreatininbestimmung, Gerinnungsanalyse, Funduskontrolle und vieles andere nötig sein.

Zur präoperativen Beurteilung der Stoffwechselsituation und als Grundlage der notwendigen Diabetestherapie sind Untersuchungen des glykosylierten Hämoglobins (des HbA_{1c} oder des HbA_1), des Blutglucoseverhaltens im Tagesprofil, der Serumelektrolyte und der Ketonkörper im Urin erforderlich.

Therapie: Bei ungünstiger Stoffwechselsituation ist eine präoperative Korrektur nötig, um das Operationsrisiko zu senken. Zur raschen Stoffwechselkorrektur am besten geeignet ist die intensivierte Insulintherapie auf der Grundlage häufiger Blutglucosekontrollen mit Gabe kurzwirkenden Insulins zu den Hauptmahlzeiten und mit Injektion von Verzögerungsinsulin morgens und spätabends für die Nacht.

Ziel dieser Stoffwechselkorrektur sollten Blutglucosewerte in einem etwas erhöhten Niveau sein, z. B. zwischen 120 und 200 mg/dl (etwa 7–11 mmol/l) oder zwischen 120 und 250 mg/dl (etwa 7–14 mmol/l). Eventuell kann zu einer sehr rasch erforderlichen Stoffwechselkorrektur die kontinuierliche intravenöse Insulinzufuhr über einen Perfusor erfolgen.

Typ-2-Diabetiker, die diätetisch oder auch zusätzlich mit oralen Antidiabetika gut eingestellt sind, benötigen präoperativ keine Insulintherapie. Sie sollten in der Regel perioperativ auf alle oralen Antidiabetika verzichten und dabei z. B. eine vorherige Biguanidtherapie rechtzeitig wegen der Gefahr einer Laktazidose unterbrechen sowie auf Enzyminhibitoren wegen fehlender Indikation bei perioperativ notwendiger parenteraler Ernährung verzichten. Eine lange etablierte Behandlung mit Sulfonylharnstoffen kann nur bei sehr kleinen Eingriffen ununterbrochen fortgesetzt werden. Bei Typ-2-Diabetikern mit präoperativ schlechter Stoffwechselsituation oder vor größeren chirurgischen Eingriffen ist perioperativ immer eine Insulinbehandlung zu empfehlen.

Intraoperative Stoffwechselführung und Kontrolle

Es ist ein wichtiges Ziel der intraoperativen **Stoffwechselführung** und Teil der Aufgaben des Anästhesisten, Hypoglykämien und ausgeprägte Hyperglykämien zu vermeiden; die Blutglucosewerte sollten immer in einem Bereich zwischen 120 und 200 mg/dl (etwa 7–11 mmol/l) oder zwischen 150 und 250 mg/dl (etwa 8–14 mmol/l) liegen (5, 10, 14). Die einfachste und erfolgreichste Möglichkeit dazu ist die intravenöse Insulinzufuhr als sicherste und gut steuerbare Hormonzufuhr (3, 4, 11, 13, 24). Diese in der Regel separat eingesetzte intravenöse Insulinzufuhr über einen Perfusor muß nur selten am Abend vor der Operation begonnen werden. In der Regel kann sie am Morgen des Operationstages eingesetzt werden. Eine gleichzeitig erforderliche kontinuierliche Glucosezufuhr sollte als getrennte Infusion oder zusammen mit einer fakultativ notwendigen Kaliumsubstitution erfolgen (14). Die alternativ besonders im angelsächsischen Sprachraum empfohlene gemeinsame Infusion von Glucose (G), Insulin (I) und Kalium (K) als sog. GIK-Schema (2, 3, 10, 11) erlaubt nicht die voneinander unabhängige Dosierung von Insulin und Glucose nach unterschiedlichem Bedarf; sie ist deshalb auch nicht allgemein zu empfehlen.

Der **Insulinbedarf** in der perioperativen Phase ist nur grob abzuschätzen; er ist bei schlanken Patienten geringer als bei adipösen Diabetikern und steigt mit der Schwere zusätzlicher Krankheiten und mit der Dauer und Schwere des operativen Eingriffs (1). Besonders hoch ist der Insulinbedarf bei großen Eingriffen am offenen Herzen, weil die notwendigen kardioplegischen Lösungen viel Glucose enthalten und weil die Hypothermie und die zugeführten adrenergen Substanzen eine Insulinresistenz fördern (1, 12, 14).

Kontrolluntersuchungen: Zur bedarfsgerechten Steuerung und Absicherung der intraoperativen Insulintherapie ist die regelmäßige Blutglucosekontrolle im Abstand von 30–90 Minuten während der gesamten Narkosezeit erforderlich. Das Serumkalium sollte in größeren Abständen, bei langdauernden Operationen auch häufiger kontrolliert werden. Bei der intraoperativen Überwachung von Atmung, Herz und Kreislauf sollte man bei Diabetikern (besonders bei Diabetikern mit autonomer Neuropathie des kardiovaskulären Systems) die Möglichkeit eines labilen Blutdruckverhaltens beachten. Eine Hypotonieneigung betroffener Diabetiker wird zum Teil schon bei Einleitung der Narkose deutlich; Diabetiker mit autonomer Neuropathie benötigen häufiger auch intraoperativ vasoaktive Substanzen (6, 18).

Postoperative Betreuung

Mögliche Komplikationen: Postoperativ benötigen Diabetiker nicht prinzipiell eine längere und intensivere Überwachung als Nichtdiabetiker. Aber wegen der grundsätzlich möglichen Komplikationen, vor allem wegen Infektionen oder Myokardinfarkten, sollte die Indikation zur intensivmedizinischen Nachsorge bei Diabetikern großzügiger gestellt werden. Bei Diabetikern mit autonomer Neuropathie können auch kardiale Komplikationen auftreten. Ein plötzlicher kardiorespiratorischer Stillstand ist insgesamt selten, bei Diabetikern mit autonomer Neuropathie aber relativ häufiger (22).

Insulin- und ergänzende Nahrungszufuhr: Die kontinuierliche intravenöse Insulinzufuhr sollte postoperativ so lange fortgesetzt werden, bis den Patienten eine normale Nahrungsaufnahme möglich ist. Beim Wechsel von der Insulininfusion zur subkutanen Insulingabe darf die notwendige kontinuierliche Insulinversorgung nicht unterbrochen werden; die intravenöse Insulinzufuhr sollte deshalb nach der ersten subkutanen Gabe von Insulin noch mindestens 30–40 Minuten fortgesetzt werden. Dieser Übergang von der intravenösen zur subkutanen Insulintherapie sollte nicht zur gleichen Zeit wie ein Wechsel des Behandlungsteams, also zum Beispiel nicht zeitgleich mit der Verlegung von der Intensivstation auf die chirurgische Allgemeinstation, erfolgen.

Solange die Diabetiker nichts essen können und die Insulininfusion fortgesetzt wird, sind häufige Blutglucosekontrollen, eine ausreichende Flüssigkeits- und Elektrolytzufuhr sowie die intravenöse Zufuhr von 120–240 g Glucose pro Tag notwendig.

Besondere chirurgische Situationen

Bei schwangeren Diabetikerinnen ist zwar nicht mehr so häufig wie früher, aber im Vergleich zu schwangeren Nichtdiabetikerinnen immer noch häufiger zur Entbindung ein **Kaiserschnitt** indiziert. Hierbei ist die perioperative Betreuung meist leicht möglich. Die Diabetikerin erhält getrennt Insulin, Glucose und gegebenenfalls Kalium infundiert. Unmittelbar nach der Entbindung geht der mit der Insulinresistenz der Schwangerschaft verbundene erhöhte Insulinbedarf drastisch zurück (20). Nach dem meist kurz dauernden operativen Eingriff der Sectio caesarea ist bald wieder die normale Nahrungszufuhr möglich. Unter fortlaufender Blutglucosekontrolle muß die Insulinzufuhr deshalb nach der Entbindung wesentlich verringert werden. Sie kann bald subkutan erfolgen. Bei Frauen mit Gestationsdiabetes kann eine während der Schwangerschaft notwendige Insulinsubstitution postpartal oft sofort beendet werden.

Die besondere Stoffwechselbelastung der Diabetiker mit **Operationen am offenen Herzen** wird mit der Dauer und Schwere des Eingriffs und mit der damit verbundenen ausgeprägten Insulinresistenz ebenso wie mit den Wirkungen glucosehaltiger Infusionslösungen und mit pharmakologischen Effekten, z. B. bei Gabe inotroper Substanzen, begründet (8, 12, 25, 26). Bei einer mit dem „künstlichen Pankreas", mit dem Biostator, kontrollierten Insulinzufuhr zeigte sich ein Anstieg des Insulinbedarfs mit der Operationsdauer von etwa 1,5 IE Insulin/Stunde präoperativ auf rund 8 IE Insulin/Stunde unmittelbar nach Bypass-Anlage und auf über 12 IE Insulin/Stunde postoperativ (9). Die Erfahrungen am eigenen Herz- und Diabeteszentrum mit jährlich über 800 Operationen am offenen Herzen bei Diabetikern machen aber deutlich, daß bei der üblichen intraoperativen Stoffwechselführung mit engmaschigen Blutglucosekontrollen und bedarfsgerechter getrennter Insulin-, Glucose- und Kaliumzufuhr im Rahmen einer intensiven anästhesiologischen Überwachung weder wesentliche Stoffwechselprobleme auftreten noch eine erhöhte postoperative Morbidität oder Frühmortalität gegeben ist (19, 23).

Nur wenige Diabetiker müssen sich **Notfalloperationen** unterziehen (11, 14). Wenn dabei wegen der Operationsdringlichkeit keine langfristige vorherige Stoffwechselkorrektur möglich ist, so müssen doch präoperativ der metabolische Status und die kardiovaskulären, pulmonalen und renalen Funktionen überprüft werden. Auch sollte präoperativ unbedingt versucht werden, die für den Noteingriff wichtigsten anamnestischen Angaben – bisherige und aktuelle Therapie des Diabetes, Zeitpunkt und Mengen der letzten Nahrungsaufnahme, Zeitpunkt und Menge der letzten Insulinzufuhr, Auftreten von Erbrechen – von den Angehörigen oder vom Hausarzt zu erfahren. Bei der Klinikaufnahme zur sofortigen Notoperation müssen umgehend Blutglucosekonzentration, Serumelektrolyte, pH-Wert untersucht und eine intravenöse Insulininfusion mit Perfusor begonnen werden. Bei entsprechenden Blutglucosebefunden oder bei Informationen zu einer noch anhaltenden Insulinwirkung einer kurz zurückliegenden Injektion sollte über eine separat gesteuerte intravenöse Glucosezufuhr die Blutglucosekonzentration reguliert werden. Bei ketoazidotischem Koma steht die Komatherapie an erster Stelle. Die Operation sollte möglichst bis zur Behebung der Azidose verschoben werden. Auch bei der Entwicklung einer Ketoazidose in Form eines akuten Abdomens (11, 14) steht die Komatherapie an erster Stelle.

Literatur

1 Alberti, K. G. M. M., G. V. Gill, M. J. Elliott: Insulin delivery during surgery in the diabetic patient. Diabet. Care 5, Suppl. 1 (1982) 65
2 Alberti, K. G. M. M., S. M. Marshall: Diabetes and surgery. In Alberti, K. G. M. M., L. P. Krall: The Diabetes Annual 4. Elsevier, Amsterdam 1988 (p. 248)
3 Alberti, K. G. M. M., T. J. B. Thomas: The management of diabetes during surgery. Brit. J. Anaesth. 51 (1979) 693
4 Althoff, P.-H., E. Schifferdecker: Die perioperative Betreuung des Diabetikers, Klinikarzt 20 (1991) 8
5 Berger, M.: Die perioperative Betreuung des Diabetikers. In Berger, M.: Diabetes mellitus. Urban & Schwarzenberg, München 1995 (S. 568–572)
6 Burgos, L. G., T. J. Ebert, C. Asiddao, L. A. Turner, C. Z. Pattison, R. Wang-Cheng, J. P. Kampine: Increased intraoperative cardiovascular morbidity in diabetics with autonomic neuropathy. Anesthesiology 70 (1989) 591
7 Clement, R., J. A. Rousou, R. M. Engelman, R. H. Breyer: Perioperative morbidity in diabetics requiring coronary artery bypass surgery. Ann. thorac. Surg. 46 (1988) 321
8 Crock, P. A., C. J. Ley, I. K. Martin, F. P. Alford, J. D. Best: Hormonal and metabolic changes during hypothermic coronary artery bypass surgery in diabetic and non-diabetic subjects. Diabet. Med. 5 (1988) 47–52
9 Elliott, M. J., G. V. Gill, P. D. Home, G. A. Noy, M. P. Holden, K. G. M. Alberti: A comparison of two regimens for the management of diabetes during open-heart surgery. Anaesthesia 60 (1984) 364–368
10 Gill, G. V.: Surgery and diabetes mellitus. In Pickup, J., G. Williams: Textbook of Diabetes. Blackwell, Oxford 1991 (pp. 820–826)
11 Gill, G. V., K. G. M. M. Alberti: The care of diabetic patient during surgery. In Alberti K. G. M. M., R. A. DeFranzo, H. Keen, P. Zimmet: International Textbook of Diabetes Mellitus. Wiley, Chichester 1992 (pp. 1173–1183)
12 Gill, G. V., I. H. Sherif, K. G. M. M. Alberti: Management of diabetes during open heart surgery. Brit. J. Surg. 68 (1981) 171–172
13 Goldberg, N. J., T. D. Wingert, S. R. Levin, S. E. Wilson, J. F. Viljoen: Insulin therapy in the diabetic surgical patient: metabolic and hormonal response to low dose insulin infusion. Diabet. Care 4 (1981) 279

14 Hauner, H., F. A. Gries: Die perioperative Betreuung des Diabetikers. Internist 33 (1992) 387
15 Hirsch, I. B., J. B. Mc Gill: Role of insulin in management of surgical patients with diabetes mellitus. Diabet. Care 13 (1990) 980
16 Hjortrup, A., B. F. Rasmussen, I. I. Kehlet: Morbidity in diabetic and nondiabetic patients after major vascular surgery. Brit. med. J. 287 (1983) 1107
17 Hjortrup, A., C. Sorensen, E. Dyremose: Influence of diabetes mellitus on operative risk. Brit. J. Surg. 72 (1985) 783–785
18 Knüttgen, D., D. Weidemann, M. Doehn: Diabetic autonomic neuropathy: abnormal cardiovascular reactions under general anesthesia. Klin. Wschr 68 (1990) 1168
19 Körfer R.: Herztransplantationen bei Diabetikern. Vortrag auf der 26. Jahrestagung der Deutschen Diabetes-Gesellschaft, Salzburg, 9.–11. Mai 1991
20 Leiper, J. M., K. R. Paterson, C. B. Lunan, A. C. MacCuish: A comparison of biosynthetic human insulin with porcine insulin in the blood glucose control of diabetic pregnancy. Diabet. Med. 3 (1986) 49–51
21 McMurray, J. F.: Wound healing with diabetes mellitus. Surg. Clin. N. Amer. 64 (1984) 769–778
22 Page, M. Mc. B., P. J. Watkins: Cardiorespiratory arrest with diabetic autonomic neuropathy. Lancet 1978/I, 14–16
23 Petzoldt, R.: Risiken und Prognose von Herzoperationen bei Diabetikern. Vortrag auf der 26. Jahrestagung der Deutschen Diabetes-Gesellschaft, Salzburg, 9.–11. Mai 1991
24 Schade, D. S.: Surgery and diabetes. Med. Clin. N. Amer. 72 (1988) 1531
25 Stephens, J. W., A. H. Krause, C. A. Peterson, J. J. Bass, J. E. Hartman, N. W. Solomon, W. K. Ward: The effect of glucose priming solutions in diabetic patients undergoing coronary artery bypass grafting. Ann. thorac. Surg. 45 (1988) 544–547
26 Thomas, D. J. B., C. J. Hinds, G. M. Rees: The management of insulin dependent diabetes during cardiopulmonary bypass and general surgery. Anaesthesia 38 (1983) 1047–1052
27 Wilson, R. M., W. G. Reeves: Neutrophil phagocytosis and killing in insulin-dependent diabetes. Clin. exp. Immunol. 63 (1986) 478–484

19 Akute Komplikationen

P.-H. Althoff, K. H. Usadel und H. Mehnert

Das Wichtigste in Kürze

➤ Der hypoglykämische Schock, die diabetische Ketoazidose, das hyperglykämische, hyperosmolare Dehydratationssyndrom (hyperosmolares Koma) sowie die Laktazidose sind die wesentlichen akuten metabolischen Diabeteskomplikationen.

➤ Der Faktor Zeit ist hinsichtlich einer möglichst schnellen Diagnose für die Prognose entscheidend.

➤ Notfallhinweise (Notfallausweis, Anhänger usw.) sind äußerst hilfreich für eine schnelle Diagnostik.

➤ Die gezielte Schulung sowie die regelmäßige Blutzuckerselbstkontrolle und ggf. Urinketonkörperbestimmungen sind für eine rechtzeitige Hypo- und Hyperglykämieselbsterkennung und damit zur Prävention dieser Gefahren äußerst wichtig.

➤ Bei den zu empfehlenden intensivmedizinischen Maßnahmen ist beim Coma diabeticum die „richtige" Normalisierung des Wasser- und Elektrolythaushalts entscheiden.

Einleitung

Der *hypoglykämische Schock*, die *diabetische Ketoazidose*, das seltenere *hyperglykämische, hyperosmolare Dehydratationssyndrom* (hyperosmolares Koma) sowie die seltene, aber äußerst bedrohliche *Laktazidose* sind die vier wichtigsten krankheitsspezifischen akuten Komplikationen, die beim schwerkranken oder gar komatösen Diabetiker differentialdiagnostisch zu erwägen und gegenüber anderen Komaformen und ihren Vorstadien abzuklären sind. Eine Sonderstellung nimmt die *alkoholische Ketoazidose* beim Diabetes mellitus ein.

Da der *Faktor Zeit* für die Prognose nachgewiesenermaßen sehr entscheidend ist, können – abgesehen von Krisen im Rahmen der Erstmanifestation des Diabetes mellitus *Notfallhinweise (Notfallausweis, -armband oder -anhänger, SOS-Kapsel)* dem Arzt die differentialdiagnostische Abklärung erleichtern und durch schnelle Diagnose und damit frühzeitigen Beginn der therapeutischen Sofortmaßnahmen oft lebensrettend sein und vor Dauerschäden bewahren. Dies gilt besonders für die Hypoglykämie. Hier läuft der Patient Gefahr, durch inadäquates Verhalten als Alkoholiker, Epileptiker, Hysteriker oder Psychotiker eingestuft zu werden oder als Schlaganfallpatient mit Paresen oder Aphasie durch lange Fahrt in eine Klinik und die Verzögerung der Primärdiagnose Dauerschäden zu erleiden.

Im folgenden werden die akuten Komplikationen beim Diabetes mellitus in der Reihenfolge ihrer Häufigkeit abgehandelt. Neben Definition des jeweiligen Krankheitsbildes wird auf Epidemiologie, Morbidität und Mortalität sowie Grundsätzliches zur Pathophysiologe eingegangen – bezüglich Details sei hier auf vorangegangene Kapitel sowie Übersichtsarbeiten verwiesen (12, 4, 6, 8, 10, 14, 16, 21, 26, 30).

Es werden die Auslösemechanismen und die subjektiven und objektiven Leitsymptome im Prodromalstadium sowie beim Vollbild dargestellt, und es wird auf die diagnostischen und therapeutischen Grundprinzipien im Zusammenhang mit dem klinischen Bild eingegangen. Es wird zwischen „Sofortmaßnahmen in der Praxis" sowie „Notfallmaßnahmen und aktuellem Stand der intensivmedizinischen Behandlung in der Klinik" unterschieden. Es werden schematische Empfehlungen, die individuell angepaßt

werden müssen, gegeben und Komplikationen der Therapie sowie vermeidbare Behandlungsfehler abgehandelt.

Auch auf die Prävention, insbesondere durch Schulung des Patienten und seiner Umgebung, wird eingegangen.

Hypoglykämie und hypoglykämischer Schock

Formen der Hypoglykämie

Hypoglykämien sind ein häufiges Ereignis im Leben eines normnahe eingestellten Typ-1-Diabetikers. Wir unterscheiden jedoch zwischen

➤ leichter, selbstbehandelbarer Hypoglykämie, die bei „normnaher" Einstellung ca. 1–2mal/Woche zu erwarten ist, und

➤ schweren Episoden, bei denen der Patient Hilfe durch andere bedarf, aber noch bei Bewußtsein ist, sowie den

➤ schweren Episoden mit Bewußtlosigkeit.

Problematisch ist, daß mehr als 50% der schweren Hypoglykämien während des Schlafes auftreten und andererseits etwa 1/3 der hypoglykämischen Episoden, die im wachen Zustand auftreten, nicht mit Warnsymptomen einhergehen (22).

Erwähnt werden muß die reaktive Hypoglykämie im Frühstadium des Diabetes mit verzögerter Insulinfreisetzung oder aber in der Remissionsphase des Diabetes mellitus. Daneben muß auch die seltene, artifizielle, evtl. suizidal oder emotional durch Insulingabe induzierte Hypoglykämie genannt werden – vor allem bei über Insulin verfügenden Diabetikern immer wieder zu beobachten.

Definition

Bei Nüchternblutzuckerwerten unter 50 mg/dl (2,8 mmol/l) wahre Glucose spricht man definitionsgemäß von einer Hypoglykämie, obwohl im allgemeinen erst bei Blutzuckerwerten von unter 40 mg/dl (2,2 mmol/l) hypoglykämische Symptome auftreten können und man andererseits bei zerebral vorgeschädigtem Patient bereits bei Blutzuckerkonzentrationen unter 70 mg/dl (3,9 mmol/l) mit einer hypoglyk-

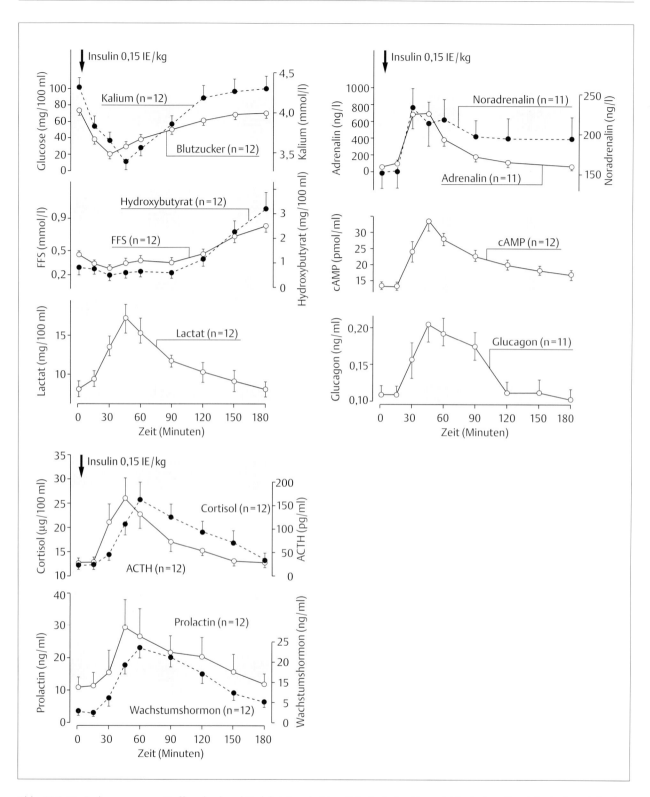

Abb. 19.**1** Veränderungen von Stoffwechsel und Endokrinium bei insulininduzierter Hypoglykämie (aus Rosak in Andreani, D., P. J. Lefebre, V. Marks: Current Views on Hypoglycemia and glucagon. Academic Press, New York 1980).

ämischen Symptomatik rechnen muß. Darüber hinaus haben neuere Studien gezeigt, daß zwischen 20 und 40% der Stoffwechselgesunden untere Blutzuckerspiegel von weniger als 50 mg/dl ohne typische hypoglykämische Symptomatik zeigen können. D. h., es muß zwischen
➤ der „biochemischen Hypoglykämie" und
➤ der „symptomatischen Hypoglykämie"
unterschieden werden. Nur 1/6 aller biochemischen Hypoglykämien ist symptomatisch (8).

Epidemiologie

Insulinbehandelte Diabetiker erleiden häufiger hypoglykämische Schocks als sulfonylharnstoffbehandelte. Prädiktoren sind:
➤ frühere schwere Hypoglykämien (s. u.),
➤ lange Diabetesdauer von mehr als 10 Jahren,
➤ HbA$_{1c}$-Erniedrigung um 1%.
Bei Diabetikern, aber auch bei Gesunden reduziert bereits eine einzige hypoglykämische Episode die gegenregulatorische und symptombezogene Antwort während einer nachfolgenden Hypoglykämie (11, 22). Unter der konventionellen Form der Insulinbehandlung mußte bisher bei bis zu 20% der Patienten mit einer schweren Hypoglykämie pro Jahr gerechnet werden.

Dabei wird die Quote hyperinsulinisierter Patienten mit unerkannten nächtlichen Hypoglykämien mit bis zu 20%, in einigen Studien sogar höher, angesetzt (4). Die Frequenz von schweren Hypoglykämien ist bei intensiviert behandelten und normnahe eingestellten Diabetikern wesentlich höher als bei den konventionell behandelten Patienten.

Bei der Endauswertung der letzten großen Studie (DCCT) beträgt die Wahrscheinlichkeit für einen intensiviert behandelten Patienten, eine schwere Hypoglykämie zu erleiden, etwa einmal alle 1,5 Jahre, bei konventionell behandelten nur einmal in 5 Jahren.

Bei sulfonylharnstoffbehandelten Patienten mußte dagegen bisher innerhalb von 3 Jahren in 1% mit dem Auftreten einer schweren Hypoglykämie gerechnet werden (4). In der englischen prospektiven Diabetesstudie wurde jedoch eine Frequenz von 2,2% schwerer Hypoglykämien pro Jahr mitgeteilt (12). Die Hoffnung, daß mit zunehmender Erfahrung beim therapeutischen Einsatz von Sulfonylharnstoffen insgesamt die Häufigkeit der Hypoglykämien deutlich abnehmen würde, hat sich nicht voll bestätigt (4). So wird nach wie vor über ernste, protrahierte und z. T. fatal ausgehende Hypoglykämien unter Sulfonylharnstoffen, insbesondere der 2. Generation, berichtet, wobei hohes Alter, eingeschränkte Nierenfunktion und mögliche Medikamenteninteraktionen als Risikofaktoren genannt werden (4) (s. auch Kap. 8).

Physiologie der Gegenregulation

Glucosebedarf: Die Erhaltung einer Normoglykämie durch ein komplexes System der an der Glucosehomöostase beteiligten Hormone gehört zu den vital notwendigen Regulationen des Organismus; denn neben Erythrozyten, Leukozyten und Nierenmark, Lungen- und Darmepithelien, die die Glucose als Hauptlieferanten für Energie brauchen, ist das zentrale Nervensystem unter normalen Bedingungen ausschließlich auf Glucose als Energielieferanten angewiesen.

Glucoseverbrauch: Während bei längerem Fasten 3/4 der Energie aus Ketonkörpern gebildet werden können, verbraucht das Gehirn allein 20% der basalen Energieproduktion, entsprechend 120–140 g Glucose täglich. Nach nächtlichem Fasten kann der Glykogengehalt der Leber weitgehend vernachlässigt werden, und die dann noch verfügbare Glucose ist überwiegend in der extrazellulären Flüssigkeit enthalten. Bei einem 60 kg schweren Patienten mit einem Blutzuckerspiegel von 60 mg/dl (3,3 mmol/l) bedeutet das bei einem Verteilungsraum von 20 l nur 12 g Glucose. Bei einem Glucoseverbrauch von 6–7 g pro Stunde unter Basalbedingungen – die Glukoneogenese nicht gerechnet – ist der dann noch vorhandene Glucosepool innerhalb von 2 Stunden aufgebraucht. Die Glucosereserven des Gehirns selbst sind spätestens nach 10–15 Minuten erschöpft. Nur kurze Zeit ist somit der Energiebedarf aus intrazellulären Strukturen – Glykogen – zu decken; dann kommt es zum Funktionsverlust, u. U. sogar zu zerebralen Dauerschäden in und nach der Hypoglykämie (4).

Hormonelle Kontrolle: Physiologischerweise ist der Blutglucosespiegel beim Menschen die Resultante aus glucoseproduzierenden und glucoseverbrauchenden Reaktionen, wobei die Glucosehomöostase in erster Linie einer komplexen hormonellen Kontrolle unterliegt. Während der Anstieg des Blutzuckers über ein bestimmtes Niveau zur Insulinsekretion führt und die Glucose dann metabolisiert, in Glykogen oder Fett umgewandelt wird, kommt es mit Abfall des Blutzuckers zu einer viel komplexeren hormonellen Gegenregulation, deren multifaktorielles Geschehen die besondere Bedeutung der Erhaltung einer Glucosehomöostase zum Lebenserhalt nicht nur unter Basalbedingungen, sondern auch in sympathikotoner, kataboler oder streßbereiter Gesamtlage unterstreicht.

Nach insulininduzierter Hypoglykämie oder Stimulation der endogenen Insulinausschüttung durch orale Antidiabetika kommt es neben dem Blutzuckerabfall zu einem Abfall der freien Fettsäuren, des β-Hydroxybutyrats sowie des Serumkaliums innerhalb der ersten 30 Minuten. Dabei steigt das Adrenalin auf das 10- bis 15fache, das Noradrenalin auf das Doppelte an. Die Spiegel des zyklischen AMP verdreifachen sich. Neben Glucagon, dem wichtigsten insulinantagonistischen, blutzuckersteigernden Hormon, steigen ACTH und Cortisol sowie Prolactin und Wachstumshormon mit einem Maximum in der 60. Minute an. Insbesondere Wachstumshormon und Lactat zeigen einen verzögerten Abfall (Abb. 19.**1**). Kürzlich wurde u. a. gezeigt, daß in der Hypoglykämie die β-Endorphine ansteigen, und es ist die Frage, ob dies die gelegentlich bei leichter Hypoglykämie zu beobachtende Euphorie und mangelnde Schmerzempfindung erklärt. Die Dissoziation zwischen den glykolytischen, antilipolytischen und antiketotischen Eigenschaften sowie dem kaliumsenkenden Effekt von Insulin wurde bereits früher beobachtet (4).

Es konnte gezeigt werden, daß die Catecholaminsekretion einen frühen Mechanismus darstellt, um das zentrale Nervensystem vor den Folgen einer Hypoglykämie zu bewahren. Dabei scheint nicht nur die Hypoglykämie, sondern auch das Defizit an Fettsäuren und Ketonkörpern die Sekretion von Gegenregulationshormonen zu stimulieren. Alternative Energielieferanten für das Gehirn, wie z. B. Ketonkörper, führen, wenn sie infundiert werden, zu einer verminderten Sekretion der Catecholamine während der Hypoglykämie. Bei rasch entstehenden Hypoglykämien stellen Adrenalin, Noradrenalin und Glucagon die erste Phase, ACTH, Cortisol und Wachstumshormon mit Verzögerung die zweite Phase der Gegenregulation dar. Dabei fördern die Ca-

techolamine in der Leber den Glykogenabbau und die Glukoneogenese; im Muskel steigern sie den Abbau der Glucose
zu Lactat, welches später in der Leber zu Glucose resynthetisiert werden kann. Daneben reduzieren sie die noch vorhandene endogene Insulinsekretion, wie durch Suppression
des Serum-C-Peptid-Spiegels bei der insulininduzierten Hypoglykämie nachzuweisen ist. Der Catecholamineffekt in
der Leber wird durch Glucagon – die Konzentrationen in der
Portalvene betragen ein Vielfaches der peripheren –, welches die Glykogenolyse und die Gluconeogenese in der
Leber steigert, synergistisch beeinflußt. Nachweislich ist die
Glucagonsekretion vom Ausmaß des Blutzuckerabfalls
abhängig. Auch niedrige Spiegel an freien Fettsäuren stimulieren die Glucagonsekretion. Die Sekretion der katabolen
blutzuckersteigernden Hormone ACTH, Prolactin und
Wachstumshormon ist möglicherweise auch direkte Folge
der Catecholaminfreisetzung, also der α-adrenergen Stimulation, und führt zu anhaltenden metabolischen Effekten.
Obwohl der Blutzucker im allgemeinen 3 Stunden nach der
induzierten Hypoglykämie den Ausgangswert wieder erreicht hat, sind Lipolyse und Ketogenese noch voll aktiviert.
Dies beweist, daß die hormonelle Gegenregulation in Reaktion auf eine Hypoglykämie zwar zu einer raschen Normalisierung des Blutzuckers führt; gleichzeitig jedoch kommt es
zu einer länger anhaltenden Stimulierung von Lipolyse und
Ketogenese (4, 28).

Die stufenweise Entwicklung der neuroendokrinen
Gegenregulation bei Blutzuckerabfall beginnt bereits bei
Suppression der körpereigenen Insulinsekretion bei ca. 80
mg/dl (4,4 mmol/l) und Anspringen der vermehrten Sekretion von Glucagon, Adrenalin, Cortisol und Wachstumshormon bei ca. 65 mg/dl (3,6 mmol/l), dann folgt Noradrenalin
mit autonomer Symptomatik bei Blutzuckerwerten unter 60
mg/dl (3,3 mmol/l).

Pathophysiologie

Auf den Diabetiker übertragen, bedeutet dies: Während
bei Normalpersonen die Leber nach der Korrektur der Hypoglykämie rasch aufhört, Glucose zu produzieren, da die mit
leichter Hyperglykämie einsetzende Insulinsekretion die
Gluconeogenese und die Glykogenolyse stoppt und sich der
Blutzucker einpendelt, führt beim Typ-1-Diabetiker ohne
endogene Insulinrestproduktion diese zweite Phase der Gegenregulation häufig zu einer anhaltenden Hyperglykämie
(Somogyi-Effekt) durch Mangel an endogenem Insulin und
Posthypoglykämie-Insulinresistenz, die 24–36 Stunden dauern kann und dann u. U. vorschnell zur weiteren Erhöhung
der Insulindosis bis zur Hyperinsulinisierung mit allen Konsequenzen verleitet.

Ätiologie

Als ursächlich für Hypoglykämien ist immer ein absolut
oder relativ zu hoher Insulinspiegel – zuviel exogenes oder
endogenes Insulin zur falschen Zeit – anzunehmen (Tab.
19.**1**).

**Einfluß von Therapie und zusätzlichen Erkran-
kungen:** In erster Linie sind die vom Patienten oder Arzt
steuerbaren, aber auch akut und unberechenbar veränderli-
chen Komponenten, die Diät, die ärztliche Behandlung mit
Insulin bzw. oralen Antidiabetika und die körperliche Bewegung zu nennen. Häufig spielt eine Kombination aus der
Verschiebung mehrerer Faktoren die Rolle als auslösender

Tabelle 19.1 Auslöser relativ überhöhter Insulinspiegel („zuviel
Insulin zur falschen Zeit"), die zum hypoglykämischem Schock
bei Diabetesbehandlung führen

– zu geringe Nahrungszufuhr – ausgelassene Mahlzeit durch
  Appetitlosigkeit bei Infektion, Übelkeit, Erbrechen oder
  ungeregeltem Tagesablauf
– falsches „timing" – verspätete Mahlzeit oder bei Magenatonie durch diabetische Neuropathie: Wirken des morgendlichen Insulindepots, aber fehlende Nahrungsabsorp-
  tion bei im Magen liegengebliebener Nahrung
– verstärkte körperliche Aktivität ohne Reduktion der
  Insulindosis und/oder vermehrte Kohlenhydratzufuhr
– verbesserte Kohlenhydrattoleranz durch Gewichtsreduktion, nach Infektion oder auch postpartal
– nicht indizierte Insulin- oder Sulfonylharnstoffbehandlung
  bei diätetisch behandelbaren Patienten mit Diabetes mellitus oder bei Patienten mit falsch interpretierter renaler
  Glukosurie
– unpassender Insulintyp
– zu hohe Insulindosis durch falsches Abmessen, ungenü-
  gendes Aufschütteln von Insulinsuspensionen, fehlerhafte
  Insulininjektionstechnik (i. m. statt s. c.)
– zu geringe Insulinelimination bei Niereninsuffizienz
– zu hoch dosiertes orales Antidiabetikum
– kumulierte Sulfonylharnstoffspiegel durch verlängerte
  Halbwertszeit bei gestörter renaler Elimination oder
  gestörtem hepatischem Abbau
– Potenzierung des Sulfonylharnstoffs durch Verdrängung
  aus seiner Eiweißbindung (z. B. Salicylate, Phenylbutazon)
– additive Effekte anderer Pharmaka (z. B. Salicylate, MAO-
  Hemmer, Cumarinderivate)
– evtl. die Gegenregulation störende Pharmaka

Mechanismus. Auch ein Diabetiker kann zusätzliche Erkrankungen wie Hypophysenvorderlappeninsuffizienz, eine primäre Nebennierenrindeninsuffizienz und auch eine Hypothyreose mit stark vermindertem Insulinbedarf erleiden. Die
verschiedenen hypoglykämieverursachenden Faktoren sind
in Tab. 19.**2** zusammengestellt.

Tabelle 19.2 Ursachen des hypoglykämischen Schocks

Exogene Induktion
– Insulintherapie
– orale Antidiabetika vom Sulfonylharnstofftyp
– nach massivem Alkoholkonsum
– Vergiftungen (unterschiedlicher Genese)

Endogen-spontane Genese
– Insulinom mit organischem Hyperinsulinismus
– paraneoplastisches Syndrom – insulinähnliche Aktivitäten
– Hypophysenvorderlappeninsuffizienz – Mangel an Gegenregulationshormonen
– primäre Nebennierenrindeninsuffizienz
– primäre Hypothyreose

Unter der Vielzahl der Ursachen für eine Hypoglyk-
ämie (Tab. 19.**2**) sei auf die Bedeutung des **Alkohols**, der besonders die nächtliche Gluconeogenese hemmt und zu
nächtlichen unerkannten Hypoglykämien führen kann, verwiesen. Alkohol hemmt zwar die Glykogensynthese und die
Gluconeogenese, nicht jedoch die Glykogenolyse deshalb
kommt es nur bei entleertem Glykogendepot der Leber zur
Hypoglykämie.

Tabelle 19.**3** Serumspiegelbestimmung verschiedener Substanzen zur Differentialdiagnose exogen induzierter oder endogen-spontaner Hypoglykämien (↑ = erhöht, ↓ = erniedrigt, n = normal, ∅ = nicht nachweisbar, + = nachweisbar)

	Insulin	C-Peptid	Sulfonyl-harnstoff	Cortisol	Wachstums-hormon
insulininduziert (exogen)	↑	↓	∅	↑	↑
sulfonylharnstoffinduziert	↑	↑	+	↑	↑
endogen-spontan, organisch durch Insulinom	↑	↑	∅	↑	↑
Nebennierenrindeninsuffizienz	n	n	∅	↓	↑
Hypophysenvorderlappeninsuffizienz	n	n	∅	↓	↓

Gelegentlich sind Patienten zu überführen, die hypoglykämische Beschwerden vortäuschen oder eine **Hypoglycaemia factitia** durch Überdosierung von Insulin bzw. oralen Antidiabetika induzieren – Psychopathen, die damit irgendwelche Forderungen an die Umgebung durchsetzen wollen (4).

Schließlich können – wenn auch selten – Hypoglykämien in selbstmörderischer (suizidaler) oder mörderischer (homizidaler) Absicht durch Applikation von Insulin oder oralen Antidiabetika induziert werden.

Dabei wird vom Diabetiker selbst oder von den Angehörigen oder auch von Angehörigen medizinischer Berufsgruppen ein orales Antidiabetikum oder Insulin appliziert. Hier helfen Spürsinn und kriminalistisches Vorgehen, den Tatbestand aufzuklären und nachzuweisen. Durch die Möglichkeiten der radioimmunologischen Bestimmung von Insulin, C-Peptid und Sulfonylharnstoffen im Serum oder Urin ist die Abklärung heute erleichtert (Tab. 19.**3**). In besonderen Fällen sind diese „Patienten" nur durch intensive Suche nach Insulinspritzen oder -ampullen zu überführen.

Klinik

Vorwiegend neurologische und kardiovaskuläre Symptomatik: Zerebraler Glucosemangel und die dann rasch einsetzende massive Adrenalinausschüttung prägen die überwiegend zentralnervöse, vegetative und psychische wie auch allgemeinneurologische Symptomatik der Hypoglykämie. Dabei versucht man, bei der Symptomatologie eine zerebrale Phase, die durch die Symptome der Neuroglykopenie charakterisiert ist, von einer vasomotorischen Phase mit den Zeichen der sympathikoadrenalen Gegenregulation zu unterscheiden (s. u.). Der Adrenalinanstieg äußert sich in kardiovaskulären Veränderungen wie Tachykardie und diastolisch erhöhtem Blutdruck. Dabei verhindert der ebenfalls deutlich gesteigerte parasympathische Tonus einen noch stärkeren Anstieg der Pulsfrequenz und verstärkt andererseits die Magensekretion. Die auftretenden Veränderungen sind jedoch nur z. T. Folge des zirkulierenden Adrenalins, da sie auch durch Adrenalektomie kaum beeinflußt werden.

Die Symptomatik prägende Faktoren: Der Verlauf und das Auftreten klinischer Symptome bei Hypoglykämie sind abhängig von
➤ der Tiefe des minimalen Blutzuckers,
➤ der Höhe des Ausgangsblutzuckerwertes,
➤ der Geschwindigkeit des Blutzuckerabfalls,
➤ der Dauer der Hypoglykämie, d. h. also auch von der Schnelligkeit und Effektivität der Gegenregulation (4).

Buntheit des klinischen Bildes: Dementsprechend ist das klinische Bild bunt und uncharakteristisch. Es gibt kaum eine somatische oder psychische Anomalität, die nicht auftreten könnte. Es kann zwar bei einigen Patienten einen individuellen, typischen Ablauf der Hypoglykämie geben; andererseits muß damit gerechnet werden, daß dieser individuelle Ablauf von subjektiven und objektiven Prodromen bei der nächsten Episode andersartig verläuft. Neben der exzessiven Catecholaminausschüttung aus geschädigten Hirnzellen wird eine neuroglukopenische Funktionsstörung der Zellen des Vasomotorenzentrums mit konsekutiver Regulationsstörung angenommen, wobei die Zunahme unter Hyperventilation im EEG und der passagere Charakter der Veränderungen als stärkste Argumente für eine spastische Reaktion der intrakraniellen extrazerebralen Gefäße gelten.

Neue Aspekte zur Erklärung des vielfältigen Symptomenbildes ergeben Untersuchungen, die zeigten, daß z. B. linksseitige Muskelarbeit zu einer Durchblutungssteigerung in der rechten Hemisphäre als Bedarfssteigerung führen kann. Dies bedeutet: In einem Gebiet mit gesteigertem momentanen Sauerstoffumsatz wird sich auch ein Glucosemangel zuerst und am intensivsten auswirken. Generell reagiert die Großhirnrinde auf Hypoglykämien am empfindlichsten, während die Stammhirnfunktionen – d. h. Herz-, Kreislauf- und Atemzentrum – am längsten erhalten bleiben. Hier müssen ein unterschiedlicher Enzymgehalt und ein differenter Gehalt an Glykogengranula in den nervösen Strukturen, die im Insulinschock völlig verschwunden sind, auf eine unterschiedliche Aktivität des Glykogenumsatzes hinweisen (4, 11, 23, 26).

Subjektive und objektive Prodrome der Hypoglykämie sowie die Symptomatik beim Vollbild des hypoglykämischen Schocks sind in den Tab. 19.**4** und 19.**5** dargestellt.

Schon vor jeglicher klinischer Symptomatik und vor jeglicher Aktivierung der Gegenregulation werden bereits bei Blutzuckerwerten von unter 50 mg/dl (3 mmol/l) Störungen der kognitiven Funktionen beobachtet (8, 22).

Die leichte Hypoglykämie äußert sich gelegentlich nur mit einem „komischen Gefühl" im Magen, Müdigkeit und dem Gefühl schwerer körperlicher Erschöpfung, Konzentrationsschwäche oder aber auch auffallender Unruhe. Findet bei dieser leichten Form der Hypoglykämie keine Behandlung statt, verstärken sich die Symptome, und es kommen zusätzliche affektive Störungen hinzu. Neben Heißhunger oder – seltener – Appetitlosigkeit treten dann die klassischen autonomen bzw. vegetativen Symptome wie Tachykardie, Zittern, Nervosität, kalter Schweiß, wechselnd blasse und rote Gesichtsfarbe, evtl. auch Brechreiz hinzu. Parallel dazu kommen bei ca. 50 mg/dl (3 mmol/l) die neu-

Tabelle 19.**4** Annoncierende Leitsymptome beim hypoglykämischen Schock

Subjektive Symptome
- Hungergefühl (u. U. Appetitlosigkeit)
- Kopfschmerzen
- Müdigkeit
- Konzentrationsschwäche
- Entschlußlosigkeit
- Unruhe
- Angst
- Zittrigkeit
- Redezwang
- Wesensveränderung
- Dysphorie
- Gereiztheit
- Konfliktintoleranz
- Affektinkontinenz mit Wutausbrüchen
- Sprachstörungen bis Aphasie
- Sehstörungen bis Amaurose

Objektive Symptome
- Tachykardie
- weite Pupillen
- häufig Hypertonie
- Hyperreflexie
- Schweißausbrüche
- rasch zwischen Rötung und Blässe wechselnde Gesichtsfarbe
- Hypothermie

Hinweise auf nächtliche Hypoglykämien
- Unruhe
- verstärkter Nachtschweiß
- Alpträume
- Aufschreien im Schlaf
- Einnässen
- Nachtwandeln
- Kopfschmerzen am Morgen
- häufig unerklärbar hoher Blutzucker am Morgen als Folge der Gegenregulation

roglykopenischen Symptome, die aus der Glucoseverarmung des Zentralnervensystems resultieren, hinzu: z. B. Konfusion, Sprachstörung, Koordinationsstörung mit Merkschwäche, Redezwang, evtl. auch Schläfrigkeit, Verwirrtheitszustände, Halluzinationen, Angstgefühle, Weinerlichkeit, Depressivität oder auch Entschlußlosigkeit. Dabei kann

Tabelle 19.**5** Symptomatik beim Vollbild des hypoglykämischen Schocks

- bewußtloser Patient; macht phänotypisch meist nicht den Eindruck, länger krank gewesen zu sein
- Tachykardie bei gut gefülltem Puls
- normoton bis hyperton
- feuchte Haut, wechselnde Gesichtsfarbe
- normale Atmung
- Acetonfötor gelegentlich vorhanden
- motorisch auffallend unruhig
- Hyperreflexie, u. U. generalisierte tonisch-klonische Krämpfe oder auch lateralisierte Streckkrämpfe (epileptiform)
- Paresen mit positivem Babinski-Reflex (u. U. totale Hemiparese oder Tetraplegie)
- Hypothermie

es zu psychotischen Reaktionen vom exogenen Reaktionstyp mit Konflikttoleranz und Affektinkontinenz mit Wutausbrüchen kommen. Die selbstkritische Erkennung des eigenen Zustandsbildes nimmt fortschreitend ab, und der Patient realisiert die Umgebung nicht mehr. Er wird auffällig und wendet sich u. U. sogar mit körperlicher Gewalt gegen die Behandlung durch seine Umgebung (z. B. Einflößen von kohlenhydrathaltigen Getränken). Die Aggression gegen die Umgebung mit vermehrter Muskelanpassung kann akut zur totalen Bewußtlosigkeit durch raschen Verbrauch der Restglucose führen. Andernfalls kommt es über Schwindel und Doppelbilder bei gleichzeitiger Hyperventilation mit perioralen Parästhesien zu Paresen, evtl. Hemiparesen, d. h. Hemiplegien wie beim apoplektischen Insult mit ein- oder beidseitigem positivem Babinski-Reflex, Aphasien und Sehstörungen bis zur Amaurose. Insbesondere bei vorgeschädigtem Gefäßsystem – z. B. Koronarsklerose – kann der Catecholaminanstieg mit Blutdruckanstieg, aber auch die in der Hypoglykämie gesteigerte Hämostase mit Thromboseneigung zu akuten Myokardinfarkten und zu Apoplexien führen (4). Auch pektanginöse Beschwerden unter Hypoglykämie sind bekannt und brauchen nicht mit einer morphologisch objektivierbaren koronaren Herzkrankheit einherzugehen. Auch temporäres Vorhofflimmern mit absoluter Arrhythmie wurde bei Typ-2-Diabetikern unter und nach Hypoglykämie beschrieben (4, 8, 22).

Beim **Vollbild** zeigt der völlig bewußtlose Patient einen gut gefüllten Puls bei Tachykardie mit normo- bis hypertonen Blutdruckwerten, feuchter Gesichtshaut und blaßroter wechselnder Gesichtsfarbe. Es besteht eine motorische Unruhe mit einem Tremor bei primär weiten Pupillen, Hyperreflexie und Rigidität. Unter Umständen kommt es zu generalisierten oder halbseitenbetonten tonisch-klonischen Krämpfen (ca. 10°%%) und lateralen Streckkrämpfen mit Stuhl- und Urinabgang wie während eines epileptischen Anfalles. Die Atmung ist zum Teil schnarchend, jedoch nicht so tief wie die Kußmaul-Atmung.

Während die genannten Zeichen (Tab. 19.**4** und 19.**5**) für den akuten hypoglykämischen Schock bei wechselnder Ausprägung recht typisch sind, führt das sog. „neuroglykopenische Syndrom" insbesondere bei Kumulation oraler Antidiabetika durch fortlaufende Stimulation der körpereigenen Insulinsekretion zu einer u. U. tagelang anhaltenden latenten Hypoglykämieneigung mit larvierter, atypischer Symptomatik. Hier kann die Hypoglykämie länger unerkannt bleiben, da sie unter dieser atypischen Symptomatik häufig als zerebralsklerotische Altersveränderung verkannt wird. Es werden Trägheit, Müdigkeit, Vergeßlichkeit, Verhaltensstörungen, Kopfschmerzen, reduzierte Spontanaktivität, Klagen über Doppelbilder und leichte Paresen angegeben. Alles dies kann zu einem gravierenden Finale überleiten. So wurden bei 20% dieser Patienten Hemiparesen beobachtet, die durch Verkennung als Apoplexie dann zu einem verspäteten Beginn der symptomatischen Therapie der Hypoglykämie führen (4).

Gerade bei diesem Zustand des neuroglykopenischen Syndroms bei protrahierter Hypoglykämie kann ebenso wie bei den nicht erkannten **nächtlichen Hypoglykämien**, die sich mit verstärktem Nachtschweiß, morgendlichen Kopfschmerzen, unerklärlichen hohen Blutzuckerwerten am Morgen sowie stark wechselnder Glukosurie darstellen, eine Hypothermie richtungweisendes Symptom sein.

Diese wird als Folge eines massiven Wärmeverlustes durch periphere Vasodilatation gedeutet und ist deshalb so ge-

fährlich, weil Kälteexposition während der Hypoglykämie ohne das physiologischerweise dann auftretende Kältezittern einhergeht (4, 17).

Hier ist jedoch auch ein direkter Einfluß des Glucosespiegels auf die Thermogenese anzunehmen. So wird eine *morgendliche Hypothermie* neben nächtlicher Unruhe, Aufschreien im Schlaf, Schmatzen und nächtlichem Einnässen als Hinweis auf nächtliche Hypoglykämien gedeutet.

Differentialdiagnose

Jede unklare Bewußtlosigkeit, insbesondere bei einem diabetischen Patienten, muß unter dem Verdacht auf das Vorliegen einer Hypoglykämie betrachtet werden (Tab. 19.6). Einzelheiten zur Differentialdiagnose der Komaformen beim Diabetes mellitus sind in Tab. 19.**14**) (S. 304) enthalten.

Tabelle 19.**6** Laboratorium bei Hypoglykämie

– Blutzuckerbestimmung mit Teststreifen* (z. B. Hämoglukotest 20–800, Glucostix)
– Blut bei unklaren Spontanhypoglykämien zu späteren Analysen (Insulin, C-Peptid, Proinsulin, Pharmakon) sicherstellen

Überflüssig:
Urinzucker
– im allgemeinen negativ
– u. U. positiv, wenn Urin aus langer Sammelperiode
Aceton im Urin
– positiv oder negativ

* Verfallsdaten beachten. Im Zeitalter der Schnelltests (in jeder Arzttasche) Diagnose ex juvantibus durch Glucosegabe dadurch meist umgehbar.

Therapie und Überwachung

(Tab. 19.7)

Selbstbehandlung bei leichter Hypoglykämie: Der mit seinem Diabetes „vertraute" Patient erkennt meist eine beginnende Unterzuckerung anhand der klinischen Symptomatik. Bei leichter, spätestens bei mittelgradiger Hypoglykämie (vasomotorische Phase) wird er eine Selbstbehandlung beginnen, um die weitere Entwicklung bis zum hypoglykämischen Schock mit zerebraler Symptomatik abzufangen. Dazu muß der Patient geschult und angehalten sein, Traubenzuckerplättchen (1 Plättchen = 4 g Glucose, d. h. 3 Plättchen = 1 BE) – sie gehören in die Tasche, ins Handschuhfach des Autos und auf den Nachttisch des Diabetikers – stets mit sich zu führen und beim Auftreten vasomotorischer Symptome zu sich zu nehmen. Ersatzweise können kohlenhydrathaltige Getränke (Obstsäfte; Limonade; Coca-Cola, 1 BE = 120 ml) aufgenommen werden.

Besteht beim **bewußtlosen Patienten** Hypoglykämieverdacht oder ergeben Diabetikerausweis, -armband oder -anhänger den Hinweis auf einen Diabetes mellitus und die dann naheliegende Hypoglykämie, muß raschestmöglich Blut zur Blutzuckerbestimmung mit Teststreifen oder im Notfallabor abgenommen werden. Bei Alkoholisierten muß auch aus forensischen Gründen eine Probe zur Alkoholbestimmung sichergestellt werden. Bei Bewußtlosigkeit müssen dann umgehend mindestens 40–60 ml einer 40–50%igen Glucoselösung intravenös injiziert werden; dies kann auch differentialdiagnostisch weiterhelfen. Handelt es

Tabelle 19.**7** Therapeutische Hinweise zur Erstversorgung in der Praxis bei hypoglykämischem Schock

– Blutentnahme für spätere exakte Bestimmung des Blutzuckerspiegels (möglichst Natriumfluoridröhrchen)
– bei erhaltenem Bewußtsein umgehend 2–4 BE Kohlenhydratzufuhr: kohlenhydrathaltige Getränke (Obstsäfte; Coca-Cola enthält z. B. in 120 ml 1 BE) und Nahrungsmittel (Traubenzucker, Haushaltszucker)

Bei Bewußtlosigkeit sofort:
– Glucoselösung i. v. (mindestens 40–100 ml einer 40–50%igen Glucoselösung) bei klinischem Verdacht und Bewußtlosigkeit auch ohne Blutzuckerbestimmung immer indiziert und/oder
– Glucagon (GlucaGen Hypokit) 1 mg i. m., besonders bei unruhigen Patienten auch von Angehörigen zu applizieren – kann nach 10–20 min wiederholt werden, anschließend in jedem Fall Glucose i. v. oder kohlenhydrathaltige Nahrungsmittel per os
– in schweren Fällen Transport in die Klinik zur Überwachung wegen Gefahr hypoglykämischer Nachschwankungen (noch wirkendes Depotinsulin oder bei Verdacht auf Kumulation eines oralen Antidiabetikums)
– Blutzucker bei 200–250 mg/dl (11–14 mmol/l) halten

wichtig: in jedem Fall Abklärung der Ursache, evtl. Neueinstellung und erneute Schulung von Patienten und Angehörigen

sich doch um ein hyperglykämisches Koma, ist die Gefahr durch einen solchen iatrogenen weiteren Blutzuckeranstieg verhältnismäßig gering, und die Maßnahme ist im Vergleich zum Risiko eines hypoglykämiebedingten, irreversiblen Hirnschadens gerechtfertigt. Selbstverständlich muß der Klinik über diese Maßnahme Mitteilung gemacht werden.

Glucagon: Bei besonders unruhigen Patienten, bei denen eine intravenöse Glucoseapplikation nicht möglich ist, oder wenn ein Arzt nicht rasch verfügbar ist, kann eine intramuskuläre Glucagonapplikation (z. B. GlucaGen Hypokit, 1 mg) ggf. durch einen geschulten Angehörigen, Freund oder Lehrer lebensrettend sein. Nach der Glucagonapplikation muß in jedem Fall anschließend Glucose intravenös und nach dem Erwachen oral zugeführt werden, da die Glykogenspeicher durch Glucagon entleert werden und eine hypoglykämische Nachwirkung abgefangen werden muß. Dies gilt vor allem bei Patienten unter lang wirkenden Insulinen oder unter möglicherweise kumulierten oralen Antidiabetika vom Sulfonylharnstofftyp. Nach den o. g. Maßnahmen schwinden die hypoglykämischen Symptome im allgemeinen nach 5–10 Minuten. Zeigt sich jedoch nach 30 Minuten kein Therapieerfolg, ist die Diagnose zu überprüfen! Der Blutzuckeranstieg und die Wiederherstellung eines normalen Bewußtseinsgrades ist nach Glucagon nur ca. 1–2 Minuten langsamer als nach intravenöser Glucoseapplikation, womit Glucagon von der Praktikabilität und Effektivität her positiver zu bewerten ist. Unter Indometacin soll der Blutzuckeranstieg nach Glucagon allerdings etwas verzögert sein (8). Die Glucagonapplikation ist ineffektiv, wenn die Leberglykogenspeicher nach länger anhaltender Hypoglykämie entleert sind. Hier sollte Glucagon insbesondere beim Typ-2-Diabetiker nicht gegeben werden, da dann u. U. durch Stimulation der endogenen Insulinfreisetzung die Hypoglykämie verstärkt wird.

Inzwischen wurde über eine relativ **therapieresistente Hypoglykämie** als Folge ultrahoher Dosen in suizidaler Absicht injizierten Insulins berichtet, die sich erst durch Exzision des „Insulindepots" anhaltend behandeln ließ.

Erwacht der Patient trotz nachgewiesener Hyperglykämie – der Blutzucker sollte zwischen 200 und 250 mg/dl (11–14 mmol/l) eingestellt werden – nicht, wird – je nach CT – eine **Hirnödemtherapie** (Oberkörperhochlagerung – freie jugularvenöse Abflußwege; Hyperventilation nach Analgosedierung – Ziel: P_{aCO_2} 30–35 mmHg; eventuell eine Osmotherapie) eingeleitet. **Nach dem Erwachen aus schwerer Hypoglykämie** erhält der Patient reichlich Kohlenhydrate per os, bei schweren Fällen 10%ige Glucoselösung kontinuierlich als Infusion über 24 Stunden ca. 2000–2500 ml) bei gleichzeitiger Substitution von Elektrolyten. Die Blutzuckerkontrollen erfolgen 4stündlich. Der Blutzucker sollte bei über 200 mg/dl (11 mmol/l) gehalten werden. In den folgenden 48 Stunden müssen u. U., insbesondere nach protrahierter Hypoglykämie durch kumulierte Sulfonylharnstoffe, alle 2 Stunden ca. 20 g Kohlenhydrate verabreicht werden.

Überwachung: Gefährlich ist eine ungenügend lange Beobachtung des Patienten nach akuter Normalisierung des Blutzuckers und dieser nur symptomatischen Therapie bei fortbestehender Ursache, z. B. durch noch wirkendes Depotinsulin oder kumuliertes orales Antidiabetikum. So muß in den ersten 3 Tagen bei 30–50°/% der auf Sulfonylharnstoffe eingestellten Patienten nach einer Hypoglykämie mit erneuten Rezidiven gerechnet werden, u. U. bis zu 6 Tagen danach.

Im Rahmen der Klinikbehandlung muß dringend die **Nierenfunktion** überprüft werden, die u. U. Anlaß zur Kumulation eines Sulfonylharnstoffes war. Darüber hinaus ist zu überprüfen, ob die Sulfonylharnstoffbehandlung überhaupt erforderlich war, was bei einem Drittel der Patienten nicht der Fall sein soll.

Vorsätzlich induzierte Hypoglykämie? Die Frage, ob der neu manifestierte insulinabhängige Typ-1-Diabetiker – wenn nicht im Rahmen der Einstellung bereits „akzidentell-iatrogen" geschehen – „seine Hypoglykämie" vorsätzlich induziert erleben sollte, um „seine individuellen, subjektiven und objektiven Prodrome zu erkennen", wird im Hinblick auf das wechselnde Bild einer Hypoglykämie, aber auch die evtl. dadurch gestörte Hypoglykämiewahrnehmung verneint (4).

Prognose und Prävention

Die **Prognose** der akuten, kurzfristigen Hypoglykämie mit Bewußtlosigkeit ist günstig. Meist ist die Symptomatik nach Behandlung rasch reversibel und verursacht keine Spätschäden. Dauert die Bewußtlosigkeit $1/2$–1 Stunde oder länger, wird die Prognose ungünstiger. Es wurden jedoch auch volle Remissionen nach 1- bis 2tägiger Bewußtlosigkeit beschrieben. Bei Bewußtlosigkeit über längere Zeit kann ein stuporöser Zustand oder ein Durchgangssyndrom die behandelte Hypoglykämie über mehrere Tage überdauern. Bei der protrahierten Hypoglykämie ist die Letalität der Hypoglykämie von den Vorschädigungen des Patienten, seinem Alter und der Häufigkeit durchgemachter Hypoglykämien abhängig und beträgt bis zu 10%. Nach neueren Untersuchungen sterben 4–5% der Typ-1-Diabetiker unter 50 Jahren im hypoglykämischen Schock, ca. 2% in der diabetischen Ketoazidose und 28% in der Urämie (4).

Prävention: Das beste Medikament führt bei falscher Anwendung zu Zwischenfällen. Deshalb bedeutet der Einsatz von Insulin und oralen Antidiabetika für den Arzt

u. a. auch, alles zu tun, um schwere Hypoglykämien weitgehend zu vermeiden, denn durch striktes Vermeiden von schweren Hypoglykämien kann die Entwicklung einer gestörten Hypoglykämiewahrnehmung verhindert werden. Schulung und Erkennung von Risikofaktoren und den Ursachen helfen zu einer Wiederherstellung (Restauration) der symptomatischen und neuroendokrinen Reaktionen zur Hypoglykämiewahrnehmung (7, 26).

Diabetische Ketoazidose („Coma diabeticum")

Mortalität und Grundmaßnahmen

Trotz der großen Fortschritte in der Früherkennung des Diabetes mellitus, der Prophylaxe von akuten Entgleisungen durch intensive Patientenschulung sowie bei der Behandlung des „Koma"-Patienten gibt es auch heute unvermeidbare **Todesfälle**, bedingt durch hohes Lebensalter, tiefe Bewußtlosigkeit, schwere Komplikationen sowie zu lange Dauer von präkomatösem oder komatösem Zustand. Hier die Mortalität zu senken ist schwierig. Vermeidbar sind jedoch die Todesfälle, zu denen es durch verzögerte Diagnose oder als Therapiefolge bei Hypoglykämie, Hypokaliämie, Volumenüberlastung, unzureichender Volumenzufuhr oder u. U. dem Hirnödem kommt. Die neuen pathophysiologischen Erkenntnisse haben zu klaren Empfehlungen für die **Grundmaßnahmen** geführt: Volumenzufuhr, Insulingabe, Kalium- und Phosphatsubstitution sowie eine eventuelle Korrektur der Azidose (1, 4, 6, 9, 14, 20).

Definitionen – „Koma"-Formen bei Diabetes mellitus

Unter dem Begriff **„Coma diabeticum"** im herkömmlichen Sinne versteht der Kliniker die beim Diabetes mellitus durch absoluten oder relativen Insulinmangel entstehenden schweren Stoffwechseldekompensationen mit Störungen des Sensoriums bis zum Koma, das unbeeinflußt meist tödlich endet. Grundsätzlich ist der Begriff des Komas der akuten Stoffwechseldekompensation des Diabetikers durch Insulinmangel vorbehalten und sollte mit den Epitheta diabetisch, ketoazidotisch bzw. nicht ketoazidotisch oder hyperosmolar für die entsprechenden „Koma"-Formen verwendet, für die Beschreibung einer Hypoglykämie aber unbedingt vermieden werden; hier spricht man vom „hypoglykämischen Schock".

Auch heute noch wird der Begriff des „Coma diabeticum" mit der diabetischen Ketoazidose (DKA) gleichgesetzt. Zwar geht der Grad der Bewußtseinsstörung im allgemeinen der Schwere der Stoffwechselstörung parallel; eine gesetzmäßige Beziehung besteht jedoch nicht. Eine diabetische Ketoazidose entwickelt sich zum diabetischen Koma, wenn Bewußtseinsstörungen bis zum Bewußtseinsverlust auftreten. Heute beobachtet man nur bei etwa 10% der Patienten mit krisenhaften Entgleisungen ihrer diabetischen Stoffwechsellage einen echten komatösen Zustand; 70% der Patienten sind präkomatös, und 20°/% zeigen keine Beeinträchtigung ihres Bewußtseinszustandes (1). Den Begriff „Coma diabeticum" mit dem der diabetischen Ketoazidose gleichzusetzen war in der Vorinsulinära, als das diabetische Koma das häufigste Finalereignis beim Diabetiker mit zwangsläufiger Bewußtlosigkeit darstellte, gerechtfertigt und hat sich als prognostisch eindrucksvoller Terminus gehalten.

Differentialdiagnose: Früher wurde, da nicht differenzierter diagnostizierbar, unter dem Begriff „Coma diabeticum" vieles zusammengefaßt, was man heute als unterschiedliche Krankheitsbilder definiert:

➤ die diabetische Ketoazidose („Coma diabeticum"),
➤ das hyperglykämische, hyperosmolare, nichtketoazidotische Dehydratationssyndrom („hyperosmolares Koma"),
➤ die Laktazidose beim Diabetes mellitus mit oder ohne Biguanidbehandlung sowie
➤ die alkoholische Ketoazidose beim Diabetes mellitus.

Man verstand früher unter dem klassischen Coma diabeticum das akute Krankheitsbild mit Hyperglykämie, Glukosurie, Exsikkose und Hypotonie sowie evtl. tiefer kompensatorischer Atmung (Kußmaul-Atmung) bei Ketoazidose und Acetonfötor, evtl. Bewußtseinsstörung bis zum Koma. Seit 1957 differenziert man daneben das „hyperosmolare Koma", besser als „hyperglykämische, hyperosmolare Dehydratationssyndrom ohne Ketoazidose" bezeichnet (S. 303) und seit 1969/70 die Laktazidose beim Diabetes mellitus mit nichtketotischer metabolischer Azidose durch Lactatanhäufung (S. 325) sowie seit 1971 auch die seltene, ohne wesentliche Blutzuckererhöhung einhergehende alkoholische Ketoazidose beim Diabetes (S. 330) (19). Die Zuordnung zu einer alkoholischen Ketoazidose ist häufig erst aufgrund von anamnestischen Angaben und den dann vorliegenden Laboruntersuchungen möglich, wenn der Patient bereits wieder genesen ist (Tab. 19.**14**).

Da sich jedoch das therapeutische Vorgehen bei diesen Zuständen überwiegend an der Klinik und rasch verfügbaren Laborparametern orientiert und die Grundprinzipien der Behandlung – auch bei der diabetischen Ketoazidose – sich nach heutigem Wissen gleichen, ist man bei wesentlichen Entscheidungen in der ersten Akutsituation nicht durch dieses Fehlen der letzten Sicherheit eingeengt.

Das heterogene Syndrom der **diabetischen Ketoazidose** wurde sehr unterschiedlich definiert (4). Im Gegensatz zur einfachen „diabetischen Ketoazidose" des nicht oder schlecht eingestellten Diabetikers besteht bei der diabetischen Ketoazidose bei unterschiedlich ausgeprägter Hyperglykämie (im allgemeinen > 250 mg/dl = 14 mmol/l) eine metabolische Azidose mit einem pH-Wert unter 7,36 mit negativem Basenüberschuß von mehr als 20 mmol/l, ein erniedrigtes Serumbicarbonat von weniger als 20 mmol/l bis unter 9 mmol/l bei qualitativen Nachweis von Ketonkörpern im Urin oder gar bis mehr als 7 mmol/l im Serum (4).

Beim **nichtketoazidotischen, hyperglykämischen, hyperosmolaren Dehydratationssyndrom** („hyperosmolares Koma") wird z. T. eine Hyperglykämie von im allgemeinen über 600 mg/dl (33 mmol/l) gefordert. Ketonkörper, in der Regel als „qualitativ im Urin" nicht nachweisbar geltend, sollen im semiquantitativen Plasmaacetest in 1:1-Verdünnung weniger als 2mal positiv sein oder eine Konzentration von weniger als 180 mg (3 mmol/l) aufweisen. Für die Serumosmolarität werden mehr als 330 mosm/l angegeben. Hier muß bereits erwähnt werden, daß auch in einem sehr großen Kollektiv von diabetischen Ketoazidosen immerhin etwa 2/3 der Patienten Osmolaritäten von über 330 mosm/l zeigten. Deutliche Hyperglykämie und Anstieg der Serumosmolarität, jedoch ohne wesentliche Azidose, sind damit die wesentlichen Kriterien (1, 4). Bei der sehr seltenen **diabetischen Laktazidose** wird das klinische Bild als eine dekompensierte metabolische Azidose mit pH-Werten unter 7,2 sowie mit einer Erhöhung der Lactatkonzentrion

im Blut von meist über 72 mg/dl (8 mmol/l) und einer Bicarbonaterniedrigung auf weniger als 15–20 mmol/l mit Hypotonie bis zum Schock beschrieben.

Mischformen: Die Erfahrungen zeigen jedoch, daß Ketoazidose und gleichzeitige Hyperlaktatämie bzw. Laktazidosen und gleichzeitige Hyperketonämie beobachtet werden, d. h., Mischbilder kommen häufiger vor, als früher angenommen. Deshalb wird zur Differenzierung der klinisch vordergründigste Parameter genutzt, da Anamnese, klinischer Befund und Routineuntersuchung eine sichere Differentialdiagnose zwischen den verschiedenen krisenhaften Entgleisungen nicht immer ermöglichen, so daß möglichst im Zweifelsfall Lactat und Ketonkörper – zumindest semiquantitativ – im Blut bestimmt werden sollten, da vom Ergebnis dieser Untersuchungen zwar nicht in jedem Fall die Soforttherapie bedingt ist, jedoch spätere Therapieentscheidungen abhängig werden können (1, 3, 4).

Epidemiologie

Die erste exakte, statistisch zuverlässige, epidemiologische prospektive Untersuchung im Rahmen der für mitteleuropäische Verhältnisse repräsentativen Erfurt-Studie erbrachte eine Komainzidenz von 0,64 pro 10 000 Einwohnern bzw. 3,1 pro 1000 registrierten Diabetikern. Entsprechend der größeren Diabetesmorbidität bei den Frauen war die Zahl der weiblichen Komapatienten deutlich höher. Die relative Komahäufigkeit zeigte jedoch keinen signifikanten Unterschied zwischen diabetischen Männern (0,29°/%) und diabetischen Frauen (0,33°/%). Die insulinbedürftigen Typ-1-Diabetiker bekommen wesentlich häufiger ein Coma diabeticum (0,8°/%) als die nicht insulinbedürftigen Typ-2-Diabetiker unter Tablettenbehandlung (0,13°/%) oder unter alleiniger Diätbehandlung (0,03°/%). Das Durchschnittsalter der Patienten mit diabetischem Koma liegt, bedingt durch den größeren Anteil der Typ-2-Diabetiker, bei über 50 Jahren. Dies bedeutet zwar, daß unter den Komapatienten am häufigsten Diabetiker im vorgerückten Alter anzutreffen sind; die höchste Komahäufigkeit liegt jedoch bei den jugendlichen insulinbedürftigen Diabetikern vor. Die bekannte saisonale Häufung der Komata in den virusinfektreichen Herbst- und Wintermonaten wurde bestätigt. Die Quote der Erstmanifestationskomata lag bei 35,4°/% und entsprach damit den Zahlen aus der Literatur von 20–45°/%. Von 3 Komata, die bei 1000 Patienten pro Jahr auftraten, war jedes 3. Koma durch fehlerhaftes Verhalten von Arzt und Patient bedingt. Durch Präventivmaßnahmen (intensivierte Schulung und Merkblätter) konnte die Komahäufigkeit, bezogen auf 1000 Diabetiker, in einer zweiten prospektiven Studie von 3,1 auf 2,1% gesenkt werden, wobei insbesondere ein Rückgang der in die Gruppe „Patientenfehler" fallenden Komata um die Hälfte der Mortalität im Koma von 1,7 auf 1,0% bemerkenswert ist und für den Erfolg dieser Präventivmaßnahmen spricht (4).

Pathophysiologie und Bedeutung der Gegenregulationshormone

Die charakteristischen Stoffwechselvorgänge, die beim Diabetes mellitus als Folge des Insulinmangels vor allem im Leber-, Fett- und Muskelgewebe ablaufen, wurden in den vorangegangenen Kapiteln abgehandelt.

Wichtig für die Entwicklung der diabetischen Ketoazidose ist, daß es durch **gesteigerte Lipolyse** mit Wegfall

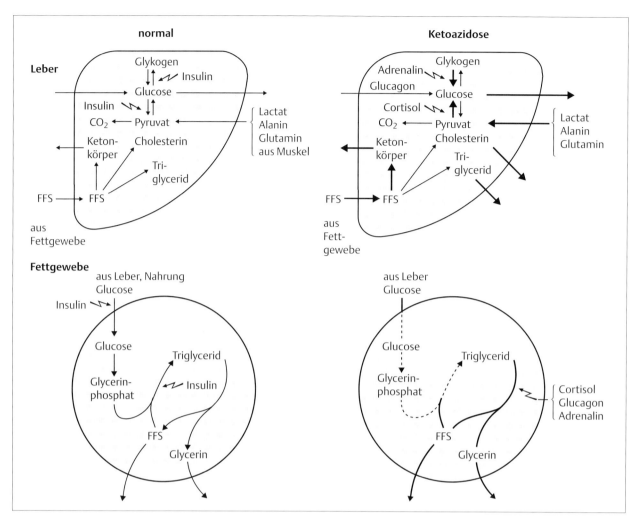

Abb. 19.**2** Veränderungen des Stoffwechsels von Leber und Fettgewebe bei der diabetischen Azidose. FFS = freie Fettsäuren (aus

Hockaday, T. D. R., K. G. M. M. Alberti: Clin. Endocrinol. 1 [1972] 751).

des antilipolytischen Effektes von Insulin über den verstärkten Abbau freier Fettsäuren zwecks Energiegewinnung, aber bei gleichzeitiger Unmöglichkeit, deren Endstufen, z. B. das Acetyl-CoA, in den Citratzyklus einzuschleusen, zu einer Anhäufung von Ketonkörpern wie Acetoacetat, β-Hydroxybutyrat und Aceton und damit zur schweren metabolischen Azidose kommt (Abb. 19.**2**). Neben dem Anstieg der freien Fettsäuren und der Steigerung der Ketogenese wird auch ein Abfall der Ketonkörperutilisation notwendig, um hohe zirkulierende Ketonkörperkonzentrationen zu erzielen.

Hyperglykämie: Bereits vor dem Ansteigen der Ketonkörper als Folge der gesteigerten Lipolyse und gesteigerten Ketogenese im Insulinmangel kommt es jedoch zu einem Anstieg der Blutzuckerspiegel, primär als Folge einer stark gesteigerten Glykogenolyse mit einem totalen Verbrauch der Glykogenvorräte und sekundär durch Glukoneogenese aus Lactat, Pyruvat, Alanin und anderen glukoplastischen bzw. glukoneogenetischen Aminosäuren und Glycerin. Dabei wird die Glukoneogenese noch durch die gesteigerte Fettsäureoxidation stimuliert. Darüber hinaus wird beim unkontrollierten Diabetes aus dem Darm resorbierte Glucose nicht primär durch die Leber utilisiert, sondern geht direkt in die periphere Zirkulation und verstärkt so die Hy-

perglykämie akut. Beim Menschen besteht bei diabetischer Ketoazidose jedoch nicht immer ein absoluter Insulinmangel; es besteht allerdings immer ein Mißverhältnis zwischen den zirkulierenden Insulinkonzentrationen und dem Ausmaß der Hyperglykämie. Dieser relative Insulinmangel entsteht bei Überwiegen insulinantagonistischer, zu Hyperglykämie, Lipolyse und Ketoazidose führender Hormone wie Catecholamine, Glucagon, Cortisol und Wachstumshormon.

Die essentielle Bedeutung der **gegenregulatorischen Hormone** Glucagon, Cortisol und Wachstumshormon sowie der Catecholamine für die Pathogenese der diabetischen Ketoazidose ist belegt (4). Mit Einführung der radioimmunologischen Insulinbestimmung konnte man zeigen, daß ein absoluter Insulinmangel (< 6 µE/ml basal) für die Mehrzahl der Fälle von diabetischer Ketoazidose nicht typisch ist. Allerdings fand man den vermuteten relativen Insulinmangel, denn Blutzuckerkonzentrationen über 250 mg/dl (14 mmol/l) entsprechen bei Stoffwechselgesunden Plasmainsulinspiegeln von mehr als 50 µE/ml. Die Streßhormone Glucagon, Cortisol und Catecholamine sind bei der diabetischen Ketoazidose erhöht (4).

Da nachweislich Streßsituationen – Infektionen werden mit bis 56% als Auslöser für eine diabetische Ke-

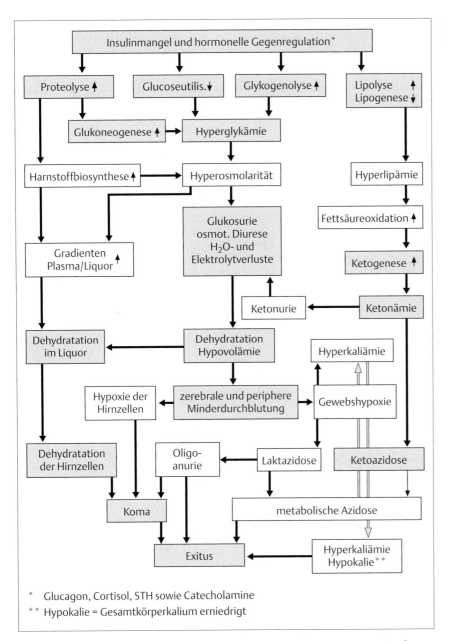

Abb. 19.**3** Pathogenese der diabetischen Ketoazidose (Coma diabeticum).

Diagram labels:

Insulinmangel und hormonelle Gegenregulation*

Proteolyse ↑   Glucoseutilis.↓   Glykogenolyse ↑   Lipolyse ↑ Lipogenese ↓

Glukoneogenese ↑ → Hyperglykämie

Harnstoffbiosynthese ↑   Hyperosmolarität   Hyperlipämie

Fettsäureoxidation ↑

Glukosurie osmot. Diurese H₂O- und Elektrolytverluste

Gradienten Plasma/Liquor ↑   Ketogenese ↑

Ketonurie   Ketonämie

Dehydratation im Liquor   Dehydratation Hypovolämie   Hyperkaliämie

Hypoxie der Hirnzellen   zerebrale und periphere Minderdurchblutung   Gewebshypoxie

Dehydratation der Hirnzellen   Oligo-anurie   Laktazidose   Ketoazidose

Koma   metabolische Azidose

Exitus   Hyperkaliämie Hypokalie**

* Glucagon, Cortisol, STH sowie Catecholamine
** Hypokalie = Gesamtkörperkalium erniedrigt

toazidose beschrieben (1) – vielen diabetischen Ketoazidosen vorangehen und man die Catecholamine und wenigstens eines der Streßhormone dabei deutlich erhöht fand, schien dies die Vermutung zu bestätigen, daß ihnen bei der diabetischen Ketoazidose eine wichtige Rolle zukommt und daß sie nicht allein sekundär als Streßfolge im Rahmen der Ketoazidose erhöht sind.

Ob auch beim Menschen im Streß neben additiven Effekten eine Potenzierung durch die einzelnen Streßhormonanteile von Bedeutung ist, ist bisher nicht bewiesen. Die Möglichkeit eines „Aufschaukelns" der Gegenregulation mit Anstieg der Streßhormone bis zur manifesten Ketoazidose wurde an freiwilligen Diabetikern bestätigt. Die Bedeutung der gegenregulatorischen Hormone für die Entwicklung einer diabetischen Ketoazidose ist in neuester Zeit besonders hervorgehoben und zusammenfassend in Übersichten abgehandelt worden. So wird man in Zukunft nach pharmakologischen Methoden suchen, um den diabetogenen Effekt der exzessiven Streßhormonsekretion zu blockieren (1, 4).

Pathogenese

Störungen des Wasser- und Elektrolythaushalts: Die dargestellten biochemischen Stoffwechselveränderungen haben pathophysiologische Folgen, die das klinische Erscheinungsbild der diabetischen Ketoazidose bestimmen (Abb. 19.**3**). Durch Hyperglykämie und Ketose kommt es zu einem starken Anstieg der Serumosmolarität; je 100 mg/dl (5,6 mmol/l) Glucoseanstieg erfolgt ein Osmolaritätsanstieg um 5,5 mosm/l. Als Folge der extrazellulären Hyperosmolarität kommt es zu einem Ausstrom von Zellwasser in den extrazellulären Raum, d. h. zu einer Wasserverarmung der Zellen, intravasaler Hypervolämie mit temporärem Absinken der Aldosteronsekretion und infolgedessen zu Natriumchloridverlusten sowie einer Stimulation der ADH-Sekretion über Osmorezeptoren im Hypothalamus.

Die massive Hyperglykämie und Hyperosmolarität führen zunächst zu einer osmotischen Diurese mit massiven Wasser- und Elektrolytverlusten. Obwohl die wesentlichen primären Störungen, die zur diabetischen Ketoazidose führen, Folge der verminderten Insulineffekte sind, ist für die weitere Entwicklung von Dehydratation, Azidose und Elektrolytverlusten die gestörte Nierenfunktion für Wasser, Elektrolyte, Glucose und Ketonkörper verantwortlich. Die osmotische Diurese verursacht die Polydipsie und führt u. U. zur Exsikkose. Die Abnahme der intra- und extrazellulären Flüssigkeit führt zu einer hypertonen Dehydratation. Die Wasser- und Elektrolytverluste können enorm sein, wobei die Elektrolytverluste durch die Exsikkose z. T. maskiert sind und erst unter Behandlung manifest werden.

Hypovolämiebedingt kommt es zu einer zerebralen und peripheren Minderdurchblutung. Der gesteigerte Anteil von Ketonkörpern, insbesondere der starken Säuren β-Hydroxybutyrat und Acetoacetat, führt zu einer schweren metabolischen Azidose.

Als Folge der Wasser- und Elektrolytverluste kommt es neben einem Abfall des extrazellulären Volumens zu einem Abfall des „cardiac output", einer herabgesetzten renalen Konzentrationsfähigkeit, einer gesteigerten Blutviskosität und letztlich zu einem Abfall des arteriellen Blutdrucks.

Nierenversagen: Der Anstieg harnpflichtiger Substanzen während der Ketoazidose ist eine Folge der gesteigerten Glukoneogenese aus Aminosäuren sowie des prärenalen, volumenmangelbedingten Nierenversagens. Darüber hinaus beobachtete man bei Patienten mit diabetischer Ketoazidose auch bei ausreichendem Flüssigkeitsangebot einen deutlichen Abfall der glomerulären Filtrationsrate und des renalen Blutflusses auf Werte um 33% des Normalen. Der verminderte renale Blutfluß und die gestörte glomeruläre Filtrationsrate normalisieren sich nach Korrektur der metabolischen Azidose im allgemeinen innerhalb von 3 Wochen.

Bei einigen Patienten kommt es jedoch zu einem anhaltenden Nierenversagen. Das akute Nierenversagen zeigt hierbei meist einen weniger schweren Verlauf als beim akuten Nierenversagen anderer Ursache. Der eigentliche Mechanismus dieser Niereninsuffizienz bei der diabetischen Ketoazidose ist ungeklärt. Die Hyperglykämie allein kann eine Reduktion der Nierenfunktion nicht verursachen. Vermutlich sind eine Kombination aus Dehydratation, Hypokaliämie und Azidose, möglicherweise auch ein direkter Effekt der Ketonkörper auf die renale Tubulusfunktion wie auch die gesteigerte Blutviskosität dafür verantwortlich. Im Gegensatz zum nichtketoazidotischen, hyperglykämischen, hyperosmolaren Dehydratationssyndrom („hyperosmolaren Koma") – hier haben die meisten Patienten bereits eine ge-

störte Nierenfunktion – kommt es meist nach einer Ketoazidose später wieder zu einer normalen Nierenfunktion. Die herabgesetzte Nierenfunktion bei der diabetischen Ketoazidose hat pathophysiologische und therapeutische Bedeutung. Während gesunde Probanden mit ungestörter Nierenfunktion bis zu 32 g Glucose pro Stunde ausscheiden können, wurden bei Patienten mit diabetischer Ketoazidose trotz hoher Blutglucosewerte deutlich reduzierte Glucoseexkretionsraten von maximal nur 19 g pro Stunde, im Mittel sogar von unter 8 g pro Stunde beobachtet. Darüber hinaus ist die Fähigkeit zur Ketonkörperausscheidung durch den Abfall der glomerulären Filtrationsrate eingeschränkt, was die metabolische Azidose rasch weiter verstärkt. In dieser Phase der Erkrankung führt die Unfähigkeit der Nieren, maximal konzentrierten Urin zu produzieren – als Folge der osmotischen Diurese und/oder des Kaliummangels –, zu einem stärkeren Grad an Dehydratation als erwartet, da für jedes Gramm ausgeschiedener Glucose 21 ml Wasser benötigt werden (4).

Es gibt verschiedene Gründe, warum die renalen Kaliumverluste stärker sind als bei jeder anderen osmotischen Diurese. So führt die zusätzlich bestehende metabolische Azidose zu verstärkter Ausscheidung von Säureionen, da unter einer massiv stimulierten Natriumresorption vermehrt Kalium als Kation für diese organischen Säuren in den Urin ausgeschieden wird. Als Folge der Katabolie bei massivem Gewebeabbau bei Insulinmangel und Hyperkortizismus werden für jedes Gramm Stickstoff 3 mmol Kalium freigesetzt. Auch durch den Glykogenabbau wird vermehrt Kalium freigesetzt. Durch die Dehydratation zeigen die meisten Patienten mit einer diabetischen Ketoazidose später auch einen massiven sekundären Hyperaldosteronismus, da schwere Wasser- und Natriumverluste einen starken Stimulus für die Aldosteron- und Reninsekretion darstellen, was wiederum die Kaliumverluste verstärkt (Abb. 19.**4**). Hinzukommendes Erbrechen kann den Kaliummangel verstärken (Verluste von 200–600 mg = 5–15 mmol/l Kalium pro Liter erbrochenen Mageninhalts).

Der Körper versucht zu diesem Zeitpunkt der metabolischen Azidose (als Folge der Ketoazidose mit Überangebot an nichtflüchtigen, organischen Säuren wie β-Hydroxybutyrat und Acetoacetat) durch Ausscheidung von Wasserstoffionen über die Nieren – die nichtoxidierten Ketonkörper werden als Säuren bzw. Natrium- und Kaliumsalze ausgeschieden – und zusätzlich durch die sog. Kußmaul-Azidoseatmung mit kompensatorischer Abatmung von CO_2 zu begegnen. Diese kompensatorischen Vorgänge werden nun z. T. durch die zunehmende Exsikkose gestört, insbe-

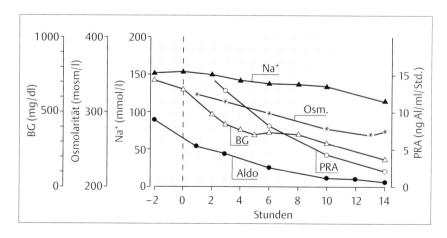

Abb. 19.**4** Verlauf einer diabetischen Ketoazidose bei einem 14jährigen Patienten. Verhalten von Blutglucose (BG), Osmolarität (Osm.), Serumnatrium (Na⁺), Plasmareninaktivität (PRA) und Aldosteron (Aldo) vor und unter niedrigdosierter kontinuierlicher Insulinbehandlung (6–13 IE/Std. per Infusion) sowie Volumen-Elektrolyt-Substitution (Volumendefizit > 6000 ml). AI = Angiotensin I.

sondere dann, wenn Übelkeit, Erbrechen und Benommenheit hinzukommen mit der Unmöglichkeit, die großen Wasserverluste durch Trinken auszugleichen. Spätestens mit Beginn des hypovolämiebedingten prärenalen Nierenversagens ist die volle Kompensation der Ketoazidose nicht mehr möglich. Das Sistieren der renalen Ausscheidung von Ketonkörpern und Ammoniak sowie die hypovolämiebedingte periphere Minderdurchblutung mit Gewebshypoxie und vermehrter Lactatbildung verstärken zusätzlich die metabolische Azidose. Dies erklärt auch, warum u. U. in fortgeschrittenen Stadien Mischbilder der diabetischen Stoffwechselentgleisungen mit Ketoazidose und Laktazidose anzutreffen sind, die dann nur schwer differentialdiagnostisch voneinander abzugrenzen sind.

Klinik

Die klinischen Symptome (Tab. 19.**8**) und Laborbefunde lassen sich bei der diabetischen Ketoazidose – wie bei nur wenigen Krankheiten sonst – aus der Pathophysiologie ableiten. Eine krisenhafte Entgleisung annoncierende Leitsymptome sind in Tab. 19.**9** dargestellt.

Tabelle 19.**8** Klinische Symptome bei ketoazidotischen Patienten (nach Alberti)

Erbrechen	69%
Durst	55%
Polyurie	40%
Schwäche	23%
Gewichtsverlust*	20%
Abdominalschmerzen	13%
Sehstörungen	10%
Beinkrämpfe	10%

* Nur bei zuvor nicht bekanntem Diabetes.

Die **subjektiven Prodrome** wie Polyurie, Polydipsie, Inappetenz bis Anorexie, Erbrechen, manchmal auch Durchfälle – letztere vielleicht auch als Auslöser –, Muskelschwäche, Müdigkeit, aber auch unbestimmte Oberbauchbeschwerden gehen der Bewußtseinstrübung u. U. Tage, manchmal nur wenige Stunden voraus. Bei langsamerer Entwicklung sind Exsikkose und Volumenmangel besonders ausgeprägt. Sehr häufig wird von den Patienten in dieser Phase ein entscheidender Fehler gemacht: Ohne Rücksprache mit dem behandelnden Arzt wird wegen Appetitlosigkeit und fehlender oder geringer Nahrungsaufnahme die Insulin- oder Tablettenbehandlung ganz abgesetzt.

Als **objektive Prodrome** (Tab. 19.**9**) findet man eine zunehmende Exsikkose mit ausgetrockneten Schleimhäuten und gerötetem Pharynx und manchmal Halsschmerzen. Es bestehen eine auffallende Kraftlosigkeit mit Apathie und Schläfrigkeit und volumenmangelbedingt Tachykardie und Hypotonie. Die azidosestimulierte, tiefe Atmung – die Kußmaul-Atmung – als charakteristisches Merkmal der diabetischen Ketoazidose wird immer deutlicher; der Acetongeruch der Atemluft ist – ungestörtes Geruchsempfinden vorausgesetzt – immer ausgeprägter zu erkennen. Kußmaul-Atmung und Acetongeruch fehlen beim hyperglykämischen, hyperosmolaren, nichtketoazidotischen Dehyratationssyndrom, dem hyperosmolaren Koma (S. 304).

Beim **Vollbild** zeigt der meist somnolente Patient das Bild einer ausgeprägten Exsikkose mit eingesunkenen

Tabelle 19.**9** Leitsymptome bei diabetischer Ketoazidose

Subjektive Symptome

- Polydipsie
- Polyurie
- Inappetenz
- Erbrechen
- Muskelschwäche
- Müdigkeit
- unbestimmte Oberbauchbeschwerden

Objektive Symptome

- Exsikkose
- Gewichtsverlust
- ausgetrocknete Schleimhäute
- Hypotonie
- Tachykardie
- Schwäche
- Apathie
- Schläfrigkeit
- tiefe Atmung (Kußmaul-Atmung) und Acetongeruch der Atemluft (Fehlen bei hyperosmolarem, nichtketoazidotischem Dehydratationssyndrom)

Augen, weichen Bulbi, trockener Schleimhaut bei geschrumpft erscheinender, gefälteter Zunge sowie schlaffen, roten, z. T. stehenbleibenden Hautfalten. – Es besteht Oligurie, daneben herabgesetzter Muskeltonus bei schwachen bis fehlenden Eigenreflexen. Klinisch zeigen sich die Zeichen der hypovolämischen Kreislaufinsuffizienz mit Tachykardie bei weichem Puls, und bei bis zu 50°/% der Patienten werden zum Zeitpunkt der Diagnose systolische Blutdruckwerte von unter 90 mm Hg gemessen. Der Volumenmangel wird primär durch periphere Vasokonstriktion kompensiert. Die Extremitäten sind kühl und blaß, was häufig zu großen Schwierigkeiten beim Legen von Venenkathetern führt. Die Blässe der Extremitäten steht häufig in auffallendem Kontrast zur roten Gesichtsfarbe. Durch zunehmende Azidose kommt es sekundär zu peripherer Vasodilatation mit Kapillarstase, was zu lividen Flecken im Bereich der Extremitäten führen kann. Bei dem häufigeren ketoazidotischen Koma fallen spätestens jetzt die Kardinalsymptome der diabetischen Ketoazidose, Dehydratation und tiefe Kußmaul-Atmung, auf. Das Atemminutenvolumen kann in dieser Situation von 10 l/min bis zu 40 l/min ansteigen. Im Extremfall führt die Azidose zur Atemdepression, und hier stellt sich zunächst eine sehr flache, kurze, gelegentlich auch Cheyne-Stokes-Atmung ein, was prognostisch als besonders ungünstiges Zeichen gedeutet werden muß (4).

Durch rechtzeitige Diagnosen in den Praxen werden heutzutage nur noch etwa 10% der Patienten in einem tiefen Koma aufgenommen. 70% sind in ihrer Bewußtseinslage eingetrübt, und 20% zeigen keine Bewußtseinstrübung (1). Die Mechanismen der Bewußtseinstrübung werden später dargestellt (S. 316). Die Patienten zeigen eine Vielzahl gastrointestinaler Symptome wie Übelkeit, Erbrechen, Magenatonie und Ileus, für die es bisher keine eindeutige Erklärung gibt. Man nimmt einerseits an, daß es sekundäre Folgen von intrazellulärem Kalium- und Magnesiummangel sind; auch eine azidosebedingte vagale Neuropathie wird angenommen. Möglicherweise handelt es sich um einen Überdehnungsschmerz durch Flüssigkeitsansammlung im atonischen Magen und oberen Gastrointestinaltrakt. Das Erbrechen größerer Flüssigkeitsmengen geht den Bauchschmerzen häufig voran. Die durch Magenatonie bedingte Sekretstase kann zu einem initialen Abfluß von 500–1000 ml Magensekret aus der als Aspirationsprophylaxe gelegten Magensonde führen. Das bei 69% der Patienten zu beobachtende Erbrechen sollte zur sofortigen stationären Aufnahme führen, da spätestens dann durch mangelnde Volumenaufnahme die absolute, irreversible Dekompensation zu erwarten ist, denn nur durch parenterale Volumenzufuhr kann Schlimmeres verhindert werden (1).

Die Differentialdiagnose der sog. **„Pseudoperitonitis diabetica" gegenüber dem akuten Abdomen** ist schwierig.

Sie tritt bevorzugt bei insulinbedürftigen Diabetikern vor dem 40. Lebensjahr mit schwerer Azidose bei Bicarbonatwerten von weniger als 10 mmol/l auf und korreliert mit dem Schweregrad der Azidose, nicht mit Hyperglykämie oder Dehydratation. Besonders bei älteren Patienten ohne stärkere Azidose (Bicarbonat > 10 mmol/l) spricht vieles gegen eine solche Pseudoperitonitis, und es muß mit allen Mitteln nach einer anderen Ursache für ein akutes Abdomen gesucht werden. Bei mehr als 1/3 dieser Patienten zeigt sich dann eine Erkrankung im Abdominalbereich, die möglicherweise den Auslöser für die diabetische Entgleisung darstellt. Patienten mit der obengenannten Pseudoperitonitis diabetica sind oft fieberfrei; allerdings besteht bei Patienten bei diabetischer Ketoazidose mit einer gesicherten Infektion häufig kein Fieber, solange sie nicht rehydriert sind. Während stärkere Untertemperaturen bei der diabetischen Ketoazidose selten sind, wird in einem gewissen Prozentsatz eine leichte Hypothermie beobachtet, unabhängig davon, ob ein Infekt vorliegt oder nicht. Als Ursache wird u. a. die azidosebedingte periphere Vasodilatation angenommen (1). Dabei korrelieren Untertemperatur und Hypotonie. Dies bedeutet, daß ein wichtiges Zeichen als Hinweis für das Vorliegen einer Infektion nicht zur Verfügung steht. Darüber hinaus korreliert die häufig bestehende Leukozytose mit dem Grad der Ketose und nicht mit dem der Infektion, so daß damit zwei wichtige diagnostische Kriterien – die Leukozytose und die gesteigerte Temperatur – als Indikatoren für das Vorliegen einer Infektion ausfallen (1). Aus diesen Gründen sollten nach Abnahme von Blut-, Urin- und Sputumkultur großzügig Breitbandantibiotika eingesetzt werden. Bei anhaltender Leukozytose nach Rehydratation des Patienten muß nach schon bestehenden oder sekundär aufgetretenen akuten Erkrankungen gefahndet werden (Tab. 19.**10**).

Tabelle 19.**10** Auslösende Ursachen der Stoffwechselentgleisung bei 472 Kranken der Universitätskliniken Frankfurt am Main mit Coma und Praecoma diabeticum (1945–1969)

unerkannter Diabetes mellitus	124	(26%)
falsche Diabetesbehandlung	179	(38%)
– unzureichende Insulintherapie	101	(21%)
– fehlerhafte Diätanwendung	57	(12%)
– falsche Therapiewahl	21	(5%)
Insulinresistenz	3	(0,5%)
Entzündungen, Infektionskrankheiten	90	(19%)
Gefäßerkrankungen	27	(6%)
Verletzungen, Operationen	9	(2%)
Gravidität, Abort	3	(0,5%)
sonstige Ursachen	10	(2%)
unerkannte Ursachen	27	(6%)
Summe	**472**	**(100%)**

Diagnose

Fremdanamnese und Kardinalsymptome: Nach kurzer Fremdanamnese bei bewußtseinsgetrübten Patienten mit Hinweisen auf die o. g. typischen subjektiven und objektiven Prodrome wird man nach rasch orientierender Untersuchung mit den o. g. Befunden, wie insbesondere den Kardinalsymptomen Exsikkose, tiefe Kußmaul-Atmung und Acetongeruch der Atemluft, die Diagnose auch außerhalb der Klinik in der Wohnung des Patienten, im günstigsten Falle mit Schnelltesten, sichern können.

Der **Nachweis von Ketonkörpern** im Urin mit Schnelltesten (z. B. Ketostix und Acetesttabletten) ist auch bei deutlich positivem Ausfall wegen der hohen Ketonkörperanreicherung im Urin kein Beweis für eine starke Blutketoazidose, wie auch eine Azidoseatmung (Kußmaul-Atmung) nicht Ketoazidose bedeutet, da auch spontane Laktazidosen und Vergiftungen (z. B. Salicylate) zu einer Azidoseatmung führen können. Die Ketoazidose wird durch den Tränenketontest (6, 21) oder den Plasmaketontest, der auch durch Verdünnung des Plasmas semiquantitativ durchgeführt werden kann (9), erfaßt und gesichert (Tab. 19.**11**–19.**13**).

Tabelle 19.**11** Tränenketontest (nach Berger) (falls positiv, meist starke Ketonämie mit dekompensierter metabolischer Ketoazidose, pH 7,3)

– Urinketonkörper-Teststreifen (z. B. Ketostix)
– Einlegen in medialen unteren Konjunktivalsack
– belassen, bis ganze Reaktionszone angefeuchtet
– ablesen nach 30 s
– Beurteilung: im Reizsekret mittelstarke bis starke Anzeige von Ketonkörpern (= violette Verfärbung) = erhebliche Blutketose (meist dekompensierte metabolische Azidose, pH 7,3)
– Ausnahme: seltene alkoholinduzierte Ketose – auch ohne Azidose

Tabelle 19.**12** Plasmaketontest (nach Berger)

– 5 ml Heparin- oder Citratblut entnehmen
– absetzen lassen oder zentrifugieren
– Ketostix-Streifen in Plasmaschicht eintauchen oder 1 Tropfen Plasma auf Acetest-Tablette
– nach 2–3 min Reaktion ablesen:
– violette Färbung = erhebliche Blutketose
(Ketontest in dieser Form innerhalb 30 min nach Blutentnahme durchführen, da für die Reaktion ausschlaggebende Acetessigsäure flüchtig ist)

Dabei ist zu beachten, daß, wie bereits dargestellt, der wichtigste Ketonkörper, die β-Hydroxybuttersäure, mit der Nitroprussidreaktion (Ketostix, Acetesttabletten) nicht erfaßt wird. So kann, wenn β-Hydroxybutyrat der wesentliche oder ausschließliche Ketonkörper bei der Entgleisung ist, die Farbreaktion trotz Vorliegens einer schweren Ketoazidose negativ oder schwach positiv sein, was u. U. zu irreführenden Unterschätzungen des Ketoazidosegrades führt. Ungünstigenfalls wird sogar eine Laktazidose angenommen, besonders dann, wenn das Krankheitsbild nur mit einer mäßiggradigen Hyperglykämie einhergeht. Auch eine starke Hyperlipidämie kann zu einer unvollständigen Nitroprussidreaktion, d. h. ungünstigenfalls zu „falsch negativen" oder „gering positiven" Ergebnissen, führen.

Tabelle 19.**13** Plasmaacetontest (semiquantitativ, nach Bradley)

- benötigt 2 ml Plasma oder Serum (Röhrchen Nr. 1)
- in 3 Reagenzgläsern (Nr. 2–4) je 0,5 ml Aqua dest. vorlegen
- 0,5 ml unverdünntes Plasma aus Röhrchen Nr. 1 nach Nr. 2, dann mischen
- 0,5 ml von Röhrchen Nr. 2 nach Nr. 3, dann mischen
- 0,5 ml von Röhrchen Nr. 3 nach Nr. 4, dann mischen
- jede Probe (1–4) mit Nitroprussidreaktion* (Ketostix-Streifen oder Acetest-Tabletten) prüfen
- Beurteilung:
  keine Farbreaktion = negativ
  schwach violett = positiv
  mittelstark violett = zweimal positiv
  tiefviolett = dreimal positiv
- Reaktion bei manifester Ketoazidose:
  im unverdünnten Plasma (Röhrchen Nr. 1): dreifach positiv,
  im 1:2 verdünnten Plasma (Röhrchen Nr. 2): zweifach positiv

* β-Hydroxybuttersäure wird nicht erfaßt, d. h., Mischformen von Ketose bei Laktazidose können u. U. nicht erfaßt werden. Hyperlipämie (Plasma milchig-trüb) führt zu unvollständiger Nitroprussidreaktion, d. h. u. U. falsch negativen Ergebnissen.

So werden, wenn möglich, in der Klinik nach rascher Orientierung mit den Teststreifen und Reflektometern neben Blutzuckerbestimmung und den üblichen Routineabnahmen, insbesondere Elektrolyte, Transaminasen, Gerinnungsparameter und Blutgase sowie harnpflichtige Substanzen, in Zweifelsfällen β-Hydroxybutyrat, Acetoacetat sowie Lactat abgenommen und ggf. enzymatisch nachbestimmt.

Bei aller Einschränkung der semiquantitativen Plasmaketonkörperbestimmung ist andererseits erwiesen, daß, wenn die Nitroprussidreaktion im verdünnten Serum oder Plasma stark positiv ist, die Ketonämie und die Ketonurie für Stunden über die Korrektur des Glucosespiegels anhalten.

Nach Abnahme von Blut für die nachträglich durchgeführte Initialdiagnostik (Tab. 19.**17**) wird situationsabhängig zu Hause oder in der Klinik in unterschiedlicher Form mit der Therapie begonnen. In der Klinik dürfen, unabhängig von Leukozytenzahl oder Körpertemperatur, initiale Blut- und Harnkulturen nicht vergessen werden!

Ausgefallene, irreführende Laboratoriumsbefunde: Eine große Zahl der Patienten mit diabetischer Ketoazidose wie auch „hyperosmolarem Koma" zeigt irritierende und u. U. sogar irreführende *Enzymveränderungen*, die bei den behandelnden Ärzten bekannt sein sollten, um diagnostische und therapeutische Fehler zu vermeiden. 20–65% der Patienten zeigen Erhöhungen von Einzelenzymen oder auch kombiniert, wie z. B. Amylase, CPK, Transaminasen und Glucuronidase. Enzymerhöhungen müssen nicht mit abdominellen Beschwerden einhergehen und umgekehrt. Bei bis zu 2/3 der Patienten findet man eine Hyperamylasämie, die bei 15% der Patienten sogar als stark erhöht beschrieben wird. Es zeigt sich jedoch meist keine Lipaseerhöhung, so daß eine Speicheldrüsenisoamylase-Erhöhung angenommen wird. Die CPK-Erhöhung soll mit dem intrazellulären Phosphatmangel in der Initialphase der diabetischen Ketoazidose in Relation stehen.

Häufig findet man eine Kombinationsform mit deutlicher *Lactaterhöhung*. Dabei sind Lactaterhöhungen von über 22,5 mg/dl (2,5 mmol/l) meistens Hinweise auf größeren Volumenmangel mit Minderperfusion und Gewebshypoxie und Ausdruck einer besonders starken Azidose, da die Leber bei pH-Werten unter 7,0 vom Lactatverwer-

ter zum Lactatproduzenten wird. Auch eine Peritonitis kann den Lactatspiegel auf über 54,6 mg/dl (6 mmol/l) ansteigen lassen, was insbesondere beim Vorliegen einer Oberbauchsymptomatik ein sehr verdächtiges Zeichen ist und gegen eine einfache Pseudoperitonitis diabetica spricht (4).

Differentialdiagnose

(Tab. 19.**14**)

Bei schwerkranken oder bewußtseinsgetrübten Patienten muß man – unabhängig davon, ob ein Diabetes mellitus in der Anamnese bekannt ist oder nicht – bei den differentialdiagnostischen Überlegungen neben den akuten Komplikationen des Diabetes mellitus auch das gesamte Spektrum anderer Erkrankungen mit Bewußtseinsstörungen erwägen.

Zu Fehldiagnosen kann es insbesondere dann kommen, wenn eine andere mit Bewußtseinsstörung einhergehende Erkrankung bei schon bestehendem Diabetes auftritt oder gar Ursache für diabetische Komplikationen ist.

Dabei muß bei allen diabetischen Krisen mit einem sekundären **Schädel-Hirn-Trauma** oder **apoplektiformen Bild** durch metabolische oder perfusionsänderungsbedingte Hirnfunktionsstörungen gerechnet werden. Alle diese Patienten können in ihrem schwerkranken Zustand stürzen und sich ein Schädel-Hirn-Trauma zuziehen, was entweder nach Diagnose des „diabetischen Komas" verkannt werden kann oder erst nach Umwegen über die Traumatologie zur Diagnose der eigentlichen diabetischen Komplikationen führen kann.

Eine Übersicht über differentialdiagnostische Hinweise bei akuten Komplikationen des Diabetes mellitus mit Bewußtseinsstörung gibt Tab. 19.**14**.

In einzelnen Fällen, wie z. B. der **alkoholischen Ketoazidose**, kann die endgültige Diagnose erst sichergestellt werden, wenn der Patient bereits wieder von dem akuten Krankheitsbild genesen ist und alle anderen anamnestischen Daten sowie Laborbefunde vorliegen. Da Volumen- und Elektrolyttherapie sowie bei stark erniedrigten pH-Werten auch Bicarbonat parenteral wie bei der diabetischen Ketoazidose eingesetzt werden, bedeutet dies:

Wenn die Differentialdiagnose zwischen alkoholischer und diabetischer Ketoazidose ungeklärt ist, sollte exogenes Insulin niedrig dosiert eingesetzt werden, um beim Vorliegen einer diabetischen Ketoazidose nichts versäumt zu haben (S. 332).

Therapie der diabetischen Ketoazidose und des hyperosmolaren, nichtketoazidotischen Dehydratationssyndroms („hyperosmolares Koma")

▭ **Ziele, Grund- und Vorsichtsmaßnahmen**

Die spezifische Therapie der akuten hyperglykämischen Krisen beim Diabetes mellitus mit oder ohne Ketoazidose ist aus den o. g. Erkenntnissen von den pathogenetischen und pathophysiologischen Veränderungen bei der Entwicklung der Krise abzuleiten und in praktische Therapiemaßnahmen umzusetzen. Über die grundsätzlichen **Therapieziele** besteht weitgehend Einigkeit:

➤ Stabilisierung der Kreislauffunktionen;
➤ Ausgleich des Wasser- und Elektrolytdefizits, womit auch Glucose über das „Sicherheitsventil Niere" wieder ausgeschieden werden kann;

Tabelle 19.**14** Hinweise zur Differentialdiagnose der akuten Komplikationen des Diabetes mellitus

Erkrankung	Hypoglykämie	Diabetische Ketoazidose („ketoazidotisches Koma")	Hyperosmolares. Hyperglykämisches Dehydratationssyndrom („hyperosmolares Koma")	Laktazidose	Alkoholische Ketoazidose
Lebensalter	jedes	jedes	meist über 50 Jahre	jedes	jedes
bevorzugt betroffene Patienten	mit Sulfonylharnstoffen oder Insulin eingestellte Diabetiker	bekannter Diabetes und Erstmanifestation (15%)	häufiger Erstmanifestation (40%)	Diabetiker, insbesondere bei präexistenter Herz-, Kreislauf-, Leber- u. Nierenerkrankung	Alkoholiker, insbes. diabetische
Beginn	plötzlich	1–24 Std.	24 Std.–2 Wochen	1–24 Std.	24–48 Std.
in der Anamnese häufig	instabile diabetische Stoffwechsellage (Brittle-Typ); ausgelassene Mahlzeiten, starke körperliche Anstrengung	Infekte (56%) Phase mit Polyurie, Polydipsie, Erbrechen, Durchfälle, Gewichtsverluste	inadäquate Flüssigkeitsaufnahme bei Polyurie, Gewichtsverluste	Herz-Kreislauf-, Lungen-, Leber- u. Nierenerkrankung	mangelhafte Aufnahme fester Nahrung, bei Erbrechen ca. 24–72 Std. nach großen Mengen von Alkohol
vorausgegangene Medikation	Insulin oder orale Antidiabetika, Salicylate, Phenylbutazon	Insulinbedürftigkeit, Alkohol?	Steroide, Thiazide, Antimetaboliten, Hyperalimentation mit Kohlenhydratbelastung	früher häufig unter den Biguaniden Phenformin u. Buformin, unter Metformin sehr selten, meist bei Mißachtung von Kontraindikation	nach Alkoholexzeß, d.h., Alkoholaufnahme ist seit einem od. mehreren Tage gestoppt
Prodrome subjektiv	Zittrigkeit, Müdigkeit, Benommenheit, Gereiztheit, Heißhunger, Kopfschmerzen, Verwirrtheit, Unruhe, Wesensveränderungen usw.	Polyurie, Polydipsie, Anorexie, Erbrechen, Muskelschwäche, Oberbauchbeschwerden (Pseudoperitonitis)	Polyurie, Polydipsie nur z.T., da gestörtes Durstempfinden, Übelkeit, Erbrechen	Übelkeit, Erbrechen, Anorexie, Schwäche, Oberbauchbeschwerden	Übelkeit, Erbrechen, Aussetzen der Alkoholaufnahme, deshalb kaum Alkohol im Blut
objektiv	rasch wechselnde Gesichtsfarbe, Schwitzen, Tachykardie, Hyperreflexie, weite Pupillen	Exsikkose, Tachykardie, Hypotonie, Apathie	Polyurie, Polydipsie nur z. T., Exsikkose	z. T. weite, lichtstarre Pupillen	Somnolenz, Hepatomegalie, Exsikkose
zusätzliche Leitsymptome beim Vollbild	Babinski-Reflex häufig positiv, Paresen, weite Pupillen, motorische Aphasie, Bewußtlosigkeit, Krampfneigung	Somnolenz, Hyporeflexie, pseudoperitonitische Beschwerden	Somnolenz, Hyporeflexie, Krampfneigung	Hyporeflexie, weite Pupillen	-
Atmung	Tachypnoe	tief, schnell (Kußmaul)	primär normal	tief, schnell (Kußmaul)	tief, schnell (Kußmaul)
Acetonfötor	negativ	positiv	negativ	negativ	positiv

Tabelle 19.**14** Hinweise zur Differentialdiagnose der akuten Komplikationen des Diabetes mellitus *(Fortsetzung)*

Erkrankung	Hypoglykämie	Diabetische Ketoazidose ("ketoazidotisches Koma")	Hyperosmolares. Hyperglykämisches Dehydratationssyndrom ("hyperosmolares Koma")	Laktazidose	Alkoholische Ketoazidose
Dehydratation (nach ZVD, Hautturgor)	nein	mäßig bis ausgeprägt	ausgeprägt	normal bis mäßig	mäßig
Puls	tachykard, gut gefüllt	tachykard, flach	tachykard, flach	tachykard, flach	tachykard
Blutdruck	normoton bis hyperton	normoton bis hypoton	normoton bis hypoton	Hypotonie bis Schock	normoton bis hypoton
Diurese	normal	oligoanurisch	oligoanurisch	oligoanurisch	oligurisch
Blutzucker	meist < 45 mg/dl (2,5 mmol/l)	400–800 mg/dl und mehr (22–44 mmol/l)	699 bis > 1000 mg/dl (33–56 mmol/l)	wechselnd hypoglykämisch bis leicht hyperglykämisch	hypoglykämisch bis leicht hyperglykämisch
Glukosurie	+/Ø	++	++	+/Ø	Ø/(+)
Ketonurie	Ø/(+)	+++	Ø/(+)	Ø	+++
Tränenketontest (nach Berger)	Ø	+++	Ø	Ø	+
Plasmaketontest	Ø	+++	Ø	Ø/(+)	+++
Blut-pH	> 7,38	< 7,35	7,35–7,45	< 7,25	7,2–7,3
Plasma-HCO_3	normal	< 18 mmol/l/l (niedrig)	< 18 mmol/l (normal)	< 10 mmol/l (sehr niedrig)	< 18 mmol/l (niedrig)
Plasma-P_{CO_2}	normal	< 35 mm Hg (stark erniedrigt)	< 35–45 mm Hg	< 35 mm Hg	< 35 mm Hg
Serumnatrium	normal	normal bis erhöht	erniedrigt bis normal bis erhöht	normal bis erhöht	
Anionendefizit (anion gap)	normal	gesteigert (meist > 30 mmol/l)	normal	erhöht (> 30 mmol/l)	erhöht (> 30 mmol/l)
Osmolarität im Serum	normal	erhöht (z. T. über 330 mosm/l)	stark erhöht (> 350–450 mosm/l)	normal bis gering erhöht	normal bis erhöht
Lactat	initial normal bis leicht erhöht	erhöht (bis 90 mg/dl = 10 mmol/l)	normal bis leicht erhöht (bis 20 mg/dl = 2 mmol/l)	stark erhöht (90 mg/dl und mehr)	normal bis leicht erhöht (16–32 mg/dl = 1,8–3,6 mmol/l)
Lactat-Pyruvat-Quotient (normal bis 10)	normal	normal bis erhöht (10–20) (80)	normal	20–80	

➤ Behebung des akuten, relativen Insulinmangels und damit Stabilisierung des Energiehaushaltes;
➤ Beseitigung der metabolischen Azidose durch Insulin auf zellulärer Ebene oder im Extremfall auch symptomatisch durch Bicarbonatapplikation;
➤ Behandlung der komaauslösenden Primär- bzw. Begleiterkrankungen wie von Infektionen durch Antibiotika;

➤ insbesondere jedoch Vermeidung zusätzlicher, u. U. therapiebedingter, iatrogener Komplikationen, wie z. B. Hypoglykämie, Hypokaliämie, Volumenüberlastung oder Hirnödem;
➤ Unumgänglichkeit von Intensivüberwachung, -behandlung und -pflege.
Die **Grundmaßnahmen** der Therapie – Substitution von Flüssigkeit, Insulingabe, Elektrolytausgleich, d. h. Kalium-

substitution und evtl. Korrektur der Azidose mit Bicarbonat sowie in jüngster Zeit auch eine eventuelle Substitution von Phosphat – sind unumstritten.

Adaptation an die physiologischen Gegebenheiten: Im Gegensatz zur Situation beim hypoglykämischen Schock sollte man bei der diabetischen Ketoazidose – das gilt auch für das hyperglykämische nichtketoazidotische Dehydratationssyndrom – nicht versuchen, in wenigen Stunden das zu normalisieren, was sich zwar akut als Krise manifestiert, aber allmählich, u. U. in Tagen, entwickelt hat.

Eine rasche Normalisierung mit kurzfristigen Blutzuckerveränderungen über Flüssigkeits- und Elektrolytverschiebungen kann u. U. iatrogen gefährliche Komplikationen verursachen. Die rückläufigen Vorgänge brauchen, um „physiologisch" abzulaufen, Zeit, d. h., die initiale Rehydratation mit Normalisierung der extrazellulären osmotischen Verhältnisse über eine Phase hoher Instabilität der Elektrolytsituation durch Flüssigkeits- und Elektrolytäquilibration kann 2–3 Tage dauern, während die zelluläre Reparation bis zur Normalisierung von Kohlenhydrat- und Fettstoffwechsel und Ausgleich der Elektrolytdefizite bis zu 2 Wochen anhalten kann.

Im folgenden werden die Grundprinzipien der Therapie als Sofortmaßnahmen sowie als intensivmedizinische Behandlung in der Klinik dargestellt und, soweit im vorgegebenen Rahmen möglich, pathophysiologisch begründet. Dabei werden insbesondere Komplikationen unter der Therapie sowie vermeidbare Behandlungsfehler dargestellt. Schematische, grundsätzliche Empfehlungen, insbesondere für den Beginn der Therapie, die im weiteren Verlauf in Abhängigkeit von den individuellen, aktuellen Befunden variiert werden müssen, sollen vor allem unerfahrenen, jüngeren Kollegen eine Hilfe sein; denn Patienten mit „Coma diabeticum" werden überall, nicht nur in großen, gut ausgerüsteten Kliniken mit Intensivstationen, eingeliefert.

Erstmaßnahmen in der Praxis

Sofortiger Beginn: Eine verzögerte Diagnose und damit eine Verzögerung des Therapiebeginns verschlechtert die Prognose entscheidend. Da die Kombination von Hyperglykämie und Hyperketonurie bzw. Hyperketonämie pathognomonisch für die diabetische Ketoazidose ist und sich die klinische Verdachtsdiagnose beim Vorliegen von Exsikkose und evtl. zusätzlichem Acetongeruch der Atemluft, bei tiefer Kußmaul-Atmung, innerhalb von 2 Minuten mit Hilfe von Blutzuckerteststreifen und Teststreifen zum Ketonkörpernachweis weitgehend sichern läßt, ist ein längeres Warten auf exakte Laborwerte nicht notwendig, um mit Sofortmaßnahmen zu beginnen.

Glucosezufuhr: Bei Zweifel an der Diagnose und Verdacht auf eine Hypoglykämie muß, falls keine Schnelltests möglich sind, nach der Blutentnahme sofort Glucose intravenös appliziert werden, um den Patienten im Falle einer Hypoglykämie vor Dauerschäden durch verzögerte Diagnose und Behandlung zu bewahren. Dies hilft differentialdiagnostisch weiter, wenn der Patient z. B. aus der Hypoglykämie erwacht, und schadet andererseits einem hyperglykämischen Patienten nicht.

Nach den diagnoserelevanten Erstmaßnahmen in der Praxis (Tab. 19.**17**), die mit der Weiterleitung an die Klinik u. U. von lebensrettender Bedeutung sein können, muß der erste hinzugezogene Arzt umgehend – schon vor dem Transport in die Klinik – mit der Volumensubstitution in Form einer Infusion mit physiologischer Kochsalzlösung oder einem Plasmaexpander (ca. 160–200 Tropfen/min) beginnen.

Insulin: Bei den heute im allgemeinen bestehenden schnellen Transportmöglichkeiten in die Klinik (u. U. Hubschrauber) wird eine initiale Insulintherapie häufig nicht durchgeführt, da Insulingabe ohne aktuellen Kaliumwert u. U. gefährlich sein kann.

Nur bei sehr langer Transportdauer, bedrohlichem Zustand und weitgehend klarer Diagnose – bekannter Diabetes, typische klinische Symptomatik – ist es angebracht, nach Sicherstellung einer Blutprobe eine Insulinbehandlung mit einer Einzelapplikation von ca. 12–20 IE Regulärinsulin intramuskulär einzuleiten.

Natürlich sollte dies, wie auch eine eventuelle Glucosegabe aus differentialdiagnostischen Gründen (s. u.), der Klinik mitgeteilt werden, und vorher abgenommene Blutproben sollten sicher übergeben werden.

Verzicht auf Bicarbonat: Auch vor der sofortigen Bicarbonatgabe im Notarztwagen muß gewarnt werden, weil dadurch u. U. ein bestehender Kaliummangel noch auf dem Transport bedrohliche Ausmaße mit allen seinen Komplikationen (Herzrhythmusstörungen) erreichen kann.

Patientenverlegung: Kleinere Kliniken ohne Intensivstation und gut ausgestattetes Notfallabor (Blutgasanalysen, Osmometer usw.) und ohne Möglichkeit, enzymatisch Lactat und β-Hydroxybutyrat zu bestimmen, sollten sich nicht scheuen, den Patienten nach Erstversorgung mit Notarztwagen oder Hubschrauber in größere Zentren zu verlegen.

Intensivtherapie

Im Hinblick auf Initialkomplikationen und die unter der Therapie drohenden Komplikationen ist der Patient in jedem Fall einer intensivmedizinischen Behandlung zuzuführen. Bei den therapeutischen Maßnahmen unterscheidet man:
➤ allgemeine intensivmedizinische Maßnahmen,
➤ spezielle Therapie der diabetischen Ketoazidose sowie Besonderheiten bei der Therapie des hyperosmolaren Komas – gezielte Komatherapie.

Wie bei allen krisenhaften Erkrankungen hat hier ein rasches, planmäßiges Einsetzen der allgemeinen intensivmedizinischen Maßnahmen wie auch der speziellen Therapie, u. U. unter Bezugnahme auf Checklisten, zu erfolgen. Da die allgemeinen intensivmedizinischen Maßnahmen sich gleichen, werden sie, obwohl sie parallel zu den spezifischen therapeutischen Maßnahmen der einzelnen Krisen durchzuführen sind, zuerst abgehandelt.

Allgemeine intensivmedizinische Maßnahmen

Die bei der Aufnahme eines solchen Patienten auf der Intensivstation möglichst rasch koordiniert durchzuführenden Maßnahmen sind in Tab. 19.**17** dargestellt.

Überwachungsmaßnahmen, Volumensubstitution, Nasensonde und Magenschlauch: An erster Stelle steht die Herstellung eines Venenzuganges. Bei einem solchen Patienten, bei dem sich häufig Kreislaufzentralisation mit kontrahierten Venen findet, sollte man nicht, wie immer wieder zu beobachten ist, durch mehrfach mißglückte Versuche, einen zentralvenösen Venenkatheter zu legen, kostbare Zeit bis zum Therapiebeginn verlieren. Statt dessen wird ggf. sofort über einen vorläufigen, peripheren Venenzugang Blut für die Initialdiagnostik abgenommen und mit der Volumensubstitution in Form von physiologischer Kochsalzlösung begonnen. Parallel dazu wird ein EKG-Monitor angeschlossen, der neben Rhythmusstörungen Hinweise für Hypo- oder Hyperkaliämie im EKG ermöglicht. Alle üblichen Intensivüberwachungsmaßnahmen, wie Kontrolle von Puls und Blutdruck, Harnproduktion sowie Atemfrequenz, erfolgen mindestens stündlich; es wird mindestens 6stündlich bilanziert.

Bereits bei P_{O_2}-Werten von unter 80 mm Hg sollten über eine O_2-Nasensonde 2–4 l Sauerstoff pro Minute appliziert werden, um eine Verstärkung der Azidose durch erhöhten Lactatanfall bei peripheren Mikrozirkulationsstörungen und Hypoxämie zu vermeiden.

Bei schwerer Hypotonie oder gar Schockzeichen sollte man in jedem Fall unter Kontrolle des zentralvenösen Druckes, spätestens wenn sich die Kreislaufverhältnisse nach 1–2 l Volumengabe nicht deutlich gebessert haben, zusätzlich Plasmaexpander, Humanalbumin oder Plasmaproteinlösungen, ggf. auch Blutkonserven applizieren. Neben dem Legen eines Blasenkatheters als Bilanzierungshilfe und um am Wiedereinsetzen der Urinproduktion exakt den Therapieerfolg ablesen zu können, sollte vor allem bei bewußtseinsgetrübten Patienten ein Magenschlauch gelegt werden, um insbesondere bei ketoazidotischen Patienten im Hinblick auf die ausgeprägte Magenatonie mit erheblicher Sukkusansammlung und der Gefahr des Erbrechens durch Dauerdrainage eine Aspiration zu vermeiden. Bereits in dieser Phase sollte eine röntgenologische Thoraxkontrolle erfolgen, um einerseits die Lage des Zentralvenenkatheters zu kontrollieren und andererseits eine Vergleichsaufnahme für evtl. später auftretende pulmonale Komplikationen zu haben.

Antibiotika: Im Hinblick auf die hohe Quote von Ketoazidosen im Zusammenhang mit Infektionen (56%) und die Tatsache, daß häufig eine Leukozytose mit oder ohne Vorliegen von Infekten besteht und auch Infektionen trotz Hypothermie und Normaltemperatur vorkommen können, sind – nach Abnahme von Blut-, Harn- und evtl. Sputumkulturen – Antibiotika einzusetzen.

Neben den üblichen Maßnahmen, wie Lagerung, Dekubitusprophylaxe, Wärmeschutz und Pneumonieprophylaxe, kommt der **Thromboseprophylaxe**, insbesondere auch bei den Patienten mit hyperosmolarem, hyperglykämischem Dehydratationssyndrom oder mit Hinweisen auf thromboembolisches Risiko in der Anamnese, eine besondere Bedeutung zu. Große Statistiken zeigen, daß bei 33°/% der letal ausgehenden diabetischen Ketoazidosen eine arterielle Thrombose die Ursache für den Tod des Patienten war. Alle größeren Gefäße, wie Karotiden, Koronar-, Mesenterial-, Becken-, Nieren-, Milzarterien und die A. pancreaticoduodenalis, können betroffen sein; z. T. wurde bei diabetischen Ketoazidosen eine disseminierte, intravasale Gerinnung beschrieben.

Mögliche Ursachen für die Entwicklung der Gefäßthrombosen sind:
➤ starke Dehydratation mit Reduktion des intravaskulären Volumens,
➤ die gesteigerte Blutviskosität (z. T. als Folge erhöhter Serumglobuline),
➤ herabgesetzte Herzleistung in Zusammenhang mit der Azidose,
➤ allgemeine, bei Diabetikern vorzeitige Arteriosklerose in Kombination mit der autonomen Neuropathie,

➤ die bei Diabetikern allgemein und besonders bei Patienten mit diabetischer Ketoazidose abnormal gesteigerte Plättchenaggregation.

Darüber hinaus wurde bei Diabetikern ein erhöhter Faktor VIII sowie ein erhöhter Fibrinogenspiegel bei gleichzeitig herabgesetzter Fibrinolyse beschrieben. Auch durch den hohen Anteil an glykolysiertem Hämoglobin (HbA_1) in den Erythrozyten bei den Diabetikern kann es unter der diabetischen Ketoazidose zu einer zusätzlich gestörten Sauerstofffreisetzung im Gewebe kommen; diese Gewebshypoxie könnte umgekehrt über eine Hyperkoagulabilität Thrombosen induzieren. Das häufig erst nach Einsetzen der Therapie beobachtete Auftreten von Thrombosen kann neben den o. g. Punkten dadurch verursacht werden, daß mit Senkung des Blutglucosespiegels durch Insulin und unter der Flüssigkeitsbehandlung (Rehydratation) durch den osmotischen Effekt der primär erhöhten Glucose mit sinkender Blutglucose das intravaskuläre und extrazelluläre Volumen absinkt (4).

Man vermutet heute, daß diese Gefäßkomplikationen erst nach Krankenhausaufnahme im Zustand einer zunächst unkomplizierten „hyperglykämischen Krise" Stunden oder Tage nach Einsetzen der Therapie auftreten und die Thrombose klinisch in Erscheinung tritt, wenn die biochemische Korrektur der Azidose weitgehend erreicht wurde.

Wenn die Gefäßkomplikationen auch nur z. T. als Folge des Verlaufs und der Therapie innerhalb der Klinik anzusehen sind, bedeutet dies, daß ein Teil durch entsprechende therapeutische Maßnahmen zu verhindern ist.

Insbesondere bei älteren Patienten mit totaler Bewußtlosigkeit und Immobilisation bei starker Hyperosmolarität (von mehr als 330 mosm/l) sollte statt subkutaner die intravenöse Gabe von Heparin erwogen werden.

Überprüfung des Therapieplans: Spätestens alle 2 Stunden sollte nach der Überprüfung des klinischen Befundes bei Vorliegen der aktuellen Laboratoriumsparameter der Therapieplan überprüft werden:
➤ Werden alle Anordnungen durchgeführt?
➤ Laufen die Infusionen?
➤ Welche Therapieänderungen stehen an?

Abdominelle Symptomatik: Da jede medizinische oder chirurgische Erkrankung, die einer diabetischen Ketoazidose als Auslöser vorangeht oder sie begleitet, möglichst rasch diagnostiziert und behandelt werden muß, sollte insbesondere bei Patienten mit akuten abdominellen Schmerzen im Zusammenhang mit einer Ketoazidose wiederholt die abdominelle Symptomatik überprüft werden. Spätestens dann, wenn trotz konsequenter Behandlung der diabetischen Ketoazidose über 3–4 Stunden Schmerz und Zeichen einer peritonitischen Reizung anhalten, sollte erneut der chirurgische Konsiliarius hinzugezogen werden, um nicht einen Patienten zu verlieren, dessen Ketoazidose durch einen intraabdominellen akuten Prozeß ausgelöst wurde. Daneben muß nach anderen Ursachen als Auslöser der Krise, wie z. B. Infektionen – überwiegend Atemwegs- und Harnwegsinfekte – gefahndet werden.

Gezielte Komatherapie

Wasser- und Elektrolyttherapie

Die Wiederherstellung einer adäquaten Zirkulation und Harnausscheidung ist die wichtigste Maßnahme bei diesen hyperosmolaren Patienten mit intravasalem Volumenmangel, Hypotonie, prärenaler Anurie und einem Anstieg harnpflichtiger Substanzen, da der Eintritt eines Schockzustandes bei diabetischen Krisen nachweislich mit einer stark gesteigerten Mortalität einhergeht.

Umfang und Ursachen des Wasser- und Elektrolytverlusts: Das mittlere Flüssigkeits- und Elektrolytdefizit bei der diabetischen Ketoazidose ist beträchtlich. Dabei wird z. T. ein Wasserdefizit von > 10 l angenommen, d. h. ungefähr 10–15°/% des Körpergewichtes oder ca. 100 ml/kg KG; die Hälfte stammt aus dem intrazellulären, die andere Hälfte aus dem extrazellulären Raum. Zum Zeitpunkt der Aufnahme in die Klinik ist der extrazelluläre Flüssigkeitsraum durch den osmotischen Effekt der extrazellulären Glucose (1 mosm/l für jeweils 18 mg/dl = 1 mmol/l) zumindest temporär aufrechtzuerhalten. Durch plötzliches Absinken des Blutzuckerspiegels tritt freies Wasser aus dem extrazellulären Raum in die exsikkierten Zellen ein. Der resultierende Abfall des intravasalen Volumens führt zu oder verstärkt die Oligurie bis zur Anurie; u. U. kommt es zum Schock.

Die großen Elektrolytverluste sind zum einen die Folge der bekannten osmotischen Diurese. Zum anderen sind sie bedingt durch Verluste als Kationen der Ketonkörper. Weiterhin stimuliert Insulin direkt die renale tubuläre Reabsorption von Natrium. Somit ist der Insulinmangel selbst als zusätzlicher direkter Faktor für die großen Elektrolytverluste anzusehen.

Die **Rehydratation** ist damit die wichtigste Maßnahme bei der Behandlung des Coma diabeticum. Damit verbessert sich die Nierenfunktion und das Säure-Basen-Verhältnis. Viele Patienten haben liegende subkutane Insulindepots und auch zirkulierende Insulinspiegel, die jedoch wegen der mangelnden Gewebsperfusion nicht effektiv werden können (4). Allein mit dem sofortigen Beginn der Rehydratation, die in jedem Fall vor der Insulintherapie beginnen sollte, zeigt sich ein Glucose- und Ketonkörperabfall, der nicht allein verdünnungsbedingt ist. So konnte man beobachten, daß bei 38 Patienten mit Ausnahme von 5 Patienten der Blutzucker bereits mit der Rehydratation allein abfiel; bei 80% dieser Patienten zeigte die zusätzliche Gabe von Insulin keinen Effekt auf die Blutzuckersenkungsrate, die vorher beobachtet wurde. Es scheint also, daß die Rehydratation wie Insulin positiv auf die periphere Glucoseutilisation wirkt und zu einer Korrektur der Hyperglykämie führt. Da die normale Nierenfunktion wie ein Sicherheitsventil wirkt, das ohne stärkere Dehydratation den Blutzuckerspiegel nicht über 250 mg/dl (14 mmol/l) ansteigen läßt, ist zu vermuten, daß die Hyperglykämie bei der diabetischen Ketoazidose z. T. eine Folge des Abfalls des renalen Blutflusses ist. Umgekehrt führt die Rehydratation bei ketoazidotischen Patienten mit Wiederherstellung des renalen Blutflusses zu einem starken Verlust der Glucose über den Urin und damit zu einer Senkung des Blutglucosespiegels in einen Bereich von 200 mg/dl (11 mmol/l). Der blutzuckersenkende Effekt unter der Behandlung einer diabetischen Ketoazidose ist somit nicht allein Folge der insulininduzierten Steigerung der peripheren Glucoseaufnahme, sondern auch Folge der gesteigerten Glucoseverluste über die wiedereinsetzende Urinproduktion. Es gibt sogar Untersuchungen, die zeigen, daß die Insulinverabreichung zwar die Rate der hepatischen Glucoseproduktion herabsetzt, aber wenig oder kaum Effekt auf die periphere Glucoseutilisation bei ketoazidotischen Patienten hat. Der Hauptmechanismus für die Senkung der Glucose in diesem Zustand scheint somit die renale Glucoseausscheidung zu sein. Damit ist der Abfall der Blutglucose-

konzentration während der Behandlung der diabetischen Ketoazidose ein Indikator für eine hinreichende Rehydratation und damit hinreichende renale Durchblutung. β-Hydroxybutyrat wird gleichfalls im Urin ausgeschieden, weshalb sein Abfall parallel zu dem des Blutzuckers während der Behandlung der diabetischen Ketoazidose verläuft. Auch die primäre oder sekundäre Erhöhung der gegenregulatorischen Hormone wie Cortisol, Adrenalin, Glucagon und Wachstumshormon bei der diabetischen Ketoazidose ist durch Rehydratation allein weitgehend zu beheben (4).

Dies alles unterstreicht die Wichtigkeit der raschen Rehydratation als erste Maßnahme.

Unterschiedliche Auffassungen bestehen jedoch bezüglich der **Art der zuzuführenden Flüssigkeit:**

Da bei der diabetischen Ketoazidose und verstärkt beim hyperosmolaren, nichtketoazidotischen Dehydratationssyndrom eine massive hypertone Dehydratation besteht, liegt es auf den ersten Blick nahe, hypotone Lösungen zu geben, wie es lange geübt wurde. Wegen der Gefahr der Entstehung eines Hirnödems und eines Volumenmangelschocks unter der Therapie durch zu raschen Abfall der extrazellulären Osmolarität und des kolloidosmotischen Drucks und der Gefahr eines Dysäquilibriums wird inzwischen in der Regel der Gebrauch von physiologischer Kochsalzlösung zur initialen Rehydratation vorgeschlagen. Nachweislich ist halbisotone Kochsalzlösung nur etwa 40% so effektiv wie isotone Kochsalzlösung, um den intravasalen Volumenmangel soweit wie möglich auszugleichen, d. h., in dieser Situation ist in jedem Fall isotone Kochsalzlösung vorzuziehen.

Bei mangelndem Ansprechen des ZVD ist die Volumengabe in Form von Plasmaexpandern und Albuminlösungen zu erwägen.

Steigt das **Serumnatrium** unter der initialen Rehydratation mit isotoner Kochsalzlösung auf mehr als 355 mg/dl (155 mmol/l), wird auf halbnormale Kochsalzlösung übergegangen, und bei hinreichendem Blutzuckerabfall wird schließlich auf die Infusion von 5%iger Glucoselösung mit 0,45%iger Kochsalzlösung (Halbelektrolytlösung) gewechselt. Diese Form des Flüssigkeitsersatzes führt, insbesondere wenn sie zu rasch erfolgt, zu einer Natriumretention und zu einem „Insulinödem" einige Tage nach Beginn der Therapie. Bei Patienten mit normaler Nierenfunktion ist zu verstehen, daß dieses Phänomen nicht allein Folge einer überschießenden Natriumchloridapplikation sein kann. Eine Vielfalt von Faktoren spielt hierbei eine Rolle. Da es eher zu hypotonen Flüssigkeitsverlusten während der Entwicklung einer Ketoazidose kommt, verlieren nahezu alle Patienten mehr Wasser als Natrium. Obwohl man unter diesen Umständen eine Hypernatriämie erwartet, ist zunächst das Natrium durch die gleichzeitige Hyperglykämie – pro 100 mg/dl (5,6 mmol/l) Blutzuckererhöhung ca. 8 mg/dl (3 mmol/l) – erniedrigt. Da der Blutzucker durch adäquate Rehydratation über die renale Ausscheidung gesenkt wird, kann eine vorher existierende Hypernatriämie demaskiert werden. Somit handelt es sich um eine Demaskierung und nicht um eine überschießende Verabreichung. Darüber hinaus besitzt Insulin selbst einen antinatriuretischen Effekt. Auch die Antinatriurese durch Alkalisation sowie das verzögerte Effektivwerden der initial z. T. stark erhöhten Renin- und Aldosteronspiegel kann die Hypernatriämie verstärken (Abb. 19.**5**). Es hat sich jedoch gezeigt, daß diese Natriumretention, evtl. bis zum klinischen Ödem, sehr schnell auf Furosemidapplikation anspricht und sich auch unbehandelt

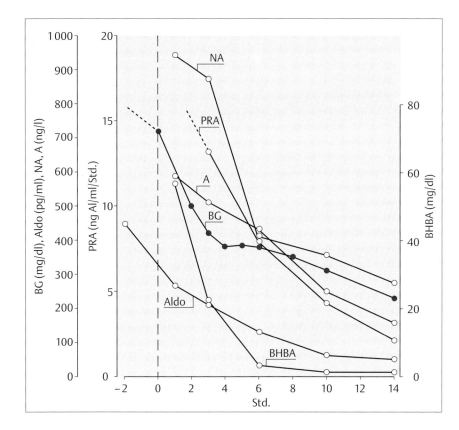

Abb. 19.**5** Diabetische Ketoazidose beim selben Patienten wie in Abb. 19.4, mit physiologischer Kochsalzlösung und Insulinbolus anbehandelt. Verhalten von Blutzucker (BG; mg/dl), β-Hydroxybutyrat (BHBA; mg/dl), Noradrenalin (NA; ng/l), Adrenalin (A; ng/l), Plasmareninaktivität (PRA; ng AI/ml/ Std.) und Aldosteron (Aldo; ng/ml) im Serum vor (−2–0 Stunden) sowie unter kontinuierlicher niedrigdosierter Insulintherapie (6–3 IE Altinsulin/Std. per Infusion) sowie Volumen-Elektrolyt-Substitution (Volumendefizit > 6000 ml) auf der Intensivstation.

innerhalb von 24–48 Stunden normalisiert. Man sollte also nicht zögern, initial isotone Kochsalzlösung zu applizieren, um das intravasale Volumen zu erhalten, selbst auf das Risiko einer vorübergehenden leichten Hypernatriämie hin. Das Vorhandensein einer Hyponatriämie (weniger als 310 mg/dl = 135 mmol/l) vor oder besonders während der Therapie kann Hinweis auf eine drohende Entwicklung eines Hirnödems sein, was besonders bei Kindern gut dokumentiert wurde. Als Folge der Kochsalzinfusion kann es zu einer hyperchlorämischen metabolischen Azidose kommen, was sich auch dann, wenn die Ketoazidose durch Insulintherapie nahezu normalisiert ist, in niedrigen Bicarbonatkonzentrationen und einer normalen „anion gap" (Natrium − $[Cl+HCO_3]$) = 18–28 mg/dl (8–12 mmol/l) ausdrückt. Auch hier handelt es sich um einen vorübergehenden Zustand ohne Folgen für den Patienten (4).

Praktische Durchführung der Volumensubstitution: Die *erste Maßnahme praktischen Arztes* besteht im Anlegen einer Infusion mit physiologischer Kochsalzlösung oder Plasmaexpander (ca. 160–200 Tropfen/min). Innerhalb der 1. Stunde sollte 1 l physiologische Kochsalzlösung angesetzt werden, danach 500 ml/Std.

In der Klinik wird man durch das ZVD die Flüssigkeitssubstitution exakt steuern. Nach Ansteigen des ZVD auf über 10 cm sollte die Flüssigkeitszufuhr stark gedrosselt werden. Besteht jedoch nach 4–5 l anhaltend eine Hypotonie mit niedrigem ZVD, so sind Plasmaexpander indiziert (Tab. 19.**17**).

Bei *Kindern sollte die initiale Infusionsrate bei 20 ml/ kg Körpergewicht* pro Stunde unter ZVD-Kontrolle liegen; nach Auftreten einer deutlichen Urinproduktion wird auf 10 ml/kg Körpergewicht reduziert.

Natriumbestimmungen in 2- bis 4stündigen Abständen ermöglichen ein rechtzeitiges Umsteigen auf Halbelektro-

lytlösungen oder bei Natriumwerten von über 380 mg/dl (165 mmol/l) auf 2,5%ige Glucoselösungen. Xylit, Sorbit und Fructose sind wegen der Gefahr einer zusätzlichen Hyperlaktatämie sowie eines Hirnödems zu vermeiden. Weitere Einzelheiten des Wasser- und Elektrolythaushaltes werden im Rahmen der Gesamtbetrachtung (s. auch S. 316 f.) besprochen.

Insulintherapie

Die Empfehlungen bezüglich der Insulindosierung und -applikationsform waren in den früheren Jahren besonders uneinheitlich.

Eigenschaften des Insulins: Bewußt bleiben sollte die sehr kurze Halbwertszeit von intravenös appliziertem Insulin mit 4–5 Minuten – nach etwa 45 Minuten zirkulieren weniger als 1°/% von 100 IE, als Bolus gegeben, also nur noch 1 IE.

Eine kontinuierliche Insulinapplikation entspricht deshalb am ehesten den physiologischen Bedingungen einer Insulinsekretion.

Dabei ist zu beachten, daß Insulin in hohem Maße an den Oberflächen absorbiert wird; dies kann zu Verlusten von bis zu 70% der applizierten Menge führen. Deshalb kann 1%ige Albuminlösung oder unverdünnte Haemaccel-Lösung als Träger für das über Plastikspritzen im Perfusor infundierte Insulin verwendet werden, um die Absorption von Insulin an Plastik oder Glas zu vermeiden. Inzwischen wurde sogar aspiriertes Eigenblut des Patienten als Absorptionsschutz vorgeschlagen.

Insulindosierung und -resistenz: Das Hauptziel der Insulinverabreichung ist die Herabsetzung der hepatischen Glukoneogenese und die Hemmung der Lipolyse.

Es gibt keine Hinweise, daß sich die niedrigdosierte kontinuierliche Insulintherapie von der hochdosierten Insulintherapie bezüglich des blutzuckersenkenden Effektes, der Schnelligkeit der Azidosekorrektur während der Therapie oder der Häufigkeit der Entwicklung eines Hirnödems unter der Therapie unterscheidet.

Die Frage der Insulinresistenz wird auch heute immer wieder intensiv diskutiert. Schwere Insulinresistenzen durch Antiinsulin-Antikörper wurden nur selten als Ursache einer Ketoazidose beschrieben. Mildere Formen der Insulinresistenz werden häufiger beobachtet, verschwinden jedoch im allgemeinen, wenn die Ketoazidose erfolgreich therapiert wurde. Ob die Resistenz sekundär Folge der Azidose oder aber Folge der hohen Spiegel an Streßhormonen ist, ist nicht geklärt. Infektionen scheinen möglicherweise über die gegenregulatorischen Hormone eine gewisse Resistenz zu verursachen. Insulinantikörper werden durch den größeren Reinheitsgrad moderner Insuline wohl immer seltener ein Problem sein. Auch bei Hypothermie kommt es zu einer gewissen Insulinresistenz. Alternativ zur intravenösen Applikation stehen die subkutane Insulininjektion mit einer Halbwertszeit von 4 Stunden und die intramuskuläre mit einer Halbwertszeit von 2 Stunden zur Verfügung. Dabei beinhalten beide Applikationsformen das Risiko einer Akkumulation von Insulin durch Liegenbleiben unerwünschter Gewebedepots bei Störung der Mikrozirkulation.

Bekanntlich lassen sich jedoch nach einer Initialdosis von 10–12 IE intravenös und anschließend einstündlichen Gaben von 4–6 IE intramuskulär effektive Plasmainsulinspiegel im Bereich von 60–100 µE/ml aufbauen. Interessanterweise konnte man zeigen, daß die freien Insulinspiegel, die unter einer intramuskulären „Low-dose-Insulinapplikation" erreicht wurden, unabhängig davon waren, ob der Patient Insulinantikörper zeigte oder nicht (4).

Zur Zeit hat sich folgendes **Vorgehen** bei der Insulinapplikation bewährt (Tab. 19.**17**):

Bei Erwachsenen: initiale intravenöse Bolusgabe von 10 IE (ca. 0,15 IE/kg Körpergewicht), gefolgt von 6–8 IE/Std. (0,1 IE/kg Körpergewicht/Std.) im Perfusor, in 1%iger Albuminlösung oder unverdünntem Haemaccel, kontinuierlich intravenös. Bei fehlendem Ansprechen auf die Therapie Verdopplung der Dosis alle 1–2 Stunden bis zu befriedigendem Ansprechen, d. h. Abfall des Blutzuckers um ca. 150–100 mg/dl/Std. (8,3–5,6 mmol/l) (Abb. 19.**6**). Dabei sollte der Blutzucker innerhalb der ersten 6 Stunden auf keinen Fall um mehr als 50% abfallen (S. 316 f.). Alternativ kann in Ausnahmesituationen – kein Insulinperfusor zur Verfügung oder bei mittleren Ketoazidosen – die intramuskuläre Insulinbehandlung mit initialem intravenösen Bolus von 10–12 IE (ca. 0,15 IE/kg Körpergewicht) Insulin sowie nachfolgender Gabe von 6 IE Altinsulin stündlich intramuskulär praktiziert werden. Bei fehlendem Blutzuckerabfall innerhalb von 2 Stunden sollte jedoch auf eine intravenöse Applikation übergegangen werden.

Bei der Behandlung diabetischer Ketoazidosen von *Kindern* hat sich die niedrigdosierte Insulinbehandlung gleichfalls bewährt.

Dabei werden nach einer initialen „Insulinaufsättigungsdosis" von 0,15 IE/kg Körpergewicht kontinuierlich 0,1 IE Altinsulin pro kg Körpergewicht/Std. zugeführt. Auch hier wird bei fehlendem Ansprechen die applizierte Insulindosis alle 2 Stunden verdoppelt, bis ein befriedigendes Ansprechen registriert werden kann. Aber auch die intramuskuläre Insulinbehandlung hat sich bei Kindern bewährt. Man appliziert initial 0,25 IE Altinsulin/kg Körpergewicht intramuskulär, gefolgt von 0,1 IE Altinsulin/kg Körpergewicht in stünd-

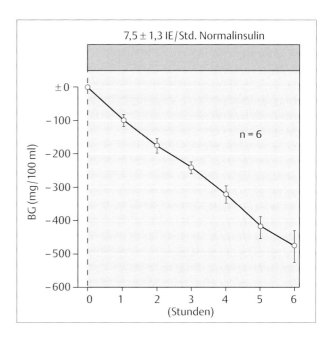

7,5 ± 1,3 IE/Std. Normalinsulin

n = 6

BG (mg/100 ml)

(Stunden)

Abb. 19.6 Absoluter Blutzuckerabfall unter niedrigdosierter Insulinzufuhr (in Haemaccel über Perfusor) bei krisenhafter hyperglykämischer Stoffwechselentgleisung des Diabetes mellitus.

lichen Intervallen. Auch hier gilt: Wenn der Blutzucker innerhalb von 2 Stunden nicht ausreichend abfällt, muß auf die intravenöse Applikation übergegangen werden (4).

Auf keinen Fall sollte der Blutzucker auf Werte unter 250 mg/dl (14 mmol/l) absinken, da dann die Gefahr eines Hirnödems durch Dysäquilibrium droht.

In diesem Falle sollte die Insulindosis auf 1,2–0,6 IE/Std. und weniger reduziert werden. Der Blutzucker läßt sich häufig innerhalb von 4–6 Stunden auf Werte um 250 mg/dl senken. Der totale Azidoseausgleich durch Angriff von Insulin auf zellulärer Ebene erfolgt im allgemeinen nicht vor der 12. Stunde. *Keinesfalls sollte die Insulingabe total unterbrochen werden,* sondern wenn nötig im weiteren Verlauf der Komabehandlung bei Blutzuckerwerten zwischen 300 und 250 mg/dl (17–14 mmol/l) stark reduziert werden. Einerseits soll damit die Entwicklung eines Hirnödems vermieden werden; andererseits ist eine Weiterbehandlung mit niedrigen Insulindosierungen im Hinblick auf die Ketose wichtig. Es ist eindrucksvoll, wie β-Hydroxybuttersäure – als bester Indikator der Ketoazidose – nach zwar reduzierter, aber nicht gestoppter Insulinzufuhr über das Ende des Blutzuckerabfalls hinaus weiter bis in den Normalbereich abfällt (Abb. 19.**7**). In Einzelfällen von Insulinresistenz, wie man sie bei Infektionen oder Pankreatitis gelegentlich beobachtet, wird die Insulininfusionsrate ggf. weiter, z. B. bis auf 0,6 IE/ kg Körpergewicht/Std. und mehr, gesteigert.

In jedem Fall hat sich die Insulindosis am Verhalten der Blutglucose zu orientieren.

Nach ausreichendem Blutzuckerabfall sollte ein Niveau um 250 mg/dl über 24 Stunden gehalten werden (z. B. mit ca. 1,2–0,6 IE/Std. kontinuierlich intravenös und weniger oder alternativ 5 IE Altinsulin 2stündlich intramuskulär).

Kalium

Ausmaß des Kaliumdefizitis: Im Laufe der Entwicklung einer diabetischen Ketoazidose kommt es neben Natrium-,

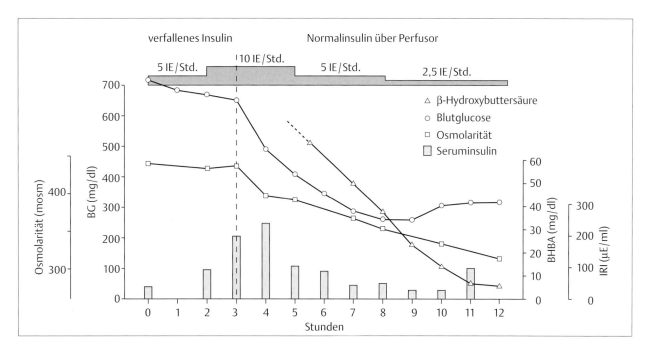

Abb. 19.7 Niedrigdosierte kontinuierliche Insulinbehandlung einer 14jährigen Patientin mit ketoazidotischem Coma diabeticum (Erstmanifestation). Verhalten von Blutglucose, β-Hydroxy-butyrat, Osmolarität und der gemessenen Seruminsulinspiegel. IRI = immunreaktives Insulin.

Chlor- und Phosphatverlusten zu starken Kaliumverlusten, die zu gefährlichen Komplikationen unter der Therapie führen können. Obwohl nur bei 4–10°/% der diabetischen Ketoazidose das Serumkalium initial bei der Aufnahme erniedrigt ist, wird ein totales Kaliumdefizit von bis zu 40 g (1000 mmol) angenommen, d. h., das totale Gesamtkörperkaliumdefizit beträgt mindestens 200 mg (5 mmol)/kg Körpergewicht; oft werden größere Defizite vermutet. Sie stehen jedoch meist in keinem Verhältnis zu dem initialen oder mittleren Serumkaliumwert, der bei der Aufnahme um 175 mg (4,4 mmol/l) liegen soll. Die häufig relativ hohen initialen Serumkaliumwerte sind Ausdruck der Tendenz in der metabolischen Azidose, den Übertritt von intrazellulärem Kalium in das Plasma zu erhöhen.

Die initialen Serumkaliumwerte sind somit nur ein unzureichender Indikator für das Ausmaß des intrazellulären Kaliumdefizits. Ein niedriger initialer Serumkaliumspiegel ist in jedem Fall ein Hinweis auf ein besonders großes Gesamtkörperkaliumdefizit. Dies wird klinisch manifest, wenn man dies nicht durch rasche konsequente Kaliumsubstitution verhindert.

Klinische Auswirkungen: Die Hypokaliämie kann asymptomatisch bleiben, aber auch zu Magen-Darm-Atonien bis zum paralytischen Ileus, zur Muskelschwäche, insbesondere der Atemmuskulatur, und neben Herzvergrößerung zu Herzversagen, insbesondere jedoch auch zu Herzrhythmusstörungen führen.

Initial ist bei der diabetischen Ketoazidose der Kaliummangel häufig maskiert, da mehr Wasser als Elektrolyte verlorengehen und durch die Azidose eine Verschiebung von Kalium aus dem intrazellulären in den extrazellulären Raum stattfindet. Mit Einsetzen der Therapie in Form von Volumensubstitution und Insulinapplikation kann es in kürzester Zeit zu bedrohlich manifesten Hypokaliämien kommen, vor allem dann, wenn vorschnell gleichzeitig eine stärkere Azidose mit Bicarbonat behandelt wird.

Mechanismen des Abfalls: Der Abfall des Serumkaliums in sehr starkem Ausmaß mit Einsetzen der Therapie wird durch folgende Mechanismen verursacht:
➤ Verdünnung durch Rehydratation,
➤ anhaltende oder wiedereinsetzende Kaliumverluste über den Urin,
➤ gesteigerter Kaliumeintritt in die Zellen von Leber und Muskulatur unter der Insulintherapie,
➤ bei der Korrektur der Azidose mit Bicarbonat verstärkter Wiedereintritt von Kalium in die Zelle.

Der Verdünnungseffekt von Serumkalium durch die Rehydratation wird noch durch den sekundären Hyperaldosteronismus, der die initiale Hypovolämie begleitet, begünstigt, wobei es während der Phase der initialen Flüssigkeitssubstitution bei Wiedereinsetzen der osmotischen Diurese zu einer maximalen Natriumretention bei starken Kaliumverlusten über die Niere kommt. 20–30% (2–8 g = 50–200 mmol/24 Std.) des applizierten Kaliums gehen sofort wieder über den Urin verloren. Der gesteigerte Kaliumeintritt in die Zellen von Leber und Muskulatur unter dem Einfluß von Insulin ist streng dosisabhängig. Unter einer Insulinzufuhr von 10 IE intravenös fällt das Serumkalium um ca. 4 mg/dl (1 mmol/l) ab, während eine kontinuierliche Insulinzufuhr von 2,4 IE/Std. zu einem Abfall des Serumkaliums um nur 2 mg/dl (0,5 mmol/l) führt. Der insulinabhängige Eintritt von Kalium in die Zelle ist also unter der niedrigdosierten Insulintherapie geringer ausgeprägt, und die innerhalb der ersten 24 Stunden zu verabreichende Gesamtmenge an Kalium liegt um mehr als 50% niedriger. Das heißt allerdings auch, daß die Wiederaufstockung des Gesamtkörperkaliums in der ersten Phase der Low-dose-Insulinbehandlung geringer ist.

Substitution: Aus diesem Grunde sollte Kalium, wenn orale Applikation wieder möglich ist, für wenigstens 7–10 Tage in einer Dosis von 2,4–3,9 g (60–100 mmol) Kaliumchlorid retard/Tag zusätzlich verabreicht werden. Auch an die diätetischen Möglichkeiten ist zu denken. So enthalten 100 ml Orangensaft immerhin 0,2 g (5 mmol) Kalium.

Besonders zu beachten ist auch der Effekt einer Azidosebehandlung mit Bicarbonat bei der diabetischen Ketoazidose, da dann Kalium rasch in verstärktem Ausmaß im Austausch gegen die H-Ionen in die Zelle eintritt.

Auch hier gilt: Je schneller die Ketoazidose korrigiert wird, desto höher ist der Kaliumbedarf in den ersten 8 Stunden der Behandlung. Das heißt, ein Anstieg des ph-Werts um 0,1 entspricht einem Abfall des Kaliums um 2,46 mg/dl (0,63 mmol/l). Aus diesem Grunde sollte bei Bicarbonattherapie die Kaliumzufuhr um jeweils 0,4–0,8 g (10–20 mmol)/100 ml Alkali gesteigert werden. Grundsätzlich ist es das Ziel, das Kalium in der Akutphase in den Normbereich zu bringen und auf diesem Niveau zu halten, d. h. Verluste und Verschiebungen auszugleichen.

In jedem Fall soll initial mit Beginn der Volumen- und Insulintherapie die Kaliumapplikation mit ca. 1 g (25 mmol) Kaliumchlorid/Std. begonnen werden. Auch bei unzureichender Nierenfunktion ist die Kaliumsubstitution nicht – wie fälschlicherweise häufig angenommen – kontraindiziert, da ja von den vier o. g. Mechanismen zur Hypokaliämieentstehung immerhin drei wirksam werden und die ungenügende Diurese häufig prärenal bedingt ist. Mit der Behandlung des Volumenmangels kommt es meist zu einem Wiedereinsetzen der Diurese. Ein Teil des zugeführten Kaliums entfällt ja auch auf die initial angesetzte Volumensubstitution von bis zu 1 l in der 1. Stunde. Somit sollte auch bei geringer Diurese Kalium in einer Dosierung von 0,4–0,8 g (10–20 mmol) innerhalb der 1. Stunde appliziert werden, auch ohne aktuell vorliegenden Kaliumspiegel, der jedoch dann möglichst rasch verfügbar sein sollte, da sich nach ihm die weitere Kaliumsubstitution richtet.

In der Praxis hat es sich bewährt, unter der Volumen- und Insulinapplikation die Kaliumsubstitution nach einem detaillierten Schema zu steuern, welches auch das unterschiedliche Ausmaß der Azidose und die entsprechende pH-Wert-Erniedrigung berücksichtigt (Tab. 19.**17**). Dabei ist es das Ziel, das Kalium zwischen 16 und 20 mg/dl (4–5 mmol/l) zu halten. Die Richtwerte für die Kaliumsubstitution in mmol/Std. in Abhängigkeit vom aktuellen Serumkaliumspiegel und aktuellen Blut-pH sind individuell, auch bezüglich des Körpergewichtes und der Nierenfunktion, zu variieren und ständig anhand der aktuellen Laborparameter neu festzulegen.

Überwachung der Therapie: Die Serumkaliumkontrolle unter der Therapie erfolgt initial 1stündlich, später in der Phase der Stabilisierung 2stündlich, bei Hypo- bzw. Hyperkaliämie jedoch weiterhin 1stündlich (4, 6, 20).

Neben der Serumkaliumkontrolle im engen Intervall ist eine EKG-Monitor-Überwachung indiziert. Sie ermöglicht es neben dem Erfassen und Reagieren auf Rhythmusstörungen, extreme Hypo- und Hyperkaliämien bei 50% der Patienten mit solchen Störungen zu erkennen.

Bei Serumkaliumwerten von über 23 mg/dl (6,0 mmol/l) besteht eine temporäre Kontraindikation gegen weitere Kaliumzufuhr.

Bei Serumkaliumwerten von unter 12 mg/dl (3 mmol/l) ist ausnahmsweise ein temporärer Stopp der kontinuierlichen Insulinzufuhr zu erwägen, und erst bei einem Kaliumwert von über 13–16 mg/dl (3,5–4,0 mmol/l) sollte man erneut mit der Insulinzufuhr beginnen. Bei derartig kontrollierter und gesteuerter Kaliumzufuhr können gravierende Störungen des Kaliumhaushaltes unter der Therapie der diabetischen Ketoazidose weitgehend vermieden werden.

Phosphat

Einfluß von Insulintherapie und gestörter Glucoseverwertung auf den Phosphatabfall: Nur 11% der Patienten mit diabetischer Ketoazidose zeigen initial eine manifeste Hypophosphatämie. Seit mehr als 30 Jahren ist bekannt und

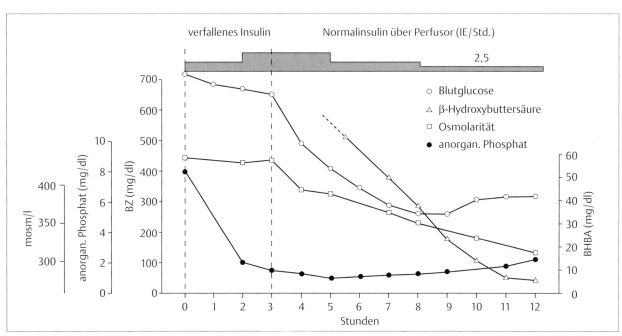

Abb. 19.8 Verhalten des Serumphosphatspiegels (P) vor und unter niedrigdosierter kontinuierlicher intravenöser Insulinbehandlung bei einer diabetischen Ketoazidose (selbe Patientin wie Abb. 19.7) im Vergleich zu Blutglucose (BZ), β-Hydroxybuttersäure (BHBA) und Serumosmolarität.

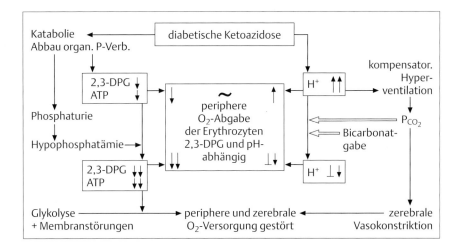

Abb. 19.**9** Bedeutung und Folgen von Phosphatmangel und Azidose sowie einer Bicarbonatbehandlung für die periphere Sauerstoffversorgung bei diabetischer Ketoazidose (nach Kleinberger u. Mitarb.).

gesichert, daß es im Rahmen der Entwicklung einer diabetischen Ketoazidose zu einer Phosphatverarmung des Körpers und damit z. B. auch zu erniedrigtem Phosphatgehalt und ATP-Gehalt der Erythrozyten kommt und daß unter der Therapie der diabetischen Ketoazidose mit Insulin ein starker Abfall der initial z. T. erhöhten Serumphosphatspiegel zu beobachten ist (4).

Durch Membranstörung mit verstärkter Mobilisation aus der Zelle und massiver Katabolie werden leicht mobilisierbare organische Phosphatverbindungen abgegeben. Phosphat tritt vermehrt aus der Zelle aus, so daß die Phosphatkonzentrationen initial vor Therapiebeginn auf Mittelwerte von 7–8 mg/dl (2,3–2,6 mmol/l) und auf mehr als 17 mg/dl (5,5 mmol/l) erhöht sein können. Auch die gestörte Glucoseverwertung, die mit einer verringerten zellulären Phosphataufnahme einhergeht, ist mitverantwortlich. Mit der Hyperphosphatämie kommt es zur Phosphaturie, die zu starken Phosphatverlusten führt. Die Phosphatverluste werden mit 0,02–0,04 g (0,5–1,3 mmol)/kg Körpergewicht, d. h. im Mittel etwa 0,03 g (1 mmol)/kg Körpergewicht, angegeben. Durch die Insulintherapie wird sekundär die Phosphataufnahme in die Muskelzelle wieder begünstigt, und neben dieser erhöhten Phosphataufnahme in die Zelle wird vermehrt Phosphat im Rahmen der insulinabhängigen Phosphorylisation und Produktion von energiereichen Phosphatverbindungen verbraucht. So kommt es dann unter der Insulintherapie ohne Phosphatsubstitution innerhalb weniger Stunden zu einem starken Abfall der Serumphosphatspiegel auf Tiefstwerte von unter 1 mg/dl (0,3 mmol/l) ca. 24 Stunden nach Therapiebeginn (Abb. 19.**8**), die sich z. T. erst nach Tagen normalisieren. Durch die Hypophosphatämie wird trotz Rückganges von Hyperglykämie und Azidose unter der Therapie die 2,3-Diphosphoglycerat-(DPG-)Syntheserate und -Regeneration gestört, da die intrazellulären Phosphatkonzentrationen der Erythrozyten – allein durch Diffusion reguliert – von der Serumphosphorkonzentration abhängen, wobei unter Hypophosphatämie der notwendige Gradient dabei dann nicht erreicht wird (4).

Erst in jüngster Zeit wird die **klinische Bedeutung** der Hypophosphatämien zunehmend erkannt (Abb. 19.**9**) So kann eine Hypophosphatämie von unter 1,0 mg/dl zu einer Reihe von ernsten Störungen des Gewebestoffwechsels und der Organfunktion führen. Schon normalerweise kann ein hochgradiger Phosphatmangel im Rahmen parenteraler Ernährung ohne Phosphatsubstitution zu erniedrigten Phosphatspiegeln mit Parästhesien, Muskelschwäche und

Bewußtseinsstörung führen; die ATP-Konzentration im Myokard ist verringert, was einen negativ inotropen Effekt zur Folge hat.

Beteiligung von DPG: So besteht eine gute Korrelation zwischen den anhaltend niedrigen Phosphatkonzentrationen unter der Therapie einer diabetischen Ketoazidose ohne Phosphatsubstitution und den 2,3-DPG-Spiegeln in den Erythrozyten. Bei einfacher Hyperglykämie ist die Sauerstoffabgabe an das Gewebe durch erhöhtes glykosyliertes Hämoglobin (HbA_1) und den verminderten 2,3-DPG-Gehalt der Erythrozyten reduziert. 2,3-DPG ist ein wichtiger Faktor für die Sauerstoffbindung an das Hämoglobin, da es die Sauerstofffreisetzung im peripheren Gewebe erleichtert. Bei 2,3-DPG-Mangel kommt es zu einer Verschiebung der Sauerstoffdissoziationskurve nach links (Abb. 19.**10**), da durch erhöhte O_2-Affinität Hämoglobin die Sauerstoffabgabe im peripheren Gewebe vermindert wird (4). Mit Senkung des 2,3-DPG-Spiegels in den Erythrozyten und anhaltender Störung der Regeneration von 2,3-DPG ist bei einem Abfall dieses Kofaktors die O_2-Versorgung des peripheren Gewebes ernsthaft gestört. Dieser negative Effekt wird jedoch bei Azidose durch Erhöhung der H-Ionen-Konzentration – dies bedeutet mit pH-Abfall eine Verschiebung der O_2-Dissoziationskurve nach rechts in den günstigeren Bereich – in sinnvoller Weise wieder ausgeglichen; durch diesen sog. „Bohr-Effekt" ist die periphere Sauerstoffversorgung bei Ketoazidose trotz niedriger 2,3-DPG-Spiegel primär ungestört. Stark erniedrigte 2,3-DPG-Konzentrationen führen zu anaerober Glykolyse, und bei Patienten mit diabetischer Ketoazidose sind die Plasmalactatkonzentrationen und der Lactat-Pyruvat-Quotient umgekehrt mit der 2,3-DPG-Konzentration korreliert. Neben dem Phosphatmangel sind die metabolische Azidose und die Hyperglykämie für die verminderte 2,3-DPG-Synthese verantwortlich. So steigert Hyperglykämie per se die Aktivität des Sorbitstoffwechselwegs in den Erythrozyten, verändert das extrazelluläre Redoxverhältnis (Anstieg des NADH-NAD-Quotienten) und senkt die 2,3-DPG-Synthese. Mit einer länger persistierenden Azidose mit Hyperglykämie und damit bedingtem Phosphatmangel wird also die 2,3-DPG-Synthese gehemmt. Der 2,3-DPG-Gehalt der Erythrozyten fällt ab, und die primär durch die Azidose nach rechts verschobene O_2-Hämoglobin-Dissoziationskurve wird wieder in den ungünstigen Bereich nach links verschoben. Auch ein vorschneller Ausgleich der Azidose durch Bicarbonatgabe führt durch Abfall der H-Ionen-Konzentration und Anstieg des pH-Werts zu einer Verschiebung der primär ausgeglichenen Sau-

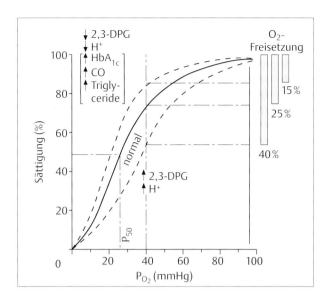

Abb. 19.10 Normale Sauerstoff-Hämoglobin-Dissoziationskurve (dicker Strich). Durch Abfall des 2,3-DPG-Gehalts der Erythrozyten und der H⁺-Ionenkonzentration gesteigerte Sauerstoffaffinität. HbA$_{1c}$, Kohlenmonoxid- und Plasmatriglyceriderhöhung verursachen eine Linksverlagerung der Sauerstoff-Hämoglobin-Dissoziationskurve (aus Ditzel, J.: Acta endocrinol., Suppl. 238 [1980] 39).

erstoffdissoziationskurve in einen ungünstigeren Bereich nach links. Der Bohr-Effekt wird vor einer 2,3-DPG-Regeneration zunichte gemacht. Es resultiert eine verminderte periphere O$_2$-Abgabe vom Hämoglobin. Um die als Folge einer schnellen Korrektur des ph-Werts von z. B. 7,1 in 7,4 auftretende gesteigerte O$_2$-Hämoglobin-Affinität mit den Gefahren der relativen Hypoxämie im peripheren Gewebe auszugleichen, muß das Herzminutenvolumen um das 3- bis 5fache gesteigert werden.

Indikation zur Substitution: Inzwischen konnte man jedoch nachweisen, daß die 2,3-DPG-Spiegel unter Phosphatsubstitution rascher in den Normbereich steigen, womit die Sauerstoffversorgung im peripheren Gewebe gebessert wird. So zeigte sich unter der Therapie der diabetischen Ketoazidose ohne Phosphatsubstitution erst nach 72–96 Stunden eine Normalisierung der 2,3-DPG-Spiegel, während unter Phosphatsubstitution bereits nach 12–24 Stunden eine Normalisierung zu beobachten sein soll. Hier scheint der Serumphosphatspiegel ein limitierender Faktor für die Resynthese von 2,3-DPG zu sein. Aus diesen Gründen wird heute die frühzeitige konsequente Phosphatsubstitution empfohlen. Somit erfordert der Wiederanstieg der 2,3-DPG-Konzentrationen in den Erythrozyten längere Zeit und kann gerade in der akuten Phase, d. h. innerhalb der ersten 12 Stunden, nicht weiter beschleunigt werden.

Zur Zeitüberbrückung werden **additive Maßnahmen** empfohlen, um die periphere Sauerstoffversorgung, ohne die es zwangsweise über eine weitere Anhäufung von Lactat zu einer Verstärkung der metabolischen Azidose kommt, möglichst zu optimieren. Es sollte daher allen Patienten mit diabetischer Ketoazidose unter Beachtung etwaiger Kontraindikationen in den ersten Tagen Sauerstoff über Maske oder Nasensonde zugeführt werden, trotz relativ günstiger Sauerstoffsättigungswerte, da diese kein Ausdruck für eine optimale periphere Sauerstofffreisetzung sind (4).

Grenzen und Gefahren der Substitution: Trotz der theoretischen Begründungen einer Phosphattherapie besteht über die generelle Notwendigkeit keine Einigkeit. Neuere Untersuchungen haben gezeigt, daß die Hypophosphatämie unter der Behandlung der diabetischen Ketoazidose und auch beim hyperosmolaren, hyperglykämischen, nichtketoazidotischen Koma durch Phosphatinfusionen zu vermeiden ist.

Bei Kindern sind und bleiben in der Regel die Phosphatspiegel, möglicherweise als Folge erhöhter Ausgangsspiegel, unter der Therapie auch ohne Substitution normal. Welche Bedeutung deshalb den bei ketoazidotischen Kindern während der Behandlung mit Phosphat auftretenden Hypokalzämien bis zur schweren hypokalzämischen, calciumrefraktären Tetanie zukommt, muß gesondert beurteilt werden. Sicher muß man im Zusammenhang mit einer Phosphatsubstitution durch Kontrolle der Calcium- und Phosphatkonzentrationen die Entwicklung einer Hyperphosphatämie und Hypokalzämie vermeiden.

Klinische Unterschiede im Verlauf sowie in der Ansprechbarkeit auf Insulin ließen sich jedoch in neueren Studien bisher nicht nachweisen.

Praktisches Vorgehen bei der Substitution: Bevor weitere kontrollierte Studien über die optimale Dosierung der Phosphatsubstitution exakte Daten erbracht haben, sollte z. Z. bei Phosphatabfällen auf unter 1,5 mg/dl (0,5 mmol/l), spätestens jedoch bei unter 1,0 mg/dl (0,3 mmol/l) eine Phosphatsubstitution eingeleitet werden. Es sollte mit einer Phosphatsubstitution als Infusion von 0,15 g (5 mmol/l)/Std. (Phosphatfertiglösung: Natriumphosphat Braun, 1 mmol/ml Na⁺, 0,6 mmol/ml PO$_4^{3-}$) begonnen werden. Über das weitere Vorgehen wird nach dem Vorliegen der ersten Phosphatwerte nach spätestens 1 Stunde entschieden. Unter der Phosphatsubstitution sind alle 6–12 Stunden. Calcium und Phosphat zu kontrollieren. Da die Spiegel des freien Calciums stark absinken können, sind evtl. zusätzlich Calciumgaben indiziert. Bei kaliumhaltigen Phosphatlösungen ist selbstverständlich der Kaliumanteil zu berücksichtigen (Tab. 19.**17**).

Zur Frage der Azidosebehandlung durch Bicarbonatgabe

Über die Frage der Bicarbonattherapie – ob, wann und wieviel – herrscht Uneinigkeit. Dabei stellt jede dekompensierte metabolische Azidose, in Abhängigkeit von komplexen Faktoren, im individuellen Falle eine lebensbedrohliche Situation dar, deren Ausmaß im Hinblick auf die z. T. vordergründig nicht erfaßbaren beteiligten Systeme nicht immer zu erkennen ist.

Gefahren der Azidose und kausale Therapie

Wirkung auf kardiovaskuläres System, Leber und ZNS: Die klinischen Folgen einer metabolischen Azidose (Tab. 19.**15**) ohne primären Schock treten meist erst bei einem pH-Wert unter 7,1 auf. Jede stärkere Azidose wirkt negativ inotrop auf das Herz, senkt die Ansprechbarkeit der peripheren Gefäße auf Catecholamine – und damit u. a. den Venentonus –, führt zu Hypotonie und verursacht somit u. U. eine zunehmende Verschlechterung der Kreislaufsituation bis zum manifesten Schock, der nicht mehr zu durchbrechen ist. Neben den deletären Effekten auf das kardiovaskuläre System werden bei pH-Werten von unter 7,1 der Stoffwechsel insgesamt und besonders auch die Leberfunktion erheblich gestört. Es ist nicht geklärt, ob diese Stoffwechselstörung Ursache der häufig anzutreffenden Hypothermie ist. Dabei kann die Leber plötzlich vom Lactatverwerter zum Lactatproduzenten werden, und dieses plötzliche „Umkippen" des Lactatstoffwechsels in der Leber kann zur akuten, absolut irreversiblen Dekompensation des Säure-Basen-Haushaltes führen. Nimmt die Azidose stärkere Ausmaße an (ph-Wert kleiner als 6,8), so kommt es nach der initialen Stimulation des Atemzentrums bei der metabolischen Azidose nun durch direkte Störung des Atemzentrums akut zur Atemdepression, was dann meist mit zentralnervöser Depression aller Funktionen einhergeht. Die z. T. zu beobachtende Hyperchlorämie wird als Folge eines temporären Effektes der Natriumbicarbonatrückresorption in der Niere angesehen. Sichere Hinweise für eine Insulinresistenz der Azidose gibt es bisher nicht.

Tabelle 19.**15** Vor- und Nachteile der Bicarbonattherapie bei der diabetischen Ketoazidose

Behandelte Azidosekomplikationen	Gefahren der Bicarbonattherapie
negative Inotropie periphere Vasodilatation Hypotonie ZNS-Depression Atemdepression Insulinresistenz	Abfall des Liquor-pH-Werts Hypokaliämie Verschlechterung der Sauerstoffhämoglobin-Dissoziation und der O_2-Abgabe in den peripheren Geweben Natriumüberladung Volumenüberladung Rebound-Alkalose

Kausale Therapie: *Es ist unumstritten, daß mit Beginn der Insulinbehandlung die bestehende metabolische Azidose bei der diabetischen Ketoazidose kausal auf zellulärer Ebene durch Hemmung der Lipolyse und Stopp der Ketogenese sowie Verbesserung der Utilisation von Ketonkörpern behandelt wird.* Ein weiterer Anfall von organischen Säuren findet nicht mehr statt. Daß eine solche kausale Azidosekorrektur durch Insulinbehandlung allein möglich ist, wurde nachgewiesen. Mit der gleichzeitigen Volumen- und u. U. auch Sauerstoffgabe über die Nasensonde wird auch eine möglicherweise die metabolische Azidose verstärkende Lactatproduktion im peripheren Gewebe gestoppt; die H^+-Ionen werden mit dem Urin ausgeschieden, und durch Hyperventilation wird CO_2 abgeatmet. Darüber hinaus werden H^+-Ionen auch durch Oxidation der Ketonkörper verbraucht. Damit stellt sich die Frage, ob, wann und in welchem Ausmaß die Bicarbonattherapie eingesetzt werden sollte, wenn die eigentliche kausale Therapie auf zellulärer Ebene bereits die Insulinbehandlung darstellt.

Damit stellt sich die wohl berechtigte Frage, ob Bicarbonat bei der diabetischen Ketoazidose eingesetzt werden soll, wenn es nicht grundsätzlich nützt und häufig sogar schadet.

Gefahren der Bicarbonattherapie und entsprechende Empfehlungen (Tab. 19.**15**)

Die Alkalitherapie in Form von Bicarbonatapplikation beinhaltet Risiken, die gerade bei der metabolischen Azidose der diabetischen Ketoazidose – deren kausale Therapie, wie gesagt, die Insulinbehandlung darstellt – besonders klar herausgestellt wurden und zu jedem Zeitpunkt und damit bei jedem Ausmaß der dekompensierten Azidose vor einer Bicarbonattherapie neu gegenüber den möglichen Vorteilen abgewogen werden müssen.

So wird z. T. unter größerer Bicarbonatgabe über eine **Verschlechterung der Bewußtseinslage** berichtet und als Ursache der nachweisliche paradoxe Abfall des Liquor-pH-Werts, der sogar niedriger als der des Plasmas vor der Therapie sein kann, angenommen. Dieser pH-Abfall tritt zwar auch mit Beginn der Therapie bei nicht mit Bicarbonat behandelten Patienten auf, ist jedoch bei bicarbonatbehandelten Patienten stärker. Als ursächlich wird die unterschiedliche Permeabilität von CO_2 und HCO_3 über die Blut-Hirn-Schranke angesehen. Dabei kommt es unter der Bicarbonatgabe mit dem ansteigenden P_{CO_2} im Plasma, welcher zur „Korrektur" der Azidose im Blut parallel geht, zu einem rascheren Eindiffundieren von P_{CO_2} in den Liquor, wobei HCO_2 langsam eindiffundiert, zumal der Liquorbicarbonatspiegel unabhängig vom Plasmabicarbonatspiegel reguliert wird und nur langsam Veränderungen des Plasmabicarbonats reflektiert. Ähnlich könnte es auch zu einer paradoxen intrazellulären Azidoseverstärkung kommen. Mit der Applikation von Bicarbonat steigt der arterielle pH-Wert; die respiratorische Kompensation der Azidose wird reduziert; es kommt zu einem P_{CO_2}-Anstieg im Plasma und sekundär im Liquor, bevor ein deutlicher Liquorbicarbonatanstieg stattgefunden hat. Damit ist ein Abfall des Liquor-pH-Werts zu erklären.

Kaliumabfall: Unter der Bicarbonatbehandlung kommt es neben dem Austritt von Wasserstoffionen aus den Zellen nachweislich zu einer Begünstigung des insulinabhängigen und damit unter der Insulinbehandlung bereits verstärkten Kaliumeinstroms in die Zelle. Hier gilt: Je schneller die Ketoazidose durch hohe Insulingaben und zusätzlich hohe Bicarbonatgabe korrigiert wird, um so stärker ist der Kaliumabfall. So führt ein mittlerer Anstieg des pH-Werts um 0,1 zu einem Abfall des Serumkaliums (2,46 mg/dl) (0,63 mmol/l), wenn nicht massiv substituiert wird. Das heißt, bei Bicarbonatapplikation ist in jedem Fall die Kaliumzufuhr temporär um zusätzlich 800 mg (20 mmol) pro 100 ml Natriumbicarbonat zu steigern.

Verschlechterung der Sauerstoffversorgung: Die durch den „Bohr-Effekt" bei der Ketoazidose (s. o.) für das Überleben sinnvolle Verschiebung der O_2-Hämoglobin-Dissoziationskurve nach rechts in einen günstigeren Bereich – was den akuten 2,3-DPG-Mangel bei der diabetischen Ketoazidose kompensiert und z. T. zu einem besseren Nettoprodukt führt – wird durch massive Alkalitherapie aufgeben (Abb. 19.**9** und 19.**10**). Durch den Ausgleich der Azidose durch Bicarbonat treten ein H_2-Ionen-Abfall und ein pH-Anstieg auf, der zu einer Verschiebung der wieder ausgeglichenen „O_2-Hämoglobin-Dissoziationskurve" in den ungünstigeren Bereich nach links führt. Der „Bohr-Effekt" wird damit vor einer 2,3-DPG-Regeneration aufgehoben, und es resultiert eine Verminderung der peripheren Sauerstoffabgabe vom Hämoglobin. Plötzliche Normalisierung des pH-Werts führt zu einem Abfall des P_{O_2} 50 von 27,3 auf 23,5 mm Hg. Neben der Gefahr eines unter der so verschlechterten peripheren Sauerstoffversorgung verstärkten Lactatanstieges kommt es zu einem Abfall des hepatischen und muskulären ATP. Dies ist besonders zu erwähnen, da das Herzminutenvolumen um das 3- bis 5fache gesteigert werden muß, um die als Folge einer zu schnellen Korrektur des ph-Werts von z. B. 7,1 auf 7,4 gestörte periphere Sauerstoffabgabe auszugleichen. Zu dieser Belastung des kardiovaskulären Systems kommt noch die Natrium- und Volumenbelastung durch große Natriumbicarbonatgaben bei eingeschränkter Nierenfunktion, die dann zu Linksherzinsuffizienz – was durch den relativen Sauerstoffmangel verstärkt wird – und Lungenödem führen kann (4).

Indikationen und praktisches Vorgehen: *Wenn eine Bicarbonatgabe häufig nichts nützt und häufiger schadet, sollte Bicarbonat nicht generell zur Behandlung der diabetischen Ketoazidose gefordert werden.*

Da die Azidose bei der diabetischen Ketoazidose also kausal durch die Insulinbehandlung auf zellulärer Ebene behandelt wird, sollte Natriumbicarbonat nur zurückhaltend eingesetzt werden:

Bei schwerer Azidose, d. h. pH-Wert kleiner als 7,2, ist jedoch ein sofortiger, aber begrenzter Azidoseausgleich mit Natriumbicarbonat wegen der unmittelbaren Gefahr für das kardiovaskuläre System und das o. g. so gefährliche „Umkippen" des Lactatstoffwechsels der Leber dringend notwendig, und es kann auf eine Natriumbicarbonattherapie dann unter keinen Umständen verzichtet werden.

Eine überschießende Korrektur ist im Hinblick auf die o. g. ungünstigen Effekte zu vermeiden.

Bei einem ph-Wert von 7,25 sollte die Bicarbonatzufuhr gestoppt werden.

Beim Vorliegen einer Indikation für eine sofortige symptomatische Bicarbonatgabe wird bei ausgeprägter metabolischer Azidose nach der bekannten Formel

$$\text{mmol Natriumbicarbonat} = \text{kg Körpergewicht} \times 0{,}3 \times \text{neg. BE (Base excess)}$$

der übliche Bedarf errechnet, jedoch beim Vorliegen des Sonderfalles einer diabetischen Ketoazidose nur etwa 1/3 der so errechneten Dosis appliziert, da unter der Insulinbehandlung bereits mit einer verbesserten Utilisation der Ketonkörper zu rechnen ist und endogen Bicarbonat zur Verfügung gestellt wird. Eine Rebound-Alkalose sollte vermieden werden. Die so errechnete Natriumbicarbonatdosis wird innerhalb von 1 Stunde appliziert, da eine zu langsame Applikation den gewünschten Effekt einer Bicarbonattherapie verschlechtert.

Die weitere Azidosekorrektur wird man von erneuten Blutgasanalysen abhängig machen. Interessanterweise konnte man zeigen, daß extreme metabolische Azidosen über eine Phase von Stunden gebessert werden können, indem die Plasmabicarbonatkonzentration nur um 4–6 mmol/l erhöht wird, ohne die Gefahren einer massiven Bicarbonattherapie. Dabei wird statt des errechneten Base excess der gewünschte Anstieg des Plasmabicarbonats um 4–6 mmol/l in die o. g. Formel eingesetzt. Weiter stark vereinfacht wird die Bicarbonattherapie der dekompensierten metabolischen Azidose bei diabetischer Ketoazidose, indem bei einem ph-Wert von unter 7,2 initial innerhalb der 1. Stunde 100 mmol Natriumbicarbonat appliziert werden. Alle 30 Minuten werden die Blutgase kontrolliert und jeweils 50 mmol Natriumbicarbonat nachappliziert, bis ein ph-Wert von 7,25 erreicht wird. Dabei darf eine Erhöhung der Kaliumzufuhr um ca. 800 mg (20 mmol)/100 ml Natriumbicarbonat nicht vergessen werden. Ist ein pH-Wert von 7,25 erreicht worden, sollten 1- bis 2stündlich in Abhängigkeit vom klinischen Bild Blutgasanalysen durchgeführt werden, um sicherzustellen, daß unter der fortlaufenden Insulinbehandlung der diabetischen Ketoazidose auch eine anhaltende Korrektur der Azidose stattfindet (Therapieempfehlungen: Tab. 19.**17**).

Pathogenese der Bewußtseinsstörungen

Epidemiologie: Durch frühzeitige Diagnose werden heutzutage nur etwa 10% der Patienten in einem tiefen Koma aufgenommen, 70% sind in ihrer Bewußtseinslage eingetrübt, während 20% gar keine Bewußtseinstrübung zeigen (1).

Sehr häufig kommt es jedoch nach Beginn der Therapie bereits auf dem Wege der Besserung zu akuten zerebralen Veränderungen innerhalb der ersten 4–16 Stunden mit sekundärer Eintrübung; im schlimmsten Fall droht ein Hirnödem.

Es existiert eine Vielzahl von **theoretischen Vorstellungen zur Genese** dieser Veränderungen:
➤ Entstehung einer paradoxen Liquor- und ZNS-Azidose unter der Therapie,
➤ direkter Ketonkörpereffekt über vermehrte Bildung von ∂-Hydroxybutyrat (GABA), einem Neurotransmitter,
➤ gestörte Sauerstoffversorgung des Gehirns als Folge gesteigerter O_2-Affinität des Hämoglobins bei verminderter zerebraler Perfusion bei Korrektur der Azidose,
➤ Störung der Osmolarität mit Hirnödementstehung unter der Therapie durch Entwicklung ungünstiger osmotischer Gradienten, die Wassereinstrom und Überwässerung des Gehirns begünstigen.

Abfall des Liquor-pH-Werts: Der Liquor-pH-Wert bei der unkomplizierten diabetischen Ketoazidose ist initial normal. Unter der Therapie der diabetischen Ketoazidose kommt es dann auch ohne Verabreichung von Bicarbonat eher zu einem Abfall des Liquor-pH-Werts, da das Plasma-CO_2 – im Gegensatz zum Plasmabicarbonat, welches erst innerhalb von 8 Stunden wieder Normalwerte erreicht – sehr rasch mit dem CO_2 im Liquor und der interstitiellen Hirnflüssigkeit ins Gleichgewicht kommt. So soll der Liquor-pH-Wert initial bei respiratorischer Kompensation – unter einer diabetischen Ketoazidose wird initial durch die systemische Azidose über periphere Chemorezeptoren die Hyperventilation stimuliert – normal oder erhöht sein. Entwickelt sich zunehmend eine dekompensierte metabolische Azidose, fällt auch der Liquor-pH-Wert ab; dadurch wird jedoch die Atmung zusätzlich über zentrale Chemorezeptoren der Medulla stimuliert. Bicarbonatverabreichung mit Korrektur der systemischen Azidose führt somit zu geringerer Stimulation der peripheren Chemorezeptoren für die Atmung. Dies könnte eine systemische intravasale CO_2-Retention bedeuten, mit weiterem CO_2-Übertritt in den Liquor bei jedoch nur verzögert sich ausgleichendem Bicarbonat im Liquor. Dadurch käme es zu einem weiteren Abfall des Liquor-pH-Werts zu einer Zeit, zu der sich der systemische pH-Wert durch exogene Bicarbonatverabreichung bereits normalisiert hat. Bei schweren diabetischen Ketoazidosen wurde ein solch deutlicher Abfall des Liquor-pH-Werts von 7,27 auf 7,15 nach Bicarbonatapplikation beschrieben, allerdings ohne neurologische Zeichen, gesteigerten Liquordruck und andere Hinweise auf ein Hirnödem. Bei Liquor-pH-Werten von unter 7,2 werden jedoch die zerebralen Funktionen in jedem Fall gestört, und es tritt Bewußtseinstrübung auf. Es persistiert jedoch zunächst im allgemeinen die verstärkte Kußmaul-Atmung trotz Behandlung der systemischen Azidose, da auch der hyperventilationsstimulierende Einfluß der Liquorazidose auf die Medulla fortdauert. Nur bei akuten Azidosen, bei denen der Liquor-pH-Wert sicher nicht so rasch abfallen kann, ist durch exogene Bicarbonatgabe eine solche akute Atemdepression zu erwarten.

Einfluß der Plasmaosmolarität: Auch diese Mechanismen über die Azidose sind als Ursache von Bewußtseinsstörungen und Hirnödem bisher nicht bewiesen. Die Azidose selbst kann jedoch nicht alleinige Ursache zerebraler Störungen sein, denn es gibt keine Korrelation zwischen dem arteriellen wie auch dem intrazerebralen pH-Wert, gemessen am Liquor-pH-Wert mit dem Grad der Bewußtseinsstörung. Auch konnte man schwere dekompensierte metabolische Azidosen – Laktazidosen – mit stark erniedrigten pH-Spiegeln bis 6,9 beobachten, bei denen die Patienten voll ansprechbar waren. Darüber hinaus würden die Vorstellungen zur Azidose, insbesondere zur Ketoazidose, mit möglicherweise vermehrter GABA-Bildung nicht helfen, die Bewußtseinsstörung beim hyperosmolaren Koma zu erklären. Vielmehr scheint zwischen der Plasmaosmolarität und dem Grad der Bewußtseinsstörungen bei den hyperglykämischen Krisen eine klare Korrelation zu existieren (Abb. 19.**11**). Dabei führt eine extrazelluläre Osmolarität von mehr als 340 mosm/l immer zu einer Bewußtseinsstörung. Bei dieser Theorie, nach der über eine Erhöhung des Plasma-Liquor-Gradienten durch Dehydratation des Liquors und der Hirnzellen und intrazelluläre Kaliumverarmung eine Eintrübung des Sensoriums bis zum Koma und ohne Behandlung letztlich zum Exitus führt, hat man umgekehrt unter der Therapie die Entwicklung eines umgekehrten osmotischen Gradienten, der einen extremen Wassereinstrom begünstigt und zum Hirnödem führt, angenommen. Die Theorie eines „osmotischen Gradienten" als Ursache für eine Hirnödementstehung ist mehr als alle anderen obengenannten Vorstellungen durch experimentelle Daten untermauert (4). Unter forcierter Therapie diabetischer Ketoazidosen kommt es nachweislich mit oder ohne Bicarbonatgabe innerhalb der ersten 10 Stunden zu einem Anstieg des Hirndrucks auf maximal 60 cm H_2O mit Schwindel und Benommenheit, jedoch ohne Kopfschmerzen und Stauungspapille, was sich innerhalb von 9–10 Stunden normalisiert. Es scheint also einen Mechanismus zu geben, der das Gehirn vor einem chronischen Wasserverlust, wie er im Rahmen einer intravasalen Hyperosmolarität durch Hyperglykämie auftreten könnte, schützt. Für diesen primär sinnvoll erscheinenden Mechanismus hat man als Erklärung zunächst den Polyolstoffwechsel, einen alternativen Stoffwechselweg für Glucose in vielen Geweben, herangezogen. Dabei wird Glucose durch Aldosereduktase in Sorbit umgewandelt. Sorbit wird durch Sorbitdehydrogenase in Fructose umgewandelt. Dieser Stoffwechselweg ist nachweislich bei Diabetikern und bei Hyperglykämie gesteigert.

Sorbit und Fructose können jedoch, wenn sie intrazellulär in den Hirnzellen gebildet sind, die Blut-Hirn-Schranke nicht passieren. Wenn diese Substanzen im Zustand der Hyperglykämie in verstärktem Maße gebildet werden und nicht in der Lage sind, das zentrale Nervensystem zu verlassen, und wenn gleichzeitig andererseits die Blutglucosekonzentration unter forcierter Therapie mit Volumen und Insulin rasch absinkt, führt die intrazellulär persistierende Hyperosmolarität zum Wassereinstrom und zum Hirnödem. Der Nachweis besonders hoher Sorbitkonzentrationen und anderer osmotisch wirksamer Zucker im Gehirngewebe nach Hyperglykämie ist jedoch bisher nicht gelungen. Auch eine Myoinosit-Akkumulation wird ebenso wie die Retention von Glucose und ihrer Metaboliten als Ursache des Hirnödems angenommen. Inzwischen spricht man von diesen osmotisch wirksamen Metaboliten als von den sog. idiogenen Osmolen.

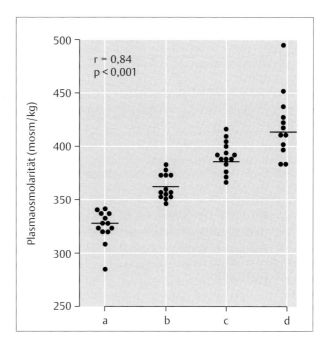

Abb. 19.**11** Beziehungen zwischen Grad der Bewußtseinsstörung und Ausmaß der Hyperosmolarität bei 53 Patienten mit Blutzuckerspiegeln > 600 mg/dl (33 mmol/l), jedoch ohne Ketoazidose (Bewußtsein: a = ungestört, b = eingetrübt, c = stuporös, d = komatös) (aus Arieff, A. I., H. J. Carroll: Diabetes 23 [1974] 525).

Schnelligkeit von Insulin- und Volumenverabreichung: *Ganz wesentlich ist jedoch die Schnelligkeit, mit der der Glucosespiegel durch Insulinverabreichung und Volumengabe gesenkt wird:*

Wenn der Glucosespiegel durch Insulin plötzlich von sehr hohen Werten auf Werte unter 300 mg/dl (17 mmol/l) gesenkt wird oder aber der Gradient zwischen Gehirn und Plasma größer als 35 mosm/l wird, entwickelt sich ein Hirnödem. Ein Gradient diesen Ausmaßes kann jedoch nur dann auftreten, wenn die Blutglucosekonzentration auf weniger als 300 mg/dl innerhalb von 4 Stunden gesenkt wird. Die überwiegende Zahl der Fälle von Hirnödemen unter der Therapie einer diabetischen Ketoazidose entwickelte sich, wenn der Glucosespiegel schnell auf Werte um 100 mg/dl (6 mmol/l) gesenkt wurde. Mit einer forcierten Therapie fällt also der Blutzuckerspiegel rascher ab; der Glucosegehalt im Liquor und die Hirnosmolarität fallen deutlich langsamer ab, wodurch der osmotische Gradient zwischen Liquor und Plasma zunehmend ansteigt. Solange die Blutzuckerkonzentration oberhalb von 230–250 mg/dl (13–14 mmol/l) bleibt und sich kein osmotischer Gradient über 31–35 mosm/l entwickelt, entsteht kein Hirnödem. Wenn der Glucosespiegel unter eine Grenze, die im allgemeinen zwischen 230 und 250 mg/dl liegt, fällt, kommt es zu einem Wassereinstrom mit Hirnödem. Dabei spielen, wie gesagt, die osmotisch wirksamen, unbestimmbaren, sog. „idiogenen Osmole" eine größere Rolle als die Elektrolyte. Wird die Plasmaglucosekonzentration dagegen statt durch Insulin durch Peritoneal- oder Hämodialyse gesenkt, so verändern sich die Osmolaritäten in Plasma und Gehirn unter Peritonealdialyse ganz parallel, und ein wesentlicher osmotischer Gradient tritt nicht auf. Dies könnte bedeuten, daß hohe therapeutische Insulinapplikationen nicht nur zur Retention der sog. „idiogenen Osmole" führt, sondern bei intravasal rasch sinkender Glucosekonzentration nach schwerer Hyperglykämie entsteht ein weiterer Anstieg der Hirnosmolarität direkt durch die Insulinapplikation.

Mit dem Einsatz der niedrigdosierten kontinuierlichen Insulinapplikation – möglichst unter häufigen Blutzucker- und Osmolaritätskontrollen – ist es möglich, den erhöhten Blutzucker mit ausreichender Sicherheit gegen exzessive, unerwartete und unerwünschte Blutzuckerabfälle langsam zu senken und so die Entwicklung der unerwünschten osmotischen Gradienten mit der Gefahr der Hirnödementstehung zu vermeiden (S. 316 und Tab. 19.**17**).

Hyperglykämisches, hyperosmolares, nichtketoazidotisches Dehydratationssyndrom

Definition

Das hyperglykämische, hyperosmolare, nichtketoazidotische Dehydratationssyndrom („hyperosmolares Koma") mit den Charakteristika einer exzessiven Hyperglykämie, d. h. Blutzuckerwerten von über 600 mg/dl = 33 mmol/l (in Ausnahmefällen von bis zu 4800 mg/dl = 266 mmol/l), hypertoner Dehydratation und extra- und intrazellulärer Hyperosmolarität (die Hyperosmolarität liegt im allgemeinen bei 350–400 mosm/l, gelegentlich auch über 450 mosm/l), häufig Bewußtseinstrübung, auch ohne Ketoazidose (Plasmaacetestreaktion < + + bei 1:1-Verdünnung), ist pathogenetisch eine Variante der klassischen diabetischen Ketoazidose und wurde erst 1957 als eigenes Krankheitsbild beschrieben. (Zu den unterschiedlichen Definitionen s. auch S. 296.)

Pathogenese

Relativer Insulinmangel und Fettstoffwechsel: Die derzeitigen Vorstellungen von der biochemischen Pathogenese gehen davon aus, daß bei diesem Dehydratationssyndrom ein relativer und kein absoluter Insulinmangel besteht (Abb. 19.**12**). Bei den meisten Patienten sind meßbare Insulinspiegel vorhanden; es wurden Insulinspiegel bis zu 80 µE/ml nachgewiesen. Diese Insulinkonzentrationen stehen jedoch im Mißverhältnis zu den gleichzeitig gemessenen stark erhöhten Glucosewerten im Serum (4). Das Fehlen einer bedeutsamen Hyperketonämie und Azidose erklärt man damit, daß die noch vorhandenen Insulinkonzentrationen – soweit periphere Insulinspiegel überhaupt als Indikator für die hierbei wesentlichen Insulinkonzentrationen im Portalvenenblut angenommen werden können – ausreichen, die periphere Lipolyse und die hepatische Ketogenese zu hemmen sowie die Lipogenese und die hepatische β-Oxidation der Fettsäuren zu steigern, nicht jedoch die Störung der Glucosehomöostase zu verhindern. Dafür spricht, daß die freien Fettsäuren zwar auch erhöht sind, jedoch ebenso wie die lipolytischen Hormone Adrenalin, Wachstumshormon und Cortisol deutlich niedriger liegen als bei der diabetischen Ketoazidose. Man nimmt sogar an, daß Hyperglykämie, Hyperosmolarität und Dehydratation selbst die Lipolyse hemmen, antiketogen wirken und durch Herabsetzung der Kohlenhydrattoleranz zu einer weiteren Zunahme der Hyperglykämie führen.

Azidose: *Als der entscheidende Unterschied zum klassischen „Coma diabeticum" ist das Fehlen der Ketoazidose anzusehen.*

Daher fehlen primär Azetonurie, Acetonfötor und damit auch meist die für die diabetische Ketoazidose typische Kußmaul-Atmung. In den Fällen jedoch, wo es durch extreme Hypovolämie und Hyperosmolarität zu einer peripheren Gewebshypoxie durch Stase in der Endstrombahn, anaerobem Stoffwechsel und damit zu einer beginnenden Laktazidose kommt, wird auch bei nichtketoazidotischem Koma eine kompensatorische Azidoseatmung beobachtet, die nicht zur Annahme einer Ketoazidose führen darf. Aus diesem Grund ist auch die Bestimmung der Plasmabicarbonatkonzentrationen allein für den Ausschluß eines hyperglykämischen, hyperosmolaren, nichtketoazidotischen Komas bei erniedrigtem Bicarbonat (16–18 mmol/l) nicht gerechtfertigt. Immerhin besteht bei etwa 50% der Patienten mit hyperosmolarem Koma eine deutliche metabolische

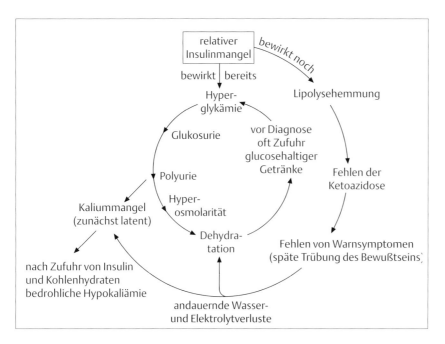

Abb. 19.**12** Pathogenese des hyperglykämischen, hyperosmolaren, nichtketoazidotischen Dehydratationssyndroms („hyperosmolares Koma") (aus Mehnert, H.: Biochemie und Klinik des Insulinmangels. Thieme, Stuttgart 1971).

relativer Insulinmangel

bewirkt noch

bewirkt | bereits

Hyperglykämie

Lipolysehemmung

Glukosurie

vor Diagnose oft Zufuhr glucosehaltiger Getränke

Polyurie

Fehlen der Ketoazidose

Kaliummangel (zunächst latent)

Hyperosmolarität

Dehydratation

nach Zufuhr von Insulin und Kohlenhydraten bedrohliche Hypokaliämie

Fehlen von Warnsymptomen (späte Trübung des Bewußtseins)

andauernde Wasser- und Elektrolytverluste

Azidose. Die Ursache einer Azidose beim hyperosmolaren Koma kann also Folge einer sekundären Lactaterhöhung durch Minderperfusion mit Gewebshypoxämie und akutes Nierenversagen sein. Sie ist neben den Blutgasen auch durch die „anion gap", das Anionendefizit, als Differenz zwischen der Summe aus Natrium und Kalium und der Summe aus Serumchlor plus Serum-CO_2-Konzentrationen in mmol/l zu erfassen. Das Anionendefizit liegt normalerweise bei unter 16 und ist bei deutlicher metabolischer Azidose auf mehr als das Doppelte erhöht. Die Serumkonzentrationen für Natrium und Kalium sind bei der bestehenden hypertonen Dehydratation mit starker Erhöhung der Serumosmolarität kein Indikator für die Höhe der Elektrolytverluste, ausgenommen, es besteht bereits initial eine starke Hypokaliämie. Obwohl man bei der hypertonen Dehydratation eine Hypernatriämie erwartet, kann die Serumkonzentration hoch, normal oder niedrig sein. Eine Hyponatriämie entwickelt sich besonders dann, wenn durch die Hyperglykämie Wasser aus den Zellen ins Plasma entzogen wird, um die Serumosmolarität zu senken. Zusätzlich kommt es zu erheblichen Natriumverlusten mit der Urinausscheidung. Die Hyponatriämie, die häufig gesehen wird, ist somit nicht Ausdruck einer Nebennierenrindeninsuffizienz. Als Faustregel gilt, daß das Serumnatrium pro 100 mg Blutzuckererhöhung um ca. 8 mg/dl (3 mmol/l) erniedrigt ist. Die Natriumspiegel steigen unter der Therapie an, während andere Parameter, wie z. B. die initial meist erhöhte Hämoglobinkonzentration und der Hämatokritwert, abfallen. Es wurden initiale Hämatokritwerte von bis zu 90% beschrieben. Ein normaler Hämatokritwert bei einem Dehydratationssyndrom bei der Aufnahme spricht für das gleichzeitige Bestehen einer Anämie.

Die hyperglykämieinduzierte **osmotische Diurese** unterscheidet sich von der bei der diabetischen Ketoazidose durch größere Wasser- und geringere Kaliumverluste, da hier statt der Anionen der Ketosäuren, Acetoacetat und β-Hydroxybutyrat, mehr Chlor verlorengeht. Im Rahmen der osmotischen Diurese kommt es zu einer Einengung des intrazellulären Kompartiments und zum Ausstrom von Flüssigkeit in den extrazellulären Raum und nach intravasal, um die extrazellulären Volumenverluste auszugleichen. Zusammen mit Membranstörungen führt dies zu einem Ausstrom von Kalium aus der Zelle bei temporärer Hyperkaliämie. Dies führt auch bei vorgeschädigten Nieren zu sehr großen Kaliumverlusten von 400–1000 mmol, d. h. 10 mmol/kg Körpergewicht und mehr. Dies konnte man inzwischen durch Ganzkörperkaliumbestimmung in der Akutphase und Monate danach ermitteln. Der Kaliummangel selbst führt zu verminderter Insulinsekretion, was ja gerade bei unbehandelten, leichten Diabetesformen die Hyperglykämie verstärken kann (4).

Ätiologie und Verlauf

Auslösende Faktoren sind neben einer Vielzahl von Erkrankungen, die mit Streß einhergehen (Tab. 19.**16**), diabetogen wirkende Pharmaka wie Diphenylhydantoin, Glucocorticoide, Diazoxid, β-Rezeptorenblocker und Thiaziddiuretika. Auch massive Zufuhr von isotonen oder hypotonen Glucose-Aminosäure-Lösungen bei parenteraler Hyperalimentation und parenteraler Osmolaritätssteigerung durch massive Zufuhr von Natriumbicarbonat und Mannit können neben vielen anderen – wie z. B. Streß durch Infektionen, vaskuläre Komplikationen und starkes Schwitzen – als Auslöser wir-

Tabelle 19.**16** Auslösende Faktoren beim hyperglykämischen, hyperosmolaren, nichtketoazidotischen Dehydratationssyndrom („hyperosmolares Koma")

Diabetogen wirkende Pharmaka
- Diphenylhydantoine
- Glucocorticoide
- Diazoxid
- Saluretika (Thiazide)
- β-Rezeptorenblocker

Begleiterkrankungen
- Infektionen (Pneumonie, Harnwegsinfekte, Abszesse, Sepsis)
- vaskuläre Komplikationen (Infarkt, Apoplexien),
- Pankreatitis
- Gastroenteritis
- gastrointestinale Blutungen
- große Flüssigkeitsverluste (z. B. starkes Schwitzen, Verbrennungen usw.) und/oder mangelnde Flüssigkeitszufuhr (z. B. gestörtes Durstempfinden bei alten Menschen)
- Operationen

Iatrogene Faktoren
- massive Zufuhr isotoner oder hypotoner Glucose
- Aminosäurelösungen mit parenteraler Osmolaritätssteigerung

Entwicklung bis zum Vollbild: Im Gegensatz zur diabetischen Ketoazidose kommt es häufig zu einer langsameren Entwicklung der Volumenverluste mit im Mittel bis zu 9 l Volumendefizit, d. h. ca. 25% des Körperwassers im Gegensatz von etwa im Mittel nur 4,5 l bei der diabetischen Ketoazidose. Polyurie und Polydipsie können sich langsam entwickeln und für Tage, manchmal auch Wochen bestehen. Die durchschnittliche Entwicklung bis zum Vollbild der Krise liegt bei 12 Tagen. Solange der Patient in der Lage ist, ausreichende Mengen Flüssigkeit aufzunehmen, kann er sein extrazelluläres, d. h. auch intravasales Volumen relativ konstant halten und Glucose über die Niere ausscheiden (Stoffwechselgesunde können maximal bis zu 32 g Glucose/Std. ausscheiden). Die Glucoseausscheidungsmöglichkeit ist bei der diabetischen Ketoazidose beim hyperosmolaren Dehydratationssyndrom deutlich auf unter 40, ja bis auf 24% der Normalleistung reduziert, wodurch die Hyperglykämie weiter verstärkt wird, auch wenn der Patient trinkt.

Zu einer **raschen Verschlechterung** kommt es erst, wenn die im Gefolge der starken Polyurie auftretende Polydipsie zur Aufnahme größerer Mengen zuckerhaltiger Getränke führt oder Erbrechen auftritt, welches die orale, dringend zur Kompensation der Volumenverluste über den Urin notwendige Flüssigkeitsaufnahme dann unmöglich macht. Erwähnt werden muß, daß Diarrhöen, der erwähnte Diuretikagebrauch, aber auch gestörtes Durstempfinden älterer Patienten, eine eingeschränkte tubuläre Konzentrationsfähigkeit und auch eine herabgesetzte Ansprechbarkeit des distalen Tubulus auf das antidiuretische Hormon Vasopressin bei verminderter Vasopressinbildung durch geringe Wirkung der extrazellulären Erhöhung der Glucosekonzentration auf die Osmorezeptoren im Hypothalamus begünstigend wirken können. Mit zunehmender Störung des Sensoriums und des Durstempfindens ist die notwendige Flüssigkeitsaufnahme gestört. Eine anhaltende osmotische Diurese führt dann relativ rasch zu einem Abfall des extrazellulären Volumens und der glomerulären Filtrationsrate.

Mit raschem Anstieg der Plasmaglucosekonzentration und -osmolarität kann dies innerhalb kurzer Zeit zur totalen Bewußtseinstrübung führen.

Schematisch ist die Pathogenese in Abb. 19.**12** wiedergegeben.

Epidemiologie

Das hyperosmolare, hyperglykämische Dehydratationssyndrom wird bei ca. 10–20% aller schweren hyperglykämischen, krisenhaften Zustände mit und ohne Ketoazidose beim Diabetes mellitus beobachtet. Bevorzugt betrifft es alte Patienten mit bisher unbekanntem Diabetes mellitus, selten Jugendliche, Kinder oder gar Säuglinge.

Klinik

Mehr als 30% der meist älteren Patienten kommen bewußtseinsgetrübt in die Klinik, und mehr als 30% der Patienten wurden früher im Schock aufgenommen.

Die Letalität lag dementsprechend hoch bei 40–60% während sie bei der diabetischen Ketoazidose mit 10–22% angegeben wurde. Auffallend ist neben allen Zeichen der schweren Exsikkose und dem Fehlen der tiefen Kußmaul-Azidoseatmung sowie des Acetonfötors die bei diesem Syndrom auftretende neurologische Herdsymptomatik. Bei 80% aller Patienten mit hyperosmolarem Dehydratationssyndrom wird eine Bewußtseinsstörung oder eine neurologische Herdsymptomatik beobachtet. So werden lokale oder generalisierte Krampfanfälle, Hemi- oder Monoparesen, Aphasien, homonyme Hemianopsien und andere Symptome beschrieben, die häufig primär dann zur Einweisung in neurologische oder neuropsychiatrische Kliniken führen, da ein akuter zerebrovaskulärer Prozeß angenommen wird.

Eine Diabetesanamnese besteht häufig nicht. Oft wird das Auftreten einer Nackensteifigkeit bei im übrigen – von der Hyperosmolarität abgesehen – normalem Liquorbefund beschrieben, welche gleichfalls auf die Dehydratation zurückzuführen ist.

Die zerebrale Symptomatik zeigt keine Korrelation zur Höhe des pH-Wertes im Blut oder im Liquor. Es findet jedoch eine enge Korrelation zwischen dem Grad der zerebralen Dysfunktion und der bestehenden Hyperosmolarität. Bei der Schnelligkeit, mit der sich eine Hyperosmolarität entwickelt und der vermutlich bei initial bestehender zerebraler Dysfunktion eine wesentliche Rolle zukommt, ist dies für zerebrale Störungen unter der Therapie gesichert und muß bei den therapeutischen Überlegungen berücksichtigt werden.

Diagnose und Differentialdiagnose
(Tab. 19.**14**)

Differentialdiagnose der Oberbauchbeschwerden: Häufig werden Schwindel, Erbrechen und Bauchschmerzen angegeben. 50% der Patienten zeigen mehr oder weniger ausgeprägte Zeichen eines Ileus und einer gastrischen Stase und die Hälfte davon kaffeesatzartiges Erbrechen bis hin zur schweren Magenblutung. Auch eine stark vergrößerte Fettleber mit Kapselspannung wird als Ursache der Oberbauchschmerzen angenommen. Primär entzündliche Oberbaucherkrankungen müssen ausgeschlossen werden, da sie u. U. Auslöser der Stoffwechselkrise sein können. Die sekundären Oberbauchbeschwerden als Folge der Stoffwechselkrise selbst schwinden im allgemeinen mit Normalisierung der

Befunde (S. 302). Eine relative Hypothermie von unter 36 °C rektal ist die Regel; die Körpertemperatur normalisiert sich mit Einsetzen der Therapie.

Laborbefunde: Wie bereits dargestellt, werden bei den herkömmlichen semiquantitativen Indikatortesten (Ketostix, Keturtest) β-Hydroxybutyrat-Erhöhungen, welche den größten Anteil der Ketonkörper ausmachen, nicht erfaßt. Enzymatische Ketonkörperbestimmungen wurden bei hyperosmolarem Koma bisher selten durchgeführt; es wurden jedoch dann häufig deutlich erhöhte Werte gefunden, d. h., es kann also eine Hyperketonämie bestehen, allerdings nicht im gleichen Ausmaß wie bei der diabetischen Ketoazidose. Dies zeigt, wie schwer die Definition und auch eine klare Abgrenzung sind (s. auch S. 297). Als Grenzwert nach oben wurde ein β-Hydroxybutyrat von 30 mg/dl (3 mmol/l) vorgeschlagen. Wie bereits dargestellt, können der aktuelle Blut-pH-Wert und auch das Standardbicarbonat nicht als entscheidende Methode zur Differenzierung angesehen werden, da erniedrigte pH-Werte auch im Gefolge einer sich aus einem hyperosmolaren Koma entwickelnden Laktazidose auftreten können. Auch die Tatsache, daß kompensierte metabolische Azidosen mit Verminderung des Standardbicarbonats in 50% der Fälle beschrieben wurden und daß ein hyperosmolares Koma in ein ketoazidotisches Koma und umgekehrt übergehen kann, unterstreicht die o. g. Schwierigkeit der Abgrenzung. Auch hier gilt, daß Art und Ausmaß des therapeutischen Vorgehens bei allen diesen Krisenzuständen sich zunächst überwiegend an der Klinik und rasch verfügbaren Laborparametern orientieren. Bei Blutzuckerspiegeln von meist über 600 mg/dl (33 mmol/l) ist die Osmolarität, durch Gefrierpunktbestimmung oder rechnerisch zu ermitteln, meist auf über 350 mosm/l erhöht.

Das Fehlen einer Osmolaritätserhöhung auf über 320 mosm/l spricht gegen eine diabetische Stoffwechselentgleisung als Ursache einer Bewußtseinstrübung und sollte Anlaß sein, nach anderen Primärerkrankungen zu suchen.

Die bei Patienten mit hyperosmolarem, nichtketoazidotischem Dehydratationssyndrom gefundenen erhöhten Retentionswerte sind überwiegend renal und prärenal bedingt. Mit Rehydratation unter der Therapie fallen sie ab. Die Kreatininclearance ist jedoch z. T. noch nach Tagen nicht normalisiert; dies spricht dafür, daß in vielen Fällen bereits vor der akuten Dehydratation eine eingeschränkte Nierenfunktion bestand, was häufig bei Autopsien von Patienten, die in einem nichtketoazidotischen, hyperosmolaren Koma verstorben sind, und durch die Tatsache, daß Patienten mit wiederholten hyperosmolaren Komata auch eine eingeschränkte Nierenfunktion zeigen, bestätigt wird.

Besonderheiten der Therapie

Rehydratation und Insulin: Patienten mit nicht ketoazidotischem Dehydratationssyndrom sind häufig nicht in der Lage, ausreichend Flüssigkeit zu sich zu nehmen. Sie sind durch osmotische Diurese über Tage meist stark dehydriert.

Die Verluste in Form von hypotonem Wasser können bis zu einem Viertel des Körperwassers bzw. 100 ml/kg Körpergewicht betragen.

Der so häufig unter der Therapie zu beobachtende Trend zur Hypernatriämie ist nicht allein durch die exogene Natriumzufuhr zu erklären. Hier spielen Veränderungen des Renin-Angiotensin-Aldosteron-Systems eine Rolle (s. u.).

Während die allgemeinen therapeutischen Richtlinien beim „hyperosmolaren Koma" generell denen der dia-

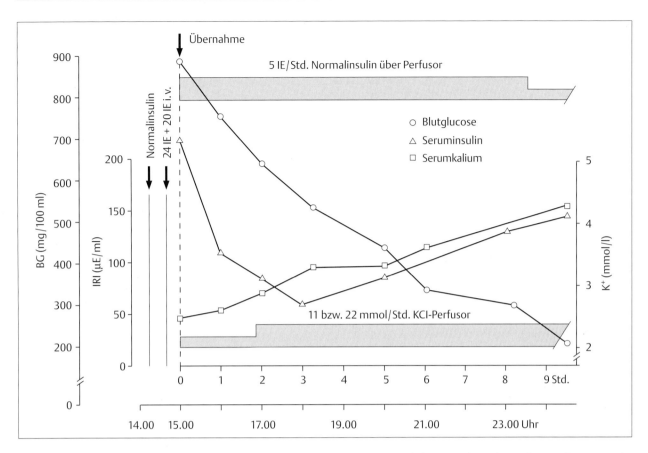

Abb. 19.13 Niedrigdosierte Insulinbehandlung einer 70jährigen Patientin mit hyperglykämischem, hyperosmolarem Praecoma diabeticum. Verhalten von Blutzucker, Kalium und Seruminsulin unter 5 IE Altinsulin/Std. in Haemaccel über Perfusor.

betischen Ketoazidose entsprechen (Tab. 19.**17**), sind Form und Schnelligkeit der Rehydratation beim hyperosmolaren, hyperglykämischen Dehydratationssyndrom ein besonderes Problem. Um so gravierender erscheint es primär, daß gerade bezüglich der Form der zugeführten Lösungen – von hypertonen bis hypotonen – so gänzlich divergierende Meinungen bestanden. Die komplizierte Korrektur mit hypertonen Lösungen eines durch Glucosesenkung zu starken Osmolaritätsabfalles ist pathophysiologisch begründbar, erscheint jedoch unpraktikabel und insbesondere für eine generelle Therapieempfehlung, die sich in jedem Haus realisieren läßt – mit diabetischen Krisen muß überall gerechnet werden – ungeeignet. Eine langsame Korrektur – dies bedeutet natürlich auch verzögerte Normalisierung des hyperosmolaren Zustandes – kann auch durch geringe Insulingabe erzielt werden (Abb. 19.**13**).

Während Zentren, die hypotone Lösungen einsetzen, über Hirnödeme berichtet hatten und gerade bei so behandelten Patienten unter der Therapie Anstiege des kontinuierlich gemessenen Liquordruckes nachgewiesen wurden, war dies unter der Gabe von physiologischer Kochsalzlösung bei überwiegend niedrigdosierter Insulinbehandlung nicht der Fall (4).

Am sinnvollsten und praktikabelsten ist damit in jedem Fall, gerade in der Initialphase, die Gabe von isotoner, physiologischer Kochsalzlösung zur raschen und anhaltenden Volumengabe.

Dies wird inzwischen auch insbesondere von früheren Vertretern der hypotonen Volumenkorrektur vorge-

schlagen. Wenn Puls, Blutdruck und zentralvenöser Druck sich normalisiert haben und eine Hypernatriämie oder ein Trend dazu (über 350 mg/dl = 150 mmol/l) fortbesteht, kann auf Halbelektrolytlösung mit oder ohne 5%ige Glucoselösung übergegangen werden, je nachdem ob der Blutzucker auf 300 mg/dl (17 mmol/l) abgefallen ist oder nicht. Dieser Wert sollte nach Möglichkeit in den ersten 24–48 Stunden nicht unterschritten werden, da innerhalb der ersten Stunden unterhalb dieses Bereiches eine besondere Hirnödemneigung besteht (s. auch S. 317). Die Blutzuckersenkung sollte 50–100 mg/dl (2,8–5,6 mmol/l)/Std. nicht übersteigen, und bei Ausgangswerten der Glucose von über 1000 mg/dl (56 mmol/l) sollte der Abfall des Blutzuckers bereits bei Werten um 300 mg/dl durch deutliche Reduktion der stündlichen Insulinzufuhr abgefangen werden, um auf keinen Fall innerhalb der ersten 24–48 Stunden den Bereich von 300 mg/dl wesentlich zu unterschreiten. Die Osmolarität sollte möglichst nicht rascher als 10–15 mosm/l innerhalb der ersten 4 Stunden abgesenkt werden. Eine Blutzuckersenkung von 100 mg/dl entspricht einer Senkung der Osmolarität um 5 mosm/l. Dies ist im allgemeinen ohne hypertone Lösung allein durch kontinuierliche niedrigdosierte Insulinapplikation bei gleichzeitiger Zufuhr physiologischer Kochsalzlösungen – hypertone Lösungen erübrigen sich – möglich.

Kalium- und Bicarbonatsubstitution und weitere Maßnahmen: Während die Kontrolle des Kaliumspiegels unter der Therapie nach den gleichen Richtlinien wie bei der diabetischen Ketoazidose erfolgen sollte, um Todesfälle durch Hypokaliämie zu vermeiden (S. 311), ist, da beim hyperosmolaren Koma primär keine ausgeprägtere Azidose vorliegt, Natriumbicarbonat im allgemeinen nicht nötig und primär kontraindiziert. Lediglich bei Extremzuständen mit Volumenmangelschock und peripherer Minderperfusion und der dann hinzukommenden metabolischen Azidose als Folge von Hyperlaktatämie sollte Natriumbicarbonat appliziert werden. Bei den allgemeinen Maßnahmen muß unter der Therapie laufend nach bisher nicht bekannten, evtl. auslösenden Primärerkrankungen gefahndet werden. Insbesondere auf die Thromboseprophylaxe zur Vermeidung thromboembolischer Komplikationen bei den überwiegend älteren Patienten sei hingewiesen. Weitere Einzelheiten sind den therapeutischen Schemata – die im Individualfall variiert und im Therapieverlauf je nach Situation wieder korrigiert und adaptiert werden müssen – zu entnehmen (Tab. 19.**17**).

Prognose

Letalität: Zur Frage der Letalität und Prognose des „Coma diabeticum" – ketoazidotisch oder nichtketoazidotisch – liegen bisher nur wenige prospektive epidemiologische Studien vor. Von den drei häufigsten Todesursachen – therapieresistentes Herz-Kreislauf-Versagen ohne pathologischanatomische Ursache, thromboembolische Komplikationen und Infektionen – ist der Anteil der Infektionen als Todesursache, obwohl als Auslöser noch an erster Stelle, in jüngerer Zeit zurückgegangen. Die thromboembolischen Komplikationen als Todesursache haben zugenommen (4).

Mit zunehmender Einführung der niedrigdosierten, kontinuierlichen Insulinapplikation bei der Therapie diabetischer Krisen in den letzten 10 Jahren hat sich die Prognose beim ketoazidotischen und nichtketoaziotischen Koma deutlich gebessert. So konnte in einer Studie gezeigt werden, daß mit der Einführung der niedrigdosierten Insulintherapie die Gesamtletalität von 28 auf 14% abfiel. Die Gesamtletalität konnte in den letzten 10 Jahren weiter auf ca. 7% gesenkt werden. Dabei kommt jedoch neben den geänderten Insulindosierungen den insgesamt klaren Therapiekonzepten bezüglich Volumen-, Kalium- und Bicarbonatzufuhr sowie der insgesamt verbesserten Intensivmedizin eine entscheidende Bedeutung zu. Auffallend ist dabei der drastische Rückgang der Frühletalität in den ersten 3 Tagen von 29 auf 3% , während die durch schwere tödliche Begleiterkrankungen bedingte Spätletalität sich nicht geändert hat.

Prognostische Indices: Zur Beurteilung des klinischen Gesamtbildes und im Hinblick auf die Möglichkeit, therapeutische Ergebnisse verschiedener Kliniken kritisch zu vergleichen, ist es wünschenswert und wurde vielfach versucht, doch prognostisch bedeutsame Faktoren zu sog. Severitätsindices zur Beurteilung der Prognose zusammenzustellen.

Ein einfach aufgebauter und gut errechenbarer prognostischer Index hat sich zur Einschätzung der Prognose beim Coma diabeticum bei retrospektiver Analyse als sehr brauchbar erwiesen. Dabei lassen Lebensalter, Bewußtseinslage, Fehlen oder Vorhandensein schwerer Komplikationen, eine Pulsfrequenz von mehr als 96/min als indirekter Kreislauf- bzw. Schockparameter sowie die Frage nach einem Blutzuckerwert von über oder unter 600 mg/dl (33 mmol/l) die prognostische Aussage „gut", „zweifelhaft" oder „schlecht" zu (4).

Prävention und Prophylaxe

Die Zahl von 20–45% Erstmanifestationskomata läßt sich allenfalls durch Öffentlichkeitsarbeit, frühzeitigen Arztbesuch bei entsprechender Symptomatik – Durst- und Hinfälligkeit – und frühzeitige Blutzuckerkontrolle etwas reduzieren."

Schulung: Die große Gruppe der „vermeidbaren Therapiefehler", durch Arzt und Patient, die mit 21–38% anzusetzen sind (4), dürfte durch konsequente Schulung von Arzt und Patient verringert werden. So konnte z. B. in einer Studie durch ein Merkblatt mit den wichtigsten Richtlinien zur Komaverhütung die Zahl der Komata durch Patientenfehler um mehr als 50% gesenkt werden (4). Der wichtigste Inhalt der Diabetikerschulung muß neben der Selbstkontrolle auch das „Krisenmanagement" sein, welches im Optimalfall sogar mit Selbstadaptation der Insulindosierung einhergehen sollte. Dabei muß heute grundsätzlich jedem insulinbedürftigen Diabetiker nach entsprechender Schulung nicht nur die Möglichkeit zur Harnzucker- und Acetonkontrolle im Urin, sondern auch zur Blutzuckerselbstkontrolle geboten werden. Hier ist das Wissen über die Höhe des aktuellen Blutzuckers u. U. lebensrettend.

Ernährung, Insulinregime und Kontrollen: Bei Erkrankungen mit Appetitlosigkeit muß versucht werden, die normale Kohlenhydratmenge in flüssiger Form aufzunehmen. Die Insulininjektion sollte nie ganz weggelassen werden. Bei gestörter Nahrungszufuhr und gleichzeitigem Fehlen einer Harnzuckerausscheidung darf die Dosis reduziert und ca. $^1/_2$–$^1/_3$ der üblichen Dosis gespritzt werden. Zusätzliche Blutzucker-, Harnzucker- und Acetonkontrollen wenigstens alle 3–4 Stunden sind zwingend notwendig. Frühzeitige Kontaktaufnahme mit dem behandelnden Arzt oder der Notfallambulanz ist zu fordern. Ggf., besonders in der Ausnahmesituation im Urlaub, darf der geschulte Diabetiker entsprechend der Harnzuckerkonzentrationen im Spontanurin, der Acetonausscheidung und evtl. in Abhängigkeit von der Blutzuckerselbstkontrolle kleine Altinsulinmengen von 2-6 IE in vierstündigen Abständen nachspritzen, bis die Glukosurie unter 1% abfällt.

Der Arzt in der Praxis muß die Frühsymptome richtig deuten und insbesondere einen Diabetiker mit Erbrechen frühzeitig einweisen. Nur durch schnelle Bereitschaft der Klinikärzte, einen Diabetiker mit Erbrechen umgehend aufzunehmen, kann durch frühzeitigen Therapiebeginn eine spätere Einweisung als ernster Notfall vermieden werden.

Tabelle 19.**17** Diagnostik- und Therapieschemata für diabetische Ketoazidose und hyperosmolares, hyperglykämisches, nichtketoazidotisches Dehydratationssyndrom (hyperosmolares Koma)

Erstmaßnahmen in der Praxis
- Eigenanamnese, Fremdanamnese (Vorerkrankungen? bisherige Therapie? annoncierende Symptome? mögliche Auslöser)
- klinisch orientierende Untersuchung (Vitalfunktionen voll erhalten? Tachykardie? Hypotonie? Exsikkose? Tiefe Kußmaul-Atmung? Acetongeruch?)
- Hyperglykämie? (z. B. Hämoglukotest 20–800, Glucostix – notfalls Tränenglucosetest nach Berger mit Harnzucker-Teststreifen durchführen)
- Glukosurie? (z. B. Glukotest, Clinistix; Diabur 5000)
- Ketonurie? (z. B. Ketostix; Ketur-Test)
- Ketonämie? (Tränenketontest mit Ketostix; evtl. auch Plasmaketontest mit Ketostix durchführen)
- falls keine Schnelltests durchführbar und als Ursache der Bewußtlosigkeit auch Hypoglykämie möglich, sofortige i. v. Gabe von 40–50 ml 40–50%iger Glucoselösung
- vor Transport in die Klinik in jedem Fall Anlegen einer Infusion mit physiologischer Kochsalzlösung oder Plasmaexpander (ca. 160–200 Tropfen/min, falls keine Überwässerungs- oder Herzinsuffizienzzeichen)
- rascher Transport in die Klinik – möglichst unter ärztlicher Begleitung
- nur bei weitgehend sicherer Diagnose 12 IE Altinsulin (Humaninsulin oder Schweineinsulin) i. m. – Mitteilung darüber an die Klinik

Diagnostik in der Klinik

Erstmaßnahmen
Eigen- und Fremdanamnese, Kenntnisnahme von dokumentierten diagnostischen und therapeutischen Maßnahmen des einweisenden Arztes

Iniatialdiagnostik
➤ *Erstmaßnahmen*
  Einsatz von Schnelldiagnostika zum Nachweis von Hyperglykämie, Ketonämie, Glukosurie und Azetonurie
➤ *Weitere Initialdiagnostik*
- *mindestens:* Blutzucker, Harnzucker, Harnaceton, Kalium, Natrium, Harnstoff, Blutbild, Hämatokrit, Blutgase
- *möglichst:* zusätzlich Chlor, Calcium, Phosphor, Lactat, β-Hydroxybutyrat, Magnesium, Ketonkörper im Serum, Osmolarität im Plasma, SGOT, SGPT, AP, γ-GT, Kreatinin, Harnsäure, Bilirubin, Albumin, Protein, Amylase, CPK, Gerinnungsstatus, Thrombozyten, daneben mindestens 20 ml Vollblut für weitere Untersuchungen im Kühlschrank asservieren – idealerweise als Serum. HbA$_1$
- *nachts:* neben der „Mindestensdiagnostik" Serum für spätere „Möglichstdiagnostik" sicherstellen

Fortlaufende Kontrollen
- *halbstündlich:* Blutzucker anfangs halbstündlich (im Wechsel Laboruntersuchung und Blutzuckerteststreifen mit Reflexionsphotometer) so lange, bis Ansprechen auf Insulin gesichert, dann
- *stündlich:* Blutzucker, Kalium, Puls, Blutdruck, ZVD (oder Pulmonalarteriendruck), Urinausscheidung
- *zweistündlich:* Säure-Basen-Haushalt, Temperatur, Serumnatrium
- Die Frequenz der Untersuchungen wird sich mit zunehmender Stabilisierung des klinischen Gesamtbildes verringern,

stündliche Blutzuckerkontrolle ist jedoch in jedem Fall zur Vermeidung der Hypoglykämie indiziert.
- *beachte:* Normale Blutgase sprechen nicht gegen eine Ketoazidose ein, erniedrigter pH-Wert ist nicht einer solchen gleichzusetzen.

Spezifische Grundmaßnahmen
(Zufuhr unabhängig voneinander, keine Mischlösungen geben, damit gut steuerbar!)

Volumensubstitution
- *initial:* im allgemeinen 1000 ml 0,9%ige NaCl-Lösung in der 1. Std. i. v.
- dann Rehydrierung – Volumenzufuhr in den ersten 12 Std. in Abhängigkeit vom Zentralvenendruck (ZVD) oder Pulmonalarteriendruck (PAD) nach folgender Tabelle:

ZVD (cm H2O)	PAD (mm Hg)	Infusionsmenge (l/Std.)
< 3	< 10	1
3–8	10–18	0,5–1
8–12	18–24	0,5
> 12	> 24	0,25

- Gesamtmenge der Flüssigkeit in den ersten 12 Std. maximal 10% des Körpergewichtes
- falls ungenügender Kreislaufeffekt nach 2–3 l Volumenzufuhr, d. h. Hypotonie und ZVD < +3, Applikation von Plasmaexpandern, Plasma oder Frischblut
- *beachte:* Mäßige Hypernatriämie ist erlaubt, bei Natrium > 350 mg/dl (150 mmol/l) Übergang auf 1/2isotone NaCl-Lösung (cave: Xylit, Sorbit und Fructose in dieser Phase).

Insulingabe
- nur Normal-(Alt-)Insulin – Humaninsulin, alternativ Schweineinsulin
- Applikationsform i. v. oder i. m. – nie s. c.! Die Angaben pro kg Körpergewicht gelten auch für Kinder

➤ *Kontinuierliche i. v. Insulinapplikation*
- dabei sofort Altinsulinbolus 5–10 IE (0,1 IE/kg KG) i. v., dann kontinuierliche i. v. Applikation von 5–10 IE Altinsulin/Std. (0,1 IE/kg KG/Std.) in 1%iger Haemaccel- oder Albuminlösung über Perfusor
- falls Blutzuckerabfall in den ersten 2 Std. weniger als 10%: 0,2 IE/kg KG als Bolus i. v. und Kontrolle nach 1 Std.
- falls kein Effekt, Verdoppelung der kontinuierlichen Insulinzufuhr pro Stunde (Blutzuckerbestimmung und rechtzeitige Rückmeldung)
➤ *Alternative Applikation*
  häufige kleine Altinsulindosen i. m., dabei
- initial 20 IE Altinsulin i. m. (0,25 IE/kg KG)
- dann 5–10 IE Altinsulin/Std. i.m. (0,1 IE/kg KG/Std.)
- falls kein Blutzuckerabfall in 2 Std., Übergang auf i. v. Applikation (s. o.)
- *im weiteren Verlauf:* nach Blutzuckerabfall Niveau bei etwa 250 mg/dl (14 mmol/l) Glucosespiegel über etwa 24 Std. halten (z. B. 2,5, 1,0, 0,5 oder 0,25 IE/Std. – etwa 0,06–0,02 IE/kg KG/Std.) über Perfusor. Alternativ 6 IE Altinsulin 2–3stündlich i. m. oder 12 IE 4–6stündlich s. c. Dabei gleichzeitig Glucosezufuhr mit 500 ml 10%iger Glucoselösung + 10 ml Kaliumchlorid über 4 Std. i. v. (– 40 Tropfen/min), bei Bedarf dem aktuellen Blutzucker adaptieren

Tabelle 19.**17** Diagnostik- und Therapieschemata für diabetische Ketoazidose und hyperosmolares, hyperglykämisches, nichtketoazidotisches Dehydratationssyndrom (hyperosmolares Koma) *(Fortsetzung)*

Kaliumsubstitution
- *initial:* mit Beginn der kontinuierlichen Insulinzufuhr sofort 790 mg (20 mmol) Kaliumchlorid/Std. per infusionem.
- Spätestens nach 1 Std. und sofort bei Vorliegen des aktuellen Kaliumspiegels und pH-Wertes erfolgt die weitere Kaliumsubstitution in Abhängigkeit vom aktuellen Serumkaliumspiegel und aktuellen Blut-pH-Spiegel individuell unter Bezugnahme auf Körpergewicht und Nierenfunktion nach den Richtwerten folgender Tabelle:

Serumkalium (mmol/l)	pH > 7,2 (mmol/Std.)	pH < 7,2 (mmol/Std.)
6,0	0	0
5,0–5,9	10	20
4,0–4,9	10–20	20–30
3,0–3,9	20–30	30–40
2,0–2,9	30–40	40–60

Die Kaliumzufuhr ist laufend anhand der aktuellen Laborparameter neu festzulegen.
- Falls im EKG-Monitoring Hyperkaliämiezeichen, sofortiger Stopp der Kaliumzufuhr. Bei starker Hypokaliämie unter 12 mg/dl (3 mmol/l) Stopp der kontinuierlichen Insulinzufuhr erwägen, bis Serumkalium wieder angehoben. Kalium idealerweise zwischen 16 und 20 mg/dl (4–5 mmol/l) halten.

Bicarbonatgabe
- *Indikation:* nur bei diabetischer Ketoazidose mit pH-Werten unter 7,2.
- *Vorschlag:* falls pH < 7,2, Bicarbonatmenge nach üblicher Formel (Bicarbonatmenge in mmol = BE x 0,3 x kg Körpergewicht) errechnen und 1/3 davon über 2 Std. i. v. applizieren. Kontrolle der Blutgase und weitere Bicarbonatapplikation in gleicher Weise bis pH > 7,25
- *beachte:* bei ausgeprägter Schocksituation zusätzlich übliche Schocktherapie

Phosphatsubstitution
- nicht generell notwendig (allerdings spätestens, wenn Serumphosphor < 1,5 mg% (0,5 mmol/l), jedoch nur bei erhaltener Nierenfunktion)

- *initial:* 0,2–0,3 g (7–10 mmol)/Std. Phosphatlösung (Phosphat-Fertiglösung: Natriumphosphat Braun, 1 mmol/ml Na^+, 0,6 mmol/ml PO_4^{3-})
- *beachte:* Substitution maximal 2,2–2,8 g (70–90 mmol) in den ersten 24 Std. Bei Phosphatwerten > 4 mg/dl (1,3 mmol/l) Stopp der Substitution. Als Nebenwirkungen drohen Hypokalzämie mit Tetanie. Deshalb regelmäßige Calcium- und Phosphatkontrollen!

Allgemeine intensivmedizinische Maßnahmen
- Venenzugang, möglichst zentralvenös herstellen, erste ZVD-Messung, Beginn der Rehydratation
- EKG-Monitor anlegen (Hypo- oder Hyperkaliämiezeichen?)
- übliche Intensivüberwachungsmaßnahmen beginnen (Puls, Blutdruck, Temperatur, Atemfrequenz, Urinproduktion mit 4- bis 6stündlicher Bilanzierung)
- bei schwerer anhaltender Hypotension (nach ZVD oder PAD) Plasmaexpander, Plasma oder Blutkonserven
- O_2-Nasensonde: 2 l/min, (cave: bei offensichtlich schon bestehenden Lungenerkrankungen – sonst Atemdepression!)
- Blasenkatheter (Oligurie? – Bilanzierungshilfe)
- Magenschlauch mit Dauerabsaugung (cave: Magenatonie, sonst Aspirationsgefahr)
- Thoraxröntgenkontrolle (Lungenbefund? Herzgröße? Insuffizienzzeichen? Lage des Zentralvenenkatheters richtig?)
- immer antibiotische Abdeckungen, vorher Blut-, Sputum- und Urinkulturen sicherstellen
- Thromboseprophylaxe (Beine wickeln, Heparinisierung erwägen, besonders bei hoher Osmolarität und älteren Patienten)
- bei tiefem Koma Intubation erwägen – bester Aspirationsschutz bei Erbrechen und sofortige Möglichkeit zur Beatmung
- Lagerung, Dekubitusprophylaxe, Wärmeschutz
- spätestens alle 2 Std. Überprüfung des Therapieplanes. Werden alle Anordnungen durchgeführt? Liegen aktuelle Laborbefunde vor? Laufen die Infusionen? Welche Therapieänderungen stehen an? Wiederholte Kontrollen der allgemeinen klinischen Symptomatik: Bewußtseinslage? (Reagiert nicht! Reagiert auf Schmerz! Weckbar! Ansprechbar! Voll ansprechbar!) Klinische Exsikkoseparameter? (Zunge, Augen, Hautturgor, Venenfüllung)

Laktazidosen

Ätiologie

Eine ausgeprägte Hyperlaktatämie als Ursache einer schweren metabolischen dekompensierten Azidose wird zweifellos bei fast allen Finalzuständen kardiovaskulären Versagens wie auch anderen Ursachen, die zu einer schweren Gewebshypoxie sowohl bei Diabetikern als auch bei Nichtdiabetikern führen, beobachtet. Neben diesen Formen einer Laktazidose bei relativer Gewebshypoxie können Laktazidosen auch bei primär unauffälligen Herz-Kreislauf-Verhältnissen und ungestörter peripherer Sauerstoffversorgung entstehen (s. u.).

Im Rahmen von differentialdiagnostischen Überlegungen bei krisenhaft erkrankten oder gar komatösen bzw. bewußtseinsgetrübten Diabetikern muß auch an die Möglichkeit einer Laktazidose, insbesondere einer biguanidinduzierten, gedacht werden, da es sich um eine zwar seltene, jedoch lebensbedrohliche Stoffwechselstörung mit sehr ungünstiger, bei Verzögerung der Diagnose zunehmend sich verschlechternder Prognose handelt.

Physiologie und Pathophysiologie

Bildung und Rückbildung von Lactat: Die anaerobe Glykolyse ist der sauerstoffunabhängige Abbau von Glucose bis zur Brenztraubensäure (Pyruvat) und im Zustand des Sauerstoffmangels bis zur Milchsäure (Lactat). Dabei wird Milchsäure durch Reduktion der Brenztraubensäure gebildet.

Die Lactatdehydrogenase (LDH) ist das diese Reaktion katalysierende Enzym. Lactat ist somit physiologischerweise quasi ein Endprodukt des Glucosestoffwechsels zur sauerstoffunabhängigen Energiegewinnung. Allerdings entstehen hier nur 5% energiereicher Verbindungen, so daß im Zustand des Sauerstoffmangels mindestens 20mal mehr Glucose verbraucht werden muß. Glucose kann in der Leber im Rahmen des Cori-Zyklus aus Lactat resynthetisiert werden. Lactat kann später auch zu Brenztraubensäure (Pyruvat) zurückverwandelt werden. Diese Konversion von Lactat zu Pyruvat ist allerdings von der Verfügbarkeit der oxidierten Form von Nicotinamidadenindinucleotid (NADH) abhängig, d. h., im Zustand der Hypoxämie übernimmt das intermediär entstehende Pyruvat als Akzeptor den entstehenden Sauerstoff unter Lactatbildung.

Ein wesentlicher **Lactatanstieg** findet also nur statt, wenn die Oxidation im Zitronensäurezyklus mit der anaeroben Glykolyse nicht mehr Schritt hält und Pyruvat in Lactat umgewandelt wird.

Ein Lactatanstieg kann dabei in zweifacher Form entstehen: Zum einen kann Pyruvat ohne Veränderung des NADH-NAD-Verhältnisses ansteigen; dies führt dann auch zum Lactatanstieg ohne Veränderung des Lactat-Pyruvat-Quotienten, oder eine Änderung des Geweberedoxstatus führt durch hohen Anfall von NADH und massenhafte Oxidation zu einer Veränderung des NADH-NAD-Verhältnisses mit Anhäufung von Lactat ohne entsprechenden Pyruvatanstieg. Physiologischerweise ist die Reaktion von Pyruvat zu Lactat rasch reversibel, d. h., Lactat wird zu Pyruvat oxidiert. So nimmt man bei temporärer Hyperlaktatämie, z. B. bei schwerer körperlicher Belastung, eine Halbwertszeit von etwa 40 Minuten an, d. h., auch stärkere Hyperlaktatämien bis zum 10fachen der Norm sind innerhalb von 60–90 Minuten weitgehend normalisiert. Der o. g. Lactat-Pyruvat-Quotient liegt normalerweise bei 10 (Bereich 5–18), d. h., das Gleichgewicht der Reaktion ist zugunsten des Lactats verschoben. Ist allerdings die Lactatproduktion gesteigert, ohne Störung der Lactatverwertung, kommt es zwangsläufig zu einem proportionalen Anstieg von Lactat und Pyruvat, d. h., der Lactat-Pyruvat-Quotient bleibt unverändert. Bei vermehrter NADH-Bildung, bei gesteigerter Glykolyse oder andererseits Hemmung der Umwandlung von NADH in NAD, die sehr häufig bei einer alkoholinduzierten Hemmung der Glukoneogenese auftritt, wird das Gleichgewicht zugunsten einer Hyperlaktatämieverschoben, d. h., der Lactat-Pyruvat-Quotient steigt pathologisch an; man spricht von einer Exzeßlactatbildung.

Am Metabolismus des Lactats beteiligte Organe: Physiologischerweise wird besonders in der Skelettmuskulatur, im Gehirn und in den Erythrozyten sowie der Darmschleimhaut Lactat gebildet, während normalerweise Leber und Niere Lactat in hohem Maße metabolisieren. So kann z. B. die Leber Lactat zu Glucose resynthetisieren (Cori-Zyklus). Wenn also die Leber normalerweise Lactat glukoneogenetisch zu Glucose resynthetisiert oder durch Oxidation zu CO_2 abbaut, kommt es in Situationen, in denen eine mangelnde Sauerstoffversorgung der Leber manifest wird, bei einem bestimmten Ausmaß der dekompensierten metabolischen Azidose ganz plötzlich dazu, daß die Leber vom Lactatverwerter zum Lactatproduzenten wird, d. h., mit dem Moment eines solchen „Umkippens" kommt es zu einem abrupten überproportionalen Anstieg des Lactats – Exzeßlactat – und letztlich zur akuten Dekompensation des Säure-Basen-Haushaltes und damit des Kreislaufs. Auch ein akuter Parenchymschwund, wie z. B. der Zustand der „Schockleber", kann die Ursache einer Laktazidose sein, wobei diese z. B. nach erfolgreicher Reanimation trotz normaler Kreislaufverhältnisse persistiert, da durch den Parenchymschwund in der Leber Lactat nicht hinreichend metabolisiert werden kann.

Primäre und sekundäre Hyperlaktatämien: Hyperlaktatämien müssen nicht in jedem Fall die Ursache von Störungen im Säure-Basen-Haushalt sein, d. h. z. B. eine kompensierte Azidose verursachen. Sie können auch sekundär Folge einer Störung sein. So kann es im Rahmen der kompensierenden Stoffwechselreaktion auf eine respiratorische Alkalose – z. B. nach Überbeatmung am Respirator – zu einer Laktazidose kommen. Andererseits können die Blutgase nicht in jedem Fall Hinweis für das Vorliegen einer gestörten Sauerstoffversorgung sein, d. h., aus den extrazellulären Sauerstoffkonzentrationen kann nicht auf eine ausreichende Sauerstoffversorgung der Mitochondrien geschlossen werden. So können toxische Schädigungen der mitochondrialen Atmung, d. h. der aeroben Glykolyse, eine Laktazidose induzieren, was für Biguanide weitgehend erwiesen ist (s. auch Kap. 9) (2, 3).

Definition und Klassifikation

Definition: Eine Laktazidose liegt vor, wenn eine Anreicherung von Milchsäure (> 72 mg/dl = 8 mmol/l Lactat im Serum) zu schwerer dekompensierter metabolischer Azidose führt (pH < 7,25). Schock und akutes Nierenversagen sind mögliche Folgen der Laktazidose. Eine Hyperlaktatämie als physiologischer Zustand temporärer Sauerstoffschuld ist rasch reversibel. Eine Hyperlaktatämie bis zur Laktazidose kann jedoch Symptom im Gefolge von Erkrankungen unterschiedlicher Ätiologie sein. Die sog. idiopathische oder „spontane" Laktazidose ist mit zunehmender Kenntnis der biochemischen und physiologischen Zusammenhänge nicht als eigenständiges Krankheitsbild zu akzeptieren.

Eindeutige Kriterien für die Festlegung des Übergangs einer Hyperlaktatämie in eine Laktazidose gibt es nicht. Der Lactatspiegel allein ist kein Indikator, kommt es doch unter maximaler Muskelarbeit physiologischerweise zu Lactatanstiegen auf über 180 mg/dl (20 mmol/l). Als Definition wurden Lactatkonzentrationen von über 12 mg/dl (1,3 mmol/l) bis über 45 mg/dl (5,0 mmol/l) bzw. sogar über 72 mg/dl (8 mmol/l) bei dekompensierter metabolischer Azidose – pH unter 7,37 bis unter 7,2 (2, 5, 15) – bei entsprechendem klinischem Bild angegeben.

Die Definition „Lactat im Serum > 72 mg/dl, Blut-pH < 7,20–7,25" entspricht am ehesten den Vorstellungen des intensivmedizinisch orientierten Diabetologen (3, 4, 15).

Klassifikation: Die verschiedenen Formen der Laktazidosen wurden entsprechend der Einteilung von Cohen u. Woods (10) sowie Förster (15) klassifiziert (Tab. 19.**18**):

Es wird die Gruppe der Typ-A-Laktazidosen, bei denen offensichtlich die Sauerstoffversorgung des Gewebes durch gestörte Gewebsperfusion infolge eines hypovolämischen, septischen oder kardiogenen Schocks oder schwerer Hypoxämie anderer Genese gestört ist, von den Typ-B-Laktazidosen unterschieden, bei denen ohne gestörte Sauerstoffversorgung – soweit klinisch ersichtlich, die intrazellulären Verhältnisse sind dabei nicht erfaßbar – die Lactatproduktion gesteigert oder die Lactatverwertung herabgesetzt ist. Diese grobe Einteilung bezieht sich grundsätzlich darauf, ob klinische Hinweise für Schock oder Hypoxämie bestehen (10). Dabei ist zu betonen, daß die Laktazidosen vom Typ B primär nur in den ersten Stunden ohne kardiovaskuläre Störungen einhergehen. Dann tritt meist auch eine Kreislaufinsuffizienz auf, und der Zustand ist von der Typ-A-Laktazidose klinisch nicht mehr zu unterscheiden. Lediglich die Anamnese gibt dann Hinweise darauf, daß keine kardiovaskuläre Insuffizienz mit peripherer Hypoxämie als primäre Ursache der Azidose vorlag. Die Einteilung von Cohen u. Woods (10) ist berechtigt, da einerseits zunehmende Kenntnisse über die Sonderformen der Typ-B-Laktazidosen existieren und andererseits das therapeutische Vorgehen bei beiden Typen etwas unterschiedlich ist. In die Gruppe der Typ-B-Laktazidosen gehören Laktazidosen, hervorgerufen durch Einnahme von Medikamenten oder toxischen Substanzen wie Biguanide, Cyanide, Äthanol, Methanol, Streptozotocin, wie auch Laktazidosen (zumeist nur Hyperlaktatämien) durch hochdosierte parenterale Applikation von Fructose, Sorbit und Xylit, da die letzteren Substanzen rasch in Lactat umgewandelt werden und auch die Gluconeogenese aus Lactat in der Leber hemmen (15). Besonders erwähnt werden müssen neben dem Diabetes mellitus Erkrankungen mit Leber- oder Niereninsuffizienz, Infektionen – auch ohne

Tabelle 19.**18** Vorkommen und Klassifizierung der Laktazidosen (nach Waters und Förster)

Lactat-Pyruvat-Quotient nicht erhöht
Übergang zur Laktazidose nicht wahrscheinlich:
– Kohlenhydratinfusion
– Natriumbicarbonatzufuhr (überschießend)
– Transfusion alter Blutkonserven
– Glykogenspeicherkrankheiten
– angeborene Laktazidosen

Lactat-Pyruvat-Quotient nicht oder gering erhöht
Übergang zu Laktazidosen wenig wahrscheinlich:
– Hyperventilation
– leichte Hypoxämie
– schwerste Muskelarbeit
– Adrenalin, Noradrenalin i. v.

Lactat-Pyruvat-Quotient stärker erhöht
Übergang zu manifester Laktazidose möglich:
– kardiovaskuläre Insuffizienz
– akute schwere Hypoxämie
– Cyanidgabe, Streptozotocin
– extrakorporaler Kreislauf
– extrakorporaler Kreislauf mit Hypothermie
– schwere Anämie
– Ketoazidose, diabetisches Koma

Lactat-Pyruvat-Quotient extrem erhöht („Exzeß-Lactat")
klinisch manifeste dramatische, sehr schwer therapierbare Laktazidose:
– Schock
– septische Erkrankungen (bes. gramnegative Erreger)
– Leukosen
– Biguanidintoxikation
– Diabetes mellitus + Biguanidbehandlung, bes. bei Begleiterkrankungen (Niere-, Leber- und Herzerkrankungen)
– Diabetes mellitus + Alkohol
– Diabetes mellitus + Nulldiät
– Fructosegabe + Zweiterkrankung
– „idiopathische, spontane" Laktazidose
– Alkoholintoxikation mit Kreislaufversagen

Schock – und Hämoblastosen, wo z. B. durch die Tumorzellen große Mengen von Lactat produziert werden (Tab. 19.**18**).

Während Alkohol allein kaum eine klinisch relevante Laktazidose durch Hemmung der Lactatverwertung in der Leber über eine Erhöhung des NADH-NAD-Quotienten und Hemmung der Gluconeogenese verursachen soll, kann die Kombination von Alkoholzufuhr mit einer der o. g. Erkrankungen eine solche verursachen (10).

Epidemiologie

Über die Häufigkeit der Laktazidosen beim Diabetiker, insbesondere unter Biguanidbehandlung, können keine sicheren Angaben gemacht werden. Es wurden jedoch inzwischen mehrere 100 Fälle von Laktazidosen unter Biguanidtherapie publiziert (23). In gewissen bestimmten Einzugsbereichen von Diabeteszentren wurde bis kurz vor dem Verbot von Phenformin und Buformin 1 Laktazidose auf 2000 Krankenhauspatienten beobachtet (33). Dies kann nur ein Hinweis auf die hohe Dunkelziffer zu diesem Zeitpunkt sein. In der Literatur wurden am häufigsten Laktazidosen bei Diabetikern unter Phenformin, selten unter Buformin und nur ganz vereinzelt unter Metformin beschrieben. Die Gefahr einer Laktazidose unter Metformin soll 10mal niedriger sein als unter Phenformin (10, 23) (s. auch Kap. 9).

Ätiologie und Pathogenese der Typ-B-Laktazidose

Der kausale Zusammenhang zwischen **Biguanidtherapie** und Laktazidose steht außer Zweifel (Tab. 19.**19**).

Tabelle 19.**19** Beleg des Kausalzusammenhanges zwischen Biguanidtherapie und Laktazidose

- auffällige Häufung von Laktazidosen nach Einführung der Biguanidtherapie
- Überdosis von Biguaniden in suizidaler Absicht führt zur Laktazidose
- Biguanide führen im Tierversuch zu deutlichem Lactatanstieg zum Vollbild der Laktazidose nach 5/6-Nephrektomie
- Erneute Gabe von Biguaniden nach erfolgreich behandelter Laktazidose führt bei niereninsuffizienten Patienten zum Wiederanstieg der Serumlactatkonzentration

Die Pathogenese der Laktazidose unter Biguanidmedikation ist jedoch ebenso wie der Wirkungsmechanismus der Biguanide nicht in allen Einzelheiten aufgeklärt, wenn auch die grundsätzlichen Abläufe bekannt sind: Biguanide führen zu einer Störung des aeroben Zellstoffwechsels, so daß zur Energiegewinnung vermehrt die anaerobe Glykolyse herangezogen werden muß, verbunden mit dem vermehrten Milchsäureanfall. Da gleichzeitig die Glukoneogenese aus Lactat und die Oxidation von Lactat zu CO_2 gehemmt sind, kommt es unter dem Einfluß der Biguanide gehäuft zur Kumulation der Milchsäure. Ungünstigerweise hemmen die Biguanide auch die renale Ammoniogenese, einen wichtigen Regulationsmechanismus zur Elimination überschüssiger saurer Valenzen, und begünstigen so zusätzlich das Entstehen einer metabolischen Azidose. Absolute Biguanidüberdosierung (3, 4, 10) und Biguanidkumulation bei primärer Verträglichkeit (3, 4, 31, 33) können direkt über die beschriebenen Mechanismen zur Laktazidose führen (Tab. 19.**19**). Auch andere Faktoren, wie z. B. respiratorische oder kardiale Insuffizienz, Schock oder Alkoholexzeß, die direkt oder indirekt den aeroben Stoffwechsel behindern, können u. U. zur Dekompensation der auch unter normaler Biguanidmedikation labilen Stoffwechselverhältnisse führen und so die Laktazidose auslösen. Hat sich eine dekompen-

Tabelle 19.**20** Positive Effekte der Hämodialysetherapie bei der Behandlung der biguanidinduzierten Laktazidose

- beschleunigte Elimination der die Stoffwechselentgleisung verursachenden Biguanide
- beschleunigte Elimination von Lactat
- Entfernung von überschüssigem Na^+ und Volumen bei der Pufferung mit hohen Dosen von $Na^+ HCO_3^-$
- zentrale Aufwärmung der in der Regel hypothermen Patienten

sierte, metabolische Azidose entwickelt, führt dies über ein vermindertes Herzminutenvolumen zur Einschränkung der

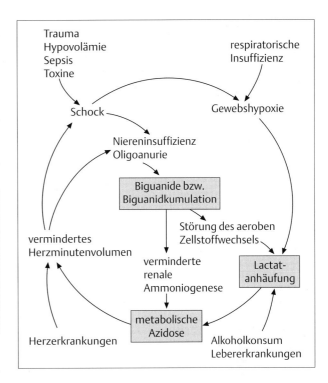

Abb. 19.**14** Biguanidinduzierte Laktazidose. Pathogenese sowie zusätzliche, die Entstehung begünstigende Faktoren (aus Althoff, P.-H., u. Mitarb.: Dtsch. med. Wschr. 103 [1978] 61).

Nierendurchblutung und damit zur Verminderung der glomerulären Filtrationsrate; diese wiederum führt zur Kumulation der vorwiegend renal eliminierten Biguanide und somit zur Verstärkung der Stoffwechselentgleisung. Die Stoffwechselentgleisung im Sinne einer zunehmenden Laktazidose unterhält sich über diese Kausalkette selbst, d. h., die metabolische Azidose führt zur Nierenfunktionseinschränkung, dies zur weiteren Biguanidkumulation, dies wiederum zur metabolischen Azidose, was das Krankheitsbild zunehmend verschlechtert und eine Hämodialysetherapie verlangt (Abb. 19.**14** und Tab. 19.**20**).

Weitere Auslöser: Auslöser einer Typ-B-Laktazidose durch Biguanidbehandlung können alle Faktoren sein, die auch ohne Biguanidmedikation eine Laktazidoseentstehung begünstigen (Tab. 19.**18** und Abb. 19.**14**). Dazu gehören neben kardiovaskulären Störungen mit Kreislaufinsuffizienz und mangelnder Sauerstoffversorgung des Gewebes letztlich alle Herzerkrankungen – und welcher Diabetiker ist nicht infarktgefährdet? –, alle Formen von Traumen – welcher Diabetiker kann nicht in einen Unfall verwickelt werden? –, Hypovolämie jeglicher Genese – z. B. auch eine einfache Diarrhö –, darüber hinaus natürlich Sepsis, Toxine, respiratorische Insuffizienz, Alkoholkonsum, Leberparenchymerkrankungen sowie auch bestimmte Pharmaka und Röntgenkontrastmittel.

Klinik

Das klinische Bild der schweren Typ-B-Laktazidose ist unspezifisch wie bei jeder schweren Azidose.

Typische Zeichen im **Prodromalstadium** sind: Appetitlosigkeit, Übelkeit, Erbrechen, Oberbauchschmerzen,

Muskelschmerzen und -schwäche. Daneben bestehen eine Adynamie mit Antriebsmangel, zunehmender Verwirrtheit, Desorientierung, auffallender Unruhe. Untertemperatur und Hinfälligkeit mit der Unmöglichkeit, sich zu erheben, leiten dann zum Vollbild über.

Vollbild: Definitionsgemäß ist primär der Blutdruck nicht erniedrigt; es besteht häufig bereits eine Tachykardie, aber keine ausgeprägte Exsikkose. In diesem Stadium ist der Patient häufig bewußtseinsgetrübt bis somnolent, jedoch selten komatös. Es besteht eine tiefe Kußmaul-Atmung mit meist fehlendem Acetongeruch.

Der Patient ist sekundär hypoton, selten normoton. Meist besteht Oligoanurie. Häufig fehlen Eigenreflexe. Manchmal sind die Pupillen – auch bei noch ansprechbaren Patienten – lichtstarr und entrundet (vgl. auch differentialdiagnostische Tab. 19.**14**).

Diagnose

Notfalluntersuchungen (vgl. Tab. 19.**14**) zeigen einen normalen, evtl. leicht erhöhten, häufig jedoch auch erniedrigten Blutzucker.

Eine ausgeprägte **Ketonämie** fehlt meist. Der Katheterurin ist bei oligoanurischen Patienten meist acetonnegativ. Auch bei bisher nicht bekannter Ketoazidoseneigung kann in dieser Situation – metabolische Azidose – mit tiefer Atmung eine Ketonämie stärkeren Ausmaßes übersehen werden, da, wie bereits erwähnt, die zum Nachweis einer Ketoazidose verwendeten Nitroprussidnatriumreagenzien im Schnelltest (z. B. Acetest, Ketostix, Keturtest) nur mit Acetat und Aceton reagieren, nicht mit β-Hydroxybutyrat, welches gerade bei einer Kombination von Ketoazidose und Laktazidose verstärkt auftreten kann (3, 4).

Die **Blutgasanalyse** ergibt eine sehr schwere dekompensierte metabolische Azidose mit stark erniedrigtem Blut-pH-Wert – bei 50% der Patienten bei der Aufnahme unter 7,0 –, einem stark, meist auf unter 15 mmol/l erniedrigten Plasmabicarbonat sowie einem durch die Kußmaul-Atmung kompensatorisch stark erniedrigten P_{CO_2}. Dabei ist zu beachten, daß bei der Laktazidose der Grad der respiratorischen Kompensation sich nicht proportional zum Ausmaß der Azidose verhält und daß die P_{CO_2}-Werte stärker erniedrigt sind als bei Ketoazidosen gleichen Dekompensationsgrades, gemessen am jeweiligen Bicarbonat.

Phosphor, Natrium und Harnstoff: Immer findet man eine starke Erhöhung des Serumphosphors – u. U. bis auf über 10 mg/dl (3,2 mmol/l), – die damit ein charakteristischer Indikator für die schwere, dekompensierte Azidose bei fehlender Nierenschädigung zu sein scheint (3). Nur 10% der Patienten mit Laktazidose haben normale Harnstoffwerte (10); die Harnstoffanstiege sind jedoch meist als sekundär zu deuten. Das Serumnatrium ist initial normal bis erhöht (3, 4).

Das **Anionendefizit** (anion gap = Anionenlücke), d. h. die Differenz der Summe der beiden Kationen Na$^+$ und K$^+$ und der Summe der beiden Anionen Cl$^-$ und HCO$_3^-$, als erster, rasch verfügbarer Hinweis auf den Überschuß organischer Säuren als Ursache dieser schweren metabolischen Azidose, ist meist auf über 30 mmol/l erhöht. Dabei spricht ein solcher Anstieg auf das 2–3fache der Norm nach Ausschluß einer Ketoazidose, einer Urämie oder einer Vergiftung durch Salicylate, Methanolparaldehyd oder Äthylenglykol für das Vorliegen einer Laktatämie als Ursache der Azidose. Der Wert des Anionendefizits zur Erstdiagnose ist

umstritten. Es bedeutet jedoch ein zusätzliches Kriterium im Spektrum der beschränkten diagnostischen Möglichkeiten.

Gesichert wird die Diagnose nur durch möglichst rasche **Lactatbestimmung** im Blut, die heutzutage mit den im Handel befindlichen neueren Testkombinationen auch in kürzester Zeit durchgeführt werden kann. Die Lactatspiegel liegen bei 54–302 mg/dl (6–35 mmol/l). Hier ist erneut zu betonen, daß nicht jede Lactatspiegelerhöhung einer Laktazidose gleichzusetzen ist und andererseits der Nachweis erhöhter Blutzuckerspiegel sowie eine Azetonurie eine Laktazidose nicht ausschließen. Differentialdiagnostisch muß neben den schweren Komaformen beim Diabetes mellitus (Tab. 19.**14**) nach schweren Begleiterkrankungen als Auslöser gefahndet werden.

Therapie

Da durchschnittlich 1 Tag bis zur Diagnose vergeht, die nächsten 24 Stunden über erfolgreiche Behandlung oder Tod entscheiden (23), sollte ein klares therapeutisches Konzept vorliegen, welches natürlich individuell variiert werden muß.

Grundsätzlich sind bei der Therapie der Typ-B-Laktazidose zwei **Prinzipien** zu beachten. Einerseits wird man versuchen, eine kausale Therapie zu betreiben, um die kausalen Pharmaka – im vorliegenden Fall die Biguanide – zu entfernen, zum anderen muß die metabolische Azidose, die ein stärkeres Ausmaß erreicht (pH-Wert kleiner als 7,25), sofort symptomatisch im Hinblick auf die akuten lebensbedrohlichen kardiovaskulären Effekte (S. 314) bekämpft werden, um die Progredienz zum irreversiblen Schock zu verhindern (10).

Natriumbicarbonat und ergänzende Maßnahmen: Die Gefahren einer metabolischen Azidose sowie Vorteile und Gefahren einer symptomatischen Behandlung mit Natriumbicarbonat wurden im Rahmen der diabetischen Ketoazidose ausführlich dargestellt (S. 314). Grundsätzlich ergibt sich jedoch im Gegensatz zur diabetischen Ketoazidose, bei der die Azidose primär kausal auf zellulärer Ebene durch Insulingabe behandelt wird, bei der Laktazidose eine klare Indikation zum Einsatz von Natriumbicarbonat zur symptomatischen Behandlung, denn Natriumlactat verbietet sich verständlicherweise. THAM-Lösungen sind auf eine erhaltene Nierenfunktion angewiesen – was bei den meisten Patienten nicht der Fall ist. Der Natriumbicarbonatbehandlung sind jedoch durch drohende Natrium- oder Volumenüberlastung natürliche Grenzen gesetzt. Daneben muß die typische Schockbehandlung und die Behebung etwaiger Atmungsstörungen erfolgen.

Bei der Therapie der biguanidinduzierten Laktazidose hat sich in der Klinik folgendes therapeutische Vorgehen bewährt (Tab. 19.**21**):

Grundsätzlich ist zwischen sofortiger symptomatischer Therapie und den kausalen Maßnahmen, also Elimination der Biguanide (Entgiftung) sowie weiteren additiven Maßnahmen, die eine sinnvolle Ergänzung der Behandlung darstellen, zu unterscheiden. Aus pathophysiologischen Überlegungen heraus – Unklarheit über die intrazellulären Sauerstoffverhältnisse – sollte auch bei Vorliegen ausreichender P_{O_2}-Werte im arteriellen Blut mit sofortiger Sauerstoffgabe über die Nasensonde begonnen werden. Natriumbicarbonat wird mit einer Infusionsgeschwindigkeit von maximal 200 mmol/Std. bei ständiger Kontrolle des Blut-pH-Werts infundiert.

Tabelle 19.**21** Therapeutisches Vorgehen in der Klinik bei begründetem Verdacht auf Laktazidose unter Biguanidmedikation

Sofortige symptomatische Therapie

- Sauerstoffgabe: über Rachensonde (2–4 l/min)
- Natriumbicarbonatinfusion: in der 1. Std. 1/3 der nach Basendefizit errechneten Dosis, maximal 100 (–200) mmol. Weitere Dosierung nach pH
- bei Schocksymptomatik: Volumensubstitution und/oder pressorische Substanzen (Dopamin) unter fortlaufender Kontrolle von ZVD und Blutdruck
- bei Hypoglykämie: Normoglykämie erzielen und erhalten durch kontinuierliche Zufuhr geringer Glucosemengen (etwa 3–5 g/Std.)
- Insulinzufuhr: bei insulinbedürftigen Diabetikern: 0,5–1,0 IE Altinsulin/Std. in Haemaccel
- bei Diabetikern unter Sulfonamidderivaten: Insulin fakultativ

Kausale Maßnahmen (Entgiftung)

➤ *forcierte Diurese*
soweit überhaupt durchführbar, sofort beginnen mit Volumen- und/oder Furosemidgaben (ZVD-Kontrolle)

➤ *Hämodialysebehandlung*
- sofortige Indikationsstellung, auch ohne Vorliegen der Lactatbestimmung, wenn: schwerste dekompensierte metabolische Azidose (pH < 7,0), Hypothermie, Azotämie und/oder Oligoanurie, Biguanide in der Anamnese;
- Ketoazidose als alleinige Ursache der Azidose ausgeschlossen
- in Grenzsituationen Lactatbestimmung als weitere Entscheidungshilfe abwarten
- Indikation für Hämodialyse, wenn Lactat im Serum > 90 mg/dl (10 mmol/l) und entsprechendes klinisches Bild
- Entscheidung zur Hämodialyse vorerst zurückstellen, wenn Lactat im Serum < 90 mg/dl und gute Diurese; Überprüfung der Entscheidung nach Trend weiterer Lactatbestimmungen und Ansprechen auf symptomatische Therapie
- Weiterführung der symptomatischen Therapie während der Hämodialyse; Infusion von Natriumbicarbonat, ca. 30–50 mmol/Std. und mehr
- Dauer der 1. Dialyse im allgemeinen > 6 Std.

Additive Maßnahmen

- Intubation und apparative Beatmung: frühzeitig bei geringsten Zeichen von respiratorischer Insuffizienz (Rückgang der Atemfrequenz, CO_2-Abfall, CO_2-Anstieg)
- kontinuierliche Magensaftabsaugung
- bei Anämie: Korrektur nur durch Frischblut (cave: Natriumcitrat und Lactat in Blutkonserven!)
- evtl. Antibiotikum

Bei pH-Werten von etwa 7,2 wird die Therapie zunächst ausgesetzt, um eine Überkompensation mit der Gefahr der metabolischen Reboundalkalose zu vermeiden. Bei Schocksymptomatik wird man ebenfalls trotz der bekannten Nachteile der Bicarbonatgabe neben der Volumensubstitution bei fortlaufender Kontrolle des Zentralvenendrucks (ZVD) bzw. Druckes in der A. pulmonalis u. U. höhere Bicarbonatmengen einsetzen müssen und auf pressorische Substanzen (Dopamin) zurückgreifen.

Durch kombinierte Gabe von Glucose und Insulin wird die Lactatbildung aus Alanin, welches durch gesteigerte Proteolyse in der Muskulatur frei wird, unterbrochen und die Pyruvatdehydrogenase aktiviert (10).

Hämodialyse: Nachdem in vitro die Dialysierbarkeit der Biguanide nachgewiesen werden konnte und bei nahezu allen Patienten die radioimmunologisch im Serum nachgewiesenen Biguanidspiegel erhöht waren, hat sich inzwischen die Hämodialyse als kausale Behandlungsmaßnahme bewährt (3). Speziell bei den meist oligoanurischen Patienten ist nur so eine beschleunigte Elimination der die Stoffwechselentgleisung verursachenden Biguanide möglich. Außerdem werden nachweislich große Lactatmengen eliminiert (Abb. 19.**15**) und bei gleichzeitiger Gabe von Natriumbicarbonat überflüssiges Natrium und Volumen entfernt. Darüber hinaus ist eine zentrale Aufwärmung der in der Regel hypothermen Patienten möglich (Tab. 19.**20**). Wenn die Leber bei einem pH-Wert von weniger als 7,0 Lactat nicht abbaut, sondern produziert, müssen alle Anstrengungen unternommen werden, diesen pH-Wert so bald wie möglich sicher zu überschreiten. Da die dann notwendigen massiven Dosen von Natriumbicarbonat besonders bei gleichzeitig bestehender Niereninsuffizienz zu gefährlichen Natrium- und Volumenüberlastungen bis zum Lungenödem führen können, haben inzwischen auch andere Autorengruppen die Hämodialysetherapie bei einem ph-Wert von unter 7,0 vorgeschlagen (2). Bei schweren Fällen ist angesichts der dann immer vorhandenen Niereninsuffizienz eine konservative Therapie allein mit Natriumbicarbonatinfusionen gefährlich und unzureichend.

Indikationen zur und Vorgehen bei Hämodialysebehandlung sind in Tab. 19.**21** aufgeführt.

Im Gegensatz zu den In-vitro-Untersuchungen zeigt sich in vivo ein erheblich langsamerer Abfall der Biguanidplasmaspiegel (Abb. 19.**16**). Dies spricht für ein kontinuierliches Nachdiffundieren dieser Substanzen aus dem Gewebe. So fand man bei phenformininduzierter Laktazidose im Lebergewebe verstorbener Patienten Biguanidkonzentrationen, die um das 20- bis 40fache über der bereits erhöhten Plasmakonzentration lagen (4). Die Effektivität der Hämodialyse wird besonders deutlich, wenn man die Biguanid-Serumhalbwertszeiten dialysierter – Halbwertszeit ca. 6 Stunden – und nichtdialysierter Patienten – Halbwertszeit ca. 29 Stunden – mit Laktazidose vergleicht (3, 23).

Als **additive Maßnahmen** sind frühzeitige Intubation und apparative Beatmung bei geringsten Zeichen einer respiratorischen Insuffizienz und ungenügenden P_{O_2}-Werten (unter 70 mm Hg trotz O_2-Gabe) einzusetzen. Neben den sonst üblichen begleitenden intensivmedizinischen Maßnahmen ist u. E. bereits bei mäßiger Anämie die Gabe von Blut indiziert. Dies gilt im Hinblick auf die gestörte Glykolyse, d. h., unter dem Einfluß von Biguaniden kommt es dabei u.E. bereits bei noch bedeutend höheren – u. U. normalen – P_{O_2}-Werten zu einer anaeroben Glykolyse mit weiterem Lactatanstieg.

Prognose

Die manifest dekompensierte Laktazidose hat eine sehr ungünstige Prognose. Die Angaben über die Letalität schwanken zwischen 40 und 100% (3). Sie liegt, wenn sich ein Schock entwickelt hat, bei 80%.

Prävention

Nach langem Zögern haben sich in fast allen Ländern die verantwortlichen Instanzen entschlossen, Buformin und Phenformin vom Markt zu nehmen. Metformin sollte immer unter Beachtung der bekannten strengen Kontraindikationen für Biguanide eingesetzt werden (24) (Kap. 9).

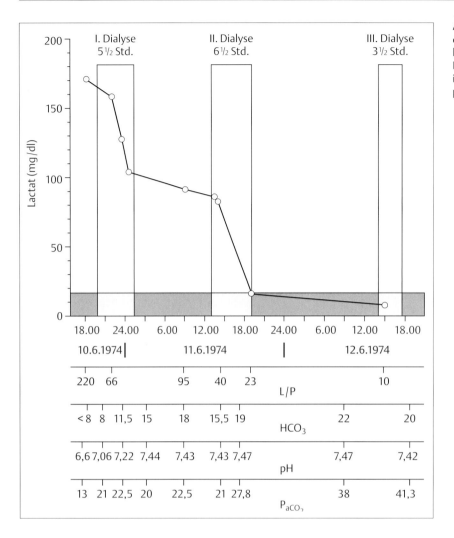

Abb. 19.**15** Hämodialysebehandlung der Laktazidose bei einer 53jährigen biguanidbehandelten Diabetikerin. Lactatverlauf unter den Dialysen und im Intervall. Lactat-Pyruvat-Quotient, pH, P$_{CO_2}$, Standard-HCO$_3$ (mmol/l).

Alkoholische Ketoazidose

Einleitung

Bei den differentialdiagnostischen Überlegungen am Bett eines Patienten mit Ketoazidose und normalem oder relativ niedrigem Blutzucker von bis zu 300 mg/dl (17 mmol/l) ist auch eine alkoholische Ketoazidose zu erwägen (2, 4, 5, 13, 16, 19).

Diese wurde vor mehr als 50 Jahren erstmals beschrieben, jedoch erst 1971 durch Jenkins u. Mitarb. anhand von 3 genau untersuchten Fällen als ein gesondertes Syndrom klar herausgestellt. Vermutlich wird dieses seltene Krankheitsbild häufig nicht als solches erkannt; die Dunkelziffer scheint sehr hoch zu sein, und damit sind Häufigkeit und Mortalität nicht bekannt. Wichtig ist jedoch, daß dieses Syndrom potentiell tödlich verlaufen kann.

Ätiologie und Pathogenese

Die alkoholische Ketoazidose tritt gerade bei den Alkoholikern auf, bei denen es nach einer Phase exzessiven Trinkens zu Übelkeit und Erbrechen mit Stopp der Nahrungs- und Flüssigkeitsaufnahme und letztlich auch der Alkoholaufnahme kommt.

Alkohol hemmt die Glukoneogenese, und damit schwinden die hepatischen Glykogenvorräte rascher.

Störungen des Fettstoffwechsels: Auch die hepatische Oxidation der freien Fettsäuren ist gehemmt, d. h., es kommt zu einem Aufstau der freien Fettsäuren – bis hin zur Fettleber – und damit aber auch der erforderlichen Menge Substrat für die spätere Aktivierung der Ketogenese, wenn sekundär die alkoholbedingte Hemmung der Oxidation plötzlich durch Alkoholentzug entfällt (4).

Andererseits wird ein weiterer Anfall von freien Fettsäuren aus der Lipolyse durch Acetat, welches aus dem Alkoholabbau stammt, gehemmt, was letztlich – solange Acetat aus dem Alkoholabbau anfällt – einen protektiven Mechanismus darstellt, um die Verfügbarkeit der ketogenen freien Fettsäuren zu limitieren. Unter Alkohol ist die Reaktion der pankreatischen B-Zelle auf Glucosereiz gehemmt, und dementsprechend ist die Insulinausschüttung reduziert (2, 4).

Wenn nun die Alkoholaufnahme reduziert oder ganz gestoppt wird, fehlt die o. g. alkoholbedingte Hemmung der Fettsäurenoxidation zu Ketonkörpern sowie der Lipolyse, und es kommt die hormonelle Aktivierung der Lipolyse mit Mobilisation von freien Fettsäuren voll zum Tragen.

Hormonelle und weitere Störungen: Bei Blutzuckerspiegeln zwischen Hypoglykämie und leichter Erhöhung von bis zu 300 mg/dl (17 mmol/l) (16) findet man zwar

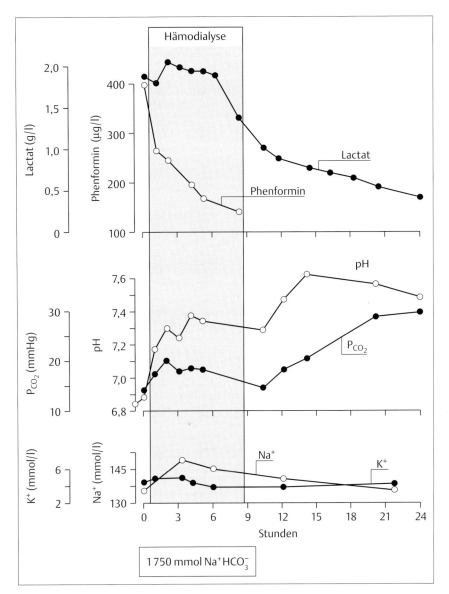

Abb. 19.**16** Phenformininduzierte Laktazidose, Verhalten wichtiger Stoffwechsel-Parameter sowie Serumphenforminspiegel vor, unter und nach Hämodialysetherapie (aus Althoff, P. H., u. Mitarb.: Dtsch. med. Wschr. 103 [1978] 61).

radioimmunologisch meßbare Mengen an Insulin; es besteht jedoch ein Mißverhältnis zwischen den gemessenen Blutzuckerspiegeln und den relativ niedrigen Insulinspiegeln, die auch durch Glucose als kaum stimulierbar beschrieben wurden. Neben der primär alkoholbedingten Hemmung der Insulinsekretion kommt es sekundär im Alkoholentzug durch die dann erhöhten Catecholaminspiegel zu einer weiter anhaltenden Hemmung der Insulinsekretion sowie auch zur catecholaminbedingten Steigerung der Lipolyse. Zusätzlich zeigt sich neben einer Wachstumshormonerhöhung eine adrenokortikotrope Aktivierung in Form erhöhter Cortisolspiegel. Hungerbedingt werden die Glucagonspiegel erhöht sein. Dementsprechend sind die freien Fettsäuren dann meist stark bis auf 79 g/dl (2800 mmol/h) erhöht, und die Ketonkörper steigen stark an (13, 19).

Das Verhältnis von β-Hydroxybutyrat zu Acetoacetat ist bei der alkoholischen Ketoazidose (mit Werten um 7,0) bedeutend höher als bei der diabetischen Ketoazidose. Da der Nitroprussidtest (Acetest) mehr auf Acetoacetat, kaum auf Aceton und überhaupt nicht auf β-Hydroxybutyrat

anspricht, kann dies zu Fehldiagnosen führen. Der Lactatspiegel ist bei alkoholischer Ketoazidose selten auf mehr als 45 mg/dl (5 mmol) erhöht.

Ätiologie: Die Frage nach der Häufigkeit dieses Syndroms ist wie die nach einer genetischen Prädisposition ungeklärt. So glaubte man, daß die Veranlagung eines Alkoholikers zur Ketoazidose auf einer genetischen Prädisposition zu einer raschen Lipolyse beruhe. Typischerweise ist tatsächlich die Tendenz zu wiederholten – bis zu 5mal pro Jahr – alkoholischen Ketoazidosen bei demselben Patienten beschrieben. Die Pathogenese der alkoholischen Ketoazidose ist also nicht klar erforscht. Es scheint ein typischer Verlauf zur Entwicklung dieses Syndroms zu bestehen. Methanol- oder Äthylenglykolaufnahme wurde als Ursache für die Entwicklung dieses Syndroms weitgehend ausgeschlossen. Eine Störung in der Insulinsekretion mit einer ungenügenden Hemmung der Lipolyse durch Insulin im Fettgewebe und auch eine gestörte hepatische Fettsäurenoxidation scheinen bei der Pathogenese des Syndroms die wesentliche Rolle zu spielen. Das Plasmainsulin ist damit u. U. ein bestimmender Faktor für das Ausmaß der resultierenden Hyperketonämie (4).

Klinik

Die Patienten – meist chronische Alkoholiker – haben im allgemeinen einen längeren „Alkoholtrip" hinter sich. Wegen Übelkeit, gastritischen Beschwerden, Erbrechen und anderen interkurrenten Erkrankungen wird die Nahrungs- und Flüssigkeitsaufnahme zunächst gestoppt, während der Alkoholkonsum fortgesetzt wird. Unter diesen Bedingungen wäre theoretisch eine alkoholische Hypoglykämie zu erwarten; dies wurde aber bisher nicht beschrieben.

Zur klaren Trennung sei betont, daß im Gegensatz zur alkoholischen Ketoazidose zur Entwicklung einer alkoholischen Hypoglykämie immer erhöhte Alkoholkonzentrationen und ein Hungerzustand vorhanden sein müssen. Theoretisch wäre es möglich, daß sich aus einer alkoholischen Hypoglykämie eine alkoholische Ketoazidose entwickelt, was bisher nicht nachgewiesen werden konnte. Appetitlosigkeit führt jedoch zu einem Stopp der Nahrungszufuhr; jedoch wird Alkohol zunächst weiter getrunken. Erst anhaltendes Erbrechen führt zu einem Sistieren der Alkoholaufnahme und dann erst zur Entwicklung der alkoholischen Ketoazidose; u. U. kommt es später zu einem Alkoholentzugsdelir.

Typischerweise wird der Patient – dehydriert durch Polyurie und Erbrechen, bewußtseinsgetrübt, mit tiefer Kußmaul-Atmung – dann 12–36 Stunden nach der letzten Alkoholaufnahme vorgestellt.

Diagnose

Blutalkoholbestimmungen erbringen dementsprechend nicht meßbar niedrige oder kaum erhöhte Werte. Bei deutlicher Hyperketonämie besteht eine schwere metabolische Azidose. Der Lactatspiegel ist selten wesentlich erhöht, der Blutzuckerspiegel meist normal oder nur leicht erhöht (unter 300 mg/dl = 17 mmol/l).

Differentialdiagnose

Wichtige Hinweise, die es ermöglichen, die alkoholische Ketoazidose als ein gesondertes Syndrom von der diabetischen Ketoazidose und anderen akuten Komplikationen beim Diabetes mellitus differentialdiagnostisch abzugrenzen, sind in Tab. 19.**14** dargestellt.

Bei dem Patienten ist häufig kein insulinabhängiger, zur Ketose neigender Diabetes bekannt. Nach dem Krisenereignis ist häufig kein exogenes Insulin mehr notwendig. Nach dem Ereignis besteht z. T. eine nur kurzfristige Glucosetoleranzstörung. Bei einem anderen Teil der Patienten kann eine anhaltende Störung der Glucosetoleranz nachgewiesen werden.

Häufig kann gerade bei dem Krankheitsbild der alkoholischen Ketoazidose die Diagnose erst gesichert werden, wenn der Patient bereits vom akuten Krankheitsbild genesen ist, d. h. dann, wenn alle anamnestischen und Laboratoriumsdaten zur Verfügung stehen und der Verlauf feststeht. Intoxikationen durch Methanol, Äthylenglykol, Salicylate und Isopropylalkohol müssen ausgeschlossen werden.

Therapie

Die **Grundmaßnahmen** zur Behandlung der alkoholischen Ketoazidose mit Dehydratation bestehen aus der parenteralen Verabreichung von physiologischer Kochsalzlösung, Glucose, Kalium und Thiamin. Die Verabreichung von Natriumbicarbonat ist selten notwendig. Insulinbedarf besteht sicherlich bei bekanntem oder möglichem Diabetes mellitus.

Glucose- und Insulingabe: Man nimmt an, daß bereits die Steigerung der Insulinsekretion durch Glucosegabe oder auch die Verabreichung exogenen Insulins als wesentlicher Faktor für eine Durchbrechung dieses Syndroms notwendig ist. Kontrollierte Studien sind allerdings nicht verfügbar; es scheint jedoch, daß das Syndrom auf diese Therapie durch Volumen-, Elektrolyt- und Glucosegabe ohne zusätzliche Insulinapplikation schon eine rasche klinische Besserung zeigt. In jedem Fall muß bei diesen Patienten auch nach anderen komplizierenden Begleiterkrankungen geforscht werden.

Möglicherweise handelt es sich bei dem Glucoseeffekt neben der Stimulation der endogenen Insulinsekretion auch um eine Hemmung der verminderten Glucagonsekretion. Obwohl in einigen Fällen auch ohne Applikation von exogenem Insulin allein durch Glucose- und Elektrolytlösung effektiv therapiert wurde, sollte, da im individuellen Fall die Insulinsekretionsreserve auf Glucosereiz unbekannt ist, kontinuierlich und niedrig dosiert Insulin appliziert werden, zumal – abgesehen von hypoglykämischen Blutzuckerwerten und Hypokaliämie – keine Kontraindikation gegen den Einsatz von exogenem Insulin besteht. Die erhöhten freien Fettsäuren fallen während der erfolgreichen Therapie ab. Hypoglykämien und Hypokaliämien unter der Behandlung sind zu vermeiden.

Wann immer die Frage der Differentialdiagnose zwischen alkoholischer und diabetischer Ketoazidose ungeklärt ist, sollte neben einer Elektrolyt- und Glucoselösung exogenes Insulin eingesetzt werden, um beim Vorliegen einer diabetischen Ketoazidose nichts versäumt zu haben. Das heißt, 5%ige Glucoselösung trotz Anstiegs des Blutzuckers in Kombination mit 2–4 IE Normalinsulin in Abständen von 2–4 Stunden sollte erwogen, werden (2, 4, 13, 16, 19).

Die Frage, ob der **gestörte Säure-Basen-Haushalt**, d. h. der niedrige pH-Wert, als symptomatische Maßnahme korrigiert werden sollte, ist noch offen. Im allgemeinen normalisiert sich die Azidose, wenn die Hyperketonämie – durch Stopp der Ketogenese auf zellulärer Ebene – und parallel dazu der Volumenmangel korrigiert werden. Hier gilt jedoch letztlich das, was für die diabetische Ketoazidose gilt: daß bei sehr niedrigen pH-Werten von unter 7,2 mit allen nachteiligen Effekten (S. 314) auch eine zusätzliche Bicarbonattherapie zum Einsatz kommen sollte.

Literatur

1 Alberti, K. G. M. M., Hockaday, T. D. R.: Diabetic coma: Reappraisal after five years. Clin. Endocrinol. Metab. 6 (1977) 421

2 Alberti, K. G. M. M., M. Nattraß: Lactic acidosis, Lancet 1977/I, 25

3 Althoff, P.-H., W. Faßbinder, M. Neubauer, K.-M. Koch, K. Schöffling: Hämodialyse bei der Behandlung der biguanid-induzierten Lactacidose. Dtsch. med. Wschr. 103 (1978) 61

4 Althoff P.-H., H. Mehnert: Akute Komplikationen (Hyperglykämie, Koma, Laktazidose, alkoholische Ketoazidose). In Mehnert, H., E. Standl, K. H. Usadel: Diabetologie in Klinik und Praxis, 3. Aufl. Thieme, Stuttgart 1994

5 Berger, W., R. Amrein: Laktatazidosen unter der Behandlung mit den drei Biguanid-Präparaten Phenformin, Buformin und Metformin – Resultate einer gesamt-schweizerischen Umfrage 1977. Schweiz. Rdsch. Med. Praxis 67 (1978) 661

6 Berger, W., U. Keller: Treatment of diabetic ketoacidosis and non-ketotic hyperosmolar coma. Baillieres clin. Endocrinol. Metab. 6 (1992) 1

7 Berger, W., U. Keller, D. Vorster: Die Letalität des Coma diabeticum am Kantonspital Basel in den zwei aufeinanderfolgenden Beobachtungsperioden 1968–1973 und 1973–1978 mit niederen Insulindosen. Schweiz. med. Wschr. 109 (1979) 1820

8 Binder, C., J. Bendtson: Hypoglycemia. Baillieres clin. Endocrinol. Metab. 6 (1992) 23

9 Bradley, R. F.: Treatment of diabetic ketoacidosis and coma. Med. Clin. N. Amer. 49 (1965) 972

10 Cohen, R. D., R. A. Woods: Lactic acidosis: diagnosis and treatment. Clin. Endocrinol. Metab. 9 (1980) 513

11 Cryer, P., J. E. Gerich: Glucose counterregulation, hypoglycemia and intensive insulin therapy in diabetes mellitus. New Engl. J. Med. 313 (1995) 232

12 Diabetes Control and Complication Trial Research Group: The effect of intensive treatment of diabetes on the development and progression of long-term complication in insulin-dependent diabetes mellitus. New Engl. J. Med. 329 (1993) 977

13 Edwards, W. M., R. Hoyt: Alcoholic ketoacidosis. Sth. med. J. 66 (1973) 281

14 Fleckman, A. M.: Diabetic ketoacidosis. Endocrinol. Metab. Clin. N. Amer. 22 (1993) 181

15 Förster, H.: Die Bedeutung der Laktat-Azidose als mögliche Nebenwirkung bei Biguanid-Therapie. Fortschr. Med. 94 (1976) 2065

16 Fulop, M.: Alcoholic ketoacidosis. Endocrinol. Metab. Clin. N. Amer. 22 (1993) 209

17 Gale, E., S. Walford, R. B. Tattersall: Nocturnal hypoglycaemia and haemoglobin A_1. Lancet 1979/II, 1240b

18 Hasche, H., W. Bachmann, M. Haslbeck, H. Mehnert: Hypoglycaemia factitia: drei Fallbeschreibungen. Dtsch. med. Wschr. 107 (1982) 625

19 Jenkins, D. W., R. E. Eckel, J. W. Craig: Alcoholic ketoacidosis. J. Amer. med. Ass. 217 (1971) 177

20 Keller, U., W. Berger, R. Ritz, P. Truog: Course and prognosis of 86 episodes of diabetic coma. A five-year experience with a uniform schedule of treatment. Diabetologia 11 (1975) 93

21 Keller, U., W. Berger: Prevention of hypophosphatemia by phosphate infusion during treatment of diabetic ketoacidosis and hyperosmolar coma. Diabetes 29 (1980) 87

22 Lobmann, R., H. Lehnert: Einfluß von Hypoglykämie auf neuroendokrine und kognitive Funktionen bei diabetischen Patienten. Diabet. Stoffw. 6 (1997) 8–18

23 Luft, D., R. M. Schmülling, M. Eggstein: Lactic acidosis in biguanide-treated diabetics – a review of 330 cases. Diabetologia 14 (1978) 75–87

24 Mehnert, H.: Biguanid-induzierte Laktazidose bei Diabetikern. Münch. med. Wschr. 119 (1977) 9

25 Mehnert, H.: Hohe oder niedrige Insulindosen bei der Behandlung des Coma diabeticum? Dtsch. med. Wschr. 103 (1978) 1581–1583

26 Mühlhauser, I.: Hypoglykämie, Ursachen und Vermeidung. Diabet. Stoffw. 4 (1996) 164–169

27 Podolsky, St.: Hyperosmolar nonketotic coma in the elderly diabetic. Med. Clin. N. Amer. 62 (1978) 815

28 Rosak, C., H. M. Brecht, P.-H. Althoff, M. Neubauer, K. Schöffling: Insulin-induced hypoglycemia in man. In Andreani, D., P. J. Lefebre, V. Marks: Current Views on Hypoglycemia and Glucagon. Academic Press, London 1980 (pp. 475–478)

29 Stacpool, P. W.: Lactic acidosis. Endocrinol. Metab. Clin. N. Amer. 22 (1993) 221

30 Standl, E.: Notfallsituation diabetisches Koma bzw. Präkoma. I. Diagnostische und therapeutische Maßnahmen in der Praxis. Intern. Welt 9 (1979) 315

31 Talke, H., H. Scholz, R. Jontofsohn, K. P. Maier: Laktatazidose während Phenformin-Therapie. Erfolgreiche Behandlung durch Hämodialyse und Bicarbonatinfusion. Inn. Med. 2 (1974) 80

32 Veneman, T., A. Mitrakou, M. Mokan, P. E. Cryer, J. Gerich: Induction of hypoglycemia unawareness by asymptomatic noctural hypoglycemia. Diabetes 42 (1993) 1233

33 Wittmann, P., H. Haslbeck, W. Bachmann, H. Mehnert: Lactacidosen bei Diabetikern unter Biguanidbehandlung. Dtsch. med. Wschr. 102 (1977) 5

20 Allgemeiner Überblick über die Angiopathien

H.U. Janka, E. Standl, R. Standl

Das Wichtigste in Kürze

➤ Typ-1-Diabetiker und Typ-2-Diabetiker sind – bei ungenügender Diabeteseinstellung und abhängig vom sonstigen Risikoprofil – gleichermaßen sowohl mikro- als auch makroangiopathiegefährdet.

➤ Während die Bedeutung einer normnahen Diabeteseinstellung (gemessen am HbA_{1c}-Wert) für die Prävention mikroangiopathischer Schäden in der Nach-DCCT-Ära außer Frage steht, wurden in den letzten Jahren auch hinsichtlich der Makroangiopathie anhand prospektiver Langzeitstudien überzeugende Hinweise gesammelt, die für eine mindestens ebenso enge Beziehung zwischen HbA_{1c}-Wert und dem Auftreten dieser atherosklerotischen Schäden sprechen.

➤ Der Cluster von weiteren Risikofaktoren ist für die weitgehend diabetesspezifische Mikroangiopathie an Auge und Niere sowie für die diabetestypische Makroangiopathie relativ ähnlich und besteht aus Hypertonie, Rauchen, Hypercholesterinämie und Dyslipoproteinämie mit Insulinresistenz; der gleichzeitig bestehende Diabetes steigert die negativen Auswirkungen dieser Risikofaktoren auf das Gefäßsystem um ein Mehrfaches.

➤ Über 80% der in Deutschland jährlich für die Behandlung von Diabetikern anfallenden Kosten von ca. DM 25 Milliarden gehen auf das Konto der Folgekrankheiten. Jeder 2. Diabetiker verstirbt an kardialen Komplikationen, und auch die letale Schlaganfallrate ist bei Diabetikern verdoppelt.

➤ Nachdem alle Folgekrankheiten bei Diabetes relativ früh auftreten können, empfiehlt sich eine regelmäßige Überwachung aller Diabetiker (Frühdiagnostik der Folgekrankheiten und ihrer Risikofaktoren) vom Zeitpunkt der Diagnosestellung an, wie sie im Rahmen des Gesundheitspasses Diabetes vorgesehen ist.

Einleitung

Bedeutung, Ausprägung und Lokalisation der Angiopathien: Gefäßkrankheiten – Angiopathien – sind in erster Linie für die hohe Morbidität und Mortalität der Menschen mit Diabetes mellitus verantwortlich. Durch die Einführung des Insulins und der Antibiotika in die Therapie sind die akuten Komplikationen, an denen Diabetiker der Vorinsulinära starben, selten geworden. Im Verlauf der letzten Jahrzehnte vollzog sich ein grundlegender Wandel in der Häufigkeit der einzelnen Todesursachen. Durch die größere Lebenserwartung werden heute die Gefäßkrankheiten für das Schicksal des Diabetikers bestimmend. Angiopathien sind mit über 75% die häufigste Todesursache für zuckerkranke Patienten. Klinische Ausprägung und Schwere der Gefäßveränderungen sind abhängig von ihrer Lokalisation (Retina, Niere, Koronararterien, Zerebralgefäße, periphere Gefäße der Extremitäten) und dem Ausmaß der beteiligten Gefäßareale.

Einteilung: Es hat sich als zweckmäßig erwiesen, die bei Diabetikern anzutreffenden Gefäßkrankheiten in *Mikroangiopathie* und *Makroangiopathie* zu unterteilen, obgleich bei ihrem klinischen Bild Wechselbeziehungen bestehen. Während bei der Mikroangiopathie spezifische Veränderungen an Arteriolen, Kapillaren und Venolen gefunden werden, handelt es sich bei der Makroangiopathie um nichtspezifische, vorwiegend atherosklerotische Gefäßkomplikationen, die jedoch bestimmte diabetestypische Besonderheiten aufweisen. Für die Mikroangiopathie (Retinopathie, Nephropathie) spielen die Dauer des manifesten Diabetes und die Qualität der Stoffwechseleinstellung die wichtigste pathogenetische Rolle. Hinsichtlich der Makroangiopathie (Herz-Kreislauf-Krankheiten) des Typ-1-Diabetikers haben Nierenfunktionsstörungen eine Schrittmacherrolle bei der Ausprägung des atherogenen Risikoprofils und der akzelerierten Atherogenese inne. Beim Typ-2-Diabetes scheint darüber hinaus das erst in den letzten Jahren als hochpathogen erkannte metabolische Syndrom ganz besonders atherogen zu sein. Dieses metabolische Bündel aus Insulinresistenz, erhöhtem Blutdruck, Dyslipoproteinämie und Hyperglykämie aggraviert die Atherosklerose bereits in der prädiabetischen Phase, so daß bei Diagnosestellung eines Typ-2-Diabetes bereits ein großer Teil der Patienten deutliche Zeichen makroangiopathischer Veränderungen aufweist. Einen Gesamteindruck von den enormen Belastungen bei Diabetes gibt Tab. 20.**1**.

Tabelle 20.**1** „Diabeteszoll" durch Folgeschäden

– fernere Lebenserwartung um ca. ein Drittel reduziert
– jeder zweite stirbt einen vorzeitigen Herztod (ca. 30% aller Herztoten haben Diabetes-Stoffwechsel-Hintergrund)
– Schlaganfallrate verdoppelt
– zwei von drei Amputierten sind Diabetiker
– ca. 40% aller Dialyseneuzugänge sind Diabetiker
– ca. 30% aller Neuerblindeten sind Diabetiker
– direkte Krankheitskosten in der Größenordnung von mindestens 25 Milliarden DM pro Jahr in Deutschland

Makroangiopathie

Epidemiologie

Kardiovaskuläre Erkrankungen: Die Makroangiopathie (kardiovaskuläre Erkrankungen) ist die Hauptursache für die hohe Morbidität und Mortalität bei Diabetikern. Arteriosklerotische Gefäßveränderungen treten bei ihnen in einem früheren Alter auf als bei Nichtdiabetikern, zeigen rasche Progredienz und führen häufig zu so schweren und fatalen Komplikationen wie Myokardinfarkt, Schlaganfall und ischämische Fußgangrän (181).

Diese besondere Anfälligkeit von Diabetikern für makroangiopathische Komplikationen wurde in zahlreichen klinischen und epidemiologischen Untersuchungen (129, 130, 137, 142, 198, 202, 233), Todesursachenstatistiken (139, 198) und Autopsiestudien (17, 28, 36) in allen Populationen nachgewiesen. In allen Studien liegt die koronare Herzkrankheit an erster Stelle der Todesursachen (Abb. 20.**1**).

Die rasche Progredienz der Atherosklerose findet sich bei allen Diabetestypen. In der Whitehall-Studie lag die altersangepaßte Rate der Mortalität (pro 100 Männer und 10 Jahre) an koronarer Herzkrankheit bei 6,1 für Typ-1-Diabetiker und bei 8,3 für Typ-2-Diabetiker im Vergleich zu 3,9 bei Nichtdiabetikern (15). In der Framingham-Studie mit einer Beobachtungszeit von über 20 Jahren wiesen Diabetiker eine 2–3fach höhere Inzidenz an koronarer Herzkrankheit auf als Nichtdiabetiker (119). Besonders häufig sind ältere Typ-2-Diabetiker betroffen. Doch liegt der Herzinfarkt auch beim Diabetiker vor dem 50. Lebensjahr an erster Stelle der Todesursachen (137, 139). In Übersichtsarbeiten aller bislang durchgeführten epidemiologischen Studien war die Mortalität an Herz-Kreislauf-Krankheiten bei Typ-2-Diabetikern 3-4fach höher als bei Nichtdiabetikern (51, 198). Frauen mit Diabetes mellitus haben eine nahezu gleich hohe Inzidenz wie diabetische Männer, während nichtdiabetische Frauen beträchtlich weniger davon betroffen sind (119, 137, 156). Bei 50jährigen Typ-1-Diabetikern beträgt die kumulative Inzidenz etwa 30% und ist gegenüber der Allgemeinbevölkerung beträchtlich gesteigert (Abb. 20.**2**) (137).

Seit langem ist die Anfälligkeit des Diabetikers für eine **periphere arterielle Verschlußkrankheit** der Extremitäten (pAVK) und eine ischämische Fußgangrän bekannt. In einer Durchsicht von über 52 000 Autopsien fand Bell eine ischämische Fußgangrän 53mal häufiger bei männlichen Diabetikern und 71mal häufiger bei weiblichen Zuckerkranken im Vergleich zu Nichtdiabetikern der gleichen Altersgruppe (17). In einer Reihenuntersuchung von ambulanten Diabetikern aller Altersklassen, wobei als Screening-Methoden die Ultraschall-Doppler-Technik und die elektronische Oszillographie verwendet wurden, zeigten sich bei jedem 6. Patient eindeutige Durchblutungsstörungen (107). Prozentual waren Frauen fast ebenso häufig betroffen wie Männer.

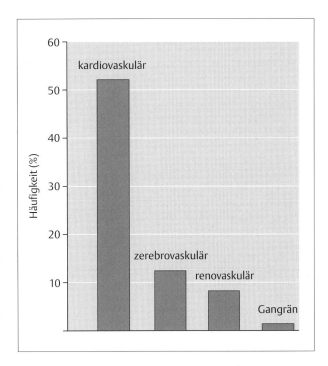

Abb. 20.**1** Häufigkeit vaskulärer Erkrankungen als Todesursache von Diabetikern (aus Marks u. Krall in Marble, A., u. a.: Joslin's Diabetes Mellitus. Lea & Febiger, Philadelphia 1971).

Im Münchner Praxisprojekt wurde mit der gleichen Technik bei ca. jedem 3. Typ-2-Diabetiker eine pAVK diagnostiziert (247). Nach den Daten der Framingham-Studie ist das Risiko für eine Claudicatio intermittens 4–5fach größer für Diabetiker als für entsprechende Nichtdiabetiker mit ähnlichem kardiovaskulären Risikofaktorenprofil (119). Eine prospektive 4-Jahres-Untersuchung an der Mayo-Klinik mit nichtinvasiven angiologischen Methoden ergab ein 9fach höheres Auftreten einer pAVK bei Diabetikern im Vergleich zu Nichtdiabetikern (197). Vor dem 40. Lebenjahr ist die pAVK eher

Abb. 20.**2** Kumulative Mortalität infolge koronarer Herzkrankheit bei IDDM-Patienten bis zum 55. Lebensjahr im Vergleich zur Population der Framingham Heart Study (nach Krolewski u. Mitarb.).

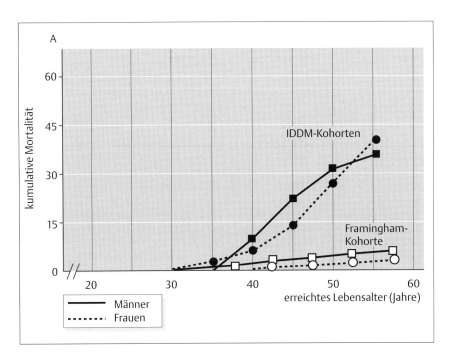

selten; danach steigt die Prävalenz steil an (107). In der niederländischen Hoorn-Studie, einer Zufallsstichprobe von 50–74 Jahre alten Personen, betrug die pAVK 20,9% bei den Diabetikern und 7,0% bei den Nichtdiabetikern (16). Die erhöhte Atherogenese in den Extremitätenarterien tritt bei allen Diabetesformen auf (274), ist aber quantitativ ein Hauptproblem bei Typ-2-Diabetikern. Die Makroangiopathie ist deshalb in erster Linie für das Auftreten von ischämischen Fußläsionen und die dadurch oftmals erforderlichen Amputationen verantwortlich (181, 197, 223).

Nicht zuletzt findet sich bei Diabetikern auch eine größere Häufigkeit an **zerebrovaskulären Erkrankungen** (181) (s. a. Kap. 22). Im Münchner Praxisprojekt betrug die Häufigkeit von mittels Ultraschall-Doppler-Technik nachgewiesenen extrakraniellen Karotisstenosen bei unselektionierten Typ-2-Diabetikern ca. 5% (247, 248). Unabhängig von anderen Risikofaktoren haben Diabetiker ein erhöhtes Risiko für einen Schlaganfall; das relative Risiko wurde mit 1,8 für diabetische Männer und 3,0 für diabetische Frauen berichtet (28, 165). An den Folgen der zerebrovaskulären Insuffizienz sterben 3mal so viele Diabetiker wie Nichtdiabetiker (28, 119, 165). Die Gesamtmortalität beträgt 12% und beruht in erster Linie auf ischämischen Hirninfarkten (165) (s. a. Kap. 22). Männer und Frauen erkranken etwa im gleichen Umfang. Autopsiestudien zeigten bei diesen Patienten eine vorzeitige und ausgeprägtere Atherosklerose der Zerebralarterien. Dabei findet sich eine engere Beziehung zwischen Diabetes und zerebralen ischämischen Infarkten als zu Hämorrhagien (165). Obgleich in der Regel Hirninfarkte in einem höheren Lebensalter auftreten als die symptomatische koronare Herzkrankheit, sind sie doch für viele Diabetiker eine wichtige Ursache für Siechtum und letztlich Tod.

Wegen der engen Beziehung zwischen der Makroangiopathie und dem Diabetes hat sich ein umfangreiches Schrifttum mit der pathologischen Anatomie und der Pathogenese der Makroangiopathie bei diesen Patienten beschäftigt.

Pathologische Anatomie

Die Arteriosklerose des Diabetikers weist nach Ansicht der meisten Autoren keine spezifischen Besonderheiten gegenüber den Gefäßveränderungen des Nichtdiabetikers auf. Jedoch finden sich z. T. quantitativ erhebliche Unterschiede. Die Arteriosklerose umfaßt die *Atherosklerose*, charakterisiert durch Bildung der Intimaplaques, die *Mediasklerose* (Mönckeberg) mit röhrenförmiger Verkalkung der muskulären Tunica media und die *diffuse Intimafibrose*. Alle drei Formen der Arteriosklerose finden sich beim Diabetiker häufiger.

Die *Atherosklerose* setzt beim Diabetiker früher ein, schreitet rascher fort und breitet sich häufig diffus über die peripheren Gefäßabschnitte der Zerebral-, Koronar- und Extremitätenarterien aus, während das arterielle Gefäßsystem des nichtdiabetischen Arteriosklerotikers zumeist segmental betroffen ist. Tab. 20.**2** faßt die wesentlichen Besonderheiten der Makroangiopathie bei Diabetikern im Vergleich zu Nichtdiabetikern zusammen. In einer großen multinationalen Studie war die Anzahl atheromatöser Veränderungen in der Aorta und den Koronararterien bei Diabetikern eindeutig größer als bei den Nichtdiabetikern (198). Crall u. Robert fanden bei jugendlichen Langzeitdiabetikern eine mehr als 50%ige Stenosierung über die gesamte Länge der extramuralen Koronararterien in über 47% gegenüber 1% bei

vergleichbaren Kontrollpersonen (36). Typ-1-Diabetiker weisen deshalb häufig eine höhergradige Stenosierung mit betont distaler Lokalisation auf. An den Extremitätenarterien des Diabetikers findet sich der atherosklerotische Prozeß bevorzugt in den Unterschenkelarterien (107).

Tabelle 20.**2** Besonderheiten der Makroangiopathie bei Diabetes

– Frauen ebenso häufig betroffen wie Männer
– oft initial geringe Symptomatik
– periphere Lokalisation
– Mediasklerose

In verschiedenen Studien wurde eine unterschiedliche Zusammensetzung der Atherome beim Diabetiker gesehen. So wurde ein vermehrter Gehalt an Cholesterin, Calcium und PAS-positivem Material in den Koronararterien beschrieben (148). Daneben wurde eine Verschiebung in der Zusammensetzung der Glucosaminoglykane im Sinne eines verminderten Heparansulfatanteils in den atheromatösen Gefäßveränderungen und insbesondere in den Plaques diabetischer Patienten gefunden. Auch liegen Berichte über eine vermehrte Bildung von Kollagen der Typen IV bzw. VI und höhere Konzentrationen von Fibronectin vor (205). Weiterhin wurde an den Gefäßwandproteinen eine verstärkte nichtenzymatische Glykosylierung beobachtet und sog. „advanced glycosylation end products" (AGE) in der Gefäßwand beschrieben (26). Die früher diskutierten mikroangiopathischen Veränderungen an den Vasa vasorum und ihre Bedeutung für die atheromatösen Gefäße haben in den letzten Jahren keine Bestätigung erfahren.

Typisch für den Diabetiker ist auch das Auftreten einer Kalzifizierung der Tunica media der Arterienwand (**Mönckeberg Mediasklerose**). Sie ergibt ein charakteristisches Aussehen bei Weichteilröntgenaufnahmen mit linearen, röhrenförmigen Verkalkungen, die sich in der Regel leicht von den irregulären, fleckförmigen Plaques der Intimaverkalkung unterscheiden lassen. Ferrier fand die Mediasklerose ohne gleichzeitig vorhandene Atherosklerose vor allem beim Langzeitdiabetiker (65). Auch eine eindeutige Beziehung zu fortgeschrittener Neuropathie und Niereninsuffizienz wurde wiederholt beschrieben (57, 181).

Biochemische Veränderungen in Aorta und Arterien von Diabetikern führen auch bei Fehlen von atheromatösen Plaques zu einer verminderten Elastizität und erhöhten Rigidität der Gefäße (196). In einer Reihenuntersuchung bei ambulanten Diabetikern wurde eine ausgeprägte Mediasklerose der Unterschenkelarterien bei 9% der Patienten erhoben, wobei sich eine eindeutige Korrelation mit der Diabetesdauer fand (Abb. 20.**3**) (108). Häufig ist die Mediasklerose der Unterschenkelarterien mit einer diffusen Intimaverdickung vergesellschaftet (65). Möglicherweise führen der Elastizitätsverlust der Arterien und die daraus resultierenden Blutströmungsveränderungen zu dieser Schädigung der Intima.

Das häufigere Auftreten einer **diffusen Intimafibrose** bei Diabetikern ist bei der großen Häufigkeit der Hypertonie bei diesen Patienten nicht verwunderlich, da diese Arterien- und Arteriolenveränderungen typischerweise beim Hypertoniker beobachtet werden. Die diffuse Intimafibrose läuft beim Diabetiker jedoch mehr generalisiert ab. Charakteristisch dafür ist der Befall sowohl des Vas afferens

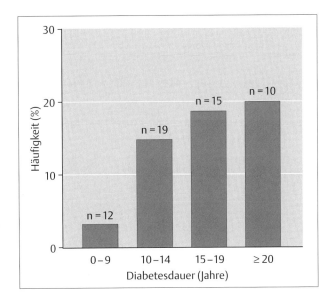

Abb. 20.**3** Diabetesdauer und prozentuale Häufigkeit von Mediasklerose (nach Janka u. Mitarb.).

als auch des Vas efferens der Nierenarteriolen, während beim nichtdiabetischen Hypertoniker die Veränderungen lediglich am Vas afferens gesehen werden (17). Gesteigerte Intimafibrose und Intimahyperplasie sind auch für die erhöhte Rate an Restenosierung bei Diabetikern nach Koronarinterventionen verantwortlich (133).

Ätiologie und Pathogenese

Überblick über Pathogenesetheorien und Risikofaktoren

Theorie der Endothelverletzung: Trotz einer Vielzahl von Daten zu den Pathomechanismen und dem Ablauf der Atherosklerose ist der zugrundeliegende Prozeß bislang nicht eindeutig geklärt. Die derzeit am meisten favorisierte These ist die Theorie der Verletzung („response to injury") des Endothels (212), obgleich andere Hypothesen der Atherosklerose als monoklonale Gefäßzellwucherung oder Folge einer Infektion mit Chlamydia pneumoniae bislang nicht eindeutig widerlegt sind. Die meisten Befunde sprechen bei der Atherogenese für ein Ungleichgewicht von hormonellen, metabolischen und physikalischen Faktoren, die eine Verletzung oder Dysfunktion des Endothels bewirken und den atherosklerotischen Prozeß initiieren. Dieser Prozeß wird durch den Diabetes dramatisch gesteigert, so daß heute der manifeste Diabetes als einer der Hauptrisikofaktoren der Atherosklerose gilt.

Risikofaktoren: In einer Analyse der Tecumseh-Studie wurde berechnet, daß die Elimination des Diabetes in der betroffenen Typ-2-Diabetes-Population die vorhergesagte Inzidenz der koronaren Herzkrankheit in einem Maße reduzieren würde wie die Elimination von Hypertonie, Hypercholesterinämie und Zigarettenrauchen zusammengenommen (231). In allen durchgeführten epidemiologischen Studien konnte das Exzeßrisiko des Diabetikers für Herz-Kreislauf-Erkrankungen mit den anerkannten kardiovaskulären Risikofaktoren Hypertonie, Hypercholesterinämie und Zigarettenrauchen allein nicht erklärt werden, obgleich die-

se Faktoren ähnlich dem Nichtdiabetiker mit einer beträchtlichen Gesundheitsgefährdung einhergehen. Gegenwärtig weisen neue Befunde auf eine Reihe von komplexen Faktoren hin, die für die auffallende Steigerung an Makroangiopathie bei Diabetes mellitus verantwortlich gemacht werden. Für den Typ-1-Diabetiker ist eine bestehende diabetische Nephropathie der Hauptschrittmacher arteriosklerotischer Gefäßveränderungen (42, 214). Doch stellt eine konstante Proteinurie (Mikroalbuminurie) auch für den Typ-2-Diabetiker ein hohes kardiovaskuläres Risiko dar (171, 180, 267, 221).

Theorie des Insulinresistenzsyndroms: Klinische und experimentelle Befunde der letzten Jahre deuten in zunehmendem Maße auf ein metabolisches Syndrom von wichtigen kardiovaskulären Risikofaktoren hin, das häufig den Typ-2-Diabetes und seine Vorstadien charakterisiert (45, 207, 234). Reaven konnte plausibel machen, daß diesem atherogenen metabolischen Syndrom aus Hyperglykämie, Fettstoffwechselstörungen, Hyperinsulinämie und Hypertonie eine Insulinresistenz zugrunde liegt, und wählte für die im einzelnen noch aufzuklärenden Zusammenhänge den Begriff des „Syndroms X" (Tab. 20.**3**) (207). Ursache bzw. Folge der Insulinresistenz sind – neben der kompensatorischen Hyperinsulinämie – *Adipositas* (insbesondere der androide Fettverteilungstyp), *Glucoseintoleranz* (Typ-2-Diabetes), *Hypertriglyzeridämie* und arterielle *Hypertonie*, eine Kombination von potenten kardiovaskulären Risikofaktoren, die Kaplan als das *„tödliche Quartett"* bezeichnete (120). Neben den von Reaven angegebenen Facetten wird heute eine Reihe weiterer Faktoren als integraler Bestandteil des metabolischen Syndroms angesehen, u. a. die Hyperurikämie (92), eine Mikroalbuminurie (81), erhöhte Konzentrationen des antifibrinolytischen Plasminogenaktivator-Inhibitors (PAI-1) (263) und die besonders atherogenen kleinen, dichten LDL-Lipoproteine (82). Da die Insulinresistenz genetisch bedingt ist, läßt sich das Vollbild des metabolischen Syndroms häufig bereits lange vor Manifestation des Diabetes mellitus in einem prädiabetischen bzw. subklinischen Stadium der Glucosetoleranz nachweisen (58, 85, 291). So ist es nicht verwunderlich, daß bereits bei Diagnose eines Typ-2-Diabetes durch diese Risikofaktoren-Akkumulation ein großer Prozentsatz der Patienten eindeutige Zeichen der Arteriosklerose aufweist (185, 238).

Tabelle 20.**3** Atherogenes metabolisches Syndrom (Syndrom X) (nach Reaven)

– Insulinresistenz/Hyperinsulinämie
– Glucoseintoleranz/Hyperglykämie
– Hypertriglyzeridämie
– niedriges HDL-Cholesterin
– kleine, dichte LDL
– Adipositas (androider Fettverteilungstyp)
– Hypertonie
– erhöhter Plasminogenaktivator-Inhibitor 1
– renale Dysfunktion (Mikroalbuminurie)
– verminderte Gefäßreagibilität

Unklarheiten des Insulinresistenzkonzepts: Allerdings ist das Konzept des metabolischen Insulinresistenzsyndroms noch nicht in jeder Hinsicht akzeptiert (234). Immer noch ist unklar, wie im einzelnen die Beziehungen zwischen Insulinämie bzw. Insulinresistenz und der beob-

Tabelle 20.**4** Ethnische Unterschiede hinsichtlich der verschiedenen Komponenten des metabolischen Syndroms. Die unterschiedlichen Häufigkeiten sind „semiquantitativ" mit 1+ bis 5+ dargestellt (nach Lebovitz)

Symptom	Kaukasier	Schwarze	Amerikaner mexikanischer Herkunft	Pima-Indianer
Insulinresistenz	++	+	+++	++++
Hyperinsulinämie	++	+	+++	++++
Glucoseintoleranz	++	+++	++++	+++++
erhöhte VLDL-Triglyceride	++	+	+++	+++
niedriges HDL-Cholesterin	++	?	+++	+++
Hypertonie	++	+++	+++	+
arterielle Verschlußkrankheit	+++	++	+	+
Fettleibigkeit	++	+++	++++	+++++

achteten klinischen Symptomatologie einzuschätzen sind oder ob ein bis dato noch nicht erkannter „Faktor X" ein wesentliches kausales Moment darstellt (Abb. 20.**4**). Vor allem ethnische Unterschiede sind auffällig (Tab. 20.**4**). So zum Beispiel sind Pima-Indianer oder Amerikaner mexikanischer Abkunft deutlich insulinresistent, ohne daß bei ihnen eine exzessive kardiovaskuläre Morbidität und Mortalität festzustellen ist. Auch wird immer wieder als Gegenargument vorgebracht, daß Patienten mit Insulinom kein erhöhtes Makroangiopathierisiko aufweisen (234), wobei diesbezüglich wohl bedacht werden müßte, daß das Risikonetzwerk des metabolischen Syndroms in der Regel ein halbes Jahrhundert seine ungünstigen Effekte zeigen kann, ehe überhaupt ein Typ-2-Diabetes auftritt, und Insulinome in der großen Mehrzahl spätestens innerhalb von 5 Jahren diagnostiziert werden. So ist das Konzept des metabolischen Syndroms in erster Linie auf weiße Populationen zu beschränken. Die Vorstellungen von seinem zeitlichen Ablauf sind in Abb. 20.**5** dargestellt.

Nachweisbarkeit und Theorien über die Ätiologie der Insulinresistenz: Die oben skizzierte Insulinresistenz ist bereits früh nachweisbar. Zwar ist unklar, wann sie erstmals in Erscheinung tritt, sie ist aber bereits bei prädisponierten Personen (jungen Erwachsenen mit Typ-2-Diabe-

tes) trotz ihres normalen Körpergewichts und trotz ihrer völlig normalen Glucosetoleranz nachweisbar (58, 291). Eine inaktive Lebensweise und fehlende körperliche Aktivität aggravieren das Problem. Ob die Insulinresistenz tatsächlich genetisch definiert ist, muß bislang offenbleiben (81).

Entsprechende Gendefekte sind – bis auf ganz wenige Ausnahmen – bisher nicht gefunden worden. Dabei hat man speziell die Gene für den Insulinrezeptor, Postrezeptor-Phosphorylierungsprodukte, Glucosetransporter und Glykogensynthese untersucht (153, 226). Neuerdings sind auch die Gene für Hexokinase, das Renin-Angiotensin-System sowie mitochondriale Proteine in den Mittelpunkt des Interesses gerückt. Sicherlich wird man nicht fehlgehen, wenn man bei der großen Verbreitung des metabolischen Syndroms (ca. ¼ der gesamten Bevölkerung) von einer komplexen polygenen Situation ausgeht.

Überraschenderweise haben sich in den letzten Jahren auch Hinweise ergeben, daß während der fetalen Entwicklung wirksame Faktoren ebenfalls von Bedeutung sein könnten. So scheinen vor allem Personen mit einem niedrigen Geburtsgewicht besonders für das spätere Auftreten eines metabolischen Syndroms prädestiniert zu sein (12, 154, 201).

In jedem Fall ist die Insulinresistenz ganz früh bereits mit einer Dyslipoproteinämie und höheren systolischen sowie diastolischen Blutdruckwerten verknüpft, d. h. mit verschiedenen Einzelkomponenten des metabolischen Syndroms (291).

▬ Insulinresistenz als Prädiktor des metabolischen Syndroms

Insulinresistenz ist nicht nur in Querschnittsuntersuchungen mit Hypertonie, Dyslipoproteinämie und Diabetes verknüpft, sondern geht auch prospektiv dem metabolischen Syndrom voraus. Diese prädiktive Bedeutung von Insulinresistenz und Hyperinsulinämie wurde in verschiedenen großen epidemiologischen Untersuchungen herausgearbeitet, insbesondere in der San-Antonio-Herz-Studie (85, 86). Selbst bei Personen mit Normalgewicht und ohne Diabetes in der Familienanamnese waren höhere Insulinspiegel bei der Eingangsuntersuchung signifikant über einen Zeitraum von 8 Jahren mit einer 2,5- bis 3fach höheren Inzidenz für

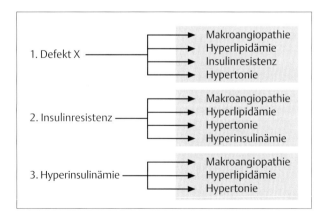

Abb. 20.**4** Potentielle pathogenetische Mechanismen beim metabolischen Syndrom.

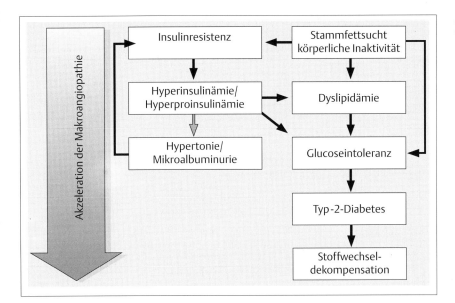

Abb. 20.**5** Das Insulinresistenzsyndrom im Kontext mit Typ-2-Diabetes und Makroangiopathie.

neu aufgetretene Hypertonie, neu aufgetretene Dyslipoproteinämie und neu aufgetretenen Typ-2-Diabetes assoziiert (86). Besonders eindrucksvoll ist, daß in der Regel nicht nur eine Komponente des metabolischen Syndroms in Abhängigkeit von Insulinresistenz und Hyperinsulinämie auftritt, sondern – mit einem auf das ca. 15fache erhöhten Wahrscheinlichkeitsrisiko – das gesamte Risikobündel ("Cluster") des metabolischen Syndroms, auch wenn die pathophysiologischen Beziehungen komplex und für die Einzelkomponenten vermutlich unterschiedlich sind (86, 234).

Zum Zeitpunkt der klinischen Diagnosestellung eines Typ-2-Diabetes besteht bereits vielfach eine ausgeprägte Makroangiopathie (238, 260, 261), so z. B. eine koronare Herzkrankheit sowohl bei Männern als auch bei Frauen sowie im Vergleich zu gesunden Kontrollpersonen, und zusätzlich eine periphere arterielle Verschlußkrankheit und Karotisstenosen, wie im Zusammenhang mit dem Münchner Praxisprojekt ersichtlich wurde (Tab. 20.**5**).

Tabelle 20.**5** Das Münchner Praxisprojekt: Charakteristika einer Zufallsstichprobe kürzlich diagnostizierter Typ-2-Diabetiker (aus Standl, E., H. Stiegler: Diabetologia 36 [1993] 1017)

Alter (Mittelwert)	61 Jahre
HbA_{1c}	6,9%
Hypertonieprävalenz	75%
Dyslipidämie (Trigylceride 200 mg/dl = 2,3 mmol/l)	78%
(Mikro-)Albuminiurie	24%
Hypercholesterinämie (250 mg/dl = 6,5 mmol/l)	32%
Übergewichtprävalenz	82%
koronare Herzkrankheit (EKG)	41%
arterielle Verschlußkrankheit (Doppler-Sonographie)	35%
Karotisveränderungen (Doppler-Sonographie)	4%

Darüber hinaus scheinen auch die anderen Hauptfaktoren des metabolischen Syndroms ihre volle Wirkung zu entfalten. 75% aller kürzlich diagnostizierten Typ-2-Diabetiker im Rahmen des Münchner Praxisprojekts wiesen zusätzlich eine Hypertonie, 78% eine Hypertriglyzeridämie und 50% eine Hyperinsulinämie mit unterschiedlicher Beziehung der einzelnen Parameter untereinander auf (238).

Neuerdings wurden in mehreren Studien deutliche Hinweise gefunden, wonach das Auftreten einer Mikroalbuminurie mit dem metabolischen Syndrom bzw. Insulinresistenz bereits in der prädiabetischen Vorphase verknüpft zu sein scheint (81, 289).

Hyperglykämie

Nichts liegt näher, als die hohe Rate an Herz-Kreislauf-Krankheiten bei Diabetikern der Blutzuckererhöhung, der spezifischen Stoffwechselstörung des Diabetes mellitus, zuzuschreiben. Obgleich der Diabetes als ein anerkannter kardiovaskulärer Risikofaktor gilt (118, 119, 233) und die Assoziation zwischen Hyperglykämie und Mikroangiopathie eindeutig ist, konnte in vielen früheren epidemiologischen Studien die Beziehung zwischen Blutzuckerhöhe und arteriosklerotischen Gefäßveränderungen nicht eindeutig gefunden werden. Seit Verfügbarkeit der HbA_{1c}-Bestimmungen Anfang der 80er Jahre und einer genügend langen Nachbeobachtungszeit hat sich Mitte der 90er Jahre das Bild aber grundlegend geändert. Zwar fanden zwei Studien keine Beziehung von Blutglucose oder HbA_{1c} zu der Mortalität an koronarer Herzkrankheit (KHK) (76, 259), in zwei anderen wurde diese Beziehung nur in univariater, aber nicht multivariater Analyse gesehen (6, 142).

Vier weitere Studien haben allerdings erhöhte **HbA_{1c}-Spiegel** als signifikante, unabhängige Prädikatoren für schwere Herz-Kreislauf-Komplikationen aufgezeigt (141, 150, 235, 260). Drei finnische Studien fanden sowohl den Nüchternblutzucker als auch den HbA_{1c}-Wert als signifikante Indikatoren für die KHK-Mortalität bei Typ-2-Diabetikern (103, 141, 150, 210, 260). Bei einer Beobachtungszeit von 10 Jahren zeigte überdies die Wisconsin-Studie einen signifikanten Einfluß des glykosylierten Hämoglobins auf die ischämische Herzkrankheit, und zwar sowohl bei Typ-1- wie auch bei Typ-2-Diabetikern sowie auf die Schlaganfallhäufigkeit und die Frequenz von Fußamputationen (129). Im Rahmen der longitudinalen Schwabinger Studie über 9 Jahre wurde ein eigenständiger signifikanter Einfluß des initialen HbA_1-Werts neben systolischem Blutdruck und erniedrigtem HDL-Cholesterin als Risikoprädiktor für Gesamtmortalität und schwere Herz-Kreislauf-Komplikationen beobachtet (112). Die Risikokonstellation von erhöhten Werten des systolischen Blutdrucks und des HbA₁c sowie reduziertem HDL-Cholesterin wurde übrigens auch in den vorläufigen Publikationen der United Kingdom Prospective Diabetes Study (UKPDS) berichtet (257). Schließlich konnte im Münchner Praxisprojekt nach 10jähriger Beobachtungsdauer ein deutlicher und in der multivariaten Analyse unabhängiger Einfluß des initialen HbA₁c-Wertes auf die Gesamtmortalität sowie die makrovaskuläre Mortalität gezeigt werden (Tab. 20.**6** und Abb. 20.**6**) (235).

Tabelle 20.**6** Schrittweise logistische Regressionsanalyse von ausgewählten Risikovariablen für die Prädiktion der makrovaskulären Mortalität von Typ-2-Diabetikern (n = 223) (aus Standl, E. u. Mitarb: Diabetologia 39 [1996] 1540)

Variable	B	SD	Wald-χ^2	p-Wert
Alter (Jahre)	–0,06	0,03	5,47	0,02
HbA₁c (%)	–0,19	9,09	4,37	0,04
Willebrand-Faktor-Protein (%)	–0,003	0,002	4,53	0,03
Karotisveränderungen	1,63	0,58	7,87	0,005
Konstante	4,39	2,30	3,62	0,05

Auswirkung pathologischer Glucosetoleranz: Besonders deutlich ist die Beziehung von Hyperglykämie und KHK-Mortalität in Populationsstudien bei Personen im Stadium der pathologischen Glucosetoleranz (95, 113, 218). In der Whitehall-Studie wurde in der obersten Quartile der Blutzuckerverteilung eine Verdoppelung der „Koronartodesfälle" beobachtet (75). Auch in der 10-Jahres-Verlaufsbeobachtung der Bedford-Studie bewiesen Patienten mit pathologischer Glucosetoleranz („borderline diabetics") unabhängig von anderen Risikofaktoren eine erhöhte koronare Todesrate auf (113). Die Autoren der Framingsham-Studie haben darauf hingewiesen, daß eine einmalige Bestimmung des sehr variablen Blutzuckers sich als Risikomarker nicht eignet. Bei wiederholten Messungen und der Verwendung des glykosylierten Hämoglobins (HbA₁c) als Langzeitparameter der Stoffwechseleinstellung ließ sich das Risiko der Hyperglykämie besser erkennen (229).

Die Höhe der Blutzucker- und HbA₁c-Werte hat nach **Herzinfarkt** prognostische Bedeutung, wie mehrere Studien gezeigt haben (61a, 195). An einem Londoner Krankenhaus wurde für die konsekutiv aufgenommenen Infarktpatienten eine Mortalitätsrate bei eindeutig erhöhten HbA₁c-Werten (> 8,5%) von 63%, bei grenzwertigem HbA₁c (7,5%–8,5%) von 33% und bei normalem HbA₁c (< 7,5%) von 23% registriert (195). Kardiogener Schock war eindeutig häufiger in der Gruppe mit erhöhtem HbA₁c.

Therapeutische Risikoverminderung: In der Studie über „Diabetes Insulin Glucose Infusion in Acute Myocardial Infarction" (DIGAMI) wurde bei Diabetikern mit Herzinfarkt durch intensivierte Insulintherapie und dadurch bessere Stoffwechseleinstellung die Letalität in der Akut- und Folgezeit um 30% reduziert (161). Auch in der DCCT-Studie lag die Rate an kardiovaskulären Komplikationen in der Gruppe unter intensivierter Insulintherapie und bei besserer Stoffwechseleinstellung niedriger (48). Eine Metaanalyse aller Studien mit intensivierter Insulintherapie bei Typ-1-Diabetikern und einer Laufzeit von 2 Jahren und mehr hat eine deutliche Risikoreduktion auf ca. 50% durch intensivierte Insulintherapie und bessere Diabeteseinstellung auch für

die Anzahl der schweren Herz-Kreislauf-Komplikationen ergeben (146). Allerdings legen diese prospektiven epidemiologischen Befunde auch dringend nahe, daß das Risiko für schwere Herz-Kreislauf-Komplikationen bereits bei relativ niedrigen HbA₁c-Werten – im Vergleich niedriger als für die Mikroangiopathie – deutlich zunimmt. Zur Prävention der makrovaskulären Komplikationen sind also vermutlich Glykämiewerte nahe an der Norm erforderlich. Auch die aus einer neueren Publikation der Pariser prospektiven Studie entnommene Tab. 20.**7** belegt eindrucksvoll, daß auch für Patienten, die „nur" die neuen abgesenkten Kriterien für den Nüchternblutzucker (125–140 mg/dl = 7,0–7,8 mmol/l im venösen Plasma) erfüllen, über 10 und 20 Jahre Beobachtungszeit das gleiche ca. 2,5fach erhöhte Risiko für schwere Herz-Kreislauf-Komplikationen besteht wie für Patienten, die die älteren Diabeteskriterien hinsichtlich des Nüchternblutzuckers erfüllten.

Pathophysiologische Vorgänge: Schon bei relativ kurzen Phasen von Hyperglykämie führt der Schädling Glucose zu einer Reihe von Veränderungen an den Gefäßwandzellen und den Serum- und Gewebeproteinen. Abb. 20.**7** gibt einen Überblick. Vor allem die nichtenzymatische Glykosylierung sowie die Aktivierung von Proteinkinase C sind zu nennen. Ersterer Mechanismus wurde bei Diabetikern vermehrt in allen Organen, u. a. in den Koronarterien und der Aorta, nachgewiesen (43, 160, 232, 270) und von Brownlee u. Mitarb. als mögliche Ursache der vaskulären Komplikationen bei Diabetes mellitus diskutiert (26, 27). Infolge weiterer chemischer Umlagerungen dieser glykosylierten Produkte an den extrazellulären Matrixporteinen entstehen sog. „advanced glycosylation end products" (AGE), bilden sich Quervernetzungen („crosslinking") und entwickelt sich schließlich eine Dysfunktion der Gewebe. Auch Lipoproteine werden auf diese Weise modifiziert und gehen über die

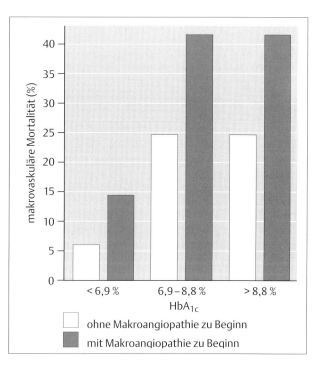

Abb. 20.**6** 10-Jahres-Mortalität infolge makroangiopathischer Komplikationen bei Typ-2-Diabetikern in Abhängigkeit vom initialen HbA₁c-Wert.

Tabelle 20.**7** Kardiovaskuläre Risikofaktoren und kardiovaskuläre Mortalität in Abhängigkeit von den neuen Kriterien für die Diagnose des Diabetes: Pariser prospektive Studie (6897 Männer im Alter zwischen 44 und 55 Jahren)

	Nüchternblutzucker (venöses Plasma, mmol)				
	< 6,1 **(81%)**	**6,1 – 6,9** **(16%)**	**7,0 – 7,7** **(2%)**	**≥ 7,8** **(1%)**	**p (Trend)**
Cholesterin (mmol)*	5,5 a	5,8	5,9	6,0	a
Triglyceride (mmol)*	1,2 a	1,37 b	1,54 a	2,15	a
Nüchterninsulin (mE/l)*	9 a	12,5 a	16 a	24	a
2-Stunden-Insulin (mE/l)*	30 a	44 b	53	59	a
Kardiovaskuläre Mortalität					
10 Jahre (%)	1,5	1,6 b	5,4	4,4	a
20 Jahre (%)	4,3	5,2 b	11,3	9,8	a

* = Mittelwert
a: p < 0,001
b: p < 0,01 (Vergleich benachbarter Gruppen und für Gesamttrend).

Quervernetzungen langfristige Bindungen mit den extrazellulären Matrixproteinen ein (27). Eine Interaktion mit Makrophagen durch spezifische AGE-Rezeptoren führt dabei zu einer Lymphokinfreisetzung an der Gefäßintima mit endothelialer Schädigung (17, 26, 269). Hier ergeben sich multiple Interaktionen mit den Folgen der aktivierten Proteinkinase C. Diese Aktivierung sowohl auf der Gen- als auch der Proteinebene induziert zum einen Veränderungen in der Synthese der extrazellulären Matrix und zum anderen Veränderungen in der Synthese und Freisetzung von endothelabhängigen Faktoren, wie VEGF (vascular endothelial growth factor), Willebrand-Faktor-Protein (3, 284, 285) u. a. Im Münchner Praxisprojekt (235) wurde u. a. die enorme prädiktive Bedeutung von erhöhten zirkulierenden Spiegeln des Willebrand-Faktor-Proteins für die makrovaskuläre Mortalität gezeigt (s. a. Tab. 20.**6**; bezüglich weiterer endothelabhängiger Veränderungen s. u.).

Insulinresistenz/Hyperinsulinämie als kardiovaskulärer Risikofaktor

Einfluß der Hyperinsulinämie: Die Rolle erhöhter Insulinspiegel als eigenständiger kardiovaskulärer Risikofaktor wurde in den letzten zwanzig Jahren äußerst kontrovers diskutiert (208, 216, 234, 249, 252). Während auf der einen Seite die Hyperinsulinämie lediglich als Ausdruck einer Insulinresistenz ohne nennenswerten Einfluß auf den Gefäßwandstoffwechsel gesehen wurde („insulin an innocent bystander"), vertraten andere Autoren die Vorstellung, daß erhöhte Insulinspiegel den atherogenen Prozeß besonders aktivieren („insulin a villain") (216). Ergebnisse epidemiologischer Studien ergaben kein konsistentes Bild. Ursprünglich wurden in drei großen epidemiologischen Studien unabhängig voneinander erhöhte Plasmainsulinspiegel als Prädiktoren für das Auftreten von kardiovaskulären Ereignissen gefunden (52, 202, 281). Auch wenn in diesen Studien mit herkömmlichen Insulin-Assays neben dem Insulin auch Proinsulin und diverse „proinsulin split products" erfaßt wurden (252), so haben neuere Studien die Beziehung des „wahren" Insulins zu atherosklerotischen Komplikationen bestätigen können (46, 67). Andere prospektive Studien haben bei multivariater Analyse jedoch keine Signifikanz dieser Beziehung finden können (287).

Eine Hyperinsulinämie als Folge der Insulinresistenz wird häufig bei Typ-2-Diabetikern und Patienten mit gestörter Glucosetoleranz angetroffen (207). In einer pro-

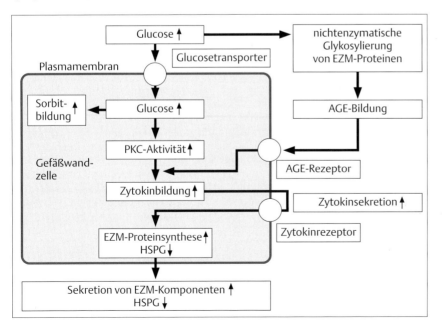

Abb. 20.**7** Stoffwechselwege der Glucose und diabetische Makroangiopathie. AGE = „advanced glycosylation end products", EZM = extrazelluläre Matrix, HSPG = Heparansulfat-Proteoglykan, PKC = Proteinkinase C.

Tabelle 20.**8** Der Effekt von Insulin auf die Myokardperfusion bei Typ-2-Diabetikern ohne koronare Herzkrankheit (aus Meyer, C. u. Mitarb.: J. Amer. Coll. Cardiol. 1997)

		MBF basal	**MBF Insulin**	**p**
Kontrollpersonen	Ruhe	$0,76 \pm 0,18$	$0,78 \pm 0,09$	n. s.
(n = 7, Euglykämie)	Adenosin	$4,70 \pm 2,10$	$6,35 \pm 2,10$	0,05
Diabetiker	Ruhe	$0,86 \pm 0,27$	$0,70 \pm 0,20$	n. s.
(n = 9, Euglykämie)	Adenosin	$2,29 \pm 0,56$	$2,21 \pm 0,49$	n. s.
Diabetiker	Ruhe	$0,92 \pm 0,27$	$0,87 \pm 0,16$	n. s.
(n = 12, Hyperglykämie)	Adenosin	$2,38 \pm 0,58$	$1,95 \pm 0,35$	0,02

MBF = Myokardblutfluß, gemessen mit Photonenemissionstomographie.
n. s. = nicht signifikant.

spektiven Untersuchung bei Typ-2-Diabetikern war das Auftreten von EKG-Veränderungen mit höheren Insulinkonzentrationen assoziiert (2, 101). In der Schwabinger Studie wurden bei Patients mit Makroangiopathie erhöhte Plasma-C-Peptid-Konzentrationen als Maß der endogenen Insulinproduktion gefunden (236).

Einfluß der Insulinresistenz: Auf zellulärer Ebene finden sich eine Reihe von Befunden, die einen eigenständigen Effekt des Insulins auf die Atherogenese annehmen lassen. Bei physiologischen Konzentrationen vermag Insulin die Proliferation, Lipidaufnahme und -synthese von Gefäßwandzellen zu induzieren (124, 249). Insulin und der insulinähnliche Wachstumsfaktor IGF-I bewirken eine Vermehrung der glatten Muskelzellen in der Arterienwand, wobei IGF-I durch Insulin reguliert wird (62, 124). Die atherosklerotische Plaque ist durch exzessive Mengen an Lipiden und Kollagen, Schaumzellen, Makrophagen und proliferierten glatten Muskelzellen charakterisiert (212, 214). Diese Bestandteile werden alle durch Plasmainsulinkonzentrationen beeinflußt. Als antiatherogen wird allerdings die durch Insulin induzierte Vasodilatation angesehen. Dieser Effekt wird z. B. durch Stickstoffmonoxid (NO) mediiert. Bei Insulinresistenz und Typ-2-Diabetes ist die insulinabhängige Vasodilatation jedoch deutlich eingeschränkt (241), die durch eine Beeinträchtigung der NO-Produktion erklärt wird. Somit gibt es eine Reihe von Hinweisen, daß der atherosklerotische Prozeß primär mit der Insulinresistenz und nur sekundär mit der kompensatorischen Hyperinsulinämie assoziiert ist. Laakso u. Mitarb. führten bei Patients mit Karotis- und Femoralarterienstenosen hyperglykämische „Glucose-clamp"-Studien durch und konnten somit einen direkten Beweis für das Vorliegen der Insulinresistenz bei der Atherosklerose auch ohne signifikante Hyperinsulinämie führen (142, 143). Mittels PET-Technik (Photonenemissionstomographie) konnten sogar bei insulinresistenten Typ-2-Diabetikern ohne koronare Herzkrankheit eine erhebliche Einschränkung der endothelabhängigen Vasodilatation sowie eine paradoxe Vasokonstriktion unter Insulin beobachtet werden (Tab. 20.**8**) (178a).

Normale Physiologie: Die Gefäßwand, und hier besonders das Gefäßendothel, stellt metabolisch-endokrinologisch ein außerordentlich aktives Organsystem dar. Das Endothel ist mit einem Gesamtgewicht von 1,5 kg für die Integrität der Gefäßwand und der Bluthämostase verantwortlich. So produziert das Endothel nach Stimulation durch unterschiedliche Faktoren wie Insulin, Thrombin, Hypoxie oder Scherkräfte die potenten Vasokonstriktoren Endothelin I und Angiotensin II, die außer ihrem vasokonstriktiven Ef-

fekt auch in die Zellproliferation eingreifen. Als Gegenspieler werden vom Endothel NO und Prostaglandin I_2 synthetisiert (241), die beide eine Vasodilatation und Hemmung der Zellprofileration vermitteln.

Einfluß der Therapie: Zwei große klinische Studien in den USA konnten zeigen, daß die Rate an kardiovaskulären Komplikationen auch von der antidiabetischen Therapie abhängig war. Insulinbehandelte Typ-2-Diabetiker wiesen ein besonders fortgeschrittenes Stadium der Arteriosklerose und die höchste Rate an Herz-Kreislauf-Tod auf (151, 155). In der Veterans-Administration-Studie erlitten Patients unter intensivierter Insulintherapie signifikant mehr kardiovaskuläre Komplikationen als unter konventioneller Therapie (1). Vermutlich dürften die „Schwere" des Diabetes und der Insulinresistenz sowie die schon bestehenden Gefäßveränderungen die Zusammenhänge erklären. Doch kann ein direkter Effekt des injizierten Insulins und der dadurch induzierten exogenen Hyperinsulinämie nicht ausgeschlossen werden.

Interessant ist, daß die initialen Insulinspiegel auch bei normgewichtigen nicht glucoseintoleranten Menschen das Auftreten einer Hypertonie sowie der weiteren Bestandteile des metabolischen Risikoclusters vorhersagen lassen (86).

Erfassung von Insulinresistenz und Hyperinsulinämie: Das Konzept der Insulinresistenz/Hyperinsulinämie als kardiovaskulärer Risikofaktor beruht deshalb auf zwei Ansätzen, einem direkten Effekt auf die Gefäßwandzellen und einer indirekten Wirkung über die Beeinflussung von Blutdruck und Blutfetten im Rahmen des metabolischen Syndroms. Für die Praxis wurde bislang noch kein einfacher Test für das Maß von Hyperinsulinämie/Insulinresistenz entwickelt. Da gerade beim Diabetiker ein Mischbild von Insulinresistenz und verminderter Insulinsekretion besteht, hat sich die Bestimmung der Insulinspiegel bei Diabetikern deshalb zur Zeit noch nicht bewährt. Es wurde aber klar aufgezeigt, daß eine hohe Korrelation zwischen der Insulinresistenz und der Adipositas sowie der Konzentration von Serumtriglyceriden besteht (142, 143). So kann aus den klinischen Befunden und den laborchemischen Ergebnissen mit großer Wahrscheinlichkeit auf die Insulinresistenz geschlossen werden.

Folgerungen für die Therapie: Aufgrund der theoretischen Zusammenhänge erscheint es vernünftig, bei Diabetikern eine ausgeglichene Stoffwechseleinstellung bei möglichst niedrigen Insulinspiegeln zu fordern. Eine kausale Therapie des Typ-2-Diabetikers mit Hyperinsulinämie ist deshalb die Behandlung der peripheren Insulinresistenz und nicht eine weitere Steigerung der Hyperinsulinämie durch hohe exogene Insulingaben oder β-zytotrope Medikamente, zumal eine undifferenzierte Insulinbehandlung bei Typ-2-Diabetikern in der Regel zu Gewichtszunahme mit allen ungünstigen Effekten auf Blutfette und Blutdruck führt (258).

Lipidstoffwechselstörungen

Veränderte Serumlipoproteine gelten seit langem als wichtige Risikofaktoren für die Atherosklerose (8, 143, 245). Aufgrund der engen Verzahnung zwischen Kohlenhydrat- und Fettstoffwechsel liegt bei mehr als 40% aller Diabetiker eine sekundäre Fettstoffwechselstörung vor (8). Bei Typ-1-Diabetikern sind bei mangelhafter Stoffwechseleinstellung und bei Entwicklung einer diabetischen Nephropathie veränderte Lipoproteine regelmäßig nachweisbar (143, 214, 251). Charakteristischerweise werden bei Typ-2-Diabetikern erhöhte Triglycerid- und verminderte HDL-Cholesterin-Spiegel (diabetische Dyslipoproteinämie) gefunden (207). Diese Dyslipoproteinämie ist ein Marker des metabolischen (Insulinresistenz-) Syndroms (207). Zwar ist die Häufigkeit von erhöhten LDL-Spiegeln bei Diabetikern vergleichbar mit der von Nichtdiabetikern; doch weist in der täglichen Praxis eine beträchtliche Zahl von Diabetikern erhöhte Gesamt- und LDL-Cholesterinwerte auf.

Der **Hypertriglyzeridämie** bei Typ-2-Diabetikern liegt eine Vermehrung der VLDL zugrunde (82). Die Erhöhung dieser Lipoproteine wird einmal in der verminderten Aktivität der Lipoproteinlipase gesehen; zum anderen findet bei der Insulinresistenz eine verminderte Suppression der VLDL-Sekretion in der Leber statt (162).

Die Lipoproteine bei Diabetikern mit einer Hypertriglyzeridämie sind darüber hinaus unterschiedlich zusammengesetzt, wobei ein erhöhter Anteil an Triglyceriden in den LDL und vermehrt Cholersterinester in den VLDL gefunden werden (103, 245). Durch diese Veränderungen der Lipoproteine kommt es zu einer Störung der Interaktion mit dem LDL-Rezeptor (242). Dadurch wird der atherogene „scavenger pathway" bei Diabetikern um das 1,5- bis 3fache stärker beschritten als bei Nichtdiabetikern.

Der Mechanismus, der der **Verminderung an HDL-Cholesterin** zugrunde liegt, ist noch nicht endgültig geklärt und könnte durch den reduzierten Katabolismus von tri-

glyceridreichen Partikeln und den subsequenten verminderten Transfer von Oberflächenkomponenten dieser Partikel zu der HDL-Fraktion entstehen (Abb. 20.**8**). Ein konsistenter Befund ist die inverse Beziehung von HDL-Konzentration und Insulinresistenz (143).

Weitere Veränderungen der Lipoproteine: Weiterhin wurde eine vermehrte nichtenzymatische Glykosylierung der Lipoproteine (Apolipoprotein B) als Folge einer längerfristigen Blutzuckererhöhung beobachtet (27). Auch diese Veränderungen der Lipoproteinkonstellation führen zu einer Störung der „Clearance" von Lipoproteinen. Der verlangsamte Abbau der LDL erhöht die Chance der Oxidation der LDL, was den atherogenen Prozeß beschleunigt (242). Auch auf die komplexen Zusammenhänge und die atherogene Bedeutung der heterogenen Apolipoproteine (A-I, A-II, B, E) und des Lp (a) wurde hingewiesen (73, 219, 251), das bei Diabetikern erhöht gefunden wurde und sich bei Verbesserung der Blutzuckereinstellung normalisieren kann (219).

Die diabetische **Dyslipoproteinämie** (erhöhte Triglyceride und vermindertes HDL-Cholesterin) ist häufig mit erhöhten Konzentrationen an kleinen, dichten LDL assoziiert (Abb. 20.**8**), da erhöhte Triglyceride einen wichtigen Einfluß auf die Partikelgröße der LDL haben (144). Diese kleinen, dichten LDL gelten als integraler Bestandteil des metabolischen Syndroms und als besonders atherogen (82). Diabetiker mit Dyslipoproteinämie weisen außerdem eine gesteigerte postprandiale Lipämie und Veränderungen der Blutkoagulation mit verminderter Fibrinolyse (erhöhter Plasminogenaktivator-Inhibitor PAI-1) und gesteigerter Gerinnungsneigung auf. Eine Hypertriglyzeridämie ist deshalb mit einer Vielzahl von Faktoren assoziiert, die separat oder im Verbund mit anderen Faktoren das Risiko für Angiopathien erhöhen (82).

Triglyceride eigenständiger Risikofaktor gegenüber Cholesterin? Namhafte Lipidforscher wiesen seit langem darauf hin, daß das kardiovaskuläre Risiko bei Diabetikern eher durch erhöhte Serumtriglyceride als durch die Cholesterinspiegel erkannt werden könne, und maßen den Triglyceridwerten beim Diabetiker ein unabhängiges Risiko zu (245). In einer Reihe von epidemiologischen Studien waren nämlich bei Diabetikern die Serumtriglyceride – im Gegensatz zu den Serumcholesterinwerten – signifikant mit dem Auftreten von Herzinfarkt und schweren Herz-Kreislauf-Komplikationen assoziiert (8, 9, 70).

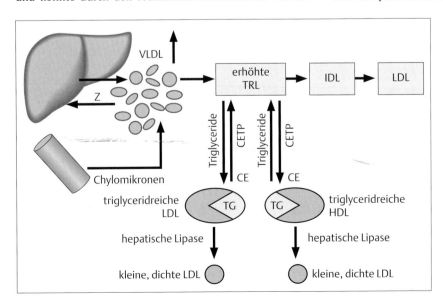

Abb. 20.**8** Bildung von kleinen, dichten LDL- und von HDL-Fraktionen. CE = Cholesterinester, CETP = Cholesterinester-Transportprotein, IDL = Intermediärlipoproteine, TRL = triglyceridreiche Lipoproteine.

Die Diskussion, ob die Serumtriglyceride einen eigenständigen Risikofaktor darstellen oder ob in den epidemiologischen Studien der statistische Zusammenhang nur durch die Nichtberücksichtigung von HDL-Cholesterin als Risikovariable zustande kam, wurde über viele Jahre geführt. Bei der engen Korrelation von HDL-Cholesterin und Triglyceriden kann die Frage mit statistischen Mitteln (Multivarianzanalyse) auch nur schwer beantwortet werden. Kürzlich haben aber die Autoren der „Helsinki Heart Study" darauf hingewiesen, daß das kardiovaskuläre Risiko der erhöhten Triglyceride eindeutig sei und besonders in Kombination mit LDL- und HDL-Cholesterin-Werten gesehen werden müsse (9, 164).

Eine Reihe von Interventionsstudien haben darüber hinaus Beweise dafür gefunden, daß eine Verbesserung der Lipoproteinkonzentrationen und -komposition zu einer Senkung des atherogenen Risikos und gerade bei Diabetikern zu einer Reduktion von Herz-Kreislauf-Krankheiten führt (54, 164).

Adipositas

Die überwiegende Zahl von Typ-2-Diabetikern ist übergewichtig. Der Einfluß von Übergewicht auf das kardiovaskuläre Risiko wurde in der Literatur kontrovers diskutiert, obgleich die Assoziation von Adipositas mit einem ungünstigen Risikofaktorenprofil wohlbekannt ist (262, 288). Trotz der biologischen Plausibilität einer engen Beziehung von Übergewicht und Atherogenese, konnten epidemiologische Studien die Assoziation nicht eindeutig erhärten (104, 130, 165).

Abhängigkeit von der Verteilung des Fetts: Bereits vor 40 Jahren hat Vague postuliert, daß nicht nur die Menge an Körperfett, sondern auch seine Verteilung einen wichtigen Einfluß auf die Komplikationen der Adipositas haben (262). Der androide Fettverteilungstyp mit der abdominellen Adipositas wurde in einer ganzen Reihe von kürzlich publizierten epidemologischen Studien als unabhängiger Risikofaktor erkannt, sowohl bei Männern als auch bei Frauen (68, 132, 176). Die typisch weibliche (gynäkoide) Fettverteilung stellt offenbar kein Risiko dar. In den meisten Studien wurde ein 2fach höheres kardiovaskuläres Risiko in den oberen Quantilen der androiden Fettverteilung gefunden und war somit mit den traditionellen Risikofaktoren vergleichbar. Somit konnten die Widersprüche hinsichtlich des Adipositasrisikos zum Teil erklärt werden.

Auswirkungen: Die Adipositas gilt als Leitsymptom des atherogenen metabolischen Syndroms. Sie verstärkt die Insulinresistenz und führt zum klinisch manifesten Typ-2-Diabetes. Bereits eine geringe Zunahme des Körpergewichts kann markante Stoffwechselstörungen hervorrufen. Untersuchungen an Naturvölkern und Populationen in Entwicklungsländern, die innerhalb kurzer Zeit Lebensstil und Ernährung geändert haben, zeigten ein nahezu explosionsartiges Auftreten des „Wohlstandssyndroms" mit Adipositas, Typ-2-Diabetes und Herz-Kreislauf-Krankheiten (152, 293). Es wurde in diesem Zusammenhang von einer weltweiten Epidemie des Diabetes gesprochen (293).

Während bei den Männern eine sehr hohe Korrelation zwischen Body mass index (BMI) und Bauchumfang/Hüftumfang („waist-to-hip ratio", WHR) besteht, wurde der Korrelationskoeffizient bei weißen Frauen nur mit 0,40 gemessen (68). Kohrt u. Mitarb. konnten nachweisen, daß die im höheren Lebensalter beobachtete Zunahme der Insulin-

resistenz eher Folge der abdominellen (viszeralen) Fettansammlung und weniger des Alters per se ist (132). Dieser Zusammenhang erklärt auch, daß in einer Reihe von Populationsstudien die im Alter häufige Glucoseintoleranz enger mit dem WHR als dem BMI assoziiert war (68, 176).

Die exakte Pathogenese von androider Adipositas ist unklar. Genetische und hormonelle Faktoren und ihre Interaktion bestimmen das hormonelle Gleichgewicht eines Individuums. Das Verhältnis von Geschlechtshormonen zu Cortison scheint sowohl die Fettverteilung als auch die Insulinsensitivität zu beeinflussen (153). Unklar ist bislang die Rolle des kürzlich entdeckten Fettgewebshormons Leptin, das im Tierversuch eine Gewichtsabnahme induziert. Da adipöse Personen, sowohl Diabetiker als auch Nichtdiabetiker, häufig erhöhte Werte aufweisen, sprach man von einem Leptinparadox oder einer Leptinresistenz (170).

Übereinstimmend wurde bei der abdominellen Fettsucht eine Insulinresistenz gefunden (45, 244). Die Freisetzung von freien Fettsäuren aus den intraabdominellen Fettzellen in den Pfortaderkreislauf beinflußt den hepatischen Insulinmetabolismus und die periphere Glucoseaufnahme (126). Darüber hinaus sind die hohen Konzentrationen an freien Fettsäuren Substrat für die gesteigerte VLDL-Triglyceridsynthese. Somit sind alle Voraussetzungen für das metabolische Syndrom gegeben. In der Londoner Studie an Südasiaten mit ausgeprägter androider Fettsucht konnte das ganze Syndrom von Glucoseintoleranz, Hyperinsulinämie, Hypertonie, niedrigem HDL-Cholesterin und hohen Trigylceridwerten ausdrücklich gezeigt werden (176). Diese Personen wiesen eine dramatisch gesteigerte Rate an koronarer Herzkrankheit auf. Die Zusammenhänge zeigen auch die Möglichkeiten der Intervention auf, die in der Behandlung der Insulinresistenz durch Gewichtsabnahme und körperliche Betätigung liegen.

Hypertonie

Epidemiologie: Zahlreiche Untersuchungen haben bestätigt, daß Diabetiker in den Industrieländern häufiger eine Hypertonie entwickeln als Nichtdiabetiker. In einer Reihenuntersuchung bei ambulanten Diabetikern in München, bei der die damals von der WHO empfohlenen Hypertoniekriterien ($\geq$160/95 mm Hg) zur Anwendung kamen, zeigte sich eine Häufigkeit von 50.4% (57% der Frauen, 41% der Männer) (106). Dabei fand sich eine enge Korrelation mit dem Alter der Patienten (Abb. 20.**9**). Ähnlich hohe Prävalenzzahlen wurden aus Dresden berichtet. Typ-2-Diabetiker wiesen in 53% erhöhte Blutdruckwerte auf gegenüber 17,3% in der altersgleichen Allgemeinbevölkerung (91). In einer Erhebung bei Typ-2-Diabetikern in der Praxis niedergelassener Ärzte in Südbayern wurde fast bei ¾ der älteren Patienten eine Hypertonie diagnostiziert (239). Zwar wurde wiederholt auf die Schwierigkeit der Vergleichbarkeit von selektierten Patientengruppen mit der Allgemeinbevölkerung hingewiesen. Neuere epidemiologische Studien belegen aber den klinischen Eindruck, daß Diabetiker deutlich häufiger als Nichtdiabetiker erhöhte Blutdruckwerte aufweisen (208), so auch in dem schon erwähnten Münchner Praxisprojekt (235, 239).

Im wesentlichen können drei typische **Hypertonieformen** bei Patienten mit Diabetes mellitus gefunden werden: die essentielle, die renale und die isolierte systolische Hypertonie (Tab. 20.**9**). Sekundäre Hochdruckformen (z. B. bei Phäochromozytom, primärem Hyperaldosteronis-

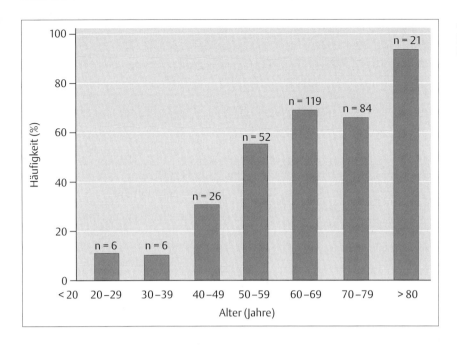

mus, wirksamen Nierenarterienstenosen usw.) sind insgesamt selten und vermutlich nicht häufiger bei Diabetikern als in der Allgemeinbevölkerung.

Tabelle 20.**9** Häufige Hypertonieformen bei Diabetes mellitus

- essentielle Hypertonie (meist im Rahmen des metabolischen Syndroms)
- renale Hypertonie
- isolierte systolische Hypertonie

Essentielle Hypertonie: Die überwiegende Mehrzahl der diabetischen Hochdruckkranken weist eine essentielle Hypertonie auf, d. h., die Ätiologie der Erkrankung ist weitgehend ungeklärt. In den letzten Jahren wurde die enge Beziehung von Hypertonie zum Typ-2-Diabetes im Rahmen des metabolischen Syndroms und der Insulinresistenz aufgezeigt (45). Aus der gestörten Insulinwirkung beim Glucosemetabolismus resultieren erhöhte Insulinspiegel (Hyperinsulinämie), die für die gesteigerte Natriumrückresorption in den proximalen Tubuli der Nieren und für eine erhöhte Empfindlichkeit der Gefäße gegenüber Catecholaminen verantwortlich gemacht werden (45, 230). Das bei Diabetikern erhöhte Gesamtkörpernatrium könnte erklären, weshalb im Rahmen des metabolischen Syndroms vor allem eine salzsensitive Hypertonie gefunden wurde (278).

Von den Faktoren des metabolischen Syndroms hat sich die Hypertonie als eines der wichtigsten pathogenetischen Prinzipien bei der Atherogenese des Diabetikers herausgestellt. In der multinationalen WHO-Studie wiesen hypertensive Diabetiker in den Untergruppen ein 2,2- bis 5fach höheres Risiko für Herz-Kreislauf-Mortalität im Vergleich zu normotensiven Zuckerkranken auf (74).

Renale Hypertonie: Beim Typ-1-Diabetes findet sich eine essentielle Hypertonie nicht häufiger als in der Allgemeinbevölkerung. Die größere Inzidenz eines Bluthochdrucks wird bei diesen Patienten in enger Beziehung mit der Entwicklung einer diabetischen Nephropathie gesehen, die bei 30–50% der Typ-1-Diabetiker auftritt. Oftmals geht der (anfänglich meist nur geringgradigen) Blutdruckerhöhung

ein Stadium der Mikroalbuminurie („*incipient diabetic nephropathy*“) voraus, das die Diagnose der renalen Hypertonieform sichert (181, 182). Offenbar spielen auch genetische Faktoren eine erhebliche Rolle, da Nephropathie und Hypertonie familiär gehäuft gefunden wurden (136, 222).

In den letzten Jahren mehren sich die Befunde einer engen Beziehung von Nierenfunktionsstörung, Hypertonie und Herz-Kreislauf-Komplikationen auch beim Typ-2-Diabetes. Da in großen Reihenuntersuchungen bei etwa der Hälfte der Typ-2-Diabetiker eine Mikroalbuminurie gefunden wurde, dürfte ein beträchtlicher Teil der Diabetiker, die vormals als essentielle Hypertoniker klassifiziert wurden, eher eine renale Form der Hypertonie aufweisen. Die konstante Mikroalbuminurie (> 20 µg/min) gilt heute als ein bedeutender Risikoindikator für Hypertonie und Herz-Kreislauf-Komplikationen (171, 180, 183, 221).

Isolierte systolische Hypertonie: Die Mehrzahl der Typ-2-Diabetiker sind ältere Personen. Bei diesen älteren Typ-2-Diabetikern ist die isolierte systolische Hypertonie die häufigste Form. Die Entstehung wird in der vermehrten Gefäßrigidität und dem Verlust der Windkesselfunktion der Arterien gesehen. Doch ganz abgesehen von der Ätiologie, scheint das Risiko der systolischen Hypertonie für Herz-Kreislauf-Komplikationen erheblich zu sein. In der Schwabinger Studie war bei Typ-2-Diabetikern der systolische Blutdruck ein besserer Prädiktor für kardiovaskuläre Komplikationen als der diastolische und eine isolierte systolische Hypertonie war ein bedeutender Risikoindikator (111). Vergleichbare Ergebnisse wurden bei Nichtdiabetikern in Framingham und anderen Populationen erhoben (117, 266). Die Autoren der Framingham-Studie folgerten aus ihren Befunden, daß die alleinige Berücksichtigung der diastolischen Blutdruckwerte und das Außerachtlassen der isolierten systolischen Hypertonie zu einer groben Fehleinschätzung des kardiovaskulären Risikos führen (117). Eine Bestätigung dieser Zusammenhänge ergaben Interventionsstudien bei älteren Personen mit isolierter systolischer Hypertonie, bei denen es unter einer antihypertensiven Therapie zu einer signifikanten Abnahme von Schlaganfällen und anderen kardiovaskulären Komplikationen kam (5, 38, 225).

Veränderte Hämostase, Hämorrheologie und Endothelfunktion

Überblick über die pathophysiologischen Prozesse: Bei Diabetikern liegt eine gesteigerte Gerinnungsneigung des Blutes vor. Diese gründet sich auf plasmatische Hyperkoagulabilität und verminderte Fibrinolyse sowie auf eine Abnahme der endothelialen Thromboseresistenz. Diese Faktoren sind häufig von der Qualität der Stoffwechseleinstellung und der Höhe der Insulinspiegel abhängig (263). Besonders erhöhte Fibrinogenspiegel, die als Risikofaktoren bei Nichtdiabetikern anerkannt sind und den Hauptanteil der erhöhten Blutviskosität ausmachen, lassen sich oftmals durch Besserung der Blutzuckerwerte senken. Neben erhöhten Fibrinogenspiegeln (118) wurden bei Diabetikern mehrere Aspekte der Koagulation verändert gefunden und mit der Genese von Mikroangiopathie und Makroangiopathie in Verbindung gebracht (78, 235). Diabetiker haben höhere Konzentrationen der Gerinnungsfaktoren VII, VIIIc, Faktor X und niedrigere Spiegel an Protein C und Protein S als Nichtdiabetiker (105, 272). Daneben ist die fibrinolytische Aktivität durch hohe Konzentrationen an Plasminogenaktivator-Inhibitor (PAI) vermindert (263).

Am häufigsten wurde bei Diabetikern eine erhöhte Thrombozytenadhäsion und -aggregabilität nachgewiesen (105, 188), die besonders bei Patienten mit Mikro- und Makroangiopathie gesehen wurde (134, 255). Eine Erklärung findet sich in der Tatsache, daß sich bei Diabetikern vermehrt große und aktivierte Formen der Thrombozyten in der Zirkulation befinden (256), die als Risikofaktor für rezidivierende Herzinfarkte beschrieben wurden (167). Als Zeichen eines erhöhten Umsatzes haben Thrombozyten von Diabetikern eine verkürzte Überlebenszeit (105). Auch die thrombozytenvermittelte plasmatische Gerinnungsaktivierung wurde bei diesen Patienten als überschießend beschrieben (159).

Hyperkoagulabilität und erhöhte Thrombozytenadhäsion spielen eine wichtige Rolle in der Pathogenese der Atherosklerose und ihrer Komplikationen, insbesondere bei der Thrombusauflagerung atheromatöser Plaques (188, 212). Gerinnung und Fibrinolyse sind bei Diabetikern in für die Koronararterien ungünstiger Weise verändert (79). Dadurch wird möglicherweise erklärt, daß Diabetiker durch thrombolytische Therapie relativ mehr profitieren als Nichtdiabetiker (56, 77).

Beteiligung des Endothels: Eine zentrale Rolle für die Regulation des Blutflusses spielt das vaskuläre Endothel. Viele endotheliale Faktoren wurden in den letzten Jahren identifiziert, deren Funktion bei Diabetikern verändert sein kann. Besonders der Endothelium-derived relaxing factor (EDRF = NO) und das Prostaglandin I$_2$ (Prostacyclin) wurden in subnormaler Konzentration gefunden (227, 255), so daß ein vermehrtes Anhaften der Plättchen am geschädigten Endothel angenommen werden kann. Beim Diabetiker scheint das Gleichgewicht von Vasokonstriktoren wie Endothelin und Angiotensin II und vasodilatatorischen Mediatoren durch die Inaktivierung des NO gestört zu sein, wobei Hyperglykämie und Hyperinsulinämie als Ursachen diskutiert werden (27, 157, 178a). Die eingeschränkte endothelabhängige Vasodilatation der Koronararterien kann zu Angina pectoris, Präinfarktsyndrom und schweren EKG-Veränderungen führen (191, 250).

Funktionell geschädigtes Endothel bildet auch die stark prokoagulatorischen Faktoren, wie den Willebrand-Faktor und den Plasminogenaktivator-Inhibitor (PAI-1). Sie gelten bei Diabetikern als unabhängige Risikoprädiktoren (69, 235). Interessanterweise sind erhöhte Spiegel dieses Fibrinolysehemmers bei allen Komponenten des Insulinresistenz- (metabolischen) Syndroms gefunden worden, ein weiterer Mechanismus, weshalb dieses Syndrom als gravierendes kardiovaskuläres Risiko gilt.

Das lokale Gleichgewicht zwischen fibrinolytischen und koagulatorischen Eigenschaften hängt deshalb ganz entscheidend vom Funktions- und Regenerationszustand des Endothels ab (157, 175). Der Verlust der Athrombogenität des Endothels beruht unter hyperglykämischen Bedingungen wesentlich auf einer lokalen Hemmung der Fibrinolyse.

Bei der **erhöhten Aktivierung der Thrombozyten** ist die Acetylsalicylsäuretherapie zur Hemmung der Plättchenaggregation Standard geworden, sofern nicht eine floride diabetische Retinopathie die Anwendung verbietet. Darunter erleiden diabetische Patienten beträchtlich weniger Reinfarkte (7, 34). Thrombozyten und Leukozyten haften an der Arterienwand besonders an Stellen mit turbulentem Blutfluß und direktem Aufprall der Plättchen auf die Gefäßwand (185). Dies erklärt die Prädilektionsstellen der Arteriosklerose an Gefäßabgängen, z. B. der Karotisgabel oder der Trifurkation der Unterschenkelgefäße. Da bei Diabetikern – auch ohne sichere Arteriosklerose – eine erhöhte Rigidität der Blutgefäße mit Störungen des laminaren Blutflusses gefunden wurde (60, 196), könnten auch rein mechanische Faktoren bei der Makroangiopathie des Diabetikers eine bedeutende Rolle spielen.

Erhöhte Homocysteinspiegel im Blut wurden neuerdings als weiterer wesentlicher Risikofaktor für eine akzelerierte Arteriosklerose erkannt (102). Homocystein wiederum hat profunde Auswirkungen auf die endotheliale Funktion. Auch eine nur geringfügig eingeschränkte Nierenfunktion scheint ein wesentlicher Mechanismus für einen Anstieg der Homocysteinspiegel im Blut zu sein (102). Kürzlich konnte nun speziell bei Typ-1-Diabetikern mit beginnender Nephropathie gezeigt werden, daß diese fast regelhaft auch eine Hyperhomozysteinämie aufweisen. Dieser Befund könnte ein weiterer Baustein für das erhöhte Risiko von Typ-1-Diabetikern mit Nephropathie für kardiovaskuläre Komplikationen sein. Eine effektive Therapie erhöhter Homocysteinspiegel ist bislang allerdings nicht bekannt.

Klinik

Diesbezüglich wird auch auf die nachfolgenden Kapitel 21 und 22 verwiesen.

Koronare Herzkrankheit

Unter den verschiedenen klinischen Manifestationen der Makroangiopathie bei Diabetikern kommt der koronaren Herzkrankheit nach Häufigkeit und vitaler Bedrohung die größte Bedeutung zu.

Neben der erhöhten Häufigkeit sind folgende **Befunde** für die koronare Herzkrankheit bei Diabetikern typisch:

➤ Assoziation von Angina-pectoris-Beschwerden und/oder Myokardinfarkt mit einer höheren Rate an Zwei- oder Dreigefäßerkrankung bei symptomatischen Patienten,

➤ eine auffallende Zunahme der koronaren Herzkrankheit bei diabetischen Frauen,

➤ eine höhere Früh- und Spätmortalität nach einem Myokardinfarkt,

➤ eine höhere Anzahl von stummen Myokardischämien („silent ischemia") und Infarkten,

➤ eine Herzinsuffizienz als oftmals erstes Symptom, in der Regel mit signifikanten Koronarstenosen assoziiert.

Myokardinfarkt: Hinsichtlich der koronaren Herzkrankheit weisen Diabetiker in allen Aspekten eine ungünstigere Prognose auf. Die Überlebensrate nach einem Myokardinfarkt ist bei Diabetikern deutlich reduziert (156, 232). Das kumulative Mortalitätsrisiko beträgt, wenn alle Todesfälle (auch vor der Krankenhausaufnahme) berücksichtigt werden, innerhalb des ersten Jahres bis zu 50% (179). Bei einem zweiten Infarkt innerhalb der 5-Jahres-Grenze verringert sich die Überlebenschance auf weniger als 25%. Vorderwandinfarkte haben offenbar die schlechteste Prognose. Alter, Diabetesdauer, Hypertonie und Übergewicht beeinflussen sowohl das Frührisiko als auch die Überlebensrate. Patienten mit hohen Blutzucker- oder HbA_{1c}-Werten haben eine signifikant höhere Mortalität (61a, 195). Die ungünstigere Prognose der Diabetiker erklärt sich aus dem häufigeren Auftreten von kardiogenem Schock, Herzrhythmusstörungen, verminderter Ejektionsfraktion und Myokardruptur (71).

Angioskopische Untersuchungen zeigen bei Diabetikern mit **instabiler Angina** eine höhere Rate an Plaque-Ulzerationen und intrakoronarer Thrombusbildung als bei Nichtdiabetikern, was auch das höhere Risiko für akute Koronarsyndrome erklärt (228). Da die Hauptwirkung von HMG-CoA-Reduktasehemmern in einer Stabilisierung von atheromatösen Plaques gesehen wird (41), verwundert es nicht, daß in den großen Interventionsstudien (4S-Studie, Care-Studie) besonders Diabetiker von dieser Therapie profitierten (202, 215).

Auch **plötzlicher Herztod** und der **stumme Herzinfarkt** sind bei Diabetikern häufiger. Seit langem ist bekannt, daß der Myokardinfarkt bei Diabetikern oft mit weniger schweren Allgemeinsymptomen einhergehen und häufiger schmerzarm ablaufen kann. Nesto u. Mitarb. untersuchten Patienten mit bekannter koronarer Herzkrankheit (s. a. Kapitel 21). Diabetiker waren dabei in einem hohen Prozentsatz asymptomatisch. Da also starke Schmerzen häufig fehlen, kann der Infarkt übersehen und eine entsprechende Therapie verzögert werden. Deshalb sollte bei plötzlich auftretenden Dekompensationszeichen an die atypische Manifestation eines Myokardinfarkts gedacht werden. Die Ursache für das Fehlen von ischämischen Präkardialschmerzen bei Diabetikern ist unklar; ein Zusammenhang mit der kardialen diabetischen Neuropathie wurde angenommen (61).

Doch auch bei Diabetikern mit angiographisch normalen Koronararterien wurde ein verminderter koronarer Blutfluß beobachtet. Die verminderte Koronarreserve wird der eingeschränkten endothel- und nicht endothelabhängigen Vasodilatation zugeschrieben (178a, 191, 250). Sie kann zu Angina pectoris, Präinfarktsyndrom und schweren EKG-Veränderungen in Ruhe und bei Belastung führen.

Therapeutische Konsequenzen: Früher galt für Diabetiker eine gewisse Zurückhaltung bei der Indikation zur aortokoronaren Bypass-Operation, weil Diabetiker öfters eine höhergradige Stenosierung mit betont distaler Lokalisation aufweisen, die diese Patienten nicht selten für Gefäßrekonstruktionen ungeeignet macht (36, 264).

In den Statistiken sind die operative Mortalität und die Verbesserung der Lebensqualität jedoch bei Diabetikern wie Nichtdiabetikern vergleichbar. Deshalb ist die klinische Indikationsstellung für aortokoronare Venen-Bypass-Operationen (ACVB), koronare Angioplastie und Stent-Implantationen für Diabetiker identisch mit der für die allgemeine Bevölkerung (280). Die Langzeitprognose nach der perkutanen transluminalen Angioplastie (PTCA) der Koronarien und der ACVB-Operation sind bei Diabetikern jedoch ungünstiger (99, 240). Eine definitive Antwort, ob ACVB oder PTCA bei Diabetikern überlegen sei, kann zur Zeit nicht gegeben werden, da die Studienergebnisse sich unterscheiden. In der größten bisher publizierten BARI-Studie wiesen allerdings Patienten unter ACVB eine bessere 5-Jahres-Überlebenskurve auf als unter PTCA (29). Die Autoren erklärten die Befunde mit einer fortgeschritteneren Atherosklerose der Koronararterien und einer höheren Rate an Restenosierungen. Die erhöhte Rate an Restenosierung bei Diabetikern nach Koronarinterventionen erklärt sich durch die deutlich gesteigerte Intimahyperplasie (133). Bei Implantation eines Stents sind die Ergebnisse der PTCA allerdings mit denen der Nichtdiabetiker vergleichbar (265).

Zerebrovaskuläre Insuffizienz

Die Angiopathie der zerebralen Gefäße manifestiert sich am häufigsten bei älteren Diabetikern und spielt dann im Vergleich zu den anderen vaskulären Erkrankungen eine wichtige Rolle (139). Jedoch sind Apoplexien und Karotisstenosen auch bei jüngeren Patienten keine Seltenheit, zumal der arteriosklerotische Prozeß generalisiert abläuft und keine Gefäßprovinz ausspart (238, 239). So werden auch beim jugendlichen Diabetiker rezidivierende zerebrale Insulte gesehen.

Apoplektischer Insult: Es besteht eine positive Assoziation zwischen dem Grad der Glucoseintoleranz und einem apoplektischen Insult (28), wie auch Glucosewerte über 144 mg/dl (8 mmol/l) bei Schlaganfallpatienten mit einer ungünstigen Prognose einhergehen (279). Offenbar spielt für die Pathogenese, aber auch für die Prognose, die bei älteren Diabetikern so ungemein häufige Hypertonie eine wichtige Rolle (106, 239). Aus den Daten der Birmingham-Studie geht hervor, daß nur diejenigen Diabetiker einen Apoplex erlitten, die gleichzeitig Hypertoniker waren (Kap. 22). Für die zerebrale Ischämie ist gerade auch die isolierte systolische Hypertonie von großer Bedeutung (38, 111, 225). Begriffe wie „harmlose" Blutdruckerhöhung des älteren Menschen oder „Erfordernishochdruck" haben heute ihre Berechtigung verloren.

TIA und Karotisstenose: Wenn nicht schon mit einem kompletten apoplektischen Insult, so fallen Patienten mit einer zerebrovaskulären Erkrankung dem behandelnden Arzt oft durch asymptomatische Strömungsgeräusche oder transitorische ischämische Attacken (TIA) auf, die bei Diabetikern 3mal häufiger beschrieben wurden (Kap. 22). Unbehandelt wird ein Drittel dieser Patienten innerhalb von 5 Jahren einen kompletten Schlaganfall erleiden, wobei die Hälfte davon im ersten Jahr eintritt. Wenn auch die Mehrzahl der TIA eine kardiologische Ursache haben, muß in jedem Falle eine extrakranielle Hirnarterienstenose ausgeschlossen werden. In der Schwabinger Studie wurden bei Diabetikern nach dem 50. Lebensjahr 3mal häufiger Stenosen der extrakraniellen Hirnarterien gefunden als bei den Kontrollpersonen (111). Ähnlich der arteriellen Verschlußkrankheit der Extremitäten weisen Karotisstenosen auf eine generalisierte Makroangiopathie hin. So ist es nicht verwunderlich, daß Diabetiker mit signifikanten Gefäßeinengungen und karotisdesobliterierte Patienten in erster Linie an der koronaren Herzkrankheit versterben (246). Diese Tatsache ist auch ein gewichtiges Argument gegen die großzügig gestellte Indikation zur operativen Karotisrekonstruktion bei Diabetikern, zumal diese Patienten ein erhöhtes Risiko für postoperative zerebrale Komplikationen haben. Lediglich symptomatische hochgradige Stenosen oder asymptomatische filiforme Stenosen der A. carotis interna sollten operiert werden. In jedem Fall sollte eine Therapie mit Acetylsalicylsäure in niedriger Dosierung umgehend eingeleitet werden.

Arterielle Verschlußkrankheit der Extremitäten

Symptome, Pathogenese und Lokalisation: Das klinische Bild der Makroangiopathie der Extremitäten beim Diabetiker ist durch eine wesentlich höhere Inzidenz an ischämischen Fußläsionen (Gangrän), den bevorzugten Befall der peripheren Gefäßabschnitte (Unterschenkeltyp der arteriellen Verschlußkrankheit) und häufiges Fehlen einer Claudicatio intermittens gekennzeichnet.

Nach Untersuchungen von Widmer u. Mitarb. an 378 Patienten mit einer arteriellen Verschlußkrankheit der Extremitäten ließen sich bei drei Viertel der diabetischen und nur bei einem Drittel der nichtdiabetischen Verschlußkranken akrale Läsionen erheben (283). Die Ursachen hierfür sind in erster Linie in den vorwiegend peripheren Obliterationen der Beinarterien und der dort unzureichenden Kollateralisation zu sehen. Daneben spielen die Faktoren Mikroangiophatie, Polyneuropathie und Infektionsneigung eine wichtige Rolle. Die Kombination dieser Einzelfaktoren führt dann zu dem charakteristischen Bild des „diabetischen Fußes" (Kap. 27).

Die arterielle Verschlußkrankheit der Extremitäten ist deutlich abhängig vom Lebensalter, wobei sich eindeutige Daten für das vorzeitige Auftreten beim Diabetiker finden (17, 119). Die arterielle Verschlußkrankheit des Diabetikers ist ganz überwiegend an den unteren Extremitäten zu finden (Tab. 20.**10**).

Peripherer Verschlußtyp: Der häufigste Verschlußtyp des Diabetikers ist der sog. periphere Type (d. h. Unterschenkeltyp) im Gegensatz zu den mehr proximalen

Tabelle 20.**10** Arterielle Verschlußkrankheit bei Diabetikern und Nichtdiabetikern: Einteilung nach Verschlußlokalisation (nach Janka)

Typ	Diabetiker (n = 113)	Nichtdiabetiker (n = 26)
Beckentyp	14 % (n = 16)	18 % (n = 4)
Oberschenkeltyp	31 % (n = 35)	56 % (n = 15)
Unterschenkeltyp	49 % (n = 55)	18 % (n = 5)
Armtyp	1 % (n = 1)	4 % (n = 1)
Unterschenkeltyp und proximale Stenose	5 % (n = 6)	4 % (n = 1)
alle	100 %	100 %

Stenosen und Verschlüssen des Nichtdiabetikers. Bei angiographischen Untersuchungen fand sich ein kompletter Verschluß von zwei oder sogar drei Unterschenkelarterien bei 69% der Diabetiker und nur bei 35% der Nichtdiabetiker (87). Zuckerkranke mit fortgeschrittener Makroangiopathie lassen mit großer Regelmäßigkeit kombinierte Verschlüsse erkennen. Zusätzliche atherosklerotische Wandveränderungen im Bereich der Aa. iliaca und femoralis superficialis sind bei Verschlüssen der A. poplitea und den Unterschenkelarterien nicht selten.

Charakteristisch für den Diabetiker sind auch Wandunregelmäßigkeiten im Stromgebiet der A. profunda femoris (84). Die Tatsache, daß bei den meisten Diabetikern mit Durchblutungsstörungen vorwiegend der distale Arterienbaum befallen ist, erklärt die schlechtere Prognose und die erschwerten Bedingungen für interventionelle Angiologie und rekonstruktive Gefäßchirurgie. Trotz großer Fortschritte in der medizinischen und chirurgischen Versorgung von diabetischen Patienten mit Beinamputationen weisen diese Personen eine hohe Morbidität und Mortalität auf. Nach 3 Jahren haben 61% auch das andere Bein wegen hochgradiger Gefäßobliterationen verloren, und etwa die Hälfte ist verstorben. Da durch Schulung der Patienten und eine sorgfältige Fußpflege die Amputationsrate bei Diabetikern deutlich vermindert werden kann, liegt in diesen Maßnahmen einer der Hauptansatzpunkte für die Therapie von gefährdeten Patienten (Kap. 22 und 27).

Nach den epidemiologischen Untersuchungen an Pima-Indianern haben Diabetiker mit einer Mediasklerose der Beinarterien eine 5,5fach höhere Rate an Beinamputationen (60). Somit hat das Vorliegen einer ausgeprägten Mediasklerose eine wichtige prognostische Bedeutung. Die Mediasklerose tritt besonders häufig beim Langzeitdiabetiker auf und ist in der Regel mit einer fortschrittenen Polyneuropathie und verstärkten Intimafibrose assoziiert (57, 65). Die Entwicklung von Läsionen und hochgradigen Ischämien der Füße ist deshalb unter diesen Bedingungen nicht verwunderlich.

Der periphere Verschlußtyp wird auch für das häufige Fehlen des typischen Wadenschmerzes beim Gehen mitverantwortlich gemacht. Nicht selten findet sich bei diesen Patienten (häufig Langzeitdiabetiker) eine diabetische Polyneuropathie, so daß Schmerzsensationen nicht wahrgenommen werden. Angesichts der häufigen Symptomarmut der arteriellen Verschlußkrankheit ist routinemäßig die Erhebung eines gründlichen angiologischen Status bei jedem Diabetiker, insbesondere bei älteren Patienten, dringend indiziert (Tab. 20.**11**). Die notwendigen Untersuchungen werden ausführlich in den Kap. 21, 22 sowie 25 besprochen.

Vergleich von proximalem und distalem Verschlußtyp: Bei einer differenzierten Betrachtung der distalen und proximalen Verschlußlokalisationen bei Diabetikern ergaben sich aber hinsichtlich der kardiovaskulären Risikofaktoren deutliche Unterschiede (107): Diabetiker mit Becken- und Oberschenkelstenosen waren vermehrt Hypertoniker und Raucher und wiesen eine Häufung von Risikofaktoren auf. Ein Einfluß der Diabetesdauer war nicht erkennbar. Die Häufigkeit dieser Verschlußlokalisation war ähnlich wie in der allgemeinen Bevölkerung. Im Gegensatz dazu ließ sich bei dem peripheren Typ (Unterschenkeltyp) der arteriellen Verschlußkrankheit zusätzlich zum Diabetes keine weitere Häufung von kardiovaskulären Risikofaktoren nachweisen. Diese Patienten waren vornehmlich insulinbedürftige Langzeitdia-

Tabelle 20.**11** Einfache klinische Maßnahmen, die bei Diabetikern in Hinblick auf die Gefäßkrankheiten jährlich durchgeführt werden sollten

Augenärztliche Untersuchung

Überprüfung der Nierenfunktion
– Urinstatus und Messung der Eiweißausscheidung (Mikroalbuminurie)
– Serumkreatinin
– Elektroylte

Erfassung der kardiovaskulären Risikofaktoren
– Hpertonie
– Rauchen
– Dyslipoproteinämie (einschließlich HDL-Cholesterin)
– Übergewicht
– konstante Hyperglykämie (HbA$_{1c}$)

EKG, evtl. mit Belastung
– Erfassung der respiratorischen Arrhythmie
– Bestimmung der QT-Zeit

Echokardiographische Bestimmung der linksventrikulären Hypertrophie

Angiologisches Check-up
– sorgfältige Inspektion der Füße
– Palpation und Auskultation der Beinarterien
– Ultraschall-Doppler-Untersuchung der peripheren Arterien
– duplexsonographische Untersuchung der extrakraniellen Hirnarterien

Untersuchung des peripheren Nervensystems
– Berührungs- und Vibrationssensibilität mit Mikrofilament und Stimmgabel
– Thermästesie mittels Tip-Therm

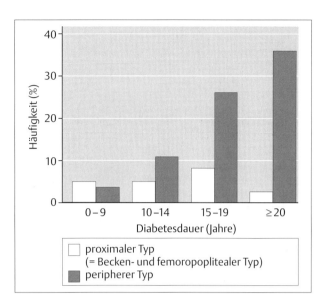

Abb. 20.**10** Diabetesdauer und prozentuale Häufigkeit von verschiedenen Typen der arteriellen Verschlußkrankheit (n = 95) (nach Janka u. Mitarb.).

betiker (Abb. 20.**10**). Bei einem großen Teil wurden Zeichen einer ausgeprägten Mediasklerose erhoben. Der Begriff der „diabetestypischen Makroangiopathie" scheint unter diesen Aspekten für die periphere Lokalisation der arteriellen Verschlußkrankheit berechtigt zu sein.

Therapie

Risikofaktoren zu vermeiden und zu beseitigen ist das konkrete Zeil der therapeutischen Maßnahmen zur Prävention der Arteriosklerose und ihrer Komplikation. Auch im fortgeschrittenen Stadium der Erkrankung bildet diese Therapie den wichtigsten Grundstock ärztlichen Bemühens. Das bedeutet vor allem:

➤ strikte Behandlung der Hyperglykämie (inklusive frühstemöglicher Diabetesdiagnose sowie Ausschöpfen des Potentials zur Prävention des Typ-2-Diabetes,
➤ Normalisierung erhöhter Blutdruckwerte und konsequente Therapie der inzipienten Nephropathie (Stadium der Mikroalbuminurie),
➤ Behandlung der Fettstoffwechselstörungen,
➤ Thrombozytenfunktionshemmung zur Progressionsverlangsamung der Arteriosklerose.

Daneben ist natürlich die konsequente organbezogene Therapie erforderlich, die in den nachfolgenden Kapiteln dargestellt ist.

▨ Normalisierung der Hyperglykämie

Die Normalisierung der Blutzuckerwerte ist seit der Vorinsulinära das logische, doch gewöhnlich nur schwer erreichbare Ziel der Diabetesbehandlung gewesen. Natürlich ist die Hyperglykämie nicht der einzige Faktor für die exzessive Morbidität und Mortalität durch makrovaskuläre Folgekrankheiten der Diabetiker; dennoch haben die Amerikanische Diabetesgesellschaft und die Weltgesundheitsorganisation unter dem Eindruck der in den 90er Jahren aufgedeckten Zusammenhänge mit den verschiedenen Folgekrankheiten die Diagnosekriterien des Diabetes verschärft (Kap. 5). Außerdem wurden von vielen Fachgesellschaften niedrigere Zielwerte für die Diabeteseinstellung formuliert. Nachfolgend sind die altersbezogenen HbA$_{1c}$-Zielbereiche der Fachkommission Diabetes in Bayern, Landesverband der Deutschen Diabetes-Gesellschaft, dargestellt (Tab. 20.**12**). Für besonders betagte und multimorbide Patienten empfiehlt sich ein gesondertes Vorgehen.

Tabelle 20.**12** Metabolische Therapieziele für Diabetiker (nach Fachkommission Diabetes in Bayern, Landesverband der Deutschen Diabetes-Gesellschaft)

Alter	HbA$_{1c}$-Spiegel
unter 50jährige Patienten	normnahes HbA$_{1c}$ (unter Vermeidung schwerer Hypoglykämien [1]
50- bis 75jährige Patienten	HbA$_{1c}$ unter 7% [2,3]
über 75jährige Patienten	HbA$_{1c}$ unter 8% [2,3]

[1] Gilt für alle Therapieziele.
[2] Gilt für HbA$_{1c}$-Normbereich unter 6,2%.
[3] Zusätzliche Krankheiten können das individuelle Therapieziel modifizieren (aber auch verschärfen!).

Normalisierung des Blutdrucks

Studienergebnisse: Wirksam behandelte Hypertoniker haben signifikant weniger kardiale Beschwerden, Schlaganfälle und ischämische Durchblutungsstörungen der Extremitäten als unbehandelte Patienten. Dies gilt sowohl für Hypertoniker im höheren Lebensalter als auch für Patienten mit ausschließlich systolischer Hypertonie, wie die Ergebnisse der SHEP- sowie der STOP-Studie eindeutig gezeigt haben (5, 38, 117, 225, 266). Die SHEP-Studie umfaßt in ihrer großen Patientenzahl ca. 10% Diabetiker, deren Komplikationsrate in der gleichen Weise wie in der Gesamtpopulation gesenkt werden konnte (225).

DDG-Richtlinien: Die Blutdruckbehandlung des Diabetikers folgt im wesentlichen den Richtlinien der allgemeinen antihypertensiven Therapie. Diesbezüglich hat die Deutsche Liga zur Bekämpfung des Bluthochdrucks in Zusammenarbeit mit der Deutschen Diabetes-Gesellschaft Richtlinien herausgegeben. Nachfolgend sind daraus die wichtigsten Aussagen verkürzt wiedergegeben:

➤ Die unterschiedliche Genese und prognostische Bedeutung der Hypertonie bei Patienten mit Typ-1- und Typ-2-Diabetes erfordert unterschiedliche therapeutische Strategien. Im Zweifelsfall ist eine 24stündige ambulante Blutdruckdauermessung durchzuführen (ABDM). Eine Verlängerung der Lebenserwartung erfordert eine konsequente Normalisierung des Blutdrucks auf Werte *unter 140/90 mm Hg.*
Dazu ist fast immer eine medikamentöse Therapie erforderlich. Bei deutlicher Mikroalbuminurie und drohender Verschlechterung kann auch schon bei Blutdruckanstiegen innerhalb des Normbereichs (unter 140/90) eine Indikation zur antihypertensiven Therapie vorliegen.

➤ Die Mehrheit der Typ-2-Diabetiker ist über 60 Jahre alt und übergewichtig. Im Vordergrund der therapeutischen Bemühungen stehen zunächst nichtmedikamentöse Maßnahmen. Sie umfassen vor allem eine Gewichtsreduktion, eine Beschränkung des Alkoholkonsums auf weniger als 30 g pro Tag, eine Begrenzung der Kochsalzzufuhr auf etwa 6 g pro Tag sowie – falls keine Kontraindikationen vorliegen – eine gewisse körperliche Aktivierung. Eine medikamentöse Therapie sollte niedrig dosiert begonnen werden und nur vorsichtig gesteigert werden. Bei Typ-2-Diabetikern ist die voraussichtliche Lebenserwartung in besonderem Maße zu berücksichtigen. Bei unter 60 Jahre alten Patienten mit progredienter diabetischer Nephropathie gelten die gleichen Grundsätze wie bei Typ-1-Diabetikern; aber auch ältere hypertone Diabetiker sowie auch solche mit schon bestehender Multimorbidität profitieren enorm durch eine blutdrucksenkende Therapie mit dem Ziel ≤ 160/95 mm Hg.

➤ Hinsichtlich der Wahl der medikamentösen Therapie konnte bislang noch keine generelle Überlegenheit eines bestimmten antihypertensiven Wirkstoffs bei allen Formen des Diabetes gezeigt werden. Von entscheidender Bedeutung ist sicher – medikamentenunabhängig – die Senkung des erhöhten Blutdrucks. In letzter Zeit haben sich allerdings – speziell bei Typ-1-Diabetikern – die ACE-Hemmer mit ihren möglicherweise nephroprotektiven Effekten sehr in den Vordergrund geschoben. Eine weitere Substantiierung dieser Befunde durch zusätzliche Studien ist daher wünschenswert. Ebenso sind gerade unter kardiologischen Aspekten die Angiotensin-I-Rezeptorantagonisten auf dem Vormarsch. Alternativ sind niedrig

dosierte relativ β_1-selektive β-Blocker sowie – mit Einschränkungen – Calciumantagonisten gute initialtherapeutische Möglichkeiten. Bei ungenügender Blutdrucksenkung können – unter Einfluß von Diuretika – alle Zweifach- oder Dreifachkombinationen mit den genannten Medikamenten sinnvollerweise zur Anwendung kommen. α_1-Blocker stellen ebenfalls eine weitere sinnvolle und gut verträgliche Ergänzung dar.

➤ Allerdings müssen mögliche Einflüsse der Antihypertensiva auf die Stoffwechsellage, die Insulintherapie und die Folgekrankheiten bei Diabetes berücksichtigt werden. Dies gilt sowohl für Typ-1- als auch vor allem für Typ-2-Diabetiker, die infolge der ohnehin meist ausgeprägten Insulinresistenz durch Diabetesentgleisungen gefährdet sind und gleichzeitig oft bereits schwerwiegende Folgekrankheiten aufweisen. Bei koronarer Herzkrankheit, insbesondere bei Zuständen nach Herzinfarkt, sollte man früh an β_1-Blocker (156) denken sowie auch an ACE-Hemmer bzw. Angiotensin-I-Rezeptorantagonisten, bei Herzinsuffizienz an ACE-Hemmer und Diuretika.

Bezüglich der antihypertensiven Therapie bei Gravidität, Dyslipoproteinämie, Niereninsuffizienz, arterieller Verschlußkrankheit, konstruktiven Ventilationsstörungen und Gicht gelten die gleichen Richtlinien wie bei Nichtdiabetikern.

Diuretika und β-Blocker: Hinsichtlich einer Diabetesverschlechterung sind vor allem β-Blocker, auch β1-selektive, und Diuretika zu bedenken. Beide Substanzgruppen können auch eine Dyslipoproteinämie bei Insulinresistenz verstärken. β-Blocker einschließlich der β_1-Blocker können zusätzlich die Hypoglykämiesymptomatik, speziell die Tachykardie, maskieren. Nicht wenige Patienten mit Langzeitinsulintherapie haben ohnehin Schwierigkeiten, Hypoglykämien rechtzeitig wahrzunehmen. Ebenfalls Beachtung finden sollte, daß Diabetiker mit einer autonomen Neuropathie des Herzens unter β-Blockade ausgesprochen bradykard werden können.

Hinsichtlich einer Therapie mit Diuretika ist einschränkend festzuhalten, daß sie bei ohnehin bereits existenter Diabetesentgleisung nicht nur die Hyperglykämie weiter verstärken, sondern auch eine zusätzliche Viskositätszunahme und Hyperosmolarität des Bluts fördern können. Ein hyperosmolares Koma, auch thromboembolische Komplikationen können die Folge sein. Außerdem ist unter Diuretika der Kaliumspiegel besonders eng zu überwachen und gegebenenfalls eine ausreichende Substitution vorzunehmen. Bei Kombination mit ACE-Hemmern können hingegen auch exzessive Hyperkaliämien auftreten.

Behandlung von Fettstoffwechselstörungen

Überblick: Die Behandlung der für die Entwicklung und Progredienz der Herz-Kreislauf-Krankheiten außerordentlich bedeutsamen Fettstoffwechselstörungen ist ein wichtiger Grundpfeiler der Diabetestherapie. Diät und Gewichtsreduktion, vermehrte körperliche Bewegung, optimale Blutglucoseeinstellung sowie eine medikamentöse Therapie sind die wichtigsten Maßnahmen. Abbau von Übergewicht verbessert die meisten der kardiovaskulären Risikofaktoren bei Diabetikern und geht mit einer erhöhten Lebenserwartung einher (147).

Nach einem Konsensusbeschluß der American Diabetes Association (ADA) und der Nationalen Cardiovaskulären Initiative (4, 8) sollten erwachsene Diabetiker ohne

Tabelle 20.**13** LDL-Cholesterin- und Triglyceridzielwerte und globales Herz-Kreislauf-Risiko bei Diabetikern (nach Konsensusbeschlüssen der American Diabetes Association und der Nationalen Cardiovaskulären Inititative)

Globalrisiko	LDL-Cholesterin (mg/dl)	Triglyceride (mg/dl)
Geringes Globalrisiko z. B. Gesamtcholesterin < 200 mg/dl und Triglyceride < 150 mg/dl, keine weiteren Risikofaktoren*	–	< 150
Mäßig erhöhtes Globalrisiko z. B. Gesamtcholesterin 200–300 mg/dl oder Trigylceride 200–400 mg/dl, keine weiteren Risikofaktoren	< 160	< 150
Hohes Globalrisiko z. B. Gesamtcholesterin > 300 mg/dl oder Triglyceride > 400 mg/dl oder Gesamtcholesterin 200–300 mg/dl und ein weiterer Risikofaktor	< 130	< 150
Sehr hohes Globalrisiko z. B. bekannte koronare Herzkrankheit (Angina pectoris, Zustand nach Herzinfarkt) oder periphere arterielle Verschlußkrankheit (auch symptomatisch)	< 100	< 150

* Kardiovaskuläre Risikofaktoren: Hypertonie, Zigarettenrauchen, androide Adipositas, HDL-Cholesterin < 35 mg/dl, Familienanamnese für Herzinfarkt, Linksherzhypertrophie, Mikroalbuminurie.

Hinweise auf Herz-Kreislauf-Komplikationen (primäre Prävention), deren Lipidwerte ein erhöhtes Globalrisiko aufweisen (Tab. 20.**13**), in einem halbjährigen Versuch mit Ernährungsumstellung, vermehrter körperlicher Aktivität und normnaher Blutzuckereinstellung behandelt werden. Eine pharmakologische Therapie sollte in der Hochrisikogruppe erfolgen, wenn nichtmedikamentöse Maßnahmen das Globalrisiko nicht ausreichend reduzieren. Patienten mit nachgewiesener Makroangiopathie (koronare Herzkrankheit und arterielle Verschlußkrankheit) haben allerdings ein exzessives Risiko für kardiovaskuläre Morbidität und Herz-Kreislauf-Tod (31, 47, 156, 203, 215, 225, 282). Bei diesen Patienten sollte eine Senkung des Serum-LDL-Cholesterins auf ≤ 100 mg/dl (2,6 mmol/l) und der Triglyceride auf ≤ 150 mg/dl (1,7 mmol/l) erreicht werden.

Diät: Die Ernährungsempfehlungen bei erhöhten Blutfettwerten beinhalten eine Reduktion des Nahrungsfettanteils auf 30% der Gesamtkalorien und des Nahrungscholesterins auf weniger als 300 mg in der täglichen Diät (4). 50–60% der Kalorien sollten aus komplexen Kohlenhydraten mit hohem Ballaststoffanteil bestehen. Die im Rahmen des metabolischen Syndroms bei Typ-2-Diabetes häufig beobachtete Dyslipoproteinämie (erhöhte Serumtriglyceride, erniedrigtes HDL-Cholesterin) ist häufig mit Übergewicht verbunden. Deswegen steht zur Behandlung dieser sekundären Stoffwechselstörung eine konsequente Gewichtsabnahme an erster Stelle der therapeutischen Maßnahmen (288). Noch eher als die Zusammensetzung der Nahrung ist die Kalorienrestriktion die wirksamste Maßnahme zur Senkung erhöhter Triglyceridspiegel. Bei Typ-2-Diabetes finden sich häufig bei einer Stoffwechselentgleisung erhöhte Serumlipide, insbesondere hohe Triglyceride (Chylomikronen, VLDL) und ein vermindertes HDL-Cholesterin, die sich unter einer Insulintherapie und Verbesserung der Stoffwechselsituation normalisieren. Mehrere Berichte zeigen, daß gut eingestellte insulinbehandelte Typ-1-Diabetiker sogar erhöhte HDL-Cholesterinwerte aufweisen (53). Auch Typ-2-Diabetiker profitieren hinsichtlich der Hyperlipidämie von einer Normalisierung der Blutzuckerwerte, wenn auch bei einer großen Zahl von Personen die Dyslipidämie persistiert und weitere lipidsenkende Maßnahmen erforderlich sind

(211, 245). Der zusätzliche lipidsenkende Effekt des Antidiabetikums Metformin kann bei der Behandlung des Typ-2-Diabetikers dabei willkommen sein.

Regelmäßige körperliche Bewegung hat einen günstigen Einfluß auf die Stoffwechsellage bei Diabetes mellitus. Täglicher Sport erhöht die Insulinsensitivität und senkt die Blutglucosewerte. Dabei kann sich auch die Dyslipidämie normalisieren. Diät und körperliche Aktivität sind meist effektiver als eine fettreduzierte Kost allein (211, 288).

Medikamentöse Therapie: Nur wenn trotz guter Blutzuckereinstellung die erhöhten Serumlipide persistieren oder wenn trotz aller Bemühungen eine ausreichende Gewichtsabnahme nicht gelingt, werden zusätzliche medikamentöse Maßnahmen erforderlich. Die zu erwartenden Effekte auf die Serumlipide sind in Tab. 20.**14** aufgeführt.

Bei der bei Typ-2-Diabetes häufig bestehenden Dyslipidämie haben sich Fibrate als wirksame Medikamente herausgestellt. Diese aktivieren die Lipoproteinlipase, reduzieren die VLDL-Trigylceride, erhöhen das HDL-Cholesterin und senken das LDL-Cholesterin geringgradig. In der Helsinki Heart Study konnte mit Gemfibrozil, einem Fibratderivat, die Herzinfarktrate um 70% (jedoch nicht signifikant) redu-

Tabelle 20.**14** Prozentuale Lipidveränderungen unter medikamentöser Lipidsenker-Therapie

Pharmaka	Trigylceride	HDL	LDL
Fibrate	↓35–50%	↑10–25%	↓10–15%
HMG-Reduktase-Hemmer	↓10–40%	↑ 2–10%	↓20–40%
gallensäurebindende Ionenaustauscher (Colestyramin)	–	–	↓15–30%
Probucol	–	↓20–25%	↓10–15%
Nicotinsäure	↓25–30%	↑10–25%	↓10–25%

↓ = Abnahme, ↑ = Anstieg, – = keine Veränderung.

ziert werden (164). Das Risiko für Pankreatitiden bei massiver Hypertriglyzeridämie wird aber erheblich gesenkt. Ein ähnliches Wirkungsprofil zeigt Nicotinsäure (Niacin), doch ist wegen des Anstiegs des Nüchtern- und postprandialen Blutzuckers Zurückhaltung geboten. Nicotinsäure erhöht die Insulinresistenz und dürfte deshalb das dem Typ-2-Diabetes zugrundeliegende metabolische Syndrom eher noch betonen. Darüber hinaus ist wegen der Flush-Neigung unter Nicotinsäure die Akzeptanz dieser Therapie unter den Patienten gering.

Steht die Erhöhung von Gesamt- und LDL-Cholesterin im Vordergrund, werden HMG-CoA-Reduktasehemmer empfohlen. Diese Substanzen (z. a. Pravastatin, Simvastatin, Cerivastatin, Atorvastatin) hemmen das Schlüsselenzym der Cholesterinsynthese, so daß die hepatische Cholesterinproduktion deutlich abnimmt und die LDL-Partikel-Rezeptoren etwa um das Doppelte gesteigert werden. Der Abbau des LDL-Cholesterins ist deshalb erhöht, und die LDL-Cholesterinspiegel nehmen nach 4–8wöchiger Therapie um 20–35% ab (203, 215, 282). Die lipidsenkende Therapie mit CSE-(Cholesterinsyntheseenzym-)Hemmern kann effektiv das Lipidprofil bei Diabetikern und die Rate an Herz-Kreislauf-Komplikationen verbessern. Am besten dokumentiert sind die Erfolge der Therapie bei Diabetikern mit den HMG-CoA-Reduktasehemmern Simvastatin und Pravastatin bei Zustand nach Herzinfarkt (4S-Studie, CARE-Studie) (203, 215). Diabetiker nach Herzinfarkt sollen daher unbedingt eine entsprechende Therapie erhalten und LDL-Cholesterinwerte von 100 mg/dl (2,6 mmol/l) und darunter erreichen.

Der Einfluß auf die Triglyceride ist besonders unter Atorvastatin vorhanden. Die Steigerung des HDL-Cholesterins ist jedoch relativ gering. Bei schweren Formen empfiehlt sich eine Kombinationstherapie mit gallensäurebindenden Ionenaustauschern (Colestyramin, Colestipol), wobei der Effekt deutlich gesteigert ist. HMG-CoA-Reduktase-Hemmer und Ionenaustauscher haben keine negative Wirkung auf die diabetische Stoffwechsellage. Die gelegentlich empfohlene Kombination von CSE-Hemmern und Fibraten ist aufgrund mangelnder Erfahrung keine Standardtherapie. Mit einer erhöhten Rate an Myositiden muß gerechnet werden. Keine ausreichenden Erfahrungen bestehen bei Diabetikern mit Mono- bzw. Kombinationstherapie von Ionenaustauscharzen, Nicotinsäure, ω-3-Fettsäuren. Die LDL-Apherese ist einem kleinen Kreis von Patienten mit extremer Hypercholesterinämie vorbehalten. Der Stellenwert einer Antioxidantientherapie mit Probucol oder Vitamin E, die möglicherweise die Oxidierung der LDL verhindern und dadurch die Atherogenese verlangsamen, ist noch nicht geklärt. Eine feste Empfehlung kann deshalb noch nicht gegeben werden. Bestehen keine Kontraindikationen, so bewirken Östrogene bei postmenopausalen Diabetikerinnen einen Anstieg der HDL-Cholesterinspiegel und eine Verminderung des kardiovaskulären Risikos. Bei ausgeprägter Hypertriglyzeridämie sollten Östrogene jedoch nur in kleinen Dosen verwendet werden (210).

Thrombozytenfunktionshemmung

Pathophysiologische Gegebenheiten: Hämorrheologische, hämostaseologische und endotheliale Veränderungen sind eine wichtige Komponente der Pathogenese makro- und mikrovuskulärer Folgekrankheiten des Diabetikers (31, 69, 105, 177, 255, 256). Die Integrität des Blutflusses resultiert aus Vasomotion, Plasmazusammensetzung, Eigenschaften zellulärer Blutelemente, der Gefäßstruktur sowie vor allem aus der ungestörten Interaktion dieser Komponenten an der endothelialen Grenzfläche. Die funktionale Thromboseresistenz der endothelialen Grenzschicht ist beim Diabetiker verändert. Neben gesteigerter intravasaler Thrombinbildung und verminderter reparativer Fibrinolyse führen vor allem primär funktionsgesteigerte Thrombozyten zu einem präthrombotischen Zustand (167, 256). Interessanterweise steigert eine auch nur postprandial ausgeprägte Hyperglykämie verschiedene Schlüsselparameter der Thrombogenese (32, 88).

Im Gegensatz zu den hämorrheologischen Mechanismen kann die thrombotische Diathese zur akuten Strombahnobstruktion führen. Aktivierte Thrombozyten sind dabei dreifach schädigend:
➤ primäre Mikroembolisierung der Kapillarstrombahn,
➤ lokale Progression von Gefäßwandläsionen durch Sekretion vasokonstriktiver, mitogener und oxidativ wirksamer Substanzen,
➤ Auslösung einer arteriellen Akutthrombose.

Therapeutische Reaktion: Aus diesen Gründen liegt bei Diabetikern eine thrombozytenfunktionshemmende Präventionsmedikation zusätzlich zur Stoffwechseltherapie nahe. Die Metaanalyse der „Anti-Platelet-Trialist Collaboration" und der „American Physician Health Study" weist den therapeutischen Effekt des Konzept einer zusätzlichen, plättchenfunktionshemmenden Therapie auf die Inzidenz vaskulärer Endpunkte auch bei Diabetikern nach (7, 34). Aspirin ist in dieser Hinsicht bislang am besten untersucht. Tab. 20.15 gibt einen Überblick.

Als Dosierungen werden derzeit 100–300 mg Aspirin empfohlen, in der Regel für Patienten, die bereits eindeutig arteriosklerotische Veränderungen aufweisen.

Dennoch lassen sich die Indikationen und die Strategie für eine ergänzende Gefäßprävention mit Aggregationshemmern noch nicht endgültig formulieren (34). Jede zusätzliche Präventionsmedikation muß unter der individuellen Nutzen-Risiko-Abwägung für den einzelnen Patienten

Tabelle 20.**15** Metaanalyse von 29 Studien zur Effektivität der Sekundärprävention mit Thrombozytenfunktionshemmern (TFH) (aus Colwell, J.A.: Diabet. Care 20 [1997] 1767)

	Patienten mit/ohne vaskuläre Ereignisse		Anzahl von verhinderten vaskulären Ereignissen/1000 Patienten	
	keine TFH	TFH	TFH	p
Nichtdiabetiker % der Patienten	3466/21197 16,4	2700/21136 12,4	36 ± 3 (SD)	0,00001
Diabetiker % der Patienten	502/2254 22,3	415/2248 18,5	38 ± 12 (SD)	0,002

gesehen werden. Eine diagnostische Identifikation von Patienten mit einem aktivierten Plättchensystem könnte helfen, die Effektivität der Behandlung zu verbessern. Wenn nur Patienten mit einem aktivierten „Thrombozytensystem" behandelt werden, könnte die Behandlung solcher Patienten, bei denen der Erfolg einer Aggregationshemmung fraglich ist, die also dem Risiko von Nebenwirkungen umsonst ausgesetzt werden, vermieden werden (255). Zur Zeit wird vor allem Acetysalicylsäure (Aspirin) generell zur Sekundärprophylaxe und Progressionshemmung der makrovaskulären Folgekrankheiten eingesetzt. Bei Unverträglichkeit steht heute Ticlopidin zur Verfügung. Weitere Substanzen und Rezeptorhemmer (z. B. Clopidogrel) stehen kurz vor der Marktanbietung.

Mikroangiopathie

Definition, Lokalisation und pathologische Anatomie

Der Begriff „diabetische Mikroangiopathie" bezeichnet im klinischen Bereich das weitgehend diabetesspezifische sog. renal-retinale Syndrom (181). Prinzipiell ist aber die diabetische Mikroangiopathie ein generalisierter Prozeß, der eigentlich kein Kapillargebiet ausspart. Veränderungen können beispielsweise auch beobachtet werden im Bereich der Konjunktivalgefäße, der Muskelkapillaren, der Vasa vasorum et nervorum oder der Nagelfalzkapillaren (22, 49, 80). An den Folgen gemessen, dominieren aber die Kapillargebiete am Augenhintergrund und in den Nierenglomeruli (19, 48, 98, 207, 237, 254). Wichtige Nebenschauplätze einer mehr funktionellen Mikroangiopathie sind die Füße und das Herz des Diabetikers (22, 151), doch spielen an diesen beiden Schauplätzen die Makroangiopathie wie auch die Neuropathie die im wesentlichen entscheidende Rolle, wovon die Auswirkungen der reinen Mikroangiopathie nicht scharf zu trennen sind.

Die zentrale Abnormität, die der diabetischen Mikroangiopathie an allen ihren Erscheinungsorten trotz des unterschiedlichen Kapillaraufbaus gemeinsam ist, sind Kapillarverschlüsse (177, 181, 194). An der Retina beispielsweise wurden mit Hilfe der Fluoreszenzangiographie Bereiche der kapillaren Nichtperfusion als frühestes permanentes strukturelles Anzeichen der diabetischen Retinopathie erkannt (Kap. 25); an ihren Rändern prägen sich die ersten Mikroaneurysmen aus. Voraus gehen diesem Prozeß eine deutliche und schließlich fixierte Dilatation der Kapillaren (49), eine Verdickung bzw. Vermehrung der Basalmembran (145, 285), ein Verschwinden der in die Basalmembran eingebetteten Perizyten und eine erhöhte Permeabilität der Kapillaren (3, 269, 284). Folgen der Kapillarverschlüsse sind Gewebsuntergang und der Versuch, neue Kapillaren zu bilden, die aber ihrerseits viele pathologische Merkmale aufweisen. Für Details sei auf die Kapitel über Nieren- bzw. Augenkrankheiten in diesem Lehrbuch (Nr. 24 und 25) verwiesen. Funktionelle Störungen gehen strukturellen Kapillarveränderungen und schließlich klinisch relevanten Komplikationen voraus (49).

Epidemiologie

Die Mikroangiopathie kommt grundsätzlich bei allen Formen und Typen von Diabetes mellitus vor. Die Ausprägung

und die klinische Relevanz sind allerdings unterschiedlich. Etwa 10% aller Diabetiker sterben in der terminalen Niereninsuffizienz (21, 23, 24, 97, 209).

Abhängigkeit vom Krankheitsbeginn und Diabetestyp: Bei Typ-1-Diabetikern mit Diabetesbeginn vor dem 20. Lebensjahr beläuft sich dieser Prozentsatz sogar auf ca. 35% (21, 23). Nach Erhebungen des Steno Memorial Hospital in Kopenhagen von 1978 hatten 48% von 264 Typ-1-Diabetikern mit Krankheitsbeginn vor dem 31. Lebensjahr im Verlauf von 40–50 Diabetesjahren eine persistierende Proteinurie und 22% eine Urämie entwickelt (42). Von diesen Patienten waren zum Zeitpunkt der Erhebung 30% stark sehbehindert und 15% erblindet. Bei neueren Erhebungen scheint zwar das kumulative Risiko für das Auftreten einer persistierenden Proteinurie nach diesem Zeitraum auf etwa 30% gesunken zu sein (21, 199). Zur Zeit stellen aber die Diabetiker ca. ein Drittel aller Patienten unter einer Nierenersatztherapie in Deutschland, bei den Dialyseneuzugängen sogar ca. 50%, wobei ein Drittel vom Typ-1-Diabetes und zwei Drittel dem Typ-2-Diabetes zuzuordnen sind (19, 98, 209).

Die **diabetische Retinopathie** ist heute mit ungefähr 15% eine der häufigsten Ursachen für nichtkongenitale Erblindung (127, 181), wie auch die populationsbezogene Untersuchung (237) für den Regierungsbezirk Oberbayern (ca. 4 Millionen Einwohner) ergeben hat (Abb. 20.**11**). Allerdings lag der Prozentsatz neuerblindeter Diabetiker (1/50 Sehvermögen auf dem besseren Auge) bei ca. 31%, d. h., einer von drei Neuerblindeten im Sinne des Gesetzes war Diabetiker (237). Abb. 20.**12** zeigt die altersdekaden- und geschlechtsbezogenen Häufigkeiten. Bis zum 70. Lebensjahr ist die weitgehend diabetischspezifische Retinopathie die häufigste Erblindungsursache bei Diabetikern. Jenseits dieser Altersgrenze nehmen die Makuladegeneration, aber auch das Glaukom die führende Stelle ein (237). Bemerkenswert ist, daß das Gros aller neuerblindeten Diabetiker an einem Typ-2-Diabetes litt und der Anteil der Typ-1-Diabetiker unter 5% lag (237).

Bei der größten zur Retinophathieproblematik durchgeführten Populationsuntersuchung in Wisconsin betrug der Prozentsatz visuseingeschränkter Patienten (20/40 oder schlechter im besseren Auge) bei Typ-2-Diabetikern mit Insulinbehandlung 18,4%, bei Typ-2-Diabetikern ohne Insulinbehandlung 12,5% und bei Typ-1-Diabetikern 7,9% (127). Die Prävalenz für Blindheit im Sinne des Gesetzes (20/200 oder schlechter im besseren Auge) lag bei 3,2% für Typ-1-Diabetiker, bei 2,7% für Typ-2-Diabetiker mit Insulinbehandlung und bei 2,3% für Typ-2-Diabetiker ohne Insulinbehandlung (127).

Wie auch schon bei den Neuerblindungen in Oberbayern angesprochen, ist entgegen der häufig gehörten Behauptung, die Mikroangiopathie sei für Typ-2-Diabetiker praktisch ohne Bedeutung, das Risiko fortgeschrittener mikroangiopathischer Komplikationen selbst bei Typ-2-Diabetikern im Greisenalter unvermindert hoch (292). Bei einer eigenen Untersuchung an 102 über 70jährigen Typ-2-Diabetikern fand sich eine Prävalenz der Makroalbuminurie von etwas über 20% bei einer Mikroalbuminurierate von ca. 50%. Gleichzeitig wurde bei 42% aller untersuchten Augen eine deutliche Visusminderung (20/40 und schlechter) beobachtet, die in einem Drittel aller Fälle ausschließlich auf eine diabetische Retinopathie zurückzuführen war (292).

Mikroangiopathie der Niere und kardiovaskuläre Komplikationen: Außerdem ist die Mikroangiopathie

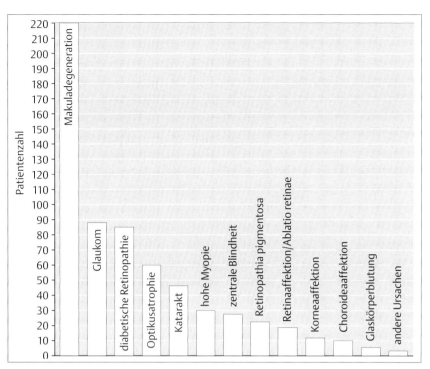

Abb. 20.**11** Primäre Erblindungsursachen bei 646 Neuerblindeten 1995.

der Niere eng mit einer Akzeleration der Arteriosklerose verknüpft, sowohl bei Typ-1- als auch bei Typ-2-Diabetikern (23, 114, 172, 180, 214, 247, 248). Bei Typ-1-Diabetikern bestimmt das Auftreten einer Nephropathie praktisch die Überlebensprognose dieser Patienten (23, 181). Ohne Nephropathie leben nach 40 Diabetesjahren noch 80%, dagegen nur noch 10% der Diabetiker, die eine Nephropathie entwickelt haben. Die Exzeßmortalität von Typ-1-Diabetikern (Männer und Frauen) mit einer Nephropathie (bezogen auf das Vorliegen einer persistierenden Makroproteinurie) beträgt das 100fache im Vergleich zur allgemeinen Bevölkerung, wohingegen die Exzeßmortalität für Typ-1-Diabetiker ohne persistierende Proteinurie „nur" das 2- bis 5fache der Normalbevölkerung beträgt. Dabei sterben proteinurische Typ-1-Diabetiker zu einem hohen Prozentsatz nicht an terminalem Nierenversagen, sondern an kardiovaskulären Krankheiten (23, 40, 181). Man hat dies in Verbindung gebracht mit einer deutlichen Ausprägung eines multifaktoriellen kardiovaskulären Risikoprofils mit Beginn der (mikro)albuminurischen Phase (43, 214, 234, 238, 350). Während nichtalbuminurische Typ-1-Diabetiker nur selten weitere kardiovaskuläre Risikofaktoren aufweisen, sind al-

buminurische Patienten in der Regel durch höhere Fibrinogenwerte charakterisiert. Viele dieser Risikofaktoren lassen sich bereits in der Phase der Mikroalbuminurie (inzipiente Nephropathie) (s. auch Kap. 24) erstmals nachweisen, insbesondere das Ansteigen der Blutdruckwerte (169, 181, 182). In diesem Zusammenhang von besonderem Interesse ist, daß die Homocysteinspiegel im Blut – also ein weiterer Risikofaktor für Atherosklerose – bei Typ-1-Diabetikern mit geringfügig eingeschränkter Nierenfunktion ansteigen (102) und es zudem bei weiter fortgeschrittener Niereninsuffizienz auch zu einer Akkumulation von „advanced glycosylation end products" (AGE) kommt (18).

Noch bedeutsamer scheint aber beim Typ-2-Diabetes die prädiktive Aussagekraft der Mikroalbuminurie für Herz-Kreislauf-Mortalität zu sein: So waren 10 Jahre nach Feststellung einer Mikroalbuminurie nur noch 25% aller Typ-2-Diabetiker am Leben, im Vergleich zu 60% von primär nicht mikroalbuminurischen Patienten (180). Abb. 20.**13** zeigt die Erfahrung unseres Praxisprojekts für Typ-2-Diabetiker im Großraum München: Nach 5 Jahren waren 22% aller initial mikroalbuminurischen und 50% aller makroalbuminurischen Patienten verstorben (248).

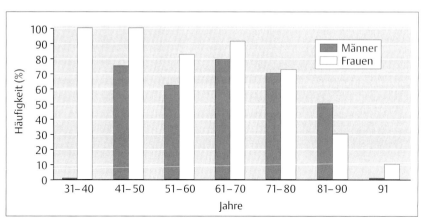

Abb. 20.**12** Häufigkeit einer diabetischen Retinophathie als Erblindungsursache in Abhängigkeit von Alter und Geschlecht bei 1995 neu erblindeten Diabetikern.

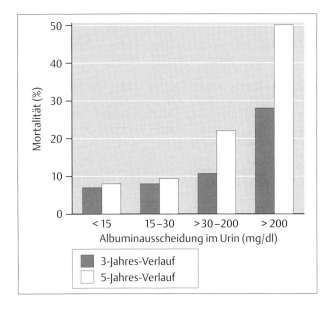

Abb. 20.**13** Das Münchner Praxisprojekt: Letalitätsrate nach 3- bzw. 5jähriger Beobachtungszeit in Abhängigkeit vom Ausmaß der Albuminurie.

Ätiologie und Pathogenese

In der Ära nach der DCCT-Studie (Diabetes Control and Complication Trial) bei Typ-2-Diabetikern und vergleichbaren prospektiven Interventionen und Studien auch bei Typ-2-Diabetikern unterliegt es eigentlich keinem Zweifel mehr, daß die Hyperglykämie bzw. deren Ausmaß die Mikroangiopathie des Diabetikers verursacht (48, 193).

Die Ätiologie der pathologisch-anatomischen Veränderungen an den kleinsten Gefäßen bleibt jedoch weiterhin ungeklärt. Die Beobachtung aber, daß bei sehr guter Stoffwechseleinstellung die meisten der frühen funktionellen Veränderungen reversibel sind, rückt die metabolische

Theorie in den Vordergrund der pathogenetischen Betrachtungen (48, 193).

Abhängigkeit von der Diabetesdauer

Die Abhängigkeit der Mikroangiopathie von der Diabetesdauer gilt mehr oder weniger für alle Formen und für alle Lebensaltersstufen (Abb. 20.**14** und 20.**15**) (42, 96, 128, 129, 135, 181).

Die **nichtproliferative Retinopathie** ist – nach der von Herman u. Mitarb. publizierten Zusammenstellung – in ihrer Prävalenz bei Typ-1- und Typ-2-Diabetikern nahezu identisch (100) und erreicht nach 20 Diabetesjahren etwa 80–90% (Abb. 20.**15**). Typ-2-Diabetiker jedoch – das belegt eine Vielzahl von Studien (96, 100, 127, 257, 258) – weisen bereits bei Diagnosestellung des Diabetes in 10–20% eine nichtproliferative Retinopathie auf (s. auch Abb. 25.**1** und 25.**2**)

Nach der schon mehrfach zitierten Wisconsin-Studie steigt die kumulative Häufigkeit der Retinopathie bei Typ-1-Diabetikern nach 15 Diabetesjahren auf 90% (121, 129) und die der proliferativen Retinopathie nach Daten der Joslin-Klinik (139) nach 40 Diabetesjahren auf ca. 60% (Abb. 20.**16**). Dabei scheint bemerkenswert zu sein, daß sich die kumulative Häufigkeit der proliferativen Retinopathie in den letzten Jahrzehnten nicht geändert hat. Bei eigenen fluoreszenzangiographischen Studien an Typ-1-Diabetikern (236a) stieg der Anteil von Patienten mit Retinopathie bereits nach 11 Jahren auf über 90%. Nach 18 Jahren Diabetes war kein einziger Patient mehr frei von Retinopathie (Abb. 20.**17**). Bei Typ-2-Diabetikern zeigt sich nach der Wisconsin-Studie die Häufigkeit der Retinopathie in unterschiedlicher Ausprägung, je nachdem, ob die Patienten einer Insulintherapie bedurften oder nicht (127). Beide Gruppen wiesen bereits zu Beginn eine Gesamtretinopathiehäufigkeit von 20% für die Patienten ohne Insulin und von 30% für die Patienten mit Insulintherapie auf (96); nach 20 Diabetesjahren betrug die Gesamthäufigkeit der Retinopathie bei den insulinisierten Patienten 90% und bei den nichtinsulinisierten etwa

Abb. 20.**14** Retinopathiefrequenz bei Diabetikern unterschiedlicher Altersstufen und unterschiedlicher Diabetesdauer (nach Mohnike).

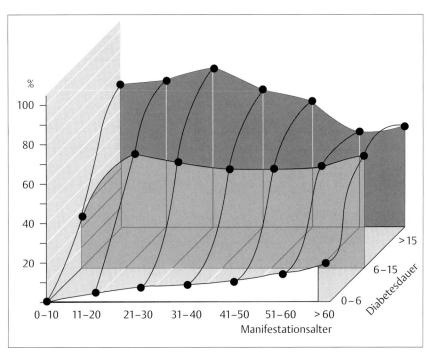

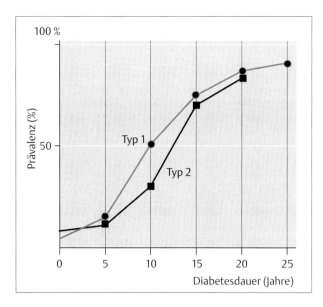

Abb. 20.**15** Prävalenz der nichtproliferativen Retinopathie in Abhängigkeit von der Dauer und dem Typ des Diabetes (aus Herman, W.H. u. Mitarb.: Diabet. Care 6 [1983] 608).

60%. Auffällig war speziell der Verlauf der proliferativen Retinopathie. Nach 20 Diabetesjahren wurde bei 20% der insulinisierten Patienten, aber nur bei 8% der nichtinsulinisierten Patienten eine proliferative Retinopathie beobachtet (127). Bei den geriatrischen Typ-2-Diabetikern in unserer Untersuchung lag der Anteil der Patienten mit diabetischer Retinopathie (Abb. 20.**18**) und einer Diabetesdauer von 20 Jahren und mehr bei ca. 65% für die insulinisierten Patienten und bei 50% für die nicht insulinbedürftigen Patienten (292). Bemerkenswert ist vor allem die Tatsache, daß in der Gruppe der Typ-2-Diabetiker ohne Insulinbehandlung keine proliferative Retinopathie vorkam, sondern nur ein Prozentsatz von 15% präproliferativer Veränderungen, wohingegen der Anteil an proliferativer Retinopathie bei den insulinpflichtigen Typ-2-Diabetikern im Greisenalter von 5% nach einer Diabetesdauer von über 20 Jahren, 10–20 Jahren auf 22%, anstieg. Mit anderen Worten: Die Typ-2-Diabetiker im Greisenalter aus unserer Untersuchung hatten in etwa das gleiche Retinopathierisiko, einschließlich der Entwicklung von proliferativen Retinopathieformen, wie die jüngeren Typ-2-Diabetiker aus der Wisconsin-Studie.

Renale Mikroangiopathie bei Typ-1-Diabetikern: Bei Untersuchungen zur renalen Mikroangiopathie wird meist nicht die eigentliche mikrovaskuläre diabetische

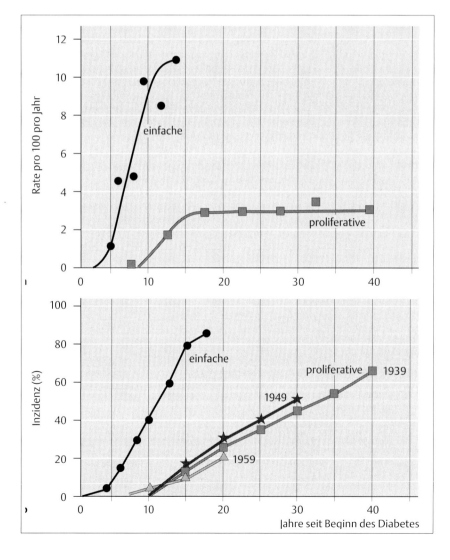

Abb. 20.**16** Inzidenzrate und kumulatives Risiko für einfache und proliferative Retinopathie bei Typ-1-Diabetikern.
a Inzidenzrate der einfachen und der proliferativen Retinopathie entsprechend der Diabetesdauer.
b Kumulative Inzidenz der einfachen und der proliferativen Retinopathie entsprechend der Diabetesdauer (aus Krolewski, A.S. u. Mitarb.: Diabet. Care 9 [1986] 443).

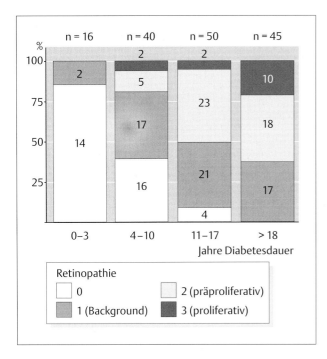

Abb. 20.**17** Schweregrad der (fluoreszenzangiographisch nachgewiesenen) Retinopathie in Abhängigkeit von der Diabetesdauer bei 151 Typ-1-Diabetikern (aus Standl, E. u. Mitarb.: Akt. Endokrinol. Stoffw. 6 [1985] 121).

Glomerulosklerose, sondern – weniger begriffsspezifisch – die „diabetische Nephropathie" anhand von Mikroalbuminurie, Proteinurie und Retention harnpflichtiger Substanzen konstatiert (23, 181, 182). Abb. 20.**19** gibt die Inzidenzraten und das kumulative Risiko für Makroproteinurie bei Typ-1-Diabetikern anhand von Daten der Joslin-Klinik wieder (139). Dabei ist auffällig – wie auch in anderen Studien –,

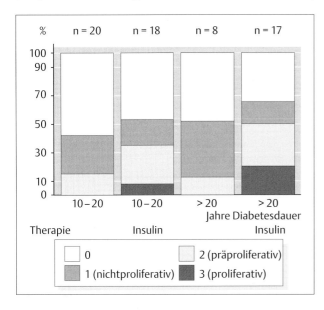

Abb. 20.**18** Häufigkeitsverteilung des Schweregrads einer Retinopathie bei 63 Typ-2-Diabetikern über 70 Jahre in Abhängigkeit von Therapie und Dauer des Diabetes (aus Zeifang in Schütz, R.M., H.J. Frercks: Praktische Geriatrie, Bd. XI. Graphische Werkstätten, Lübeck 1991).

daß die Häufigkeit während der ersten 15 Jahre ansteigt und dann abnimmt. Mit einer Verzögerung von 5 Jahren zu Beginn klettert die Inzidenzrate auf 2,5/100 Patienten pro Jahr während der zweiten Diabetesdekade und geht dann auf eine jährliche Rate von etwa 1/100 zurück. Dieses Muster unterstützt – im Gegensatz zu den Beobachtungen bei der Retinopathie – nicht die Hypothese, daß die Diabetesdauer die Hauptdeterminante aller mikrovaskulären Folgekrankheiten ist (42, 128). Vielmehr ist der Rückgang der jährlichen Nephropathieinzidenz nach der zweiten Diabetesdekade dahingehend interpretiert worden, daß nur eine Untergruppe von Typ-1-Diabetikern für eine klinisch relevante Nephropathie anfällig ist. Außerdem belegt Abb. 20.19 eindeutig, daß die kumulative Häufigkeit der Nephropathie bei Typ-1-Diabetikern in den letzten Jahrzehnten deutlich zurückgegangen ist (23, 43, 131) – im Gegensatz zu den Beobachtungen bei der proliferativen Retinopathie (135). Typ-1-Diabetiker mit besonders früher Diabetesmanifestation scheinen häufiger eine persistierende Proteinurie zu entwickeln als Patienten mit einer späteren Typ-1-Manifestation (135, 149). Außerdem wurde verschiedentlich gefunden, daß männliche Typ-1-Diabetiker relativ häufiger von einer Proteinurie betroffen sind (23).

Renale Mikroangiopathie bei Typ-2-Diabetikern: Neuerdings liegen auch recht aufschlußreiche Unter-

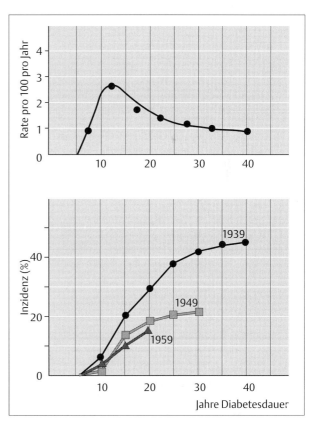

Abb. 20.**19** Inzidenzrate und kumulatives Risiko für Nephropathie entsprechend der Diabetesdauer bei Typ-1-Diabetikern.
a Inzidenzrate der Nephropathie, gemessen an der Inzidenzrate der persistierenden Proteinurie entsprechend der Diabetesdauer.
b Kumulative Inzidenz der Nephropathie, gemessen anhand der Inzidenzrate der persistierenden Proteinurie entsprechend der Diabetesdauer (aus Krolewski, A.S. u. Mitarb.: New Engl. J. Med. 318 [1988] 140).

suchungen über die Nephropathie bei Typ-2-Diabetikern vor (40, 98, 221, 247, 248, 258). Sie unterstreichen eindrucksvoll, daß, ähnlich wie bei der Retinopathie, das Nephropathierisiko von Typ-2-Diabetikern keineswegs unterschätzt werden darf. Bei den Erhebungen von Hasslacher u. Mitarb. an 506 Typ-2-Diabetikern zeigten diese ein praktisch identisches Nephropathierisiko in Abhängigkeit von der Diabetesdauer wie Typ-1-Diabetiker (Abb. 20.**20**) (98). Autoptische Untersuchungen bei Typ-2-Diabetikern der amerikanischen UGDP-Studie haben zudem ergeben, daß Typ-2-Diabetiker auch nach relativ kurzer Diabeteslaufzeit vielfach bereits typische Kimmelstiel-Wilson-Läsionen (125) an den Nieren aufweisen (139). Im Praxisprojekt für Typ-2-Diabetiker im Großraum München fand sich ein deutlicher Einfluß des männlichen Geschlechts und des Lebensalters auf das Vorhandensein einer Makroalbuminurie (Tab. 20.**16**). Das Makroalbuminurierisiko der unter 65jährigen betrug dabei 7%, der 65–75jährigen 14,3%. Bei unserer Untersuchung an geriatrischen Patienten betrug die Prävalenz der Makroalbuminurie sogar etwas über 20% (292). Auch das Studium der Mikroalbuminurie ist in den letzten Jahren in Abhängigkeit von der Diabetesdauer eingehend untersucht worden (181, 267). Der prozentuale Anteil bei Typ-1- und Typ-2-Diabetikern liegt dabei jeweils ziemlich konstant um die 20%, ohne Abhängigkeit von der Diabetesdauer (181). Typ-2-Diabetiker zeigen diesen Prozentsatz bereits bei klinischer Diagnosestellung des Diabetes (238).

Tabelle 20.**16** Albuminausscheidung (in Prozent) bei der Eingangsuntersuchung in Abhängigkeit von Alter und Geschlecht (n = 216)

mg/l	Männer		Frauen	
	≤ 64 J. (n = 57)	65–75 J. (n = 42)	≤ 64 J. (n = 65)	65–75 J. (n = 93)
< 15	52,6	45,2	66,2	59,1
15–30	21,1	16,7	15,4	15,1
> 30–200	19,3	23,8	16,9	20,4
> 200	7,0	14,3	1,5	5,4

Hingegen ist sehr überzeugend die Abhängigkeit der Verdickung der Basalmembran von Glomeruli sowie von Muskelkapillaren von der Diabetesdauer nachgewiesen worden (145, 194, 285).

Abhängigkeit von der Qualität der Diabeteseinstellung

DCCT-Studie: Daß eine möglichst gute, am besten euglykämische Diabeteseinstellung mikrovaskuläre Komplikationen verhindern kann, wird heute allgemein als Tatsache akzeptiert. Die Ergebnisse einer Reihe von gut geplanten Interventionsstudien, allen voran die DCCT-Studie, lassen daran keinen vernünftigen Zweifel übrig (48, 193). In dieser Studie wurden randomisiert und prospektiv 1441 Typ-1-Diabetiker über bis zu 9 Jahre in zwei verschiedenen Güteklassen der Diabeteseinstellung beobachtet. Dabei wurde eine möglichst normnahe Diabeteseinstellung durch intensivierte Insulintherapie bzw. Insulin-Infusionspumpenbehandlung erreicht und diese Gruppe mit einer randomisierten Kontrollgruppe verglichen, bei der die Diabetesführung mit konventioneller Insulintherapie erfolgte. Gemessen an den HbA$_{1c}$-Werten, lag die normnahe Gruppe mit 7,2% tat-

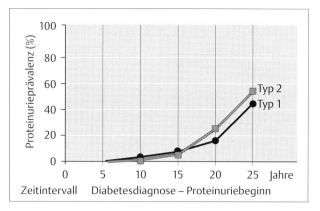

Abb. 20.**20** Diabetestyp und Nephropathierisiko. Kumulative Häufigkeit des Auftretens einer persistierenden Proteinurie bei 292 Typ-1- und 464 Typ-2-Diabetikern als Funktion der Diabetesdauer (aus Hasslacher, C. u. Mitarb.: Nephrol. Dialys. Transplant. 4 [1989] 859).

sächlich nahe am Normbereich und ca. 1,7 HbA$_{1c}$-Prozentpunkte niedriger als die „konventionelle Gruppe". Ein weiteres Merkmal der DCCT-Studie ist, daß die Hälfte anhand bestimmter Kriterien für frühe Mikroangiopathieveränderungen ausgewählt wurde. DCCT beinhaltet also sowohl einen primär- als auch einen sekundärpräventiven Interventionsansatz (48). Für beide Gruppen hat die DCCT-Studie eigentlich unumstößliche Beweise erbracht, daß eine intensivierte Insulintherapie mit besserer Diabeteseinstellung das Auftreten bzw. Fortschreiten einer nichtproliferativen Retinopathie, einer (Mikro-)Albuminurie und einer Neuropathie entscheidend reduzieren läßt (Tab. 20.**17**, Abb. 20.**21**). Eine „konventionelle" Insulintherapie ist nach den Ergebnissen nicht mehr zu empfehlen, da kaum einer der so behandelten Patienten den normalen Glykämiebereich erreichte. Zudem verläuft die Beziehung zwischen Höhe des HbA$_{1c}$-Werts und Mikroangiopathie wohl streng linear, so daß jeder Patient so gut wie nur irgend möglich – unter Vermeidung von schweren Hypoglykämien – eingestellt werden sollte (Abb. 20.**22**). Eine HbA$_{1c}$-„Schutzzone" scheint es nicht zu geben (138).

Tabelle 20.**1** Ergebnisse der amerikanischen DCCT-Studie bei 1441 Typ-1-Diabetikern (aus New Engl. J. Med. 329 [1993] 977)

Patienten mit intensivierter Insulintherapie schnitten erheblich besser ab als Diabetiker mit konventioneller Insulintherapie:
– Reduzierung der Retinopathierate um 76%
– Verhinderung oder Verzögerung von diabetischer Neuropathie um 35–56%
– Verminderung der diabetischen Neuropathie um 60%

Historisches: Altmeister der Diabetologie, wie Joslin in den USA (116) und Constam in der Schweiz (35), hatten anhand ihrer klinischen Erfahrungen schon bald nach der Einführung des Insulins in die Diabetestherapie in den 20er und 30er Jahren immer wieder darauf hingewiesen, daß die sog. gute Diabeteseinstellung, also eine möglichst weitgehende Beseitigung der Hyperglykämie, am ehesten geeignet ist, Gefäßkomplikationen im Gefolge des Diabetes zu verhindern oder doch wenigstens abzuschwächen bzw. zu verzögern. Es waren dann vor allem epidemiologische Untersu-

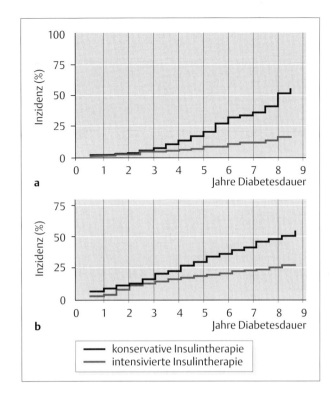

a Jahre Diabetesdauer

b Jahre Diabetesdauer

— konservative Insulintherapie
— intensivierte Insulintherapie

Abb. 20.**21** Kumulative Inzidenz einer signifikanten Zunahme der diabetischen Retinopathie im Rahmen der DCCT-Studie (p = 0,001).
a Primäre Prävention. **b** Sekundäre Intervention (Abb. 20.**21** und 20.**22** aus New Engl. J. Med. 329 [1993] 977).

chungen, z. B. durch die Arbeitsgruppe um Kelly West, oder Langzeitbeobachtungen an Typ-1-Diabetikern in Dänemark (23, 42), die auf der Basis auch heute noch gültiger wissenschaftlicher Kriterien deutliche Hinweise für die enorme Bedeutung einer möglichst guten Diabeteseinstellung erbrachten. So war in der dänischen Studie bei normoglykämischer Stoffwechselkompensation die Sterblichkeit von Typ-1-Dia-

betikern im Vergleich zu altersgleichen Nichtdiabetikern nur unwesentlich erhöht (42). Einen nächsten Meilenstein setzte die belgische Studie von Pirart. Er beobachtete insgesamt 4400 Diabetiker bis zu 25 Jahren prospektiv. Bei schlechter Diabeteseinstellung häufte sich mit zunehmender Diabetesdauer die Mikroangiopathie an Auge und Niere ganz massiv.

Tierversuche und epidemiologische Beobachtungen: Lange haben auch schon tierexperimentelle Untersuchungen bei diabetischen Hunden über eine Beobachtungszeit von 5 Jahren eindrucksvoll demonstriert, daß eine weitgehende Verhinderung der Mikroangiopathie durch gute Diabeteseinstellung möglich ist. Auch die verschiedenen epidemiologischen Verlaufsbeobachtungen bei Menschen mit unterschiedlich schwer gestörter Glucosetoleranz über 10 Jahre haben gezeigt, daß eine Retinopathie nur bei Personen auftritt, bei denen die Blutglucose 2 Stunden nach einer oralen Glucosebelastung auf mehr als 200 mg/dl (11 mmol/l) ansteigt (113).

Prospektive Langzeituntersuchungen: Im Zeitalter der HbA$_{1c}$-Messungen seit Ende der 70er Jahre konnten dann mehrere prospektive Langzeituntersuchungen, zumeist über 4 Jahre, manche über 10 Jahre, recht überzeugend den Zusammenhang zwischen Inzidenz und Progression der diabetischen Retinopathie und Nephropathie und der Konzentration des glykosylierten Hämoglobins unter Beweis stellen (37, 97, 128, 129, 236a). Insbesondere die Wisconsin-Studie hat diesen Befund sowohl am Auge als auch an der Niere an sehr großen Patientenzahlen erhoben (128, 129). In einer eigenen prospektiven Studie über 4 Jahre ohne Verwendung von Insulinpumpen wurden monatliche HbA$_{1c}$-Messungen bei 20 Typ-1-Diabetikern durchgeführt, die bereits eine – fluoreszenzangiographisch dokumentierte – nichtproliferative Retinopathie aufwiesen, intensiv geschult wurden, täglich mehrfach häusliche Selbstkontrollen vornahmen und das täglich in 2–4 Einzeldosen gespritzte Insulin entsprechend anpaßten (236a). Nach 4 Jahren wurden 2 gleich große Patientengruppen miteinander verglichen, die sich nach Lebensalter und Diabetesdauer nicht voneinander unterschieden:

Abb. 20.**22** Progressionsrate der diabetischen Retinopathie in Abhängigkeit vom HbA$_{1c}$-Wert.

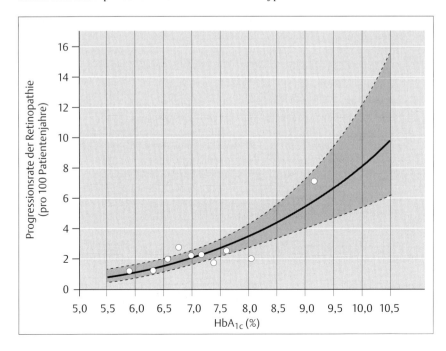

Tabelle 20.**18** Prospektive Studie über 4 Jahre hinsichtlich der Progression einer bereits vorhandenen „Background"-Retinopathie bei Typ-1-Diabetikern: Vergleich der monatlich überwachten Diabeteseinstellung (Medianwerte) bei Patienten mit geringer und mit rascher Progression

	Geringe Progression	**Rasche Progression**	**Signifikanz**
Zahl der Patienten	8	8	
Blutglucose 1 Stunde postprandial (mg/dl)	178	228	p < 0,05
HbA$_1$ (%, Normbereich < 8,5%)	10,3	12,1	p < 0,05
Diabetesdauer (Jahre, $\bar{x} \pm$ SEM)	15 ± 1	18 ± 3	nicht
Lebensalter (Jahre, $\bar{x} \pm$ SEM)	39 ± 3	33 ± 4	signifikant

Gruppe I ohne bzw. mit geringer Progredienz der Basisretinopathie, Gruppe II mit einer deutlichen Verschlechterung des Netzhautbefunds bis hin zur Laserbedürftigkeit. Tab. 20.**18** zeigt, daß die Gruppe I, Patienten mit günstigem Retinopathieverlauf, bei durchschnittlich 40–50 Einzelmessungen pro Patient, deutlich niedrigere postprandiale Blutglucosewerte und insbesondere signifikant niedrigere HbA$_{1c}$-Werte erreichte als die Gruppe-II-Patienten. Ein recht ähnliches Ergebnis zeigte die ebenfalls von einem aus unserer Gruppe durchgeführte Analyse an dem Kollektiv der nicht lasertherapierten Patienten der Joslin-Klinik im Rahmen der Early Diabetic Retinopathy Treatment Study (56).

Sekundärprävention: Wenig eindeutig waren zunächst die Ergebnisse einiger Versuche zur Sekundärprävention bei bereits manifesten mikroangiopathischen Komplikationen (37, 48, 93, 94). Sogar initial auftretende Verschlechterungen einer Retinopathie waren unter einer Intervention mit besserer Diabeteseinstellung beobachtet worden. Erst längerfristige Verlaufsstudien wie die Steno-, die Oslo- und insbesondere die DCCT-Studie zeigten, daß die anfänglich beobachteten Verschlechterungen der Mikroangiopathie meist vorübergehender Natur waren und sich eine möglichst normnahe Diabeteseinstellung zweifellos positiv im Sinne einer weiteren Progressionshemmung der Mikroangiopathie auszahlt (Abb. 20.**21**).

Aus der **Zusammenschau** der verschiedenen Studien zur Primär- und Sekundärprävention der Mikroangiopathie läßt sich heute konstatieren, daß die Diabeteseinstellung als Minimalziel bei der Verhinderung der Mikroangiopathie keinesfalls mehr als zwei Prozentpunkte den Normbereich der jeweils verwendeten HbA$_1$- bzw. HbA$_{1c}$-Messung überschreiten darf und darüber hinaus eine Einstellung möglichst innerhalb des Normbereichs von Vorteil ist (48, 93, 138, 181). Nicht vergessen werden darf jedoch, daß alle heute verfügbaren Studien, gemessen an der Lebensperspektive von Typ-1-Diabetikern mit 50 und mehr Überlebensjahren, vergleichsweise kurz sind, sich die Aussagen aber über die Spanne eines ganzen Lebens als stichhaltig erweisen müssen.

Weitere Risikofaktoren

Hypertonie: Mittlerweile ist gesichert, daß auch die klassischen kardiovaskulären Risikofaktoren Hypertonie und Rauchen auf die diabetische Mikroangiopathie einen Einfluß haben, sowohl im Hinblick auf die Häufigkeit als auch was das Auftreten schwerer Formen betrifft (33, 97, 98, 128, 136, 174, 199, 236a). Auch die Erfahrungen der Schwabinger Arbeitsgruppe haben dies – wie andere epidemiologische Untersuchungen der letzten Jahre – durch entsprechende Korrelationen belegt und zusätzliches Augenmerk auf Parameter der Thrombozytenaggregation (105, 109), z. B. auf das von Endothelzellen produzierte mit Faktor VIII assoziierte Willebrand-Faktor-Protein (235), gelenkt. Für die Hypertonie ist zudem gezeigt worden, daß eine möglichst normotone Blutdruckeinstellung die weitere Progression der Einschränkung der glomerulären Filtration bei bereits mäßig niereninsuffizienten Diabetikern signifikant verlangsamen kann (69, 152, 182, 206, 199, 200). Die Metaanalyse von Weidmann u. Mitarb. unter Einschluß von mehr als 70 Studien belegt eindeutig diesen Zusammenhang (182). Parving u. Mitarb. waren die ersten, die diesen Befund erhoben hatten (199). Anhand verschiedener Interventionsstudien ist mittlerweile auch wohl unstrittig, daß ACE-Hemmer über den Effekt der Blutdrucksenkung hinaus möglicherweise eine zusätzliche protektive Wirkung an der Niere aufweisen (169, 183, 184, 268) (s. auch Kap. 25). Ob dies auch auf die Antagonisten des Angiotensinrezeptors I zu übertragen ist, ist derzeit Gegenstand mehrerer Studien.

Besonders erwähnt werden muß in diesem Zusammenhang, daß der Einfluß der arteriellen Hypertonie gerade bei Typ-2-Diabetikern von enormer Bedeutung ist (182, 206, 239). Besonders überzeugend konnte das bei den Verlaufsbeobachtungen von Teuscher u. Mitarb. über 7 Jahre hinsichtlich der Retinopathie gezeigt werden (253). Auch unsere eigenen Untersuchungen bei 102 Typ-2-Diabetikern im Greisenalter (292) untermauern eindeutig die Abhängigkeit des Schweregrades einer Retinopathie von der Hypertonie bzw. von der Blutdruckeinstellung (Abb. 20.**23**).

Sonstige Faktoren: Interessanterweise wurde kürzlich gezeigt, daß die sonographische Vermessung großer Nieren unabhängig von einer Mikroalbuminurie auf ein hohes Risiko für eine rasch fortschreitende glomeruläre Nierenfunktionsstörung bei Typ-1-Diabetikern hinweist (13).

Inwieweit die ebenfalls als Mikroangiopathierisiken diskutierten Hypercholesterinämie, Hypomagnesiämie und Alkoholabusus tatsächlich eine entscheidende Rolle spielen, ist noch nicht endgültig geklärt. Vieles spricht aber für eine Bedeutung des LDL-Cholesterins (186). Weiterhin konnte in den verschiedenen Schwabinger Untersuchungen eine Vergesellschaftung der Höhe des β2-Mikroglobulinspiegels und des Willebrand-Faktor-Proteins im Serum nachgewiesen werden (238). Geringfügig erhöhtes β2-Mikroglobulin bei normalem Serumkreatinin wie auch die in anderen Studien untersuchte Mikroalbuminurie weisen vermutlich auf die bereits subklinisch vorhandene glomeruläre Schädigung hin, erhöhte Freisetzung des mit Faktor VIII assoziierten Antigens (Willebrand-Faktor) auf die Zerstörung von Endothelzellen.

Schließlich wurden in einigen Studien der Einfluß einer Schwangerschaft, hohes Körpergewicht, hohe Insulindosis und seltene ärztliche Kontrolle als allgemeine Risiken definiert (145a).

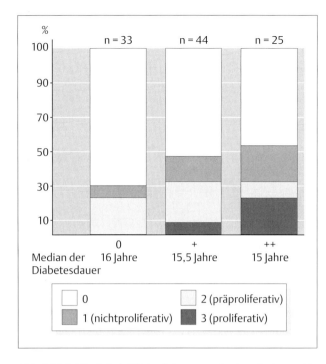

%

n = 33   n = 44   n = 25

100

90

70

50

30

10

	0	+	++
Median der	16 Jahre	15,5 Jahre	15 Jahre
Diabetesdauer			

☐ 0   ☐ 2 (präproliferativ)

◼ 1 (nichtproliferativ)   ◼ 3 (proliferativ)

Abb. 20.**23** Häufigkeit (%) des Schweregrads einer Retinopathie bei 102 Typ-2-Diabetikern über 70 Jahre in Abhängigkeit von einer Hypertonie (+ = ≤ 160/95 mm Hg unter Therapie, ++ = > 160/95 mm Hg, 0 = keine Hypertonie (aus Zeifang u. Mitarb. in Schütz, R.M., H. J. Frercks: Praktische Geriatrie, Bd. XI. Graphische Werkstätten, Lübeck 1991).

Genetische Einflüsse

Nach genetischen Einflüssen bei der diabetischen Mikroangiopathie ist immer wieder gesucht worden (43, 131, 136, 139, 222). Speziell der im Einzelfall nicht immer berechenbare Verlauf sowie das Beispiel von „Langzeitüberlebern" trotz eigentlich ungenügender Stoffwechselführung bzw. daß nur eine Subpopulation von Diabetikern für die Nephropathie anfällig zu sein scheint, haben in diese Richtung denken lassen (43, 222). Untersuchungen bei monozygoten diabetischen Zwillingen haben jedoch gezeigt, daß z. B. die Retinophatie trotz genetischer Gleichheit einen ganz unterschiedlichen Verlauf nehmen kann, daß also die Genetik – wenn überhaupt – keine besondere Rolle spielt (236a). Auch die Beobachtungen, daß das Nephropathierisiko besonders ausgeprägt bei Typ-1-Diabetikern sei, die aus „Hypertoniker"-Familien stammen (136) oder aus Familien mit Abnormitäten im Natrium-Protonen-Stoffwechsel (136, 163, 273), sind bislang kontrovers geblieben (24, 115). Es mehren sich aber diesbezügliche Hinweise. Ein Polymorphismus im Bereich eines sog. G-Proteins, der offensichtlich mit einem veränderten Natrium-Protonen-Austausch bei Hypertonikern und einer reduzierten Insulinsignaltransduktion etwas zu tun hat, scheint auch bei Patienten mit diabetischer Nephropathie eine wesentliche Rolle zu spielen (226). Hingegen sind große Anstrengungen, im Bereich des ACE-Gens u. ä. genetische Abnormitäten zu finden, letzten Endes enttäuschend verlaufen. Im Detail sind diese Aspekte im Kap. 24 geschildert. Wichtig scheint zu sein, daß Diabetiker mit Hypertonie, aber ohne Mikroalbuminurie eine deutlich bessere Prognose aufweisen als hypertone Diabetiker mit Mikroalbuminurie (43).

Pathophysiologie und -biochemie

Die genaue **Sequenz der einzelnen biochemischen Schritte** allerdings ist nach wie vor nicht endgültig geklärt. Es gibt zahlreiche Gründe anzunehmen, daß sich die eigentliche pathologisch und anatomisch faßbare Mikroangiopathie des Diabetikers erst nach einer längeren Periode aus frühen, variablen und reversiblen Prozessen entwickelt, die in der Zirkulation der kleinen Gefäße auftreten (28, 49, 285). Diese repräsentieren eine echte funktionelle diabetische Mikroangiopathie, die in der Regel zu keinen manifesten klinischen Symptomen führt, aber durch spezielle Funktionstests in allen Teilen des Körpers identifiziert werden kann.

Im **Frühstadium** des manifesten Diabetes mellitus wurden u. a. eine erhöhte kapilläre Durchlässigkeit, Basalmembranverdickungen, Veränderungen des Erythrozytenstoffwechsels mit Beeinträchtigung der Sauerstoffgabe, gesteigerte Thrombozytenaggregation und veränderte rheologische Parameter, Hormonsekretionsanomalien und immunologische Phänomene gesehen (49, 267, 285). Einige Autoren betrachten einzelne Störungen als die Hauptfaktoren für die Entstehung der diabetischen Mikroangiopathie und leiten daraus pathogenetische Konzepte und Theorien ab (Tab. 20.**19**).

Tabelle 20.**19** Pathobiologische Mechanismen, die im Zusammenhang mit der Pathogenese der diabetischen Mikroangiopathie diskutiert werden

- Vermehrte Aktivierung von Schlüsselenzymen der Endothelzellen (sowohl auf der Gen-Ebene als auch im Sinne einer gesteigerten Proteinsynthese), z. B. von Proteinkinasen C oder Plasminogenaktivator-Inibitor 1, und vermehrte Freisetzung von Vascularendothelial growth factor, Willebrand-Faktor-Protein, Transforming growth factor β und Angiotensinogen u. ä.

- vermehrte intrazelluläre Aktivierung der Aldosereduktase des Polyostoffwechselwegs, z. B. in der Retina oder im Nierenmesangium

- vermehrte nichtenzymatische Glykosylierung von Proteinen, z. B. der Basalmembran oder von Lipoproteinen einschließlich der Bildung von AGE (abgeleitet von der englischen Bezeichnung „advanced glycosylation end products")

- erhöhte Extravasation von Plasmaproteinen und ihre Ablagerung in der Gefäßwand

- Veränderung der Hämorrheologie, z. B. erhöhte Viskosität

- präthrombotischer Zustand des Blutes, u. a. veränderte Thrombozytenfunktion

- verminderte Sauerstoffversorgung der Gefäßwand infolge einer gestörten Sauerstofftransportfunktion der Erythrozyten (hypoxische Theorie)

- Überschuß von Hormonen, z. B. von Wachstumshormonen, eine Vielzahl von Wuchsfaktoren und von Sexualsteroiden,

- erhöhter oxidativer Streß

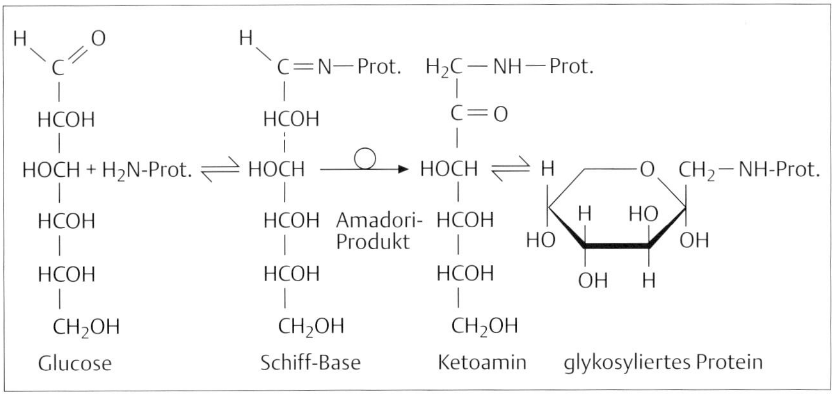

Abb. 20.**24** Mechanismus der nichtenzymatischen Glykosylierung von Proteinen.

Drei **Schlüsselmechanismen** werden im Zusammenhang mit der glucoseinduzierten Entwicklung der diabetischen Mikroangiopathie diskutiert:

➤ Aktivierung von Proteinkinasen C,
➤ nichtenzymatische Glykosylierung und AGE-Bildung,
➤ Aktivierung der Sorbitbildung und damit verbundene Pseudohypoxie.

Die wesentlichen, zum Teil recht gut belegten hypothetischen Vorstellungen wurden bereits in Tab. 20.**19** und Abb. 20.**7** dargestellt. Für weitere Details sei auch auf Kap. 1 verwiesen.

Nichtenzymatische Glykosylierung: Praktisch alle bisher untersuchten Proteine werden bei Diabetikern in Abhängigkeit von der Blut- bzw. Gewebe-Glucosekonzentration vermehrt glykosyliert (14, 26, 27, 269, 270). Die chemischen Vorgänge dieser nichtenzymatischen Glykosylierung sind in Abb. 20.**24** schematisch dargestellt. Als Paradebeispiel dafür ist nach wie vor die vermehrte Bildung von HbA$_{1c}$ bei hohen Blutzuckerspiegeln zu nennen. Mit der Anlagerung des Schädlings „Glucose" ist im Falle des Hämoglobins auch eine Funktionsänderung nachgewiesen. Die Glykosylierung des Hämoglobins an den N-Terminalen der β-Ketten beeinträchtigt seine Funktion als Sauerstoffüberträger für die peripheren Gewebe. Auch bei anderen Proteinen wurden Funktionsänderungen durch die Glykosylierung vermutet bzw. wahrscheinlich gemacht. Besonderes Interesse haben die Möglichkeiten einer verstärkten Extravasation von Albumin und der Verlust der Rezeptorspezifität von LDL durch vermehrte Glykosylierung gefunden (26, 269).

AGE-Bildung: Abzugrenzen von den frühen Produkten der nichtenzymatischen Glykosylierung, die auch als Amadori-Produkte bezeichnet werden (Abb. 20.**24**), sind die „advanced glycosylation end products" (AGE). Während die frühen Glykosylierungsprodukte teilweise, wenn auch langsam reversibel sind, entstehen durch weitere Umlagerung, größtenteils unter Anlagerung eines weiteren Glucosemoleküls an die NH$_2$-Gruppe, nicht mehr reversible AGE (26). Diese können mit weiteren NH$_2$-Gruppen Querverbindungen zwischen extrazellulären Matrixproteinen eingehen, aber auch zwischen Matrixproteinen und extravasalem glykosyliertem Albumin oder auch glykosylierten Lipoproteinen (26). Diese Vielzahl an Quervernetzungen führt z. B. zu einer Versteifung der Basalmembranproteine bzw. des Kollagens oder auch zu einer vermehrten Ansammlung und Fixierung von Lipoproteinen in den subendothelialen Gefäßwandabschnitten (26). Dabei ist von einer Vielzahl von verschiedenen AGE auszugehen, die bislang nur unzureichend charakterisiert sind. Etwas eingehender wurden heterozyklische Kondensierungsprodukte wie 2-Furoyl-4[5]-(2-furanyl)-L-H-imidazole u. ä. sowie Pentosidin untersucht (224). Gegen solche Strukturen konnte ein plurivalenter Antikörpertest zur Quantifizierung entwickelt werden. Mit letzterem konnten AGE-Bildungen auch auf Lipidstrukturen nachgewiesen werden (14, 27). Nachdem diese Umwandlungsvorgänge auch mit oxidativen Veränderungen und Bildung von verschiedenen Sauerstoffradikalen einhergehen, hat man für den Gesamtvorgang auch den Begriff „Glykolipidoxidation" geprägt. Über einen Teil der damit verbundenen funktionellen Veränderungen gibt Tab. 20.**20** Auskunft. Interessant ist, daß AGE auch in der Nahrung und im Zigarettenrauch vorhanden zu sein scheinen, so daß wohl bei verzögerter Elimination, z. B. bei beginnenden Nierenveränderungen, die AGE-abhängigen Prozesse auch durch exogene Zufuhr noch verstärkt werden können (14).

Weiterführend scheinen die Beobachtungen von Vlassara u. Mitarb. zu sein, wonach Makrophagen spezifi-

Tabelle 20.20 AGE (advanced glycosylation end products) und pathobiochemische Folgen

Zirkulierende AGE	Extrazelluläre Matrix	Lipide, Apolipoproteine	Zelluläre Rezeptoren	Nukleäre Proteine, DNA
Inaktivierung von Stickstoffmonoxid Endothelpermeabilität	Synthese ↑ Quervernetzung ↑ Abbau ↓ Basalmembranvernetzung mit LDL, Immunglobulinen usw. ↑	Lipidmodifikation und -peroxidation Vernetzung mit extrazellulärer Matrix ↑	integrinmediierte Zelladhäsion ↓ wuchsfördernde Zytokine, z. B. Interleukin 1, TNF, PDGF ↑ prokoagulatorische Stimulation des Endothels ↑ Monozytenchemotaxis ↑	DNA-Brüche DNA-Protein-Bindung ↑ Aktivierung von Transkriptionsfaktoren ↑, z. B. NF χ B (= nuclear factor)

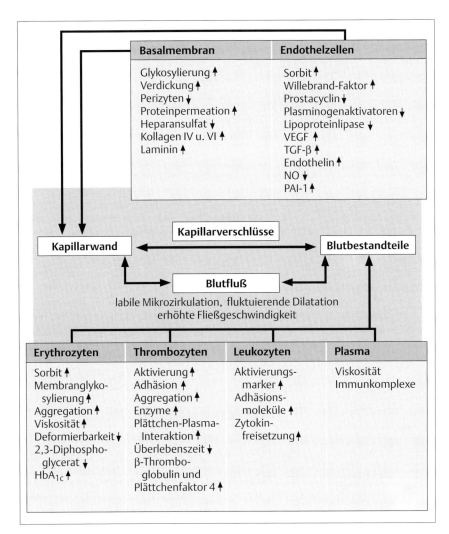

Abb. 20.**25** Funktionelle und frühe strukturelle Veränderungen bei der diabetischen Retinopathie (aus Standl, E., H.U. Janka: Horm. metab. Res., Suppl. 15 [1985] 46).

Basalmembran

Glykosylierung ↑
Verdickung ↑
Perizyten ↓
Proteinpermeation ↑
Heparansulfat ↓
Kollagen IV u. VI ↑
Laminin ↑

Endothelzellen

Sorbit ↑
Willebrand-Faktor ↑
Prostacyclin ↓
Plasminogenaktivatoren ↓
Lipoproteinlipase ↓
VEGF ↑
TGF-β ↑
Endothelin ↑
NO ↓
PAI-1 ↑

Kapillarverschlüsse

Kapillarwand ←→ **Blutbestandteile**

Blutfluß

labile Mikrozirkulation, fluktuierende Dilatation
erhöhte Fließgeschwindigkeit

Erythrozyten	**Thrombozyten**	**Leukozyten**	**Plasma**
Sorbit ↑	Aktivierung ↑	Aktivierungs-marker ↑	Viskosität
Membranglyko-sylierung ↑	Adhäsion ↑	Adhäsions-moleküle ↑	Immunkomplexe
Aggregation ↑	Aggregation ↑	Zytokin-freisetzung ↑	
Viskosität ↑	Enzyme ↑		
Deformierbarkeit ↓	Plättchen-Plasma-Interaktion ↑		
2,3-Diphospho-glycerat ↓	Überlebenszeit ↓		
HbA$_{1c}$ ↑	β-Thrombo-globulin und Plättchenfaktor 4 ↑		

sche AGE-Rezeptoren exprimieren, mit deren Hilfe AGE-Proteine spezifisch attackiert werden (26, 269). Im Gefolge der spezifischen Makrophagenbindung an AGE-Proteine wird eine Vielzahl von Lymphokinen freigesetzt, die ihrerseits Endothelzellen bzw. mesenchymale Zellen zur Liberierung von Wachstumsfaktoren und von Kollagenasen veranlassen (43). Auf diese Weise – so die Hypothese – können erste Gefäßwandläsionen entstehen, wobei der Vorgang des AGE-abhängigen Abbaus der extrazellulären Matrix einen physiologischerweise vorkommenden Prozeß zur Abräumung gealterter Proteine darstellt, der aber bei exzessiver Glykosylierung verstärkt abläuft (26). Potentiell von großer therapeutischer Bedeutung ist die Möglichkeit, daß Aminoguanidine an den Amadori-Produkten binden und diese so stabilisieren, daß keine weitere Umlagerung zu AGE erfolgen kann. Tierversuche sind diesbezüglich bislang erstaunlich erfolgreich verlaufen (89). Allerdings sind Therapiestudien bei Diabetikern bislang noch nicht recht vorangekommen.

Äußerst glucosesensitiv scheinen die **Aktivierungsvorgänge der Proteinkinasen C** zu sein (3, 88, 284). Insbesondere die β1- und β2-Unterformen lassen sich durch relativ kurzzeitige und nicht sehr ausgeprägte Glucose-„Peaks" stimulieren (284). Die Verfügbarkeit von spezifischen Inhibitoren gegen diese Unterformen der Proteinkinasen C haben die Forschung auf diesem Gebiet sehr befruchtet (3). Es zeigt sich, daß dieser glucoseabhängige

Mechanismus zum einen mit Veränderungen der extrazellulären Matrixsynthese zu tun hat, zum anderen mit der Generierung von verschiedenen Endothelproteinen wie „vascular endothelial growth factor" (VEGF oder auch VPF), Willebrand-Faktor-Protein und „tansforming growth factor β" (TGF-β) (Abb. 20.**25**). Gerade letzterer Effekt scheint eng mit der vermehrten mesangialen Matrixbildung in den Glomeruli verknüpft zu sein. TGF-β wurde auch vermehrt im Glaskörper bei Patienten mit deutlicher diabetischer Retinopathie gefunden (3). Ähnliches gilt auch für VEGF. Die schon länger bekannte Verminderung des Proteoglykans Heparansulfat und die vermehrte Bildung von Kollagen IV und VI sollen ebenfalls über eine Aktivierung der Proteinkinasen C vermittelt werden (43).

Steigerung der Sorbitbildung und Erniedrigung des Diphospholycorats: Hinsichtlich der Auswirkungen einer gesteigerten intrazellulären Sorbitbildung hat man lange Zeit die daraus resultierende osmotische Schwellung – Sorbit kann die Zellmembran nicht permeieren – als pathophysiologisch wichtig angesehen (80). Dieser Prozeß ist wohl nur in der Augenlinse von Bedeutung und spielt sonst eine untergeordnete Rolle (285). Wesentlicher scheint zu sein, daß die vermehrte intrazelluläre Sorbitbildung mit einer Verminderung des intrazellulären Myoinosits und der Na-Ka-ATPase-Aktivität verknüpft ist (80). Myoinosit und Glucose konkurrieren vermutlich auch um den gleichen transmembranösen Carrier-Transportmechanismus. Interessanterweise hat der interventive Ansatz mit Aldosereduktasehemmern, die zu einer weitgehenden Normalisierung des intrazellulären Sorbitgehalts führen, im Tierversuch zu einer Vielzahl von wahrscheinlich wünschenswerten Veränderungen im Sinne der Mikroangiopathieverhinderung geführt. So wurde eine Normalisierung der Basalmembransynthese und auch der Glykosaminoglykansynthese beobachtet (182).

Die Sauerstofftransportfunktion der Erythrozyten kann ferner durch transiente Erniedrigung des erythrozytären 2,3-Diphosphoglycerats gemindert sein (49).

Einflüsse auf die Hämostase wurden in letzter Zeit besonders intensiv untersucht (31, 34, 109, 177, 255, 256). Sozusagen komplementär spricht vieles für einen erhöhten Thrombozytenumsatz, der – wenn man von der β-Thromboglobulin-Bildung ausgeht – ebenso von Beginn des Diabetes an nachweisbar ist wie eine generelle Aktivierung der Thrombozyten – gemessen an spezifischen Aktivierungsmarkern bzw. -antigenen – im Sinne eines präthrombotischen Zustands. β-Thromboglobulin wird bei der Aggregation von Thrombozyten sezerniert, seine Konzentration im Blut ist ein guter Parameter für den Umsatz von Thrombozyten in vivo (105, 109). Gemesen an der Aggregation in vitro, wurde bei frisch entdeckten Diabetikern ein normales Verhalten gefunden, aber bereits eine eindeutig erhöhte Aggregationsneigung bei Patienten mit etwas längerer Diabetesdauer, ohne daß eine Mikro- oder Makroangiopathie klinisch erfaßbar gewesen wäre (109). Alle Parameter des gesteigerten Thrombozytenumsatzes nehmen jedoch mit fortschreitendem Ausmaß der Mikroangiopathie noch erheblich zu, wobei parallel dazu erhöhte Aktivitäten praktisch aller bisher in den Thrombozyten gemessenen Enzyme gefunden wurden (66, 109). Hinsichtlich rheologischer Parameter wurden Erhöhungen sowohl der Plasmavis-

kosität als auch der Viskoelastizität der Erythrozyten beobachtet (177).

Großes Interesse haben auch die „**insulin-like growth factors**" gefunden, vornehmlich IGF-I und IGF-II, aber auch PDGF (platelet-derived growth factor), EDGF (endothelium-derived growth factor), Endothelin, Stickoxid u. a. (10, 27, 83, 269). Zum Teil lassen sich Zusammenhänge mit dem Wachstumshormon darstellen (10). Klarheit hinsichtlich der Bedeutung im speziellen Fall der diabetischen Mikroangiopathie besteht bisher aber nicht. Vermutlich besteht aber ein Zusammenhang mit der kürzlich gemachten Beobachtung, daß sonographisch festgestellte große Nieren prospektiv ein hohes Risiko für eine rasch progrediente Nierenfunktionsstörung bei Typ-1-Diabetikern anzeigen.

Zusammenschau: Sicherlich ist es sinnvoll, diese verschiedenen Abnormitäten nicht isoliert oder statisch zu sehen, sondern in einem steten Wechselspiel, z. B. zwischen Blutfluß, Kapillarwand und Blutbestandteilen (120, 213, 269, 356). Vermutlich ist auch die Wertigkeit der einzelnen Veränderungen für die Entstehung der Mikroangiopathie an ihren verschiedenen Schauplätzen, also z. B. an der Retina oder an der Niere, unterschiedlich, wie auch die Kapillaren der einzelnen Strombahngebiete selbst sich deutlich unterscheiden. Abb. 20.**25** gibt eine Zusammenschau in vielen der gerade diskutierten Veränderungen, Abb. 20.**26** einen Gesamtüberblick über die Evolution der Mikroangiopathie des Auges.

Prävention und Therapie

Hinsichtlich der organspezifischen Prävention und Therapie der diabetischen Mikroangiopathie sei auf die einschlägigen Kapitel in diesem Lehrbuch verwiesen (Kap. 24 und 25).

Untersuchungen zur Früherkennung: Entscheidend sind regelmäßige Routineuntersuchungen zur Erfas-

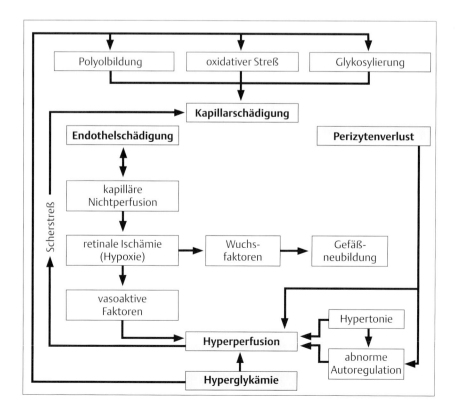

Abb. 20.**26** Diagramm der Entwicklung der diabetischen Retinopathie.

sung von Risikoprofil und Folgekrankheiten bei allen Diabetikern. Tab. 20.11 enthält die Empfehlungen sowohl hinsichtlich der Mikro- als auch der Makroangiopathie. Abschließend seien noch ein paar generell gültige Richtlinien dargestellt. Die regelmäßige Bestimmung der Mikroalbuminurie hat sich als weiterer zusätzlicher Parameter fest etabliert. Sie erlaubt die Früherkennung der Nephropathie speziell bei Typ-1-Diabetikern, aber auch – bei entsprechender Differentialdiagnose – bei Typ-2-Diabetikern. Ferner ermöglicht die Mikroalbuminuriebestimmung eine Früherkennung des Makroangiopathierisikos, insbesondere bei Typ-2-Diabetikern und beim metabolischen Syndrom. Aber auch Typ-1-Diabetiker entwickeln mit Beginn der Mikroalbuminurie ein deutlich ungünstiges kardiovaskuläres Risikoprofil (214).

HbA$_1$-Senkung: Nicht mehr strittig ist die Bedeutung der HbA$_1$- bzw. HbA$_{1c}$-Senkung zur Primär- und Sekundärprävention der Mikroangiopathie. Ziel ist die möglichst normnahe HbA$_1$/HbA$_{1c}$-Einstellung, möglichst von Anfang an, mit einem gerade noch akzeptablen Bereich bis maximal 2% über dieser Norm. Gleichzeitig normalisiert sich in vielen Fällen durch eine normnahe Einstellung auch die Hämorrheologie, nicht aber die gestörte Hämostaseologie (177).

Schließlich ist die **Blutdruckeinstellung** bzw. -senkung von weiterer überragender Bedeutung zur Primär- und Sekundärprävention der Mikroangiopathie an Auge und Niere. Ziel müssen nach allgemeiner Übereinkunft Blutdruckwerte unter 140/90 mm Hg sein, bei jüngeren Diabetikern möglichst eine vollständige Normalisierung. Bei älteren Patienten sollten in jedem Fall die Grenzwerte von 160/95 mm Hg unterschritten werden. Gleichzeitig ist die genannte Blutdrucksenkung auch primär- und sekundärpräventiv wirksam hinsichtlich der Makroangiopathie des Diabetikers.

Allgemeine Synopsis der Gefäßkrankheiten und Ausblick

Mikro- und Makroangiopathie entwickeln sich an ihren „Haupt- und Nebenschauplätzen" beim Diabetiker parallel, aber nicht in einem gesetzmäßigen Sinne, wobei bald die Mikroangiopathie, bald die Makroangiopathie als Vorreiter auftreten kann. Auch innerhalb der mikro- bzw. makrovaskulären Störungen kann der pathologische Prozeß mit unterschiedlicher Geschwindigkeit verlaufen. Grundsätzlich ist man jedoch gut beraten, wenn man bei jedem – sogar bisher asymptomatischen – Diabetiker mit jeder mikro- oder makroangiopathischen Komplikation zu irgendeinem Zeitpunkt rechnet.

Regeln, wonach eine Komplikation vor der anderen komme oder nur einen Typ von Diabetes treffe, dürfen den praktisch tätigen Diabetologen nicht zu einer falschen Sicherheit verleiten. So ist beispielsweise die oft geäußerte Ansicht, die Retinopathie gehe in ihrem zeitlichen Ablauf der Glomerulosklerose voraus bzw. keine diabetische Nierenkrankheit ohne nachweisbare Retinopathie, seit der Meßbarkeit der Mikroalbuminurie ins Wanken geraten. Die Meinung, die Mikroangiopathie sei nur ein Problem des Typ-1-Diabetikers, hat sich ebenfalls als Irrtum herausgestellt. Ferner muß bei schwer mikroangiopathisch geschädigten Diabetikern trotzdem auf die Makroangiopathie, vor allem des Herzens, geachtet werden: Sie sind besonders herzinfarktgefährdet. Aber auch Patienten mit arterieller Verschlußkrankheit der Beine oder Karotisstenosen leiden praktisch immer zusätzlich an einer koronaren Herzkrankheit und sterben daran nicht selten. In der Schwabinger Studie, aber auch im Praxisprojekt im Großraum München entwickelten Diabetiker mit einer arteriellen Verschlußkrankheit, auch asymptomatischen Formen, etwa 10mal häufiger schwere Herz-Kreislauf-Komplikationen als solche ohne. Nachdem die Beinarterien heute so einfach zu untersuchen sind, sollte diese Chance der Früherkennung einer Gefährdung unbedingt genutzt werden.

Literatur

1 Abraira, C., J. Colwell, F. Nuttall, C.T. Sanoin, W. Henderson, J.P. Comstock, N. Emannele, S.R. Levin, I. Pacold, H.S. Lee: The Veterans Affairs Cooperative Study on Glycemic Control and Complications in a Type 2 Diabetes Group. Cardiovascular events and correlates in the VA Feasibility Trial. Arch. intern. Med. 157 (1997) 181–188

2 Adachi, H., D.R. Jacobs, R. Hashimoto, R.S. Crow, M. Tsuruta, T. Imaizumi: Hyperinsulinemia and the development of ST-T elektrographic abnormalities. Diabet. Care 20 (1997) 1688–1693

3 Aiello, L.P., S.E. Bursell, A. Clermont, E. Duh, H. Ishii, C. Takagi, F. Mori, T.A. Ciulla, K. Ways, M. Jironsek, L.E.H. Smith, G.L. King: Vascular endothelial growth factor-induced retinal permeability is mediated by protein kinase C in vivo and suppressed by an orally effective β-isoform-selective inhibitor. Diabetes 46 (1997) 1473–1480

4 American Diabetes Association: Detection and management of lipid disorders in diabetes: consensus statement. Diabet. Care 19, Suppl. 1 (1996) S96–102

5 Amery, A., W. Birkenhäger, P. Brixho: Mortality and morbidity results from the European Working Party on High Blood Pressure trial. Lancet 1985/I, 1349–1354

6 Andersson, D.K.G., K. Svardsudd: Long-term glycemic control relates to mortality in type II diabetes. Diabet. Care 18 (1995) 1534–1543

7 Antiplatelet Trialists' Collaboration: Collaborative overview of randomized trials of antiplatelet therapy I: prevention of death, myocardial infarction, and stroke by prolonged antiplatelet therapy in various categories of patients. Brit. med. J. 308 (1994) 81–106

8 Assmann, G., P. Cullen für die Nationale Cardiovaskuläre Initiative: Erkennung und Behandlung von Fettstoffwechselstörungen: aktuelle Empfehlungen für die Betreuung von Patienten in der Praxis. Dtsch. Ärztebl., Suppl. 5 (1996) 1–12

9 Assmann, E., H. Schulte: The prospective cardiovascular Münster (PROCAM) study: prevalence of hyperlipidaemia in persons with hypertension and/or diabetes mellitus and the relationship to coronary heart disease. Amer. Heart J. 116 (1988) 1713–1724

10 Bach, L.A., M.M. Rechler: Insulin-like growth factors and diabetes. Diabet. Metab. Rev. 8 (1992) 229–258

11 Banholzer, P., M. Haslbeck, E. Edelmann, P. Saer, K. Staudigl, H. Mehnert: Sonographische Größenänderungen der Nieren bei Typ-1-Diabetes als Früherkennungsmethode der diabetischen Nephropathie. Ultraschall 9 (1988) 255–259

12 Barker, D.J.P., C.N. Hales, D.H.D. Fall, C. Osmond, K. Phillips, P.M.S. Clark: Type 2 (non-insulin-dependent) diabetes mellitus, hypertension and hyperlipidaemia (syndrome X): relation to reduced fetal growth. Diabetologia 36 (1993) 62–67

13 Baumgartl, H.-J., G. Sigl, P. Banholzer, M. Haslbeck, E. Standl: On the prognosis of IDDM patients with large kidneys. Nephrol. Dialys. Transplant. 12 (1998)

14 Baumgartl, H.-J., E. Standl: „Avanced glycosylation end products" und deren Rolle für die diabetischen Folgeschäden. Diabet. Stoffw. 5 (1996) 177–182

15 Beckmann, S., T. Schirop, W. Boksch, C. Lekutat, C.v. Wissmann, M. Scharte: Beurteilung der linksventrikulären Pumpfunktion mittels Streßechocardiographie als Screening-Methode bei insulinpflichtigen Typ-1- und Typ-2-Diabetikern. Diabet. Stoffw. 6 (1997) 93–101

16 Beks, P.J., A.J.C. Mackaay, J.N.D. de Neeling, H. de Vries, L.M. Bouter, R.J. Heine: Peripheral arterial disease in relation to glycemic level in an elderly Causasian population: the Hoom Study. Diabetologia 38 (1995) 86–96

17 Bell, E.T.: A post-mortem study of vascular disease in diabetes. Arch. Pathol. 53 (1952) 444–462

18 Bierhaus, A., S. Chevion, M. Chevion, M. Hofmann, P. Quekenberger, T. Illmer, T. Luther, E. Berentshtein, H. Tritschler, M. Müller, P. Wahl, R. Ziegler, P.D. Nawroth: Advanced glycosylation end products-induced activation of NF-κB ist suppressed by α-lipoic acid in cultured endothelial cells. Diabetes 46 (1997) 1481–1490

19 Biesenbach, G., O. Janko, J. Zazgronik: Similar rate of progression in the predialysis phase in type 1 and type 2 diabetes mellitus. Nephrol. Dialys. Transplant. 9 (1994) 1097–1102

20 Bojestig, M., H.J. Arngvist, B.E. Karlsberg, J. Ludvigsson: Glycaemic control and prognosis in type 1 diabetes patients with microalbuminuria. Diabet. Care 19 (1996) 313–317

21 Bojestig, M., H.J. Honquist, G. Hermannson, B.E. Karlberg, J. Ludvigsson: Declining incidence of nephropathy in insulin-dependent diabetes mellitus. New Engl. J. Med. 330 (1994) 15–18

22 Bollinger, A., J. Frey, K. Jäger, J. Furrer, J. Seglias, W. Siegenthaler: Patterns of diffusion through skin capillaries in patients with long-term diabetes. New Engl. J. Med. 307 (1982) 1305–1308

23 Borch-Johnsen, K., P.K. Andersen, T. Deckert: The effect of proteinuria on relative mortality in type 1 (insulin-dependent) diabetes mellitus. Diabetologia 28 (1985) 590–596

24 Breyer, J.A.: Diabetic nephropathy in insulin-dependent patients. Amer. J. Kidney Dis. 20 (1992) 533–547

25 Brinckmann-Hansen, O., K. Dahl-Jörgensen, L. Sandvick, K.F. Hansen: Blood glucose concentrations and progression of diabetic retinopathy: the seven year results of the Oslo Study. Brit. med. J. 304 (1992) 19–22

26 Brownlee, M., A. Cerami, H. Vlassara: Advanced glycosylation and products in tissue and the biochemical basis of diabetic complications. New Engl. J. Med. 318 (1988) 1315–1321

27 Bucala, R., K. Tracey, A. Cerami: Advanced glycosylation products quench nitric oxide and mediate defective endothelium-dependent vasodilatation in experimental diabetes. J. clin. Invest. 87 (1991) 432–438

28 Burchfield, C.M., J.D. Curb, B.L. Rodriguez, R.D. Abboth, D. Chiu, K. Yano: Glucose intolerance and 22-year stroke incidence: the Honolulu Heart Program. Stroke 25 (1994) 951–957

29 The Bypass Angioplasty Revascularization Investigation (BARI) Investigators: Comparison of coronary bypass surgery with angioplasty in patients with multivessel disease. New Engl. J. Med. 335 (1996) 217–225

30 Castelli, W.P.: The triglyceride issue: a view from Framingham. Amer. Heart J. 112 (1986) 432–440

31 Ceriello, A., E. Metz: Prevention of vascular events in diabetes mellitus: which „antithrombotic" therapy? Diabetologia 39 (1996) 1405–1406

32 Ceriello, A., P. Russo, P. Auntad, P.P. Cerrutti: High glucose induces anti-oxidant enzymes in human endothelial cells in culture: evidence linking hyperglycemia and oxidative stress. Diabetes 45 (1996) 471–477

33 Chaturvedi, N., J.M. Stevenson, J.H. Fuller: The relationship between smoking and microvascular complications in the Eurodiab IDDM Complications Study. Diabet. Care 18 (1995) 785–792

34 Colwell, J.A.: Aspirin therapy in diabetes. Diabet. Care 20 (1997) 1767–1771

35 Constam, G.R.: Zur Spätprognose des Diabetes mellitus. Helv. med. Acta 32 (1965) 287

36 Crall, F.A., W.C. Roberts: The extramural and intramural coronary arteries in juvenile diabetes mellitus. Analysis of nine necropsy patients aged 19 to 38 years with onset of diabetes before age 15 years. Amer. J. Med. 64 (1978) 221–223

37 Dahl-Jörgensen, K., T. Björo, P. Kierulf, L. Sandvik, H.J. Bangstadt, K.F. Hanssen: Long-term glycemic control and kidney function in insulin-dependent diabetes mellitus. Kidney int. 41 (1992) 920–923

38 Dahlöf, B., L.H. Lindholm, L. Hansson, B. Schersten, T. Ekbom, P.-O. Wester: Morbidity and mortality in the Swedish trial in Old Patients with hypertension (STOP-Hypertension). Lancet 338 (1991) 1281–1285

39 The DAMAD Study Group: The effect of aspirin-dipyridamole in early diabetic retinopathy. Diabetes 38 (1989) 491–498

40 Damsgaard, E.M., A. Froland, O.D. Jørgensen et al.: Microalbuminuria as predictor of increased mortality in elderly people. Brit. med. J. 300 (1990) 297–300

41 Davies, M.J.: The composition of coronary artery plaques. Editorial. New Engl. J. Med. 336 (1997) 1312–1314

42 Deckert, T., J.E. Poulsen, M. Larsen: Prognosis of diabetics with diabetes onset before the age of thirty-one. I. Survival, causes of death and complications. Diabetologia 14 (1978) 363–370

43 Deckert, T., B. Feldt-Rasmussen, K. Borch-Johnsen, T. Jensen, A. Enevoldsen-Kofoed: Albuminuria reflects widespread vascular damage. The Steno Hypothesis. Diabetologia 32 (1989) 219–226

44 DeFronzo, R.A.: Diabetic nephropathy: etiology and therapeutic considerations. Diabetes Metab. Rev. 3 (1995) 540–564

45 DeFronzo, R.A., E. Ferrannini: Insulin resistence: a multifaceted syndrome responsible for NIDDM, obesity, hypertension, dylipidemia, and atherosclerotic cardiovascular disease. Diabet. Care 14 (1991) 173–194

46 Despres, J.-P., B. Lamarche, P. Mauriege, B. Cantin, G.R. Dagenais, S. Moorjani, P.-J. Lupien: Hypersinsulinemia as an independent risk factor ischemic heart disease. New Engl. J. Med. 334 (1996) 952–957

47 Devereux R.B., M.H. Aldermann: Role of preclinical cardiovascular disease in the evolution from risk factor exposure to development of morbid events. Circulation 88 (1993) 1444–1455

48 The Diabetes Control and Complications Trial Research Group: The effect of intensive treatment of diabetes on the development and progression of long-term complications in insulin-dependent diabetes mellitus. New Engl. J. Med. 329 (1993) 977–986

49 Ditzel, J.E., E. Standl: The problem of tissue oxygenation in diabetes mellitus. I. Its relation to the early functional changes in the microcirculation of diabetic subjects. Acta med. scand., Suppl. 578 (1975) 49–58

50 Doi, T., H. Vlassara, M. Kirstein, Y. Yamada, G.E. Striker, L.J. Striker: Receptor-specific increase in extracellular matrix production in mouse mesangial cells by advanced glycosylation end products is mediated via platelet-derived growth factor. Proc. nat. Acad. Sci. 89 (1992) 2873–2877

51 Donahue, R.P., T.J. Orchard: Diabetes mellitus and macrovascular complications: an epidemiological perspective. Diabet. Care 15 (1992) 1141–1155

52 Ducimetiere, D., E. Eschwege, L. Papoz, J.L. Richard, J.R. Claude, G. Rosselin: Relationship of plasma insulin levels to the incidence of myocardial infarction and coronary heart disease mortality in middle-aged population. Diabetologia 19 (1980) 205–210

53 Dunn, F.L.: Plasma lipid and lipoprotein disorders in IDDM. Diabetes 41, Suppl. 2 (1992) 102–106

54 Durrington, P.: Statins and fibrates in the management of diabetic dyslipidaemia. Diabet. Med. 14 (1997) 513–516

55 Earle, K., J. Walker, C. Hill, G.C. Viberti: Familial clustering of cardiovascular disease in patients with insulin-dependent diabetes and nephropathy. New Engl. J. Med. 326 (1992) 673–677

56 Early Treatment of Diabetic Retinopathy Study Research Group: Photocoagulation for diabetic macular oedema. Arch. Opthalmol. 103 (1985) 1796–1806

57 Edmonds, M.E., N. Morrison, J.W. Laws, P.J. Watkins: Medial arerical calcification and diabetic neuropathy. Brit. med. J. 384 (1982) 928–930

58 Eriksson, J., A. Franssila-Kallunki, A. Ekstrand, C. Saloranta, E. Widen, C. Schalin, J. Groop: Early metabolic defects in persons at increased risk for non-insulin-dependent diabetes mellitus. New Engl. J. Med. 321 (1989) 337–343

59 The Eurodiab IDDM Complications Study Group: Microvascular and acute complications in IDDM patients: the Eurodiab IDDM Complications Study. Diabetologia 37 (1994) 278–285

60 Everhart, J.E., D.J. Pettitt, W.C. Knowler, F.A. Rose, P.H. Bennett: Medial arterial calcification and ist association with mortality and complications of diabetes. Diabetologia 31 (1988) 16–23

61 Faerman, I. E. Faccio, J. Milei, R. Nunez, M. Jadzinsky, D. Fox, M. Rapaport: Autonomic neuropathy and painless myocardial infarction in diabetic patients. Diabetes 26 (1977) 1147–1158

61a Fava, S., O. Aquilina, J. Azzopardi, H.A. Muscat, F.F. Fenech: The prognostic value of blood glucose in diabetic patients with acute myocardial infarction. Diabet. Med. 13 (1996) 80–83

62 Feener, E.D., G.L. King: Vascular dysfunction in diabetes mellitus: Lancet 350, Suppl. 1 (1997) SI9–SI13

63 Feldt-Rasmussen, B., E.R. Mathiesen, T. Deckert: Effect of two years strict metabolic control on the progression of incipient nephropathy in insulin-dependent diabetes. Lancet 1986/II, 1300–1304

64 Ferraro, S., P. Perrone-Filardi, G. Maddalena, A. Desiderio, E. Gravina, S. Turco, M. Chiariello: Comparsion of left ventricular function in insulin- and non-insulin-dependent diabetes mellitus. Amer. J. Cardiol. 71 (1993) 409–414

65 Ferriere, T.M.: Radiologically demonstrable arterial calcifications in diabetes mellitus. Aust. Ann. Med. 13 (1964) 222–224

66 Fibrinolytic Therapy Trialists' (FTT) Collaborative Group: Indications for fibrinolytic therapy in suspected acute myocardial infarction: collaborative overview of early mortality results from all randomised trials of more than 1000 patients. Lancet 343 (1994) 311–322

67 Folsom, A.R., J.H. Eckfeldt, S. Weitzman, J. Ma, L.E. Chambless, R.W. Barnes, K.B. Cram, R.G. Hutchinson, for the Atherosclerosis Risk in Communities (ARIC) Study Investigators: Relation of carotid artery wall thickness to diabetes mellitus, fasting glucose and insulin, body size, and pyhsical activity. Stroke 25 (1994) 66–73

68 Folsom A.R., S.A. Kaye, T.A. Sellers, C.-P. Hong, J.R. Cerhan, J.D. Potter, R.J. Prineas: Body fat distribution and 5-year risk of death in older woman. J. Amer. med. Ass. 269 (1993) 483–487

69 Folsom, A.R., K.K. Wu, W.D. Rosamond, A.R. Sharett, L.E. Chambless: Prospective study of hemostatic factors and incidence of coronary heart disease: the Atherosclerosis Risk in Communities (ARIC) Study. Circulation 96 (1997) 1102–1108

70 Fontbonne, A., E. Eschwege, F. Cambien, J.-L. Richard, P. Ducimetiere, N. Thibult, J.-M. Warnet, J.-R. Claude, G.-E. Rosselin: Hypertriglyceridaemia as a risk factor for coronary heart disease mortality in subjects with impaired glucose tolerance or diabetes: results from the 11-year follow-up of the Paris Prospective Study. Diabetologia 32 (1989) 300–304

71 Frenzel, H., H. Kalbfleisch: Ruptur bei Herzmuskelinfarkt-Koronarbefunden. Herz Kreisl. 11 (1979) 417–419

72 Froesch, E.R., C. Schmid, J. Schwander, J. Zapf: Actions of insulin-like growth factors. Ann. Rev. Physiol. 47 (1985) 443–467

73 Fruchart, J.-C.: Insulin-restistance and lipoprotein abnormalities. Diabète et Metab. 17 (1991) 244–248

74 Fuller, J.H., J. Head and the WHO Multinational Study Group: Blood pressure, proteinuria and their relationship with circurlatory mortalitiy. Diabète et Metab. 15 (1989) 273–277

75 Fuller, J.H., M.J. Shipley, G. Rose, R.J. Jarrett, H. Keen: Coronary-heart-disease risk and impaired glucose tolerance: the Whitehall Study. Lancet 1980/I, 1373–1375

76 Gall, M.-A., P. Rossing, P. Skott: Prevalence of micro- and macroalbuminuria, arterial hypertension, retinopathy, and large vessel disease in European type 2 (non-insulin-dependent) diabetic patients. Diabetologia 34 (1991) 655–661

77 Granger, C.B., R.M. Califf, S. Young: Outcome of patients with diabetes mellitus and acute myocardial infarction treated with thrombolytic agents. J. Amer. Coll. Cardiol. 21 (1993) 920–925

78 Graves, M., R.G. Malia, K. Goodfellow, M. Mattock, L.K. Stevens, J.M. Stephenson, J.H. Fuller and the Eurodiab IDDM Complications Study Group: Fibrinogen and von Willebrand factor in IDDM. Relationship to lipid vascular risk factors, load pressure, glycaemic control and urinary albumin excretion rate: the Eurodiab IDDM Complications Study. Diabetologia 40 (1997) 698–705

79 Gray, R., J.S. Yudkin, D.L.H. Patterson: Plasminogen activator inhibitor in plasma – a risk factor for myocardial infarction in diabetic subjects. Brit. Heart J. 69 (1993) 228–232

80 Greene, D.A., A. Sima, M.J. Stevens, E.L. Feldmann, S.A. Lattimer: Complications: neuropathy, pathogenetic considerations. Diabet. Care 15 (1992) 1902–1925

81 Groop, L., A. Ekstrand, C. Forsblom, E. Widen, P.-H. Groop, A.-P. Teppo: Insulin resistance, hypertension and microalbuminuria in patients with type 2 (non-insulin-dependent) diabetes mellitus. Diabetologia 36 (1993) 642–647

82 Grundy, A.M.: Small LDL, atherogenic dyslipidemia, and the metabolic syndrome. Circulation 95 (1997) 1–4

83 Haak, T., E. Jungmann, U. Hillmann, A. Felber, K.H. Usadel: Zur Bedeutung erhöhter Endothelinspiegel für die Entwicklung von Folgeerkrankungen des Diabetes mellitus. Med. Klein. 88 (1993) 291–296

84 Hach, W., U. Christ, H. Siefer: Befunde der Extremitäten-Angiopathie bei Diabetikern mit peripherer arterieller Verschlußkrankheit. Vasa 7 (1978) 27–30

85 Haffner, S.M., M.P. Stern, H.P. Hazuda, B.D. Mitchell, J.K. Patterson: Cardiovascular risk factors in confirmed prediabetics: Does the clock for coronary heart disease start ticking before the onset of clinical diabetes? J. Amer. med. Ass. 263 (1990) 2893–2898

86 Haffner, S.M., R.A. Valdez, H.P. Hazunda, B.D. Mitchell, P.A. Morales, M.P. Stern: Prospective analysis of the insulin resistance syndrome (syndrome X). Diabetes 41 (1992) 715–722

87 Haimovici, H.: Patterns of arteriosclerotic lesions of the lower extremity. Arch. Surg. 95 (1967) 918–921

88 Haller, H.: The postprandial state: How glucose and lipids may affect atherosclerosis and cardiovascular disease. Diabet. Med. 14, Suppl. 13 (1997) 51–580

89 Hammes, H.-P., S. Martin, K. Federlin, K. Geisen, M. Brownlee: Aminoguanidine treatment inhibits the development of experimental diabetic retinopathy. Proc. nat. Acad. Sci. 88 (1991) 11555–11558

90 Hanefeld, M., S. Fischer, U. Julius: Risk factor for myocardial infarction and death in newly diagnosed NIDDM: the Diabetes Intervention Study. Diabetologia 39 (1996) 1577–1583

91 Hanefeld, M., S. Fischer, J. Schmeckel, G. Rathe, J. Schulze, H. Dude, U. Schwarmbeck, U. Julius: Diabetes Intervention Study. Multiintervention trial in newly diagnosed NIDDM. Diabet. Care 14 (1991) 308–317

92 Hanefeld, M., W. Leonhardt: Das metabolische Syndrom. Dtsch. Gesundh.-Wes. 36 (1981) 545–551

93 Hansen, K.F.: How tight must blood glucose control be to prevent diabetic nephropathy. Nephrol. Dialys. Transplant. 9 (1994) 226–227

94 Hansen, K.F., H.J. Bangstad, O. Brinckmann-Hansen, K. Dahl-Jorgensen: Blood glucose control and diabetic microvascular complications: long-term effects of near-normoglycemia. Diabet. Med. 9 (1992) 697–705

95 Harris, M.I.: Impaired glucose tolerance in the U.S. population. Diabet. Care 12 (1989) 464–474

96 Harris, M.I., R. Klein, T.A. Welborn, M.W. Knuiman: Onset of NIDDM occurs at least 4–7 years before clinical diagnosis. Diabet. Care 15 (1992) 815–819

97 Hasslacher, Ch., W. Steck, P. Wahl, E. Rith: Blood pressure and metabolic control as risk factors for nephropathy in type 1 (insulin-dependent) diabetes. Diabetologia 28 (1985) 6–11

98 Hasslacher, Ch., E. Ritz, P. Wahl, C. Michael: Similar risks of nephropathy in patients with type 1 or type 2 diabetes mellitus. Nephrol. Dialys. Transplant. 4 (1989) 859–863

99 Herlitz, J., G.B. Wognsen, H. Emanuelsson, M. Haglid, B.W. Karlson, T. Karlsson, P. Albertsson, S. Westberg: Mortality and morbidity in diabetic and nondiabetic patients during a 2-year period after coronary artery bypass grafting. Diabet. Care 19 (1996) 698–703

100 Herman, W.H., S.M. Teutsch, S.J. Sepe, P. Sinnock, R. Klein: An approach to the prevention of blindness in diabetes. Diabet. Care 6 (1983) 608–613

101 Hillson, R.M., T.D.R. Hockaday, J.I. Mann, D.J. Newton: Hyperinsulinemia is associated with development of electro-cardiographic abnormalities in diabetics. Diabet. Res. 1 (1984) 143–149

102 Hofmann, M.A., J. Amiral, B. Kohl, W. Fiehn, M.S. Zumbch, R. Ziegler, V. Barcea, P. Wahl, A. Bierhaus, P.P. Nawroth, M. Henkels: Hyperhomocyst(e)inemia and endothelial dysfunction in IDDM. Diabet. Care 20 (1997) 1880–1886

103 Howard, B.V., E.T. Lee, R.R. Fabsitz, D.C. Robbins, J.L. Yeh, L.D. Cowan, T.K. Welty: Diabetes and coronary heart disease in American Indians: the Strong Heart Study. Diabetes 45, Suppl. 3 (1996) S6–S13

104 Hubert, H.B., M. Feinleib, P.M. McNamara, W.P. Castelli: Obesity as an independent risk factor for cardiovascular disease: a 26-year follow-up of participants in the Framingham Heart Study. Circulation 67 (1983) 968–977

105 Janka, H.U.: Thromboyztenfunktion bei diabetischer Angiopathie. Thieme, Stuttgart 1983

106 Janka, H.U., E. Standl, G. Bloss, F. Oberparleiter, H. Mehnert: Zur Epidemologie der Hypertonie bei Diabetikern. Dtsch. med. Wschr. 103 (1978) 1549–1555

107 Janka, H.U., E. Standl, H. Mehnert: Peripheral vascular disease in diabetes mellitus and its relation to cardiovascular risk factor:

screening with the Doppler-ultrasonic technique. Diabet. Care 3 (1980) 207–211

108 Janka, H.U., E. Standl, E.D. Albert, S. Scholz, H. Mehnert: Mediasklerose bei Diabetikern – eine Sonderform der Makroangiopathie. Vasa 9 (1980) 281–284

109 Janka, H.U., E. Standl, W. Schramm, H. Mehnert: Platelet enzyme activities in diabetes mellitus in relation to endothelial damage. Diabetes 32, Suppl. 2 (1983) 47–51

110 Janka, H.U., E. Standl: Hyperinsulinaemia as a possible risk factor of macrovascular disease in diabetes mellitus. Diabète et Metab. 13 (1987) 279–282

111 Janka, H.U., P. Dirschedl: Systolic blood pressure as a predictor for cardiovascular disease in diabetes: a 5-year longitudinal study. Hypertension 7, Suppl. 2 (1985) II-90–II-94

112 Janka, H.U., B. Balletshofer, A. Becker, M.R. Gick, J. Hartmann, D. Jung, S. Mäckelmann, A. Möltner: Das metabolische Syndrom als potenter kardiovaskulärer Risikofaktor für vorzeitigen Tod bei Typ-2-Diabetikern. Die Schwabinger Studie II. Untersuchung nach neun Jahren. Diabet. Stoffw. 1 (1992) 2–7

113 Jarrett, R.J., P. MacCartney, H. Keen: The Bedford Study: ten-year mortality in newly diagnosed diabetics, borderline diabetics and normoglycaemic controls and risk indices for coronary heart disease in borderline diabetics. Diabetologia 22 (1982) 79–84

114 Jarrett, R.J., C.G. Viberti, A. Argyropoulos: Microalbuminuria predicts mortality in non-insulin-dependent diabetes. Diabet. Med. 1 (1984) 17–19

115 Jensen, J.S., E.R. Mathiesen, K. Norgaard: Increased blood pressure and red cell sodium-lithium counter transport are not inherited in diabetic nephropathy. Diabetologia 33 (1990) 619–624

116 Joslin, E.P.: The Treatment of Diabetes Mellitus, 4th ed. Lea & Febiger, Philadelphia 1928

117 Kannel, W.B.: Hypertension and other risk factors in coronary heart disease. Amer. Heart J. 114 (1987) 918–925

118 Kannel, W.B., R.B. D'Agostino, P.W. Wilson, A.J. Belanger, D.R. Gagnon: Diabetes, fibrinogen, and risk of carciovascular disease: the Framingham experience. Amer. Heart J. 120 (1990) 672–676

119 Kannel, W.B., D.L. McGee: Diabetes and cardiovascular disease. The Framingham Study. J. Amer. med. Ass. 241 (1978) 2035–2038

120 Kaplan, N.: The deadly quartet: upper body obesity, glucose intolerance, hypertriglyceridemia, hypertension. Arch. intern. Med. 149 (1989) 1514–1520

121 Katz, M.A., P. McCuskey, J.L. Beggs, P.C. Johnson, J.A. Gaines: Relationship between microvascular function and capillary structures in diabetic and nondiabetic human skin. Diabetes 38 (1989) 1245–1250

122 Keen, H., R.J. Jarrett: The WHO Multinational Study of Vascular Disease in Diabetes. 2. Macrovascular disease prevalence. Diabet. Care 2 (1979) 187–192

123 King, G.L., D. Goodman, S. Buzney, A. Moses, C.R. Kahn: Receptors and growth-promoting effects of insulin and insulin-like growth factors on cells from bovine retinal capillaries and aorta. J. clin. Invest. 75 (1985) 1028–1036

124 King, H., M. Rewers for the WHO Ad Hoc Diabetes Reporting Group: Global estimates for prevalence of diabetes mellitus and impaired glucose tolerance in adults. Diabet. Care 16 (1993) 157–177

125 Kimmelstiel, P., C. Wilson: Intercapillary lesions in the glomeruli of kidney. Amer. J. Pathol. 12 (1936) 83–97

126 Kissebah, A.H., N. Vydelingum, R. Murray: Relation of body fat distribution to metabolic complications of obesity. J. clin. Endocrinol. 54 (1982) 254–260

127 Klein, R., S.E. Moss: Visual impairment and diabetes. In: Alberti, K.G.M.M., R.A. DeFronzo, H. Keen, P. Zimmet: International Textbook of Diabetes Mellitus. Wiley, Chichester 1992 (pp. 1415–1431)

128 Klein, R., B.E. Klein, S.E. Moss: Incidence of gross proteinuria in older-onset diabetes. Diabetes 12 (1993) 381–389

129 Klein, R.: Hyperglycemia and microvascular and macrovascular disease in diabetes. Diabet. Care 18 (1995) 258–268

130 Klein, R., B.E.K. Klein, S.E. Moss: Is obesity related to microvascular and makrovascular complications in diabetes? The Wisconsin Epidemiologic Study of Diabetic Retinopathy. Arch. intern. Med. 157 (1997) 650–656

131 Kofoed-Enevolden, A., K. Borch-Johnsen, S. Kreineer, J. Nerup, T. Deckert: Declining incidence of persistent proteinuria in type 1 (insulin-dependent) diabetic patients in Denmark. Diabetes 36 (1987) 205–209

132 Kohrt, W.M., J.H. Kirwan, M.A. Staten, R.E. Bourey, D.S. King, J.O. Holloszy: Insulin resistance in aging is related to abdominal obesity. Diabetes 42 (1993) 273–281

133 Kornowski, R., G.S. Mintz, K.M. Kent, A.D. Pichard, L.F. Satler, T.A. Bucher, M.K. Hong, J.J. Popma, M.B. Leon: Increased restenosis in diabetes mellitus after coronary interventions is due to exaggerated intimal hyperplasia: a serial intravascular ultrasound study. Circulation 95 (1997) 1366–1369

134 Kroc Collaborative Study Group: Blood glucose control and the evolution of diabetic retinopathy and albuminuria: a preliminary multicenter trial. New Engl. J. Med. 311 (1984) 365–372

135 Krolewski, A.S., J.H. Warram, L.I. Rand, A.R. Christlieb, E.J. Busick, C.R. Kahn: Risk of proliferative diabetic retinopathy in juvenile-onset type 1 diabetes. A 40-year follow-up study. Diabet. Care 9 (1986) 443–452

136 Krolewski, A.S., M. Canessa, J.H. Warram, L.M.B. Laffel, A.R. Christlieb, W.C. Knowler, L.I. Rand: Predisposition to hypertension and susceptibility to renal disease in insulin-dependent diabetes mellitus. New Engl. J. Med. 318 (1988) 140–145

137 Krolewski, A.S., E.J. Kosinski, J.H. Warram, O.S. Leland, E.J. Busick, A.C. Asmal, L.I. Rand, A.R. Christlieb, R.F. Bradley, C.R. Kahn: Magnitude and determinants of coronary artery disease in juvenile-onset, insulin-dependent diabetes mellitus. Amer. J. Cardiol. 59 (1987) 750–755

138 Krolewski, A.S., L.M.B. Laffel, M. Krolewski, M. Quinn, J.H. Warram: Glycosylated hemoglobin and the risk of microalbuminuria in patients with insulin-dependent diabetes mellitus. New Engl. J. Med. 332 (1995) 1251–1255

139 Krolewski, A.S., J.H. Warram, A.R. Christlieb: Onset, course, complications, and prognosis of diabetes mellitus. In Marble, A., L.P. Krall, R.F. Bradley, A.R. Christlieb, J.S. Soeldner: Joslin's Diabetes Mellitus. Lea & Febiger, Philadelphia 1984 (pp. 251–277)

140 Kunt, T., W. Omran, T. Forst, M. Engelbach, E. Küstner, J. Bens, A. Böhm, S. Gahr, A. Pfützner, J. Beyer: Mediasklerose vom Typ Mönckeberg bei Diabetikern – radiologisches Verteilungsmuster und Assoziation mit diabetischen Spätkomplikationen. Diabet. Stoffw. 6 (1997) 102–106

141 Kuusisto, J., L. Mykönnen, K. Pyörälä, M. Laakso: NIDDM and its metabolic control predict coronary heart disease in elderly subjects. Diabetes 43 (1994) 960–967

142 Laakso, M., S. Lehto, I. Penttila, K. Pyörälä: Lipids and lipoproteins predicting coronary heart disease mortality and morbidity in patients with non-insulin-dependent diabetes. Circulation 88 (1993) 1421–1430

143 Laasko, M.: Epidemiology of diabetic dyslipidemia. Diabet. Rev. 3 (1995) 408–422

144 Lahdenperä, S., M. Syvänne, J. Kahri, M.-R. Taskinen: Regulation of low-density lipoprotein particle size distribution in NIDDM and coronary disease: importance of serum triglycerides. Diabetologia 39 (1996) 453–461

145 Lander, Th., E. Standl, H.E. Naethke, Th. Dexel, E.A. Siess, S. Scholz, E.D. Albert: Untersuchungen der Basalmembrandicke bei Patienten mit Typ-1-Diabetes unter Berücksichtigung der diabetischen Retinpathie, des Zigarettenkonsums und der HLA-Antigene. Verh. dtsch. Ges. inn. Med. 87 (1981) 110–113

145a Lander, Th., Th. Dexel, B. Kraus, E. Standl, H. Mehnert: Zum Einfluß einer Schwangerschaft auf die diabetische Retinopathie. Akt. Endokrinol. Stoffw. 4 (1982) 123–127

146 Lawson, E., B. Zinman: The effect of intensive insulin therapy on macrovascular disease in type 1 diabetes: a systematic review and metaanalysis. Diabet. Care 2 (1998) 82–87

147 Lean, M.E.J., J.K. Powrie, A.S. Anderson: Obesity, weight loss and prognosis in type 2 diabetes. Diabet. Med. 7 (1990) 228–233

148 Ledet, T.: Histological and histochemical changes in the coronary arteries of old diabetic patients. Diabetologia 4 (1968) 268–270

149 Lehsten, K., B. Becker, D. Miachaelis, H.J. Eggert, I. Rjansanowski, E. Salzsieder: Die prospektive Wertigkeit von Manifestationsalter, Stoffwechsellage und Hypertonie für die Entwicklung einer diabetischen Retinopathie bei Typ-1-Diabetikern. Diabet. Stoffw. 5 (1996) 18–25

150 Lehto, S., T. Rönneman, S.M. Haffner, K. Pyörälä, V. Kallio, M. Laakro: Dyslipidemia and hyperglycemia predict coronary heart disease in events in middle-aged patients with NIDDM. Diabetes 46 (1997) 1354–1359

151 Lemp, G.F., R. van der Zwang, J.P. Hughes, V. Maddock, F. Kroetz, K.B. Ramanathan, D.M. Mirvis, J.M. Sullivan: Association between the severity of diabetes mellitus and coronary arterial atherosclerosis. Amer. J. Cardiol. 60 (1987) 1015–1019

152 Lewis, E.J., L.G. Hunsicker, R.P. Bain, R.D. Rohde: The effect of angiotensin-converting enzyme inhibition on diabetic nephropathy. New Engl. J. Med. 329 (1993) 1456–1462

153 Lillioja, S., C. Bogardus: Insulin resistence in Pima Indians. A combined effect of genetic predisposition and obesity-related skeletal muscle cell hypertrophy. Acta med. scand., Suppl. 723 (1988) 103–119

154 Lithell, H.O., P.M. McKeigne, L. Berglund, R. Mohsen, U.-B. Lithell, D.A. Lean: Relation of size at birth to non-insulin-dependent diabetes and insulin concentrations in men aged 50–60 years. Brit. med. J. 312 (1996) 406–410

155 Liu, Q.Z., W.C. Knowler, R.G. Nelson, M.F. Saad, M.A. Charles, I.M. Liebow, P.H. Bennett, D.J. Pettitt: Insulin treatment endogenous insulin concentration, and ECG abnormalities in diabetic Pima Indians. Diabetes 41 (1992) 1141–1150

156 Löwel, H., R. Dinkel, A. Hörmann, J. Stieber, E. Görtler: Herzinfarkt und Diabetes: Ergebnisse der Augsburger Herzinfarkt-Follow-up-Studie 1985–1993. Diabet. Stoffw. 5, Suppl. 1 (1996) 19–23

157 Lorenzi, M.: Glucose toxicity in the vascular complications of diabetes: the cellular perspective. Diabet. Metab. Rev. 8 (1992) 85–103

158 Lowe, L.P., K. Lin, P. Greenland: Diabetes, asymptomatic hyperglycemia, and 22-year mortality in black and white men. The Chicago Heart Association Detection Project in Industry Study. Diabet. Care 20 (1997) 163–169

159 Lupu, C., M. Calb, M. Ionescu, F. Lupu: Enhanced prothrombin and intrinsic factor X activation on blood platelets from diabetic patients. Thrombos. and Haemost. 70 (1993) 579–583

160 Makino, H., S. Ikeda, T. Haramoto, Z. Ota: Heparan sulfate proteoglycans are lost in patients with diabetic nephropathy. Nephron 61 (1992) 415–421

161 Malmberg, K., for the DIGAMI (Diabetes mellitus, Insulin Glucose Infusion in Acute Myocardial Infarction) Study Group: Prospective randomized study of intensive insulin treatment on long-term survival after acute myocardial infarction in patients with diabetes mellitus. Brit. med. J. 314 (1997) 1512–1515

162 Malmström, R., C.J. Packard, M. Caslake, D. Bedford, P. Stewart, H. Yki-Järvinen, J. Shepherd, M.-R. Taskinen: Defective regulation of triglyceride metabolism by insulin in the liver in NIDDM. Diabetologia 40 (1997) 454–462

163 Mangili, R., J.J. Bending, G. Scott, L.K. Lai, A. Gupta, G.C. Viberti: Increased sodium-lithium counter transport activity in red cells of patients with insulin-dependent diabetes and nephropathy. New Engl. J. Med. 318 (1988) 146–150

164 Manninen, V., L. Tenkanen, P. Koskinen, J.K. Huttunen, M. Mänttäri, O.P. Heinonen, H. Frick. Joint effects of serum triglyceride and LDL cholesterol and HDL cholesterol concentrations on coronary heart disease risk in Helsinki Heart Study: implications for treatment. Circulation 85 (1992) 37–45

165 Manson, J.A., G.A. Colditz, M.J. Stampfer, W.C. Willett, A.S. Krolewski, B. Rosner, R.A. Arky, F.E. Speizer, C.H. Hennekens: A prospective study of maturity onset diabetes mellitus and risk of coronary heart disease and stroke in women. Arch. intern. Med. 151 (1991) 1141–1147

166 Marre, M., P. Bernadet, Y. Gallois, F. Savagner, T.T. Guyene, M. Hall-lab, F. Cambien, D. Passa, F. Alhenc-Gulas: Relationship between angiotensin 1 converting enzyme gene polymorphism, plasma levels and diabetic retinal and renal complications. Diabetes 43 (1994) 384–388

167 Martin, J.F., P.M.W. Bath, M.L. Burr: Influence of platelet size on outcome after myocardial infarction. Lancet 338 (1991) 1409–1411

168 Maschio, G., D. Alberti, G. Janin, F. Locatelli, J.F.E. Mann, M. Motolese, C. Ponticelli, E. Ritz, P. Zuchelli, and the Angiotension-Converting-Enzyme Inhibition in Progressive Renal Insufficiency Study Group: New Engl. J. Med. 334 (1996) 939–945

169 Mathiesen, E.R., K. Borch-Johnsen, D.V. Jensen, T. Deckert: Improved survival in patients with diabetic nephropathy. Diabetologia 32 (1989) 884–886

170 Matson, C.A., M.F. Wiater, D.A. Weigle: Leptin and the regulation of body adiposity. Diabet. Rev. 4 (1996) 488–508

171 Mattock, M.B., H. Keen, G.C. Viberti, M.R. El-Gohari, T.J. Murrells, G.S. Scott, J.R. Wing, P.G. Jackson: Coronary heart disease and urinary albumin excretion rate in type 2 (non-insulin-dependent) diabetic patients. Diabetologia 31 (1988) 82–87

172 Mattock, M.B., N.J. Morrish, G.C. Vilberti et al.: Prospective study of microalbuminuria as predictor of mortality in NIDDM. Diabetes 41 (1992) 736–741

173 Matsumoto, K., Y. Yamaguchi, S. Miayke, S. Akazawa, M. Yanoi, Y. Tominagai, Y. Ueki: Insulin restistence and arteriosclerosis obliterans in patients with NIDDM. Diabet. Care 20 (1997) 1738–1743

174 Mauer, S.M., D.E.R. Sutherland, M.W. Steffes: Relationship of systemic blood pressure to nephropathyology in insulin-dependent diabetes mellitus. Kidney int. 41 (1992) 736–740

175 McGorisk, G.M., C.B. Treasure: Endothelial dysfunction in coronary heart disease. Curr. Opin. Cardiol. 11 (1996) 341–350

176 McKeigue, P.M., B. Shah, M.g. Marmot: Relationship of central obesity and insulin resistence with high diabetes prevalence and cardiovascular risk in South Asians. Lancet 337 (1991) 382–386

177 McMillian, D.E.: Clotting disorders in diabetes. In Alberti, K.G.M.M., R.A. DeFronzo, H. Keen, P. Zimmet: International Textbook of Diabetes Mellitus. Wiley, Chichester 1992 (pp. 1447–1457)

178 Meyer-Schwickerath, G., K. Schott: Diabetische Retinopathie und Lichtkoagulation. Klin. Mbl. Augenheilk. 153 (1968) 173

178a Meyer, C., J. Knunti, C.S. Duvernoy, M. Meier, A. Israel, E. Standl, O.-P. Pitkänen, D. Nuntila, M. Schwaiger: The effect of insulin on myocardial perfusion in NIDDM patients without coronary artery disease. J. Amer. Coll. Card. 1997

179 Miettinen, H., M. Niemelä, S. Lehto, S.M. Haffner, V.V. Salomaa, M. Mähonen, J. Tuomilehto for the FINMONICA AMI Register Group: Short and long-term case fatality of myocardial infarction in diabetic and nondiabetic patients. Diabetologia 38, Suppl. 1 (1995) A20

180 Mogensen, C.E.: Microalbuminuria preditcts clinical proteinuria and early mortality in maturity- onset diabetes. New Engl. J. Med. 310 (1984) 356–360

181 Mogensen, C.E., E. Standl: Prevention and Treatment of Diabetic Late Complications. De Gruyter, Berlin 1989

182 Mogensen, C.E., E. Standl: Pharmacology of Diabetes. De Gruyter, Berlin 1992

183 Mogensen, C.E.: Angiotension-converting enzyme inhibitors and diabetic nephropathy. Brit. med. J. 304 (1992) 327–328

184 Mogensen, C.E., W.F. Keane, P.H. Bennet, G. Jerums, H.H. Parving, P. Passa, M.W. Steffes, G.E. Striker, G.C. Viberti: Prevention of diabetic renal disease with special reference to microalbuminuria. Lancet 346 (1995) 1080–1084

185 Müller-Mohnsen, H., L. Scholtes: Auslösung der Thrombogenese durch strömungsmechanische Materialtransporte gegen die Gefäßwand. Hämostaseologie 2 (1982) 3–43

186 Mulec, H., S.A. Johnsen, O. Wiklund, S. Bjorck: Cholesterol: a renal risk factor in diabetic nephropathy? Amer. J. Kidney Dis. 22 (1993) 196–201

187 Munshi, N.N., A. Stone, L. Fink, V. Fonseca: Hyperhomocysteinemia following a methionine load in patients with non-insulin-dependent diabetes mellitus and macrovascular disease. Metabolism 45 (1996) 133–135

188 Mustard, J.F., M.A. Packham: Platelets and diabetes mellitus. New Engl. J. Med. 311 (1984) 665–666

189 Nathan, D.M., J. Meigs, D.E. Singer: The epidemiology of cardiovascular disease in type 2 diabetes mellitus: how sweet it is ... or is it? Lancet 350, Suppl. 1 (1997) SI 4–SI 9

190 Niskanen, L., O. Siitonen, M. Sukonen, M. Uusitupa: Medial artery calcification predicts cardiovascular mortality in patients with NIDDM. Diabet. Care 17 (1994) 1252–1256

191 Nitenberg, A., P. Valensi, R. Sachs, M. Dali, E. Aptecar, J.-R. Attali: Impairment of coronary reserve and Ach-induced coronary vasodilatation in diabetic patients with angiographically normal coronary arteries and normal left ventricular systolic function. Diabetes 42 (1993) 1017–1025

192 Nosadini, R., A. Solini, M. Velussi, B. Muollo, F. Frigato, M. Sambataro, M.R. Cipollina, F. DeRiva, E. Brocco, G. Crepaldi: Impaired insulin-induced glucose uptake by extrahepatic tissue is hallmark of NIDDM patients who have or will develop hypertension and microalbumniuria. Diabetes 43 (1993) 491–499

193 Ohkubo, Y., H. Kishikawa, E. Araki, T. Miyata, S. Isami, S. Motoyoshi, Y. Kojima, N. Furukoshi, M. Shichiri N.: Intensive insulin therapy prevents the progression of diabetic microvascular complications in Japanese patients with non-insulin-dependent diabetes mellitus: a randomized prospective 6-year study. Diabet. Res. clin. Pract. 28 (1995) 103–117

194 Østerby, R.: Glomerular structural changes in type 1 (insulin-dependent) diabetes mellitus: causes, consequences, and prevention. Diabetologia 35 (1992) 803–812

195 Oswald, G.A., S. Corcoran, J.S. Yudkin: Prevalence and risks of hyperglycemia and undiagnosed diabetes in patients with acute myocardial infarction. Lancet 1984/I, 1264–1267

196 Oxlund, H., L.M. Rasmussen, T.T. Andreassen, L. Heickendorff: Increased aortic stiffness in patients with type 1 (insulin-dependent) diabetes mellitus. Diabetologia 32 (1989) 748–752

197 Palumbo, P.J., L.J. Melton III: Peripheral vascular disease and diabetes. In: Diabetes in America. NIH Publication No. 95–1468, Bethesda 1995 (pp. 401–408)

198 Panzram, G.: Mortality and survival in type 2 (non-insulin-dependent) diabetes mellitus. Diabetologia 30 (1987) 123–131

199 Parving, H.H., A.R. Andersen, U.M. Smidt: Effect of antihypertensive treatment on kidney function in diabetic nephropathy. Brit. med. J. 294 (1987) 230–233

200 Patrick, A.W., P.J. Leslie, B.F. Clarke, B.M. Frier: The natural history and associations of microalbuminuria in type 2 diabetes during the first year after diagnosis. Diabet. Med. 7 (1990) 902–908

201 Phillips, D.I.W., D.J.P. Barker, C.N. Barker, S. Hirst, C. Ormond: Thinness at birth and insulin-resistance in adult life. Diabetologia 37 (1994) 150–154

202 Pyörälä, K.: Relationship of glucose tolerance and plasma insulin to the incidence of coronary heart disease: results from two population studies in Finland. Diabet. Care 2 (1979) 131–141

203 Pyörälä, K., T.R. Pedersen, J. Kjekshus, O. Faergeman, A.G. Olsson, G. Thorgeirsson and the Scandinavian Simvastatin Survival Study (4S) Group: Cholesterol lowering with simvastatin improves prognosis of diabetic patients with coronary heart disease: a subgroup analysis of the Scandinavian Simvastatin Survival Study (4S). Diabet. Care 20 (1997) 614–620

204 Raine, A.E.: Epidemiology, development and treatment of end stage renal failure in type 2 (non-insulin-dependent) diabetic patients in Europe. Diabetologia 36 (1993) 99–104

205 Rasmussen, L.M., L. Heickendorff, T.: Accumulation of fibronectin in aortae from diabetic patients: a quantiative immunohistologic and biochemical study. Lab. Invest. 61 (1989) 440–446

206 Ravid, M., H. Savin, I. Jurin, T. Bental, B. Katz, M. Lisker: Long-term stability effect of angiotensin-converting enzyme inhibition on plasma creatinine and on proteinuria in normotensive type 2 diabetic patients. Ann. intern. Med. 118 (1993) 577–581

207 Reaven, G.M.: Role of insulin resistance in human disease. Diabetes 37 (1988) 1595–1607

208 Reaven, P.D., E.L. Barrett-Connor, D.K. Browner: Abnormal glucose tolerance and hypertension. Diabet. Care 13 (1990) 119–125

209 Ritz, E., K. Bergis, K. Strojek, W. Grzeszczak: Verlauf und Therapie der Nephropathie bei Typ-2-Diabetes. Diabet. Stoffw. 6 (1997) 151–156

210 Robinson, J.G., A.R. Folsom, A.A. Nabulsi, R. Watson, F.L. Brancati, J. Cai for the Atherosclerosis Risk in Communities Study Investigators: Diabet. Care 19 (1996) 480–485

211 Rönnemaa, T., J. Marniemi, P. Puukka, T. Kuusi: Effects of longterm physical exercise on serum lipids, lipoproteins and lipid-metabolizing enzymes in type 2 (non-insulin-dependent) diabetic patients. Diabet. Res. 7 (1988) 79–84

212 Ross, R.: The pathology of atherosclerosis: an update. New Engl. J. Med. 314 (1986) 488–500

213 Rudberg, S., B. Persson, G. Dahlquist: Increased glomerular filtration rate as a predictor of diabetic nephropathy – a 8-year prospective study. Kidney int. 41 (1991) 822–828

214 Ruderman, N.B., C. Haudenschild: Diabetes as an atherogenic factor. Progr. cardiovasc. Dis. 26 (1984) 373–412

215 Sacks, F.M., M.A. Pfeffer, L.A. Moye, J.L. Rouleau, J.D. Rutherford, T.G. Cole, L. Brown, J.W. Warnica, J.M.O. Arnold, C.-C. Wun, B.R. Davis, E. Braunwald: The effect of pravastatin on coronary events after myocardial infarction in patients with average cholesterol levels. New Engl. J. Med. 335 (1996) 1001–1009

216 Savage, P.J., M.F. Saad: Insulin and atherosclerosis: villain, accomplice, or innocent bystander? Editorial. Brit. Heart J. 69 (1993) 473–475

217 Sawicki, P.T., I. Mühlhauser, U. Didjurgeit, M. Reimann, P. Bender, M. Berger: Mortality and morbiditiy in treated hypertensive type 2 diabetic patients with micro- or macroproteninuria. Diabet. Med. 12 (1995) 893–898

218 Scheidt-Nave, C., E. Barrett-Connor, D.: Wingard, B.A. Cohn, S.L. Edelstein: Sex differences in fasting glycemia as a risk factor for ischemic heart disease death. Amer. J. Epidemiol. 133 (1991) 565–576

219 Scherntaner, G., G.M. Kostner, H. Dieplinger, H. Prager, I. Mühlhauser: Apoliopproteines (A-I, A-II, B), Lp(a) lipoprotein and leci-

thin cholesterol acyltransferase activity in diabetes mellitus. Atherosclerosis 49 (1983) 277–293

220 Schmidt, S., N. Schöne, E. Ritz and Diabetic Nephropathy Study Group: Association of ACE gene polymorphism and diabetic nephropathy. Kidney int. 47 (1995) 1176–1181

221 Schmitz, A., M. Vaeth: Microalbuminuria: a major risk factor in non-insulin-dependent diabetes. A 10-year follow-up study of 503 patients. Diabet. Med. 5 (1988) 126–134

222 Seaquist, E.R., F.C. Goetz, S. Rich, J. Barbosa: Familial clustering of diabetic kidney disease. Evidence of genetic susceptibility to diabetic nephropathy. New Engl. J. Med. 320 (1989) 1161–1165

223 Selby J.V., D. Zhang: Risk factors for lower extremity amputation in persons with diabetes. Diabet. Care 18 (1995) 509–516

224 Sell, D.R., R.H. Nagaraj, S.K. Grandlee, P. Odetti, A. Laprolla, J. Fogarty, V.M. Monnier: Pentosidine: a molecular marker for the cumulative damage to proteins in diabetes, aging, and uremia. Diabet. Metab. Rev. 7 (1991) 239–251

225 SHEP Cooperative Research Group: Prevention of stroke by antihypertensive drug treatment in older patients with isolated systolic hypertension: final results of the Systolic Hypertension in the Elderly Program (SHEP). J. Amer. med. Ass. 265 (1991) 3255–3264

226 Siffert, W., R. Düsing: Sodium-proton exchange and primary hypertension 26 (1995) 649–655

227 Silberbauer, K., G. Schernthaner, H. Sinzinger, M. Winter, H. Piza-Katzer: Juveniler Diabetes mellitus: verminderte Prostacyclin-(PG12-)Synthese in der Gefäßwand. Vasa 8 (1979) 213–216

228 Silva, J.A., A. Escobar, T.J. Collins, S.R. Ramee, C.J. White: Unstable angina: a comparsion of angioscopic findings between diabetic and nondiabetic patients. Circulation 92 (1995) 1731–1736

229 Singer, D.E., D.M. Nathan, K.M. Anderson, P.W.F. Wilson, J.C. Evans: Association of HbA$_{1c}$ with prevalent cardiovascular disease in the original cohort of the Framingham Heart Study. Diabetes 41 (1992) 202–208

230 Skott, P., A. Vaag, N.E. Bruun, O. Hother-Nielsen, M.-A. Gall, H. Beck-Nielsen, H.-H. Parving: Effect of insulin on renal sodium handling in hypersinulinaemic typ 2 (non-insulin-dependent) diabetic patients with peripheral insulin resistance. Diabetologia 34 (1991) 275–281

231 Smith, D.A.: Comparative approaches to risk reduction of coronary heart disease in Tecumseh non-insulin-dependent diabetic population. Diabet. Care 9 (1986) 601–608

232 Sprafka, J.M., G.L. Burke, A.R. Folsom, P.G. McGovern, L.P. Hahn: Trends in prevalence of diabetes mellitus in patients with myocardial infarction and effect of diabetes on survival. The Minnesota Heart Survey. Diabet. Care 14 (1991) 537–543

233 Stamler, J., O. Vaccaro, J.D. Neaton, D. Wentworth: Diabetes, other risk factors, and 12-year cardiovascular mortality for men screened in the Multiple Risk Factor Intervention Trial. Diabet. Care 16 (1993) 434–444

234 Standl, E.: Metabolisches Syndrom und tödliches Quartett. Internist 37 (1996) 698–704

235 Standl, E., B. Balletshofer, B. Dahl, B. Weichehain, H. Stiegler, A. Hörmann, R. Holle: Predictors of 10-year macrovascular and overall mortality in patients with NIDDM: the Munich General Practitioner Project. Diabetologia 39 (1996) 1540–1545

236 Standl, E., H.U. Janka: High serum insulin concentrations in relation to other cardiovascular risk factors in macrovascular disease of type 2 diabetics. Horm. metab. Res., Suppl. 15 (1985) 46–51

236a Standl, E., H.U. Janka, T. Lander, H. Stiegler: Diabetische Mikroangiopathie. Risikofaktoren und Möglichkeiten der Prävention durch gute Diabeteseinstellung. Akt. Endokrinol. Stoffw. 6 (1985) 121–128

237 Standl, E., D. Maurer: Neuerblindungen bei Diabetikern 1995 in Oberbayern. Diabet. Stoffw. 6, Suppl. 1 (1997) 16

238 Standl, E., H. Stiegler: Microalbuminuria in a random cohort of recently diagnosed type 2 (non-insulin-dependent) diabetic patients living in the greater Munich area. Diabetologia 36 (1993) 1017–1020

239 Standl, E., H. Stiegler, R. Roth, K. Schulz, W. Lehmacher: On the impact of hypertension on the prognosis of NIDDM. Results of the Schwabing GP-Program. Diabet. Metab. Rev. 15 (1989) 352–358

240 Stein, B., W.S. Weintraub, S.S.P. Gebhart, C.L. Cohen-Bernstein, R. Grosswald, H.A. Liberman, J.S. Douglas, D.C. Morris, S.B. King: Influence of diabetes mellitus on early and late outcome after percutaneous transluminal coronary angioplasty. Ciruculation 91 (1995) 979–989

241 Steinberg, H.O., H. Chaker, R. Leaming, A. Johnson, G. Brechtel, A.D. Baron: Obesity/insulin resistance is associated with endothelial dysfunction. J. clin. Invest. 97 (1996) 2601–2610

242 Steinberg, D., S. Parthasarathy, T.E. Carew, J.C. Khou, J.L. Witztum: Beyond cholesterol: modifications of low density lipoprotein that increase its atherogenicity. New Engl. J. Med. 320 (1989) 913–924

243 Stephenson, J.M., J.H. Fuller and the Eurodiab IDDM Complications Study: Microalbuminuria is not rare before 5 years of IDDM. J. diabet. Complic. 8 (1994) 166–173

244 Stern, M.P.: Do non-insulin-dependent diabetes mellitus and cardiovascular disease share common antecedents. Ann. intern. Med. 124 (1996) 110–116

245 Stern, M.P., S.M. Haffner: Dyslipidemia in type 2 diabetes: implications for therapeutic intervention. Diabet. Care 14 (1991) 1144–1159

246 Stiegler, H., T. Forsmann, E. Standl: 5-Jahresverlauf nach Thrombendarteriektomie der A. carotis. Dtsch. med. Wschr. 113 (1988) 1987–1993

247 Stiegler, H., E. Standl, K. Schulz, R. Roth, W. Lehmacher: Morbidity, mortality, and albuminuria in type 2 diabetic patients: a 3-year prospective study of a random cohort in general practice. Diabet. Med. 9 (1992) 646–653

248 Stiegler, H., E. Standl, K. Schulz, R. Roth, W. Lehmacher: Häufigkeit, Risikoprofil und Letalitätsrate einer Stichprobe von Typ-2-Diabetikern mit Albuminurie in der ärztlichen Praxis. Eine prospektive 5-Jahres-Verlaufsuntersuchung. Diabet. Stoffw. 2 (1993) 62–67

249 Stout, R.W.: Insulin and atheroma: a 20-year perspective. Diabet. Care 13 (1990) 631–654

250 Strauer, B.E., W. Motz, M. Vogt, B. Schwartzkopff: Evidence for reduced coronary flow reserve in patients with insulin-dependent diabetes. A possible cause for diabetic herat disease in man. Exp. Clin. Endicrinol. Diabetes 105 (1997) 15–20

251 Taranov, L., P. Rossing, F.S. Nielsen, B.V. Hansen, J. Dyerberg, H.H. Parving: Increased plasma apolipoprotein (a) levels in IDDM patients with diabetic nephropathy. Diabet. Care 19 (1996) 1382–1387

252 Temple, R.C., P.M.S. Clark, D.K. Nagi, A.E. Schneider, J.S. Yudkin, C.N. Hales: Radioimmunoassay may overestimate insulin in non-insulin-dependent diabetics. Clin. Endocrinol. 32 (1990) 689–693

253 Teucher, A., H. Schnell, P.W.F. Wilson: Incidence of diabetic retinopathy and relationship to baseline plasma glucose and blood pressure. Diabet. Care 11 (1988) 24–257

254 Trautner, C., F. Plum, A. Icks, M. Berger, B. Haastert: Incidence of blindness in relation to diabetes. Diabet. Care 20 (1997) 1147–1151

255 Tschoepe, D., P. Roesen: Gerinnungsstörungen bei metabolischem Syndrom und Typ-2-Diabetes. In Mehnert, H.: Gefäße und Diabetes. Medikon, München 1997 (S. 117–132)

256 Tschoepe, D., P. Roesen, J. Esser, B. Schwippert, H.K. Nieuwenhuis, B. Kehrel, F.A. Gries: Large platelets circulate in an activated state in diabetes mellitus. Semin. Thrombos. Hemost. 17 (1991) 433–438

257 Turner, R.C., H. Millns, R.R. Holman: Coronary heart disease and risk factors in NIDDM – experience from the United Kingdom Prospective Diabetes Study. Diabetologia 40 (1997) S 121–S 122

258 Prospective Diabetes Study Group: U.K. Prospective Diabetes Study (UKPDS): VIII. Study design, progress and performance. Diabetologia 34 (1991) 877–890

259 Ulvenstam, G., A. Aberg, R. Bergstrand, S. Johansson, K. Pennert, A. Vedin, L. Wilhemsen, C. Wilhelmsson: Long-term prognosis after myocardial infarction in men with diabetes. Diabetes 34 (1985) 787–792

260 Uusitupa, M.I.J., L.K. Niskanen, O. Siitonen, E. Voutilainen, K. Pyörälä: Ten-year cardiovascular mortality in relation to risk factors and abnormalities in lipoprotein composition in type 2 (non-insulin-dependent) diabetic and non-diabetic subjects. Diabetologia 36 (1993) 1175–1184

261 Uusitupa, M., O. Siitonen, A. Aro, K. Pyörälä: Prevalence of coronary heart disease, leftt ventricular failure and hypertension in middle-aged, newly diagnosed type 2 (non-insulin-dependent) diabetic subjects. Diabetologia 28 (1985) 22–27

262 Vague, J.: The degree of masculine differentiation of obesities: a factor determining predisposition to diabetes, atherosclerosis, gout and uric calculous disease. Amer. J. clin. Nutr. 4 (1956) 20–34

263 Vague, P., I. Juhan-Vague, M.F. Aillaud, C. Badier, R. Viard, M.C. Alessi, D. Collen: Correlation between blood fibrinolytic acticity, plasminogen activator inhibitor level, plasma insulin level and relative body weight in normal and obese subjects. Metabolism 45 (1986) 250–253

264 Valsania, P., S.W. Zarich, G.J. Kowalchuk, E. Kosinski, J.H. Warram, A.S. Krolewski: Severity of coronary artery disease in young patients with insulin-dependent diabetes mellitus. Amer. Heart J. 122/3 (1991) 695–700

265 Van Belle, E., C. Bauters, E. Hubert, J.-C. Bodart, K. Abolmaali, T. Meurice, E.P. McFadden, J.-M. Lablanche, M.E. Bertrand: Restenosis rates in diabetic patients: a comparsion of coronary stenting and balloon angioplasty in native coronary vessels. Circulation 96 (1997) 1454–1460

266 Van der Ban, G.C., E. Kampman, E.G. Schouten, F.J. Kok, C. van der Heide-Wessel: Isolated systolic hypertension in Dutch middle-aged and all-cause mortality: a 25-year prospective study. Int. J. Epidemiol. 1 (1989) 95–99

267 Viberti, G.J., R.J. Jarrett, U. Mahmud, R.D. Hill, A. Argyropoulos, H. Keen: Microalbuminuria as a predictor of clinical nephropathy in insulin-dependent diabetes mellitus. Lancet 1982/I, 1430–1432

268 Viberti, G., C.E. Mogensen, L.C. Groop, J.F. Pauk and the European Microalbuminuria Study Group: Effect of captopril on progression to clinical proteinuria in patients with insulin-dependent diabetes mellitus and microalbuminuria. J. Amer. med. Ass. 271 (1994) 275–279

269 Vlassara, H.: Pathogenesis of diabetic nephrophaty, advanced glycation and new therapy. Med. Klinik. 92, Suppl. 1 (1997) 29–34

270 Vogt, B.W., E.D. Schleicher, O.H Wieland: Epsilon-amino-lysine-bound glucose in human tissue obtained at autopsy: increase in diabetes mellitus. Diabetes 31 (1982) 1123–1127

271 Vora, J.P., J. Dolben, J.d. Dean, D. Thomas, J.D. Williams, D.R. Owens, J.R. Peters: Renal hemodynamics in newly presenting non-insulin-dependent diabetes mellitus. Kidney int. 41 (1992) 829–835

272 Vukovich, T.C., G. Schernthaner: Decreased protein C levels in patients with insulin-dependent type 1 diabetes mellitus. Diabetes 35 (1986) 617–619

273 Walker, J.D., T. Tarig, G.C. Viberti: Sodium-lithium counter transport activity in red cells of patients with insulin-dependent diabetes and nephropathy and their parents. Brit. med. J. 301 (1990) 635–638

274 Walters, D.P., W. Gatling, M.A. Mullee, R.D. Hill: The prevalence, detection, and epidemiologic correlates of peripheral vascular disease: a comparsion of diabetic and non-diabetic subjects in an English community. Diabet. Med. 9 (1992) 710–715

275 Wautier, J.K., C. Zokourian, O. Chapper, M.P. Wauter, P.J. Guillaussea, R. Cao, O. Hori, D. Stern, A.M. Schmidt: Receptor-mediated endothelial dysfunction in diabetic vasculopathy – soluble receptor for advenced glycation end products blocks hyperpermeability in diabetic rats. Diabet. Care 20 (1997) 1880

276 Warram, J.H., J.E. Manson, A.S. Krolewski: Glycated hemoglobin and the risk of retinopathy in insulin-dependent diabetes mellitus. New Engl. J. Med. 332 (1995) 1305–1306

277 Weber, B., W. Burger, R. Hartmann: Risk factors for the development of retinopathy in children and adolescents with type 1 (insulin-dependent) diabetes mellitus. Diabetologia 29 (1986) 23–29

278 Weidmann, P., C. Beretta-Picolli, B.N. Trost: Pressor factors and responsiveness in hypertension accompanying diabetes mellitus. Hypertension 7, Suppl. 2 (1985) 33–42

279 Weir, C.J.: Is hyperglycaemia an independent predictor of poor outcome after acute stroke? Results of a long-term follow-up study. Brit. med. J. 314 (1997) 1303–1306

280 Weisswange, A., P. Betz, H. Roskamm: Spezielle Aspekte der koronaren Herzkrankheit bei Diabetikern. In Gleichmann, U., H. Sauer, R. Petzoldt, H. Mannebach: Diabetes und Herz. Steinkopff, Darmstadt 1986 (S. 41–52)

281 Welborn, T.A., K. Wearne: Coronary heart disease incidence and cardiovascular mortality in Busselton with reference to glucose and insulin concentrations. Diabet. Care 2 (1979) 154–160

282 West of Scotland Coronary Prevention Study: Identification of high-risk groups and comparison with other cardiovascular intervention trials: West of Scotland Coronary Prevention Group. Lancet 348 (1996) 1339–1343

283 Widmer, L., K. Waibel, R. Schaller, H. Reber: Läsionen der unteren Extremität bei Arterienverschluß. Schweiz. med. Wschr. 94 (1964) 1782–1785

284 Williams, B., B. Gallacher, H. Patel, C. Orme: Glucose-induced protein kinase C activation regulates vascular permeability, factor

mRNA expression and peptide production by human vascular smooth muscle cells in vitro. Diabetes 46 (1997) 1497–1503

285 Williamson, J.R., C. Kilo: Basement membrane physiology and pathophysiology. In Alberti, K.G.M.M., R.A. DeFronzo, H. Keen, P. Zimmet: International Textbook of Diabetes Mellitus. Wiley, Chichester 1992 (pp. 1245–1265)

286 Wingard, D.L., E. Barrett-Connor: Family history of diabetes and cardiovascular disease risk factors and mortality among euglycemic, borderline hyperglycemic, and diabetic adults. Amer. J. Epidemiol. 125 (1987) 948–958

287 Wingard, D.L., A. Ferrara, E.L. Barrett-Connor: Is insulin really a heart disease risk factor. Diabet. Care 18 (1995) 1299–1304

288 Wood, P.D., M.L. Stefanick, P.T. Williams, W.L. Haskell: The effects on plasma lipoproteins of a prudent weight-reducing diet, with or without exercise, in overweight men and women. New Engl. J. Med. 325 (1991) 461–466

289 Yudkin, J.S., R.D. Forrest, C.A. Jackson: Microalbuminuria as predictor of vascular disease in non-diabetic subjects. Islington Diabetes Study. Lancet 1988/II, 580–583

290 Zander, E., P. Heinke, D. Gottodiling, U. Herrmann, D. Michaelis, W. Kerner: Die Beziehung der Albuminexkretion zur Mikro- und Makroangiopathie und zum kardiovaskulären Risikoprofil bei Typ-1- und Typ-2-Diabetes. Diabet. Stoffw. 6 (1997) 51–58

291 Zavaroni, I., S. Mazza, L. Luchetti, G. Buonanno, P.A. Bonati, M. Bergonzani, M. Passeri, G.M. Reaven: High plasma insulin and triglyceride concentrations and blood pressure in offspring of people with impaired glucose tolerance. Diabet. Med. 7 (1990) 494–498

292 Zeifang, B., R. Standl, E. Standl: Die Mikroangiopathie des älteren Diabetikers. In Schütz, R.M., H.J. Frercks: Praktische Geriatrie (Bd. XI.), Graphische Werkstätten, Lübeck 1991 (S. 35–45)

293 Zimmet, P.Z., V.R. Collins, G.K. Dowse, L.T. Knight: Hyperinsulinaemia in youth is a predictor of type 2 (non-insulin-dependent) diabetes mellitus. Diabetologia 35 (1992) 535–541

21 Herzkrankheiten

H. U. Janka und E. Standl

Das Wichtigste in Kürze

➤ Kardiovaskuläre Erkrankungen sind die häufigsten Folgeschäden bei Diabetikern und erklären die hohe Morbidität und Mortalität dieser Patienten, insbesondere von diabetischen Frauen.

➤ Die Inzidenz erhöhter kardiovaskulärer Ereignisse ist bereits in den Vorstadien des manifesten Typ-2-Diabetes evident. Die Gefährdung wird neben den traditionellen kardiovaskulären Risikofaktoren vor allem durch die Facetten des metabolischen Syndroms verursacht.

➤ Die ungünstige Prognose von Diabetikern nach einem Herzinfarkt hat sich in den vergangenen 15 Jahren kaum verbessert – trotz aller Fortschritte in der gefäßlumenwiederherstellenden Therapie. Jeder zweite Patient erreicht die 1-Jahres-Überlebensgrenze nicht.

➤ Speziell unter dem Aspekt der Prognoseverbesserung im Zusammenhang mit koronaren Ereignissen ist eine möglichst normnahe Diabeteseinstellung (u. U. unter Verwendung von multiplen täglichen Insulininjektionen) und eine aggressive LDL-Cholesterin-Senkung mit Statinen auf Werte von 100 mg/dl (5,6 mmol/l) essentiell.

➤ Alle heutigen interventionellen und konservativen kardiologischen Therapiemöglichkeiten sollten auch dem Diabetiker nicht vorenthalten werden. Dies gilt insbesondere auch für die Therapie mit kardioselektiven β-Blockern, ACE-Hemmern, Antihypertensiva und Thrombozytenfunktionshemmern.

Epidemiologie und Formen

Häufigkeit, Altersverteilung und Mortalität: Kardiovaskuläre Erkrankungen sind die häufigsten Folgeschäden bei Diabetikern und erklären die hohe Morbidität und Mortalität dieser Patienten (69, 102). In den USA ist der Diabetes die vierthäufigste Todesursache, wobei kardiovaskuläre Erkrankungen für 75% der Gesamtmortalität verantwortlich sind (5, 107). Die koronare Herzkrankheit liegt mit großem Abstand an erster Stelle der Todesursachen. Die zugrundeliegende Atherosklerose tritt bei Diabetikern in einem früheren Alter auf als bei Nichtdiabetikern, zeigt rasche Progredienz und führt häufig zu so schweren und fatalen Komplikationen wie Myokardinfarkt, Schlaganfall und ischämische Fußgangrän (69).

Die hohe Rate an Herz-Kreislauf-Krankheiten findet sich bei allen Diabetestypen (45, 103). Besonders häufig sind ältere Typ-2-Diabetiker betroffen, doch liegt der Herzinfarkt auch beim Diabetiker vor dem 50. Lebensjahr an erster Stelle der Todesursachen (43, 105). In der United Kingdom Prospective Diabetes Study (UKPDS) waren schwere kardiovaskuläre Komplikationen mit Todesfolge 70mal häufiger als fatale mikrovaskuläre Folgeschäden (102). In allen bislang durchgeführten epidemiologischen Studien war die Mortalität an Herz-Kreislauf-Krankheiten bei Typ-2-Diabetikern 3- bis 4fach höher als bei Nichtdiabetikern (15, 69). Die Inzidenz bei Frauen mit Diabetes ist nahezu gleich hoch wie bei diabetischen Männern, während nichtdiabetische Frauen deutlich weniger davon betroffen sind (15, 45).

Konsequenz dieses erhöhten Risikos ist, daß mindestens 50% aller Todesfälle bei Diabetikern der koronaren Herzkrankheit zuzuschreiben sind. Die jährliche Durchschnittsmortalität bei Typ-2-Diabetikern beträgt 5,4% und ist doppelt so hoch wie bei altersgleichen Nichtdiabetikern (69), und ihre Lebenserwartung ist um 5–10 Jahre vermindert.

Formen: Zu der hohen Rate an Herzkomplikationen trägt eine Reihe von Faktoren bei:

➤ die häufig fortgeschrittene und mehr *diffuse Koronarsklerose,*

➤ das häufigere Auftreten eines *Herzinfarktes mit ungünstiger Prognose,*

➤ die *diabetische Herzmuskelerkrankung (diabetische Kardiomyopathie)* mit konsekutiver klinischer Herzinsuffizienz,

➤ das häufige Vorliegen einer *autonomen Neuropathie des Herzens* mit der Neigung zu Herzrhythmusstörungen und plötzlichem Herztod,

➤ ungünstige *metabolische Faktoren.*

Hinsichtlich der Erkrankungsformen, der Prävention und der Therapie zeigten sich in den letzten Jahren bei Diabetikern beträchtliche Besonderheiten.

Geographische Verteilung und Risikofaktoren: In allen epidemiologischen Studien wiesen Diabetiker eine deutlich höhere Rate an Infarkten und koronar-ischämischen EKG-Veränderungen auf als Personen mit normaler Glucosebelastung, während Personen mit gestörter Glucosetoleranz (amer. „impaired glucose tolerance", IGT) eine Zwischenstellung einnahmen (58). Dabei finden sich aber international beträchtliche Unterschiede. Während Herz-Kreislauf-Krankheiten bei Diabetikern in China, Japan und vielen Entwicklungsländern relativ seltene Todesursachen sind, stehen sie in den Industrienationen an erster Stelle der Statistiken. Die unterschiedliche Häufigkeit makrovaskulärer Erkrankungen bei Diabetikern deutet neben der Hyperglykämie auf eine Reihe von kulturellen, ethnischen, metabolischen oder genetischen Risikofaktoren hin, da die Prävalenz der mikrovaskulären Komplikationen in allen Ländern vergleichbar ist (110).

Geschlechtsverteilung: Der Diabetes mellitus stellt insbesondere für Frauen im mittleren und höheren Lebensalter einen wichtigen Schrittmacher für den Herzinfarkt dar (53). In der Nurses' Health Study hatten Typ-2-Diabetikerinnen ein 6,7fach gesteigertes, Typ-1-Patientinnen gar ein 12,2faches Risiko für Herzinfarkt im Vergleich zu Nichtdiabetikerinnen (55). Auch die Framingham-Daten zeigen klar, daß die bei Nichtdiabetikern bestehenden Geschlechtsunterschiede hinsichtlich der kardiovaskulären Erkrankungen bei Diabetikern aufgehoben sind. Der Einfluß des Diabetes auf die Herz-Kreislauf-Krankheiten ist deshalb unabhängig von anderen kardiovaskulären Risikofaktoren besonders deutlich bei Frauen nachzuweisen (5, 38, 92).

Koronare Herzkrankheit

Epidemiologie und Mortalität

Unter den verschiedenen klinischen Manifestationen der Makroangiopathie bei Diabetikern kommt der koronaren Herzkrankheit nach Häufigkeit und vitaler Bedrohung die größte Bedeutung zu. Sie manifestiert sich in Angina pectoris, nichtfatalen und fatalen Myokardinfarkten, Herzinsuffizienz und plötzlichem Herztod. In der multinationalen WHO-Studie bei über 6000 Diabetikern der Altersklasse 35–55 Jahre wurden bei 17,5% der Männer und 23,2% der Frauen EKG-Veränderungen (Q-Wellen, ST-T-Veränderungen) nachgewiesen, die auf eine koronare Herzkrankheit hinwiesen (110). In der Rancho-Bernardo-Studie wurden diese EKG-Zeichen fast doppelt so häufig bei den Diabetikern im Vergleich zur Normalbevölkerung gefunden (79).

Dabei weisen Diabetiker in allen Aspekten eine ungünstigere Prognose auf. In Langzeitstudien wurde für männliche Diabetiker ein 1,5- bis 2,5fach höheres relatives Risiko für Koronartod beobachtet, bei Diabetikerinnen gar ein 4fach höheres Risiko (69, 92).

Die Überlebensrate nach einem Myokardinfarkt ist bei Diabetikern deutlich reduziert und hat sich seit Mitte der 80er Jahre trotz der Verfügbarkeit moderner Therapieverfahren wie Thrombolyse, Akut-PTCA, Stentimplantationen und Bypasschirurgie nur unwesentlich verbessert (53). Alter, Diabetesdauer und -einstellung, Hypertonie und Übergewicht beeinflussen sowohl das Frührisiko als auch die Überlebensrate. Patienten mit hohem Blutzucker oder HbA_{1c}-Werten haben eine signifikant höhere Mortalität (18, 67). Die ungünstigere Prognose der Diabetiker erklärt sich aus dem häufigeren Auftreten von kardiogenem Schock, kongestiver Herzkrankheit, Rhythmusstörungen, plötzlichem Herztod und Myokardruptur (23, 38, 39, 53, 88, 93, 109).

Klinik

Neben der erhöhten Häufigkeit sind folgende Befunde für die koronare Herzkrankheit bei Diabetikern typisch:
➤ Angina-pectoris-Beschwerden und/oder Myokardinfarkt, assoziiert mit einer höheren Rate an Zwei- oder Dreigefäßerkrankung,
➤ eine auffallende Zunahme der koronaren Herzkrankheit bei diabetischen Frauen, selbst vor der Menopause,
➤ eine höhere Früh- und Spätmortalität nach einem Myokardinfarkt,
➤ eine höhere Anzahl von stummen Myokardischämien („silent ischemia") und Infarkten,
➤ die häufige Herzinsuffizienz, oftmals erstes Symptom der koronaren Herzkrankheit bei Diabetikern und in der Regel mit signifikanten Koronarstenosen assoziiert.
Autopsie- und angiographische Studien legen nahe, daß Diabetiker eine diffusere und schwerere Form der koronaren Herzkrankheit aufweisen als Nichtdiabetiker (6, 91, 107). Be-

sonders ist das linke Hauptgefäß der Koronararterien von der Atherosklerose betroffen (107). Angioskopische Untersuchungen zeigen bei Diabetikern mit instabiler Angina eine höhere Rate an Plaque-Ulzerationen und intrakoronare Thrombusbildung als bei Nichtdiabetikern, was auch das höhere Risiko für akute Koronarsyndrome erklärt (90). Darüber hinaus weisen Diabetiker eine höhergradige Stenosierung mit betont distaler Lokalisation auf, die diese Patienten nicht selten für eine aortokoronare Bypass-Operation ungeeignet macht (8, 105).

Doch auch bei Diabetikern mit angiographisch normalen Koronararterien wurde ein verminderter koronarer Blutfluß beobachtet. Die verminderte Koronarreserve wird der eingeschränkten endothel- und nicht endothelabhängigen Vasodilatation zugeschrieben (63, 99). Vermulich ist dieses Phänomen auch mit Insulinrestistenz verbunden; Insulin kann zu einer paradoxen Vasokonstriktion führen (55a/s. auch Tab. 20.**8**, S. 342). Angina pectoris, Präinfarktsyndrom und schwere EKG-Veränderungen in Ruhe und bei Belastung werden mit dieser endothelialen Dysfunktion in Verbindung gebracht. Häufig finden sich Strukturveränderungen an den präarteriolären Widerstandsgefäßen, insbesondere eine Verdickung der Tunicae media und intima. Die mikrovaskuläre Angina (*kardiologisches Syndrom X*) kann zu diastolischer Dysfunktion und linksventrikulärer Compliancestörung führen (99). Da auch bei Hypertonie und Insulinresistenz eine verminderte Vasodilatation beschrieben ist, findet sich auch eine Assoziation mit dem metabolischen Syndrom (*diabetologisches Syndrom X*).

Risikofaktoren

Die **traditionellen, beeinflußbaren Risikofaktoren** (vor allem Hypertonie, Fettstoffwechselstörungen und Zigarettenrauchen) sind bedeutende Determinanten der morbiden Atherosklerose und hypertensiver Ereignisse, und die Behandlung (Ausschaltung) reduziert die Inzidenz schwerer Komplikationen auch bei Diabetikern (112).

Neben den genannten traditionellen Risikofaktoren deuten beim Typ-2-Diabetiker die Facetten des **metabolischen Syndroms** (Dyslipidämie mit erniedrigtem HDL-Cholesterin, erhöhten Triglyceriden und dem „small dense LDL", die abdominelle [androide] Adipositas, Insulinresistenz, Proteinurie sowie eine schlechte Stoffwechseleinstellung [hohe glykosylierte Hämoglobinspiegel]) auf eine besondere kardiovaskuläre Gefährdung hin (35, 46, 48). Charakteristischerweise weist der Typ-2-Diabetiker mehrere dieser Risikofaktoren gleichzeitig auf, und ihr pathogener Effekt wirkt sich potenzierend auf Herz und Gefäße aus (5, 38). Diese Risikofaktoren sind bei den meisten Typ-2-Diabetikern lange vor der Manifestation des Diabetes nachweisbar, so daß ein beträchtlicher Anteil der Typ-2-Diabetiker bei der klinischen Diagnose deutliche Zeichen der koronaren Herzkrankheit aufweist. In einer finnischen Studie hatten bereits 17% der männlichen Diabetiker bei Diabetesdiagnose einen Herzinfarkt durchgemacht im Vergleich zu 9% der altersgleichen Nichtdiabetiker (103). Die Prävalenz eines Herzinfarktes bei neuentdeckten Diabetikerinnen war vergleichbar mit den diabetischen Männern, jedoch 8mal größer als bei nichtdiabetischen Frauen. Die genannten Risifaktoren erklären jedoch nur zum Teil das vermehrte Auftreten der koronaren Herzkrankheit bei Diabetikern. Große populationsbezogene Vergleichsstudien legen nahe, daß andere Faktoren, die mit der diabetischen Stoffwechsellage assozi-

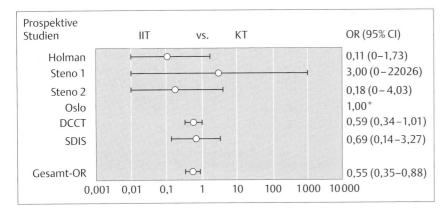

Abb. 21.**1** Einfluß einer intensivierten Insulintherapie (IIT) im Vergleich zu einer konservativen Insulintherapie (KT) auf die Anzahl makrovaskulärer Ereignisse bei Typ-1-Diabetikern. OR = Odds ratio, CI = Konfidenzintervall, * = keine makrovaskulären Ereignisse (aus Lawson, E., B. Zinman: Diabet. Care 21 [1998] 82).

iert sind, wirksam sein müssen (46, 58). Am häufigsten genannt werden die Hyperglykämie, die Hyperinsulinämie, die Erhöhung der kleinen, dichten LDL, Gerinnungs- bzw. Fibrinolysestörungen und komplexe Mechanismen der Endotheldysfunktion (19) (Kap. 20).

Beim **Typ-1-Diabetiker** kann das Exzeßrisiko für die koronare Herzkrankheit weitgehend mit der Dauer des Diabetes und dem Auftreten der diabetischen Nephropathie erklärt werden (43, 45). Viele Typ-1-Diabetiker mit einer koronaren Herzkrankheit weisen allerdings Facetten des metabolischen Syndroms auf (Hypertonie, androide Adipositas, Fettstoffwechelstörungen), also eine Insulinresistenz (43, 52). Die Ergebnisse der DCCT-Studie (Diabetes Control and Complications Trial) sowie eine Metaanalyse weiterer Interventionsstudien mit intensivierter Insulintherapie bei Typ-1-Diabetikern (49) deuten darauf hin, daß das Risiko für Herz-Kreislauf-Komplikationen durch eine bessere Blutzuckereinstellung vermindert werden kann (Abb. 21.**1**) (12).

Therapie

Medikamentöse Therapie: Die rechtzeitige Diagnose und Therapie der koronaren Herzkrankheit (68) sowie eine aggressive Risikofaktorenintervention dürften die ungünstige Prognose der Diabetiker verbessern. Die Symptome der Angina pectoris werden mit Nitraten, Calciumantagonisten und β-Blockern behandelt. Kardioselektive β-Blocker sollten verwendet werden, um die Nebenwirkungen zu minimieren.

Eine **chirurgische Intervention** oder Angioplastie sollte in Erwägung gezogen werden, wenn die medikamentöse Therapie nicht ausreicht, die Symptome zu lindern. Die operative Mortalität und die Verbesserung der Lebensqualität sind vergleichbar bei Diabetikern wie Nichtdiabetikern. Deshalb ist die klinische Indikationsstellung für aortokoronare Venen-Bypass-Operationen (ACVB), auch A.-thoracica-interna-Bypass, koronare Angioplastie und Stentimplantationen für Diabetiker identisch mit der für die allgemeine Bevölkerung (108). Die Langzeitprognose nach der perkutanen, transluminalen Angioplastie (PTCA) der Koronarien und der ACVB-Operation ist bei Diabetikern jedoch schlechter (32, 41, 97). Faktoren, die auch für die ungünstigere Überlebensrate bei Diabetikern bei Herzinfarkt genannt werden (s. u.), dürften verantwortlich sein. Eine definitive Antwort, ob ACVB oder PTCA bei Diabetikern überlegen sei, kann zur Zeit, nicht gegeben werden, da die Studienergebnisse sich unterscheiden. In der größten bisher publizierten BARI-Studie wiesen allerdings Patienten unter ACVB eine bessere 5-Jahres-Überlebenskurve auf als unter PTCA (100). Die Auto-

ren erklärten die Befunde mit einer fortgeschritteneren Atherosklerose der Koronararterien und einer höheren Rate an Restenosierungen. Die erhöhte Rate an Restenosierung bei Diabetikern nach Koronarinterventionen wird vor allem durch die deutlich gesteigerte Intimahyperplasie verursacht (44). Bei Implantation eines Stents sind die Ergebnisse der PTCA allerdings mit denen der Nichtdiabetiker vergleichbar (106).

Herzinsuffizienz und -rhythmusstörungen: Im Rahmen der koronaren Herzkrankheit kommt es bei Diabetikern häufig zur Herzinsuffizienz. Auch Hypertonie, diabetische Kardiomyopathie und autonome Neuropathie tragen dazu bei. Die Behandlung beinhaltet optimale Blutzuckereinstellung, die Normalisierung erhöhter Blutdruckwerte und den Einsatz von ACE-Hemmern, Digitalis und Diuretika. Patienten mit Herzrhythmusstörungen bedürfen einer genauen Diagnostik. Der Einsatz von Antiarrhythmika und/oder Antikoagulation muß individuell entschieden werden.

Herzinfarkt

Risiko, Prognose und Intensivtherapie

Risiko und Prognose: Der akute Myokardinfarkt ist eine der wesentlichen, lebensbedrohlichen Komplikationen des Diabetes mellitus. Auch in der Thrombolyseära ist der Herzinfarkt bei Diabetes mit einer deutlich schlechteren Langzeitprognose verbunden (10, 50, 53, 93, 95) (Abb. 21.**3**).

Das kumulative Mortalitätsrisiko beträgt, wenn alle Todesfälle (auch Patienten vor Krankenhausaufnahme) innerhalb des ersten Jahres erfaßt werden, 38–50% (53). Also nur die Hälfte der Diabetiker überlebt nach einem Herzinfarkt die 1-Jahres-Grenze (39, 53). Verglichen mit den Angaben für Nichtdiabetiker ergibt sich eine deutlich höhere Gefährdung für Diabetiker. Auch die Langzeitprognose ist für Diabetiker deutlich ungünstiger. Nach überstandenem Herzinfarkt beträgt die 5-Jahres-Überlebensrate für Diabetiker 54% im Vergleich zu 73% bei Nichtdiabetikern (93). Bei einem zweiten Infarkt innerhalb der 5-Jahres-Grenze verringert sich die Überlebenschance auf weniger als 25%. Vorderwandinfarkte haben die schlechteste Prognose (109).

Das bevölkerungsbezogene Augsburger Herzinfarktregister bot die Möglichkeit, das Auftreten und das Überleben nach Herzinfarkt an einem nichtselektierten Patientengut zu untersuchen. Typ-2-Diabetes war bei Männern mit einem 3fach höheren und bei Frauen mit einem 6fach höheren Herzinfarktrisiko assoziiert (Abb. 21.**2**) (53). 63% der diabetischen Herzinfarktpatienten waren Hypertoniker, 33% Raucher. Unabhängig vom Schweregrad des Akut-

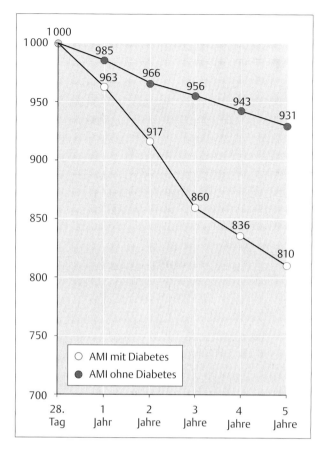

Abb. 21.3 Herzinfarkt und Überleben im MONICA Augsburg Survey, 1985–1990. Relatives Überleben von Herzinfarkt-Patienten mit und ohne Diabetes (AMI = akuter Myokardinfarkt).

infarktes war die Überlebensrate bei Diabetikern nach Krankenhausentlassung deutlich eingeschränkt (Abb. 21.**3**).

Das relative Risiko für den Koronartod im Krankenhaus, d. h. die Frühmortalität, ist im Vergleich zu Nichtdiabetikern erhöht (1,6–2,1%) (27). Ein plötzlicher Herztod 24 Stunden nach Beginn der Symptome eines Herzinfarktes tritt bei Diabetikern gar 2,6fach häufiger auf im Vergleich zu den Nichtdiabetikern (10).

Die **intensivmedizinische Therapie** des Myokardinfarkts hat sich in den letzten Jahren mit Einführung von Monitoring, Thrombolytika und Akut-PTCA erheblich geändert und dadurch die Prognose der Patienten dramatisch verbessert, sofern sie das Krankenhaus erreichen. Die Übersicht der Fibrinolytic Therapy Trialists Collaborative Group bestätigte den Nutzen der Thrombolyse bei Diabetikern; die absolute Reduktion der Mortalität war eher größer als bei den Nichtdiabetikern (3,7 vs. 1,5%) (20). Retinale Blutungen bei Diabetikern unter thrombolytischer Therapie sind extrem selten. Eine Retinopathie stellt deshalb keine Kontraindikation gegen eine Thrombolysebehandlung dar (27). Der z. Z. immer noch deutlich geringere Einsatz von Thrombolytika bei Diabetikern mit Herzinfarkt sollte deshalb nicht mit einer möglichen Erblindungsgefahr begründet werden.

Faktoren für die ungünstigere Prognose

Die ungünstigere Prognose der Diabetiker erklärt sich aus einer Reihe von Faktoren (Tab. 21.**1**).

Infarktgröße: Die Mortalität nach einem Infarkt ist im allgemeinen abhängig von der Größe des ischämischen Areals. Gemessen an EKG-Veränderungen und dem Anstieg der Herzmuskelenzyme im Blut, sind die Herzinfarkte bei Diabetikern und Nichtdiabetikern allerdings vergleichbar groß (50).

Die Ergebnisse des Augsburger Herzinfarktregisters zeigen, daß selbst Diabetiker mit kleinen und oftmals symptomarmen Infarkten eine erhöhte Früh- und Spätmortalität aufweisen. Unabhängig von der Infarktgröße wurde bei Diabetikern eine erhöhte Myokardrupturinzidenz gefunden (23). In einigen Untersuchungen zeigte sich eine verminderte Ejektionsfraktion des Residualventrikels (39). Diese Befunde erklären das häufigere Auftreten eines kardiogenen Schocks bei Diabetikern (39, 53).

Hypothetisch haben manche Sulfonylharnstoffe als orale Antidiabetika Einfluß auf die ATP-abhängigen Kaliumkanäle des Herzmuskels und damit auf die Infarktgröße, was in klinischen Studien jedoch nicht gezeigt werden konnte. In Tierversuchen konnte demonstriert werden, daß bei Fehlen von „ischemic preconditioning", also der Anpassung des Myokards an einen Sauerstoffmangel, größere Infarkte resultieren (94). Während der Ischämie öffnen sich die ATP-abhängigen Kaliumkanäle, ein Mechanismus, der einen

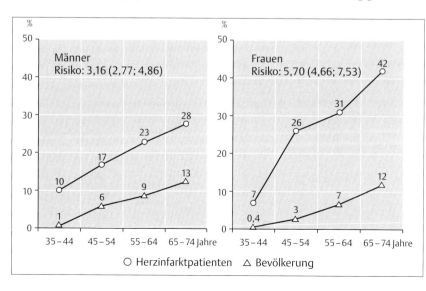

Abb. 21.2 Prävalenz von Diabetes mellitus (%) von Herzinfarktpatienten im Vergleich zur Augsburger Bevölkerung. Augsburger Herzinfarktregister 1985/92 und MONICA Augsburg Survey 1984/85 und 1989/90.

Tabelle 21.2 Mögliche Ursachen für die schlechtere Prognose bei Diabetikern mit Herzinfarkt

- Myokardgröße und häufigeres Auftreten von kardiogenem Schock
- gestörtes postischämisches Remodeling und Auftreten von Herzinsuffizienz
- schmerzarme Infarkte, die eine sofortige Behandlung verzögern
- diffuse Atherosklerose der Koronararterien
- Störungen der Gerinnung und Fibrinolyse
- diabetische Herzmuskelerkrankung
- autonome Neuropathie
- Herzrhythmusstörungen
- unterschiedlicher Einsatz von Medikamenten
- metabolische Ursachen

Schutz des Myokards gegenüber Ischämie und Reperfusionsschaden darstellt (7) und von Sulfonylharnstoffen in unterschiedlichem Ausmaß blockiert werden kann. Da andererseits Sulfonylharnstoffe antiarrhythmisch wirken, ist die klinische Relevanz der unterschiedlichen antidiabetischen Therapie noch zu klären.

Stumme Infarkte: Seit langem ist bekannt, daß der Myokardinfarkt bei Diabetikern oft mit weniger schweren Allgemeinsymptomen einhergehen und häufiger schmerzarm ablaufen kann (45, 79). Patienten mit bekannter koronarer Herzkrankheit, die im Belastungs-EKG positiv sind, können in einem hohen Prozentsatz asymptomatisch sein (60). Da also starke Schmerzen häufig fehlen, kann der Infarkt übersehen und eine entsprechende Therapie verzögert werden. Deshalb sollte bei plötzlich auftretenden Dekompensationszeichen an die atypische Manifestation eines Myokardinfarkts gedacht werden.

Störungen von Gerinnung und Fibrinolyse: Gerinnung und Fibrinolyse sind bei Diabetikern in für die Koronararterien ungünstiger Weise verändert (28). Dadurch wird möglicherweise erklärt, daß Diabetiker durch thrombolytische Therapie relativ mehr profitieren als Nichtdiabetiker (20, 27). Bei Diabetikern wurden erhöhte Werte von Fibrinogen, Faktor VII, Faktor VIII, Willebrand-Faktor und der

Thrombozytenaggregabilität gefunden, die als unabhängige Risikoprädiktoren gelten (22). Plasminogenaktivator-Inhibitor 1 (PAI-1) scheint eine Schlüsselrolle bei der Hemmung der Fibrinolyse zu spielen. Interessanterweise sind erhöhte Spiegel dieses Fibrinolysehemmers bei allen Komponenten des Insulinresistenz -(metabolischen) Syndroms gefunden worden, ein weiteres Merkmal, weshalb dieses Syndrom als gravierendes kardiovaskuläres Risiko gilt. Bei der erhöhten Aktivierung der Thrombozyten ist die Acetylsalicylsäuretherapie zur Hemmung der Plättchenaggregation Standard geworden. Darunter erleiden diabetische Patienten beträchtlich weniger Reinfarkte (2).

Diabetische Kardiomyopathie: Klinische und epidemiologische Studien der letzten Jahre haben darauf hingewiesen, daß Diabetiker eine Herzinsuffizienz auch bei Fehlen einer signifikanten koronaren Herzkrankheit, Hochdruck und Herzklappendefekten entwickeln können. Die Autoren der Framingham-Studie analysierten die Rolle des Diabetes bei kongestivem Herzversagen und fanden eine deutlich höhere Inzidenz der dekompensierten Herzinsuffizienz bei Diabetikern, wobei das Exzeßrisiko unabhängig von Hypertonie und koronarer Herzkrankheit gesehen wurde (Abb. 21.**4**) (38). Daraus wurde der Schluß gezogen, daß eine besondere Form der Kardiomyopathie bei Diabetikern auftrete, wobei als Ursache die Mikroangiopathie und Stoffwechselstörungen vermutet wurden. In den letzten Jahren wurde der Begriff der *diabetischen Kardiomyopathie* in der Literatur von Kardiologen und Diabetologen weitgehend akzeptiert.

Die diabetische Herzmuskelerkrankung wurde sowohl bei Typ-2-Diabetikern als auch bei Langzeit-Typ-1-Diabetikern beschrieben (4, 24, 70, 73).

Typisch ist die Kombination von vermindertem frühdiastolischem Füllungsfluß, reduziertem enddiastolischem Volumen und vermehrter linksventrikulärer Wanddicke, wobei die Hypertrophie des linken Ventrikels als Folge einer veränderten Wandstruktur angesehen werden könnte (24, 70, 73). Diese Veränderungen sind aber auch für Personen mit hypertonen Blutdruckwerten charakteristisch, so daß bei der häufigen Koexistenz von Diabetes und Hypertonie oftmals die genaue Zuordnung der pathogenen Me-

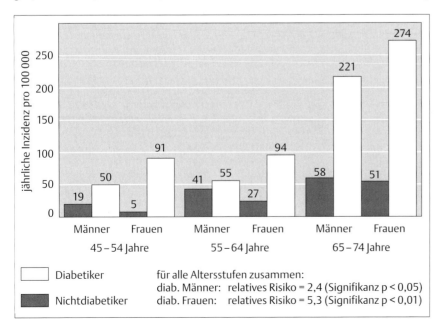

Abb. 21.4 Jährliche Inzidenz des Herzversagens bei männlichen und weiblichen Diabetikern und Nichtdiabetikern im Alter von 45–74 Jahren nach Alter. Ergebnisse von Nachuntersuchungen über 18 Jahre im Rahmen der Framingham-Studie.

chanismen schwierig ist. Zweifellos prädestinieren aber diastolische Funktionsstörung und linksventrikuläre Hypertrophie zur Herzinsuffizienz.

Durch Myokardbiopsien konnte eine typische diabetische Mikroangiopathie mit Mikroaneurysmen der Kapillaren, Basalmembranverdickung, paravasaler Ablagerung von Glykoproteinen und interstitieller Fibrose tatsächlich nachgewiesen werden (21). Die Mikroangiopathie der Kapillaren dürfte aber für diabetische Herzmuskelerkrankung und Infarkt eine untergeordnete Rolle spielen, da keine Assoziation von Mikroangiopathie mit spezifischen ischämieinduzierten pathologischen Veränderungen des Herzmuskels gesehen wurde (4). Der bei Diabetikern wiederholt nachgewiesene verminderte myokardiale Blutfluß (bei Fehlen atheromatöser Veränderungen der Koronararterien) ist deshalb weniger Funktionsstörungen der Kapillaren als der präarteriolären myokardialen Widerstandsgefäße zuzuschreiben (s. o.)

Autonome Neuropathie: Die Ursache für das Fehlen von ischämischen Präkordialschmerzen bei Diabetikern ist unklar; es wurde ein Zusammenhang mit der kardialen diabetischen Neuropathie angenommen (1, 60). Störungen der autonomen Nervenfunktion sind unabhängige Risikofaktoren für kardiovaskuläre Mortalität (1, 10, 17, 74, 85). Sie können zu Herzfrequenzsteigerung und funktionellen Störungen des Herzmuskels führen und damit die systolische und diastolische Funktion verschlechtern oder den Gefäßtonus erhöhen. Die assoziierte schnellere Ruheherzfrequenz erhöht den Sauerstoffbedarf, und der erhöhte Gefäßtonus vermindert den myokardialen Blutfluß. Darüber hinaus ist der Myokardinfarkt selbst mit Störungen des autonomen Nervensystems assoziiert. Auch eine große Zahl von plötzlichem Herztod wurde bei Patienten mit autonomer Neuropathie beobachtet, wobei in erster Linie Herzrhythmusstörungen verantwortlich gemacht wurden (3). Ein diagnostisches Zeichen der autonomen Neuropathie ist eine verminderte respiratorische Herzfrequenzvariabilität. In den letzten Jahren wurde diese Störung auch bei nichtdiabetischen Infarktpatienten als bedeutendes kardiovaskuläres Risiko herausgestellt (112).

Untersuchungen der sympathischen Dysfunktion des Herzens mittels Tracer-Techniken (unter Verwendung eines Analogons von Noradrenalin) haben unsere Kenntnisse über die autonome kardiale Neuropathie wesentlich erweitert. Diese Technik ist bei weitem sensitiver als die o. g. EKG-basierten Tests (81, 82) und zeigt, daß bereits 75% aller neu diagnostizierten Tp-1-Diabetiker auch bei guter Diabeteseinstellung Zeichen der kardialen Dysfunktion aufweisen, speziell an der Herzhinterwand (82). Eine ähnliche Frequenz wird bei Langzeit-Typ-1-Diabetikern (81) sowie auch bei Typ-2-Diabetikern gefunden. Selbst bei guter Diabeteskompensation bis zu 3 Jahren sind diese Störungen nur partiell reversibel (86, 87). Diese zumindest teilweise Unabhängigkeit von metabolischen Parametern steht möglicherweise im Zusammmenhang mit sowohl gegen sympathische wie auch parasympathische Ganglien gerichtete Autoimmunprozesse die sich anhand von Antikörpertests nachweisen lassen (Abb. 21.**5**) und die abhängig sind von den gegen Inselstrukturen gerichteten Autoimmunreaktionen (57, 83).

Herzrhythmusstörungen: Erhöhter Sympathikotonus und verminderte Parasympathikusaktivität können Ausdruck einer diabetischen autonomen Neuropathie sein und stellen für das Herz ein beträchtliches Risiko dar. Tachykardie ist ein Zeichen dieser nervalen Störungen und ein

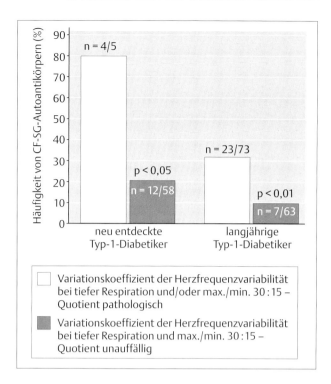

Abb. 21.**5** Assoziation von Autoantikörpern gegen sympathisches Nervengewebe (CF-SG) und EKG-Tests zur Diagnostik der kardialen autonomen Neuropathie bei frisch manifesten und bei Langzeitpatienten mit Typ-1-Diabetes.

Prädiktor für Herztod (16, 52) und Herzrhythmusstörungen. Bei der autonomen Neuropathie, aber auch bei der ischämischen Herzkrankheit wurde eine Prolongierung des QT-Intervals beschrieben, eine Herzleitungsstörung, die mit einem erhöhten Risiko für ventrikuläre Arrhythmien und plötzlichen Herztod einhergeht (37, 40, 52, 78) (Abb. 21.**6**). Das besondere Risiko der verlängerten QT-Zeit für plötzlichen Herztod (13), besonders nach Herzinfarkt (88), kann durch die ventrikuläre elektrische Instabilität erklärt werden, die sich gerade bei hoher Sympathikusaktivität findet.

Im Rahmen einer QT-Verlängerung treten charakteristischerweise ventrikuläre Tachyarrhythmien vom Typ der Torsade de pointes auf (31). Oft liegen auch Elektrolytstörungen zugrunde. Die Therapie der Wahl sind β-Rezeptorenblocker ohne intrinsische sympathikomimetische Aktivität.

Medikamente: Obgleich der Nutzen einer thrombolytischen Therapie insbesondere für den Diabetiker herausgestellt wurde (20, 27), werden Diabetiker seltener damit behandelt. In der Untersuchung des Augsburger Herzinfarktregisters wurde nur bei 16% der diabetischen Herzinfarktpatienten eine Thrombolyse vorgenommen (53). Ähnliches gilt für die β-Blockertherapie (35%), obgleich der Langzeitnutzen mit kardioselektiven β-Blockern gerade bei Diabetikern eindeutig nachgewiesen wurde (29, 42). Für diabetische Patienten mit β-Blockern in der Entlassungsmedikation konnte ein positiver Effekt auf das Langzeitüberleben gezeigt werden, der für die häufiger eingesetzten Calciumantagonisten und Diuretika nicht bestand (53). Traditionell wurden β-Blocker als weniger geeignet für Diabetiker angesehen, weil eine Verschlechterung der metabolischen Einstellung mit verringerten Warnsymptomen einer Hypoglykämie und verlängerten Unterzuckerzuständen be-

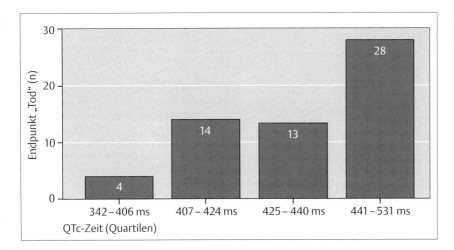

Abb. 21.**6** Bremer Diabetes-Hochrisiko-Studie: Häufigkeit der Todesfälle im Zeitraum von 5 Jahren in Abhängigkeit von QTc-Zeit und Ruheherzfrequenz (> 75/min) bei Ausgang der Studie (aus Linnemann. B., H. U. Janka: Diabet. Stoffw. 6, Suppl. 1 [1997] 15)

fürchtet wurde. In Studien mit kardioselektiver β-Blockade haben sich diese Befürchtungen jedoch nicht betätigt (42). Theoretisch könnten β-Blocker von besonderem Nutzen sein aufgrund ihrer Fähigkeit, die Spiegel freier Fettsäuren zu senken und dadurch die Glucoseutilisation zu fördern (65).

Metabolische Faktoren: Gemessen an den HbA_{1c}-Werten bei Aufnahme auf die Intensivstation, haben Diabetiker mit niedrigeren Werten eine bessere Prognose (18, 67). In der Studie über „Diabetes Insulin Glucose Infusion in Acute Myocardial Infarction" (DIGAMI) wurden diabetische Herzinfarktpatienten entweder einer Insulin-Glucose-Infusion über wenigstens 24 Stunden und anschließender Therapie mit multiplen Insulindosen über mindestens 3 Monate oder einer Kontrollgruppe (die konventionell mit oralen Antidiabetika oder Insulin behandelt wurde) randomisiert zugeführt (54). Dadurch kam es in der intensiv behandelten Diabetikergruppe über den gesamten Zeitraum von 1 Jahr nach Infarkt zu einem signifikant stärkeren HbA_{1c}-Abfall mit Durchschnittswerten um 7%. Zusätzlich wird wohl durch verbesserte Glucoseaufnahme das ischämische und Myokard geschützt und durch die Reduktion der freien Fettsäuren der Sauerstoffbedarf des Muskels vermindert (65). Nach den Ergebnissen dieser Studie wurde durch intensivierte Insulintherapie in der Akut-und Folgezeit die Letalität des Myokardinfarkts bei Diabetikern um ca. 30% reduziert (Abb. 21.**7**). Die Mortalität betrug in der Insulin-Glucose-Gruppe nach einem Jahr 18,6% und in der Kontrollgruppe 26,1%, eine

relative Risikoreduktion von 30%. Unterschiede ergaben sich vor allem hinsichtlich des Auftretens einer Herzinsuffizienz und des akuten Herztods. Da auch in der DCCT-Studie und anderen Interventionsstudien bei Typ-1-Diabetikern die Rate an kardiovaskulären Komplikationen in der intensivierten Insulintherapiegruppe niedriger lag (12), gilt die optimale Blutzuckereinstellung als Standard der Infarkttherapie.

Mindestens genauso wichtig für Diabetiker mit Herzinfarkt ist eine aggressive Senkung des LDL-Cholesterins auf Werte von 100 mg/dl (2,6 mmol/l). Die großen Langzeitinterventionsstudien 4 S und CARE haben gezeigt (72, 75), daß speziell Diabetiker von dieser Maßnahme nach Infarkt besonders profitieren (Abb. 21.**8**)

Erfassung des Herzinfarktrisikos

Übersicht über die Methoden: Die Erfassung des Herz-Kreislauf-Risikos besteht in erster Linie in der systematischen Suche nach kardiovaskulären Risikofaktoren und der asymptomatischen Atherosklerose (47), wie in Kap. 20 ausführlich dargestellt. Das individuelle Risiko kann allerdings nicht mit einer hohen Aussagekraft aufgrund der kardiovaskulären Risikofaktoren allein erfaßt werden (71). Auch aus Gründen einer aggressiven und deshalb kostenintensiven Interventionstherapie muß deshalb nach zusätzlichen Markern des besonders gefährdeten Personenkreises, d. h. den Hochrisikopatienten, gefahndet werden. Dazu werden

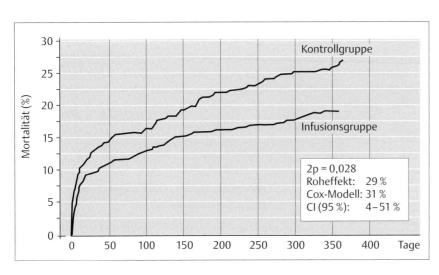

Abb. 21.**7** Die DIGAMI-Studie: Einfluß einer aggressiven Insulintherapie über 1 Jahr auf die Mortalität von Diabetikern mit Herzinfarkt. Infusionsgruppe = initial Insulin i. v., gefolgt von multiplen täglichen Insulininjektionen; CI = Konfidenzintervall (aus Malmberg, K.: Brit. med. J. 314 [1997] 1512).

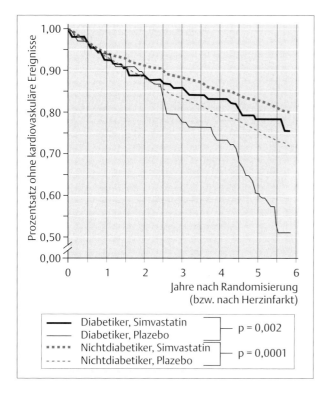

Abb. 21.8 Die 4-S-Studie: Einfluß einer LDL-senkenden Therapie mit Simvastatin auf die Anzahl kardiovaskulärer Ereignisse bei Diabetikern und Nichtdiabetikern mit Herzinfarkt (aus Pyörälä, K., u. Mitarb.: Diabet. Care 20 [1997] 614).

heute die Zeichen einer sub- oder präklinischen kardiovaskulären Erkrankung gezählt (14, 61).

Mit nichtinvasiven Methoden lassen sich heute präklinische Zeichen kardiovaskulärer Krankheiten mit großer Genauigkeit erfassen. Dazu werden gezählt:
➤ koronartypische EKG-Veränderungen,
➤ die linksventrikuläre Hypertrophie des Herzens (LVH),
➤ die arterielle Verschlußkrankheit der peripheren Gefäße einschließlich der Mediasklerose,
➤ Atherosklerose der Aorta und Karotisstenosen,
➤ die eingeschränkte Nierenfunktion (Mikroalbuminurie),
➤ die autonome Neuropathie des Herzens.
Das Vorliegen einer dieser Veränderungen bedeutet eine beträchtliche Risikosteigerung für symptomatische Morbidität und kardiovaskuläre Mortalität.

Koronartypische EKG-Veränderungen: Ein bereits erlittener Herzinfarkt gilt als das höchste Risiko für den Reinfarkt und vorzeitigen Herztod. Da bei Diabetikern die Herzinfarkte oft symptomarm oder stumm verlaufen, gilt den spezifischen EKG-Veränderungen ein Hauptaugenmerk. Doch auch Angina pectoris oder ST-T-Veränderungen im EKG (Minnesota-Code 4-2, 4-3, 5-2, 5-3) tragen ein Risiko, das dem durchgemachten Infarkt fast gleichkommt (33, 96). Diabetiker mit koronarer Herzkrankheit sollten so gründlich untersucht und behandelt werden wie es der gegenwärtige Wissensstand verlangt.

Linksventrikuläre Hypertrophie des Herzens: Die Autoren der Framingham-Studie wiesen als erste auf die epidemiologischen Implikationen der elektrokardiographisch erfaßten LVH hin (38). Die Sensitivität dieser Methode ist allerdings gering. Als zuverlässige Methode wird heute

die echokardiographische Dickenmessung des Herzens angesehen. Sie gibt eine bedeutende prognostische Information ab, die über die Erfassung der traditionellen kardiovaskulären Risikofaktoren hinausgeht (51). In der Framingham-Studie betrug das relative Risiko für kardiovaskulären Tod im Beobachtungszeitraum von 4 Jahren, nach Alters- und Risikofaktorenadjustierung, bei Männern mit 1,73, bei Frauen 2,12, also eine Verdoppelung des Herz-Kreislauf-Risikos. Antihypertensive Medikamente haben einen unterschiedlichen Einfluß auf die LVH. In der Veterans-Administration-Studie zeigten Patienten mit guter Blutdruckeinstellung unter Captopril, Hydrochlorothiazid und Atenolol eine Reduktion der LVH nach einem Jahr Behandlung, während Diltiazem, Clonidin und Prazosin nicht erfolgreich waren (26).

Atherosklerose in den peripheren Arterien und Karotiden: Eine besonders starke und konsistente Assoziation besteht zwischen der peripheren arteriellen Verschlußkrankheit der Extremitäten (AVK) und subsequenter kardiovaskulärer Mortalität (5, 34, 62, 64). Der prädiktive Wert für Herztod wurde für die Claudicatio intermittens als ebenso groß beschrieben wie ein positives Belastungs-EKG (9). Da die Diagnose der AVK selbst in den Frühstadien mit einfachen Ultraschallmethoden zu stellen ist, sollten vor allem Diabetiker mit ihrer hohen Rate an AVK daraufhin untersucht werden. Eine Konsensuskonferenz der American Diabetes und der American Heart Association hat deshalb gefordert, daß alle Ärzte, die Diabetiker routinemäßig betreuen, die Knöchel-/Arm-Blutdruckmethode erlernen und sie bei ihren Patienten im mittleren und höheren Lebensalter zur Anwendung bringen sollten (66). Stenosen in den Gefäßen oder sonographisch erfaßte Plaques zeigen nämlich nicht nur die Gefährdung der Extremität auf, sondern weisen auf eine generalisierte Atherosklerose und deshalb auch auf eine koronare Herzkrankheit hin. In der Münchner Praxisstudie waren dopplersonographisch erfaßte Karotisstenosen ein hochsignifikanter Prädiktor für kardiovaskulären Tod (96).

Eingeschränkte glomeruläre Funktion: Für den Typ-1-Diabetiker ist eine bestehende diabetische Nephropathie der Hauptschrittmacher arteriosklerotischer Gefäßveränderungen (36, 45). Doch stellt eine konstante Proteinurie auch für den Typ-2-Diabetiker ein hohes kardiovaskuläres Risiko dar (25, 59, 80). Selbst eine geringe Erhöhung der Albuminexkretionsrate im Urin, die sog. Mikroalbuminurie, geht mit einer deutlich gesteigerten Herz-Kreislauf-Mortalitätsrate einher (25). Der Mechanismus der Verbindung von Mikro- oder Makroalbuminurie mit einem subsequenten Herz-Kreislauf-Tod kann bisher nicht zufriedenstellend erklärt werden. Als Hypothesen wurden eine endotheliale Dysfunktion bei Vorliegen der Eiweißausscheidung oder die besonders hohe Akkumulation kardiovaskulärer Risikofaktoren bei der Nephropathie genannt. Kürzlich wurde auch die Assoziation der Albuminurie mit der autonomen Neuropathie des Herzens gefunden (56), die ihrerseits eine erhebliche kardiovaskuläre Risikosteigerung verursacht. Ferner wurden signifikant erhöhte Homocysteinspiegel sowie eine Akkumulation von zirkulierenden AGE beobachtet (Kap. 20).

Diagnostische und klinische Konsequenzen

Die rechtzeitige Diagnose und Therapie der koronaren Herzkrankheit (68) sowie eine aggressive Risikofaktorenintervention in den Frühstadien der Erkrankung dürften deshalb die wichtigsten Maßnahmen in der Betreuung von Diabetikern sein, insbesondere bei Personen des mittleren und höheren Lebensalters, um die Übersterblichkeit dieser Personengruppe zu vermindern (30, 112).

Hinweise auf kardiovaskuläre Krankheiten sollten durch genaue Anamnese, sorgfältige körperliche Untersuchung und nichtinvasive Techniken wie EKG mit Herzfrequenzvariabilität und Ultraschall-Doppler-Untersuchungen gewonnen werden. Bei Diabetikern mit bekannter koronarer Herzkrankheit sollte eine Koronarangiographie durchgeführt werden, und sie sollten nach bestem Wissen behandelt werden, soweit sie für diese Maßnahmen in Frage kommen. Da eine beträchtliche Zahl von Diabetikern atherosklerotische Veränderungen an den Gefäßen bereits zum Zeitpunkt der Diabetesdiagnose aufweist, sollten interventionelle Maßnahmen früh, wenn möglich schon in einem prädiabetischen Stadium beginnen. Doch kann die Ausschaltung der bekannten Risikofaktoren auch noch in einem Stadium der fortgeschrittenen Atherosklerose günstige therapeutische Effekte haben, zumal gerade Diabetiker davon profitieren, wie die sekundären Interventionsstudien mit Diabetikerbeteiligung gezeigt haben (29, 72, 75, 89).

Literatur

1 Airaksinen, K. E., M. J. Koistinen, M. J. Ikäheimo: Effect of coronary artery disease on parasympathetic cardiovascular reflexes in NIDDM patients. Diabet. Care 13 (1990) 83–86

2 Antiplatelet Trialists´ Collaboration: Collaborative overview of randomized trials of antiplatelet therapy I: prevention of death, myocardial infarction, and stroke by prolonged antiplatelet therapy in various categories of patients. Brit. med. J. 308 (1994) 81–106

3 Aronson, D.: Pharmacologic modulation of autonomic tone: implications for the diabetic patient. Diabetologia 40 (1997) 476–481

4 Bell, D. S. H.: Diabetic cardiomyopathy: a unique entity or a complication of coronary artery disease? Diabet. Care 18 (1995) 708–714

5 Brand, F. N., R. D. Abbott, W. B. Kannel: Diabetes, intermittent claudication, and risk of cardiovascular events: the Framingham Study. Diabetes 38 (1989) 504–509

6 Burchfield, C. M., D. M. Reed, E. B. Marcus: Association of diabetes mellitus with coronary atherosclerosis and myocardial lesions: an autopsy study from the Honolulu Heart Program. Amer. J. Epidemiol. 137 (1993) 1328–1340

7 Cole, W. C., C. D. McPherson, D. Sontag: ATP-regulated K+-channels protect the myocardium against ischemia/reperfusion damage. Circulat. Res. 69 (1991) 571–581

8 Crall, F. A., W. C. Roberts: The extramural and intramural coronary arteries in juvenile diabetes mellitus. Analysis of nine necropsy patients aged 19 to 38 years with onset of diabetes before age 15 years. Amer. J. Med. 64 (1978) 221–223

9 Criqui, M. H., R. D. Langer, A. Fronek, H. S. Feigelson, M. R. Klauber, T. J. McCann, D. Browner: Mortality over a period of 10 years in patients with peripheral arterial disease. New Engl. J. Med. 326 (1992) 381–386

10 Curb, J. D., B. L. Rodriguez, C. M. Burchfield: Sudden death, impaired glucose tolerance, and diabetes in Japanese American men. Circulation 91 (1995) 2591–2595

11 Davies, M. J.: The composition of coronary artery plaques. Editorial. New Engl. J. Med. 336 (1997) 1312-1314

12 The Diabetes Control and Complications Trial Research Group: The effect of intensive treatment of diabetes on the development and progression of long-term complications in insulin-dependent diabetes mellitus. New Engl. J. Med. 329 (1993) 977–986

13 Dekker, J. M., E. G. Schouten, P. Klootwijk, J. Pool, D. Kromhout: Association between QT intervall and coronary heart disease in middle-aged and elderly men: The Zutphen Study. Circulation 90 (1994) 779–785

14 Devereux, R. B., M. H. Aldermann: Role of preclinical cardiovascular disease in the evolution from risk factor exposure to development of morbid events. Circulation 88 (1993) 1444–1455

15 Donahue, R. P., T. J. Orchard: Diabetes mellitus and macrovascular complications. An epidemiological perspective. Diabet. Care 15 (1992) 1141–1155

16 Dyer, A. R., V. Persky, J. Stamler: Heart rate as prognostic factor for coronary heart disease and mortality: findings in three Chicago epidemiologic studies: Amer. J. Epidemiol. 112 (1980) 736–749

17 Ewing, D. J., I. W. Campbell, B. F. Clarke: The natural history of diabetic autonomic neuropathy. Quart. J. Med. 49 (1980) 95–108

18 Fava, S., O. Aquilina, J. Azzopardi, H. A. Muscat, F. F. Fenech: The prognostic value of blood glucose in diabetic patients with acute myocardial infarction. Diabet. Med. 13 (1996) 80-83

19 Feener, E. D., G. L. King.: Vascular dysfunction in diabetes mellitus. Lancet 350, Suppl. I (1997) SI9–SI13

20 Fibrinolytic Therapy Trialists' (FTT) Collaborative Group: Indications for fibrinolytic therapy in suspected acute myocardial infarction: collaborative overview of early mortality results from all randomised trials of more than 1000 patients. Lancet 343 (1994) 311–322

21 Fisher, B. M., B. M. Frier: Evidence for a specific heart disease of diabetes in humans. Diabet. Med. 7 (1990) 478–489

22 Folsom, A. R., K. K. Wu, W. D. Rosamond, A. R. Sharett, L. E. Chambless: Prospective study of hemostatic factors and incidence of coronary heart disease: the Atherosclerosis Risk in Communities (ARIC) Study. Circulation 96 (1997) 1102–1108

23 Frenzel, H., H. Kalbfleisch: Ruptur bei Herzmuskelinfarkt-Koronarbefunde. Herz Kreisl. 11 (1979) 417–419

24 Galderisi, M., K. M. Anderson, P. W. Wilson, D. Levy: Echocardiographic evidence for the existence of a distinct diabetic cardiomyopathy (the Framingham Heart Study). Amer. J. Cardiol. 68 (1991) 85–89

25 Gall, M.-A., K. Borch-Johnsen, P. Hougaard, F. S. Nielsen, H.-H. Parving: Albuminuria and poor glycemic control predict mortality in NIDDM. Diabetes 44 (1995) 1303–1309

26 Gottdiener, J. S., D. J. Reda, B. M. Massie, B. J. Materson, D. W. Williams, R. J. Anderson: Effect of single-drug therapy on reduction of left ventricular mass in mild to moderate hypertension: comparison of six antihypertensive agents. The Department of Veterans Affairs Cooperative Study Group on Antihypertensive Agents. Circulation 95 (1997) 2007–2014

27 Granger, C. B., R. M. Califf, S. Young: Outcome of patients with diabetes mellitus and acute myocardial infarction treated with thrombolytic agents. J. Amer. Coll. Cardiol. 21 (1993) 920–925

28 Gray, R., J. S. Yudkin, D. L. H. Patterson: Plasminogen activator inhibitor in plasma – a risk factor for myocardial infarction in diabetic subjects. Brit. Heart J. 69 (1993) 228–232

29 Gundersen, T., J. Kjekshus: Timolol treatment after myocardual infarction in diabetic patients. Diabet. Care 6 (1983) 285–290

30 Hanefeld, M., S. Fischer, H. Schmechel, G. Rothe, J. Schulze, H. Dude, U. Schwanebeck, U. Julius: Diabetes Intervention Study: multi-intervention trial in newly diagnosed NIDDM. Diabet. Care 14 (1991) 308–317

31 Haverkamp, W., M. Hördt, S. Willems, H. Kottkamp, G. Hindricks, M. Borggrefe, G. Breithardt: Polymorphe ventrikuläre Tachykardie oder Torsade de pointes? Herz Kreisl. 26 (1994) 311–316

32 Herlitz, J., G. B. Wognsen, H. Emanuelsson, M. Haglid, B. W. Karlson, T. Karlsson, P. Albertsson, S. Westberg: Mortality and morbidity in diabetic and nondiabetic patients during a 2-year period after coronary artery bypass grafting. Diabet. Care 19 (1996) 698–703

33 Janka, H. U., B. Balletshofer, A. Becker, M. R. Gick, J. Hartmann, D. Jung, S. Mäckelmann, A. Möltner: Das metabolische Syndrom als potenter kardiovaskulärer Risikofaktor für vorzeitigen Tod bei Typ-2-Diabetikern. Diabet. Stoffw. 1 (1992) 2–7

34 Janka, H. U., A. Becker, R. Müller: Arterielle Verschlußkrankheit der Extremitäten bei Diabetikern. Inzidenz und ihre Ursachen. Die Schwabinger Studie II. Diabet. Stoffw. 2 (1993) 68–72

35 Janka, H. U.: Insulinresistenz und kardiovaskuläre Komplikationen. Wien. klin. Wschr. 106 (1994) 758–762

36 Jensen, T., K. Borch-Johnsen, A. Kofoed-Enevoldsen, T. Deckert: Coronary heart disease in young Type 1 (insulin-dependent) diabetic patients with and without diabetic nephropathy: incidence and risk factors. Diabetologia 30 (1987) 144–148

37 Kahn, J. K., J. C. Sisson, A. I. Vinik: QT interval prolongation and sudden cardiac death in diabetic autonomic neuropathy. J. clin. Endocrinol. 64 (1987) 751–754

38 Kannel, W. B., M. Hjortland, W. P. Castelli: Role of diabetes in congestive heart failure. The Framingham Heart Study. Amer. J. Cardiol. 34 (1974) 29–34

39 Karlson, B. W., J. Herlitz, A. Hjalmarson: Prognosis of acute myocardial infarction in diabetic and non-diabetic patients. Diabet. Med. 10 (1993) 449–454

40 Kempler, P., A. Varadi, E. Kadar, Zs. Hermanyi, Gy. Tamas: QT-Zeit-Verlängerung bei Typ-I- und Typ-II-Diabetikern: eine enge Korrelation zur autonomen Neuropathie. Diabet. Stoffw. 1 (1992) 257–260

41 Kip, K. E., D. P. Faxon, K. M. Detre, W. Yeh, S. F. Kelsey, J. W.Currier: Coronary angioplasty in diabetic patients. The National Heart, Lung, and Blood Institute Percutaneous Transluminal Coronary Angioplasty Registry. Circulation 94 (1996) 1818–1825

42 Kjekshus, J., E. Gilpin, G. Cali: Diabetic patients and beta-blockers after acute myocardial infarction. Europ. Heart J. 11 (1990) 43–50

43 Koivisto, V. A., L. K. Stevens, M. Mattock, P. Ebeling, M. Muggeo, J. Stephenson, B. Idzior-Walus for the EURODIAB IDDM Complications Study Group: Cardiovascular disease and its risk factors in IDDM in Europe. Diabet. Care 19 (1996) 689–697)

44 Kornowski, R., G. S. Mintz, K. M. Kent, A. D. Pichard, L. F. Satler, T. A. Bucher, M. K. Hong, J. J. Popma, M. B. Leon: Increased restenosis in diabetes mellitus after coronary interventions is due to exaggerated intimal hyperplasia: a serial intravascular ultrasound study. Circulation 95 (1997) 1366–1369

45 Krolewski, A. S., E. J. Kosinski, J. H. Warram, O. S. Leland, E. J. Busick, A. C. Asmal, L. I. Rand, A. R. Christlieb, R. F. Bradley, C. R. Kahn: Magnitude and determinants of coronary artery disease in juvenile-onset, insulin-dependent diabetes mellitus. Amer. J. Cardiol. 59 (1987) 750–755

46 Laakso, M., T. Rönnemaa, S. Lehto, P. Puukka, V. Kallio, K. Pyörälä K: Does NIDDM increase the risk for coronary heart disease similarly in both low- and high-risk populations? Diabetologia 38 (1995) 487–493

47 Laskey, W. R.: Assessment of cardiovascular risk: a return to basics. Ann. intern. Med. 118 (1993) 149–150

48 Lawrie, G. M., G. C. Morris Jr., D. H. Glaeser: Influence of diabetes mellitus on the results of coronary bypass surgery: follow-up of 212 diabetic patients 10 to 15 years after surgery. J. Amer. med. Ass. 256 (1986) 2967–2971

49 Lawson, E., B. Zinman: The effect of intensive insulin therapy on macrovascular disease in type 1 Diabetes: a systematic review and metaanalysis. Diabet. Care 21 (1998) 82-87

50 Lehto, S., K. Pyörälä, H. Miettinen: Myokardial infarct size and mortality in patients with non-insulin-dependent diabetes mellitus. J. intern. Med. 236 (1994) 291–297

51 Levy, D., R. J. Garrison, D. D. Savage: Prognostic implications of echocardiographically determined left ventricular mass in the Framingham Heart Study. New Engl. J. Med. 322 (1990) 1561–1566

52 Linnemann, B., H. U. Janka: Prädiktoren für diabetische Hochrisikopatienten. Diabet. Stoffw. 6, Suppl. 1 (1997) 15–16

53 Löwel H, R. Dinkel, A. Hörmann, J. Stieber, E. Görtler: Herzinfarkt und Diabetes: Ergebnisse der Augsburger Herzinfarkt-Follow-up Studie 1985–1993. Diabet. Stoffw. 5, Suppl. 1 (1996) 19–23

54 Malmberg, K.: Prospective randomized study of intensive insulin treatment on long term survival after acute myocardial infarction in patients with diabetes mellitus. Brit. med. J. 314 (1997) 1512–1513

55 Manson, J. A., G. A. Colditz, M. J. Stampfer, W. C. Willett, A. S. Krolewski, B. Rosner, R. A. Arky, F. E. Speizer, C. H. Hennekens: A prospective study of maturity onset diabetes mellitus and risk of coronary heart disease and stroke in women. Arch. Intern. Med. 151 (1991) 1141–1147

55a Meyer, C., J. Knuuti, C. S. Duvernoy, M. Meier, A. Israel, E. Standl, O.-P. Pitkänen, D. Nuutila, M. Schwaiger: The effect of insulin on myocardial perfusion in NIDDM patients without coronary artery disease. J. Amer. Coll. Cardiol. 1997

56 Mölgaard, H., P. D. Christensen, K. Hermansen: Early recognition of autonomic dysfunction in microalbuminuria: significance for cardiovascular mortality in diabetes mellitus? Diabetologia 37 (1994) 788–796

57 Muhr, D., U. Mollenhauer, A. G. Ziegler, M. Haslbeck, E. Standl, O. Schnell: Autoantibodies to sympathetic ganglia, GAD, or tyrosine phosphatase in long-term IDDM with and without ECG-based cardiac autonomic neuropathy. Diabet. Care 20 (1997) 1009-1012

58 Nathan, D. M., J. Meigs, D. E. Singer: The epidemiology of cardiovascular disease in type 2 diabetes mellitus: how sweet it is ... or is it? Lancet 350, Suppl. I (1997) SI4–SI9

59 Neil, A., M. Thorogood, M. Hawkins, D. Cohen, M. Potok, J. Mann: A prospective population-based study of microalbuminuria as a predictor of mortality in NIDDM. Diabet. Care 16 (1993) 996–1000

60 Nesto, R. W., R. T. Phillips: Asymptomatic myocardial ischemia in diabetic patients. Amer. J. Med. 80, Suppl. 4c (1986) 40–47

61 Newman, A. B., D. S. Siscovick, T. A. Manolio, J. Polak, L. P. Fried, N. O. Borhani, S. K. Wolfson, for the Cardiovascular Health Study (CHS) Collaborative Research Group: Ankle-arm index as a marker of atherosclerosis in the Cardiovascular Health Study. Circulation 88 (1993) 837–845

62 Niskanen, L. K., M. Suhonen, O. Siitonen, M. I. Uusitupa: Medial artery calcification predicts cardiovascular mortality in patients with NIDDM. Diabet. Care 17 (1994) 1252–1256

63 Nitenberg, A., P. Valensi, R. Sachs, M. Dali, E. Aptecar, J.-R. Attali: Impairment of coronary reserve and Ach-induced coronary vasodilatation in diabetic patients with angiographically normal coronary arteries and normal left ventricular systolic function. Diabetes 42 (1993) 1017–1025

64 Ögren, M., B. Hedblad, S.-O. Isacson, L. Janzon, G. Jungquist, S.-E. Lindell: Non-invasively detected carotid stenosis and ischaemic heart disease in men with leg arteriosclerosis. Lancet 342 (1993) 1138–1141

65 Oliver, M. F., L. H. Opie: Effects of glucose and fatty acids on myocardial ischaemia and arrhythmias. Lancet 343 (1994) 155–158

66 Orchard, T. J., D. E. Strandness: Assessment of peripheral vascular disease in diabetes: report and recommendations of an international workshop. Circulation 88 (1993) 819–828

67 Oswald, G. A., S. Corcoran, J. S. Yudkin: Prevalence and risks of hyperglycemia and undiagnosed diabetes in patients with acute myocardial infarction. Lancet 1984/I, 1264–1267

68 Paillole, C., J. Ruiz, J. M. Juliard, H. Leblanc, R. Gourgon, Ph. Passa: Detection of coronary artery disease in diabetic patients. Diabetologia 38 (1995) 726–731

69 Panzram, G.: Mortality and survival in type 2 (non-insulin-dependent) diabetes mellitus. Diabetologia 30 (1987) 123–131

70 Park, J.-W., A. G. Ziegler, H. U. Janka, W. Doering, H. Mehnert: Left ventricular relaxation and filling pattern in diabetic heart muscle disease: an echocardiographic study. Klin. Wschr. 66 (1988) 773–778

71 Pyörälä, K., G. DeBacker, I. Graham, P. Poole-Wilson, D. Wood on behalf of the Task Force: Prevention of coronary heart disease in clinical practice: Recommendations of the Task Force of the European Society of Cardiology, European Atherosclerosis Society and European Society of Hypertension. Europ. Heart J. 15 (1994) 1300–1331

72 Pyörälä, K., T. R. Pedersen, J. Kjekshus, O. Faergeman, A. G. Olsson, G. Thorgeirsson: Cholesterol lowering with simvastatin improves prognosis of diabetic patients with coronary heart disease: a subgroup analysis of the Scandinavian Simvastatin Survival Study (4S). Diabet. Care 20 (1997) 614–620

73 Raev, D. C.: Which left ventricular function is impaired earlier in the evolution of diabetic cardiomyopathy? Diabet. Care 7 (1994) 633–639

74 Rathmann, W., D. Ziegler, M. Jahnke, B. Haastert, F. A. Gries: Mortality in diabetic patients with cardiovascular autonomic neuropathy. Diabet. Med. 10 (1993) 820–824

75 Sacks, F. M., M. A. Pfeffer, L. A. Moye: The effect of pravastatin on coronary events after myocardial infarction in patients with average cholesterol levels. New Engl. J. Med. 335 (1996) 1001–1009

76 Sampson, M. J., E. Denver, W. J. Foyle, D. Dawson, J. Pinkney, J. S. Yudkin: Association between left ventricular hypertrophy and erythrocyte sodium-lithium exchange in normotensive subjects with and without NIDDM. Diabetologia 38 (1995) 454–460

77 Sasson, Z., Y. Rasooly, T. Bhesania, T. Rasooly: Insulin resistance is an important determinant of left ventricular mass in the obese. Circulation 88 (1993) 1431–1436

78 Sawicki, P. T., R. Dähne, R. Bender, M. Berger: Prolonged QT interval as predictor of mortality in diabetic nephropathy. Diabetologia 39 (1996) 77–81

79 Scheidt-Nave, C., E. Barrett-Connor, D. L. Wingard: Resting electrocardiographic abnormalities of asymptomatic ischemic heart

disease associated with non-insulin-dependent diabetes mellitus in a defined population. Circulation 81 (1990) 899–906

80 Schmitz, A., M. Vaeth: Microalbuminuria: a major risk factor in non-insulin-dependent diabetes. A 10-year follow-up study of 503 patients. Diabet. Med. 5 (1988) 126–134

81 Schnell, O., C.-M. Kirsch, J. Stemplinger, M. Haslbeck, E. Standl: Scintigraphic evidence for cardiac sympathetic dysinnervation in long-term IDDM patients with and without ECG-based autonomic neuropathy Diabetologia 38 (1995) 1345–1352

82 Schnell, O., D. Muhr, M. Weiss, St. Dresel, M. Haslbeck, E. Standl: Reduced myocardial ^{123}I-metaiodobenzylguanidine uptake in newly diagnosed IDDM patients. Diabetes 45 (1996) 801–805

83 Schnell, O., D. Muhr, S. Dresel, K.Tasch, A. G. Ziegler, M. Haslbeck, E. Standl: Autoantibodies against sympathetic ganglia and evidence of cardiac sympathetic dysinnervation in newly diagnosed and long-term IDDM patients. Diabetologia 39 (1996) 970–975

84 Schnell, O., T. Stenner, E. Standl, M. Haslbeck: Zum diagnostischen Wert des frequenzkorrigierten QT-Intervalls bei langjährigem Typ-1-Diabetes mellitus. Dtsch. med. Wschr. 121 (1996) 819–822

85 Schnell, O., M. Haslbeck, E. Standl: Zum Stellenwert neuer diagnostischer Ansätze bei der kardialen autonomen Neuropathie des Typ-1-Diabetes. Diabet. Stoffw. 5 (1996) 127–134

86 Schnell, O., D. Muhr, S. Dresel, M. Weiss, M. Haslbeck, E. Standl: Partial restoration of scintigraphically assessed cardiac sympathetic denervation in newly diagnosed patients with insulin-dependent (type 1) diabetes mellitus at one-year follow-up. Diabet. Med. 14 (1997) 57–62

87 Schnell, O., D. Muhr, M. Weiss, C.-M. Kirsch, M. Haslbeck, K. Tatsch, E. Standl: Three-year follow-up on scintigraphically assessed cardiac sympathetic denervation in patients with long-term insulin-dependent (type 1) diabetes mellitus. J. diabet. Complic. 11 (1997) 307–313

88 Schwartz, P. J., S. Wolf: QT intervall prolongation as a predictor of sudden death in patients with myocardial infarction. Circulation 57 (1978) 654–658

89 SHEP Cooperative Research Group: Prevention of stroke by antihypertensive drug treatment in older persons with isolated systolic hypertension. Final results of the Systolic Hypertension in the Elderly Program (SHEP). J. Amer. med. Ass. 255 (1991) 3255–3264

90 Silva, J. A., A. Escobar, T. J. Collins, S. R. Ramee, C. J. White: Unstable angina: a comparison of angioscopic findings between diabetic and nondiabetic patients. Circulation 92 (1995) 1731–1736

91 Simon, A., P. Giral, J. Levenson: Extracoronary atherosclerotic plaque at multiple sites and total coronary calcification deposit in asymptomatic men: association with coronary risk profile. Circulation 92 (1995) 1414–1421

92 Singer, D. E., D. M. Nathan, K. M. Anderson, P. W. F. Wilson, J. C. Evans: Association of HbAlc with prevalent cardiovascular disease in the original cohort of the Framingham Heart Study. Diabetes 41 (1992) 202–208

93 Smith, J. W., F. E. Marcus, R. Serokman: Prognosis of patients with diabetes mellitus after myocardial infarction. Amer. J. Cardiol. 54 (1984) 718

94 Smits, P., T. Thien: Cardiovascular effects of sulphonylurea derivatives: Implications for the treatment of NIDDM. Diabetologia 38 (1995) 116–121

95 Sprafka, J. M., G. L. Burke, A. R. Folsom, P. G. McGovern, L. P. Hahn: Trends in prevalence of diabetes mellitus in patients with myocardial infarction and effect of diabetes on survival. The Minnesota Heart Survey. Diabet. Care 14 (1991) 537–543

96 Standl, E., B. Balletshofer, B. Dahl, B. Weichenhain, H. Stiegler, A. Hörmann, R. Holle: Predictors of 10-year macrovascular and overall mortality in patients with NIDDM: the Munich General Practitioner Project. Diabetologia 39 (1996) 1540–1545

97 Stein, B., W. S. Weintraub, S. S. P. Gebhart, C. L. Cohen-Bernstein, R. Grosswald, H. A. Liberman, J. S. Douglas, D. C. Morris, S. B. King: Influence of diabetes mellitus on early and late outcome after percutaneous transluminal coronary angioplasty. Circulation 91 (1995) 979–989

98 Stiegler, H., E. Standl, K. Schulz, R. Roth, W. Lehmacher: Morbidity, mortality, and albuminuria in type 2 diabetic patients: a three-year prospective study of a random cohort in general practice. Diabet. Med. 9 (1992) 646–653

99 Strauer, B. E., W. Motz, M. Vogt, B. Schwartzkopff: Evidence for reduced coronary flow reserve in patients with insulin-dependent diabetes. A possible cause for diabetic heart disease in man. Exp. clin. Endocrinol. Diabet. 105 (1997) 15–20

100 The Bypass Angioplasty Revascularization Investigation (BARI) Investigators: Comparison of coronary bypass surgery with angioplasty in patients with multivessel disease. New Engl. J. Med. 335 (1996) 217–225

101 Töyry, J., L. Niskanen, M. Mäntysaari, E. Länsimies, M. Uusitupa: Occurrence, predictors and clinical significance of autonomic neuropathy in NIDDM -10-year follow-up from the diagnosis. Diabetes (1996)

102 Turner, R., C. Cull, R. Holman: United Kingdom Prospective Diabetes Study17: a 9-year update of a randomized, controlled trial on the effect of improved metabolic control on complications in non-insulin-dependent diabetes mellitus. Ann. intern. Med. 124 (1996) 136–145

103 Uusitupa, M. I. J., L. K. Niskanen, O. Siitonen, E. Voutilainen, K. Pyörälä: Ten-year cardiovascular mortality in relation to risk factors and abnormalities in lipoprotein composition in type 2 (non-insulin-dependent) diabetic and non-diabetic subjects. Diabetologia 36 (1993) 1175–1184

104 Uusitupa MIJ, Niskanen LK: Hyperglycemia and cardiovascular risk in NIDDM. Diabet. Care 18 (1995) 884–885

105 Valsania, P., S. W. Zarich, G. J. Kowalchuk, E. Kosinski, J. H. Warram, A. S. Krolewski: Severity of coronary artery disease in young patients with insulin-dependent diabetes mellitus. Amer. Heart J. 122 (1991) 695–700

106 Van Belle, E., C. Bauters, E. Hubert, J.-C. Bodart, K. Abolmaali, T. Meurice, E. P. McFadden, J.-M. Lablanche, M. E. Betrand: Restenosis rates in diabetic patients: a comparison of coronary stenting and balloon angioplasty in native coronary vessels. Circulation 96 (1997) 1454–1460

107 Waller, B. F., P. J. Palumbo, J. T. Lie: Status of the coronary arteries at necropsy in diabetes mellitus with onset after age 30 years. Amer. J. Med. 69 (1980) 498–506

108 Weisswange, A., P. Betz, H. Roskamm: Spezielle Aspekte der koronaren Herzkrankheit bei Diabetikern. In Gleichmann, U., H. Sauer, R. Petzoldt, H. Mannebach: Diabetes und Herz. Steinkopff, Darmstadt 1986 (S. 41–52)

109 Weitzman, S., G. S. Wagner, G. Heiss, T. L. Haney, C. Slome: Myocardial infarction site and mortality in diabetes. Diabet. Care 5 (1982) 31–35

110 The World Health Organization Multinational Study of Vascular Disease in Diabetics. Prevalence of small vessel and large vessel disease in diabetic patients from 14 centres. Diabetologia 28, Suppl. (1985) 615–640

111 Yudkin, J. S.: How can we best prolong life? Benefits of coronary risk factor reduction in non-diabetic and diabetic subjects. Brit. Med. J. 306 (1993) 1313–1318

112 Zuanetti, G., J. M. M. Neilson, R. Latini, E. Santoro, A. P. Maggioni, D. J. Ewing: on Behalf of GISSI-2 Investigators: Prognostic significance of heart rate variability in postmyocardial infarction patients in the fibrinolytic era: The GISSI-2 Results. Circulation 94 (1996) 432–436

22 Hirn- und extremitätenversorgende Arterien

H. Stiegler, R. Standl und E. Standl

Das Wichtigste in Kürze

➤ Jeder Typ-2-Diabetiker sollte bei Diagnosestellung auf Zeichen der Makroangiopathie der hirn- und extremitätenversorgenden Arterien zur Erfassung des vaskulären Risikos untersucht werden.
➤ Bei Vorliegen eines pathologischen Befundes empfehlen sich für die hirnversorgenden Arterien jährliche Kontrollen.
➤ Typ-1-Diabetiker sollten bei Nachweis eines atherogenen Risikofaktors, insbesondere Hypertonus, in gleicher Weise angiologisch untersucht werden.

➤ Die Gefäßwanddickenbestimmung der Karotiden stellt ein sensibles Maß zur Abschätzung des kardiovaskulären Risikos dar.
➤ Früh- und Langzeitverlauf einer Revaskularisation weisen in Abhängigkeit von den sogenannten prognostischen Faktoren keinen Unterschied zwischen Diabetikern und Nichtdiabetikern auf. Bei Vorliegen einer kritischen Ischämie sollten diese Maßnahmen ohne Verzug nach einem risikoorientierten Stufenplan zum Einsatz kommen.

Historisches

Der „Nebenschauplatz" der hirn- und besonders der extremitätenversorgenden Arterien stellt nur einen Bruchteil der epidemiologischen Arbeiten zur Makroangiopathie bei Diabetikern dar. Meist waren es Publikationen mit kardiologischer Ausrichtung, in denen bei Mitbeurteilung der übrigen Gefäßregionen wenig sensible Methoden wie Anamnese oder Pulstasten beschrieben wurden, die nicht selten auch für sich alleine zur Anwendung kamen, wie in der Whitehall-Study (98) oder der Framingham-Studie (77). Ganz ähnlich verhält es sich mit der Genese des Schlaganfalls – hier wurde nur selten differenziert zwischen lakunären oder Territorialinfarkten, deren Ursache und Prognose völlig unterschiedlich sind. Mit der Entwicklung neuer, nichtinvasiver Untersuchungstechniken wie der Doppler- und besonders der Duplexsonographie werden zunehmend, auch von Diabetologen, Aussagen zur Pathogenese, Progression und therapeutischen Beeinflussung von arteriosklerotischen Gefäßveränderungen peripherer und zerebraler Arterien gemacht. Anstoß hierzu waren unter anderem Arbeiten von Salonen u. Mitarb., die bereits vor Jahren auf den hochsignifikanten Zusammenhang zwischen der sonographisch ermittelten Intima-Media-Dicke (IMD) und frühen arteriosklerotischen Wandveränderungen der A.carotis einerseits und einem kardialen Ereignis andererseits hinwiesen (107).

Allgemeine Pathogenese

Biochemische Prozesse im Zusammenhang mit dem Endothel: Die Gefäßwand, und hier besonders das Gefäßendothel, stellt metabolisch-endokrinologisch ein außerordentlich aktives Organsystem dar. Das Endothel ist mit einem Gesamtgewicht von 1,5 kg für die Integrität der Gefäßwand und der Bluthämostase verantwortlich. So produziert das Endothel nach Stimulation durch unterschiedliche Faktoren wie Insulin, Thrombin, Hypoxie oder Scherkräfte u. a. die potenten Vasokonstriktoren Endothelin 1 und Angiotensin II, die außer ihrem vasokonstriktorischen Effekt auch in die Zellproliferation eingreifen (104). Als Gegenspieler werden vom Endothel Stickstoffmonoxid und Prostaglandin I_2 synthetisiert, die beide eine Vasodilatation und Hemmung der Zellproliferation vermitteln (33).

Als regulierendes Organ der Hämostase bildet das Endothel den für die Plättchenbindung wichtigen Willebrand-Faktor (vWF) sowie die Gerinnungsfaktoren V und VI, ferner das für die Thrombinwirkung und Fibrinolysesystem wichtige Thrombomodulin (148). Die Aktivatoren des Fibrinolysesystems (tPA und uPA = tissue bzw. urokinaselike plasminogen activator) werden ebenso wie ihre Inaktivatoren (PAI-1 und PAI-2 = Plasminogenaktivator-Inhibitoren) vom Endothel gebildet und an die Zelloberfläche abgegeben (148). Die Thrombozytenfunktion beeinflußt das Endothel über die Produktion von Thromboxan A_2, Prostaglandin I_2 und Stickstoffmonoxid (26). Durch den Willebrand-Faktor werden die Plättchen aktiviert, die ihrerseits den für die fibrinogenvermittelte Plättchenaggregation wichtigen Rezeptor GP (Glykoprotein) IIb/IIIa exprimieren und eine Reihe mitogener wie chemotaktischer Substanzen sezernieren (Platelet-derived growth factor und Transforming growth factor). Damit die Aktivierung von Plättchen und Leukozyten ein lokaler Prozeß bleibt, bedient sich das Endothel der Bildung sog. Adhäsionsmoleküle, die den 3 Gruppen der Selectine, der Immunglobuline und der Integrine zugeordnet werden (55). Durch die Selectine und Integrine erlangen Leukozyten unterschiedlichen Kontakt zum Endothel, das sie auf Vermittlung der Immunglobuline penetrieren können. Es folgt die der Arteriosklerose zugrundeliegende Umwandlung von Monozyten in Makrophagen, Proliferation von glatten Muskelzellen und Speicherung von Lipiden sowie vermehrte Synthese von extrazellulären Matrixproteinen (55).

Die Makroangiopathie fördernde Faktoren: Die bekannten Faktoren des metabolischen Syndroms – Hyperglykämie, Hypertonie, Insulinresistenz, Hyperlipidämie, Adipositas und Veränderung der Hämostase – tragen über zelluläre Mechanismen direkt zur Plaqueentwicklung in unterschiedlicher Ausprägung bei. Dennoch erklären sie nicht restlos das Exzeßrisiko des Diabetikers für das Auftreten der Makroangiopathie. Gegenwärtig weisen Befunde auf eine Reihe von komplexen Faktoren hin, wie die Schrittmacherfunktion der Nephropathie beim Typ-1-Diabetiker (35, 105) oder die Albuminurie als Indikator für vaskulären Tod oder periphere arterielle Verschlußkrankheit (pAVK) (131, 130), schließlich genetische Faktoren wie der Polymorphismus protein-codierender Gene (142) und ethnische Einflüsse wie die fehlende makrovaskuläre Morbidität der Pima-Indianer (46).

Eine wesentliche Rolle spielt die **Hyperglykämie**, wobei bereits kurzfristigen postprandialen Blutzuckerspitzen eine pathogenetische Bedeutung zukommt. Glucose führt zu einer Reihe von Defekten am Endothel wie Störung der Stickstoffmonoxid- (73) und Prostacyclinfreisetzung, Stimulierung der Endothelinbildung (149), Steigerung der Endothelpermeabilität, Expression von Adhäsionsmolekülen am Gefäß und an den Leukozyten (55, 50) und schließlich gesteigerte Glykosylierung von Proteinen, den sog. AGE (advanced glycosylation end products). Diese führen zur Quervernetzung von Kollagen und anderen Matrixproteinen (10) und somit zum Elastizitätsverlust der Gefäßwand. Ferner führen AGE-Proteine zur endothelialen Freisetzung von O_2-Radikalen, Interleukin-1 und TNF-α (Tumornekrosefaktor) und induzieren die Oxidation von LDL-Verbindungen mit atherogenen Eigenschaften (10).

Hirnversorgende Arterien

Epidemiologie

Wenngleich die Schlaganfallsmortalität in den USA seit 1960 um 60% zurückgegangen ist, sterben jährlich 150.000 Menschen am Apoplex, was einem Todesfall/3,5 Minuten entspricht (58).

Apoplexinzidenz und -mortalität: Die Apoplexinzidenz zeichnet sich für beide Geschlechter durch eine signifikante Altersabhängigkeit aus, wie aus Tab. 22.1 zu

Tabelle 22.1 Altersspezifische Rate des Apoplexereignisses pro 1000 Patienten pro Jahr (1988–1993) (aus Cohen, R.A.: Progr. Cardiovasc. Dis. 38 [1995] 105)

Frauen	
Alter	**Häufigkeitsrate (95% Konfidenzintervall)**
45–54	0,99 (0,45–2,21)
55–64	2,96 (2,08–4,21)
65–74	5,56 (4,44–6,98)
75–84	12,50 (9,94–15,73)
Männer	
Alter	**Häufigkeitsrate (95% Konfidenzintervall)**
45–54	1,52 (0,79–2,91)
55–64	5,61 (4,23–7,46)
65–74	8,24 (6,53–10,4)
75–84	17,64 (13,75–22,63)

entnehmen ist (137). Neben einer Reihe anderer Risikofaktoren (Tab. 22.2) erhöht sich das relative Risiko für einen Schlaganfall bei Patienten mit Diabetes um das 1,8–3fache, während bereits das Vorliegen einer pathologischen Glucosetoleranz dieses Risiko nach der Framingham-Studie verdoppelt (106). Dabei scheint der Einfluß des Diabetes vor allem bei jüngeren Patienten (< 55 Jahre) neben Hypertonie, Rauchen und Alkoholkonsum ganz wesentlich die Apoplexinzidenz zu beeinflussen (odds ratio 11,6), bei allerdings weit streuendem Konfidenzintervall (150). Neben dem im Schnitt um 3,2 Jahre niedrigeren Alter diabetischer Patien-

Tabelle 22.2 Risikofaktoren des Schlaganfalls (aus Collin, J., H. Aranjo, G.L.J. Sutton, D. Lindsell, Lancet 1988/II, 613)

Gut dokumentierte Risikofaktoren
- Alter
- männliches Geschlecht
- Erbfaktoren/Rasse
- Hypertonie
- Rauchen
- Diabetes
- Kardiale Ursachen
  Vorhofflimmern
  Mitralstenose
  frischer Vorderwandinfarkt
- Hyperhomozysteinämie

Wahrscheinliche Risikofaktoren
- Hyperlipidämie
- kardiale Ursachen
- Kardiomyopathie
- Mitralringverkalkung
- Mitralklappenprolaps
- starker Alkoholkonsum
- Adipositas
- hoher Hämatokrit
- Migräne
- Hyperfibrinogenämie
- Anticardiolipin – Antikörper
- Aortenplaques > 4 mm

ten mit Erstapoplex war die Mortalitätsrate signifikant höher im Vergleich zum Nichtdiabetiker (74). Möglicherweise erklärt sich dieser Unterschied durch eine 6fach höhere zerebrale Blutungskomplikation. Nach einer englischen Studie versterben ca. 20% aller Erstapoplexpatienten innerhalb eines Monats. Bei Nachweis einer intrazerebralen Blutung verschlechtert sich die Prognose um ein Vielfaches (Letalitätsrate 50% vs. 10%) (8). Während sich die Überlebensrate nach Krankenhausentlassung nicht vom Nichtdiabetiker unterscheidet, verlief die Rehabilitierung diabetischer Patienten deutlich langsamer (74).

Nach einer Mortalitätsstudie waren 16% der Schlaganfälle bei Männern und 33% bei Frauen vor dem Hintergrund eines Diabetes mellitus aufgetreten (138). Dies unterstreicht die sozioökonomische Bedeutung des Diabetes mellitus in bezug auf die schlaganfallsbedingten Kosten von 0,7 Millionen Pfund/100.000 Einwohner (31).

In diesem Zusammenhang interessiert auch die Frage nach der **Apoplexrezidivrate**. Diese war nach der Oxfordshire-Studie nicht signifikant mit einem relativen Risiko von 1,71 erhöht und entspricht hierin der 2-Jahres-Rezidivrate einer amerikanischen Studie von 13,6% für Diabetiker und 11,8% für Nichtdiabetiker (20, 3). Den fehlenden Unterschied in der letztgenannten Studie führte man auf die gute Stoffwechselführung der diabetischen Patienten zurück. Dabei lag der HbA_{1c}-Spiegel in >90% der Patienten unter 8% (20). In zwei weiteren Studien fand sich sowohl für die Frührezidivrate (4,8% vs. 2,65%) als auch für die 2-Jahres-Follow-up-Untersuchung (25,2% vs. 11.4%) ein signifikanter Unterschied zwischen Diabetikern und Nichtdiabetikern (117, 63).

Ätiologie und Pathogenese

Ätiologie: Das bevorzugte Interesse der Epidemiologen am Herzinfarkt erklärt sich durch die geringere Häufigkeit eines

Schlaganfalls, das höhere Alter der Patienten und die Verschiedenheit der pathogenetisch relevanten Ursachen des Apoplex . So sind nach Tab. 22.**3** 15% der Schlaganfälle durch intrakranielle Blutungen bedingt. Auch die Ursachen des ischämischen Insults können sehr verschieden sein, wobei neben dem embolischen Ereignis, der kritisch verminderten Perfusion, die lokale Thrombose zu nennen ist. Dennoch läßt sich nach Angaben der NINDS-Stroke-Databank trotz intensiver Diagnostik die Pathogenese ischämischer Insulte in bis zu 1/3 der Fälle nicht eindeutig klären.

Tabelle 22.**3** Ursachen des Schlaganfalls

intrakranielle Blutung	15%
ischämischer Insult	85%
davon:	
– arteriosklerotische Thrombose oder arterioarterielle Embolie	60–70%
– kardiale Embolie	10–15%
– lakunärer Infarkt	10–20%

Pathophysiologie: Pathophysiologisch spielen bei der ischämischen Schädigung der Nervenzellen drei Mechanismen eine wesentliche Rolle:
➤ Die Aktivierung der Glutamat-Calcium-Kaskade,
➤ die Aktivierung kataboler toxischer Enzyme,
➤ die Bildung freier Radikale (60).
Initial kommt es zur Blockierung der oxidativen Phosphorylierung, zum schnellen Verbrauch von ATP und zur anaeroben Verbrennung von Glucose als Gegenregulation. Dabei entsteht vermehrt Lactat, das bei erhaltener Restdurchblutung um so mehr gebildet wird, je höher die Blutglukosewerte sind. Hierdurch steigt der Azidosegehalt im ischämischen Randbezirk. Hinzu kommt, daß erhöhte Blutzuckerspiegel über einen endothelmediierten Mechanismus (Stickstoffmonoxid, Prostaglandine) zur Dilatation der Arterien und Verschlechterung der Autoregulation der intrazerebralen Arterien führen (25). Nach Tab. 22.**3** ist die arteriosklerotische Thrombose als Ursache arterioarterieller Embolien die Hauptursache zerebraler Infarkte.

Pathologische Anatomie: Den Wegbereiter zerebraler Infarkte stellen die mittels hochauflösender Ultraschalltechniken darstellbaren Verbreiterungen der Intima-Media-Schicht (IMD) dar (Abb. 22.**1**). Die Relevanz dieser frühen Gefäßwandveränderungen im Verlauf der A.carotis communis zeigt sich in einer Verdoppelung des kardialen Risikos bei alleiniger Wandverdickung und in einer Vervierfachung bei Vorliegen von Karotisplaques (107). Das Schlaganfallsrisiko erhöht sich in einer 4-Jahres-Follow-up-Studie, allerdings erst bei Vorliegen stenosierender Wandveränderungen (14). Erwähnenswert ist die in dieser Studie gemessene Progression der Karotisplaques, die im Vergleich zum Normalbefund bei Patienten mit Wandverdickung ca. 8mal häufiger ist (1,4 vs. 10,7%) (14). Diabetische Patienten zeichnen sich durch eine signifikant höhere 4-Jahres-Progressionsrate aller fünf sonomorphologischer Schweregrade (14) im Vergleich zu Nichtdiabetikern aus. Nach einer finnischen Studie (108) war die Intima-Media-Dicke neben dem Alter, systolischem Blutdruck, LDL-Konzentration und Vorliegen einer koronaren Herzkrankheit ebenfalls hochsignifikant mit dem Nachweis eines Diabetes verknüpft. Vergleicht

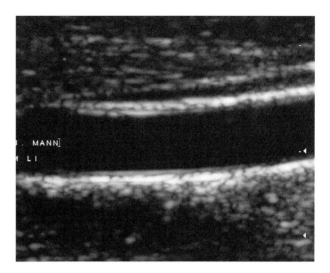

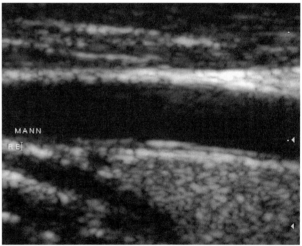

Abb. 22.**1** Normale Intima-Media-Dicke einer A. carotis communis (**a**) und Verbreiterung der IMD > 1 mm als erster Hinweis auf eine Makroangiopathie (**b**).

man die Intima-Media-Dicke von Typ-1- und Typ-2-Diabetikern, so weisen letztere wegen ihres höheren Alters eine breitere IMD auf (80). Für den Typ-1-Diabetes scheinen Alter und Diabetesdauer mit der IMD zu korrelieren, während beim Typ-2-Diabetes Alter, systolischer Blutdruck und Cholesterin die Gefäßwanddicke relevant beeinflussen. Nicht unerwähnt darf bleiben, daß in zwei Studien bei Typ-2-Diabetes kein Zusammenhang zwischen den kardiovaskulären Risikofaktoren und der IMD gezeigt werden konnte (49, 80). Aus Sektionsstudien ist bekannt, daß relevante arteriosklerotische Veränderungen der Karotisstrombahn vornehmlich im Bereich der Interna-Externa-Bifurkation, des Siphons und des M_1-Segments der A.cerebri media zu finden sind und in der vertebrobasilären Strombahn primär das V_1/V_4-Segment der A.vertebralis sowie den kaudalen Anteil der A.basilaris betreffen.

Progression einer Stenose: Faktoren, die aus einer asymptomatischen Läsion eine symptomatische machen, sind nicht geklärt. Weder sonomorphologisch noch histologisch konnten Unterschiede hinsichtlich der Dignität einer Stenose gefunden werden. Nach der ACAS-Studie wiesen asymptomatische Läsionen in gleicher Weise wie symptomatische Wandhämatome, Ulzera, Verkalkungen und thrombotische Auflagerungen auf (41, 57). Unstrittig ist der Zusammenhang zwischen Stenosegrad und neurologischer Symptomatik, der bei Stenosen > 70% linear verläuft, und der ungünstigen Prognose einer progredienten Stenose (59). Neben der Arbeit von Belcaro u. Mitarb. (14) unterstreicht eine mittels dreidimensionaler Ultraschalltechnik messende Plaquestudie (36) die besondere Bedeutung des Diabetes für das Progressionsverhalten stenosierender Wandveränderungen. Hiervon zu trennen sind die mikrovaskulären Ursachen eines Schlaganfalls – die lakunären Insulte, die durch mikroatheromatöse Verschlüsse kleiner penetrierender Arterien entstehen. Autopsiestudien konnten zeigen, daß beim Diabetiker zumindest ein Teil der ischämischen Insulte auf diesen Pathomechanismus zurückzuführen sind. Nicht selten handelt es sich um proliferative Läsionen, vergleichbar denen bei Retinopathie. Dies erklärt auch das 2,8fach höhere Risiko für einen Schlaganfall bei Patienten mit Retinopathie (94). Wenngleich der Zusammenhang zwischen Karotisstenose und kardioembolischen Ereignissen einerseits und lakunären Infarkten andererseits kontrovers diskutiert wird, ist die günstige 5-Jahres-Überlebensrate von 86% nach einem lakunären Ereignis hervorzuheben.

Klinik

Einteilung der Hirndurchblutungsstörungen: Klinisch läßt sich die symptomatische Hirndurchblutungsstörung wie folgt einteilen:

➤ Transitorische ischämische Attacke (TIA): Symptome, die sich innerhalb von 24 Stunden in der Regel ohne bleibende morphologische Veränderung zurückbilden;
➤ reversibles ischämisches neurologisches Defizit (RIND): länger als 24 Stunden dauernde neurologische Symptomatik, die sich innerhalb von 3 Tagen völlig zurückbildet;
➤ prolongiertes reversibles neurologisches Defizit (PRIND = minor stroke): länger als 24 Stunden anhaltende neurologische Symptomatik, die sich innerhalb einer Woche vollständig zurückbildet, wobei aber RIND und PRIND häufig bleibende Läsionen aufweisen;
➤ progredienter Schlaganfall (progressive stroke): über 6–48 Stunden an Schwere und Ausmaß zunehmende neurologische Symptome mit inkompletter oder fehlender Rückbildungstendenz;
➤ vollendeter Schlaganfall (complete stroke): stabilisierte neurologische Ausfälle, die länger als 2–3 Wochen persistieren; partielle Rückbildung mit substantiellem ischämischem Defekt.

Symptome: Der klassische Schlaganfall tritt meist aus völligem Wohlbefinden heraus auf und ist durch eine fokale Symptomatik, meist Hemiparese, charakterisiert. Je nach Versorgungsgebiet der betroffenen Arterie kommt es z. B. bei Verschluß des Hauptstammes der A. cerebri media zu einer brachiofazial betonten Hemisymptomatik mit Hemianopsie. Ein Verschluß der A. cerebri anterior führt in der Regel zu einer rein motorischen spastischen Parese ohne Bewußtseinsstörung. Ist das vertebrobasiläre Stromgebiet betroffen, so können bilaterale Erblindung, bilaterale motorische und sensorische Symptome sowie die Kombination aus Ataxie, Schwindel, Doppelbildersehen und Dysphagie bestehen. Neben der guten Kurz- und Langzeitprognose des lakunären Insults weisen folgende Symptome auf dieses Krankheitsbild hin: eine rein motorische (55%), eine rein sensorische (18%), die sensomotorische (5%), die ataktische Hemisymptomatik (3%) und das Dysarthrie-clumsy-hand-Syndrom (2%) (4).

Diagnose

Bei klinischem Verdacht auf eine TIA oder Schlaganfallssymptomatik sollten die in Abb. 22.**2** aufgeführten diagnostischen Maßnahmen ohne Zeitverzug zur Anwendung kommen:

Computertomographie und Kernspintomographie: Das kraniale CT schließt zwar mit großer Sicherheit eine relevante Blutung aus und gestattet im Idealfall eine Differenzierung zwischen Territorial-(Arterienstammverschlüsse), Grenzzonen- (hämodynamisch bedingt) und lakunären Infarkten, erlaubt jedoch keine eindeutige Zuordnung der Infarktursache. Es erlaubt aber Aussagen über die Häufigkeit stummer Infarkte, die nach der ACAS-Studie bei 30% asymptomatischer Patienten mit > 60%iger Karotisstenose nachzuweisen sind (19). Keiner der üblichen Risikofaktoren einschließlich Diabetes war mit dem Auftreten stummer Infarkte korreliert, die nach der NASCET-Studie einen signifikanten Marker für die Schlaganfallsmortalität darstellen. Bei lakunären Infarkten zeichnet sich eine Überlegenheit der Kernspintomographie ab.

Farbduplexsonographie: In der Beurteilung der extrakraniellen Hirngefäße mittels Farbduplexsonographie zeigt sich in der Hand des erfahrenen Untersuchers eine 100%ige Übereinstimmung mit der Angiographie im Erkennen von Stenosen (125). Gewisse Unsicherheiten bestehen für die exakte Stenosegraduierung, wobei nach den angiographischen Kriterien der NASCET-Studie der Stenosegrad unterschätzt und nach der ECST-Studie überschätzt wurde (126). Die hämodynamische Wirksamkeit einer Karotisstenose läßt sich sicher über die Bestimmung der Strömungsgeschwindigkeit im Bereich des Punctum maximum ermitteln (Tab. 22.**4**). Als zusätzliches Kriterium kann die im Power-Dopplerspektrum ermittelte planimetrische Stenosegraduierung herangezogen werden (126) (Abb. 22.**3**).

Tabelle 22.**4** Duplexsonographische Stenosegradeinteilung

Stenosegrad (%)	PSV (cm/s)	EDV (cm/s)
< 50	< 150	< 50
50–70	150–250	50–90
70–90	250–400	90–150
> 90	> 400	> 150

PSV = systolische Maximalgeschwindigkeit, EDV = enddiastolische Geschwindigkeit

Als Methode der Wahl ist die Duplexsonographie zur Erfassung arteriosklerotischer Frühformen zu nennen. Hierdurch lassen sich Aussagen zum kardiovaskulären Risiko eines Patienten machen (107); es lassen sich Progression und Regression von Wandveränderungen unter dem Einfluß unterschiedlicher Risikofaktoren sowie der Verlauf unter medikamentöser Intervention ermitteln. Letztlich erlaubt die Farbduplexsonographie Aussagen über die Genese einer Gefäßwandverbreiterung, z. B. bei einer entzündlichen Gefäßerkrankung mit einer der Histologie entsprechenden Sicherheit (Abb. 22.**4**). Die Duplexsonographie eignet sich

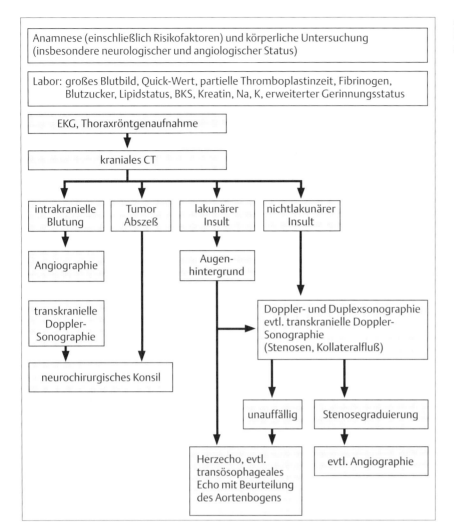

Abb. 22.**2** Diagnostisches Vorgehen bei transitorischem ischämischem Anfall oder zerebralem Insult.

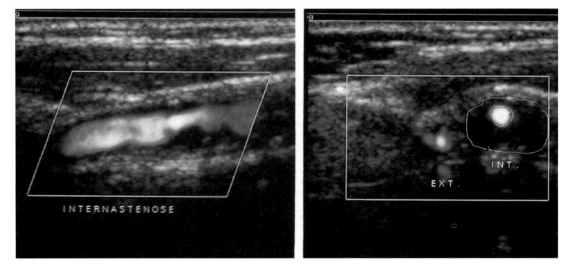

Abb. 22.**3** Planimetrische Stenosegradbestimmung im sog. Power-mode.

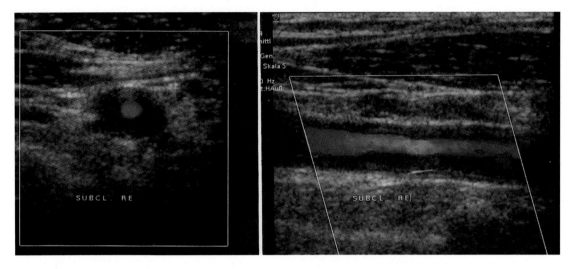

Abb. 22.**4** Entzündliche Gefäßerkrankung mit typisch echoarmer Wandverbreiterung.

mit einem Auflösungsvermögen von 1/10 mm in idealer Weise als Screeninguntersuchung und erlaubt erstmalig nichtinvasiv exakte Angaben über die Verteilung arteriosklerotischer Veränderungen der großen Arterien. So zeigte eine Untersuchung an 373 pAVK-Patienten eine Mitbeteiligung der Karotiden (Stenosegrad > 30%) in 57% (2). Die Indikation zur der in Abhängigkeit von der Schwere der zerebralen Durchblutungsstörung mit einem Risiko von bis zu 3% behafteten Angiographie ergibt sich bei erfahrenen Ultraschalluntersuchern nur mehr bei
➤ intrazerebraler Blutung zum Ausschluß eines Aneurysmas,
➤ klinischem Verdacht auf intrazerebrale arteriovenöse Fistel,
➤ duplexsonographisch fraglichem Verschluß,
➤ Verdacht auf intrazerebrale Gefäßmißbildung,
➤ duplex-sonographischem Verdacht auf Basilarisverschluß.

Therapie und Prophylaxe

Primärprophylaxe

Blutdrucksenkung und Änderung des Lebensstils: Wenngleich die Zusammenhänge zwischen den in Tab. 22.**2** aufgeführten kardiovaskulären Risikofaktoren und dem Schlaganfallsrisiko als gesichert gelten, so läßt sich der Umkehrschluß im Rahmen der Primärprävention nur für die Hypertonie und das Rauchen nachweisen. Nach einer Metaanalyse führte die Senkung des diastolischen Blutdrucks zu einer Reduktion der Apoplexinzidenz von 42%; diese Risikoreduktion ließ sich über das gesamte Blutdruckniveau nachweisen (28). Selbst bei älteren Patienten (> 60 Jahre) beträgt die Reduktion des Hirninfarktrisikos bis 47% (32). Auch die Senkung des systolischen Blutdrucks um 11 mm Hg beinhaltet eine Risikominderung von 36% (114).

Ähnlich günstige Ergebnisse lassen sich durch das Einstellen des Rauchens nach 2–5 Jahren Nikotinkarenz erreichen (Risikoreduktion 30–40%) (146). Zu erwähnen ist in diesem Zusammenhang, daß Diabetiker genauso häufig rauchen wie Nichtdiabetiker und Rauchen als unabhängiger Risikofaktor für die Manifestation einer Nephropathie gilt. Letztere ist der entscheidende Marker für die Entwicklung

makrovaskulärer Komplikationen beim Typ-1-Diabetiker. Schließlich läßt sich eine 30%ige Reduktion der Schlaganfallsinzidenz durch Änderung des Lebensstils und vermehrte sportliche Aktivität zeigen (18).

Ähnlich der nicht ganz zweifelsfreien Bedeutung der **Hypercholesterinämie** für das Schlaganfallsrisiko sind die Ergebnisse zur Primärprävention zu werten. Zwar konnte in einer Metaanalyse unter Clofibrat eine Senkung der ischämischen Schlaganfallsrate nachgewiesen werden; jedoch fand sich eine Zunahme der tödlichen Ereignisse in der Interventionsgruppe (5). Patienten mit koronarer Herzkrankheit wiesen unter Anwendung eines Statins in einer Interventionsstudie eine nicht signifikante Reduktion von Schlaganfällen auf (115), während in einer zweiten Studie erstmalig selbst bei milder Hypercholesterinämie eine signifikante Senkung der Gesamtmortalität um 30% und der zerebrovaskulären Ereignisse um 37% erzielt werden konnte (110).

Studienergebnisse: Zur Primärprävention der Makroangiopathie beim Diabetiker liegen entgegen den umfangreichen Aussagen zur Entwicklung der Mikroangiopathie (DCCT-Studie) keine verläßlichen Daten vor. Die in der DCCT-Studie behandelten Patienten waren zu jung, um bei entsprechender Häufigkeit der Ereignisse eine verläßliche Aussage machen zu können. In der zweiten Studie (United Kingdom Prospective Diabetes Study) war die Trennung der Blutzuckereinstellung zwischen den Behandlungsgruppen zu gering, so daß die statistische Power nicht ausreichte, eine verläßliche Aussage über den Nutzen einer verbesserten Blutzuckereinstellung geben zu können (48). Selbst die gut reproduzierbare Messung der Intima-Media-Dicke der Karotiden zeigte im 3-Jahres-Verlauf keine Plaquereduktion, trotz einer Senkung der LDL (–9%), Einstellung des Rauchens (32%) und Reduktion des HbA_{1c} (–17%) in der Interventionsgruppe. Hingegen zeigte sich eine signifikant stärkere Progression der Wandveränderungen bei Nachweis relevanter Plaques im Vergleich zu Patienten mit fehlenden oder nur geringen Wandläsionen vor Beginn der Studie (116). Die Forderung nach einer normnahen Stoffwechseleinstellung ergibt sich jedoch aus den überzeugenden Zusammenhängen zwischen metabolischem Syndrom und der Entwicklung einer Makroangiopathie (121, 129, 131, 118).

Tabelle 22.**5** Prävention eines Schlaganfalls bei Stenose der A.carotis interna

Voraussetzung	Empfohlene Maßnahme	Datensicherung
asymptomatische Stenose < 60%	Behandlung der Risikofaktoren + ASS (100–300 mg)	nein
asymptomatische Stenose > 60%	Operation bei progredienten Stenosen, Mehrgefäßerkrankung oder filiformer Stenose	nicht endgültig gesichert oder Interimsanalyse
symptomatische Stenose < 30%	Thrombozytenfunktionshemmer	nicht endgültig gesichert oder Interimsanalyse
symptomatische Stenose 30–70%	Thrombozytenfunktionshemmer	ja
symptomatische Stenose > 70%	Endarteriektomie + Thrombozytenfunktionshemmer	ja
asymptomatische Stenose > 50% und geplante große Operation (z. B. aortokoronarer Bypass)	keine Endarteriektomie Thrombozytenfunktionshemmer	nein

In der **medikamentösen Primärprävention** des Schlaganfalls ließ sich für Patienten mit absoluter Arrhythmie und Vorhofflimmern durch eine Antikoagulation das jährliche Risiko von 4,5 auf 1,4% senken (6). Darüber hinaus schnitt die Antikoagulation nach der SPAF-1-Studie signifikant besser als die Gabe von 325 mg Acetylsalicylsäure (ASS) ab (67 vs. 42% Risikoreduktion) (132). Wegen der altersabhängigen Blutungskomplikation empfiehlt sich bei Patienten mit idiopathischem Vorhofflimmern, die älter als 75 Jahre sind, in der Primärprophylaxe ASS (133). Diese Empfehlung kann für eine nichtkardiale Schlaganfallgenese unabhängig vom Patientenalter nicht gegeben werden. Weder in der amerikanischen noch in der britischen Studie zu Primärprävention unter ASS ließ sich eine Reduktion des Schlaganfalls oder vaskulären Todes nachweisen (124, 95).

Therapie und Prophylaxe des symptomatischen Patienten

Akutbehandlung

Der **Nutzen** einer sofortigen und umfassenden Behandlung eines akuten Schlaganfalls (Blutdruck- und Stoffwechselkontrolle, antithrombotische Behandlung, frühe Mobilisation und Rehabilitation) auf einer sog. Stroke Unit konnte erstmals in einer aktuellen Studie gegenüber der konventionellen Therapie gezeigt werden (64). Die Frühletalitätsrate ließ sich von 17,3 auf 7,3% senken und war nach 5 Jahren mit 70,9 vs. 59,1% nahezu unverändert nachzuweisen. Die verbesserte Lebenserwartung nach Apoplex war gepaart mit einem signifikant höheren funktionellen Level von Patienten, die auf einer Stroke Unit behandelt wurden (64). In der **antithrombotischen Therapie** der Frühphase eines Schlaganfalls zeichnet sich ein Nutzen zugunsten der frühen Gabe von ASS ab. In zwei Studien ließ sich ein geringer, aber signifikanter Unterschied in der 6-Monate-Letalitäts- und Abhängigkeitsrate zugunsten von 300 mg ASS errechnen, während dies für unterschiedliche Heparindosierungen (2mal 5000 IE bzw. 2mal 12 500 IE) nicht der Fall war (135). Die erhöhte Komplikationsrate unter Heparin wird allerdings auf erhebliche Mängel im Studiendesign zurückgeführt, zumal die Wirksamkeit von niedermoleku-

rem Heparin in der Frühphase des Schlaganfalls in einer weiteren Studie (81) im 6-Monate-Follow-up gezeigt werden konnte. Die Empfehlungen der antithrombotischen Behandlung in der Frühphase eines Schlaganfalls richten sich neben der Genese besonders nach dem initialen Befund des kranialen CT.

Die **thrombolytische Behandlung** des Schlaganfalls steht an der Schwelle zur Therapieempfehlung. Nach neuesten Ergebnissen scheinen Patienten innerhalb der 3-Stunden-Frist selbst dann von einer intravenösen tPA-Lyse zu profitieren, wenn ein schweres neurologisches Defizit, Hirnödem oder Massendefekte im Prä-Lyse-CT nachzuweisen sind (84), im Gegensatz zu den Ergebnissen nach 6stündiger Latenzzeit (65).

Interessanterweise profitieren Patienten nach einer Subgruppenanalyse durch die 3-Stunden-Frist besonders bei Vorliegen folgender Risikokonstellationen: Alter, Diabetes, Blutdruckveränderungen und frühe ischämische CT-Veränderungen (47).

Nach der bisherigen Datenlage ist die systemische Thrombolyse mit Streptokinase wegen des hohen Blutungsrisikos (136) nicht zu empfehlen. Für rtPA (recombinant tissue plasminogen activator) zeichnet sich bei gesichertem Verschluß der A.cerebri media und einer weniger als 3 Stunden zurückliegenden neurologischen Symptomatik eine Indikation zur systemischen Thrombolyse ab (37).

Sekundärprophylaxe

Asymptomatische Karotisstenose: Die jährliche Schlaganfallsrate (ipsilateral) liegt bei einer > 75%igen Karotisstenose bei 2,5% (89), während sie bei Stenosen < 75% mit ca. 1% angegeben wird (89, 59). Stenosen von mehr als 50% weisen bei progredientem Verlauf eine jährliche Inzidenz von 2,8 gegenüber 1,7% bei nichtprogredientem Stenosegrad auf (37, 59).

Nicht gesichert ist der Nutzen einer Prophylaxe mit Thrombozytenaggregationshemmer bei asymptomatischen Stenosen (41). Im Gegensatz dazu sprechen die Ergebnisse der ACAS-Studie zumindest für die Endpunkte ipsilateraler Infarkt, perioperativer Apoplex und Tod für die Thromboendarteriektomie (TEA) einer asymptomatischen > 60%igen Internastenose als prophylaktische Maßnahme. Die 5-Jah-

Tabelle 22.**6** Medikamentöse Sekundärprophylaxe nach transitorischem ischämischem Anfall/leichtem Schlaganfall unterschiedlicher Genese (aus Diener, H. C.: Primär- und Sekundärprävention des ischämischen Insults. Dtsch. Ärztebl. 94 [1997] 2195–2201)

Voraussetzung	Sekundärprävention	Relative Risiko-reduktion (%)
Duplexsonographie o. B. oder Plaques	– ASS 100–300 mg	20–30
	– Ticlopidin 2mal 250 mg	33
	– ASS 50 mg + Dipyridamol 400 mg	37
Stenose der A.carotis > 70%	Endarteriektomie + ASS 100–600 mg	65
weitere TIA trotz ASS oder Kontraindikation gegen ASS	– Ticlopidin 2mal 250 mg	35
	– ASS 50 mg + Dipyridamol 400 mg	35
	– Antikoagulation	?
kardiale Ursache	Antikoagulation	60

res-Ereignisrate konnte von 11 auf 5,1% gesenkt werden; allerdings ergaben sich keine Unterschiede hinsichtlich schwerem Apoplex und Tod zwischen medikamentöser und chirurgischer Behandlung (41).

Symptomatische Karotisstenose: Der Stellenwert der Karotis-TEA bei symptomatischen Stenosen > 70% im Vergleich zu asymptomatischen läßt sich anhand einer vergleichenden Analyse veranschaulichen. Bei einer symptomatischen Stenose müssen 6 Operationen zur Verhinderung eines Schlaganfalls innerhalb von 2 Jahren durchgeführt werden, während dies im Falle einer asymptomatischen 67 Operationen wären. In den beiden großen Studien (NASCET und ECST) konnte trotz einer perioperativen Komplikationsrate von 5 bzw. 7,5% bei Stenosen > 70% eine relevante Risikoreduktion gegenüber einer medikamentösen Behandlung von 52 bzw. 36% erzielt werden. Dabei war der Nutzen der TEA schon nach weniger als einem Jahr erreicht (90). Patienten mit einer symptomatischen Stenose < 30% profitieren von einer TEA gegenüber einer medikamentösen Prophylaxe ebensowenig wie Patienten mit einer symptomatischen 30–70%igen Internastenose nach einer aktuellen Auswertung der ECST-Studie (42, 43).

Mit Verbesserung der Kathetertechniken werden **Dilatationen** von Karotisstenosen zunehmend in das Repertoire sogenannter „Interventionslisten" aufgenommen. Nach vorläufigen Ergebnissen lassen sich eine der TEA vergleichbare Rekanalisations- und Komplikationsrate erzielen (75), wobei die Reststenose- und Embolierate durch Implantation von Stents weiter reduziert werden können. Eine Empfehlung dieser Methode wird man erst nach Vorliegen vergleichender Studien geben können. Wegen ihrer guten Ergebnisse bei Subclavian-steal-Syndrom auf dem Boden einer Subklaviastenose gilt die perkutane transluminale Angioplastie bei dieser Indikation als Methode der 1. Wahl (38). Tab. 22.**5** faßt die unterschiedlichen Empfehlungen zur Behandlung einer Karotisstenose zusammen.

Medikamentöse Prophylaxe

Unabhängig vom Befund der extrakraniellen Hirngefäße läßt sich bei Patienten mit abgelaufener TIA oder leichtem Insult durch ASS das Risiko eines erneuten Ereignisses um 20–40% senken. Nicht endgültig geklärt ist die Frage nach der optimalen Dosierung von ASS, das bei fraglicher Vergleichbarkeit der Studien, sowohl für 30 mg als auch für 1000 mg eine Wirksamkeit erkennen läßt (92, 9). Nach der NASCET-Studie scheinen Patienten von einer höheren Dosie-

rung (650 vs. 325 mg) bis einen Monat nach Karotisendarteriektomie hinsichtlich der Apoplexrate zu profitieren (9). Als weiterer Thrombozytenaggregationshemmer konnte für Ticlopidin in der Sekundärprophylaxe des Schlaganfalls eine Wirksamkeit nachgewiesen werden, mit signifikanter Überlegenheit gegenüber ASS (56). Vergleichbar günstige Ergebnisse werden aufgrund der Caprie-Studie für das Nachfolgepräparat Clopidogrel erwartet (22). Tab. 22.**6** faßt die Empfehlungen zur Sekundärprophylaxe nach den Richtlinien führender deutscher Neurologen (38) zusammen.

Extremitätenversorgende Arterien: periphere Angiopathie

Epidemiologie, Lokalisation, Komplikationen, Verlauf und assoziierte Angiopathien

Epidemiologie: Das Auftreten einer arteriellen Verschlußkrankheit an den Becken- und Beinarterien wird bei Diabetikern überzufällig häufig beobachtet, und zwar 2,5- bis 6mal häufiger als bei Nichtdiabetikern, sowie im Durchschnitt um 5–10 Jahre früher, wie verschiedene epidemiologische Erhebungen einschließlich Framingham-Studie und der Schwabinger Studie zur Makroangiopathie zeigen konnten (72, 71, 79, 121, 120).

In einer Durchsicht von über 52 000 Autopsien fand Bell eine ischämische Fußgangrän 53mal häufiger bei männlichen Diabetikern und 71mal häufiger bei weiblichen Zuckerkranken im Vergleich zu Nichtdiabetikern der gleichen Altersgruppen (15). Nach Untersuchungen von Widmer u. Mitarb. an 376 Patienten mit einer arteriellen Verschlußkrankheit der Extremitäten ließen sich bei 3/4 der diabetischen und nur bei 1/3 der nichtdiabetischen Verschlußkranken akrale Läsionen finden (143). Die Ursachen hierfür sind in erster Linie in den vorwiegend peripheren Obliterationen der Beinarterien und der dort unzureichenden Kollateralisation sowie im Kontext mit einer gleichzeitig bestehenden Neuropathie zu sehen. Die arterielle Verschlußkrankheit der Extremitäten ist dabei deutlich abhängig vom Lebensalter, wobei sich eindeutige Daten für das vorzeitige Auftreten beim Diabetiker finden (17, 78). Abb. 22.**5** demonstriert die beschriebene Altersabhängigkeit der arteriellen Verschlußkrankheit bei Diabetikern, wobei Frauen fast ebenso häufig betroffen sind wie Männer.

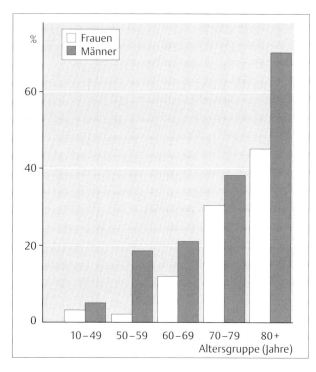

Abb. 22.**5** Altersabhängige pAVK bei Diabetikern.

Lokalisation und assoziierte Angiopathien an anderen Stellen: Als Besonderheit der arteriellen Verschlußkrankheit bei Diabetes ist die bevorzugte periphere Lokalisation zu nennen (68, 120, 134). Charakteristischerweise ist bei 70% aller verschlußkranken Diabetiker das Unterschenkelsegment zumindest mitbefallen im Vergleich zu nur 20% bei Nichtdiabetikern (54). Zuckerkranke mit fortgeschrittener Makroangiopathie lassen mit großer Regelmäßigkeit kombinierte Verschlüsse, d. h. Mehretagenverschlüsse, erkennen. Zusätzliche stenosierende Wandveränderungen im Bereich der Bauchaorta, aber auch der Abgänge der Nierenarterien sowie der Aa. iliacae und femorales sind bei Verschlüssen der Unterschenkelarterien nicht selten. In eigenen Untersuchungen konnte eine klare Abhängigkeit der Häufigkeit von Nierenarterienstenosen von der Ausprägung der peripheren Makroangiopathie gezeigt werden (103). Charakteristisch für den Diabetiker sind auch Wandunregelmäßigkeiten im Stromgebiet der A. profunda femoris (53), einem wichtigen Kollateralgefäß bei Verschlüssen der A. femoralis superficialis.

Komplikationen: Relativ gesehen, zeigt die arterielle Verschlußkrankheit von allen makrovaskulären Komplikationen die größte Risikosteigerung bei Diabetikern. Dies gilt in gleicher Weise auch für Nichtdiabetiker, wobei nach der Basler Studie 12% der Männer mit pAVK einen Schlaganfall innerhalb von 11 Jahren erlitten, verglichen mit nur 4% der Kontrollgruppe (144). Darüber hinaus weisen AVK-Patienten eine Prävalenz der koronaren Herzkrankheit zwischen 20 und 52% auf, d. h. 2- bis 4mal häufiger im Vergleich zu Normalpersonen.

Progression und klinischer Verlauf: Die Progression der arteriellen Verschlußkrankheit ließ sich anhand angiographischer Studien belegen. Patienten mit zunächst unilateralem Femoralisverschluß hatten nach etwa 5 Jahren in 76% und nach 10 Jahren in 85% einen Verschluß auf der Gegenseite, wobei die Progression ganz wesentlich vom Aus-

gangsbefund der kontralateralen Arterie abhängig war. Bei einer ursprünglich unauffälligen kontralateralen Femoralarterie ließ sich nach 5 Jahren in 30% und bei Vorliegen einer bereits hämodynamisch wirksamen Stenose in 80% ein kompletter Verschluß darstellen (113). Im Bereich der Beckenarterien zeichnet sich eine weit geringere Progressionsneigung ab. Sind bei Patienten mit Femoralisobliterationen die Beckenarterien beider Seiten unauffällig, so ist innerhalb der nächsten 5 Jahre nur in 10% mit einer hämodynamisch bedeutsamen Stenose zu rechnen (101).

Obwohl die arterielle Verschlußkrankheit in pathophysiologischer Hinsicht ein progredientes Geschehen ist (29), ist der klinische Verlauf meist überraschend gutartig. So zeigt sich in 75% der Patienten mit Claudicatio intermittens im Verlauf von 5 Jahren eine Stabilisierung der Symptomatik (12). Diese ist zurückzuführen auf eine verbesserte Kollateralisation und eine Optimierung der metabolischen Adaptation, besonders über eine Zunahme aerober Enzyme, und die vermehrte Inanspruchnahme nichtischämischer Muskelgruppen. Lediglich 25% der Patienten mit Claudicatio intermittens erfahren in den ersten Jahren eine Verschlechterung. Abb. 22.**6** faßt die extremitätenbezogene Prognose der pAVK zusammen. Als wesentliche Prädiktoren für die Progression einer arteriellen Verschlußkrankheit konnte Dormandy (39) den Knöchel-Arm-Index von < 0,5, die chronische venöse Insuffizienz, das männliche Geschlecht, Rauchen und den Diabetes mellitus finden. Darüber hinaus besteht eine signifikante Korrelation zwischen der Verschlechterung der peripheren Blutdruckwerte und der Prävalenz einer schweren koronaren Herzkrankheit (Abb. 22.**6**) (93).

Kritische Beinischämie: Wie aus Abb. 22.**6** zu ersehen, entwickelt 1/5 der Patienten mit progredienter Claudicatio intermittens eine kritische Beinischämie, die folgendermaßen definiert ist:

Kriterium I: Ruheschmerzen, die einer regelmäßigen Schmerztherapie von mehr als 14tägiger Dauer kombiniert mit systolischen Knöchelarteriendrücken von weniger als 50 mm Hg und/oder Zehenarteriendrücken von weniger als 30 mm Hg;

Kriterium II: Ulkus oder Gangrän der Zehen oder des Fußes mit denselben Knöchel- oder Zehenarteriendrücken.

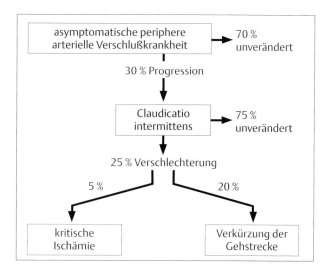

Abb. 22.**6** Prognose der pAVK.

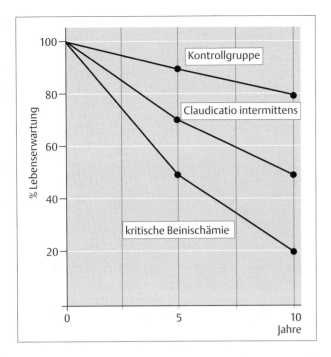

Abb. 22.**7** Lebenserwartung von Patienten mit symptomatischer pAVK.

Als zusätzliche Kriterien können transkutane Sauerstoffpartialdruckwerte < 10 mm Hg (bei hängenden Beinen), fehlende plethysmographische Pulsationen der Großzehe sowie schwere morphologische Veränderungen des kapillarmikroskopischen Bildes herangezogen werden. Nach Abb. 22.**7** zeichnen sich Patienten mit kritischer Ischämie im Vergleich zu Kontrollpersonen oder Patienten mit Claudicatio intermittens durch eine signifikant höhere 5- bzw. 10-Jahres-Sterblichkeit aus.

Nachweis von Nierenarterienstenose und Aortenaneurysmen: Dank der Entwicklung der Ultraschalltechniken konnten erstmalig nichtinvasiv auch Aussagen über die Häufigkeit von Nierenarterienstenosen bei Vorliegen einer arteriellen Verschlußkrankheit gemacht werden. In Abhängigkeit von der Lokalisation der arteriellen Verschlußkrankheit und der Schwere der Erkrankung ließen sich Stenosen bis zu 50% der Fälle nachweisen, wobei diese immerhin in 20% bilateral zu finden waren (53). Auch das Aortenaneurysma zeigt neben dem Alter eine klare Abhängigkeit vom Vorliegen einer pAVK. Liegen die normalen Diameter im Alter zwischen 65 und 74 Jahren zwischen 1,5 und 2,2 cm, lag die Häufigkeit eines Aortenaneurysmas > 3 cm nach einer Studie an 1800 Patienten über 50 Jahre bei den Männern bei 8,8% und bei den Frauen bei 2,1% (1). Nach einer Studie von Collin betrug die Prävalenz eines Aneurysmas > 4 cm 2,3% und erhöhte sich bei Vorliegen einer arteriellen Verschlußkrankheit auf 17,9% (27). Hieraus leitet sich die zwingende Forderung nach Mituntersuchung der Bauchaorta bei Vorliegen einer arteriellen Verschlußkrankheit ab.

Keine ursächlichen und histologischen Unterschiede gegenüber Nichtdiabetikern: Histologisch-qualitativ lassen sich die arteriosklerotischen Gefäßprozesse von Diabetikern und Nichtdiabetikern nicht unterscheiden, auch wenn quantitativ die Veränderungen besonders ausgeprägt sind. Von einer speziellen diabetischen Makroangiopathie

sollte daher nicht gesprochen werden, vielmehr von einer Makroangiopathie bei Diabetes, für die das Lokalisationsmuster besonders typisch ist. Eine Spezifität ist auch deshalb nicht gegeben, weil verschlußkranke Diabetiker fast regelmäßig noch die genannten zusätzlichen Risikofaktoren aufweisen, die zudem auch in der prädiabetischen Phase und bei Nichtdiabetikern pathogenetisch bedeutsam sind (119).

Ätiologie und Pathogenese

In den bisher durchgeführten epidemiologischen Studien konnte das Exzeßrisiko des Diabetikers für das Auftreten der Makroangiopathie mit den anerkannten kardiovaskulären Risikofaktoren allein nicht erklärt werden. Gegenwärtig weisen einige Befunde auf eine Reihe von komplexen Faktoren hin, die für die auffallende Häufigkeit der pAVK bei Diabetes mellitus verantwortlich gemacht werden.

Nephropathie, Proteinurie und Diabetesdauer: Für den Typ-1-Diabetiker ist eine bestehende diabetische Nephropathie der Hauptschrittmacher arteriosklerotischer Gefäßveränderungen (35, 140). Doch stellt auch eine konstante Proteinurie (Mikroalbuminurie) für den Typ-2-Diabetiker ein hohes kardiovaskuläres Risiko dar. In einer eigenen Studie war das Ausmaß der Albuminurie beim Typ-2-Diabetiker eng mit dem Vorhandensein einer arteriellen Verschlußkrankheit der unteren Extremität assoziiert (131, 130, 118). Ferner scheint zumindest für den Typ-1-Diabetiker die Diabetesdauer eine wichtige Rolle zu spielen (68, 134). Diese Beziehung wird für den Typ-2-Diabetiker in Frage gestellt, da die im metabolischen Syndrom sich äußernden Risikofaktoren bereits vor der Manifestation des Diabetes wirksam sind (52, 119, 129). Bei klinischer Diagnosestellung des Typ-2-Diabetes findet sich bereits eine fast ebenso hohe Prävalenz einer arteriellen Verschlußkrankheit (ca. 30%), wie bei unausgewählten Typ-2-Diabetikern mit unterschiedlicher Diabetesdauer (123).

Hypertonie und Hypertriglyzeridämie sind es auch, die sich anhand von prospektiven Untersuchungen über 3 bzw. 5 Jahre als die herausragenden Risikoprädiktoren für eine neu auftretende arterielle Verschlußkrankheit der Beine erwiesen haben (70, 121, 131). Darüber hinaus war die Hypertonie eng mit dem Auftreten einer Mikroalbuminurie verknüpft.

Blutzuckerspiegel: Eine Schlüsselrolle der Genese der Makroangiopathie kommt dabei den Blutzuckerspiegeln zu. Beks u. Mitarb. konnten sowohl für das HbA_{1c} als auch für den 2 Stunden postprandial gemessenen Plasmaglucosewert eine signifikante Korrelation für das Auftreten einer arteriellen Verschlußkrankheit finden (13). Die Prävalenzrate für eine pAVK betrug 41,8%, 29,2%, 22,4% und 18,1% für Patienten mit manifestem Diabetes, neu entdecktem Diabetes, pathologischer Glucosetoleranz und Normalpersonen. Bei insulinspritzenden Diabetikern hat sich auch die Höhe der täglichen Insulindosis als unabhängiger Prädiktor für eine neu sich manifestierende arterielle Verschlußkrankheit erwiesen (69).

Unterschiede je nach Lokalisation: Bei einer differenzierten Betrachtung der distalen und proximalen Verschlußlokalisationen bei Diabetikern ergaben sich aber hinsichtlich der kardiovaskulären Risikofaktoren deutliche Unterschiede (68). Diabetiker mit Becken- und Oberschenkelarterienstenosen waren vermehrt Hypertoniker und Raucher und wiesen eine Häufung von zusätzlichen Risikofaktoren auf. Ein Einfluß der Diabetesdauer war nicht erkennbar. Die Häufigkeit dieser Verschlußlokalisation war ähnlich wie in der allgemeinen Bevölkerung. Im Gegensatz dazu ließ sich bei Unterschenkelverschlußtyp zusätzlich zum Diabetes keine weitere Häufung von kardiovaskulären Risikofaktoren nachweisen. Diese Patienten waren vornehmlich insulinbedürftige Langzeitdiabetiker.

Nicht unerwähnt darf die **veränderte Hämostase und Hämorrheologie** beim diabetischen Patienten sein, wobei diese Faktoren ganz wesentlich von der Qualität der Stoffwechseleinstellung abhängig sind. Diabetiker zeichnen sich durch erhöhte Fibrinogenspiegel, erhöhte Konzentrationen der Faktoren V, VIII (87) und des Willebrand-Faktors (118) sowie durch eine veränderte fibrinolytische Aktivität aus.

Mediasklerose: Eine Sonderform der Makroangiopathie, nicht gleichzusetzen mit der pAVK, stellt die Mediasklerose peripherer Arterien vom Mönckeberg-Typ dar. Diese besonders bei Diabetikern nachweisbare Gefäßwandveränderung ist durch eine lineare (röhrenförmige) Kalzifizierung der Tunica media der Gefäßwand charakterisiert (Abb. 22.**8**), ohne daß es dabei zu stenosierenden Intimaveränderungen kommen muß. Allerdings lag nach eigenen Untersuchungen bei etwa jedem zweiten Diabetiker mit Mediasklerose der Unterschenkelarterien auch eine signifikante arterielle Verschlußkrankheit vor (67). Dies erklärt auch die mehr als 5fach höhere Amputationsrate von Pima-Indianern bei Vorliegen einer Mediasklerose (44). Neben der Diabetesdauer wird dem Vorliegen einer Neuropathie eine entscheidende Schrittmacherrolle für die Entwicklung der Mediasklerose zugeschrieben. Die im Tierexperiment nachweisbare Atrophie und Fragmentierung der glatten Muskelzellen nach Schädigung der autonomen Nervenfasern ließ sich eindeutig auch beim Menschen nach uni- oder bilateraler Sympathektomie zeigen (51). Neben der mit Mediasklerose gepaarten pathologischen Vasomotion der Endstrombahn (24) liegt die besondere Bedeutung in der Maskierung einer kritischen peripheren Durchblutungssituation durch falsch zu hoch gemessene Doppler-Druckwerte.

Klinik

Die periphere Verschlußlokalisation, die in bis zu 50% nachweisbare gleichzeitig bestehende Neuropathie (7, 40, 54) und die in Verbindung mit dem Insulinmangel verminderte Bildung von Lactat erklärt die bei fast 2/3 der Diabetikern fehlende typische Claudicatio-intermittens-Symptomatik bei Vorliegen einer arteriellen Verschlußkrankheit. Berichtet der Patient jedoch über eine Claudicatio intermittens, so handelt es sich um belastungsabhängige, muskelkaterartige Ermüdungsschmerzen der abhängigen Muskulatur, die nach 1–3 Minuten Gehpause wieder verschwinden. Dabei bietet die nach Fontaine vorgeschlagene klinische Einteilung mit Einschränkungen auch heute noch die Grundlage diagnostischer und differentialtherapeutischer Entscheidungen:

Stadium I: Im Stadium I liegen nachweisbare Gefäßwandveränderungen bis hin zu Verschlüssen der Extremitätenarterien vor, ohne daß der Patient über einschlägige Beschwerden berichtet.

Stadium II: Die in der Praxis gewählte Einteilung in das Stadium IIa (Gehstrecke > 200 m) bzw. Stadium IIb (Gehstrecke < 200 m) hat sich mit der Entwicklung risikoarmer, invasiver Therapiemaßnahmen (Kathetertechniken)

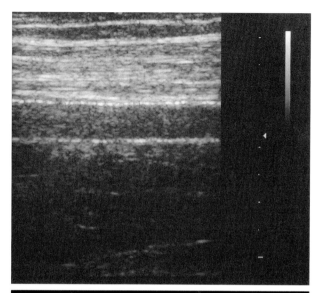

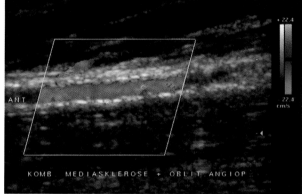

Abb. 22.**8** Mediasklerose. Kalzifizierung der Tunica media.

von begrenztem Wert erwiesen, da die Therapieentscheidungen bei geringem therapeutischem Risiko vielmehr an den individuellen sozialanamnestischen Gegebenheiten orientiert sind. Wegen der peripheren Verschlußlokalisation können die Claudicatio-intermittens-Beschwerden typischerweise auch einmal in der Fußsohlenregion verspürt werden. Die typische Belastungsabhängigkeit des Stadiums II erlaubt eine klare Trennung von neuropathiebedingten Schmerzen der Beine.

Stadium III: Durch eine weitere Reduktion des Perfusionsdrucks kann es zum Auftreten von Ruheschmerzen kommen, die typischerweise an den Enden der Extremität auftreten, d. h. im Bereich von Vorfuß und Zehen. Die Durchblutungsinsuffizienz betrifft dabei nicht nur die Beinmuskulatur, sondern auch die Haut, die eine charakteristische Lageabhängigkeit aufweist. In Beintieflagerung lassen sich durch Anstieg des hydrostatischen Drucks die Beschwerden bessern. Angebliche Ruheschmerzen in Ober- und Unterschenkel haben jedoch mit einem Ischämieschmerz nichts zu tun. Inspektorisch spricht ein ausgeprägter Rubor der Zehen oder des Vorfußes für eine kritische Mangeldurchblutung, vor allem dann, wenn ein lageabhängiges Diversionsphänomen zu beobachten ist. Ruheschmerzen können jedoch bei Vorliegen einer peripheren Neuropathie und kritischen Ischämie trotz Dopplerdruckwerten < 50 mm Hg fehlen. Als kritische Ischämie werden nach der Konsensus-

Konferenz 1989 die Stadien III und IV zusammengefaßt (s. o.).

Stadium IV: Das Stadium IV beschreibt ischämische, akral lokalisierte Gewebsdefekte. Dabei ist das Stadium IV als sog. Weiterentwicklung des Stadiums III zu verstehen und somit klar vom sog. komplizierten Stadium II zu trennen. Letzteres liegt vor, wenn ein Patient mit stabilem, also prognostisch günstigem Stadium II ein Bagatelltrauma erleidet (unsachgemäße Fußpflege, Drucktraumatisierung usw.), was vom Aspekt her einem Stadium IV gleichen kann. Selbstverständlich weisen Patienten mit einem komplizierten Stadium II eine wesentlich günstigere Prognose auf als Patienten im Stadium IV.

Weitere Unterteilung: Wünschenswert wäre nach Rieger (100) die differenzierte Sichtweise des Stadiums IV nach defektspezifischen (feuchte, trockene Gangrän), morphologischen (Granulation, Tiefe usw.) lokalisatorischen (Zehen, Vorfuß, Ferse usw.) und funktionellen Kriterien (Ausmaß der Funktionseinbuße durch Grenzzonen- bzw. ausgedehntere Amputationen). Diese Forderungen sind bereits bedingt im Schema nach Wagner (139) in der Klassifikation von Läsionen beim diabetischen Fuß enthalten.

Diagnose

▨ Anamnese und körperliche Untersuchung

Anamnese: Neben der oben beschriebenen Symptomatik der obliterierenden Angiopathie sind in der Anamneseerhebung das Auftreten und die Dauer der Beschwerden für das weitere therapeutische Vorgehen von großer Wichtigkeit. Die Beschwerden können dabei akut (kardiale, arterio-arterielle Embolie, akuter thrombotischer Verschluß bei schon bestehender hochgradiger Stenose), subakut (z. B. Verschlüsse von Kollateralgefäßen) oder chronisch (Progression von stenosierenden Wandveränderungen) auftreten. Da die arterielle Verschlußkrankheit der Beine sehr häufig mit ischämischen Erkrankungen in anderen Gefäßbezirken, z. B. des Herzens oder der hirnversorgenden Arterien, vergesellschaftet ist, sind neben der Erfassung der relevanten Risikofaktoren bzw. Indikatoren auch Symptome der anderen Gefäßprovinzen zu erfragen.

Palpation: Die Pulse sind beiderseits im direkten Seitenvergleich an den Aa.radialis, ulnaris, femoralis communis, poplitea, dorsalis pedis und tibialis posterior zu tasten. Fehlende Pulse sind die wichtigsten klinischen Hinweise für eine Angiopathie, wenngleich bei einer Sensitivität von 18% bei vergleichbar hoher Spezifität (94%) viele Fälle unerkannt bleiben. Abgeschwächte Pulse im Bereich der Leiste oder der A.poplitea können auf vorgeschaltete Stenosen, aber auch gut kollateralisierte Verschlüsse hinweisen und bei schwerer Mediasklerose einen Verschluß vortäuschen.

Beurteilt werden muß auch die Hauttemperatur, die jedoch eine beschränkte diagnostische Aussagekraft besitzt. So können relevante Seitenunterschiede ein wesentlicher Hinweis auf eine Osteoarthropathie sein.

Auskultation: Strömungsgeräusche können ein frühes Symptom einer arteriellen Verschlußkrankheit sein und besitzen bei ungenügender Spezifität eine im Vergleich zur Palpation deutlich bessere Sensitivität von 80%. Ein Geräusch weist auf das Vorhandensein einer Stenose hin, kann aber auch durch eine Kollaterale bei Gefäßverschluß oder durch einen Gefäßteiler verursacht werden. Bei adipösen Patienten läßt sich das Strömungsgeräusch nach einigen Kniebeugen durch Zunahme der Strömungsturbulenzen verstärken und damit leichter auskultieren.

Funktionsprüfungen: Besonders bei Patienten mit akralen Läsionen empfiehlt sich die Ratschow-Lagerungsprobe, bei der der auf dem Rücken liegende Patient die Beine senkrecht in die Höhe streckt und für 2 Minuten Rollbewegungen im Sprunggelenk durchführt. Anschließend setzt er sich auf und läßt die Beine locker herabhängen. Eine einseitige Durchblutungsstörung zeigt sich durch einen anfänglich minderperfundierten, blassen Vorfuß, wobei neben der reaktiven Hyperämie (> 15 Sekunden) auch die Venenfüllung (> 20 Sekunden) verspätet einsetzt. Bei Digitalarterienverschlüssen zeigt sich vor allem die unterschiedliche reaktive Hyperämie im Bereich der minderperfundierten Zehen oder Finger.

Gehprobe: Bei fehlendem Laufband geht der Patient mit 2 Schritten/s in der Ebene, was einem Gehtempo von 5 km/h entspricht. Neben dem Messen der schmerzfreien und absoluten Gehstrecke ergeben sich durch den Gehtest darüber hinaus wertvolle Hinweise auf das Vorliegen zusätzlicher kardiopulmonaler oder arthrogener Erkrankungen.

▨ Apparative angiologische Untersuchungsmethoden

Laufbanduntersuchung

Die schmerzfreie und die absolute Gehstrecke können am besten unter standardisierten Bedingungen am Laufband erfaßt werden (3,2 km/h, 12% Steigung). Der Patient sollte vor der ersten Messung mit dem Gerät vertraut gemacht werden. Die konsequente Anwendung der Laufbandergometrie und die Bestimmung der physikalischen Leistungskapazität könnten die Vergleichbarkeit der Ergebnisse und damit die Klassifikation der Claudicatio intermittens erheblich verbessern (21).

Dopplersonographische Druckmessung und transkutaner Sauerstoffpartialdruck

Beurteilung der Meßwerte und zusätzlich des Doppler-Hämotachogramms: Sie stellt eine einfache und zugleich sehr sensitive Methode zur Erfassung von Durchblutungsstörungen dar. In einem angiographisch kontrollierten Normalkollektiv sind die gemessenen Doppler-Arteriendruckwerte der Fußarterien in 83% höher als der korrespondierende Druck der A.brachialis. In 15% sind die Druckwerte gleich, während sie in 2% unter den Armarteriendruckwerten liegen. Wenn man eine Druckdifferenz Bein-Arm von bis zu –5 mm Hg als normal definiert, so erreicht die Spezifität 98%, während ab einer Bein-Arm-Differenz > –10 mm Hg kein falsch negativer Befund mehr zu finden ist (82). Zusätzlich kann die Beurteilung des Doppler-Hämotachogramms zur Verifizierung von Durchblutungsstörungen herangezogen werden, weisen di- bzw. triphasische Kurvenverläufe auf eine normale Durchblutungssituation hin, während monophasische Kurven als pathologisch zu werten sind. Bei Patienten mit mittelgradigem Strombahnhindernis kann der Druck in der Peripherie in Ruhe noch ausgeglichen sein und sollte durch Messung nach Belastung wiederholt werden. Nach Kniebeugen, Zehenständen oder schnellem Gehen deutet ein Druckabfall 30–60 Sekunden nach Belastung auf ein hämodynamisch wirksames Strombahnhindernis hin.

Probleme bei Mediasklerose: Diagnostische Schwierigkeiten ergeben sich bei der Abklärung einer arteriellen Verschlußkrankheit bei Diabetikern mit Mediasklerose. Durch eine zunehmende Inkompressibilität, besonders der distalen Beinarterien, kommt es zu einer charakteristischen Überhöhung der Knöchelarteriendruckwerte. Diese können 300 mm Hg übersteigen, ohne daß eine Änderung des Flußsignals zu registrieren ist. Um die Fehlermöglichkeit der Ultraschall-Doppler-Methode bei Mediasklerose zu minimieren, empfehlen sich, besonders bei Verdacht auf Vorliegen einer kritischen Ischämie, die in Tab. 22.7 angegebenen Methoden. Bei der unter Punkt 3 erwähnten hydrostatischen Knöchel- oder Zehendruckmessung kann durch Anheben des Fußes unter simultaner Ableitung des Strömungssignals ein kritischer Druckwert bis 70 mm Hg erfaßt werden. Ein hydrostatisch gemessener Großzehenarteriendruck < 50 mm Hg beschreibt beim Diabetiker mit einer Sensitivität von 87% und einer Spezifität von 94% eine kritische Ischämie trotz Vorliegen einer Mediasklerose (109).

Tabelle 22.**7** Kritische Ischämie und Mediasklerose

– Anamnese und Inspektion
– Beurteilung der Flußkurve; je schwerer die Durchblutungsstörung, desto niederfrequenter die Signale
– hydrostatischer Knöchel- und Zehenarteriendruck
– Zehendruckmessung (< 30 mm Hg)
  Nachteile:
  abhängig von Vasomotion
  abhängig von Manschettengröße
  schwierig bei kurzen Zehen
– tcP_{O_2}
  < 10 mm Hg im Liegen
  < 45 mm Hg bei Beintieflagerung

Zur **Abschätzung des Amputationsrisikos** eignet sich die Knöcheldruckmessung nur bedingt. So berichtet Scheffler für die kritischen Doppler-Druckwerte < 50 mm Hg von einer Sensitivität von 93% und einer Spezifität von nur 50% (111). Von einigen Autoren wird daher die zusätzliche Messung des arteriellen Zehendrucks empfohlen, wobei Zehenarteriendruckwerte > 30 mm Hg in den meisten Fällen mit einer Abheilung der peripheren Läsion gepaart waren. Während die Messung des transkutanen Sauerstoffpartialdrucks (tcP_{O_2}) in der Beurteilung der Fontaine-Stadien unzureichende Ergebnisse lieferte, läßt sich mit dieser Methode das Amputationsrisiko wie folgt eingrenzen:

Ein tcP_{O_2}-Wert von 10 mm Hg war mit einer Amputationsrate von 70%, ein tcP_{O_2} von 20 mm Hg mit einer Amputationsrate von 50% und ein tcP_{O_2} von 30 mm Hg mit einer Amputationsrate von 35% behaftet. Ungünstige Verhältnisse liegen dann vor, wenn sich der tcP_{O_2} durch Sauerstoffinhalation und Beintieflagerung nicht anheben läßt (111).

Kapillarmikroskopie und Laser-Doppler-Fluß

Neben der Messung des tcP_{O_2} dienen die Kapillarmikroskopie und die Messung des Laser-Doppler-Flusses der Beurteilung der Mikrozirkulation und sollen hier nur kurz erwähnt werden.

Die **Kapillarmikroskopie** gibt Aufschluß über morphologische und dynamische Veränderungen im Kapillarbereich. Allein die morphologischen Kriterien nach Fagrell lassen das Nekroserisiko über einen definierten Zeitraum abschätzen, das bei schweren Destruktionen der

Kapillaren und fehlender Blutfüllung innerhalb von 3 Monaten bei fast 100% liegt.

Die **Laser-Doppler-Flußmessung** gibt primär Aufschluß über den nicht nutritiven, thermoregulatorischen Gefäßplexus der Haut und eignet sich nach den bisherigen Ergebnissen nicht zur Differenzierung zwischen den klinischen Stadien der pAVK. Zusammen mit der Messung des tcP_{O_2} aber ließ sich die Heilungschance von Vorfußulzera sowohl für Diabetiker als auch für Nichtdiabetiker signifikant besser abschätzen als durch die alleinige Knöcheldruckmessung.

Direktionale Doppler-Sonographie

Mit Hilfe der direktionalen Doppler-Sonographie lassen sich Strömungsgeschwindigkeitskurven (Hämotachogramme) oberflächennaher Gefäße im Verlauf ableiten. Durch die Beurteilung der Kurvenform erhält der Untersucher Rückschlüsse auf vor- oder nachgeschaltete Stenosen oder Verschlüsse; ferner läßt die Ableitung der Flußgeschwindigkeit in einer Stenose Rückschlüsse auf den Stenosegrad zu.

Sonstige nichtinvasive Meßmethoden

Elektronische Oszillographie, Verschlußplethysmographie, akrale Photoplethysmographie werden bei besonderen Fragestellungen, vor allem akralen Durchblutungsstörungen, angewandt. Speziell beim Diabetiker liefert die Großzehenoszillographie zusätzliche interessante Befunde, wie die Ableitung übernormaler Pulskurven bei Vorliegen einer diabetischen Neuropathie aufgrund der weitgestellten Digitalgefäße zeigt. Ferner erlaubt die Großzehenoszillographie die Erfassung einer pAVK bei gleichzeitigem Vorliegen einer Mediasklerose.

Duplexsonographie

Durch die Kombination von Doppler-Sonographie und zweidimensionaler Real-time-B-mode-Sonographie eröffnete sich erstmals nichtinvasiv die Möglichkeit der morphologischen Beurteilung von Gefäßen. Mit einem Auflösungsvermögen von 0,1 mm eignet sich die Methode zur Erfassung von Frühformen der Angiopathie und zur sicheren Erkennung einer Mediasklerose. In der Hand des erfahrenen Untersuchers lassen sich Stenosen und Verschlüsse der Becken- und Beinarterien genau beschreiben, wobei die hohe Treffsicherheit durch eine Weiterentwicklung der konventionellen Duplexsonographie zur farbkodierten Duplexsonographie erzielt werden konnte. Das strömende Blut wird in Abhängigkeit von der Strömungsrichtung bzw. -geschwindigkeit entweder blau oder rot bzw. in unterschiedlicher Helligkeit dargestellt. Durch rechnergestützte Spektralanalysen können mit Hilfe der gepulsten Doppler-Sonographie Strömungsgeschwindigkeiten in genau definierten Gefäßarealen abgegriffen werden (96). Durch die Beurteilung der Flußverhältnisse am Abgang der A.profunda femoris (Abb. 22.**9**) und durch die Bestimmung der Länge von Verschlüssen der A.femoralis superficialis (Abb. 22.**10**) können im Stadium II Angiographien eingespart werden. Während sich der Entschluß zur konservativen Therapie mittels Farbduplexsonographie in Ergänzung zu obigen nichtinvasiven Untersuchungstechniken treffen läßt, konnte Jäger an 280 Patienten in 78% ausschließlich mittels Duplexsonographie die Indikation zur Katheterdilatation stellen (66). Die Farbduplexsonographie ist der Angiographie in der Beurteilung der beim

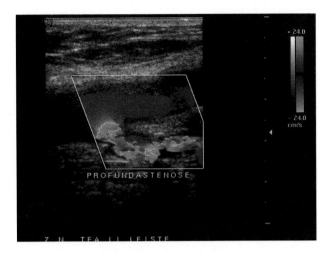

Abb. 22.**9** Stenose der A. profunda femoris.

Diabetiker häufig stenosierten A.profunda femoris überlegen. Gleiches gilt auch für den Ausschluß aneurysmatischer Veränderungen der Beinarterien und der Beurteilung paravasaler Strukturen wie Tumoren, Baker-Zysten, zystische Adventitiadegeneration usw.

Nicht selten hängt in unserem Hause die Indikationsstellung zum femorokruralen Bypass in Ergänzung zur Angiographie von der Beurteilung der distalen Unterschenkelarterien mit der Farbduplexsonographie ab. Bei schwieriger Darstellung der Unterschenkelgefäße (ödematöse, dicke Beine) kann der Duplexbefund durch Verwendung spezieller Ultraschallkontrastmittel optimiert werden. Die Farbduplexsonographie erfordert für die Interpretation der Befunde ein hohes Maß an Erfahrung und ist somit für den Routinebetrieb des niedergelassenen Arztes ungeeignet. Die Duplexsonographie ist für die Beurteilung epidemiologischer Aspekte der arteriellen Verschlußkrankheit wegen ihrer großen Zuverlässigkeit als Methode der Wahl anzusehen und gestattet Einblicke in bislang angiographieblinde Bereiche der Gefäßwandstruktur (108).

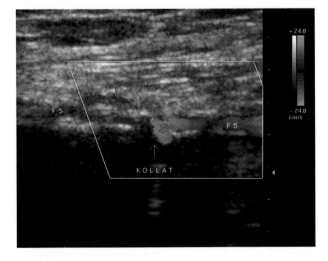

Abb. 22.**10** Femoralis-superficialis-Verschluß mit einmündender Kollaterale.

Angiographie

Die Angiographie ist nicht in der Primärdiagnostik der arteriellen Durchblutungsstörung einzusetzen. Es sollte immer eine eingehende angiologische Untersuchung vorausgehen und stets der Befund einer Farbduplexsonographie durch einen erfahrenen Untersucher vorliegen. Eine Angiographie ist nur vor geplanter Rekonstruktion (gefäßchirurgischer Eingriff oder transluminale Kathetermaßnahme) und bei schwieriger Differentialdiagnose indiziert. Dabei liegt der Vorteil der Angiographie besonders für den Gefäßchirurgen in der anatomischen Gesamtschau eines Gefäßabschnittes, wobei auch hier die Interpretation nicht immer eindeutig ist (66). Die Angiographie kann in konventioneller Blattfilmtechnik oder in digitaler Subtraktionstechnik (DSA) durchgeführt werden. Die intravenöse DSA zum Ausschluß von Veränderungen distal der Beckenstrombahn ist wegen ihres geringen Auflösungsvermögens obsolet. Die Angiographiefähigkeit eines Diabetikers kann durch Störungen der Nierenfunktion und gleichzeitige Zeichen einer Hämokonzentration erheblich eingeschränkt sein. Tab. 22.**8** faßt den Stufenplan für die Diagnose der pAVK zusammen.

Therapie

Behandlung asymptomatischer Gefäßstenosen oder -verschlüsse (Fontaine-Stadium I)

Die Therapie der asymptomatischen pAVK zielt vor allem auf die Progressionsverlangsamung bzw. Hemmung der Erkrankung ab, unter Berücksichtigung der erhöhten kardialen und zerebralen Mortalitätsrate dieser Patienten. Weder für die Behandlung der relevanten Risikofaktoren, insbesondere Rauchen und Diabetes, noch für die medikamentöse Behandlung mit Thrombozyten-Aggregationshemmern oder mit Antikoagulantien liegen verläßliche Daten für das Stadium I der pAVK vor.

Therapie der Risikofaktoren: Bei zwingender Kausalität von Diabetes (Faktor 2,5–6) und Rauchen (Faktor 2,5–3) (und weniger eindrucksvoller Kausalität von pathologischen Werten der Blutfette, des Blutdrucks und der hämorrheologischen Faktoren) für das Neuauftreten einer arteriellen Verschlußkrankheit ergibt sich die Forderung nach einer konsequenten Behandlung der Risikofaktoren. Bereits nach einmonatiger Ernährungsbehandlung frisch manifester Typ-2-Diabetiker ließen sich die Plasmaviskosität und der Hämatokrit signifikant senken (91). Die Bedeutung dieser Maßnahme läßt sich sowohl aus der Framingham- (76) als auch der Stockholm-Studie (23) ableiten, die beide den Hämatokritwert als Risikofaktor für die Makroangiopathie beschreiben. Die Forderung nach der Behandlung der vaskulären Risikofaktoren ergibt sich vor allem bei der Kombination mehrerer, wobei sich die 5-Jahres-Inzidenz der pAVK von 2,3 auf 11,1% erhöht entsprechend einem Multiplikationsfaktor von 6.

Medikamentöse Therapie: Die Frage nach einer Behandlung des asymptomatischen Stadiums mit Thrombozytenaggregationshemmern, Antikoagulantien, Gehtraining oder gar vasoaktiven Substanzen kann nach den bisher vorliegenden Studien nicht beantwortet werden. Die in Tab. 22.**9** zusammengefaßten Therapiemaßnahmen im Stadium 1 erscheinen zumindest plausibel und sind, was die intensive Fußpflege angeht, besonders bei zusätzlichem Vorliegen einer Neuropathie gesichert (86).

Tabelle 22.**8** Stufenplan der Diagnose der peripheren arteriellen Verschlußkrankheit

Stufe I	Stufe III. Beurteilung der Kompensation
Anamnese – typische Claudicatio intermittens (Gesäß, Oberschenkel, Wade, Fußsohle) – DD: enger Spinalkanal Entrapment-Syndrom chronisches Kompartmentsyndrom – Beschwerdedauer (akut, subakut, chronisch) – Risikofaktoren/Indikatoren Körperliche Untersuchung – Inspektion – Palpation – Auskultation (evtl. nach Belastung) – Ratschow-Probe (normal: Hyperämie 5–10 s, venöse Füllung nach 15–20 s) Apparative Untersuchung – cw-Doppler-Methode (evtl. nach Belastung) – Beurteilung des Hämotachogramms – Großzehenoszillographie	– Laufbandergometrie im Stadium II (3,0 km/h, 12% Steigung) – Doppler-Druck-Faustregel: gute Kompensation: 90–100 mm Hg wechselhaft: 50–90 mm Hg unzureichend: < 50 mm Hg – als Bein-/Armquotient: > 1 keine Beschwerden 0,8 leichte Beschwerden, besonders bergauf 0,6 Gehstrecke < 100 m < 0,4 Ruheschmerz – Zehendruckmessung: kritisch < 50 mm Hg – hydrostatischer Knöchel- und Zehendruck: obere Grenze: 60 bzw. 70 mm Hg kritisch < 50 mm Hg – $tcPO_2$: kritisch: liegend < 10 mm Hg, Bein tief < 40 mm Hg – evtl. Kapillarmikroskopie (Fagrell-Stadien)
Stufe II. Differenzierung Stenose/Verschluß sowie Höhenlokalisation	**Stufe IV. Planung eines Eingriffs (Katheterbehandlung, Bypass, Amputation sowie die klinischen Stadien III–IV)**
– Palpation und Auskultation (evtl. mit Belastung) (cave: Gefäßteilung, stenosierte Kollaterale) – Farbduplexsonographie – evtl. Segmentoszillographie	– Farbduplexsonographie (cave: schwere Mediaverkalkung) – Angiographie (im allgemeinen)

Tabelle 22.**9** Therapie der peripheren arteriellen Verschlußkrankheit im Stadium I

Behandlungsmaßnahmen	Gesichert
Behandlung der Risikofaktoren	nein, aber allgemein akzeptiert
Thrombozytenaggregationshemmer	nein, aber praktiziert
vasoaktive Substanzen (Pentoxifyllin, Naftidrofuryl, Buflomedil, Prostaglandine)	nein, sinnvoll?
Abklärung und ggf. Behandlung einer kardio- bzw. zerebrovaskulären Erkrankung	nein im Stadium I ja im Stadium II
intensivierte Fußpflege, besonders bei zusätzlichen Risikofaktoren wie Neuropathie, Fußdeformität, Hornschwielen usw.	ja!!!

Behandlung der Claudicatio intermittens (Stadium I nach Fontaine)

Für die symptomatischen Stadien der pAVK stellt die Behandlung der Risikofaktoren als Prophylaxe einer Progression der Erkrankung die Therapiegrundlage dar.

Methodenwahl: Im Gegensatz zur früheren Auffassung ist vor Beginn eines Bewegungstrainings oder Verordnung einer medikamentösen Behandlung stets zu prüfen, ob eine risikoarme Kathetermaßnahme (Angioplastie oder lokale Thrombolyse) zur Beseitigung einer kurzstreckigen Stenose oder eines Verschlusses in Frage kommt. Dabei richtet sich die Wahl der Methode nach dem allgemeinen Zustand und dem Leidensdruck des Patienten und vor allem nach dem angiologischen Untersuchungsbefund. Bei einem für einen Kathetereingriff ungünstigen Verschlußtyp (z. B. langstreckiger Femoralisverschluß), einem für konservatives Verfahren günstigen Verschlußtyp (proximaler Femoralisverschluß) und geringem Leidensdruck ist den konservativen Möglichkeiten der Vorzug zu geben.

Lokale Thrombolyse: Bei Verschlüssen länger als 8 cm und ungenügender Kollateralisation konnte mit Einführung der lokalen Thrombolyse die therapeutische Lücke zwischen Katheterdilatation und rekonstruktivem Gefäßeingriff geschlossen werden. Das Prinzip dieser Methode beruht auf der sog. endogenen Thrombolyse durch sukzessive Infiltration des verschließenden Thrombus mit Streptokinase, Urokinase oder rtPA, wobei wegen der intensiveren Thrombolyse seit einigen Jahren in unserem Hause dem rtPA der Vorzug gegeben wird. Die hierfür notwendige Dosierung liegt bei Streptokinase zwischen 30 000 und 60 000 IE, bei 150 000–200 000 IE für Urokinase und bei 2,5–10 mg für rt-A. Zur Durchführung eines primär als lokale Lyse angelegten Eingriffes gelten sowohl für den Diabetiker als auch für den Nichtdiabetiker folgende Indikationen (128):

➤ der akute und subakute Verschluß der A. femoralis superficialis, der A. poplitea und der Trifurkation;
➤ der chronische thrombotische Verschluß obiger Lokalisation bis zu einem Alter von maximal 6 Monaten, hoher Leidensdruck bzw. Gefährdung der Extremität;

Tabelle 22.**10** Ergebnisse der perkutanen transluminalen Angiolastie

	Diabetiker		Nichtdiabetiker	
	n	Erfolg (%)	n	Erfolg (%)
A. iliaca	91	74	16	81
Femoropopliteal-segment	117	79	88	70

➤ embolische Verschlüsse der distalen A. femoralis superficialis, der A. poplitea und der Trifurkation bis zu einem Alter von maximal 12 Wochen;
➤ embolische oder thrombotische Komplikationen nach Angioplastie oder einem gefäßchirurgischen Eingriff;
➤ der akute und auch ältere Bypass-Verschluß.

Sowohl für die Katheterdilatation als auch für die lokale Thrombolyse ließen sich für Diabetiker und Nichtdiabetiker vergleichbar gute Primär- und Langzeiterfolge erzielen (Tab. 22.**10** und 22.**11**), wobei sich die Ergebnisse nicht relevant von denen der Bypass-Operation unterscheiden (145).

Tabelle 22.**11** Lyseergebnisse

	Primärerfolg		Langzeiterfolg	
	Thrombose	Embolie	Thrombose	Embolie
Diabetiker	75%	93%	79%	89%
Nichtdiabetiker	91%	96%	79%	96%

Bewegungstherapie: Kommen die genannten Kathetermaßnahmen nicht in Frage, dann stellt die Bewegungstherapie vor allem bei Ober- und/oder Unterschenkel-Arterienverschlüssen ein wirksames Behandlungsprinzip dar. Dabei gilt es jedoch zu bedenken, daß nach einer Multicenterstudie (34) ein Drittel der Patienten mit Claudicatio intermittens wegen kardiopulmonaler oder gelenkbedingter Erkrankungen am Bewegungstraining nicht teilnehmen können. Ein weiteres Drittel wäre zwar geeignet, möchte aber aus diversen Gründen nicht teilnehmen, so daß lediglich ein Drittel aller Patienten an einer konsequenten Trainingsbehandlung teilgenommen haben (Abb. 22.**11**). Nimmt man nach Cachovan (21) das Soll der Gehstreckensteigerung

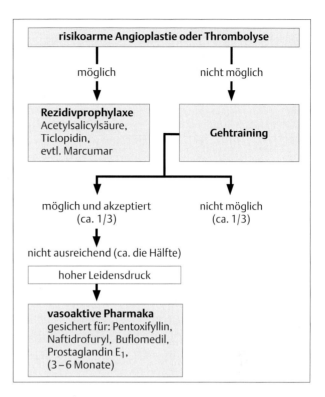

Abb. 22.**11** Therapie der pAVK im Stadium II.

nach 3 Wochen Training mit 65% an, so haben nur knapp die Hälfte aller Patienten dieses Ziel erreicht. Somit kann entgegen der bisherigen Auffassung das Gehtraining im Stadium II keineswegs als alleinige Basisbehandlung angesehen werden.

Vasoaktive Pharmaka: Unter der Maxime: „Ist statistische Signifikanz gleich klinische Relevanz"? gelten als Voraussetzung für den Einsatz vasoaktiver Pharmaka folgende Kriterien: unzureichendes Ergebnis durch Gehtraining, andere Therapiemaßnahmen (Kathetertechniken) nicht in Frage kommend, Vorliegen von Femoralis- und Unterschenkelarterienverschlüssen bei einem Knöchelarterienendruck über > 60 mm Hg (bei Fehlen einer Mediasklerose). Gegenwärtig gesichert ist die therapeutische Wirksamkeit für Pentoxifyllin, Buflomedil, Naftidrofuryl und Prostaglandin E_1 (Tab. 22.**12**).

Tabelle 22.**12** Medikamentöse Therapie im Stadium II

Autor	Jahr	Substanz	Therapiedauer	n	%-Zuwachs an schmerzfreier Gehstrecke**
Becker	1979	Naftidrofuryl	14 Tage i. v.	210	183
Trübestein	1982	Buflomedil	12 Wochen p. o.	93	97
Porter	1982	Pentoxifyllin	24 Wochen p. o.	128	56
Maas	1984	Naftidrofuryl	12 Wochen p. o.	104	68
Adhoute	1986	Naftidrofuryl	24 Wochen p. o.	118	94
Kiesewetter	1987	Pentoxifyllin*	4 Wochen p. o.	30	23

Tabelle 22.**12** Medikamentöse Therapie im Stadium II *(Fortsetzung)*

Autor	Jahr	Substanz	Therapiedauer	n	%-Zuwachs an schmerzfreier Gehstrecke**
Rudofsky	1988	Pentoxifyllin	14 Tage i. v.	154	70
Kriessmann	1988	Naftidrofuryl*	12 Wochen p. o.	136	77
Rudofsky	1988	Prostaglandin E_1	28 Tage i. v.	50	73
Diehm	1989	Prostaglandin E_1	21 Tage i. v.	24	99
Lindgräde	1989	Pentoxifyllin	24 Wochen p. o.	150	80

*   Gehstreckenzuwachs nach mehrmonatigem Gehtraining.
** signifikante Gehstreckenzunahme

Die Indikation zur rekonstruktiven Gefäßchirurgie im Stadium II ist gegeben, wenn die in Abb. 22.11 dargestellten Maßnahmen nicht einsetzbar sind bzw. die Lebensqualität des Patienten weiterhin erheblich eingeschränkt ist. Dies gilt besonders dann, wenn ein schlecht kollateralisierbarer Aorten- bzw. Beckenarterienverschluß oder Mehretagenverschlüsse, ein Aneurysma mit peripheren Embolien oder ein schlecht kollateralisierter Femoralisverschluß, besonders in Kombination mit einer Profundaabgangsstenose, nachzuweisen ist.

Behandlung der kritischen Extremitätenisch- ämie (Stadien III–IV nach Fontaine)

Nach dem Bericht der Konsensus-Konferenz 1989 ergeben sich im Stadium der kritischen Ischämie Unterschiede zwischen Diabetikern und Nichtdiabetikern der Therapieentscheidung (Tab. 22.**13**), wobei die Gründe hierfür häufig in einer schweren distalen Angiopathie mit ungünstiger Ausstrombahn liegen (102, 128). Grundsätzlich besteht in den Stadien III und IV die Indikation zu lumeneröffnenden Maßnahmen, die in Kliniken mit spezifischen angiologischen, radiologischen und gefäßchirurgischen Kenntnissen durchgeführt werden sollten.

Kathetermaßnahmen: Es zeigte sich, daß die Primär- bzw. Langzeitergebnisse nach perkutaner Angioplastie

Tabelle 22.**13** Sofortmaßnahmen im Stadium der kritischen Ischämie

	Diabetiker	Nichtdiabetiker
Amputation	20%	20%
konservativ	45%	20%
perkutane transluminale Angioplastie/Lyse	20%	
Bypass	15%	zusammen 60%

sich zwischen Diabetikern und Nichtdiabetikern nicht relevant unterscheiden, vor allen Dingen dann, wenn die sog. prognostischen Faktoren wie das klinische Stadium, der periphere Ausstrom, die Verschlußlänge und das Verschlußalter berücksichtigt werden (128). Durch die Verbesserung der Kathetertechniken wird zunehmend auch die Katheterdilatation im Unterschenkelbereich bei kritischer Durchblutungsstörung durchgeführt und dabei werden Durchgängigkeitsraten zwischen 70 und 95% erreicht (Tab. 22.**14**) (45). Die in den letzten Jahren entwickelten und in der Laienpresse häufig zitierten neuen Katheterverfahren wie Laser, Rotationsangioplastie, Endarteriektomie und Stent-Implantationen zeigen nach aktuellen Arbeiten (85, 61) bis auf das letztgenannte Verfahren gegenüber der Angioplastie mit und ohne Throm-

Tabelle 22.**14** Infrapopliteale perkutane transluminale Angioplastie

Autoren	Jahr	Beine	Anteil mit kritischer Ischämie	Durchgängig-keit (%)	Beinerhaltung	Follow-up (Monate)
Bakal	1990	43	99	86	67	24
Schwarten	1991*	112	100	97	83	24
Bull	1992	168	76	80	85	26
Brown	1993	55	84	36	–	26
Matsi	1993	84	100	83	56	12
Wagner	1993	158	68	94	88	17
Wack	1994	30	100	83	82	10
Varty	1995	40	50	68	77	24

*   63% Diabetiker

bolyse vermutlich keine entscheidenden Vorteile und sind bei kritischer Indikationsstellung auch nur in ca. 5–10% der Fälle indiziert. Die Stent-Implantation im Bereich der Beckenstrombahn ist eine im Primär- und Langzeiterfolg der alleinigen perkutanen transluminalen Angioplastie (PTA) überlegene Methode, vor allen Dingen dann, wenn es sich um unregelmäßig begrenzte, exzentrische und längerstreckige Stenosen handelt. Weiterhin keine Vorteile sind bezüglich der Stenosen im Femoralis- und Popliteabereich zu erkennen. Letztere Region weist sogar eine höhere Wiederverschlußrate im Vergleich zur alleinigen PTA auf (61).

Gefäßchirurgische Rekonstruktion: Sind Kathetermaßnahmen primär nicht sinnvoll bzw. nicht möglich, steht die breite Palette der gefäßchirurgischen Rekonstruktion zur Verfügung, wobei gerade beim diabetischen Patienten im Stadium IV durch die Anlage eines kruromalleolären Bypasses nach 5 Jahren eine Beinerhaltungsrate von 77% erreicht werden kann (147). Diese Bypass-Verfahren werden nur in großen, erfahrenen gefäßchirurgischen Zentren mit dem oben genannten Erfolg angeboten. Die Rekanalisation stellt zweifellos das wirksamste Therapieprinzip zur Vermeidung einer Amputation dar, wobei die Kathetertechniken und die gefäßchirurgischen Maßnahmen nicht in Konkurrenz zueinander stehen, sondern sich sinnvoll ergänzen können.

Medikamentöse Therapie: Sind weder Kathetertechniken noch Bypass-Verfahren sinnvoll oder von Mißerfolg gekennzeichnet, bietet sich bei drohender Amputation neben der unerläßlichen lokalen Wundbehandlung der Versuch einer konservativen Behandlung an. Neben der Optimierung der hämorrheologischen Verhältnisse, d. h. Ausgleich einer Hämokonzentrierung, Senkung des Hämatokrits auf Werte um 40% durch isovolämische Hämodilution und Reduktion hochpathologischer Fibrinogenwerte (> 600 mg/dl), z. B. durch Arwin, bietet sich die intravenöse Gabe von Prostaglandin E_1/I_2 an. Während für den Wirksamkeitsnachweis der Hämodilution und der medikamentösen Fibrinogensenkung randomisierte Doppelblindstudien noch ausstehen, konnten für Prostaglandin E_1 und I_2 (intraarteriell und intravenös) signifikant höhere Abheilungsraten (30, 122) gezeigt werden (Tab. 22.**15** und 22.**16**). In einer eigenen Multicenterstudie kam es bei Diabetikern mit ischämisch bedingten Ulzera zu einer signifikant schnelleren Reduktion

Tabelle 22.**15** Prostaglandin E_1 im Stadium IV

Autor	Jahr	n	Appli-kation	Klinisches Stadium	Ergebnis
Sakaguchi	1978	65	i. a.	IV	sign.
Eklund	1982	22	i. v.	IV	früh: sign. spät: n. s.
Schuler	1984	120	i. v.	IV	n. s.
Telles	1984	30	i. v.	IV	n. s.
Diehm	1987	46	i. v.	III	sign.
Trübe-stein	1987	57	i. a.	III/IV	III PGE > ATP IV PGE > ATP
Stiegler	1992	117	i. v.	IV	PGE > Plazebo

Tabelle 22.**16** Prostaglandin I_2 im Stadium IV

Autor	Jahr	n (% Diabetes)	Klinisches Stadium	Ergebnis
Hossman	1984	12 (50)	IV	sign.
Cronenwett	1986	26 (62)	IV	n.s.
Brock	1986	101 (100)	IV	sign.
Diehm	1989	99	IV	sign.
Norgren	1990	103 (32)	IV	sign.
Brock	1990	109 (100)	IV	sign.

der Ulkusfläche im Vergleich zu Plazebo (Abb. 22.**12**), wobei für beide Gruppen die übliche Lokaltherapie beibehalten worden war. Nach einem halben Jahr konnte die Amputationsrate in der Verumgruppe deutlich gesenkt werden, erreichte aber wegen der relativ kleinen Fallzahl nicht das Signifikanzniveau (128). Interessanterweise schneiden Diabetiker gegenüber Nichtdiabetikern bei alleiniger konservativer Therapie im Stadium IV nicht schlechter ab. Entscheidend waren nach Arbeiten von Rieger (99) die peripher zu messenden Doppler-Druckwerte.

Als **additive Maßnahmen** empfehlen sich in den Stadien III und IV eine relative Bettruhe, eine adäquate Extremitätenlagerung (Senkung des Fußendes, Wattepolsterung des Fußes mit freiliegender Ferse), eine Schmerzbehandlung (Periduralanästhesie, Analgetika) und evtl. eine CT-gesteuerte, lokale Sympathektomie, die in Einzelfällen auch bei Diabetikern zu einer beschleunigten Abheilung der Läsion führte. Abb. 22.**13** faßt die therapeutischen Möglichkeiten im Stadium III/IV zusammen.

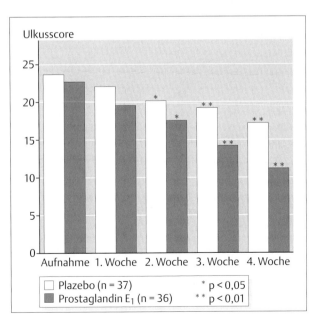

Abb. 22.**12** Prostaglandin E_1 im Stadium IV; Änderungen des Ulkussummenscores.

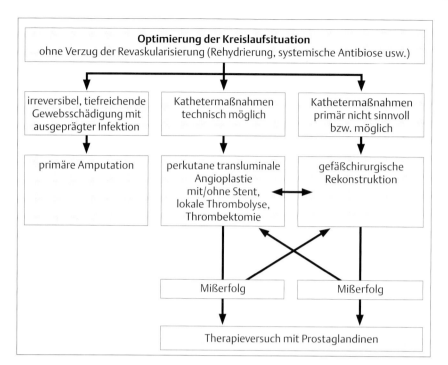

Optimierung der Kreislaufsituation
ohne Verzug der Revaskularisierung (Rehydrierung, systemische Antibiose usw.)

| irreversibel, tiefreichende Gewebsschädigung mit ausgeprägter Infektion | Kathetermaßnahmen technisch möglich | Kathetermaßnahmen primär nicht sinnvoll bzw. möglich |

primäre Amputation

perkutane transluminale Angioplastie mit/ohne Stent, lokale Thrombolyse, Thrombektomie

gefäßchirurgische Rekonstruktion

Mißerfolg

Mißerfolg

Therapieversuch mit Prostaglandinen

Abb. 22.**13** Therapie im Stadium der kritischen Ischämie.

Sekundäre Prophylaxe

Acetylsalicylsäure und Dipyridamol: Für den Spontanverlauf des Stadiums II der pAVK liegen bislang nur zwei randomisierte, plazebokontrollierte Studien für die Acetylsalicylsäure in einer Dosierung bis 1500 mg mit und ohne Kombination mit Dipyridamol vor. Während Hess u. Mitarb. im angiographisch kontrollierten Zweijahresverlauf eine signifikant geringere Progression für die Kombinationsbehandlung gegenüber Plazebo nachweisen konnten (62), sahen Schoop u. Mitarb. sowohl für die Kombination als auch für die Monogabe von ASS einen signifikanten Unterschied in der Verschlußrate gegenüber Plazebo (112). Nach Risikogruppen aufgeteilt, konnten Hess u. Mitarb. besonders für Raucher und Hypertoniker den Nutzen einer Medikation darstellen, während Patienten mit Diabetes mellitus kaum Unterschiede aufwiesen (62).

Ticlopidin: Bei Aspirinunverträglichkeit oder Progression der Erkrankung unter Aspirin kann Ticlopidin zum Einsatz kommen. Durch diese Substanz ließ sich in einer angiographisch kontrollieren Einjahres-Follow-up-Studie die Progression der arteriellen Verschlußkrankheit gegenüber Plazebo signifikant senken (127). Wegen der zwar seltenen, aber ernsten Nebenwirkung einer Knochenmarksuppression sollte besonders in den ersten Wochen das Blutbild kontrolliert werden. Als Weiterentwicklung von Ticlopidin wurde Clopidogrel an fast 20 000 Patienten mit einer Makroangiopathie untersucht, wobei sich hinsichtlich der Blutbildveränderungen gegenüber Aspirin kein Unterschied zeigte. Während sich bezüglich der vaskulären Endpunkte Schlaganfall, Myokardinfarkt oder vaskulärer Tod eine relative Risikoreduktion von 8,7% (< 0,05) erzielen ließ, stehen

Ergebnisse zum Progressionsverhalten der pAVK noch aus (22).

Zur **Rezidivprophylaxe nach rekonstruktiven Gefäßeingriffen** konnte für den Verlauf nach Thrombendarteriektomie im femoropoplitealen Bereich eine signifikant höhere Durchgängigkeitsrate für die Hochdosis Aspiringabe mit und ohne Kombination mit Dipyridamol gegenüber oralen Antikoagulantien nachgewiesen werden (16). Hingegen scheinen die Antikoagulantien den Aggregationshemmern oder der Plazebogabe nach Implantation eines Venen-Bypasses signifikant überlegen zu sein (83). In einer aktuellen Studie ließen sich für Ticlopidin signifikant höhere Offenheitsraten femoropoplitealer bzw. tibialer Venen-Bypasses im Vergleich zu Placebo nachweisen (11), so daß alternativ zur Antikoagulation bei peripheren Bypasses auch der Thrombozytenaggregationshemmer Ticlopidin zur Anwendung kommen kann. Auf die Frage nach der sinnvollen Therapie nach perkutaner Angioplastie konnte in einer prospektiven Studie für das Gesamtkollektiv kein Unterschied zwischen 50 bzw. 900 mg ASS täglich gefunden werden. Lediglich Frauen zeigten in der 50-mg-Gruppe eine signifikant höhere Rezidivrate, die sich möglicherweise durch das höhere Alter der Patientinnen und das häufigere Vorkommen eines Hypertonus erklären läßt (97).

Zwei weitere Studien zur Frage der **Sekundärprophylaxe nach Katheterintervention** konnten weder für den Vergleich von 1000 mg vs. 100 mg an 216 Patienten im Zweijahresverlauf noch für eine Dosierung von 1000 mg vs. 300 mg (n = 200) einen signifikanten Unterschied in der Wiederverschlußrate aufzeigen (88, 141), so daß an unserem Hause zur Rezidivprophylaxe im Stadium I 100 mg ASS und nach erfolgter Katheterrekanalisation 300 mg ASS empfohlen werden.

Literatur

1 Akkersdijk, G. J. M., J. B. C. M. Puylaert, A. Vries: Abdominal aortic aneurysm as an incidental finding in abdominal ultrasonography. Brit. J. Surg. 78 (1991) 1261–1263

2 Alexandrova, N. A., W. C. Gibson, J. W. Noris, R. Maggisano: Carotid artery stenosis in peripheral vascular disease. J. vasc. Surg. 23 (1996) 645–649

3 Alter, M., S. M. Lai, G. Friday, V. Singh, V. M. Kumar, E. Sobel: Stroke recurrence in diabetics. Stroke 28 (1997) 1153–1157

4 Arboix, A., J. L. Marti-Vilalta, J. H. Garcia: Clinical study of 227 patients with lacunar infarcts. Stroke 21 (1990) 842–847

5 Atkins, D., B. M. Psaty, T. D. Koepsel, W. T. Longstreth, E. B. Larson: Cholesterol reduction and the risk of stroke in men. A metaanalysis of randomized, controlled trials. Ann. intern. Med. 119 (1993) 136–145

6 Atrial Fibrillation Investigators: Risk factors stroke and efficacy of antithrombotic therapy in atrial fibrillation: analysis of pooled data from five randomized controlled trials. Arch. intern. Med. 154 (1994) 1449–1457

7 Bailey, T. S., H. Yu, E. J. Rayfield: Pattern of foot examination in a diabetic clinic. Amer. J. Med. 78 (1985) 371

8 Bamford, J., M. Dennis, P. Sandercock: The frequency, causes and timing of death within days of a first stroke: the Oxfordshire Community Stroke Project. J. Neurol. Neurosurg. Psychiat. 53 (1990) 824–829

9 Barnett, H., M. Eliasziw, H. Meldrum: Drugs and surgery in the prevention of ischemic stroke. New Engl. J. Med. 332 (1995) 238–248

10 Baynes, J. W.: The role of oxidative stress in development of complications in diabetes. Diabetes 40 (1991) 405–412

11 Becquemin, J. P.: Effect of ticlopidine on the long-term patency of saphenous-vein bypass grafts in the legs. New Engl. J. Med. 11 (1997) 1726–1731

12 Begg, T. B., R. L. Richards: The prognosis of intermittent claudication. Scot. med. J. 7 (1962) 341–352

13 Beks, P. J., A. J. Mackaay, J. N. D. De Neeling, M. Bouter, R. I. Heine: Peripheral arterial disease in relation to glycaemic level in a causation population: the Hoorn Study. Diabetes 1995, 86–96

14 Belcaro, G., G. Laurora, M. R. Cesarone, A. Barsolti, G. P. Trevi, S. Renton, M. Veller, C. Fisher, G. Gernlakos, A. N. Nicolaides: Noninvasive ultrasonic biopsy: evaluation of early arteriosclerotic lesions progression in normal asymptomatic, hyperlipidemic and diabetic patients. Angiology 1993, 93–99

15 Bell, E. T.: Atherosclerosis gangrene of the lower extremities in diabetic and nondiabetic persons. Amer. J. clin. Pathol. 28 (1957) 27–34

16 Bollinger, A., U. Brunner: Antiplatelet drugs improve the long-term patency rates after femoro-popliteal endarterectomy. Vasa 14 (1985) 272

17 Bose, K.: A surgical approach for the infected diabetic foot. Int. Orthop. 3 (1979) 177

18 Bronner, L., D. Kanter, J. Manson: Primary prevention of stroke. New Engl. J. Med. 333 (1995) 1392–1400

19 Brott, T., T. Tomsick, W. Feinberg, C. Johnson, J. Biller, J. Broderick, M. Kelly, J. Frey et al.: Baseline silent cerebral infarction in the asymptomatic carotid atherosclerosis study. Stroke 25 (1994) 1122–1129

20 Burn, J., M. Dennis, J. Bamford, P. Sandercock, D. Wade, C. Warlav: Long-term risk of recurrent stroke after a first-ever stroke: the Oxfordshire Community Stroke Project. Stroke 25 (1994) 333–337

21 Cachovan, M.: Funktionelle Beurteilung der Claudicatio intermittens. Vasa 26 (1997) 185–189

22 Caprie Steering Committee: A randomised, blinded trial of clopidogrel versus aspirin in patients at risk of ischaemic events (CAPRIE). Lancet 348 (1996) 1329–1339

23 Carlson, L. A., L. E. Böttiger, P. E. Ahfeldt: Risk factors for myocardial infarction in the Stockholm Prospective Study. Acta med. scand. 206 (1979) 351

24 Chantelau, E., X. Y. Ma, S. Herrnberger, C. Dohmen, P. Trappe, T. Baba: Effect of medial arterial calcification on O2 supply to exercising diabetes feet. Diabetes 39 (1990) 938–941

25 Cipolla, M. J., J. M. Porter, G. Oslo: High glucose concentrations dilate cerebral arteries and diminish myogenic tone through an endothelial mechanism. Stroke 28 (1997) 406–410

26 Cohen, R. A.: The role of nitric oxide and other endothelium-derived vasoactive substances in vascular disease. Prog. Cardiovas. Di. 38 (1995) 105–128

27 Collin, J., H. Araujo, G. L. J. Sutton, D. Lindsell: Oxford screening programme for abdominal aortic aneurysm in men aged 65 to 74 years. Lancet 1988/II, 613–615

28 Collins, R., R. Peto, S. Mac Mahon, P. Herbert, N. H. Fiebach, K. A. Eberlein, J. Goldwin et al.: Blood pressure, stroke and coronary hart disease. 2. Short-term reduction in blood pressure: overview of randomized drug trials in their epidemiological context. Lancet 335 (1990) 827–838

29 Coran, A. G., R. Warren: Arteriographic changes in femoropopliteal arterlosclerosis obliterans. A five year follow-up study. New Engl. J. Med. 274 (1962) 643

30 Creutzig, A.: Therapie der arteriellen Verschlußkrankheit mit Prostanoiden. Dtsch. Ärztebl. 89 (1992) 1701–1704

31 Currie, C. J., C. L. Morgan, L. Gill, N. C. H. Stoll, J. R. Peters: Epidemiology and costs of acute hospital care for cerebrovascular disease in diabetic and nondiabetic populations. Stroke 28 (1997) 1142–1147

32 Dahlof, B., L. H. Lindholm, L. Hansson, B. Schersten, T. Ekbom, P. O. Wester: Morbidity and mortality in the Swedish Trial on old patients with hypertension. Lancet 338 (1991) 1281–1285

33 Davies, M.G., P.O. Hagen: The vascular endothelium. A new horizon. Ann. Surg. 218 (1993) 593–609

34 De la Haye, R., C. Diehm, J. Blume, K. Breddin, H. Gerlach, G. Kuntz, K. Rettig: Eine epidemiologische Untersuchung zum Einsatz von Gefäßsport bei der arteriellen Verschlußkrankheit. Vasa, Suppl. 32 (1991) 416

35 Deckert, T., J. E. Poulsen, M. Larsen: Prognosis of diabetics with diabetes onset before age of thirty-one. I. Survival, causes of death and complications. Diabetologia 14 (1978) 363–370

36 Delcker, A., H. C. Diener, H. Wilhelm: Influence of vascular risk factors for atherosclerotic carotid artery plaque progression. Stroke 26 (1995) 2016–2022

37 Diener, H. C., W. Hacke: Thrombolyse beim Schlaganfall. Internist 37 (1996) 613–618

38 Diener, H. C.: Primär- und Sekundärpprävention des ischämischen Insults. Dtsch. Ärztebl. 94 (1997) 2195–2201

39 Dormandy, J. A., G. D. Murray: The fate of the claudicant – a prospective study of 1969 claudicants. Europ. J. vasc. Surg. 5 (1991) 131–133

40 Edmonds, M. E., P. J. Watkins: The diabetic foot. In: Alberti, K. G. M. M., R. A. DeFronzo, H. Keen, P. Zimmer: International Textbook of Diabetes Mellitus. Wiley, Chichester 1992 (pp. 1535–1548)

41 Endarterectomy for asymptomatic carotid artery stenosis: Executive Commitee for ACAS-Study. J. Amer. med. Ass. 1421–1428

42 European Carotid Surgery Trialists' Collaborative Group: MRC European carotid surgery trial: interim results for symptomatic patients with severe carotid stenosis and with mild carotid stenosis. Lancet 337 (1991) 1235–1243

43 European Carotid Surgery Trialists' Collaborative Group: Randomized trial of endarterectomy for recently symptomatic carotid stenosis: final results of the MRC European Carotid Surgery Trial. Lancet 351 (1998) 1379–1387

44 Everhart, J. E., D. J. Pettit, W. C. Knowler, F. A. Rose, P. H. Bennett: Medial arterial calcification and its association with mortality and complications of diabetes. Diabetologia 31 (1988) 16–23

45 Fraser, S. C., M. Al-Kutoubi, J. H. Wolfe: Percutaneous transluminal angioplasty of the infrapopliteal vessels: the evidence. Radiology 200 (1996) 33–43

46 Fuller, J. H., M. J. Shipley, G. Rose, R. J. Jarrett, H. Keen: Coronary-heart-disease risk and impaired glucose tolerance. The Whitehall Study. Lancet 1980/I, 1373–1376

47 Generalized efficacy of t-PA for acute stroke: subgroup analysis of the NINDS t-PA Stroke trial. Stroke 28 (1997) 2119–2125

48 Genuth, S.: Exogenous insulin administration and cardiovascular risk in non-insulin-dependent and insulin-dependent diabetes mellitus. Ann. Intern. Med. 124 (1996) 104–109

49 Geronlakos, G., G. Ramaswami, M. G. Veller, G. M. Fisher, S. Renton, A. Nicolaides, H. A. Waldron, J. Diamond, R.S. Elkeles: Arterial wall changes in typ II diabetic subjects. Diabet. Med. 11 (1994) 692–695

50 Gilcrease, M. C., R.L. Hoover: Examination of monocyte adherence to endothelium under hyperglycemic conditions. Amer. J. Pathol. 130 (1991) 1087–1097

51 Goebel, F.D., H.S. Fuessl: Mönckeberg's, sclerosis after sympathetic denervation in diabetic and nondiabetic subjects. Diabetologia 24 (1984) 347–350

52 Gries, F.A., T.H. Koschinsky: Diabetes and arterial disease. Diabet. Med. 8 (1991) 82–87

53 Hach, W., U. Christ, H. Siefer: Befunde der Extremitäten-Angiographie bei Diabetikern mit peripherer arterieller Verschlußkrankheit. Vasa 7 (1978) 27–30

54 Hach, W., J. Beule: Funktionsfähigkeit des Profunda-Kreislaufs bei Patienten mit peripherer arterieller Verschlußkrankheit. Med. Welt 31 (1980) 1814–1818

55 Haller, H., H. Knoblauch, H. Schuster, F. C. Luft: Metabolisches Syndrom und chronische Gefäßerkrankung. Internist 37 (1996) 687–698

56 Hass, W. K., J. D. Easton, H. P. Adams, W. Pryse-Phillips, B. A. Molony, S. Anderson, B. Kamm: A randomized trial comparing ticlopidine hydrochloride with aspirin for the prevention of stroke. New Engl. J. Med. 321 (1989) 501–507

57 Hatsukami, T. S., M. S. Ferguson, K. W. Beach, D. Gordon, P. Detmer, D. Burns, C. Alpers, E. Strandness: Carotid plaque morphology and clinical events. Stroke 28 (1997) 95–100

58 Heart and Stroke Feets, 1995. American Heart Association, Dallas/Tex. 1996

59 Hennerici, M., H. B. Hulsbomer, H. Hefter, D. Lammerts, W. Rautenberg: Natural history of asymptomatic extracranial arterial disease. Brain 110 (1987) 777–791

60 Henrich-Noak, P., J. Krieglstein: Pathophysiologische Prozesse nach cerebraler Ischämie. Durchblutungsstörungen im Bereich des Nervensystems. In: Hoffmann, G., H.J. Braune, B. Briewing. Einhorn-Presse, Reinbek, 1993 (44–65)

61 Henry, M. H., M. Amor, G. Ethevenot, I. Henry, C. Amicabile, R. Beron, B. Mentre, M. Allaoni, N. Touchot, Palmaz: Stent placement in iliac and femoropopliteal arteries: primary and secondary patency in 310 patients with 2–4-year follow-up. Radiology 197 (1995) 167–174

62 Hess, H., A. Mietaschk, G. Deichsel: Drug-induced inhibition of platelet function delays progression peripheral occlusive arterial disease. Lancet 1985; 415–419

63 Hier, D. B., M. A. Fonlkes, M. Swiontoniowski, R. L. Socco, P. B. Gorelich, J. P. Mohr, T. R. Puce, P. A. Wolf: Stroke recurrence within 2 years after ischemic infarction. Stroke 22 (1991) 155–161

64 Indredavik, B., S. Slordahl, F. Bakke, R. Rokseth, L. Haheim: Stroke unit treatment. Long-term effects. Stroke 28 (1997) 1861–1866

65 Intracerebral hemorrhage after intravenous t-PA therapy for ischemic stroke: The NINDS t-PA Stroke Study Group. Stroke 28 (1997) 2109–2118

66 Jäger, K., A. Bollinger, W. Siegenthaler: Duplexsonographie in der Gefäßdiagnostik. Dtsch. med. Wschr. 111 (1986) 1608

67 Janka, H. U., G. Bloss, F. Oberparleiter, E. Standl: Mediasklerose bei Diabetikern: Reihenuntersuchung ambulanter Patienten mit der Ultraschall-Doppler-Methode. In: Ehringer, E., E. Betz, A. Bollinger, E. Deutsch: Gefäßwand, Rezidivprophylaxe, Raynaud-Syndrom. Witzstrock, Baden-Baden 1979 (S. 573–575)

68 Janka, H. U., E. Standl, H. Mehnert: Peripheral vascular disease in diabetes mellitus and its relation to cardiovascular risk factors: screening with the Doppler-ultrasonic technique. Diabet. Care 3 (1980) 207–213

69 Janka, H. U., A. G. Ziegler, E. Standl: Daily insulin dose as a predictor of macrovascular disease in insulin-treated non-insulin-dependent diabetics. Diabète et Metab. 113 (1987) 359–364

70 Janka, H. U.: Five-year incidence of major macrovascular complications in diabetes mellitus. Horm. metab. Res. 15, Suppl. (1985) 15–19

71 Janka, H. U.: Epidemiology and clinical impact of diabetic late complications in NIDDM. In: Mogensen, C.E., E. Standl: Prevention and treatment of Diabetic Late Complications. De Gruyter, Berlin 1989 (29–39)

72 Janka, H. U.: Herz-Kreislaufkrankheiten bei Diabetikern. „Schwabinger Studie". Urban & Schwarzenberg, München 1986

73 Johnstone, M. T., S. J. Creager, K. M. Scales, J. A. Cusco, B. K. Lee, M. A. Creager: Impaired endothelium-dependent vasodilatation in patients with insulin-dependent diabetes mellitus. Circulation 88 (1993) 2510–2516

74 Jörgensen, H. S., H. Nakayama, H. O. Raaschon, T. S. Olsen: Stroke in patients with diabetes. The Copenhagen Stroke Study. Stroke 25 (1994) 1977–1984

75 Kachel, R.: Results of balloon angioplasty in the carotid arteries. J. endovasc. Surg. 3 (1996) 22–30

76 Kannel, W. B., T. Gordon, P. A. Wolf, P. McNamara: Haemoglobin and risk of cerebral infarction. The Framingham Study. Stroke 3 (1982) 490–493

77 Kannel, W. B., D. L. McGee: Update on some epidemiological feature of intermittent claudication. J. Amer. Geriat. Soc. 33 (1985) 13–18

78 Kannel, W. B., D. L. McGee: Diabetes and cardiovascular disease. The Framingham Study. J. Amer. med. Ass. 241 (1978) 2035–2038

79 Kannel, W. B., D. L. McGee: Diabetes and glucose tolerance as risk factors for cardiovascular disease. The Framingham Study. Diabetes Care 2 (1979) 120–126

80 Kanters, S. D. J. M., A. Algra, J. D. Banga: Carotid intima-media thickness in hyperlipidemic type I and type II diabetic patients. Diabet. Care 20 (1997) 276–280

81 Kay, R., K. Wong, Y. Yn, Y. Chan, T. Tsoi et al.: Low-molecular weight heparin for the treatment of acute ischemic stroke. New Engl. J. Med. 333 (1995) 1588–1593

82 Köhler, M., F. J. Roth, B. El-Manoum: Untersuchungen über die Spezifität der peripheren systolischen Druckmessung mit der Ultraschall-Doppler-Technik an gesunden angiographischen Extremitäten. Z. Kardiol. 71 (1982) 156

83 Kretschmer, G., E. Wenzl, F. Piza, P. Polterauer, H. Ehringer, E. Minar, M. Schemper: The influence of anticoagulant treatment on the probability of function in femoropopliteal vein bypass surgery: analysis of clinical series (1978 to 1985). An interim evaluation of a controlled clinical trial. Circulation 102 (1987) 1285

84 Larrne, V., R. von Kummer, G. del Zoppo, E. Bluhmki: Hemorrhagic transformation in acute ischemic stroke: potential contributing factors in the European Cooperative Acute Stroke Study. Stroke 28 (1997) 957–960

85 Mahler, F., D. D. Do, J. Triller: Intravaskuläre Stents. Vasa 33 (1991) 47–50

86 Malone, J. M., M. Snyder, G. Anderson, V. M. Bernhard, G. A. Jolloway, T. J. Bunt: Prevention of amputation by diabetic education. Amer. J. Surg 158 (1989) 520–524

87 Mayne, E. E., J. M. Bridges, J. A. Weaver: Plateled adhesiveness, plasma fibrinogen, and factor VIII levels in diabetes mellitus. Diabetologia 6 (1970) 436–438

88 Minar, E., A. Ahmadi, R. Koppensteiner, T. Maca, A. Stumpflen, A. Ugurluoglu, H. Ehringer: Comparison of effects of high-dose and low-dose aspirin on restenosis after femoropopliteal percutaneous transluminal angioplasty. Circulation 91 (1995) 2167–2173

89 Norris, J. W., C. Z. Zhu, N. M. Bornstein, B. R. Chambers: Vascular risk of asymptomatic carotid stenosis. Stroke 22 (1991) 1485–1490

90 North American Symptomatic Carotid Endarterectomy Trial Collaborators: Beneficial effect of carotid endarterectomy in symptomatic patients with high-grade carotid stenosis. New Engl. J. Med. 325 (1991) 445–453

91 Oughton, J., A. J. Barnes, E. M. M. Kohner: Diabetes mellitus: its effect on the flow properties of blood. In: Standl, E., H. Mehnert: Pathogenetic Concept of Diabetic Microangiopathy. Thieme, Stuttgart 1981

92 Patrono, C.: Aspirin as an antiplatelet drug. New Engl. J. Med. 18 (1994) 1287–1294

93 Peabody, N. C., W. B. Kannel, P. M. McNamara: Intermittent claudication. Arch. Surg. 109 (1974) 693–697

94 Petitti, D. B., H. Blatt: Retinopathy as a risk factor for nonembolic stroke in diabetic subjects. Stroke 26 (1995) 593–596

95 Peto, R., R. Gray, R. Collins et al.: Randomized trial of prophylactic daily aspirin in British male doctors. Brit. med. J. 296 (1988) 313–316

96 Ranke, C., A. Creutzig, C. Alexander: Duplex scanning of the peripheral arteries: correlation of the peak velocity ratio with angiographic diameter reduction. Ultrasound Med. Biol. 18 (1992) 433–440

97 Ranke, C., A. Creutzig, G. Luska, H. H. Wagner, M. Galanski, J. C. Frölich, H. J. Avenarius, H. Hecker, K. Alexander: Vergleich von 50 mg und 900 mg Acetylsalicylsäure zur Rezidivprophylaxe nach perkutaner transluminaler Angioplastie (PTA) der unteren Extremitäten: Ergebnisse der LARA-Studie. Vasa, Suppl. 35 (1992) 42

98 Reid, D. D., G. J. Brett, P. J. S. Hamilton et al.: Cardiorespiratory disease and diabetes among middle-aged male civil servants. Lancet 1974/I, 469–473

99 Rieger, H., B. Reinecke: Früh- und Spätergebnisse konservativer Therapie bei Patienten mit peripheren arteriellen Durchblutungsstörungen im klinischen Stadium IV. In: Trübstein, G.: Conservative Therapy of Arterial Occlusive Disease. Thieme, Stuttgart 1986

100 Rieger, H.: Befundgraduierung und Stadieneinteilung in der Angiologie. Internist 33 (1992) 527–531

101 Rieger, H.: Risikoprädiktion und risikoadaptierte Prävention bei peripheren arteriellen Verschlußkrankheiten. Internist 36 (1995) 902–908

102 Roth, F. J., B. Koppers, R. Rieser, A. Scheffler: Angioplastie in der unteren Extremität bei Diabetes mellitus. In: Schütz, R.M., H.P. Bruch: Der diabetische Patient. 12. Norddeutsche Angiologietage 1991

103 Rotter, G., B. Weichenhain, R. Standl, J. van Kooten, S. Mosavi, V. Hufen, H. Stiegler: Häufigkeit von Nierenarterienstenosen in Abhängigkeit von pAVK sowie dem Vorliegen einer diabetischen Stoffwechsellage. Vasa, Suppl. 41 (1993) 59

104 Rubanyi, G. M., M. A. Polokoff: Endothelins: molecular biology, biochemistry pharmacology, physiology, and pathophysiology. Pharmacol. Rev. 46 (1994) 325–415

105 Ruderman, N. B., C. Haudenschild: Diabetes as an atherogenic factor. Progr. Cardiovasc. Dis. 26 (1984) 373–412

106 Sacco, R. L., E. J. Benjamin, J. P. Broderick, M. Easton: Risk factors. Stroke 28 (1997) 1507–1517

107 Salonen, J. T., R. Salonen: Ultrasonographically assessed carotid morphology and the risk of coronary heart disease Arterioscler. and Thromb. 5 (1991) 1245–1249

108 Salonen, R., J. T. Salonen: Determinants of carotid intima-media thickness: a population-based ultrasonography study in eastern Finnish men. J. intern. Med. 229 (1991) 225–231

109 Sambraus, H. W.: Die hydrostatische Zehendruckmessung. Dtsch. med. Wschr. 121 (1996) 364–368

110 Scandinavian Simvastatin Survival Group: Randomized trial of cholesterol lowering in 4444 patients with coronary heart disease: the Scandinavian Simvastatin Survival Study. Lancet 344 (1994) 1383–1389

111 Scheffler, A., H. Rieger: O2-Inhalation und Beintieflagerung als Provokationstests für die transkutane Sauerstoffdruckmessung (tcPO2) bei fortgeschrittener peripherer arterieller Verschlußkrankheit. Vasa 33 (1991) 269–270

112 Schoop, W., H. Levy, B. Schoop, A. Gaentzsch: Experimentelle und klinische Studien zu der sekundären Prävention der peripheren-Arteriosklerose. In: Bollinger, A., K. Rhyner: Thrombozytenfunktionshemmer. Thieme, Stuttgart 1983

113 Schoop, W.: Spontanverlauf der peripheren stenosierenden Arteriosklerose und Einfluß von Katheterinterventionen. Z. Kardiol. 80, Suppl. 9 (1991) 21

114 SHEP Cooperative Research Group: Prevention of stroke by antihypertensive drug treatment in older persons with isolated systolic hypertension: final results of the Systolic Hypertension in the Elderly Program. J. Amer. med. Ass. 265 (1991) 3255–3264

115 Sheperd, J., S. M. Cobbe, J. Ford, C. G. Isles, A. R. Coriner, P. W. Mac Farlane, J. H. McKillop, C. J. Packard: For the West of Scotland Coronary Prevention Study: Prevention of coronary heart disease with pravastatin in men with hypercholesterolemia. New Engl J. Med. 333 (1995) 1301–1307

116 Smerküla, M., S. Agewall, F. Fagerberg, J. Wendelhag, J. Wikstrand: Multiple risk intervention in high risk hypertensive patients. Arterioscler Thromb. Vasc. Biol. 16 (1996) 462–470

117 Socco, R. L., M. A. Fonlkes, J. P. Mohr, P. A. Wolf, D. B. Hier, T. R. Puce: Determinants of early of cerebral infarction: the Stroke Data Bank. Stroke 20 (1989) 983–989

118 Standl, E., B. Balletshofer, B. Dahl, B. Weichenhein, H. Stiegler, A. Hörmann, R. Holle: Predictors of 10-year macrovascular and overall mortality in patients with NIDDM: the Munich General Practitioner Project. Diabetologia 39 (1996) 1540–1545

119 Standl, E., H. U. Janka, H. Stiegler, H. Mehnert: Hyperinsulinemia and macrovascular complications in NIDDM. In: Lefebvre, P.J., E. Standl: New Aspects in Diabetes Mellitus. De Gruyter, Berlin 1992 (p. 86–95)

120 Standl, E., H. Stiegler, H.U. Janka, H. Mehnert: Erkrankungen zerebraler und peripherer Gefäße unter besonderer Berücksichtigung des diabetischen Fußes. In: Morgensen, C.E., E. Standl: Spätkom-

plikationen des Diabetes mellitus. Prophylaxe – Diagnostik – Therapie. De Gruyter, Berlin 1990 (S. 187–220)

121 Standl, E., H. Stiegler, H. U. Janka, H. Mehnert: Risk profile of macrovascular disease in diabetes mellitus. Diabet. Metab. Rev. 14 (1988) 505–511

122 Standl, E., H. Stiegler, R. Mathies, R. Standl, B. Weichenhain: Pharmacologic prevention and treatment of diabetic foot problems. In: Mogensen, C.E., E. Standl: Pharmacology of Diabetes. De Gruyter, Berlin 1991 (S. 221–238)

123 Standl, E., H. Stiegler: Microalbuminuria in a random cohort of recently diagnosed type 2 (non insulin-dependent) diabetic patients living in the Greater Munich Area. Diabetologia 36 (1993) 1017–1020

124 Steering Committee of the Physicians' Health Study Research Group: Final report on the aspirin component of the ongoing Physicians' Health Study. New Engl. J. Med. 321 (1989) 129–135

125 Steinke, W., C. Klötzsch, M. Hennerici: Carotid artery disease assessed by color Doppler flow imaging: correlation with standard Doppler sonography and angiography. Amer. J. Neuroradiol. 11 (1990) 259–266

126 Steinke, W., S. Ries, N. Artemis, A. Schwartz, M. Hennerici: Power-Doppler imaging of carotid artery stenosis. Stroke 28 (1997) 1981–1987

127 Stiegler, H., H. Hess, A. Mietaschk, H. J. Trampisch, H. Ingrisch: Einfluß von Ticlopidin auf die periphere obliterierende Arteriopathie. Dtsch. med. Wschr. 109 (1984) 1240–1243

128 Stiegler, H., V. Hufen, B. Weichenhain, E. Standl, H. Mehnert: Lokale Thrombolyse unter Berücksichtigung einer diabetischen Stoffwechsellage. Med. Klin. 85 (1990) 171–175

129 Stiegler, H., E. Standl, B. Rebell, A. G. Ziegler, H. U. Janka, K. Schulz, R. Roth, W. Lechmacher: Risikoprofile und Makroangiopathie bei Typ-II-Diabetikern in der ärztlichen Praxis. Vasa 19 (1990) 119–128

130 Stiegler, H., E. Standl, K. Schulz, R. Roth, W. Lehmacher: Häufigkeit, Risikoprofil und Letalitätsrate einer Stichprobe von Typ-II-Diabetikern mit Albuminurie in der ärztlichen Praxis. Eine prospektive 5-Jahres-Verlaufsuntersuchung. Diabet. Stoffw. 2 (1993) 62–67

131 Stiegler, H., E. Standl, K. Schulz, R. Roth, W. Lehmacher: Morbidity, mortality, and albuminuria in type 2 diabetic patients: a 3-year prospective study of a random cohort in general practice. Diabet. Med. 9 (1992) 646–653

132 Stroke Prevention in Atrial Fibrillation Investigators: Stroke prevention in atrial fibrillation: final results. Circulation 84 (1991) 527–539

133 Stroke Prevention in Atrial Fibrillation Investigators: Warfarin for prevention of thromboembolism in atrial fibrillation: Stroke Prevention in Atrial Fibrillation II Study. Lancet 343 (1994) 687–691

134 Teuscher, A., J. B. Hermann, P. P. Studer: Vaskuläre Erkrankungen bei 534 Schweizer Diabetikern im Rahmen einer multinationalen Studie. Klin. Wschr. 61 (1983) 139–149

135 The International Stroke Trial (IST): A randomized trial of aspirin, subcutaneous heparin, both or neither among 19.435 patients with acute ischaemic stroke. Lancet 349 (1997) 1569–1581

136 Thrombolytic therapy with streptokinase in acute ischemic stroke: The MAST-E Study Group. New Engl. J. Med. 335 (1996) 145–150

137 Truelsen, T., E. Prescott, M. Gronbek, P. Schnohr, G. Boysen: Trends in stroke incidence. Stroke 28 (1997) 1903–1907

138 Tuomilehto, J., D. Rasefuyte, D. Jonsiliahti, P. Sarti, E. Vartiainen: Diabetes mellitus as a risk factor for death from stroke: prospective study of the middle-age Finnish population. Stroke 27 (1996) 210–215

139 Wagner, F. W.: The dysvascular foot: a system for diagnosis and treatment. Foot and Ankle 2 (1981) 64–122

140 Waugh, N. R.: Amputations in diabetic patients – a review of rate, relative risks and resource use. Community Med. 10 (1988) 279–288

141 Weichert, W., H. Meents, K. Abt, H. Lieb, W. Hach, H. Kryzwanek, H. Breddin: Acetylsalicylic acid reocclusion-prophylaxis after angioplasty. A randomized double-trial of two different dosages of ASA in patients with peripheral occlusive arterial disease. Vasa 23 (1994) 57–65

142 Wenzel, K., R. Hanke, A. Speer: Polymorphism in the human E-selectin gene detected by PCR-SSCP. Hum. Genet. 94 (1994) 452–452

143 Widmer, L., K. Waibel, R. Schaller, R. Reber: Läsionen der unteren Extremität bei Arterienverschluß. Schweiz. med. Wschr. 94 (1964) 1782–1785

144 Widmer, L. K., L. Biland, A. Da Silva: Risk profile and occlusive peripheral artery disease (OPAD). In: Proceedings of 13th International Congress of Angiology, Athens, June 9–14, 1985

145 Wolf, G. L., S. E. Wilson, A. P. Cross, R.H. Deupree, W.B. Stason: Surgery or balloon angioplast peripheral vascular disease: a randomized clinical trial. J. vasc. Intervent. Radiol. 4 (1993) 639

146 Wolf, P. A., R. B. D'Agostino, W. B. Kannel, R. Bonita, A. J. Belanger: Cigarette smoking as a risk factor for stroke: the Framingham Study. J. Amer. med. Ass. 259 (1988) 1025–1029

147 Wölfle, K. D., H. Loeprecht, H. Bruijnen: 5 Jahre Erfahrung mit kruromalleolären Bypassoperationen. Komplikationen und Ergebnisse. Angio Arch. 21 (1991) 109–112

148 Wu, K. K., P. Thiagarajan: Role of endothelium in thrombosis and hemostasis. Ann. Rev. of Med. 46 (1996) 315–331

149 Yamouchi, T., K. Ohnaka, R. Takayanagi, F. Umeda, H. Nawata: Enhanced secretion of endothelin-1 by elevated glucose levels from cultured bovine aortic cells. FEBS lett. 267 (1990) 16–18

150 Yon, R. X., J. J. McNeil, H. M. O'Malley, S. M. Davis, A. G. Thrift, G. A. Donnan: Risk factors for stroke due to cerebral infarction in young adults. Stroke 28 (1997) 1913–1918

23 Hypertonie

M. Wicklmayr, K. Rett und E. Standl

Das Wichtigste in Kürze

➤ Prinzipiell sollte eine antihypertensive Therapie nicht bis zur Maximaldosierung eines Medikamentes ausgereizt werden. Eine Kombinationstherapie bringt oft eine bessere Blutdrucksenkung bei subjektiv geringeren Nebenwirkungen.

➤ In der prädiabetischen Phase des metabolischen Syndroms sowie bei manifestem Typ-2-Diabetes mit essentieller Hypertonie sind β-Blocker und Diuretika zur kardiovaskulären Primärprävention wegen ihrer metabolischen Nebenwirkungen nicht Mittel der 1. Wahl.

➤ Wegen Interferenz von Wahrnehmung und Verlauf einer Hypoglykämie sind β-Blocker bei mit Sulfonylharnstoffen oder Insulin behandelten Diabetikern nicht Mittel der 1. Wahl.

➤ Diabetiker mit renaler Hypertonie müssen bis zu einem Kreatininspiegel von 3–4 mg/dl als Basisantihypertensivum einen ACE-Hemmer erhalten. Bei Unverträglichkeit ist Mittel der 2. Wahl ein langsam anflutender Calciumantagonist mit geringer kardialer negativer Inotropie. Die inzipiente diabetische Nephropathie mit gesicherter Mikroalbuminurie glomerulärer Genese ist auch bei Normotonie eine Indikation für die Gabe eines ACE-Hemmers.

➤ Für die Sekundärprävention nach Myokardinfarkt sind β-Blocker und ACE-Hemmer Mittel der 1. Wahl.

Einleitung

Diabetes mellitus Typ 1 und 2 sowie die arterielle Hypertonie sind klassische Risikofaktoren für die gehäufte Entwicklung kardiovaskulärer Komplikationen. Die Kombination von Hypertonie und Diabetes führt zu einer weiteren Risikopotenzierung. Damit sind Indikation und Wahl der antihypertensiven Therapie nach anderen Kriterien zu positionieren als bei nichtdiabetischen Hypertonikern. Wegen der unterschiedlichen Entwicklung der Mikro- und Makroangiopathie bei Typ-1- und Typ-2-Diabetes sowie in der prädiabetischen Phase des metabolischen Syndroms, in der bereits überzufällig häufig eine Hypertonie besteht, sind weitere Differenzierungen erforderlich.

Allgemeines über die arterielle Hypertonie

Ätiologie: Die Ursache der arteriellen Hypertonie bleibt trotz intensiver Diagnostik bei etwa 95% der Patienten unklar; deshalb wird sie als primäre oder essentielle Hypertonie bezeichnet. Nur bei 5% der Patienten ist sie sekundär, d. h. hormoneller bzw. reno-vaskulärer oder -parenchymatöser Genese.

Epidemiologie: Die Prävalenz der arteriellen Hypertonie in der mitteleuropäischen Bevölkerung liegt bei 20%. Sie nimmt mit höherem Alter bis auf knapp 40% zu.

Nach der **Klassifizierung** aus dem Jahre 1962 durch die WHO besteht eine Hypertonie ab einem Blutdruck über 160/95 mm Hg. Als Grenzwerthypertonie wurden Werte von 140–160/90–95 mm Hg bezeichnet.

1993 wurde die Nomenklatur modifiziert und die Grenzwerte enger festgelegt (30): Ein Blutdruck ist normal bei Werten unter 130/85 mm Hg. Bei 130–139/85–89 mm Hg ist er hochnormal; oberhalb dieser Werte besteht eine Hypertonie. Eine systolische Hypertonie liegt vor bei einem systolischen Druck über 140 bzw. 160 mm Hg bei Patienten über 65 Jahre und einem diastolischem Druck unter 90 mm Hg (79). In diesen neuen Klassifikationen wurden der systo-lische gegenüber dem diastolischen Druck mehr berücksichtigt. Auch wurde die Grenzwerthypertonie differenzierter gesehen, die bei Vorhandensein zusätzlicher kardiovaskulärer Risikofaktoren prognostisch anders einzuschätzen ist. Eine weitere therapeutische Entscheidungshilfe bietet auch die Klassifizierung nach dem Ausmaß der Endorganschädigung.

Sicherung der Diagnose: Eine Hypertonie darf erst nach mehreren Messungen zu verschiedenen Zeitpunkten diagnostiziert werden. Zum Ausschluß einer Praxishypertonie sollten häusliche Kontrollen des Blutdrucks durch den Patienten selbst oder durch Angehörige vorgenommen werden. Eine wesentliche weitere Hilfe zur Sicherung der Diagnose einer Hypertonie, vor allem im Stadium I, bringt die ambulante Blutdruckmessung über 24 Stunden (ABDM): Die Diagnose einer Hypertonie ist gesichert bei einem Mittelwert über 130/80 mm Hg, gemessen über 24 Stunden, sowie bei Mittelwerten untertags über 135/85. 90% der Patienten mit einer essentiellen sowie 40% der Patienten mit sekundärer Hypertonie zeigen wie Normotone einen nächtlichen Druckabfall („Dippen") über 15 mm Hg. Ist dieser kleiner als 10 mm Hg, ist eine sekundäre Hypertonie wahrscheinlich.

Die arterielle Hypertonie ist der primäre **Risikofaktor** für die Entwicklung einer hypertensiven Herzerkrankung, eines zerebralen Insultes, der schnelleren Progredienz einer schon bestehenden Nephropathie sowie in Verbindung mit anderen kardiovaskulären Risikofaktoren für die Entstehung der koronaren Herzkrankheit (KHK).

Dabei nimmt das relative Risiko für das Auftreten von zerebralem Insult und Myokardinfarkt linear mit der Höhe des Blutdrucks zu (Abb. 23.**1**). Damit ist die per definitionem gegebene Grenze von 140/90 mm Hg zwischen Normo- und Hypertonie arbiträr gewählt; sie ist lediglich an der statistischen Normalverteilung des Blutdrucks orientiert.

Therapie: Unbestritten einer der großen Erfolge der Präventivmedizin der letzten Jahrzehnte ist die Senkung kardiovaskulärer Komplikationen durch eine antihypertensive Therapie: Die Rate der Apoplexien kann um 42%, der Myokardinfarkte um 14% gesenkt werden (12), dies auch bei älteren Patienten mit vorwiegend isoliert systolischer Hy-

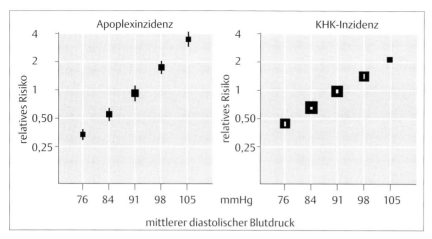

Abb. 23.**1** Relatives Risiko für das Auftreten eines Schlaganfalls oder einer koronaren Herzerkrankung in Abhängigkeit vom diastolischen Blutdruck (aus MacMahon, S. u. Mitarb.: Lancet 335 [1991] 764).

pertonie (16, 43, 63). Auffällig ist der geringere Nutzen bei gleicher Blutdrucksenkung für die Reduktion der Inzidenz des Myokardinfarktes, das sog. „Koronarparadoxon". Möglicherweise ist ein erhöhter Blutdruck ein primär größeres Risiko für das Auftreten eines Apoplexes als eines Myokardinfarktes. Damit könnte die methodisch bedingt relativ kurze zeitliche Dauer der genannten Studien nicht ausreichend gewesen sein, um auch für die Inzidenz einer KHK gleichwertige Daten zu liefern. Im weiteren ist die KHK nicht nur Folge der Hypertonie, sondern auch anderer Risikofaktoren. Unter diesem Blickwinkel könnte die Art der antihypertensiven Therapie – die genannten Studien wurden mit β-Blockern und/oder Diuretika vorgenommen – über deren negative metabolische Nebenwirkungen (S. 413) den Nutzen der Blutdrucksenkung reduziert haben.

Bei allen Stadien der primären Hypertonie sind nichtmedikamentöse Maßnahmen die Basistherapie, die im Stadium I gelegentlich allein ausreichend sind: Normalisierung des Körpergewichts, Reduktion der Salzzufuhr und des Alkoholkonsums, Einstellen des inhalierenden Rauchens, vermehrte körperliche Aktivität und in entsprechend gelagerten Fällen psychotherapeutische Beeinflussung der mentalen Streßverarbeitung.

Die Indikation zur medikamentösen Therapie der Hypertonie ist bei Stadium II–IV zwingend gegeben. Eine gesicherte Hypertonie Stadium I ist bei Versagen nichtmedikamentöser Maßnahmen medikamentös zu behandeln, wenn zusätzlich andere relevante kardiovaskuläre Risikofaktoren vorliegen.

Mittel der ersten Wahl in der Monotherapie sind β-Blocker, Diuretika, ACE-Hemmer, Calciumantagonisten und α_1-Blocker, dies unter Berücksichtigung der jeweils individuell bestehenden Begleiterkrankungen. In der Kombinationstherapie werden zum einen Diuretika, zum anderen Calciumantagonisten als Basis empfohlen (17).

Arterielle Hypertonie und Diabetes

Epidemiologie

Bei **Typ-1-Diabetikern** aller Altersstufen ist die Prävalenz der essentiellen Hypertonie identisch mit der vergleichbarer Stoffwechselgesunder (Abb. 23.**2**). Allerdings besteht bei Messung des Blutdrucks über 24 Stunden ein Trend zu höheren, aber noch normotonen Werten (23). Dies fand sich auch in Geschwisterstudien: Die diabetischen Kinder hatten

einen etwas höheren Blutdruck als ihre gesunden Geschwister (15). Auch bei Auftreten einer Mikroalbuminurie besteht in der Regel noch eine Normotonie. Mittels ABDM jedoch findet sich ein tendentiell höherer Wert als bei normalbuminurischen Diabetikern, aber immer noch im normotonen Bereich (Abb. 23.**3**). Erst 3 Jahre nach Auftreten einer Mikroalbuminurie besteht statistisch, dagegen nicht individuell differenzierbar ein etwas höherer Blutdruck (42).

Nach den derzeit vorliegenden epidemiologischen Studien aus den Jahren 1940–1960 mit meist schlechter Stoffwechseleinstellung entwickeln etwa 40% der Typ-1-Diabetiker eine Mikroangiopathie, dies etwa 5–15 Jahre nach Manifestation des Diabetes (24). Ab diesem Zeitpunkt

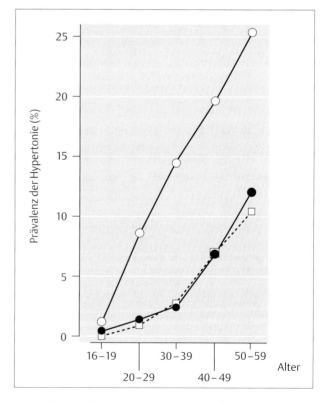

Abb. 23.**2** Prävalenz der Hypertonie in der Gesamtbevölkerung Dänemarks (•-•), aller Typ-1-Diabetiker (o-o) sowie in der Subgruppe normalbuminurischer Typ-1-Diabetiker (□-□) (aus Nørgaard, K. u. Mitarb.: Diabetologia 33 [1990] 407).

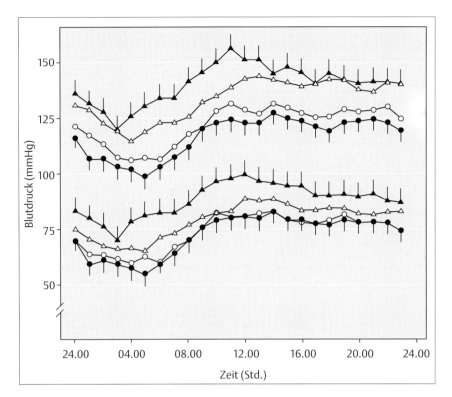

Abb. 23.**3** 24-Stunden-Blutdruckprofil bei Stoffwechselgesunden (●-●), norm-albuminurischen (○-○), mikroalbuminurischen (△-△) und albuminurischen (▲-▲) Typ-1-Diabetikern (aus Hansen, K. W. u. Mitarb.: Diabetologia 35 [1992] 1074).

zeigt sich ein abrupter Anstieg der Inzidenz der Hypertonie (Abb. 23.**4**). Insgesamt findet sich nun eine etwa 3fach höhere Häufigkeit einer Hypertonie als bei Gesunden (47). Im Stadium IV der Nephropathie haben dann 60–70% dieser Patienten eine Hypertonie, im Stadium V 90–100% (24).

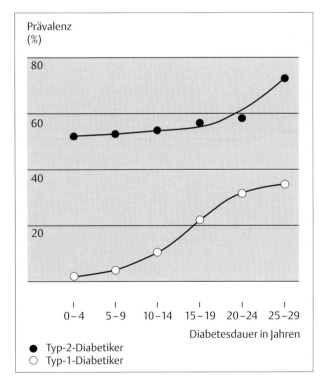

Abb. 23.**4** Prävalenz der Hypertonie in Abhängigkeit von der Diabetesdauer bei Typ-1- und Typ-2-Diabetikern (aus Braun, D. u. Mitarb.: Akt. Endorkinol. Stoffw. 12 [1991] 225).

Die Prävalenz der Hypertonie bei **Typ-2-Diabetikern** – definiert nach den Kriterien der WHO – ist doppelt bis 3fach höher als bei altersvergleichbaren Stoffwechselgesunden (5, 26, 47, 65, 68). Entsprechend der Hypertonieklassifikation nach dem Joint National Committee V haben sogar 80% aller Typ-2-Diabetiker eine Hypertonie (68). Zum Zeitpunkt der Diagnose des Diabetes findet sich bereits bei mehr als der Hälfte der Patienten eine essentielle Hypertonie (26, 65, 66). Dieses Phänomen der vor der Manifestation des Diabetes präexistenten Hypertonie wurde bereits 1922 beschrieben (41).

Abhängig von der Diabetesdauer entwickeln Typ-2-Diabetiker mit vergleichbarer Inzidenz wie Typ-1-Diabetiker etwa ab dem 15. Jahr des Diabetes eine Nephropathie (25) und somit eine renale Hypertonie, dies mit einer Prävalenz von 55% nach 25 Jahren Diabetes.

Pathogenese

Die Pathomechanismen der **renalen Hypertonie** bei Typ-1- und Typ-2-Diabetikern entsprechen im wesentlichen der bei Nichtdiabetikern mit Niereninsuffizienz: Sie sind gekennzeichnet durch ein stimuliertes Renin-Angiotensin-Aldosteron-(RAA-)System, ein gegenüber dem Blutdruckanstieg linear erhöhtes Extrazellulärvolumen und austauschbares Körpernatrium bei erniedrigtem Plasmavolumen (Übersicht: 40, 57). Letzteres ist bei Langzeitdiabetes zusätzlich reduziert durch eine erhöhte Permeabilität des Gefäßendothels. Die transkapilläre Verschwinderate von Albumin ist größer als bei nichtdiabetischen Hypertonikern (51).

Der oft disproportional hohe systolische Blutdruck bei Langzeitdiabetes ist Folge eines Elastizitätsverlustes der großen Gefäße: Zum einen ist dies bedingt durch die Bildung von „advanced glycosylation end products" in der Gefäßwand als Folge der Hyperglykämie. Zum anderen führt der wachstumsstimulierende Effekt der chronischen Hyperinsulinämie zu einer Hypertrophie der Gefäßmuskulatur.

Zur Pathogenese der **essentiellen Hypertonie bei Typ-1-Diabetikern** findet sich zwar eine klare Datenlage; zum Verständnis der Prävalenz trägt sie jedoch wenig bei: Ob normo- oder hyperton, ist das austauschbare Körpernatrium um 10–15% erhöht, parallel dazu auch das extrazelluläre und interstitielle Volumen (Übersicht: 40, 57). Der Blutdruck ist dabei in beiden Kollektiven äußerst salzsensitiv. Auf akute Salzbelastung reagieren sie im Gegensatz zu hypertonen Stoffwechselgesunden mit einer protrahierten Natriurese. Dies wegen des fehlenden Anstiegs des atrialen natriuretischen Faktors, der schon basal reaktiv, aber natriuretisch ineffektiv erhöht ist (71). Wohl ebenfalls sekundär zur Erhöhung des Natrium-Pools ist bei normotonen Typ-1-Diabetikern ohne Nephropathie die Aktivität des RAA-Systems meist erniedrigt. Dazu im Widerspruch wurden auch normale bis erhöhte Plasmareninspiegel gemessen (Übersicht: 40, 57). Damit wäre das RAA-System relativ überstimuliert, da es reaktiv auf den erhöhten Natrium-Pool erniedrigt sein müßte.

Ursächlich für die Erhöhung des Natrium-Pools bei Typ-1-Diabetikern mit rein essentieller Hypertonie lassen sich diskutieren:

➤ Bedingt durch die subkutane Applikation des Insulins besteht eine systemische Hyperinsulinämie. Diese könnte über eine Stimulation des Na^+-H^+-Antiports die Na^+-Reabsorption im proximalen und distalen Tubulus der Niere steigern und damit eine Antinatriurese induzieren. Im Akutversuch konnte diese Insulinwirkung sowohl bei Stoffwechselgesunden als auch bei Typ-1-Diabetikern gezeigt werden (71). Gegen diesen Mechanismus spricht allerdings der Nachweis, daß dieser Effekt durch Ausgleich des bei diesen Versuchsbedingungen (glucose-clamp) obligat auftretenden Abfalls des Kaliumspiegels aufgehoben werden kann (19). Auch tierexperimentelle Studien über 1 Woche mit kontinuierlicher Insulininfusion zeigten nach 2tägiger Natriumretention ein Escape-Phänomen (22). Die Interpretation dieser Befunde ist allerdings schwierig: Zum einen bleibt der Kaliumspiegel zirkadian nicht konstant. Einwöchige tierexperimentelle Studien sind im weiteren nicht auf die chronisch hyperinsulinämische Situation des Diabetikers übertragbar.

➤ Glucose und Ketonkörper werden in den renalen Tubuli als Natriumsalze im Kotransport reabsorbiert. Damit hat jeder Typ-1-Diabetiker, auch bei optimaler Stoffwechseleinstellung, eine geringere Natriurese als ein Stoffwechselgesunder.

Der Befund eines erhöhten Natrium-Pools bei Salzsensitivität des Blutdrucks normo- und hypertensiver Typ-1-Diabetiker ohne Nephropathie ist somit zwanglos erklärbar. Unverständlich bleibt aber die Tatsache, warum somit nicht mehr bzw. alle dieser Patienten eine Hypertonie haben. Sonstige in der Pathogenese der essentiellen Hypertonie bei Typ-2-Diabetikern diskutierte Mechanismen dürften bei Typ-1-Diabetikern nicht vorliegen (4, 11, 62). Somit müssen hier andere, bisher nicht identifizierte Faktoren dazukommen oder fehlen, damit die bestehende Natriumüberladung zu einer Hypertonie führt.

Wie bei Typ-1-Diabetikern ist bei **Typ-2-Diabetikern mit essentieller Hypertonie** das Körpernatrium erhöht. Es besteht eine Expansion des Extrazellulärvolumens bei normalem bis erniedrigtem Plasmavolumen. Die Plasmareninaktivität ist normal bis relativ erhöht, (Übersicht: 40, 57). Der Blutdruck ist obligat salzempfindlich; dies scheint pathogenetisch mit dem bestehenden Übergewicht und der Hyperinsulinämie verknüpft zu sein: Bei Gewichtsabnahme sinkt nicht nur der Blutdruck; auch dessen Salzempfindlichkeit ist nun nicht mehr vorhanden (58).

Die erhöhten Insulinspiegel in der prädiabetischen Phase des metabolischen Syndroms und in den ersten Jahren des manifesten Diabetes könnten über eine vermehrte tubuläre Natriumreabsorption zur Entstehung der essentiellen Hypertonie führen. Auch eine Steigerung der Aktivität des sympathischen Nervensystems als Folge der Hyperinsulinämie wird ursächlich diskutiert. Die hierzu vorliegenden experimentellen Daten sind jedoch kontrovers (2, 6, 10, 38, 59, 60, 77).

Wohl am wichtigsten in der Pathogenese der essentiellen Hypertonie bei Typ-2-Diabetikern ist die verstärkte Reaktion der Gefäßmuskulatur auf vasopressorische Substanzen und mentalen Streß (9, 76). Dies könnte Folge der Insulinresistenz/Hyperinsulinämie sein: Normalerweise wirkt Insulin vasodilatierend. Dieser Effekt ist fehlend oder abgeschwächt bei Insulinresistenz (14, 22). Dies ist pathophysiologisch erklärbar: Insulin stimuliert die Na^+-K^+-ATPase, die Ca^{2+}-ATPase, den Na^+-Ca^{2+}-Austauscher, den Na^+-H^+-Antiport und hemmt die Ca^{2+}-Mg^{2+}-ATPase sowie den potential- und rezeptormediierten Ca^{2+}-Transport. In der Bilanz werden dabei intrazellulär Na^+ und Ca^{2+} gesenkt, Mg^{2+} und der pH-Wert angehoben, d. h., die Gefäßmuskelzelle ist weniger kontraktionsbereit. Bei Insulinresistenz/Hyperinsulinämie (Hypertonie, Typ-2-Diabetes, Adipositas) findet sich das Gegenteil: Intrazellulär sind die Konzentrationen von Na^+ und Ca^{2+} erhöht, Mg^{2+} erniedrigt und der pH-Wert saurer (56). Bei dieser Konstellation sind die Gefäßmuskelzellen vermehrt kontraktionsbereit. Somit muß das ursprüngliche Konzept der Hypertonieinduktion durch renale Na^+-Retention bei Insulinresistenz erweitert werden auf eine wahrscheinlich ubiquitäre Störung des Kationentransports an der Zellmembran.

Prognose und Komplikationen

Unbestritten ist der Circulus virtuosus zwischen renaler Hypertonie und Progression der **diabetischen Nephropathie**. Ungeklärt ist der Einfluß einer schon bestehenden essentiellen Hypertonie auf die Entwicklung der diabetischen Nephropathie: Nach Nogaard dürfte sie nicht involviert sein, da normalbuminurische Typ-1-Diabetiker in allen Altersgruppen die gleiche Inzidenz einer Hypertonie haben wie Stoffwechselgesunde (Abb. 23.**2**). Dagegen sprechen jedoch epidemiologische Daten, die ein erhöhtes Nephropathierisiko für Typ-1-Diabetiker schon bei anamnestischem Vorliegen einer essentiellen Hypertonie bei einem Elternteil zeigten (36, 74). Diese genetische Disposition wird untermauert durch den Nachweis eines erhöhten Li^+-Na^+-Antiports bei Typ-1-Diabetikern mit essentieller Hypertonie (48), der als Marker der genetischen Disposition für eine essentielle Hypertonie gilt. In diese Richtung könnten auch die Daten von Moore weisen, der bei normotonen, normalbuminurischen Typ-1-Diabetikern mittels ABDM zwei in den individuellen Blutdruckwerten unterschiedliche Kollektive differenzierte: eines mit etwas niedrigeren und eines mit etwas höheren Blutdruckwerten (44) Diese könnten somit die Risikogruppe für die Entstehung einer späteren Mikroangiopathie darstellen.

Der deletäre Einfluß einer Hypertonie auf die Inzidenz und vor allem auf die Progredienz der diabetischen **Retinopathie** ist unbestritten, wobei der diastolische Druck eher bei Typ-1-Diabetikern, der systolische Druck eher bei Typ-2-Diabetikern der entscheidende Risikofaktor zu sein scheint (28). Eindrucksvoll unterstreichen Fallmitteilungen den Einfluß des Blutdrucks auf die diabetische Retinopathie: Hypertone Diabetiker mit unilateraler Karotisstenose haben auf dem von diesem Gefäß versorgten Auge weniger Veränderungen als auf dem anderen, welches dem arteriellen Druck voll ausgesetzt ist. Auch eine intraokuläre Drucksteigerung durch ein Glaukom, die dem vaskulären Druck in der Retina entgegenwirkt, reduziert das Risiko der Retinopathie (54).

Für die Entwicklung der Retinopathie und deren initiale Progredienz ist wohl mehr die Qualität der Stoffwechseleinstellung entscheidend, im Stadium der (prä-)proliferativen Retinopathie dagegen vornehmlich der Blutdruck (28).

KHK bei Typ-1-Diabetes: Bei Typ-1-Diabetes findet sich wie bei Stoffwechselgesunden eine lineare Beziehung zwischen der Höhe des Blutdrucks und der Entwicklung einer KHK (21). Auffällig ist aber, daß das relative Risiko vor allem bei niedrigen diastolischen Bereichen deutlich erhöht ist, jedoch weniger bei höheren. Hier scheint die Prädominanz des Diabetes für die Entwicklung der KHK gegenüber der des Blutdrucks abzunehmen.

Gesehen an der Gesamtmortalität besteht bei hypertonen gegenüber normotonen Typ-1-Diabetikern ein knapp doppelt höheres Risiko, das sich bei zusätzlicher Proteinurie verdreifacht (55). Ältere epidemiologische Studien ohne suffiziente Blutdruck- und Stoffwechseleinstellung zeigten eine Mortalität von 50–77% 10 Jahre nach Auftreten von Proteinurie und Hypertonie (1, 35, 37).

KHK und Typ-2-Diabetes: Die relative kardiovaskuläre Mortalität von normotonen Typ-2-Diabetikern ist 4fach höher als bei Nichtdiabetikern. Eine koexistente Hypertonie führt zu einer weiteren Verdoppelung der absoluten Inzidenz der kardiovaskulären Mortalität (20, 27, 64). Überraschend ist hier der Befund, daß das relative Exzeßrisiko wie bei Typ-1-Diabetikern paradoxerweise dabei mit Zunahme des Blutdrucks abnimmt (64).

Warum ist die Hypertonie bei Diabetikern gefährlicher als bei Stoffwechselgesunden?

Die **renale Hypertonie** des Diabetikers ist ein exzessiver Risikofaktor für die kardiovaskuläre Mortalität.

Dies ist erklärbar mit den sich addierenden und potenzierenden Risikofaktoren der Hyperglykämie, deren Folgen für die endotheliale Funktion sowie die strukturellen Veränderungen der Gefäßwand, und der sekundären renalen Hyperlipidämie.

Im weiteren besteht ein zu wenig beachteter Circulus vitiosus: bei diabetischer Mikroangiopathie ist die Autoregulation der Organdurchblutung gestört (32). Normalerweise bleibt die Organperfusion durch reaktive Eng- oder Weitstellung der terminalen Widerstandsgefäße innerhalb weiter Grenzen von aktuell zu niedrigem oder zu hohem systemischen Druck und damit auch der kapilläre Druck konstant. Diese Schutzfunktion ist bei diabetischer Mikroangiopathie aufgehoben: Die peripheren Gefäße sind dilatiert. Damit pflanzt sich jede Druckerhöhung in die kapilläre Endstrombahn fort. Akzentuiert wird dies durch die Laplace-Regel: Im dilatierten Gefäß nimmt die Wandspannung im Quadrat zu dessen Radius proportional zu.

Die Tatsache, daß eine Hypertonie bei **Typ-2-Diabetikern** das ohnehin massiv erhöhte kardiovaskuläre Risiko weiter verstärkt, ist nach epidemiologischer Datenlage unbestritten (20, 27, 64).

Dabei konnte die für Stoffwechselgesunde bestehende lineare Beziehung zwischen diastolischem Blutdruck und KHK-Risiko auch für Typ-2-Diabetiker in einer großen Studie bestätigt werden (26), überraschenderweise jedoch nicht in einer anderen (21). Auch für die Inzidenz einer Apoplexie bei Typ-2-Diabetikern mit Hypertonie wurde das bisherige Dogma der absoluten Prädominanz des Blutdrucks (7, 18, 20) in Frage gestellt: Nach Multivarianzanalyse verbleibt als unabhängiger Risikofaktor für das Auftreten eines Apoplexes bei diabetischen Männern nur das Alter, bei Frauen nur der Diabetes per se (72). Erklärbar ist dies nur damit, daß bei Typ-2-Diabetikern zusätzliche relevante kardiovaskuläre Risiken schon vor der Manifestation des Diabetes bestehen, die den Nachweis des Einflusses der Hypertonie später erschweren. Etwa 40% der Typ-2-Diabetiker haben bereits zum Zeitpunkt der Diagnose des Diabetes eine Makroangiopathie (29, 53, 66, 67, 73). Dies ist erklärbar durch die Häufung der kardiovaskulären Risikofaktoren in der prädiabetischen Phase des metabolischen Syndroms: essentielle Hypertonie, androides Übergewicht, Hypertriglyzeridämie bei erniedrigtem HDL-Cholesterin und eine vermehrte Prävalenz der Marker einer endothelialen Dysfunktion wie Mikroalbuminurie und erhöhte Spiegel von Faktor VIII und Plasminogenaktivator-Inhibitor 1. Vor diesem Hintergrund ist verständlich, warum in früheren Untersuchungen jüngere Typ-2-Diabetiker eine Mortalitätsrate von 45% innerhalb von 4 Jahren nach Manifestation des Diabetes aufwiesen (49). Bei Manifestation des Diabetes im Alter zwischen 40 und 49 Jahren reduziert sich die Lebenserwartung um 10 Jahre, im Alter von 60–69 Jahre nur noch um 5. Im höheren Alter unterscheidet sie sich aber nicht mehr von der von Nichtdiabetikern (50). Offensichtlich differenzieren sich hier 2 Kollektive: eine bei Manifestation des Diabetes im jüngeren Lebensalter maximal kardiovaskulär gefährdete Gruppe sowie eine zweite, charakterisierbar mit dem Begriff des „milden Altersdiabetes".

Diagnose

Das Vorgehen zur diagnostischen Abklärung einer Hypertonie bei Diabetikern unterscheidet sich nicht von dem bei Stoffwechselgesunden. Die Sicherung der Diagnose einer Hypertonie Stadium I ist hier jedoch wesentlich wichtiger, da dies weitreichende therapeutische Konsequenzen hat. Bei jedem mit Gelegenheits-Blutdruckmessung als normoton eingestuftem Diabetiker wäre eigentlich eine ABDM indiziert, um eine klare Aussage zu erhalten.

Therapie

Therapie der verschiedenen Hypertoniestadien

In Anbetracht des kardiovaskulären Hochrisikoprofils hypertoner Diabetiker muß die gesicherte Hypertonie schon im Stadium I therapiert werden. Nach Versagen nichtmedikamentöser Maßnahmen über 3 Monate ist sie medikamentös zu behandeln (70). Dies gilt auch für die prädiabetische Phase des metabolischen Syndroms, da sich die Makroangiopathie in dieser Zeit bereits entwickelt.

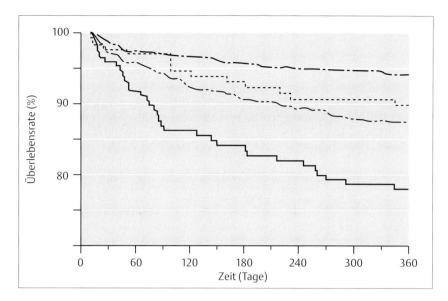

Abb. 23.**5** Einjahresüberlebensraten nach Myokardinfarkt bei Stoffwechselgesunden ohne (- - -) und mit (—·—·—) sowie bei Diabetikern ohne (——) und mit (—··—··—) β-Blocker-Behandlung (aus Kjekshus, J. u. Mitarb.: Europ. Heart J. 11 [1990] 43).

In Interventionsstudien bei Patienten mit Hypertonie Stadium II–IV korreliert die kardiovaskuläre Risikoreduktion mit dem Ausmaß der erzielten Blutdrucksenkung (12, 16, 63). Als Optimum sind mittlere Werte unter 120/80 mm Hg anzusehen (13). Somit ist als Zielpunkt der niedrigstmögliche, subjektiv tolerierte Wert anzustreben, dies natürlich unter Berücksichtigung des Alters des Patienten sowie der Nierenfunktion.

Zur Wahl des jeweiligen Antihypertensivums gilt: Primär entscheidend ist das Erreichen einer effektiven Blutdrucksenkung mit möglichst wenig Nebenwirkungen. Die Frage, mit welchem Medikament, ist sekundär. Trotz interessenorientierter Diskussionen und scheinbarer Diskrepanzen sind hier jedoch klare Richtlinien vorgegeben:

Sekundärprävention nach Myokardinfarkt

β-**Blocker:** Gesichert ist die Situation bei der Sekundärprävention nach Myokardinfarkt: Hier ist der Nutzen einer antihypertensiven Therapie mit β-Blockern bei Diabetikern sogar größer als bei Nichtdiabetikern (31, 33) (Abb. 23.**5**). Inwieweit dies auch für neuere, stoffwechselneutrale β-Blocker mit gleichzeitigem β$_2$-stimulierendem Effekt oder α$_1$-Hemmung (Celiprolol, Carvedilol) zutrifft, ist nicht geklärt.

Ebenfalls gesichert ist für **ACE-Hemmer** eine Reduktion sowohl der Reinfarktrate als auch der Entwicklung einer Herzinsuffizienz nach dem Infarkt (52, 69, 78). In diesen Studien wurde allerdings nicht zwischen Diabetikern und Nichtdiabetikern differenziert.

Nephropathie bei Typ-1- und Typ-2-Diabetes

In einer inzwischen klassischen Studie konnte Parving zeigen, daß eine Drucksenkung, damals in der Kombination von β-Blockern, Diuretika und Hydralazin, den jährlichen Rückgang des Glomerulusfiltrates bei Typ-1-Diabetikern mit Nephropathie reduzierte.

Wird in der Kombination der Antihypertensiva ein **ACE-Hemmer** eingesetzt, ist dieser Nutzen, gesehen am Endpunkt der terminalen Niereninsuffizienz und Tod, bei gleicher Senkung des systemischen Drucks weiter um etwa 50% zu verbessern. Somit sind ACE-Hemmer in der Therapie

der renalen Hypertonie des Typ-1-Diabetikers Mittel der 1. Wahl. Nachdem die Pathogenese der Nephropathie bei Typ-2-Diabetikern zwar heterogener (chronische Pyelonephritis, Arteriolosklerose), jedoch prinzipiell bei entsprechend langer Dauer des Diabetes wie bei Typ-1-Diabetikern mikroangiopathischer Genese ist, dürften ACE-Hemmer hier ebenfalls Mittel der 1. Wahl sein.

Auch bei Normotonie ist eine reproduzierbar nachgewiesene Mikroalbuminurie glomerulärer Genese sowohl bei Typ-1- als auch bei Typ-2-Diabetikern eine zwingende Indikation zur Gabe eines ACE-Hemmers: Die Progression zum Stadium IV der Nephropathie kann damit nach gesicherter Datenlage reduziert werden. Inwieweit bei Auftreten intolerabler Nebenwirkungen Angiotensin-II-Rezeptorantagonisten unter dem Blickwinkel der Nephroprotektion gleichwertige Alternativen darstellen, ist derzeit nicht geklärt.

Mittel der 2. Wahl wären somit langsam anflutende **Calciumantagonisten** vom Dihydropyridintyp, für die ebenfalls eine nephroprotektive Wirkung, allerdings nur am Parameter der Mikroalbuminurie, nachgewiesen wurde (Lit. s. Kap. 24). Ähnliches gilt auch für Calciumantagonisten von Verapamil- und Diltiazemtyp.

Risikoreduktion des Auftretens eines Apoplexes

Überblick: Die großen Studien der Vergangenheit, in denen der Nutzen einer antihypertensiven Therapie für die Risikoreduktion des Auftretens eines Apoplexes, weniger der KHK nachgewiesen wurde (S. 408), sind ausschließlich mit β-Blockern und/oder Diuretika vorgenommen worden, wobei Diabetiker meist exkludiert oder nicht differenziert wurden. Einige Studien mit Diuretika, in denen Diabetiker als Subgruppen analysiert wurden, zeigten im Gegensatz zu Stoffwechselgesunden keine Verbesserung des kardiovaskulären Risikos (46); in anderen fand sich sogar eine gesteigerte Mortalität (34, 75). Letzteres wäre wohl am ehesten mit einer Hypokaliämie, aber auch über eine sekundäre Aktivierung des RAA-Systems erklärbar.

Für alle anderen Antihypertensiva liegen keine gesicherten Daten bei Diabetikern vor. Somit ist die Orientierung zur Durchführung der Therapie der essentiellen Hyper-

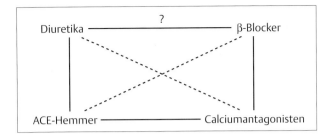

Abb. 23.**6** Durch die Schweizer Hochdruckliga empfohlene Kombination zweier Antihypertensiva. (–––– = sinnvoll, –– = primär nicht empfehlenswert, ? = bei Diabetes nur bei Zusatzindikation) (nach Bretzel).

tonie nur nach Analogieschlüssen aus den großen Studien an Nichtdiabetikern möglich. Zur Wahl der möglichen Kombination zweier Antihypertensiva sei auf das Schema der Schweizer Hochdruckliga verwiesen (Abb. 23.**6**). Für Typ-2-Diabetiker sollte die Kombination von β-Blockern und Diuretika, außer bei spezifischen Zusatzindikationen, wohl nicht eingesetzt werden (8).

β-Blocker und Diuretika: Selektive β_1-Blocker und Diuretika vom Thiazidtyp – nicht Schleifendiuretika – aggravieren die primär bestehende Insulinresistenz und deshalb auch die schon bestehende Hyperlipidämie bei Typ-2-Diabetikern. Diese Verschlechterung der kardiovaskulären Risikofaktoren dürfte die Erklärung des „Koronarparadoxons" sein (S. 408). Die negative Beeinflussung der Insulinsensitivität ist wohl auch Ursache einer gehäuften Manifestation eines Typ-2-Diabetes bei übergewichtigen, hyperinsulinämischen Patientinnen unter antihypertensiver Therapie mit diesen Pharmaka (3). Dieser Befund ist jedoch nicht unwidersprochen geblieben (45). Dies gilt auch für die Verschlechterung des Lipidprofils, die zum einen sicher dosisabhängig ist und zum anderen in einigen Studien nicht zu verzeichnen war (Übersicht: 8, 61).

Trotzdem sollten unter Berücksichtigung der Gesamtdatenlage β-Blocker und Diuretika eher nicht als Mittel der ersten Wahl bei der antihypertensiven Therapie von Patienten in der prädiabetischen Phase des metabolischen Syndroms sowie bei manifestem Typ-2-Diabetes eingesetzt werden. Wegen ihres negativen Einflusses auf die oft schon neurogen oder vaskulär vorgeschädigte Sexualfunktion kann auch die Compliance der Patienten leiden. Weiterhin ist der Einsatz von β-Blockern bei Diabetikern wegen ihrer negativen Auswirkungen auf Wahrnehmung und Verlauf von Hypoglykämien nicht ganz ohne Probleme. Zudem kann die bei Hypoglykämie erfolgende Catecholaminsekretion über die nun überwiegende Stimulation der α_1-Rezeptoren zu einer massiven Blutdrucksteigerung mit evtl. deletären Konsequenzen führen (Abb. 23.**7**).

ACE-Hemmer: ACE-Hemmer haben einen positiven Einfluß auf die Insulinsensitivität, sind lipidneutral (Übersicht: 8, 61) und interferieren nicht mit Verlauf und Wahrnehmung einer Hypoglykämie. Somit sind sie in der Therapie der essentiellen Hypertonie in der kardiovaskulären Primärprävention bei Diabetikern sicher Mittel der ersten Wahl. Bei älteren Patienten, die wegen ihrer reduzierten Muskelmasse trotz eingeschränkter Nierenfunktion ein normales Serumkreatinin haben, muß dieses sowie der Kaliumspiegel bei Beginn einer Behandlung mit einem ACE-Hemmer nach einigen Tagen und nach einer Woche kontrolliert werden. Dies ist eigentlich bei Einleitung einer antihy-

pertensiven Therapie mit jedem Pharmakon erforderlich, unbedingt jedoch bei ACE-Hemmern wegen ihres dualen Effektes auf den glomerulären Perfusionsdruck. Bei ungenügendem Ansprechen des Blutdrucks kann zusätzlich ein Diuretikum in niedriger Dosierung versucht werden, da sich die Auswirkungen beider Medikamente auf den Stoffwechsel neutralisieren.

Calciumantagonisten: Calciumantagonisten sind stoffwechselneutral: Insulinsensitivität und Lipidspiegel bleiben unverändert (Übersicht: 8, 61). Somit sind sie bei ungenügendem Ansprechen des Blutdrucks auf ACE-Hemmer, bzw. Auftreten intolerabler Nebenwirkungen zusätzlich bzw. alternativ einzusetzen. Sie sollten galenisch gut retardiert aufgearbeitet sein, da eine zu rasche Anflutung zu einer sekundären, unerwünschten Aktivierung des Sympathikus und des RAA-Systems führt.

Calciumantagonisten vom Verapamiltyp müssen zum Erreichen einer Blutdrucksenkung relativ hoch dosiert werden. Erfolgversprechend erscheint die Kombination mit einem ACE-Hemmer. Sie ist stoffwechselneutral und erzielt oft eine ausreichende Drucksenkung.

α_1-Blocker: α1-Blocker verbessern sowohl das Lipidprofil als auch die Insulinsensitivität (Übersicht: 8, 61). Daher sind sie eine Alternative bzw. können bei ungenügender Blutdrucksenkung unter ACE-Hemmern und Calciumantagonisten additiv eingesetzt werden. Dabei ist Doxazosin Prazosin wegen der fehlenden Tachyphylaxie vorzuziehen. Limitierend für die Anwendung ist dieses Anthypertensivums bei Diabetikern kann jedoch die Neigung zu orthostatischer Hypotonie sein, gerade bei älteren Patienten oder bestehender autonomer Neuropathie.

AT_1-Rezeptor-Antagonisten: Noch nicht berücksichtigt im aktuellen Schema der Hochdruckliga – und auch noch nicht abschließend zu bewerten – ist die neue Klasse der Antagonisten gegen den Rezeptor 1 des Angiotensins II, abgekürzt AT_1-Rezeptor-Antagonisten. Trotzdem haben diese Substanzen bereits breiten Eingang in die Praxis der antihypertensiven Therapie gefunden. Im Ansatz ähnlich wirkend wie ACE-Hemmer, aber auf einen „schmäleren" Wirkmechanismus fokussiert (keine Hemmung des AT_2-Re-

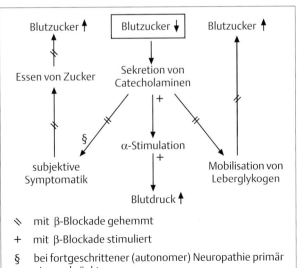

Abb. 23.**7** Interferenz einer β-Blockade mit dem Verlauf einer Hypoglykämie.

zeptors, keine Beeinflussung des Bradykininsystems), werden AT_1-Rezeptor-Antagonisten (Sartane) häufig bei Unverträglichkeitserscheinungen unter ACE-Hemmern (z. B. Husten) eingesetzt. Die derzeit noch laufenden Langzeitstudien mit verschiedenen Satanen müssen aber erst noch erweisen, ob sie ebenso wirksam progressionshemmend bei der diabetischen Nephropathie sind wie ACE-Hemmer bzw. letzteren bei der Therapie der ischämischen, zur Kongestion neigenden Herzkrankheit überlegen sind.

Antisympathotonika: Zur Therapie der Hypertonie bei diabetischen Schwangeren ist α-Methyldopa nach wie vor Mittel der 1. Wahl. Abgesehen von dieser Indikation, ist es jedoch wie Reserpin seit Jahren obsolet, da im Vergleich zu anderen Antihypertensiva der Blutdruck nicht effektiver gesenkt wird, dafür aber erhebliche subjektive Ne-

benwirkungen auftreten. Letzteres gilt auch für das über eine Stimulation der zentralen α_2-Rezeptoren wirksame Clonidin. Da es aber das potenteste Antihypertensivum ist, wurde es bisher eingesetzt, wenn die Mittel der 1. Wahl in Kombination keine genügende Drucksenkung bewirkten. Moxonidin, ein zentral wirksames Sympatholytikum der 2. Generation, das im wesentlichen über eine Stimulation der Imidazolinrezeptoren wirkt, sollte nun präferentiell verwendet werden. Es ist verglichen mit Clonidin wesentlich besser verträglich bei gleich potenter blutdrucksenkender Wirkung. Auch das für Clonidin gefürchtete Rebound-Phänomen des Blutdrucks nach unterlassener Tabletteneinnahme ist bei Moxonidin nicht vorhanden. Unbedingt zu beachten ist die Notwendigkeit einer reduzierten Dosierung bei eingeschränkter Nierenfunktion.

Literatur

1 Andersen, A. R., J. S. Christiansen, J. K. Andersen, S. Kreiner, T. Dekkert: Diabetic nephropathy in type 1 (insulin-dependent) diabetes: an epidemiological study. Diabetologia 25 (1983) 496
2 Anderson, E. A., R. P. Hoffmann, T. W. Balon, C. A. Sinkey, A. L. Mark: Hyperinsulinemia in humans increases muscle sympathetic nerve activity but reduces forearm vascular resistance (abstract). Hypertension 16 (1990) 319
3 Bengtsson, C., G. Blohme, L. Lapidus, L. Lissner, H. Lundgren: Diabetes incidence in users and non-users of antihypertensive drugs in relation to serum insulin, glucose tolerance and degree of adiposity: a 12 year prospective population study of women in Gothenburg, Sweden. J. intern. Med. 231 (1990) 583
4 Beretta-Piccoli, C., P. Weidmann: Exaggerated pressor responsiveness to norepinephrine in nonazotemic diabetes mellitus. Amer. J. Med. 71 (1981) 829
5 Braun, D., J. J. Mitzkat, A. Wagner, E. Schone, H. Luger, H. R. Henrichs: Diabetes, Hypertonie und Nierenschädigung. Prävalenz- und Koinzidenzanalyse an 3588 Patienten am Diabetes-Zentrum Quakenbrück. Akt. Endokrinol. Stoffw. 12 (1991) 225
6 Berne, C., J. Fagiw: Sympathetic response to oral carbohydrate administration: evidence from microelectrode nerve recordings. J. clin. Invest. 84 (1989) 1403
7 Bild, D., S. M. Teutsch: The control of hypertension in persons with diabetes: a public health approach. Publ. Hlth Rep. 102 (1987) 522
8 Bretzel, R. G.: Hypertonie, Mikroalbuminurie und Insulinresistenz bei Diabetes mellitus. Wien. klin. Wschr. 106/24 (1994) 774
9 Bruce, D. G., D. J. Chisholm, L. H. Storlien, E. W. Kraegen, G.A. Smythe: The effects of sympathetic nervous system activation and physiological stress on glucose metabolism and blood pressure in subjects with type 2 (non-insulin-dependent) diabetes mellitus. Diabetologia 35 (1992) 835
10 Christensen, N. J., H. J. G. Gundersen, L., Hegedui, F. Jacobsen, C. E. Mogensen, R. Osterby, E. Vittinghus: Acute effects of insulin on plasma noradrenaline and the cardiovascular system. Metabolism 29 (1980) 1138
11 Christlieb, A. R., H. Janka, B. Kraus: Vascular reactivity to angiotensin II and to norepinephrine in diabetic subjects. Diabetes 25 (1976) 268
12 Collins, R., R. Peto, S. MacMahon, P. Hebert, N. Fiebach, K. A. Eberlein, J. Godwin, N. Qizilbasin, J. O. Taylor, C. Hennekens: Blood pressure, stroke, and coronary heart disease. Pt. 2. Short term reductions in blood pressure: overview of randomised drug trials in their epidemiological context. Lancet 335 (1990) 827
13 Consensus Statement: Treatment of hypertension in diabetes. Diabet. Care 16 (1993) 1394
14 Craeger, M. A., C.-S. Liang, Y. D. Coffman: Beta adrenergic-mediated vasodilator response to insulin in the human forearm. J. Pharmacol. exp. Ther. 235 (1985) 709
15 Cruickshanks, K. J., T. J. Orchard, D. J. Becker: The cardiovascular risk profile of adolescents with insulin-dependent diabetes mellitus. Diabet. Care 8 (1985) 1118
16 Dahlöf, B., L. H. Lidholm, L. Hansson: Morbidity and mortality in the Swedish Trials in Old Patients with hypertension (STOP-Hypertension). Lancet 338 (1991) 1281
17 Deutsche Liga zur Bekämpfung des hohen Blutdrucks e.V. und Deutsche Hypertonie-Gesellschaft: Empfehlungen zur Hochdruckbehandlung in der Praxis und zur Behandlung hypertensiver Notfälle 1994
18 Epstein, M., J. R. Sowers: Diabetes mellitus and hypertension. Hypertension 19 (1992) 403
19 Ferrannini, E., A. Qinones Galvan, D. Santoro, A. Natali: Potassium as a link between insulin and the renin-angiotensin-aldosterone system. J. Hypertension 10, Suppl. 1 (1992) 5
20 Fuller, J. H.: Epidemiology of hypertension associated diabetes mellitus. Hypertension 7, Suppl. II (1985) 3
21 Fuller, J. H., L. K. Stevens: Epidemiology of hypertension in diabetic patients and implications for treatment. Diabet. Care 14, Suppl. 4 (1991) 8
22 Hall, J. E., M. W. Brands, D. A. Hildebrandt, H. L. Mizelle: Obesity-associated hypertension. Hyperinsulinaemia and renal mechanisms. Hypertension 19, Suppl. 1 (1992) 45
23 Hansen, K. W., M. Mau Pedersen, S. M. Marshall, J. S. Christiansen, C. E. Mogensen: Circadian variation of blood pressure in patients with diabetic nephropathy. Diabetologia 35 (1992) 1074
24 Hasslacher, C.: Diagnostische Überwachung und Therapie in den Stadien der diabetischen Nierenerkrankung. Akt. Endokrinol. Stoffw. 10, Suppl. 1 (1989) 60
25 Hasslacher, C., E. Ritz, P. Wahl, C. Michael: Similar risks of nephropathy in patients with type I or type II diabetes mellitus. Nephrol. Dialys. Transplant. 4 (1989) 859
26 Hypertension in Diabetes Study (UKPDS): Prevalence of hypertension in newly presenting type-2 diabetic patients and the association with risk factors for cardiovascular and diabetic complications. J. Hypertens. 11 (1983) 309
27 Janka, H. U., P. Dirschedl: Systolic blood pressure as a predictor for cardiovascular disease in diabetes. A 5-year longitudinal study. Hypertension 7, Suppl. II (1985) 90
28 Janka, H. U., A. G. Ziegler, P. Valsania, J. H. Warram, A. S. Krolewski: Impact of blood pressure on diabetic retinopathy. Diabète et Metab. 15 (1989) 333
29 Jarrett, R. J.: Type 2 (non-insulin-dependent) diabetes mellitus and coronary heart disease – chicken, egg or neither? Diabetologia 26 (1984) 99
30 Joint National Committee on Detection, Evaluation and Treatment of High Blood Pressure: The fifth report of the Joint National Committee on Detection, Evaluation and Treatment of High Blood Pressure (JNC-V) Arch. intern Med. 153 (1993) 154
31 Jonas, M., H. Reicher-Reiss, V. Boyko, A. Shotan, L. Mandelzweig, U. Goldbourt, S. Behar: Usefulness of beta-blocker therapy in patients with non-insulin-dependent diabetes mellitus and coronary artery disease. Amer J. Cardiol. 77 (1996) 1273
32 Kastrup, J., T. Nørgaard, H.-H. Parving, O, Henriksen, N. A. Lassen: Impaired autoregulation of blood flow in subcutaneous tissue of long-term type 1 (insulin-dependent) diabetic patients with microangiopathy: an index of arteriolar dysfunction. Diabetologia 28 (1985) 711
33 Kjekshus, J., E. Gilpin, G. Cali, A. R. Blackey, H. Henning, J. Ross jr.: Diabetic patients and beta-blockers after acute myocardial infarction. Europ. Heart J. 11 (1990) 43

34 Klein, R., S. E. Moss, B. E. K. Klein, D. L. de Meta: Relation of ocular and systemic factors to survival in diabetes. Arch. intern. Med. 149 (1989) 266

35 Knowles, H. C. Jr.: Long-term juvenile diabetes treated with unmeasured diet. Trans. Ass. Amer. Phycns. 84 (1971) 95

36 Krolewski, A. S., M. Canessa, J. H. Warram, L. M. B. Laffel, A. R. Christlieb, W. C. Knowler, L. I. Rand: Predisposition to hypertension and susceptibility to renal disease in insulin-dependent diabetes mellitus. New Engl. J. Med. 318 (1988) 140

37 Krolewski, A. S., J. H. Warram, A. R. Christlieb, E. J. Busick, C. R. Kahn: The changing natural history of nephropathy in type 1 diabetes. Amer. J. Med. 78 (1985) 785

38 Landsberg, L, J. B. Young: Insulin mediated glucose metabolism in the relationship between dietary intake and sympathetic nervous system activity. Int. J. Obesity 9, Suppl. 2 (1985) 63

39 MacMahon, S., R. Peto, J. Cutler, R. Collins, P. Sorlie, I. Neaton, R. Abbott, J. Godwin, A. Dyer, J. Stamler: Blood pressure, stroke, and coronary heart disease. Pt. 1. Prolonged differences in blood pressure: prospective observational studies corrected for the regression dilution bias. Lancet 335 (1991) 764

40 Mann, J., E. Ritz: Renin-Angiotensin System beim diabetischen Patienten. Klin. Wschr. 66 (1988) 883

41 Marañon, G.: Über Hypertonie und Zuckerkrankheit. Zbl. inn. Med. 43 (1922) 169

42 Mathiesen, E. R., B. Rønn, T. Jensen, B. Storm, T. Deckert: Relationship between blood pressure and urinary albumin excretion in development of microalbumin-uria. Diabetes 39 (1990) 245

43 Medical Research Concil Working Party: MRC trial of treatment of hypertension in older adults: principal results. Brit. med. J. 304 (1992) 405

44 Moore, W. V., D. L. Donaldson, A. M. Chonko, P. Ideus, T. B. Wiegmann: Ambulatory blood pressure in type I diabetes mellitus. Comparison to presence of incipient nephropathy in adolescents and young adults. Diabetes 41 (1992) 1035

45 Morales, P. A., B. D. Mitchell, R. A. Valdez, H. P. Hazuda, M. P. Stern, S. M. Haffner: Incidence of NIDDM and impaired glucose tolerance in hypertensive subjects. The San Antonio Heart Study. Diabetes 42 (1993) 154

46 Multiple Risk Factor Intervention Trial Research Group: Relationship among baseline resting ECG abnormalities, antihypertensive treatment and mortality in the Multiple Risk Factor Intervention Trial. Amer. J. Cardiol. 55 (1985) 1

47 Nørgaard, K., B. Feldt-Rasmussen, K. Borch-Johnsen, H. Sælan, T. Deckert: Prevalence of hypertension in type 1 (insulin-dependent) diabetes mellitus. Diabetologia 33 (1990) 407

48 Nosadini, R., P. Fioretto, R. Trevisan, G. Crepaldi: Insulin-dependent diabetes mellitus and hypertension. Diabet. Care 14 (1991) 210

49 Panzram, G., M. Marx, E. Frommhold, R. Barthel: Untersuchungen über Sterbealter, erlebte Diabetesdauer und Todesursachen unter den Verstorbenen einer geschlossenen Diabetespopulation. Wien. klin. Wschr. 85 (1977) 147

50 Panzram, G., R. Zabel-Langhennig: Prognosis of diabetes mellitus in a geographically defined population. Diabetologia 20 (1981) 587

51 Parving, H.-H., U. M. Smidt: Hypertensive therapy reduces microvascular albumin leakage in insulin-dependent diabetic patients with nephropathy. Diabet. Med. 3 (1986) 312

52 Pfeffer, M. A., E. Braunwald, L. A. Moye: Effect of captopril on mortality and morbidity in patients with left ventricular dysfunction after myocardial infarction. New Engl. J. Med. 327 (1992) 669

53 Pyörälä, K.: Diabetes and coronary heart disease. Acta. endocrinol. 110, Suppl. 272 (1985) 11

54 Rand, L. J., A. S. Krolewski, L. M. Aiello, J. A. Warram, R. S. Baker, T. Maki: Multiple factors in the prediction of risk of proliferative diabetic retinopathy. New Engl. J. Med. 313 (1985) 1433

55 Ratzmann, K. P., M. Raskovic, H. Thoelke: Bedeutung von Proteinurie und Hypertonie für die Prognose des Typ-I-Diabetes. Ergebnisse einer zehnjährigen Verlaufsstudie zur mikro- und makrovaskulären Letalität. Dtsch. med. Wschr. 114 (1989) 1311

56 Resnick, L. M.. Calcium metabolism in the pathophysiology and treatment of clinical hypertension. Amer. J. Hypertens. 2 (1989) 1795

57 Ritz, E., C. Hasslacher, J. Mann, J.-Z. Guo: Hypertension and vascular disease as complications of diabetes. In Laragh, J. H., B. M. Brenner: Hypertensiion: Pathophysiology, Diagnosis, and Management. Raven, New York 1990 (p. 1703)

58 Rocchini, A. P., J. Key, D. Bondie, R. Chico, C. Moorehead, V. Katch, M. Martin: The effect of weight loss on the sensitivity of blood pressure to sodium in obese adolescents. New Engl. J. Med. 321 (1989) 580–585

59 Rooney, D. P., J. D. M. Edgar, B. Sheridan, A. B. Atkinson, P. M. Bell: The effects of low dose insulin infusions on the renin angiotensin and sympathetic nervous systems in normal man. Europ. J. clin. Invest. 21 (1991) 430

60 Rowe, J. W., J. B. Young, K. L. Minaker, A. L. Stevens, J. Pallotta, L. Landsberg: Effect of insulin and glucose infusions on sympathetic nervous system activity in normal man. Diabetes 30 (1981) 219

61 Schernthaner, G.: Arterielle Hypertonie und Diabetes mellitus. Teil 1. Interventionsstrategien zur kardiovaskulären Protektion. Diabet. Stoffw. 5 (1996) 223

62 Scobie, I. N., P. T. Rogers, P. M. Brown, H. Godfrey, P. H. Sönksen: Supersensitivity to both tyramine and noradrenaline in diabetic autonomic neuropathy. J. Neurol. Neurosurg. Psychiat. 50 (1987) 275

63 SHEP Cooperative Research Group: Prevention of stroke by antihypertensive drug treatment in older persons with isolated systolic hypertension: final results of the Systolic Hypertension in the Elderly Program (SHEP). J. Amer med. Ass. 265 (1991) 3255

64 Stamler, J., O. Vaccaro, J. D. Neaton, D. Wentworth: Diabetes, other risk factors and 12-yr cardiovascular mortality for men screened in the Multiple Risk Factor Intervention Trial. Diabet. Care 16 (1993) 434

65 Standl, E., H. Stiegler, R. Roth, K. Schulz, W. Lehmacher: On the impact of hypertension on the prognosis of NIDDM. Results of the Schwabing GP-program. Diabète et Metab. 15 (1989) 352

66 Standl, E., H. Stiegler: Microalbuminuria in a random cohort of recently diagnosed type 2 (non-insulin-dependent) diabetic patients living in the greater Munich area. Diabetologia 36 (1993) 1017

67 Stout, R. W.: Hyperinsulinaemia – a possible risk factor for cardiovascular disease in diabetes mellitus. Horm. metab. Res. 15, Suppl. (1985) 37

68 Tarnow, L, P. Rossing, M.-A. Gall, F. S. Nielsen, H.-H. Parving: Prevalence of arterial hypertension in diabetic patients before and after the JNC-V. Diabet. Care 17 (1994) 1247

69 The Acute Infarction Ramipril Efficacy (AIRE) Investigators: Effect of ramipril on mortality and morbidity of survivors of acute myocardial infarction with clinical evidence of heart failure. Lancet 342 (1993) 821

70 The Working Group on Hypertension in Diabetes: Statement on hypertension in diabetes mellitus. Arch. intern. Med. 147 (1987) 830

71 Trevisan, R., P. Fioretto, A. Semplicini, G. Opocher, F. Mantero, S. Rocco, G. Remuzzi, A. Morocutti, G. Zanette, V. Donadon, N. Perico, C. Giorato, R. Nosadini: Role of insulin and atrial natriuretic peptide in sodium retention in insulin-treated IDDM patients during isotonic volume expansion. Diabetes 39 (1990) 289

72 Tuomilehto, J., D. Rastenyte, P. Jousilahti, C. Sarti, E. Vartiainen: Diabetes mellitus as a risk factor for death from stroke. Prospective study of the middle aged Finnish population. Stroke 27 (1996) 210

73 Uusitupa, M., O. Siitonen, K. Pyörälä, A. Aro, K. Hersio, I. Penttilä, E. Voutilainen: The relationship of cardiovascular risk factors to the prevalence of coronary heart disease in newly diagnosed type 2 (non-insulin-dependent) diabetes. Diabetologia 28 (1985) 653

74 Viberti, G. C., H. Keen, M. J. Wiseman: Raised arterial pressure in parents of proteinuric insulin-dependent diabetics. Brit. med. J. 295 (1987) 515

75 Warram, J. H., L. M. B. Laffel, P. Valsania, A. R. Christlieb, A. S. Krolewski: Excess mortality associated with diuretic therapy in diabetes mellitus. Arch. intern. Med. 151 (1991) 1350

76 Weidmann, P.: Recent pathogenetic aspects in essential hypertension and hypertension associated with diabetes mellitus. Klin. Wschr. 58 (1991) 1071

77 Young, J. B., L. Landsberg: Diet-induced changes in sympathetic nervous system activity: possible implications for obesity and hypertension. J. chron. Dis. 35 (1982) 879

78 Yusuf, S., C. J. Pepine, C. Carces: Effect of enalapril on myocardial infarction and unstable angina in patients with low ejection fractions. Lancet 340 (1992) 1173

79 Zanchetti, A., J. Chalmers, K. Arakawa, I. Gyarfas, P. Hamet, L. Hansson, S. Julius, S. MacMahon, G. Mancia, J. Menard, T. Omae, J. Reid, M. Safar: Guidelines for the management of mild hypertension: memorandum from a WHO/ISH meeting. ISH Hypertens. News, Special Edition June (1993) 3

24 Nierenkrankheiten

E. Ritz und K.-H. Usadel

Das Wichtigste in Kürze

➤ Was sind die Ursachen der diabetischen Nephropathie?
Die wichtigsten Faktoren für das Auftreten der diabetischen Nephropathie sind genetische Prädisposition und Güte der Stoffwechselkontrolle. Für das Fortschreiten der etablierten diabetischen Nephropathie spielt zusätzlich die Hypertonie eine entscheidende Rolle.

➤ Was ist die wichtigste Maßnahme in der Prävention der diabetischen Nephropathie?
Aufgrund kontrollierter prospektiver Studien besteht heute kein Zweifel mehr, daß normnahe Blutzuckereinstellung die wichtigste Maßnahme ist. Das Auftreten einer Mikroalbuminurie ist bei HbA_{1c}-Spiegeln unter 8% zumindest mittelfristig außerordentlich selten. Bei Vorliegen einer Mikroalbuminurie ist eine ACE-Hemmer-Therapie indiziert, selbst wenn die Blutdruckwerte noch im Normbereich liegen.

➤ Welcher Suchtest ist zur Feststellung der diabetischen Nephropathie geeignet?

Entscheidend ist der Nachweis einer sog. Mikroalbuminurie, d. h. Albuminausscheidung in zwei von drei unter Standardbedingungen gewonnenen Morgenurinproben über 20 µg/min. Die Mikroalbuminurie ist ein Zeichen nicht nur für hohes renales, sondern auch kardiovaskuläres Risiko.

➤ Welche Maßnahmen verzögern die Progression einer manifesten diabetischen Nephropathie?
Die wichtigste Maßnahme ist die Blutdrucksenkung, selbst bei Vorliegen von Blutdruckwerten im normotensiven Bereich. ACE-Hemmer sind Mittel der ersten Wahl. Daneben spielen Stoffwechseleinstellung und Einhaltung einer diätetischen Eiweißbeschränkung eine Rolle.

➤ Welche Maßnahmen stehen für die Behandlung des urämischen Diabetikers zur Verfügung?
Im Prinzip sind für den Diabetiker die gleichen Behandlungsverfahren verfügbar wie für den Nichtdiabetiker: Hämodialyse, CAPD und Nierentransplantation. Wichtigster Faktor, welcher Einsatz und Erfolg dieser Verfahren limitiert, sind kardiale Komplikationen.

Epidemiologie

Häufigkeit: Die Mehrzahl der Patienten, die in Deutschland zur Nierenersatztherapie angenommen werden, weisen heute einen Diabetes mellitus auf; der Anteil hat in den letzten Jahren dramatisch zugenommen (1). In Heidelberg betrug der Anteil der Diabetiker an der Zahl der dialysepflichtig gewordenen Patienten im Jahr 1990 36%, 1991: 44%, 1994: 52% und 1995: 59%. Hierbei betrug der Anteil der Typ-2-Diabetiker jeweils über 90%.

Geographische Verteilung: Es ist von Interesse, daß innerhalb Europas deutliche Unterschiede in der Häufigkeit der Niereninsuffizienz bei Diabetikern bestehen (2). Wie in Tab. 24.1 gezeigt, ist die Zahl der dialysepflichtig gewordenen Diabetiker in Südwestdeutschland gleich hoch wie bei Weißen in den USA (2, 3), während die Inzidenz in Norditalien nur 1/5 so hoch ist wie die in Deutschland (4). Vergleichbar hoch ist in beiden Ländern die Zahl der terminal niereninsuffizienten Typ-1-Diabetiker. Der Unterschied geht ausschließlich zu Lasten der Typ-2-Diabetiker.

Ursachen der Zunahme: Wahrscheinlich ist diese Zunahme zum Teil auf die steigende Häufigkeit des Typ-2-Diabetes in der Bevölkerung und die häufigere Zuweisung älterer niereninsuffizienter Diabetiker zur Dialysebehandlung zurückzuführen; der wichtigste Grund ist jedoch das bessere Überleben der proteinurischen Typ-2-Diabetiker durch bessere antihypertensive Behandlung und bessere Behandlung der koronaren Herzkrankheit, weshalb heute diese Patienten lange genug am Leben bleiben, um die diabetische Nephropathie zu erleben.

Mortalität: Das Auftreten der diabetischen Nephropathie stellt einen Wendepunkt im Leben des Diabetikers dar: Proteinurie und selbst Mikroalbuminurie erhöhen nicht nur das renale, sondern auch das kardiovaskuläre Risiko des Diabetikers (5). Nach Borch-Jonsen (Abb. 24.1) ist die relative Mortalität des Typ-1-Diabetikers mit persistierender Proteinurie je nach Lebensalter um den Faktor 30–200 höher als in der Allgemeinbevölkerung, während dieses Risiko beim nichtproteinurischen Diabetiker nur vergleichsweise wenig gesteigert ist.

Tabelle 24.**1** Inzidenz terminaler Niereninsuffizienz (aus Ritz, E., A. Stefanski: Amer. J. Kidney Dis. 27 [1996] 167)

	Gesamtzahl Pat/Mio/Jahr	Diabetespatienten (Pat/Mio/Jahr)	Typ 1 (Pat/Mio/Jahr)	Typ 2 (Pat/Mio/Jahr)	Anteil Typ II (%)
Lombardei	102	10	5	5	50
unterer Neckar	125	52	5	47	90
USA (Weiße)	150	46	–	–	–

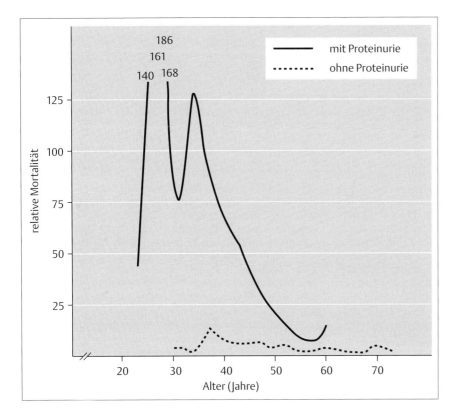

Abb. 24.**1** Relative Mortalität aus kardiovaskulärer Ursache bei Typ-1-Diabetikern mit persistierender Proteinurie (–) und ohne Proteinurie (- - -) (aus Borch-Johnsen, K., S. Greiner: Brit. med. J. 294 [1987] 1651–1654).

Historisches

Das Vorkommen einer Proteinurie bei diabetischen Patienten wurde bereits 1764 von Contugno (Bari) erkannt. Die renalen Veränderungen bei Diabetes mellitus wurden bereits 1840 von Rayer (Paris) beschrieben. Die Nierenveränderungen bei Diabetes mellitus wurden jedoch als unspezifisch angesehen, bis in der Schlüsselarbeit von Kimmelstiel und Wilson (Boston) 1936 die noduläre Glomerulosklerose als diabetesspezifische Komplikation beschrieben wurde. Erst

1952 wurde von Lundbaek (Aarhus) erkannt, daß die renale Läsion nur eine Facette einer generalisierten Störung, der sog. Mikroangiopathie des Diabetes mellitus, darstellt.

Stadien

Die diabetische Nephropathie läuft recht gesetzmäßig als Aufeinanderfolge unterschiedlicher Stadien ab (6), die sich bezüglich renaler Hämodynamik, Blutdruck, Urinbefund und Therapie deutlich unterscheiden (Tab. 24.2).

Tabelle 24.**2** Stadien der diabetischen Nephropathie

Nephropathie-stadium	Zeitverlauf	Glomeruläre Filtrationsrate und renaler Plasmafluß	Urinbefunde	Blutchemische Befunde	Klinische Befunde	Morphologische Befunde
I = Stadium der Hyperfunktion	bei Diabetes-diagnose	erhöht	Albuminurie (reversibel)	unauffällig	sono-graphisch vergrößerte Nieren	Hypertrophie der Glomeruli
II = Stadium der klinischen Latenz	2–5 Jahre	normal-erhöht	unauffällig	unauffällig	meist unauffällig	Verdickung der Basalmembran
III = beginnende Nephropathie	5–15 Jahre	normal-erhöht	Mikro-albuminurie	unauffällig	Anstieg des Blutdrucks	Verbreiterung des Mesangiums
IV = klinisch manifeste Nephropathie	10–25 Jahre	abnehmend	persistierende Proteinurie (> 0,5 g/ 24 Std.)	Anstieg des Kreatinins (initial im Norm-bereich)	Hypertonie in 60–70%	diffuse oder nodöse Glomerulo-sklerose

Tabelle 24.**2** Stadien der diabetischen Nephropathie *(Fortsetzung)*

Nephropathie-stadium	Zeitverlauf	Glomeruläre Filtrationsrate und renaler Plasmafluß	Urinbefunde	Blutchemische Befunde	Klinische Befunde	Morphologische Befunde
V = Nieren-insuffizienz	15–30 Jahre	erniedrigt	persistierende Proteinurie	Kreatinin über Normbereich	Hypertonie in 90–100%	Ausdehnung der Veränderungen, Kapillar-verschlüsse

Initial wird eine **Hyperfunktion** der Niere gefunden, begleitet von Hypertrophie der Niere und der Glomeruli. Diese Veränderungen sind – allerdings nur teilweise – rückbildungsfähig, wenn eine Insulinbehandlung eingeleitet wird. Die Hyperperfusion der Niere ist allerdings im Gegensatz zu früheren Auffassungen kein sicherer Prädiktor des späteren Auftretens einer Nephropathie.

Mikroalbuminurie: Der erste mit heutigen Methoden klinisch faßbare Hinweis auf das Vorliegen einer diabetischen Nephropathie ist eine geringfügige Erhöhung der Albuminausscheidungsrate im Urin (Mikroalbuminurie). Mit steigender Urinalbumin-Ausscheidungsrate nimmt das Risiko der diabetischen Nephropathie kontinuierlich zu. Die Festlegung eines Grenzwerts zur Definition der Mikroalbuminurie ist praktisch nützlich, aber etwas willkürlich. Mit

Auftreten der Mikroalbuminurie steigt der Blutdruck an, zunächst im Bereich normotensiver Blutdruckwerte nach WHO-Definition, d. h. 140/90 mm Hg; später liegt eine manifeste Hypertonie vor. Durchschnittlich 10–15 Jahre nach Auftreten der Proteinurie kommt es beim Patienten zur Niereninsuffizienz.

Abb. 24.**2** zeigt das unterschiedliche Verhalten der **kumulativen Häufigkeit** von Nephropathie und Retinopathie bei Typ-1-Diabetikern (7). Bei prädisponierten Individuen (s. u.) ist die diabetische Nephropathie in der Regel nach dem 25. Krankheitsjahr nachweisbar, und nur bei wenigen Diabetikern tritt der erste Hinweis auf Nephropathie später auf. Im Gegensatz hierzu nimmt die kumulative Häufigkeit der Retinopathie mit zunehmender Diabetesdauer progredient zu. Entgegen früheren Auffassungen ist das renale Risiko bei

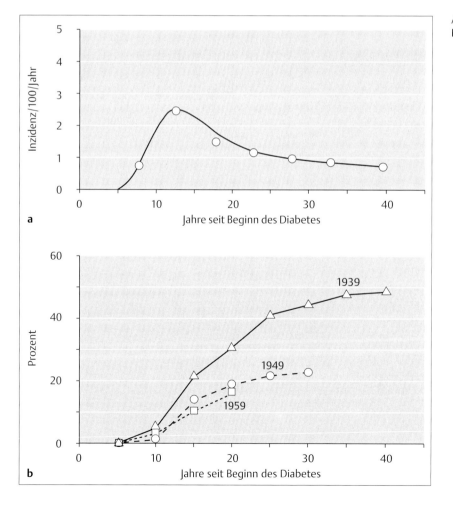

Abb. 24.**2** Inzidenz und kumulatives Risiko der Nephropathie (**a**, **b**).

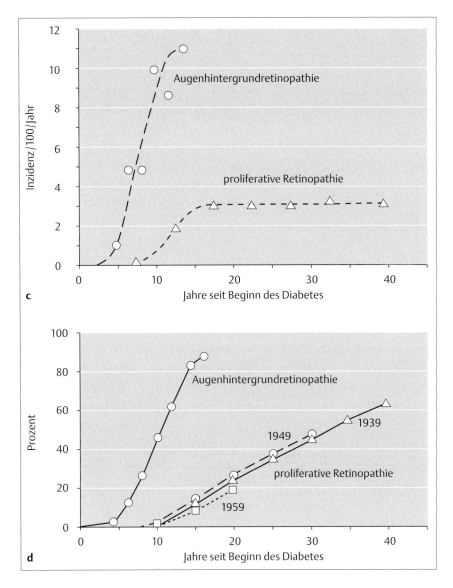

Abb. 24.**2** (**c, d**) Retinopathie als Funktion der Diabetesdauer bei Typ-1-Diabetikern (aus Krolewski, A., S. J. Warram, L. I. Rand, C. R. Kahn: New Engl. J. Med. 317 [1987] 1390).

Typ-1- und Typ-2-Diabetikern gleich hoch (8), wie durch Abb. 24.**3** belegt wird.

Pathologische Anatomie

*(Abb. 24.**4**)*

Die charakteristische Veränderung der Niere sowohl bei Typ-1- als auch bei Typ-2-Diabetes, ist die noduläre oder diffuse **Glomerulosklerose** nach Kimmelstiel-Wilson. Die diffuse Glomerulosklerose kommt durch Verdickung der Kapillarwand und Expansion des Mesangiums zustande. Die Ablagerungen bei diffuser und nodulärer Glomerulosklerose färben sich mit Hämatoxylin-Eosin und Perjodsäure-Schiff-Reaktion (PAS) an. Die „Nodi" bei diabetischer Nephropathie bestehen aus scharf abgegrenzten eosinophilen Massen, die bei HE- oder PAS-Färbung eine geschichtete Struktur aufweisen. Bezüglich der Pathogenese wird postuliert, daß die Bildung von Nodi ein reparativer Vorgang ist, der durch mikroaneurysmatische Aufdehnung der Glomeruluskapillaren, Aufbruch und Lyse des Mesangiums sowie Organisation des zerstörten Mesangiums eingeleitet wird. Noduläre Verände-

rungen finden sich bei etwa 25% autopsierter Diabetiker. Sie kommen praktisch nie ohne die Zeichen der diffusen Glomerulosklerose vor.

Basalmembranverdickung und diffuse Glomerulosklerose werden praktisch bei allen Fällen mit mehr als 15 Jahren Diabetesdauer beobachtet.

Die Glomerulosklerose geht immer einher mit einer **Hyalinose** afferenter und efferenter Arteriolen. Eine Hyalinose der afferenten Arteriolen wird auch bei essentieller Hypertonie gesehen, während die Hyalinose der efferenten Arteriole für den Diabetes typisch ist. Im Nierentransplantat diabetischer Empfänger stellt eine arterioläre Hyalinose die erste nachweisbare diabetesspezifische Veränderung dar.

Die glomerulären Veränderungen sind typischerweise begleitet von einer **Fibrose des renalen Interstitiums** (tubulointerstitielle Fibrose). Sie wurde in der Vergangenheit als unspezifische Folge der glomerulären Veränderungen angesehen. Die interstitielle Veränderung ist jedoch besser zum Filtratverlust korreliert als die Glomerulosklerose. Nach neueren Auffassungen sind die interstitiellen Veränderungen wahrscheinlich auch pathogenetisch für den Filtratverlust bedeutsam.

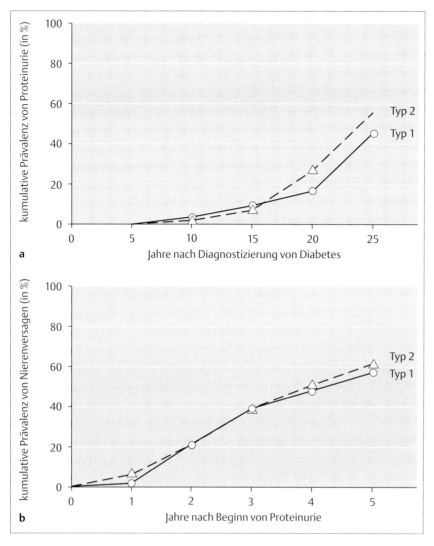

Abb. 24.**3** Kumulative Prävalenz von persistierender Proteinurie und Niereninsuffizienz bei Typ-1- und Typ-2-Diabetikern.

a Kumulative Prävalenz der persistierenden Proteinurie bei 292 Typ-1- und 474 Typ-2-Diabetikern.

b Kumulative Prävalenz des Nierenversagens, d. h. Serumkreatinin > 1,4 mg/dl (120 µmol/l) in Abhängigkeit von der Dauer der Proteinurie bei 48 proteinurischen Typ-1- und 46 Typ-2-Diabetikern (aus Hasslacher, C., E. Ritz, P. Wahl, C. Michael: Nephrol. Dialys. Transplant. 4 [1989] 859–863).

Ätiologie und Pathogenese

Bei allen Diabetikern findet sich initial ein Stadium der renalen Überfunktion und Hypertrophie (10). Die Mechanismen, die dafür verantwortlich sind, daß nach Jahren bei einigen, aber nicht allen Patienten eine progrediente „diabetische Nephropathie" auftritt, sind noch nicht vollständig geklärt. Im folgenden sollen die heutigen Vorstellungen hierzu kurz skizziert werden.

Anscheinend ist eine **genetische Prädisposition** Voraussetzung für das Auftreten einer Nephropathie. Dies erklärt, warum nur ein gewisser Prozentsatz (etwa 1/3) der Diabetiker eine diabetische Nephropathie entwickelt (Kap. 20). Es besteht eine Interaktion zwischen genetischer Veranlagung und Blutzuckerkontrolle (9), so daß die höchste Rate renaler Komplikationen bei genetisch Prädisponierten mit schlechter Blutzuckereinstellung gefunden wird (Tab. 24.**3**).

Sowohl bei Typ-1-Diabetes als auch bei Typ-2-Diabetes (12, 13) findet sich eine familiäre Häufung der diabetischen Nephropathie. Sie wird bei 83% der Typ-1-Diabetiker gefunden, bei denen ein Verwandter 1. Grades Diabetes plus Nephropathie hat; die Häufigkeit beträgt nur 17%, wenn ein Verwandter 1. Grades Diabetes ohne Nephropathie hat. Zumindest bei Typ-2-Diabetes (Tab. 24.**4**) findet sich bei Abkömmlingen von Patienten mit Nephropathie ein höherer

24-Stunden-Blutdruck und eine höhere Urinalbuminausscheidung als bei Abkömmlingen von Diabetikern ohne Nephropathie, und zwar schon unter Basalbedingungen, vor allem jedoch nach submaximaler ergometrischer Belastung. Dies deutet auf bereits früh nachweisbare, dem Diabetes zeitlich vorangehende subtile renale Funktionsänderungen hin (14).

Tabelle 24.**3** Häufigkeit der Mikroalbuminurie bei neu diagnostizierten Typ-2-Diabetikern – Zusammenspiel zwischen genetischen Faktoren und Blutzuckerhöhe (aus Keller, C., K. H. Bergis, D. Fliser, E. Ritz: J. Amer. Soc. Nephrol. [1996] 2627)

	Mikroalbuminurie-häufigkeit (%)
negative Familienanamnese*, HbA_1 < 8%	0%
positive Familienanamnese oder HbA_1 > 8%	2%
positive Familienanamnese und HbA_1 > 8%	48%

* Kardiovaskuläre Zwischenfälle bei Verwandten 1. Grades.

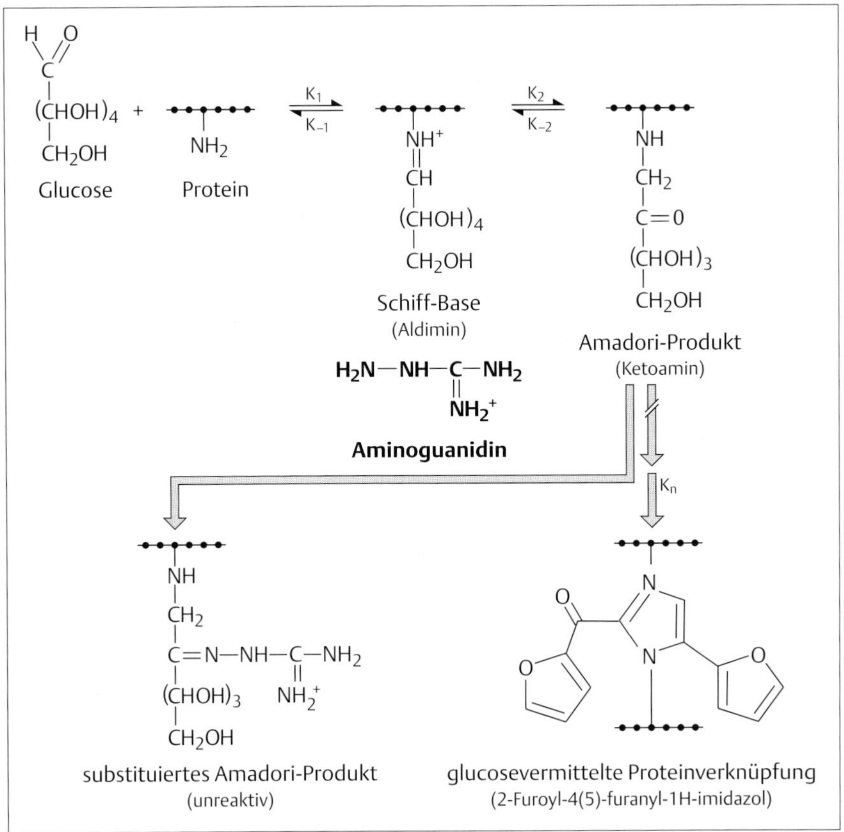

Abb. 24.**4** Nichtenzymatische Glykosylierung der Aminogruppen von Proteinen, Bildung von Schiff-Base, Amadori-Umlagerung und Bildung von „advanced glycosylation end products" (AGE). K = Katalysatoren (aus Brownlee, M., A. Cerami, H. Vlassara: New Engl. J. Med. 318 [1988] 1314).

Die molekularen Grundlagen der genetischen Prädisposition sind gegenwärtig nicht klar. Einige Autoren fanden bei Typ-1-Diabetikern mit Nephropathie höhere Raten des erythrozytären Na$^+$-Li$^+$-Gegentransports (ein In-vitro-Surrogatmarker des Natrium-Protonen-Austauschers) (15, 16). Diese Beobachtung wurde nicht von allen Nachuntersuchern bestätigt.

Es wurde auch postuliert, daß ein Insertions-Deletions-Polymorphismus im Gen des Angiotensin-Konversionsenzyms (ACE), dem das Vorhandensein oder Fehlen einer 287 bp-Alu-Sequenz im Intron 16 zugrunde liegt, das Auftreten einer diabetischen Nephropathie determiniert (17). Dies konnte jedoch ebenfalls nicht von allen Nachuntersuchern bestätigt werden (18, 19); doch scheint bei Diabetikern mit Nephropathie, die homozygot für das Allel D/D sind, das Risiko, niereninsuffizient zu werden, offensichtlich höher zu sein (20).

Zweifelsohne ist jedoch die Analyse der molekularen Mechanismen der Prädisposition diabetischer Nephropathie gegenwärtig eine der vielversprechendsten Forschungsrichtungen, die in Zukunft weitere Ergebnisse erhoffen läßt.

Tabelle 24.**4** Blutdruck und Albuminausscheidung bei Abkömmlingen von Typ-2-Diabetikern mit diabetischer Nephropathie (aus Strojek, K., u. Mitarb.: Kidney int. 51 [1997] 1602)

| | Kontrollpersonen | Abkömmlingen von Typ-2-Diabetikern | |
| | | ohne Nephropathie | mit Nephropathie |
	(n = 30)	(n = 30)	(n = 26)
Alter (Jahre)	31,5 ± 5,4	33,0 ± 8,5	33,0 ± 6,5
Body mass index (kg/m^2)	25,5 ± 3,0	26,2 ± 5,1	26,6 ± 3,4
systolischer 24-Std.-Blutdruck (mm Hg)	114 ± 8,5	117 ± 12,4	125 ± 16,9
Albuminurie (μg/min)	4,4	4,8	7,8
	(0,16–18,4)	(0,36–17,5)	(1,04–19,5)
Albuminuriezuwachs unter	4,8	6,3	16
submaximaler Ergometrie (x-fach)	(1,2–99)	(1,5–231)	(1,2–236)

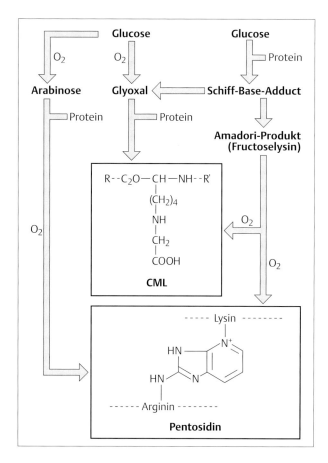

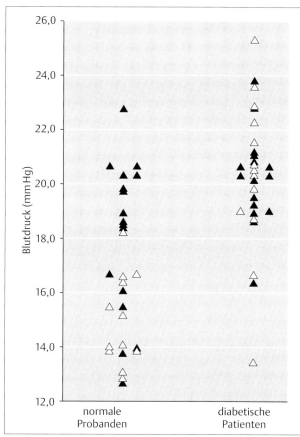

Abb. 24.**5** Späte AGE-Produkte Pyralin (ML), Pentosidin und ε-Fructoselysin (aus Miyata, T., K. Mueda, K. Kurokawa, C. H. van Ypersele de Strihou: Nephrol. Dialys. Transplant. 12 [1997] 255).

Abb. 24.**6** Vergleich des Blutdrucks der Nagelfalzkapillaren bei normalen Probanden und diabetischen Patienten (aus Sandman, D., A. Shore, J. Tooke: New Engl. J. Med 327 [1992] 760).

Glukotoxizität: Der überzeugendste Hinweis, daß beim Diabetiker die Veränderungen der Kapillaren, speziell der Glomeruluskapillaren, auf Hyperglykämie (Glukotoxizität) zurückzuführen sind, geht auf Beobachtungen an Nierentransplantaten zurück. Beim diabetischen Tier kommt es nach Inselzelltransplantation zur Rückbildung glomerulärer Veränderungen. Wenn Nieren nichtdiabetischer Spender in diabetische Empfänger transplantiert werden, tritt andererseits langfristig eine diabetische Glomerulosklerose im Transplantat auf.

Eine Hyperglykämie kann im Prinzip über mehrere Mechanismen zu Spätschäden führen (ausführliche Diskussion s. Kap. 20).

Wie in Abb. 24.**5** und 24.**6** gezeigt, reagiert Glucose nichtenzymatisch mit freien Aminogruppen, insbesondere ε-Aminogruppen von Lysin und aminoterminalen NH_2-Gruppen. Über kurzlebige Schiff-Basen treten durch Amadori-Umlagerung zunächst stabilere, aber immer noch reversible Addukte auf (Abb. 24.**5**), die durch Oxidation und Dehydratation jedoch oxidativ zu irreversiblen *Advanced glycosylation end products* (AGE) umgeformt werden (21, 22). AGE rufen eine Reihe pathologischer Veränderungen hervor:
➤ Sie führen zur kovalenten Verknüpfung von Molekülen (cross-linking), was den Abbau derartiger Strukturen erschwert.
➤ Sie modifizieren Plasmaproteine (z. B. Apolipoprotein B) und beeinflussen so deren Stoffwechsel.
➤ Sie aktivieren Zellen vermittels spezifischer AGE-Rezeptoren.

Normalerweise werden durch Nahrung aufgenommene oder im Stoffwechsel gebildete AGE über die Niere ausgeschieden. Bei eingeschränkter Nierenfunktion kommt es zur Kumulation niedermolekularer AGE-Peptide, die ihrerseits reaktiv sind und die oben geschilderten Reaktionen auslösen können (secondary AGE). Aminoguanidin führt zu selektiver Hemmung der AGE-Bildung. Nach experimentellen Studien führt dic Zufuhr von AGE zur Ausbildung glomerulärer Läsionen (23), und umgekehrt beobachtet man unter Aminoguanidin eine Prävention glomerulärer Läsionen (24).

Ein weiterer Stoffwechselweg, vermittels dessen eine Hyperglykämie die Zellfunktion beeinträchtigen kann, ist der *Polyolstoffwechselweg.* Vermehrte zelluläre Aufnahme von Glucose in nichtinsulinsensitiven Geweben führt durch Substratdruck zur Reduktion der Glucose durch Aldoseduktase und zur Erhöhung der Gewebskonzentration von Sorbit. Aldoreduktasehemmer (z. B. Sorbinil) vermindern bei diabetischen Ratten Hyperfiltration und Proteinurie, aber klinische Daten zur Nephroprotektion durch Aldoseduktasehemmer liegen gegenwärtig nicht vor.

Hyperglykämie führt, selbst in vitro, zur Aktivierung der *Protein-C-Kinase* (PKC). Selektive Hemmer von Isoformen der PKC vermindern die Albuminurie bei diabetischen Versuchstieren (25). Gegenwärtig ist die klinische Bedeutung noch nicht absehbar.

Endothelzellschädigung: Die glukotoxische Wirkung der Hyperglykämie kann zu gestörter Endothelzellfunktion führen, die bei diabetischen Patienten durch

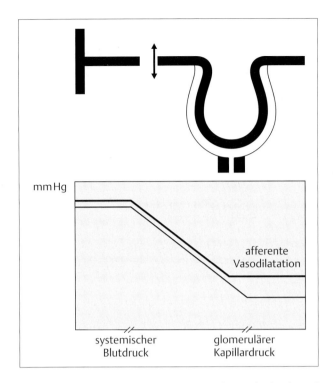

Abb. 24.**7** Beziehung zwischen systemischem Blutdruck und glomerulärem Kapillardruck. Dargestellt sind die Zustände mit normalem Tonus der präglomerulären Gefäße (dünner Strich) und mit afferenter Vasodilatation (dicker Strich). Letzterer Zustand liegt bei Diabetes mellitus vor.

erhöhte Proreninspiegel, Willebrand-Faktor-(Faktor VIII-) Aktivität, Thrombomodulin und andere Indikatoren belegt ist, speziell bei diabetischen Patienten mit Nephropathie. Es wurde postuliert, daß die Albuminurie lediglich der renale Ausdruck einer generalisierten endothelialen Schrankenstörung sei (26). Eine solche könnte z. B. an arteriellen Gefäßen zur Beschleunigung der Atherogenese führen. Dieser Mechanismus wurde zur Erklärung der kardiovaskulären Übersterblichkeit proteinurischer Diabetiker (Abb. 24.**1**) herangezogen (26), obwohl auch hier schlüssige klinische Beweise gegenwärtig noch ausstehen.

Renale Hämodynamik: Beim Diabetiker kommt es zu einer generalisierten Erhöhung des Kapillardrucks. Diese liegt Erscheinungen wie Rubeosis faciei, renaler Hyperämie und glomerulärer Hyperfiltration zugrunde. Sandman (Abb. 24.**7**) belegte bei Diabetikern eine Erhöhung des Drucks auch in Nagelfalzkapillaren (27).

Im Initialstadium des Typ-1- (28) und Typ-2- (29, 30) Diabetes wird, wahrscheinlich wegen erhöhten glomerulären Kapillardrucks, eine Erhöhung der glomerulären Filtrationsrate (GFR) und der renalen Durchblutung bzw. des effektiven renalen Plasmastroms (RPF) gefunden. Unter Insulinbehandlung gehen renale Hyperperfusion und glomeruläre Hyperfiltration zurück (Tab. 24.**2**); allerdings kommt es nicht zu deren vollständigen Normalisierung. Auch beim Nichtdiabetiker führt Zufuhr von Aminosäuren zum Anstieg der GFR. Diese Antwort ist beim Diabetiker massiv gesteigert (31).

Daß die veränderte renale Hämodynamik eine wichtige permissive Rolle für die diabetische Nephropathie spielt, wird durch eine interessante klinische Zufallsbeobachtung (32) belegt: Bei einem diabetischen Patienten mit

unilateraler Nierenarterienstenose trat eine noduläre Glomerulosklerose nur in der kontralateralen, nicht jedoch in der durchblutungsgedrosselten ipsilateralen Niere auf. Wahrscheinlich schützte die Stenose vor der Erhöhung des Glomerulusdrucks. Umgekehrt wird im Tierexperiment das Auftreten einer Nephropathie durch unilaterale Nephrektomie beschleunigt, welche in der Restniere zu Durchblutungszuwachs und Funktionssteigerung führt.

Eingriffe, welche Nierendurchblutung und glomerulären Filtrationsdruck vermindern, wie eiweißbeschränkte Kost oder ACE-Hemmer, führen beim Diabetiker zum Rückgang der Proteinurie und im Tierexperiment zu vermindertem Auftreten glomerulärer Läsionen. Die Erhöhung des glomerulären Drucks kommt durch Abfall des präglomerulären Gefäßwiderstands zustande: Die präglomerulären Gefäße sind vasodilatiert (33). Dies macht verständlich, weshalb der Glomerulus schon durch geringe Steigerung des Blutdrucks geschädigt wird. Wegen der afferenten Vasodilatation pflanzt sich ein größerer Anteil des Aortendrucks in das glomeruläre Gefäßbett fort. Selbst bei normalem Blutdruck (Abb. 24.**8**, untere Bildhälfte) steigt der glomeruläre Kapillardruck schon an (kapilläre Hypertonie); der Anstieg ist aber besonders ausgeprägt, wenn zusätzlich ein arterieller Hochdruck besteht.

Nephromegalie: Das Risiko der Nierenschädigung ist bei unterschiedlichen Modellen des Nierenversagens besonders dann erhöht, wenn die Glomeruli hypertrophiert sind. Bei Diabetes mellitus liegt eine Organomegalie, u. a. eine Nephromegalie, vor. Die besondere Empfindlichkeit des hypertrophierten Glomerulus gegenüber Schädigungen könnte zum Teil mechanisch (erhöhte kapillare Wandspannung nach dem Laplace-Prinzip) oder biochemisch (vermehrte Zytokinbildung und Proliferationsbereitschaft) begründet sein.

Die Nephromegalie ist auch von klinischem Interesse: Wenn bei proteinurischen Patienten mit Niereninsuffizienz unbekannter Ursache die Nieren groß sind, muß immer an eine diabetische Nephropathie gedacht werden.

Die oben genannten Vorgänge (Hyperglykämie, veränderte Hämodynamik) werden bei allen Diabetikern

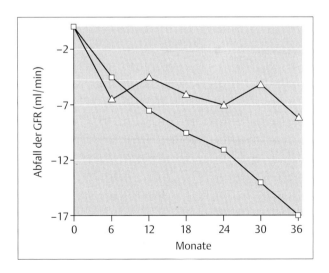

Abb. 24.**8** Vergleich der Geschwindigkeit des Filtratverlustes bei Typ-1-Diabetikern mit Nephropathie und Nierenversagen. Vergleich der Behandlung mit Enalapril (schwarze Quadrate) oder Metoprolol (weiße Quadrate) (aus Björck, S., u. Mitarb.: Brit. med. J. 304 [1992] 339).

beobachtet. Die Tatsache, daß eine diabetische Nephropathie nur bei der Minderzahl der Diabetiker auftritt, weist auf Lücken in unseren Erklärungsmodellen hin. Es muß also zusätzlich zur Hyperglykämie eine (genetische) Veranlagung hinzukommen, wie durch die Beobachtung der Häufung der Nephropathie in Familien mit Diabetes nahegelegt wird. Allerdings sind die hierfür verantwortlichen Gene derzeit noch nicht definiert.

Hypertonie

Bei **Typ-1-Diabetikern** wurde von verschiedenen Autoren postuliert (15, 16), daß eine genetische Prädisposition zu primärer Hypertonie, erfaßbar durch gesteigerten Na^+-Li^+-Gegentransport in Erythrozyten, auch mit einer solchen zu diabetischer Nephropathie verbunden ist. Die Vorstellung ist nicht allgemein anerkannt. Die Häufigkeit der Hypertonie bei nichtalbuminurischen Typ-1-Diabetikern entspricht der Häufigkeit der primären Hypertonie in der Allgemeinbevölkerung. Mit Auftreten der Mikroalbuminurie kommt es pari passu zu einem Anstieg des Blutdrucks, zunächst im Bereich noch normotensiver Blutdruckwerte, wobei insbesondere der nächtliche Blutdruck erhöht ist. Die zeitliche Parallelität des Auftretens von Albuminurie und Blutdruckerhöhung spricht für eine renoparenchymale Genese des Hypertonus.

Wesentliche Schritte in der Hochdruckentstehung sind Natriumretention und unangemessene Aktivität des Renin-Angiotensin-Systems. Bereits bei Patienten ohne, besonders jedoch bei Patienten mit diabetischer Nephropathie ist das austauschbare Natrium erhöht (34, 35). Der Blutdruck ist selbst bei Fehlen einer Mikroalbuminurie häufig kochsalzsensitiv (36). Die Neigung zu Natriumretention und Kochsalzabhängigkeit des Blutdrucks ist wahrscheinlich auf die natriumretinierende Wirkung von Insulin zurückzuführen (exogener oder endogener Hyperinsulinismus) (37).

Obwohl die Plasmareninaktivität (PRA) in der Zirkulation vermindert ist (37), ist die pressorische Wirkung von Angiotensin II gesteigert (38); dies wird unter salzreduzierter Kost (39) oder nach Diuretikabehandlung allerdings nicht mehr gesehen (40). Bei fortgeschrittener Nephropathie sind die Angiotensin-II-Spiegel erhöht, und im Tierexperiment ist die intrarenale Angiotensin-II-Konzentration trotz niederer PRA im Blut signifikant erhöht.

Die pathogenetische Rolle von Natriumretention und Aktivierung des Renin-Angiotensin-Systems begründen, weshalb diätetische Natriumrestriktion, Diuretikatherapie und pharmakologische Blockade des RAS (ACE-Hemmer, AT-1-Rezeptorblocker) in der antihypertensiven Behandlung des Diabetikers so wirksam sind.

Bei **Typ-2-Diabetes** ist die Beziehung zwischen Hypertonie und diabetischer Nephropathie komplexer. Dem Typ-2-Diabetes geht ein Hypertonus um Jahre bis Jahrzehnte voraus. Der Hypertonus ist eine Facette des metabolischen Syndroms (Kap. 4, 23). Höhere Blutdruckwerte, allerdings im normotensiven Bereich, werden selbst bei nichtdiabetischen Abkömmlingen von Typ-2-Diabetikern mit Nephropathie gefunden (14). Bei Prädiabetikern ist die Häufigkeit der Hypertonie deutlich gesteigert (41), und zumindest bei Pima-Indianern (42) konnte gezeigt werden, daß prädiabetische Hypertonie, d. h. höhere Blutdruckwerte vor Auftreten des Diabetes mellitus, das Risiko einer Nephropathie nach Diabetesbeginn klar vorhersagen läßt (Tab. 24.**5**). Das langjährige Bestehen eines „metabolischen Syndroms" vor Auftreten des Diabetes (43), d. h. von Insulinresistenz mit Stammfett-

Tabelle 24.**5** Prädiabetische Hypertonie und Häufigkeit der diabetischen Nephropathie bei Pima-Indianern (aus Nelson, R. G. u. Mitarb.: Diabetologia 36 [1993] 998)

Blutdruck 1 Jahr vor Auftreten des Diabetes	Häufigkeit der Albuminurie 5 Jahre nach Auftreten des Diabetes
untere Tertile	9%
mittlere Tertile	16%
obere Tertile	23%

sucht, Dyslipidämie und Hypertonie, erklärt die Häufigkeit makroangiopathischer Komplikationen und kardialer Zwischenfälle beim neu diagnostizierten Diabetes ebenso wie die Häufigkeit der Hypertonie zum Zeitpunkt der Diagnosestellung des Diabetes. Keller u. Mitarb. (11) fanden, daß bei Untersuchung neu diagnostizierter Typ-2-Diabetiker nach Stoffwechselkorrektur nur in 21% ein völlig normales Blutdruckverhalten auftritt. Nur bei 18% der Patienten mit abnormem Blutdruck fand sich Mikroalbuminurie, d. h. ein Hypertonus renoparenchymaler Genese (Tab. 24.**6**). Zweifellos besteht häufig ein Hochdruck bereits vor Auftreten der Proteinurie. Hochdruck stellt aber einen wichtigen Risikofaktor für die Entwicklung einer diabetischen Nephropathie dar. Tab. 24.**7** zeigt Ergebnisse bei nichtproteinurischen Typ-2-Diabetikern. Patienten, die im weiteren Krankheitsverlauf eine Nephropathie entwickelten, hatten höhere systolische Blutdruckwerte und waren häufiger hypertensiv (44).

Risikofaktoren

Neben der genetischen Prädisposition ist die Güte der Stoffwechselkontrolle der wichtigste Faktor für das Auftreten der Mikroalbuminurie, d. h. der Nephropathie (45–47). Daneben spielt, zumindest beim Typ-2-Diabetiker, der prädiabetische Blutdruck noch eine gewisse Rolle (42).

Blutdruck: Nach Manifestwerden der diabetischen Nephropathie hängt deren weitere Progression neben genetischen Faktoren (möglicherweise akzelerierte Progression bei homozygoten D/D-Merkmalsträgern des ACE-Gen-Polymorphismus (20, 48) vor allem von der Höhe des Blutdrucks und dem Ausmaß der Albuminurie sowie vom Zigarettenrauchen (49–51) ab. Die kausale Rolle der Hypertonie für die Progression wurde zweifelsfrei dadurch gesichert, daß Blutdrucksenkung (52, 53) in den Originaluntersuchungen durch b-Blocker und Diuretika die Progression verzögert.

Tabelle 24.**6** Blutdruckverhalten zum Zeitpunkt der Stellung der Diagnose Typ-2-Diabetes (aus Keller, C., K. H. Bergis, D. Fliser, E. Ritz: J. Amer. Soc. Nephrol. 7 [1996] 2627)

a) ambulanter 24-Std.-Blutdruck	60%
≥ 130/80 mm Hg	
b) nächtlicher Blutdruckabfall	61%
< 15% (non-dipper)	
a oder b pathologisch	79%

Nur bei 18% der Patienten mit abnormem Blutdruck Mikroalbuminurie vorliegend.

Tabelle 24.**7** Hypertonie vor Auftreten einer klinisch manifesten Nephropathie bei Typ-2-Diabetikern – Befunde vor Auftreten der Nephropathie (aus Hasslacher, C., M. Wolfram, G. Stech, P. Wahl, E. Ritz: Dtsch. med. Wschr. 112 [1987] 1445)

	Postprandialer Blutzucker (mg/dl)	Systolischer Blutdruck (mm Hg)	Hypertoniehäufigkeit (%)
spätere Entwicklung einer Proteinurie	208	164	70
(n = 63)	(139–295)	(105–215)	
korrespondierende Kontrollpersonen ohne Entwicklung einer Proteinurie	199	149	43
(n = 63)	(104–272)	(122–183)	

Etwas umstritten ist die Rolle der **Stoffwechselkontrolle** bei manifester diabetischer Nephropathie. Ursprüngliche Untersuchungen mit der Insulinpumpe (54) hatten gezeigt, daß normnahe Blutzuckereinstellung über 18 Monate zu keiner Änderung in der Geschwindigkeit des Filtratverlustes führte. Hieraus wurde geschlossen, mit Manifestwerden der Nephropathie sei ein „point of no return" erreicht, jenseits dessen Nierenveränderungen autonom und unabhängig von der Erhöhung der Blutzuckerspiegel weiter fortschreiten. Neuere Untersuchungen belegen jedoch recht überzeugend (2), daß selbst in diesem Stadium langfristig die Progression noch durch die Stoffwechselkontrolle beeinflußt werden kann. Weniger gut gesichert ist die Rolle der diätetischen Eiweißzufuhr und der Hyperlipidämie.

Prävention

Nach den Ergebnissen der kontrollierten prospektiven DCCT-Studie (Diabetes Control and Complications Trial) besteht heute kein Zweifel mehr, daß normnahe Blutzuckereinstellung die kumulative Häufigkeit des Auftretens einer Mikroalbuminurie (Primärprophylaxe) und des Fortschreitens in das Stadium der Proteinurie (Sekundärprophylaxe) günstig beeinflußt (46). Der Erfolg weiterer präventiver Maßnahmen, wie z. B. Blutdrucksenkung bei hypertensiven nichtnephropathischen Diabetikern (55) oder diätetische Eiweißbeschränkung (56), ist gegenwärtig nicht gesichert, aufgrund des vorliegenden Wissensstandes jedoch sehr plausibel.

Diagnose

Beim asymptomatischen Diabetiker muß nach frühen Anzeichen der Nephropathie, d. h. Albuminurie und Blutdruckerhöhung, gefahndet werden. Begleitend muß auf Hinweise für das Vorliegen extrarenaler mikro- und makroangiopathischer Komplikationen geachtet werden.

Folgende **Untersuchungen** sind zu empfehlen:
➤ *Urinalbumin* (Teststreifen, RIA, ELISA) und, wenn ausgeprägt positiv, Bestimmung von Gesamteiweiß im Urin (Biuretmethode) (weitere Hinweise s. Kap. 5),
➤ *Blutdruck* (Gelegenheitsblutdruck, bei Problemfällen Blutdruckselbstmessung durch den Patienten, ambulanter Blutdruck, echokardiographische Untersuchungen zum Nachweis erhöhter linksventrikulärer Masse, Blutdruckmessung bei maximaler ergometrischer Belastung),
➤ *Serumkreatinin* (oder Messung der GFR),
➤ andere Nierenuntersuchungen wie Urinbakteriologie, Nachweis von Mikrohämaturie, Leukozyturie, Zylin-

drurie; Ultrasonographie der Niere bei gezieltem klinischem Verdacht.
Proteinurie: Die *Albuminurie* ist der früheste und sensitivste Hinweis auf eine diabetische Nephropathie. Histologisch werden in diesem Stadium an der Niere bereits ausgeprägte vaskuläre und glomeruläre Veränderungen gefunden; die Mikroalbuminurie ist also nicht ein Risikofaktor, sondern erster klinischer Beweis für das Vorliegen einer diabetischen Nephropathie. Die Veränderungen sind in diesem Stadium nach nierenbioptischen Untersuchungen unter intensivierter Insulintherapie teilweise rückbildungsfähig. Der Normbereich der Urineiweißausscheidung ist 150 mg/24 Std., wobei ein Großteil der Proteine tubulären oder postrenalen Ursprungs ist. Wegen des hohen Anteils nichtglomerulärer Proteine ist die Gesamtproteinausscheidung kein sensitiver Index der glomerulären Schädigung. Die Sensitivität wird durch spezifische Messung von Urinalbumin stark erhöht. Die Obergrenze ist 30 mg/24 Std., entsprechend etwa 20 µg/ ml (55, 57) oder 20 µg/min.

Albuminausscheidungsraten unter 200 µg/min (entsprechend etwa 300 mg/Tag) können mit konventionellen Nachweismethoden für Urinprotein, speziell Teststreifen auf der Basis der Bromphenolblaureaktion, nicht erfaßt werden. Beim Nachweis der Mikroalbuminurie müssen mehrere Störfaktoren berücksichtigt werden. Die Ausscheidung ist von Tag zu Tag sehr variabel, so daß nur Mehrfachmessungen beweiskräftig sind. Die Albuminausscheidung wird durch körperliche Anstrengung, orthostatische Körperhaltung und schlechte Stoffwechseleinstellung gesteigert. Harnwegsinfekte und Nierenkrankheiten führen zu falschen Ergebnissen. Beim älteren Typ-2-Diabetiker ist auf Störfaktoren wie Herzinsuffizienz, Harnabflußstörung oder Blutdruckentgleisung zu achten. Weitere Details s. Kap. 5. Mit Fortschreiten der Nephropathie treten neben Albumin auch weitere Serumproteine im Harn auf (nichtselektive glomeruläre Proteinurie). Bei Eiweißausscheidungsraten über 3,5 g/24 Std./1,73 m^2 wird von einem nephrotischen Syndrom gesprochen. Der Grenzwert ist allerdings recht willkürlich und steht nur in sehr lockerer Beziehung zur klinischen Symptomatik, speziell zum Auftreten von Ödemen. Eine ausgeprägtere Proteinurie ist allerdings ein Hinweis auf schlechte renale Funktionsprognose.

Nierenfunktion: In der klinischen Praxis wird in der Regel die Serumkreatininkonzentration als Index der GFR herangezogen. Die Serumkreatininkonzentration spiegelt jedoch nur sehr schlecht die initialen Veränderungen der GFR vom Stadium der Hyperfiltration über „pseudonormale" Filtration bis zur verminderten GFR wider. Beim kachektischen Diabetiker mit reduzierter Muskelmasse kann die Höhe der Serumkreatininkonzentration zur erheblichen Unterschätzung des Filtratverlusts führen. Bei der endogenen Kreatinin-Clearance hingegen wird die GFR überschätzt. Die Korrelation zur Inulin-Clearance ist mäßig. Einige Kreatininmethoden ergeben bei Vorkommen von Ketonkörpern falsch überhöhte Werte.

Bei unbehandelten Patienten mit diabetischer Nephropathie beträgt der Filtratverlust etwa 10 ml/min pro Jahr, allerdings mit großen interindividuellen Schwankungen. Beim Patienten mit diabetischer Nephropathie ist es wichtig, Serumkreatininveränderungen zu erkennen, die auf das Hinzutreten nephrologischer Zweiterkrankungen zurückzuführen sind, z. B. akutes Nierenversagen nach Kontrastmittelgabe, Harnwegsinfekte, Papillennekrose, Harntransportstörung infolge diabetischer Zystopathie, Blutdruckentgleisung, Herzinsuffizienz, Medikamentennebenwirkungen (speziell ACE-Hemmer und Cyclooxygenasehemmer). Eine häufige Ursache der (meist reversiblen) Serumkreatininerhöhung ist die Hypovolämie durch aggressive Diuretikabehandlung oder Flüssigkeitsverlust infolge von Erbrechen (z. B. diabetische Gastroparese) bzw. Diarrhö (z. B. autonome Polyneuropathie).

Nichtdiabetische Nierenerkrankungen

Bei 3–6% der Bevölkerung wird ein Diabetes mellitus gefunden. Es ist daher nicht überraschend, daß besonders beim älteren Menschen, nicht selten zufallsgemäß bei Patienten mit Diabetes mellitus eine primäre Nierenerkrankung gefunden wird. Dies kommt bei etwa 20% der niereninsuffizienten Typ-2-Diabetiker vor (2).

Hinweisfaktoren: An diese Möglichkeit ist vor allem zu denken, wenn

➤ Hinweise auf eine Nierenerkrankung beim Typ-1-Diabetiker schon nach weniger als 10 Jahren Krankheitsdauer vorliegen (bei Typ-2-Diabetes kann eine Hyperglykämiediagnosestellung um Jahre vorangegangen sein, so daß bereits zum Zeitpunkt der Diagnosestellung eine Albuminurie vorliegen kann),
➤ wenn der Patient keine diabetische Retinopathie hat (beim Typ-1-Diabetiker, allerdings nicht beim Typ-2-Diabetiker, ist die Nephropathie meist mit einer Retinopathie vergesellschaftet),
➤ wenn ein nephritisches Sediment mit Mikrohämaturie und Erythrozytenzylindern bzw. Zellzylindern vorliegt,
➤ wenn in der Nierensonographie Asymmetrie der Nierengröße, verkleinerte Nieren oder unregelmäßige Nierenaußenkonturen gefunden werden.

In Zweifelsfällen, besonders bei Vorliegen eines nephritischen Sediments, ist eine Nierenbiopsie angezeigt.

Mögliche primäre Nierenerkrankungen und ihre Diagnose: Einige renale Erkrankungen kommen besonders häufig bei Diabetes mellitus vor, z. B. *atherosklerotische Nierenarterienstenose, pyogene Papillennekrose, neurogene Harntransportstörungen und kontrastmittelinduziertes akutes Nierenversagen.* Ischämische Nephropathie durch atherosklerotische Nierenarterienstenose und/oder Cholesterinembolie wird vor allem beim älteren Typ-2-Diabetiker mit Raucheranamnese beobachtet.

Beim febrilen Diabetiker mit Pyurie und Fieber sollte an die Möglichkeit einer septischen Papillennekrose gedacht werden. Liegt eine Ureterobstruktion nach Ausstoßung der Papille vor, muß der Harnstau beseitigt werden. Durch bildgebende Verfahren müssen beim Diabetiker mit hochfe-

brilem Harnwegsinfekt intrarenale und perirenale Abszesse ausgeschlossen werden. Als Folge der autonomen Polyneuropathie kann es zur fehlenden Wahrnehmung der Blasenfüllung und zur Detrusorparese mit Restharnbildung kommen, was durch Restharnbestimmung (Sonographie) bzw. Uroflow-Untersuchung erkannt werden kann. Bei älteren männlichen Diabetikern ist die Abgrenzung zwischen Prostatahypertrophie und diabetischer Zystopathie (oder Kombination beider Störungen) ohne invasive Verfahren schwierig.

Ein besonders wichtiges Problem ist das Hinzutreten eines **akuten Nierenversagens** zur diabetischen Nephropathie nach Kontrastmittelgabe („acute on chronic renal failure"). Das Risiko ist bei nichtionischen und ionischen Kontrastmitteln gleich. Vorsichtsmaßnahmen vermindern das Risiko deutlich, d. h. Absetzen der Diuretika, Hydrierung des Patienten, Gabe von Calciumantagonisten, Entfernung des Kontrastmittels durch Dialyse. Besonders wichtig ist die Anpassung der Kontrastmitteldosis an das Serumkreatinin nach Cigarroa (58):

$$\text{Maximaldosis} = \frac{5 \text{ ml/kg Körpergewicht}}{\text{Serumkreatinin (mg/dl)}}$$

Maximaldosis: 300 ml

Bei Patienten, die infolge einer diabetischen Glomerulosklerose terminal niereninsuffizient geworden sind, kann jeder Hinweis auf eine diabetische Stoffwechsellage fehlen, speziell bei Typ-2-Diabetikern. Dies ist in der Regel auf massiven Gewichtsverlust durch urämische Anorexie sowie Verminderung des Insulinbedarfs infolge der Verlängerung der Halbwertszeit von (endogem) Insulin zurückzuführen. Hinweise auf diabetische Nephropathie trotz fehlender diabetischer Stoffwechsellage sind

➤ diabetische Retinaveränderungen,
➤ vergrößerte Nieren bei Sonographie,
➤ Vorliegen ausgeprägter Gefäßverkalkungen.

Therapie

Progressionshemmung bei initialer diabetischer Nephropathie

Wenn beim diabetischen Patienten eine Mikroalbuminurie aufgetreten ist, sollte nach dem oben Gesagten weiter eine möglichst normnahe Blutzuckereinstellung erreicht werden (wegen Details s. Kap. 20).

Es besteht jedoch heute Konsens, daß bei Vorliegen einer Mikroalbuminurie der Patient mit **ACE-Hemmern** behandelt werden soll (55) (Tab. 24.**8**), selbst dann, wenn die Patienten (noch) normotensiv sind. (über AT-1-Blocker liegen gegenwärtig noch keine gesicherten Erfahrungen vor). Bei beginnender diabetischer Nephropathie kommt es bei normotensiven (59, 60) und hypertensiven Patienten mit Typ-1-Diabetes unter ACE-Hemmern zum Rückgang der Urinalbuminausscheidung. Das gleiche wurde bei Typ-2-Diabetes beobachtet (61). Bei mehreren direkten Wirkvergleichen (head-on comparison) erwies sich der antialbuminurische Effekt der ACE-Hemmer dem alternativer Antihypertensiva überlegen. Weidmann und Mitarb. (62) zeigten, daß eine Reihe widersprüchlicher Befunde bezüglich des antiproteinurischen Effekts der ACE-Hemmer sich durch gleichzeitige Berücksichtigung des Ausmaßes der Blutdrucksenkung erklären lassen: Wird der Blutdruck nicht oder nur geringfügig gesenkt, führen ACE-Hemmer, nicht jedoch andere Antihypertensiva zur Verminderung der Urinal-

Tabelle 24.8 Rationale Medikamentenauswahl für die antihypertensive Therapie des Diabetikers mit Nephropathie

Typ 1

1. Wahl:
ACE-Hemmer
+ (wenn nötig) niedrig dosiertes Thiazid, bei Nierenfunktionseinschränkung durch Schleifendiuretikum ersetzen oder ergänzen

2. Wahl:
– Calciumantagonist
– β_1-selektiver β-Blocker
– α-Blocker

Typ 2

jüngere Patienten: wie Typ-1-Diabetiker
ältere Patienten:
– ACE-Hemmer nach Ausschluß einer Nierenarterienstenose (Sonographie, Captopril-Szintigraphie, Duplexsonographie bei Hochrisikopatienten [koronare Herzkrankheit, periphere arterielle Verschlußkrankheit])
– Diuretika oder Calciumantagonist
– Begleiterkrankung berücksichtigen

Allgemeine Überlegungen bei der Auswahl unabhängig vom Diabetestyp

Insulintherapie	β-Bocker und Diuretika schwächen Insulinwirkung ab (Gesichtspunkt wichtig vor allem beim nicht insulinbehandelten Patienten)
Vorliegen koronarer Herzkrankheit, Herzinsuffizienz	Indikation für β-Blocker bei KHK Vermeide forcierte Diurese bei gestörter diastolischer linksventrikulärer Funktion (häufig latente Herzinsuffizienz) spezifische Indikation für ACE-Hemmer (Nachlastsenkung)
Lebenserwartung	Gesichtspunkt der Progressionshemmung der Nephropathie nicht mehr relevant bei Patienten mit kurzer Lebenserwartung
Ödeme/ Nierenversagen	Diuretikabehandlung obligatorisch

Spezifische klinische Probleme

– Adipositas	Gewichtsreduktion und Kochsalzrestriktion besonders wirksam
– gestörte Hypoglykämiewahrnehmung	wird durch β-Blocker weiter beeinträchtigt
– gestörte Sexualfunktion	besonders beeinträchtigt durch Diuretika und β-Blocker, weniger durch Calciumantagonisten und ACE-Hemmer
– orthostatische Hypotonie	aggraviert durch Hypovolämie und α-Blocker
– Dyslipidämie	aggraviert durch Diuretika und β-Blocker, gebessert durch α-Blocker

buminausscheidung. Mit zunehmender Blutdrucksenkung verlieren ACE-Hemmer gegenüber anderen Antihypertensiva ihre antiproteinurische Überlegenheit.

ACE-Hemmer beeinflussen auch den Filtratverlust bei progredienter Nephropathie. In einer klassischen Studie zeigte die Gruppe um Parving (62, 63) unter Captopril bei Typ-1-Diabetikern mit Nephropathie einen verzögerten Filtratabfall. Dies wurde inzwischen in zahlreichen Untersuchungen bestätigt (64), insbesondere durch eine plazebokontrollierte prospektive Untersuchung von Lewis und Mitarb. (65) an Typ-1-Diabetikern mit Nephropathie. Patienten, die entweder zu Beginn normotensiv waren oder durch alternative Antihypertensiva normotensiv gemacht worden waren, erhielten Captopril oder Plazebo. Die Häufigkeit eines Endpunktes, d. h. Verdoppelung des Serumkreatinins oder Dialysepflichtigkeit, wurde um etwa 50% reduziert. Vergleichbare Untersuchungen stehen für Typ-2-Diabetiker noch aus; jedoch ist die Annahme, daß Typ-2-Diabetiker in gleicher Weise auf ACE-Hemmer ansprechen, angesichts der vergleichbaren Entwicklung der Nephropathie bei Typ-1- und Typ-2-Diabetes (8) durchaus plausibel.

Nach Gabe von ACE-Hemmern kommt es initial zum überschießenden Abfall der glomerulären Filtrationsrate (Abb. 24.9) wie von Björck u. Mitarb. (66) beim Vergleich von Metoprolol mit Enalapril gezeigt wurde. Ein initialer Filtratabfall unter ACE-Hemmern ist eine vorhersagbare Konsequenz der Absenkung des glomerulären Kapillardrucks (s. auch Abb. 24.8).

Das austauschbare Natrium ist bei Diabetikern, besonders bei den nephropathischen Diabetikern, erhöht. Andererseits läßt sich der volle antiproteinurische Effekt der ACE-Hemmer (und im Tierexperiment die hemmende Wirkung auf die Glomeruloskleroseentwicklung) nur dann erzielen, wenn die Patienten eine negative Kochsalzbilanz aufweisen. Es erscheint daher rational, den Diabetikern eine kochsalzarme Kost zu empfehlen (s. u.). Häufig muß dies jedoch durch die Gabe von **Thiaziddiuretika** unterstützt werden. Zwar führen Diuretika zur Insulinresistenz, zum Teil ausgelöst durch Hypokaliämie. Diese Nebenwirkung ist jedoch weitgehend eine Frage der verwandten Dosis, da niedere Thiaziddosen, mit denen etwa 80% der maximalen antihypertensiven Wirkung erreicht werden, nur wenig metabolische Nebenwirkungen auslösen. Stoffwechselnebenwirkungen der Thiazidtherapie lassen sich durch gleichzeitige Gabe von ACE-Hemmern erheblich mindern.

Calciumantagonisten: Da sich häufig eine Normotonie nicht erzielen läßt, selbst wenn ACE-Hemmer und (niederdosiert) Diuretika eingesetzt werden, muß mit weiteren Antihypertensiva kombiniert werden. Der Effekt der Calciumantagonisten auf die Nephropathie ist weit weniger einheitlich als der der ACE-Hemmer. In einigen Akutstudien wurde z. B. unter Nifedipin sogar ein Anstieg der Albuminurie beobachtet. Es besteht jedoch kein Zweifel, daß Calciumantagonisten die Progression der diabetischen Nephropathie hemmen können (67–69, 74). Es ist gegenwärtig allerdings unklar, ob zwischen den einzelnen Klassen von Calciumantagonisten, z. B. Dihydropyridin vs. Phenylalkylamin bzw. Diltiazem, prinzipielle Unterschiede bestehen. Calciumantagonisten wirken präferentiell an der präglomerulären Gefäßstrecke vasodilatierend. Falls der systemische Blutdruck nicht normalisiert ist, besteht somit das Risiko der glomerulären Hypertonie (Abb. 24.8). Calciumantagonisten sind daher nur unbedenklich für die renale Hämodynamik, wenn der Blutdruck zuverlässig normalisiert wird.

Es gibt einige Gesichtspunkte, die für eine Kombination von ACE-Hemmern und Calciumantagonisten sprechen (70). Wenn Angiotensin II eine Rolle für das Auftreten und die Evolution diabetischer Spätkomplikationen spielt, macht es Sinn, nicht nur seine Bildung durch ACE-Hemmer

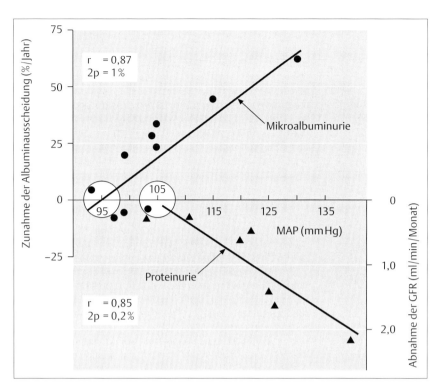

Abb. 24.**9** Progression von Mikroalbuminurie (obere Bildhälfte) und Filtratverlust (untere Bildhälfte) als Funktion des mittleren arteriellen Blutdrucks (MAP) bei Typ-1-Diabetikern. r = Korrelationskoeffizient, p = Wahrscheinlichkeit. Die Abbildung zeigt, daß bei einem MP von 95 mm Hg die Albuminurie nicht mehr zunimmt (auf Ordinate jährlicher prozentualer Zuwachs der Albuminausscheidungsrate). Ferner kommt es bei einem MAP von 105 mm Hg nicht mehr zu einem Abfall der glomerulären Filtrationsrate (aus Mogensen, C. E., in Andreucci, V. E., L. G. Fine: International Yearbook of Nephrology. Springer, Berlin 1992)

zu vermindern, sondern auch das Ansprechen darauf durch Calciumantagonisten zu reduzieren. In der Tat konnte in Tierexperimenten gezeigt werden, daß die Kombination von ACE-Hemmern und Calciumantagonisten das Auftreten glomerulärer Schäden wirksamer verhindert als die jeweilige Monotherapie (70, 71). Klinische Untersuchungen zeigten ferner, daß bei proteinurischen Typ-2-Diabetikern bei gleich starker Blutdrucksenkung die Kombination von Lisinopril und Verapamil die Proteinurie ausgeprägter verminderte als die jeweilige Monotherapie (67).

Eine weitere rationale Kombinationsmöglichkeit ist der Einsatz von α-Blockern, welche die Insulinwirkung verbessern und ein günstiges Stoffwechselprofil aufweisen.

In letzter Zeit wurden β-Blocker, welche zu einer Insulinresistenz führen, bei Diabetikern mit Nephropathie zunehmend seltener eingesetzt. Beim Diabetiker mit ischämischer Herzkrankheit sind β-Blocker unbeschadet dieser metabolischen Effekte zwingend indiziert. In einer prospektiven Studie wurde gezeigt, daß nur 2% der aus kardialer Ursache verstorbenen terminal niereninsuffizienten Diabetiker mit β-Blockern behandelt worden waren im Vergleich zu 18% der überlebenden Patienten (72).

Diät

Eiweißbeschränkung: Bei Patienten mit diabetischer Nephropathie ist es nach einigen Untersuchungen, die allerdings nicht über alle biostatistischen Zweifel erhaben sind (56), angezeigt, die diätetische Eiweißzufuhr auf den Wert zu begrenzen, der auch für die Normalbevölkerung von der DGE (Deutsche Gesellschaft für Ernährung) empfohlen wird, d. h. 0,6–0,8 g/kg/Tag. Nach Tierexperimenten ist der Effekt der Eiweißbeschränkung um so eindrucksvoller, je früher im Verlauf diese Maßnahme durchgeführt wird. Proteine tierischen Ursprungs, speziell rotes Muskelfleisch, steigern die renale Hämodynamik und Urinalbuminausscheidung ausgeprägter als pflanzliches Protein. Es erscheint daher sinnvoll, den Pati-

enten eine Eiweißzufuhr von etwa 0,6–0,8 g/kg/Tag mit schwerpunktsmäßiger Beschränkung der Zufuhr tierischen Eiweißes vorzuschlagen. Die Compliance läßt sich durch Erfassung der Harnstoffausscheidung im 24-Stunden-Urin überprüfen. Die diätetische Eiweißzufuhr (g/24 Std.) kann wie folgt errechnet werden: Harnstoffausscheidung (g/Tag) x 3 + 15.

Kochsalzbeschränkung: Der Blutdruck des Diabetikers ist exquisit kochsalzempfindlich (34–36). Kochsalz spielt ferner, unabhängig vom Blutdruck, eine Rolle in der Genese der linksventrikulären und (nach Tierexperimenten eventuell auch) glomerulären Hypertrophie. Es erscheint daher vernünftig, eine Begrenzung der diätetischen Kochsalzzufuhr auf 6 g/Tag zu empfehlen. Die Einhaltung der Maßnahme kann durch Messung der Natriumausscheidung im 24-Stunden-Urin überprüft werden.

Gewichtsregulierung: Adipositas beeinflußt nicht nur Insulinsensitivität, Lipidspiegel und Blutdruck. Extreme Adipositas (morbid obesity) kann auch per se zu Proteinurie und Glomerulosklerose führen. Diese Aspekte stellen ein Argument für Gewichtsregulierung des übergewichtigen Typ-2-Diabetikers dar. Bei fortgeschrittenerer Niereninsuffizienz (Serumkreatinin über etwa 2–4 mg/dl = 180–350 μmol/l) sollte von radikalen Versuchen der Gewichtsreduzierung allerdings Abstand genommen werden, da hier das Risiko des Katabolismus besonders hoch ist.

Niereninsuffizienz

Beim diabetischen Patienten mit Niereninsuffizienz sollten frühzeitig einige für die **Therapieplanung** wichtige Punkte geklärt werden:
➤ Sind Risikofaktoren für die Progression (Tab. 24.**9**) adäquat behandelt, speziell Rauchen und unkontrollierte Blutdruckerhöhung?
➤ Ist der Patient für Nierentransplantation (Lebendspender verfügbar?) oder kombinierte Nieren-Pankreas-Transplantation geeignet?

Tabelle 24.**9** Risikofaktoren bei diabetischer Nephropathie

Auftreten der Nephropathie
– genetische Prädisposition
– Stoffwechselkontrolle
– (Hypertonie)
Progression der Nephropathie
– genetische Prädisposition (ACE-Gen?)
– Blutdruck
– Albuminurie
– Stoffwechselkontrolle
– Rauchen
(– diätetische Eiweißzufuhr?)
(– Hyperlipidämie?)

➤ Gibt es Gründe für oder gegen Hämodialyse bzw. CAPD?
➤ Muß bei dem Patienten, speziell bei schlechten Gefäßverhältnissen, bereits eine Cimino-Fistel angelegt werden?
Ein wichtiger Punkt ist, diese chronisch kranken und häufig mißtrauischen Patienten unter Einbeziehung der Familie sorgfältig über den zu erwartenden Krankheitsverlauf und die Therapiemöglichkeiten im Falle einer Niereninsuffizienz aufzuklären.

Tab. 24.**10** stellt eine Checkliste für die Betreuung derartiger Patienten dar.

Tabelle 24.**10** Checkliste für den diabetischen Patienten mit Niereninsuffizienz

– Sind reversible Ursachen des Nierenversagens ausgeschlossen? (Röntgenkontrastmittel, Harnwegsinfekt, ACE-Hemmer, Herzinsuffizienz)
– Liegt Hypovolämie vor?
– Hat der Patient eine KHK? (PTCA oder koronarer Bypass nötig)
– Liegt Kardiomyopathie oder Herzinsuffizienz vor?
– Ist Lungenstau, wenn vorhanden, Zeichen von Herzinsuffizienz, von Hypervolämie oder von beidem?
– Muß Gefäßzugang (Cimino-Fistel) angelegt werden?
– Hat der Patient Hypoglykämie-Episoden?
– Ist der Ernährungszustand adäquat?
– Ist augenärztliche Kontrolle erfolgt?
– Liegen Fußläsionen vor? (neuropathischer Fuß, ischämischer Fuß, Ulzera, Infektionen)
– Liegt Restharn vor? (Detrusorparese, Prostatahypertrophie, Kombination)
– Besteht Harnwegsinfekt?
– Ist der Patient unter antihypertensiver Medikation normotensiv? (ambulante Blutdruckmessung)
– Ist orthostatischer Blutdruckabfall ausgeschlossen?
– Besteht Erbrechen (diabetische Gastroparese) oder nächtliche Diarrhö?
– Liegt eine Gingivitis vor?

Einige Punkte müssen bei der Betreuung des niereninsuffizienten Diabetikers besonders beachtet werden:

Blutzuckerkontrolle: Gute Stoffwechseleinstellung hat nicht nur, zumindest langfristig, einen günstigen Effekt auf die Progression (Tab. 24.**9**), sondern vermindert auch die Katabolismusneigung, verbessert den Ernährungszustand und vermindert das Risiko abrupter Episoden von Hypoglykämie und Hyperglykämie. Die Hyperglykämieneigung ist bei Niereninsuffizienz größer, da die Glukosurie als „Sicherheitsventil" ausfällt. Bei Hyperglykämie kann es zu Hyperkaliämie, Durst, Hypervolämie und im Extremfall zu hyperosmolarem Koma kommen.

Der Insulinbedarf des niereninsuffizienten Diabetikers ist schwierig vorherzusagen. Einerseits ist der renale und extrarenale Insulinabbau vermindert, die Insulinhalbwertszeit verlängert und daher die Insulinwirkung länger anhaltend. Andererseits kommt es jedoch zur verminderten Insulinwirkung (Insulinresistenz). Unter Hämodialyse bildet sich die Insulinresistenz teilweise zurück. Weitere Faktoren, welche den Insulinbedarf beeinflussen, sind verminderte Nahrungszufuhr infolge Anorexie, körperliche Inaktivität und möglicherweise veränderte Insulinabsorption aus kutanen Depots.

Mit Ausnahme von Gliquidon werden alle Sulfonylharnstoffe (bzw. deren aktive Metaboliten) zumindest teilweise renal eliminiert. Kumulation der Sulfonylharnstoffe, kombiniert mit verlängerter Insulinhalbwertszeit kann schwere Hypoglykämieepisoden hervorrufen.

Metformin ist bei Niereninsuffizienz wegen des Risikos der Laktazidose streng kontraindiziert (Kreatiningrenzwert: 1,2 mg/dl = 106 µmol/l).

Eiweißrestriktion: Es erscheint wahrscheinlich, aber noch nicht zweifelsfrei gesichert, daß diätetische Eiweißbeschränkung sich auf die diabetische Nephropathie günstig auswirkt. Bei Niereninsuffizienz besteht jedoch die Gefahr, daß die Patienten wegen Anorexie nicht nur weniger Eiweiß, sondern auch weniger Kalorien zu sich nehmen und dann vor allem bei interkurrenter Erkrankung schwer katabol werden. Andererseits ist heute sicher, daß Malnutrition bei terminal niereninsuffizienten Patienten der stärkste Prädiktor der Mortalität ist. Es ist daher klug, Patienten mit fortgeschrittenerer Niereninsuffizienz (z. B. Kreatinin 3 mg/dl = 270 µmol/l) nicht mehr neu auf eine eiweißbeschränkte Kost einzustellen.

Hypertonie: Die antihypertensive Therapie wurde im Prinzip bereits dargestellt. Einige Punkte bei niereninsuffizienten Patienten bedürfen jedoch der gesonderten Besprechung. Bei niereninsuffizienten Diabetikern liegt meist eine höhergradige Polyneuropathie vor, die zur Unterbrechung des Barorezeptorreflexbogens führt und zu orthostatischer Hypotonin prädisponiert. Im Stehen kommt es dann in der Regel nicht mehr zur Reflextachykardie. Orthostatische Hypotonie ist ein therapeutisches Dilemma, da niereninsuffiziente Diabetiker wegen der Natriumretention einerseits intensiver diuretischer Therapie bedürfen, andererseits jedoch hierdurch vermehrt orthostatisch gefährdet sind. Empfohlene medikamentöse Maßnahmen (Fluorocortison, Metoclopramid, Indometacin) sind nach unserer Erfahrung wenig wirksam. Es ist häufig sinnvoll, den Patienten in halb sitzender Körperhaltung schlafen zu lassen und die Antihypertensiva vor allem vor dem Zubettgehen einzunehmen (supine hypertension). In der Regel müssen Kompromisse eingegangen werden, und ein gewisses Maß der Hypertonie muß akzeptiert werden, um eine Gefährdung durch orthostatische Hypotonie zu vermeiden.

Häufig kommt es durch diabetische Gastroparese zur unzuverlässigen und variablen Medikamentenresorption. Es empfiehlt sich in diesem Falle, Metoclopramid und Cisaprid zu verabfolgen.

Bei der Indikationsstellung für Diuretikatherapie dürfen Ödeme infolge Hypervolämie nicht mit neuropathischen prätibialen Ödemen verwechselt werden.

Der Blutdruck des Diabetikers mit Niereninsuffizienz ist exquisit kochsalz- und volumenabhängig. Diätetische Kochsalzbeschränkung allein ist meist nicht ausreichend, und wegen des verminderten Ansprechens auf Thiaziddiuretika müssen Schleifendiuretika (z. B. Furosemid) eingesetzt werden. Allerdings kann durch gleichzeitige Gabe von Schleifendiuretika und Thiaziden immer noch ein diuretischer Wirkungszuwachs erzielt werden. Kaliumsparende Diuretika sind wegen der Gefahr der Hyperkaliämie absolut kontraindiziert. Gelegentlich sind bei fortgeschrittener Niereninsuffizienz trotz hochdosierter Diuretikatherapie Hypervolämie und Blutdruck schwer beherrschbar. Es empfiehlt sich dann, mit Hämodialyse zu beginnen, worunter Hypervolämie und Hypertonie in der Regel rasch normalisiert werden können.

Beim Einsatz der einzelnen Antihypertensiva sind folgende Punkte zu beachten:

ACE-Hemmer werden über die Niere ausgeschieden, so daß es bei Niereninsuffizienz zur Kumulation kommt. Vor allem bei fortgeschrittener Niereninsuffizienz wird nach Therapiebeginn ein mehr oder weniger ausgeprägter Serumkreatininanstieg bei den Patienten beobachtet, deren Reninsystem aktiviert ist, z. B. durch vorangegangene Diuretikatherapie, Herzinsuffizienz, nicht diagnostizierte Nierenarterienstenose. Wegen des zu erwartenden Kreatininanstiegs sollte bei Serumkreatininwerten über etwa 6 mg/dl (530 μmol/l), ein ACE-Hemmer nicht mehr als erstes Antihypertensivum eingesetzt werden, da hierunter der Patient akut dialysepflichtig werden kann. ACE-Hemmer verbessern in bescheidenem Umfang das Ansprechen auf Insulin und können daher bei streng eingestellten Patienten zu Hypoglykämie-Episoden führen.

Nichtselektive β-Blocker vermindern die Hypoglykämiewahrnehmung und steigern das Risiko der Hypoglykämie. Einige β-Blocker (z. B. Atenolol) kumulieren bei Niereninsuffizienz; da Kardioselektivität eine Funktion der Serumkonzentration ist, geht sie dann verloren.

Dyslipoproteinämie: Bei unkompliziertem Typ-1-Diabetes ohne Nephropathie schwindet die Dyslipoproteinämie in der Regel unter guter Stoffwechselkontrolle. Bei fortgeschrittenerer Nephropathie kommt es jedoch regelmäßig zu einer Dyslipoproteinämie mit erhöhten VLDL-, verminderten HDL-, variablen LDL- und erhöhten Lp(a)-Konzentrationen. Bei Typ-2-Diabetikern persistiert in der Regel trotz guter Stoffwechseleinstellung eine Dyslipidämie und diese wird durch Niereninsuffizienz noch aggraviert. Die Lipidsenkertherapie bei Niereninsuffizienz ist nicht unproblematisch. Sowohl unter Fibraten wie auch unter Statinen kann es zu Rhabdomyolyse mit akuter Nierenfunktionsverschlechterung kommen (acute on chronic renal failure). Fibrate der ersten und zweiten Generation kumulieren bei Niereninsuffizienz. Wegen der Gefahr der Myotoxizität muß die Dosis reduziert und die Kreatinkinase monitorisiert werden. Statine kumulieren nicht.

Bei Niereninsuffizienz sind die **mikro- und makroangiopathischen Folgekrankheiten** des Diabetes, d. h. Retinopathie, Polyneuropathie und diabetischer Fuß einerseits sowie koronare Herzkrankheit und arterielle Verschlußkrankheit andererseits, exquisit häufig. Die Patienten müssen daher regelmäßig auf diese Komplikationen, speziell auf das Vorliegen einer KHK, untersucht werden. Bezüglich Details wird auf die entsprechenden Kapitel verwiesen.

Hämodialyse und CAPD: Es ist absolut notwendig, rechtzeitig einen Gefäßzugang zu schaffen, z. B. bei Serumkreatinin von 4–5 mg/dl (350–440 μmol/l). Häufig ist wegen der Arteriosklerose der arterielle Zufluß und wegen vorangegangener Eingriffe oder Gefäßhypoplasie auch der venöse Abfluß gestört. Nicht selten ist die Festlegung des rechtzeitigen Beginns der Dialysebehandlung problematisch. Da die Patienten im Terminalstadium durch Hypervolämie, Hypertension und Katabolismus stark gefährdet sind, empfiehlt es sich, die Dialyse bei einer Kreatinin-Clearance von etwa 10–15 ml/min zu beginnen. Ein früherer Beginn ist gerechtfertigt, wenn die Beherrschung der Hypervolämie problematisch ist, der Patient stark anorektisch und katabol ist und wenn starkes Erbrechen (häufig kombinierte Folge von Urämie und diabetischer Gastroparese) vorliegt. Entgegen früheren Vermutungen bietet die CAPD keinen spezifischen Vorteil beim Diabetiker, ist jedoch (vor allem solange noch eine gute Restausscheidung besteht) eine durchaus lohnende Alternative, besonders bei Patienten mit Gefäßzugangsproblemen. Im Prinzip gelten für die Differentialindikation Hämodialyse vs. CAPD die gleichen Kriterien wie beim Nichtdiabetiker.

Die Stoffwechseleinstellung des Diabetikers unter Dialyse bringt erstaunlich wenige Probleme. Nach Dialysebeginn nimmt meist der Insulinbedarf mit der Rückbildung der Insulinresistenz ab, steigt allerdings mit Zunahme des Appetits und Gewichtszunahme sekundär wieder an. Ein Glucosegehalt von 200 mg/dl (11 mmol/l) im Dialysat hilft, hyper- bzw. hypoglykämische Ausschläge zu vermeiden. Ein wichtiges Problem bei Dialyse ist die Beherrschung von Hypervolämie und Hypertonie sowie die Vermeidung intradialytischer Blutdruckabfälle. Letztere werden durch gestörte Compliance des linken Ventrikels (der dann auf erhöhten Füllungsdruck angewiesen ist) und autonome Polyneuropathie (welche den Barorezeptorreflexbogen unterbricht) begünstigt. Unter sorgfältiger Blutdruckkontrolle und prophylaktischer Laserbehandlung ist heute eine Erblindung bei Hämodialyse trotz Gabe von Heparin eine ausgesprochene Seltenheit geworden. Immer häufiger wird bei den multimorbiden und in der Lebensqualität oft erheblich eingeschränkten Patienten der Wunsch nach Therapieabbruch geäußert. Hier ist es von entscheidender Wichtigkeit auszuschließen, daß bei den Patienten eine Depression vorliegt.

Tranplantation: Nierentransplantation bzw. kombinierte Nieren-Pankreas-Transplantation wird meist auf die jüngeren Typ-1-Diabetiker beschränkt, obwohl durch Nierentransplantation auch bei älteren Typ-2-Diabetikern recht akzeptable Behandlungsergebnisse erzielt werden, vorausgesetzt daß eine koronare Herzkrankheit ausgeschlossen worden ist. Da alle nichtinvasiven Verfahren beim niereninsuffizienten Patienten wenig sensitiv und spezifisch sind, wird zum Ausschluß einer koronaren Herzkrankheit beim Typ-1- und Typ-2-Diabetiker mit Niereninsuffizienz in der Regel eine Koronarographie notwendig. Wegen Details bezüglich der Transplantation wird auf die entsprechenden Kapitel verwiesen.

Perspektiven: Die diabetische Nephropathie ist in den letzten Jahren in Deutschland die häufigste Ursache einer terminalen Niereninsuffizienz geworden. Diese Zunahme ist um so bedauerlicher, als diese diabetische Spätfolge im Prinzip vermeidbar ist. Frühestes Anzeichen der diabetischen Nephropathie ist die Mikroalbuminurie (Abb. 24.**10**). Da in diesem Stadium noch kein progredienter renaler Funktionsverlust auftritt, müssen Maßnahmen der Intervention in erster Linie auf dieses Stadium ausgerichtet sein. Es ist bedauerlich, daß gegenwärtig Maßnahmen zur Verhinderung der Progression der diabetischen Nephropathie, speziell Blutdrucksenkung in den mittleren normotensiven

Bereich unter Einbeziehung von ACE-Hemmern sowie Unterbrechung des Zigarettenrauchens, in praxi so wenig Beachtung finden. Vor dem Hintergrund der Tatsache, daß die diabetische Nephropathie eine (zumindest weitgehend) vermeidbare Komplikation des Diabetes ist, erscheint die Auffassung von Hansen (73) realistisch: „Wir müssen die Behandlung des diabetischen Patienten mit Nephropathie neu konzipieren, damit das realisierbare Ziel erreicht wird: keine Todesfälle mehr durch diabetische Nephropathie im Jahr 2005."

Literatur

1 Ritz, E., J. Lippert, C. H. Keller: Rapider Anstieg der Zahl niereninsuffizienter Typ-II-Diabetiker – nicht nur ein Problem der Nephrologen (Leitartikel). Dtsch. med. Wschr. 121 (1996) 1247

2 Ritz, E., K. Bergis, K. Strojek, W. Grzeszczak: Verlauf und Therapie der Nephropathie bei Typ-II-Diabetes. Diabet. u. Stoffw. 6 (1997) 151–156

3 Ritz, E., A. Stefanski: Diabetic nephropathy in type II diabetes. Amer. J. Kidney Dis. 27 (1996) 167–194

4 Marcelli, D., D. Spotti, F. Conte, A. Limido, F. Lonati, F. Malberti, F. Locatelli: Prognosis of diabetic patients on dialysis: analysis of Lombardy Registry data. Nephrol. Dialys. Transplant. 10 (1995) 1895–1901

5 Borch-Johnsen, K., S. Kreiner: Proteinuria: value as predictor of cardiovascular mortality in insulin-dependent diabetes mellitus. Brit. med. J. 294 (1987) 1651

6 Mogensen C. E., Andreucci V. E., L. G. Fine: International Yearbook of Nephrology. Springer, Berlin 1992 (p. 141)

7 Krolewski, A. S., J. H. Warram, L. I. Rand, C. R. Kahn: Epidemiologic approach to the etiology of type I diabetes mellitus and its complications. New Engl. J. med. 317 (1987) 1390

8 Hasslacher, C., E. Ritz, P. Wahl, C. Michael: Similar risks of nephropathy in patients with type I or type II diabetes mellitus. Nephrol. Dial. Transplant. 4 (1989) 859–863

9 Keller, C., K. H. Bergis, D. Fliser, E. Ritz: Renal findings in patients with short term type 2 diabetes. J. Amer. Soc. Nephrol. 7 (1996) 2627–2635

10 Nelson, R. G., P. H. Bennett, G. J. Beck, M. Tan, W. C. Knowler, W. E. Mitch, G. H. Hirschman, B. D. Myers: Development and progression of renal disease in Pima Indians with non-insulin-dependent diabetes mellitus. New Engl. J. Med. 335 (1996) 1636–1642

11 Seaquist, E. R., F. C. Goetz, S. Rich, J. Barbosa: Familial clustering of diabetic kidney disease. Evidence for genetic susceptibility to diabetic nephropathy. New Engl. J. Med. 320 (1989) 1161–1165

12 Pettitt, D. J., M. F. Saad, P. H. Bennett, R. G. Nelson, W. C. Knowler: Familial predisposition to renal disease in two generations of Pima Indians with type 2 (non-insulin-dependent) diabetes mellitus. Diabetologia 33 (1990) 438–443

13 Earle, K., J. Walker, C. Hill, G. C. Viberti: Familial clustering of cardiovascular disease in patients with insulin-dependent diabetes and nephropathy. New Engl. Med. 326 (1992) 673–677

14 Strojek, K., W. Grzeszczak, E. Morawin, M. Adamski, B. Lacka, H. Rudzki, S. Schmidt, C. H. Keller, E. Ritz: Nephropathy of type II diabetes – evidence for hereditary factors? Kidney int. 51 (1997) 1602–1607

15 Davies, J. E., L. L. Ng, A. Kofoed-Enevoldsen, L. K. Li, K. A. Earle, R. Trevisan, G. Viberti: Intracellular pH and NA$^+$/H$^+$ antiport activity of cultured skin fibroblasts from diabetics. Kidney int. 42 (1992) 1184–1190

16 Siffert, W., R. Düsing: Sodium-proton exchange and primary hypertension. Hypertension 26 (1995) 649–655

17 Marre, M., P. Bernadet, Y. Gallois, F. Savagner, T. T. Guyene, M. Halab, F. Cambien, P. Passa, F. Alhenc-Gelas: Relationships between angiotensin I converting enzyme gene polymorphism, plasma levels, and diabetic retinal and renal complications. Diabetes 43 (1994) 384–388

18 Schmidt, S., N. Schöne, E. Ritz and Diabetic Nephropathy Study Group: Association of ACE gene polymorphism and diabetic nephropathy. Kidney int. 47 (1995) 1176–1181

19 Tarnow, L., F. Cambien, P. Rossing, F. S. Nielsen, B. V. Hansen, L. Lecer, O. Poirier, S. Danilov, H. H. Parving: Lack of relationship between an insertion/deletion polymorphism in the angiotensin I converting enzyme gene and diabetic nephropathy in IDDM patients. Diabetes 44 (1995) 489–494

20 Schmidt, S., K. Strojek, W. Grzeszczak, K. Bergis, E. Ritz: Excess of DD homozygotes in hemodialysed patients with type II diabetes. Nephrol. Dialys. Transplant. 12 (1997) 427–429

21 Brownlee, M., A. Cerami, H. Vlassara: Advanced glycosylation end products join tissue and the biochemical basis of diabetic complications. New Engl. J. Med. 318 (1988) 1315

22 Miyata T., K. Maeda, K. Kurokawa, C. H. van Ypersele de Strihou: Oxidation conspires with glycation to generate noxious advanced glycation end products in renal failure. Nephrol. Dialys. Transplant. 12 (1997) 255–259

23 Vlassara H., L. J. Striker, S. Teichberg, H. Fuh, Y. Ming Li, M. Steffes: Advanced glycation end products induce glomerular sclerosis and albuminuria in normal rats. Proc. nat. Acad. Sci. 91 (1994) 11704–11708

24 Li, Y. M., M. Steffes, T. Donnelly, C. Liu, H. Fuh, J. Basgen, R. Bucola, H. Vlassara: Prevention of cardiovascular and renal pathology of aging by the advanced glycation inhibitor. Proc. Nat. Acad. Sci. 93 (1996) 3902–3907

25 Ishii, H., M. R. Jirousek, D. Koya, C. Takagi, P. Xia, A. Clermont, S. E. Bursell, T. S. Kern, L. M. Ballas, W. F. Heath, L. E. Stramm, E. P. Feener, G. L. King: Amelioration of vascular dysfunctions in diabetic rats by an oral PKC β inhibitor. Science 272 (1996) 728–731

26 Deckert, T., B. Feldt-Rasmussen, K. Borch-Johnsen, T. Jensen, A. Kofoed-Enevoldsen: Albuminuria reflects widespread vascular damage. Diabetologia 32 (1989) 19–26

27 Sandman, D., A. Shore, J. Tooke: Relation of skin capillary pressure in patients with insulin-dependent diabetes mellitus to complications and metabolic control. New Engl. J. Med. 327 (1992) 760–764

28 Mogensen, C. E.: Renal function changes in diabetes. Diabetes 25 (1976) 872

29 Vora, J. P., J. Dolben, J. D. Dean, D. Thomas, J. D. Williams, D. R. Owens, J. R. Peters: Renal hemodynamics in newly presenting non-insulin-dependent diabetes mellitus. Kidney int. 41 (1992) 829–835

30 Nowack, R., E. Raum, W. Blum, E. Ritz: Renal hemodynamics in recent onset type II diabetes. Amer. J. Kidney Dis. 20 (1992) 342–347

31 Tuttle, K. R., J. L. Bruton, M. C. Perusek, J. L. Lancaster, D. T. Kopp, R. A. DeFronzo: Effect of strict glycemic control on renal hemodynamic response to amino acids and renal enlargement in insulin-dependent diabetes mellitus. New Engl. J. Med. 324 (1991) 1626–1632

32 Berkman, J., H. Rifkin: Unilateral nodular diabetic glomerulosclerosis (Kimmelstiel-Wilson). Metabolism 22 (1973) 715–722

33 Hostetter, T. H., J. L. Troy, B. M. Brenner: Glomerular hemodynamics in experimental diabetes mellitus. Kidney int.19 (1981) 410–415

34 Weidmann, P., C. Beretta-Piccoli, G. Keusch: Sodium volume factor, cardiovascular reactivity and hypotensive mechanism of diuretic therapy in mild hypertension associated with diabetes mellitus. Amer. J. Med. 67 (1979) 779–784

35 O'Hare, J. P., J. M. Roland, G. Walters, R. J. M. Corral: Impaired sodium excretion in response to volume expansion induced by water immersion in insulin-dependent diabetes mellitus. Clin. Sci. (1986) 403–409

36 Strojek, K., W. Grzeszczak, B. Lacka, J. Gorska, C. K. Keller, E. Ritz: Increased prevalence of salt sensitivity of blood pressure in IDDM with and without microalbuminuria. Diabetologia 38 (1995) 1443–1448

37 DeFronzo, R. A., C. R. Cooke, R. Andres, G. R. Faloona, P. J. Davis: The effect of insulin on renal handling of sodium, potassium, calcium and phosphate in man. J. clin. Invest 55 (1975) 845–855

38 Drury, P. L., G. M. Smith, J. B. Ferriss: Increased vasopressor responsiveness to angiotensin II in type 1 (insulin-dependent) diabetic patients without complications. Diabetologia 27 (1984) 174–179

39 Weidmann, P., C. Beretta-Piccoli, B. N. Trost: Pressor factors and responsiveness in hypertension accompanying diabetes mellitus. Hypertension 7, Suppl. II (1985) II-33–II-42

40 Weidmann, P, C. Beretta-Piccoli, G. Keusch, Z. Glück, M. Mujagic, M. Grimm, A. Meier, W. H. Ziegler: Sodium-volume factor, cardiovascular reactivity and hypotensive mechanism of diuretic therapy in mild hypertension associated with diabetes mellitus. Amer. J. Med. 57 (1979) 779–784

41 Pugh, J. A., R. Medina, M. Ramirez: Comparison of the course to end stage renal disease of type 1 (insulin-dependent) and type 2 (non-insulin-dependent) diabetic nephropathy. Diabetologia 36 (1993) 1094–1098

42 Nelson, R. G., D. J. Pettin, H. R. Baird, M. A. Charles, Q. Z. Liu, P. H. Bennett, W. C. Knowler: Prediabetic blood pressure predicts urinary albumin secretion after the onset of type 2 (non-insulin-dependent) diabetes mellitus in Pima Indians. Diabetologia 36 (1993) 998–1001

43 Ferranini, E., G. Buzzigoli, R. C. Bonadonna: Insulin resistance in essential hypertension. New Engl. J. Med. 317 (1987) 350–357

44 Hasslacher, C., M. Wolfrum, G. Stech, P. Wahl, E. Ritz: Diabetische Nephropathie bei Typ-II-Diabetes. Dtsch. med. Wschr. 112 (1987) 1445–1449

45 Feldt-Rasmussen, B., E. Mathiesen, T. Deckert: Effect of two years of strict metabolic control on the progression of incipient nephropathy in insulin-dependent diabetes. Lancet 1986/II, 1300–1304

46 The Diabetes Control and Complications Trial Research Group: The effect of intensive treatment of diabetes on the development and progression of long-term complications in insulin-dependent diabetes mellitus. New Engl. J. Med. (1993) 977–986

47 Ohkubo, Y., H. Kishikawa, E. Araki: Intensive insulin therapy prevents the progression of diabetic microvascular complications in Japanese patients with non-insulin-dependent diabetes mellitus: a randomized prospective 6-year study. Diabet. Res. 1995, 103–117

48 Jacobsen, P. L. Tarnow, P. Rossing, F. Cambien, L. Lercerf, P. Poirier, H. H. Parving: The insertion/deletion (I/D) polymorphism in the angiotensin I converting enzyme (ACE) gene predicts the progression of diabetic nephropathy during ACE inhibition (ACE) in insulin-dependent diabetic (IDDM) patients (Abstract). Amer. Soc. Nephrol. 6 (1995) 450

49 Mühlhauser, I., P. Sawicki, M. Berger: Cigarette smoking as a risk factor for macroproteinuria and proliferative retinopathy in type I (insulin-dependent) diabetes. Diabetologia 29 (1986) 500–502

50 Norden, G., G. Nyberg: Smoking and diabetic nephropathy. Acta med. scand. 215 (1984) 257–261

51 Olivarius, N. F., A. H. Andreasen, N. Keiding, C. E. Mogensen: Epidemiology of renal involvement in newly diagnosed middle-aged and elderly diabetic patients. Cross-sectional data from the population-based study „Diabetes Care in General Practice", Denmark. Diabetologia 36 (1993) 1007–1016

52 Mogensen, C. E.: Long-term antihypertensive treatment inhibiting progression of diabetic nephropathy. Brit. med. J. 285 (1982) 685–688

53 Parving, E. H., A. Andersen, U. M. Smidt, P. A. A. Swendsen: Early aggressive antihypertensive treatment reduces rate of decline in kidney function in diabetic nephropathy. Lancet 1983/I, 1175–1179

54 Nyberg, G., G. Blohme, G. Norden: Impact of metabolic control in progression of clinical diabetic nephropathy. Diabetologia 30 (1987) 82–86

55 Mogensen, C. E., W. F. Keane, P. H. Bennett, G. Jerums, H. H. Parving, P. Passa, M. W. Steffes, G. E. Striker, G. C. Viberti: Prevention of diabetic renal disease with special reference of microalbuminuria. Lancet 346 (1995) 1080–1084

56 Zeller, K., E. Whittacker, L. Sullivan, P. Raskin, H. R. Jacobson: Effects of restricting dietary protein and the progression of renal failure in patients with insulin-dependent diabetes mellitus. New Engl. J. Med. 24 (1991) 78–84

57 Mogensen, C. E.: Microalbuminuria predicts clinical proteinuria and early mortality in maturity onset diabetes. New Engl. J. Med. 310 (1984) 356–360

58 Cigarroa, R., R. Lange, R. Williams, D. Willis: Dosing of contrast media to prevent contrast nephropathy in patients with renal disease. Amer. J. Med. 86 (1989) 649–652

59 Viberti, G. C., C. E. Mogensen, L. Groop, J. F. Pauls for the European Microalbuminuria Captopril Study Group: Effect of captopril on progression to clinical proteinuria in patients with insulin-dependent diabetes mellitus and microalbuminuria. J. Amer. med. Ass. 271 (1994) 275–279

60 Parving, H. H., E. Hommel, U. M. Smidt: Protection of kidney function and decrease in albuminuria by captopril in insulin-dependent diabetics with nephropathy. Brit. med. J. 297 (1988) 1086–1105

61 Ravid, M., H. Savin, I. Jurin, T. Bental, B. Katz, M. Lisher: Long-term stability effect of angiotensin converting enzyme inhibition on plasma creatinine and on proteinuria in normotensive type II diabetic patients. Ann. intern. Med. 118 (1993) 577–581

62 Weidmann, P., L. M. Boehlen, M. de Courten: Effects of different antihypertensive drugs on human diabetic proteinuria. Nephrol. Dialys. Transplant. 8 (1993) 582–584

63 Mathiesen, E. R., E. Hommel, J. Gise, H. H. Parving: Efficacy of captopril in postponing nephropathy in normotensive insulin-dependent diabetic patients with microalbuminuria. Brit. med. J. 303 (1991) 81–87

64 Maki, D. D., J. Z. Map, T. A. Louis, B. L. Kasiske: Long-term effects of antihypertensive agents on proteinuria and renal function. Arch. intern. Med. 155 (1995) 1073–1080

65 Lewis, E. J., L. G. Junsicker, R. P. Bain, R. D. Rohde and the Collaborative Study Group: The effect of angiotensin converting enzyme inhibition on diabetic nephropathy. New Engl. J. Med. 329 (1993) 1456–1462

66 Björck, S., H. Mulec, S. A. Johnsen, G. Norden, M. Aurell: Renal protective effect of enalapril in diabetic nephropathy. Brit. med. J. 304 (1992) 339–343

67 Bakris, G. L.: Effect of diltiazem or lisinopril on massive proteinuria associated with diabetes mellitus. Ann. intern. Med. 112 (1990) 701–702

68 Bakris, G. L., B. W. Barnhill, R. Sadler: Treatment of arterial hypertension in diabetic humans: importance of therapeutic selection. Kidney int. 41 (1992) 912–919

69 Bakris, G. L., J. B. Copley, N. Vicknair, R. Sadler, S. Leurgans: Calcium channel blockers versus other antihypertensive therapies on progression of NIDDM-associated nephropathy. Kidney int. 50 (1996) 1641–1650

70 Stefanski, A., K. Amann, E. Ritz: To prevent progression: ACE inhibitors, calcium antagonists or both? Nephrol. Dialys. Transplant. 10 (1995) 151–153

71 Münter, K., S. Hergenröder, K. Jochims, M. Kirchengast: Individual and combined effects of verapamil or trandolapril on attenuating hypertensive glomerulopathic changes in the stroke-prone rat. J. Amer. Soc. Nephrol. 7 (1996) 681–686

72 Koch, M., B. Thomas, W. Tschöpe, E. Ritz: Survival and predictors of death in dialysed diabetic patients. Diabetologia 36 (1993) 1113–1117

73 Hanssen, K. F.: How tight must blood pressure glucose control be to prevent diabetic nephropathy? Nephrol. Dialys. Transplant. 9 (1994) 226–227

74 Bretzel, R. G.: Hypertonie, Mikroalbuminurie und Isulinresistenz bei Diabetes mellitus. Wien. klin. Wschr. 106 (1994) 774–792

25 Augenerkrankungen

N. Bornfeld, H. Helbig, D. Pauleikoff, E. Gerke und A. Wessing

Das Wichtigste in Kürze

- ➤ Der Diabetes ist immer noch eine der häufigsten Erblindungsursachen in westlichen Ländern. Praktisch alle Typ-1-Diabetiker und der überwiegende Anteil der Typ-2-Diabetiker erkranken im Laufe ihres Lebens an einer Form der diabetischen Retinopathie.
- ➤ Eine frühzeitige optimale Stoffwechselführung reduziert das individuelle Risiko einer diabetischen Retinopathie erheblich.
- ➤ Regelmäßige Kontrolluntersuchungen sind notwendig, da nur eine rechtzeitige Laserkoagulation das Erblindungsrisiko bei proliferativer diabetischer Retinopathie massiv reduzieren kann.

- ➤ Die diabetische Makulopathie stellt eine besondere Manifestation der diabetischen Retinopathie dar. Auch hier kann das Risiko eines Visusverlusts erheblich reduziert werden. Bei gleichzeitigem Auftreten von diabetischer Makulopathie und diabetischer Retinopathie muß als erstes die Makulopathie behandelt werden.
- ➤ Katarakte bei Diabetikern sind häufig. Bei schon bestehender Retinopathie kann eine Kataraktoperation eine erhebliche Progression der Retinopathie induzieren, so daß eine rechtzeitige Therapie der Retinopathie essentiell ist.

Einleitung[*]

Die diabetische Retinopathie stellt die gefährlichste okuläre Komplikation des Diabetes mellitus dar. Noch 1967 hatte Duke-Elder geschrieben: „Diabetic retinopathy is one of the major tragedies of ophthalmology in our present generation ... predictable but not preventable and relatively untreatable."

Trotz erheblicher Fortschritte gehört eine Generation später in westlichen Ländern die diabetische Retinopathie immer noch zu den Erkrankungen, die mit am häufigsten zur Späterblindung führen (40). Intensive Bemühungen in der Grundlagenforschung und der Klinik haben allerdings unser Verständnis von Pathogenese und Verlauf der diabetischen Retinopathie und insbesondere die Möglichkeiten der Therapie und der Prävention entscheidend verbessert. Neben der diabetischen Retinopathie können weitere okuläre Komplikationen des Diabetes wie Erkrankungen der Hornhaut, Katarakt oder neovaskuläres Glaukom das Sehvermögen bedrohen. Entsprechend ihrer klinischen Wertigkeit sollen diese okulären Komplikationen des Diabetes im Folgenden dargestellt werden.

Diabetische Retinopathie

Historisches

1856 zum erstenmal von Eduard von Jaeger beschrieben, erschienen 1890/1991 die klassischen Arbeiten Hirschbergs (50) über die diabetische Retinopathie, wobei zu diesem Zeitpunkt noch gestritten wurde, ob die diabetische Retinopathie ein eigenständiges Krankheitsbild oder als „arteriosklerotische Retinopathie bei Diabetes" lediglich Endstadium von Hypertonie und Sklerose sei. Die grundlegenden Arbeiten von Ashton (6), Ballantyne (9) sowie Cogan u. Mitarb. (18) haben den heutigen Wissensstand entscheidend begründet.

Kollaborative Studien

Die überwiegend in den USA durchgeführten kollaborativen Studien stellen heute die Grundlage unseres Wissens zur Klinik der diabetischen Retinopathie dar. Die wesentlichsten Studien sind die „Diabetic Retinopathy Study" (DRS) (32) und die „Early Treatment Diabetic Retinopathy Study" (ETDRS) zur Photokoagulation bei diabetischer Retinopathie (89), die „Diabetic Retinopathy Vitrectomy Study" (DRVS) zur Vitrektomie (110) und die „Framingham Eye Study" (73) sowie insbesondere die „Wisconsin Epidemiologic Study of Diabetic Retinopathy" (WESDR) (56) zur Epidemiologie. Bei der letzteren Studie handelt es sich um eine Populationsstudie in 11 Landkreisen in Südwest-Wisconsin (USA) an Patienten mit einer Diabetesdiagnose in den Jahren 1979-1980, die die Grundlage zahlreicher Publikationen zu Inzidenz und Prävalenz der diabetischen Retinopathie darstellt. Auf den „Diabetes Complications and Control Trial" (DCCT) wird an anderer Stelle eingegangen (Kap. 20).

Epidemiologie

Die diabetische Retinopathie ist eine der häufigsten Ursachen für eine Erblindung. In den USA ist bei neuerblindeten Erwachsenen die diabetische Retinopathie neben der altersbedingten Makuladegeneration die wichtigste Erblindungsursache (53).

Häufigkeit allgemein: In der WESDR wurde im wesentlichen zwischen Diabetikern mit einem Alter von mehr oder weniger als 30 Jahren sowie zwischen insulinpflichtigen bzw. nicht insulinpflichtigen Diabetikern unterschieden. Die *Prävalenz* der diabetischen Retinopathie, differenziert nach „irgendeiner" Retinopathie und proliferativer diabetischer Retinopathie, bei insulinpflichtigen Diabetikern mit einem Diagnosealter unter 30 Jahren ist Abb. 25.1 zu entnehmen. In der WESDR konnte gezeigt werden, daß 98% aller Typ-1-Diabetiker nach mindestens 15 Jahren Diabetesdauer eine

* Wir danken Herrn Priv.-Doz. Dr. Lemmen, Düsseldorf, und Herrn Dr. H. Thieme, Berlin, die zur Fertigstellung dieses Manuskripts wesentlich beigetragen haben.

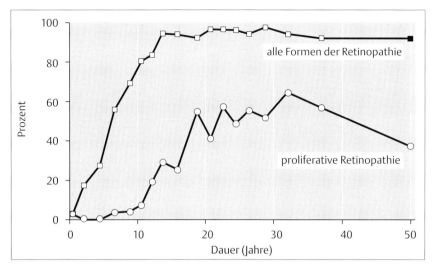

Abb. 25.**1** Prävalenz der diabetischen Retinopathie bei Manifestationsalter des Diabetes unter 30 Jahren (aus Klein, R. u. Mitarb.: Arch. Ophthalmol. 102 [1984] 520).

mehr oder weniger ausgeprägte diabetische Retinopathie aufweisen, wobei etwa die Hälfte dieser Patienten eine proliferative diabetische Retinopathie entwickelt. Bei Diabetikern mit einem Diagnosealter von mehr als 30 Jahren findet sich ein deutlich anderes Bild (Abb. 25.**2**). Differenziert man in dieser Gruppe nach insulinpflichtigen und nicht insulinpflichtigen Diabetikern, so haben insulinpflichtige Diabetiker das höhere Erkrankungsrisiko mit einer Prävalenz von 84,5% mit „irgendeiner" Retinopathie sowie einer Prävalenz von 20,1% mit proliferativer Retinopathie nach einer Erkrankungsdauer von mehr als 15 Jahren (59, 60). In allen Gruppen ist die Dauer des Diabetes einer der wesentlichsten Faktoren für das Auftreten einer diabetischen Retinopathie, wobei nach 15jähriger Diabetesdauer die Prävalenz für die proliferative Retinopathie bei Typ-1-Diabetikern 5mal höher ist als bei (nicht insulinpflichtigen) Typ-2-Diabetikern (59, 60). Die Langzeitergebnisse der WESDR haben diese Ergebnisse weitgehend bestätigt (57).

Knapp 3% aller neu entdeckten Diabetiker weisen zum Zeitpunkt der Erstdiagnose schon eine Retinopathie auf, wobei es sich in der Regel um Patienten mit Diabetesmanifestation im Erwachsenenalter handelt (21). Bei diabetischen Kindern werden dagegen zu Beginn des Diabetes auch mit fluoreszenzangiographischen Methoden nur sehr selten diabetische Fundusveränderungen gefunden (17). Das Risiko der Entstehung einer proliferativen diabetischen Retinopathie steigt nach der Pubertät erheblich an (86).

Das Auftreten eines **Makulaödems** stellt eine wesentliche visusbedrohende Komplikation im Verlauf der diabetischen Retinopathie dar (S. 439). Innerhalb der WESDR hatten 29% der Typ-1-Diabetiker nach einer Diabetesdauer von mehr als 20 Jahren ein Makulaödem, während kein Diabetiker aus dieser Gruppe ein Makulaödem bei einer Diabetesdauer unter 5 Jahren aufwies. Wesentliche Risikofaktoren für das Auftreten eines Makulaödems bei Typ-1-Diabetikern waren neben der Diabetesdauer das Vorhandensein einer Proteinurie, der Gebrauch von Diuretika, männliches Geschlecht und erhöhte HbA_{1c}-Werte (58). Bei Diabetikern mit einem Alter von mehr als 30 Jahren bei der Diabetesdiagnose hatten 3% mit einer Diabetesdauer unter 5 Jahren und 28% nach einer Diabetesdauer von mehr als 20 Jahren ein Makulaödem. Risikofaktoren in dieser Gruppe waren neben der Diabetesdauer die Höhe des systolischen Blutdrucks, Insulinpflichtigkeit, erhöhte HbA_{1c}-Werte und das Vorhandensein einer Proteinurie (58, 61). Die 10-Jahres-Ergebnisse der WESDR haben diese Daten weiter erhärtet. 20,1% der Diabetiker

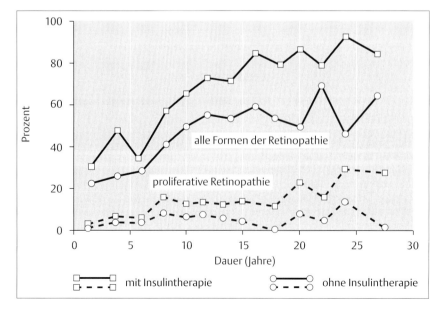

Abb. 25.**2** Prävalenz der diabetischen Retinopathie bei Manifestationsalter des Diabetes über 30 Jahre (differenziert nach insulinpflichtigen und nicht insulinpflichtigen Diabetikern aus Klein, R. u. Mitarb.: Arch. Ophthalmol. 102 [1984] 527).

unter 30 Jahren, 25,4% der insulinabhängigen Diabetiker über 30 Jahre sowie 13,9% der nicht insulinabhängigen Diabetiker über 30 Jahre entwickelten ein Makulaödem (58).

Übergang in eine proliferative Retinopathie: Innerhalb der WESDR fanden sich in den Untergruppen unterschiedliche Inzidenzen für die Konversion einer nichtproliferativen Retinopathie zur proliferativen Retinopathie (64, 65). Bei Typ-1-Diabetikern wiesen 11% der Patienten 4 Jahre nach Diagnose einer nichtproliferativen Retinopathie eine Progression zur proliferativen Retinopathie auf. Insgesamt hatte sich bei 41% der Befund verschlechtert, während bei nur 7% eine Besserung nachweisbar war. Bei insulinpflichtigen Diabetikern mit einem Alter von mehr als 30 Jahren bei Diabetesdiagnose war bei 7% eine Progression zur proliferativen Retinopathie aufgetreten, während dies nur bei 2% der nicht insulinpflichtigen Diabetiker der gleichen Altersgruppe der Fall war. Eine Verschlechterung des Befundes war in 34 bzw. 25% der Fälle aufgetreten.

Bedingt durch ihr Studiendesign hat die DRS präzise Daten über den Spontanverlauf der proliferativen diabetischen Retinopathie geliefert. Waren alle in dieser Studie identifizierten Risikofaktoren vorhanden, betrug bei den unbehandelten Augen das Risiko eines massiven Visusverlusts innerhalb von 2 Jahren 36,9% (108).

Pathologische Anatomie

Die diabetische Retinopathie ist eine kapilläre Mikroangiopathie mit Gefäßverschlüssen, Mikroinfarkten, Exsudaten, Ödemen und Neovaskularisationen.

Sie beginnt mit **Veränderungen der kapillären Basalmembranen**. Die Basalmembran ist verdickt und weist Strukturänderungen im Sinne einer vakuoligen Degeneration mit vermehrter Einlagerung von Mukopolysacchariden, Phospholipiden, Cholesterinestern und Neutralfetten auf. Ähnliche Kapillarveränderungen finden sich auch im Ziliarkörper sowie außerhalb des Auges in der Skelettmuskulatur und den renalen Glomeruli.

Folgen des Perizytenverlustes: Ein typisches Merkmal der retinalen Mikroangiopathie ist der selektive Verlust intramuraler Perizyten (sog. „Muralzellen"). In der normalen Netzhaut beträgt das Verhältnis von Perizyten zu Endothelzellen 1:1, während es beim Diabetiker bis auf 1:2 verschoben ist (Abb. 25.**3**) (18). Ein Verlust intramuraler Perizyten von Netzhautgefäßen tritt nicht nur beim Diabetes, sondern z. B. auch bei der hypertensiven Retinopathie oder im höheren Lebensalter auf; ein diabetesbedingter Perizytenverlust in anderen Organen ist allerdings selten. Retinale Perizyten haben Funktionen ähnlich denen der glatten Muskelzellen, wobei der Tonus der Perizyten durch ein vasoaktives Peptid der Endothelzellen (Endothelin) kontrolliert wird (103). Der Perizytenverlust führt folglich zur Schwächung der Kapillarwand mit späterer Entwicklung von Mikroaneurysmen (7). Durch den Perizytenverlust und die Verdickung der Basalmembran kommt es zu Störungen der Interaktion zwischen Perizyten und Endothelzellen (97) und dadurch zunächst zur Endothelzellproliferation, und später zum Endothelzellverlust, so daß azelluläre Gefäßkanäle mit konsekutivem Gefäßverschluß entstehen. Das Ausmaß an Gefäßverschlüssen ist in den frühen Arbeiten von Ashton in Tusche-Injektionspräparaten eindrucksvoll dargestellt worden (6). Gefäßverschlüsse treten zunächst ausschließlich fokal auf und können später zu ausgedehnten „Non-perfusion"-Arealen werden. Pathologisch-anatomisch finden sich die beschriebenen Veränderungen der Gefäßwand sowie eine Invasion von Gliazellen in das ehemalige Gefäßlumen zusammen mit der Ablagerung von basalmembranähnlichem Material (7). Auf die Bedeutung von Störungen der Fließeigenschaft des Blutes für die Entstehung retinaler Gefäßverschlüsse wird später eingegangen (S. 436).

Mikroaneurysmen sind ein wesentliches Leitsymptom der diabetischen Retinopathie. Sie finden sich im wesentlichen in den Kapillargebieten des hinteren Augenpols und entstehen aus Kapillarstrecken, in denen die Perizyten fehlen. Sie haben ein teils spindelartiges, teils kugelförmiges Aussehen und bevorzugen den venösen Kapillarabschnitt. Ihre Größe kann zwischen 10 und 100 μm variieren. In die Wand des Aneurysmas werden PAS-positive Substanzen eingelagert, welche schließlich zum völligen Verschluß des Aneurysmas führen können.

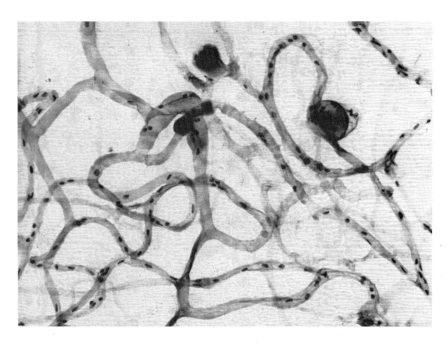

Abb. 25.3 Trypsindigestionspräparat von Netzhautkapillaren mit Mikroaneurysmen bei diabetischer Retinopathie. An einzelnen Gefäßen sind sämtliche Zellelemente zugrunde gegangen (Abb. von Prof. Dr. M. Vogel, Göttingen)

Die beschriebenen Veränderungen der Gefäßwand führen zu (klinisch mit Hilfe der Fluorophotometrie nachweisbaren) **Störungen der Blut-Retina-Schranke**. Dieser Zusammenbruch der Blut-Retina-Schranke scheint für den Verlauf einer diabetischen Retinopathie von entscheidender Bedeutung zu sein (35). Es entstehen intraretinale Ödeme, Ablagerungen von Lipoproteinen (sog. harte Exsudate) und intraretinale Blutungen. Das Ödem entwickelt sich in der Umgebung des äußeren Kapillarplexus in der inneren plexiformen Netzhautschicht. Es führt zu einer mehr oder weniger ausgeprägten Verdickung der Netzhaut. Im Makulabereich können zwischen den Henle-Fasern durch den Zusammenbruch des Stützgerüstes der Müller-Zellen große zystoide Räume entstehen.

Die intraretinalen Blutungen können verschiedene Formen zeigen. Sie können als kleine, runde Blutanlagerungen (Größe bis 200 µm) auftreten und sind meist im Bereich des inneren Kapillarplexus lokalisiert. Sie finden sich typischerweise im Bereich von Mikroaneurysmen und sind von diesen nur durch die Fluoreszenzangiographie zu unterscheiden. Darüber hinaus gibt es aber auch längliche, flammenartige Blutungen in der Netzhaut, welche in der Nervenfaserschicht lokalisiert sind und dem Verlauf der Nervenfasern folgen.

Durch den Zusammenbruch der Blut-Retina-Schranke kommt es nicht nur zum Austritt von Flüssigkeit. Je ausgeprägter die Schädigung der Kapillarpermeabilität ist, desto größer ist der Anteil von hochmolekularen Plasmabestandteilen in dieser Flüssigkeit. Die wäßrige Komponente wird im weiteren Verlauf in benachbarten Netzhautarealen mit noch intakten retinalen Kapillaren absorbiert, während die in der Flüssigkeit gelösten Lipide und Proteine sich in der Netzhaut ablagern. Deshalb sind sie meist in den Randbereichen der ödematösen Netzhaut als Einlagerungen in den inneren Netzhautschichten (sog. harte Exsudate) anzutreffen. Diese Einlagerung der genannten Moleküle erfolgt in der äußeren plexiformen Schicht. Da sie dort relativ weit von den Gefäßstrukturen entfernt liegen, bedarf es langer Zeit zu ihrem Auf-, aber auch zu ihrem Wiederabbau.

„Cotton-wool"-Herde sind typische, aber nicht pathognomonische Veränderungen bei der diabetischen Retinopathie. Klinisch finden sich weiße, unscharf abgegrenzte, flauschige und in der Regel von einem Saum erweiterter Kapillaren umgebene Bezirke in der Nervenfaserschicht der Netzhaut, vorzugsweise am hinteren Augenpol. Silberimprägnationspräparate nach Cajal haben gezeigt, daß im Bereich solcher Cotton-wool-Herde kolbenartig aufgequollene axonale Strukturen („cytoid bodies") vorhanden sind. Lokalisierte Schädigungen des axonalen Transports in Zonen mit ausgeprägter retinaler Ischämie sind wahrscheinlich die Ursache dieser Veränderungen.

Gefäßneubildungen sind das Kennzeichen der proliferativen diabetischen Retinopathie, können aber auch bei einer Reihe anderer Netzhauterkrankungen wie der Sichelzellretinopathie oder nach Netzhautvenenverschlüssen auftreten. Pathologisch-anatomisch handelt es sich um zunächst dünnwandige, fenestrierte, aus einer Matrix von proliferierten, „angiogenetischen" Zellen entstandene Blutgefäße, die zunächst auf der Netzhautoberfläche und später präretinal im Glaskörperraum vorwachsen (80). Zusammen mit der Gefäßneubildung kommt es zu Proliferation von Fibroblasten und retinalen Gliazellen innerhalb einer Kollagenfasermatrix auf der Netzhautoberfläche (sog. fibrovasku-

läre Membranen), welche kontraktile Eigenschaften haben und so die Grundlage für die Entstehung einer traktiven Netzhautablösung bilden.

Pathogenese

Erhöhter Glucosespiegel: Die genauen pathophysiologischen Abläufe, die zur Entstehung der diabetischen Retinopathie führen, sind noch nicht eindeutig geklärt. Als gesichert kann aber heute gelten, daß die erhöhte Glucosekonzentration eine entscheidende Rolle spielt. Der erhöhte Glucosespiegel verändert eine Vielzahl von Stoffwechselvorgängen, und wahrscheinlich führt erst die Kombination der im folgenden beschriebenen Alterationen zum klinischen Bild der diabetischen Retinopathie.

Die intrazelluläre Reduktion von Glucose durch die **Aldosereduktase** führt zur intrazellulären Akkumulation von Sorbit, das in dieser Konzentration eine toxische Wirkung hat. Dies beeinflußt die Myoinositol-Konzentration und damit die Aktivität der Proteinkinase C, eines zentralen Enzyms der intrazellulären Signaltransduktion. Hemmung der Aldosereduktase konnte im Tierexperiment die Entstehung von diabetischen Netzhautgefäßveränderungen günstig beeinflussen (36, 76).

Vernetzung von Proteinen: Glucose kann ohne Vermittlung von Enzymen an die ε-Aminogruppe von Lysin binden. Über diese Bindung kann es zur irreversiblen Quervernetzung von Proteinen kommen (Bildung von „advanced glycosylation end products", AGE). Dies kann grundsätzlich alle Proteine betreffen. An Proteinen kann es zu Verdickung und funktionellen Veränderungen der Basalmembran kommen. Proteine mit enzymatischen Eigenschaften können in ihrer Funktion verändert werden. Die irreversible Quervernetzung von Proteinen und die lange Lebensdauer der AGE kann die Progredienz von Gefäßveränderungen auch lange nach Normalisierung der Glucosespiegel plausibel erklären (76).

Zirkulationsveränderungen: Hyperglykämie verändert die Autoregulation der retinalen Zirkulation. Der Blutfluß ist erhöht und führt zusammen mit einer bei Diabetikern verminderten Fließfähigkeit des Blutes zu verstärkter Scherwirkung auf die retinalen Gefäßendothelzellen und so möglicherweise zu deren Schädigung. Bei arteriellem Hypertonus ist dieser Mechanismus noch verstärkt. Diese Phänomene könnten ebenfalls eine wichtige Rolle für die Entstehung der diabetischen Gefäßveränderungen spielen (71).

Die Existenz eines erstmals von Michaelson (79) postulierten **Angiogenesefaktors**, der sowohl retinale Neovaskularisationen als auch Gefäßneubildungen im Bereich der Iris induziert und unterhält, galt lange Zeit als hypothetisch. Mit der Entdeckung des „Vascular endothelial growth factor" (VEGF) scheint zumindest einer dieser hypothetischen Angiogenesefaktoren gefunden zu sein. VEGF ist ein endothelzellspezifischer Angiogenesefaktor, dessen Expression in vielen okulären Geweben durch Hypoxie erhöht wird. Endothelzellen, Pigmentepithelzellen und Perizyten exprimieren diesen Faktor, wobei retinale kapilläre Endothelzellen eine ungewöhnlich große Zahl von VEGF-Rezeptoren besitzen (111). In okulären Flüssigkeiten gemessene VEGF-Konzentrationen korrelieren eng mit ischämischen Netzhauterkrankungen. So ist die Konzentration in Glaskörperflüssigkeit und Kammerwasser bei aktiv proliferativen Stadien der diabetischen Retinopathie signifikant erhöht;

umgekehrt lassen sich niedrige Konzentrationen bei nicht-proliferativen Stadien sowie bei Patienten messen, die sich einer panretinalen Laserbehandlung unterzogen haben. Gemäß einem Diffusionsgefälle sind die Konzentrationen im Kammmerwasser niedriger als in der Glaskörperflüssigkeit (2). Die Teilungsrate retinaler Endothelzellen kann durch Glaskörperflüssigkeit mit hohen VEGF-Konzentrationen in vitro beschleunigt werden, ein Effekt, der sich durch spezifische Antikörper gegen VEGF blockieren läßt. Bei In-vivo-Versuchen mit Mäusen, bei denen okuläre Neovaskularisationen induziert worden waren, gelang es, diese Gefäßneubildungen durch intraokulare Injektion von blockierendem Anti-VEGF-IgG teilweise aufzuhalten. Interessanterweise finden sich relativ hohe Konzentrationen von VEGF in retinalen Gliazellen und im Bereich des prälaminaren Anteils des N. opticus, was mit der klinischen Lokalisation von Gefäßneubildungen bei proliferativer diabetischer Retinopathie korreliert (5).

Systemische Einflußfaktoren und Prognose

Nachdem längere Zeit umstritten war, inwieweit eine optimale **Stoffwechselführung** das Auftreten einer diabetischen Retinopathie verhindert bzw. verzögert, kann unter Berücksichtigung der neueren Untersuchungen, insbesondere im Rahmen der WESDR und des DCCT, als gesichert gelten, daß erhöhte Werte für glykosyliertes HbA_{1c} statistisch signifikant mit einer erhöhten Inzidenz der diabetischen Retinopathie korrelieren. Dabei beträgt das relative Risiko 21,8:1,9 im Vergleich zwischen höchsten und niedrigsten HbA_{1c}-Werten (62). Weitere wesentliche Befunde hat der DCCT erbracht, wo die Gruppe mit konventioneller Insulintherapie ein 4fach höheres Risiko der Progression einer diabetischen Retinopathie im Vergleich zu der Gruppe mit intensivierter Insulintherapie aufwies. Der größte Effekt ergab sich in Form von Prävention und weniger durch Beeinflussung der Progression einer schon vorhandenen Retinopathie (20).

Die in der älteren Literatur publizierten Ergebnisse zum Einfluß einer plötzlichen Normoglykämie nach längerer Diabetesdauer durch eine *Pankreastransplantation* (94, 113, 114) bzw. durch die *kontinuierliche subkutane Insulininfusion* („Pumpe") (70) auf den Verlauf der diabetischen Retinopathie waren sehr widersprüchlich. Der DCCT hat hier erheblich zur Klärung beigetragen, wobei auch bei fortgeschrittenen Stadien einer nichtproliferativen Retinopathie eine weitgehende Normoglykämie einen positiven Einfluß auf den weiteren Verlauf der Retinopathie hatte (20). Das Risiko einer Konversion von nichtproliferativer Retinopathie zur proliferativen Retinopathie war bei den Patienten mit intensivierter Insulintherapie um 48% reduziert, verglichen mit Patienten, bei denen eine konventionelle Therapie durchgeführt wurde. Ungeachtet der bisherigen Diskussion muß deshalb nach jetzigem Kenntnisstand davon ausgegangen werden, daß auch bei schon manifester Retinopathie eine optimale Stoffwechselkontrolle entscheidende Vorteile bringt.

Inwieweit eine **arterielle Hypertonie** den Verlauf einer diabetischen Retinopathie beeinflußt, ist umstritten. Den Ergebnissen einer Reihe von Arbeitsgruppen (68) stehen die Resultate der WESDR gegenüber (63), die einen solchen Zusammenhang nur für Typ-1-Diabetiker zeigen konnten. Rauchen und die Einnahme von oralen Kontrazeptiva stellen keine signifikanten Risikofaktoren dar (39, 85).

Schwangerschaft: Nach heutigem Kenntnisstand muß allerdings ungeachtet einer kontroversen Diskussion in der älteren Literatur davon ausgegangen werden, daß die Schwangerschaft einen wesentlichen Risikofaktor für die Progression einer diabetischen Retinopathie darstellt (8, 55). Während das Risiko des Neuauftretens einer diabetischen Retinopathie durch die Schwangerschaft wahrscheinlich nicht erhöht wird, besteht offensichtlich ein erhebliches Risiko, daß sich eine schon bestehende Retinopathie verschlechtert (8). Dabei besteht offensichtlich eine zumindest partielle Reversibilität nach Ende der Schwangerschaft. Eine schlechte Stoffwechselkontrolle während der Schwangerschaft erhöht das individuelle Risiko signifikant (92).

Viele Diabetiker mit einer Retinopathie haben weitere diabetische **Spätkomplikationen**, wobei insbesondere die Nierenschädigung von Bedeutung ist (69). Wie schon in der älteren Literatur beschrieben, sind Nephropathie und Retinopathie hochsignifikant korreliert (16).

Die **Lebenserwartung** eines Diabetikers steht im Zusammenhang mit der Ausprägung der Retinopathie. Die WESDR hat zeigen können, daß die Lebenserwartung von Diabetikern mit einer Retinopathie signifikant schlechter ist als die vergleichbarer Diabetiker ohne Retinopathie (67), so daß auch unter diesem Gesichtspunkt regelmäßigen Kontrolluntersuchungen des Augenhintergrunds besondere Bedeutung zukommt. Weitere Arbeitsgruppen haben gezeigt, daß bei Diabetikern mit fortgeschrittener Retinopathie, bei denen eine Vitrektomie durchgeführt wurde, die Lebenserwartung mit einer 5-Jahres-Überlebensrate von 68% deutlich reduziert ist, wobei zusätzliche kardiovaskuläre Erkrankungen einen weiteren, signifikanten Risikofaktor darstellen (48).

Protektive Faktoren

Eine Reihe von lokalen und systemischen Faktoren können die Entstehung einer diabetischen Retinopathie verzögern oder verhindern. Zu den lokalen Faktoren gehören ausgedehnte chorioretinale Narben, wie sie z. B. nach einer Chorioretinitis disseminata zurückbleiben können und einem Zustand nach panretinaler Photokoagulation ähneln, eine hohe Myopie mit entsprechenden degenerativen Veränderungen der Aderhaut bzw. der Netzhaut sowie eine Atrophie des Sehnerven. Zu den protektiven systemischen Faktoren gehört die Hypophyseninsuffizienz, z. B. nach einer Schwangerschaft, was die Grundlage für die bis in die 70er Jahre durchgeführte Hypophysektomie zur Therapie der proliferativen diabetischen Retinopathie darstellte (101).

Klinik

Klinische Untersuchungsmethoden

Zur augenärztlichen Untersuchung bei diabetischer Retinopathie gehören die binokulare indirekte Ophthalmoskopie sowie die biomikroskopische Untersuchung des hinteren Augenpols. Die Untersuchung muß bei erweiterter Pupille stattfinden.

Nur durch die indirekte Ophthalmoskopie ist sichergestellt, daß die gesamte Netzhautperipherie untersucht werden kann. Immerhin liegen 27% der Netzhautveränderungen außerhalb der zentralen 45°-Zone (66). Bei nicht erweiterter Pupille werden somit nur in der Hälfte der Fälle diabetische Veränderungen adäquat klassifiziert (66,

84). Der hintere Augenpol und vor allem die Makula sollten mit Spaltlampe und Kontaktglas oder einer Ophthalmoskopierlupe biomikroskopisch untersucht werden. Nur stereoskopischer Bildeindruck und optischer Schnitt ermöglichen es, ein Netzhautödem zu erkennen.

Nichtproliferative Retinopathie

Mikroaneurysmen sind das Leitsymptom der frühen diabetischen Retinopathie (Abb. 25.**4**). Man sieht sie als kleine rote Punkte, die teils vereinzelt über den hinteren Augenpol verstreut sind, teils wie Trauben zusammenliegen. Die Anzahl schwankt zwischen einigen wenigen und vielen hundert. In der Größe gibt es ebenfalls erhebliche Variationen.

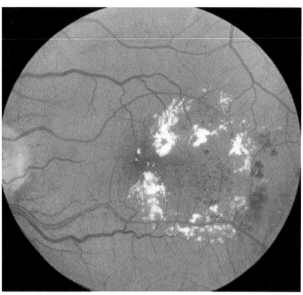

Abb. 25.**5** Klinisch signifikantes Makulaödem mit ausgedehnten Exsudaten am hinteren Augenpol.

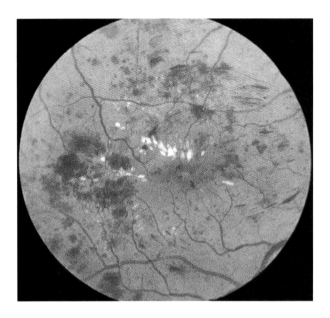

Abb. 25.**4** Mäßige nichtproliferative diabetische Retinopathie (NPDR) mit Makulaödem, Mikroaneurysmen und intraretinalen Blutungen.

Lipidablagerungen im Netzhautzentrum reduzieren das Sehvermögen ganz erheblich. Zusätzlich können Cottonwool-Herde auftreten (Abb. 25.**6**).

Gefäßdilatation: Im weiteren Verlauf kommt es zu einer deutlichen Dilatation von Arteriolen, Venolen und Kapillaren. Oft sind auch die großen Venen perlschnurartig erweitert. Die Kapillaren sind ebenfalls dilatiert und weisen erhebliche Kaliberschwankungen auf. Gefäßveränderungen dieser Art faßt man unter dem Begriff intraretinale mikrovaskuläre Anomalien (IRMA) zusammen (Abb. 25.**7**).

Störungen der Blut-Retina-Schranke und ihre Folgen: Mit den Aneurysmen kommt es zu Störungen in der Blut-Gewebe-Schranke. Es entwickelt sich ein Netzhautödem, wobei die Netzhaut weniger transparent wird und die Makulareflexe verschwinden. In Fortsetzung der Schrankenstörung entstehen erste intraretinale Blutungen. Soweit sie sich zwischen den Nervenfasern ausbreiten, haben sie ein streifenförmiges Aussehen. Liegen sie in den tieferen Netzhautschichten, sind sie kreisrund mit ausgefaserten Rändern. Gelegentlich können sie zu größeren flächigen Blutansammlungen unter der Membrana limitans interna der Retina zusammenfließen. Die Funktion ist in diesem Stadium meist gar nicht oder nur geringfügig beeinträchtigt.

Die auftretenden **harten Exsudate** sind gelbe, scharf begrenzte Herde, die der Ablagerung von Lipiden im Netzhautgewebe entsprechen (Abb. 25.**5**). Kleinfleckig beginnend, können sie später zu Sternfiguren oder groben Plaques zusammenfließen. Sie finden sich vorwiegend im höheren Lebensalter; bei Jugendlichen sind sie seltener. Ausgedehnte

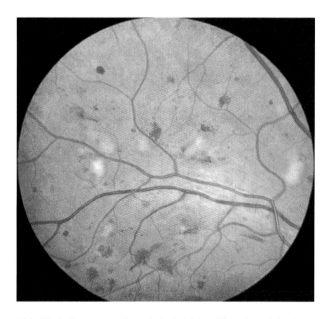

Abb. 25.**6** Cotton-wool-Herde bei nichtproliferativer diabetischer Retinopathie (NPDR).

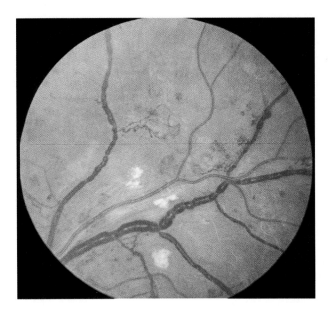

Abb. 25.**7** Intraretinale mikrovaskuläre Anomalien (IRMA) und perlschnurartige Venen („venous beading") bei nichtproliferativer diabetischer Retinopathie (NPDR).

Proliferative Retinopathie

Mit dem Erscheinen präretinaler Gefäßneubildungen ändert das Krankheitsbild seinen Charakter. Das bisher beschriebene pathologische Geschehen ist nicht mehr auf die Netzhaut beschränkt.

Zwei Ausgangssituationen sind zu unterscheiden: Von der Papille proliferierende Gefäße sind besonders typisch (Abb. 25.**8**). Gefäßproliferationen können aber auch in

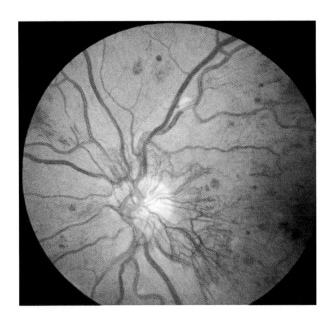

Abb. 25.**8** Proliferative diabetische Hochrisikoretinopathie mit Papillenproliferationen.

der Netzhautperipherie entstehen (Abb. 25.**9** und 25.**10**). Dort nehmen sie von den Teilungsstellen der großen Gefäße temporal ober- und unterhalb der Makula ihren Ursprung. Für das Wachstum der Gefäße ist der Zustand des Glaskörpers von erheblicher Bedeutung. Solange der Glaskörper anliegt, wachsen die Gefäße zwischen innerer Netzhautoberfläche und äußerer Grenzschicht des Glaskörpers. Tritt eine partielle Abhebung des Glaskörpers ein, benutzen die Gefäße die Glaskörperstrukturen als Leitschiene ins Augeninnere. Ist der Glaskörper total abgehoben und ohne Verbindung zur Netzhautoberfläche, verläuft der Proliferationsvorgang weit weniger aggressiv.

Die präretinalen Gefäßproliferationen sind Ausgangspunkt für Blutungen. Sie liegen als subhyaloidale Blutungen zwi-

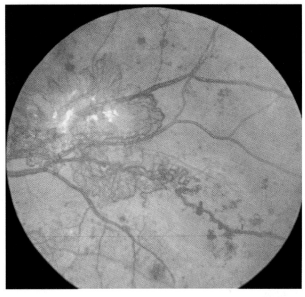

Abb. 25.**9** Proliferative diabetische Retinopathie mit papillenfernen Gefäßproliferationen.

schen Netzhautoberfläche und Glaskörper oder brechen in diesen ein. Den Gefäßproliferationen folgt die Bindegewebsinvasion (Abb. 25.**11**). Mit der Fibrosierung nimmt das Gefäßwachstum ab. Die neuen Gefäße können schließlich vollständig obliterieren. Regressive Veränderungen dieser Art betreffen meist auch die ursprünglichen Netzhautgefäße. Verbunden damit ist eine Atrophie des N. opticus. Einzelne Augen verharren in diesem relativ vasoinaktiven Stadium und werden so vor einer vollständigen Erblindung bewahrt.

Häufiger jedoch entstehen aus den fibrosierten Gefäßproliferationen präretinale Stränge und Membranen (Abb. 25.**12**). Deren Schrumpfung führt zur traktionsbedingten Netzhautablösung. Endzustand ist die fortgeschrittene diabetische Augenerkrankung (48) mit totaler Netzhautablösung und völliger Erblindung. Häufige Begleiterscheinung ist die Rubeosis iridis mit Sekundärglaukom.

Diabetische Makulopathie

Pathogenese: Die Netzhautmitte nimmt im Ablauf der Retinopathie eine besondere Stellung ein. Morphologische Störungen wie z. B. ein Netzhautödem manifestieren sich hier unmittelbar als Funktionsverlust (14). Die Makula muß

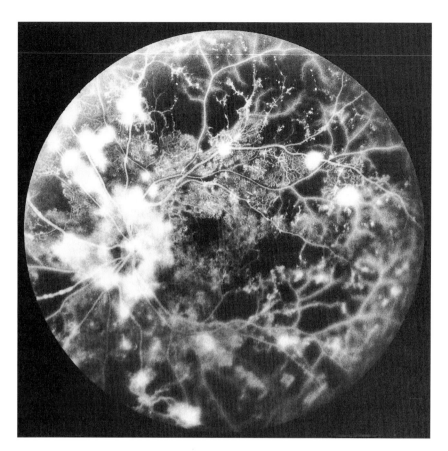

Abb. 25.**10** Fortgeschrittene proliferative diabetische Retinopathie (Weitwinkel-Fluoreszenzangiogramm) mit ausgedehnten Kapillarverschlüssen in der Netzhaut sowie Papillenproliferationen mit ausgeprägter Farbstoffleckage (Abb. 25.**10** und 25.**18** von Prof. Dr. K. Shimizu, Maebashi, Japan).

durchaus nicht immer und notwendigerweise in den Krankheitsprozeß mit einbezogen sein. Auch bei schwersten Proliferationen und ausgedehnter peripherer Traktionsablatio kann sie erstaunlich lange unberührt bleiben. Auf der anderen Seite aber finden sich Fälle, in denen die gesamte Pathologie ausnahmslos auf die Makulagegend beschränkt und die Fundusperipherie vollkommen intakt ist. Für den Visus entscheidend ist hierbei immer das Ausmaß des intraretinalen Makulaödems. Dieses ist als eine Flüssigkeitseinlagerung in die zentrale Netzhaut aufzufassen und resultiert aus einem Zusammenbruch der Blut-Retina-Schranke. Ödematöse Verdickung der Netzhaut und sekundäre Lipidablagerungen sind die klinischen Korrelate. Okklusionen im Bereich der perifoveolären Kapillararkaden können zusätzlich eintreten. Wenn die Fovea centralis in dieses Geschehen involviert ist, kommt es zu einem langsamen Verlust des zentralen Sehvermögens.

Entsprechend der Ausbreitung und der Art der retinalen Schädigung können verschiedene Varianten der diabetischen Makulopathie unterschieden werden (30):

Fokales Makulaödem: In Zusammenhang mit den Permeabilitätsstörungen an den retinalen Kapillaren wird vermehrt Flüssigkeit in die Netzhaut eingelagert. Um einzelne geschädigte Kapillaren und um Mikroaneurysmen entwickeln sich fokale Ödeme, zu erkennen an umschriebener Auftreibung und Verdickung der zentralen Netzhaut. Im Randbereich dieser Bezirke finden sich häufig Lipidexsudate (Abb. 25.**5**).

Diffuses Makulaödem: Mit Zunahme der Gefäßschäden nimmt das Ödem zu. Fokale Herde fließen großflächig zusammen. Der gesamte Makulabereich enthält seröse Flüssigkeit. Das Netzhautgewebe ist mitunter auf ein Vielfaches seiner ursprünglichen Dicke angeschwollen. Das Ausmaß der assoziierten Lipidablagerungen, die schließlich die gesamte Makularegion umfassen können, und funktionelle Störungen nehmen ebenfalls zu. Aus anfänglichem Verschwommen- und Nebelsehen entsteht mit der Zeit eine deutliche Visusreduktion.

Ein lange Zeit bestehendes diffuses Makulaödem kann zudem zusätzlich das Bild eines zystoiden Ödems annehmen. Rund um die Fovea centralis entstehen zwischen den dort radiär verlaufenden Nervenfasern der Henle-Faserschicht zystenartige Hohlräume, die prall mit Ödemflüssigkeit gefüllt sind. Im Fluoreszenzangiogramm sind sie in Form eines blütenartigen Musters besonders gut zu sehen (Abb. 25.**13**). Auf Dauer bewirken sie irreversible morphologische Schäden mit Herabsetzung des Visus bis unter die Lesegrenze.

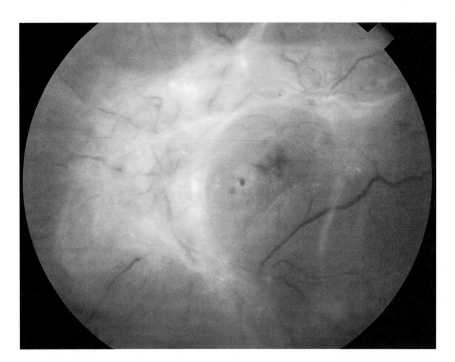

Abb. 25.**11** Fortgeschrittene proliferative diabetische Retinopathie mit ausgeprägter fibrovaskulärer Proliferation und traktiver Netzhautablösung.

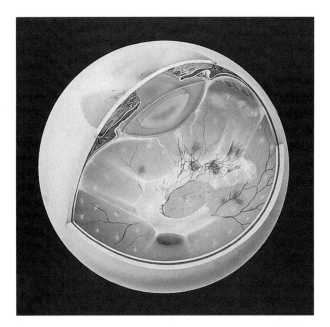

Abb. 25.**12** Schemazeichnung: diabetische Traktionsablatio mit hinterer Glaskörperabhebung und präretinaler fibrovaskulärer Proliferation im Bereich der großen Gefäßbögen (Abb. von Dr. M. Schrenk).

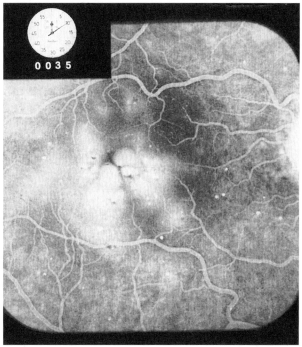

Abb. 25.**13** Zystoides Makulaödem bei diabetischer Retinopathie mit typischem „sonnenblumenartigen" Anfärbemuster.

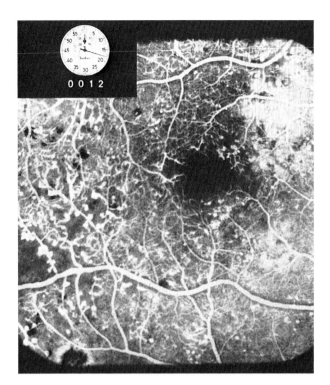

Abb. 25.**14** Ischämische diabetische Makulopathie (Fluoreszenzangiogramm): Diffuse Kapillarerweiterung, Kapillarverschlüsse, Mikroaneurysmen und Defekte in der Foveaarkade sind deutlich sichtbar.

Ischämische Makulopathie: Die ischämische diabetische Makulopathie entsteht durch ausgedehnte Kapillarokklusionen in der Fovea centralis und ihrer Umgebung. Das physiologischerweise etwa 75 µm große zentrale gefäßfreie Areal wird durch Verschluß der perifovealen Gefäßarkaden immer größer, bis schließlich der ganze hintere Augenpol ein zusammenhängendes gefäßfreies Feld bildet. Sichtbar machen lassen sich die Ausfälle nur mit Hilfe der Fluoreszenzangiographie (Abb. 25.**14**). Die Prognose der ischämischen Makulopathie ist schlecht. Der zentrale Visus geht häufig vollständig verloren.

Stadieneinteilung

Klassifikationsmethoden

Im Rahmen der ETDRS ist, ausgehend von der in den 60er Jahren eingeführten Hammersmith-Airlie-House-Klassifikation, 1991 eine neue, sehr komplizierte Stadieneinteilung vorgestellt worden. Eine vereinfachte Einteilung ist heute allgemein akzeptiert und u. a. von der „Initiativgruppe Früherkennung diabetischer Augenerkrankungen" vorgeschlagen (Report Nr. 2, Initiativgruppe Früherkennung diabetischer Augenerkrankungen, c/o Universitätsaugenklinik, Robert-Koch-Straße 4, 35037 Marburg). Sie beruht auf rein morphologischen Kriterien auf der Basis einer standardisierten Photodokumentation (26). Eine wesentliche Neuerung besteht darin, daß die diabetische Retinopathie und die diabetische Makulopathie getrennt betrachtet und klassifiziert werden. Es werden im einzelnen unterschieden:

Nichtproliferative diabetische Retinopathie (NPDR)

Milde NPDR: Hierbei sind nur Mikroaneurysmen vorhanden.
Mäßige NPDR: Es kommen einzelne intraretinale Hämorrhagien und/oder Cotton-wool-Herde, perlschnurartige Venen oder IRMA hinzu.
Schwere NPDR (definiert nach der 4-2-1 Regel): Intraretinale Hämorrhagien finden sich in allen 4 Quadranten oder perlschnurartige Venen in 2 oder IRMA in mindestens 1 Quadranten. In früheren Arbeiten ist dieses Stadium als präproliferative Retinopathie bezeichnet worden.

Proliferative diabetische Retinopathie (PDR)

Frühe PDR: Es sind zwar Neovaskularisationen, aber keine Hochrisikofaktoren vorhanden.
Hochrisiko-PDR: Hochrisikofaktoren sind
➤ Neovaskularisationen an der Papille größer als 1/4 bis 1/3 Papillendurchmesser,
➤ präretinale Blutungen auch bei kleineren Papillenproliferationen,
➤ periphere Proliferationen, die größer als 1/2 Papillendurchmesser sind.

Diabetische Makulopathie

Das diabetische Makulaödem wurde schon oben dargestellt. Wichtig ist die Diagnose des *klinisch signifikanten Makulaödems*, das definiert ist als
➤ ödematöse Verdickung der Netzhaut innerhalb von 500 µm vom Zentrum der Makula,
➤ harte Exsudate innerhalb der 500-µm-Zone in Kombination mit Netzhautverdickung,
➤ Zonen mit verdickter Netzhaut von mindestens einem Papillendurchmesser Größe, die bis weniger als einen Papillendurchmesser an die Makula heranreichen.

Einige Stadien der Retinopathie können mit verschiedenen Stadien der Makulopathie kombiniert sein, wie z. B. eine frühe proliferative diabetische Retinopathie mit einem klinisch signifikanten Makulaödem (24, 28–30).

Diagnose

Herkömmliche Angiographie und Fluoreszenzvideoangiographie: Für Routineuntersuchungen im Zusammenhang mit Diagnose und Therapie ist die herkömmliche Angiographie völlig ausreichend. Für wissenschaftliche Zwecke wird heute eher die Fluoreszenzvideoangiographie, ggf. mit einem Laser-Scanning-Ophthalmoskop, eingesetzt. Sie hat eine wesentlich höhere zeitliche Auflösung und ermöglicht damit die Messung gewisser Kreislaufparameter, wie z. B. die arteriovenöse Passagezeit. Derartige Daten geben gewisse Einblicke in die Hämodynamik. Strömungsvolumina lassen sich allerdings aus optischen Gründen bis heute nicht exakt messen.

Die **Indocyaningrünangiographie** (ICG) dient der Gefäßdarstellung von Gefäßen in der Aderhaut. Sie macht sich die Tatsache zunutze, daß Infrarotlicht vom retinalen Pigmentepithel und vom Melanin in der Aderhaut kaum absorbiert wird. Bei der diabetischen Retinopathie, bei der es um die Beurteilung von retinalen Gefäßveränderungen geht, spielt sie keine wesentliche Rolle.

Fluoreszenzangiographie: Detaillierte Einblicke in die Gefäßarchitektur, hämodynamische Vorgänge und den Funktionszustand der Blut-Retina-Schranke vermittelt die Fluoreszenzangiographie. Das Verfahren benutzt zur Gefäßdarstellung Fluoresceinnatrium. Nach intravenöser Injektion des Farbstoffs wird der Durchstrom des Farbstoffs durch die Netzhaut mit Serienaufnahmen in 1–1,5 s Abstand aufgenommen. Durch Wahl geeigneter Filter wird lediglich das im Blut strömende Fluorescein dargestellt, so daß sozusagen ein Ausgußbild des Gefäßinnenraums entsteht.

Die frühesten Veränderungen der diabetischen Retinopathie sind nur im Fluoreszenzangiogramm sichtbar. Das erste, was das Angiogramm zeigt, ist eine Dilatation des gesamten Kapillarsystems. Gleichzeitig treten erste Störungen der Blut-Gewebe-Schranke auf. Fluorescein tritt sowohl aus den geschädigten Kapillaren als auch den Mikroaneurysmen aus und sammelt sich im perivasalen Netzhautgewebe. Später entwickelt sich daraus eine diffuse Anfärbung der gesamten Netzhaut, entsprechend dem zunehmenden Ödem.

Es folgen Kapillarverschlüsse, die das regelmäßige Gefäßmuster durchbrechen (Abb. 25.**10** und 25.**14**). Das ursprüngliche feingliedrige Vaskularisationsschema wird gröber und ist von gefäßfreien Arealen durchsetzt. Der Obliterationsprozeß beginnt in der Netzhautperipherie und setzt sich zur Netzhautmitte fort. Die Entwicklung von Gefäßproliferationen ist eng an die Kapillarverschlüsse gekoppelt. Die peripheren Gefäßobliterationen entstehen am Rand gefäßfreier Netzhautzonen (Abb. 25.**10**). Proliferationen an der Papille setzen immer ausgedehnte Gefäßobliterationen voraus.

Das Fluoreszenzangiogramm zeigt auch die völlig andere Qualität der neugebildeten Gefäße. Im Gegensatz zu den originären Netzhautgefäßen tritt aus den Proliferationen massiv Fluorescein aus (Abb. 25.**10**). Hier manifestiert sich in der Angiographie der histologische Befund, daß die neugebildeten Gefäße ein fenestriertes Endothel haben, während in den ursprünglichen Netzhautgefäßen das Endothelrohr, bedingt durch die Zonulae occludentes, für Fluorescein praktisch nicht permeabel ist. Wie schon oben gesagt, werden erst mit Fortschreiten der Retinopathie auch die Netzhautgefäße für Fluorescein durchlässig. Dieser Unterschied im Permeabilitätsverhalten macht es möglich, auch sehr kleine Proliferationen schon zu einem frühen Zeitpunkt zu entdecken. Hauptanwendungsgebiet für die Fluoreszenzangiographie ist die Indikationsstellung für die Laserbehandlung der Makula.

Differentialdiagnose

Eine Reihe von Netzhautgefäßerkrankungen können der diabetischen Retinopathie sehr ähnlich sein. Da sie entweder auf anderen Grunderkrankungen basieren oder einer speziellen Behandlung bedürfen, ist ihre Kenntnis wichtig.

Der **hämorrhagische Zentralvenenverschluß** ist leicht zu unterscheiden. Sämtliche Venen sind stark erweitert. Die gesamte Netzhaut ist ödematös und von Blutungen durchsetzt. Die Papille ist geschwollen. Wesentlich schwieriger ist die Unterscheidung bei partiellen Zentralvenenverschlüssen, der sog. *Präthrombose*. Leitsymptome dabei sind intraretinale Fleckblutungen, die im Gegensatz zur diabetischen Retinopathie bis weit in die Netzhautperipherie hinausreichen. Die Venen sind gleichmäßig und über ihren gesamten Verlauf dilatiert. Mikroaneurysmen fehlen; Cotton-wool-Herde sind häufig. Die Makula ist in der Mehrzahl der Fälle ödematös verändert. Harte Exsudate kommen dagegen nur in Ausnahmefällen vor. Im Spätstadium können Neovaskularisationen an der Papille entstehen, ähnlich denen der diabetischen Retinopathie. Sie führen ebenso wie diese zur Fibrose und gelegentlich zur traktiven Netzhautablösung. Differentialdiagnostisch ist an Hyperviskositätssyndrome zu denken.

Die Symptome der **hypertensiven Retinopathie** können denen der diabetischen Retinopathie ähneln. Es finden sich intraretinale Hämorrhagien, Cotton-wool-Herde und harte Exsudate. Die Blutungen haben jedoch ein vorwiegend streifenförmiges Aussehen, da sie in den inneren Netzhautschichten liegen, im Gegensatz zu den fleck- und punktförmigen Blutungen der diabetischen Retinopathie. Größere Cotton-wool-Herde sind häufig von einem Blutungssaum umgeben. Mikroaneurysmen sind selten. Harte Exsudate bilden in der Foveagegend eine Sternfigur. Das häufig zu sehende massive Papillenödem kommt bei der diabetischen Retinopathie nicht vor. Bei der malignen Hypertonie und der Eklampsie entstehen meist ausgedehnte Gefäßobliterationen mit exsudativer Netzhautablösung. Typisch sind gelbe Flecken in der Ebene des retinalen Pigmentepithels (Elschnig-Flecken). Später werden daraus fleckförmige Hyperpigmentierungen. Daneben sieht man streifenförmige Gefäßverschlüsse in der Aderhaut (Siegrist-Streifen).

Differentialdiagnostisch schwierig können **Mischbilder aus diabetischer und hypertensiver Retinopathie** sein. Charakteristisch sind neben den Symptomen der einzelnen Krankheitsbilder insbesondere zirkumpapilläre exsudative Veränderungen am hinteren Augenpol.

Die **Strahlenretinopathie** sieht der diabetischen Retinopathie noch am ähnlichsten. Es finden sich Mikroaneurysmen, intraretinale Blutungen, harte Exsudate, Cotton-wool-Herde und ein Makulaödem. Im weiteren Verlauf kann es auch zu ausgedehnten Neovaskularisationen an der Papille und in der Netzhautperipherie kommen. Für die Diagnose ist die Anamnese mit einer Strahlenbehandlung im Augen- oder Kopfbereich entscheidend.

Das **okuläre Ischämiesyndrom** ist Folge von Verschlüssen im Halsschlagaderbereich. In der Regel ist eine 90%ige Stenose der gleichseitigen A. carotis communis oder interna notwendig, um entsprechende retinale Gefäßveränderungen auszulösen. Die Arterien sind eng gestellt. Man sieht Mikroaneurysmen und intraretinale Blutungen, die im Gegensatz zur diabetischen Retinopathie den Makulabereich meist frei lassen. Periphere Gefäßproliferationen sind häufig; harte Exsudate dagegen fehlen vollständig. Etwa 40% der Patienten mit einem okulären Ischämiesyndrom haben einen Diabetes mellitus.

Sichelzellretinopathie, Morbus Eales und **Sarkoidose** sind mitunter Ursache retinaler Neovaskularisationen. Bei diesen Erkrankungen sind sie in der Regel auf die Netzhautperipherie beschränkt. Die Netzhautmitte bleibt lange Zeit intakt. Retinale Gefäßproliferationen und Hämorrhagien finden sich mitunter auch bei der chronischen myeloischen Leukämie und beim Lupus erythematodes.

Juxtafoveoläre **Teleangiektasien** können einer diabetischen Makulopathie sehr ähnlich sein. Man sieht grobe Aneurysmen meist temporal der Fovea. Häufig sind sie von einem Ring harter Exsudate umgeben und bewirken ein erhebliches Netzhautödem. Bei *Morbus Coats* liegen die Teleangiektasien in der Fundusperipherie und sind durch sehr ausgedehnte, massive gelbe Exsudate gekennzeichnet.

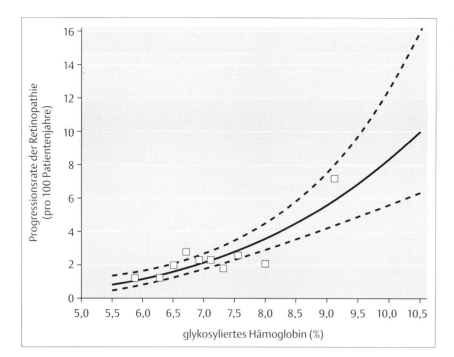

Abb. 25.**15** Progression der diabetischen Retinopathie in Abhängigkeit vom HbA$_{1c}$-Wert (aus DCCT: New Engl. J. Med. 329 [1993] 397).

Therapie

Allgemeine Therapie

Einstellung von Stoffwechsel und arterieller Hypertonie: Die wichtigste, zweifelsfrei nachgewiesene Therapie, die sowohl das Auftreten als auch die Progression der Retinopathie günstig beeinflussen kann, ist eine möglichst normoglykämische Stoffwechseleinstellung (20, 105). Das Risiko einer Progression der Retinopathie ist mit dem steigenden HbA$_{1c}$ (als Maß für die Güte der Stoffwechseleinstellung) eng korreliert (Abb. 25.**15**). Dabei gilt es jedoch zu beachten, daß dies langfristige Effekte sind. Auf die Möglichkeit einer kurzfristigen, vorübergehenden Verschlechterung der Retinopathie bei rascher Normalisierung stark erhöhter Blutzuckerwerte wurde bereits hingewiesen (70). Für die HbA$_{1c}$-Werte scheint dabei eine Art Schwellenwert von ca. 8,5% zu bestehen, unterhalb dessen kein wesentlicher Effekt mehr auf das Retinopathierisikio besteht (115).

Neben der Blutzuckereinstellung können sich auch eine Optimierung der Einstellung eines arteriellen Hypertonus und wahrscheinlich auch einer Hyperlipidämie günstig auf die Retinopathie auswirken.

Alle anderen Versuche, die Entwicklung der diabetischen Retinopathie beim Patienten medikamentös positiv zu beeinflussen, waren bisher wenig erfolgreich. Für eine medikamentöse Behandlung konnte bisher klinisch kein sicherer Effekt nachgewiesen werden.

Die bisher größte Hoffnung wurde auf die **Aldosereduktase-Inhibitoren** gesetzt. Während diese Medikamente im Tierexperiment das Entstehen der Retinopathie signifikant verzögern, konnte in einer groß angelegten klinischen Studie mit dem Aldosereduktase-Hemmer Sorbinil nach 2,5 Jahren kein eindeutiger Effekt nachgewiesen werden (102). Ob Sorbinil erst nach längerer Behandlungsdauer wirksam ist oder ob andere Substanzen wie Tolrestat effektiver sind, ist z. Z. noch offen.

Calciumdobesilat (Dexium) wird bei diabetischer Retinopathie in der Praxis häufig verwendet. Nachgewiesen sind Wirkungen von Calciumdobesilat auf die Fließfähigkeit des Blutes, auf die Blut-Retina-Schranke und als Hemmstoff vasoaktiver Kinine. Jedoch fehlt auch für dieses Medikament der Nachweis einer positiven Beeinflussung der diabetischen Retinopathie, so daß nach gegenwärtigem Kenntnisstand auch für Calciumdobesilat keine Indikation bei diabetischer Retinopathie gegeben ist (1).

Der Effekt von **Acetylsalicylsäure** (Aspirin) auf die diabetische Retinopathie wurde im Rahmen der ETDRS untersucht. Acetylsalicylsäure bewirkt eine Verbesserung der Fließfähigkeit des Blutes und kann die Lebenserwartung bei Patienten mit koronarer Herzerkrankung erhöhen. Auf den Verlauf der diabetischen Retinopathie ließ sich jedoch kein Effekt nachweisen. Interessanterweise fanden sich aber unter Aspirin keine vermehrten Netzhautblutungen, so daß Aspirin, trotz seiner Beeinträchtigung der Blutgerinnung, bei nichtproliferativer diabetischer Retinopathie bedenkenlos verordnet werden kann (27).

Einige interessante **experimentelle Ansätze** sind klinisch noch nicht ausreichend erprobt. Hemmstoffe der nichtenzymatischen Glykosylierung wie Aminoguanidin konnten im Tierexperiment die Retinopathie günstig beeinflussen (41). Inhibition des „Vascular endothelial growth factor" (VEGF) verhinderte die Ausbildung von Neovaskularisationen (3). Ob diese Ansätze Eingang in die klinische Praxis haben werden, bleibt abzuwarten.

Koagulationstherapie

Allgemeines

Ziele und Ergebnisse: Meyer-Schwickerath hat 1959 zum ersten Mal über die Photokoagulation bei diabetischer Retinopathie berichtet (78). Die ursprüngliche Absicht der Behandlung war es, Blutungsquellen gezielt zu verschließen und durch die Bildung chorioretinaler Narben die Entstehung einer Netzhautablösung im Spätstadium des Leidens zu verhindern. Später kamen andere Gesichtspunkte hinzu

(117). Durch Zerstörung pathologisch veränderter Gefäße werden intraretinale Exsudationen, Ödembildungen und Lipidablagerungen verringert. Die Koagulation ischämischer Gebiete kann den Anreiz zur Proliferation vermindern. Die Durchbrechung der Permeabilitätsbarriere im retinalen Pigmentepithel bewirkt darüber hinaus eine Neuorientierung des chorioretinalen Stoffaustausches.

Methoden und Technik: Die Photokoagulation wurde anfangs allein mit dem Xenonphotokoagulator der Firma Zeiss vorgenommen. Seit 1970 hat der Argonionenlaser zunehmend Eingang in die Therapie gefunden. Die Behandlung erfolgt entweder am sitzenden Patienten in Oberflächenanästhesie über ein Hornhautkontaktglas oder am liegenden Patienten mit einem in ein indirektes Ophthalmoskop eingeblendeten Laserstrahl. Mit dem Laser können sowohl große als auch sehr kleine „Brennflecke" erzeugt werden, die sich besonders für eine Behandlung in unmittelbarer Nähe der Fovea eignen. In den letzten Jahren wurden unterschiedliche Wellenlängen der Laser wie Argonblau, Argongrün, Kryptonrot bzw. Infrarot zur Koagulation verwendet. Es hat sich hierbei gezeigt, daß praktisch alle Wellenlängen die gewünschte Koagulationswirkung durch Absorption der Energie auf der Ebene des retinalen Pigmentepithels und der inneren Aderhautschichten erzeugen.

Kontraindikation: Eine zentrale Laserkoagulation mit einem Argonblaulaser (488 nm Wellenlänge) sollte allerdings nicht mehr durchgeführt werden, da es zur Absorption des emittierten Laserlichts im Xanthophyll der zentralen Netzhaut mit Schäden an den Bipolarzellen kommen kann. Die absorbierte Energie wird in Hitze umgewandelt und führt zu einer koagulativen Zerstörung der inneren Aderhautschichten, des Pigmentepithels sowie der äußeren Netzhautschichten. Hierdurch wird ophthalmoskopisch ein weißlicher ödematöser Koagulationseffekt hervorgerufen, der nach einigen Tagen in eine chorioatrophische Narbe übergeht.

Diabetische Makulopathie

Ergebnisse: Die positive Beeinflußbarkeit des klinischen Verlaufs diabetischer Makulaveränderungen und ihrer visusbedrohenden Auswirkungen durch eine parafoveoläre Koagulationstherapie wurde erstmals von Meyer-Schwickerath beschrieben (78). Hierbei war die Koagulation als fokale Photokoagulation vor allem gegen die Leckagestellen der Mikroaneurysmen gerichtet. In der Folge wurde über den positiven Effekt einer parafoveolären fokalen oder disseminierten Photokoagulation in mehreren klinischen Studien berichtet (88, 112). Therapeutisch konnte hierbei eine Besserung des morphologischen Befundes mit Rückgang von Lekkagestellen, Netzhautödem und Lipidablagerungen erreicht werden, ein Anstieg des Visus war aber nur in Ausnahmefällen festzustellen. Das Risiko eines weiteren Visusverlustes konnte verringert werden, so daß die Regression der morphologischen Veränderungen mit einer Stabilisierung des Befundes verbunden war. Insbesondere die britische Studie von Townsend u. Mitarb. (112) hat gezeigt, daß dieser positive therapeutische Effekt der Koagulation insbesondere vom Schweregrad der diabetischen Makulopathie und von der Art der visusmindernden Makulaveränderungen abhängig ist.

Indikationen und Technik: Die ETDRS hat entscheidende neue Gesichtspunkte für die Behandlung des diabetischen Makulaödems erarbeiten können (22, 23, 25):

Die Indikation zur Photokoagulation ist nach den Ergebnissen der ETDRS gegeben, wenn ein klinisch signifikantes Makulaödem (S. 442) vorliegt. Entscheidend ist, daß eine Photokoagulation nur den weiteren Visusverlust beeinflussen kann, eine Verbesserung der Funktion aber nur in Ausnahmefällen erwartet werden kann. Es ist deshalb wichtig, eine Photokoagulation bei gegebener Indikation dann durchzuführen, wenn noch eine gute Funktion vorhanden ist. Die Photokoagulation wird heute überwiegend mit dem Argongrünlaser oder mit einem Infrarotdiodenlaser mit einer Fleckgröße von 100–200 µm in Form einer fokalen Koagulation von leckenden Gefäßen und Mikroaneurysmen außerhalb der avaskulären Zone der Fovea durchgeführt (Abb. 25.**16**). Die Koagulation mit einem Infrarotlaser hat den Vorteil, daß das verwendete Laserlicht für den Patienten unsichtbar ist und der Herd mehr in den äußeren Netzhautschichten bzw. in der Aderhaut lokalisiert ist; die Gefahr unerwünschter Blutungen ist aber gleichzeitig erhöht. Hilfreich, aber nicht unbedingt zwingend ist die gleichzeitige Vorlage eines rezenten Fluoreszenzangiogramms, um eine gezielte Laserkoagulation durchführen zu können. Bei Persistenz behandlungsbedürftiger Veränderungen kann die Laserkoagulation wiederholt werden. Die ETDRS hat zeigen können, daß innerhalb eines Jahres das Risiko eines Visusverlustes bei gleichzeitigem Vorliegen eines klinisch signifikanten Makulaödems und einer mäßigen nichtproliferativen diabetischen Retinopathie durch frühzeitige fokale Photokoagulation von 15,9% auf 5,3% reduziert werden kann (25).

Bei Vorliegen eines **diffusen Makulaödems** ist die Visusprognose schlechter. Eine Laserkoagulation sollte durchgeführt werden, bevor der Visus unter 0,1 abgesunken ist. Die Technik besteht in der Anwendung einer „Grid-Laser"-Koagulation, wobei Lasereffekte disseminiert außerhalb der Fovea innerhalb des großen Gefäßbogens gesetzt werden. Eine Wiederholung dieser Therapie bei Persistenz der behandlungsbedürftigen Veränderungen ist nur in Grenzen möglich.

Kontraindikation: Bei Vorliegen einer ischämischen Makulopathie mit Beteiligung der Foveaarkade ist eine Laserkoagulation nicht sinnvoll, da eine Besserung der Situation nicht erreicht werden kann, da hier Gefäßverschlüsse und nicht leckende Gefäße die Ursache der Visusminderung darstellen.

Eine Besonderheit stellt das Makulaödem mit **gleichzeitiger präretinaler Traktion** am hinteren Augenpol dar. In diesem Fall führt der Zug der epiretinalen Membranen auf die Gefäße zu Schrankenstörungen der Gefäßwand mit Netzhautödem. Eine alleinige Laserkoagulation reicht dann nicht aus, so daß eine Vitrektomie mit Entfernung der Membranen indiziert ist.

Proliferative Retinopathie

Technik und Ergebnisse: Erfolgt die Koagulation bei der diabetischen Makulopathie in der Umgebung der Fovea mit kleinen Herden parazentral, werden bei der Behandlung der proliferativen diabetischen Retinopathie die peripheren Netzhautareale mit größeren Laserherden (z. B. 500 µm Durchmesser) flächenhaft koaguliert. Die panretinale Photokoagulation erstreckt sich über die gesamte mittlere retinale Peripherie und sollte etwa ein Viertel bis ein Drittel der gesamten Netzhautfläche umfassen. Da sich die Kapillarokklusionen und die retinale Ischämie, die für die Bildung der

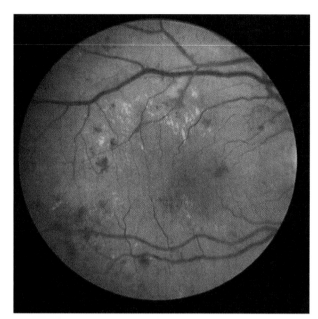

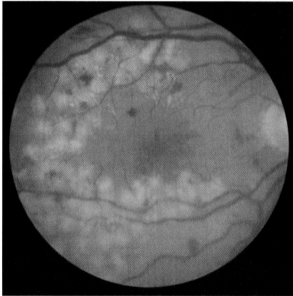

Abb. 25.**16** Diabetische Makulopathie mit beginnendem klinisch signifikanten Makulaödem vor (**a**) und nach (**b**) fokaler Koagulation.

Neovaskularisationen verantwortlich sind, vorwiegend in der mittleren Fundusperipherie befinden (100), kann die Ausschaltung dieser Netzhautbezirke eine Regression der Gefäßneubildungen sowohl im Bereich der großen Gefäßbögen als auch an der Papille bewirken. Dies konnte in mehreren klinischen Studien bestätigt werden (15, 106, 107, 109). Besonders die DRS (109) zeigte, daß nach 3–5 Jahren etwa drei Viertel der behandelten Augen eine brauchbare Sehschärfe behalten konnten, während dies beim unbehandelten Verlauf nur bei etwa einem Viertel der Patienten der Fall war. Als besondere Faktoren, die das Behandlungsergebnis und somit das Risiko eines Visusverlustes beeinflußten, wurden Lage und Größe der Proliferationen sowie das Vorhandensein oder Nichtvorhandensein einer Glaskörperblutung identifiziert (108, 109). Waren lediglich kleine Prolife-

rationen in der Fundusperipherie sichtbar, so war nach 2 Jahren unbehandelt in 6,8% und behandelt in 2,0% der Fälle eine weitgehende Erblindung des betroffenen Auges zu beobachten. Waren solche kleinen Proliferationen zusätzlich an der Papille sichtbar, erhöhte sich dieses Risiko auf unbehandelt 10,5% und behandelt 3,1%. War zudem eine Glaskörperblutung eingetreten, so betrug dieses Risiko unbehandelt 25,6% und behandelt 4,4%. War in einer solchen Situation zudem die Papillenproliferation sehr groß und zeigte eine beginnende Fibrosierung, erhöhte sich dieses Risiko unbehandelt auf 36,9% und behandelt auf 20,1%.

Indikation und Vergleich bei Makulaödem: Ist die Diagnose einer proliferativen Retinopathie gestellt, besteht die Indikation zur Koagulationstherapie. Eine panretinale Photokoagulation bei Vorliegen eines Makulaödems ohne Gefäßproliferationen ist kontraindiziert, da damit eine erhebliche Verschlechterung des Makulaödems induziert würde. Ist die proliferative diabetische Retinopathie mit einem klinisch signifikanten Makulaödem verbunden, so muß zunächst das Makulaödem fokal behandelt werden, um dann die disseminierte periphere Photokoagulation anzuschließen, da sonst die periphere Koagulation eine Zunahme des zentralen Ödems mit Visusverminderung bewirken kann. Technisch ist im Sinne der ETDRS zwischen einer lockeren („mild") und einer dichten („full") panretinalen Photokoagulation zu unterscheiden, wobei unter der letzteren eine panretinale Photokoagulation mit etwa 1200–1400 Herden mit einer Fleckgröße von etwa 300 μm verstanden wird. Bei fortgeschrittenen Fällen insbesondere bei Typ-1-Diabetikern, können auch mehr Konagulationseffekte erforderlich sein (Abb. 25.**17** und 25.**18**).

Nebenwirkungen: Akute Komplikationen der panretinalen Photokoagulation können eine vorübergehende exsudative Netzhautablösung bzw. eine Aderhautschwellung sein, die sich in der Regel ohne besondere Therapie zurückbilden. Regelmäßige Folgen einer panretinalen Koagulation sind eine konzentrische Einengung des Gesichtsfeldes und eine u. U. erhebliche Beeinträchtigung der Dunkeladaptation. Beide Nebenwirkungen können dazu führen, daß die Fahrtauglichkeit nicht mehr gegeben ist, worüber der Patient aufgeklärt werden muß.

Kryotherapie

Liegen bereits Glaskörperblutungen vor, ist eine Photokoagulation nicht mehr möglich. Falls durch eine Ultraschalluntersuchung eine Netzhauttraktion sicher ausgeschlossen ist, kann eine transkonjunktivale Kryotherapie die panretinale Photokoagulation ergänzen (11, 83). Eine solche Behandlung ist auch bei reduziertem Funduseinblick möglich und bewirkt eine Zerstörung der peripheren ischämischen Netzhaut.

Operative Therapie

Ist klinisch keine Klarheit über die Netzhautsituation zu erhalten oder zeigt sich, daß durch narbige Schrumpfung der Gefäßneubildungen bereits eine traktive Netzhautablösung besteht, sind die Grenzen der Koagulationstherapie erreicht und die Indikation zur *Pars-plana-Vitrektomie* gegeben.

Techniken und Indikationen: Die Einführung der Pars-plana-Vitrektomie in die Behandlung der komplizierten diabetischen Retinopathie durch Machemer (74) hat die Prognose fortgeschrittener Stadien entscheidend verbessert. Der wesentliche Fortschritt in der Pars-plana-Vitrektomie besteht in einer geschlossenen Operation am tonisier-

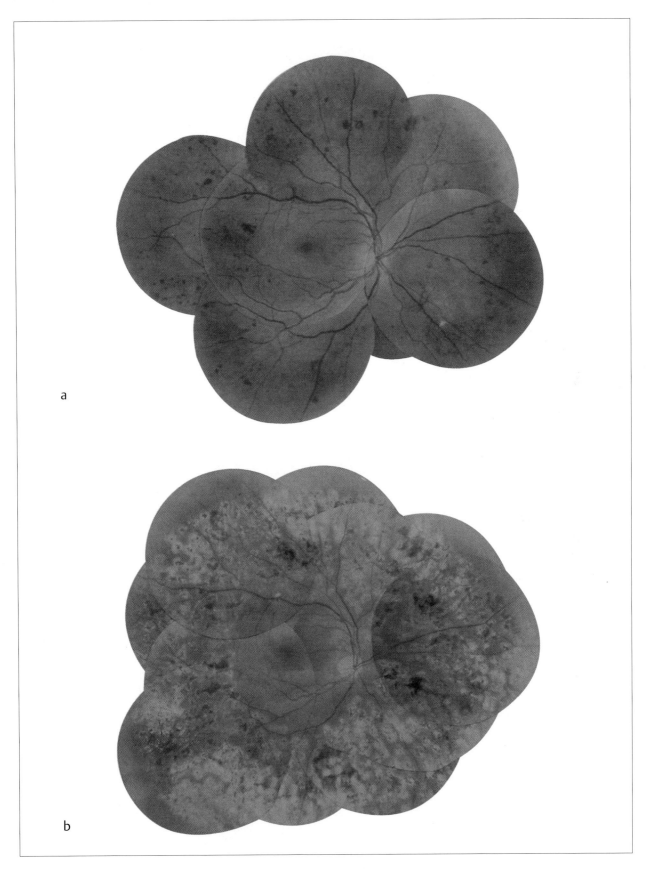

a

b

Abb. 25.**17** Proliferative diabetische Retinopathie mit papillenfernen Gefäßproliferationen vor (**a**) und nach (**b**) mittelperiphe-
rer disseminierter Photokoagulation mit deutlicher Remission
der proliferativen Veränderungen.

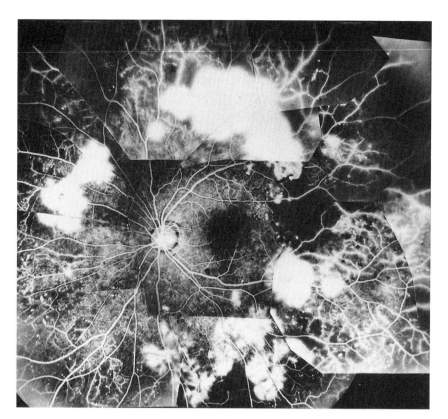

Abb. 25.**18** Proliferierende diabetische Retinopathie (Komposit-Fluoreszenzangiogramm) mit massiven papillenfernen Gefäßproliferationen und Farbstoffleckage sowie Gefäßobliterationen vorwiegend in der mittleren Fundusperipherie (**a**); weitgehende Remission der proliferativen Veränderungen nach panretinaler Photokoagulation (**b**).

Abb. 25.**18 a**

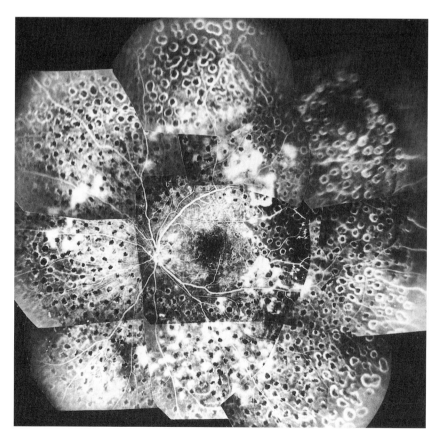

Abb. 25.**18 b**

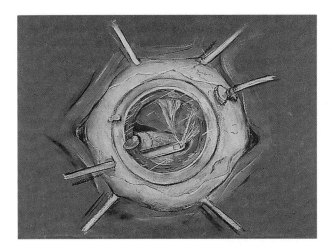

Abb. 25.**19** Pars-plana-Vitrektomie bei diabetischer Traktionsablatio; intraokulare Mikroinstrumente aus der Sicht des Operateurs.

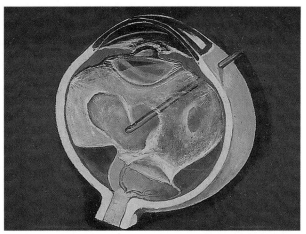

Abb. 25.**20** Operationszeichnung: operative Durchtrennung präretinaler Traktionsmembranen bei diabetischer Traktionsablatio.

ten Auge (im Unterschied zur offenen „Open-sky"-Vitrektomie, die zuvor von anderen Arbeitsgruppen beschrieben war). Nach anfänglichen Versuchen, ein solches geschlossenes System mit einem einzigen in das Auge eingeführten Instrument zu realisieren, hat sich nunmehr die „3-port"-Technik etabliert. Hierbei werden drei sklerale Inzisionen von 0,9 mm Breite innerhalb der Pars plana benutzt, wobei eine Inzision für eine kontinuierliche Infusion und die beiden anderen Inzisionen als „Instrumentenkanäle" zur Einführung eines Vitrektoms, intraokularen Mikroinstrumente und eines Beleuchtungssystems benutzt werden (Abb. 25.**19**). Die Verwendung von flüssigem Silicon zur Tamponade des Glaskörperraums bei komplizierter diabetischer Traktionsablatio hat die Prognose nach Vitrektomie erheblich verbessert (46). Neben der zunehmenden Miniaturisierung der intraokularen Instrumente bestanden wesentliche Fortschritte der letzten Jahre in der Verwendung schwerer Flüssigkeiten zur intraoperativen Manipulation der Netzhaut sowie in der Einführung von Weitwinkelbeobachtungssystemen (74).

Etablierte Indikationen zur Pars-plana-Vitrektomie bei diabetischer Retinopathie sind Glaskörperblutungen ohne Aufhellungstendenz, traktive Ablösung der Makula, kombinierte traktive und rhegmatogene Netzhautablösung sowie progressive fibrovaskuläre Proliferationen trotz intensiver panretinaler Photokoagulation (51).

Die operative Strategie besteht in der möglichst weitgehenden Entfernung des (eingebluteten) Glaskörpers einschließlich der Glaskörperbasis, der Eliminierung aller anteroposterioren Narbenstränge und der möglichst radikalen Entfernung epiretinaler Membranen (Abb. 25.**20** und 25.**21**), so daß die Netzhaut traktionsfrei wird (13). Eine intraoperative panretinale Photokoagulation mit einem Endolaser reduziert die Inzidenz postoperativer Nachblutungen.

Ergebnisse: Während die Pars-plana-Vitrektomie bei Glaskörperblutungen ohne Netzhautablösung in der Regel für den Patienten eine erhebliche funktionelle Verbesserung bewirkt, sind ungeachtet der operativ-technischen Erfolge die funktionellen Ergebnisse bei komplizierter diabetischer Traktionsablatio auch bei „anatomischem Erfolg" nicht selten enttäuschend. Insbesondere bei Patienten, bei

denen längere Zeit eine Netzhautablösung unter Einschluß der Makula bestanden hat, ist die Visusprognose schlecht. Ein nicht selten zusätzlich bestehendes Sekundärglaukom verschlechtert die Prognose weiter (47). Weitere Komplikationen können in einer periretinalen Reproliferation mit erneuter traktiver Netzhautablösung bestehen. Zusätzlich sind durch das zur Netzhauttamponade häufig verwendete flüssige Silicon Komplikationen wie die komplizierte Katarakt oder ein Sekundärglaukom möglich (77).

Die gegenwärtige Diskussion zum Stellenwert der Pars-plana-Vitrektomie in der Behandlung der diabetischen Retinopathie bezieht sich deshalb im wesentlichen auf den optimalen Operationszeitpunkt (47). Die DRVS konnte dabei zeigen, daß eine sog. Frühvitrektomie bei massiver Glaskörperblutung auch ohne eindeutige Netzhautablösung die Langzeitprognose bei Typ-1-Diabetikern erheblich verbessert (110), wobei allerdings das unmittelbare Operationsrisiko in Kauf genommen werden muß.

Screening-Verfahren und Untersuchungsintervalle

Vorteile und Nachteile der Verfahren: Die Nonmydriasis-Funduskamera ist von mehreren Arbeitsgruppen als geeignete Screening-Methode zur Erkennung einer diabetischen Retinopathie in einem großen Patientenkollektiv beschrieben worden. Die Vorteile einer solchen Kamera liegen in der Tatsache, daß Photographien von 45°, 50° und ausnahmsweise auch 60° des Augenhintergrundes ohne medikamentöse Mydriasis angefertigt werden können (43, 66, 104). Erhebliche Nachteile liegen in der beschränkten Einsatzfähigkeit der Kamera bei älteren Patienten mit beginnender oder fortgeschrittener Katarakt und in der fehlenden Erkennbarkeit von diabetischen Fundusveränderungen außerhalb des von der Kamera dargestellten Areals (81). Bei beginnender peripherer Traktionsablatio der Netzhaut außerhalb des großen Gefäßbogens kann die korrekte Diagnose mit einer Nonmydriasis-Kamera verfehlt werden. Darüber hinaus können mit einer Miosiskamera andere bedrohliche okuläre Komplikationen wie z. B. ein Sekundärglaukom bei Rubeosis iridis (S. 452) nicht erfaßt werden. Außerdem kann das klinisch signifikante Makulaödem nur

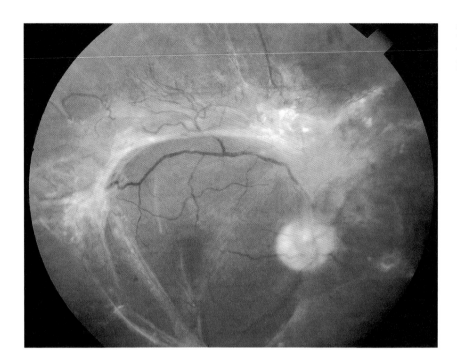

Abb. 25.**21** Diabetische Traktionsablation vor (**a**) und nach Pars-plana-Vitrektomie mit Siliconfüllung (**b**) (Fundusphoto).

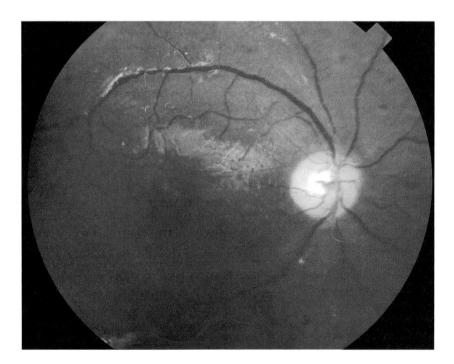

durch eine binokulare biomikroskopische Untersuchung des hinteren Augenpols erkannt werden.

Untersuchungsintervalle: Da die Initialstadien der diabetischen Retinopathie symptomlos verlaufen, sind regelmäßige Kontrolluntersuchungen des Augenhintergrundes zur Bestimmung des optimalen Interventionszeitpunkts erforderlich. Nach einer Empfehlung der „Initiativgruppe Früherkennung diabetischer Augenerkrankungen" (IFdA) werden die in Tab. 25.1 aufgeführten Kontrollintervalle empfohlen.

Tabelle 25.**1** Kontrollen zur Früherkennung diabetischer Augenerkrankungen (nach Report Nr. 3 der IFdA, c/o Universitätsaugenklinik, Robert-Koch-Str. 4, 35037 Marburg)

Typ-1-Diabetes	
bis zum 5. Erkrankungsjahr	1mal jährlich
mit Beginn der Pubertät	1mal jährlich
ab dem 5. Erkrankungsjahr	2mal jährlich
wenn Retinopathie festgestellt	nach Maßgabe des Augenarztes
Typ-2-Diabetes	
bei Diagnosestellung	sofort
dann bei fehlenden diabetischen Netzhautveränderungen	1mal jährlich
bei Retinopathie/Makulopathie	nach Maßgabe des Augenarztes

Diese Ziele sind trotz intensiver Aufklärung über die Erblindungsrisiken bei diabetischer Retinopathie bei weitem noch nicht erreicht. Basierend auf einer Auswertung von Krankenkassendaten muß davon ausgegangen werden, daß in Deutschland jährlich nur bei 15,8% der Diabetiker eine Untersuchung des Augenhintergrundes durchgeführt wird (44), so daß weitere intensive Aufklärungsarbeit notwendig erscheint.

Bei geplanter **Schwangerschaft** sollte aufgrund des erhöhten Retinopathierisikos (S. 437) wenn möglich präkonzeptionell eine Fundusuntersuchung stattfinden. Bei schon bestehender Retinopathie sollten Kontrollen alle 1–2 Monate während der Schwangerschaft stattfinden. Eine Photokoagulation ist, falls indiziert, auch während der Schwangerschaft einfach durchzuführen, da lediglich eine Oberflächenanästhesie der Hornhaut erforderlich ist.

Veränderungen der Aderhaut

In erstaunlichem Gegensatz zur umfangreichen Literatur über die diabetischen Netzhauterkrankungen sind Untersuchungen über entsprechende Veränderungen an der Aderhaut, welche für die Versorgung des äußeren Drittels der Netzhaut verantwortlich ist, selten. Offensichtlich kommt es nach längerer Diabetesdauer parallel zur diabetischen Retinopathie zu einer deutlichen Verringerung des Blutflusses in der Aderhaut (72, 118), wobei ein erhöhter Gefäßwiderstand, ein erniedrigter intraarterieller Druck und die Hyperviskosität des Blutes entscheidende Ursachen sind. Gefäß-

ausgußpräparate haben zeigen können, daß auch die Aderhautgefäße von Diabetikern deutliche morphologische Veränderungen wie Tortuositas, fokale Gefäßerweiterungen und -verengungen, Mikroaneurysmen, Kapillarverschlüsse und Sinusbildungen in den Aderhautlobuli aufweisen können (38). Auch ultrastrukturell zeigen Aderhautgefäße von Diabetikern ähnliche Veränderungen wie die Netzhautgefäße bei diabetischer Retinopathie (49).

Neuroophthalmologische Erkrankungen

Sehnerv und Papille

Das Vorkommen einer diabetischen **Neuritis n. optici** ist zwar in der älteren Literatur mehrfach beschrieben worden; allerdings ist eine solche eindeutige Zuordnung nach heutigem Kenntnisstand nicht zweifelsfrei möglich. Die diabetische Mikroangiopathie scheint aber ein wesentlicher Risikofaktor für die Entstehung einer „anterioren ischämischen Optikusneuropathie" (AION) zu sein, die in der Regel zu einem massiven Visusverlust führt (45, 82). Darüber hinaus lassen sich mit Hilfe elektrophysiologischer Untersuchungsmethoden bei Diabetikern deutliche Veränderungen in der Ableitung visuell evozierter kortikaler Reizantwortpotentiale nachweisen, die allerdings überwiegend asymptomatisch bleiben (93).

Von einigen Autoren ist eine **„diabetische Papillopathie"** beschrieben worden, die entgegen den Angaben in der älteren Literatur bei Typ-1- und Typ-2-Diabetes gleich häufig vorkommt (95). Charakteristisch sind ein hyperämisches Papillenödem, mäßiger Visusverlust und in 70% der Fälle ein zusätzliches Makulaödem (95). Die Visusprognose ist insbesondere bei Typ-1-Diabetikern gut.

Eine abgrenzbares Krankheitsbild stellt das **Wolfram-Syndrom** dar (33). Hierbei handelt es sich um ein genetisch determiniertes Syndrom mit Diabetes insipidus, Diabetes mellitus, Optikusatrophie und Innenohrschwerhörigkeit.

Augenmuskelparesen

Augenmuskelparesen sind bei Diabetikern signifikant häufiger als bei Nichtdiabetikern, wobei eine schlechte Stoffwechselführung als wesentlicher Risikofaktor angesehen wird (12, 116). Anhand großer Patientenserien ist geschätzt worden, daß bei 0,97% aller Diabetiker eine Augenmuskelparese auftritt. Demgegenüber scheint die Fazialisparese bei Diabetikern nicht gehäuft aufzutreten (116).

Vorderer Augenabschnitt

Hornhaut

Störungen der Verankerung des Epithels in der Basalmembran mit nachfolgenden rezidivierenden Erosionen sind typische Hornhautkomplikationen beim Diabetes (37). Zusätzlich ist die Hornhautsensibilität bei Diabetikern deutlich herabgesetzt (96), wobei häufig gleichzeitig eine Polyneuropathie besteht, so daß Hornhauterosionen nicht selten asymptomatisch bleiben und sich im Extremfall bis zum Ulcus corneae entwickeln können (98). Therapeutisch ist der Einsatz von topischen Aldosereduktase-Inhibitoren versucht worden (87), deren Effekt aber noch nicht eindeutig geklärt ist. Neben den beschriebenen Veränderungen sollen bei Diabetikern auch Falten in der Descemet-Membran der Hornhaut vorkommen (37).

Rubeosis iridis und neovaskuläres Glaukom

Pathogenese und Klinik: Neben Gefäßneubildungen an der Netzhautoberfläche im Rahmen der proliferativen diabetischen Retinopathie können Neovaskularisationen auch an der Iris beobachtet werden. Als Ursache für diese Gefäßneubildungen wird ebenfalls die Ischämie in den peripheren Netzhautanteilen angesehen. Es bilden sich neue Gefäße am Pupillarsaum der Iris bzw. im Kammerwinkel. Diese können als fibrovaskuläres Gewebe auf der Vorderfläche der Iris weiterwachsen und schließlich die gesamte Iris bedecken sowie den Kammerwinkel verlegen. Der Verschluß des Kammerwinkels führt zu einem erheblichen Anstieg des Augeninnendruckes und ist als neovaskuläres Sekundärglaukom bei Diabetikern eine gefürchtete Komplikation. Findet sich eine Rubeosis iridis bei Patienten mit einer nichtproliferativen diabetischen Retinopathie in 5–10% der Fälle, so beträgt die Inzidenz bei einer unbehandelten proliferativen diabetischen Retinopathie etwa 50–60% (75).

Therapie: Bei der Behandlung der Rubeosis iridis und des neovaskulären Glaukoms stehen aufgrund der pathogenetischen Zusammenhänge die panretinale Photo- und Kryokoagulation im Vordergrund (90, 91). Ist der Kammerwinkel größtenteils oder vollständig verschlossen, kann eine zyklodestruktive Therapie durchgeführt werden. Die Zyklokryokoagulation hat zwar eine gute Erfolgsrate, aber auch ein hohes Risiko einer Phthisis (4). Eine transsklerale Zyklophotokoagulation scheint bei ähnlicher Wirkung eine geringere Komplikationsrate zu haben. Fistulierende Operationen haben in Kombination mit der Verwendung von Antimetaboliten nur begrenzte Anwendung gefunden.

Transitorische Refraktionsstörungen

Transitorische Refraktionsstörungen sind häufig erstes Symptom eines Diabetes (31) und nicht selten Anlaß zur Diagnose. In der Regel kommt es zu einer Hyperopisierung (31), deren Ursache in der Hyperglykämie, der damit verbundenen Störung des Sorbitstoffwechsels und einer Erhöhung des intralentikulären osmotischen Drucks zu suchen ist (31). Die Hyperopisierung verschwindet in der Regel mit der Normalisierung des Stoffwechsels.

Katarakt

Linsentrübungen sind bei Diabetikern häufig. Der Diabetes ist, neben dem Alter, einer der wichtigsten Risikofaktoren

für die Entwicklung einer Katarakt (42, 54). Im Tierexperiment konnte eindrucksvoll gezeigt werden, daß die Hyperglykämie und der Aldosereduktase-Stoffwechsel mit der intrazellulären Akkumulation von Sorbit pathogenetisch für die Trübung der Linse verantwortlich ist (52). Ob die medikamentöse Hemmung der Aldosereduktase auch beim Patienten die Kataraktentwicklung aufhalten kann, ist zur Zeit noch offen. Einzelne Autoren haben zudem das Auftreten einer Katarakt mit der Lebenserwartung korreliert (19).

Die einzige Behandlungsmöglichkeit der Katarakt ist die Operation (mit Ausnahme der Katarakt bei Galaktosämie). Immerhin 11% aller Kataraktoperationen werden bei Diabetikern durchgeführt (34). Obwohl die Kataraktoperation mit der heute üblichen, schonenden extrakapsulären Technik (die Linsenkapsel und damit die Barriere zwischen vorderem und hinterem Augenabschnitt bleiben erhalten) und Implantation einer Hinterkammerlinse die häufigste und eine der sichersten Operationen in der Medizin überhaupt ist, treten potentielle intra- bzw. postoperative Komplikationen bei Diabetikern signifikant häufiger auf (10). Dabei steigt das Risiko in Abhängigkeit vom Schweregrad der Retinopathie. Während bei Diabetikern ohne Retinopathie keine erhöhte Komplikationsrate zu erwarten ist, ist das Risiko bei aktiver proliferativer Retinopathie, evtl. sogar mit Rubeosis iridis, deutlich erhöht. Zu den akuten Komplikationen gehören u. U. massive entzündliche Reaktionen im Bereich des Vorderabschnitts. Von großer Bedeutung ist der potentielle Einfluß der Kataraktoperation auch auf den Verlauf der diabetischen Retinopathie (34). Auch nach extrakapsulärer Kataraktoperation kann es zur Progression der Retinopathie, insbesondere zur Verschlechterung eines Makulaödems und zur Konversion einer nichtproliferativen zu einer proliferativen Retinopathie kommen (34). Bei schon bestehendem Makulaödem, insbesondere bei älteren Typ-2-Diabetikern, ist die Visusprognose auch nach unkomplizierter Kataraktoperation eingeschränkt. Entscheidend ist es, vor einer geplanten Operation auf eine ausreichende Laserkoagulation zu achten und postoperativ die Retinopathie engmaschig zu kontrollieren bzw. zu behandeln (34).

Sonstige okuläre Erkrankungen

Lider: Blepharitiden und Xanthelasmen sollen bei Diabetikern häufiger sein als bei Nichtdiabetikern; eindeutige Hinweise fehlen allerdings in der neueren Literatur.

Orbita: Seltene Pilzinfektionen der Orbita (Mukormykose bzw. Phykomykose) sind bei Diabetes mellitus signifikant häufiger (99). Die Therapie besteht in fortgeschrittenen Fällen in der chirurgische Exzision der befallenen Gewebsanteile bis hin zur Exenteratio orbitae, ggf. auch in der systemischen Therapie mit Amphotericin B (99).

Literatur

1 Adank, C., F. Koerner: Calcium dobesilate in diabetic retinopathy. A retrospective controlled study. Ophthalmologica 190 (1985) 102

2 Aiello, L. P., R. L. Avery, P. G. Arrigg, B. A. Keyt, H. D. Jampel, S. T. Shah et al.: Vascular endothelial growth factor in ocular fluid of patients with diabetic retinopathy and other retinal disorders. New Engl. J. Med 331 (1994) 1480

3 Aiello, L. P., E. A. Pierce, E. D. Foley, H. Takagi, H. Chen, L. Riddle et al.: Suppression of retinal neovascularization in vivo by inhibition of vascular endothelial growth factor (VEGF) using soluble VEGF-receptor chimeric proteins. Proc. nat. Acad. Sci. 92 (1995) 10457

4 Allen, R. C., A. R. Bellows, B. T. Hutchinson, S. D. Murphy: Filtration surgery in the treatment of neovascular glaucoma. Ophthalmology 89 (1982) 1181

5 Amin, R. H., R. N. Frank, A. Kennedy, D. Elliot, J. E. Puklin, G. W. Abrams: Vascular endothelial growth factor is present in glial cells of the retina and optic nerve of human subjects with nonproliferative diabetic retinopathy. Invest. Ophthalmol. 38 (1997) 36

6 Ashton, N.: Vascular changes in diabetes with particular reference to the retinal vessels. Brit. J. Ophthalmol. 33 (1949) 407

7 Ashton, N.: Pathogenesis of diabetic retinopathy. In Little, H. L., R. L. Jack, A. Patz, H. Forsham: Diabetic Retinopathy. Thieme-Stratton, New York 1983 (p. 85)

8 Axer-Siegel, R., M. Hod, S. Fink-Cohen, M. Kramer, D. Weinberger, B. Schindel et al.: Diabetic retinopathy during pregnancy. Ophthalmology 103 (1996) 1815

9 Ballantyne, A. J., A. Leowenstein: The pathology of diabetic retinopathy. Trans. ophthalmol. Soc. U.K. 63 (1943) 95

10 Barrie, T.: Ocular complications of diabetes after cataract extraction (editorial). Brit. J. Ophthalmol. 77 (1993) 198

11 Benedett, R., R. J. Olk, N. P. Arribas, E. Okun, G. P. Johnston, I. Boniuk et al.: Transconjunctival anterior retinal cryotherapy for proliferative diabetic retinopathy. Ophthalmology 94 (1987) 612

12 Berlit, P., J. Reinhardt-Eckstein, K. H. Krause: Die isolierte Abduzensparese – eine retrospektive Studie an 165 Patienten. Fortschr. Neurol. Psychiat. 57 (1989) 32

13 Blankenship, G. W., R. Machemer: Long-term diabetic vitrectomy results. Report of 10 year follow-up. Ophthalmology 92 (1985) 503

14 Bresnick, G. H.: Diabetic macular edema. A review. Ophthalmology 93 (1986) 989

15 British Multicentre Study Group: Proliferative diabetic retinopathy: treatment with xenon arc photocoagulation. Interim report of a multicentre randomised controlled trial. Brit. med. J. 84 (1977) 739

16 Bulpitt, C. J., M. A. Sleightholm, B. Hunt, A. E. Fletcher, A. Palmer, E. M. Kohner: Causes of death and risk factors in young and old diabetic patients referred to a retinopathy clinic. J. diabet. Compl. 10 (1996) 160

17 Burger, W., G. Hövener, R. Dusterhus, R. Hartmann, B. Weber: Prevalence and development of retinopathy in children and adolescents with type 1 (insulin-dependent) diabetes mellitus. A longitudinal study. Diabetologia 29 (1986) 17

18 Cogan, D. G., D. Toussaint, T. Kuwabara: Retinal vascular pattern IV. Diabetic retinopathy. Arch. Ophthalmol. 66 (1961) 107

19 Cohen, D. L., H. A. Neil, J. Sparrow, M. Thorogood, J. I. Mann: Lens opacity and mortality in diabetes. Diabet. Med. 7 (1990) 615

20 Diabetes Control and Complications Trial Research Group: Progression of retinopathy with intensive versus conventional treatment in the Diabetes Control and Complications Trial. Ophthalmology 102 (1995) 647

21 Dwyer, M. S., L. J. d. Melton, D. J. Ballard, P. J. Palumbo, J. C. Trautmann, C. P. Chu: Incidence of diabetic retinopathy and blindness: a population-based study in Rochester, Minnesota. Diabet. Care 8 (1985) 316

22 Early Treatment Diabetic Retinopathy Study Research Group: Photocoagulation for diabetic macular edema. ETDRS report number 1. Arch. Ophthalmol. 103 (1985) 1796

23 Early Treatment Diabetic Retinopathy Study Research Group: Treatment techniques and clinical guide-lines for photocoagulation of diabetic macular edema. ETDRS report number 2. Ophthalmology 94 (1987) 761

24 Early Treatment Diabetic Retinopathy Study Research Group: Classification of diabetic retinopathy from fluorescein angiograms. ETDRS report number 11. Ophthalmology 98 (1991) 807

25 Early Treatment Diabetic Retinopathy Study Research Group: Early photocoagulation for diabetic retinopathy. ETDRS report number 9. Ophthalmology 98 (1991) 766

26 Early Treatment Diabetic Retinopathy Study Research Group: Early Treatment Diabetic Retinopathy Study design and baseline patient characteristics. ETDRS report number 7. Ophthalmology 98 (1991) 741

27 Early Treatment Diabetic Retinopathy Study Research Group: Effects of aspirin treatment on diabetic retinopathy. ETDRS report number 8. Ophthalmology 98 (1991) 757

28 Early Treatment Diabetic Retinopathy Study Research Group: Fluorescein angiographic risk factors for progression of diabetic retinopathy. ETDRS report number 13. Ophthalmology 98 (1991) 834

29 Early Treatment Diabetic Retinopathy Study Research Group: Fundus photographic risk factors for progression of diabetic retinopathy. ETDRS report number 12. Ophthalmology 98 (1991) 823

30 Early Treatment Diabetic Retinopathy Study Research Group: Grading diabetic retinopathy from stereoscopic color fundus photographs – an extension of the modified Airlie House classification. ETDRS report number 10. Ophthalmology 98 (1991) 786

31 Eva, P. R., P. T. Pascoe, D. G. Vaughan: Refractive change in hyperglycaemia: hyperopia, not myopia. Brit. J. Ophthalmol. 66 (1982) 500

32 Fine, S. L., A. Patz: Ten years after the Diabetic Retinopathy Study. Ophthalmology 94 (1987) 739

33 Fishman, L., R. M. Ehrlich: Wolfram syndrome: report of four new cases and a review of literature. Diabet. Care 9 (1986) 405

34 Flanagan, D. W.: Progression of diabetic retinopathy following cataract surgery: Can it be prevented (editorial). Brit J. Ophthalmol. 80 (1996) 778

35 Frank, R. N.: The mechanism of blood-retinal barrier breakdown in diabetes (editorial). Arch. Ophthalmol. 103 (1985) 1303

36 Frank, R. N.: The aldose reductase controversy. Diabetes 43 (1994) 169

37 Friend, J., R. A. Thoft: The diabetic cornea. Int. Ophthalmol. Clin. 24 (1984) 111

38 Fryczkowski, A. W., B. L. Hodes, J. Walker: Diabetic choroidal and iris vasculature scanning electron microscopy findings. Int. Ophthalmol. 13 (1989) 269

39 Garg, S. K., H. P. Chase, G. Marshall, S. L. Hoops, D. L. Holmes, W. E. Jackson: Oral contraceptives and renal and retinal complications in young women with insulin-dependent diabetes mellitus. J. Amer. med. Ass. 271 (1994) 1099

40 Ghafour, I. M., D. Allan, W. S. Foulds: Common causes of blindness and visual handicap in the west of Scotland. Brit. J. Ophthalmol. 67 (1983) 209

41 Hammes, H. P., M. Brownlee, D. Edelstein, M. Saleck, S. Martin, K. Federlin: Aminoguanidine inhibits the development of accelerated diabetic retinopathy in the spontaneous hypertensive rat. Diabetologia 37 (1994) 32

42 Harding, J. J., M. Egerton: Diabetes, sex, and cataract. Develop. Ophthalmol. 26 (1994) 11

43 Harding, S. P., D. M. Broadbent, C. Neoh, M. C. White, J. Vora: Sensitivity and specificity of photography and direct ophthalmoscopy in screening for sight threatening eye disease: the Liverpool Diabetic Eye Study. Brit. med. J. 311 (1995) 1131

44 Hauner, H., L. von Ferber, I. Köster: Ambulante Versorgung von Diabetikern. Eine Analyse von Krankenkassendaten der AOK Dortmund. Dtsch. med. Wschr. 119 (1994) 129

45 Hayreh, S. S., R. M. Zahoruk: Anterior ischemic optic neuropathy. VI. In juvenile diabetics. Ophthalmologica 182 (1981) 13

46 Heimann, K., B. Dahl, S. Dimopoulos, K. D. Lemmen: Pars plana vitrectomy and silicone oil injection in proliferative diabetic retinopathy. Graefes Arch. clin. exp. Ophthalmol. 227 (1989) 152

47 Helbig, H., U. Kellner, N. Bornfeld, M. H. Foerster: Grenzen und Möglichkeiten der Glaskörperchirurgie bei diabetischer Retinopathie. Ophthalmologe 93 (1996) 647

48 Helbig, H., U. Kellner, N. Bornfeld, M. H. Foerster: Life expectancy of diabetic patients undergoing vitreous surgery. Brit. J. Ophthalmol. 80 (1996) 640

49 Hidayat, A. A., B. S. Fine: Diabetic choroidopathy. Light and electron microscopic observations of seven cases. Ophthalmology 92 (1985) 512

50 Hirschberg, J.: Ueber diabetische Netzhautentzündung. Dtsch. med. Wschr. 16 (1890) 1181

51 Ho, T., W. E. Smiddy, H. W. J. Flynn: Vitrectomy in the management of diabetic eye disease. Surv Ophthalmol 37 (1992) 190

52 Kinoshita, J. H.: A thirty year journey in the polyol pathway. Exp. Eye. Res. 50 (1990) 567

53 Klein, B. E., R. Klein: Ocular problems in older Americans with diabetes. Clin. Geriat. Med. 6 (1990) 827

54 Klein, B. E., R. Klein, S. E. Moss: Incidence of cataract surgery in the Wisconsin Epidemiologic Study of Diabetic Retinopathy. Amer. J. Ophthalmol. 119 (1995) 295

55 Klein, B. E., S. E. Moss, R. Klein: Effect of pregnancy on progression of diabetic retinopathy. Diabet. Care 13 (1990) 34

56 Klein, R., B. E. Klein, S. E. Moss: The Wisconsin Epidemiological Study of Diabetic Retinopathy: a review. Diabet. Metab. Rev. 5 (1989) 559

57 Klein, R., B. E. Klein, S. E. Moss, K. J. Cruickshanks: The Wisconsin Epidemiologic Study of Diabetic Retinopathy. XIV. Ten-year incidence and progression of diabetic retinopathy. Arch. Ophthalmol. 112 (1994) 1217

58 Klein, R., B. E. Klein, S. E. Moss, K. J. Cruickshanks: The Wisconsin Epidemiologic Study of Diabetic Retinopathy. XV. The long-term incidence of macular edema. Ophthalmology 102 (1995) 7

59 Klein, R., B. E. Klein, S. E. Moss, M. D. Davis, D. L. DeMets: The Wisconsin Epidemiologic Study of Diabetic Retinopathy. II. Preva-

lence and risk of diabetic retinopathy when age at diagnosis is less than 30 years. Arch. Ophthalmol. 102 (1984) 520

60 Klein, R., B. E. Klein, S. E. Moss, M. D. Davis, D. L. DeMets: The Wisconsin Epidemiologic Study of Diabetic Retinopathy. III. Prevalence and risk of diabetic retinopathy when age at diagnosis is 30 or more years. Arch. Ophthalmol. 102 (1984) 527

61 Klein, R., B. E. Klein, S. E. Moss, M. D. Davis, D. L. DeMets: The Wisconsin Epidemiologic Study of Diabetic Retinopathy. IV. Diabetic macular edema. Ophthalmology 91 (1984) 1464

62 Klein, R., B. E. Klein, S. E. Moss, M. D. Davis, D. L. DeMets: Glycosylated hemoglobin predicts the incidence and progression of diabetic retinopathy. J. Amer. med. Ass. 260 (1988) 2864

63 Klein, R., B. E. Klein, S. E. Moss, M. D. Davis, D. L. DeMets: Is blood pressure a predictor of the incidence or progression of diabetic retinopathy? Arch. Intern. Med. 149 (1989) 2427

64 Klein, R., B. E. Klein, S. E. Moss, M. D. Davis, D. L. DeMets: The Wisconsin Epidemiologic Study of Diabetic Retinopathy. IX. Four-year incidence and progression of diabetic retinopathy when age at diagnosis is less than 30 years. Arch. Ophthalmol. 107 (1989) 237

65 Klein, R., B. E. Klein, S. E. Moss, M. D. Davis, D. L. DeMets: The Wisconsin Epidemiologic Study of Diabetic Retinopathy. X. Four-year incidence and progression of diabetic retinopathy when age at diagnosis is 30 years or more. Arch. Ophthalmol. 107 (1989) 244

66 Klein, R., B. E. Klein, M. W. Neider, L. D. Hubbard, S. M. Meuer, R. J. Brothers: Diabetic retinopathy as detected using ophthalmoscopy, a nonmydriatic camera and a standard fundus camera. Ophthalmology 92 (1985) 485

67 Klein, R., S. E. Moss, B. E. Klein, D. L. DeMets: Relation of ocular and systemic factors to survival in diabetes. Arch. intern. Med. 149 (1989) 266

68 Knowler, W. C., P. H. Bennett, E. J. Ballintine: Increased incidence of retinopathy in diabetics with elevated blood pressure. A six-year follow-up study in Pima Indians. New Engl. J. Med. 302 (1980) 645

69 Kofoed-Enevoldsen, A., T. Jensen, K. Borch-Johnsen, T. Deckert: Incidence of retinopathy in type I (insulin-dependent) diabetes: association with clinical nephropathy. J. diabet. Complic. 1 (1987) 96

70 Kohner, E. M., P. M. Lawson, G. Ghosh, M. Testa: Conference on insulin pump therapy in diabetes. Multicenter study of effect on microvascular disease. Assessment of fluorescein angiograms. Diabetes 3 (1985) 56

71 Kohner, E. M., V. Patel, S. M. Rassam: Role of blood flow and impaired autoregulation in the pathogenesis of diabetic retinopathy. Diabetes 44 (1995) 603

72 Langham, M. E., R. Grebe, S. Hopkins, S. Marcus, M. Sebag: Choroidal blood flow in diabetic retinopathy. Exp. Eye Res. 52 (1991) 167

73 Leibowitz, H. M., D. E. Krueger, L. R. Maunder, R. C. Milton, M. M. Kini, H. A. Kahn et al.: The Framingham Eye Study Monograph: an ophthalmological and epidemiological study of cataract, glaucoma, diabetic retinopathy, macular degeneration, and visual acuity in a general population of 2631 adults, 1973–1975. Surv. Ophthalmol. 24 (1980) 335

74 Machemer, R.: Reminiscences after 25 years of pars plana vitrectomy (editorial). Amer. J. Ophthalmol. 119 (1995) 505

75 Madson, D. H.: Haemorrhagic glaucoma: comparative study in diabetic and non diabetic patients. Brit. J. Ophthalmol. 50 (1971) 444

76 Merimee, T. J.: Diabetic retinopathy. A synthesis of perspectives. New Engl. J. Med. 322 (1990) 978

77 Messmer, E., N. Bornfeld, U. Oehlschläger, T. Heinrich, M. H. Foerster, A. Wessing: Epiretinale Membranbildung nach Pars-plana-Vitrektomie bei proliferativer diabetischer Retinopathie. Klin. Mbl. Augenheilk. 200 (1992) 267

78 Meyer-Schwickerath, G. R. E., K. Schott: Diabetic retinopathy and photocoagulation. Amer. J. Ophthalmol. 66 (1968) 597

79 Michaelson, I. C.: The mode of development of the vascular system of the retina, with some observations on its significance for certain retinal diseases. Trans. ophthalmol. Soc. U.K. 68 (1948) 137

80 Miller, H., B. Miller, S. Zonis, I. Nir: Diabetic neovascularization: permeability and ultrastructure. Invest. Ophthalmol. 25 (1984) 1338

81 Mohan, R., E. M. Kohner, S. J. Aldington, I. Nijhar, V. Mohan, H. M. Mather: Evaluation of a non-mydriatic camera in Indian and European diabetic patients. Brit. J. Ophthalmol. 72 (1988) 841

82 Moro, F., D. Doro: Diabetic optic neuropathies: clinical features. Metab. Pediat. syst. Ophthalmol. 9 (1986) 65

83 Mosier, M. A., E. Del Piero, S. M. Gheewala: Anterior retinal cryotherapy in diabetic vitreous hemorrhage. Amer. J. Ophthalmol. 100 (1985) 440

84 Moss, S. E., R. Klein, S. D. Kessler, K. A. Richie: Comparison between ophthalmoscopy and fundus photography in determining severity of diabetic retinopathy. Ophthalmology 92 (1985) 62

85 Moss, S. E., R. Klein, B. E. Klein: Cigarette smoking and ten-year progression of diabetic retinopathy. Ophthalmology 103 (1996) 1438

86 Murphy, R. P., M. Nanda, L. Plotnick, C. Enger, S. Vitale, A. Patz: The relationship of puberty to diabetic retinopathy. Arch. Ophthalmol. 108 (1990) 215

87 Ohashi, Y., M. Matsuda, H. Hosotani, Y. Tano, I. Ishimoto, M. Fukuda et al.: Aldose reductase inhibitor (CT-112) eyedrops for diabetic corneal epitheliopathy. Amer. J. Ophthalmol. 105 (1988) 233

88 Olk, R. J.: Modified grid argon (blue-green) laser photocoagulation for diffuse diabetic macular edema. Ophthalmology 93 (1986) 938

89 Patz, A., R. E. Smith: The ETDRS and Diabetes 2000 (editorial). Ophthalmology 98 (1991) 739

90 Pauleikhoff, D., E. Gerke: Photokoagulation bei diabetischer Rubeosis iridis und neovaskulärem Glaukom. Klin. Mbl. Augenheilk. 190 (1987) 11

91 Pavan, P. R., J. C. Volk, T. A. Weingeist, V. M. Hermsen, R. C. Watzke, P. R. Montague: Diabetic rubeosis and panretinal photocoagulation. A prospective, controlled, masked trial using iris fluorescein angiography. Arch Ophthalmol 101 (1983) 882

92 Phelps, R. L., P. Sakol, B. E. Metzger, L. M. Jampol, N. Freinkel: Changes in diabetic retinopathy during pregnancy. Correlations with regulation of hyperglycemia. Arch. Ophthalmol. 104 (1986) 1806

93 Puvanendran, K., G. Devathasan, P. K. Wong: Visual evoked responses in diabetes. J. Neurol. Neurosurg. Psychiat. 46 (1983) 643

94 Ramsay, R. C., F. C. Goetz, D. E. Sutherland, S. M. Mauer, L. L. Robison, H. L. Cantrill et al.: Progression of diabetic retinopathy after pancreas transplantation for insulin-dependent diabetes mellitus. New Engl. J. Med. 318 (1988) 208

95 Regillo, C. D., G. C. Brown, P. J. Savino, G. A. Byrnes, W. E. Benson, W. S. Tasman et al.: Diabetic papillopathy. Patient characteristics and fundus findings. Arch. Ophthalmol. 113 (1995) 889

96 Riss, B., S. Binder, L. Havelec: Die Hornhautsensibilität bei Diabetes mellitus. Klin. Mbl. Augenheilk. 180 (1982) 553

97 Robison, W. J., M. Nagata, T. N. Tillis, N. Laver, J. H. Kinoshita: Aldose reductase and pericyte-endothelial cell contacts in retina and optic nerve. Invest. Ophthalmol. 30 (1989) 2293

98 Schultz, R. O., M. A. Peters, K. Sobocinski, K. Nassif, K. J. Schultz: Diabetic corneal neuropathy. Trans. Amer. Ophthalmol. Soc. 81 (1983) 107

99 Schwartz, J. N., E. H. Donnelly, G. K. Klintworth: Ocular and orbital phycomycosis. Surv. Ophthalmol. 22 (1977) 3

100 Shimizu, K., Y. Kobayashi, K. Muraoka: Midperipheral fundus involvement in diabetic retinopathy. Ophthalmology 88 (1981) 601

101 Sonksen, P. H., D. Russell-Jones, R. H. Jones: Growth hormone and diabetes mellitus. A review of sixty-three years of medical research and a glimpse into the future? Horm. Res. 40 (1993) 68

102 Sorbinil Retinopathy Trial Research Group: A randomized trial of sorbinil, an aldose reductase inhibitor, in diabetic retinopathy. Arch. Ophthalmol. 108 (1990) 1234

103 Takahashi, K., R. A. Brooks, S. M. Kanse, M. A. Ghatei, E. M. Kohner, S. R. Bloom: Production of endothelin 1 by cultured bovine retinal endothelial cells and presence of endothelin receptors on associated pericytes. Diabetes 38 (1989) 1200

104 Taylor, R., L. Lovelock, W. M. Tunbridge, K. G. Alberti, R. G. Brakkenridge, P. Stephenson et al.: Comparison of non-mydriatic retinal photography with ophthalmoscopy in 2159 patients: mobile retinal camera study. Brit. med. J. 301 (1990) 1243

105 The Diabetes Control and Complications Trial Research Group: The effect of intensive treatment of diabetes on the development and progression of long-term complications in insulin-dependent diabetes mellitus. New Engl. J. Med. 329 (1993) 977

106 The Diabetic Retinopathy Study Research Group: Preliminary report on effects of photocoagulation therapy. Amer. J. Ophthalmol. 81 (1976) 383

107 The Diabetic Retinopathy Study Research Group: Photocoagulation treatment of proliferative diabetic retinopathy. The second

report of Diabetic Retinopathy Study findings. Ophthalmology 85 (1978)

108 The Diabetic Retinopathy Study Research Group: Four risk factors for severe visual loss in Diabetic Retinopathy. The third report from the Diabetic Retinopathy Study. Arch. Ophthalmol. 97 (1979) 654

109 The Diabetic Retinopathy Study Research Group: Indications for photocoagulation treatment of diabetic retinopathy: Diabetic Retinopathy Study Report no. 14. Int. Ophthalmol. Clin. 27 (1987) 239

110 The Diabetic Retinopathy Vitrectomy Study Research Group: Early vitrectomy for severe vitreous hemorrhage in diabetic retinopathy. Four-year results of a randomized trial.: Diabetic Retinopathy Study Report no. 5. Arch. Ophthalmol. 108 (1990) 958

111 Thieme, H., L. P. Aiello, H. Takagi, N. Ferrara, G. L. King: Comparative analysis of vascular endothelial growth factor receptors on retinal and aortic vascular endothelial cells. Diabetes 44 (1995) 98

112 Townsend, C., J. Bailey, E. Kohner: Xenon arc photocoagulation for the treatment of diabetic maculopathy. Interim report of a multi-centre controlled clinical study. Brit. J. Ophthalmol. 64 (1980) 385

113 Ulbig, M., A. Kampik, S. Thurau, R. Landgraf, W. Land: Long-term follow-up of diabetic retinopathy for up to 71 months after combined renal and pancreatic transplantation. Graefes Arch. clin. exp. Ophthalmol. 229 (1991) 242

114 114.Wang, Q., R. Klein, S. E. Moss, B. E. Klein, C. Hoyer, K. Burke et al.: The influence of combined kidney-pancreas transplantation on the progression of diabetic retinopathy. A case series. Ophthalmology 101 (1994) 1071

115 Warram, J. H., J. E. Manson, A. S. Krolewski: Glycosylated hemoglobin and the risk of retinopathy in insulin-dependent diabetes mellitus (letter). New Engl. J. Med. 332 (1995) 1305

116 Watanabe, K., R. Hagura, Y. Akanuma, T. Takasu, H. Kajinuma, N. Kuzuya et al.: Characteristics of cranial nerve palsies in diabetic patients. Diabet. Res. clin. Pract. 10 (1990) 19

117 Wessing, A.: Über Technik und Indikation für die Lichtkoagulation der diabetischen Retinopathie. Klin. Mbl. Augenheilk. 160 (1972) 274

118 Zaharia, M., P. Olivier, G. Lafond, P. Blondeau, J. R. Brunette: Lobular delayed choroidal perfusion as an early angiographic sign of diabetic retinopathy: a preliminary report. Canad. J. Ophthalmol. 22 (1987) 257

26 Neurologische Erkrankungen

F. Strian und M. Haslbeck

Das Wichtigste in Kürze

➤ Unter den neurologischen Folgekrankheiten beim Diabetes dominieren die Störungen am peripheren Nervensystem (diabetische Neuropathien). Störungen am zentralen Nervensystem treten vorwiegend nach Diabeteskomplikationen wie hyoglykämischem Schock, diabetischem Koma und zerebraler Makroangiopathie auf.
➤ Diabetische Neuropathien sind häufig und kommen beim Typ-1- und Typ-2-Diabetes vor.
➤ Die meisten Neuropathieformen beim Diabetes treten in Beziehung zu Krankheitsdauer und ungünstiger Stoffwechseleinstellung auf.

➤ Distal-symmetrische Neuropathien, oft verbunden mit autonomer Neuropathie, herrschen vor. Besondere differentialdiagnostische Schwierigkeiten werfen die fokalen und multifokalen Neuropathien und lokale Einflußfaktoren auf.
➤ In der Diagnostik (z. B. neue Meßmethoden) und Einordnung der neurologischen Störungen beim Diabetes sind große Fortschritte erzielt worden. Wichtigste Therapie ist stets die optimierte Diabeteseinstellung. Neuropathiespezifische Behandlungsmöglichkeiten fehlen noch, jedoch sind viele effektive pharmakologische und andere Hilfen möglich.

Übersicht und Einteilung

Die diabetischen Neuropathien stellen ein Paradigma für die vielfältigen Verteilungsformen systemischer und umschriebener Nervenschädigungen dar (Tab. 26.1). Gleichzeitig bestehen jedoch einige differentialdiagnostisch hilfreiche Charakteristiken:

➤ Die periphere somatische Polyneuropathie beim Diabetes ist vorwiegend eine sensible Polyneuropathie im Sinne des sog. „sensiblen Kernsyndroms". Zugrunde liegt eine bevorzugte Schädigung afferenter, zuweilen auch markarmer und markloser Nervernfasern („afferent small fibres").
➤ Schwerwiegende motorische Beeinträchtigungen kommen im allgemeinen nur bei der weniger häufigen proximalen, asymmetrischen Polyneuropathie vor („diabetische Amyotrophie"), die von manchen Autoren daher den multifokalen Neuropathien zugerechnet wird.
➤ Fokale und multifokale Erscheinungsbilder, also Mono- und Multiplexneuropathien, kommen im Hirnnervenbereich bevorzugt an den Augenmuskelnerven, im Rumpfbereich als selektive Radikulopathien und im Extremitätenbereich oft in Beziehung zu Engpaßsyndromen vor.
➤ „Trophische Neuropathien" der Extremitäten mit vaso- und sudomotorischen Störungen stellen eine Mischform zwischen peripheren somatischen und autonomen (sympathischen) Neuropathien dar. Sie spielen eine wichtige Rolle bei diabetischem Fuß, Neuroarthropathie, Neuroosteopathie und möglicherweise auch bei der Cheiropathie.
➤ Die autonomen Neuropathien (80) können alle oder einzelne vegetativ innervierten Organe und Organsysteme betreffen und scheinen sich oft parallel zu den somatischen Neuropathien zu entwickeln. Sie stellen damit eine topische Variante der systemischen Polyneuropathie beim Diabetes dar.
➤ Therapieinduzierte und hypoglykämische Neuropathien kommen nur ausnahmsweise vor.

Pathogenese

Übersicht: Unter den vielschichtigen pathogenetischen Ursachen der diabetischen Neuropathien sind nur einige Faktoren ansatzweise geklärt. Die verschiedenen Neuropathieformen dürften durch unterschiedliche Bedingungen zustande kommen. Bei den sensomotorischen und autono-

Tabelle 26.**1** Klassifikation der Diabetesneuropathien

Distal-symmetrische Polyneuropathien (vorwiegend sensibel)
- sensible Polyneuropathie
- schmerzhafte Polyneuropathie („pseudotabischer" bzw. „hyperalgetischer" Typ
- sensomotorische Polyneuropathie
- motorische Polyneuropathie und andere atypische Verteilungsformen

Proximal-asymmetrische Polyneuropathien (vorwiegend motorisch)
- diabetische Amyotrophie

Fokale und multifokale Neuropathien (Mono- und Multiplexneuropathien)
- Neuropathie der Hirnnerven: vorwiegend okulomotorische Nerven (N.oculomotorius, trochlearis, trigeminus), N. opticus, pupillomotorische Störungen, N.facialis
- Neuropathie der peripheren Nerven: N. femoralis, Meralgie (des N.cutaneus femoris lateralis), N. ischiadicus, N. medianus, N. ulnaris, N. radialis,
- Enpaßsyndrome im Bereich dieser Nerven und sonstige Syndrome (z. B. Phrenikusneuropathie)
- Neuropathie der Rumpfnerven: thorakale und abdominelle Radikulopathie

Trophische Neuropathien der Extremitäten
- Vaso- und Sudomotorenstörung
- Neuroarthropathie, Neuroosteopathie

Autonome Neuropathien
- Kardiovaskuläre, respiratorische, gastrointestinale, urogenitale Neuropathie und Neuroendokrinopathien

Pathogenetische Sonderformen
- therapieinduzierte und hypoglykämische Neuropathien

men Polyneuropathien stehen die systemischen, metabolischen und vaskulären Faktoren im Vordergrund, bei den Mono- und Multiplexneuropathien kommen auch lokale, mechanische oder zentralnervöse Faktoren in Frage. Eine vorherrschende Schädigung der kleinen, markarmen und marklosen Fasern (sensibles Kernsyndrom, autonome Neuropathien) weist auf eine primär axonale Schädigung hin. Als wesentlichste pathogenetische Mechanismen gelten heute Störungen des Polyol- und Myoinositolstoffwechsels, vaskuläre und hypoxische Schäden und Störungen des axonalen Transportsystems mit Beeinträchtigung verschiedener „neurotropher Faktoren", insbesondere des Nerve growth factor (NGF). Zusätzlich werden heute weitere pathogenetische Faktoren wie nichtenzymatische Glykosylierung, Immunphänomene und freie Radikale bzw. oxidativer Streß diskutiert (58, 73).

Störungen des Polyol- und Myoinositstoffwechsels: Bei Hyperglykämie wird Glucose verstärkt über den sog. Polyolweg verstoffwechselt. Glucose wird dabei durch das Enzym Aldosereduktase in Sorbit (ein Polyol) überführt und durch Sorbitdehydrogenase in Fructose umgewandelt (Abb. 26.**10**). Hyperglykämie führt damit zu vermehrter intrazellulärer Anreicherung von Sorbit und Fructose, die eine osmotische Flüssigkeitsanreicherung und damit Zellschädigung (z. B. der Schwann-Zellen) nach sich ziehen kann. Die deswegen postulierte primäre Demyelinisierung der Nerven ist aber experimentell nicht hinreichend gesichert.

Die Myoinositolmangelhypothese geht davon aus, daß sowohl die Hyperglykämie selbst als auch der vermehrt beanspruchte Polyolweg die natriumabhängige Myoinositolaufnahme hemmen. Auch bei dieser Hypothese steht die Myelinschädigung im Vordergrund. Weder das vermutete Myoinositoldefizit im Nerven selbst noch die zu erwartende therapeutische Effektivität von Myoinositol sind jedoch hinreichend belegt.

Vaskuläre und hypoxämische Faktoren: Eine vaskuläre Ursache der diabetischen Polyneuropathie wird seit langem wegen der häufig anzutreffenden verdickten und verbreiterten Basalmembran der endoneuralen Gefäße diskutiert. Dabei handelt es sich jedoch um einen relativ unspezifischen Befund, der auch im Alter, bei anderen Erkrankungen und bei Diabetikern ohne Neuropathie vorkommt. Andererseits könnte die diabetische Mikroangiopathie – trotz der dichten Gefäßversorgung des Nerven mit einem inneren und äußeren Gefäßnetz – zusammen mit anderen Faktoren (verzögerte kapilläre Blutströmung, verminderte Sauerstoffsättigung, erhöhte Blut- und Plasmaviskosität, erhöhte Erythrozytenaggregabilität, verminderte Erythrozytendeformierbarkeit) zu einer endoneuralen Mikrohypoxie und damit zu funktionellen und strukturellen Änderungen auch an den Nervenfasern führen (88, 78). Als Bestätigungen können z. B. verminderte Sauerstoffspannung im diabetischen Nerven und verstärkte Shuntbildung am Fuß gewertet werden.

Störungen des axonalen Transports: Ein gestörter axonaler Transport für Glucosemetaboliten, Neurotransmitter und Neuropeptide wird ebenfalls schon seit längerem diskutiert. Besonderes Interesse finden neuere Ergebnisse zum NGF beim experimentellen Diabetes, da dieses neurotrophe Protein eine wesentliche Rolle gerade für die sympathischen und sensorischen Neurone des peripheren Nervensystems, also der Präferenz der diabetischen Poly-

neuropathie, spielen. Beim streptozotocininduzierten Diabetes der Ratte ist NGF im N. ischiadicus und im sympathischen Halsganglion schon nach 3 Wochen drastisch reduziert. Die NGF-Verminderung korreliert negativ mit dem Blutzuckerspiegel (33) und ist durch Inselzelltransplantation reversibel (34). Erniedrigte NGF-Serumspiegel bei Patienten mit diabetischer Neuropathie waren mit der Verlangsamung der motorischen Nervenleitgeschwindigkeit korreliert (20). Zukünftige Forschungen lassen hier weitere wichtige Ergebnisse erwarten.

Epidemiologie

Angaben über die Häufigkeit der diabetischen Nervenschädigungen variieren wegen unterschiedlicher Befund- und Diagnosekriterien erheblich.

Einfluß der Krankheitdauer: Alle diabetischen Neuropathieformen, insbesondere aber die diabetische Polyneuropathie, nehmen mit der Krankheitsdauer und mit dem Auftreten anderer Folgekrankheiten deutlich zu (17). Bei älteren Diabetespatienten muß auch die schon beim altersentsprechenden Vergleichskollektiv erhöhte Neuropathierate berücksichtigt werden. Man kann erwarten, daß annähernd jeder 2. Diabetiker nach langjährigem Krankheitsverlauf auch neuropathische Symptome entwickelt. In früheren Verlaufsstudien wurde bei Erstdiagnose (d. h. nicht bei Erkrankungsmanifestation) eine Neuropathieinzidenz zwischen 4 und 7,5% und nach 20 bzw. 25 Jahren zwischen 15 und 50% berichtet (62). In der Pittsburgh-Studie betrug die Neuropathieprävalenz beim jüngeren Diabetiker 34%, beim älteren 58% (54), und in der Oxford-Studie fanden sich bei einem Viertel älterer Typ-2-Diabetiker sensible Defizite (57).

Periphere Neuropathien: In einer neueren großen multizentrischen Querschnittsstudie wurde bei 6487 Diabetikern eine Häufigkeit der peripheren sensomotorischen Neuropathie von 28,5% (22,7% Typ-1-Diabetes, 32,1% Typ-2-Diabetes) gefunden (93).

Auch die klinisch manifesten **autonomen Neuropathien** treten in Abhängigkeit von der Diabetesdauer und häufig in Verbindung mit anderen diabetischen Langzeitkomplikationen auf. Bei Querschnittsuntersuchungen wurde eine Häufigkeit der kardiovaskulären Neuropathie bei insulinbedürftigen Diabetikern von etwa 20–40% gefunden. In einer neuen Multicenterstudie konnte bei einer großen Zahl von Diabetikern (647 Typ-1-, 524 Typ-2-Diabetiker) bei 17 bzw. 22% eine kardiovaskuläre Neuropathie (zumindest 3 von 6 Tests pathologisch) festgestellt werden, wobei Lebensalter, Diabetesdauer und Mikroangiopathie am stärksten mit der Neuropathie korrelierten (95). Diese Daten stimmen gut mit den Ergebnissen anderer, neuerer Querschnittsstudien überein (57). Die Häufigkeit autonomer Symptome war jedoch bei all diesen Diabetikergruppen sehr viel geringer. Die Vergleichbarkeit epidemiologischer Studien zur diabetischen Neuropathie und speziell zur autonomen Diabetesneuropathie wird offensichtlich durch eine Vielzahl unterschiedlicher Untersuchungsmethoden und Definitionen erschwert. Bei Diabetikern mit einer manifesten peripheren Neuropathie kann in 30 bis 50% der Fälle mit einer asymptomatischen, kardialen Neuropathie gerechnet werden. Insbesondere bei einer Sonderform der peripheren Neuropathie, der sog. schmerzhaften Neuropathie, besteht häufig eine Mitbeteiligung des autonomen Nervensystems.

Klinik

Periphere somatische Neuropathien

Die peripheren Neuropathien beim Diabetes können als Mono-, Multiplex- und Polyneuropathieform mit distalem und proximalem, sensiblem und motorischem Akzent und mit akutem und chronischem Verlauf angetroffen werden – jedoch unter den eingangs genannten Präferenztypen. Die Einteilung der somatischen Neuropathien beim Diabetes kann sich somit am allgemeinen Klassifikationsschema peripherer Neuropathien orientieren – mit besonderen differentialdiagnostischen Schwierigkeiten bei der Abgrenzung von Mono- und Multiplexneuropathien und proximalen Erscheinungsbildern. Die Diagnostik der peripheren Neuropathien gehört vorwiegend in die Hand des Neurologen, jene der autonomen Neuropathien vorwiegend in die des Internisten. Jedoch bestehen für alle diabetischen Neuropathieformen hinreichende klinische Kriterien, um diese auch in der Praxis erkennen und erforderliche Zusatzuntersuchungen veranlassen zu können (Tab. 26.**1**).

Distal-symmetrische Polyneuropathie

Bei der distal-symmetrischen Polyneuropathie herrschen sensible oder solche sensomotorische Formen vor, bei denen die motorischen Beeinträchtigungen (Lähmungen, Muskelatrophien) eher gering ausgeprägt sind. Die Patienten sind daher zwar oft schwer beeinträchtigt und gequält, aber meist nicht bewegungsbehindert oder gar immobilisiert.

Vom **Verteilungsmuster** her dominiert die distale, bilaterale Anordnung mit Befall zuerst der längsten Nervenfasern, d. h. die klinischen Störungen treten zunächst an Füßen bzw. Beinen und erst sehr viel später an Händen bzw. Armen und selten an der Rumpfvorderseite auf. Die periphere Neuropathie an den unteren Extremitäten soll daher früher bei groß- als bei kleinwüchsigen Diabetikern angetroffen werden. Das Erlernen der Braille-Schrift bei Erblindung durch Retino-

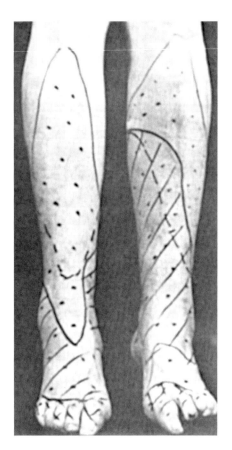

Abb. 26.**2** Unterschiedliche Betroffenheit verschiedener sensibler Modalitäten bei diabetischer Polyneuropathie.

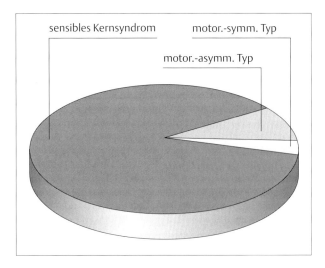

sensibles Kernsyndrom   motor.-symm. Typ

motor.-asymm. Typ

Abb. 26.**1** Verteilung sensibler und motorischer Präferenztypen bei diabetischer Polyneuropathie (aus Neundörfer, B., D. Sailer; Interdisziplinäre Bestandsaufnahme der Neuropathien. Perimed, Erlangen 1986).

pathie wird glücklicherweise zumeist nicht durch eine neuropathische Empfindungsstörung an den Händen behindert.

Die im Vordergrund stehenden **sensiblen Störungen** (sensibles Kernsyndrom, Abb. 26.**1**) sind teils durch Mißempfindungen, teils durch Empfindungsstörungen (ebenfalls zuerst an Zehen und Füßen, dann an Unterschenkeln) charakterisiert. Die subjektiv u. U. stärker beeinträchtigenden Mißempfindungen, wie Kribbelparästhesien oder Brennschmerzen, müssen aber nicht mit dem Schweregrad der Neuropathie korrelieren, da sie als Irritationszeichen sowohl im Frühstadium wie in der Remission vorkommen können. Zumeist herrscht eine Mischform aus sensiblen Reiz- und Defizitsymptomen vor (Kribbeln, Ameisenlaufen, brennende und stechende Mißempfindungen, Kälteparästhesien, Taubheit, Pelzigkeit, zuweilen auch motorische Reizerscheinungen wie Muskelkrämpfe). Die genaue Sensibilitätsprüfung ergibt keine regelmäßige, „terrassenförmige", sondern unregelmäßige Anordnung der Störung der verschiedenen Sinnesmodalitäten, z. B. für Berührungs-, Lage- und Temperaturempfinden (Abb. 26.**2**). Quantitative Sensibilitätsprüfungen haben gezeigt, daß diese Beschwerdevielfalt durch eine Schädigung sowohl der stark bemarkten, rasch leitenden wie auch der schwach bemarkten und marklosen, langsam leitenden Nervenfasern zustande kommt (Tab. 26.**2**) (66).

Motorische Störungen beschränken sich auf die fast regelhaft abgeschwächten oder fehlenden Achillessehnen-, später auch Patellarsehnenreflexe und eine eher dis-

Tabelle 26.**2** Physiologische Bedeutung verschiedener Fasertypen des peripheren Nervensystems

Fasertyp	Myelinscheide	Faserdurchmesser (μm)	Leitungsgeschwindigkeit (m/s)	Funktion
Aα	dick	12–20	70–120	motorische Propriozeption
Aβ	dick	7–15	40–90	Berührung, Druck, Vibration
Aγ	dünn	4–8	30–45	Kontrolle des Muskeltonus
Aδ	dünn	2,5–5	12–25	Oberflächenschmerz und Temperatur (kalt)
B	dünn	1–3	3–15	autonomes Nervensystem
C	dünn	0,3–1,5	0,3–2	Tiefenschmerz und Temperatur (warm)

krete, distal betonte Muskelverschmächtigung und Kraftminderung (z. B. der Zehenextension).

Die **akute schmerzhafte Neuropathie** läßt sich als hyperalgetische Variante des sensiblen Kernsyndroms und als Gegenpol zum „pseudotabischen Typ" verstehen. Vermutlich liegt ersterer eine Schädigung vorwiegend kleiner, letzterem eine der großen Nervenfasern zugrunde (68); allerdings sind auch zentralnervöse Sensitivierungsmechanismen bei schmerzhafter Neuropathie denkbar (3, 84). Die Patienten sind durch heftige, oft quälende Schmerzen beeinträchtigt, die sie als dumpf, brennend, tiefsitzend, von den Knochen kommend beschreiben und die häufig auch proximal in Leistenregion und Oberschenkelvorderseite lokalisiert sind. Auch distale Hitze- und Kältemißempfindungen oder plötzlich einschießende neuralgische Schmerzen kommen vor. Die Schmerzen treten vorwiegend in Ruhe oder nachts auf, erfahren oft Besserung mit Bewegung. Proximale Schmerzen sind auch Leitsymptom bei diabetischer Kachexie und diabetischer Amyotrophie. Obwohl bei der schmerzhaften Diabetesneuropathie alle Nervenfasertypen beteiligt sein dürften (8), scheinen auch hier besonders kleine Fasern betroffen zu sein (49), und die Leitgeschwindigkeit sensibler Nerven bleibt häufig ungestört. Möglicherweise spielt bei der schmerzhaften Diabetesneuropathie auch eine Hemmung antinozizeptiver Opioidmechanismen eine Rolle.

Proximal-asymmetrische, motorische Polyneuropathie (diabetische Amyotrophie, Bruns-Garland-Syndrom)

Diese auch heute noch im klinischen Sprachgebrauch als diabetische Amyotrophie bezeichnete Neuropathieform stellt eine Schwerpunktpolyneuropathie im Bereich des Plexus lumbosacralis (extrem selten des Plexus brachialis) vor dem Hintergrund einer meist diskreten diffusen Nervenschädigung dar. Die Erkrankung beginnt mit heftigen, teils neuralgischen Schmerzen in der Leisten- und proximalen Oberschenkelregion; rasch entwickeln sich Paresen und ausgeprägte Muskelatrophien besonders von M.iliopsoas, M.quadriceps und der Adduktorengruppe. Einseitiges Auftreten oder zumindest asymmetrische Akzentuierung ist die Regel (Abb. 26.**3**). Insoweit bestehen Überschneidungen zwischen fokaler und systemischer Neuropathie und von der Akuität des Verlaufs her auch bezüglich der sog. diabetischen Kachexie. Die Patellarsehnenreflexe – nicht aber die Achillessehnenreflexe – sind entsprechend abgeschwächt

oder fehlen. Die Sensibilitätsausfälle bleiben oft eher gering. Die Schultergürtelform ist die Ausnahme.

Die diabetische Amyotrophie tritt vorwiegend im späteren Lebensalter und bei schlechter Stoffwechseleinstellung auf, kann aber auch beim jüngeren Typ-1-Diabetiker vorkommen. Primär asymmetrische Formen können in symmetrische übergehen, wobei besonders vaskuläre, aber auch metabolische Faktoren diskutiert werden. Bei guter Stoffwechseleinstellung und physikalischer Therapie kann mit einer allerdings oft über Monate verlaufenden Besserung, nicht selten unter Defektbildung, gerechnet werden.

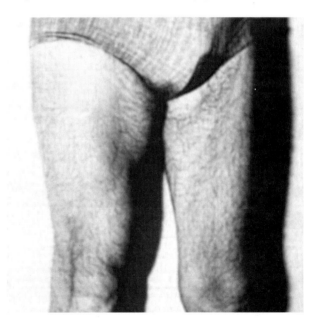

Abb. 26.**3** Verschmächtigte Oberschenkelmuskulatur links bei diabetischer Amyotrophie.

Mono- und Multiplexneuropathien von Hirnnerven

Die Hirnnerven-Mononeuropathien kommen ganz überwiegend beim älteren Diabetiker vor. Zumeist sind der N.oculomotorius oder der N.abducens, gelegentlich auch beide betroffen. Die Pupillomotorik bleibt oft ausgespart. Die diabetische Ophthalmoplegie tritt akut, einseitig oder stark asymmetrisch, mit oder ohne Ptose auf. Es kann in 6 bis

12 Wochen eine Remission erwartet werden. Vor oder mit Auftreten der Lähmung bestehen fast obligat neuralgische Gesichtsschmerzen im zugeordneten Orbitabereich. Ursächlich könnte übertragener Schmerz ("referred pain") oder ein von Hopf u. Gutmann (36) diskutierter Hirnstamminsult, bei dem auch der ipsi- oder bilaterale Masseterreflex pathologisch ist, in Frage kommen. Bei der nächsthäufigen Fazialisparese fehlen entgegen den Augenmuskellähmungen meist anderweitige Diabeteskomplikationen, so daß eine diabetische Ursache oft zweifelhaft ist. Auch visuelle und akustische Beeinträchtigungen beim Diabetes scheinen sich eher auf zentralnervöse Projektionen – nachgewiesen an gestörten evozierten Potentialen – zu beziehen. Als peripheres Neuropathiesymptom wird dagegen gelegentlich eine diabetische Hypogeusie angetroffen.

Mononeuropathien von Rumpfnerven (Radikulopathien)

Die meist einseitigen thorakalen und abdominellen Radikulopathien sind differentialdiagnostisch schwer abzugrenzen. Am Abdomen fällt einseitige Protrusion der Bauchdecke auf, die als abdominelle Hernie imponieren kann. Außer umschriebener Parese mit Denervationszeichen im EMG können auch segmentärer Schmerz und Hyperpathie, segmentäre Sensibilitätsstörungen und segmentäres Schwitzen auftreten. Auch polysegmentäre und kontralaterale Ausbreitung sind möglich (Abb. 26.**4**).

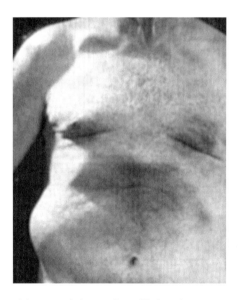

Abb. 26.**4** Abdominelle Radikulopathie.

Mononeuropathien von Extremitätennerven, Engpaßsyndrome

Die Zuordnung von Extremitätennerven-Mononeuropathien zum Diabetes ist besonders kritisch zu prüfen. Als die am häufigsten betroffenen Nerven werden der N. femoralis, N. cutaneus femoris lateralis (Meralgie), N. fibularis, N. medianus und N. ulnaris beschrieben. Plötzlicher Beginn und oft neuralgischer Schmerz gelten als Hinweis auf die diabe-

tische Ursache. Häufig liegt ein Engpaßsyndrom zugrunde, für das die diabetische Polyneuropathie wohl eine zusätzliche Disposition darstellt. Besonders häufig wird das Karpaltunnelsyndrom angetroffen. Eine Nervwurzelkompression in den Foramina intervertebralia bei Radikulopathien und den Schwerpunktneuropathien gilt als nicht gesichert.

Trophische Neuropathie, diabetischer Fuß, Neuroarthropathie und Neuroosteopathie des Fußes

Als **neurotrophische Störungen** werden die Gewebsänderungen nach gestörter Innervation bezeichnet, die nicht auf eine unmittelbare Organ- bzw. Gewebserkrankung zurückgeführt werden können. Mit dem Begriff der trophischen Neuropathie lassen sich daher die unter Beteiligung neurogener Faktoren zustande gekommenen diabetischen Gewebsstörungen zusammenfassen. Es handelt sich vermutlich vorwiegend um Wechselwirkungen zwischen gestörter sensorischer Afferenz und sympathischer Efferenz.

Vaso- und sudomotorische Störungen: Die periphere Sympathikusneuropathie verursacht eine – in aller Regel gemeinsame – Vaso- und Sudomotorenstörung. Die Vasomotorenlähmung führt zu abnormer Vasodilatation, Verlust der reflektorischen Vasokonstriktion und zumeist auch verstärkter arteriovenöser Shuntbildung. Die Sudomotorenlähmung führt zum Verlust der Schweißsekretion. Die Sympathikusstörung korreliert zumeist auch mit anderen autonomen und sensomotorischen Innervationsstörungen. Vorstufen zu den Trophikstörungen sind Rubeosis plantaris an Zehen und Vorfuß beim Stehen, erhöhte Hauttemperatur mit verminderter Thermoregulation und trockene Haut an Füßen und Unterschenkeln. Kompensatorisch tritt oft vermehrtes Schwitzen im Bereich der oberen Körperhälfte auf, manchmal als sog. gustatorisches Schwitzen nach Provokation durch scharfe Speisen und/oder Alkohol.

Neuere Beobachtungen bei verletzungsbedingten trophischen Störungen und beim Kausalgieschmerz (sympathische Reflexdystrophie, Sudeck-Syndrom) sprechen für einen Circulus vitiosus zwischen neuropathisch ausgelösten abnormen spinalen Verarbeitungsmechanismen und sympathisch induzierten peripheren Gewebsänderungen (6, 44). Dies könnte erklären, daß bei trophischen Störungen und bei schmerzhafter Diabetesneuropathie zuweilen klinische und elektrophysiologische Hinweise für eine sensomotorische Polyneuropathie fehlen.

Neuropathischer Fuß: Die pathogenetisch wichtigste Ursache des Syndroms "diabetischer Fuß" bildet die periphere diabetische Polyneuropathie. In neueren Einteilungen, wie sie aufgrund der praktisch-klinischen Gesichtspunkte vorgeschlagen wurden, stellt der "neuropathische Fuß" eine eigenständige Krankheitsmanifestation dar (28, 87). Hier sollen nur kurz die trophischen Störungen an den unteren Extremitäten erwähnt werden, da Klinik und Therapie bei diabetischem Fuß an anderer Stelle ausführlich dargestellt werden (Kap. 27). Autonome Störungen bei diabetischem neuropathischem Fuß manifestieren sich in einer nachlassenden oder fehlenden Schweißsekretion und in einer gestörten Gefäßregulation. Hinzu kommen Ernährungsstörungen der Gewebe, die zu Haut-, Knochen- und Bindegewebsveränderungen führen, sowie das sog. trophische Ödem. Charakteristisch für die Risikokonstellation des neuropathischen diabetischen Fußsyndroms ist der warme, trockene und unempfindliche Fuß. Aufgrund der sympathischen Vaso- und Sudomotorenstörung kann sich aus den

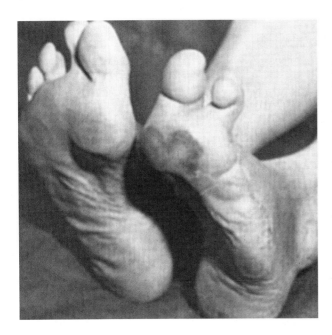

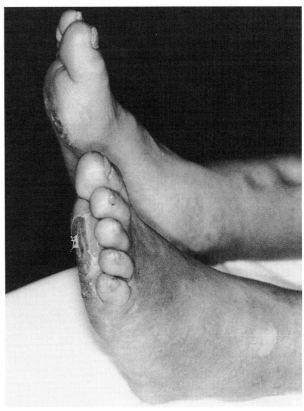

Abb. 26.**5** Schwere trophische Störungen bei langjährigem Typ-2-Diabetes mit Neuropathie, Mikroangiopathie (proliferative Retinopathie), Mediasklerose der Unterschenkelgefäße und Strahlresektion Digiti III-V linker Fuß und Digitus III rechter Fuß; deutliche Hyperkeratosen, teilweise mit Einblutung unter die Hornhaut; feinlamelläre Schuppung und diffuses Erythem der Haut (Abb. 26.5 und 26.7 aus Strian F., M. Haslbeck: Autonome Neuropathie bei Diabetes mellitus. Springer, Berlin 1986).

Abb. 26.**6** Trophisches Unterschenkelödem bei einem 66jährigen Patienten mit neuropathischem Fußulkus und schwerer autonomer und somatischer Polyneuropathie bei Langzeitdiabetes.

typischerweise warmen, trockenen und hyperkeratotischen Hautveränderungen an den Prädilektionsstellen über den Metatarsalknochenköpfchen des medialen und lateralen Fußstrahls das diabetische Fußulkus entwickeln. Dieses ist meist rund, scharf demarkiert, von einem hyperkeratotischen Wall begrenzt und (soweit nicht infiziert) trocken (Abb. 26.**5**).

Trophisches Ödem: An Unterschenkel und Fußrücken kann gelegentlich ein trophisches Ödem mit glatter, gespannter Haut und derber Konsistenz auftreten, das nach Remission manchmal in eine Hautatrophie übergeht (Abb. 26.**6**). Wesentliche Ursachen sind Störungen der Mikrozirkulation, insbesondere mit vermehrten kapillar-venösen Shuntbildungen. Ob bei anderen trophischen Störungen (limited joint mobility, diabetische Cheiropathie u. a.) ebenfalls neurogene Faktoren beteiligt sind, ist noch nicht hinreichend geklärt.

Neuroarthropathie und Neuroosteopathie: Die neurotrophischen Störungen tiefer Fußstrukturen betreffen die Gelenke und Knochen im Fuß- und Knöchelbereich, insbesondere die distalen Abschnitte der Phalangeal- und Metatarsalknochen bzw. der Tarsometatarsal- und Metatarsophalangealgelenke (Abb. 26.**7**). Die als Charcot-Fuß bezeichnete Neuroosteopathie führt zu Osteolysen und Knochendestruktion, so daß schmerzlose Spontanfrakturen, Destruktion der Gelenkoberfläche und Sequesterbildung auftreten können. Zusätzlich kann eine sekundäre Osteomyelitis bestehen. Sie ist schwierig differentialdiagnostisch abzugrenzen. Besonders bei der medialen plantaren Fußdeformität können Subluxationen und Luxationen hinzutreten. Das Fußgewölbe ist dann eingesunken, Tarsus und Kuboid disloziert. Durch die Dorsalverschiebung des Os na-

viculare kann eine Weichteilschwellung am Fußrücken auftreten. Die Prognose von Neuroarthropathie und Neuroosteopathie ist abhängig von einer entsprechenden zielgerichteten Therapie unterschiedlich. Funktionelle Verbesserungen sind möglich. Zumeist bleibt ein stabiler Defekt, allerdings mit dem Risiko einer erhöhten Rezidivgefährdung durch Traumen und Infektionen.

Behandlungsinduzierte und hypoglykämische Neuropathie

Behandlungsinduktion: Ausnahmsweise kann eine Neuropathie akut beim Behandlungsbeginn und während rascher Normalisierung der diabetischen Stoffwechsellage eintreten (16, 30). Dies wurde bei Insulin- („Insulinneuritis") und Sulfonylharnstoff-, aber auch unter Diätbehandlung beobachtet. Zumeist geht ein langdauernder, schlecht eingestellter Diabetes mit hohen Blutzuckerwerten voraus. Das klinische Erscheinungsbild entspricht der akuten schmerzhaften Neuropathie, oft mit stark reduziertem Allgemeinbefinden und Muskelschwäche. Als Ursache werden beeinträchtigte axonale Transportmechanismen diskutiert.

Schließlich scheinen auch schwere rezidivierende **Hypoglykämien** (z. B. bei Insulinom) manchmal zu peripheren neuropathischen Schädigungen zu führen, die jedoch von den Autoren nie beobachtet wurden.

a b

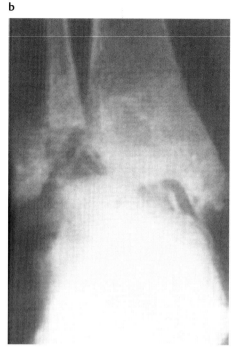

Abb. 26.7 Neuroarthropathien.
a Diabetische Neuroarthropathie im Bereich des Metatarsalköpfchens I mit ins Gelenk hineinreichender Frakturlinie und Osteolyse bei langjährigem Diabetes mit peripherer Neuropathie, Hintergrundsretinopathie, deutlichen trophischen Störungen der Haut sowie neuropathischem Ödem
b Schwere diabetische Neuroarthropathie (diabetischer Fuß) bei Typ-1-Diabetes mit ausgeprägter Polyneuropathie und proliferierender Retinopathie, Osteolysen und Frakturen mit weitgehender Destruktion des oberen und unteren Sprunggelenks.

Autonome Neuropathien

Allgemeines

Die **Einteilung** der autonomen Neuropathien erfolgt anhand der betroffenen Organ- und Funktionssysteme, also nach klinisch-phänomenologischen Kriterien (16, 28, 80). Danach kann man als klinisch wichtige Manifestationen eine Neuropathie am kardiovaskulären, gastrointestinalen, urogenitalen und endokrinen System unterscheiden (Tab. 26.**3**). Trophische Störungen nehmen eine Zwischenstellung zwischen somatischer und autonomer Neuropathie ein.

Entwicklungsformen: Klinisch liegt zumeist eine große Anzahl und ein sehr buntes Diagramm von Funktionsstörungen und Symptomen an verschiedenen Organsystemen vor. Die Symptome einer autonomen Neuropathie entwikeln sich oft schleichend über einen langen Zeitraum und werden häufig von Patient und Arzt nicht richtig gedeutet bzw. auf andere Erkrankungen bezogen (Tab. 26.**3**). Wie bei der somatischen Neuropathie kann man auch bei der autonomen Neuropathie zwischen einer subklinischen (nur durch Funktionstests diagnostizierbaren) und einer klinisch manifesten Form mit Symptomen und entsprechenden Untersuchungsbefunden differenzieren. Nur selten tritt das Vollbild einer autonomen Dysfunktion mit Multiorganbefall auf. Es ist daher immer eine systematische Anamnese notwendig. Für die Praxis hilfreich kann deshalb ein Selbstbeurteilungsbogen zur autonomen Neuropathie sein. Auch für die autonome Neuropathie gilt, daß Nervenfasern mit einem langen Verlauf am frühesten geschädigt werden. Entsprechend kann am Herzen zuerst eine vagale, am Auge zuerst eine sympathische Störung auftreten. Bezüglich einer eingehenden Beschreibung der klinischen Erscheinungsbilder wird auf einschlägige Monographien (27, 80) verwiesen.

Tabelle 26.3 Autonome Diabetesneuropathie: wichtige Störungen und Symptome

Kardiovaskuläres System
- Ruhetachykardie
- gestörte Frequenzvariation
- orthostatische Hypotonie
- verminderte/fehlende Wahrnehmung von Schmerzen
- Tachykardien
- Arrhythmien

Gastrointestinales System
- Gastroparese
- dyseptische Symptome
- „labiler Diabetes"
- Diarrhö
- Obstipation
- Stuhlinkontinenz

Urogenitales System
- diabetische Zystopathie
- große Harnmengen
- gestörte Wahrnehmung der Blasenfüllung
- Restharn
- Harninkontinenz
- erektile Impotenz

Extremitätentrophik
- Anhidrose
- Hyperkeratose
- Ödem
- verminderte fehlende Sensibilität
- abnorme Druckbelastung
- Ulkus
- Osteopathie
- Osteoarthropathie
- Gangrän

Endokrines System
- fehlende/eingeschränkte Hypoglykämiewahrnehmung

Kardiovaskuläre Neuropathie

Vagusläsion: Frühmanifestationen einer kardialen Neuropathie sind im allgemeinen Folge einer Vagusläsion. Sie führt zu Störungen der Herzfrequenz (beeinträchtigte respiratorische Sinusarrhythmie, Sinustachykardie), die vom Patienten subjektiv nur selten bemerkt werden und ihn zumeist nicht beeinträchtigen.

Sympathische Läsion: Klinische Symptome treten vor allem dann auf, wenn im Verlauf der autonomen Neuropathie zu der parasympathischen auch eine sympathische Läsion hinzukommt (18). Schwächegefühl, Augenflimmern, Schwindel beim Aufstehen und nicht selten Ohnmachtsanfälle führen den Diabetiker zum Arzt. Die orthostatische Hypotonie verursacht praktisch immer eine erhebliche subjektive Beeinträchtigung mit ausgeprägtem Krankheitsgefühl.

Das bei Diabetikern erhöhte Risiko für **koronare Herzerkrankungen und Herzinfarkt** wird wahrscheinlich durch eine autonome Neuropathie noch zusätzlich verstärkt. Bei schmerzlosem Myokardinfarkt erhöht sich – zumeist durch eine verzögerte Diagnosestellung – die Letalität im Vergleich zum schmerzhaften Infarkt. Da der Patient keinen Schmerz verspürt, wird der „stumme Infarkt" häufig erst aufgrund von Komplikationen wie Herzinsuffizienz, Lungenödem, Kollaps oder Rhythmusstörungen vermutet.

Die kardiovaskuläre Neuropathie ist besonders wichtig zur Frühdiagnose des Syndroms der autonomen Diabetesneuropathie und für die Beurteilung entsprechender Krankheitsrisiken beim Diabetiker.

Gastrointestinale Neuropathie

Hauptsymptome der gastrointestinalen Neuropathie sind Motilitätsstörungen am Magen, Dünndarm und Kolon mit den klinischen Manifestationen diabetische Gastroparese, Diarrhö und Obstipation – also eine „diabetische Darmtrias" (Tab. 26.4).

Tabelle 26.4 Klinisch wichtige Störungen am Gastrointestinaltrakt bei autonomer Diabetesneuropathie

- diabetische Gastroparese (diabetisches Gastroparesesyndrom)
- diabetische Diarrhö
- diabetische Obstipation
- diabetische Stuhlinkontinenz (anorektale Dysfunktion)

Diabetische Gastroparese, diabetisches Gastroparesesyndrom: Für die Entwicklung der diabetischen Gastroparese scheint ein verminderter Vagotonus ausschlaggebend zu sein (85). Die Symptome sind unspezifisch und treten zumeist nach Nahrungsaufnahme, aber auch nüchtern auf. Im Vordergrund stehen anhaltendes Völlegefühl, Übelkeit, Brechreiz und seltener Erbrechen, die häufig in Verbindung mit unbestimmten Oberbauchbeschwerden vorkommen. Weiterhin können sog. dyspeptische Symptome wie frühzeitiges Sättigungsgefühl, häufiges Aufstoßen und Blähungen bestehen. Alle genannten Beschwerden können insbesondere zu Beginn der Erkrankung intermittierend vorkommen. Außerdem ist wichtig, daß die diabetische Gastroparese durchaus auch klinisch stumm verlaufen kann. Bei Typ-1- und Typ-2-Diabetikern wurde mit der heute üblichen Standarduntersuchung der Magenfunktionsszintigraphie gezeigt, daß subklinische Manifestationen in

30–50% der Fälle bei unausgewählten Diabetikern vorkommen (22, 37). Hier kann eine sonst nicht erklärbare Stoffwechsellabilität ein wichtiges Leitsymptom sein. Durch das inkonstante Nahrungsangebot an den Darm und die damit unkalkulierbare Resorption von Nährstoffen können schwere Hypoglykämien, häufig ohne oder mit abgeschwächten Warnsymptomen, auftreten (Kap. 41). Weitere Folgen von inkonstanter Nahrungszufuhr sowie Übelkeit und Erbrechen können Entgleisungen des Kohlenhydrat- und Säure-Basen-Haushalts bis hin zum diabetischen Präkoma oder Koma sein.

Diabetische Diarrhö: Charakteristisch für die diabetische Diarrhö sind intermittierende, braune, wäßrige, voluminöse Stühle, die insbesondere auch nachts auftreten und mit plötzlichem Stuhldrang und Tenesmen verbunden sein können. Auch episodische Verläufe mit Perioden einer normalen Darmfunktion oder mit Obstipation können vorkommen. Die diabetische Diarrhö tritt typischerweise im mittleren Lebensalter und in Verbindung mit einem länger manifesten, zumeist schlecht eingestellten, insulinbedürftigen (Typ-I-)Diabetes auf. Häufig besteht zusätzlich sensomotorische und autonome Neuropathie (Tab. 26.**1**). Gleichzeitig können weitere Bereiche des Gastrointestinaltrakts, insbesondere auch der Magen, mitbefallen sein. Beziehungen zur Manifestation anderer autonomer Neuropathien am Gastrointestinaltrakt und anderen Organen sind noch nicht ausreichend bekannt. Auch die Pathogenese der diabetischen Diarrhö ist noch unzureichend geklärt. Als wichtigste Ursachen kommen diabetische Langzeitkomplikationen, metabolische Veränderungen oder zusätzliche nicht diabetesspezifische Ursachen in Frage.

Diabetische Obstipation: Die diabetische Obstipation gleicht in ihrem Beschwerdebild am ehesten der häufigen habituellen Obstipation mit Völlegefühl, Meteorismus, Flatulenz und abdominellen Mißempfindungen. Spezielle Hinweissymptome sind nicht bekannt. Offenbar kann es auch sehr selten zu massiven Koteinklemmungen sowie Ulzerationen und Perforation des Kolons kommen (80).

Diabetische Stuhlinkontinenz: Die seltene diabetische Stuhlinkontinenz zählt zu den weitgehend unbekannten gastrointestinalen Komplikationen bei Diabetes mellitus. Sie ist meist mit einer Diarrhö assoziiert und tritt besonders nachts auf. Als Hauptursachen werden eine Tonusschwäche des Sphincter ani internus und gestörte rektale Afferenzen für Dehnungsreize diskutiert (47). Das wesentliche Symptom ist der unwillkürliche Abgang von meist flüssigem Stuhl. Die Diagnose kann durch Testung der statischen und dynamischen Kontinenzmechanismen abgesichert werden.

Urogenitale Neuropathie und Sexualstörungen

Dysfunktion der Harnblase: Frühzeitig und häufig schleichend treten ein Wahrnehmungsverlust des Füllungszustandes der Harnblase, ein verspätet einsetzender Harndrang, lange Zeitintervalle zwischen einzelnen Miktionen, später eine große Blasenkapazität mit großen Harnmengen, verlängerter Miktionszeit und reduziertem maximalen Harnfluß auf. Mit allmählich abnehmender Detrusoraktivität nimmt die Blasenwandüberdehnung zu, der Restharn steigt, und die Blasenentleerung gelingt nur noch über die Bauchpresse. Subjektiv führt dies zu einer vermehrten Anstrengung beim Harnlassen, einem abgeschwächten Harnstrahl und einer Neigung zum Harnträufeln. Es besteht eine erhöhte Anfälligkeit für Harnwegsinfekte. Mehr als zwei Harnwegsinfektionen pro Jahr weisen insbesondere bei männlichen Diabetikern auf eine diabetische Zystopathie hin und sollten zu weiterer Diagnostik Anlaß geben. Bei bestehender Infektion können zusätzliche Symptome wie vermehrtes Harnlassen und gesteigerter Harndrang auftreten.

Sexuelle Dysfunktion: Sexualstörungen können bei diabetischen Männern bis zu 50%, bei diabetischen Frauen bis zu 30% der Fälle vorkommen. Sowohl Erektion wie auch Vaginalsekretion werden durch den Parasympathikus gesteuert. Das sympathische Nervensystem beeinflußt Ejakulation und Orgasmus. Klinisch wichtigste Krankheitsmanifestation ist die erektile Dysfunktion, die eine gründliche differentialdiagnostische multidisziplinäre Abklärung – insbesondere gegenüber vaskulären Ursachen – erfordert (16, 28). Klinik, Diagnostik und Therapie dieser Neuropathiemanifestation werden an anderer Stelle ausführlich dargestellt (Kap. 29).

Neuroendokrine Dysfunktionen

Da das vegetative Nervensystem einen wichtigen Faktor der hormonellen Regulation darstellt, kann die autonome Neuropathie auch die **Hormonsekretion** an einzelnen Organsystemen beeinflussen und zu Störungen von intestinalen Hormonen (z. B. pankreatisches Polypeptid, Gastrin, Motilin u. a.) und Hormonen der Nebennieren (Catecholamine) oder des Pankreas (Glucagon) führen. Außerdem sind neben den bekannten Neurotransmittern Acetylcholin, Noradrenalin und Adrenalin heute auch Neuropeptide wie z. B. Substanz P, pankreatisches Polypeptid (PP), Neuropeptid K, Calcitonin gene-related peptide (CGRP) u. a. in Betracht zu ziehen. Eine Hypoglykämie führt immer zur Sekretion gegenregulatorisch wirksamer Hormone (Catecholamine, Glucagon, Cortisol, Wachstumshormon) und bildet zudem einen starken Stimulus für das gesamte autonome Nervensystem.

Hypoglykämieassoziierte autonome Dysfunktion: Es ist bekannt, daß Diabetiker im Langzeitverlauf adrenerg ausgelöste Warnsymptome einer Hypoglykämie, wie Tachykardie und Schweißsekretion, abgeschwächt, verspätet oder überhaupt nicht mehr bemerken. Das Krankheitsbild wird heute als Syndrom der „hypoglykämieassoziierten autonomen Dysfunktion" bezeichnet und kann neben den klassischen autonomen Neuropathien als eigenständige Krankheitsmanifestation vorkommen. Dabei können z. B. iatrogene Hypoglykämien auch ohne bestehende autonome Neuropathie den Auslöser eines Circulus vitiosus darstellen.

Es konnte außerdem mit Clamp-Versuchen gezeigt werden, daß man die **Hypoglykämiewahrnehmung** (HGW) bei Diabetikern experimentell verändern kann. So kann eine gestörte HGW bereits bei rezidivierenden Hypoglykämien (z. B. unbemerktes nächtliches Absinken der Blutglukosekonzentrationen in den hypoglykämischen Bereich bei Typ-1-Diabetikern) ohne autonome Neuropathie auftreten. Durch eine verbesserte Diabeteseinstellung mit Prophylaxe hypoglykämischer Reaktionen kann die gestörte HGW wieder verbessert werden, wobei sich auch die beeinträchtigte Catecholamin- und Glucagonsekretion erholen kann.

Hypoglykämische Wahrnehmungsstörungen

Klinik: Das Krankheitsbild wird als „gestörte Hypoglykämiewahrnehmung" (hypoglycaemic unawareness) be-

zeichnet. Eine gestörte Hypoglykämiewahrnehmung ist von großer Bedeutung für Therapieplanung und Risiken im Krankheitsverlauf des Diabetikers. Im Vordergrund stehen plötzlich auftretende Symptome einer Neuroglukopenie, die rasch zu unterschiedlich ausgeprägten Bewußtseinsstörungen führen kann. Wegen dieser verminderten und/oder verspäteten Warnsymptome werden häufig entsprechende Gegenmaßnahmen durch den Patienten entweder überhaupt nicht oder nicht mehr rechtzeitig eingeleitet.

Pathogenese: Pathogenetisch stehen dabei eine gestörte hormonelle Gegenregulation mit verminderter Catecholamin- und Glucagonausschüttung, beeinträchtigter hepatischer Glykogenolyse sowie ein schnellerer Abfall der Blutglucosekonzentration im Vordergrund. Ein Zusammenhang der gestörten Hypoglykämiewahrnehmung mit autonomer Neuropathie ist jedoch nicht zwingend, da eine neuroendokrine Dysfunktion insbesondere bei Langzeitdiabetes auch als eigenständige Krankheitsmanifestation (z. B. im Rahmen einer gestörten hypothalamischen Kontrollfunktion) vorkommen kann. Hier wird eine Änderung der Glucoseschwelle als Stimulus für die zentrale Steuerung des autonomen Nervensystems vermutet. Auch die gegenregulatorische Glucagonausschüttung ist autonom kontrolliert (29, 32).

Respiratorische Störungen

Störungen des autonomen Nervensystems im Bereich des Respirationstrakts sind, obwohl sie zweifelsohne vorkommen, in ihrer klinischen Relevanz noch nicht endgültig gesichert. Untersuchungen zur Lungenfunktion und zum Auftreten der Schlafapnoe zeigten bisher widersprüchliche Ergebnisse. Praktisch wichtig ist, daß offenbar infolge der vagalen Dysfunktion bei autonomer Neuropathie abnorme Reaktionen unter Hypoxie auftreten können, die möglicherweise zu Komplikationen bei Narkose, bei schweren Infektionen des Respirationstrakts, aber auch zu sog. plötzlichen ungeklärten Todesfällen (sudden death) beitragen können.

Pupillomotorisches System

Als Symptom der autonomen Neuropathie kann auch eine verminderte Fähigkeit der Pupillen auftreten, sich bei Dunkelheit zu erweitern. Die beeinträchtigte Mydriase scheint dabei ein Frühsymptom der sympathischen Innervation (mit einem längeren Faserverlauf) zu sein. Es finden sich also beim Diabetiker oft relativ enge, gelegentlich auch ovale Pupillen und fehlende Dunkeladaptation (39, 76). Eine überwiegend parasympathische Funktionsstörung scheint dagegen für die später anzutreffende gestörte Pupillenverengung auf Lichteinfall verantwortlich zu sein.

Zentralnervöse Störungen

Bedeutung: Gegenüber den peripheren Neuropathien treten zentralnervöse Störungen bei Diabetes mellitus in den Hintergrund. Die insgesamt eher selten vorkommenden schwerwiegenden zerebralen Krankheitsbilder beziehen sich auch weniger auf die diabetische Stoffwechsellage selbst als auf Akutkomplikationen und die Folgekrankheiten beim Diabetes, wie schwere Hyper- und Hypoglykämien und die Makroangiopathie der Hirngefäße.

Bei **schweren Stoffwechselentgleisungen** sind Störungen des zentralen Nervensystems obligat und häufig diagnostisch richtungweisend. Die dabei vorkommenden vielfältigen neuropsychologischen, psychopathologischen, neurologischen, vegetativen und endokrinen Symptome sind in den betreffenden Spezialkapiteln dargestellt.

Bei **schweren länger dauernden Komata** kann es darüber hinaus zu zerebralen Dauerschäden kommen. Während das hyperosmolare nichtketoazidotische Koma ebenso wie das diabetische ketoazidotische Koma oft erstaunlich geringe zerebrale Schäden hinterlassen, führt der schwere hypoglykämische Schock oft zu schweren zerebralen Schädigungen, die in ihrem Verteilungsmuster an diffuse hypoxische oder toxische Hirnschädigungen erinnern. Mögliche topographische Prädilektionen sind Schädigungen des mediobasalen Schläfenlappens (Leitsymptom Gedächtnisstörung), des – vorwiegend visuellen – Kortex (Leitsymptom Sehstörung) und der Stammganglien (Leitsymptom extrapyramidales Syndrom). Daneben – zuweilen auch vorherrschend – werden diffuse kognitive Leistungsminderungen angetroffen, die allerdings manchmal erst nach genauer neuropsychologischer Testung sichtbar werden. Schwerwiegende neurologische Defizite als Folge eines hypoglykämischen Schocks, wie Hemi- oder Paraparesen und dementielle Formen, dürften heute kaum noch vorkommen.

Dagegen kann die bei Diabetikern 2- bis 3mal häufigere **Makroangiopathie** der Hirngefäße klinisch zu denselben passageren oder irreversiblen neurologischen Syndromen führen wie zerebrale Durchblutungsstörungen anderer Genese (z. B. Folgen einer Hypertonie). Es kann also zu herdförmigen oder diffusen, passageren oder irreversiblen neurologischen Defiziten kommen. Es bestehen Hinweise, daß die zerebrale Makroangiopathie (Arteriosklerose) beim Diabetes vielleicht weniger häufig ist als die periphere arterielle Verschlußkrankheit und die koronare Herzkrankheit (9).

Die Frage nach anderen, **allein durch die diabetischen Stoffwechselschwankungen** bedingten neuropsychologischen Störungen ist eher zurückhaltend zu beantworten. Soweit neuropsychologische Beeinträchtigungen überhaupt nachgewiesen werden können, sind diese eher gering ausgeprägt und keineswegs regelhaft. Die berichteten Leistungsbeeinträchtigungen (z. B. von Wahrnehmung, Motorik, Lernen und Gedächtnis, komplexer Problemlösung) weisen starke Inkonsistenzen zwischen verschiedenen Studien auf und lassen kein spezielles Schädigungsmuster erkennen. Auch bei spontaner oder experimentell induzierter Hypo- und Hyperglykämie ergaben sich inkonsistente neuropsychologische Befunde (35). Bei erhöhten Blutzuckerspiegeln wurden sogar verbesserte Gedächtnisleistungen beschrieben (24). Bemerkenswerterweise scheinen auch die Hirnleistungsstörungen nach wiederholter Hypoglykämie weder mit der Krankheitsdauer noch mit der Diabeteseinstellung zu korrelieren (63). Eine hirnorganische Ursache erscheint somit zumindest beim Typ-1-Diabetes zweifelhaft. Eine neuere Studie berichtet allerdings eine asymmetrische zerebrale Durchblutung bereits bei leichteren Hypoglykämien (43). Kognitive Störungen sollen auch häufiger bei fehlender Hypoglykämiewahrnehmung vorkommen (25). Bei Lern- und Gedächtnisstörungen spielt der mediobasale Schläfenlappen eine besondere Rolle, insbesondere der Hippocampus, der u. a. für diese kognitiven Funktionen wesentlich ist und eine gewisse Prädilektion für hypoxische und hypoglykämische Schädigungen aufweist (7). Bei älteren Typ-2-Diabetikern wurden auch im Vergleich zu altersentsprechenden Kontrollpersonen vermehrte

Lern- und Gedächtnisstörungen nachgewiesen (65). Diese Gedächtnisstörungen beim Typ-2-Diabetiker waren auch korreliert mit der Güte der diabetischen Stoffwechseleinstellung. Es erscheint daher denkbar, daß hippokampale Alterungsprozesse, die auch durch nichtvaskuläre Faktoren auftreten können, beim Typ-2-Diabetes beschleunigt sind.

Diagnose

Somatische Neuropathie

Methoden und Diagnosestufen

Überblick über die Methoden: Der Nachweis der diabetischen Nervenstörungen stützt sich auf die Grundpfeiler der klinischen, elektro- und wahrnehmungsphysiologischen Untersuchungen sowie auf autonome und laborchemische Funktionstests (10, 11) (Tab. 26.5). Nur ausnahmsweise sind dagegen auch Nervbiopsie, Liquordiagnostik und andere spezielle Verfahren zur Abgrenzung spinaler und zerebraler Prozesse notwendig. Für Diabetologie und Neurologie, Praxis und Klinik, Such- und Spezialdiagnostik müssen dabei die jeweils angemessenen Untersuchungen ausgewählt werden. Diese Entscheidung ist besonders wegen der großen Anzahl und der teilweise fehlenden Validierung der verfügbaren Untersuchungsmethoden notwendig.

Tabelle 26.**5** Verlaufs- und symptomorientierte Neuropathiediagnostik beim Diabetes

Suchdiagnostik
– Neuropathiefragebogen
– syndromorientierte neurologische Untersuchung
– Vibrations-, Temperatur-(Schmerz-)Schwellen
– Kardiovaskuläre und selektive andere autonome Funktionstests
Spezialdiagnostik
– Neuropathiefragebogen
– neurologische Untersuchung
– Nervenleitgeschwindigkeiten (sensible, motorisch, distale Latenz, evtl. F-Welle)
– Elektromyographie
– Temperatur-, Schmerz-, Vibrationsschwellen
– evtl. somatosensorisch evozierte Potentiale
– autonome Funktionstests (kardiovaskuläre Tests, ggf. gezielte, organbezogene Testverfahren wie gastrointestinale oder urogenitale Funktionstests)
– Vaso- und Sudomotorentests
– ggf. weitere Zusatzdiagnostik (Röntgenaufnahmen, Szintigraphie, Pedographie u. a.)

Für die Routineuntersuchung empfiehlt sich ein zweistufiges Vorgehen mit Suchdiagnostik (Vorsorgeuntersuchung) und Spezialdiagnostik (Tab. 26.5).

Die **Suchdiagnostik** umfaßt einfache neurologische und wahrnehmungsphysiologische Untersuchungen, wie sie von jedem Arzt durchgeführt werden können. Sie sind auch als Wiederholungsuntersuchungen zur Verlaufsdiagnostik geeignet. Zu unterscheiden ist ferner zwischen manifesten Neuropathien mit typischen klinischen Symptomen und subklinischen Formen, bei denen lediglich (leicht) pathologische Funktionstests vorliegen. Eine orientierende

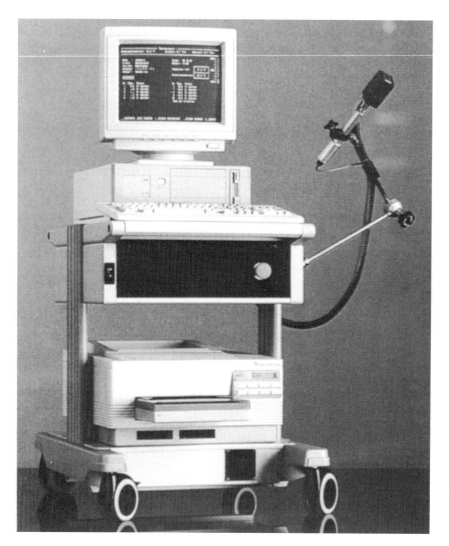

Abb. 26.**8** Path-Tester-Gerät: Bestimmung der Kalt-, Warm- und Hitzeschmerzschwellen sowie der Vibrationsschwellen zur Funktionsprüfung der marklosen/markarmen bzw. der stark bemarkten Nervenfasern (aus Strian F.: Schmerz. Beck, München 1996; mit Genehmigung der Fa. Toennies, Würzburg).

Sensibilitätsprüfung ist z. B. mit so einfachen Hilfsmitteln wie Wattestäbchen und Zahnstocher, evtl. Eis- und Warmwasserröhrchen und einer 128-Hz-Stimmgabel mit qualitativer oder besser semiquantitativer Auswertung (z. B. Stimmgabel nach Riedel-Seiffer) möglich. Meßverfahren, mit denen die Funktion großer und kleiner Nervenfasern überprüft wird (z. B. quantitative Messung von Vibrations- und Temperaturempfinden), erlauben auch Aussagen zu Verlaufsänderungen der Neuropathie. Geeignete Meßgeräte stehen zur Verfügung (Abb. 26.**8**) (23). Als Suchtests zum Nachweis einer autonomen Neuropathie werden vor allem respiratorische Sinusarrhythmie und Orthostasereaktion geprüft (Tab. 26.**8**).

Die **Spezialdiagnostik** zum Nachweis der somatischen Diabetesneuropathie ist im allgemeinen dem Neurologen vorbehalten und umfaßt klinische, elektro- und wahrnehmungsphysiologische Untersuchungen, z. B. motorische und sensible Nervenleitgeschwindigkeit (NLG), Elektromyographie (EMG) und Temperatur- und Vibrationsschwellenmessung, in der Klinik ggf. auch Bestimmung der F-Welle (bei proximalem Schädigungsakzent) und somatosensorisch evozierte Potentiale. Die Spezialdiagnostik sollte im allgemeinen nur in bestimmten Verlaufsabschnitten (z. B. Erstdiagnose einer Neuropathie, Auftreten von anderen diabetischen Spätschäden) erfolgen.

Bezüglich der ebenfalls vom Spezialisten durchzuführenden autonomen Funktionstests wird auf Tab. 26.**6** verwiesen.

Einzelne Untersuchungsmethoden

Klinische Untersuchung: Bei der neurologischen Untersuchung sollten möglichst mehrere sensible Modalitäten (z. B. Berührungs-, Vibrations-, Kalt- und Warmempfinden, Lagesinn) sowie die wichtigsten motorischen Funktionen (Muskeltonus, Muskeltrophik, Kraftentfaltung bzw. Paresegrade, Muskeldehnungsreflexe) geprüft werden. Aufgrund des sensiblen Kernsyndroms kommt der Erfassung der subjektiven Beschwerden und der genauen Sensibilitätsprüfung besondere Bedeutung zu. Hier können Diabetes-, Neuropathie-, Schmerz- und Befindlichkeitsfragebögen eingesetzt werden. Mit Hilfe von Dokumentationsbögen (59) kann zusammen mit anderen Untersuchungsverfahren der Schweregrad der Neuropathie skaliert werden (15, 17).

Elektrophysiologische Untersuchung: Mit der Bestimmung der Nervenleitgeschwindigkeit kann nur die Störung der großen, schnell leitenden Nervenfasern (Tab. 26.**2**) zuverlässig ermittelt werden. Mit der Anzahl der Meßmethoden und der untersuchten Nerven verdeutlichen sich pathologische Befunde. Als Frühzeichen wird häufig eine

Tabelle 26.**6** Vorgehen bei der Diagnostik autonomer Diabetesneuropathien

Gezielte Anamnese
1. Neurologische Symptome
- vegetatives Nervensystem
- peripheres Nervensystem
2. Diabetes mellitus
- Krankheitsdauer
- Behandlungsart
- Einstellungsqualität

Wichtige Befunde
- aktuelle Stoffwechsellage (Blut- und Harnzucker, HbA$_{1c}$)
- diabetische Langzeitkomplikationen (Augen, Nieren, Arteriosklerose)

Neurologische Untersuchung
- quantitative Thermästhesie
- einfache kardiovaskuläre Tests: respiratorische Sinusarrhythmie, Orthostasetest

Organspezifische Spezialuntersuchungen

Interdisziplinäre Zusammenarbeit

verzögerte Leitgeschwindigkeit der motorischen und/oder sensiblen Nerven angetroffen, die als Ausdruck der Demyelinisierung gedeutet wird. Die Dispersion oder der Verlust des Nervenaktionspotentials des N.suralis weist darüber hinaus auf eine überwiegend sensorische Neuropathie hin. Die Dispersion und die Amplitudenminderung des Muskelantwortpotentials (MAP) der motorischen Neurographie des N.fibularis hingegen ist entweder als Zeichen einer überwiegend axonalen oder einer weit fortgeschrittenen demyelinisierenden Neuropathie zu werten. Dabei erlaubt die Durchführung des EMG der distalen Muskulatur (M.tibialis anterior) eine Unterscheidung der verschiedenen Neuropathieformen und gibt Aufschlüsse über das Ausmaß der neurogenen Muskelveränderungen.

Bei Vorherrschen der Markscheidenläsion und proximaler Akzentuierung kann die Messung der F-Wellen-Latenzen dank „doppelter" Laufzeitbestimmung aussagekräftiger sein als konventionelle Neurographietechniken. Ähnliches gilt für den H-Reflex. Die Registrierung evozierter Potentiale, insbesondere des somatosensibel evozierten Potentials (SEP), ist ebenfalls bei proximalen demyelinisierenden Neuropathieformen (und evtl. gleichzeitiger Myelopathie) indiziert. Der Nachweis der segmentalen Demyelinisierung erfordert dabei die aufwendige Untersuchung in mehreren Etagen. Axonale Schädigung führt vorwiegend zur Amplitudenreduktion, Demyelinisierung zu verzögerten Nervenaktionspotentialen. Möglicherweise können künftig auch laserevozierte Potentiale, z. B. bei schmerzhafter Neuropathie, die klinische Diagnostik erweitern.

Wahrnehmungsphysiologische Untersuchung: Mit Hilfe der Wahrnehmungsschwellen für Druck-, Vibrations- und Temperaturempfinden kann die neuropathische Störung afferenter großer und kleiner Nervenfasern hinreichend zuverlässig und mit ähnlicher Genauigkeit wie mit der Leitgeschwindigkeit sensibler Nerven erfaßt werden. Zum Beispiel kann die Druckwahrnehmung an der Fußsohle beim Diabetiker in einfacher Weise durch ein Neurofilament mit definiertem Auflagedruck untersucht werden (45). Mit langsamer oder rascher Druckstimulation werden Berüh-

rungs-, Druck- und Vibrationsempfinden geprüft. Eine weitere Differenzierung nach Rezeptortypen (RA bzw. SA-I- und SA-II-Typus) wird klinisch kaum genutzt. Als Variante wurde die Schwellenbestimmung für einen sinusförmigen Schwachstrom (6-V-Wechselstrom) vorgeschlagen. Für Vibrationsschwellen wird über zufriedenstellende methodische Reliabilität und gute Korrelation mit der Leitgeschwindigkeit sensibler Nerven berichtet (82). Die Bestimmung der Temperaturschwellen zum Nachweis der Neuropathie der kleinen Nervenfasern erfolgt vorwiegend mit Kontaktthermoden (Peltier-Elementen). Die zeitaufwendigen operanten Methoden („forced choice" [51]) haben sich den Grenzwertverfahren („method of limits" [48]) als nicht überlegen erwiesen. Möglicherweise ist bei der diabetischen Neuropathie die Kaltschwelle relevanter als die Warmschwelle. Bei Normwerterhebungen der Temperaturschwellen fand sich eine zur sensiblen Nervenleitgeschwindigkeit reziproke Schwellenzunahme mit dem Alter. Der Wert der quantitativen Thermästhesie ist vor allem als Verlaufsindikator der diabetischen Polyneuropathie gut belegt, so z. B. bei Therapie mit Insulindosiergeräten oder nach Pankreastransplantation und unter konventionellen Therapiemaßnahmen. Entsprechende Korrelationen wurden auch mit anderen Indikatoren wie z. B. Leitgeschwindigkeit sensibler Nerven, Vibrationsschwellen und klinischen Befunden berichtet. Temperatur- und Vibrationsschwellen werden zur Neuropathiediagnostik für die Praxis empfohlen (2).

Untersuchung der peripheren trophischen Störungen (Vaso- und Sudomotorenstörung): Die gestörte Sudomotorenfunktion kann durch thermisch oder chemisch induziertes Schwitzen, z. B. mit Hilfe von Farbumschlagtests (Jod-Stärke-Test nach Minor, Ninhydrintest nach Moberg) überprüft werden. Die Verfahren sind, obschon auch von der San-Antonio-Konferenz empfohlen, zeitaufwendig. Dies gilt um so mehr für quantitative Testverfahren wie z. B. dem sudomotorischen Axonreflextest (Q-SART), bei dem die lokale Schweißsekretion durch Acetylcholin stimuliert wird (13). Die Vasomotorenfunktion wird durch verschiedene indirekte Nachweismethoden überprüft, so z. B. die Reaktionen auf thermische Reize (Abkühlung) durch Bestimmung der Hauttemperatur und die Venenverschlußplethysmographie oder durch Messung der psychogalvanischen Reaktion mit akustischen oder somatosensorischen bzw. elektrischen Reizen. Die mikroneurographische Einzelfaserableitung von sympathischen Nervenfasern kommt für die Routinediagnostik nicht in Betracht (4). Ähnliches gilt auch für den Nachweis von Störungen der Vasomotorenregulation und der Mikrozirkulation. In neuerer Zeit werden Laser-Doppler-Verfahren mit pharmakologischen Provokationstests verwendet. Vasodilatorische Störungen korrelieren außerdem mit erhöhter Mikroalbuminurie (94).

Zusatzdiagnostik

Nervenbiopsie: Obwohl Histologie und Morphometrie der Nervenschädigung beim Diabetes von großem pathogenetischem Interesse sind, erscheint der klinische Nutzen der Nervenbiopsie (zumeist des N.suralis) beschränkt. Die Diagnose kann im allgemeinen durch die Spezialdiagnostik (Tab. 26.**5**) mit hinreichender Sicherheit gestellt werden. Die Nervenbiopsie ist daher nur bei sonst nicht zu klärenden Fällen indiziert.

Die neuropathologischen Befunde bei diabetischen Polyneuropathien lassen jedoch kaum spezifische Veränderungen erwarten. Im Vordergrund stehen der Axon- und der Markscheidenschwund. Dagegen läßt sich die Frage des Primärprozesses der Nervenschädigung noch immer nicht eindeutig beantworten, obwohl morphometrische Untersuchungen häufig Hinweise für primären Befall der markarmen und marklosen Nervenfasern geben. Möglicherweise ist die primäre axonale Nervenschädigung auf bestimmte Krankheitsmerkmale (z. B. frühe Krankheitsstadien, sensibles Kernsyndrom und schmerzhafte Neuropathien) konzentriert. Bei fortgeschrittenen Formen der diabetischen Polyneuropathie scheint dagegen mehr oder weniger jede Zellkomponente des peripheren Nerven betroffen zu sein (49), und Demyelinisierungsprozesse können in den Vordergrund treten.

Bei der Gewebsuntersuchung eines Nerven muß ferner berücksichtigt werden, daß manche Aspekte der Nervenschädigung durch unterschiedliche Untersuchungsmethoden am besten erfaßt werden. Beispielsweise können remyelinisierte Internodien in sog. Zupfpräparaten mit absoluter Treffsicherheit, dagegen im elektronenmikroskopischen Bild keineswegs stets zweifelsfrei erkannt werden. Morphometrische Studien, bei denen die vorherrschende Schädigung eines Nervenfasertyps ermittelt wird, beschränken sich weitgehend auf wissenschaftliche Fragestellungen, die allerdings für pathogenetische Gesichtspunkte (wie Fasertyp und klinische Symptomatik) von größtem Interesse sind. Weitere Aufschlüsse sind hier auch durch immunzytochemische Untersuchungen möglich.

Liquoruntersuchung: Die Liquoruntersuchung bei diabetischen Neuropathien ist ebenfalls nur unter differentialdiagnostischen Gesichtspunkten erforderlich. Bei diabetischer Polyneuropathie ist der Liquorzuckerwert dann in Relation zur Hyperglykämie erhöht, das Gesamteiweiß leicht- bis allenfalls mittelgradig vermehrt, der α_2-Globulin-Anteil der Elektrophorese manchmal relativ erhöht. Stärkere Liquoreiweißvermehrung ist verdächtig auf Radikulopathie bzw. Guillain-Barré-Syndrom. Die Zellzahl im Liquor ist normal. Sorbit ist erhöht, Myoinositol erniedrigt; spezifische Liquoränderungen sind nicht bekannt.

Pedographie: Ein weiterer wesentlicher Ansatzpunkt der Diagnostik bei Neuropathie und diabetischem Fuß ist die Früherfassung einer Gangstörung mit abnormer Druckbelastung bei gefährdeten Patienten. Das Meßverfahren, Pedographie genannt, dient zur dynamischen Druckverteilungsmessung und Ganganalyse mit speziellen Meßsystemen unter den unbekleideten Fußsohlen sowie im Schuh (z. B. EmedSF-System, Emed-Pedar-System, Paromed-System). Während der Messung werden die Druckverteilungsmuster an den Fußsohlen auf einem Bildschirm dargestellt, wobei einzelne Druckstufen wie bei Szintigrammen in Farbwerte umgesetzt werden (70). Beim Diabetiker können die Folgen einer peripheren Neuropathie mit Störung der sensiblen Rückmeldung, abnormer Fußbelastung und Schäden am Fußskelett erkannt werden. Selbstverständlich werden auch unspezifische, orthopädische, nicht diabetesbezogene Veränderungen erfaßt. Die relativ kostenaufwendigen Geräte erlauben daher nur die Diagnose abnormer Druckprofile. Eine detaillierte Aussage über die Pathogenese dieser Veränderungen ist nicht möglich. Die Pedographie stellt eine wertvolle Ergänzung zur Früherkennung diabetischer Fußkomplikationen dar, kann jedoch keinesfalls eine gründliche neurologische (und auch angiologische) Untersuchung ersetzen. Neuere Untersuchungen haben gezeigt, daß bei pathologischer Druckverteilung nur bei etwa 40%

der Diabetiker auch eine periphere Neuropathie nachweisbar war, wobei die C-Faser Schädigung vorherrscht (21). Eine erhöhte Druckbelastung bildet aber offenbar einen Risikofaktor für die spätere Entstehung von Fußläsionen (Tab. 26.**7**).

Tabelle 26.**7** Dynamische, elektronische Druckverteilungsmessung (Pedographie) beim Diabetiker

– Die Erfassung einer Gangstörung ist eine wichtige Ergänzung zur Frühdiagnostik des „diabetischen Fußes".
– Die Methode ersetzt nicht eine neurologische Untersuchung und erlaubt nicht die Diagnose einer peripheren Neuropathie.
– Ein erhöhter Druckwert (über 80 N/cm^2) kann multifaktoriell bedingt sein und stellt offenbar einen zusätzlichen Risikofaktor für diabetisch bedingte Fußläsionen dar.
– Weitere prospektive Untersuchungen zur Validierung der Methode sind notwendig.

Sonstige Untersuchungen: Außer der speziellen Neuropathiediagnostik sind manchmal weitere Untersuchungsverfahren zur differentialdiagnostischen Abgrenzung spinaler, zerebraler, vertebragener, vaskulärer, endokriner usw. Prozesse erforderlich (z. B. bei Hirnnervenstörungen bezüglich Schädelbasis- und Hirnstammprozesse, bei Radikulopathien bezüglich Rükenmarks-, Wirbel- und Bandscheibenprozesse und bei peripheren Neuropathien bezüglich arterieller Verschlußkrankheit).

Autonome Neuropathie

Allgemeindiagnostisches Vorgehen

Vereinheitlichung der Methodik: Ein allgemein akzeptiertes diagnostisches Vorgehen liegt wegen der heterogenen Organmanifestationen und der daraus resultierenden vielfältigen diagnostischen Untersuchungsverfahren nicht vor. Deshalb fand in den USA 1988 eine erste Konsensuskonferenz zwischen Diabetologen und Neurologen statt (12). Hierbei wurden als Methoden zur Diagnose und Verlaufskontrolle der autonomen Neuropathien vor allem Tests der Herzfrequenz und der Blutdruckreaktion empfohlen, wobei die definitive Diagnose einer autonomen Neuropathie nur bei zumindest zwei pathologischen Tests zu verschiedenen Zeiten gestellt werden sollte. Dieses Statement, das sicherlich ein wichtiger Ansatzpunkt zur Vereinheitlichung der Diagnostik autonomer Neuropathien darstellt, wurde kürzlich in Empfehlungen der Amerikanischen Diabetesgesellschaft zur klinischen Praxis der Diabetesbehandlung unverändert wiederholt (13) und hat sicherlich zu einer weltweiten Vereinheitlichung des diagnostischen Vorgehens beigetragen. Deshalb seien die wichtigsten Punkte bezüglich der Diagnostik der autonomen Diabetesneuropathien kurz wiedergegeben.

Bei den in Tab. 26.**8** dargestellten nichtinvasiven **Herzfrequenztests** besteht offenbar eine Hierarchie des diagnostischen Ansprechens. Eine Beeinträchtigung der Herzfrequenzvariabilität stellt das früheste Stadium einer autonomen kardialen Schädigung dar. Ein pathologisches Ergebnis des Valsalva-Manövers repräsentiert ein Intermediärstadium, während pathologische Tests der Blutdruckregulation bereits auf ein fortgeschrittenes Stadium

Tabelle 26.**8** Diagnostische Kriterien für einfache kardiovaskuläre Reflextests. Testbatterie nach Ewing

Test	Testwert	Normwert	Verdachtsbereich	Pathologischer Bereich
Herzfrequenzvariation (respiratorische Arrhythmie)	Δ Herzfrequenz/min (EKG)	≥ 15	11–14	≤ 10
Herzfrequenzänderung beim Aufstehen Valsalva-Test	30:15-Herzschlag (RR-Intervall, ms) längstes RR-Intervall: kürzestes RR-Intervall (EKG, ms)	≥ 1,04	1,01–1,03	< 1,00
		≥ 1,21	–	≤ 1,20
Orthostasetest des Blutdrucks	Δ RR systolisch (mm Hg)	≤ 10	11–29	≥ 30
Handgrip-Test (isometrische Muskelkontraktion)	Δ RR diastolisch (mm Hg)	≥ 16	11–15	≤ 10

der kardiovaskulären autonomen Neuropathie mit zusätzlicher sympathischer Schädigung hinweisen. Entsprechende autonome Störungen können durch andere Erkrankungen der jeweils betroffenen Endorgane überlagert werden. Ferner müssen zusätzliche Medikamenteneinnahme und das Lebensalter bei der diagnostischen Beurteilung in Betracht gezogen werden.

Kontraindizierte Methoden: Invasive Tests der kardiovaskulären Funktion, der gastrointestinalen Motilität und der Blasenfunktion können derzeit für die Praxis zur Erstdiagnostik und zur Beurteilung des Krankheitsverlaufs noch nicht empfohlen werden. Für die Praxis ungeeignet sind auch die Testverfahren zur Untersuchung der Vasomotorenreflexe an der Haut, die Bestimmung der Catecholamine im Plasma (z. B. nach dem Aufstehen) und des pankreatischen Polypeptids im Blut nach Hypoglykämie oder Mahlzeiten sowie quantitative pupillomotorische Methoden.

Die Diagnostik von neuropathischen Schädigungen einzelner Organsysteme im Rahmen einer autonomen Diabetesneuropathie erfordert also spezielle, teilweise aufwendige Untersuchungsmethoden, die vor allem aus dem Diagnoseschatz der inneren Medizin stammen.

Lediglich die **kardiovaskuläre Neuropathie** stellt eine häufige, einfach zu erfassende Organmanifestation dar, die durch die gestörte Regulation von Herzfrequenz und Blutdruck zu diagnostizieren ist (Tab. 26.**8**). Aufgrund der einfachen Testmöglichkeiten beziehen sich die weitaus meisten epidemiologischen und klinischen Untersuchungen auf diese Neuropathieform, die nach den bisherigen Erfahrungen eine Art „Leitschädigung" für Manifestationen an anderen Organsystemen darstellt. Auch das verlängerte, frequenzkorrigierte QT-Intervall im Routine-EKG (über 430–440 ms) wurde als Indikator der kardialen Neuropathie diskutiert. Neuere Untersuchungen haben jedoch ergeben, daß nur bei etwa einem Drittel von Typ-1-Diabetikern mit autonomer kardialer Neuropathie (nach zumindest zwei Diagnosekriterien) auch ein verlangsamtes QT-Intervall vorkommt (74). Die diagnostische Beurteilung des QT-Intervalls in Hinblick auf die autonome kardiale Funktion ist auch heute noch unklar.

Sonstige autonome Neuropathien: Relativ einfach zu erfassen ist heute auch die diabetische Zystopathie, bei der neben großen morgendlichen Harnvolumina (über 800 ml) ein vergrößertes Blasenvolumen und ein Restharn

sonographisch erfaßt werden können (Abb. 26.**9**). Andere autonome Neuropathieformen erfordern aufwendigere Untersuchungen. Dies gilt besonders für das gastrointestinale System und die diabetische Impotenz. Das Hauptproblem ist hier eine sorgfältige differentialdiagnostische Abklärung, die vor allem vaskuläre, neurologische und psychische Ursachen berücksichtigen muß (16, 80) (s. auch Kap. 29).

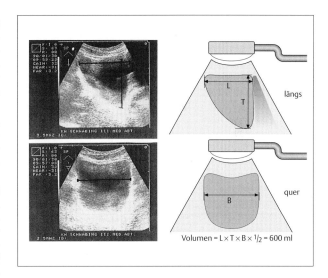

Abb. 26.**9** Sonographische Bestimmung des Blasenvolumens (Städtisches Krankenhaus München-Schwabing, Zentrale Sonographie, Dr. P. Banholzer).

Überblick über die diagnostischen Methoden: Die wichtigsten Punkte zur praktischen Diagnostik autonomer Neuropathien bei Diabetes mellitus sind in Tab. 26.**6** zusammengefaßt. Die Diagnose kann in der Allgemeinpraxis und der internistischen Praxis durch Angaben und Befunde zur Stoffwechselerkrankung selbst, neurologische Anamnese und Untersuchung, Testung von Wahrnehmungsschwellen (quantitative Thermästhesie) sowie einfache kardiovaskuläre Tests, besonders bei längerem Diabetesverlauf (ab 5 und gehäuft nach 10 Jahren), wahrscheinlich gemacht werden. Bei weiteren Organmanifestationen sind Spezialuntersuchungen und häufig eine interdisziplinäre Zusammenarbeit erforderlich (28).

Kardiovaskuläre Tests

Eine Ruhetachykardie über 95–100 Herzschläge/min ist als pathologisch anzusehen. Von Ewing wurden 5 einfach durchzuführende Funktionstests vorgeschlagen, die heute weltweite Anerkennung und Verbreitung gefunden haben (19, 80). Diese Tests sind in jeder Praxis durchführbar. Benötigt werden nur ein EKG-Apparat, eine Stoppuhr und ein Blutdruckapparat. Wegen der praktischen Wichtigkeit seien die Untersuchungen kurz beschrieben.

Bestimmung der Herzfrequenzvariabilität unter Taktatmung bzw. respiratorische Sinusarrhythmie (RSA-Test): Nach Anlegen von Extremitätenelektroden wird dem Patienten die Taktatmung erklärt, die er über 60 Sekunden durchführen soll (5 Sekunden einatmen, 5 ausatmen). Nach 60 Sekunden EKG-Lauf wird die Taktatmung beendet und am EKG markiert. Bei der Auswertung wird das längste und kürzeste RR-Intervall in jedem Atemzyklus aufgesucht und die Differenz zwischen maximaler und minimaler Herzfrequenz gebildet.

Verhalten der Herzfrequenz nach dem Aufstehen: Unter kontinuierlicher EKG-Aufzeichnung soll der Patient nach vorherigem Liegen schnell aufstehen. Das Verhalten der Herzfrequenz wird durch den sog. 30/15-Quotienten gebildet, der aus dem kürzesten RR-Intervall um den 15. Herzschlag und dem längsten RR-Intervall um den 30. Herzschlag nach dem Aufstehen berechnet wird. Normal ist eine Tachykardie um den 15. und eine Bradykardie um den 30. Herzschlag.

Herzfrequenzverhalten während des Valsalva-Manövers: Der Test wird durchgeführt, indem der Patient für 15 Sekunden durch Pressen einen Druck von etwa 40 mm Hg in einem Manometer aufrechterhält. Der Herzfrequenzanstieg während und nach Beendigung des Preßvorgangs wird durch eine reflektorische Bradykardie abgelöst. Das Verhältnis des längsten RR-Intervalls kurz nach dem Valsalva-Manöver zum kürzesten RR-Intervall während des Manövers wird ermittelt („Valsalva-Verhältnis").

Blutdruckverhalten nach dem Aufstehen: Der Blutdruck wird im Liegen und eine Minute nach dem Aufstehen gemessen. Die Differenz des systolischen Blutdrucks wird ermittelt. Zur genaueren Analyse wird das (geräteaufwendige) Kipptischverfahren eingesetzt.

Blutdruckverhalten beim „Handgrip-Test": Bei dem Test wird ein Dynamometer mit 30% der vorher ermittelten maximalen Kontraktionskraft über einen Zeitraum von 5 Minuten gedrückt. Der Blutdruck wird vorher und im Abstand von einer Minute gemessen. Die Differenz des diastolischen Blutdrucks vor Beendigung der isometrischen Kontraktion und vor Beginn des Tests wird als Ergebnis ermittelt. Dieser Test wird heute als wenig aussagekräftig angesehen (96).

Pathologische Testergebnisse: Die Normalwerte der angegebenen Frequenz- und Blutdrucktests sind aus Tab. 26.**8** zu ersehen. Pathologisch sind eine eingeschränkte Herzfrequenzvariation während einer Taktatmung von 10 Schlägen/min und weniger, ein 30/15-Quotient von 1 oder weniger, ein Abfall des systolischen Blutdrucks von 30 mm Hg oder mehr sowie ein Anstieg des diastolischen Blutdrucks im „Handgrip-Test" von 10 mm Hg und weniger.

Bedeutung der Tests und technische Hilfsmittel: Testbedingungen, Einflußgrößen, Reproduzierbarkeit und prognostischer Wert verschiedener Untersuchungsmethoden der Herzfrequenzvariation zur Diagnose einer autonomen kardiovaskulären Neuropathie bei Diabetes mellitus wurden eingehend überprüft (96). Die genannten diagnostischen Parameter erwiesen sich dabei als sensitive, reproduzierbare und nichtinvasive Indikatoren zur Erfassung einer autonomen Neuropathie des Herzens, die für die klinische Routinediagnostik und für klinisch-wissenschaftliche Untersuchungen empfohlen werden können. In verschiedenen Studien wurde für die Herzfrequenzvariation bei Diabetikern ein Quotient von Tag zu Tag von 9–20% gefunden. Von O'Brien u. Mitarb. (60) wurde eine modifizierte und vereinfachte Testbatterie vorgeschlagen, die z. B. die Ermittlung der Herzfrequenzvariation während eines einzigen Atemzugs, eine vermehrte Berücksichtigung altersabhängiger Kriterien sowie die computergestützte Auswertung der Frequenzintervalle während der In- und Exspiration in Ruhe umfaßt (67).

Neben den besprochenen Tests wurden eine Reihe **weiterer kardialer Funktionsprüfungen** vorgeschlagen, die sich z. B. auf die Langzeituntersuchung der Herzfrequenz im 24-Stunden-EKG oder auf komplexe Methoden der Analyse der Herzfrequenz mit spektralanalytischen Techniken beziehen. So kann man z. B. im 24-Stunden-Holter-EKG zeigen, daß die Tag-Nacht-Variation der Herzfrequenz bei Typ-1-Diabetikern mit autonomer Neuropathie eingeschränkt bzw. gänzlich aufgehoben ist.

Einige der beschriebenen Verfahren sind auch einfach mit *computergestützten Geräten* (z. B. PROsci-CARD-Gerät) durchzuführen (96, 97).

Ein weiterer kardialer Funktionstest, der in seiner diagnostischen Bedeutung eher vorsichtig interpretiert werden muß, ist die Messung des QT- bzw. QT_c-Intervalls im Routine-EKG. In Querschnittsstudien wurde bei Typ-1-Diabetikern in 26–30% der Fälle ein verlängertes frequenzadaptiertes QT-Intervall (QT_c-Intervall) gefunden. Jedoch hat nur etwa ein Drittel der Typ-1-Diabetiker mit kardialer autonomer Neuropathie (CAN) auch ein verlängertes QT_c-Intervall (74). Außerdem waren bei Vergleich von QT_c-Intervall und szintigraphisch nachgewiesener kardialer sympathischer Dysinnervation bei Typ-1-Diabetikern keine statistischen Beziehungen nachweisbar. Da neben einer niedrigen Sensitivität von 15% auch Verkürzungen des QT_c-Intervalls im 24-Stunden-EKG bei CAN beschrieben wurden und Hinweise auf eine zirkadiane Abhängigkeit bestehen, kann ein Zusammenhang zwischen CAN und QT_c-Intervall nach dem heutigen Wissensstand als nicht bewiesen angesehen werden.

Die sympathische Denervation bei CAN konnte in neuerer Zeit auch mit einer *speziellen herzszintigraphischen Methode* (123J-Metajodobenzylguanidin [123J-MIBG]) nachgewiesen werden (72, 73). Mit 123J-MIBG kann das kardiale sympathische Nervensystem direkt beurteilt und mit Hilfe der SPECT-Methode (single photon emission computed tomography) dargestellt werden (72, 73, 97). Bei Typ-1-Diabetikern konnte gezeigt werden, daß durch die MIGB-Szintigraphie eine kardiale Dysinnervation im Vergleich zu bekannten Funktionstests (Ewing-Batterie, 19) bei Diabetikern früher erkannt werden kann. Zudem ist mit dieser Methode bei langjährigen Typ-1-Diabetikern am Herzen eine regionale Unterscheidung mit dem Nachweis einer präferentiellen neuronalen Schädigung im Hinterwandbereich möglich (72).

Untersuchungen bei neu manifestem Typ-1-Diabetes zeigten, daß Zeichen einer sympathischen Innervationsstörung im Gegensatz zur EKG-gestützten autonomen Diagnostik deutlich häufiger (77% im Vergleich zu 9%) auftreten (72). Nachuntersuchungen nach einem Jahr ergaben unter intensivierter Insulintherapie in etwa 50% der Fälle eine Verbesserung des regionalen und des globalen Aufnahme-Scores des Guanethidinanalogons MIBG. Das aufwendige und teure nuklearmedizinische Verfahren wird derzeit ausschließlich in Spezialkliniken für Forschungszwecke angewandt.

Autoantikörper gegen sympathische Ganglien (CF-SG-Autoantikörper) kommen bei Typ-1-Diabetikern mit langem Krankheitsverlauf im Vergleich zu einer nichtdiabetischen Kontrollgruppe wesentlich häufiger vor. Während andere in der Pathogenese des Typ-1-Diabetes involvierte Autoantikörper (z. B. gegen die Antigene GAD oder Tyrosinphosphatase) bei der kardialen autonomen Neuropathie keine Rolle spielen, kommen offenbar GF-SG-(complement-fixing sympathetic ganglia) Autoantikörper bei kardialer Neuropathie vermehrt vor und tragen damit möglicherweise zur Pathogenese bei (56). Auch dieser Test wird derzeit nur in der Forschung eingesetzt.

Gastrointestinale Tests

Magen: Bei Hinweisen für eine autonome kardiale Neuropathie sollte auch nach anderen autonomen Neuropathieformen, wie der diabetischen Gastroparese, gefahndet werden, da zwischen Magenentleerung und autonomer kardialer Neuropathie einige Beziehungen zu bestehen scheinen (37).

Differentialdiagnostisch ist wichtig, daß bei Diabetikern – ebenso wie bei Stoffwechselgesunden – das gesamte Spektrum von Erkrankungen des Magen-Darm-Trakts – also auch ein Reizmagensyndrom, (nichtulzeröse Dyspepsie) – auftreten kann. Bei etwa 60% dieser Patienten werden die Symptome durch eine verzögerte Magenentleerung verursacht. Die Diagnose ist daher ebenso wie bei autonomer Neuropathie als Ausschlußdiagnose nach gastrointestinaler (insbesondere endoskopischer) Abklärung zu stellen. Bei den genannten Symptomen und Befunden sollte also zunächst eine Ösophagogastroduodenoskopie erfolgen, um anderweitige Ursachen der Entleerungsverzögerungen des Magens auszuschließen. Hierzu zählt insbesondere das Ulkus im Bereich des Magenausgangs, das chronisch rezidivierende Ulcus duodeni sowie Karzinome im Antrum- und Pylorusbereich. Hinzukommen muß eine genaue Medikamentenanamnese, da z. B. Anticholinergika, Antidepressiva oder Phenothiazine ebenso wie eine akute Stoffwechseldekompensation mit Ketose oder Ketoazidose die gastrische Motilität nachteilig beeinflussen können. Bezüglich weiterer Manifestationen gastrointestinaler Erkrankungen beim Diabetiker sei auf Kap. 33 verwiesen.

Methode der Wahl zur Diagnosesicherung einer diabetischen Gastroparese ist heute die nuklearmedizinische Untersuchung der Magenentleerung mit Isotopenmarkierung fester und flüssiger oder semiliquider Testmahlzeiten, die allerdings nur in Kliniken mit nuklearmedizinischen Abteilungen durchgeführt werden kann. Wegen der diagnostischen Bedeutung seien zwei Testmodifikationen der Magenfunktionsszintigraphie angegeben: Bei der Doppelisotopenmethode wird in der festen Nahrungsphase in vivo mit Technetium 99 m markierte Hühnerleber (1,0–1,5 mCi = 37–56 MBg) zusammen mit 150 ml einer 10%igen Glucoselösung mit Indium-DTPA 113 m (0,75–1 mCi = 28–37 MBg))

verabreicht. Die Magenentleerung für beide Isotope wird mit einer Szintillationskamera hinter dem Patienten über einen Zeitraum von 2 Stunden aufgezeichnet (22, 37). Diese Methode erlaubt eine differenzierte Beurteilung der Magenentleerung, da bereits normalerweise feste Nahrungsbestandteile langsamer als flüssige entleert werden und offenbar bei Diabetikern Funktionsstörungen am ehesten bei der Magenpassage konsistenter Mahlzeiten auftreten. Einfacher durchzuführen und für praktisch-klinische Zwecke ausreichend ist die Magenfunktionsszintigraphie einer mit dem Radionuklid Technetium markierten, semiliquiden Testmahlzeit (71). Hierbei wird Technetiumsulfat 99 m (ca. 1 mCi) zusammen mit 90 g Instanthaferflocken in 250–300 ml Flüssigkeit verabreicht und die Magenentleerung mit einer Szintillationskamera über einen Zeitraum von 1 Stunde beobachtet.

Andere Methoden zur Aufzeichnung der Magenmotilität wie Elektro- und Magnetogastrographie sind nach wie vor Speziallaboratorien vorbehalten und noch nicht zur allgemeinen klinischen Anwendungsreife gelangt. Die auch heute noch häufig eingesetzte klassische Form der Entleerungsmessung, die röntgenologische Beobachtung des Transports von Bariumbrei, erlaubt nur in fortgeschrittenen Erkrankungsstadien eine qualitative bzw. höchstens semiquantitative Aussage über Magenmotilität und Magenentleerung. Bei einer Magenbreipassage zeigt sich bei einer diabetischen Gastroparese eine träge bzw. fehlende Peristaltik bis zur Atonie, eine Dilatation nach Hypersekretion sowie eine Retention fester Nahrungsbestandteile. Das Kontrastmittel wird nicht zeitgerecht entleert und verbleibt in schweren Fällen länger als 2–3 Stunden im Magen. Ähnliche Argumente gelten auch für die Entleerung röntgendichter Partikel aus dem Magen, die keinesfalls eine Frühdiagnostik erlaubt. Neuerdings konnte gezeigt werden, daß trotz normaler Passage des Bariumbreis bei einer Röntgenuntersuchung die Entleerung einer isotopenmarkierten Testmahlzeit um das 5fache verzögert sein kann. Eine ausführliche Schilderung der heute verfügbaren Funktionsuntersuchungen findet sich bei Lautenbacher u. Mitarb. (47). Ist eine nuklearmedizinische Untersuchung nicht verfügbar, bleibt die Diagnose einer diabetischen Gastroparese auch heute noch eine Ausschlußdiagnose. Relativ einfach und ohne großen apparativen Aufwand durchzuführen ist die sonographische Beurteilung der Magenkontraktionen im Nüchternzustand bzw. die Entleerung einer flüssigen Testmahlzeit (86). Diese Methode ist jedoch noch nicht allgemein validiert und verbreitet und bedarf großer untersuchungstechnischer Erfahrung.

Darm: Die Diagnose der diabetischen Diarrhö ist im wesentlichen eine Ausschlußdiagnose (61). Differentialdiagnostisch in Frage kommen alle Ursachen chronischer Diarrhöen wie Entzündung, Neoplasmen, Malassimilationssyndrom, Enzymopathien, Zuckeraustauschstoffe, Laxantien sowie insbesondere auch primäre oder sekundäre funktionelle Störungen (47). Hierzu gehören insbesondere auch die schon erwähnten, funktionellen gastrointestinalen Beschwerden, die entweder idiopathisch als Reizmagensyndrom oder als Reizkolon (Colon irritabile), aber auch als Folgen verschiedener Primärerkrankungen auftreten können (Tab. 26.**9**). In Betracht zu ziehen sind außerdem neuromuskuläre Erkrankungen, die zu Motilitätsstörungen am Gastrointestinaltrakt führen können und die ausgedehnte differentialdiagnostische Überlegungen und Maßnahmen erfordern, die Anamnese und Symptome, eine eventuelle Begleitmedikation und zusätzliche Untersuchungen betreffen. Die Diagnose einer diabetischen Diarrhö sollte keinesfalls ohne gründliche differentialdiagnostische Abklärung gestellt werden. Die Schwierigkeiten beruhen insbesondere darauf, daß offenbar viele pathogenetische Faktoren eine Rolle spielen. Weiterhin können wichtige Differentialdiagnosen wie z. B. die exokrine Pankreasinsuffizienz oder der bakterielle Überwuchs selbst einen Teil des Syndroms der diabetischen Diarrhö darstellen.

Tabelle 26.**9** Primärerkrankungen mit möglichen funktionellen gastrointestinalen Symptomen (aus Müller-Lissner, in Tympher, E.: Funktionelle Beschwerden im Gastrointestinaltrakt. Thieme, Stuttgart 1990)

- endokrine Erkrankungen (z. B. Diabetes mellitus, Hyperthyreose, Morbus Addison)
- neurologische Erkrankungen (z. B. Parkinson-Syndrom, Polyneuropathien mit autonomer Beteiligung)
- Herz-, Lungen-, Nierenerkrankungen
- rheumatische Erkrankungen (z. B. Sklerodermie, Lupus erythematodes)
- Virusinfektionen
- psychische Einflüsse

Funktionsuntersuchungen am Darmtrakt sind nur in speziellen Zentren verfügbar. Der nichtinvasive H_2-Exhalationstest (H_2-Atemtest) wurde in den letzten Jahren zunehmend insbesondere auch bei Diabetikern eingesetzt, um den orozäkalen oder jejunozäkalen Transit zu untersuchen. So wurde bei Diabetikern mit Diarrhö oder Obstipation, also unabhängig vom Beschwerdebild, eine normale jejunozäkale Transitzeit gefunden, während bei Diabetikern ohne diese Symptome der Transit signifikant verlängert war. Häufig war ein bakterieller Überwuchs zu beobachten. Ebenso wie andere konnten auch wir bei Typ-1-Diabetikern ohne gastrointestinale Symptome eine verlängerte orozäkale Transitzeit finden, wobei keine deutlichen Beziehungen zu Neuropathie- und Stoffwechselindikatoren feststellbar waren. Zur Feststellung der Wasserstoffkonzentration in der Atemluft nach Aufnahme einer Testmahlzeit (Lactulose) stehen kommerzielle Geräte zur Verfügung.

Da auch die diabetische Obstipation im wesentlichen eine Ausschlußdiagnose darstellt, kommen eine Vielzahl von differentialdiagnostischen Möglichkeiten in Frage, die sich auf das Kolon selbst und andere Usachen wie endokrin-metabolische Störungen, chronische Langzeitmedikamenteneinnahme, Intoxikationen sowie Erkrankungen des zentralen und peripheren Nervensystems beziehen. Neben digitaler rektaler Untersuchung und der Suche nach okkultem Blut im Stuhl steht immer die Endoskopie als Grundlage aller diagnostischer Maßnahmen und weiterer Überlegungen im Vordergrund. Spezielle Untersuchungen der Kolonmotilität mit Bestimmung des Kolontransits (z. B. Mund-Anus-Transitzeit mit röntgendichten Markern) oder die Messung der myoelektrischen Aktivitäten im Kolonbereich können nur in Speziallaboratorien bzw. Spezialkliniken durchgeführt werden. Bezüglich methodischer Einzelheiten sei auf die Literatur verwiesen (92). Im Hinblick auf die Diagnostik der autonomen Diabetesneuropathie am Gastrointestinaltrakt haben aber diese Methoden derzeit noch keine praktisch-klinische Bedeutung erlangt.

Rektosigmoid: Zur Untersuchung der kontraktilen Aktivität der Sphincteres ani internus und externus eignen

sich Druckmessungen durch Perfusions- und Ballonkatheter sowie angepaßte EMG-Techniken (47). Differentialdiagnostisch können Defäkationsstörungen bei neurologischen Erkrankungen, endokrinen Störungen (als Overflow-Inkontinenz), entzündlichen Darmerkrankungen, Anomalien im Enddarmbereich sowie bei chronischem Laxantienabusus auftreten.

Mit einer neuen, von Hölzl u. Mitarb. weiterentwickelten Spezialsonde können heute Dehnungstoleranz und Schmerzschwellen im Rektosigmoidalbereich gemessen werden (38). Auch ein Behandlungsverfahren durch ein Wahrnehmungstraining für rektale Füllungsdrücke (Sondenmethode) wurde entwickelt.

Urogenitale Tests

Diagnostisch werden zur Erfassung diabetischer Blasenstörungen urologische Untersuchungsmethoden wie die Uroflowmetrie (zur Feststellung von Blasenentleerungsstörungen), die Zystomanometrie (zur Beurteilung von Blasensensibilität und Blasenmotorik) sowie ein intravenöses Urogramm (zur Feststellung von Blasenfüllung und Restharn) eingesetzt. Zusätzlich können elektrophysiologische Untersuchungsmethoden (z. B. Sphinkter-EMG urethral-anal nach elektrischer Stimulation der proximalen Urethra, Beckenboden-EMG) angewandt werden. Einfach durchzuführen und als Screeningmethode zu empfehlen ist die sonographische Bestimmung des Blasenvolumens (nach Flüssigkeitszufuhr und bei einsetzendem maximalem Harndrang, wobei ein Volumen über 800–1000 ml als pathologisch anzusehen ist (Abb. 26.**9**). Zusätzlich kann der Restharn nach Miktion (pathologisch über 150 ml) festgestellt werden.

Neuroendokrine Tests

Die verminderte Sekretion des aus dem Pankreas stammenden **pankreatischen Polypetids** (PP), z. B. während einer Hypoglykämie bei Diabetikern mit autonomer kardiovaskulärer Neuropathie, kann als Test eingesetzt werden (50). Da der Anstieg von PP im Blut bei verschiedenen Untersuchungsbedingungen (z. B. Hypoglykämie, Testmahlzeit, „Scheinfütterung") durch eine autonome Dysfunktion beeinträchtigt sein kann, wurde dieser Test zur Diagnose vorgeschlagen. Eine signifikante Korrelation zur kardiovaskulären Neuropathie wurde beschrieben. Der allgemeinen Verbreiterung dieses Tests steht jedoch entgegen, daß das PP nur in Speziallaboratorien bestimmt werden kann.

Dies gilt auch für die Messung der **Catecholaminkonzentration** im Blut unter verschiedenen Testbedingungen wie z. B. Stehen oder körperliche Belastung, die bei autonomer Diabetesneuropathie ebenfalls gestört sein können.

Hypoglykämische Wahrnehmungstests

Anamnese: Da heute noch keine allgemein anerkannten, eindeutig interpretierbaren Testverfahren zum Nachweis einer hormonell-autonomen Funktionsstörung verfügbar sind, ist man bei der Diagnose einer gestörten Hypoglykämiewahrnehmung auf eine sorgfältige Anamnese angewiesen. Hier müssen die Symptome einer Hypoglykämie insbesondere im Hinblick auf Häufigkeit und Ausmaß sowie in ihrer zeitlichen Veränderung genau erfragt werden.

Es muß außerdem nach Manifestation von **autonomen Neuropathien** an anderen Organsystemen gefahndet werden. Dabei sollte insbesondere das Vorliegen einer kardialen Neuropathie durch die einfach durchzuführenden Funktionstest überprüft werden (Tab. 26.**8**). **Differentialdiagnostisch** ist wichtig, daß eine hypoglykämische Wahrnehmungsstörung ausnahmsweise auch nach Änderung der Insulinart, nämlich nach Umsetzen von tierischem Insulin auf Humaninsulin, vorkommen kann (Kap. 41).

Pupillomotorische Tests

Funktionsstörungen des Sehapparates haben eine diagnostische Bedeutung zur Frühdiagnostik einer sympathischautonomen Schädigung. Ein wichtiges und einfaches Untersuchungsverfahren ist die verminderte Dunkeladaptation der Pupillen. Der Pupillendurchmesser in der Dunkelheit kann einfach durch eine Polaroidphotographie des Auges bestimmt werden (76). Da mit zunehmendem Alter die Pupillen normalerweise kleiner werden, muß eine altersabhängige Auswertung erfolgen. Der Pupillendurchmesser wird entweder absolut oder in Prozent des Irisdurchmessers angegeben. Es konnte gezeigt werden, daß etwa 20% der unausgewählten Diabetiker in der Dunkelheit keine ausreichende Dilatation der Pupillen aufweisen. Der Variationskoeffizient dieser Methode ist mit 3% sehr gering (75). Es bestehen Beziehungen zu autonomen Störungen am kardiovaskulären System. Andere Verfahren sind die verzögerte Redilatation nach Lichtreiz oder eine beeinträchtigte Amplitude der Pupillenkontraktion nach Lichtreiz (76). Nach den bisher vorliegenden Erfahrungen haben aber die angegebenen Untersuchungsmethoden in Deutschland und in Europa bisher keine wesentliche Verbreitung in der praktischen Diagnostik der autonomen Diabetesneuropathien gefunden.

Therapie

Nach heutigem Wissensstand muß man davon ausgehen, daß kontrollierte, objektive, pathologische Tests am vegetativen oder peripheren Nervensystem immer zu therapeutischen Überlegungen Anlaß geben müssen. Dabei gilt insbesondere für alle autonomen Neuropathieformen, daß die Frühdiagnostik den ersten und entscheidenden Schritt zu einer erfolgreichen Therapie bildet (s.o.).

Verbesserung und Optimierung der Diabeteseinstellung

Die Verbesserung bzw. Optimierung der Diabeteseinstellung steht im Zentrum der Behandlung aller Neuropathieformen. Heute ist gesichert, daß zwischen Einstellungsqualität und Nervenfunktion direkte Verbindungen bestehen.

DCCT-Studie: Nachdem bereits frühere Studien mit intensivierter Insulintherapie und nach Pankreastransplantation entsprechende Zusammenhänge nahegelegt hatten, konnte die enge Beziehung zwischen Stoffwechseleinstellung und diabetischer Neuropathie in einer prospektiven Multicenterstudie, der sog. DCCT-Studie (Diabetes Control and Complications Trial) in Nordamerika, gezeigt werden, bei der 1441 Typ-1-Diabetiker in 29 Kliniken erfaßt werden konnten (83). Nach einer im Mittel 7jährigen Beobachtungsdauer bei 2 Patientengruppen mit herkömmlicher Insulintherapie (Behandlungsziel: klinisches Wohlbefinden) und intensivierter Insulintherapie (Behandlungsziel: möglichst

normnahe Diabeteseinstellung) ergaben sich im Studienverlauf deutliche Unterschiede der Blutglucosekonzentrationen und des HbA_{1c}. Die Behandlungsgruppe mit intensivierter Insulintherapie wies deutlich bessere Werte von im Mittel 155 mg/dl (8,6 mmol/l) Blutglucose und 7,2% HbA_{1c} im Vergleich zur anderen Gruppe mit etwa 9% HbA_{1c} und mittleren Blutglucosewerten von 210–220 mg/dl (11,8–12,2 mmol/l) auf. Parallel dazu zeigte sich, unabhängig von Lebensalter, Diabetesdauer und Geschlecht, eine Verminderung des Komplikationsrisikos für Retinopathie, Nephropathie und Neuropathie um etwa 60%. Dies bezieht sich sowohl auf ein verzögertes Auftreten dieser Komplikationen – bei der Neuropathie um 69% in 5 Jahren – als auch eine verlangsamte Progression – bei der Neuropathie um 57% in 5 Jahren.

Wichtig ist, daß der **Zusammenhang zwischen Diabeteseinstellung und Komplikationen** kontinuierlich ist, d. h., eine Verbesserung der Einstellung bedeutet, unabhängig vom erreichten HbA_{1c}-Wert, immer auch eine individuelle Verbesserung des Komplikationsrisikos (geringe Verbesserung der Diabeteseinstellung – geringe Risikoreduktion, Optimierung der Diabeteseinstellung – erhebliche Risikoverminderung). Dies bedeutet also für die diabetischen Neuropathien eine möglichst frühzeitige Diagnose und eine unter Einbeziehung der individuellen klinischen Situation und therapeutischer Risiken (insbesondere Hypoglykämien) anzustrebende möglichst weitgehende Verbesserung der Diabeteseinstellung. **Voraussetzung für eine Verbesserung der Einstellung** sind die heute existierenden, von Fachgesellschaften und in europäischen Konsensuskonferenzen erarbeiteten Einstellungskriterien für Typ-1- und Typ-2-Diabetes. Wesentlich ist dabei, daß zur Bewertung der Stoffwechselsituation nicht nur Blut- und Harnzuckerwerte, sondern auch Parameter des Fettstoffwechsels, das Körpergewicht und glykosylierte Blutproteine (HbA_{1c}, Fructosamin) herangezogen werden (29). Selbstverständlich müssen die Therapieziele vom behandelnden Arzt immer der individuellen Patientensituation angepaßt werden.

Hypertonietherapie: Von besonderer Bedeutung ist heute auch – ähnlich wie bei der diabetischen Nephropathie – die adäquate Behandlung einer Hypertonie mit Normalisierung der Blutdruckwerte. Grund hierfür ist, daß epidemiologische Untersuchungen und klinische Beobachtungen signifikante Zusammenhänge von Funktionsstörungen des peripheren und autonomen Nervensystems mit den Blutdruckwerten und günstige therapeutische Wirkungen bei manifester Neuropathie nach Korrektur des Blutdrucks ergeben haben. Realistisch wurden diese Therapieziele erst dadurch, daß heute zusätzliche und verbesserte Möglichkeiten der Therapie und Überwachung des Diabetes mellitus existieren. Dies betrifft hauptsächlich die Patientenschulung, verbesserte Selbstkontrollen und ärztliche Kontrollen sowie die intensivierte Insulintherapie (28).

Bedeutung der Stoffwechseleinstellung: Erfahrungsgemäß sprechen viele Diabetiker mit leichteren Symptomen einer peripheren Neuropathie gut auf die einzig gesicherte kausale Therapieform der Stoffwechselrekompensation an, so daß Medikamente weitgehend vermieden werden können.

Es sei nochmals betont, daß eine Verbesserung bzw. Optimierung der Diabeteseinstellung die heute einzig gesicherte kausale Therapie aller Neuropathieformen darstellt. Es entspricht jedoch auch der praktisch-klinischen Erfahrung, daß diese therapeutischen Möglichkeiten nach wie vor viel zu wenig genutzt werden. Wichtig ist außerdem noch, daß eine Verbesserung der Stoffwechseleinstellung in erster Linie im Stadium der funktionell-metabolischen Störung, also im klinischen Frühstadium oder im subklinischen Stadium einer Diabetesneuropathie (s. o.), erfolgversprechend ist.

Symptomatische Therapie

Schmerzen und Mißempfindungen

Schmerzhaften Mißempfindungen und den oft langdauernden und quälenden Schmerzen (Brennschmerz, Neuralgieschmerz usw.) sollte mit einem zeitlich abgestimmten Stufenplan begegnet werden, der von peripher wirksamen Analgetika über Antikonvulsiva bis zu Thymo- und Neuroleptika reichen kann (30, 52, 53, 79, 81).

Als **Analgetika** sollten im allgemeinen nur Monosubstanzen mit möglichst geringen Nebenwirkungen gegeben werden. Das Prinzip des „nil nocere" ist nicht zuletzt deswegen von besonderer Bedeutung, da Patienten mit Neuropathieschmerzen häufig auch an anderen diabetischen Komplikationen leiden (z. B. Mikro- und Makroangiopathie). Empfohlen werden z. B. Acetylsalicylsäure in einer Einzeldosis von 250–500 mg alle 4–6 Stunden über den Tag hinweg. Auf Nebenwirkungen von seiten des Gastrointestinaltrakts mit möglichen Mikroblutungen ist zu achten. Besondere Vorsicht ist bei Gastritis und Ulkuskrankheiten in der Vorgeschichte sowie bei gastrointestinaler Neuropathie geboten. Bei Oberbauchbeschwerden unter Acetylsalicylsäurebehandlung muß endoskopische Abklärung erfolgen. Bei schmerzhafter Diabetesneuropathie kann Paracetamol oder Flupirtin versucht werden. Eine Kombination unterschiedlicher Schmerzmittel erscheint generell nicht empfehlenswert.

Antikonvulsive Medikamente kommen besonders bei neuralgischen Schmerzformen in Frage. Am häufigsten empfohlen wird Carbamazepin in einer Dosis von ca. 3 mal 200 mg am Tag bzw. in der entsprechenden Retardform. Vegetative Nebenwirkungen können, insbesondere bei autonomer Neuropathie, den Behandlungserfolg beeinträchtigen. Ggf. sollten die Carbamazepin-Serumspiegel bestimmt werden.

Die analgetischen Effekte von **Thymoleptika** und **Neuroleptika** sind in ihren pathogenetischen Mechanismen noch nicht hinreichend geklärt, ihre analgetische Wirksamkeit beim Neuropathieschmerz jedoch vielfach erwiesen. Möglicherweise beeinflussen besonders trizyklische Antidepressiva mit serotonerger Komponente das deszendierende nozizeptive inhibitorische Kontrollsystem (DNIC) und hemmen damit den nozizeptiven Zustrom aus den neuropathisch geschädigten peripheren Nervenfasern. Es gibt weder bei der schmerzhaften Diabetesneuropathie noch bei anderen peripheren Schmerzzuständen eindeutige Entscheidungskriterien zur Auswahl eines bestimmten Neuro- oder Thymoleptikums in der analgetischen Indikation. Als allgemeine Richtlinie kann die in der Psychiatrie übliche Differenzierung nach der vorherrschenden Wirkrichtung, nämlich des eher psychomotorisch aktivierenden Desipramintyps und des eher dämpfenden Amitriptylintyps zugrundegelegt werden. Die Dosierung der zur Schmerzhemmung verordneten Thymoleptika sollte im allgemeinen eher niedrig sein. Für die schmerzlindernde Amitriptylinwirkung wurde beispiels-

weise ein „therapeutisches Fenster" beschrieben, d. h., die Schmerzhemmung ist in einem mittleren Dosisbereich am stärksten und nimmt mit höheren (aber auch zu niedrigen) Dosen wieder ab. Bei Amitriptylin wird besonders bei älteren Patienten eine einschleichende Dosierung von 10–25 mg am ersten Tag und eine allmähliche Steigerung auf 50–75 mg/Tag empfohlen. Eine vorsichtige Dosierung ist besonders bei Patienten mit diabetischen Spätkomplikationen ratsam. Umgekehrt muß bei einer primär depressiven Störung eine ausreichend hohe Dosierung gewährleistet sein. Einige Antidepressiva können auch im Rahmen einer Infusionsbehandlung verabreicht werden (z. B. Clomipramin-Infusionen mit nachfolgender oraler Medikation). Analgetische Wirkungen sind bei den meisten Neuroleptika unsicher, mögliche kurz- und langfristige Nebenwirkungen besonders kritisch. Die Anwendung vorwiegend der schwach potenten Neuroleptika, wie z. B. Promethazin und Thioridazin, beschränkt sich daher im allgemeinen auf die Kombination mit z. B. einfachen Analgetika.

Tranquilizer und stark wirksame Analgetika: Narkotika und Tranquilizer sollten wegen geringer analgetischer Wirksamkeit und der Gefahr der Abhängigkeitsentwicklung allenfalls bedarfsweise (z. B. bei Muskelkrämpfen) verwendet werden. Umgekehrt ist aber auch darauf hinzuweisen, daß die lange Zeit vorherrschende Zurückhaltung bei der Verordnung stark wirksamer Analgetika und Morphinderivate bei schwersten, therapieresistenten Schmerzzuständen heute nicht mehr aufrechterhalten wird. Unseres Erachtens ist es gerechtfertigt, bei sehr starken Schmerzen und unzureichender Wirksamkeit üblicher Analgetika (s. o.) stark wirksame Analgetika wie Opioide, z. B. Tramadol, u. U. vorübergehend auch Morphinderivate, zu verabreichen. Die Indikation muß aber besonders gewissenhaft gestellt und mit dem Therapieplan abgestimmt werden. Ferner ist darauf zu achten, daß bei Symptombesserung eine baldige Dosisreduktion bzw. Absetzen erfolgt.

Chinin, Magnesium und Mexiletin: Die bei diabetischer und insbesondere schmerzhafter Neuropathie nicht seltenen nächtlichen Wadenkrämpfe können mit chininhaltigen Präparaten und/oder einem Benzodiazepin (z. B. Tetrazepam), evtl. auch Tizanidin behandelt werden. Bei Dialysepatienten und Diuretikabehandlung ist auch an Magnesiummangel zu denken, der entsprechend substituiert werden muß.

Neueste Beobachtungen sprechen dafür, daß auch Medikamente mit lidocainähnlichen Effekten (z. B. Mexiletin) ähnliche analgetische Effekte wie Carbamazepin entfalten. Ausreichende Erfahrungen liegen aber nicht vor. Insbesondere sind die Beziehungen zwischen analgetischer Dosierung und (kardialen) Nebenwirkungen noch weiter zu klären.

α-**Liponsäure:** Die oft schwer beeinträchtigenden Mißempfindungen und Schmerzen bei manchen diabetischen Neuropathien erfordern wegen der oft längeren Beschwerdedauer einen individuellen Behandlungsplan mit gezielter Abfolge schmerzstillender Maßnahmen. Ein Versuch mit α-Liponsäure (Thioctacid) ist – wie in einer neueren Multicenterstudie (ALADIN-Studie) nachgewiesen – bei manchen Patienten symptomatisch hilfreich und wegen geringer und seltener Nebenwirkungen vertretbar (98). Besserungen werden besonders für Mißempfindungen berichtet. Anfänglich sollte eine parenterale Applikation, am besten als Infusion, erfolgen, z. B. pro Tag 600 mg α-Liponsäure in 250 ml 0,9%iger Kochsalzlösung über ca. 30 Minuten. Falls in etwa 2 Wochen Besserung erzielt werden kann, kann die Fortführung mit einer oralen Therapie von täglich 600 mg α-

Liponsäure erfolgen, obwohl hier noch kein allgemein anerkannter, ausreichender Wirkungsnachweis vorliegt.

Medikamente mit eingeschränkter Indikation: Vitamin-B-Gaben (Thiamin, Riboflavin, Pyridoxin, Cyanocobalamin) sind nur dort indiziert, wo ein Vitamin-B-Defizit tatsächlich nachgewiesen ist oder ein Malassimilationssyndrom durch klinische Symptomatik und objektive Untersuchungen wahrscheinlich gemacht werden konnte. Wirksamkeit und Nebenwirkungen der derzeit diskutierten essentiellen Fettsäuren (γ-Linolensäure), Ganglioside und Prostaglandinderivate erscheinen ebenfalls noch nicht hinreichend gesichert.

Bei lokaler Anwendung von Capsaicin, das nach etwa 3 Wochen bei regelmäßiger Applikation zu einer lokalen Hautanalgesie führt, sollte wegen der nur bei etwa jedem zweiten Patienten mit schmerzhafter Neuropathie gesicherten Wirksamkeit und den Unklarheiten über die Langzeitprognose auf die vorübergehende Behandlung örtlicher umschriebener Schmerzzustände im Bereich intakter Hautbezirke beschränkt bleiben (29).

Nervenblockade und -stimulation: Bei umschriebenen peripheren Neuralgien (z. B. Meralgie des N.cutaneus femoris lateralis, thorakale und andere schmerzhafte Mononeuropathien) kommen ggf. auch pharmakologische und elektrische Nervenblockaden in Frage. Auch die transkutane elektrische Nervenstimulation (TENS) kann bei sensiblen Reizerscheinungen und Schmerzen der diabetischen distalsymmetrischen Polyneuropathien versucht werden.

Schließlich sollten auch bei den peripheren Diabetesneuropathien die Möglichkeiten **physikalischer Behandlungsmethoden** genutzt werden, wobei u. a. hydrotherapeutische Maßnahmen (Teilgüsse, Extremitätentauchbäder), „stabile Gleichstromapplikation" (Stanger-Bäder) und bei trophischen Störungen Kohlensäureteilbäder in Frage kommen.

Trophische Störungen (trophische Neuropathie)

Voraussetzung für eine effektive Behandlung trophischer Veränderungen an den unteren Extremitäten, die zum neuropathischen und diabetischen Fuß führen können, ist eine möglichst frühe Diagnose der neurologischen und angiopathischen Störungen sowie der lokalen oberflächlichen Veränderungen an den unteren Extremitäten.

Die **Prophylaxe**, wie sie heute in Form des Fußpflegeunterrichts für Diabetiker erfolgt, ist besonders wichtig. Schwere Komplikationen an den unteren Extremitäten (Fußulzera und Infektionen, Knochen- und Gelenksveränderungen) sind in den meisten Fällen Endstadien einer langen Krankheitsentwicklung, die durch alle therapeutischen Maßnahmen häufig nur an der weiteren Progredienz gehindert werden können.

Orthopädische und weitere Maßnahmen: Die Therapie, die an anderer Stelle ausführlich dargestellt wird (Kap. 27), besteht in orthopädischen und chirurgischen Maßnahmen, Infektionsbekämpfung, Druckentlastung sowie ggf. im Versuch der Verbesserung der Makro- und Mikrozirkulation (Tab. 26.**10**) (1). Es sei noch erwähnt, daß heute nach den Druckverhältnissen am Fuß individuell Schuhe und Einlagen gefertigt werden können. So kann man z. B. mit einem Vorfußentlastungsschuh, speziell konstruierten Einlagen und der Versorgung mit orthopädischen Schuhen die veränderte Fußstatik günstig beeinflussen und eine Druckentlastung gefährdeter Hautbezirke herbeiführen.

Tabelle 26.10 Spezielle Therapiemöglichkeiten bei trophischen Diabetesneuropathien und solchen des Urogenitaltrakts und des endokrinen und pupillomotorischen Systems

Urogenitaltrakt

1. diabetische Zystopathie
- Blasentraining
- Bauchpresse
- Selbstkatheterisation
- Parasympathikomimetika (z. B. Carbachol, Distigmin)
- Diagnose und Therapie einer Prostatahyperplasie („bladder-outlet obstruction"): konservative (z. B. Hyperthermie, Ballondilatation, α-Blocker) oder operative urologische Maßnahmen (Prostataresektion)
- ggf. antibiotische Therapie

2. erektile Dysfunktion
- Vermeidung medikamentöser Nebenwirkungen (Antihypertonika, Tranquilizer, Antidepressiva)
- intrakavernöse Injektion von Prostaglandin (SKAT-Methode)
- Penisprothese
- Vakuummethode

Trophische Neuropathie

1. neuropathischer Fuß (neuropathisches Ulkus, Neuroarthropathie und -osteopathie)
- Fußpflege (Schulung)
- Druckentlastung (Vorfußentlastungsschuh, orthopädische Einlagen und Schuhversorgung)
- Infektionsbekämpfung (Antibiotika, Desinfektion)
- Ödembehandlung (Saluretika)

2. neuropathisches Ödem
- lokale chirurgische Maßnahmen (Abtragen von Nekrosen, Kallus und Granulationsgewebe; Strahlresektion, Endgliedamputation)
- ggf. Therapie bei Makro- und Mikroangiopathie 3. sudomotorische Dysfunktion (diabetische Anhidrose, gustatorisches Schwitzen)

3. sudomotorische Dysfunktion (diabethische Anhidrose, gustatorisches Schwitzen)
- Fußpflege
- fetthaltige Externa
- Vermeidung stärkerer Hitzeexposition
- Prophylaxe bei identifizierter Ursache des Schwitzens (Nahrungsbestandteile)
- Anticholinergika
- Clonidin (niedrige Dosis)

Endokrines System: gestörte Hypoglykämiewahrnehmung

- häufige Blutzuckerselbstkontrollen und ärztliche Kontrollen
- Therapie mit (kurz wirksamen) Normalinsulinen?

Pupillenstörungen

- Hinweis des Patienten auf verminderte Dunkeladaptation und Gefährdung bei Nachtblindheit
- Glaukomgefährdung (Kontrolle des Augendrucks)

Anomalien der Schweißsekretion (sudomotorische Dysfunktion) manifestieren sich am häufigsten an den unteren Extremitäten und tragen wesentlich zur Entstehung des „neuropathischen Fußes" bei. Wegen der Temperatur-

und Schweißregulationsstörung, die bei entsprechenden Verdachtsmomenten immer anamnestisch hinterfragt werden muß, sind Vorsichtsmaßnahmen erforderlich (z. B. Vermeidung starker Hitzeexposition, körperliche Anstrengung bei hoher Luftfeuchtigkeit). Bei abnormer Schweißsekretion im Zusammenhang mit Nahrungsaufnahme (gustatorisches Schwitzen) können anticholinergisch wirksame Medikamente sowie Clonidin in niedriger Dosierung eingesetzt werden. Hier ist allerdings sorgfältig auf Nebenwirkungen wie Harnretention, eine mögliche Hemmung der Magen-Darm-Motorik sowie ein Absinken des Blutdrucks zu achten.

Herz-Kreislauf-System

Die symptomatische Behandlung autonomer Diabetesneuropathien richtet sich nach dem jeweilig betroffenen Organsystem. Die kardiovaskuläre autonome Neuropathie (CAN) hat eine erhebliche diagnostische und prognostische Bedeutung und kann im fortgeschrittenen Stadium zum sog. Denervationssyndrom des Herzens führen.

Fehlende Indikation zur Therapie: Autonome Störungen am Herz-Kreislauf-System sind häufig symptomlos und erfordern in der Regel keine spezielle Therapie (Tab. 26.**11**). Dies gilt sowohl für die fixiert erhöhte Pulsfrequenz (80–90 Minuten) als auch für eine Ruhetachykardie, die sich unter verschiedenen Bedingungen wie z. B. körperliche Belastung, Schlaf oder Positionswechsel nicht verändert. Differentialdiagnostisch wichtig ist die Abgrenzung der beim Diabetes nicht seltenen symptomarmen oder symptomlosen koronaren Herzkrankheit und einer Herzinsuffizienz.

Bei der **koronaren Herzkrankheit** sind die rechtzeitige Erfassung von Risikofaktoren der Arteriosklerose, ein Belastungs-EKG, die Testung der Thalliumaufnahme in den Herzmuskel, eine Koronarangiographie und ggf. eine entsprechende pharmakotherapeutische Behandlung (Nitrate, β-Blocker, Calciumantagonisten) oder eine koronar-chirurgische Therapie in Betracht zu ziehen. Diabetiker mit pathologischen kardialen Funktionstests (Tab. 26.**8**) sollen also immer einer weiteren kardiologischen Abklärung unterzogen werden. Insbesondere bei zusätzlicher koronarer Herzkrankheit sollte man heute wegen des offenbar vermehrten Risikos eines plötzlichen Herztodes ein 24-Stunden-EKG (Holter-EKG) durchführen und eine rechtzeitige Schrittmacherimplantation in Erwägung ziehen (46).

Bei einem gesicherten diabetischen **Orthostasesyndrom** mit mehr oder weniger ausgeprägten Symptomen sind allgemeintherapeutische Aspekte wie z. B. die Vermeidung von Medikamenten, die eine Orthostase verstärken können (z. B. Diuretika, trizyklische Antidepressiva, Phenothiazine, Nitrate), eine Liberalisierung der Kochsalzzufuhr, körperliches Training, hochsitzende Kompressionsstrümpfe, Verhinderung einer nächtlichen Diurese (hochgestelltes Kopfteil des Bettes) erforderlich. Gegebenenfalls können tagsüber Mineralocorticoide unter sorgfältiger Kontrolle möglicher Nebenwirkungen (Ödeme, Gewichtszunahme, Hypokaliämie, Hypotonie im Liegen) sowie kurzzeitig pressorisch wirkende Pharmaka vom Catecholamintyp (z. B. Midodrin, Etilefrin, Noradrenalin) verabreicht werden (27, 29, 30).

Gastrointestinales System

Eine diabetische **Gastroparese** kann ein wichtiges Leitsymptom einer sonst nicht erklärbaren Stoffwechsellabilität

---

Tabelle 26.11 Spezielle Therapiemöglichkeiten bei kardialen und gastrointestinalen Diabetesneuropathien

Herz-Kreislauf-System

1. Kardiovaskuläre Neuropathie (CAN)
– im allgemeinen keine spezielle Behandlung notwendig (wichtig: Diagnose und Therapie von koronarer Herzkrankheit und Herzinsuffizienz)

2. Orthostasesyndrom
– allgemeine Maßnahmen [z. B. liberalisierte Kochsalzzufuhr, körperliches Training, Schlafen mit erhöhtem Kopfteil (Verminderung der Diurese), Kompressionsstrümpfe, Beachtung hypoton wirkender Pharmaka]
– Fludrocortison, 0,1–0,2 (–0,4) mg täglich
– blutdrucksteigernd wirksame Medikamente mit kurzer Halbwertszeit

Gastrointestinaltrakt

1. Gastroparese
– Pharmakotherapie: Metoclopramid, 10 mg (3–4mal tgl.) Domperidon, 20 mg (3–4mal tgl.) Cisaprid, 10 mg (3–4mal tgl.)
– Jejunostomie/Ernährungssonde (nur in Ausnahmefällen)

2. Diarrhö
– synthetische Opioide: Loperamid, Diphenoxylat; Clonidin (α_2-Blocker)
– Antibiotika: Tetracycline, Ampicillin
– andere Substanzen (nach spezieller Ätiologie der Diarrhö): Colestyramin, Kaolin und Pektin, Pankreasenzyme

3. Obstipation
– volumenfördernde Maßnahmen: Flüssigkeit (1,5 l/Tag), Ballaststoffe (Psyllium-Samen)
– Bewegung
– osmotisch wirksame Laxantien: Lactulose, Magnesium sulfat, Natriumsulfat
– motilitäts- und sekretionswirksame Laxantien: Bisacodyl, Antrachinone
– Prokinetika: Metoclopramid, Cisaprid?

4. Stuhlinkontinenz
– Antidiarrhoika
– Biofeedback-Techniken

---

darstellen. Grund hierfür ist, daß eine wichtige Grundvoraussetzung einer guten Diabetestherapie – nämlich der geregelte Transport und eine ungestörte Resorption von Nährstoffen – nicht mehr ausreichend gewährleistet ist. Folgen dieser intestinalen Dysfunktion können akute Stoffwechselentgleisungen, insbesondere Hypoglykämien, aber auch eine langzeitige schlechte Stoffwechseleinstellung mit entsprechenden Komplikationen sein. Eine effektive therapeutische Strategie ist schwierig. Die Optimierung der Diabeteseinstellung ist wegen des inkonstanten Nahrungsangebotes häufig nicht mehr möglich. Übrig bleibt also nur der Versuch einer medikamentösen Therapie, durch die es gelingen kann, die intestinale Dysfunktion günstig zu beeinflussen (Tab. 26.**11**). Dabei haben die seit vielen Jahren therapeutisch eingesetzten Dopaminantagonisten Metoclopramid und Domperidon neben Einschränkungen durch Nebenwirkungen keine ausreichende therapeutische Langzeitwirkung. Cisaprid, ein neuer Wirkstoff aus der Gruppe der sog. indirekten Cholinergika mit selektiver Wirksamkeit am

Gastrointestinaltrakt, ermöglicht heute eine verbesserte Therapiemöglichkeit. Bisherige Erfahrungen verschiedener Arbeitsgruppen haben im Akutversuch und in der Dauertherapie eine deutliche Besserung von Symptomen und Funktionstests ergeben (31). Eigene Erfahrungen bei Patienten mit ausgeprägtem Gastroparesesyndrom zeigten über Monate und in schweren symptomatischen Fällen bis zu einem Jahr eine deutliche Verbesserung der Magenfunktionsszintigraphie und der dyspeptischen Beschwerden. Ein neuer therapeutischer Ansatz ergibt sich aus der Entdeckung, daß Erythromycin wahrscheinlich über die Beeinflussung der Motilinrezeptoren die Magenentleerung günstig beeinflußt (42). Wenn schwere Symptome nicht oder nicht mehr auf eine pharmakologische Behandlung ansprechen, kann eine Ernährungssonde über eine Jejunostomie erforderlich werden (40). Die selten durchgeführten chirurgischen Eingriffe (Pyloroplastik, Magenteilresektion) haben in ihren Ergebnissen enttäuscht.

Bei der diabetischen **Diarrhö** (Tab. 26.**11**) können nach eingehender diagnostischer Abklärung symptomatische Maßnahmen, der α-Agonist Clonidin, Antibiotika und versuchsweise Metoclopramid, eingesetzt werden (61).

Die medikamentöse Behandlung der diabetischen **Obstipation** umfaßt Laxantien, Prokinetika und Opiantantagonisten. Die Problematik einer erhöhten Ballaststoffzufuhr bei diabetischer Obstipation und gleichzeitiger Gastroparese mit Entleerungsstörung fester Nahrungsbestandteile muß beachtet werden.

Bei der **anorektalen Dysfunktion** gewinnt neben der notwendigen symptomatischen Behandlung der bei über 50% der betroffenen Diabetiker bestehenden Diarrhö die Biofeedback-Therapie eine zunehmende Bedeutung.

Urogenitaltrakt

Bei der diabetischen **Zystopathie** ist die sorgfältige differentialdiagnostische Abklärung und ggf. die Therapie einer mechanisch bedingten Entleerungsstörung bei einer Prostatahypertrophie von großer Bedeutung (Tab. 26.**10**). Bei der asymptomatischen Form stehen zunächst physikalische Maßnahmen, wie insbesondere Harnlassen in regelmäßigen Zeitintervallen von 3–4 Stunden, im Vordergrund. Weiterhin können Parasympathikomimetika und in fortgeschrittenen Stadien die Selbstkatheterisierung und operative Maßnahmen angewandt werden.

Die **erektile Dysfunktion**, die bei diabetischen Männern in bis zu 50% vorkommen kann, erfordert ebenso wie die diabetische Zystopathie eine sorgfältige differentialdiagnostische und multidisziplinäre Abklärung, da eine Vielzahl von Einflußfaktoren eine Rolle spielen können (s. Kap. 29). Das Hauptproblem ist hier die Differenzierung bzw. das Zusammenspiel vaskulärer, neurologischer, endokriner und psychischer Ursachen. Medikamentöse Nebenwirkungen, z. B. von Antihypertonika wie Clonidin oder Reserpin, β-Blockern, Neuroleptika und Antidepressiva, Tranquilizern, Anti-Parkinson-Mitteln u. a., sind stets in Betracht zu ziehen. Nach gründlicher differentialdiagnostischer Abklärung können Erektionshilfen, wie ein Erektionsring oder eine Vakuumpumpe, eingesetzt werden. Eine weitere Maßnahme, die häufig in Zusammenarbeit mit einer urologischen Spezialambulanz eingesetzt wird, ist die Schwellkörperautoinjektionstherapie (SKAT), die heute mit Prostaglandin E durchgeführt wird. Letzte Alternative war bislang die Implantation einer Penisprothese. Eine vielversprechende, oral applizierbare Pharmakotherapie – ein indirekter, spezifisch wirksamer Phosphodiesterasehemmer (Sildenafil) – ist bereits in den USA im Handel und steht in Europa vor der klinischen Zulassung.

Bei **weiblichen Sexualstörungen** müssen ggf. in enger interdisziplinärer Zusammenarbeit mit einem Gynäkologen Östrogensubstitution, Psychotherapie, Vaginalcremes und physikalische Maßnahmen eingesetzt werden.

Kausale Therapie am Neuron

Versuche einer kausalen medikamentösen Therapie am Neuron selbst haben trotz zwischenzeitlicher Rückschläge eine große Aktualität in Forschung und Klinik (26, 89).

In der Diskussion um die komplexe **Pathogenese** diabetischer Neuropathien ist heute – nicht zuletzt wegen der möglichen therapeutischen Perspektiven – die beschleunigte Aktivität des sog. Polyolumwegs mit seinem in vielen Geweben, so auch am Nervengewebe vorkommenden Schlüsselenzym Aldosereduktase in den Vordergrund getreten (64). Dabei wird Glucose entsprechend dem bei Diabetes nicht mehr normal verwertbaren erhöhten Angebot zu Sorbit und Fructose umgewandelt und in den Zellen gespeichert (Abb. 26.**10**).

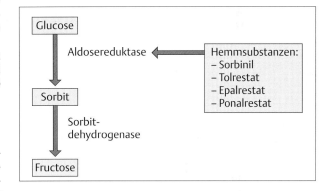

Abb. 26.**10** Polyolumweg („Polyol-Pathway").

Aldosereduktasehemmer: Mit zunehmenden Hinweisen auf eine praktisch-therapeutische Bedeutung nicht nur am Nervengewebe, sondern auch bei anderen diabetischen Langzeitkomplikationen wurden Aldosereduktasehemmer (z. B. Sorbinil, Tolrestat, Ponalrestat) seit Ende der 60iger Jahre entwickelt und in Tierexperimenten sowie klinisch getestet. Bei Sorbinil, einem Hydantoinderivat, konnte in plazebokontrollierten prospektiven Behandlungsstudien am Menschen eine Verminderung des intraneuronalen Sorbitgehalts und eine signifikante Zunahme der Regeneration und Remyelinisation von Nervenfasern gefunden werden. Obwohl Multicenterstudien aus USA und Europa eine günstige, teilweise signifikante Beeinflussung von Symptomen und neurophysiologischen Tests ergeben haben, kann die Nutzen-Risiko-Relation dieser Präparate heute als noch nicht befriedigend angesehen werden (91). Besonders gilt dies für die therapeutischen Wirkungen am autonomen Nervensystem. Die Gründe für die mangelnde klinische Wirksamkeit sind vielfältig und können z. B. den heterogenen Verlauf der Neuropathie selbst, die Pathogenese am Menschen, unzureichende Diagnosemethoden und die im fortgeschrittenen Stadium irreversiblen therapieresistenten neuronalen Schäden betreffen. Möglicherweise ist eine prophylaktische Behandlung zur Prävention der Neuropathie und anderer diabetischer Langzeitkomplikationen erfolgreich. Sorbinil wurde wegen allergisch-toxischer Nebenwirkungen 1987/88 von der Herstellerfirma zurückgezogen. Tolrestat befand sich in einigen europäischen Ländern (Handelsname Alredase) im Handel (14), wurde aber vor kurzem wegen schwerer hepatotoxischer Nebenwirkungen zurückgezogen.

Weitere Substanzen: Andere bei peripheren Neuropathien eingesetzte Substanzen, die auch am Neuron als Substrate oder Metabolite eine Rolle spielen, wie z. B. Myoinositol, Gangloside und Prostaglandinderivate, sind am autonomen Nervensystem nicht wirksam bzw. nicht ausreichend untersucht (90). Ähnliches gilt auch für die neuerdings aktuellen und neurophysiologisch objektiv wirksamen essentiellen Fettsäuren (g-Linolensäure) (41). Medikamente aus der Gruppe der B-Vitamine (z. B. Methylcobalamin) weisen bei der somatischen und autonomen Diabetesneuropathie keine gesicherten humantherapeutischen Wirkungen auf (27).

Aus gegenwärtiger klinischer Sicht sollten kausal am Nervengewebe wirksame Medikamente weiterentwickelt und in ihrer Nutzen-Risiko-Relation verbessert werden.

Prognose und Risiken autonomer Neuropathien

Bei allen diagnostischen und insbesondere auch therapeutischen Überlegungen stellt sich immer wieder die Frage, ob es sich überhaupt lohnt, bei autonomen Diabetesneuropathien spezielle Maßnahmen durchzuführen, oder ob es nicht besser wäre, den natürlichen Verlauf abzuwarten. Es besteht heute Einigkeit darüber, daß es sich insbesondere bei den symptomatischen autonomen Diabetesneuropathien um klinisch sehr bedeutsame Krankheitsbilder handelt (16, 27, 28, 80). Wichtigste Gründe hierfür sind, daß klinisch manifeste autonome Störungen für den Diabetiker erhebliche Konsequenzen im Hinblick auf Risikoabschätzung und Prognose haben. Zweifellos können Krankheitsverlauf, Organerkrankungen, Lebenserwartung sowie nicht zuletzt auch die Lebensqualität durch eine autonome Neuropathie nachteilig beeinflußt werden.

Prognose: Nach einer nun schon klassischen und immer wieder zitierten Studie aus dem Jahre 1980 über den natürlichen Verlauf der autonomen Neuropathie bei Diabetes wurde deutlich, daß bei Diabetikern mit autonomen Symptomen und pathologischen kardiovaskulären Funktionstests nach 2 1/2 Jahren bereits 44% und nach 5 Jahren 56% der Patienten verstorben waren. Die Sterberaten lagen 2- bis 3fach über denen von Kontrollgruppen. Andere Autoren fanden eine ähnlich schlechte Prognose. In einer neueren Verlaufsstudie konnte gezeigt werden, daß eine symptomatische autonome Diabetesneuropathie, z. B. mit Orthostasesyndrom, Diarrhö, gustatorischem Schwitzen, innerhalb von 10 Jahren zu einer deutlich erhöhten Letalität (27%) im Vergleich zu einer Kontrollgruppe (11,5%) führt (69). Wichtigste Todesursachen waren Nierenversagen, Folgen der Arteriosklerose (Herzinfarkt, Schlaganfall) und plötzlicher Herztod. Die Unterschiede zwischen beiden Studien sind sicherlich durch die Charakteristika der untersuchten Patienten (Lebensalter, bereits bestehende Niereninsuffizienz) erklärbar. Bei einer manifesten diabetischen Gastroparese

waren in einer anderen Beobachtung 35% der Patienten innerhalb von 3 Jahren verstorben, wobei die Aspirationspneumonie eine wesentliche Todesursache darstellte.

Risiken: Erst in neuerer Zeit hat man sich Gedanken über die klinische Bedeutung autonomer Diabetesneuropathien gemacht. Unerklärte „plötzliche" Todesfälle (sudden death), stummer Myokardinfarkt und Nierenversagen sind bei Diabetikern mit autonomer Neuropathie häufig (69). Wichtige Akut- und Langzeitrisiken sind außerdem: mögliche Komplikationen bei Anästhesie, Operation und schweren Infektionen des Respirationstrakts (abnorme Reaktion bei Hypoxie), Gefahr von schweren Stoffwechselentgleisungen mit Hypo- und Hyperglykämie, unerklärliche Stoffwechsellabilität, fehlende Hypoglykämiewahrnehmung, schlechte Diabeteseinstellung (gastrointestinales und endokrines System) sowie Probleme an den unteren Extremitäten bei gestörter Extremitätentrophik. Es sei erwähnt, daß Amputationen an den unteren Extremitäten bei Diabetikern im Vergleich zur Allgemeinbevölkerung etwa 15mal häufiger durchgeführt werden müssen. Hierbei bildet die periphere Neuropathie mit entsprechenden autonomen Störungen einen wesentlichen pathogenetischen Faktor.

Neuerdings ist man sich auch über die klinischen Konsequenzen einer autonomen **kardialen Neuropathie** klarer geworden (97). Es wurde bereits darauf hingewiesen, daß eine kardiale Neuropathie zur unmittelbaren Gefahr für den Patienten werden kann, wenn Angina pectoris oder ein Herzinfarkt symptomarm oder symptomlos verlaufen. Neben einer verminderten kardialen Schmerzwahrnehmung ist bei diesen Diabetikern auch die Frequenzanpassung des Herzens nach körperlicher Belastung eingeschränkt. Außerdem kommen pathologische Belastungsreaktionen mit entsprechenden Veränderungen im EKG bei diesen Patienten häufiger vor. Hinzu kommt eine mögliche Beeinträchtigung der subjektiven Wahrnehmung von Frequenzanstiegen und Arrhythmien als Warnzeichen einer kardialen Dysfunktion. Besonders wichtig sind hier auch die vor kurzem erst systematisch untersuchten intraoperativen abnormen Blutdruck- und Frequenzreaktionen bei Diabetikern mit einer autonomen kardialen Neuropathie. Konsequenz hieraus ist, daß vor jedem chirurgischen Eingriff eine eventuell bestehende autonome kardiale Neuropathie (CAN) abzuklären ist und eine entsprechende Information an den Anästhesisten weitergegeben werden muß. Außerdem ist Vorsicht bei der Verabreichung von Catecholaminen und Atropin geboten, da unerwartete Reaktionen auftreten können.

Am **Urogenitaltrakt** können autonome Störungen zu vermehrten Harnwegsinfekten mit entsprechenden Folgeproblemen führen. Neuerdings wurde auf Schwangerschaftskomplikationen hingewiesen.

Konsequenzen: Aus den eingangs beschriebenen Symptomen und Störungen wird deutlich, daß eine manifeste autonome Neuropathie zu subjektiven Beschwerden und häufig zu einer erheblichen Beeinträchtigung der Lebensqualität des Diabetikers führt.

Es ist zu folgern, daß es heute wesentliche Aufgabe eines jeden diabetologisch tätigen Arztes ist, die Bedeutung autonomer Neuropathien, die Krankheitsmanifestationen und schließlich die diagnostischen und möglichen therapeutischen Maßnahmen zu kennen. Nur so kann subjektiven Beeinträchtigungen und objektiven Gefährdungen für den Patienten rechtzeitig begegnet werden.

Literatur

1 American Diabetes Association: Diabetic foot care. American Diabetes Association Inc., Alexandria/Va. 1990

2 Assal, J.P., U. Lindblom: Consensus conference on diabetic peripheral neuropathy, February 8–10, 1988, San Antonio, Texas. Muscle and Nerve 12 (1989) 246

3 Baron, R., C. Maier: Painful neuropathy: C-nociceptor activity may not be necessary to maintain central mechanisms accounting for dynamic mechanical allodynia. Clin. J. Pain 11 (1995) 63–69

4 Berne, C., J. Fagius: Skin nerve sympathetic activity during insulin-induced hypoglycaemia. Diabetologia 29 (1986) 855–860

5 Bischoff, A.: Neurologische Erkrankungen. In: Mehnert, H., K. Schöfflin: Diabetologie in Klinik und Praxis. Thieme, Stuttgart 1984 (S.470–487)

6 Blumberg, H., H.J. Griesser, M. Hornyak: Neurologische Aspekte der Klinik, Pathophysiologie und Therapie der sympathischen Reflexdystrophie (Kausalgie, Morbus Sudeck). Nervenarzt 62 (1991) 205–211

7 Brierley, J.B.: Brain damage due to hypoglycaemia. In: Marks, V., F.C. Rose: Hypoglycaemia, 2nd ed. Blackwell, Oxford 1981

8 Britland, S.T., R.J. Young, A.K. Sharma, B.F. Clarke: Association of painful and painless diabetic polyneuropathy with different patterns of nerve fiber degeneration and regeneration. Diabetes 39 (1990) 898–908

9 Bundo-Vidiella, M., X. Mundet-Tuduri, J.L. Rodriguez-Alvarez, M. Trilla-Soler: Macroangiopathy in 297 type 2 diabetic patients: prevalence and risk factors. Aten Primaria 6 (1989) 32–36

10 Consensus report: Quantitative sensory testing: a consensus report from the Peripheral Neuropathy Association. Neurology 43 (1993) 1050–1052

11 Consensus report: Diabetic polyneuropathy in controlled clinical trials: consensus report of the Peripheral Nerve Society. Ann. Neurol. 38 (1995) 478–482

12 Consensus statement: Report and recommendations of the San Antonio Conference on Diabetic Neuropathy. Diabet. Care 11 (1988) 592–597

13 Consensus statement: Diabetic neuropathy. Diabet. Care 14 (Suppl. 2) (1991) 63–68

14 Donk, A.F., T.J.C. Faes, D. Broere, E.A. van der Veen, F.W. Bertelsmann: Quantitation of skin vasomotor control in abnormal subjects and in diabetic patients with autonomic neuropathy. J. Neurol. 237 (1990) 457–460

15 Dyck, P.J.: Small-fiber neuropathy determination. Muscle and Nerve 11 (1988) 998–999

16 Dyck, P.J., P.K. Thomas, A.K. Asbury, A.I. Winegrad, D. Porte jr.: Diabetic Neuropathy. Saunders, Philadelphia 1987

17 Dyck, P.J., W.J. Litchy, K.A. Lehman, J.L. Hokanson, P.A. Low, P.C. O'Brien: Variables influencing neuropathic end points: the Rochester Diabetic Neuropathy Study of Healthy Subjects. Neurology 45 (1995) 1115–1121

18 Edmonds, M.E., P.J. Watkins: Clinical presentations of diabetic autonomic failure. In Bannister, R.: Autonomic Failure, 2nd ed. Oxford University Press, London 1988

19 Ewing, D.J., B.F. Clarke: Autonomic neuropathy: its diagnosis and prognosis. Clin. Endocrinol. Metab. 15 (1986) 855–888

20 Faradji, V., J. Sotelo: Low serum levels of nerve growth factor in diabetic neuropathy. Acta neurol. scand. 81 (1990) 402–406

21 Forst, T., A. Pfutzner, P. Kann, R. Lobmann, H. Schafer, J. Beyer: Association between diabetic-autonomic-C-fibre-neuropathy and medial wall calcification and the significance in the outcome of trophic foot lesions. Exp. clin. Endocrinol. Diabet. 103 (1995) 94–98

22 Fraser, R.J., A.F. Horowitz, A.F. Maddox, P.E. Harding, B.E. Chatterton, J. Dent: Hyperglycaemia slows gastric emptying in type I (insulin-dependent) diabetes mellitus. Diabetologia 33 (1990) 675–680

23 Galfe, G., S. Lautenbacher, R. Hölzl, F. Strian: Diagnosis of small-fibre neuropathy: computer-assisted methods of combined pain and thermal sensitivity determination. Hospimedica 8 (1990) 38–48

24 Gold, P.E., J.A. Vogt, J.L. Hall: Glucose effects on memory: behavioral and pharmacological characteristics. Behav. neural Biol. 46 (1986) 145–155

25 Gold, A.E., K.M. MacLeod, I.J. Deary, B.M. Frier: Hypoglycemia-induced cognitive dysfunction in diabetes mellitus: effect of hypoglycemia unawareness. Physiol. and Behav. 58 (1995) 501–511

26 Greene, D.A., D. Porte, V. Bril, R.S. Clements, H. Shamoon, A. Ziedler, M.J. Peterson, E. Munster, M.A. Pfeifer, the Sorbinil Neuropathy Study Group: Clinical response to sorbinil treatment in diabetic neuropathy. Diabetologia 38 (1989) 493A

27 Greene, D.A., A.A.F. Sima, J.W. Albers, M.A. Pfeifer: Diabetic neuropathy. In Rifkin, H., D. Porte jr: Diabetes Mellitus, Theory and Practice, 4th ed. Elsevier, Amsterdam 1990 (p. 710–755)

28 Haslbeck, M.: Autonome Neuropathie bei Diabetes mellitus: Diagnostik – Therapie – Risiken. Inn. Med. 48 (1993) 162–176

29 Haslbeck, M.: Therapie der diabetischen Polyneuropathien. Therapiewoche 28 (1996) 1554–1562

30 Haslbeck, M., F. Strian, A. Pilger, F. Lachner: Behandlung der autonomen Diabetesneuropathien. In Strian, F., M. Haslbeck: Autonome Neuropathie bei Diabetes mellitus. Springer, Berlin 1986 (S.271–292)

31 Haslbeck, M., F. Schweisz, K. Kempken, O. Schnell, H. Mehnert: Gastroparesesyndrom, autonome Neuropathie und Stoffwechseleinstellung bei Typ-1-Diabetes: Konsequenzen einer Therapie mit dem Gastroprokinetikum Cisaprid. Akt. Endokrinol. Stoffw. 12 (1991) 146

32 Havel, P.J., C. Valverde: Autonomic mediation of glucagon secretion during insulin-induced hypoglycemia in rhesus monkeys. Diabetes 45 (1996) 960–966

33 Hellweg, R., H.-D. Hartung, C. Hock, M. Wöhrle, G. Raivich: Nerve growth factor (NGF) changes in rat experimental diabetic neuropathy. Soc. Neurosci. Abstr., New Orleans (1991)

34 Hellweg, R., M. Wöhrle, H.-D. Hartung, H. Stracke, C. Hock, K. Federlin: Diabetic mellitus-associated decrease in nerve growth factor levels is reversed by allogeneic pancreatic islet transplantation. Neurosci. Lett. 125 (1991) 1–4

35 Hoffmann, R.G., D.J. Speelman, D.A. Hinnen, K.L. Conley, R.A. Guthrie, R.K. Knapp: Changes in cortical functioning with acute hypoglycemia and hyperglycemia in type I diabetes. Diabet. Care 12 (1989) 193–197

36 Hopf, H.C., L. Gutmann: Diabetic 3rd nerve palsy: evidence for a mesencephalic lesion. Neurology 40 (1990) 1041–1045

37 Horowitz, M., P.E. Harding, A.F. Maddox, J.M. Wishart, L.M.A. Akkermanns, B.E. Chatterton, D.J.C. Shearman: Gastric and oesophagal emptying in patients with type II (non-insulin-dependent) diabetes mellitus. Diabetologia 32 (1989) 151–159

38 Hölzl, R., F. Schweisz, L.P. Erasmus, O. Püll, M. Haslbeck: Rectosigmoidale Sensibilitätsbestimmungen in der Diagnostik der diabetischen Neuropathie visceraler Afferenzen. Akt. Endokrinol. Stoffw. 12 (1991) 147

39 Isotani, H., Y. Fukumoto, H. Kitaoka, K. Furukawa, N. Ohsawa, T. Utsumi: Oval pupil in patients with diabetes mellitus: examination by measurement of the dark-adapted pupillary area and pupillary light reflex. Diabet. Res. clin. Pract. 29 (1995) 43–48

40 Jacober, S.J., A.I. Vinik, A. Narayan, W.E. Strodel: Jejunostomy feeding in the management of gastroparesis. Diabetes 9 (1985) 217–219

41 Jamal, G.A.: Pathogenesis of diabetic neuropathy. The role of the n-6 essential fatty acids and their eicosanoid derivatives. Diabet. Med. 7 (1990) 574–579

42 Janssens, J., T.L. Peeters, G. Vantrappen, J. Tack, J.L. Urbain, M. de Roo, E. Muls, R. Bouillon: Improvement of gastric emptying in diabetic gastroparesis by erythromycin. New Engl. J. Med. 322 (1990) 1028–1031

43 Jarjour, I.T., C.M. Ryan, D.J. Becker: Regional cerebral blood flow during hypoglycaemia in children with IDDM. Diabetologia 38 (1995) 1090–1095

44 Jänig, W.: Causalgia and reflex sympathetic dystrophy: In: which way is the sympathetic nervous system involved? TINS 8 (1985) 471–477

45 Kumar, S., D.J.S. Fernando, F.A. Veves, M.J. Young, A.J. M. Boulton: Semmes-Weinstein monofilaments: a simple, effective and inexpensive screening device for identifying diabetic patients at risk of foot ulcer. Diabet. Res. clin. Pract. 13 (1991) 63–68

46 Krone, A., P. Reuther, U. Fuhrmeister: Autonomic dysfunction in polyneuropathies: a report of 106 cases. J. Neurol. 230 (1983) 111–121

47 Lautenbacher, S., R. Hölzl, M. Haslbeck: Gastrointestinale Störungen. In: Strian, F., M. Haslbeck: Autonome Neuropathie bei Diabetes mellitus. Springer, Berlin 1986 (S.86–127)

48 Lautenbacher, S., G. Galfe, R. Hölzl, F. Strian: Threshold tracking for assessment of long-term adaptation and sensitization in pain perception. Percept. Mot. Skills 69 (1989) 579–589

49 Le Quesne, P.M., C.J. Fowler, N. Parkhouse: Peripheral neuropathy profile in various groups of diabetics. J. Neurol. Neurosurg. Psychiat. 53 (1990) 558–563

50 Levitt, N.S., A.I. Vinik, A.A. Sive, S. Van Tonder, A. Lund: Impaired pancreatic polypeptide responses to insulin-induced hypoglycemia in diabetic autonomic neuropathy. J. clin. Endocrinol. 50 (1980) 445–449

51 Levy, D., R. Abraham, G. Reid: A comparison of two methods for measuring thermal thresholds in diabetic neuropathy. J. Neurol. Neurosurg. Psychiat. 52 (1989) 1072–1077

52 Luft, D.: Symptomatische Therapie bei diabetischen Neuropathien. Akt. Endokrinol. Stoffw. 10 (1989) 23

53 Luft, D.: Therapeutische Strategien bei der diabetischen Neuropathie. Med. Klin. 91 (1996) 295–301

54 Maser, R.E., A.R. Steenkiste, J.S. Dorman, V.K. Nielsen, E.B. Bass, Q. Manjoo, A.L. Drash, D.J. Becker, L.H. Kuller, D.A. Greene et al: Epidemiological correlates of diabetic neuropathy. Report from Pittsburgh Epidemiology of Diabetes Complications Study. Diabetes 38 (1989) 1456–1461

55 Müller-Lissner, S.: Funktionelle Magen-Darm-Beschwerden als Begleiterkrankung. In Tympher, E.: Funktionelle Beschwerden im Gastrointestinaltrakt. Thieme, Stuttgart 1990 (S. 127–133)

56 Muhr, D., U. Mollenhauer, A. Ziegler, M. Haslbeck, E. Standl, O. Schnell: Autoantibodies to sympathetic ganglia, GAD, or tyrosine phosphatase in long-term IDDM with and without ECG-based cardiac autonomic neuropathy. Diabet. Care 20 (1997) 1009–1012

57 Neil, H.A., A.V. Thompson, S. John, S.T. McCarthy, J.I. Mann: Diabetic autonomic neuropathy: the prevalence of impaired heart rate variability in a geographically defined population. Diabet. Med. 6 (1989) 20–24

58 Neundörfer, B.: Diabetische Polyneuropathie sicher diagnostizieren. Therapiewoche 11 (1996) 576–581

59 Neundörfer, B., D. Sailer: Interdisziplinäre Bestandsaufnahme der Polyneuropathien. perimed, Erlangen 1986

60 O'Brien, I.A.D., J.P. O'Hare, I.G. Lewing, R.J.M. Corrall: The prevalence of autonomic neuropathy in insulin-dependent diabetes mellitus: a controlled study based on heart rate variability. Quart. J. Med. 61 (1986) 957–967

61 Ogbonnaya, K.I., R. Arem: Diabetic diarrhoea. Pathophysiology, diagnosis, and management. Arch. intern. Med. 150 (1990) 262–267

62 Pirart, J.: Diabetes mellitus and its degenerative complications: a prospective study of 4.400 patients observed between 1947 and 1973. Diabet. Care 1 (1978) 252

63 Prescott, J.H., J.T.E. Richardson, C.R. Hillespie: Cognitive function in diabetes mellitus: the effects of duration of illness and glycaemic control. Brit. J. clin. Psychol. 29 (1990) 167–175

64 Raskin, R., J. Rosenstock: Aldose reductase inhibitors and diabetic complications. Amer. J. Med. 83 (1987) 298–306

65 Reaven, G.M., L.W. Thompson, D. Nahum, E. Haskins: Relationship between hyperglycemia and cognitive function in older NIDDM patients. Diabet. Care 13 (1990) 16–21

66 Rendell, M.S., J.J. Katims, R. Richter, F. Rowland: A comparison of nerve conduction velocities and current perception thresholds as correlates of clinical severity of diabetic sensory neuropathy. J. Neurol. Neurosurg. Psychiat. 52 (1989) 502–511

67 Ryder, R.E.J., C.A. Hardisty: Which battery of cardiovascular autonomic function tests? Diabetologia 33 (1990) 177–179

68 Said, G., G. Slama, J. Selva: Progressive centripetal degeneration of axons in small fibre diabetic polyneuropathy – a clinical and pathological study. Brain 106 (1983) 791–807

69 Sampson, M.J., S. Wilson, P. Karagiannis, M. Edmonds, P.J. Watkins: Progression of diabetic autonomic neuropathy over a decade in insulin-dependent diabetics. Quart. J. Med. 75 (1990) 635–646

70 Schaff, P., D. Kirsch, S. Frey, H. Mehnert: Dynamische Druckverteilungsmessungen unter der Fußsohle. Standardisierung der Pedographie. Akt. Endokrinol. Stoffw. 8 (1987) 127–131

71 Schmid, R., V. Schusdsiarra, H.D. Allescher, G. Buttermann, I. Bofilias, M. Classen: Effect of motilin on gastric emptying in patients with diabetic gastroparesis. Diabet. Care 14 (1991) 65–68

72 Schnell, O., C.-M. Kirsch, J. Stemplinger, M. Haslbeck, E. Standl: Scintigraphic evidence for cardiac sympathetic dysinnervation in long-term type 1 diabetic patients with and without ECG-based autonomic neuropathy. Diabetologia 38 (1995) 1345-1352

73 Schnell, O., D. Muhr, M. Weiss, S. Dresel, M. Haslbeck, E. Standl: Reduced myocardial 123J-metaiodobenzylguanidine uptake in newly diagnosed IDDM patients. Diabetes 45 (1996) 801–805

74 Schnell, O., T. Stenner, E. Standl, M. Haslbeck: Diagnostischer Wert des frequenzkorrigierten QT-Intervalls bei langjährigem Diabetes mellitus Typ I. Dtsch. med. Wschr. 121 (1996) 819–822

75 Smith, S.A., R.R. Dewhirst: A simple diagnostic test for pupillary abnormality in diabetic autonomic neuropathy. Diabet. Med. 3 (1986) 38–41

76 Smith, S.A.: Pupillary function in autonomic failure. In Bannister, R.: Autonomic Failure, 2nd ed. Oxford University Press, London 1988 (p. 393–412)

77 Special report: Diabetic polyneuropathy in controlled clinical trials: consensus report of the Peripheral Nerve Society. Ann. Neurol. 38 (1995) 478–482

78 Stevens, M.J., E.L. Feldman, D.A. Greene: The aetiology of diabetic neuropathy: the combined roles of metabolic and vascular defects. Diabet. Med. 12 (1995) 566–579

79 Strian, F.: Schmerz - Ursachen Symptome Therapien. Beck, München 1996

80 Strian, F., M. Haslbeck: Autonome Neuropathie bei Diabetes mellitus. Springer, Berlin 1986

81 Strian, F., M. Haslbeck, E. Standl: Behandlung schmerzhafter Diabetesneuropathien. Internist 35 (1994) 32–40

82 Tchen, P.H., H.C. Chiu, C.C. Fu: Vibratory perception threshold in diabetic neuropathy. Taiwan I Hsueh Hui Tsa Chih 89 (1990) 23–29

83 The Diabetes Control and Complications Trial Reasearch Group: The effect of intensive treatment of diabetes on the development and progression of long-term complications in insulin-dependent diabetes mellitus. New Engl. J. Med. 329 (1993) 977–986

84 Tsigos, C., S. Gibson, S.R. Crosby, A. White, R.J. Young: Cerebrospinal fluid levels of beta endorphin in painful and painless diabetic polyneuropathy. J. diabet. Complic. 9 (1995) 92–96

85 Undeland, K.A., T. Hausken, S. Svebak, S. Aanderud, A. Berstad: Wide gastric antrum and low vagal tone in patients with diabetes mellitus type 1 compared to patients with functional dyspepsia and healthy individuals. Dig. Dis. Sci. 41 (1996) 9–16

86 Vogelberg, K.H., A. Dalügge: Sonographische Untersuchungen bei der medikamentösen Behandlung der diabetischen Gastroparese. Dtsch. med. Wschr. 113 (1988) 967–971

87 Ward, J.D.: Clinical features of diabetic peripheral neuropathies. In Ward, J.D., Y. Goto: Diabetic Neuropathy. Wiley, New York 1990 (p.281–296)

88 Ward, J.D.: Biochemical and vascular factors in the pathogenesis of diabetic neuropathy. Clin. invest. Med. 18 (1995) 267–274

89 Ward, J.D., Y. Goto: Diabetic Neuropathy. Aldose reductase. Wiley, New York 1990

90 Ward, J.D., Y. Goto: Diabetic Neuropathy. Other Potential Treatments of Diabetic Neuropathy. Wiley, New York 1990

91 Watkins, P.J.: Clinical observations and experiments in diabetic neuropathy. Diabetologia 35 (1992) 2–11

92 Wienbeck, M., M. Karaus: Colonic motility in humans – a growing understanding. Baillieres clin. Gastroenterol. 5 (1991) 453–478

93 Young, M.J., A.J.M. Boulton, A.F. Maclead, D.R.R. Wiliams, P.H. Souksen: A multicentre study of the prevalence of diabetic peripheral neuropathy in the United Kingdom hospital clinic population. Diabetologia 96 (1993) 150–154

94 Zenere, B.M., G. Arcaro, F. Saggiani, L. Rossi, M. Muggeo, A. Lechi: Noninvasive detection of functional alterations of the arterial wall in IDDM patients and without microalbuminuria. Diabetes Care 18 (1995) 975–982

95 Ziegler, D., F.A. Gries, M. Spüler, F. Leßmann: The epidemiology of diabetic neuropathy. J. diabet. Complic. 6 (1992) 49–57

96 Ziegler, D., G. Laux, K. Dannehl, M. Spüler, H. Mühlen, P. Mayer, F.A. Gries: Assessment of cardiovascular autonomic function: age related normal ranges and reproducibility of spectral analysis, vector analysis and standard tests of heart rate variation and blood pressure responses. Diabet. Med. 9 (1992) 166–175

97 Ziegler, D., F.A. Gries: Diagnostik und Therapie der kardiovaskulären autonomen diabetischen Neuropathie. Diabet. Stoffw. 3 (1994) 22–31

98 Ziegler, D., M. Hanefeld, M.Z. Ruhnau, H.P. Meißner, M. Lobisch, K. Schütte, F.A. Gries: The ALADIN Study Group: treatment of symptomatic diabetic peripheral neuropathy with anti-oxidant a-lipoic acid. A 3-week multicentre randomized controlled trial (ALADIN Study). Diabetologia 38 (1995) 1425–1433

27 Das diabetische Fußsyndrom

E. Standl, H. Stiegler, H. U. Janka und B. Hillebrand

Das Wichtigste in Kürze

➤ Der ätiologisch führende Faktor beim diabetischen Fußsyndrom (DFS), ist in mehr als 40% der Fälle die Neuropathie, in ca. 20% eine Angiopathie. Kombinationen aus neuropathischen und ischämischen Schädigungen sind häufig.

➤ Die Prognose verschlechtert sich zäsurartig durch das Hinzutreten einer kritischen Durchblutungsstörung (Knöchelarteriendruck unter 50 mm Hg), wobei unabhängig von der Genese eine exogene Traumatisierung (enges Schuhwerk, unsachgemäße Fußpflege, Fremdkörper) insbesondere bei bestehender Fußdeformität das kompensierte Gleichgewicht zwischen präventiven und schädigenden Faktoren zerstört.

➤ Zur rechtzeitigen Diagnostik des DFS sind neben der unerläßlichen, regelmäßigen und routinemäßigen Inspektion (Fußform, Hyperkeratosen, Läsionen, Fußpilz usw.) die jährliche Erhebung des neurologischen und angiologischen Status essentiell (quantifizierter Stimmgabeltest, Neurofila-

ment, Tip-Therm, Knöchelarteriendruck mittels Ultraschall-Doppler-Sonographie.

➤ Die Therapie erfordert die Einbeziehung einer DFS-Schwerpunkteinrichtung: Während eine neuropathische Läsion unter konsequenter Druckentlastung und großzügiger Lokalbehandlung nahezu immer ausheilt, ist beim Patienten mit kritischer Ischämie stets die Frage nach revaskularisierenden Maßnahmen zu stellen. Eine bakterielle Infektion erfordert neben einer systemischen Antibiose nach Erregertestung (häufig 5–6 verschiedene Keime, in bis zu 80% auch Anaerobier) eine konsequente, phasengerechte lokale Wundbehandlung.

➤ Die Prophylaxe des DFS durch Schulung von Hausärzten und Diabetikern muß dringlich verbessert werden; vorrangige Lernziele müssen die tägliche Inspektion der Füße, die richtige Fußhygiene, die adäquate Pflege der Fußnägel und die sachgemäße Schuh- und Einlagenversorgung sein.

Problematik dieser Komplikation

Das diabetische Fußsyndrom (DFS) stellt eine der am meisten gefürchteten Folgekrankheiten des Diabetes mellitus dar. Der Begriff drückt einen komplexen Sachverhalt aus: die Entstehung eines Ulkus, einer Gangrän oder einer ähnlichen Läsion der Füße, für die der Diabetiker durch eine Reihe von für seine Krankheit typischen Faktoren geradezu prädestiniert ist. Trotz der Initiative der St.-Vincent-Deklaration (29) hat die Häufigkeit der Amputationen an den unteren Extremitäten von Diabetikern bei entsprechenden populationsbezogenen Erhebungen in Deutschland in den letzten Jahren nicht abgenommen (108, 116, 124, 125). Für 1995 muß von einer Zahl von ca. 25 000 Amputationen an Diabetikern ausgegangen werden. Tab. 27.1 gibt einen Überblick über die Epidemiologie des Problems (58, 91, 108).

Tabelle 27.1 Jährlicher Krankheits-„Zoll" des DFS in Deutschland

– Ca. 240 000 Diabetiker sind aktuell von einer Fußverletzung betroffen
– Ca. 120 000 erleiden eine neue Läsion
– Ca. 25 000 (Tendenz steigend) werden amputiert (2 von 3 Amputierten sind Diabetiker)
– Ca. 3 Milliarden DM Kosten

Ca. 15% aller Diabetiker – dies gilt für Typ-1- wie Typ-2-Diabetiker gleichermaßen – werden im Laufe ihres Lebens amputiert (Abb. 27.1), wie z. B. die Wisconsin-Studie ausweist (27, 80). Diese Thematik ist für die Menschen mit Diabetes mit horrenden Ängsten besetzt und führt zu enormen psychosozialen Belastungen bei Betroffenen, gerade auch bei den älteren, d. h. über 65jährigen Patienten, die drei Viertel aller Kranken mit Gangrän ausmachen (52, 53, 108, 116). Andererseits ist das DFS eines der am meisten vernachlässigten Folgeprobleme des Diabetikers. So wurde verschiedentlich berichtet, daß selbst in Diabeteskliniken nur eine Minderheit der Patienten mit eintägigem Aufenthalt und nur ca. 50% der „Langlieger" an den Füßen untersucht wurden (2, 15).

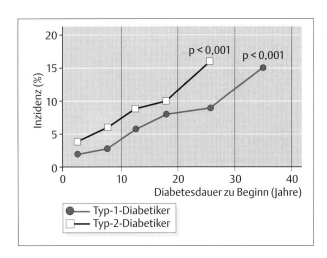

Abb. 27.1 Kumulative 10-Jahres-Inzidenz von Amputationen an den unteren Extremitäten in Abhängigkeit von der Diabetesdauer zu Beginn bei Typ-1- und Typ-2-Diabetikern.

Ziel dieses Kapitels muß es daher sein, neben der Information über Ursachen, Entstehung und Therapie des DFS insbesondere auch das Problembewußtsein für diese Komplikation zu wecken. Darüber hinaus sollen praktische Ratschläge gegeben werden zur Prophylaxe von Ulzerationen, für die Therapie bestehender Ulzera und für eine bessere Kooperation zwischen den auf diesem Gebiet involvierten Berufsgruppen.

Tabelle 27.**2** Jährliche Amputationsrate pro 10 000 im Vergleich: Diabetiker vs. Nichtdiabetiker

| | Süddeutschland | | Leverkusen | Dänemark[1] | USA | Schweden | |
	1990	1995	1990/1991			1982	1993
Diabetiker	61	66	57	30	60	79	41
	1,4	2,0	0,9	2,8	2,0	–	–

[1] Nur Majoramputationen.

Tabelle 27.**3** Populationsbezogene Erhebungen über Amputationen bei Diabetikern und Nichtdiabetikern 1990 und 1995 in Süddeutschland: Vergleich der Amputationshöhe

| Lokalisation | 1990 | | 1995 | |
	Diabetiker	Nichtdiabetiker	Diabetiker	Nichtdiabetiker
Zehen	43,9%	28,6%	58,58[3]	41,0%[1]
Vorfuß	14,9%	7,1%	8,8%	8,2%
Unterschenkel	17,8%	11,9%	12,9%	14,7%
Oberschenkel	23,5%	52,4%[2]	19,8%	36,1%

[1] $p < 0,05$: Diabetiker vs. Nichtdiabetiker.
[2] $p < 0,05$: Diabetiker vs. Nichtdiabetiker.
[3] $p < 0,05$: Diabetiker 1990 vs. Diabetiker 1995.

Epidemiologie

Amputationen: Tab. 27.**1** hat die Größe des Problems bereits umrissen. Das Risiko, eine Fußgangrän zu entwickeln, ist beim Diabetiker zwischen 20- und 50mal höher als beim Nichtdiabetiker (7, 8, 28, 32, 41, 51, 91, 100, 108, 116, 121, 129). Hinsichtlich der Zahl der Amputationen liegen für Deutschland mittlerweile recht verläßliche Daten vor. Die Erhebungen 1990/91 in der Stadt Leverkusen und zwei süddeutschen Landkreisen stimmen erstaunlich genau überein und erlauben auch eine Schätzung für ganz Deutschland (108, 124, 125).

Eine Nachuntersuchung 1995 in den beiden süddeutschen Landkreisen ergab leider keine Reduktion der Amputationshäufigkeit, im Gegenteil, es war ein leichter Anstieg der Gesamtzahl an Amputationen zu verzeichnen (116). Tab. 27.**2** bietet einen Vergleich der verschiedenen Erhebungen in Deutschland und gibt jährliche Inzidenzzahlen für Amputationen pro 10.000 Diabetiker bzw. der nichtdiabetischen Bevölkerung auch im internationalen Vergleich (8, 31, 60, 70, 81, 121). Bemerkenswert ist, daß in Schweden durch entsprechende Implementierung einer zentralen Versorgung mit Fußkliniken für Diabetiker die Häufigkeit von sog. Majoramputationen (Amputationen oberhalb des Knöchels) drastisch und auch weit unter die für Deutschland

festgestellten Zahlen reduziert werden konnte (70). Auch der Vergleich 1990 vs. 1995 in den beiden Landkreisen zeigt einen signifikanten Trend zu mehr peripheren Amputationen, allerdings ohne eindeutige Verminderung der Majoramputationen (Tab. 27.**3**)

Die **Prognose von Amputierten** hängt entscheidend von der Amputationshöhe ab. Tab. 27.**4** dokumentiert eine enorm hohe perioperative Mortalität von mehr als 20% bei Majoramputationen und eine nicht minder exzessive Pflegebedürftigkeit von mehr als einem Drittel aller ober- bzw. unterschenkelamputierten Patienten (91).

Sonstige Komplikationen: Zweifellos ist die Amputation nur die Spitze des Eisbergs DFS. Basierend auf kürzlich veröffentlichten epidemiologischen Erhebungen aus einem Unterbereich der Allgemeinen Ortskrankenkasse Deutschland (39, 47), ist davon auszugehen, daß ca. 14% aller Diabetiker jährlich wegen Fußkomplikationen in ärztlicher Behandlung stehen (Tab. 27.**5**). Diese Daten weisen außerdem bereits auf die häufigsten ätiopathogenetischen Probleme hin: die periphere Neuropathie und die periphere arterielle Verschlußkrankheit (pAVK) (16, 18, 53, 85, 120).

Tabelle 27.**4** Prognose von Amputierten

„Pflegefall"
4,9% nach Zehenamputation
4,8% nach Vorfußamputation
35,8% nach Unterschenkelamputation
35,5% nach Oberschenkelamputation

Perioperative Mortalität
2,9% nach Zehenamputation
22,1% nach Unter- bzw. Oberschenkelamputation

Amputationsrisiko für das 2. Bein
11,9 (12 Monate) bis 52,6% (48 Monate)

Tabelle 27.**5** Fußkomplikationen (nach Ferber u. Mitarb.)

Fußkomplikationen	Patientenzahl	
symptomatische peripher-vaskuläre Erkrankungen	47[1]	(9,0%)
– davon Gangrän	9[2]	(1,7%)
symptomatische Polyneuropathie	33[1]	(6,3%)
– davon sind neuropathische Fußulzera	3[2]	(0,6%)
prädisponierende Fußveränderungen (z. B. Rhagaden, Furunkel)	8	(1,5%)
Fußkomplikationen gesamt	74	(14%)
Diabetiker gesamt	522	(100%)

[1] 10 Patienten mit beiden.
[2] 2 Patienten mit beiden.

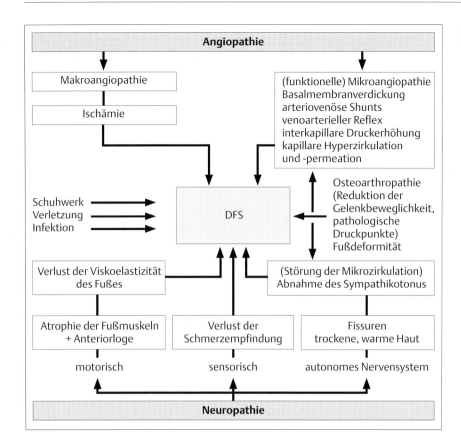

Abb. 27.**2** Ätiopathogenetische Komplexität des DFS.

Ätiologie

Überblick

Komplexität der verursachenden Faktoren: Das DFS ist kein einheitliches Krankheitsbild und läßt sich demzufolge nicht mit einem Satz definieren (10, 16, 18, 21, 36, 48, 71). Ein komplexes Zusammenwirken unterschiedlicher krankheitsverursachender Faktoren ergibt variable Zustandsbilder und Schweregrade des diabetischen Fußes, wobei meist der eine oder andere Faktor im Krankheitsgeschehen führt und den Verlauf beeinflußt, ein anderer möglicherweise als Auslöser verantwortlich ist. Abb. 27.**2** versucht, diese multifaktorielle Genese auszudrücken. Bei allen zugrundeliegenden Faktoren ist häufig die Traumatisierung das auslösende Moment für die Entstehung des DFS. Ätiologisch wirken sich sonst im wesentlichen die Folgekrankheiten eines über Jahre ungenügend eingestellten Diabetes aus sowie äußere, auf den Fuß einwirkende Belastungen und vor allem die sich daraus ergebende Infektionsbereitschaft (13, 16, 56, 129, 130). Obwohl im Bewußtsein von Ärzten und Patienten die arterielle Verschlußkrankheit als führender Entstehungsfaktor dominiert (Tab. 27.**5**), haben – im Gegensatz dazu – mehrere Erhebungen die Neuropathie, d. h. die sensiblen und autonomen Nervenstörungen, als den zahlenmäßig häufigsten ätiologischen Faktor herausgearbeitet (16, 18, 21, 78, 122). Allerdings liegen häufiger auch Mischbilder vorher. Bei einer kürzlichen Erhebung (91) ergab sich ein Prozentsatz von 34,5 für neuropathische, von 40,1 für neuropathisch-ischämische und von nur 20,6 für rein ischämische Krankheitsbilder (Abb. 27.**3**). Die begleitende vaskuläre Komorbidität im Sinne von Mikro- und Makroangiopathie ist aber fast in jedem Fall enorm. Die Abb. 27.**4** und 27.**5** zeigen, daß z. B. ca.

50% je eine Nephropathie und koronare Herzkrankheit aufweisen und mehr als jeder Fünfte deutliche Veränderungen an der extrakraniellen Strombahn der Karotis (91).

Gewichtung der Faktoren: Angesichts der ätiopathogenetischen Komplexität des DFS ist es für die Therapie des individuellen Patienten entscheidend wichtig, die verschiedenen in Frage kommenden pathogenetischen Komponenten in ihrem Ausmaß zu quantifizieren (48); auch im Schema von Boulton spielt dabei die Differenzierung in Neuropathie und Angiopathie die bedeutsamste Rolle (Abb.

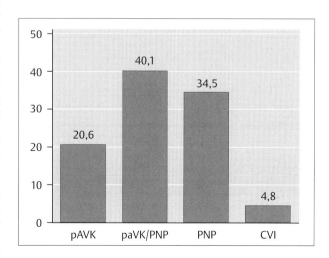

Abb. 27.**3** Anteil der Grunderkrankungen (%) am DFS. pAVK = periphere arterielle Verschlußkrankheit, PNP = diabetische Polyneuropathie, CVI = chronische venöse Insuffizienz (Abb. 27.**3**–27.**5** aus Reike, H., u. Mitarb.: Diabet. Stoffw. 6 [1997] 107).

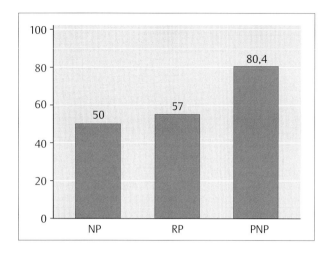

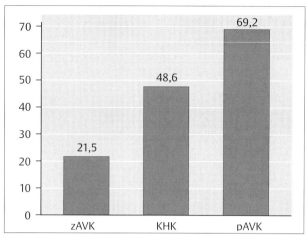

Abb. 27.**4** Mikroangiopathische Begleitkrankheiten (%) bei DFS. NP = diabetische Nephropathie, RP = diabetische Retinopathie, PNP = diabetische Polyneuropathie.

Abb. 27.**5** Makroangiopathische Begleitkrankheiten (%) bei DFS. zAVK = zerebrale arterielle Verschlußkrankheit, KHK = koronare Herzkrankheit, pAVK = periphere arterielle Verschlußkrankheit.

27.**6**); eine eingeschränkte Gelenkbeweglichkeit und weitere intrinsische Druckbelastungsabnormitäten im Fußbereich sind als zusätzliches Problem ebenfalls zu berücksichtigen (15, 16, 40, 94).

Neuropathischer Fuß

Fehlender Schmerz: Durch die chronische sensomotorische Neuropathie kommt es oft zu einer besonders imponierenden Herabsetzung der Schmerzempfindung (101, 128, 134). „Der neuropathische Fuß schweigt, also schweigt auch der Patient", hat man dieses Problem auf den Punkt gebracht, wobei infolge der fehlenden Schmerzsymptomatik sowohl der Patient als auch sein behandelnder Arzt zu einer deletären Fehleinschätzung bei bereits gravierenden Fußläsionen neigen (44). Der fehlende Schmerz ist wohl das charakteristischste Symptom bei neuropathischen Fußläsionen (16, 18, 21, 22, 57); die betroffenen Patienten nehmen Verletzungen oft wochenlang nicht wahr. Fast regelhaft ist bei der sensomotorischen Polyneuropathie auch das Temperaturempfin-

den herabgesetzt (57). Der meist symmetrische, sockenoder strumpfförmige Gefühlsverlust wird begleitet von einem Verlust der Achilles-, nicht selten auch der Patellarsehnenreflexe (128).

Muskuläre Dysfunktion: Weiterhin ist oft eine Imbalance des muskulären Gleichgewichts zwischen Agonisten und Antagonisten im Bereich des Unterschenkels und des Fußes auffällig (48). Die muskuläre Dysfunktion kann zu einer Atrophie der anterioren Muskelgruppe des Unterschenkels führen mit der Folge eines ungebremsten Abrollvorgangs und einer konsekutiven Belastungszunahme des Vorfußes (15, 65, 105, 128). Diese Druckbelastung wird ganz entscheidend durch die Adduktovarusstellung der Zehen verstärkt, wie sie typischerweise bei Atrophie der Mm. lumbricales und interossei anzutreffen ist. Zusätzlich führt die Muskelatrophie, beschleunigt durch den Verlust der Tiefensensibiliät, zur Instabilisierung der Metatarsophalangealgelenke mit nachfolgender Mikrotraumatisierung (26).

Elastizitätsverlust: Daneben wird die Viskoelastizität des Fußes durch die Neuropathie (autonome und mo-

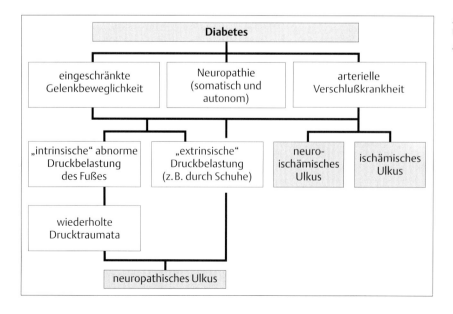

Abb. 27.**6** Differentialdiagnostische Überlegungen beim DFS (aus Boulton, A. J. M.: Diabet. Med. 7 [1990] 852).

a
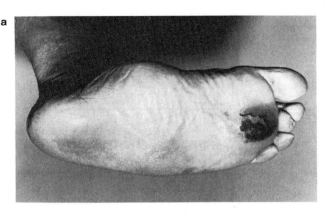
b
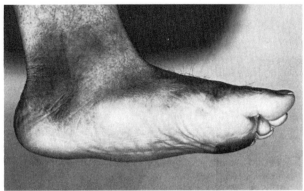

Abb. 27.**7** Mediale (**a**) und plantare (**b**) Deformierung bei chronischer Neuroarthropathie.

torische Nervenfasern) sowie durch die nichtenzymatische Glykosylierung mit gesteigerter Quervernetzung der extrazellulären Matrix und dadurch entstehender Rigidisierung (eingeschränkte Gelenkbeweglichkeit u. a.) ganz entscheidend gestört (6, 26, 40, 94). Während normalerweise das Fettgewebe, die Grundsubstanz, Kollagen- und Elastinfasern durch die Vergrößerung der Kontaktfläche eine zeitgerechte Adaptation des Fußgewölbes an die Unterlage ermöglichen, führt der sonographisch nachweisbare Fettgewebsschwund, die vermehrte Wassereinlagerung und die erhöhte Quervernetzung des Kollagens durch AGE (advanced glycosylation endproducts) zu dem beschriebenen Elastizitätsverlust des Fußes. Dieser läßt sich als Cheiroarthropathie umschreiben, eine Steifigkeit von Hand- und Fußgelenken, die in über 40% beim Diabetiker anzutreffen ist (6, 94). Dabei zeigte sich die Kombination aus Neuropathie und eingeschränkter Gelenkbeweglichkeit als besonders komplikationsträchtig, wiesen immerhin zwei Drittel dieser, Patienten eine Ulkusanamnese auf, im Gegensatz zu 5% bei alleiniger Neuropathie (40).

Autonome Neuropathie: Die Störungen der vegetativen Anteile des peripheren Nervensystems führen zu einer Vasodilatation und Anhidrose im unteren Körperbereich sowie kompensatorisch zu einer Vasokonstriktion und Hyperhidrose im Bereich der oberen Körperhälfte. Für den Fuß bedeutet dies eine verminderte Schweißsekretion mit erhöhter Austrocknungsgefahr der Haut sowie Rhagaden- und Schrundenbildung, außerdem trophische Veränderungen an Haut, Nägeln, Bändern und Gelenken (44). Die sympathische Denervierung drückt sich klinisch auch häufig dadurch aus, daß die Füße überwärmt sind, selbst wenn die arterielle Blutzufuhr gestört ist (37, 55). Diese erhöhte Ruhedurchblutung der Haut kontrastiert mit einer deutlich verringerten Durchblutungssteigerung unter Belastung (112, 114, 127). Im Kapillarbereich besteht eine hypertone Situation und damit eine vermehrte Neigung zur Ödembildung durch Flüssigkeitsaustritt in die Umgebung (11, 12, 42, 43, 49, 59, 90). Gleichzeitig ist der venöse Sauerstoffpartialdruck im Fußbereich – vermutlich infolge arteriovenöser Shuntgefäße – oft erstaunlich hoch (16, 17, 38, 97, 128).

An den infolge der pathologischen Fußstatik sich ausbildenden **Druckstellen** am Groß- und Kleinzehenballen sowie unter den Metatarsalköpfchen entstehen ausgeprägte Hornschwielen (16), unter denen das Gewebe einschmelzen kann (57) und dann Ulzera zurückbleiben (Malum pedis

perforans). Die Nägel an den Zehen endlich können zu dikken Hornplatten hypertrophieren (44, 71).

Eine Sonderform des neuropathischen Fußes stellt die **Neuroarthropathie** dar, die in Analogie zu den zuerst von Charcot beschriebenen Gelenkveränderungen beim Syphilitiker auch Charcot-Deformierung genannt wird (57, 71, 102, 120). Etwa jeder 500. Diabetiker soll diese Komplikation erleiden. Zwei Drittel dieser auch als Akroosteolysen oder auch aseptische Knochennekrosen bezeichneten Komplikationen betreffen den Metatarsophalangealbereich, knapp ein Drittel den Tarsometatarsalbereich und relativ wenige Fälle auch den Sprunggelenkbereich (102). Bei fehlender Schmerzempfindung und gestörter Trophik der Knochen kann die gesamte Architektur des Fußskeletts unter einem geringfügigen Trauma, das meist nicht einmal bemerkt wird, zusammenbrechen und der Fuß sich vor allem nach medial und plantar deformieren (Abb. 27.7). Analoge Krankheitsbilder sind auch bei familiären Polyneuropathien, Syringomyelie und insbesondere Lepra bekannt (57, 88).

▬▬▬ Angiopathischer Fuß: Makroangiopathie

Epidemiologie: Wie bereits ausführlich in Kap. 22 dargelegt, ist das Auftreten einer arteriellen Verschlußkrankheit an den Becken- und Beinarterien bei Diabetikern überzufällig häufig zu beobachten, und zwar 2,5- bis 6mal häufiger als bei Nichtdiabetikern (53, 54, 55, 62, 85). Abb. 27.8 belegt dies an den Daten der Schwabinger Studie (53, 54, 55). Mit auch in der Praxis anwendbaren, einfachen Ultraschall-Doppler-Techniken läßt sich bei ca. einem Drittel aller Diabetiker eine pAVK nachweisen (53). Abb. 27.9 demonstriert die deutliche Altersabhängigkeit der pAVK bei Diabetikern; Frauen sind fast ebenso häufig betroffen wie Männer. Die weiteren Besonderheiten der pAVK bei Diabetikern sind in Tab. 27.6 zusammengestellt.

Tabelle 27.**6** Besonderheiten der arteriellen Verschlußkrankheit bei Diabetikern

- akzelerierter Verlauf
- Frauen gleich häufig betroffen
- Unterschenkelgefäße weit häufiger mitbetroffen (ca. 70%)
- A. profunda femoris oft beteiligt
- Mediasklerose bei ca. 10%
- anfängliche Symptomarmut

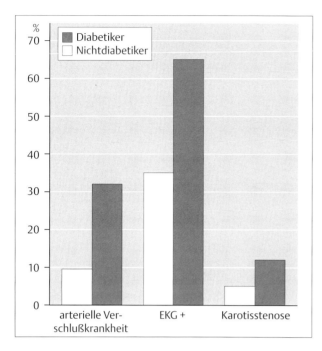

Abb. 27.**8** Schwabinger Studie: Prävalenz von makroangiopathischen Komplikationen bei über 50jährigen Diabetikern.

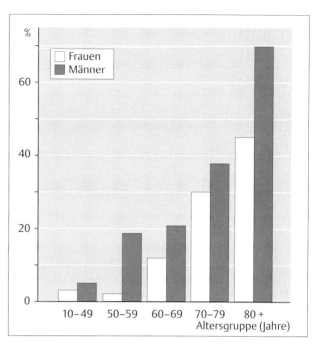

Abb. 27.**9** Schwabinger Studie: Prävalenz der arteriellen Verschlußkrankheit bei Diabetikern.

Klinik: Sowohl für die klinische Symptomatologie als auch die Prognose gleichermaßen von Bedeutung ist die Tatsache, daß bei 70% aller verschlußkranken Diabetiker das Unterschenkelsegment zumindest mitbefallen ist – im Vergleich zu nur 20% bei Nichtdiabetikern (24, 105). Zwei Drittel geben keine typische Claudicatio-intermittens-Symptomatik an (Abb. 27.**10**). Erwähnt werden sollen in diesem Kontext auch angiographische Untersuchungen, bei denen

Gefäßveränderungen in mittleren Strecken der A. profunda femoris fast ausschließlich bei Diabetikern festgestellt wurden (46).

Für weitere Details, z. B. hinsichtlich Risikoprofil, Mediasklerose (Abb. 27.**11**), besonders periphere Lokalisation in Digital- und Segmentarterien (Abb. 27.**12**), und Mikroangiopathie sei auf die speziellen Kap. 20 und 22 dieses Lehrbuchs verwiesen (17, 33, 41, 52, 61, 68, 103, 104, 107, 110, 113)

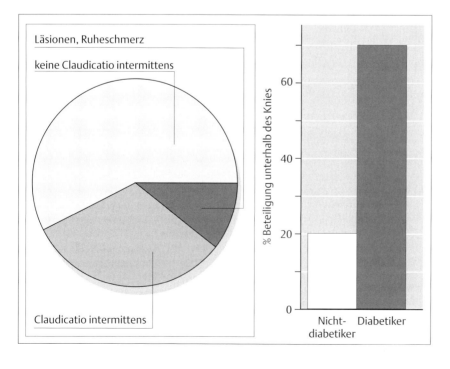

Abb. 27.**10** Arterielle Verschlußkrankheit der unteren Extremität bei 240 konsekutiven diabetischen Patienten: klinische Stadien und Beteiligung der Arterien unterhalb des Knies im Vergleich zu Nichtdiabetikern.

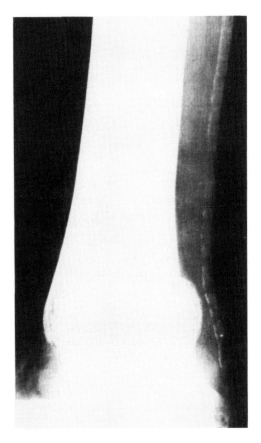

Abb. 27.**11** Mediasklerose der A. tibialis posterior.

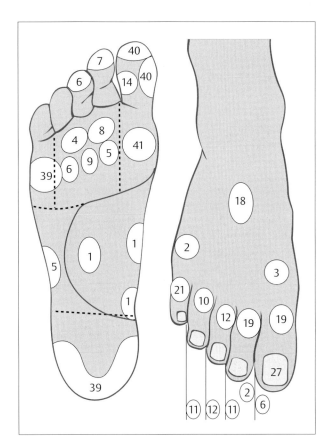

Abb. 27.**13** Lokalisation von 439 Läsionen an diabetischen Füßen (aus Larsen, K., P. Holstein, T. Deckert: Prosthet. Orthot. int. 13 [1989] 100).

Einfluß von Trauma und Infektion.

Traumen: Es ist eine wohlbekannte Tatsache, daß sowohl ischämisches als auch neuropathisch-dystrophisches Gewebe anfällig ist für Infektionen und Verletzungen, die dann den letzten Anstoß für das Auftreten von Gangrän und Ulzera bedeuten (16, 36, 44, 71, 73, 96). Auslösender Faktor ist oft eine triviale Hautverletzung, z. B. durch Schuhwerk, die bei gleichzeitiger Polyneuropathie stunden- bis tagelang unbemerkt und unbehandelt bleiben kann (48). Ähnliches kann auch zutreffen für an sich harmlose Verletzungen beim Barfußlaufen oder beim Schneiden der Nägel, wobei besonders ältere Menschen mit nachlassender Sehkraft gefährdet sind.

Einen Überblick über die häufigsten Lokalisationen von Läsionen an diabetischen Füßen gibt Abb. 27.**13**. Zu enges Schuhwerk und Verletzungen bei der Fußpflege sind in drei Viertel aller Fälle die Auslöser (21, 35, 48, 69). Während bei neuropathischen Läsionen die Hyperkeratose mit darunterliegender Gewebseinschmelzung ganz im Vordergrund steht, waren bei den ischämischen Oberflächenulzera oberflächliche Hautläsionen oder Blasen als der Ausgangspunkt für späteres Ulkus zu erkennen. Neuropathie verändert auch die Gewichtsbelastung des Fußes. Wegen des Sensitivitätsverlustes bleibt das sensorische „Feedback" aus, so daß der Patient keine Entlastung der gefährdeten Partien beim Gehen oder Stehen vornehmen kann (16, 105). Der unsensible Fuß ist in dreierlei Weise durch auf ihn einwirkende Kräfte verletzbar:

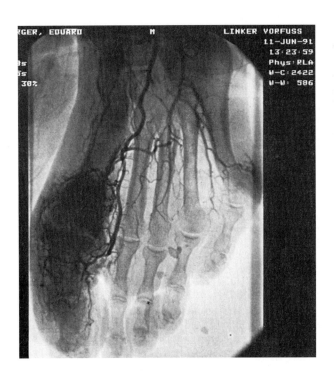

Abb. 27.**12** Verschlüsse von Digital- und Segmentarterien sowie hypervaskularisierte Areale: Vergrößerungsangiographie eines diabetischen Fußes.

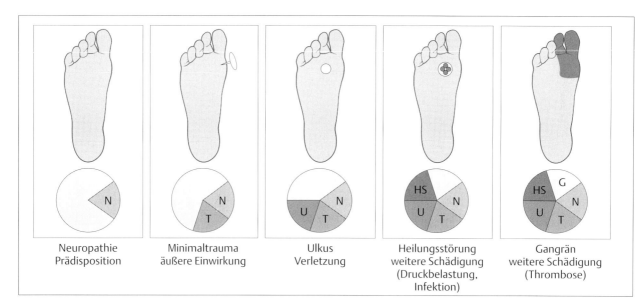

| Neuropathie Prädisposition | Minimaltrauma äußere Einwirkung | Ulkus Verletzung | Heilungsstörung weitere Schädigung (Druckbelastung, Infektion) | Gangrän weitere Schädigung (Thrombose) |

Abb. 27.**14** Entwicklung einer diabetischen Gangrän am neuropathischen Fuß bei erhaltender Makrozirkulation. Bei Vorschädigung durch Neuropathie/Sensibilitätsstörung bleiben kleine Hautläsionen unbemerkt und ulzerieren schmerzlos. Eine Infekti-on breitet sich – ohne entsprechende Schonung – unbemerkt in den Weichteilen aus und erfaßt Gelenke und Gefäße. Es kommt zur septischen Thrombose mit Gangrän (aus Pecoraro, R. E., G. E. Reiber, E. M. Burgess: Diabet. Care 13 [1990] 513).

➤ Konstanter Druck über mehrere Stunden verursacht eine ischämische Nekrose (z. B. neue, drückende Schuhe werden nicht gewechselt, weil der Druckschmerz fehlt).
➤ Hoher Druck über kürzere Zeit schädigt den Fuß direkt. Gemessen an der Gleichung „Druck = Kraft : Fläche" rufen Gegenstände mit kleiner Oberfläche (Nagel, Nadel, spitzer Stein usw.) einen sofortigen mechanischen Schaden hervor.
➤ Wiederholter mäßiger Druck führt zur entzündlichen Gewebsautolyse. Die Einwirkung von erhöhtem Druck auf Gewebe, die entweder entzündlich oder strukturell verändert sind, begünstigt die Ulzeration.

Nicht selten beginnt eine Gangrän mit Verbrennungen durch heiße Wärmflaschen, übermäßige Sonnenbestrahlung, Verätzungen, unsachgemäße Anwendung von Desinfektionsmitteln oder Traumata, die infolge der Neuropathie nicht rechtzeitig wahrgenommen werden (21, 44).

Infektionen – meist im Kontext mit Verletzungen – spielen eine weitere, äußerst gewichtige Rolle als auslösender Faktor diabetischer Fußschäden (36, 44, 56, 73, 130). Eingewachsene Zehennägel, Paronychien, die sich rasch zu Lymphangitis, Phlegmonen oder Osteomyelitis weiterentwickeln können, und Interdigitalmykosen sind oft die Eintrittspforte für bakterielle Infektionen und stellen nach einer Arbeit von Boose (14) mit 60% den häufigsten Ausgangspunkt einer Infektion dar, gefolgt von Läsionen an den Zehen (30%) und der Fußsohle (10%). Häufig auch kommt es erst dadurch zu einer tiefgreifenden Gewebsentzündung, weil zwischen dem unterschätzten, weil schmerzlosen Trauma und dem Einleiten einer sachgemäßen Therapie viele Tage bis Wochen vergehen (21, 48). In dieser Zeit findet eine zunehmende bakterielle Besiedlung der Weichteile mit rascher Ausdehnung auf Bandapparat und Knochen statt. Im weiteren Verlauf kann dadurch auch die Zirkulation in den Akren akut bedroht sein. Es entwickelt sich eine diabetische Gangrän trotz weitgehend erhaltener Makrozirkulation, wie Abb. 27.**14** wiedergibt. Im Rahmen der Sepsis freigesetzte Gewebsfaktoren führen letztlich zur Gefäßokklusion (88).

Die meisten Ulzera und infizierten Läsionen beim Diabetiker zeigen eine Besiedelung mit durchschnittlich 5 verschiedenen Keimen, in bis zu 80% auch eine Beteiligung anaerober Keime (3, 13, 73, 96, 130). Zu deren Nachweis ist allerdings eine Gewinnung der Gewebsprobe unter geeigneten Kautelen Voraussetzung. Meist handelt es sich beim DFS um eine Mischflora aus gewöhnlichen Eitererregern, insbesondere aus Staphylokokken, häufig auch hämolysierenden und nicht hämolysierenden Streptokokken sowie gramnegativen Kolibakterien (48, 89, 130).

Frühdiagnose, Diagnose und Differentialdiagnose

Körperliche Untersuchung, Anamnese und Differentialdiagnose

Inspektion: Die Früherkennung des DFS verlangt die regelmäßige und routinemäßige Inspektion der Füße. Erst danach folgt die mündliche Erhebung der Anamnese, deren Angabe wegen der so häufig vorkommenden Gefühlsstörung oft inadäquat ist. Es ist daher eine wichtige Aufgabe des betreuenden Arztes, durch regelmäßige Inspektion das Problembewußtsein des Patienten zu schärfen, das Gefährdungsausmaß zu prüfen und mit ihm zu besprechen. Dazu notwendige Maßnahmen sind die systematische Untersuchung und Inspektion der Füße (Tab. 27.**7**) mit dem Ziel einer raschen und sicheren Information über
➤ das Vorliegen einer arteriellen Durchblutungsstörung und das Ausmaß des Gefühlsverlustes für Schmerz und Temperatur;
➤ das Vorliegen lokaler Traumata, z. B. an Zonen erhöhten Drucks, gekennzeichnet durch vermehrte Hornbildung, interdigitale Mykosen, kleine Verletzungen;

Tabelle 27.**7** Inspektion und Palpation bei DFS

	Befunde bei:	
	arterieller Durchblutungsstörung	**Neuropathie**
Haut		
Farbe Beurteilung der – Temperatur mit Handrücken – Temperatur jeder einzelnen Zehe	dünn, glänzend trocken, rissig, unterschiedliche Farbe; kalte Füße nach Hochlagerung → verzögerte Wiederauffüllung der Gefäße → blasse Haut über 20 s, danach verstärkte Rötung der Zehen	häufig normale Farbe, warme Füße, vermehrte Füllung der Fußrückenvenen auch bei Hochlagerung bis 30°
Ödeme		
Welche Ursache? (DD: kardial, venös, nephrotisch, Lipödem, entzündlich)	Häufig an Zehen und Fuß erhöhte Gefäßpermeabilität	häufig
Hyperkeratosen		
Verhornungen an Hammerzehen, Ferse, Fußsohle Hühneraugen Ursachen – Reibungszonen, – Fehlstellungen	sandartige Hyperkeratose mit Neigung zur Desquamation → verlangsamtes Hautwachstum	ausgeprägte Hyperkeratosen → Hypoxie im darunterliegenden Gewebe → Blasenbildung → Mal perforant Hühneraugen über Zehengelenken, besonders bei Hammerzehen, zwischen den Zehen, ausgeprägte Hornbildung an den Fersen und unter den Metatarsalköpfchen 1–5
Fissuren im Bereich der Hyperkeratosen, als Ausgangspunkt für Infektionen		häufig tiefe Risse im Bereich verstärkter Hornhautbildung, besonders der Ferse
Narben		
Nekrosezonen (häufig sehr distal und klein)	Nekrosen im distalen Bereich (Zehen und Ferse)	
Zehen		
Mykosen Haare	Haare sind meist verschwunden	häufig Interdigitalmykosen, Mazeration der Haut infolge mangelnder Fußhygiene, zu langem Baden
Nägel		
verformt? eingewachsen? Nagelbett Länge	Meist verdickt, wachsen in die Höhe; Hyperonychie bei arteriovenöser Insuffizienz	Blutungen subungual, im Nagelbettbereich, bei zu langen Nägeln
Subkutanes Bindegewebe		
Fußrücken und Vorfuß Suche nach Atrophie der M. interossei	allgemeine Atrophie des subkutanen Gewebes, oft vom Ödem maskiert	speziell Atrophie der M. interossei
Fußsohle		
Mal perforant	Atrophie des subkutanen Gewebes der Sohle; Haut kann in Falten abgehoben werden Die Knochen der Fußsohle lassen sich leicht abtasten, sie liegen nahezu direkt unter der Fußsohle	Atrophie der Fußgewölbemuskulatur mit dem Aspekt einer verkehrten Fußvertiefung, Zusammenbruch des langen Fußgewölbes wie beim Charcot-Fuß

Tabelle 27.**7** Inspektion und Palpation bei DFS *(Fortsetzung)*

	Befunde bei:	
	arterieller Durchblutungsstörung	**Neuropathie**
Zehenköpfchen		
	Nekrosezonen	Hyperkeratosen, Hühneraugen, Mal perforant
Ferse		
	Nekrosezonen nach Dekubitus	Hyperkeratosen, Fissuren, Blasen
Knochen		
Palpation	Zehendeformation	Osteoarthropathie Hammerzehen, Hallux valgus, Hallux rigidus

➤ den Zustand der Strümpfe und des Schuhwerks;
➤ die Möglichkeiten des Patienten, seine Füße zu sehen, zu berühren und zu pflegen.

Die systematische Untersuchung beginnt bei den Fußknöcheln, wendet sich dann dem Fußrücken, den Zehen und den Zehenzwischenräumen zu und endet an der Fußsohle und der Ferse (Tab. 27.**7**). Die Diagnostik zur gezielten Therapie des DFS ist in Tab. 27.**8** zusammengefaßt.

Tabelle 27.**8** Diagnostik zur gezielten Therapie des DFS

– klinische Untersuchung inklusive
– neurologische Untersuchung (Reflexe, quantifizierte Vibration, Filament, ggf. Thermästhesie, Pedographie)
– klinische angiologische Untersuchung und Doppler-Druck-Messung, ggf. Duplexsonographie oder Angiographie
– mikrobiologische Testung
– Röntgen beider Füße in 2 Ebenen
– ggf. Knochenszintigraphie
– ggf. Magnetresonanz- oder Computertomographie

Blässe des Fußes bzw. blasse, fleckige Zyanose deutet mehr auf einen relativ akuten Arterienverschluß; ausgeprägter Rubor der Zehen oder des Vorfußes spricht für eine längere Zeit bestehende, chronische Mangeldurchblutung, vor allem dann, wenn ein lageabhängiges Diversionsphänomen zu beobachten ist (10). Bezüglich einer infektiösen Komponente interessiert die Frage, ob der entzündliche Prozeß hochakut ist oder mehr chronisch ohne unmittelbare Gefahr einer weiteren Ausbreitung. Ebenso gilt es, eine tiefe Infektion, durch die Knochen, Gelenke und Sehnenapparat gefährdet sind, frühzeitig festzustellen. Eine Charcot-Neuroarthropathie kann im akuten Stadium hochrot und stark geschwollen sein (102). Das Krankheitsgeschehen kann so schnell einsetzen, daß es mit Gichtanfällen, akuter Thrombophlebitis, Phlegmone oder septischer Arthritis verwechselt wird. Darüber hinaus ist bei fehlendem Ulkus inspektorisch eine Differenzierung zwischen einer Osteomyelitis und einer Osteoarthropathie nicht möglich. Beide können zu einer lokalen Überwärmung und Rötung führen, nicht erst bei Ausbildung einer Charcot-Arthropathie. Bei chronisch gewordenen Neuroarthropathien ist der Fuß vor allem nach medial und plantar deformiert (Abb. 27.**7**), ferner kommt es durch Atrophie der kleinen Fußmuskeln zum Tiefertreten der Metatarsalköpfchen und Ausbildung von Hammerzehen

(48). Die trophischen Hautveränderungen bei Neuropathie wurden bereits erwähnt (Kap. 28). Verlust der Haare im Zehen- und Fußbereich, atrophisch dünne Haut sowie Schwund des subkutanen Fettgewebes, evtl. auch der Muskeln, im Fuß- und Unterschenkelbereich können auf chronische ischämische Schädigungen hinweisen (30, 48).

Stadienermittlung: Auch bei der pAVK des Diabetikers werden die 4 Stadien nach Fontaine unterschieden (Kap. 22). Danach entspricht das Auftreten eines Ulkus, einer Nekrose oder einer Gangrän bei schon bestehender Verschlußkrankheit im Stadium II einem Stadium IV. Als kritische Ischämie werden die Stadien III und IV bezeichnet, wenn gleichzeitig der systolische Knöchelarteriendruck bei 50 mm Hg und darunter liegt (1, 30, 77, 83). Besteht eine diabetestypische Mediasklerose, so genügt bei Vorliegen einer Gangrän das Fehlen der peripheren Pulse für die Definition „kritische Ischämie". Als B-Kriterium werden ein systolischer Zehendruck von 30 mm Hg und darunter sowie ein transkutaner Sauerstoffpartialdruck von 10 mm Hg und darunter sowie fehlende plethysmographische Pulsationen an der Großzehe und schwerwiegende morphologische Veränderungen des kapillarmikroskopischen Bildes zusätzlich herangezogen (1, 12, 38, 50, 59, 63, 90, 97).

Besteht eine Läsion, hat sich das Schema nach Wagner (126) zur Abschätzung des Risikos bewährt (Tab. 27.**9**). Grad I setzt voraus, daß die Läsion die Dermis in ihrer gesamten Dicke betrifft. Stadien I und II sollten ohne Resektion oder Amputation zur Abheilung gebracht werden können; hingegen bedürfen die Stadien III–V einer Amputation kleineren oder größeren Ausmaßes, insbesondere wenn es sich

Tabelle 27.**9** Einteilung der Läsionen bei DFS (aus Wagner, F.W.: Foot and Ankle 2 [1981] 64)

Stadium	**Läsion**
0	Risikofuß, keine offene Läsion
I	oberflächliche Läsion
II	Läsion bis zu Gelenkkapsel, Sehnen oder Knochen
III	Läsion mit Abszedierung, Osteomyelitis, Infektion der Gelenkkapsel
IV	begrenzte Vorfuß- oder Fersennekrose
V	Nekrose des gesamten Fußes

Tabelle 27.**10** Differentialdiagnose neuropathischer vs. angiopathischer Fuß

Untersuchungsmethode bzw. Lokalisation	Neuropathischer Fuß	Angiopathischer Fuß
Anamnese	schmerzlose Läsion	Claudicatio intermittens
Inspektion	rosige Haut, Hyperkeratosen, Risse, Einblutungen (an druckexponierten Stellen), evtl. Ödem	blasse, atrophische Haut
Palpation	warme, trockene Haut, häufig Fußdeformität, tastbare Fußpulse	kühle Haut, normale Schweißsekretion, nicht tastbare Fußpulse
neurologische Untersuchung	Reflexe abgeschwächt, reduziertes Schmerz-, Temperatur- und Berührungsempfinden	Reflexe normal, schmerzhafte Läsion
Lokalisation der Läsion	druckbelastete Stellen	Akren
radiologischer Knochenbefund	evtl. Spontanfrakturen, Osteomyelitis	geringe Osteoporose
technische Untersuchungen	Schwelle des Vibrationsempfindens auf 5/8[1] bzw. 4/8[2] und weniger reduziert, transkutaner Sauerstoffpartialdruck > 60 mm Hg	arterielle Doppler-Druckwerte im Knöchel- bzw. Zehenbereich pathologisch vermindert (z. B. Doppler-Index < 0,9), transkutaner Sauerstoffpartialdruck < 10 mm Hg

[1] Bei jüngeren Patienten.
[2] Bei älteren Patienten.

um einen infektiösen Prozeß mit potentieller Sepsisgefahr handelt.

Hinsichtlich der so wichtigen **Differentialdiagnose** zur Unterscheidung des neuropathischen und des ischämischen Fußes gibt Tab. 27.**10** Auskunft, die kürzlich von der Fachkommission Diabetes in Bayern überarbeitet worden ist.

Zur **Risikoabschätzung** bei Patienten ohne aktuelle Fußläsion hilft Tab. 27.**11**. Dabei werden neben der Sensibilität und der Durchblutung auch Fußdeformierungen und die frühere Anamnese berücksichtigt (115).

Tabelle 27.**11** Risikoklassifikation des diabetischen Fußes

0.	normale Sensibilität, ungestörte Durchblutung, keine Fußdeformierung
1.	normale Sensibilität, ungestörte Durchblutung, bestehende Fußdeformierung
2.	gestörte Sensibilität, ungestörte Durchblutung, keine Fußdeformierung
3.	gestörte Sensibilität, ungestörte Durchblutung, bestehende Fußdeformierung
4.	gestörte Sensibilität, ungestörte Durchblutung, frühere Ulkusanamnese
5.	gestörte Sensibilität, eingeschränkte Durchblutung, keine Fußdeformierung
6.	gestörte Sensibilität, eingeschränkte Durchblutung, bestehende Fußdeformierung, reduzierte Gelenkbeweglichkeit, frühere Ulkusanamnese

Anamnese: Differentialdiagnostisch von großer Bedeutung ist die An- oder Abwesenheit von Schmerzen (16, 28). Erträgt der Patient Gangrän oder Ulzera praktisch ohne Schmerzen und läßt er auch die lokale Wundsäuberung mit Schere, Skalpell und Pinzette ohne Schmerzäußerung über sich ergehen, deutet dies auf die neuropathische Genese hin. Im Gegensatz hierzu kennzeichnen Ruheschmerzen im Zehen- bzw. Fußbereich die Ischämie mit oder ohne lokale Infektion. Schmerzen im Ober- und Unterschenkel, die in Ruhe angegeben werden, haben meist nichts mit einem Ischämieschmerz zu tun. Da bei mehr als einem Drittel der Patienten mit einem diabetischen Fuß eine Kombination aus Neuropathie und Ischämie besteht, können kritische Doppler-Druckwerte < 50 mm Hg durchaus symptomlos bleiben. Anamnestisch eindeutige Claudicatio-intermittens-Beschwerden sind ein sicherer Hinweis auf das Vorliegen einer Angiopathie (131).

Zusätzlich zur Schmerzanamnese charakterisieren die Vorgeschichte der Entstehung, die Lokalisation und die Dauer die Natur einer Läsion. Eine rasch progrediente Gangrän spricht für Ischämie; bereits lange Zeit bestehende kallöse Ulzera an druckexponierten Stellen finden sich häufig bei neuropathischer Genese (30, 77). Hinter jahrelang vorhandenen Ulzera an den Zehen, die weder fortschreiten noch abheilen, verbirgt sich häufig eine Osteomyelitis bei Neuropathie (3, 34, 82). Im Fall einer Charcot-Neuroarthropathie können die Patienten oft genau den Tag angeben, an dem sich ihr Fuß unter einer stärkeren Belastung spontan und ohne Trauma schmerzlos deformiert hat (102).

Apparative Untersuchungsmethoden

Die Methoden zur gezielten Diagnostik des DFS wurden bereits in Tab. 27.**8** genannt. Ausführlich sind die diagnostischen Möglichkeiten zur Erfassung von Neuropathie und Angiopathie in den Kap. 22 und 26 geschildert. An dieser Stelle des Kapitels zum DFS seien nur einige wenige Anmerkungen gemacht.

Ultraschall-Doppler-Verfahren: Das Messen der Knöchelarteriendruckwerte mit dem Ultraschall-Doppler-

Verfahren stellt eine sehr sensitive Methode zur Erfassung von Durchblutungsstörungen an der unteren Extremität dar (1, 10, 45, 48, 53, 112, 114). Jeder Arzt, der Diabetiker betreut, sollte darüber kompetent verfügen können. Knöchelarteriendruckwerte, die 10 mm Hg und mehr unter dem gleichzeitig gemessenen Oberarmarteriendruck liegen, sind als pathologisch einzustufen. Knöchelarteriendruckwerte > 100 mm Hg zeigen eine gute Kompensation an; Druckwerte unterhalb 50 mm Hg kennzeichnen eine fortgeschrittene, in der Regel kritische ischämische Verschlußkrankheit (10, 30). Eine dopplersonographische Abklärung ist auch bei tastbaren Fußpulsen bei Diabetikern notwendig, da bei einem Drittel der Patienten trotzdem bereits eindeutig erniedrigte Druckwerte im Sinne einer pAVK vorliegen (83).

Immer sollte auch die Analyse der Pulskurve zur Bewertung herangezogen werden (10, 114), insbesondere bei Verdacht auf Mediasklerose (Kap. 22).

Zur Abschätzung des Amputationsrisikos eignet sich die Knöcheldruckmessung nur bedingt. So berichtet Scheffler (97) für den kritischen Doppler-Druckwert von unter 50 mm Hg von einer Sensitivität von 93% und einer Spezifität von nur 50%. Von einigen Autoren wird daher die zusätzliche Messung des Arterienzehendrucks empfohlen (1, 50). Nach Holstein heilten bei Zehendruckwerten > 30 mm Hg die meisten peripheren Läsionen ab (50). Außerdem können zur Abschätzung des Amputationsrisikos die Messung des transkutanen Sauerstoffpartialdrucks (97) – mit Einschränkungen – die Laser-Doppler-Flußmessung (63) sowie die Kapillarmikroskopie (12, 38, 59) herangezogen werden (Kap. 22).

(Farbkodierte) Duplexsonographie: Mit der farbkodierten Duplexsonographie können sowohl die morphologischen als auch die hämodynamischen Verhältnisse der Makrozirkulation der gesamten unteren Extremität beur-

teilt werden (112, 114). Diese Untersuchung stellt nach der Knöchelarteriendruckmessung mittels Ultraschall-Doppler-Verfahren den nächsten – und in der Regel abschließenden – diagnostischen Schritt zur Abklärung einer pAVK dar. Im Rahmen der Versorgung von Patienten mit DFS müssen duplexsonographische Untersuchungen eigentlich jederzeit verfügbar sein (105).

Radiologische und nuklearmedizinische Methoden, Kernspintomographie: Nur wenn ein interventioneller Eingriff geplant ist (z. B. Angioplastie, lokale Lyse, gefäßchirurgisches Vorgehen), ist heute noch eine Angiographie indiziert, die ja immer auch neben der Exposition gegenüber Röntgenstrahlen eine Belastung durch Röntgenkontrastmittel darstellt. Unabhängig davon sollen bei einer Läsion am Fuß stets beide Füße in zwei Ebenen zur Abklärung einer Osteomyelitis oder auch einer Neuroarthropathie geröntgt werden (48, 71). Nicht selten werden dabei Zufallsbefunde erhoben, wie eine Neuroarthropathie im Metatarsophalangealbereich, die bisher stumm verlaufen ist. Gerade in diesem Bereich kann die Differenzierung zwischen einer Osteomyelitis und einer Neuroarthropathie schwierig sein, da diese ebenfalls mit Osteolysen, Fragmentierung, osteoartikulärer Zerstörung und Osteophyten einhergeht (Abb. 27.15). Zu beachten ist, daß eine Osteomyelitis erst nach einiger Zeit röntgenologisch erfaßbare Veränderungen hervorruft. Sie läßt sich also durch eine Röntgenaufnahme nicht eindeutig ausschließen. Dazu ist eine Knochenszintigraphie wesentlich besser geeignet (3, 82). Sie sollte immer dann durchgeführt werden, wenn auch nur der geringste Verdacht einer Knochenbeteiligung besteht. Computertomographische Untersuchungen von speziellen Knochen-, aber auch Weichteilbezirken sowie die Kernspintomographie sind nicht selten zur weiteren Abklärung von entzündlichen oder arthropathischen Prozessen von Vorteil (44, 48).

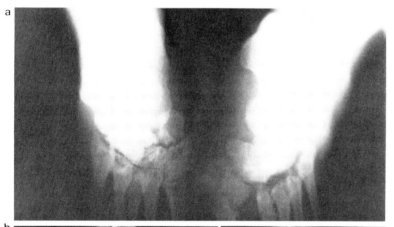
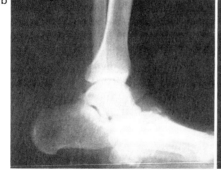
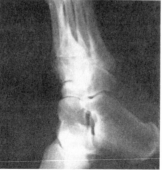

Abb. 27.**15** Röntgenbilder einer Charcot-Neuroarthropathie.

Tabelle 27.12 Prophylaktisches und therapeutisches Vorgehen bei DFS

Keine Erkrankung		Arterielle Verschlußkrankheit		
	I	II A und B	III	IV
	Elimination von Risikofaktoren, sachgemäße Fußpflege			
regelmäßige muskuläre Aktivität		Gefäßtraining	Durchblutungsübungen	
		Angioplastie, lokale Thrombolyse, Endarteriektomie		
			Bypass	
		adjuvante Verbesserung der Hämorrheologie, Aggregationshemmung (Hämodilution, „vasoaktive" Substanzen, ASS, Antikoagulation)		
				systemische Antibiotikagabe
				lokale Wundbehandlung
				chirurgisches Wunddébridement
				Resektion, Amputation
sachgemäße Fußpflege	Vermeidung von Druck, Hornschwielen, Trauma			drastische Druckentlastung, Orthesen usw.
keine Erkrankung	periphere Neuropathie			Malum pedis perforans oder Osteoarthropathie

▨▨▨▨ Neurologische Untersuchungen

Reflexprüfung: Eine eingehende neurologische Untersuchung ist ebenso wesentlich wie die angiologische Untersuchung (22, 43). Neben der sorgfältigen Anamnese sollte sie eine Prüfung der Reflexe und der Funktion der kleinen und marklosen Nervenfasern mit Bestimmung der Thermästhesieschwellen (Tip-Therm) und des Vibrations- (quantifizierter Stimmgabeltest), Berührungs- (mittels standardisiertem Neurofilament) und Schmerzempfindens umfassen (48, 128, 132). Dieses Vorgehen ist eine adäquate Methode zur Früherkennung einer peripheren Neuropathie und läßt auch Rückschlüsse auf eine bestehende autonome Neuropathie zu. Bereits hingewiesen wurde bei der Überprüfung des Vibrationsempfindens mittels Stimmgabel, daß dies quantifiziert erfolgt und der Alterseinfluß berücksichtigt wird. Pathologisch ist, wenn bei jüngeren Patienten die Schwelle des Vibrationsempfindens auf 5/8 und bei älteren Patienten auf 4/8 und weniger reduziert ist (21, 22, 128, 134).

Messungen der **Nervenleitgeschwindigkeit** sensibler motorischer Nerven sind weniger bedeutungsvoll, da die Nervenleitgeschwindigkeit im wesentlichen vom Zustand der markhaltigen „schnellen" Fasern bestimmt wird (128).

Eine pedographische Messung der **dynamischen Druckverteilung** am Fuß zeigt bei Diabetikern eine verstärkte Belastung des Vorfußes und eine verminderte Zehenfunktion (Abb. 27.**16**) und erlaubt es, das Risiko für die Entwicklung eines neuropathischen Ulkus anhand der limitierenden Druckwerte abzuschätzen (15, 65, 105). Diese Methode, speziell wenn sie im Schuh ausgeführt werden kann, ist auch Voraussetzung für eine individuelle Zurichtung einer Einlagenversorgung.

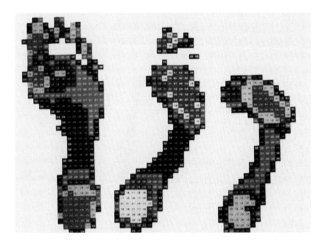

Abb. 27.**16** Pedographische Druckmuster (rot = höchste Druckwerte) einer Normalperson (**a**) und von zwei Diabetikern mit deutlicher Druckverlagerung auf den Vorfußbereich (**b** und **c**) und mit abgeschwächter (**b**) bzw. fehlender (**c**) Zehenfunktion, d. h., die Zehen werden beim Abrollvorgang des Gehens abgeschwächt (**b**) bzw. nicht eingesetzt (**c**).

Therapie und Prophylaxe

Die Behandlung verlangt Maßnahmen der Vorbeugung und der akuten Therapie. Hinsichtlich der Mitarbeit und Schulung des Patienten ist auf drei Punkte besonders Wert zu legen:
➤ Verhinderung von Mikrotraumen,
➤ Anleitung zur täglichen adäquaten Fußhygiene,
➤ frühzeitige Kontaktaufnahme und Beratung bei Läsionen, auch wenn sie „benigne" aussehen.

Die Therapie läßt sich einteilen in die primäre und sekundäre Prophylaxe sowie in die symptomatische Therapie, die sowohl konservativ als auch invasiv sein kann. Tab. 27.**12** macht das komplexe prophylaktische und therapeutische Vorgehen in Abhängigkeit vom klinischen Stadium und Schweregrad deutlich.

Generelle Strategie

Primäre Prophylaxe

Die primäre Prophylaxe der Neuropathie des DFS besteht in der **euglykämischen Diabeteseinstellung**. Diese ist auch hinsichtlich der Primärprophylaxe der Angiopathie von großer Bedeutung; sie wirkt der pathogenetisch ungünstigen Hämokonzentration entgegen (62). Bereits nach einmonatiger Ernährungsbehandlung frisch manifester Typ-2-Diabetiker ließen sich die Plasmaviskosität und der Hämatokrit signifikant senken (84). Die Bedeutung dieser Maßnahme läßt sich sowohl aus der Framingham- als auch der Stockholm-Studie ableiten, die beide den Hämatokritwert als Risikoindikator für die Makroangiopathie beschreiben (55, 62). Die enorme Bedeutung der guten Diabeteseinstellung für das DSF zeigt sich auch in verschiedenen prospektiven Langzeitstudien, in denen sehr eindrucksvoll eine exzessiv steigende Amputationsrate in Abhängigkeit von steigenden Blutzuckerwerten (80, 99) demonstriert wurde (Abb. 27.**17**). Mit anderen Worten: Auch der ältere Diabetiker braucht unter dem Aspekt der Prävention des diabetischen Fußsyndroms eine ausreichende Diabeteseinstellung, deren Kriterien in Kap. 6 erörtert werden.

Makrovaskuläre Risikofaktoren: Abb. 27.**17** belegt auch den großen Einfluß der Hypertonie auf die Amputationsrate (89). Vernünftigerweise sollten möglichst alle eruierbaren makrovaskulären Risikofaktoren (Kap. 20) gezielt eliminiert werden. Schließlich ist regelmäßige Fuß- und Beingymnastik oder analoge sportliche Betätigung zur Prophylaxe angiopathischer Fußprobleme zu empfehlen (10, 106).

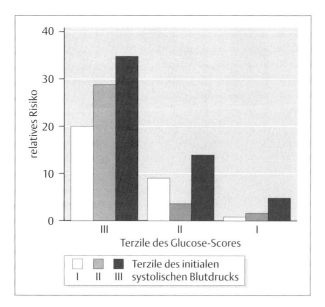

Abb. 27.**17** Risikofaktoren für Amputationen bei Diabetikern. Eine Beobachtung über 12 Jahre.

Die wichtigsten Maßnahme zur Prävention diabetischer Fußprobleme stellt jedoch die sachgemäße **Fußpflege und -hygiene** sowie die entsprechende Schulung des Patienten dar (21, 115). Tab. 27.**13** faßt die Ergebnisse

Tabelle 27.**13** Reduktion der Amputationsrate diabetischer Patienten durch interdisziplinäre Versorgung und strukturierte Schulung

Prozentuale Reduktion der Amputationen	
50	(Davidson 1981)
45	(Edmonds 1984)
85	(Assal u. Mitarb. 1985)
67	(Malone u. Mitarb. 1989)
66	(Falkenberg 1990)
60	(Kleinfeldt 1991)
Prozentuale Reduktion der Majoramputationen	
80	(Larsson u. Mitarb. 1995)
72	(Reike 1997)

Majoramputationsrate 12/10 000 Diabetiker und Jahr (Larsson u. Mitarb. 1995) vs. 25,2 (1990) und 21,6 (1995) in Deutschland (Standl 1996).

strukturierter Schulungen zusammen, durch die nachgewiesenermaßen die Amputationsrate bei Diabetikern um 50% und mehr gesenkt werden konnte (35, 66, 70, 76, 91). Im wesentlichen geht es bei der Schulung um die Prävention von Verletzungen und, insbesondere beim neuropathischen Fuß, um die Vermeidung von Druckstellen, Hornschwielen und unbemerkter Traumatisierung. Für den Patienten bedeutet dies die Beachtung der folgenden 5 Punkte:
- ➤ Gib deinem Fuß gute präventive Pflege.
- ➤ Inspiziere deine Füße täglich oder lasse dies einen Angehörigen tun.
- ➤ Vermeide Verletzungen an deinen Füßen.
- ➤ Trage gut passende und geeignete Schuhe und Strümpfe.
- ➤ Sorge für eine gute Durchblutung durch regelmäßige Übungen.

Die Vermittlung der Lehrinhalte im einzelnen ist Aufgabe des Arztes bzw. des ihn unterstützenden paramedizinischen Personals (s. u.).

Sekundäre Prophylaxe

Die sekundäre Prophylaxe sowohl des neuropathischen als auch des ischämischen Fußes basiert auf der kontinuierlichen und regelmäßigen guten Fußpflege und -hygiene sowie der Elimination der makrovaskulären Risikofaktoren und hinsichtlich der Neuropathie auch auf der Vermeidung anderer neurotropher Noxen wie übermäßiger Alkoholgenuß (106, 115, 128).

Für die pAVK kommt zusätzlich die Ausnutzung des thrombozytenfunktionshemmenden Effekts von Acetylsalicylsäure (ASS) in Frage, vor allem zur Progressionshemmung in den Stadien I und II der manifestierten Arteriosklerose (10, 23, 98, 133). Eine Dosierung zwischen 100 und 300 mg pro Tag ASS ist zu empfehlen. Bei ASS-Unverträglichkeit kann alternativ der Thrombozyten-Rezeptorenblocker Ticlopidin in Betracht kommen (109). Als weitere Alternative steht mittlerweile Clopidogrel als Thrombozyten-Funktionshemmer zur Verfügung. Marcumar hat nach wie vor in der peripheren Bypass-Chirurgie einen festen Platz in der sekundären Prophylaxe; bei der pAVK hingegen findet es lediglich beim Vorliegen einer dilatierenden Angiopathie Anwendung (10).

Besondere Bedeutung hat die Pharmakotherapie zur Sekundärprophylaxe **nach arteriellen lumenrekonstruktiven Maßnahmen**, z. B. nach Endarteriektomie, Bypass, Angioplastie oder lokaler Thrombolyse. Im allgemeinen zeitigt bei dieser Indikationsstellung die ASS-Therapie die besten Ergebnisse, während die Antikoagulation mit Marcumar nach Bypass-Operationen günstiger abschneidet (10).

Symptomatische Therapie

Hinsichtlich der symptomatischen Therapie geht es vorwiegend um die **pAVK**. Das Ziel liegt in der Verbesserung der ischämiebedingten Symptome, sei es die Verlängerung der schmerzfreien Gehstrecke im Stadium II oder die Beseitigung einer extremitätenbedrohenden Ischämie (10, 106). Die Wahl der Methoden richtet sich neben dem allgemeinen Zustand und dem Leidensdruck des Patienten vor allem nach dem angiologischen Untersuchungsbefund (112). So würde man auch im Stadium II bei einem kurzstreckigen Femoralisverschluß oder einer Stenose eine Gefäßdilatation vornehmen, wenn hierdurch eine Verbesserung der Lebensqualität zu erwarten ist. Hinsichtlich der Eskalation konservativer und interventioneller angiologischer Maßnahmen einschließlich gefäßchirurgischer Eingriffe (Tab. 27.**12**) sei auf Kap. 22 verwiesen. Gleiches gilt bezüglich des Gehtrainings und der kontrovers diskutierten Verabreichung von sog. Rheologika und vasoaktiven Substanzen (10, 25, 64, 79, 93, 106).

Von überragender Bedeutung ist die sachgemäße Behandlungsstrategie bei Vorliegen einer diabetischen **Gangrän**. Tab. 27.**14** faßt das IRAS-Prinzip zusammen. Dabei geht

Tabelle 27.**14** Das IRAS-Prinzip bei Vorliegen einer diabetischen Gangrän

- Infektion
- Revaskularisation
- Amputation
- Schuhversorgung

es zunächst um die Diagnostik und Kontrolle der infektiösen Komponente (48). Sodann wird das Augenmerk auf die Notwendigkeit und Durchführung revaskularisierender Maßnahmen gelegt (30, 69, 74, 75, 95, 111, 112). Erst wenn die Behandlungspotentiale der ersten beiden Maßnahmen ausgeschöpft sind, sollte die Frage einer eventuellen Amputation erörtert werden (5, 48). In jedem Fall ist eine entsprechende Schuhversorgung zur weiteren Prophylaxe vonnöten (4, 19, 20, 48, 72, 92, 117, 118, 119, 123). Tab. 27.**15** schildert diese Behandlungsstrategie in weiteren Details. Bei der Erstversorgung eines Patienten mit diabetischer Gangrän steht die Entscheidung zur Hospitalisierung ganz oben an. Für den Einzelfall sind die jeweiligen Rahmenbedingungen entscheidend. Häufig kann aber nur eine Hospitalisierung die konsequente Anwendung der therapeutischen Möglichkeiten gewährleisten, auch wenn heutzutage die Therapie in Diabetesfußkliniken sehr erfolgreich ist (35, 66, 70, 91). Damit klingt auch bereits an, daß wesentlich wichtiger als der Gegensatz stationär versus ambulant die Frage ist, an welchen Einrichtungen Patienten mit DFS bzw. diabetischer Gangrän behandelt werden sollen. Angesichts der Komple-

Tabelle 27.**15** Behandlungsstrategie bei diabetischer Gangrän

- Hospitalisierung
- Bettruhe (Druckentlastung)
- Kontrolle des Diabetes
- chirurgisches Wunddébridement
- Kallusentfernung, lokale Therapie
- systemische Antibiotikagabe nach Testung
- ggf. Revaskularisation
- Optimierung der Hämorrheologie
- ggf. adjuvanter Einsatz von „Vasoaktiva"
- Sympathektomie?
- ggf. Resektion von Knochenexostosen, Metatarsalköpfchen usw. (reduzierter intrinsischer Druck)
- ggf. Abzielen auf distale Demarkation bzw. distale Amputation
- Schuhversorgung und weitere Prophylaxe

xizität sind dafür möglichst flächendeckend Schwerpunkteinrichtungen zu fordern bzw. eine qualitätsevaluierte Versorgungskette, die je nach Sachlage einen fließenden Übergang zwischen stationär und ambulant ermöglicht (70, 87, 91). Tab. 27.**16** faßt dieses Konzept zur Verbesserung der Versorgungslage von Patienten mit DFS zusammen.

Tabelle 27.**16** Ansätze zur Verbesserung der Versorgungslage der DFS-Patienten

- interdisziplinäre Versorgung stationär (evtl. DFS-Schwerpunktstation)
- interdisziplinäre Versorgung ambulant („Fußambulanz" in Kooperation mit Hausärzten)
- funktionierendes Versorgungsnetz vor- und nachstationär
- Prävention (strukturierte Diabetestherapie)

Integrierte Behandlung durch DFS-Schwerpunkteinrichtungen

Allgemeine Voraussetzungen

Im Hinblick auf die unverändert exzessiv hohen Amputationszahlen bei Diabetikern sollten Patienten mit DFS in Kooperation mit den Hausärzten und integriert stationär/ambulant durch DFS-Schwerpunkteinrichtungen versorgt werden (18, 21, 35, 66, 91). Wichtig ist der interdisziplinäre Ansatz dieser Einrichtungen. Tab. 27.**17** vermittelt einen Überblick über die erforderlichen Fachrichtungen und die Aufgabenverteilung. Die Basistherapie inklusive der normnahen Diabeteseinstellung und die Behandlung der komplexen Komorbidität, z. B. der koronaren Herzkrankheit oder auch der inzipienten Nephropathie, sind internistischerseits zu gewährleisten (115). Dazu braucht es die Expertise eines Endokrinologen/Diabetologen und eines Angiologen/Kardiologen. Auch bei der strukturierten lokalen Wundtherapie sollte internistisch/chirurgisch vorgegangen werden (91). Die lokale Wundtherapie erfordert hohes Engagement und große Erfahrung und die Einbeziehung von entsprechend geschultem Pflegepersonal. Angiologisches, radiologisches und gefäßchirurgisches Wissen muß in die Diagnostik und Therapie der Gefäßprobleme einfließen (48, 105, 106). Das Diabetesschulungsteam hat wichtige Aufgaben im Bereich der allgemeinen Patientenführung, der Stoffwechseltherapie und auch im Rahmen der Einweisung der ambulanten Pflegedienste. Orthopädietechniker, orthopädischer Schuhmachermeister und Fußpfleger sind für die Prävention weiterer Komplikationen essentiell (21, 117, 118, 119, 123).

Tabelle 27.**17** DFS-Schwerpunkteinrichtung (Fußambulanz bzw. Schwerpunktstation): Konzept einer interdisziplinären Versorgung

---

- internistische (angiologisch-diabetologisch-endokrinologische) Basistherapie
- strukturierte (internistisch-chirurgische) lokale Wundversorgung
- nahezu normoglykämische Diabeteskompensation
- angiologische Diagnostik, ggf. Therapie (angiologisch-radiologisch-gefäßchirurgisch)
- Kooperation mit Orthopädietechniker bzw. -schuhmacher sowie Fußpfleger
- Einweisung der ambulanten Pflegedienste
- strukturierte Patientenschulung

Infektionsbekämpfung

Die konsequente **Druckentlastung** durch Vorfußentlastungsschuh, Rollstuhl, Entlastungsorthese oder Bettruhe ist ein ganz wesentlicher erster Schritt zur Eindämmung der Infektion (36, 48). Diese Maßnahme ist meist erstaunlich effektiv, nicht nur bei deutlich sichtbaren Ödemen oder Phlegmonen. Fast immer bestehen im Rahmen der Inflammation eine gewisse Hyperzirkulation und eine interstitielle Flüssigkeitsansammlung, die durch die konsequente Druckentlastung verringert werden. Außerdem verhindert die Druckentlastung die weitere Traumatisierung der lokalen Läsion.

Muß **Bettruhe** verordnet werden, geht es auch um die entsprechende Lagerung des Patienten und insbesondere um die Dekubitusprophylaxe im Fersen- und Steißbeinbereich. Je nach Verlaufsentwicklung kann der Patient bei plantaren neuropathischen Ulzera, bei denen es vorrangig um eine Entlastung der betroffenen Region von Druck- und Scherkräften geht, innerhalb von 2–3 Tagen mit Hilfe eines Vorfußentlastungsschuhs in einem gewissen Umfang mobilisiert werden (21, 48, 118, 119). Wenn jedoch eine deutliche Infektion besteht, vor allem bei einer ischämisch vorgeschädigten Extremität, sollte die strikte Bettruhe auf 7–10 Tage ausgedehnt werden. Tab. 27.**18** schildert die weiteren Maßnahmen zur Infektionsbekämpfung.

Tabelle 27.**18** Therapie des DFS

- konsequente Druckentlastung/Vorfußentlastungsschuh, Rollstuhl, Entlastungsorthese; Bettruhe bei Ödem, Phlegmone usw.
- phasengerechte lokale Wundtherapie (Nekrosektomie, Débridement, Hornentfernung, granulationsfördernd, epithelaufbauend)
- systemische Antibiotikagabe (gegen gramnegative und grampositive Keime, Aerobier, Anaerobier)
- nahezu normoglykämische Diabeteseinstellung

Neuroarthropathie: Hinsichtlich der konsequenten Druckentlastung liegen die Verhältnisse bei der nicht infektionsbedingten Neuroarthropathie im aktiven Stadium noch ein wenig anders. Oft länger als 3–4 Monate muß der von der Deformierung bedrohte Fuß druckentlastet werden, bis das Röntgenbild wieder eine stabile Knochenstruktur anzeigt (35, 102). Dies bedeutet Bettlägerigkeit mit zusätzlicher Rollstuhlversorgung oder Gehen an Krücken bzw. eine orthetische Versorgung (48). Die beiden letzteren Möglichkeiten setzen allerdings voraus, daß der scheinbar nicht betroffene Fuß, der nun verstärkt belastet wird, auch tatsächlich frei von einer aktiven Neuroarthropathie ist.

Phasengerechte lokale Wundtherapie

Ischämische Läsionen: Die strukturierte lokale Wundversorgung ist in Tab. 27.**19** zusammengefaßt. Unterschieden werden die drei Phasen Entzündung, Granulation und Epithelisierung (91). Bei allen lokalen Maßnahmen geht es vorrangig auch um das „Nil nocere!". Die lokale Auftragung von Puder oder auch Salben ist kontraindiziert. In der akuten entzündlichen Phase muß vor allem für ein gutes lokales Débridement gesorgt werden (21, 48, 91). Dazu ist entweder eine chirurgische Nekrosektomie oder eine mechanische Wundreinigung erforderlich. Bei inertem Granulationsgewebe kann der Einsatz von Varidase zur Wundreinigung sinnvoll sein. Außerdem sind lokale antiseptische Maßnahmen angezeigt. In der zweiten Phase geht es dann um eine Anregung der Fibroblastentätigkeit und Förderung der Granulation durch eine feuchte Wundbehandlung (91). Zur ab-

Tabelle 27.**19** Phasengerechte lokale Wundversorgung

Wundhei-lungsphase	Therapieziel	Therapie
Entzündung	nekrotisches und infiziertes Gewebe entfernen, Eiter und Sekret ableiten	operative Nekrosektomie, mechanisch-medikamentöse Wundreinigung, lokale Antiseptik
Granulation	Fibroblastenproliferation, Kollagensynthese, Angiogenese	feuchte Wundbehandlung
Epithelisierung, Kontraktion	Proliferation und Migration der Epithelzellen	Fettgaze

schließenden Epithelisierung dient oft der Einsatz von Fettgaze (48, 91). Die Akzentsetzung bei ischämischen im Vergleich zu neuropathischen Läsionen ist unterschiedlich. Ischämisch-gangränöse Zehen müssen trocken und die umgebende Haut sauber gehalten bleiben (47, 71). Ist die Nekrosezone klein und auf die Zehen begrenzt, ist es meist sinnvoll, das abgestorbene Gewebe zu belassen, bis es sich spontan demarkiert und abfällt (48). Es kann auch eine lokale Resektion durchgeführt werden, wobei besondere Sorge dafür getragen werden muß, das umgebende Gewebe möglichst wenig zu traumatisieren. Die Wunde muß offenbleiben, da Nähte die Blutzufuhr für die Wundränder weiter beeinträchtigen (48). Wundrandnekrosen verhindern sehr oft den Heilungsprozeß. Voraussetzungen für den Erfolg sind:

➤ ein systolischer Knöchelarteriendruck von 50 mm Hg und mehr,
➤ ein befriedigender Hautzustand,

➤ ein gutes Ansprechen auf die systemische Antibiotikagabe.

Im Gegensatz dazu ist die lokale Wundtherapie bei **neuropathischen Ulzera** durchaus aggressiv (48, 91). Stets sind perifokale Wundränder von schnell überwuchernder Hornhaut zu befreien, um eine gute Vaskularisation derselben zu erhalten. Lokale, möglichst farblose Antiseptika sowie sterile Verbände erleichtern bei konsequenter Druckentlastung die Heilung (44, 71). Besteht bereits eine ausgedehnte eitrige Infektion, muß diese – nachdem sie durch systemische Antibiotika auf den Lokalbereich eingegrenzt wurde – breit inzidiert werden (48). Sind Sehnen und Knochen oder Gelenke mit in den Prozeß einbezogen, wobei dies gewöhnlich die Metatarsalköpfchen und proximalen Phalangen betrifft, wird ohne Knochenentfernung keine Heilung eintreten. Klassischerweise geschieht dies in Form einer Strahlamputation, indem die Zehe und das Metatarsalköpfchen entfernt werden (48).

Systemische Antibiotikatherapie

Ausgehend von der Erfahrung, daß in der Mehrzahl Mischinfektionen mit durchschnittlich 5 Keimen unter Einschluß von Anaerobiern (13, 36, 56, 73, 130) vorliegen, ist eine breite antibiotische Abdeckung indiziert. Auf die Problematik der Keimtestung wurde bereits hingewiesen (13, 130). Chinolone bzw. Gyrasehemmer, Breitspektrum-β-Lactam-Antibiotika – z. T. zusätzlich kombiniert mit Clavulansäure – sowie Clindamycin stehen heute im Vordergrund (89). In der Regel ist eine Kombination von zwei, z. T. auch mehr Substanzen erforderlich, die das ganze Spektrum unter Einschluß von gramnegativen und grampositiven Keimen, fakultativen Anaerobiern und streng anaeroben Keimen von ihrem Wirkungsmechanismus her im Visier haben. Cephalosporine der neuen Generation und Metronidazol haben diesbezüglich ebenfalls einen großen Stellenwert (48).

Revaskularisation

Diesbezüglich sei auf Kap. 22 verwiesen. Nach dem Bericht der letzten Konsensuskonferenz (30) ergeben sich im Stadium der kritischen Ischämie Unterschiede zwischen Diabetikern und Nichtdiabetikern in der Therapieentscheidung (Tab. 27.**20**). Trotzdem sollte bei gleicher Gefäßsituation hinsichtlich des Vorgehens kein Unterschied zwischen Diabetikern und Nichtdiabetikern gemacht werden (95, 111). Vermutlich haben die heutigen Möglichkeiten der kruralen und pedalen Bypass-Chirurgie und des In-situ-Bypasses auch die Unterschiede zwischen Diabetikern und Nichtdiabetikern deutlich verringert (48).

Tabelle 27.**20** Sofortmaßnahme nach Diagnosestellung: kritische Ischämie (Konsensuskonferenz 1989)

	Diabetiker	Nichtdiabetiker
Amputation	20%	20%
konservativ	45%	20%
perkutane transluminale Angioplastie/Lyse	20%	60%
Bypass	15%	

Extremitätenerhaltende Resektionen und Amputationen

Minoramputationen: Amputationen sind speziell bei neuropathischen Läsionen nur äußerst sparsam indiziert (21). Hier haben die letzten Jahre ein tiefgreifendes Umdenken gebracht. Ziel muß hier immer der Extremitätenerhalt im Sinne einer „Minoramputation" unterhalb des Knöchels sein (48, 91). Die Chirurgie kennt mittlerweile mindestens 10 verschiedene Varianten zum Extremitätenerhalt. Sie sind in Tab. 27.**21** zusammengestellt (48, 91).

Tabelle 27.**21** Extremitätenerhaltende Resektions- und Amputationstechniken bei DFS

– Zehenamputationen
– Mittelfußknochenamputation
– transmetatarsale Amputation
– Amputation im Lisfranc-Bereich
– Amputation nach Bona-Jaeger
– Amputation im Chopart-Gelenk
– Pirogoff-Amputation
– Syme-Amputation
– Rückfußresektion
– Hemikalkanektomie

Folgen des chirurgischen Eingriffs: Auch kann nicht genügend darauf hingewiesen werden, daß mit einem chirurgischen Eingriff sich die Grundsituation des neuropathisch vorgeschädigten Patienten nicht ändert. Im Gegenteil, nach einer Amputation kann die Umverteilung des Drucks und der auf den Fuß wirkenden Scherkräfte zu einer erneuten Ulkusbildung an anderer Stelle führen. Weiterhin bleibt zu bedenken, daß der nicht betroffene Fuß in der Zeit der therapeutischen Druckentlastung des anderen Fußes häufig einer vermehrten Belastung ausgesetzt ist. Eine diesbezügliche Überwachung und vor allem Prophylaxe nach erfolgreicher Abheilung eines neuropathischen Ulkus ist von eminenter Wichtigkeit (5, 20, 117).

Bei ischämischen Läsionen und fehlender Revaskularisationsmöglichkeit sind oft **größere Amputationen** nicht zu umgehen. Die Entscheidung über eine Unter- oder Oberschenkelamputation hängt in erster Linie von der arteriellen Versorgung ab (5, 48). Selbstverständlich ist die Unterschenkelamputation zu bevorzugen, wenn eine Heilung möglich erscheint, da sie dem Patienten eine größere Mobilität und Gehfähigkeit erlaubt.

Schuhversorgung

Wie bereits mehrfach erwähnt, ist die sachgemäße Schuh- und Einlagenversorgung sowohl zur primären Prävention als auch zur sekundären Prophylaxe von eminenter Bedeutung (4, 21, 92, 117, 118, 119, 123). Die Integration dieser Maßnahme in die Arbeit eines DFS-Schwerpunkteinrichtung wurde schon mehrfach als unverzichtbare Notwendigkeit betont (19, 20). Es wird entsprechend der jeweiligen Risikokategorie vorgegangen (119). Die Fachkommission Diabetes in Bayern hat hier kürzlich 6 Abstufungen des Vorgehens erarbeitet, die in Abb. 27.**18** dargestellt sind. Einige generelle Details sind im abschließenden Abschnitt „Präventive Behandlung" unter den Aufgaben der Orthopädieschuhtechniker dargestellt.

Kategorie I:

Diabetes ohne Neuropathie oder AVK. Vorschädigung durch leichte Deformitäten wie Spreiz- oder Senkfüße, Krallenzehen, Hammerzehen oder ähnliches

Verordnungsvorschlag:
– Fußgesundheitsschuhe (fußgerecht für Diabetiker)*
– Diabetesfußbettung (unter evtl. Verwendung von Modulteilen)
– orthopädische Einlagen, diabetesadaptiert zur Prophylaxe von Fuß- schäden in geeigneten Konfektionsschuhen

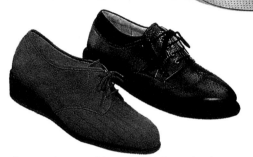

a: fußgerechter Konfektionsschuh für Diabetiker
– auswechselbares Fußbett
– komplettes Innenfutter
– breiter Zehenraum
– wenig Innennähte

b: Diabetesfußbettung, Kopie- oder Bettungseinlage
– langsohlig
– weiche Bettung/Polsterung

c: diabetesadaptierte Fußbettung
– individuell gefertigt
– tiefgezogen über Fußmodell, zur Prophylaxe von Fußschäden

* momentan keine Kassenleistung

Kategorie II:

Diabetes mit Neuropathie und/oder AVK ohne Hautläsion mit oder ohne Fußdeformität

Verordnungsvorschlag:
– orthopädische Einlagen diabetesadaptiert
– individuelle Diabetesfußbettungen nach Formabdruck
– Modulschuhe für angio- und/oder neuropathische Füße*
– orthopädische Zurichtungen am Schuh
– plantare elektronische Druck- messung im Schuh zur Qualitätssicherung

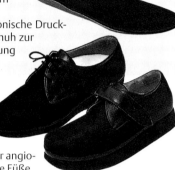

a: Therapieschuh für angio- oder neuropathische Füße
– industriell hergestellte Schuhe, mit speziellem Innenfutter, viel Platz im Innenraum, abgepolsterte Schaftränder, Sohle elastisch federnd
– immer in Verbindung mit einer Abrollhilfe (orthop. Schuhzurichtung: Sohlen- und Absatzrollen)
– ohne Fußdeformität/ohne stärkere Hornhautbildung
– mit Fußdeformität/mit stärkerer Hornhautbildung

b: Diabetesfußbettung, Kopie- oder Bettungseinlage
– langsohlig
– weiche Bettung/Polsterung

c: diabetesadaptierte Fußbettung
– individuell gefertigte Fußbettung, in den Schuh einge- paßt, evtl. in Verbindung mit orthop. Schuhzurichtung, z. B. Sohlen- und Absatzrolle

d: plantare elektronische Druckmessung im Schuh zur Qualitätssicherung (für Patienten mit Neuropathie sinnvoll)

* momentan keine Kassenleistung

Abb. 27.18 Schuhversorgung durch die Fachkommission Diabetes in Bayern, Arbeitskreis Diabetischer Fuß.

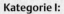 **Präventive Behandlung**

Die Prophylaxe (115) des DFS ist eine Aufgabe des Patienten und seines Betreuungsteams (Tab. 27.**22**).

Aufgaben des Arztes

Dem Arzt obliegt es, den Risikopatienten durch Voruntersu- chungen zu identifizieren, obgleich der neuropathische Fuß und demzufolge auch der Patient „schweigen". Nur der Arzt kann den Patienten rechtzeitig auf die drohenden Gefahren hinweisen und muß sich dafür ausreichend Zeit nehmen. Er muß beurteilen, ob der Kranke die ihm dann zugewiesenen Vorsorgemaßnahmen allein durchführen kann oder ob er auf die Hilfe von Angehörigen angewiesen ist. Die Schulung des Patienten (und seiner Angehörigen) sowie die Unterwei- sung in praktischen Fertigkeiten (richtige Fußhygiene, Fuß- pflege, Vermeidung und Behandlung von Mikrotraumata, Auswahl von Schuhen und Strümpfen sowie tägliche Fußin- spektion) können an Diabetesberater oder speziell geschulte Fußpfleger delegiert werden. Darüber hinaus ist die Verord- nung von Fußpflege für Personen, die sie selbst nicht mehr durchführen können, sowie die Verordnung entsprechender Schuhe mit weich gepolsterten, druckentlastenden Sohlen unumgänglich (21, 115).

Kategorie III:

Zustand nach Ulkus und Druckläsion wie Kategorie II

Verordnungsvorschlag:
– Im Prinzip werden die gleichen Hilfsmittel wie in Kategorie II eingesetzt. Nur sollten hier in der Regel immer diabetesgerechte orthopädische Schuhzurichtungen angefertigt werden. Außerdem sind häufigere Qualitätskontrollen insbesondere der Bettung notwendig.

a: Therapieschuhe für angio- oder neuropathische Füße*
– industriell hergestellte Schuhe, mit speziellem Innenfutter, viel Platz im Innenraum, abgepolsterte Schaftränder, Sohle elastisch federnd
– immer in Verbindung mit einer Abrollhilfe (orthop. Schuhzurichtung: Sohlen- und Absatzrollen)

b: diabetesadaptierte Fußbettung
– industriell hergestellte Schuhe, mit speziellem Innenfutter, viel Platz im Innenraum, abgepolsterte Schaftränder, Sohle elastisch federnd
– immer in Verbindung mit einer Abrollhilfe (orthop. Schuhzurichtung: Sohlen- und Absatzrollen)

c: plantare elektronische Druckmessung im Schuh zur Qualitätssicherung (insbesondere der diabetesadaptierten Fußbettung) notwendig. Regelmäßige Kontrolle der Füße und Schuhe durch Arzt und Orthopädie-Schuhtechniker ist zweckmäßig.

* momentan keine Kassenleistung

Kategorie IV:

Vorhandene größere Fußdeformität bei Neuropathie und/oder AVK sowie Osteoarthropatie

Verordnungsvorschlag:
– orthopädische Schuhe nach hautschonendem Formabdruck
– orthopädische Innenschuhe nach hautschonendem Formabdruck
– plantare elektronische Druckmessung im Schuh

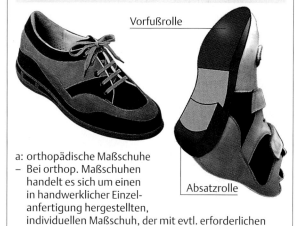

Vorfußrolle

Absatzrolle

a: orthopädische Maßschuhe
– Bei orthop. Maßschuhen handelt es sich um einen in handwerklicher Einzelanfertigung hergestellten, individuellen Maßschuh, der mit evtl. erforderlichen Zusatzarbeiten zum orthop. Maßschuh wird.

Er zeichnet sich aus durch:
– breiten Zehenraum
– geeignetes Innenfutter
– Schaftpolsterungen
– diabetesadaptierte Fußbettung
– Sohlen- und Absatzrolle
– bei Osteoarthropathie unbedingt Sohlenversteifungen und massive Sohlen- und Absatzrollen einsetzen

b: plantare elektronische Druckmessung im Schuh notwendig

Abb. 27.**18** Schuhversorgung durch die Fachkommission Diabetes in Bayern, Arbeitskreis Diabetischer Fuß. *(Fortsetzung)*

Schließlich hat der Arzt neben der Behandlung des Diabetes und seiner Begleitkrankheiten auch die Aufgabe, Personen medizinischer Hilfsberufe über die Belange diabetischer Patienten zu unterrichten.

Aufgaben der Diabetesberater

Die Diabetesberater haben in diesem Zusammenspiel den Part der Schulung des Patienten zu übernehmen. Ein Fußpflegeunterricht sollte folgende Punkte berücksichtigen:
Tägliche Inspektion der Füße: Achten auf Risse, Druckstellen, Rötungen, Blasen, blutunterlaufene Stellen, Nagelveränderungen, Hornhautstellen.
Tägliches Fußbad: Wassertemperatur maximal 37,5 °C, Dauer ca. 5 Minuten. Benutzung hautschonender

Seifen ohne allergene Zusatzstoffe. Gutes Trocknen der Füße, speziell der Zehenzwischenräume.
Hautpflege mit fetthaltigen Cremes, speziell der Hornhautstellen; Zehenzwischenräume von Creme und Puder aussparen.
Regelmäßige Nagelpflege (einmal wöchentlich): Nägel nicht schneiden, sondern mit langen Feilen feilen. Kein Schneiden des Nagelhäutchens, Nägel sollen nicht über den Zehenballen hinausstehen.
Regelmäßige Hornhautpflege: tägliches Abschleifen der Hornhautpartien im Bereich der Ferse und der Zonen erhöhter Bildung (Vorfußbereich) mittels Bimsstein oder speziellem Schleifgerät.
Verboten sind Hornhautmesser, Rasierklingen, Hornhauthobel, Salicylpflaster, alle Hühneraugenmittel.

Kategorie V:

Zustand nach Teilamputation

Verordnungsvorschlag:
– orthopädischer Maßschuh
– individuelle Diabetesfußbettung
– diabetesfußgerechte orthopädische Zurichtung der Konfektionsschuhe
– Zehen- und Vorfußersatzprothesen
– diabetische Innenschuhe nach hautschonendem Formabdruck
– plantare elektronische Druckmessung im Schuh

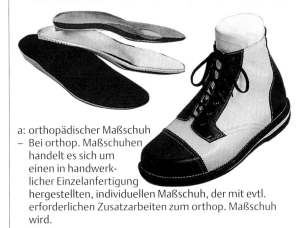

a: orthopädischer Maßschuh
– Bei orthop. Maßschuhen handelt es sich um einen in handwerklicher Einzelanfertigung hergestellten, individuellen Maßschuh, der mit evtl. erforderlichen Zusatzarbeiten zum orthop. Maßschuh wird.

Er zeichnet sich aus durch:
– breiten Zehenraum
– geeignetes Innenfutter- Schaftpolsterungen
– diabetesadaptierte Fußbettung
– Sohlen- und Absatzrolle

b: diabetische Fußbettung
– bei Osteoarthropathie unbedingt Sohlenversteifungen und massive Sohlen- und Absatzrolle einsetzen

c: Zehen- und Vorfußersatzprothesen
Gehfunktion wird erhalten und normalisiert.
Kann im Therapieschuh oder im orthop. Maßschuh getragen werden – nicht mehr im Konfektionsschuh!

d: plantare elektronische Druckmessung im Schuh ist notwendig

Abb. 27.18 Schuhversorgung durch die Fachkommission Diabetes in Bayern, Arbeitskreis Diabetischer Fuß. *(Fortsetzung)*

Strümpfe, Socken: täglich wechseln, bei 60 °C waschen, möglichst Baumwolle, keine einengenden Gummizüge.

Schuhe: Sie müssen ausreichend groß sein (Länge, Breite und Höhe). Die Sohle sollte aus Leder bestehen. Mindestens zweimal je Woche Schuhe wechseln, nicht barfuß laufen, keine offenen Schuhe tragen, am Strand und beim Baden stets Badeschuhe tragen. Austasten des Schuhinneren vor dem Tragen.

Einlagen: Sie sollten aus Leder bestehen und nicht drücken. Nachts aus dem Schuh herausnehmen. Keine Einlagen aus Metall oder Plastik.

Erkennung von Fußpilzbefall: Schuppende Haut; verdickte, splitternde Zehennägel.

Kalte Füße: nicht mit Wärmflaschen oder Heizkissen wärmen, sondern Wollsocken und wollgefütterte, genügend große Schuhe tragen.

Verletzungen: weder Jodtinktur noch Alkohol, noch Antibiotikapuder zur Desinfektion verwenden.

Kleine Verletzungen: Verbände mit luftdurchlässigem Pflaster verwenden, nicht aber Okklusiv- und wasserdichte Pflaster.

Die Lerninhalte richten sich nach dem Ausmaß der Schädigung. Die Diabetesberater haben aber die vordringliche Aufgabe, nicht nur die Lerninhalte zu vermitteln, sondern auch durch Art und Weise der Unterrichtsgestaltung die Motivation und Bereitschaft der Patienten zu steigern, damit sie die gewünschten Maßnahmen in die Tat umsetzen.

Die Aufklärung über die Erfordernisse täglicher Fußpflege sollte bereits zu Beginn der Diabeteserkrankung erfolgen und individuell in der Auswahl der Lerninhalte sein.

Aufgaben der Fußpfleger

Dem Fußpfleger kommt die wichtigste Stellung in der Prophylaxe zu. Viele der betroffenen Diabetiker sind aufgrund körperlicher Unbeweglichkeit und vermindertem Sehvermögens nicht mehr in der Lage, ihre Füße selbst zu pflegen. Außerdem lassen sich die krankheitsbedingten Nagel- und Hornhautveränderungen mit den im Haushalt verwendeten Hilfsmitteln nicht ausreichend versorgen. Fußpfleger müssen dann Sorge tragen für die
➤ Abtragung verhornter Partien,
➤ Behandlung von Hühneraugen,
➤ Nagelpflege einschließlich der Behandlung eingewachsener Nägel.
Wichtig ist, daß jede Wunde vermieden wird und daß bei Verwendung maschineller Geräte zur Hornhautabschleifung niedrige Drehzahlen verwendet werden, um eine Überhitzung und Verbrennung der betroffenen Hautstellen zu vermeiden. Weiterhin sind die Applikation von Druckentlastungspolstern (Hühneraugenringe, Ballenpolster usw.) und hornhautlösender Tinkturen und Salben unangebracht. In der Patientenberatung sollten Fußpfleger und Diabetesberater zusammenarbeiten.

Aufgaben der Orthopädieschuhtechniker

Die Rolle des Orthopädieschuhtechnikers bei der Prävention umfaßt die Versorgung
➤ „unkomplizierter" diabetischer Füße, die lediglich orthopädische Fehlstellungen aufweisen;
➤ von Füßen, die bereits Ulzerationen oder Läsionen in der Anamnese hatten;
➤ diabetischer Patienten mit noch bestehenden Wunden.
Einlagen: Um bei erworbenen orthopädischen Fehlstellungen des Fußes (Senk-, Spreiz-, Knick-, Plattfuß, Hallux rigidus usw.) die Hornbildung an bestimmten Partien zu mildern, bedarf es einer speziellen Einlagenversorgung für geeignete Konfektionsschuhe oder der speziellen Zurichtung der Schuhe (118). Die Einlagen dienen der Druckentlastung besonders betroffener Fußpartien (z. B. Metatarsalköpfchen), indem der Druck großflächig auf die weniger belasteten Partien verteilt wird. Zur Anwendung kann man verschiedene Polstermaterialien (Plastazote, Tepifoam, PPTT)

Kategorie VI:

diabetischer Fuß, z. B. mit akut aufgetretenem Ulkus. Zuordnung der zur Zeit bekannten bzw. bewährten Hilfsmittel für den diabetischen Fuß.

Verordnungsvorschlag:
– Fußteil-Entlastungsschuhe
– Verbandschuhe
– Interimschuh
– individuelle Entlastungsschuhe
– Entlastungsorthesen
– Verbandwechsel und regelmäßige Kontrollen
– plantare elektronische Druckmessung im Schuh

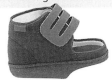

a: Fußteil-Entlastungsschuh
Der Fußentlastungsschuh umschließt Ferse und Fußwurzel und wird mit einer Befestigungsvorrichtung angepaßt.
Durch Vergrößerung der Absatzhöhe und Absatzneigung nach hinten zur Ferse hin läßt er den Vorfuß in der Schrittfolge nicht in Bodenkontakt kommen. Ein erhöhter Rand begrenzt die vergrößerte Fußform und schützt den Vorfußbereich gegen ungewolltes Anstoßen.

b: Verbandschuh
Verbandschuhe sind meist textile oder Schaumstofffußbekleidungen, die ausreichend weit zu öffnen sind und ausreichendes Volumen zur Aufnahme des mit einem Wund-/Polsterverband versehenen Fußes und auch eventueller Bettungen besitzen.

c: Interimschuh
Bei Füßen, deren Schwellungszustände sich schnell verändern bzw. der Heilungszustand schnell fortschreitet.

Interimschuhe sind orthopädische Maßschuhe aus leichtem, nachgiebigem Schaftmaterial, die in der frühen postoperativen/posttraumatischen Übergangsphase die schnelle Mobilisation eines sonst nicht gehfähigen Patienten ermöglichen. Die Versorgung erfolgt nur für den versorgungsbedürftigen Fuß und nur während der frühen Krankheits- und Rehabilitationsphase.

d: Orthesen
Orthesen sind orthopädische Hilfsmittel nach Maß und über einen Kopieleisten gefertigt. Sie dienen der Totalentlastung problematischer Fußbereiche.
Es handelt sich dabei um eine 2schalige Orthese aus Kunststoff, kondylenumfassend mit Innenpolsterung und festfixierendem Verschluß nach Kopieleisten über Knie.

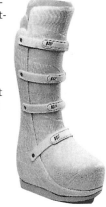

e: diabetesadaptierte Fußbettung mit Ulkus-Einbettung
Individuell gefertigte Fußbettung mit Ulkus-Einbettung, Ausarbeitung und Polsterung der Entlastungszonen, in den Schuh eingepaßt.

f: plantare elektronische Druckmessung im Schuh
Nur wenn möglich und bei aussagekräftigen Ergebnissen (bei Polster-Verbänden keine Aussagekraft!)

Abb. 27.**18** Schuhversorgung durch die Fachkommission Diabetes in Bayern, Arbeitskreis Diabetischer Fuß. *(Fortsetzung)*

bringen, die aufgrund ihrer unterschiedlichen Materialeigenschaften übereinanderliegend in „Sandwich-Bauweise" verarbeitet werden. Als Überzug eignen sich Filzersatzstoffe wie Velon oder Alcantara, aber auch Leder. Als Füllmaterial finden im Vorfußbereich gummiartige Stoffe wie Poro oder EVA und im Rückfuß Kunst- oder Naturkork Anwendung.

Orthopädische Schuhe: Bei Patienten mit abgeheiltem Ulkus sind Schuhe nach Maß erforderlich (119, 123), wobei zur Abformung und Leistenerstellung das Siliconverfahren angewendet werden sollte, da dies auch empfindlichste Hautpartien nicht schädigt (keine Hitzeentwicklung wie bei Gips). Die Schuhe dürfen keine Innennähte und Rauhigkeiten aufweisen und müssen in besonderen Fällen auch seitlich gepolstert werden. Sie bedürfen aber zumeist einer besonderen Versteifung (Thermit RX), um Fußwurzel und Ferse zu führen. So wird die übermäßige Pro- und Supination bei Gehen vermindert und ein sicherer Stand gewährleistet. Übermäßiges Einwirken von Scherkräften auf die Metatarsalköpfchen und Zehen kann durch die Versteifung des Schuhs im Sinne einer „Schaukelstuhlkurve" begegnet werden. Der Fuß kippt so nach vorne ab, und die Ferse kann dabei nicht hochrutschen. Bei besonders druckbelasteten Partien können auch Löcher ausgeschnitten werden, um die Entlastung zu verstärken („Solor-Patent").

Therapieschuh: Dieser auch Intermediärschuh genannte Schuh dient der Sofortbehandlung und hat das Ziel der frühestmöglichen Mobilisierung eines sonst bettlägerigen Patienten (117). Das Prinzip besteht in der totalen Druckentlastung des durch ein Ulkus betroffenen Fußteils, z. B. in Form eines Vorfußentlastungsschuhs. Der nicht befallene andere Fuß bedarf dabei der Anpassung eines Ausgleichsschuhs mit entsprechender individuell gefertigter Einlegesohle. Seitliche Wunden können durch speziell geformte Filzschuhe vom Druck entlastet werden. Da die Heilung von Ulzera Monate bis Jahre beansprucht, ist gerade die Erstellung adäquater Therapieschuhe eine wichtige Übergangsmaßnahme (117, 118).

Schlußbemerkung

Die sachgemäße Behandlung des DFS ist eine multidisziplinäre Aufgabe, die nur durch eine Kooperation verschiedener Ärzte und Heilberufe gelöst werden kann (91). Sie ist wohl nur durch DFS-Schwerpunkteinrichtungen zu verwirklichen, die als zweite Versorgungsebene als Anlaufstelle für die Hausärzte dienen (35, 44, 66, 91). Angesichts der unverändert hohen und exzessiven Amputationszahlen in Deutschland (ca. 25 000 Amputationen pro Jahr) müssen auch neue versorgende Netzwerke entwickelt werden (87).

Tabelle 27.**22** Prophylaxe des DFS

Ärzte	Medizinische Hilfsberufe			Patient
	Diabetesberater	**Fußpfleger**	**Orthopädietechniker**	
regelmäßige Vorsorgeuntersuchungen Identifikation von Risikopatienten Schulung und Unterweisung Verordnung von – druckentlastenden Einlegesohlen – orthopädischen Schuhen – Fußpflege Behandlung von Ulzera – in stationärer Therapie – in poststationärer Phase Unterweisung und Zusammenarbeit mit Personen in medizinischen Hilfsberufen Hypertoniebehandlung therapiezielorientierte optimale Diabeteseinstellung	Schulung und Unterweisung des Patienten in Vorsorgemaßnahmen	regelmäßige richtige Fußpflege	individuelle Zurichtung von Einlegesohlen, druckentlastenden orthopädischen Schuhen und Therapieschuhen; Vorfußentlastungsschuhe, Ausgleichsschuhe	tägliche Fußinspektion richtige Fußhygiene und -pflege Tragen bequemer, passender Schuhe bzw. orthopädischer Schuhe mit weich gepolsterten Einlagen kein Barfußlaufen Vermeiden jeglicher, auch kleinster Verletzungen Vermeiden von Verbrennungen, Druck und Erfrierungen regelmäßiges Vorzeigen der Füße beim Arzt Nikotinabstinenz optimale Diabetesführung (spezielles Gefäßtraining bei AVK)

In jedem Fall sollte vor einer Amputation jedem Diabetiker das Recht eingeräumt werden, eine zweite Meinung von einer ausgewiesenen DFS-Einrichtung einzuholen (21). Verbindliche Qualitätsmerkmale und Parameter zur Qualitätsmessung solcher Einrichtungen müssen erst noch erarbeitet werden. Sie sind aber unverzichtbar, wenn das St.-Vincent-Ziel einer mindestens 50%igen Reduktion von Fußamputationen bei Diabetikern erreicht werden soll (29).

Literatur

1 Apelquist, J., J. Castenfors, J. Larsson, A. Stenström, C. D. Agrath: Prognostic value of systolic ankle and toe blood pressure levels in outcome of diabetic foot ulcer. Diabetes Care 12 (1989) 373–378

2 Bailey, T. S., H. Yu, E. J. Rayfield: Pattern of foot examination in a diabetic clinic. Amer. J. Med. 78 (1985) 371

3 Bamberger, D. M., G. P. Danks, D. N. Gerding: Osteomyelitis in the feet of diabetic patients. Long-term results, prognostic factors, and the role of antimicrobal and surgical therapy. Amer. J. Med. 83 (1987) 653–660

4 Baumann, R.: Industriell gefertigte Spezialschuhe für den „diabetischen Fuß". Eine Anwendungsbeobachtung. Diabet. Stoffw. 5 (1996) 107–112

5 Baumgartner, R., P. Botta: Amputation und Prothesenversorgung der unteren Extremität. Enke, Stuttgart (1995) (S. 1–206)

6 Beacom, K, E. L. Gillespie, D. Middleton et al.: Limited joint mobility in insulin-dependent diabetes mellitus: relationship to retinopathy, peripheral nerve function and HLA status. J. Med. 219 (1985) 337

7 Bell, E. T.: Atherosclerotic gangrene of the lower extremities in diabetic and nondiabetic persons. Amer. J. clin. Pathol. 28 (1957) 27–34

8 Bild, D. E., J. V. Selby, P. Sinnock, W. S. Browner, P. Braverman, J. A. Showstack: Lower-extremity amputation in people with diabetes. Epidemiology and prevention. Diabetes Care 12 (1989) 24–31

9 Blair, V. P., D. A. Drury, S. J. Rose: Total contact casting in treatment of diabetic plantar ulcers. Controlled clinical trial. Diabet. Care 12 (1989) 384–388

10 Bollinger, A.: Funktionelle Angiologie. Thieme, Stuttgart 1979

11 Bollinger, A., J. Frey, K. Jäger et al.: Pattern of diffusion through skin capillaries in patients with long-term diabetes. New Engl. J. Med. 307 (1982) 1305–1308

12 Bollinger, A., B. Fagrell: Clinical Capillaroscopy. Hogrefe & Huber, Toronto 1990

13 Borrero E., M. Rossini: Bacteriology of 100 consecutive diabetic foot infections and in vitro susceptibility to ampicillin/sulbactam versus cefoxitin. Angiology 43 (1992) 357–361

14 Bose, K.: A surgical approach for the infected diabetic foot. Int. Orthop. 3 (1979) 177

15 Boulton, A. J. M., R. P. Betts, C. I. Franks: Abnormalities of foot pressure in early diabetic neuropathy. Diabet. Med. 4 (1987) 225–228

16 Boulton, A.J.M.: The diabetic foot: neuropathic in aetiology? Diabet. Med. 7 (1990) 852–858

17 Chantelau, E., X. Y. Ma, S. Herrnberger, C. Dohmen, P. Trappe, T. Baba: Effect of medial arterial calcification on O2 Supply to exercising diabetes feet. Diabetes 39 (1990) 938–941

18 Chantelau, E., H. Kleinfeld, P. Paetow: Das Syndrom des „diabetischen Fußes". Diabet. Stoffw. 1 (1992) 18–23

19 Chantelau, E., P. Hage: An audit to cushioned diabetic footwear: relation to patient compliance. Diabet. Med. 11 (1994) 114–116

20 Chantelau, E., V. Jung: Qualitätskontrolle und Qualitätssicherung bei der Schuhversorgung des diabetischen Fußes. Rehabilitation 33 (1994) 35–38

21 Chantelau, E.: Amputation? Nein danke! Kirchheim, Mainz (1995)

22 Claus, D., A. Spitzer, M.J. Hilz: Diagnose der peripheren diabetischen Neuropathie. Diabet. Stoffw. 1 (1992) 34–41

23 Clarke, R. J., G. Mayo, P. Price, G. A. Fitzgerald: Suppresion of thromboxane A2 but not of systemic prostacyclin by controlled-release aspirin. New Engl. J. Med. 325 (1991) 1137–1141

24 Conrad, M. C.: Large and small artery occlusion in diabetics and non-diabetics with severe vascular disease. Circulation 36 (1967) 83–91

25 Creutzig, A.: Therapie der arteriellen Verschlußkrankheit mit Prostanoiden. Dtsch. Ärztebl. 89 (1992) 1701–1704

26 Crisp, A. J., J. G. Heathcoate: Connective tissue abnormalities in diabetes mellitus. J. roy. Coll. Phycns Lond. 18 (1984) 132–140

27 Deckert, T., J. E. Poulsen, M. Larsen: Prognosis of diabetes with diabetes onset before the age of thirty-one. I. Survival, causes of death, and complications. Diabetologia 14 (1978) 363–370

28 Deerodianawong, C., P. D. Home, K. G. M. M. Alberti: A survey of lower limb amputation in diabetic patients. Diabet. Med. 9 (1992) 942–946

29 Diabetes Care and Research in Europe: The St. Vincent Declaration. Diabet. Med. 7 (1990) 360–362

30 Dormandy, J. A., G. Stock: Critical Leg Ischemia. Its Pathophysiology and Management. Springer, Berlin 1989

31 Ebskov, L. B.: Epidemiology of lower limb amputations in diabetics in Denmark (1980–1989). Int. Orthop. (SICOT) 15 (1991) 285–288

32 Ecker, M. L., B. S. Jacobs: Lower extremity amputation in diabetic patients. Diabetes 19 (1970) 189–195

33 Edmonds, M. E., N. Morrison, P. J. Watkins: Medial arterial calcification – does neuropathy play a role? Diabetologia 21 (1981) 267

34 Edmonds, M. E., M. B. Clarke, S. Newton, J. Barrett: Increased uptake of bone radiopharmaceutical in diabetic neuropathy. Quart. J. Med. 57 (1985) 843

35 Edmonds, M. E., M. P. Blundell, M. E. Morris et al.: Improved survival of the diabetic foot: the role of a specialised foot clinic. Quart. J. Med. 232 (1986) 763

36 Edmonds, M. E., P. J. Watkins: The diabetic foot. In: Alberti, K.G.M.M., R.A. DeFronzo, H. Keen, P. Zimmet: International Textbook of Diabetes Mellitus. Wiley, Chichester 1992 (pp. 1535–1548)

37 Emanuele, M. A., B. . Buchmann, C. Abraira: Elevated leg systolic pressure and arterial calcification in diabetic occlusive vascular disease. Diabetes Care 4 (1981) 289–292

38 Fagrell, B.: Objektive Beurteilung therapeutischer Effekte bei ischämischen Erkrankungen. In: Meßmer, K.: Ischämische Gefäßerkrankungen und Mikrozirkulation. Zuckschwerdt, München 1989 (S. 68–76)

39 von Ferber, L., W. Rathmann, I. Köster, M. König: Diabetespatienten und ihre primärärztliche Versorgung. Komplikationen und Mortalität anhand der Daten einer AOK

40 Fernando, D. J. S., E. A. Masson, A. Veves, A. J.-M. Boulton: Relationship of limited joint mobility to abnormal foot pressures and diabetic foot ulceration. Diabet. Care 14 (1991) 8–12

41 Ferrier, T. M.: Comparative study of arterial disease in amputated lower limbs from diabetics and nondiabetics (with special reference to feet arteries). Med. J. Aust. 1 (1967) 5–8

42 Flynn, M. D., J. E. Tooke: Aetiology of diabetic foot ulceration: a role for the microcirculation. Diabet. Med. 8 (1992) 320–329

43 Forst, T., J. Beyer, T. Knut, E. Küstner, A. Pfützner: Die Bedeutung der diabetischen Neuropathie und neurovaskuläre Funktionsstörungen in der Pathogenese trophischer Störungen an der unteren Extremität. Diabetes Stoffw. 6 (1997) 115–120

44 Frykberg, R. G.: The high risk foot in diabetes mellitus. Livingstone, Edinburgh 1991 (pp. 1–569)

45 Gries, F. A., Th. Koschinsky: Diabetes and arterial disease. Diabet. Med. 8 82–87

46 Hach, W., J. Beule: Funktionsfähigkeit des Profunda-Kreislaufs bei Patienten mit peripherer arterieller Verschlußkrankheit. Med. Welt 31 (1980) 1814–1818

47 Hauner, H., L.v. Ferber: Qualität der Versorgung von Diabetikern. Eine Analyse von Krankenkassendaten. Diabet. Stoffw. 5 (1996) 27–30

48 Hepp, W. W.: Der diabetische Fuß. Blackwell, Oxford (1996) 1–195

49 Hoffmann, U., U. K. Franzeck, A. Bollinger: Gibt es eine kutane Mikroangiopathie bei Diabetes mellitus? Dtsch. med. Wschr. 119 (1994) 36–40

50 Holstein, P., N. A. Lassen: Healing of ulcers on the feet correlated with distal blood pressure measurements in occlusive arterial disease. Acta orthop. scand. 51 (1980) 995–1006

51 Humphrey, L. L., P. J. Palumbo, M. A. Butters: The contribution of non-insulin-dependent diabetes to lower extremity amputation in the community. Arch. intern. Med. 154 (1994) 885–892

52 Janka, H. U., G. Bloss, F. Oberparleiter, E. Standl: Mediasklerose bei Diabetikern: Reihenuntersuchung ambulanter Patienten mit der Ultraschall-Doppler-Methode. In: Ehringer, H., E. Betz, A. Bollinger, E. Deutsch: Gefäßwand, Rezidivprophylaxe, Raynaud-Syndrom. Witzstrock, Baden-Baden 1979 (S. 573–575)

53 Janka, H. U., E. Standl, H. Mehnert: Peripheral vascular disease in diabetes mellitus and its relation to cardiovascular risk factors: screening with the Doppler-ultrasonic technique. Diabet. Care 3 (1980) 207–213

54 Janka, H. U.: Herz-Kreislaufkrankheiten bei Diabetikern. „Schwabinger Studie". Urban & Schwarzenberg, München 1986

55 Janka, H. U.: Epidemiology and clinical impact of diabetic late complications in NIDDM. In: Mogensen, C. E., E. Standl: Prevention and Treatment of Diabetic Late Complications. De Gruyter Berlin 1989 (S. 29–39)

56 Jeffcoate, W. J.: The significance of infection in diabetic foot lesions. In: Connor, H., A.J.M. Boulton, J.D. Ward: The Foot in Diabetes. Wiley, Chichester 1987 (pp. 59–67)

57 Jochmann, W., H. Partsch: Mal perforant du pied-Folge einer neurologischen Grundkrankheit. Phlebol. u. Proktol. 19 (1990) 143–146

58 Jönsson, B., U. Persson: Diabetes – eine gesundheitsökonomische Studie. Swedish Institute for Health Economics, Kopenhagen 1981 (S. 1–114)

59 Jörneskog, G., K. Brismar, B. Fagrell: Skin capillary circulation is more impaired in the toes of diabetic than nondiabetic patients with peripheral vascular disease. Diabet. Med. 12 (1995) 36–41

60 Kald, A., R. Carlsson, E. Nilsson: Major amputations in a defined population: incidence, mortality and results of treatment. Brit. J. Surg. 76 (1990) 308–310

61 Kampmann, B., H. Berger, K. H. Vogelberg, E. Zeitler: Arteriographische Befunde bei Vergrößerungsangiographie der Beine bei Diabetikern. In: Alexander, K., M. Cachovan: Diabetische Angiopathien. Witzstrock, Baden-Baden 1977 (pp. 248–252)

62 Kannel, W. B., T. Gordon, P. A. Wolf, P. McNamara: Haemoglobin and risk of cerebral infarction. The Framingham Study. Stroke 3 (1982) 490–493

63 Karanfilian, R. G., T. G. Lynch, V. T. Zirul, F. T. Padberg, Z. Jamil, R. V. Hobson: The value of laser Doppler velocimetry and transcutaneous oxygen tension determination in predicting healing of ischemic forefoot ulcerations and amputations in diabetic and nondiabetic patients. J. vasc. Surg. 4 (1986) 511–516

64 Katz, M. A., G. McNeill: Defective vasodilatation response to exercise in cutaneous precapillary vessels in diabetic humans. Diabetes 34 (1985) 333–336

65 Kirsch, D., S. Frey, D. Schuh et al.: Dynamische Druckverteilungsmessung unter dem Fuß an Patienten mit diabetischen Ulcera. Akt. Endokrinol. Stoffw. 6 (1985) 133–142

66 Kleinfeldt, H.: Der „diabetische Fuß". Senkung der Amputationsrate durch spezialisierte Versorgung in Diabetes-Fuß-Ambulanzen. Münch. med. Wschr. 133 (1991) 711–715

67 Knowles, E. A., A. J. M. Boulton: Do people with diabetes wear their prescribed footwear? Diabet. Med. 13 (1996) 1064–1068

68 Knut, T., W. Omran, T. Forst, M. Engelbach, E. Küstner, J. Bens, A. Böhm, A. Gahr, A. Pfützner, J. Beyer: Mediasklerose vom Typ Mönckeberg bei Diabetikern – radiologische Verteilungsmuster und Assoziation mit diabetischen Spätkomplikationen. Diabet. Stoffw. 6 (1997) 102–106

69 Larsen, K., P. Holstein, T. Deckert: Limb salvage in diabetics with foot, ulcers. Prosthet. Orthot. int. 13 (1989) 100–103

70 Larsson, J., J. Apfelquist, C. D. Agardh, A. Stenström: Decreasing incidence of major amputation in diabetic patients: a consequence of a multidisciplinary foot care team approach. Diabet. Med. 12 (1995) 770–776

71 Levin, M. D., L. W. O'Neal: The Diabetic Foot, 4th ed. Mosby, St.Louis 1988

72 Litzelman, D. K., D. J. Marriott, F. Vinocor: The role of footwear in the prevention of foot lesions in patients with NIDDM. Conven-

tional wisdom or evidence – based practice. Diabet. Care 20 (1997) 156–162

73 Louie, T .J., J. G. Bartlett, F. P. Tally, S. L. Gorbach: Aerobic and anaerobic bacteria in diabetic foot ulcers. Ann. intern. Med. 85 (1976) 461

74 Lugmayr, H., M. Deutsch, O.Pachinger: Leisten moderne lumenöffnende Verfahren mehr als die konventionelle PTA? Vasa, Suppl. 33 (1991) 44–46

75 Mahler, F., D. D. Do, J. Triller: Intravaskuläre Stents. Vasa, Suppl. 33 (1991) 47–50

76 Malone, J. M., M. Snyder, G. Anderson, V. M. Bernhard, G. A. Holloway, T. J. Bunt: Prevention of amputation by diabetic education. Amer. J. Surg. 158 (1989) 520–524

77 Martin, M., L. Tenbült: Behandlungsergebnis bei 118 Vorfußnekrosen in Abhängigkeit von Knöcheldruck und Diabetes. Dtsch. med. Wschr. 110 (1985) 989–993

78 Mc Neely, M. J., E. J. Boyko, J. H. Ahroni: The independent contributions of diabetic neuropathy and vasculopathy in foot ulceration. Diabet. Care 18 (1995) 216–219

79 Morris, S. J., A. C. Shore, L. E. Tooke: Responses of the skin microcirculation to acetylcholine and sodium nitroprusside in patients with NIDDM. Diabetologia 38 (1995) 1337–1344

80 Moss, S. E., R. Klein, B. E. K. Klein: Long-term incidence of lower-extremity amputations in a diabetic population. Arch. Fam. Med. 5 (1996) 391–398

81 Most, R. S., P. Sinnock: The epidemiology of lower extremity amputation in diabetic individuals. Diabet. Care 6 (1983) 87–91

82 Newman, L. G., J. Waller, C. J. Palestro, M. Schwartz, M. J. Klein, G. Hermann, E. Harrington, M. Harrington, S. H. Roman, A. Stagnaro-Green: Unsuspected osteomyelitis in diabetic foot ulcers. Diagnosis and monitoring by leukocyte scanning with indium 111 oxiquinoline. J. Amer. med. Ass. 266 (1991) 1246–1251

83 Nicolaides, A. N.: Assessment of leg ischemia. Brit. med. J. 303 (1991) 1323–1326

84 Oughton, J., A. J. Barnes, E. M. Kohner: Diabetes mellitus: its effect on the flow properties of blood. In: Standl, E., H. Mehnert: Pathogenetic Concept of Diabetic Microangiopathy. Thieme, Stuttgart 1981

85 Palumbo, P. J., L. J. Melton: Peripheral vascular disease in diabetes. In: Diabetes in America. NIH Publication No. 85–1468 (1985) XV-1–21

86 Panzram, G.: Mortality and survival in type 2 (non-insulin-dependent) diabetes mellitus. Diabetologia 30 (1987) 123–131

87 Partl, M.: Nachsorge von Patienten mit diabetischem Fuß durch Hausärzte oder Spezialambulanz – Auswirkungen auf die Amputationsrate. Öff. Gesundh.-Wes. 56 (1994) 215–219

88 Pecoraro, R.E., G.E. Reiber, E.M. Burgess: Pathways to diabetic limb amputation. Basis for prevention. Diabet. Care 13 (1990) 513–521

89 Petersen, L.R., L.M. Lissack, K. Canter: Therapy of lower extremity infections with ciprofloxacin in patients with diabetes mellitus, peripheral vascular disease, or both. Amer. J. Med. 86 (1989) 801–807

90 Rayman, G., A. Hassan, J. E. Tooke: Blood flow in the skin of the foot related to the posture in diabetes mellitus. Brit. med. J. 292 (1986) 87–90

91 Reike, H.: Schwerpunkt Fußklinik – Qualitätsstandards verhindern Amputationen. Schulungsprofi Diabetes 3 (1997) 14–20

92 Reike, H., A. Brüning, E. Rischbieter, F. Vogler, B. Angelkort: Rezidive von Fußläsionen bei Patienten mit dem Syndrom des diabetischen Fußes: Einfluß von orthopädischen Maßschuhen. Diabet. Stoffw. 6 (1997) 107–113

93 Rieger, H., B. Reinecke: Früh- und Spätergebnisse konservativer Therapie bei Patienten mit peripheren arteriellen Durchblutungsstörungen im klinischen Stadium IV. In: Trübestein, G.: Conservative Therapy of Arterial Occlusive Disease. Thieme, Stuttgart 1986

94 Rosenbloom, A. L.: Connective tissue disorders in diabetes. In: Alberti, K. G. M. M., R. A. DeFronzo, H. Keen, P. Zimmet: International Textbook of Diabetes Mellitus. Wiley, Chichester 1992 (pp. 1415–1434)

95 Roth, F. J., B. Koppers, R. Rieser, A. Scheffler: Angioplastie in der unteren Extremität bei Diabetes mellitus. In: Schütz, R.M., H.P. Bruch: Der diabetische Patient. 12. Norddeutsche Angiologietage 1991

96 Sapiro, F. L., J. L. Witte, H. N. Canawati et al.: The infected foot of the diabetic patient: quantitative microbiology and analysis of clinical features. Rev. infect. Dis., Suppl. 1 (1984) 171

97 Scheffler, A., H. Rieger: O_2-Inhalation und Beintieflagerung als Provokationstests für die transkutane Sauerstoffdruckmessung (tcpO$_2$) bei fortgeschrittener peripherer arterieller Verschlußkrankheit. Vasa, Suppl. 33 (1991) 269–270

98 Schoop, W., H. Levy, B. Schoop, A. Gaentzsch: Experimentelle und klinische Studien zu der sekundären Prävention der peripheren Arteriosklerose. In: Bollinger, A., K. Rhyner: Thrombozytenfunktionshemmer. Thieme, Stuttgart 1983

99 Selby, J. V., D. Zhang: Risk factors for lower extremity amputation in persons with diabetes. Diabet. Care 18 (1995) 509–516

100 Siitonen, O. I., L. K. Niskanen, M. Laakso, J. T. Siitonen, K. Pyörälä: Lower extremity amputation in diabetic and nondiabetic patients. Diabet. Care 16 (1993) 16–20

101 Sima, A. A. F., D. A. Greene: Morphologie der peripheren diabetischen Neuropathie und ihre Korrelation mit Funktionstesten. Diabet. Stoffw. 1 (1992) 29–33

102 Sinha S., N. Munichoodappa, G. P. Kozak: Neuroarthropathy (Charcot joints) in diabetes mellitus. Medicine 51 (1972) 191–210

103 Standl, E., H. Stiegler, H. U. Janka, H. Mehnert: Risk profile of macrovascular disease in diabetes mellitus. Diabet. Metab. Rev. 14 (1988) 505–511

104 Standl, E., H. Stiegler, R. Roth, K. Schulz, W. Lehmacher: On the impact of hypertension on the prognosis of NIDDM. Results of the Schwabing GP-Program. Diabet. Metab. Rev. 15 (1989) 352–238

105 Standl, E., H. Stiegler, H. U. Janka, H. Mehnert: Erkrankungen zerebraler und peripherer Gefäße unter besonderer Berücksichtigung des diabetischen Fußes. In: Mogensen, C.E., E. Standl: Spätkomplikationen des Diabetes mellitus. Prophylaxe – Diagnostik – Therapie. De Gruyter, Berlin 1990 (pp. 87–220)

106 Standl, E., H. Stiegler, R. Mathies, R. Standl, B. Weichenhain: Pharmacologic prevention and treatment of diabetic foot problems. In: Mogensen, C.E., E. Standl: Pharmacology of Diabetes. De Gruyter, Berlin 1991 (pp. 221–238)

107 Standl, E., H. Stiegler: Microalbuminuria in a random cohort of recently diagnosed/type 2 diabetic patients in the Greater Munich Area. Diabetologia 36 (1993) 1017–1020

108 Standl, E., G. Mendler, R. Zimmermann, H. Stiegler: Zur Amputationshäufigkeit von Diabetikern in Deutschland. Ergebnisse einer Erhebung in zwei Landkreisen. Diabet. Stoffw. 5 (1996) 29–32

109 Stiegler, H. Hess, A. Mietaschk, H. J. Trampisch, H. Ingrisch: Einfluß von Ticlopidin auf die periphere obliterierende Arteriopathie. Dtsch. med. Wschr. 109 (1984) 1240–1243

110 Stiegler, H., E. Standl, R. Standl, B. Rebell, A. G. Ziegler, H. U. Janka, K. Schulz, R. Roth, W. Lehmacher: Risikoprofil und Makroangiopathie bei Typ-II-Diabetikern in der ärztlichen Praxis. Vasa 19 (1990) 119–128

111 Stiegler, H., V. Hufen, B. Weichenhain, E. Standl, H. Mehnert: Lokale Thrombolyse unter Berücksichtigung einer diabetischen Stoffwechsellage. Med. Klin. 85 (1190) 171–175

112 Stiegler, H., E. Standl: Gefäß-Sprechstunden. In: Mehnert, H.: Internistische Sprechstunden. Thieme, Stuttgart 1991 (S. 116–158)

113 Stiegler, H., E. Standl, K. Schulz, R. Roth, W. Lehmacher: Morbidity, mortality and albuminuria in type 2 diabetic patients. A 3-year prospective study of a random cohort in general practice. Diabet. Med. 9 (1992) 646–653

114 Stiegler, H., F. X. Kleber, E. Standl: Standard methods for detecting early macrovascular disease. In: Mogensen, C.E., E. Standl: Concepts for the Ideal Diabetes Clinic. Diabetes Forum IV. De Gruyter, Berlin 1992 (pp. 333–346)

115 Stiegler, H., R. Standl, E. Standl, B. Hillebrand: Der diabetische Fuß: Die wesentliche Rolle spielt die Prävention. Dtsch. Ärztebl. 92 (1995) 591–595

116 Stiegler, H., E. Standl, S. Frank, G. Mendler: Failure of reducing lower extremity amputations in diabetic patients: results of two subsequent population-based surveys 1990 and 1995 in Germany. Vasa 27 (1998) 10–14

117 Stumpf, J.: Gesamtkonzept der Behandlung zur Entlastung des diabetischen Fußes. Orthopädie-Schuhtechnik 7/8 (1992)

118 Stumpf, J.: Einlagen und Schuhzurichtung zur Entlastung des diabetischen Fußes. Orthopädie-Schuhtechnik 10 (1992)

119 Stumpf, J.: Kategorisierung von orthopädieschuhtechnischen Maßnahmen nach Druckreduktionswirkung. Med.-orthop. Techn. (1994) 38–42

120 Teuscher, A., J. B. Hermann, P. P. Studer: Vaskuläre Erkrankungen bei 534 Schweizer Diabetikern im Rahmen einer multinationalen Studie. Klin. Wschr. 61 (1983) 139–149

121 The LEA Study Group: Comparing the incidence of lower extremity amputations across the world: the global lower extremity amputation study. Diabet. Med. 12 (1995) 14–18

122 Thomson, F., E. A. Masson, A. Veves et al.: The impact of a multidisciplinary approach to diabetic foot problems. Diabetologia (1990) 33

123 Tovey, F. I., M. J. Moss: Specialist shoes for the diabetic foot. In: Connor, H., A.J.M. Boulton, J.D. Ward: The Foot in Diabetes. Wiley, Chichester 1987 (pp. 97–108)

124 Trautner, C., B. Haastert, G. Giani, M. Berger: Incidence of lower limb amputations and diabetes. Diabet. Care 19 (1996) 1006–1009

125 Trautner, C., E. Standl, B. Haastert, G. Giani, M. Berger: Geschätzte Anzahl von Amputationen in Deutschland. Diabet. Stoffw. 6 (1997) 199–202

126 Wagner, F.W.: The dysvascular foot: a system for diagnosis and treatment. Foot and Ankle 2 (1981) 64–122

127 Wahlberg, E., G. Jörneskog, P. Olofson, J. Swedenborg, B. Fagrell: The influence of reactive hyperaemia and leg dependency on skin microcirculation in patients with peripheral arterial occlusive disease (PAOD), with and without diabetes. Vasa 19 (1990) 301–306

128 Ward, J.D.: Diabetic neuropathy. In: Alberti, K. G. M. M., R. A. DeFronzo, H. Keen, P. Zimmet: International Textbook of Diabetes Mellitus. Wiley, Chichester 1992 (pp. 1385–1414)

129 Waugh, NK: Amputations in diabetic patients – a review of rates, relative risks and resource use. Community Med. 10 (1988) 279–288

130 Wheat, J. L., S. D. Allen, M. Henry et al.: Diabetic foot infections: bacteriologic analysis. Arch. itern Med. 146 (1986) 1935

131 Widmer, L. K., M. Cikes, P. Kolb, M. Ludin, M. Gike, H. E. Schmitt: Zur Häufigkeit des Gliedmaßen-Arterienverschlusses bei 1964 berufstätigen Männern. Basler Studie II. Schweiz. med. Wschr. 97 (1967) 102

132 Young, M. J., J. L. Breddy, A. Veves, A. J. M. Boulton: The prediction of neuropathic foot ulceration using vibration perception thresholds. Diabet. Care 17 (1994) 557–561

133 Yudkin, J. S.: Which diabetic patients should be taking aspirin? Brit. med. J. (1995) 641–642

134 Ziegler, D., F. A. Gries: Epidemiologie der peripheren diabetischen Neuropathie. Diabet. Stoffw. 1 (1992) 24–28

28 Hautkrankheiten

R. Kaufmann

Das Wichtigste in Kürze

➤ Hautkrankheiten bei Diabetikern sind aufgrund ihrer Häufigkeit und potentiellen Markerfunktion von großer Relevanz.
➤ Keine assoziierte Dermatose ist spezifisch für die Grunderkrankung. Dennoch kann die Kenntnis charakteristischer Veränderungen im Haut- und Übergangsschleimhautbereich zur Erstdiagnose führen.
➤ Die diabetische Stoffwechselstörung bewirkt an der Haut Störungen der zellvermittelten Immunabwehr, der kutanen Innervation, der nutritiv-vaskulären Versorgung und der extrazellulären Matrix.

➤ Funktionelle Defizite resultieren in vielseitigen kutanen Komplikationen, vor allem im Rahmen der diabetischen Neuro- und Angiopathie. Darüber hinaus finden sich zahlreiche dermatologische Krankheitsbilder fakultativ mit einem Diabetes mellitus vergesellschaftet.
➤ Insuline, orale Antidiabetika und künstliche Süßstoffe können zu lokalen und systemischen Unverträglichkeitsreaktionen führen. Diese sind differentialdiagnostisch in der Palette diabetesassoziierter Dermatosen zu berücksichtigen.

Epidemiologie und diagnostische Bedeutung

Hautkrankheiten bei Diabetikern haben aufgrund ihrer Häufigkeit, der potentiellen Markerfunktion, aber auch wegen besonderer therapeutischer Aspekte in der täglichen Praxis eine große Bedeutung. Wenngleich die Prävalenz der verschiedenen Formen des Diabetes mellitus bei Hautkranken generell etwa diejenige in der Allgemeinbevölkerung reflektieren dürfte (ca. 0,3% für Typ-1-Diabetes; ca. 5% für Typ-2-Diabetes), werden umgekehrt etwa ein Drittel aller Diabetiker zum Zeitpunkt der Erstdiagnose, und die Mehrzahl der Betroffenen im Verlaufe ihrer Erkrankung mit dermatologischen Komplikationen oder Begleiterscheinungen konfrontiert (49, 61, 90, 121, 130, 148). So bietet die Haut als Spiegel innerer Erkrankungen gerade bei Diabetikern ein facettenreiches Ausdrucksmuster. Zwar ist keine der diabetesassoziierten Dermatosen spezifisch für die Grunderkrankung; dennoch wird der Diabetes bei einigen Patienten nicht anhand der klassischen Symptomentrias, sondern vielmehr aufgrund begleitender Veränderungen im Haut- und Übergangsschleimhautbereich erstmalig diagnostiziert.

Ätiologie und Pathogenese

Die Haut als multifunktionelles Organ mit ihren zahlreichen zellulären und extrazellulären Komponenten wird bei metabolischen Störungen in entsprechend komplexer Weise in Mitleidenschaft gezogen. Im Zentrum stehen hier die Folgen des dekompensierten Insulinstoffwechsels (Hyperglykämie, Hyperlipoproteinämie, erhöhter Glucosegewebespiegel, Azidose, Dehydratation) infolge Insulinmangels mit ketotischer Hyperglykämie bei Typ-1-Diabetes oder Hyperinsulinämie mit Insulinresistenz bei Typ-2-Diabetes (130). Erhöhte Glucosekonzentrationen bewirken u. a. eine vermehrte Glykosylierung und Glykoxidierung von Proteinen, einen Kollagenabbau durch erhöhte proteolytische Aktivität bei gleichzeitig verminderter Kollagensynthese, eine Aktivierung des bei zahlreichen Regulationsprozessen zentral beteiligten Enzyms Proteinkinase C, eine intrazelluläre Sorbitanreicherung mit vermehrtem oxidativem Streß und eine reduzierte Glykolyse mit beispielsweise beeinträchtigter

Granulozytenfunktion (15, 28, 82, 86, 100, 101, 106, 123, 146). Betroffen hiervon sind Mechanismen der zellvermittelten Immunabwehr (111, 153), das Netzwerk der kutanen Innervation (76), das nutritiv-vaskuläre Versorgungssystem der Haut und von deren Anhangsgebilde (2, 114, 132), sudomotorische Funktionen (189) und vor allem das Gerüst extrazellulärer Matrixbausteine (23, 66, 122, 144). Hierdurch werden auch Prozesse der Hautalterung (Ablagerung von Endprodukten der nichtenzymatischen Glykosylierung und Glykoxidation von Kollagen) beschleunigt (28). Bedingt durch die vielschichtigen funktionellen Defizite können beim Diabetiker verschiedene Dermatosen im Sinne sekundärer Folgeerkrankungen oder kutaner Komplikationen entstehen. Darüber hinaus findet sich eine Vielzahl weiterer dermatologischer Krankheitsbilder in unterschiedlicher Häufigkeit fakultativ mit einem Diabetes mellitus vergesellschaftet. Zudem können sich Unverträglichkeitsreaktionen der Behandlung, insbesondere medikamentös bedingte Arzneireaktionen, an Haut und Schleimhaut entwickeln.

Zusammengefaßt resultieren vier Kategorien kutaner Erkrankungsmöglichkeiten beim Diabetiker:
➤ kutane Folgekomplikationen diabetischer Angio- und Neuropathien,
➤ kutane Infektionen bei diabetesinduzierter Immundefizienz,
➤ Dermatosen in Assoziation mit Diabetes mellitus
➤ kutane Reaktionen als Folge der Diabetestherapie.
Begleiterkrankungen können in unterschiedlicher Lokalisation, aber auch disseminiert am gesamten Integument in Erscheinung treten. Typische Krankheitsbilder und Hautveränderungen finden sich entsprechend in Abb. 28.**1** zusammengefaßt. In den nachfolgenden Abschnitten werden die speziellen Aspekte der einzelnen Krankheitsgruppen jeweils gesondert abgehandelt.

Kutane Folgekomplikationen der diabetischen Angio- und Neuropathie

Überblick

Die diabetische Makro- und Mikroangiopathie sowie die diabetische Polyneuropathie können sensorische und kon-

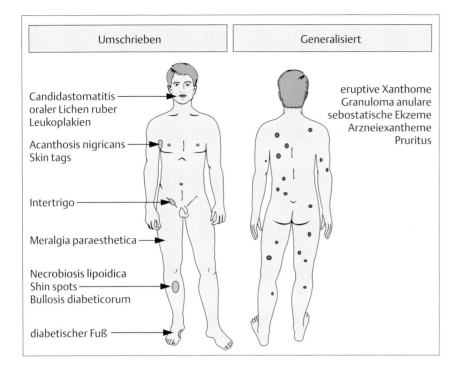

Abb. 28.**1** Lokalisationsbezogene Differentialdiagnose diabetesassoziierter Hautveränderungen.

Labels in figure:

Umschrieben

Generalisiert

Candidastomatitis
oraler Lichen ruber
Leukoplakien

Acanthosis nigricans
Skin tags

Intertrigo

Meralgia paraesthetica

Necrobiosis lipoidica
Shin spots
Bullosis diabeticorum

diabetischer Fuß

eruptive Xanthome
Granuloma anulare
sebostatische Ekzeme
Arzneiexantheme
Pruritus

sekutiv trophische Störungen am Hautorgan, bevorzugt im distalen Extremitätenbereich, hervorrufen (59, 131). Oft unterliegt die klinische Symptomatik einem multifaktoriellen Geschehen, so daß angio- und neuropathische Kausalmechanismen gleichermaßen am Krankheitsgeschehen beteiligt sein können. Klinisch wichtig ist die Differenzierung der vor allem im Rahmen einer diabetischen Makroangiopathie (meist distale Formen) auftretenden akrolokalisierten Gangrän vom infolge der Neuropathie entstehenden Malum perforans im druckbelasteten plantaren Fußbereich (Kap. 27). Bei fortschreitender Ischämie und sensorisch-trophischen Störungen gehen die Folgen meist über die rein kutane Nekrosenbildung hinaus und bedrohen gleichermaßen den stützenden Bewegungsapparat oder die befallene Extremität. Hier können in der Diagnostik neben Internisten speziell auch Angiologen, Neurologen, Dermatologen, Radiologen und in der Therapie dieser Komplikationen zusätzlich Orthopäden und Chirurgen involviert sein. Die Gefäß- und Nervenerkrankungen werden im Detail in den entsprechenden neurologischen und angiologischen Kapiteln abgehandelt, ebenso ist dem diabetischen Fuß ein gesondertes Kapitel in diesem Buch gewidmet.

Trophische Störungen bei diabetischer Mikro- und Makroangiopathie

Von spezifischer Relevanz für die häufigsten kutanen Störungen ist die mit Endothelproliferation und Basalmembranschädigung einhergehende **Mikroangiopathie**. Mikroangiopathische Störungen führen im Verlauf des Diabetes nicht nur zu Folgen an Auge und Niere, sondern auch zur peripheren Minderversorgung der Haut (63) und werden für die Entwicklung der Nervenschädigung mitverantwortlich gemacht. Organspezifische Unterschiede in der enzymatischen Ausstattung matrixdegradierender Enzymsysteme oder im Rezeptorbesatz für Wachstumsfaktoren (102, 93) könnten die präferentielle Ausprägung der Mikroangiopathie in bestimmten Organsystemen erklären.

Morphologische und funktionelle Veränderungen finden sich auch an kutanen Gefäßen (11, 113). Pathologische Kapillarneubildungen werden im Nagelfalzbereich sichtbar, und Aneurysmata sind fluoreszenzoptisch darstellbar (55, 150). Möglicherweise werden hierbei u. a. hypoxieinduzierte Wachstumsfaktoren, wie der Vascular endothelial growth factor (VEGF) (14, 75), als Trigger der Angiogenese wirksam. Die Hyperglykämie führt über eine nichtenzymatische Proteinglykosylierung zu Einlagerungen von Endprodukten (AGE: advanced glycosylation end products, z. B. Pentosidin bei Typ-1-Diabetes [123]) in die Gefäßwände, und erhöhte Konzentrationen der freien intrazellulären Glucose begünstigen vermutlich über eine Aktivierung des Polyol-Inositol-Metabolismus die Neuropathie (55). Störungen der autonomen Regulation der Hautdurchblutung können dann wiederum einen Einfluß auf die mikrovaskuläre Hämodynamik haben. Nichtenzymatische Glykosylierungen wichtiger Basalmembran-Matrixproteine (Kollagen Typ IV, Laminin, Heparansulfat) bewirken möglicherweise auch ein gestörtes Matrixbindungsverhalten und veränderte Filtrationsverhältnisse (10, 15, 22, 123). Studien an Haut von Patienten mit Typ-2-Diabetes zeigen verminderte mRNA-Spiegel für Pro-α_1-(IV-)Kollagen, Fibronectin und γ-Actin als Hinweis dafür, daß Basalmembranverdickungen eher infolge verminderten Matrixabbaus als aufgrund einer verstärkten Synthese entstehen (66). Auch veränderte Expressionen des Vasokonstriktorpeptids Endothelin durch Hautkapillaren signalisieren eine Alteration der endothelialen Funktion (107).

Einige der unten angeführten diabetesassoziierten Dermatosen wurden pathogenetisch z. T. auf die kombinierten mikroangiopathisch-neurotrophischen Störungen der kutanen Versorgung zurückgeführt. Hierzu zählen die Necrobiosis lipoidica, die diabetische Dermopathie, sklerodermiforme Hautveränderungen und die Pigmentpurpura.

Während die Mikroangiopathie zwar auch zu kleineren kutanen Infarkten führen kann, ist die Hautgangrän mit akrolokalisierter Nekrosenbildung Hauptkomplikation der peripheren diabetischen **Makroangiopathie**. Symptome sind aufgrund der begleitenden Neuropathie im Vergleich zur nicht diabetesassoziierten arteriellen Verschlußkrankheit meist nur gering ausgeprägt. Im Gegensatz zum neuropathischen Ulkus sind infolge der fortgeschrittenen peripheren Durchblutungsstörung die Fußpulse nicht zu tasten. Die Peripherie ist blaß und palpatorisch kühl. Die arteriellen Doppler-Drücke und der Doppler-Index sind pathologisch erniedrigt. Besonders groß ist bei diabetischer Hautgangrän die Neigung zu Sekundärinfektionen, wobei meist mehrere aerobe und anaerobe Keime beteiligt sein können. Eine Sonderform stellt die durch gramnegative Erreger hervorgerufene Vorfußinfektion (sog. gramnegativer Fußinfekt) mit intensivem süßlichem Fötor, ödematöser Verquellung der Zwischenzehenräume und lividroter phlegmonöser Auftreibung des Fußrückens dar.

Diabetische Neuropathie

Die Haut des Diabetikers kann im Rahmen von subjektiven mono- oder polyneuropathischen Beschwerden, aber auch von trophisch-neuropathischen Störungen betroffen sein (Kap. 26).

Mononeuropathie: Beschwerden im Bereich der Haut und der Weichteile (neuralgiforme Schmerzen, Parästhesien) sind isoliert am Oberschenkel (N. cutaneus femoris lateralis) bei diabetesassoziierter mononeuropathischer Meralgia paraesthetica möglich, die auch von ekzematösentzündlichen Veränderungen im Versorgungsgebiet des Nerven begleitet sein kann. Frühe Irritationszeichen der distalen Polyneuropathie können sich durch Brennen der Füße und Kribbelparästhesien der Haut ankündigen (135).

Im Rahmen der **trophischen Neuropathie** und der vaso- bzw. sudomotorischen Sympathikusstörung kommt es zur vasomotorischen Fehlregulation, zu sekretorischen Defiziten (Hypohidrose), zu dystrophischem Nagelwuchs und zu kallösen Hyperkeratosen an druckbelasteten Stellen (21, 46).

Eine schlechte Heilungstendenz nach Bagatelltraumen begünstigt im Zusammenspiel mit der diabetischen Mikroangiopathie Eintrittspforten für **Infekte**, insbesondere Erysipele mit dem Risiko eines konsekutiven Lymphödems. In fortgeschrittenen Stadien kann sich ein Malum perforans entwickeln. Dieses u. a. auch bei Neuropathien im Rahmen der Lepra oder Neurolues auftretende anästhetische Ulkus entsteht als neurotrophische Defektbildung an druckbelasteter Haut, beim Diabetiker in der Regel an der Fußsohle und an den Zehenballen oder im Fersenbereich am Ort der kallösen Hornmassen, die randständig das Malum perforans umsäumen. Der schmerzlose Ulkusgrund zeigt häufig keine Granulationstendenz, und eine Mitbeteiligung unterliegender ossärer Strukturen (Osteolyse, Osteomyelitis) muß radiologisch ausgeschlossen werden. Im Gegensatz zur diabetischen Gangrän sind bei fehlender diabetischer Makroangiopathie die Fußpulse in der Regel vorhanden, die peripheren Doppler-Drücke im Normbereich, und die Peripherie imponiert palpatorisch warm (38).

Kutane Infektionen

Epidemiologie und begünstigende Faktoren

Die Häufigkeit kutaner Infektionen bei Diabetikern ist eng assoziiert mit der Höhe der Blutzuckerspiegel. Begünstigend wirken Milieufaktoren (Hypohidrose), gestörte Mikrozirku-

lation und supprimierte zelluläre Immunantwort. Die insbesondere im Rahmen der ketoazidotischen Stoffwechselentgleisung beim Typ-1-Diabetes alterierte zelluläre Funktion (Chemotaxis, Phagozytose) begünstigt in erster Linie bakterielle und mykotische Infektionen (90, 101).

Bakterielle Infektionen

Bei Diabetikern treten vor allem **staphylogene Pyodermien** (Follikulitis, Furunkel, Karbunkel, Impetigo) gehäuft auf. Insbesondere bei Patienten mit rezidivierenden staphylokokkenbedingten Follikulitiden, Furunkulose und ausgedehnten Karbunkeln sollte an Diabetes gedacht werden. Zum Ausschluß eines Erregerreservoirs empfiehlt sich beim Diabetiker mit staphylogenen Pyodermien die Untersuchung von Nasenabstrichen (127). Früher waren gangräneszierende Karbunkel gefürchtet; aber auch heute werden bei Diabetikern ungewöhnliche staphylogene Hautinfektionen gesehen (77). Dank entsprechender Antibiotika, konsequenter Blutzuckerkontrolle und hygienischer Maßnahmen sind Pyodermien bei Diabetikern heute seltener und besser beherrschbar.

Zudem leiden Diabetiker in den intertriginösen Räumen häufig an **Erythrasma** (91). Diese mit bräunlicher scheibenförmiger Erythembildung und allenfalls diskreter feinlamellarer Schuppung einhergehende Dermatose wird durch Corynebacterium minutissimum ausgelöst (ziegelrote Fluoreszenz der Erreger im Wood-Licht).

Erysipel und ähnliche Erscheinungen: Die diabetische Mikroangiopathie und die begleitende Polyneuropathie begünstigen schlechtheilende Bagatellverletzungen mit Rhagaden an den Füßen als potentielle Eintrittspforten für Streptokokken als Auslöser von Erysipelen (20). Insbesondere bei gangräneszierendem Erysipel ist an Diabetes mellitus zu denken (Abb. 28.2). Abzugrenzen sind erysipelartige Erytheme an Unterschenkeln und Füßen bei älteren Diabetikern (12). Diese wohl auch im Rahmen der autonomen Neuropathie mit gestörter Vasomotorik und Verlust der reflektorischen Vasokonstriktion (132) begünstigten hyperämischen Rötungen sind im Gegensatz zur nahezu stets unilateral lokalisierten Wundrose proximalwärts aufgrund der fehlenden Lymphangitis scharf begrenzt. Auch fehlen Fieber, Hyperthermie der betroffenen Hautareale, Krankheitsgefühl und Schüttelfrost und entsprechende laborchemische Entzündungsparameter.

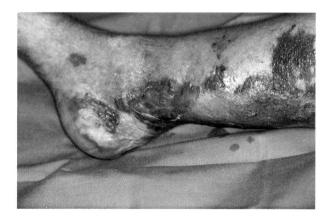

Abb. 28.**2** Ausgedehntes hämorrhagisch-bullöses Erysipel am Unterschenkel bei Diabetes mellitus.

Mykosen

Faden- und Hefepilze: Tineaerkrankungen durch Faden-
pilzinfektionen (Dermatophyten) sind bei Diabetikern insgesamt statistisch nicht signifikant häufiger, allenfalls im
Rahmen mikroangiopathisch ausgelöster trophischer Störungen im Bereich der Zwischenzehenräume (Tinea pedis)
oder bei dystrophem Nagelwuchs (Tinea ungnium) begünstigt (18, 44, 80). Allerdings prädisponieren die diabetische
Stoffwechsellage und insbesondere bei Typ-2-Diabetes eine
zusätzliche Adipositas zu Hefepilzinfektionen.
Im Rattenmodell für Typ-2-Diabetes ist die Infektion verschiedener Gewebe mit pathogenen **Candidastämmen** begünstigt und die unspezifische Immunantwort durch Makrophagen und Granulozyten herabgesetzt (106). So finden
sich bei Diabetikern gehäuft Erkrankungen durch Candida
albicans im Haut- und Übergangsschleimhautbereich (129).
Entsprechende Krankheitsbilder sind die orale Kandidose
(Soor, Abb. 28.**3**), die Candidabalanitis bzw. Candidavulvitis,
die Candidaintertrigo und die Candidafollikulitis (12, 17).

Assoziierte Dermatosen

Überblick

Bei einigen Dermatosen wird ein überzufällig gehäuftes Auftreten bei Diabetikern beobachtet, und sie lassen sich zum
Teil pathogenetisch mit der diabetischen Stoffwechselstörung oder deren Folgen am Gefäß- und/oder Nervensystem in Zusammenhang bringen (Tab. 28.**1**). Zudem

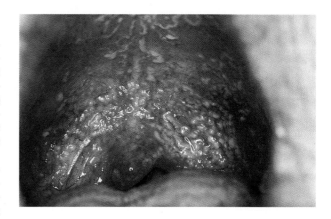

Abb. 28.**3** Orale Kandidose (Soor).

können im Rahmen von Autoimmunerkrankungen unterschiedliche Endokrinopathien, so auch der Typ-1-Diabetes,
zusammen mit einer Vitiligo auftreten (42). Ebenso sind der
Diabetes und eine Reihe von Dermatosen als gemeinsame
Bestandteile verschiedener Syndrome vergesellschaftet (Tab.
28.**2**). Schließlich sei hier noch das Erythema necroticans mi-
grans (Glukagonomsyndrom, Staphylodermia superficialis
circinata) als obligate kutane Paraneoplasie erwähnt, die in
nahezu allen Fällen auf einen zugrundeliegenden
glucagonproduzierenden Inselzelltumor des Pankreas hinweist und klinisch ebenfalls zunächst als unklare Dermatose
im Zusammenhang mit einer neuentdeckten diabetischen

Tabelle 28.**1** Diabetesassoziierte Dermatosen

Erkrankung	Vermutete Pathogenese	Prävalenz (%) bei Diabektikern	Prädilektionsstellen	Besonderheiten
Exsikkationsekzematide/Pruritus	Hypohidrose sudomotorische Störungen	häufig	generalisiert	häufig bei Älteren mit zusätzlicher Sebostase
diabetische Dermopathie	Mikroangiopathie	> 50	Unterschenkel	
Necrobiosis lipoidica	Mikroangiopathie Neuropathie	ca. 0,7	Unterschenkel	ca. 2/3 Diabetiker
generalisiertes Granuloma anulare	?		disseminiert	
Acanthosis nigricans	Hyperinsulinämie Insulin-like growth faktor receptor (Keratinozyten) Adipositas	häufig		Typ-2-Diabetes
sklerodermiforme Hautveränderungen	Mikroangiopathie Neuropathie	ca. 30		Typ-1-Diabetes
Scleroedema adultorum	?	3	disseminiert	
„thick skin"	Mikroangiopathie	20–30	disseminiert	
Aurantiasis cutis	glykosyliertes Kollagen Karotinämie			
eruptive Xanthome	Hyperlipidämie		glutäal, Extremitätenstreckseiten	Auftreten akut-exanthematisch

Tabelle 28.**1** Diabetesassoziierte Dermatosen *(Fortsetzung)*

Erkrankung	Vermutete Pathogenese	Prävalenz (%) bei Diabektikern	Prädilektions- stellen	Besonderheiten
Porphyria cutanea tarda	Hepatopathie Porphyrinablagerung	ca. 0,3	lichtexponierte Areale	DD: phototoxische Reaktionen bei oralen Antidiabetika
Bullosis diabeticorum	gestörte Adhäsivität der dermoepider- malen Junktion	selten	Unterschenkel, Füße	
Pigmentpurpura	Mikroangiopathie			DD: Arzneireaktionen
perforierende Dermatosen	leukozytäre matrix- degradierende Proteasen (Elastin-, Kollagenabbau)			
Lichen ruber mucosae	?	ca. 1	Mundschleimhaut	fakultative Präkanzerose
Leukoplakien	?	ca. 5	Mundschleimhaut	fakultative Präkanzerose

Tabelle 28.**2** Kombinationssyndrome: Haut und Diabetes

Syndrom	Hautsymptomatik	Zusatzsymptomatik	Literatur
Bloom	poikilodermatische Veränderungen	Kleinwuchs Immundefizienz Karzinome Diabetes	36
Cushing	Vollmondgesicht Stammfettsucht Hirsutismus Steroidakne	Hypertonus Hypogonadismus Polyglobulie Diabetes	85
Rabson-Mendelhall	mukokutane Papillomatose Acanthosis nigricans	Makroglossie Zahndysplasie Macrogenitosomia praecox insulinresistenter Diabetes	
Lawrence-Seip	Lipodystrophie Acanthosis nigricans Hirsutismus	Wachstumsbeschleunigung Genitalhypertrophie Hepatomegalie akromegaloide Züge insulinresistenter Diabetes	73
Mauriac	Stammfettsucht Vollmondgesicht	Hepatomegalie Wachstumshemmung Hypogonadismus Diabetes	147
Morgagni	Hirsutismus Virilismus Adipositas	Hyperostosis frontalis interna Diabetes	53
Prader-Willi	Acanthosis nigricans Stammfettsucht	Kleinwuchs Myohypotonie Diabetes geistige Retardierung Hypogonadismus	110

Tabelle 28.**2** Kombinationssyndrome: Haut und Diabetes *(Fortsetzung)*

Syndrom	Hautsymptomatik	Zusatzsymptomatik	Literatur
progressive Lipodystrophie	zephalothorakale Lipodystrophie	Otosklerose Nierenfehlbildungen Knochenzysten Debilität Diabetes	139
Werner	sklerodermiforme Atrophie vorzeitiges Ergrauen der Haare diffuse Alopezie	juvenile Katarakte Kleinwuchs Hypogonadismus Fußdeformität Diabetes	12

Stoffwechselentgleisung imponieren kann. Die bevorzugt an Beinen und inguinal zentrifugal sich ausbreitenden zirzinären pustulierenden Erytheme sind weder durch die erhöhten Glucagonwerte noch durch die diabetische Stoffwechsellage oder einen begleitenden Aminosäuremangel erklärbar und bilden sich nach Tumorresektion zurück (1, 74).

Pruritus und Dermatitis

Pathogenese: Pruritus und Dermatitiden sind bei Diabetikern durch verschiedene Faktoren begünstigt. Die infolge der Exsikkose und Hypohidrose hervorgerufene Hauttrockenheit des Diabetikers prädisponiert zu Juckreiz und Austrocknungsekzematiden (94). Letztere unterhalten wiederum den Pruritus und induzieren nicht selten einen Circulus vitiosus. Zusätzlich können sich bei adipösen Typ-2-Diabetikern leicht intertriginöse Dermatitiden entwickeln.

Exsikkationsekzematide sind bevorzugt an den Extremitäten ausgeprägt. Bei älteren Patienten kommen eine zusätzliche Sebostase und im Unterschenkelbereich fakultativ auch eine Stauungsdermatose im Rahmen kardialer, venöser oder hypalbuminämischer Ödeme als potentielle

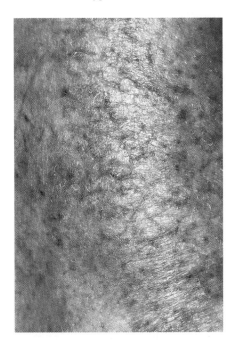

Abb. 28.**4** Exsikkationsekzematid (Eczéma craquelé).

Kofaktoren hinzu. Klinisch imponiert die Haut spröde mit feinsten Einrissen im Stratum corneum, feinlamellarer Schuppung und diskreten Erythemen (État craquelé, Eczema canalé) (Abb. 28.**4**). Therapeutisch sind harnstoffhaltige Externa, vorübergehend auch in Kombination mit Hydrocortisonzusatz indiziert. Unterstützend helfen Wasser-in-Öl-Emulsionen und rückfettende Ölbäder.

Intertrigo: Bei adipösen Typ-2-Diabetikern finden sich in den intertriginösen Räumen (inguinal, anogenital, submammär, Hautfalten im Bereich der Fettschürze) infolge der Okklusion und Mazeration gehäuft irritative Dermatitiden (sog. Intertrigo). Superinfektionen mit Candida albicans (Satellitenefffloreszenzen, Pilznachweis) oder ein Erythrasma (Corynebakterien) sind differentialdiagnostisch abzugrenzen. Therapeutisch sind hier neben Gewichtsreduktion lokal austrocknende Maßnahmen (Sitzbäder in Eichenrindenextrakt, Streifeneinlagen, Farbstoffpinselungen, Zinkölpinselungen) hilfreich.

Nekrobiotische und atrophisierende Dermatosen

Bei Diabetikern finden sich gehäuft Dermatosen, die histopathologisch durch eine nekrobiotische Kollagendestruktion charakterisiert sind und/oder mit atrophischer Narbenbildung einhergehen. Hierzu zählen die Necrobiosis lipoidica und das Granuloma anulare disseminatum (84). Zu atrophischen Herden führt auch die diabetische Dermopathie (7). Auch eine Assoziation mit Lichen sclerosus et atrophicus wurde postuliert (35).

Die **diabetische Dermopathie** („shin spots") findet sich bevorzugt im prätibialen Unterschenkelbereich und ist die häufigste Hautveränderung bei Diabetikern (bis zu 60%) (64). Klinisch imponieren atrophe hyperpigmentierte Flekken (Abb. 28.**5**). Histologisch zeigen initiale Läsionen Ödeme der papillären Dermis mit Erythrozytenextravasaten und lymphozytären Infiltraten. Später finden sich Kapillarwandverdickungen, die als Hinweis für mikroangiopathische Veränderungen an anderen Organen aufgefaßt wurden (diabetische Dermangiopathie) (4). Zum Teil dürften „shin spots" auch Narben als Traumafolgen mit postinflammatorischer Hyperpigmentierung verkörpern (55).

Die **Necrobiosis lipoidica** ist bei etwa 2/3 der Erkrankten mit einem Diabetes mellitus vergesellschaftet. Umgekehrt entwickeln aber nur etwa 0,7% aller Diabetiker eine Necrobiosis lipoidica (61, 125). Das Krankheitsbild zeigt eine Gynäkotropie (3:1), wird bei Asiaten und Schwarzen kaum beobachtet, findet sich gleichermaßen bei Typ-1- und

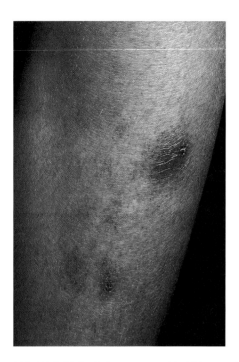

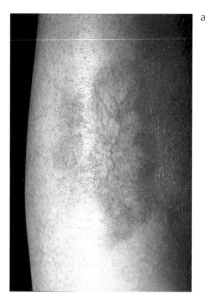

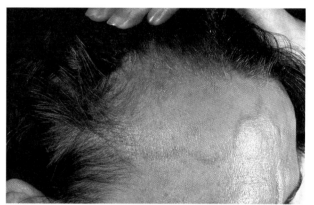

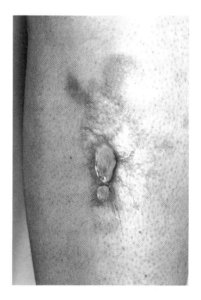

Abb. 28.**5** Diabetische Dermopathie (shin spots) prätibial.

Typ-2-Diabetes und kann diesem in 15% der Fälle um bis zu 2 Jahre vorausgehen (90). Wie bei der diabetischen Dermopathie werden bevorzugt die prätibialen Unterschenkelareale befallen. Nur in Einzelfällen sind andere Hautregionen erkrankt, so das Abdomen oder die Skalpregion (45, 83). Die Erkrankung kann nach mehrjährigem Verlauf eine Spontanremission erfahren und ist in ihrer Ausprägung von der Diabeteseinstellung unabhängig. Initial finden sich klinisch scharf begrenzte braunrote Plaques, die später in gelblich-bräunliche wachsartig glänzende atrophische Maculae übergehen (Abb. 28.**6a,b**). Bei einem Drittel der Patienten entwickeln sich intraläsionale Ulzerationen (135) (Abb. 28.**6c**). Histopathologisch durchlaufen die Herde granulomatös-nekrobiotische und sklerosierende Stadien auf dem Boden einer initialen neutrophilen nekrotisierenden Vaskulitis und konsekutiver obliterierender Endarteriitis. Immunhistologisch finden sich Niederschläge von Immunglobulinen (IgG, IgM, IgA) und Komplement (C3) (108). Die Pathogenese der nekrobiotischen Kollagendegeneration bleibt umstritten. Eine Verursachung im Rahmen der Mikroangiopathie ist nicht gesichert, ebensowenig die Hypothese einer immunologisch über endotheliale Zytokine getriggerten Entzündungskaskade mit extrazellulärer Matrixschädigung und verminderter fibroblastärer Kollagenneosynthese (9, 97, 108). Unklar ist auch die Rolle von Antizytoskelett-Autoantikörpern (48). Therapeutisch kommen in aktiven Stadien topische Steroide (extern unter Okklusion, intraläsional) zur Anwendung. Der Nutzen einer systemischen Behandlung mit Dipyridamol, Acetylsalicylsäure, Ticlopidin oder Clofazimin bleibt fraglich (32, 99, 134). Insbesondere Clofazimin ist wegen der renalen Komplikationen bei Diabetikern kaum vertretbar. Der Thrombozytenaggregationshemmer Ticlopidin sollte nicht zusammen mit Acetylsalicylsäure, Heparin oder nichtsteroidalen Antiphlogistika verabreicht werden (99)

Die Assoziation des Diabetes mit **Granuloma anulare**, einer weiteren nekrobiotischen Dermatose, wird kon-

Abb. 28.**6** Necrobiosis lipoidica.
a Typischer Befund prätibial.
b Befall der Stirn-Haar-Grenze mit drohender narbig-atrophisierenden Alopezie. Differentialdiagnostisch muß in erster Linie eine anuläre Form der kutanen Sarkoidose ausgeschlossen werden.
c Necrobiosis lipoidica unter dem Bild eines Ulcus cruris.

trovers betrachtet und betrifft allenfalls die generalisierte Variante der Erkrankung (41). Im Gegensatz zu den typischen scheibenförmig indurierten Plaques des Granuloma anulare mit randständig ringförmig angeordneten hautfarbenen Papeln manifestiert sich die disseminierte Sonderform eher durch das eruptive Auftreten atypischer livider Papeln und nur zum Teil mit anulären Effloreszenzen, die histologisch als Palisadengranulome imponieren (palisadenartig angeordnete histiozytäre Infiltrate um zentrale nekrobiotische Herde). Hier können auch Faszien und Sehnen befallen sein. Bei disseminiertem Granuloma anulare erscheint unter den verschiedenen kasuistisch mitgeteilten systemischen Therapieempfehlungen (u. a. Kaliumjodid, Vitamin E, Chloroquin, Niacinamid, Gold, Clofazimin, Chlorpropamid, Sulfone, Corticosteroide, Ciclosporin A, Retinoide, Photochemotherapie) (12, 99) bei Diabetikern eingeschränkt nur ein Versuch mit Photochemotherapie, Retinoiden oder Sulfonen (DADPS = Diaminodiphenylsulfon, cave: allergologische Kreuzreaktionen bei Unverträglichkeit gegenüber sulfonylharnstoffhaltigen Antidiabetika und Diuretika auf Sulfonamidbasis; Wirkungsverstärkung bei gleichzeitiger Gabe oraler Antidiabetika) vertretbar.

Hautveränderungen mit dermaler Induration und/oder Sklerosierung

Formen und Pathogenese: Hierunter subsumieren lassen sich sklerodermieartige Hauterscheinungen bei Diabetikern, das Scleroedema adultorum, die Dupuytren-Kontraktur, aber auch Verdickungen und Verhärtungen der Haut an Handrücken („diabetic thick skin") und Fingern („Huntley's papules", „fingers pebbles"), die einige Autoren als Frühmarker bei Diabetes ansehen (19, 57, 142). Pathogenetisch werden die nichtenzymatische Glykosylierung von Kollagenmolülen oder Albumin sowie eine Kollagenhydratation infolge Polyolakkumulation erwogen (16, 30), wofür auch eine teilweise Beeinflußbarkeit im Gefolge einer konsequenten Diabetestherapie zu sprechen scheint (78).

Sklerodermiforme Hautveränderungen wurden bei Typ-1-Diabetikern in bis zu 30% in Verbindung mit diabetischer Mikroangio- und Neuropathie gefunden (13, 118) und ursprünglich im Zusammenhang mit Minderwuchs, Gelenksteife und periartikulärer Hautverdickung beschrieben (117). Ihre Prävalenz steigt mit der Erkrankungsdauer. Eingeschränkte Hautmobilität und Retinopathie sollen invers mit der Expression von HLA-DQ1 korrelieren (37). Bei diabetischen Kindern mit Gelenk- und Hautmanifestationen wurden erniedrigte zirkulierende Kollagen- und Lamininspiegel als Hinweis auf einen reduzierten Basalmembran-Turnover in den Geweben gefunden (144).

Das **Scleroedema adultorum (Buschke)** ist charakterisiert durch Verdickung und Verhärtung der blasser wirkenden, nicht eindrückbaren Haut im oberen Rücken- und Nackenbereich bei etwa 3% der übergewichtigen Typ-2-Diabetiker (Scleroedema diabeticorum) (70) (Abb. 28.**7**). Es tritt allerdings vorwiegend nicht diabetesassoziiert, typischerweise postinfektiös auf (138). Bei starker Ausprägung können auch die Arme betroffen sein und werden mit ballonartig aufgetriebener Haut flektiert vom Körper abduziert gehalten. Histopathologisch finden sich hyaluronsäure- und mastzellreiche Ödemzonen zwischen aufgelockerten dermalen Kollagenfasern (25). Experimentell konnte eine vermehrte Syntheseleistung für Matrixproteine (Kollagene, Fibronectin) in Fibroblasten nachgewiesen werden (143). Bei

initialen Formen ist differentialdiagnostisch das ödematöse Stadium einer Sklerodermie und die eosinophile Fasziitis abzugrenzen. Die Therapie ist schwierig. Empfohlen werden Antibiotika analog der systemischen Sklerodermie oder Glucocorticoide. Aber auch eine Spontanheilung der panzerartigen Hautverdickung mit Restitutio ad integrum ist noch nach Jahren möglich (12).

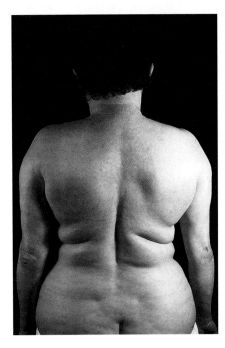

Abb. 28.**7** Scleroedema diabeticorum bei adipöser Patientin.

Ablagerungsdermatosen

Hierzu zählen die bei Diabetes gehäuft zu beobachtenden eruptiven Xanthome, im weiteren Sinne aber auch die Porphyria cutanea tarda mit kutaner Anreicherung von Porphyrinen und die infolge der Hyperkarotinämie auftretende Aurantiasis cutis (85).

Eruptive Xanthome können sich bei Hyperlipoproteinämie Typ IV (Hyperpräbetalipoproteinämie, VLDL) als gelbrote Papeln und Knoten, z. T. mit entzündlich gerötetem Randsaum, in wenigen Wochen über das gesamte Integument mit Bevorzugung der Extremitätenstreckseiten und der Gluäalregion ausbreiten (12) (Abb. 28.**8a**). Histopathologisch finden sich in den Effloreszenzen typische lipidspeichernde Makrophagen (vakuolenreiche Schaumzellen). Im Gegensatz zu Xanthelasmen oder tuberösen Xanthomen treten sie assoziiert mit latentem Diabetes mellitus auf, aber auch im Rahmen der diabetischen Fettstoffwechselstörung. Eine Rückbildung wird bereits durch die alleinige Kontrolle des Blutzuckers beobachtet (Abb. 28.**8b**).

Die bei Diabetikern vorkommende Gelbfärbung der Haut („yellow skin") ist nur bei einem Teil der Betroffenen als **Aurantiasis cutis** im Sinne einer Carotinablagerung (Karotinose) zu erklären (104). Typisch sind farbliche Änderungen im Bereich der Nasenspitze und palmoplantar. Die Skleren bleiben weiß. Der Bilirubinspiegel ist im Normbereich. Zu den Erkrankungen, bei denen eine nicht nutritiv induzierte Aurantiasis cutis auftreten kann, zählen Hyperlipidämien, gestörte Vitamin-A-Synthese, Hypothyrose,

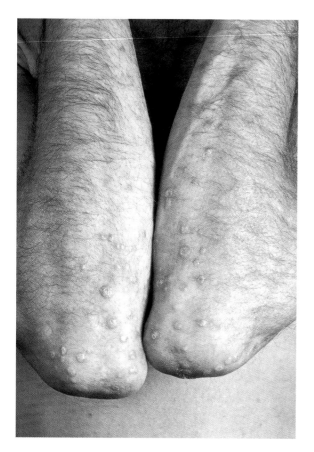 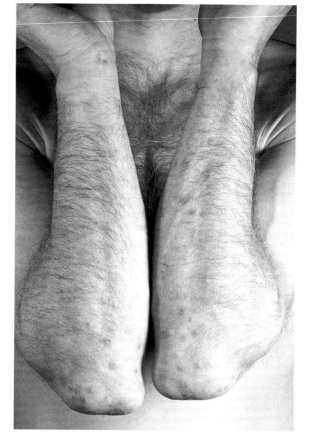

Abb. 28.**8** Eruptive Xanthome bei Diabetes mellitus.
a Ausgangsbefund.

b Befund nach Einstellung der Blutzuckerspiegel mit Rückbildung der Papeln.

chronische Nephritis und Diabetes mellitus (12, 85). Bei Diabetikern wird auch eine Gelbtingierung von nicht-enzymatisch glykosylierten Proteinen ursächlich diskutiert (56).

Die **erworbene Porphyria cutanea tarda** ist möglicherweise indirekt über die Hepatopathie (verminderte katalytische Aktivität der hepatischen Uroporphyrinogendecarboxylase) mit dem Diabetes assoziiert, der sich bei etwa 17% der Erkrankten nachweisen läßt (67). Durch Ablagerung hochkarboxylierter Porphyrine in der Haut kommt es an lichtexponierten Stellen zu der Epidermolysis bullosa-ähnlichen Reaktionen mit hämorrhagischen subepidermalen Blasenbildungen und nachfolgenden Erosionen, Narben und Milien sowie leichter Verletzbarkeit (Abb. 28.**9**). Eine Hypertrichose in der Jochbeingegend, sklerodermiforme Veränderungen der betroffenen Gesichtshaut und eine ausgeprägte aktinische Elastose sind ebenfalls typische Manifestationen (40). Bei Patienten unter Langzeithämodialyse sind analoge Veränderungen als Pseudoporphyrie mit allerdings normalen Porphyrinwerten abzugrenzen. Als klassische Behandlung gilt die Aderlaßtherapie nach Ippen (500 ml alle 14 Tage über 2 Monate und nachfolgend monatlich bis zur Normalisierung der Porphyrinausscheidung) und die Gabe von Chloroquin (2mal 125 mg/Woche), deren Indikation allerdings bei Diabetikern aufgrund der möglichen Augenkomplikationen und strenger Überwachung zu stellen ist (99).

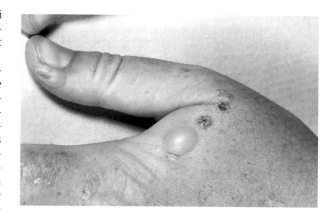

Abb. 28.**9** Porphyria cutanea tarda mit Vesikeln, Erosionen und Krusten am Handrücken.

a

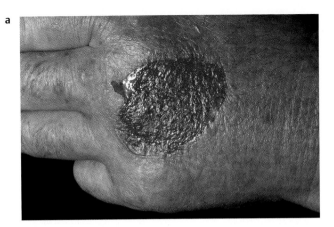

b

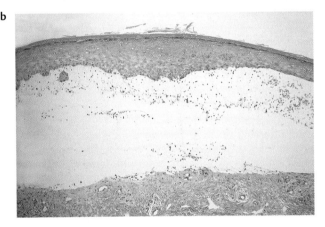

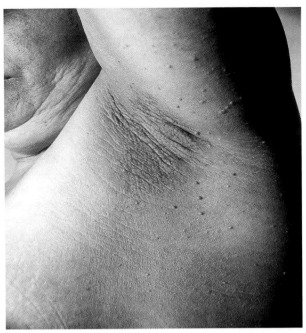

Abb. 28.**11** Pseudoacanthosis nigricans bei Adipositas und Typ-2-Diabetes mit gleichzeitig bestehenden multiplen gestielten Fibromen („skin tags").

Abb. 28.**10** Bullosis diabeticorum.
a Klinisches Bild mit postbullöser großflächiger Erosion.
b Feingeweblich Nachweis einer subepidermalen Spaltbildung im Randbereich.

Bullosis diabeticorum

Klinik: Das Auftreten von Blasen kennzeichnet auch die Bullosis diabeticorum, die allerdings im Gegensatz zur Porphyria cutanea tarda nicht die lichtexponierten Handrücken und Gesichtspartien, sondern generell die distalen Extremitätenabschnitte bevorzugt (98). Es handelt sich um keine einheitliche Entität, sondern um eine heterogene Manifestation bullöser Reaktionen (141). Sie beginnen in der Regel als pralle wasserklare Blasen, können mehrere Zentimeter groß sein, werden im weiteren Verlauf zunehmend schlaff oder hinterlassen Erosionen (Abb. 28.**10a**). Die Blasen sollen sowohl intra- als auch subepidermal (dann meist hämorrhagisch) in Erscheinung treten können (Abb. 28.**10b**). Bei intraepidermaler Ausprägung besteht keine Akantholyse, und es ist zu klären, ob hier nicht nach zunächst subepidermaler Kontinuitätstrennung bereits eine Reepithelisation am Grund stattgefunden hat. Bei subepidermaler Spaltbildung wurden Formen mit Sitz in der Lamina lucida und tiefer gelegene im Bereich der Verankerungsfibrillen der Basalmembran gefunden.

Die **Pathogenese** ist entsprechend der unterschiedlichen Lokalisation unklar. Immunglobulinablagerungen werden nur in Einzelfällen berichtet (58). Allerdings ist die Schwelle zur experimentellen Induktion von Saugblasen bei Typ-1-Diabetikern erniedrigt (5), so daß analog der Epidermolysis bullosa eine erhöhte Neigung zur Blasenbildung bereits nach geringeren Traumata erklärbar wäre. Gehäuft sind Patienten mit lange bestehendem Typ-1-Diabetes und peripherer Neuropathie betroffen.

Acanthosis nigricans

Pathogenese: Bei Diabetikern kommt sowohl die Acanthosis nigricans benigna im Rahmen der Endokrinopathie, aber auch die sog. Pseudoakanthose im Rahmen der Adipositas vor (12, 133). Insulin selbst kann eine pathogenetische Rolle spielen, da Rezeptoren für Insulin-like growth factor (IGF-I) von Keratinozyten exprimiert werden und hohe Insulinspiegel bei insulinresistentem Diabetes mellitus die epidermale Zellproliferation anregen (27, 115). So wird das Auftreten einer Acanthosis nigricans auch im Rahmen des mit einer Insulinrezeptorstörung verbundenen Rabson-Mendelhall-Syndroms (12) und weiterer diabetesassoziierter erblicher Syndrome gesehen (Tab. 28.**2**).

Klinik: Bei Acanthosis nigricans benigna sind vor allem die Achselhöhlen und die seitlichen Hals- und Nackenpartien symmetrisch betroffen. Es finden sich verruziforme Epithelhyperplasien mit schmutzig-graubraunen Hyperkeratosen. Bei Pseudoakanthose im Rahmen der Adipositas sind die Veränderungen unscheinbarer. Eine Pigmentierung mit diskreter samtartiger Verdickung des Hautreliefs ist hierbei häufig mit kleinen gestielten Fibromen vergesellschaftet (Abb. 28.**11**).

Perforierende Dermatosen

Formen und Pathogenese: Die Gruppe der perforierenden Dermatosen umfaßt seltene Erkrankungen, bei denen als gemeinsames Merkmal dermale zelluläre (z. B. Entzündungszellen, Erythrozyten) oder extrazelluläre Komponenten

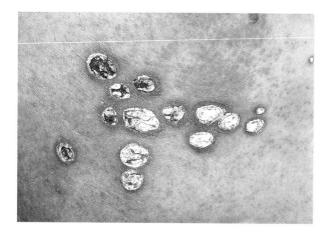

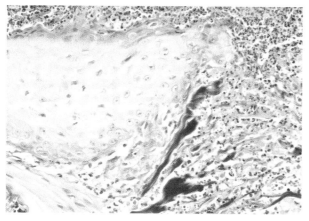

Abb. 28.**12** Perforierende Kollagenose bei Typ-2-Diabetes.
a Keratotische Papeln am oberen Stamm.
b Histologisch Ausschleusung von kollagenen Faserbündeln.

(Mucin, alterierte Matrixbestandteile, Kollagen, Elastin, Nucleinsäuren) transepithelial eliminiert werden (109, 151). Neben Dermatosen mit sekundärer Perforation (perforierendes Granuloma anulare, Pseudoxanthoma elasticum) zählen hierzu der Morbus Kyrle, die perforierende Follikulitis, die reaktive perforierende Kollagenose und die Elastosis perforans serpiginosa. In den vergangenen Jahren mehren sich Berichte über das Auftreten dieser Erkrankungen bei Diabetikern und Patienten mit Niereninsuffizienz, speziell unter Hämodialyse (24, 47, 128). Da in diesen Fällen fließende Übergänge im klinischen Bild bestehen, werden die diabetesassoziierten Formen auch unter dem Begriff der erworbenen reaktiven perforierenden Dermatosen zusammengefaßt.

Klinik und pathologische Anatomie: Klinisch imponieren keratotische juckende Papeln an Stamm und Extremitäten (Abb. 28.**12a**), die typischerweise trotz des Pruritus im Gegensatz zur Prurigo keine Kratzexkoriationen aufweisen. Histologisch können kollagene, aber auch elastische Bindegewebebestandteile im zentralen keratotischen Pfropf nachgewiesen werden (Abb. 28.**12c**). Ultrastrukturell wurden bei einem niereninsuffizenten Diabetiker Ablagerungen von Mikrokristallisationskeimen (Urate, Hydroxylapatit?), umgeben von Makrophagen, nachgewiesen, die

möglicherweise hierdurch aktiviert den Matrixabbau induzieren (47).

Sonstige Veränderungen im Haut- und Schleimhautbereich

Weitere Haut- und Schleimhautveränderungen, bei denen eine Assoziation mit Diabetes postuliert wird, betreffen u. a. die bei älteren Patienten ohnehin häufigen gestielten Fibrome („skin tags") (140), die Pigmentpurpura und Nagelverfärbungen (79), orale Leukoplakien, den Lichen ruber mucosae (Abb. 28.**13**) (3) und die Psoriasis (52). Bei Pigmentpurpura ist eine Arzneireaktion und Stasisdermatitis differentialdiagnostisch zu berücksichtigen, Leukoplakien und ein Lichen ruber mucosae sind bei Diabetikern von entsprechenden Formen der Kandidose (auch erosiv) abzugrenzen. Im Zusammenhang mit Diabetes umstrittene oder gar in ihrer Existenz angezweifelte Hauterscheinungen, wie z. B. die Rubeosis diabetica (39), bleiben hier unberücksichtigt. Auf die verschiedenen einzelkasuistischen Mitteilungen über das assoziierte Auftreten von Hauterkrankungen und Diabetes mellitus (z. B. Alopezia areata universalis (137), Dermatitis herpetiformis (112), eruptive Klarzellsyringome (69)), auch im Rahmen seltener Syndrome und Stoffwechseldefekte (z. B. Allesandrini-Syndrom (54), Adenosindesaminasemangel (96), Insulinresistenz und Lipatrophie (126)) wird hier ebensowenig eingegangen, zumal eine zufällige Koinzidenz in diesen Fällen nicht immer ausgeschlossen werden kann. Möglicherweise ist der diabetische Genotyp vergesellschaftet mit einer „hellen Komplexion" (helle Haut-, Haar- und Augenfarbe) (152). Annahmen, wonach Diabetiker eine geringere Prävalenz für atopische Haut- und Schleimhauterkrankungen zeigen, haben sich nicht bestätigt (136).

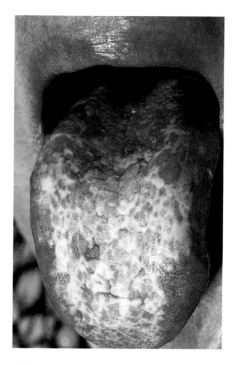

Abb. 28.**13** Lichen ruber mucosae mit Zungenbefall („Zuckerplätzchenzunge").

Tabelle 28.**3** Insulininduzierte systemische Hautreaktionen (nach Zürcher u. Krebs)

Insulintyp	Pruritus	Exanthem/Dermatitis	Urtikaria	Angioödem	Vaskulitis	Purpura
Insulin, Schwein	+	+	+	+	+	+
Protamin-Zink-Insulin, Schwein	+	+	+	+		+
Isophaninsulin, Schwein	+		+	+		+
Isophaninsulin, Rind			+			
Monokomponenten-Insulin		+	+	+	+	
Insulin, Humanes	+		+	+		

Therapieassoziierte kutane Reaktionen

Diese treten infolge der oralen Therapie, im Rahmen der Insulininjektionen oder bedingt durch die Einnahme künstlicher Süßstoffe auf und können sich als lokale oder systemische Unverträglichkeitsreaktionen manifestieren (6). Bei Verdacht auf eine immunologisch vermittelte Reaktion ist das auslösende Allergen durch sorgfältige allergologische Anamnese und ggf. geeignete Testverfahren möglichst zu identifizieren und auch die Frage der Kreuzreaktionen bei der Auswahl therapeutischer Alternativen zu bedenken.

Lokale Reaktionen

Neben den üblicherweise bei repetitiven Injektionen möglichen Komplikationen (Weichteilinfektion, Keloidbildung, Nekrosen) waren bei insulinpflichtigen Diabetikern früher speziell die Lipatrophie und die Lipohypertrophie am Ort der subkutanen Injektionen häufiger (51, 130, 219). Die vermutlich immunologisch (Immunkomplexe?) oder durch lipolytisch wirksame Präparatebestandteile getriggerte Lipatrophie entwickelt sich über ein anfängliches entzündliches Lipogranulom, tritt häufiger bei tierischem Insulin auf, wurde seit Verwendung gereinigter Präparationen seltener, erscheint etwa 6–4 Monate nach Therapiebeginn und persistiert in den meisten Fällen (105). Demgegenüber wird die seltenere Hypertrophie des subkutanen Fettgewebes („Insulinlipom") eher durch lipogene Insulineffekte erklärt und daher auch bei neuen Insulinprodukten gesehen. Granulomatöse Reaktionen wurden auf Bestandteile von Kunststoffspritzen (72), aber auch auf zinkhaltige Insuline (Zinkgranulome) zurückgeführt (62). Zudem wurde u. a. über das Auftreten von lokalen Hyperpigmentierungen, der Acanthosis nigricansähnlichen Veränderungen, hyperkeratotischen Papeln, Kalzinose oder Ödemen berichtet (31, 60, 120, 154). Zellvermittelte lokale Spättypreaktionen äußern sich durch entzündliche Infiltrationen und Juckreiz nach 24–48 Stunden, IgG-vermittelte Soforttypreaktionen durch urtikarielle Schwellungen oder juckende Indurationen kurz nach der Injektion (60). Selbst bei gentechnisch gewonnenen rekombinanten Humaninsulinen sind derartige Reaktionen – wenn auch extrem selten – möglich, die auch auf veränderte Tertiärstrukturen der Moleküle zurückgeführt wurden (43, 124). Als relativ häufig galt früher auch das Arthus-Phänomen mit hämorrhagischem Erythem und Tendenz zur Nekrosebil-

dung an der Injektionsstelle (65). Bei subkutaner Insulininfusionstherapie wurden neben Infektionen und Reaktionen auf Bestandteile des Infusionssystems auch allergische und pseudoallergische Reaktionen in Form lokaler Erytheme und Induration gesehen, die nach Wechsel des Insulinpräparates verschwanden (103).

Systemische Reaktionen

Formen: Allergien können als Dermatitiden und Exantheme, Soforttypreaktionen (Urtikaria, Angioödeme), Vaskulitiden oder Purpura in Erscheinung treten (Tab. 28.**3**). Im Gefolge der IgG-vermittelten Soforttypreaktionen entwickeln sich in Ausnahmefällen auch noch verzögert serumkrankheitsartige Reaktionen (29).

Insulin und weitere Allergene: Systemische allergische Reaktionen auf Insuline sind insgesamt selten (häufiger bei Rinder- als bei Schweine-Insulin, sehr selten bei neuen gereinigten oder gentechnologisch gewonnenen Produkten) (29, 81, 105, 149). Neben den verschiedenen Insulinpräparationen kommen als Allergene auch Produktverunreinigungen, Fremdproteine tierischen Ursprungs und bei Depotinsulinen die Resorptionsverzögerer (Surfen, Protamin) in Betracht.

Beim Typ-2-Diabetiker werden allergische Reaktionen in erster Linie durch die **oralen Antidiabetika** hervorgerufen (50). Hier können sich neben den oben ge-

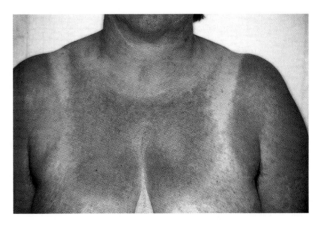

Abb. 28.**14** Photoallergische Dermatitis mit typischem Ekzembild an den lichtexponierten Hautarealen.

nannten Reaktionen auch dem Erythema exsudativum multiformeähnliche Verlaufsformen bis hin zur vital bedrohlichen toxischen epidermalen Nekrolyse (Lyell-Syndrom) entwickeln (Tab. 28.**4**). Für zahlreiche orale Antidiabetika ist die Auslösung photoallergischer Reaktionen typisch, die in eine chronisch persistierende Lichtreaktion übergehen können (Abb. 28.**14**) (34). Die verschiedenartigsten Reaktionen sind vor allem bei Sulfonylharnstoffpräparaten der Anfangsjahre bekannt (Kap. 8), wobei neben den photoallergischen Dermatitiden makulopapulöse oder urtikarielle Exantheme dominieren. Die Möglichkeit allergischer Kreuzreaktionen mit Sulfonamiden ist zu beachten. Zusätzlich zu den in der Tab. 28.**4** aufgelisteten Hautreaktionen sei auch der Alkohol-Flush (Rötung, Tachykardie, Kopfschmerz, Dyspnoe) erwähnt, der sich am häufigsten (auf autosomal dominanter Basis bis zu 30%, durch endogene Opioide mediiert?) und stärksten ausgeprägt bei Chlorpropamid findet (145). Auch das Hydantoinderivat Sorbinil kann entsprechend dem Diphenylhydantoin zu verschiedenen allergischen Reaktionen Anlaß geben und wurde demzufolge nicht auf den Markt gebracht.

Von Allergien auf die antidiabetische Therapie abzugrenzen sind entsprechende Manifestationen auf **künstliche Süßstoffe** (Tab. 28.**5**), die ebenfalls unterschiedliche Hautreaktionen hervorrufen können (8, 71). Bei Benzosulfimid und Cyclamat sind Kreuzallergien bezüglich Sulfonamiden möglich, Aspartam kann zusätzlich zu Pannikulitiden im Bereich der Beine führen (88, 95, 154).

Tabelle 28.**4** Systemische Hautreaktionen durch orale Antidiabetika

Medikament	Exanthem/ Dermatitis Pruritus	Urtikaria Angioödem	EEM/ TEN	Fixe toxische Arzneireaktion	Vaskulitis	Purpura	Photo-sensibilisierung	LE
Metformin	+	+			+	+		
Acarbose								
Sorbinil	+	+				+		
Tolbutamid	+	+	+	+	+	+	+	+
Chlorpropamid	+	+	+		+	+	+	+
Carbutamid	+	+	+		+	+	+	+
Acetohexamid	+	+				+	+	
Tolazamid	+	+				+	+	
Glymidine	+	+				+		
Glibenclamid	+	+			+	+	+	
Glibornurid	+	+				+		
Glipizid	+	+					+	
Glisoxepid	+	+					+	
Chlorpentazid								
Gliclazid	+							

LE = Lupus erythematodes (arzneiinduziert oder aggraviert), EEM = Erythema exsudativum multiforme, TEN = toxische epidermale Nekrolyse (Lyell-Syndrom).

Tabelle 28.**5** Systemische Hautreaktionen durch künstliche Süßstoffe

Medikament	Pruritus	Exanthem/ Dermatitis	Urtikaria	Angioödem	Fixe toxische Arzneireaktion	Photosensibilisierung
Benzosulfimid	+	+	+		+	+
Cyclamat	+	+	+	+		+
Aspartam		+	+			

Literatur

1 Abreira, C., M. DeBartolo, R. Katzen, A. M. Lawrence: Disappearance of glucagonoma rash after surgical resection but not during dietary normalization of serum amino acids. Amer. J. clin. Nutr. 39 (1984) 351-351

2 Ajam, Z., S. Barton, R. Marks: Characterization of abnormalities in the cutaneous microvasculature of diabetic subjects. Brit. J. Dermatol. 107, Suppl. 22 (1982) 22–23

3 Albrecht, M., J. Banoczy, E. Dinya et al.: Occurrence of oral leukoplakia and lichen planus in diabetes mellitus. J. oral. Pathol. 21 (1992) 364–366

4 Bauer, M., N. E. Levan: Diabetic dermangiopathy: a spectrum including pretibial pigmented patches and necrobiosis lipoidica diabeticorum. Brit. J. Dermatol. 83 (1970) 528–535

5 Bernstein, J. E., L. E. Levine, M. M. Medenica et al.: Reduced threshold to suction-induced blister formation in insulin-epidermolysis bullosa without immunoreactants. J. Amer. Acad. Dermatol. 8 (1983) 790–791

6 Bigby, M., S. Jick, H. Jick, K. Arndt: Drug-induced cutaneous reactions: a report from the Boston Collaborative Drug Surveillance Program on 15,438 consecutive inpatients, 1975 to 1982. J. Amer. med. Ass. 256 (1986) 3358–3363

7 Binkley, G. W.: Dermatopathy in the diabetic syndrome. Arch. Dermatol. 92 (1965) 625–634

8 Birkbeck, J.: Saccharin-induced skin rashes. N. Z. med. J. (1989) 102:24

9 Boulton, A. J. M., R. G. Cutfield, D. Abouganem et al.: Necrobiosis lipoidica diabeticorum: a clinicopathologic study. J. Amer. Acad. Dermatol. 18 (1988) 530–537

10 Boyd-White, J., J. C. Williams jr.: Effect of cross-linking on matrix permeability. A model for AGE-modified basement membranes. Diabetes 45 (1996) 348–353

11 Braverman, I. M., J. Sibley, A. Keh-Yan: Ultrastructural analysis of the endothelial-pericyte relationship in diabetic cutaneous vessels. J. invest. Dermatol. 95 (1990) 147–153

12 Braun-Falco, O., P. Plewig, H. H. Wolff: Dermatologie und Venerologie, 4. Aufl. Springer, Berlin 1996

13 Brik, R., M. Berant, P. Vardi: The scleroderma-like syndrome of insulin-dependent diabetes mellitus. Diabet. Metab. Rev. 7 (1991) 121–128

14 Brogi, E., G. Schatterman, T. Wu, E. A. Kim, L. Varticovski, B. Keyt, J. M. Isner: Hypoxia-induced paracrine regulation of vascular endothelial growth factor receptor expression. J. clin. Invest. 97 (1996) 469–476

15 Brownlee, M.: Advanced protein glycosylation in diabetes and aging. Ann. Rev. Med. 46 (1995) 223–234

16 Buckingham, B. A., J. Uitto, C. Sandborg et al.: Scleredema-like changes in insulin dependent diabetes mellitus: clinical and biochemical studies. Diabet. Care 7 (1984) 163–169

17 Budayr, A., K. R. Feingold: Dermatologic complications of diabetes IX. Candida infections. Clin. Diabet. 8 (1990) 12–13

18 Buxton, P. K., L. J. Milne, R. J. Prescott, M. C. Proudfoot, F. M. Stuart: The prevalence of dermatophyte infection in well-controlled diabetics and the response to Trichophyton antigen. Brit. J. Dermatol. 134 (1996) 900–903

19 Cabo, H., A. Woscoff, J. G. Casas: Empedrado digital: marcador temprano de engrosamiento cutaneo en pacientes diabeticos. Arch. argent. Dermatol. 43 (1993) 185–192

20 Calhoun, J. H., J. T. Mader: Infection in the diabetic foot. Hosp. Pract. 30 (1992) 81–104

21 Caputo, G. M., P. R. Cavanagh, J. S. Ulbrecht et al.: Assessment and management of foot disease in patients with diabetes. New Engl. J. Med. 331 (1994) 854–860

22 Cavolet, F., G. Anfossi, I. Russo et al.: Nonenzymatic glycation of fibronectin impairs adhesive and proliferative properties of human vascular smooth muscle. Metab. clin. Exp. 45 (1996) 285–292

23 Cechowska-Pasko, M., J. Palka, E. Bankowski: Decrease in the glycosaminoglycan content in the skin of diabetic rats. The role of IGF-I, IGF-binding proteins and proteolytic activity. Molec. cell. Biochem. 154 (1996) 1–8

24 Cochran, R. J., S. B. Tucker, J. K. Wilkin: Reactive perforating collagenosis of diabetes mellitus and renal failure. Cutis 31 (1983) 55–58

25 Cohn, B. A., C. E. Wheeler, R. A. Briggaman: Scleredema adultorum of Buschke and diabetes mellitus. Arch. Dermatol. 101 (1970) 27–35

26 Cooley, B. C., D. P. Hanel, H. Lan et al.: The influence of diabetes on free flap transfer. II. The effect of ischemia on flap survival. Ann. plast. Surg. 29 (1992) 65–69

27 Cruz, P. D. jr., J. A. Hud jr.: Excess insulin binding to insulin-like growth factor receptors: proposed mechanism for acanthosis nigricans. J. invest. Dermatol. 98 (1992) 82S–85S

28 Dyer, D. G., J. A. Dunn, S. R. Thorpe et al.: Accumulation of Maillard reaction products in skin collagen in diabetes and aging. J. clin. Invest. 91 (1993) 2463–2469

29 Dykewicz, M. S., H. W. Kim, N. Orfan, T. J. Yoo, P. Lieberman: Immunologic analysis of anaphylaxis to protamine component in neutral protamine Hagedorn human insulin. J. Allergy 93 (1994) 117–125

30 Eaton, P. R.: The collagen hydration hypothesis: a new paradigm for the secondary complications of diabetes mellitus. J. chron. Dis. 39 (1986) 753–766

31 Edidin, D. V.: Cutaneous insulin reaction resembling acanthosis nigricans. Pediatr Dermatol 2 (1985) 161–179

32 Eldor, A., E. G. Diaz, E. Napastek: Treatment of diabetic necrobiosis with aspirin and dipyridamole. New Engl. J. Med. 298 (1978) 1033

33 Feingold, K. R., P. H. Elias: Skin problems in the diabetes clinic. In: Mogensen, C. E., Staindl: Concepts for the Ideal Diabetes Clinic. De Gruyter, Berlin 1993 (p. 215–233)

34 Feuermann, E., A. Frumkin: Photodermatitis induced by chlorpropamide: a report of five cases. Dermatologica 176 (1973) 25–29

35 Garcia-Bravo, B., P. Sanchez-Pedreno, A. Rodriguez-Pichardo, F. Camacho: Lichen sclerosus et atrophicus. A study of 76 cases and their relation to diabetes. J. Amer. Acad. Dermatol. 19 (1988) 482–485

36 German, J.: Bloom's syndrome. Dermatol. Clin. 13 (1995) 7–18

37 Gertner, E., S. Sukenik, D. D. Gladman: HLA antigens and nailfold capillary microscopy studies in patients with insulin dependent and noninsulin dependent diabetes mellitus and limited joint mobility. J. Rheumatol. 17 (1990) 1375–1379

38 Gfesser, M., W. I. Worret, J. Schneider et al.: Das diabetische Fußsyndrom. Z. Hautkr. 69 (1994) 581–584

39 Gitelson, S., N. Wertheimer-Kaplinski: Color of the face in diabetes mellitus: observations on a group of patients in Jerusalem. Diabetes 14 (1965) 201–208

40 Goerz, G., S. Korda: Porphyria cutanea tarda (PCT) und Diabetes mellitus. Z. Hautkr. 52 (1977) 1165-1174

41 Goodfield, M. J. D., L. G. Millard: The skin in diabetes mellitus. Diabetologia 31 (1988) 567–575

42 Gould, I. M., R. S. Gray, S. J. Urbaniak, R. A. Elton, L. J. P. Duncan: Vitiligo in diabetes mellitus. Brit. J. Dermatol. 113 (1985) 153–155

43 Grammer, L. C., B. E. Metzger, R. Patterson: Cutaneous allergy to human (recombinant DNA) insulin. J. Amer. med. Ass. 251 (1984) 1459–1460

44 Greene, R. A., R. K. Scher: Nail changes associated with diabetes mellitus. J. Amer. Acad. Dermatol. 16 (1987) 1015–1021

45 Grots, I. A., J. S. Strauss, M. Mescon: Necrobiosis lipoidica diabeticorum of the abdomen. Arch. Dermatol. 83 (1961) 505–507

46 Grunfeld, C.: Diabetic foot ulcers: etiology, treatment, and prevention. Advanc. intern. Med. 37 (1991) 103–132

47 Haftek, M., S. Euvrad, J. Kanitakis, E. Delawari, D. Schmitt: Acquired perforating dermatosis of diabetes mellitus and renal failure: further ultrastructural clues to its pathogenesis. J. cutan. Pathol. 20 (1993) 350–355

48 Haralambous, S., C. Blackwell, D. G. Mappouras et al.: Increased natural autoantibody activity to cytoskeleton proteins in sera from patients with necrobiosis lipoidica, with or without insulin-dependent diabetes mellitus. Autoimmunity 20 (1995) 267–275

49 Haroon, T. S.: Diabetes and skin: a review. Scot. Med. J. 19 (1974) 257–267

50 Harris, E. L.: Adverse reactions to oral antidiabetic agents. Brit. med. J. 1971/III, 29–30

51 Hauner, H., B. Stockkamp, B. Haastert: Prevalence of lipohypertrophy in insulin-treated diabetic patients and predisposing factors. Exp. clin. Endocrinol. 104 (1996) 106–110

52 Henseler, T., E. Christophers: Disease concomitance in psoriasis. J. Amer. Acad. Dermatol. 32 (1995) 982–986

53 Herzberg, J. J.: Hauterscheinungen bei Diabetes mellitus. Hautarzt 25 (1974) 579–584

54 Hoffman, M. D., C. Dudley: Suspected Alezzandrini's Syndrome in a diabetic patient with unilateral retinal detachment and ipsilateral vitiligo and poliosis. J. Amer. Acad. Dermatol. 26 (1992) 496–497

55 Hoffmann, U., U. K. Franzeck, A. Bollinger: Gibt es eine kutane Mikroangiopathie bei Diabetes mellitus? Dtsch. med. Wschr. 119 (1994) 36–40

56 Huntley, A. C.: The cutaneous manifestations of diabetes mellitus. J. Amer. Acad. Dermatol. 7 (1982) 427–455

57 Huntley, A. C.: Finger pebbles: a common finding in diabetes mellitus. J. Amer. Acad. Dermatol. 14 (1986) 612–617

58 James, W. D., R. B. Odom, D. K. Goette: Bullous eruption of diabetes mellitus: a case with positive immunofluorescence microscopy findings. Arch. Dermatol. 116 (1980) 1191–1192

59 Janka, H. U., E. Standl, H. Stiegler, R. Standl: Angiopathien bei Diabetes mellitus. In Mehnert, H., K. Schöffling, E. Standl, K. H. Usadel: Diabetologie in Klinik und Praxis, 3. Aufl. Thieme, Stuttgart 1994 S. 418–460

60 Jegasothy, B. V.: Allergic reactions to insulin. Int. J. Dermatol. 19 (1980) 139–141

61 Jelinek, J. E.: Cutaneous manifestations of diabetes mellitus. Int. J. Dermatol. 33 (1994) 605–617

62 Jordaan, H. F., M. Sandler: Zink-induced granuloma – a unique complication of insulin therapy. Clin. exp. Dermatol. 14 (1989) 227–229

63 Jorneskog, G., K. Brismar, B. Fagrell: Skin capillary circulation severely impaired in toes of patients with IDDM, with and without late diabetic complications. Diabetologia 38 (1995) 474–480

64 Kerl, H., H. Kresbach: Prätibiale atrophische Pigmentflecke. Ein mikrovasculär bedingtes Hautsymptom des Diabetes mellitus. Hautarzt 23 (1972) 59–66

65 Kimmig, J.: Hautmanifestationen bei Arzneimittelallergie. Internist 3 (1962) 697–705

66 Kolbe, M., J. L. Kaufman, J. Friedman et al.: Changes in steady-state levels of mRNAs coding for type IV collagen, laminin and fibronectin following capillary basement membrane thickening in human adult onset diabetes. Connect. Tiss. Res. 25 (1990) 77–85

67 Köstler, E.: Porphyria cutanea tarda und Diabetes mellitus. Dermatol. Mschr. 172 (1986) 481–484

68 Krakowski, A., J. Covo, C. Berlin: Diabetic scleroedema. Dermatologica 146 (1973) 193–198

69 Kudo, H., I. Yonezawa, A. Ieka et al.: Generalized eruptive clear-cell syringoma. Arch. Dermatol. 125 (1989) 1716–1717

70 Kunzelmann, V., C. Schnelle, H. Audring, A. Brenke, K. Harnack: Scleroedema diabeticorum. Ein Bericht über vier Fälle. Hautarzt 47 (1996) 214–217

71 Lamberg, S. I.: A new photosensitizer: the artificial sweetener cyclamate, J. Amer. med. Ass. 201 (1967) 747–750

72 Lapiere, C. M., G. E. Pierarda, J. F. Hermanns et al.: Unusual extensive granulomatosis after long-term use of plastic syringes for insulin injections. Dermatologica 165 (1982) 580–590

73 Lawrence, R. D.: Lipodystrophy and hepatomegaly with diabetes, lipidaemia and other metabolic disturbances. Lancet 1946/I, 724–731

74 Leichter, S. B.: Glucagonoma: an endocrine neoplasm with a unique dermatosis – necrolytic migratory erythema. In Jelinek, J. E.: The Skin in Diabetes. Lea & Febiger, Philadelphia 1986 (p. 143–153)

75 Levy, A. P., N. S. Levy, M. A. Golberg: Post-transcriptional regulation of vascular endothelial growth factor by hypoxia. J. biol. Chem. 271 (1996) 2746–2753

76 Levy, D. M., G. Terenghi, X. H. Gu: Immunohistochemical measurement of nerves and neuropeptides in diabetic skin: relationship to tests of neurological function. Diabetologia 35 (1992) 889–897

77 Liebermann, A. A., M. E. Grossman, D. Bloomgarden: Sporotrichoid lymphangitis due to Staphylococcus aureus in a diabetic patient. Clin. infect. Dis. 21 (1995) 433–444

78 Lieberman, L. S., A. L. Rosenbloom, W. J. Riley el al.: Reduced skin thickness with pump administration of insulin. New Engl. J. Med. 303 (1980) 940–941

79 Lithner, F.: Purpura, pigmentation and yellow nails of the lower extremities in diabetes. Acta med. scand. 199 (1976) 203–208

80 Lugo-Somolinos, A., J. L. Sánchez: Prevalence of dermatophytosis in patients with diabetes. J. Amer. Acad. Dermatol. 26 (1991) 408–410

81 Lynfield, Y., P. Rosman: Insulin allergy. Arch. Dermatol. 115 (1979) 591–592

82 Lyons, T., K. E. Bailie, D. G. Dyer et al.: Decrease in skin collagen glycation with improved glycemic control in patients with insulin-dependent diabetes mellitus. J. clin. Invest. 87 (1991) 1910–1915

83 Mackey, J. P.: Necrobiosis lipoidica diabeticorum involving the scalp. Brit. J. Dermatol. 93 (1975) 729

84 Magro, C. M., A. N. Crowson, S. Regauer: Granuloma annulare and necrobiosis lipoidica tissue reactions as a manifestation of systemic disease. Hum. Pathol. 27 (1996) 50–56

85 Marghescu, S.: Hautkrankheiten. In Mehnert, H., K. Schöffling, E. Standl, K. H. Usadel: Diabetologie in Klinik und Praxis, 3. Aufl. Thieme, Stuttgart 1994 (S. 544–560)

86 Marova, I., J. Zahejsky, H. Sehnalova: Non-enzymatic glycation of epidermal proteins of the stratum corneum in diabetic patients. Acta diabetol. 32 (1995) 38–43

87 Mazer, J. M., S. Belaich: Bullose idiopathique des diabétiques. Ann. Dermatol. Vénéréol. 114 (1987) 593–597

88 McCauliffe, D. P., K. Poitras: Aspartam-induced lobular panniculitis. J. Amer. Acad. Dermatol. 24 (1991) 298–300

89 McNally, P. G., N. I. Jowett, J. J. Kurinczuk, R. W. Peck, J. R. Hearnshaw: Lipohypertrophy and lipoatrophy complicating treatment with highly purified bovine and porcine insulins. Postgrad. med. J. 64 (1988) 850–853

90 Meurer, M., R. M. Szeimies: Diabetes mellitus and skin diseases. Curr. Probl. Dermatol. 20 (1991) 11–23

91 Montes, L. F., H. Dobson, B. G. Dodge, W. R. Knowles: Erythrasma and diabetes mellitus. Arch. Dermatol. 99 (1969) 674–680

92 Muller, S. A., R. K. Winkelmann: Necrobiosis lipoidica diabeticorum: a clinical and pathological investigation of 171 cases. Arch. Dermatol. 93 (1966) 272–281

93 Nakamura, T., M. Fukui, I. Ebihara, S. Osada, Y. Tomino, H. Koide: Abnormal gene expression of matrix metalloproteinases and their inhibitor in glomeruli from diabetic rats. Renal Physiol. Biochem. 17 (1994) 316–325

94 Neilly, J. B., A. Martin, N. Simpson, A. C. MacCuish: Pruritus in diabetes mellitus: investigation of prevalence and correlation with diabetes control. Diabet. Care 9 (1986) 273–275

95 Novick, N. L.: Aspartame-induced granulomatous panniculitis. Ann. intern. Med. 102 (1985) 206–207

96 Notarangelo, L. D., G. Stoppoloni, R. Toraldo et al.: Insulin-dependent diabetes mellitus and severe atopic dermatitis in a child with adenosine deaminase deficiency. Europ. J. Pediat. 151 (1992) 811–814

97 Oikarien, A., M. Mortenhumer, M. Kallioinen et al.: Necrobiosis lipoidica: ultrastructural and biochemical demonstration of a collagen defect. J. invest. Dermatol. 88 (1987) 227–232

98 Oursler, J. R., O. M. Goldblum: Blistering eruption in a diabetic bullosis diabeticorum. Arch. Dermatol. 127 (1991) 247–250

99 Orfanos, C. E., C. Garbe: Therapie der Hautkrankheiten. Springer, Berlin 1995

100 Palka, J., E. Bankowski, M. Wolanska: Changes in IGF-binding proteins in rats with experimental diabetes. Ann. Biol. clin. 51 (1993) 701–706

101 Perschel, W. T., M. Yildiz, K. Federlin: Comparison of granulocyte function in diabetes mellitus type 1 and type 2. Immun. u. Infekt. 22 (1994) 222–226

102 Pfeiffer, A., H. Schatz: Diabetic microvascular complications and growth factors. Exp. clin. Endocrinol. Diabet. 103 (1995) 7–14

103 Pietri, A., P. Raskin: Cutaneous complications of chronic continuous subcutaneous insulin infusion therapy. Diabet. Care 4 (1981) 624–626

104 Pietzker, F., V. Kuner: Aurantiasis cutis Baelz – ein wieder modernes Krankheitsbild. Hautarzt 26 (1975) 137–139

105 Plantin, P., B. Sassolas, M. H. Guilet, D. Tater, G. Guillet: Accidents cutanés allergiques aux insulines. Ann. Dermatol. Vénéréol 115 (1988) 813–817

106 Plotkin, B. J., D. Paulsen, A. Chelich et al.: Immune responsiveness in a rat model for type II diabetes (Zucker rat, fa/fa): susceptibility to Candida albicans infection and leukocyte function. J. med. Microbiol. 44 (1996) 277–283

107 Properzi, G., G. Terenghi, X. H. Gu, G. Poccia, R. Pasqua et al.: Early increase precedes a depletion of endothelin-1 but not of von Willebrand factor in cutaneous microvessels of diabetic patients. A quantitative immunohistochemical study. J. Pathol. 175 (1995) 243–252

108 Quimby, S. R., S. A. Muller, A. L. Schroeter: The cutaneous immunopathology of necrobiosis lipoidica diabeticorum. Arch. Dermatol. 124 (1988) 1364–1371

109 Rapini, R. P., A. A. Hebert, C. R. Drucker: Acquired perforating dermatosis: evidence for combined elimination of both collagen and elastic fibers. Arch. Dermatol. 125 (1989) 1074–1078

110 Reed, W. B., W. Ragsdale jr, A. S. Curtis, H. J. Richards: Acanthosis nigricans in association with various genodermatoses with emphasis on lipodystrophic diabetes and Prader Willi syndrome. Acta derm.-venereol. 48 (1968) 465–473

111 Reeves, W. G., R. M. Wilson: Infection, immunity and diabetes. In Alberti, K. G. M. M., R. A. DeFronzo, H. Keen, P. Zimmet: International Textbook of Diabetes Mellitus. Wiley, Chichester 1992 (p. 1165–1171)

112 Reijonen, H., J. Ilonen, M. Knip et al.: Insulin-dependent diabetes mellitus associated with dermatitis herpetiformis: evidence for heterogeneity of HLA-associated genes. Tiss. Antigens 37 (1991) 94–96

113 Rendell, M., T. Bergman, G. O'Donnell et al.: Microvascular blood flow, volume, and velocity measured by laser Doppler techniques in IDDM. Diabetes 38 (1989) 819–824

114 Rendell, M., O. Bamisedun: Diabetic cutaneous mircroangiopathy. Amer. J. Med. 93 (1992) 611–618

115 Rendon, M. L., P. D. Cruz, R. D. Sontheimer et al.: Acanthosis nigricans: a cutaneous marker of tissue resistance to insulin. J. Amer. Acad. Dermatol. 21 (1989) 461–469

116 Rocca, F., E. Pereya: Phlyctenular lesions in the feet of diabetic patients. Diabetes 12 (1963) 220–222

117 Rosenbloom, A. L., J. L. Frias: Diabetes mellitus, short stature and joint stiffness – a new syndrome (abstract) Clin. Res. 22 (1974) 92A

118 Rosenbloom, A. L., J. H. Silverstein, D. C. Lezzotte et al.: Limited joint mobility in childhood diabetes mellitus indicates increased risk for microvascular disease. New Engl. J. Med. 305 (1981) 191–194

119 Savin, J. A.: Bacterial infections in diabetes mellitus. Brit. J. Dermatol. 91 (1974) 481–487

120 Shaper, A. G.: Parotid gland enlargement and the insulin-oedema syndrome. Brit med. J. 1966/I, 803–804

121 Schmidt, W.: Über die Häufigkeit und zunehmende Bedeutung der beim Diabetes mellitus zu beobachtenden Hauterkrankungen. Z. Hautkr. 37 (1964) 4–13

122 Schnider, S. L., R. R. Kohn: Effects of age and diabetes mellitus of the solubility and nonenzymatic glycosylation of human skin collagen. J. clin. Invest. 67 (1981) 1630

123 Sell, D. R., E. C. Carlson, V. M. Monnier: Differential effects of type 2 diabetes mellitus on pentosidine formation in skin and glomerular basement membrane. Diabetologia 36 (1993) 936–941

124 Small, P., S. Lerman: Human insulin allergy. Ann. Allergy 53 (1984) 39–41

125 Small, L., L. G. Millard, A. Stevens et al.: Necrobiosis lipoidica: the footprint not the footstep. Brit. J. Dermatol. 123 (Suppl.) (1990) 47

126 Smith, J. P., T. W. Burns, C. C. Leigh: Diabetes mellitus and lipatrophy. Sth. med. J. 83 (1990) 573–576

127 Smith, J. A., J. J. O'Connor, A. T. Willis: Nasal carriage of Staphylococcus aureus in diabetes mellitus. Lancet 1966/II, 776–777

128 Sollberg, S., O. Wehrenberg, P. Altmeyer, H. Holzmann: Morbus Kyrle bei Diabetes mellitus und chronisch-terminaler Niereninsuffizienz. Z. Hautkr. 61 (1986) 767–772

129 Sonek, C. E., O. Somersalo: The yeast flora of the anogenital region in diabetic girls. Arch. Dermatol. 88 (1963) 846–852

130 Standl, E., A. G. Ziegler, H. J. Vogt: Haut und Diabetes. In Macher, E. G. Kolde, E. B. Bröcker: Jahrbuch der Dermatologie. Biermann, Zülpich 1995 (S. 57–74)

131 Standl, E., H. Stiegler, H. U. Janka, B. Hillebrand: Der diabetische Fuß. In Mehnert, H., K. Schöffling, E. Standl, K. H. Usadel: Diabetologie in Klinik und Praxis, 3. Aufl. Thieme, Stuttgart 1994 (S. 561–588)

132 Stevens, M. J., M. E. Edmonds, S. L. Douglas et al.: Influence of neuropathy on the microvasculature response to local heating in the human diabetic foot. Clin. Sci. 80 (1991) 249–256

133 Stone, O. J.: Acanthosis nigricans – decreased extracellular matrix viscosity: cancer, obesity, diabetes, corticosteroids, somatotropin. Med. Hypothes. 40 (1993) 154–157

134 Stratham, B., A. Y. Finlay, R. Marks: A randomized double-blind comparison of aspirin and dipyridamole combination versus a placebo in the treatment of necrobiosis lipoidica. Acta derm.-venereol. 61 (1981) 270–271

135 Strian, F., M. Haslbeck: Neurologische Erkrankungen. In Mehnert, H., K. Schöffling, E. Standl, K. H. Usadel: Diabetologie in Klinik und Praxis, 3. Aufl. Thieme, Stuttgart 1994 (S. 510–543)

136 Stromberg, L. G., G. J. Ludviggson, B. Bjorksten: Atopic allergy and delayed hypersensitivity in children with diabetes. J. Allergy 96 (1995) 188–192

137 Taniyama, M., K. Kushima, Y. Ben et al.: Simultaneous development of insulin dependent diabetes mellitus and alopecia areata universalis. Amer. J. med. Sci. 301 (1991) 269–271

138 Tate, B. J., J. W. Kelly, H. Rotstein: Scleredema of Buschke: a report of seven cases. Aust. J. Dermatol. 37 (1996) 139–142

139 Taylor, W. B., W. M. Honeycutt: Progressive lipodystrophy and lipoatrophic diabetes: review of the literature and case reports. Arch. Dermatol. 84 (1961) 31–36

140 Thappa, D. M.: Skin tags as markers for diabetes mellitus: an epidemiological study in India. J. Dermatol. 22 (1995) 729–731

141 Toonstra, J.: Bullosis diabeticorum. J. Amer. Acad. Dermatol. 13 (1985) 799–805

142 Tuzun, B., Y. Tuzun, N. Dinccag et al.: Diabetic sclerodactyly. Diabet. Res. clin. Pract. 27 (1995) 153–157

143 Varga, J., S. Gotta, L. Li, S. Sollberg, M. Di Leonardo: Scleroderma adultorum: case report and demonstration of abnormal expression of extracellular matrix genes in skin fibroblasts in vivo and in vitro. Brit. J. Dermatol. 132 (1995) 992–999

144 Veijola, R., M. Knip, L. Risteli et al.: Clinical characteristics and circulating collagen and laminin metabolites in insulin-dependent diabetic children with joint and skin manifestations. Pediat. Res. 33 (1993) 501–505

145 Wilkin, J. K.: Flushing reactions: consequences and mechanisms. Ann. intern. Med. 95 (1981) 468–476

146 Wilson, R. M., D. R. Tomlinson, W. G. Reeves: Neutrophil sorbitol production impairs oxidative killing in diabetes. Diabet. Med. 4 (1987) 37–40

147 Windorfer, A.: Das Syndrom Mauriac. Ergebn. inn. Med. Kinderheilk. 4 (1953) 398–462

148 Wozniak, K. D.: Dermatologische Erkrankungen bei Diabetes mellitus. In Bibergeil, H.: Diabetes mellitus, 3. Aufl. Fischer, Jena 1989 (S. 576–591)

149 Yamagishi, S., T. Abe, T. Sawada: A case of newly diagnosed non-insulin-dependent diabetes associated with immediate-type allergy against human insulin. Horm. Res. 43 (1995) 300–302

150 Zaugg-Vesti, B. R., U. K. Franzeck, C. von Ziegler et al.: Skin capillary aneurysms detected by indocyanine green in type I diabetes with and without retinal microaneurysms. Int. J. Microcirc. 15 (1995) 193–198

151 Zelger, H., H. Hintner, J. Aubock et al.: Acquired perforating dermatosis: transepidermal elimination of DNA material and possible role of leukocytes in pathogenesis. Arch. Dermatol. 127 (1991) 695–700

152 Ziegler, A. G., H. J. Baumgartl, G. Ede et al.: Low pigment skin type and predisposition for development of type 1 diabetes? Diabet. Care 13 (1990) 529–531

153 Ziegler, A. G., E. Staindl: Loss of Ia-positive epidermal Langerhans cells at the onset of type 1 (insulin-dependent) diabetes mellitus. Diabetologica 31 (1988) 632–635

154 Zürcher, K., A. Krebs: Cutaneous drug reactions, 2nd ed. Karger, Basel 1992 (p. 236–241, 290–291)

29 Sexuelle Störungen

M. Neubauer und J. E. Altwein

Das Wichtigste in Kürze

➤ Sexuelle Störungen kommen bei zuckerkranken Männern wesentlich häufiger als in der Allgemeinbevölkerung vor. Etwa die Hälfte der männlichen Diabetiker leidet unter diesem Problem. Ob sexuelle Störungen bei zuckerkranken Frauen infolge des Diabetes mellitus vermehrt auftreten, ist noch unklar.
➤ Das führende Symptom der sexuellen Störungen ist die erektile Dysfunktion. Seltener treten Störungen der Libido und der Ejakulation auf.
➤ Die Ätiologie der sexuellen Störungen bei zuckerkranken Männern ist multifaktoriell. Die Neuropathie und die Angiopathie spielen hierbei die Hauptrolle.

➤ Die Diagnostik der erektilen Dysfunktion ist durch die Einführung der Schwellkörper-Autoinjektionstherapie-(SKAT-)Testung wesentlich erleichtert worden. Vaskuläre Ursachen lassen sich hierdurch relativ einfach von psychischen und neurogenen Faktoren abgrenzen.
➤ Es stehen heute wirksame therapeutische Möglichkeiten wie die Schwellkörper-Autoinjektionstherapie (SKAT) mit vasoaktiven Substanzen, die Anwendung externer Erektionshilfen, die operative Revaskularisation oder die Implantation von Penisprothesen zur Verfügung. Neue Medikamente stehen zur Erprobung an.

Historisches

Störungen der Sexualfunktion sind bei Zuckerkranken beiderlei Geschlechts seit langem bekannt. In der Zeit vor der therapeutischen Verwendung des Insulins waren diabetische Frauen praktisch infertil. Bei zuckerkranken Männern ist bereits im Jahre 1798 von Rollo auf das Vorkommen einer chronischen sexuellen Impotenz hingewiesen worden. Erst mit der Einführung des Insulins in die Therapie hat sich die Fortpflanzungsfähigkeit der Diabetiker wesentlich verbessert. Vorausgesetzt, daß der Diabetes gut eingestellt ist, kann man bei zuckerkranken Frauen heute keine wesentliche Einschränkung der Fertilität mehr feststellen. Dasselbe gilt auch für die Zeugungsfähigkeit diabetischer Männer. Im Gegensatz dazu hat sich allerdings in bezug auf die sexuellen Probleme bei den zuckerkranken Männern wenig geändert. Störungen der Erektion und des sexuellen Verlangens sind auch heute noch eine weitverbreitete Folgekrankheit des Diabetes mellitus.

Sexuelle Störungen bei diabetischen Frauen

Den sexuellen Problemen diabetischer Frauen wurde bisher wesentlich weniger Aufmerksamkeit geschenkt als denen der zuckerkranken Männer. Bei Typ-1-Diabetikerinnen ist die Sexualfunktion offenbar kaum beeinträchtigt. Hingegen wurden bei Typ-2-Diabetikerinnen vor allem Libidoverlust, Anorgasmie (35,2%), erniedrigte vaginale Lubrikation (24%) und abnehmende sexuelle Aktivität gefunden (24, 54). Andere Arbeitsgruppen konnten jedoch diese Befunde nicht bestätigen (25, 65). Auch konnte eine Korrelation der sexuellen Störungen mit schweren neuropathischen Veränderungen nicht nachgewiesen werden (13).

Zusammenfassend ist festzustellen, daß bei zuckerkranken Frauen sexuelle Störungen vorkommen. Ob diese aber diabetischer Genese sind und häufiger als bei gesunden Frauen auftreten, ist noch nicht ausreichend geklärt.

Sexuelle Störungen bei diabetischen Männern

Epidemiologie

Die Interpretation der in der Literatur mitgeteilten Daten über die **Häufigkeit** sexueller Störungen bei zuckerkranken Männern ist problematisch, da bei den meisten Untersuchungen weder exakte Definitionen für die registrierten sexuellen Störungen mitgeteilt noch gesunde Kontrollgruppen eingeschlossen wurden. Die Häufigkeitsangaben schwanken zwischen 10 und 75% (35, 46). Im Mittel leidet etwa die Hälfte aller männlichen Diabetiker an sexuellen Störungen.

Als dominierendes Symptom der sexuellen Störungen wird die **erektile Dysfunktion** genannt. Bei etwa 35–55% der männlichen Diabetiker und 85% der Diabetiker mit sexuellen Störungen bestehen Erektionsstörungen. In einer kontrollierten Studie an 40 männlichen Diabetikern unter 65 Jahren fanden sich Störungen der Erektion sogar bei 77,5%, aber nur bei 15% der physikalisch gesunden Männer (51). In den USA wiesen 1995 nach Angaben des Bureau of Health Statistics 40% aller Männer mit erektiler Dysfunktion einen Diabetes mellitus auf.

Untersuchungen zur Verteilung aller sexuellen Störungen auf einzelne **Altersgruppen** zeigen, daß von den Diabetikern unter 30 Jahren im Mittel 18% an sexuellen Störungen leiden. Mit steigendem Lebensalter besteht eine annähernd lineare Zunahme der Prävalenz. Diabetiker über 60 Jahre weisen mit 71% die höchste Morbiditätsrate auf (41). Entsprechend besteht auch hinsichtlich der erektilen Dysfunktion eine altersabhängige Zunahme. So steigt die Prävalenz bei männlichen Typ-1-Diabetikern von 1,1% zwischen dem 21. und 30. Lebensjahr bis zum 43. Lebensjahr auf 47,1% an (28).

Passagere sexuelle Störungen

Passagere sexuelle Störungen treten immer in engem Zusammenhang mit Stoffwechselentgleisungen auf, sei es bei der klinischen Manifestation des Diabetes oder bei später interkurrierenden Stoffwechselverschlechterungen. Sie werden nur von etwa 4–13% der männlichen Diabetiker angegeben (11, 12). Daß die Störungen eher selten wahrgenommen werden, kann daran liegen, daß sie wegen der Überlagerung durch die schwerere Allgemeinsymptomatik weniger eindringlich oder gar nicht registriert werden. Auffällig ist, daß bei dieser Form ein Nachlassen der sexuellen Libido das am häufigsten geklagte Symptom ist. Erektionsstörungen kommen zwar auch vor, sind jedoch wesentlich seltener. Die passageren sexuellen Störungen sind also abhängig von der Qualität der Behandlung des Diabetes, jedoch weitgehend unabhängig vom Lebensalter sowie von der Art und Dauer der Zuckerkrankheit (23). Da sie sich nach Normalisierung der Stoffwechsellage im allgemeinen rasch wieder zurückbilden, haben sie eine gute Prognose.

Chronische sexuelle Störungen

Die überwiegende Zahl der Diabetiker leidet an der chronischen Form der sexuellen Störungen (47, 52). Prinzipiell können hierbei alle sexuellen Reaktionen qualitativ und quantitativ gestört sein.

Erektile Funktion

Entwicklung: Bei den chronischen sexuellen Störungen der Diabetiker dominiert die erektile Dysfunktion. Typisch ist der schleichende Beginn. Nur etwa 8% berichten über ein plötzliches Einsetzen (31). Das Störungsmuster ist beim einzelnen ziemlich gleichförmig. So ist bei den einen die Erektion initial kräftig, kann aber dann nicht aufrechterhalten werden. Bei anderen ist es schwierig, überhaupt eine Erektion mit ausreichender Rigidität zu erlangen, so daß die Penetration erschwert ist oder nicht gelingt. Anfangs kann die Schwere der erektilen Dysfunktion noch von Mal zu Mal wechseln. Später kommt es in fast allen Fällen über eine unterschiedlich lange Zeitspanne hinweg zu einer progredienten Verschlechterung. Bei längerem Bestehen der Störung erleiden sehr viele Patienten einen kompletten Verlust der erektilen Funktion (66). So fand Schöffling (52), daß 36% der Diabetiker mit sexuellen Störungen infolge einer kompletten erektilen Dysfunktion koitusunfähig waren.

Weitgehende Persistenz, Ubiquität und Irreversibilität: Bei der überwiegenden Mehrzahl der Diabetiker sind die Erektionsstörungen persistent, wie durch eine Follow-up-Studie über 5 Jahre gezeigt werden konnte (36). Sie sind darüber hinaus auch ubiquitär, d. h. in allen sexuellen Situationen und nicht nur bei genitalen Kontakten vorhanden. So kommt es bei den meisten Patienten auch bei audiovisueller Stimulation zu keiner oder einer verminderten Erektion (70). Auch die schlafabhängigen Erektionen (nächtliche Penistumeszenz, NPT) sind gestört. So findet sich während des Schlafs eine hochsignifikante, konsistente Verminderung von Häufigkeit, Dauer und Grad der Erektionen im Vergleich zu gesunden Kontrollpersonen (51). Weiterhin kommen nur bei 49% der impotenten Diabetiker im Gegensatz zu 94% der Diabetiker ohne Potenzstörungen morgendliche Erektionen zustande (7). Auch bei der Masturbation ist die Erektion häufig gestört (47, 52). Die chronische erektile Dysfunktion bei Diabetikern ist also in der Regel persistent, ubiquitär und üblicherweise auch irreversibel.

Sexuelle Libido

Bei fast allen Diabetikern mit chronischen sexuellen Störungen ist anfangs trotz der meist erheblichen Störung der erektilen Funktion das sexuelle Interesse nicht vermindert (31, 47, 52). Untersucht man aber größere Patientenkollektive, dann berichtet doch ein beträchtlicher Teil (28–63%) über eine Verminderung der Libido (16, 23, 35, 41). Die Häufigkeit scheint davon abzuhängen, wie viele Patienten mit längerem Bestehen der sexuellen Störungen in die Untersuchungen eingeschlossen sind. Dieses läßt vermuten, daß die Verminderung der Libido zum Teil als sekundäre psychische Reaktion auf die erektilen Funktionsstörungen zustande kommt. Eine isolierte Verminderung oder ein völliger Verlust des sexuellen Interesses wird bei 13–20% angenommen (38, 41, 52). Dieser Anteil liegt höher als bei Diabetikern ohne sexuelle Dysfunktion, der mit 8% angegeben wird (35). Parallel mit dem Rückgang des sexuellen Interesses sinkt auch die Koitusfrequenz, so daß sich innerhalb von 5 Jahren die wöchentliche Koitusfrequenz von 1,9 auf 0,1 reduziert (66).

Ejakulation

Bei zuckerkranken Männern kommen auch Störungen der Ejakulation vor. Am bekanntesten ist die **retrograde Ejakulation**, die eher selten, nämlich bei weniger als l% der männlichen Diabetiker, auftritt (12, 31, 41). Ihr liegt eine Tonusstörung des inneren Blasensphinkters zugrunde, so daß bei der Ejakulation wegen des dann fehlenden Verschlusses des Blasenhalses ein Teil oder die gesamte Samenflüssigkeit retrograd in die Harnblase ejakuliert wird. Der Urin der ersten postkoitalen Miktion enthält dann massenhaft teilweise noch motile Spermien. Libido, Erektion und Orgasmus können dabei ungestört sein.

Fehlendes Pumpgefühl und Ejaculatio praecox: Mehr als ein Drittel der Diabetiker geben das Fehlen oder eine Verminderung des Pumpgefühls bei der Ejakulation an (16). Das Ejakulat wird nicht pulsartig ausgestoßen, sondern sickert während oder manchmal auch vor dem Orgasmus aus der Harnröhre heraus. Eine Ejaculatio praecox kommt bei 33% der Diabetiker mit Potenzstörungen gegenüber 10% bei Gesunden vor (51).

Orgasmus und Satisfaktion

Bei den Diabetikern mit erektiler Dysfunktion im Alter unter 65 Jahren ist die Orgasmusfähigkeit erhalten. Die sexuelle Satisfaktion ist allerdings reduziert (51).

Ätiologie und Pathogenese

Beziehungen zur Zuckerkrankheit

Die chronischen sexuellen Störungen betreffen sowohl Typ-1- als auch Typ-2-Diabetiker (43). Ältere Untersuchungen gelangten zu dem Schluß, daß sie unabhängig von der Diabetesdauer auftreten (12, 14, 23, 31, 36, 38, 47, 52). In einer neueren Studie wurde allerdings gezeigt, daß 47,1% der Typ-1-Diabetiker nach mehr als 35jähriger Diabetesdauer an Erektionsstörungen leiden (28). Bereits McCulloch u. Mitarb. (36) haben auf eine statistisch signifikante Korrelation mit der Qualität der Stoffwechselkontrolle hingewiesen. Dieses wurde auch durch eine neuere Untersuchung von Bemelmans u. Mitarb. (2) bestätigt, die anhand von Messungen des Blutzuckers und des glykosylierten Hämoglobins feststellten, daß bei Diabetikern mit erektiler Dysfunktion im Vergleich zu sexuell nicht gestörten zuckerkranken Männern eine dauerhaft schlechtere Diabeteseinstellung vorhanden war. Keine Beziehungen wurden dagegen zur Art der antidiabetischen Behandlung (31, 36, 38, 52) und zur benötigten Insulinmenge (31, 53) festgestellt. Chronische sexuelle Störungen können bereits in den Vorstadien der Zuckerkrankheit vorkommen (31, 51).

Psychische Faktoren

Formen: Psychische Faktoren sind bei weniger als 15% der stoffwechselgesunden Männer für das Auftreten sexueller Störungen verantwortlich (57). Untersuchungen von Jensen (23) zeigten, daß bei Diabetikern in nicht unerheblichem Maße Angst vor zukünftigen diabetischen Komplikationen, Depression wegen der Restriktionen im Alltagsleben, Existenzangst, Müdigkeit infolge einer Stoffwechseldysregulation sowie ein vermindertes Selbstwertgefühl weit verbreitet sind. Dazu kommen bei Diabetikern natürlich auch erkrankungsabhängige und -unabhängige Partnerschaftskonflikte vor.

Überlappung von psychischen und organischen Faktoren: Mehrere Arbeitsgruppen haben versucht, eine möglichst exakte Abgrenzung psychogener sexueller Störungen von solchen organischer Genese vorzunehmen, indem sie neben einer eingehenden Sexualanamnese noch umfangreiche psychologisch-psychiatrische, neurophysiologische, angiologische und endokrinologische Untersuchungsverfahren durchführten. Teilweise wurde auch die Registrierung der nächtlichen Penistumeszenz als Kriterium für eine psychogene Impotenz herangezogen, was heute nicht mehr zulässig ist (60). Aufgrund dieser Untersuchungen ist bei durchschnittlich 20% der impotenten Diabetiker (9–39%) eine primär psychogene Ursache zu postulieren (11, 33). Die Häufigkeitsangaben sind allerdings problematisch, da einerseits eine exakte Abgrenzung zwischen Psychogenese und Organogenese immer noch schwierig ist und andererseits psychische Störungen sekundär auftreten können. Letzteres wird durch eine Untersuchung von Kockott (30) bestätigt, der festgestellt hat, daß Diabetiker mit organisch bedingten Erektionsstörungen im Gegensatz zu gleichaltrigen Normalpersonen viel häufiger über Erwartungsangst berichten, wenn sie sich vorstellen, sexuellen Kontakt zu haben. Er zieht daraus den Schluß, daß die durch den Diabetes bedingten Erektionsstörungen zu Sexualängsten führen, die die Problematik mit aufrechterhalten können. Deshalb bestehen oft Überlappungen von psychischen und organischen Ursachen. Veves u. Mitarb. (67) haben mitgeteilt, daß bei der Entstehung der erektilen Dysfunktion von 110 Diabetikern psychische Ursachen bei 1,1% als alleiniger Grund, bei 24% als eine wesentliche Ursache und bei 17% als beteiligender Faktor festzustellen waren.

Endokrine Faktoren

Bei erwachsenen Männern steuert das **Testosteron** die Libido. Für die Erektion hat Testosteron einen fördernden Effekt, scheint jedoch nicht essentiell notwendig zu sein. Testosteron reguliert jedoch die nichterotischen Erektionen im Schlaf und begünstigt die Reflexerektion.

Schon frühzeitig war der Frage nachgegangen worden, ob nicht ein Androgenmangel den sexuellen Störungen bei Diabetikern zugrunde liege. Unterstützt worden war diese Annahme durch den Nachweis eines verminderten Ejakulatvolumens, einer verminderten Spermienbeweglichkeit

(42, 52) sowie einer Erniedrigung der testosteronabhängigen Fructosekonzentration im Spermaplasma (42, 52). Weiterhin wurden bei histologischen Untersuchungen der Hodenbiopsien von zuckerkranken Männern mit sexuellen Störungen auffällige morphologische Veränderungen im Sinne disseminierter, manchmal bis zur kompletten Hyalinisierung führender Atrophien der Tubuli seminiferi sowie Spermiogenesestörungen mit einem Reifungsstillstand im Stadium der Spermatozyten 1. Ordnung gefunden (17, 53). Die Leydig-Zellen wurden bei diesen Untersuchungen nicht als vermindert oder strukturell verändert beschrieben, wiewohl ultrastrukturelle Schädigungen nicht auszuschließen sind (14, 17).

Entgegen den früheren Annahmen haben die Messungen des Testosterons im Serum bei Diabetikern mit sexuellen Störungen überwiegend normale Werte ergeben (14, 31, 41, 66). Mehrfach wurde aber darauf hingewiesen, daß die Konzentrationen des Gesamttestosterons (10, 33, 41, 66) und des freien, biologisch aktiven Testosterons (39) überzufällig häufig im unteren Normbereich zu finden sind. Die Korrelation der Testosteronwerte von sexuell gestörten Diabetikern mit dem Lebensalter zeigt, daß das Testosteron bereits jenseits des 40. Lebensjahres in den unteren Normbereich absinkt, während dies bei Gesunden erst nach dem sechzigsten Lebensjahr geschieht (41). Absolut erniedrigte Testosteronkonzentrationen werden allerdings nur sehr selten gefunden und sollten Anlaß zur Suche nach anderen endokrinen Erkrankungen sein.

Nach maximaler Stimulation der Leydig-Zellen mit Choriongonadotropin erfolgt bei Diabetikern mit sexuellen Störungen in der Regel ein normaler Testosteronanstieg (41), so daß eine primäre Schädigung der Leydig-Zellfunktion auszuschließen ist.

Gonadotropine und Prolactin: Auch die Messung der hypophysären Gonadotropine LH und FSH ergab bei der Mehrzahl der Untersuchungen Werte im Normbereich (10, 41). Ebenso war die Stimulation von LH und FSH durch LHRH normal (10, 41). Da auch erhöhte Prolactinkonzentrationen zu sexuellen Störungen führen können, wurden bei Diabetikern mit sexueller Dysfunktion die basalen und TRH-stimulierten Prolactinwerte untersucht. Es ließen sich jedoch keine Veränderungen nachweisen (41).

Nervale und muskulokavernöse Faktoren

Physiologie der Erektion: Die Erektion vollzieht sich in 5 Phasen: Latenz, Tumeszenz, Erektion, Rigidität und Detumeszenz. Sie ist ein hämodynamisches Phänomen, das durch neurale Mechanismen gesteuert wird. Es sind psychogene, reflexogene sowie nächtliche bzw. morgendliche Erektionen abzugrenzen, die eine unterschiedliche nervale Steuerung aufweisen (60). Die psychogenen Erektionen erfolgen durch zentrale Impulse und die reflexogenen Erektionen spinal-reflektorisch nach afferenten Impulsen via N. dorsalis penis und N. pudendus über das parasympathische Erektionszentrum im Sakralmark (S2–S4). Dagegen werden die nächtlichen und morgendlichen Erektionen durch zentrale Impulse über das sympathische thorakolumbale Erektionszentrum (Th11–L2) hervorgerufen.

Die autonome parasympathische und sympathische Innervation steuert das vaskuläre System des Penis. Die Erektion wird ausgelöst durch Relaxation der kavernösen glatten Muskelzellen. Hierbei stimulieren cholinerge autonome Nervenfasern über den Neurotransmitter Acetylcholin die Endothelzellen der kavernösen Lakunarräume zur Freisetzung des Endothelium-derived relaxing factor (EDRF), von dem man weiß, daß er dem Stickoxid (NO) entspricht. NO scheint auch dem postulierten nichtadrenerg-nicht-cholinergen (NANC) Neurotransmitter zu entsprechen (29). Eine weitere endogene, die glatten kavernösen Muskelzellen relaxierende Substanz ist das vasoaktive intestinale Polypeptid (VIP), das somit ebenfalls proerektil wirkt (19). Die Detumeszenz des erigierten Penis wird durch sympathische Nervenfasern ausgelöst, die durch Stimulation der α-Rezeptoren eine Kontraktion der kavernösen Muskelfasern hervorrufen. Dabei wird vom Endothel der kavernösen Sinus der Wachstumsfaktor Endothelin 1 zur Vasokonstriktion parakrin sezerniert (50).

Zusammenhang zwischen Neuropathie und sexueller Dysfunktion: Aufgrund der komplexen nervalen und vaskulären Abläufe ist die erektile Funktion beim Mann generell störanfällig. Da die Neuropathie bei Diabetikern neben den somatischen peripheren Nerven auch das autonome Nervensystem erfaßt, liegt es nahe anzunehmen, daß zwischen diabetischer Neuropathie und Erektionsstörungen von zuckerkranken Männern ein kausaler Zusammenhang besteht.

Nach den Angaben in der Literatur liegt die Häufigkeit des Zusammentreffens von peripherer somatosensibler Neuropathie und sexueller Dysfunktion bei Diabetikern zwischen 54 und 95% (12, 34). Dagegen ist eine periphere Neuropathie bei Diabetikern ohne sexuelle Dysfunktion nur bei 12–44% vorhanden (2, 12).

Prüfung der Harnblasenfunktion: Die Funktion des autonomen Nervensystems im Beckenbereich ist nicht direkt zu prüfen. Man ist deshalb auf indirekte Untersuchungen angewiesen. Besonders interessant ist in dieser Hinsicht die Prüfung der Harnblasenfunktion, da ihre nervale Versorgung sympathisch aus den Segmenten Th10–L2 und parasympathisch aus den Segmenten S2–S4 erfolgt und mit der für die Erektion nahezu identisch ist. Die neuropathischen Funktionsstörungen der Harnblase verlaufen häufig asymptomatisch und zeigen sich in Form eines verminderten Blasenfüllungsgefühls, verbunden mit einer Zunahme der Blasenkapazität und einer verminderten Detrusorkontraktilität (60). Es konnte mittels zystometrischer Untersuchungen bestätigt werden, daß bei etwa 80% der Diabetiker mit erektiler Dysfunktion gleichzeitig auch eine Blasenfunktionsstörung besteht (12). Außerdem wurde in einem sehr hohen Prozentsatz der impotenten Diabetiker eine verminderte Uroflow-Rate festgestellt (8).

Aber auch mit **anderen neurophysiologischen Untersuchungsverfahren** des Nervensystems im Genitalbereich wurden bei Diabetikern mit erektiler Dysfunktion in vermehrtem Maße pathologische neurologische Veränderungen nachgewiesen: So wird berichtet über eine Verzögerung der Leitgeschwindigkeit des N. dorsalis penis (27), über eine Verlängerung der Bulbospongiosusreflex-Latenzzeit (26), über Störungen der somatosensibel evozierten Potentiale des N. pudendus (3) sowie über einen gestörten urethroanalen Reflex (2). Weiterhin wurde festgestellt, daß die Relaxation der kavernösen glatten Muskelzellen nach elektrischer Stimulation der autonomen Nervenfasern des Penis vermindert ist (49). Mittels kavernöser Elektromyographie (SPACE = single potential analysis of cavernous electric activity) konnte eine signifikante Veränderung der elektrischen Aktivität der glatten Muskelfasern in den Corpora cavernosa als Zeichen der autonomen Dysfunktion und der Degeneration der kaver-

nösen glattmuskulären Strukturen nachgewiesen werden (59). Etwa 20–40% der impotenten Diabetiker weisen eine kavernöse autonom-neurogene Schädigung auf (60).

Pathologisch-anatomischer Befund: Die ausgeprägte Neuropathie der autonomen Nervenfasern und die fibrotische Degeneration der Muskelzellen im Bereich der Corpora cavernosa bei impotenten Diabetikern bestätigten auch histologische Untersuchungen (15, 26). Die Neuropathie der autonomen Nervenfasern ist dabei besonders ausgeprägt und scheint der der somatosensiblen Fasern vorauszugehen (4).

Pathophysiologische Befunde: Im Penisgewebe von Diabetikern mit erektiler Dysfunktion, das bei der Implantation von Penisprothesen gewonnen wurde, konnte auch gezeigt werden, daß die endothelabhängige Relaxation der kavernösen glatten Muskulatur via Acetylcholin und NO wesentlich schwächer ist als bei Nichtdiabetikern mit Erektionsstörungen, während die endothelunabhängige Relaxation durch Papaverin und Nitroprussidnatrium bei beiden Gruppen normal ausfällt (49). Weiterhin wurde bei Diabetikern mit erektiler Dysfunktion eine Verminderung des proerektil wirkenden VIP nachgewiesen (19).

Außer der Erektion können durch die Neuropathie auch die Funktionsabläufe der **Ejakulation** gestört werden. Als Folge einer Dysfunktion sympathischer autonomer Nervenfasern tritt bei einigen Diabetikern eine retrograde Ejakulation auf (S. 524).

Bedeutung nervaler und muskulokavernöser Veränderungen: Faßt man die Ergebnisse der zahlreichen neurologischen Untersuchungen zusammen, scheint eindeutig gesichert zu sein, daß die Neuropathie eine ganz wesentliche Bedeutung für die Entwicklung der erektilen Dysfunktion bei zuckerkranken Männern hat. Bei impotenten Diabetikern sind sowohl die somatosensiblen als auch die somatomotorischen und autonomen Qualitäten gestört, und zwar wesentlich häufiger und schwerer als bei impotenten stoffwechselgesunden Männern und bei Diabetikern ohne Potenzstörungen. Neben den autonom-neurogenen sind auch die endothelabhängigen Mechanismen für die Relaxation der glatten kavernösen Muskulatur beeinträchtigt. Insgesamt dürfte die Neuropathie bei mehr als der Hälfte der impotenten Diabetiker den wesentlichen Beitrag für die Entwicklung der erektilen Dysfunktion leisten.

Vaskuläre Faktoren

Physiologie und Risikofaktoren: Die wichtigsten hämodynamischen Voraussetzungen für eine normale Erektion bestehen in der starken Zunahme des arteriellen Bluteinstroms in den Penis, in der Relaxation der glattmuskulären Strukturen der Corpora cavernosa und in der Erhöhung des venösen Ausströmungswiderstandes. Letzteres erfolgt durch Kompression der subtunikal gelegenen intermediären Venolenplexus infolge der starken Ausdehnung der Schwellkörpersinusoide gegen die nur begrenzt dehnbare Tunica albuginea. Diese Funktionsabläufe können auch beim gesunden Mann durch typische Alterungsprozesse im Rahmen der Arteriosklerose beeinträchtigt werden. Risikofaktoren wie inhalierendes Rauchen, Hyperlipoproteinämie und arterielle Hypertonie beschleunigen bekanntermaßen diese Entwicklung. So geht man heute davon aus, daß eine erektile Dysfunktion beim gesunden Mann zum überwiegenden Teil organischer Genese ist, wobei die vaskulären Veränderungen dabei eine wichtige Rolle spielen.

Zusammenhang zwischen diabetischer Angiopathie und sexueller Dysfunktion: Auch der Diabetes mellitus stellt mit seinen angiopathischen Folgekrankheiten, der Makroangiopathie und der Mikroangiopathie, ein bedeutsames Gefäßrisiko dar. Insofern liegt es nahe, Zusammenhänge zwischen den diabetischen Gefäßerkrankungen und dem gehäuften Vorkommen der erektilen Dysfunktion bei Diabetikern zu vermuten. Mittlerweile bestätigen die Ergebnisse vieler Untersuchungen diese Verknüpfung. So fanden sich unter Patienten mit schwerer vaskulärer Gefäßkrankheit nur 29% Nichtdiabetiker, dagegen fast 59% impotente Diabetiker (21).

Die Auswertung **arteriographischer Untersuchungen** bei impotenten Diabetikern zeigte im Gegensatz zu sexuell nicht gestörten Diabetikern eine größere Anzahl und einen höheren Schweregrad an Stenosen im Bereich der A. iliaca interna und der A. pudenda (21). Blutflußmessungen mittels Ultraschall-Doppler-Technik in den Penisarterien von Diabetikern mit erektiler Dysfunktion ergaben bei 70–96% abnorme Strömungsbefunde und bei 60% sogar komplette Verschlüsse. Insulinabhängige Diabetiker zeigten dabei ein stärkeres Ausmaß der arteriellen Insuffizienz (26).

Pathologische Anatomie und Kavernosographie: Histologische Untersuchungen von Biopsien aus den Schwellkörpern impotenter Diabetiker, welche bei der chirurgischen Implantation von Penisprothesen gewonnen wurden, zeigten als auffälligste Befunde eine Fibrose nicht nur in den Wänden der kleinen Penisgefäße, sondern auch perivaskulär, perineural und im erektilen Gewebe. Lokal und diffus waren die glatten Muskelfasern und das elastische Gewebe der Corpora cavernosa durch fibroproliferative Strukturen ersetzt (26). Diese fibrotischen Veränderungen sind geeignet, die für eine ausreichende Erektion und Rigidität des Penis erforderliche maximale Blutfüllung der Schwellkörper zu behindern und dadurch eine erektile Dysfunktion zu verursachen. Die verminderte Hemmung des venösen Abflusses führt zu dem Phänomen eines venösen Lecks. Ein solches konnte mittels Kavernosographie unter induzierter Erektion bei 16 bzw. 47% der impotenten Diabetiker nachgewiesen werden (9, 63).

Weitere Untersuchungen: Der diabetischen Mikroangiopathie wird im Hinblick auf die Entstehung der erektilen Dysfunktion bei Diabetikern keine große Bedeutung zugemessen. So zeigten sich keine Zusammenhänge zwischen den sexuellen Störungen und einer Nephropathie (14, 35, 36). Eine größere Anzahl von Untersuchern konnte auch keine Beziehung zwischen erektiler Dysfunktion und der Retinopathie nachweisen (12, 14, 16, 24, 47). Allerdings steht diesem eine 5-Jahres-Verlaufsbeobachtung gegenüber, die allerdings doch einen signifikanten Zusammenhang zwischen Erektionsstörungen und Retinopathie aufzeigen konnte (36).

Bedeutung der Gefäßveränderungen: Die angiologischen Untersuchungsbefunde machen deutlich, daß Gefäßveränderungen für die Entstehung der erektilen Dysfunktion bei Diabetikern im Vergleich zu der bei Nichtdiabetikern eine zumindest gleich große Rolle spielen. Grundsätzlich kann man sagen, daß die hämodynamischen und morphologischen Gefäßveränderungen bei Diabetikern qualitativ denen der Nichtdiabetiker entsprechen, bei zuckerkranken Männern jedoch zeitlich viel früher, quantitativ häufiger und in einem wesentlich schwereren Ausmaß auftreten.

Zusammenfassende Bewertung der Ätiopathogenese

Die heutigen Vorstellungen zur Ätiologie und Pathogenese lassen sich wie folgt zusammenfassen:

Den chronischen sexuellen Störungen von Diabetikern, bei denen die erektile Dysfunktion führendes Symptom ist, liegt ähnlich wie denjenigen von Stoffwechselgesunden ein **multifaktorielles Geschehen** zugrunde. Alle Faktoren, die auch beim stoffwechselgesunden Mann zur Entstehung der sexuellen Störungen beitragen, können prinzipiell auch beim Diabetiker wirksam sein. Zwischen dem Auftreten der chronischen sexuellen Störungen und dem Lebensalter besteht ganz eindeutig eine enge Korrelation, wie dies nach neueren Untersuchungen wohl auch für die Qualität der Diabeteseinstellung gilt.

Psychische Ursachen und psychoreaktive Komponenten kommen bei Diabetikern als Auslöser der sexuellen Störungen mindestens ebenso häufig wie bei Stoffwechselgesunden vor. Die endokrinen Normabweichungen sind diskret. Sie könnten allenfalls für die Störungen der sexuellen Libido verantwortlich sein. Für die Entstehung der erektilen Dysfunktion bei diabetischen Männern kommt den diabetestypischen Folgekrankheiten, nämlich der Neuropathie und der Angiopathie, eine entscheidende kausale Bedeutung zu. Bei Diabetikern spielen die neuropathischen Störungen eine wesentlich größere Rolle als bei stoffwechselgesunden Männern. Vaskuläre Schädigungen kommen bei Diabetikern ebenso wie bei Stoffwechselgesunden als Ursache der erektilen Dysfunktion in Frage. Sie treten bei Diabetikern jedoch in einem früheren Lebensalter auf und sind in schwererer Form vorhanden. Neurologische und vaskuläre Ursachen kommen sehr häufig kombiniert vor (Kap. 20).

Glykosylierung: Aufgrund der Ergebnisse der DCCT-Studie (61) ist gesichert, daß für die Mehrzahl der diabetischen Folgekrankheiten die persistierende Hyperglykämie verantwortlich ist. Die Pathogenese ist jedoch noch weitgehend unklar. In jüngster Zeit wird einem Pathomechanismus besondere Aufmerksamkeit geschenkt, der geeignet ist, das Verständnis der pathologischen Zusammenhänge bei der Entwicklung der diabetischen Folgekrankheiten aufzuhellen. Es handelt sich um das Phänomen der Glykosylierung, bei der nach einer Folgeserie chemischer Reaktionen die AGE (advanced glycosylation endproducts) entstehen. AGE interagieren irreversibel mit spezifischen Rezeptoren an Endothelzellen, Monozyten/Makrophagen, glatten Muskelzellen, Fibroblasten und Nervenzellen, beeinflussen die strukturellen und funktionellen Eigenschaften von Proteinen und führen dadurch zu einer stärkeren Vernetzung und Rigidisierung von bindegewebigen Strukturen. Hierdurch resultieren Schädigungen der Scheidenproteine der peripheren Nerven, vaskuläre Alterationen mit Störungen der NO-abhängigen Gefäßdilatation, eine Förderung der Arteriosklerose und eine Verdickung der Basalmembran (1). Diese Glykosylierungsprozesse laufen auch beim Gesunden ab und sind offenbar für den physiologischen Alterungsprozeß verantwortlich. Bei Diabetikern werden sie unter dem Einfluß der Hyperglykämie akzeleriert und treten damit bei diesen wesentlich früher und bedeutend schwerer als bei Stoffwechselgesunden auf. Die AGE führen zu strukturellen und funktionellen Veränderungen, wie sie für die Folgekrankheiten und auch für die erektile Dysfunktion der Diabetiker typisch sind. Wenngleich bisher nur relativ spärliche Ergebnisse über die klinischen

Auswirkungen der AGE vorliegen, scheint diesem Pathomechanismus eine zentrale Bedeutung bei der Entstehung der diabetischen Folgekrankheiten zuzukommen. Die AGE könnten spekulativ auch die Grundlage für die Entstehung der chronischen erektilen Dysfunktion bei Diabetikern darstellen.

Differentialdiagnose

Da sich die sexuellen Störungen bei Diabetikern symptomatologisch nicht von denen bei anderen Erkrankungen unterscheiden und bei Diabetikern natürlich auch Zweiterkrankungen, die ihrerseits mit sexuellen Störungen einhergehen, vorliegen können, sind immer sehr sorgfältige differentialdiagnostische Erwägungen erforderlich.

Die **Krankheiten** und Krankheitsfolgen, bei denen sexuelle Störungen auftreten können, sind zahlreich. In Frage kommen beispielsweise: fortgeschrittene Arteriosklerose, arterielle Hypertonie, zerebrovaskuläre Erkrankungen, Parkinson-Syndrom, multiple Sklerose, Spina bifida, Psychosen, Depression, fortgeschrittene chronische Niereninsuffizienz, schwere Leberkrankheiten, Hämochromatose, Hypogonadismus, Tumoren der Hypophyse, Hypothyreose und außerdem lokale Störungen wie die Induratio penis plastica oder angeborene genitale Fehlbildungen sowie schließlich auch die Folgen bestimmter Operationen wie radikale Prostatektomie, Rektumamputation und Zystektomie.

Medikamente und Noxen: Auch Medikamente können bekanntlich sexuelle Störungen verursachen. Hierzu gehören: Antihypertonika wie Clonidin, Methyldopa, Reserpin, Phenoxybenzamin, aber auch die nicht nur als Antihypertonika eingesetzten β-Blocker, ferner Benzodiazepine, Phenothiazine, Haloperidol, trizyklische Antidepressiva, Anticholinergika, Immunsuppressiva, Cimetidin, Bezafibrate, Spironolacton, Östrogene, Gestagene und Antiandrogene. Schließlich können auch andere, teilweise weit verbreitete Noxen, wie der Alkoholabusus, starkes inhalierendes Rauchen und der Konsum von Drogen, sexuelle Störungen hervorrufen.

Diagnose

Bei der routinemäßigen Untersuchung von Diabetikern werden sexuelle Störungen oft nicht spontan angegeben. Wenn Sexualstörungen geklagt oder erfragt wurden, sollten nur dann weiterführende Untersuchungen vorgenommen werden, wenn der Patient es wünscht. Nicht jede Funktionsstörung wird subjektiv als behandlungsbedürftig erlebt.

Zur **Basisdiagnostik** gehört eine sorgfältige Erhebung der Allgemeinanamnese unter besonderer Berücksichtigung der Medikamenteneinnahme sowie eine Sexualanamnese, gegebenenfalls unter Einbeziehung der Partnerin. Dabei ist zu klären, ob ein drastischer Rückgang der Libido und der Koitusfrequenz innerhalb eines umschriebenen Zeitraums eingetreten ist. Außerdem ist nach spontanen nächtlichen und morgendlichen Erektionen zu fragen. Bei Erektionsstörungen sind folgende Klassifikationskriterien zu ermitteln:

➤ primäre, d. h. schon immer bestehende, oder sekundäre, d. h. nach zunächst normaler sexueller Funktion auftretende Erektionsstörung,
➤ akutes Auftreten oder chronische Entwicklung,
➤ Auftreten aktbezogen (z. B. nur beim Koitus, nicht bei der Masturbation), partnerbezogen oder situationsbezogen,

➤ Qualität der Erektion (Immissio penis möglich, manuelle Hilfe erforderlich, vorzeitige Erschlaffung nach maximaler Erektion),
➤ Ejakulationsstörungen beispielsweise als Ejaculatio praecox (nicht selten Folge einer Überstimulation), E. tarda (partnerbezogen), E. deficiens (z. B. prostatogen, α-Blocker) oder E. dolens (Prostatitis),
➤ mögliche Änderung hinsichtlich des Orgasmusempfindens.

Weiterhin gehört eine körperliche Untersuchung unter Einbeziehung der Genitalien, eine eingehende neurologische Untersuchung sowie die Bestimmung der routinemäßigen Laborwerte zum Basisprogramm. Ergänzt werden sollten die Laborparameter noch durch die Bestimmung von Testosteron, LH, Prolactin und der Schilddrüsenhormone zum Ausschluß einer endokrinen Begleiterkrankung.

Unterscheidung zwischen psychogenen und organischen Störungen: Ein wichtiges Ziel bei den weiteren Untersuchungen ist es, die rein psychogenen sexuellen Störungen von den organischen zu differenzieren. Als Entscheidungshilfe wurde früher oft die Messung der nächtlichen Penistumeszenz (NPT), z. B. mit dem RigiScan, herangezogen. Man war der Ansicht, daß eine psychogene Impotenz immer dann anzunehmen sei, wenn die NPT normal ausfiel. Wegen unsicherer Normalwerte wird die Klassifizierung nach dieser Methode heute nicht mehr akzeptiert (60). Leider schließt auch der Nachweis von Symptomen diabetestypischer organischer Schädigungen bei Diabetikern mit erektiler Dysfunktion eine primär psychische Genese nicht in jedem Falle aus. Insofern sind eingehende psychologische Untersuchungen erforderlich, um den psychischen pathogenetischen Beitrag sicher zu erfassen. Hierzu werden standardisierte Persönlichkeitstestverfahren wie das Minnesota Multiphasic Personality Inventory (MMPI) und das Freiburger Persönlichkeitsinventar (FPI) eingesetzt (40).

SKAT und Doppler-Sonographie: Das Programm zur Klärung der Organogenese ist nach den Empfehlungen der Konsensuskonferenz der National Institutes of Health im Jahre 1993 vereinfacht worden (40). Die wesentliche Untersuchungsmethode ist die SKAT-(Schwellkörper-Autoinjektionstherapie-)Testung. Ihr praktischer Vorteil besteht darin, relativ einfach und schnell die nichtvaskulären von den vaskulären Formen der erektilen Dysfunktion abgrenzen zu können. Die SKAT-Testung ermöglicht eine globale Beurteilung der kavernösen Funktion. Man erhält Auskunft über die arterielle Versorgung des Penis, die Kompetenz der kavernösen Muskulatur und den venösen Verschluß (57). Zur SKAT-Testung werden vasoaktive Substanzen in standardisierter Form in eines der beiden Corpora cavernosa injiziert. Zur Anwendung kommen entweder 25 mg Papaverinhydrochlorid (Paveron) oder 5 mg Alprostadil (Prostavasin) in 0,9% Kochsalzlösung oder 15 mg/ml Papaverinhydrochlorid plus 0,5 mg/ml Phentolaminmesilat (Androskat). Über Risiken (prolongierte Erektion, Schmerz und nicht vorhandene Zulassung durch das Bundesinstitut für Arzneimittel und Medizinprodukte) ist schriftlich aufzuklären. Die Dosis, die für eine normale Erektion notwendig ist, liegt bei psychogener und neurogener Impotenz wesentlich niedriger als bei primär vaskulären Problemen.

Mit der Doppler-Duplexsonographie läßt sich die Kapazität der Penisarterien beurteilen. Erst in Kombination mit der SKAT-Testung hat sie diagnostische Relevanz. Verkürzt formuliert ist eine vaskuläre Ursache der erektilen Dysfunktion anzunehmen, wenn der Peak flow < 25 cm/s und die Kaliberzunahme der Aa. cavernosae < 75% sind (37).

Ein wesentlicher Nutzen der SKAT-Testung ist auch, daß die invasive und hochselektive Kavernosographie (röntgenologische Darstellung des Blutflusses im Penis während pharmakologisch induzierter Erektion) für die Lokalisation und Bestimmung des hämodynamischen Wirkungsgrades eines venösen Lecks nur bei Patienten mit negativem SKAT-Test in einer dritten diagnostischen Stufe durchgeführt werden muß (60). Die letztere Untersuchung hat damit nur noch eine Bedeutung bei der Vorbereitung rekonstruktiver operativer Maßnahmen.

Die SKAT-Testung hat somit bei den Patienten mit erektiler Dysfunktion eine multidisziplinäre Abklärung, welche einen hohen Kosten- und Zeitaufwand erfordert, entbehrlich gemacht.

Therapie

Passagere sexuelle Störungen

Bei sexuellen Störungen, die im Verlauf einer längerfristig schlechten Diabeteseinstellung auftreten, sollte zunächst die Stoffwechellage optimiert werden. Handelt es sich um die passagere Form sexueller Störungen, werden sie unter der besseren Stoffwechselkontrolle rasch wieder verschwinden.

Chronische sexuelle Störungen

Ursachenforschung als Voraussetzung: Von den chronischen sexuellen Störungen ist bekannt, daß sie durch eine kurzfristige Optimierung der Stoffwechseleinstellung nicht gebessert werden können. Steht die Erektionsstörung im Zentrum der chronischen sexuellen Dysfunktion, dann ist primär zu prüfen, ob sie diabetogen oder diabetesassoziiert, d. h. durch Konkurrenzursachen in Form von Medikamenten oder anderen Risikofaktoren wie Hochdruck, Rauchen usw., entstanden ist. Sollten andere Ursachen in Frage kommen, hat deren Beseitigung oder Behandlung natürlich Vorrang.

Beim Management der diabetogenen erektilen Impotenz bewährt sich das in Tab. 29.**1** zusammengefaßte Entscheidungskalkül.

Tabelle 29.**1** Indikation zu den verschiedenen Maßnahmen bei erektiler Impotenz

SKAT-positiv	SKAT-negativ	
neurogen – arteriell –	gemischt arteriell/venös – kavernös	
konservativ	Revaskularisation	Penisprothese

Psychotherapie: Wenn die Voruntersuchungen gesicherte Hinweise für eine psychische Genese ergeben haben, sollten die Indikation und die Eignung für eine Psychotherapie durch einen auf diesem Gebiet erfahrenen Psychotherapeuten geprüft werden. Zur Anwendung kommen können gesprächstherapeutische, paartherapeutische oder psychoanalytische Verfahren.

Orale Medikation: Oral wirksame Medikamente zur Behandlung der erektilen Dysfunktion sind spärlich und nur mäßig wirksam. Bei Versagens- oder Erwartungsangst ist der Einsatz des präsynaptischen α_2-Blockers Yohimbin (3mal 5 mg, dann 3mal 10 mg/Tag) adjuvant vertretbar. Aphrodisiaka und Testosteron sind bei erektiler Dysfunktion nutzlos. Allenfalls kann eine Testosterontherapie bei Libidostörungen einen Effekt haben (14, 69). „Uroselektive" α_1-Blocker (Terazosin, Doxazosin, Alfuzosin, Tamsulosin) sind ungenügend wirksam, können dazu noch vereinzelt Ejakulationsstörungen verursachen. Von dem trizyklischen Antidepressivum Tradozon ist auch bei Diabetikern eine proerektile Wirkung beschrieben, wobei hierbei weniger die α-adrenerge Blockade, sondern ein serotoninerger Effekt wirksam zu sein scheint. Hochselektive Serotonin-1c-Agonisten sind in der Entwicklung (18). In letzter Zeit hat der von der Pfizer-GmbH entwickelte Phosphodiesterase-Hemmer Sildenafil (Viagra) für weltweites Aufsehen gesorgt. Die Substanz verbessert signifikant die Erektion, und dies offenbar auch bei Diabetikern mit erektiler Dysfunktion.

SKAT (Schwellkörper-Autoinjektionstherapie): Sie ist die Standardtherapie bei Patienten mit organogenen, auch diabetogenen Erektionsstörungen. Seit Einführung der intrakavernösen Pharmakotherapie in den Jahren 1982/83 konnten sukzessiv leistungsfähige Behandlungskonzepte etabliert werden. Das Prinzip dieser Behandlung ist, daß die Injektion vasoaktiver Substanzen in die Corpora cavernosa zu einer Zunahme des arteriellen Inflows in den Penis über eine relaxationsbedingte Widerstandsverminderung in den kavernösen Schwellräumen und damit zu einer Erektion führt. Von diesen Substanzen werden heute in praxi nur das glattmuskuläre Relaxans Papaverin, der α-adrenerge Blocker Phentolamin und das Prostaglandin E_1 Alprostadil eingesetzt. Der in der SKAT geprüfte α_1-Blocker Thymoxamin, der Vasodilatator VIP und das Stoffwechselprodukt des antianginös wirkenden Molsidomins, Linsidomin oder SIN-1, das NO aus dem sinusoidalen Endothel freisetzt, sind schwächer proerektil als die oben genannten gefäßaktiven Standardsubstanzen (5).

In der Praxis kann die SKAT beim impotenten Diabetiker mit der Kombination Papaverinhydrochlorid und Phentolaminmesilat (Androskat) oder mit Alprostadil (Prostavasin, Caverjet) durchgeführt werden. Androskat kann bei unzureichender Wirkung mit Alprostadil gemischt in Form des Präparates Trimix verabfolgt werden (5). Vom Bundesinstitut für Arzneimittel und Medizinprodukte in Berlin sind alle diese Präparate nicht für die SKAT zugelassen. Dagegen ist von der Food and Drug Administration (USA) die Anwendung von Caverjet sowie in Holland und Österreich die von Androskat genehmigt. Für die Durchführung der SKAT ist deshalb eine schriftlich dokumentierte Aufklärung erforderlich.

Die zur Erzeugung einer Tumeszenz oder rigiden Erektion erforderliche Dosis ist dabei individuell zu ermitteln. Rein neurogene Läsionen sind bereits durch Minimaldosen vasoaktiver Substanzen voll zu kupieren. Gefäßbedingte Erektionsstörungen erfordern höhere Dosen. Ein gewisser Teil der Patienten erweist sich als Nonresponder. Bei Nonresponse ist das Vorliegen eines arteriell-vaskulär bedingten oder primären Schadens des Erfolgsorgans wahrscheinlich, was sich röntgenologisch als venöses Leck präsentiert (58).

Bei der SKAT wird mit einer ultradünnen Insulinkanüle in der Nähe der Peniswurzel eine vasoaktive Substanz intrakavernös injiziert. Nach 5–20 Minuten entwickelt sich eine Erektion, meistenteils mit voller Rigidität. Durch Dosisvariationen wird eine Erektionsdauer von 30–90 Minuten angestrebt. In Deutschland wird Papaverin zur SKAT nicht mehr so häufig eingesetzt, da sich Narben an den Injektionsstellen in den Schwellkörpern bilden und als Langzeitnebenwirkung eine komplette Fibrose der Corpora cavernosa eintreten kann. Schließlich löst es als sehr unangenehme Komplikation mit einer Häufigkeit von etwa 5–8% einen behandlungsbedürftigen Priapismus aus (45). Ein solcher besteht, wenn die induzierte Erektion länger als 4 Stunden andauert. Dagegen ist bei Verwendung von Alprostadil die Rate eines iatrogenen Priapismus zu vernachlässigen. Das Hauptproblem von Alprostadil sind Schmerzen im Penis, die die Kohabitation beeinträchtigen können. Tatsächlich treten solche nur bei etwa 11% (1873 von 16 575) Alprostadilanwendungen auf. In einer Studie von Linet u. Mitarb. (32) haben aber nur etwa 6% der Patienten die Behandlung wegen peniler Schmerzen abgebrochen. Nebenwirkungen wie Infektionen oder Hämatome sind bei der SKAT selten.

Die Akzeptanz der SKAT mit Alprostadil wird für den Patienten mit über 87% und für die Partnerin mit etwas weniger als 80% angegeben. Die größten Nachteile dieser Therapie bestehen in den derzeit noch relativ hohen Kosten und der Drop-out-Rate von 13% nach 4 Monaten (44) sowie bis 60% nach 6 und mehr Monaten (22).

Externe Erektionshilfen: Ein weiteres konservatives Behandlungsverfahren für die erektile Dysfunktion unabhängig von der Pathogenese besteht in der Anwendung externer Erektionshilfen. Hierbei wird die Erektion durch Erzeugung eines Vakuums um den Penis herum erzielt.

Es gibt derzeit zwei Typen von Erektionshilfen. Der eine Typ ist ein Vakuumapparat (z. B. ErecAid, Osbon Medical Systems Ltd., Augusta, Georgia, USA) in Form eines Plastikzylinders, der über den Penis gestülpt und an der Peniswurzel dicht aufgesetzt wird. Mit Hilfe einer Handpumpe wird in dem Zylinder ein negativer Druck erzeugt, der bewirkt, daß sich die Corpora cavernosa mit Blut füllen und damit eine Erektion hervorgerufen wird. Um diese künstliche Erektion aufrechtzuerhalten, wird vor dem Abnehmen des Vakuumapparats ein Gummiband von dem Gerät auf den Penis abgestreift und in Höhe der Peniswurzel plaziert. Dieses Band soll so stark komprimieren, daß der venöse Abfluß des Blutes aus dem Penis gehemmt wird. Es darf nicht länger als 30 Minuten verwendet werden. Im allgemeinen kann dann die Erektion für die Dauer des Koitus aufrechterhalten werden. Die Technik des Anlegens bedarf einer gewissen Übung und Geschicklichkeit.

Der andere Typ der Erektionshilfen (z. B. Synergist, Synergist Ltd., Houston, Texas, USA) hat eine kondomähnliche Form und besteht aus transparentem Siliconmaterial. Auch hierbei wird die Erektion durch ein Vakuum erzeugt. Diese Erektionshilfe bleibt jedoch während des Koitus wie ein Kondom auf dem Penis. Der Vorteil dieses Gerätes ist seine einfache Handhabung. Beklagt wird aber die Insensitivität während des Geschlechtsverkehrs. Sowohl von den Patienten wie auch von den Partnerinnen wird der Vakuumapparat mit Konstriktionsband bevorzugt (48).

Die externen Erektionshilfen sind relativ teuer. Wie mehrere Studien zeigen, ist ihre Wirksamkeit jedoch mit 83–89% recht gut (6, 64). Die Drop-out-Rate wegen ungenügender Wirkung oder unangenehmer Nebenwirkungen wird mit 19% angegeben (64). An Nebenwirkungen kommen Hämatome an der Penisbasis, unangenehme Sensationen oder Hautbrennen im Bereich des Penis, manchmal sogar Schmerzen und in 39% der Fälle eine blockierte Ejakulation vor (64). Außerdem ist die Möglichkeit des Auftretens einer

Fournier-Gangrän zu beachten, wenn das Konstriktionsband länger als 30 Minuten belassen wird (62).

Operative penile Revaskularisation: Über eine operative penile Revaskularisation berichtete Michal erstmals im Jahre 1973. Virag (68) stellte 1980 6 Bypass-Varianten vor, die auf dem Prinzip der Arterialisierung der V. dorsalis penis profunda durch Anastomosierung mit einer A. epigastrica inferior beruhen. In einer weiteren Serie wurden 105 Patienten nach einer von Hauri modifizierten Technik behandelt, bei der die Anastomose zu einem arteriovenösen Shunt der Penisdorsalgefäße gebildet wird (20, 56). Die erzielte Repotenzquote von 75% entspricht den in der Literatur mitgeteilten Erfahrungen (20). Eine medikamentöse Verschlußprophylaxe scheint effektiv zu sein.

Unter den operationsbedingten Komplikationen rangiert das Hyperämiesyndrom der Glans penis mit einer Rate von 10% an vorderster Stelle. Infolge einer intrakavernösen Hyperzirkulation kommt es zu einer Drucknekrose, die erst nach subkoronarer Venenligatur oder Unterbindung des arteriellen Schenkels reversibel ist.

Die mikrochirurgische Revaskularisierung ist eine erfolgversprechende und nebenwirkungsarme Methode, solange strenge Selektionskriterien berücksichtigt werden. Letzteres gilt umso mehr bei Diabetikern. Die meisten Autoren setzen zur Bypass-Chirurgie ein Alter unter 60 Jahren, eine optimale Stoffwechseleinstellung sowie das Fehlen einer fortgeschrittenen Makroangiopathie voraus (56).

Penisprothesen: Eine grundsätzliche Indikation zur Implantation einer Penisprothese liegt vor, wenn der Patient unter maximaler pharmakologischer intrakavernöser Stimulation Nonresponder ist und auch externe Erektionshilfen nicht wirksam sind. Die dynamische Pharmakokavernosographie zeigt dann meist ein ausgedehntes venöses Leck als Hinweis auf einen fortgeschrittenen Corpora-cavernosa-Defekt mit Versagen des venookklusiven Mechanismus (58).

Seit 1950 stehen rigide und semirigide Kunststoff- oder drahtgestützte Implantate zur Verfügung. Den aktuellen Endpunkt der technischen Entwicklung bilden hydraulische Systeme (AMS-Hydroflex, AMS IPP 760). Letztere ermöglichen eine willkürlich gesteuerte und naturgetreue Nachahmung der Erektion. Die Prothese besteht aus zwei füll- und entleerbaren Zylindern, die über ein Schlauchsystem mit einer intraskrotal verlegten Pumpe sowie einem paravesikal oder intraperitoneal plazierten Reservoirballon kommunizieren.

Die Patienten- und Partnerakzeptanz liegt ebenso wie die primäre Erfolgsrate in einer Größenordnung von über 90%. Bei einer Serie von 113 hydraulischen Systemen besteht eine mechanische und chirurgische Komplikationsrate von 1,8% (55). Sicherlich kritisch zu bewerten ist bei der Indikationsstellung für eine Operation die erhöhte Infektionsbereitschaft des Diabetikers.

Zusammenfassend kann gesagt werden: Aufgrund des Fortschritts im Verständnis und in der Behandlung der erektilen Dysfunktion während des letzten Jahrzehnts kann heute auch dem betroffenen Diabetiker ein vernünftiges Konzept angeboten werden. Nie sollte jedoch vor dem Hintergrund der organischen Erkrankung die psychosomatische Komplexität der Problematik vergessen werden (69).

Literatur

1 Baumgartl, H. J., E. Standl: „Advanced glycosylation end products" und deren Rolle für die diabetischen Folgeschäden. Diab. Stoffw. 5 (1996) 177

2 Bemelmans, B. L., E. J. Meuleman, W. H. Doesburg, S. L. Notermans, F. M. Debruyne: Erectile dysfunction in diabetic men: the neurological factor revisited. J. Urol. (Balt.) 151 (1994) 884

3 Benvenuti, F., L. Boncinelli, G.C. Vignoli: Male sexual impotence in diabetes mellitus: vasculogenic versus neurogenic factors. Neurourol. Urodyn. 12 (1993) 145

4 Blanco, R., I. Saenz de Tejada, I. Goldstein, R. J. Krane, H. H. Wotiz, R. A. Cohen: Dysfunctional penile cholinergic nerves in diabetic impotent men. J. Urol. (Balt.) 144 (1990) 278

5 Broderick, G. A.: Intracavernous pharmacotherapy. Urol. Clin. N. Amer. 23 (1996) 111

6 Broderick, G. A., G. Allen, R. D. McClure: Vacuum tumescence devices: the role of papaverine in the selection of patients. J. Urol. (Balt.) 145 (1991) 284

7 Brunner, G. A., T. R. Pieber, G. Schattenberg, G. Ressi, G. Wieselmann, S. Altziebler, G. J. Krejs: Erektile Dysfunktion bei Patienten mit Diabetes mellitus Typ I. Wien. med. Wschr. 21 (1995) 584

8 Buvat, J., A. Lemaire, M. Buvat-Herbaut, J. D. Guieu, J. P. Bailleul, P. Fossati: Comparative investigations in 26 impotent and 26 non-impotent diabetic patients. J. Urol. (Balt.) 133 (1985) 34

9 Buvat, J., A. Lemaire, M. Buvat-Herbaut, G. Marcolin, E. Quittelier, P. Fontaine, J. D. Guieu, J. L. Dehaene, P. Fossati: Les méchanismes de l'impuissance diabétique. Vingt-cinq cas. Presse méd. 16 (1987) 611

10 Daubresse, J. C., J. C. Meunier, J. Wilmotte, A. S. Luyckx, P. J. Lefebvre: Pituitary testicular axis in diabetic men with and without sexual impotence. Diabète et Metab. 4 (1978) 233

11 El-Bayoumi, M., O. el-Sherbini, M. Mostafa: Impotence in diabetics: organic versus psychogenic factors. Urology 24 (1984) 459

12 Ellenberg, M.: Impotence in diabetes: the neurologic factor. Ann. intern. Med. 75 (1971) 213

13 Ellenberg, M.: Sexual aspects of the female diabetic. Mt. Sinai J. Med. 44 (1977) 495

14 Faerman, I., O. Vilar, M. A. Rivarola, J. M. Rosner, M. Jadzinsky, D. Fox, A. Perez Lloret, L. Bernstein-Hahn, D. Saraceni: Impotence and diabetes. Studies of androgenic function in diabetic impotent males. Diabetes 21 (1972) 23

15 Faerman, I., L. Glocer, D. Fox, M. N. Jadzinsky, M. Rapaport: Impotence and diabetes. Histological studies of the autonomic nervous fibers of the corpora cavernosa in impotent diabetic males. Diabetes 23 (1974) 971

16 Fairburn, C. G., D. K. McCullach, F. C. Wu: The effects of diabetes on male sexual function. Clin. Endocrinol. Metab. 11 (1982) 749

17 Federlin, K., K. Schöffling, P. Neubronner, E. F. Pfeiffer: Histometrische Untersuchungen am Hodengewebe des Diabetikers mit Keimdrüsenunterfunktion. Diabetologia 1 (1965) 85

18 Foreman, M. M., J. F. Wernicke: Approaches for the development of oral drug therapies for erectile dysfunction. Semin. Urol. 8 (1990) 107

19 Gu, J., M. Lazarides, J. P. Pryor, M. A. Blank, J. M. Polak, R. Morgan, P. J. Marangos, S. R. Bloom: Decrease of vasoactive intestinal polypeptide (VIP) in the penises from impotent men. Lancet 1984/II, 315

20 Hauri, D.: Ein neues operatives Konzept zur Behandlung der arteriellen erektilen Dysfunktion. In Bähren, W., J. E. Altwein: Impotenz. Thieme, Stuttgart 1988

21 Herman, A., R. Adar, Z. Rubinstein: Vascular lesions associated with impotence in diabetic and nondiabetic arterial occlusive disease. Diabetes 27 (1978) 975

22 Irwin M. B., E. J. Kata: High attrition rate with intracavernous injection of prostaglandin E1 for impotency. Urology 43 (1994) 84

23 Jensen, S. B.: Sexual dysfunction in male diabetics and alcoholics: a comparative study. Sexual. Disabil. 4 (1981) 215

24 Jensen, S. B.: Diabetic sexual dysfunction: a comparative study of 160 insulin-treated diabetic men and women and an age-matched control group. Arch. sex. Behav. 10 (1981) 493

25 Jensen, S. B.: The natural history of sexual dysfunction in diabetic women: A 6-year follow-up study. Acta med. scand. 219 (1986) 73

26 Jevtich, M. J., M. Kass, N. Khawand: Changes in the corpora cavernosa of impotent diabetics: comparing histological with clinical findings. J. Urol. (Paris) 91 (1985) 281

27 Kaneko, S., W. E. Bradley: Penile electrodiagnosis: value of bulbocavernosus reflex latency versus nerve conduction velocity of the dorsal nerve of the penis in diagnosis of diabetic impotence. J. Urol. (Balt.) 137 (1987) 933

28 Klein, R., B. E. K. Klein, K. E. Lee, S. E. Moss, K. J. Cruickshanks: Prevalence of self-reported erectile dysfunction in people with long-term IDDM. Diabet. Care 19 (1996) 135

29 Knispel, H. H., C. Goessl, R. Beckmann: Nitric oxide mediates relaxation in rabbit and human corpus cavernosum smooth muscle. Urol. Res. 20 (1992) 253

30 Kockott, G.: Sexuelle Funktionsstörungen des Mannes. Enke, Stuttgart 1981

31 Kolodny, R. C., C. B. Kahn, H. H. Goldstein, D. M. Barnett: Sexual dysfunction in diabetic men. Diabetes 23 (1974) 306

32 Linet, O. I., F. G. Ogring: Alprostadil Study Group: Efficacy and safety of intracavernosal alprostadil in men with erectile dysfunction. New Engl. J. Med. 334 (1996) 873

33 Maatman, T. J., D. K. Montague, L. M. Martin: Erectile dysfunction in men with diabetes mellitus. Urology 29 (1987) 589

34 Martin, M. M.: Diabetic neuropathy. A clinical study of 150 cases. Brain 76 (1953) 594

35 McCulloch, D. K., I. W. Campbell, F. C. Wu, R. J. Prescott, B. F. Clarke: The prevalence of diabetic impotence. Diabetologia 18 (1980) 279

36 McCulloch, D. K., R. J. Young, R. J. Prescott, I. W. Campbell, B. F. Clarke: The natural history of impotence in diabetic men. Diabetologia 26 (1984) 437

37 Meuleman, E. J., W. L. Diemont: Investigation of erectile dysfunction. Diagnostic testing for vascular factors in erectile dysfunction. Urol. Clin. N. Amer. 4 (1995) 803

38 Montenero, P., E. Donatone: Diabète et activité sexuelle chez l'homme. Diabète (Le Raincy) 10 (1962) 327

39 Murray, F. T., H. U. Wyss, R. G. Thomas, M. Spevack, A. G. Glaros: Gonadal dysfunction in diabetic men with organic impotence. J. clin. Endocrinol. 65 (1987) 127

40 National Institutes of Health: Consensus Development Conference on Impotence. Int. J. Impot. Res. 5 (1993) 181

41 Neubauer, M.: Diabetes mellitus und Sexualstörungen. Sexualmedizin 6 (1977) 918

42 Neubauer, M., K. Demisch, K. Schöffling, W. Wiegelmann, H. G. Solbach: Andrologische Untersuchungen, Testosteronspiegel im Plasma und Choriongonadotropin-Belastungen bei Diabetikern mit Potenzstörungen. Verh. dtsch. Ges. inn. Med. 77 (1971) 1060

43 Pointel, J. P., I. Got, O. Ziegler, P. Jan, M. Kolopp, P. Drouin, G. Debry: L'impuissance chez le diabétique. J. Malad. vasc. 14 (1989) 133

44 Porst, H., H. van Ahlen, T. Block, W. Halbig, R. Hartmann, D. Löcher-Ernst, I. Rudnick, G. Staehler, H. M. Weber, W. Weidner, W. H. Weiske: Intracavernous self-injection of prostaglandin E in the therapy of erectile dysfunction. Vasa, Suppl. 28 (1989) 50

45 Porst, H., S. Weller: Vasoaktive Substanzen bei erektiler Dysfunktion – Ergebnisse einer Umfrage und Literaturübersicht. Urologe B, 29 (1989) 10

46 Prikhozhan, V. M.: Impotence in diabetes mellitus. Probl. Endokrinol. Gormonoter. 13 (1967) 37

47 Rubin, A., D. Babbott: Impotence and diabetes mellitus. J. Amer. med. Ass. 168 (1958) 498

48 Ryder, R. E. J., C. F. Close, K. T. Moriarty, K. T. H. Moore, C. A. Hardisty: Impotence in diabetes: aetiology, implications for treatment and preferred vacuum device. Diabet. Med. 9 (1992) 893

49 Saenz de Tejada, I., I. Goldstein, K. Azadzoi, R. J. Krane, R. A. Cohen: Impaired neurogenic and endothelium-mediated relaxation of penile smooth muscle from diabetic men with impotence. New Engl. J. Med. 320 (1989) 1025

50 Saenz de Tejada, I., M. P. Carson, A. de las Morenas: Endothelin: localisation, synthesis, activity, and receptor types in human penile corpus cavernosum. Amer. J. Physiol. 260 (1991) H1078

51 Schiavi, R. C., B. B. Stimmel, E. J. Rayfield: Diabetes mellitus and male sexual function: a controlled study. Diabetologia 36 (1993) 745

52 Schöffling, K.: Störungen der Keimdrüsenfunktion beim männlichen Zuckerkranken. Enke, Stuttgart 1960

53 Schöffling K., K. Federlin, H. Ditschuneit, E. F. Pfeiffer: Disorders of sexual function in male diabetics. Diabetes 12 (1963) 519

54 Schreiner-Engel, P., R. C. Schiavi, D. Vietorisz: The differential impact of diabetes type on female sexuality. J. psychosom. Res. 31 (1987) 23

55 Schreiter, F., F. Noll: Chirurgie der erektilen Dysfunktion mit hydraulischen und semiflexiblen Penisprothesen. In Bähren, W., J. E. Altwein: Impotenz. Thieme, Stuttgart 1998 (S. 181)

56 Sohn, M., R. Sikora, F. J. Dentz: Differenziertes mikrochirurgisches Vorgehen bei arteriell bedingter erektiler Impotenz. Verh. dtsch. Ges. Urol., Saarbrücken 28.9.–1.10.1988 (S. 232)

57 Stief, C. G., J. E. Altwein: Erektile Dysfunktion. Dtsch. Ärztebl. 84 (1987) 862

58 Stief, C. G., J. E. Altwein: Kavernosometrie und Kavernosographie. In Bähren, W., J. E. Altwein: Impotenz. Thieme, Stuttgart 1988

59 Stief, C. G., M. Djamilian, P. Anton, W. de Riese, E. P. Allhoff, U. Jonas: Single potential analysis of cavernous electrical activity in impotent patients: a possible diagnostic method for autonomic cavernous dysfunction and cavernous smooth muscle degeneration. J. Urol. (Balt.) 146 (1991) 771

60 Stief C. G., W. Thon, M. Truss, J. Staubesand, U. Jonas: Blasenfunktionsstörungen und erektile Dysfunktion bei Diabetes mellitus. Dtsch. Ärztebl. 93 (1996) 1640

61 The Diabetes Control and Complications Trial Research Group: The effect of intensive treatment of diabetes on the development and progression of long-term complications in insulin-dependent diabetes mellitus. New Engl. J. Med. 329 (1993) 977

62 Theiss, M., G. Hofmockel, H. G. W. Frohmüller: Fournier's gangrene in a patient with erectile dysfunction following use of a mechanical erection aid device. J. Urol. (Balt.) 153 (1995) 1921

63 Thon, W. F., W. H. Scherb: Erektile Dysfunktion und Diabetes mellitus. In: Bähren, W., J. E. Altwein: Impotenz. Thieme, Stuttgart 1988

64 Turner, L. A., S. E. Althof, S.B. Levine, T. R. Tobias, E. D. Kursh, D. B. Bodner, M. I. Resnick: Treating erectile dysfunction with external vacuum devices: impact upon sexual, psychological and marital functioning. J. Urol. (Balt.) 144 (1990) 79

65 Tyrer, G., J. M. Steel, D. J. Ewing, J. Bancroft, P. Warner, B. F. Clarke: Sexual responsiveness in diabetic women. Diabetologia 24 (1983) 166

66 Vermeulen, A., T. Stoica, L. Verdonck: The apparent free testosterone concentration, an index of androgenicity. J. clin. Endocrinol. 33 (1971) 759

67 Veves, A., L. Webster, T. F. Chen, S. Payne, A. J. Boulton: Aetiopathogenesis and management of impotence in diabetic males: four years experience from a combined clinic. Diabet. Med. 12 (1995) 77

68 Virag, R., G. Zwang, H. Dermange, M. Legman, J. P. Peuven: Exploration et traitement chirurgical de l'impuissance vasculaire. J. Malad. vasc. 5 (1980) 205

69 Wagner, G., R. Green: Impotence: Physiological, Psychological, Surgical Diagnosis and Treatment. Plenum, New York 1981

70 Zuckerman, M., M. Neeb, M. Ficher, R. E. Fishkin, A. Goldman, P. J. Fink, S.N. Cohen, J. A. Jacobs, M. Weisberg: Nocturnal penile tumescence and penile responses in waking state in diabetic and nondiabetic sexual dysfunctionals. Arch. sex. Behav. 14 (1985) 109

30 Gerinnungssystem

D. Tschöpe

Das Wichtigste in Kürze

➤ Die Mehrzahl aller Diabetiker verstirbt an thrombotischen Komplikationen degenerativer Gefäßkrankheiten, d. h., Gerinnungsmechanismen bestimmen die letztliche Prognose.

➤ Beim Diabetiker bilden gesteigerte Thrombingenerierung und verminderte Fibrinolyse neben endothelialer Dysfunktion und korpuskulärer Hyperreaktivität die Grundlage eines präthrombotischen Zustandes, vor allem in der arteriellen Strombahn.

➤ Optimale Stoffwechselkontrolle (Blutzucker und Fette) vermag diesen positiven Verstärkerkreislauf nur teilweise zu neutralisieren.

➤ Neben Allgemeinmaßnahmen wie Nikotinkarenz, körperlicher Bewegung und Ernährungsmodulation ist eine aktive Pharmakotherapie mindestens in der Sekundär- und Tertiärprävention, bei Typ-2-Patienten auch in einem Primärpräventionssetting angezeigt.

➤ Der Wert von Thrombozytenfunktionshemmern (z. B. „Lowdose"-Acetylsalicylsäure, Ticlopidine und Picotamid) ist klinisch dokumentiert, während die Antikoagulation wie die Beeinflussung einzelner plasmatischer Gerinnungsfaktoren, z. B. Fibrinogen und PAI-1, als Therapieprinzip derzeit von noch ungeklärtem klinischen Nutzen sind.

Einleitung

Epidemiologie: Mit fortschreitender Überalterung sowie bei gleichbleibender Inzidenz degenerativer arterosklerotischer Gefäßleiden nimmt die vaskuläre *Morbidität* der Bevölkerung zu, obwohl dank besserer Akuttherapie die *Mortalität* rückläufig ist (Übersicht bei 5, 53). Diese Entwicklung betrifft vor allem auch die Diabetiker, die in der Mehrzahl unverändert an akuten, d. h. thrombotischen Komplikationen schon bestehender Gefäßläsionen versterben (7, 16, 21, 91). Damit gewinnen die hämostaseologischen Kontrollmechanismen der Thrombogenese direkte Bedeutung gerade für die klinische Prognose der Diabetespatienten, deren Therapiekosten heute ganz überwiegend durch das Management dieser ischämischen Gefäßkomplikationen bestimmt werden (41).

Klinik: Die Entwicklung von thrombotischen Akutereignissen ist beim Diabetiker an exponierten Läsionsstellen beschleunigt. Die Fulminanz und der Verlauf solcher Akutereignisse, z. B. des Myokardinfarktes, sind beim Diabetiker verstärkt (Übersicht bei 26, 42). Die Letalität ist dementsprechend wesentlich erhöht und spiegelt die Kombination fortgeschrittener struktureller (mikroangiopathischer) Einschränkung der Organreserve mit überschießenden rheologischen und hämostaseologischen Ischämiemechanismen wider (Übersicht bei 36, 71, 74). Dies manifestiert sich besonders auch in der schlechten kurz- und vor allem längerfristigen Erfolgs- und Komplikationsrate nach spezifischen angiologisch-kardiologischen Interventionen wie Thrombolyse, Bypass-Grafting und Katheterangioplastie (35, 38, 50). Strömungsbehinderung oder Strombahnstopp, d. h. Minderdurchblutung oder akute Ischämie, sind gerade auch beim Diabetiker über hämorheologische und hämostaseologische Mechanismen zu verstehen.

Systematik der Blutgerinnung: Das System der Blutgerinnung ist durch vier funktionelle Regelkreise organisiert: plasmatische Flüssigphase-Gerinnung und Fibrinolyse, korpuskuläre Blutphase sowie Gefäßwand. Die überlebenswichtige Hauptfunktion des Gesamtsystems besteht in der adäquaten Blutstillung im Bedarfsfall, z. B. Verletzung („Reparatur") bei gleichzeitiger Vermeidung überschüssiger Gerinnungsaktivität. Während Flüssigphase-Gerinnung und Fibrinolyse im wesentlichen die Substrate der autoreaktiven enzymatischen Gerinnungs- und Fibrinolysekaskade beinhalten („tool-box"), steuert der zelluläre Anteil das bedarfsgerechte Zusammenspiel zwischen Pro- und Antikoagulatoren sowie zwischen pro- und antifibrinolytischen Faktoren der Flüssigphase-Gerinnung am Ort der lokalen Gerinnungsaktivierung („trigger" und „interface").

Im Diabetes tragen zelluläre und plasmatische Blutgerinnung nicht nur pathogenetisch zu den spezifischen Gefäßkomplikationen bei, sondern bestimmen auch den natürlichen Verlauf sowie den Erfolg von Interventionsstrategien (Übersicht bei 34, 35, 50).

Spezielle Pathophysiologie der Flüssigphase-Gerinnung und Fibrinolyse

Überblick

Im Diabetes liegt in vitro und in vivo eine gesteigerte Gerinnungsneigung des Blutes vor. Diese gründet sich auf plasmatische Hyperkoagulabilität und Hypofibrinolyse sowie einen Verlust der endothelialen Thromboresistenz bei gesteigerter Thrombogenität der subendothelialen Matrix und Hyperreaktivität der Thrombozyten („präthrombotischer Zustand") (19, 54, 61, 67, 90) (Abb. 30.1). Besonders betroffen ist die arterielle bzw. kapilläre Perfusionsstrecke, wo die Auslöseschwelle eines entsprechend stigmatisierten Patienten für einen Gerinnungsvorgang herabgesetzt bzw. der Gerinnungsverlauf beschleunigt ist und es damit zur schicksalhaften klinischen Manifestation (ischämische Schädigung eines parenchymatösen Organs) kommen kann.

Plasmatische Hyperkoagulabilität

Zusammenspiel von pro- und antikoagulatorischen Faktoren: Die zugrundeliegende Veränderung der Hämostase des Diabetikers ist komplex und bei weitem nicht in allen Aspekten verstanden. Die durchgängig gesteigerte intravasale

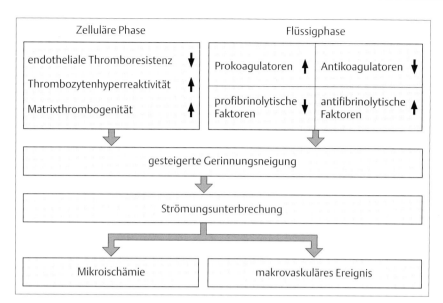

Abb. 30.**1** Faktoren der zellulären und plasmatischen Hämostase und Fibrinolyse, die einen präthrombotischen Zustand begründen. „Funktionelle Konsequenzen".

Thrombingenerierung gründet sich auf eine erhöhte Verfügbarkeit und Aktivierung prokoagulatorischer Faktoren wie beispielsweise Faktor VII, VIIIc, X, Fibrinogen oder Thromboplastin (Tab. 30.**1**) (Übersicht bei 11, 24, 37). Hierin wird eine denkbare Erklärung in der aufgehobenen Geschlechtsdifferenz kardiovaskulärer Endpunkte bei Diabetikern vermutet (13, 60). Zusätzlich ist eine Reduktion antikoagulatorischer Faktoren wie Antithrombin, Thrombomodulin bzw. Protein C und S beschrieben (Übersicht bei 11, 36, 67). Allerdings können solche Befunde aus Querschnittsstudien hinsichtlich ihrer funktionellen Bedeutung noch nicht abschließend bewertet werden. Für Faktor VIIa und Faktor VIII:AG ist eine kardiovaskuläre Risikoassoziation in der Allgemeinbevölkerung beschrieben (Übersicht bei 19, 63). Dieses Konzept ist auch für Diabetiker als risikoprädiktiv evaluiert (48, 76).

Genetische Befunde: Eine neue Betrachtungsweise entsteht durch den molekularbiologisch-epidemiologischen Befund einer prospektiven Risikoassoziation zwischen kardiovaskulären Endpunkten und dem -455G/A-Polymorphismus des Gens für die β-Kette des Fibrinogenmoleküls bei Typ-2-Diabetikern. Obwohl eine Beziehung zur Höhe des Fibrinogenspiegels nicht gesichert wurde, kann der Genotyp über sterische Veränderungen des Fibrinogenmoleküls neben einer Veränderung der Ligand-Rezeptor-Interaktion im Gerinnungsgeschehen zu einem stabileren Fibrin führen, das gegenüber der lytischen Plasminwirkung resistenter ist (10, 45). Interessanterweise konnte in der Allgemeinbevölkerung auch eine entsprechende kardiovaskuläre Risikoassoziation für eine genomische Variation des Fibrinogenrezeptors (GP = Glykoprotein IIb/IIIa) auf Blutplättchen gefunden werden (Polymorphismus der Allele PI[A1] und PI[A2] [93]). Phänotypisch wurde dieser Rezeptor verschiedentlich als bei Diabetikern quantitativ und qualitativ verändert beschrieben (Übersicht bei 88).

Möglicherweise begründen solche genetischen Polymorphismen die Grundlage einer gesteigerten Fibrinogen-GPIIb/IIIa-Rezeptor-Interaktion, die sich klinisch in den Ergebnissen der frühen PARD-Studie spiegeln (8, 22).

Plasmatische Fibrinolyse

Die abgeschwächte fibrinolytische Reserve des Diabetikerblutes versteht sich vor allem über eine Zunahme antifibri-

nolytischer Faktoren. Besonders auffällig ist die durchgängige Erhöhung des Plasminogenaktivator-Inhibitors (PAI-1). Die Rolle des Gewebetyp-Plasminogenaktivators ist weniger klar, doch geht man von einer reduzierten Synthese aus (Übersicht bei 32). Welcher der o. g. Einzelfaktoren bei welchem Patienten und welchem Strombahnabschnitt von besonderer Bedeutung ist, kann derzeit nicht abschließend beantwortet werden, doch scheint die antifibrinolytische Potenz des Blutes in einem besonderen Zusammenhang mit klinisch relevanten vaskulären Endpunkten zu stehen (Übersicht bei 57). Während bei Typ-1-Diabetikern die endotheliale fibrinolytische Reserve aus einer gesteigerten „Turnover"-Situation mit zunehmender mikro- und makroangiopathischer Schädigung zusammenbricht (32, 66), findet sich bei Typ-2-Diabetikern konstant besonders eine Erhöhung der plasmatischen PAI-1-Aktivität (23, 32, 47). Neben der Bedeutung dieses antifibrinolytischen Parameters für die kardiovaskuläre Mortalität muß bedacht werden, daß ein erhöhtes intrinsisches antifibrinolytisches Potential auch den Erfolg und die Offenheitsraten von Diabetikern unter iatrogen-fibrinolytischer Behandlung negativ beeinflussen kann (33, 35).

Eine genetische Disposition im Bereich des PAI-1-Promotor-Gens scheint zu einer besonders engen Korrelation zwischen Parametern des metabolischen Syndroms, vor allem der Serumtriglyceride und der Höhe der antifibrinolytischen PAI-1-Aktivität, zu führen (68). Ein solcher Zusammenhang mit der Insulinresistenz wurde mit Blick auf die hepatische PAI-1-Synthese bereits früh als charakteristisch für das metabolische Syndrom formuliert (47, 57). Dabei scheint Insulin bzw. Hormonpräkursoren und -analoge wie IGF-I die PAI-1-Synthese zumindestens in vitro zu stimulieren, die Hyperinsulinämie folglich eine negative Rolle zu spielen (Übersicht bei 73). Die Relevanz dieser Beobachtungen spiegelt sich in der aktuell erstmals gesicherten inversen Beziehung zwischen Insulinsensitivität und struktureller Gefäßpathologie nicht nur bei Stoffwechselgesunden wider (9). Allerdings scheint die Risikoassoziation der präthrombotischen Deregulierung auch für mikrovaskuläre Endpunkte wie z. B. die Neuropathie oder die Nephropathie zu bestehen und könnte so die nochmals gesteigerte kardiovaskuläre Exzeßmorbidität und Mortalität dieser Patienten miterklären helfen (27, 51, 83).

Tabelle 30.**1** Zusammenstellung veränderter Faktoren der plasmatischen Gerinnung/Fibrinolyse bzw. der Thrombozyten- und Endothelfunktion hinsichtlich ihrer Bedeutung für die arterielle Thromboseneigung sowie die Möglichkeit der therapeutischen Einflußnahme

| Faktorenbezeichnung | Bedeutung für | | Deskriptiv/prädiktiv | Therapiemöglichkeit |
	Atherosklerose	Thrombose		
Faktor VIIc/a	?	+	+/+	denkbar
Faktor VIIIc	?	+	+/−	denkbar
Faktor VIII: AG	+	(+)	+/+	denkbar
Fibrinogen	+	+	+/+	möglich
Thrombin	+	+	+/−	möglich
Antithrombin III	−	−	−/−	denkbar
Lp(a)	+	(+)	+/+	möglich
PAI-1	(+)	+	+/+	denkbar
t-PA	(+)	+	+/+	gesichert (nur akut-medizinisch)
Thrombozyten-hyperreaktivität	+	+	+/+	gesichert

Spezielle Pathophysiologie der zellulären Hämostase

Thrombozyten

Thrombozyten sind als „first responsive elements" zusammen mit endothelialen Mechanismen für die Kontinuität des Blutstroms, vor allem im arteriellen Kompartiment, verantwortlich. Dabei ist ihre Aktivierung Ausdruck der Bilanz zwischen stimulatorischen und inhibitorischen Agonisten, wobei diese Waage im Diabetes insgesamt proaggregatorisch verstellt ist (Übersicht bei 67, 88). Nach dem Aktivierungsreiz kommt es auch auf Thrombozyten zu einer Expression von Adhäsionsmolekülen. So wird beispielsweise Fibrinogen an den aktivierten Glykoprotein-IIb/IIIa-Komplex gebunden. Diese Reaktion ist für die Aggregation der Blutplättchen untereinander essentiell. Im weiteren Aktivierungsverlauf kommt es zu einer Entleerung intrathrombozytärer Organellen, z. B. der α-Granula. Plättchenfaktor 4, PDGF (platelet-derived growth factor) oder TGF-β (transforming growth factor) können z. B. durch mitogene Aktivität lokale Gefäßwandveränderungen verstärken (Übersicht bei 29). Die Abspaltung aktivierter Thrombozyten-Membranfragmente (Mikropartikel, „platelet-dust") generiert katalytische Oberflächen für aktivierte Gerinnungsproteinasen und begünstigt die intravasale Thrombingenerierung. Die plättchenvermittelte Gerinnungsaktivierung ist bei Diabetikern überschießend (59).

Blutplättchen sind kernlose Abschnürungen von Megakaryozyten im Knochenmark. Sie können ihre Konstitution nicht aktiv regulieren und unterliegen daher passiv ihrem äußeren Milieu, das unter den Bedingungen des Diabetes mellitus stark proaggregatorisch verändert ist. Vermehrte Thromboxanbildung, erhöhte Glykoproteinrezeptorexpression, vermehrter Gehalt an Speicherproteinen oder erhöhtes Thrombozytenvolumen repräsentieren überwiegend primär-konstitutive Veränderungen, die darauf hindeuten, daß bereits die megakaryozytäre Thrombopoese verändert ist („diabetische Thrombozytopathie" [88]). Dies resultiert in der Freisetzung von größeren Blutplättchen mit einem erhöhten Rezeptorbesatz und einer vermehrten intrinsischen Protein- bzw. Enzymausstattung (86). Das von den Thrombozyten kontrollierte funktionelle thrombotische Potential ist

beim Diabetiker a priori erhöht und die Aktivierungsschwelle erniedrigt. In Situationen eines pathologischen Gefäßwandsubstrats, wie es bei Diabetikern häufiger vorliegt (Abb. 30.**2**) (74), kann es daher zu einer leichteren Aktivierbarkeit der zellulären Hämostase kommen, die bei offensichtlicher Beeinträchtigung schützender antiaggregatorischer Mechanismen den finalen Okklusivthrombus triggert (Übersicht bei 29). Diese theoretische Schlußfolgerung ist durch den prädiktiven Wert der Thrombozytenaggregation für das Auftreten arterieller Gefäßereignisse bestätigt (8, 34). Zusammenfassend können Blutplättchen daher beim Diabetiker als Thromboseauslöser, Atherosklerosebeschleuniger und als Kapillaremboli schädigend wirken (Übersicht bei 88).

Die naheliegende Vermutung, daß es bei Diabetikern tatsächlich auch zu einer gesteigerten intravasalen Thrombozytenaktivierung kommt, konnte trotz zahlreicher gleichsinniger Studienergebnisse erst mit der Technik der durchflußzytometrischen Thrombozyten-Aktivierungsmarkeranalyse nachgewiesen werden: Bei Diabetikern zirkulieren vor allem große Thrombozyten in einem aktivierten Zustand (86).

Leukozyten

Die Bedeutung von Leukozyten für die Mikrozirkulation des Blutes von Diabetikern wurde lange Zeit unterschätzt und ist bei weitem noch nicht verstanden. Größe und steifere Membranarchitektur begründen wie bei Nichtdiabetikern durch ihre zirkulatorische Rolle mit der Gefahr der Kapillarobstruktion ein höheres ischämisches Potential. Neu ist hingegen das Verständnis des Leukozyten als regulierende Zelle in engem Austausch mit anderen korpuskulären Bestandteilen und Gefäßwandzellen. Leukozyten von Diabetikern sind überschießend reaktiv (1, 46).

Die Bedeutung der Leukozytenaktivierung ist gut für die Reperfusionsschädigung nach passagerem Gefäßverschluß bekannt (Übersicht bei 25). Dabei führt die Expression von thrombozytären Adhäsionsmolekülen („thrombogene Membrantransformation"), z. B. P-Selectin, ICAM-2 (intercellular adhesion molecule), PECAM-1 bzw. gebundenes Fibrinogen („communication checkpoints"), zu einer Mitaktivierung von Leukozyten, vor allem bei Patienten mit metabolischem Syndrom bzw. mit kardiovaskulärer autonomer Neuropathie (Übersicht bei 89). Adhärierende und

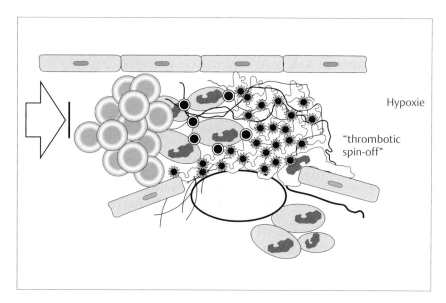

Abb. 30.**2** Biologie des finalen Gefäß-verschlusses. Aktivierte Thrombozyten generieren eine besonders thrombo-gene Oberfläche durch die zusätzliche Rekrutierung von neutrophilen Granulozyten und besonders Mono-zyten. Neben der membrankatalyti-schen Wirkung der Thrombozyten auf plasmatische Gerinnungsproteasen kommt es so zu einer direkten Gewebe-thromboplastinexpression („tissue fac-tor") direkt in der Läsion. So kommt es zu einem „thrombotic spin-off", wo-durch der primär zellreiche weiße Thrombus durch Fibrinpräzipitation, Erythrozyteneinlagerung und konseku-tive Retraktion in einen stabilen roten Mischthrombus konvertiert, der den Hauptblutstrom unterbricht und über die konsekutive Gewebshypoxie den finalen Organinfarkt auslöst.

transmigrierende Leukozyten werden über spezifische Me-diatoren, z. B. Leukotriene oder auch Sauerstoffradikale, be-sonders atherogen und thrombogen und tragen so zu einem frühen Umbau der Gefäß- und Bindegewebsstruktur des Or-ganismus bei („Remodelling").

Endothel

Das vaskuläre Endothel spielt eine zentrale Rolle für die Regu-lation des Blutflusses. Humorale, neuronale und mechanische Stimuli modulieren die Synthese und die Freisetzung zahlrei-cher vasoaktiver Faktoren, die letztlich entscheidend Throm-bozytenaktivierung, Thrombusbildung, Entzündungsprozes-se und die Atheroskleroseentstehung bestimmen. Umgekehrt wirken thrombozytäre Mediatoren, z. B. Serotonin und Thromboxan, auf den lokalen Vasotonus konstriktorisch, wo-durch Endothel und Thrombozyten eine untrennbare bioche-mische und funktionelle Einheit bilden (Übersicht bei 15).

Neben vasomotorischen, d. h. dilatierenden Me-chanismen wirkt das Endothel bei Gesunden auch durch di-rekte Beeinflussung des lokalen Gerinnungstoffwechsels als antikoagulante Barriere. Es produziert den Gewebetyp-Plas-minogenaktivator (t-PA, t = tissue-type), der Plasmin akti-viert und damit die lokale Thrombolyse beschleunigt. Auf der Endotheloberfläche ist Thrombomodulin als hochaffiner Rezeptor für Thrombin exprimiert, der die thrombin-abhän-gige Aktivierung von Protein C stimuliert, das wiederum die aktivierten Koagulationsfaktoren Va und VIIIa inhibiert. Zu-sätzlich synthetisiert das Endothel Protein S, das als Kofaktor für die Protein-C-Aktivierung wirkt (Übersicht bei 79).

Bei Diabetikern kommt es zu Veränderungen der Endothelfunktion: Die funktionelle Anpassung des Blutflus-ses wird ebenso wie die Thromboresistenz, d. h. die anti-koagulatorische und fibrinolytische Reserve, vermindert, so daß eine vermehrte Wechselwirkung zwischen Blutzellen und der Gefäßwand möglich wird. Die Atherosklerose des Diabetikers manifestiert sich als kontinuierliches Spektrum von Veränderungen in der Gefäßstrombahn, die von norma-ler Endothelfunktion über den Zustand der endothelialen Dysfunktion bis zur manifesten atherosklerotischen Läsion mit einem Verlust der endothelialen Oberfläche reichen.

Prokoagulatorische Dysregulation

Verlust der physiologischen Athrombogenität des Endo-thels: Aktiviertes bzw. funktionell geschädigtes Endothel wird im Diabetes prokoagulant durch Synthese, Freisetzung und Expression, z. B. von Willebrand–Faktor, Plasminogen-aktivator-Inhibitor (PAI-1) oder Gewebethromboplastin („tissue factor"), wogegen die Synthese des profibrinolyti-schen t-PA reduziert ist (wie des Urokinasetyp-Plasmino-genaktivators UPA [54]). Der Verlust der physiologischen Athrombogenität des Endothels beruht daher unter hyper-glykämischen Bedingungen wesentlich auf einer lokalen Hemmung der Fibrinolyse (bzw. des fibrinolytischen Poten-tials). Das lokale Gleichgewicht zwischen fibrinolytischen und koagulatorischen Eigenschaften hängt somit vom Funktions- bzw. Regenerationszustand des Endothels ab (Übersicht bei 58).

Über die endotheliale Prostacyclin- und NO-Bil-dung wird die Anhaftung und damit die Aktivierung von Thrombozyten gehemmt. Die Bildung intravasaler Throm-ben auf einem kontinuierlichen, nichtdenudierten Endothel belegt nachdrücklich, daß es im Diabetes zur Abschwächung der antithrombogenen Eigenschaften kommt, lange bevor morphologische Läsionen erkennbar sind. Entsprechend fanden sich bei Diabetikern beider Typen erhöhte Spiegel endothelspezifischer Adhäsionsmoleküle (77, 86). Funktio-nelle Kriterien einer frühen endothelialen Dysfunktion ge-hen einer pathologisch veränderten Organfunktion wie z. B. der Mikroalbuminurie voraus (76).

Rolle von Thrombomodulin, AGE und PAI-1: En-dotheliales „Thrombomodulin" terminiert durch lokale Komplexbildung das prokoagulante Thrombinsignal. Der Thrombomodulin-Plasmaspiegel ist als indirekter Marker von Endothelschädigungen beschrieben und wurde bei Pati-enten mit Typ-1- und Typ-2-Diabetes erhöht gefunden (82). Der Zusammenhang zwischen Hyperglykämie und proko-agulanten Endotheleigenschaften läßt sich vor allem auch unter dem Einfluß von „advanced glycosylation end pro-ducts = AGE" auf die Endothelzelle zeigen. AGE können die endotheliale Oberflächenexpression von Thrombomodulin funktionell vermindern und gleichzeitig die Thrombo-plastinfreisetzung („tissue factor") stimulieren (49, 56, 79). Darüber hinaus verändert sich der zytoadhäsive Zusammenhalt („Integrität") von Endothelzellen durch eine veränderte Ligand-Rezeptor-Interaktion mit glykosylierten Matrixmolekülen, z. B. Vitronectin (6).

Beim Typ-2-Diabetiker wurden auch erhöhte intrathrombozytäre PAI-1-Konzentrationen beschrieben, die bei gesteigerter Freisetzung durch Thrombozytenaktivierung die lokale Thrombogenese dadurch aggravieren, daß hohe lokale antifibrinolytische Aktivität zu besonders raschem Wachstum eines besonders rigiden Thrombus führt (44, 45).

Zusammenspiel der verschiedenen Funktionskreise: Diese Befunde verdeutlichen die untrennbare Verbindung von zellulärer und Flüssigphase-Gerinnung: Endothelzellen und Gefäßwandmatrix einerseits sowie die luminal im strömenden Blut suspendierten korpuskulären Elemente wie Thrombozyten und Leukozyten führen die unterschiedlichen pro- und antikoagulatorischen Funktionskreise balanciert zusammen. Gerinnungsaktivierung funktioniert als enzymatische Aktivierungskaskade, deren einzelne Komponenten an zellulären Membranen lokalisiert sind und die daher lokalisiert abläuft. Nicht die Erhöhung der plasmatischen Faktorenkonzentration, sondern deren lokale Aktivierung bestimmt die funktionelle Wirksamkeit. Das Verständnis lokaler Gerinnungsaktivierung ist insbesondere beim Diabetes mellitus wichtig, da hier neben einer reaktiven Gerinnungsaktivierung unter Bedingungen der Hyperglykämie und des gesteigerten „oxidativen Stresses" primäre Veränderungen der oben genannten Zelltypen vorhanden sind, die unmittelbare Auswirkungen auf dieses feine Regulationssystem haben (11, 31, 88).

Therapie

▬▬▬▬ Metabolische Kontrolle

Experimentelle Daten weisen nach, daß sich mit einer normnahen Blutzuckereinstellung manche, bei weitem aber nicht alle Aspekte des präthrombotischen Zustandes von Diabetikern regulieren lassen (3, 20, 43, 52, 62, 72). Intensivierte Behandlungsstrategien mit dem Ziel einer langdauernden Normoglykämie haben aktuell in der DCCT-Studie für den Typ-1-Diabetes zu einer deutlichen Senkung der mikroangiopathischen Morbidität, nicht jedoch der vaskulären Mortalität geführt (84). Angesichts der multifaktoriellen Beeinflussung des Gefäßstatus, der letztlich für die meisten Diabetiker prognoseweisend ist, ist einer monomanen Blutzuckernormalisierung „um jeden Preis" eine individualisierte Intervention auf allen Risikofaktorebenen, also auch unter Einbeziehung des Gerinnungssystems, vorzuziehen („risk factor management"). Die normnahe Blutzuckereinstellung repräsentiert – wenn risikoarm erreichbar – die Basistherapie.

Mit Blick auf die o. g. Einschränkungen einer intensivierten Insulinbehandlung muß darauf hingewiesen werden, daß der Einfluß von Insulin auf die verschiedenen Komponenten des präthrombotischen Zustandes bei Diabetikern unterschiedlich eingeschätzt wird. Neben günstigen Effekten auf das aktivierungsabhängige Signalverhalten von Thrombozyten und das damit verbundene funktionelle Aggregationsverhalten (85) scheinen Parameter des Gerinnungs- bzw. Fibrinolysesystems weder kurz- noch langfristig auf eine Insulinbehandlung günstig anzusprechen (55, 92). Demgegenüber wird eine negative Wirkung von Insulin auf die Synthese von PAI-1 bei Patienten mit metabolischem

Syndrom diskutiert, wobei ein Zusammenhang aber am ehesten mit der Insulinresistenz dieser Patienten zu bestehen scheint. Eine pathophysiologische Verbindung könnte über die mit der Insulinresistenz vergesellschaftete Hypertriglyzeridämie bestehen, da VLDL-Lipoproteine dieser Patienten zu einer stimulierten endothelialen PAI-1-Synthese in vitro führen können (Übersicht bei 57).

Auch für die Plasmaspiegel von endothelspezifischen Adhäsionsmolekülen bzw. deren thrombozytäre Expression konnte kein positiver Effekt durch normnahe Blutzuckereinstellung bzw. intensivierte Insulintherapie gefunden werden (78, 87).

▬▬▬▬ Lebensstil

Obligat sollte die erzieherische, gegebenenfalls verhaltenstherapeutische Anleitung zur Vermeidung von verhaltensvermittelten Risikofaktoren sein, wie z. B. Rauchen, oder die Verstärkung erwünschter, d. h. schützender Verhaltensmuster, von denen eine günstige Beeinflussung von zellulären und plasmatischen Gerinnungsfaktoren nachgewiesen ist, wie z. B. Ernährungsmodulation oder nicht erschöpfende Bewegung (39, 40, 64). Die besondere Bedeutung der Blutlipidfraktionen für die Gerinnungsperformance des Blutes soll hier nur kursorisch angesprochen werden: Von einer Triglycerid- und Cholesterinsenkung, insbesondere aber einer Normalisierung des qualitativen Lipoproteinmusters dürfen sicher positive Effekte auf den präthrombotischen Zustand gerade des Diabetikers erwartet werden.

▬▬▬▬ Antioxidantien (Vitamin E)

Nachdem im Diabetes die Generierung reaktiver Sauerstoffmoleküle („oxidativer Streß") gesteigert ist und zu einer deutlichen Gerinnungsaktivierung führt, liegt eine Supplementierung antioxidativer Äquivalente nahe (31, 70). Der günstige Einfluß auf die kardiovaskuläre Morbidität einer Hochdosis-Vitamin-E-Therapie – wahrscheinlich über die günstige Beeinflussung atherogenetischer und thrombogenetischer Zellreaktionen – wurde aktuell für die nichtdiabetische Bevölkerung in der CHAOS-Studie nachgewiesen (80). Mit Vitamin E zusätzlich zur Cholesterinsenkung erscheint eine verlangsamte Progression der Intima-Media-Dicke in der Karotis erreichbar (4). Gerade dieser klinische Indikator der Frühatherosklerose mit besonderem Bezug zur Insulinresistenz und evaluierter Risikoprädiktivität für ischämische Endpunkte ist bei Diabetikern verdickt und legt eine solche Intervention besonders nahe (65, 81).

Bei Diabetikern wurde gezeigt, daß eine thrombozytäre Vitamin–E-Verarmung durch eine entsprechende Supplementierung korrigiert werden kann und zu einer deutlichen Reduktion des Aggregationsverhaltens und der Thromboxanbildung führt (30). Die hocheffektive Hemmung des von Proteinkinase C abhängigen Stimulationssignals auf Thrombozyten durch Vitamin E wurde aktuell beschrieben (28)

▬▬▬▬ Fibrinogensenkung und Antikoagulation

Eine günstige Veränderung laborchemischer Parameter des Gerinnungssytems wurde für alle Typen oraler Antidiabetika berichtet, wobei aufgrund dieser Einzelbeobachtungen bislang keine konzeptionelle Bewertung möglich ist. Aufgrund multifaktorieller Analysen erscheint dies am ehesten mit der globalen Verbesserung der Insulinresistenz erklärbar. Ceriello u. Mitarb. zeigten verschiedentlich, daß es unter Glucosebelastung zu einer Aktivierung des Gerinnungs- und Fibrinolysesystems mit einem erhöhten Fibrinogenumsatz kommt (12). Die klinische Bewertung des postprandialen „thrombotic load" ist derzeit noch widersprüchlich (75), wie auch die Ergebnisse der ECAT-Studie auf die Schwierigkeit der klinischen Bewertung eines so weitreichenden Regula-tionssystems aufgrund eines einzigen Parameters – nicht zuletzt unter methodenkritischen Aspekten – hinweisen (57).

Thrombozytenfunktionshemmer

Nachdem die beschriebenen Veränderungen des Megakaryozyten-Thrombozyten-Systems im Rahmen des prä-thrombotischen Zustandes wesentlich für die vaskuläre Morbidität mitverantwortlich sind und sich durch die therapeutisch induzierte Normoglykämie nicht hinreichend neutralisieren lassen (87, 88), ergibt sich mindestens für ältere Typ-2-Diabetiker eine besonders naheliegende Indikation zur ergänzenden Behandlung mit Hemmprinzipien der Thrombozytenfunktion, z. B. Thromboxansynthesehem-

mung, ADP- bzw. Fibrinogenrezeptorblockade (Übersicht bei 14, 69). Die Mehrheit der bislang vorliegenden Studien zeigt einen günstigen Einfluß der Behandlung mit aggregationshemmenden Substanzen auf klinische Endpunkte sowohl im Bereich der Makro- als auch der Mikrozirkulation (Übersicht bei 17). Die prothrombotischen Veränderungen des Diabetikers rechtfertigen eine forcierte Thrombozytenfunktionshemmung dann, wenn die Bedeutung der thrombozytären Komponente für klinische Endpunkte gesichert ist, d. h. in der Sekundär- und Tertiärprävention sowie vor und nach interventionellen Revaskularisierungsmaßnahmen (2). Allerdings muß der Sekundärpräventionsbegriff mindestens beim Typ-2-Diabetiker angesichts der klaren präthrombotischen Deregulierung des Hämostasesystems sowie der häufig bereits vorliegenden strukturellen, jedoch subklinischen Gefäßpathologie erweitert werden: Es empfiehlt sich eine möglichst frühe Sekundärprävention (noch vor einem ischämischen Ereignis).

Letztlich sollte eine angemessene antithrombotische Therapie Diabetikern weder in der Prävention noch in der akutmedizinischen Behandlung thrombotisch-ischämischer Ereignisse vorenthalten werden (94).

Literatur

1 Alexiewicz, J. M., D. Kumar, M. Smogorzewski, M. Klein, S. G. Massry: Polymorphonuclear leukocytes in non-insulin-dependent diabetes mellitus: abnormalities in metabolism and function. Ann. intern. Med. 123 (1995) 919–924

2 Antiplatelet Trialist Collaboration: Collaborative overview of randomised trials of antiplatelet therapy. I. Prevention of death, myocardial infarction, and stroke by prolonged antiplatelet therapy in various categories of patients. Brit. med. J. 308 (1994) 81–106

3 Aoki, I., K. Shimoyama, N. Aoki, M. Homori, A. Yanagisawa, K. Nakahara, Y. Kawai, S. I. Kitamura, K. Ishikawa: Platelet-dependent thrombin generation in patients with diabetes mellitus: effects of glycemic control in coagulability in diabetes. J. Amer. Coll. Cardiol. 27 (1996) 560–566

4 Azen, S. A., D. Qian, W. J. Mack, A. Sevanian, R. H. Selzer, C.-R. Liu, C.-H. Liu, H. N. Hodis: Effect of supplementary antioxidant vitamin intake on carotid arterial wall intima-media thickness in a controlled clinical trial of cholesterol lowering. Circulation 94 (1996) 2369–2372

5 Barinas, E., for the BERI investigators: International analysis of insulin-dependent diabetes mellitus mortality: a preventable mortality perspective. Amer. J. Epidemiol. 142 (1995) 612–618

6 Bobbink, I. W. G., H. C. DeBoer, W. L. H. Tekelenburg, J. D. Banga, Ph. G. DeGroot: Effect of extracellular matrix glycation on endothelial cell adhesion and spreading. Diabetes 46 (1996) 87–93

7 Brand, F. N., R. D. Abbott, W. B. Kannel: Diabetes, intermittent claudication, and risk of cardiovascular events. The Framingham Study. Diabetes 38 (1989) 504–509

8 Breddin, H. K., H. J. Krzywanek, P. Althoff, C. M. Kirchmaier, C. Rosak, M. Schepping, W. Weichert, M .Ziemen, K. Schoffling, K. Uberla: Spontaneous platelet aggregation and coagulation parameters as risk factors for arterial occlusions in diabetics. Results of the PARD-study. Int. Angiol. 5 (1986) 181–195

9 Bressler, P., S. R. Bailey, M. Matsuda, R. A. DeFronzo: Insulin resistance and coronary artery disease. Diabetologia 39 (1996) 1345–1350

10 Carter, M., M. H. Stickland, M. W. Mansfield, P. J. Grant: β-Fibrinogen Gene-455 G/A polymorphism and fibrinogen levels. Risk factors for coronary artery disease in subjects with NIDDM. Diabet. Care 19 (1996) 1265–1268

11 Ceriello, A.: Coagulation activation in diabetes mellitus: the role of hyperglycaemia and therapeutic prospects. Diabetologia 36 (1993) 1119–1125

12 Ceriello, A., C. Taboga, L. Tonutti, R. Giacomello, L. Stel, E. Motz, M. Pirisi: Post-meal coagulation activation in diabetes mellitus: the effect of acarbose. Diabetologia 39 (1996) 469–473

13 Chan, P., W. H. Pan: Coagulation activation in type 2 diabetes mellitus: the higher coronary risk of female diabetic patients. Diabet. Med. 12 (1995) 504–507

14 Cocozza, M., T. Picano, U. Oliviero, N. Russo, V. Coto, M. Milani: Effects of picotamid, an antithromboxane agent, on carotid atherosclerotic evolution. Stroke 26 (1996) 597–601

15 Cohen, R. A.: Dysfunction of vascular endothelium in diabetes mellitus. Circulation 87, Suppl. 5 (1993) 67–76

16 Colwell, J. A., for the ADA: Consensus statement. Role of cardiovascular risk factors in prevention and treatment of macrovascular disease in diabetes. Diabet. Care 12 (1989) 573–579

17 Colwell, J. A.: Antiplatelet drug and prevention of macrovascular disease in diabetes mellitus. Metabolism 41 (1992) 7–10

18 Colwell, J. A.: Vascular thrombosis in type II diabetes mellitus. Diabetes 42 (1993) 8–11

19 Conlan, M. G., A. R. Folsom, A. Finch, C. E. Davis, P. Sorlie, G. Marcucci, K. K. Wu: Associations of factor VIII and von Willebrand factor with age, race, sex, and risk factors for atherosclerosis. The Atherosclerosis Risk in Communities (ARIC) Study. Thrombos. and Haemost. 70 (1993) 380–385

20 Davi, G., M. Belvedere, S. Vigneri, I. Catalano, C. Giammarresi, S. Roccaforte, A. Consoli, A. Mezzetti: Influence of metabolic control on thromboxane biosynthesis and plasma plasminogen activator inhibitor type-1 in non-insulin-dependent diabetes mellitus. Thrombos. and Haemost. 76 (1996) 34–37

21 Diabetes Epidemiology Research International Mortality Study Group: International evaluation of cause-specific mortality and IDDM. Diabet. Care 14 (1991) 55–60

22 DiMinno, G., M. J. Silver, A. M. Cerbone, G. Riccardi, A. Rivellese, M. Mancini: Platelet fibrinogen binding in diabetes mellitus. Differences between binding to platelets from nonretinopathic and retinopathic diabetic patients. Diabetes 35 (1986) 182–185

23 Eliasson, M., K. Asplund, P. E. Evrin, B. Lindahl, D. Lundblad: Hyperinsulinemia predicts low tissue plasminogen activator activity in a healthy population: the Northern Sweden MONICA Study. Metabolism 43 (1994) 1579–1586

24 El Khawand, C., J. Jamart, J. Donckier, B. Chatelain, E. Lavenne, M. Moriau, M. Buysschaert: Hemostasis variables in type I diabetic patients without demonstrable vascular complications. Diabet. Care 16 (1993) 1137–1145

25 Entman, M. L., W. C. Smith: Postreperfusion inflammation: a model for reaction to injury in cardiovascular disease. Cardiovasc. Res. 28 (1994) 1301–1311

26 Fava, S., J. Azzopardi, M. A. Muscat, F. F. Fenech: Factors that influence outcome in diabetic subjects with myocardial infarction. Diabet. Care 16 (1993) 1615–1618

27 Ford, I., R. A. Malik, P. G. Newrick, F. E. Preston, J. D. Ward, M. Greaves: Relationships between haemostatic factors and capillary morphology in human diabetic neuropathy. Thrombos. and Haemost. 68 (1992) 628–633

28 Freedman, J. E., J. H. Farhat, J. Loscalzo, J. F. Keney: α-tocopherol inhibits aggregation of human platelets by a protein kinase mechanism. Circulation 94 (1996) 2434–2440

29 Fuster, V., L. Badimon, J. J. Badimon, J. H. Chesebro: The pathogenesis of coronary artery disease and the acute coronary syndromes. New Engl. J. Med. 326 (1992) 242–250

30 Giesinger, C., J. Jeremy, D. Mikhailidis, P. Dandona, G. Schernthaner: Effect of vitamin E supplementation on platelet thromboxane A2 production in type I diabetic patients. Diabetes 37 (1988) 1260–1264

31 Giugliano, D., A. Ceriello, G. Paolisso: Oxidative stress and diabetic vascular complications. Diabet. Care 19 (1996) 257–267

32 Gough, S. C., P. J. Grant: The fibrinolytic system in diabetes mellitus. Diabet. Med. 8 (1991) 898–905

33 Gray, R. P., D. L. Patterson, J. S. Yudkin: Plasminogen activator inhibitor activity in diabetic and nondiabetic survivors of myocardial infarction. Arterioscler. Thrombos. 13 (1993) 415–420

34 Gray, R. P., T. J. Hendra, D. L. H. Patterson, J. S. Yudkin: „Spontaneous" platelet aggregation in whole blood in diabetic and nondiabetic survivors of acute myocardial infarction. Thrombos. and Haemost. 70 (1993) 932–936

35 Gray, R. P., J. S. Yudkin, D. L. Patterson: Enzymatic evidence of impaired reperfusion in diabetic patients after thrombolytic therapy for acute myocardial infarction: a role for plasminogen activator inhibitor? Brit. Heart J. 70 (1993) 530–536

36 Gries, F. A., M. Petersen Braun, D. Tschoepe, J. van de Loo: Haemostasis and Diabetic Angiopathy. Pathophysiology and Therapeutic Concepts. Thieme, Stuttgart 1993

37 Gruden, G., P. Cavallo, P. Perin, R. Romagnoli, C. Olivetti, D. Frezet, G. Pagano: Prothrombin fragment 1 + 2 and antithrombin III-thrombin complex in microalbuminuric type 2 diabetic patients. Diabet. Med. 11 (1994) 485–488

38 Herlitz, J., G. B. Wognsen, H. Emanuelsson, M. Haglid, B. W. Karlson, T. Karlsson, A. Albertsson, S. Westberg: Mortality and morbidity in diabetic and nondiabetic patients during a 2-year period after coronary artery bypass Grafting. Diabet. Care 19 (1996) 698–703

39 Hornsby, W. G., K. A. Boggess, T. J. Lyons, W. H. Barnwell, J. Lazarchick, J. A. Colwell: Hemostatic alterations with exercise conditioning in NIDDM. Diabet. Care 13 (1990) 87–92

40 Ibbotson, S. H., S. C. Gough, P. J. Rice, J. A. Davies, P. J. Grant: The effect of short-term exercise on plasma procoagulant activity in patients with type II (non-insulin-dependent) diabetes and healthy volunteers. Thrombos. Res 71 (1993) 149–158

41 Jacobs, J., M. Sena, N. Fox: The cost of hospitalization for the late complications of diabetes in the United States. Diabet. Med. 8 (1990) 523–529

42 Jacoby, R. M., R. W. Nesto: Acute myocardial infarction in the diabetic patient: pathophysiology, clinical course and prognosis. J. Amer. Coll. Cardiol. 20 (1992) 736–744

43 Jennings, A. M., I. Ford, S. Murdoch, M. Greaves, F. E. Preston, J. D. Ward: The effects of diet and insulin therapy on coagulation factor VII, blood viscosity, and platelet release proteins in diabetic patients with secondary sulphonylurea failure. Diabet. Med. 8 (1991) 346–353

44 Jokl, R., M. Laimins, R. L. Klein, T. J. Lyons, M. F. Lopes-Virella, J. A. Colwell: Platelet plasminogen activator inhibitor 1 in patients with type II diabetes. Diabet. Care 17 (1994) 818–823

45 Jörneskog, G., N. Egberg, B. Fagrell, K. Fatah, B. Hessel, H. Johnsson, K. Brismar, M. Blombäck: Altered properties of the fibrin gel structure in patients with IDDM. Diabetologia 39 (1996) 1519–1523

46 Jude, B., A. Watel, O. Fontaine, A. Cosson: Distinctive features of procoagulant response of monocytes from diabetic patients. Haemostasis 19 (1989) 65–73

47 Juhan-Vague, I., M. C. Alessi, P. Vague: Increased plasma plasminogen activator inhibitor 1 levels. A possible link between insulin resistance and atherothrombosis. Diabetologia 34 (1991) 457–462

48 Kannel, W. B., R. B. D'Agostino, P. W. Wilson, A. J. Belanger, D. R. Gagnon: Diabetes, fibrinogen, and risk of cardiovascular disease: the Framingham experience. Amer. Heart J. 120 (1990) 672–676

49 Kario, K., T. Matsuo, H. Kobayashi, M. Matsuo, T. Sakata, T. Miyata: Activation of tissue factor-induced coagulation and endothelial

50 Kip, K. E., D. P. Faxxon, K. M. Detre, W. Yeh, S. F. Kelsey, J. W. Currier for the NHLBI PTCA Registry: Coronary angioplasty in diabetic patients. The National Heart, Lung and Blood Institute Percutaneous Transluminal Coronary Angioplasty Registry. Circulation 94 (1996) 1818–1825

51 Knobl, P., G. Schernthaner, C. Schnack, P. Pietschmann, A. Griesmacher, R. Prager, M. Muller: Thrombogenic factors are related to urinary albumin excretion rate in type 1 (insulin-dependent) and type 2 (non-insulin-dependent) diabetic patients. Diabetologia 36 (1993) 1045–1050

52 Knobl, P., G. Schernthaner, C. Schnack, P. Pietschmann, S. Proidl, R. Prager, T. Vukovich: Haemostatic abnormalities persist despite glycaemic improvement by insulin therapy in lean type 2 diabetic patients. Thrombos. and Haemost. 73 (1995) 165–166

53 Kuller, L. H.: Magnitude of the problem. In: Proceedings of the National Heart, Lung, and Blood Institute. Symposium on Rapid Identification and Treatment of Acute Myocardial Infarction. Issues and Answers. NIH-Publication no. 91-3035 (1991) 3–24

54 Kwaan, H. C.: Changes in blood coagulation, platelet function, and plasminogen-plasmin system in diabetes. Diabetes 41, Suppl. 2 (1992) 32–35

55 Landin, K., L. Tengborn, J. Chmielewska, H. von Schenck, U. Smith: The acute effect of insulin on tissue plasminogen activator and plasminogen activator inhibitor in man. Thrombos. and Haemost. 65 (1991) 130–133

56 Leurs, P. B., R. van Oerle, K. Hamulyak, B. H. Wolfenbuttel: Tissue factor pathway inhibitor activity in patients with IDDM. Diabetes 44 (1995) 80–84

57 Lijnen, H. R., D. Collen: Impaired fibrinolysis and the risk for coronary heart disease. Circulation 94 (1996) 2052–2054

58 Lorenzi, M., E. Cagliero: Pathobiology of endothelial and other vascular cells in diabetes mellitus. Call for Data. Diabetes 40 (1991) 653–659

59 Lupu, C., M. Calb, M. Ionescu, F. Lupu: Enhanced prothrombin and intrinsic factor X activation on blood platelets from diabetic patients. Thrombos. and Haemost. 70 (1993) 579–583

60 Mansfield, M. W., D. M. Heywood, P. J. Grant: Sex differences in coagulation and fibrinolysis in white subjects with noninsulin-dependent diabetes mellitus. Arterioscler. Thrombos. vasc. Biol. 16 (1996) 160–164

61 Matsuda, T., E. Morishita, H. Jokaji, H. Asakura, M. Saito, I. Yoshida, K.-I. Takemoto: Mechanism of Disorders of Coagulation and Fibrinolysis in Diabetes. In: Proceedings of the 15th International Diabetes Federation Satellite Symposium on „Diabetes and Macrovascular Complications". Diabetes 45, Suppl. 3 (1996) 109–111

62 Mayfield, R. K., P. V. Halushka, H. J. Wohltmann, M. Lopes-Virella, J. K. Chambers, C. B. Loadholt, J. A. Colwell: Platelet function during continuous insulin infusion treatment in insulin-dependent diabetic patients. Diabetes 34 (1985) 1127–1133

63 Meade, T. W.: Thrombosis and cardiovascular disease. Ann. Epidemiol. 2 (1992) 353–364

64 Mehrabjian, M., J. B. Peter, R. J. Barnard, A. J. Lusis: Dietary regulation of fibrinolytic factors. Atherosclerosis 84 (1990) 25–32

65 Niskanen, L., R. Rauramaa, H. Miettinen, S. Haffner, M. Mercur, M. Uusitupa: Carotid artery intima-media thickness in elderly patients with NIDDM and in nondiabetic subjects. Stroke 27 (1996) 1986–1992

66 Ostermann, H., D. Tschoepe, W. Greber, H. W. Meyer-Rusenberg, J. van de Loo: Enhancement of spontaneous fibrinolytic activity in diabetic retinopathy. Thrombos. and Haemost. 68 (1992) 400–403

67 Ostermann, H., J. van de Loo: Factors of the hemostatic system in diabetic patients. A survey of controlled studies. Haemostasis 16 (1986) 386–416

68 Panahloo, A., V. Mohamed-Ali, A. Lane, F. Green, S. E. Humphries, J. S. Yudkin: Determinants of plasminogen activator inhibitor 1 activity in treated NIDDM and its relation to a polymorphism in the plasminogen activator inhibitor 1 gene. Diabetes 44 (1995) 37–42

69 Patrono, C., G. Davi: Antiplatelet agents in the prevention of diabetic vascular complications. Diabet. Metab. Rev. 9 (1993) 177–188

70 Rösen, P., D. Tschöpe: Vitamin E and diabetes. Fat Sci. Technol. 93 (1991) 425–431

cell dysfunction in non-insulin-dependent diabetic patients with microalbuminuria. Arterioscler. Thrombos. vasc. Biol. 15 (1995) 1114–1120

71 Rösen, P., G. Pogatsa, D. Tschöpe, K. Addicks, H. Reinauer: Diabetische Kardiopathie. Pathophysiologische Konzepte und therapeutische Ansätze. Klin. Wschr. 69, Suppl. 29 (1992) 3–15

72 Schernthaner, G., T. Vukovich, P. Knobl, U. Hay, M. M. Muller: The effect of near-normoglycaemic control on plasma levels of coagulation factor VII and the anticoagulant proteins C and S in insulin-dependent diabetic patients. Brit. J. Haematol. 73 (1989) 356–359

73 Schneider, D. J., B. E. Sobel: Augmentation of synthesis of plasminogen activator inhibitor type 1 by insulin and insulin-like growth factor type 1: implications for vascular disease in hyperinsulinemic. Proc. nat. Acad. Sci. 88 (1991) 9959–9963

74 Silva, J. A., A. Escobar, T. J. Collins, S. R. Ramee, C. J. White: Unstable angina. A comparison of angioscopic findings between diabetic and nondiabetic patients. Circulation 92 (1995) 1731–1736

75 Silveira, A., F. Karpe, H. Johnsson, K. A. Bauer, A. Hamsten: In vivo demonstration in humans that large postprandial triglyceride-rich lipoproteins activate coagulation factor VII through the intrinsic coagulation pathway. Arterioscler. Thrombos. vasc. Biol. 16 (1996) 1333–1339

76 Standl, E., B. Balletshofer, B. Dahl, B. Weichenhain, H. Stiegler, A. Hörmann, R. Hohle: Predictors of 10-year macrovascular and overall mortality in patients with NIDDM: the Munich General Practitioner Project. Diabetologia 39 (1996) 1540–1541

77 Stehouwer, C. D., H. R. Fischer, A. W. van Kuijk, B. C. Polak, A. J. Donker: Endothelial dysfunction precedes the development of microalbuminuria in IDDM. Diabetes 44 (1995) 561–564

78 Steiner, M., K. M. Reinhardt, B. Krammer, B. Ernst, D. Blann: Increased levels of soluble adhesion molecules in type-2 diabetic patients. Thrombos. and Haemost. 72 (1994) 979–984

79 Stern, D. M., C. Esposito, H. Gerlach, M. Gerlach, J. Ryan, D. Handley, P. Nawroth: Endothelium and regulation of coagulation. Diabet. Care 14 (1991) 160–166

80 Stephens, N. G., A. Parsons, P. M. M. Schofield, F. Kelly, K. Cheeseman, M. J. Mitchinson, M. J. Brown: Randomised controlled trial of vitamin E in patients with coronary artery disease: Cambridge Heart Antioxidant Study (CHAOS). Lancet 347 (1996) 781–786

81 Suzuki, M., K. Shinozaki, A. Kanazawa, Y. Hara, Y. Y. Hatori, M. Tsushima, Y. Harano: Insulin resistance as an Independent risk factor for carotid wall thickening. Hypertension 28 (1996) 593–598

82 Takahashi, H., S. Ito, M. Hanano, K. Wada, H. Niwano, Y. Seki, A. Shibata: Circulating thrombomodulin as a novel endothelial cell marker: comparison of its behavior with von Willebrand factor and tissue-type plasminogen activator. Amer. J. Hematol. 41 (1992) 32–39

83 Tesfaye, S., R. Malik, J. D. Ward: Vascular risk factors in diabetic neuropathy. Diabetologia 37 (1994) 847–854

84 The Diabetes Control and Complications Trial Research Group: The effect of intensive treatment of diabetes on the development and progression of long-term complications in insulin-dependent diabetes mellitus. New Engl. J. Med. 329 (1993) 977–986

85 Trovati, M., G. Anfossi, F. Cavalot, P. Massucco, E. Mularoni, G. Emanuelli: Insulin directly reduces platelet sensitivity to aggregating agents. Studies in vitro and in vivo. Diabetes 37 (1988) 780–786

86 Tschoepe, D., J. Esser, B. Schwippert, P. Roesen, B. Kehrel, H. K. Nieuwenhuis, F. A. Gries: Large platelets circulate in an activated state in diabetes mellitus. Semin. Thrombos. and Hemost. 17 (1991) 433–439

87 Tschoepe, D., E. Driesch, B. Schwippert, H. K. Nieuwenhuis, F. A. Gries: Exposure of adhesion molecules on activated platelets in patients with newly diagnosed IDDM is not normalized by near-normoglycemia. Diabetes 44 (1995) 890–894

88 Tschoepe, D., E. F. Lampeter, B. Schwippert: Megakaryocytes and platelets in diabetes mellitus. Hämostaseologie 16 (1996) 144–150

89 Tschoepe, D., U. Rauch, B. Schwippert: Platelet-leukocyte-cross-talk. In Baumgartner-Parzer, S., D. Tschoepe: Role of Adhesion Molecules in Diabetes Mellitus. Horm. metab. Res., Suppl. 1997

90 Tschöpe, D.: Gerinnungsstörungen bei metabolischem Syndrom und Typ-II-Diabetes. In Mehnert, M.: Herz, Gefäße und Diabetes. Medikon, München 1997

91 Prospective Diabetes Study Group: Perspectives in diabetes. U.K. Prospective Diabetes Study 16. Overview of 6 years' therapy of type II diabetes: a progressive disease. Diabetes 44 (1995) 1249–1258

92 Vukovich, T., S. Proidl, P. Knobl, H. Teufelsbauer, C. Schnack, G. Schernthaner: The effect of insulin treatment on the balance between tissue plasminogen activator and plasminogen activator inhibitor-1 in type 2 diabetic patients. Thrombos. and Haemost. 68 (1992) 253–256

93 Weiss, E. J., P. F. Bray, M. Tayback, S. P. Schulman, T. S. Kickler, L. C. Becker, J. L. Weiss, G. Gerstenblith, P. J. Goldschmidt-Clermont: A polymorphism of a platelet glycoprotein receptor as an inherited risk factor for coronary thrombosis. New Engl. J. Med. 17 (1996) 1090–1094

94 Yudkin, J.: How can we best prolong life? Benefits of coronary risk factor reduction in non-diabetic and diabetic subjects. Brit. med. J. 306 (1993) 1313–1318

31 Diabetes mellitus und Infektionskrankheiten

E. Haupt

Das Wichtigste in Kürze

> ➤ Die vielgestaltigen Wechselwirkungen zwischen Diabetes mellitus und Infektionskrankheiten (schlechte Stoffwechsellage prädisponiert zu Infekten, diese führen zu Stoffwechselentgleisungen) ergeben im klinischen Alltag einen fatalen Circulus vitiosus.
> ➤ Die gute Stoffwechseleinstellung bietet den besten Schutz gegen eine Infektion.
> ➤ Bei diabetischen Patienten muß immer an atypische klinische Konstellationen und symptomarme Verläufe von Infektionen gedacht werden.

> ➤ Die diabetische Neuropathie, die Mikro- und die Makroangiopathie begünstigen Wunden als Keimeintrittspforten.
> ➤ Präventivmaßnahmen (Patientenschulung, verstärkte Stoffwechselkontrolle, häufigere Routinediagnostik, großzügigere Vakzinierung) helfen, Infektionen vorzubeugen und lassen gravierende Folgen (z. B. Fußamputationen) vermeiden.

Einleitung

Historisches und Epidemiologie: Vor der therapeutischen Anwendung von Insulin und bis zur Entwicklung moderner antibakterieller Behandlungsverfahren haben Infektionskrankheiten als Todesursache von Diabetikern eine bedeutende Rolle gespielt. So weist eine große Statistik aus der Zeit der frühen Insulinära eine Mortalität von 16,2% aller Zuckerkranken durch nichttuberkulöse Infektionen auf (Tab. 31.1). Auch unter den heutigen Bedingungen beträgt das Mortalitätsrisiko für nichttuberkulöse Infektionen noch etwa 5% (7).

Die Tatsache, daß Diabetiker in Gebieten der sog. dritten Welt, die über keine ausreichende ärztliche und sanitäre Versorgung verfügen, auch heute noch unter einem gleich hohen bzw. sogar höheren Mortalitätsrisiko bei Infektionskrankheiten leiden als die Zuckerkranken in den Vereinigten Staaten oder Europa während der frühen Insulinära (13, 15, 21, 24), unterstreicht die Bedeutung der Stoffwechselführung sowie der antibakteriellen Therapie.

Die Frage des Zusammenhanges zwischen erhöhter Infektionsmorbidität und Stoffwechselstörungen ist seit langer Zeit Anlaß zu wissenschaftlichen Untersuchungen gewesen. Die pathogenetischen Zusammenhänge sind jedoch auch heute noch nicht geklärt. Die Fortschritte auf dem Gebiet der antidiabetischen Behandlung auf der einen und der antibakteriellen Therapie auf der anderen Seite haben das Problem aber immer kleiner werden lassen.

Es besteht Klarheit darüber, daß die **Auswirkungen** einer Infektionskrankheit den Diabetiker schwerer treffen als den Stoffwechselgesunden. Dies äußert sich in einer Verschlechterung der Stoffwechsellage. einem erhöhten Bedarf an Insulin oder oralen antidiabetischen Substanzen sowie in einer erschwerten Behandlungsführung. Trotzdem ist die früher oft geäußerte Vermutung, daß Diabetiker generell infektionsanfälliger seien als Stoffwechselgesunde, heute überholt (Übersicht bei 10). Somit scheint sich die erhöhte Infektionsgefährdung vorwiegend auf unkontrollierte diabetische Stoffwechselstörungen mit deutlicher Hyperglykämie und Ketoazidose zu beschränken.

In neuerer Zeit spielen Infektionskrankheiten wieder eine gewisse Rolle in der Diskussion über die Genese des Diabetes mellitus. Das schon früher in Einzelfällen beobachtete spontane Auftreten der Erkrankung bei Mensch und Tier nach Virusinfekten hat Anlaß gegeben, der Frage erneut nachzugehen (Kap. 2).

Tabelle 31.**1** Hauptsächliche Todesursachen bei Diabetikern der Joslin Clinic (nach Younger u. Hadley)

Todesursache	1922–1929 (%)	1930–1936 (%)	1937–1943 (%)	1944–1949 (%)	1950–1955 (%)	1956–1965 (%)	1966–1968 (%)
Coma diabeticum	14,5	5,0	2,8	1,7	1,1	0,9	1,0
Herz-Nieren-Gefäß-Störungen	46,8	58,3	65,8	71,3	76,9	76,6	74,2
Infektionen außer Tuberkulose	16,2	12,3	10,4	5,9	5,2	5,2	5,9
Tuberkulose	5,5	3,4	2,2	1,7	0,7	0,3	–
Malignome	7,4	9,4	9,0	9,7	10,1	10,7	12,8
Zahl der Todesfälle	**1457**	**2696**	**3639**	**4148**	**5646**	**8302**	**912**

Pathogenese

Einfluß der erhöhten Glucosekonzentration

Über die Rolle der Hyperglykämie im Mechanismus der gestörten Infektabwehr bei Diabetikern wird im Schrifttum des vergangenen Jahrhunderts immer wieder diskutiert. Einige Autoren schreiben diesem Faktor nur eine untergeordnete Bedeutung zu. Dennoch sind insbesondere Veränderungen der polymorphkernigen Granulozyten beschrieben worden, die reduzierte chemotaktische, phagozytäre und bakterizide Aktivitäten aufweisen (10, 17, 20). Die Ausprägung der eingeschränkten Phagozytose scheint dabei von der Stärke der Stoffwechselentgleisung abzuhängen. Im allgemeinen sind diese Funktionsstörungen allerdings moderat und können in vielen Fällen durch Verbesserung der Stoffwechselsituation gemildert oder sogar aufgehoben werden. Ob die für jeden Kliniker bekannte Tatsache der Zunahme von Candidainfektionen im Genitalbereich schlecht eingestellter diabetischer Frauen mit starker Glukosurie auf solche Funktionsstörungen zurückzuführen sind oder aber auf evtl. verbesserte Wachstumsbedingungen von Keimen im glucosereichen Milieu, ist unklar (Kap. 28).

Einfluß der Ketoazidose

Während der alleinige Einfluß der Hyperglykämie auf die gestörte Infektabwehr des Diabetikers zumindest umstritten ist, besteht Einigkeit darüber, daß die Ketoazidose eine Reihe von Funktionen vorwiegend des zellulären Abwehrsystems zu hemmen vermag. Neben der noch deutlicher eingeschränkten phagozytären Aktivität der Granulozyten fällt in der Frühphase der entzündlichen Abwehr eine verminderte Mobilisation der Zellen am Ort der Läsion auf (8). Dies gilt gleichermaßen für ketoazidotische wie für urämische Patienten und ist nach der Behandlung des azidotischen Zustandes reversibel. Durch die verringerte granulozytäre Antwort auf den Infektionsreiz wird die Balance zugunsten eindringender Mikroorganismen verschoben. Schließlich gibt es Hinweise für Veränderungen enzymatischer Aktivitäten in den Granulozyten ketoazidotischer Diabetiker, die die eingeschränkte Funktion dieser Zellen erklären könnten. Eine Vielzahl von Veränderungen der Immunantwort von Diabetikern sind beschrieben worden, so bei phagozytosefähigen Monozyten oder bei den Lymphozyten (Übersicht bei 12). Ob diese Veränderungen Ausdruck einer gestörten nichtadaptiven Abwehrreaktion gegen Infektionen ist, bleibt unklar. Zudem ist letztlich ungeklärt, inwieweit Funktionsanalysen an isolierten Zellen deren physiologische Funktion in vivo widerspiegeln.

Einfluß der Dehydratation

Ältere Untersuchungen streichen die Bedeutung der durch die Hyperglykämie und Polyurie verursachten Dehydratation des Diabetikers vor allem für das erhöhte Risiko von infektiösen Erkrankungen der Haut heraus. Unter experimentellen Bedingungen wurde eine deutliche Häufung von Staphylokokkeninfekten beobachtet.

Einfluß der diabetischen Gefäßveränderungen

Bedeutung: Für die Entwicklung infektiöser Erkrankungen der Extremitäten spielen die vaskulären Veränderungen des Diabetikers eine große Rolle. Gangränöse Veränderungen werden bei männlichen Diabetikern 53mal und bei diabetischen Frauen 71mal häufiger gefunden als bei Stoffwechselgesunden (2).

Pathogenese: Während bei einem Infektionsreiz auf gut durchblutetes Gewebe die normalen antientzündlichen Mechanismen wirksam werden können, reagieren die Gewebe des Diabetikers bei vaskulärer Insuffizienz häufig nur mit Thrombophlebitiden und Nekrosen. Durch die Basalmembranveränderungen der kleinen Gefäße ist die Mikrozirkulation deutlich eingeschränkt. Hierdurch sind die Granulozytenemigration sowie die Diffusion spezifischer Antikörper und anderer Plasmafaktoren erschwert. Zudem bietet das minderdurchblutete und sauerstoffverarmte Gewebe ideale Bedingungen für die Proliferation anaerober Mikroorganismen. Aus großen Statistiken geht hervor, daß Infektionen besonders häufig bei jugendlichen Diabetikern mit jahrzehntelanger Krankheitsanamnese und deutlichen Gefäßveränderungen gefunden werden (19).

Lokalisation: Entzündliche Erkrankungen der Haut überwiegen bei weitem. Jedoch wurden bei etwa einem Drittel der Patienten auch Harnwegsinfekte und bei einem geringeren Prozentsatz pulmonale Infektionen und Osteomyelitiden gefunden. Es läßt sich aber nicht sicher abgrenzen, ob hierfür primär die Gefäßveränderungen verantwortlich zu machen sind oder ob diese Häufung mehr zu Lasten anderer begünstigender Faktoren wie beispielsweise langanhaltender Phasen schlechter Stoffwechselführung mit Ketoazidosen geht.

Einfluß der diabetischen Neuropathie

Traumen: Sensibilitätsausfälle, besonders an den unteren Extremitäten, führen häufig dazu, daß Diabetiker geringfügige Traumen oder den Druck zu engen Schuhwerks weniger bemerken als Personen mit intakter Schmerzleitung. Eine sofortige Behandlung der Druckstellen bleibt aus. Das durch die vaskuläre Insuffizienz schon vorgeschädigte Gewebe wird schnell infiziert und nekrotisch. Es kommt zur Ausbildung von Ulzera (Kap. 20, 26, 27, 28).

Diabetische **Veränderungen autonomer Nerven** können zu Blasenatonien und Sphinkterschwächen mit mangelhafter Blasenentleerung und Restharnbildung führen. Oft fehlen schmerzhafte Begleitsymptome. Mit diesen Veränderungen muß nahezu bei allen Patienten mit autonomer diabetischer Neuropathie gerechnet werden. Durch die Harnretention wird das Wachstum von Mikroorganismen im Urin begünstigt und der Grundstein für aufsteigende Harnwegsinfektionen gelegt (Kap. 24).

Humorale Faktoren

Auf der Suche nach den Gründen für die geschwächte Infektabwehr des Diabetikers sind auch Veränderungen bei den humoralen Mechanismen in Betracht gezogen worden. Der beschriebene Mangel an der Komplementkomponente C3 scheint aber in vivo keinen Einfluß auf die Komplementaktivierung zu haben (5). Obwohl die nichtenzymatische Glykolysierung von Immunglobulinen als Mechanismus einer gestörten humoralen Infektabwehr denkbar ist und erhöhte Anteile glykolysierter Antikörper der Klassen IgM, IgG und IgA nachgewiesen wurden (4), ist die klinische Bedeutung solcher Befunde noch vollkommen unklar. Diabetiker haben normale Antikörperspiegel und reagieren auf Vakzinierung mit gleichen Titeranstiegen wie Stoffwechselgesunde (1, 6).

Klinik

Erkrankungsrisiken, Komplikationen und Formen

Erkrankungsrisiken und Komplikationen: Durch die Anwendung der heute zur Verfügung stehenden Möglichkeiten zur Behandlung und Führung des Diabetikers ist das Risiko der Erkrankung an Infektionen erheblich geringer geworden. Neuere Untersuchungsergebnisse lassen darüber hinaus Zweifel aufkommen, ob beim gut eingestellten Diabetiker überhaupt noch eine verminderte Infektabwehr besteht (s. o.). Gesicherter ist, daß durch eine Infektionskrankheit der vorher gut eingestellte Diabetes verschlechtert wird und daß sich dann die Entwicklung von Sekundärkomplikationen beschleunigt. Eine größere Infektanfälligkeit besteht aber sicherlich beim unkontrollierten oder schlecht geführten Diabetiker in ketoazidotischen Phasen und nach der Entwicklung vaskulärer und neurologischer Begleiterkrankungen.

Formen: Der Diabetes mellitus kann mit einer Reihe von Infektionskrankheiten einhergehen, die sich einerseits vom Erregertyp und andererseits von der Lokalisation der Entzündung her als recht kennzeichnend erweisen. Oft gestalten atypische klinische Konstellationen und symptomarme Verläufe aber die Diagnostik und Therapie schwierig. In einer Zusammenstellung letaler Infektionen aus dem Jahre 1966 (Tab. 31.2) rangiert die Pneumonie an erster Stelle (18). Dies entspricht keinesfalls klinischer Erfahrung und zeigt, daß pathologisch-anatomische Mortalitätsstudien bei falscher Interpretation ein verzerrtes Bild geben können. Durch sie wird nicht erfaßt, daß Infektionen zu den häufigsten Auslösungsursachen eines diabetischen Komas gehören und speziell Pneumonien an erster Stelle hierfür zu benennen sind (3).

Tabelle 31.2 Zusammenstellung der Infektionen aus einer Reihe von 779 Todesfällen von Diabetikern (aus Warren u. Mitarb. in Joslin, E. P.: Diabetes Mellitus. Lea & Febiger, Philadelphia 1966)

lobäre Pneumonie	27
bronchiale Pneumonie	64
aktive Tuberkulose	1
Harnwegsinfektionen	36
akute und chronische Cholezystitis	4
Cholelithiasis	16
Appendizitis	1
Karbunkel	4
Abszeß	8
bakterielle Endokarditis	8
Meningitis	1
Gesamtzahl	**170**

Harnwegserkrankungen

Sie sind sicherlich neben den infektiösen Hauterkrankungen die häufigsten und wichtigsten entzündlichen Erkrankungen des Diabetikers. Oft fällt das Fehlen klinischer Symptome auf, wodurch Diagnostik und Therapie erschwert und verzögert werden (Kap. 24). Ansonsten zeigt das klinische Bild akuter oder chronischer Harnwegserkrankungen des Diabetikers keine Abweichungen von dem des Stoffwechselgesunden. Auffällig sind jedoch hartnäckige Verläufe und

die Tendenz zu chronischen Krankheitsbildern. Bei Diabetikern mit neurologischen Symptomen ist der Hauptteil von aszendierenden Harnwegsinfektionen auf die Restharnbildung wegen Sphinkterschwäche und Blasenatonie zurückzuführen. Eine seltene, aber ernste Komplikation der chronischen Pyelonephritis des Diabetikers ist die Papillennekrose, deren Entstehung durch die mit der Grunderkrankung vergesellschafteten vaskulären Veränderungen der Tubulus- und Papillengefäße begünstigt wird (Kap. 24).

Infektionen von Haut und Weichteilgeweben

Für den Diabetologen sind die Auswirkungen von **Pilzerkrankungen** ein tägliches Problem. Sie betreffen vorwiegend Frauen, bei denen ein Pruritus vulvae das Vorliegen einer superfiziellen Candidamykose anzeigt (Kap. 28). Diese Erkrankung korreliert häufig mit der Höhe der Harnglucosespiegel und verschwindet oft ohne spezielle Therapie durch eine bessere Einstellung der diabetischen Stoffwechsellage.

Bakterielle Infektionen: Pyodermien treten häufig vor der Diagnosestellung eines manifesten Diabetes oder bei unkontrollierter Stoffwechselstörung in Form einer Furunkulose auf. Sie bieten somit allein aufgrund des morphologischen Substrats den Verdacht auf das Vorliegen eines Diabetes (Kap. 28). Bei einer ausgeglichenen Stoffwechsellage hingegen liegt das Morbiditätsrisiko von Staphylokokkeninfekten im Bereich der Norm (12).

Durch B-Streptokokken hervorgerufene Weichteilinfektionen können bei Diabetikern in Form einer nekrotisierenden Fasziitis auftreten. Ausgedehntere, lebensbedrohliche Weichteilinfektionen sind häufig Mischinfektionen an denen auch häufig Staphylococcus aureus, Streptokokken, Anaerobier sowie Enterobakterienarten beteiligt sind.

Die bakterielle Fußinfektion des Diabetikers ist gewöhnlich eine aerob-anaerobe Mischinfektion, an der in der Regel 2–5 verschiedene Erreger beteiligt sind. In abnehmender Häufigkeit gehören dazu Enterobakterien, Staphylococcus aureus, koagulasenegative Staphylokokken, Streptokokken, Enterokokken, Bacteroidesarten und Pseudomonas aeruginosa.

Infektionen des Gastrointestinaltrakts

Nasen-Rachen-Raum: Die Inzidenz von Mundsoor ist bei Diabetikern in schlechtem Stoffwechselzustand signifikant erhöht (12). Die heute sehr seltene rapid progressive nekrotisierende Mukormykose des Nasen-Rachen-Raumes und der Nasennebenhöhlen kann gelegentlich zuerst in der Mundhöhle in Form von dunklen nekrotisierenden Schleimhautbezirken diagnostiziert werden.

Motilitätsstörungen des **Ösophagus** bei autonomer Neuropathie sind für die Prädisposition von Diabetikern für ösophagealen Soor verantwortlich.

Die Atonie des **Magens** erleichtert in gleicher Weise die gastrale Kandidose.

Bei Diabetikern besteht ein 3fach erhöhtes Risiko einer Gastroenteritis (oft Salmonella enteritidis), was möglicherweise auf die Hypochlorhydrie des Magens, die verlängerte intestinale Passagezeit und die eingeschränkte Funktion phagozytärer Zellen zurückzuführen ist (16).

Seltenere Infektionen

Diabetiker entwickeln 3fach häufiger eine **Sepsis** als Stoffwechselgesunde. Oft ist Escherichia coli die Ursache einer

Infektion der Harnwege. Septikämien ohne ersichtlichen Ursprung werden gehäuft von Staphylococcus aureus verursacht.

Die invasive (maligne) **Otitis** ist fast ausschließlich eine Erkrankung des Diabetikers. Sie wird nahezu ausnahmslos durch Pseudomonas aeruginosa verursacht. Risikofaktoren sind neben einer schlechten Stoffwechselsituation Schwimmen, hohes Alter sowie die Benutzung von Hörhilfen (11).

Die bereits erwähnte rhinozerebrale **Mukormykose** stellt eine lebensbedrohliche Infektion dar, für die Diabetiker mit ketoazidotischer Stoffwechsellage besonders prädisponiert sind (2). Ausgangspunkte sind Nasennebenhöhlen und Gaumen. Die Ausbreitung erfolgt über die angrenzenden Sinus durch die Schädelbasis in den Retroorbitalraum und die vordere Schädelgrube.

Therapie

Therapiebeginn, Stoffwechselkontrolle und allgemeine Maßnahmen: Da ein unkontrollierter oder schlecht geführter Diabetes zu Infektionserkrankungen prädisponiert, ist die gute Einstellung unter Vermeidung ketoazidotischer Phasen der wichtigste Faktor der Prophylaxe und Therapie. Die Infektion des Diabetikers sollte möglichst prompt und energisch behandelt werden, um gröbere Störungen des Stoffwechsels schon im Initialstadium zu unterdrücken und die Gefahr der Beschleunigung von diabetischen Sekundärerkrankungen zu verringern. Routinekontrolluntersuchungen, z. B. des Harnsediments, führen bei den häufig klinisch stummen Infektionen der ableitenden Harnwege zur schnelleren Diagnosestellung, so daß die Therapie bereits im Anfangsstadium der Krankheit einsetzen kann. Zur konstruktiven Präventivmedizin des den Diabetiker führenden Arztes gehört auch die Aufklärung des Patienten über die Gefahr banaler Hautverletzungen und die Ermahnung zu richtiger Körperhygiene (Kap. 6, 27).

Die **antibiotische Therapie** von Infektionserkrankungen des Diabetikers unterscheidet sich nicht von der des Stoffwechselgesunden. Mit der Möglichkeit einer eingeschränkten Nierenfunktion bei diabetischer Nephropathie muß jedoch gerechnet werden. Deshalb werden potentiell nephrotoxische Antibiotika wie z. B. Amphotericin B, das für die Therapie von generalisierten Pilzinfektionen benötigt wird, beim Diabetiker nur mit größter Vorsicht und nach Prüfung der Nierenfunktion eingesetzt. Cephalosporine der 2. und 3. Generation, β-Lactam-Antibiotika in Kombination mit β-Lactamase-Hemmern oder Imipenem sind die Antibiotika der Wahl (14). Tetracycline werden nach oraler Gabe normalerweise zu einem Drittel mit dem Harn ausgeschieden. Wenn eine Niereninsuffizienz vorliegt, kommt es bei unvorsichtiger Dosierung zu Kumulationen, die toxische Leberschädigungen nach sich ziehen können.

Stoffwechselkontrolle: Die während einer Infektion regelmäßig verschlechterte Stoffwechsellage des Diabetikers erfordert eine intensivere Überwachung. Häufige Kontrollen des Stoffwechsels sind meist unumgänglich, da die Dosierung von Insulin und antidiabetischen Substanzen den speziellen und wechselnden Bedingungen angepaßt werden muß. Ein generelles **Therapieschema** für die Ausnahmesituation einer Infektion läßt sich nicht erstellen. Während sich die initiale empirische Antibiotikatherapie nach der mikroskopischen Gewebediagnostik richten soll, muß die definitive, ausreichend lang dauernde Antibiose auf Antibiogrammen basieren, die aus geeigneten Proben isoliert wurden.

Präventivmaßnahmen durch Patientenschulung, verstärkte Stoffwechselkontrolle sowie großzügigere Vakzinierungen helfen bei Diabetikern Infektionen vorzubeugen.

Literatur

1 Beam, T. R. jr., E. D. Crigler, J. K. Goldmann, G. Schiffman: Antibody response to polyvalent pneumococcal polysaccharide vaccine in diabetics. J. Amer. med. Ass. 244 (1980) 2621
2 Bodenstein, N. P., W. A. McIntosh, A. C. Vlantis, A. C. Urquhart: Clinical signs of orbital ischemia in rhino-orbitocerebral mucormycosis. Laryngoscope 103 (1993) 1357
3 Grönberg, A., T. Larsson, J. Jung: Diabetes in Sweden. A clinico-statistical, epidemiological and genetic study of hospital patients and death certificates. Acta med. scand., Suppl. 477, 1967
4 Hammes, H. P., V. Kiefel, H. Laube, K. Federlin: Impaired agglutination of IgM resulting from non-enzymatic glycation in diabetes mellitus. Diabet. Res. clin. Pract. 9 (1990) 37
5 Deresinski, S.: Infections in the diabetic patient: strategies for the clinician. Infect. Dis. Rep. 1 (1995) 1
6 Ledermann, M. M., G. Schiffman, H. M. Rodman: Pneumococcal immunization in adult diabetics. Diabetes 30 (1981) 119
7 Marks, H. H.: Longevity and mortality of diabetics. Amer. J. publ. Hlth. 55 (1965) 416
8 Perillic, P. E., J. P. Nolan, S. C. Finch: Studies of the resistance to infection in diabetes mellitus. Local exudative cellular response. J. Lab. clin. Med. 59 (1967) 1080
9 Perschel, W. Th., M. Yildiz, K. Federlin: Granulozytenfunktion im Vergleich zwischen Diabetes mellitus Typ I und Typ 2. Immun. u. Infekt. 22 (1994) 222
10 Perschel, W. T., T. W. Langefeld, K. Federlin: Infektanfälligkeit bei Diabetes – Einflüsse auf den Stoffwechsel. Immun. u. Infekt 23 (1995) 196
11 Rubin, J., V. L. Yu: Malignant external otitis: insights into pathogenesis, clinical manifestations, diagnosis and therapy. Amer. J. Med. 85 (1988) 391
12 Schubert, S., J. Heesemann: Infektionen bei Diabetes mellitus. Immun. u. Infekt. 23 (1995) 200
13 Seymour, A., D. Phear: The cause of death in diabetes mellitus. A study of diabetic mortality in the Royal Adelaide-Hospital from 1956 to 1960. Med. J. Aust. 50 (1963) 890
14 Simon, C., W. Stille: Antibiotika-Therapie in Klinik und Praxis. Schattauer, Stuttgart 1995
15 Sulit, Y. Q. M., C. C. Gatmaitan, E. P. Aldecoa: Complications of diabetes mellitus. An analysis of autopsy cases and a review of literature. Acta med. phillipp. 19 (1962) 57
16 Telzak, E. E., M. S. Greenberg, L. D. Budnick, T. Singh et al.: Diabetes mellitus – a newly described risk factor for infection from Salmonella enteritidis. J. infect. Dis. 164 (1991) 538
17 Ueta, E., T. Osaki, K. Yoneda, T. Yamamoto: Prevalence of diabetes mellitus in odontogenic infections and oral candidiasis: an analysis of neutrophil suppression. J. oral Pathol. 22 (1993) 168
18 Warren, S., P. M. Lecompte, M. A. Legg: The pathology of diabetes mellitus. In Joslin, E.P.: Diabetes mellitus, 4th ed. Lea & Febiger, Philadelphia 1966 (p. 167)
19 White, P.: Childhood diabetes. Diabetes 9 (1960) 345
20 Wykretowicz, A., B. Wierusz-Wysocka, J. Wysocki, A. Szczepanik: Impairment of the oxygen-dependent microbicidal mechanisms of polymorphonuclear neutrophils in patients with type 2 diabetes is not associated with increased susceptibility to infection. Diabet. Res. clin. Pract. 19 (1993) 195

32 Andere Stoffwechselkrankheiten

K. Rett und H. U. Häring

Das Wichtigste in Kürze

➤ Die sekundäre Hyperlipoproteinämie ist namentlich beim Typ-2-Diabetiker auch bei guter Stoffwechsellage häufig nicht normalisierbar. Nichtmedikamentöse Maßnahmen bleiben weiterhin die Grundlage der Therapie; es sollte aber keineswegs zu lange mit der zusätzlichen medikamentösen Intervention gewartet werden.

➤ Obwohl die aktuellen Richtlinien der Fachgesellschaften die Triglyceride nicht berücksichtigen und obwohl prospektive Interventionsstudien ausstehen, verdienen die Triglyceride beim Diabetiker besondere Aufmerksamkeit. Triglyceride determinieren die Partikelgröße der LDL. Kleine dichte und damit atherogene LDL nehmen bereits ab einer Triglycerid-konzentration von 150 mg/dl (1,7 mmol/l) zu. Daraus folgt, daß wohl auch leichte Hypertriglyzerämien beim Diabetiker behandlungsbedürftig sind.

➤ Die aktuellen Richtlinien der Fachgesellschaften zur Lipidsenkung orientieren sich am Vorliegen einer koronaren oder peripheren arteriellen Verschlußkrankheit bzw. von Risikofaktoren. Diabetiker sind aufgrund ihrer multiplen koronaren Risikofaktoren grundsätzlich als Hochrisikopatienten zu betrachten. Damit sind LDL-Zielwerte anzustreben, die in

der Regel nur durch eine aggressive nichtmedikamentöse und medikamentöse lipidsenkende Strategie erreichbar sind.

➤ Mehrere prospektive Studien der letzten Jahre haben gezeigt, daß medikamentöse Lipidsenkung die Gesamtmortalität und die koronare Mortalität bei der Sekundärprävention der koronaren Herzkrankheit reduziert. Erste Subgruppenanalysen scheinen anzudeuten, daß dies auch für Diabetiker gelten dürfte.

➤ Bei Patienten mit Glucoseintoleranz/Diabetes sollten Gesamtcholesterin, Triglyceride und HDL-Cholesterin in 3- bis 6monatigen Abständen kontrolliert werden. Falls einer der drei folgenden Befunde zutrifft:
LDL-Cholesterin > 160 mg/dl (4,1 mmol/l),
Triglyceride > 200 mg/dl (2,3 mmol/l),
LDL/HDL-Quotient > 4,
muß in Abhängigkeit von der Gesamtrisikokonstellation nach einer Compliance-Überprüfung und einer Intensivierung der Diabetestherapie über einen Zeitraum von maximal 6 Monaten nach erneuter Lipidanalytik eine medikamentöse Lipidsenkung erwogen werden.

Einleitung

Daß zwischen den drei häufigsten Stoffwechselerkrankungen Diabetes mellitus, Hyperlipoproteinämie und Gicht enge Beziehungen bestehen, ist seit langem bekannt. So gehen beide Diabetestypen häufig mit einer Fettstoffwechselstörung einher, eine Hyperlipoproteinämie ist häufig mit einer Störung des Kohlenhydratstoffwechsels und schließlich die Gicht mit Störungen im Kohlenhydrat- und Fettstoffwechsel assoziiert. Tab. 32.1 zeigt die Häufigkeit von Liderhöhungen in einem Kollektiv von frisch diagnostizierten Typ-2-Diabetikern. Übergewicht, vor allem in Verbindung mit einer männlichen oder stammbetonten Fettverteilung, ist dabei für die Ausprägung aller drei Stoffwechselveränderungen von großer Bedeutung. Das folgende Kapitel beschreibt Pathophysiologie, Diagnostik und Therapie der Fettstoffwechselstörung und der Purinstoffwechselstörung bei Patienten mit Diabetes.

Hyperlipoproteinämie

Physiologie und Pathophysiologie des Fettstoffwechsels

Lipoproteinkomposition und -einteilung

Eigenschaften und Komposition: Lipide sind aufgrund ihrer hydrophoben Eigenschaften nicht im Plasma löslich. Sie werden deshalb im Blut durch die Bindung an Apolipoproteine zunächst wasserlöslich gemacht und als Lipoprotein-

komplexe transportiert. Lipoproteine sind hochmolekulare Fett-Eiweiß-Aggregate. Sie beinhalten im Kern einen hydrophoben Fettanteil aus Triglyceriden, Cholesterinestern und Phospholipiden in unterschiedlicher Relation sowie an der Oberfläche einen hydrophilen Eiweißanteil, der sich aus den Apolipoproteinen und Phosphatiden zusammensetzt.

Einteilung: In Abhängigkeit von ihrem Lipid- und Apoproteingehalt lassen sich die Lipoproteine des Plasmas im Schwerefeld der *Ultrazentrifuge* in 4 Dichteklassen auf-

Tabelle 32.1 Häufigkeit von Liderhöhungen bei frisch diagnostizierten Typ-2-Diabetikern (606 Männer, mittleres Alter 45,9 Jahre; 479 Frauen, mittleres Alter 47,6 Jahre) 6 Wochen nach Einleitung einer Ernährungstherapie (50). Kategorisierung gemäß den Kriterien der Europäischen Atherosklerose-Gesellschaft (56)

Kategorie	Gesamt-cholesterin (mg/dl)	Trigly-ceride (mg/dl)	Männer (%)	Frauen (%)
A	200–250	< 200	30	31
B	250–300	< 200	12	13
C	< 200	200–500	4	4
D	200–300	200–500	16	16
E	> 300 u./o.	> 500	8	6
Gesamt			68	70

Tabelle 32.**2** Lipoproteinklassen

	Chylomikronen	VLDL	IDL	LDL	HDL	Lp(a)
Ultrazentri-fugation (g/ml)	< 1,0	< 1,006	1,006–1,019	1,019–1,063	1,063–1,25	1,05–1,1
Lipidelektro-phorese	bleibt am Auftragsort	Prä-β-Fraktion	Prä-β-Fraktion	β-Fraktion	α-Fraktion	Prä-β-Fraktion
Syntheseort	Intestinum	Leber	aus VLDL	aus IDL	Leber, Intestinum	Leber

trennen. In der *Elektrophorese* werden die Lipoproteine nach dem Verhalten der Apolipoproteine im elektrischen Feld und ihrer Beladung mit Lipiden in Fraktionen separiert, die als β-, Prä-β- und α-Lipoproteine bezeichnet werden. Man unterscheidet die folgenden Lipoproteinklassen (Tab. 32.**2** und 32.**3**):

➤ die nur postprandial auftretenden sehr triglyceridreichen Chylomikronen als Transporter exogener Fette,
➤ die ebenfalls triglyceridreichen VLDL („very low density lipoproteins")
➤ die cholesterinreichen LDL („low density lipoproteins")
➤ die protein- und phospholipidreichen HDL („high density lipoproteins")
➤ das cholesterinester- und triglyceridreiche Lp(a) (Lipo-protein (a)).

Apolipoproteine

Eigenschaften und Formen: Apolipoproteine werden im wesentlichen in Leber und Darmmukosa synthetisiert. Sie finden sich als lösungsvermittelnde Strukturproteine auf der Oberfläche von Lipoproteinen. Über Apoproteine werden zelluläre Rezeptoren erkannt. Einige Apolipoproteine wirken als Cofaktoren von Enzymen wie der Lecithin-Chole-sterin-Acyltransferase (LCAT) und der Lipoproteinlipase (LPL). Die 11 wesentlichen Apolipoproteine sind zusammen mit den jeweiligen Molekulargewichten in Tab. 32.**3** aufge-führt. Die Reihenfolge der Apolipoproteine im weiteren Text folgt nicht der alphabetischen Reihung der Terminologie, sondern der Zuordnung zu den Lipoproteinklassen.

Apo B: Apo B-48 wird beim Menschen praktisch nur in der Darmmukosa synthetisiert. Es ist charakteristi-scher Bestandteil der Chylomikronen und spielt für deren intestinale Synthese und Sekretion eine wesentliche Rolle (42). Apo B-48 enthält keine Bindungsdomäne für den LDL-Rezeptor.

Apo B-100 wird in der Leber gebildet. Es ist das größte Apolipoprotein und das wesentliche von VLDL, IDL (Intermediärlipoproteinen) und LDL mit einem jeweiligen Anteil von ca. 30, 60 und 95% am Proteinanteil dieser Lipo-proteinfraktionen. Apo B-100 fungiert als Bindungsprotein am LDL-Rezeptor (17).

C-Apolipoproteine werden ebenfalls in der Leber synthetisiert. Apo C-I findet sich in VLDL, IDL und LDL und reguliert möglicherweise die Apo E-Bindung an Chylomikro-nen und VLDL, während deren Bindung an den LRP-Rezeptor (LRP = „LDL-related protein") gehemmt wird (8). Apo C-II wird in allen Lipoproteinfraktionen, vor allem aber in VLDL gefunden (42). Es stimuliert die LPL, weshalb ein Mangel an Apo C-II mit schweren Hypertriglyzerämien einhergeht (5). Apo C-III ist ebenfalls in allen Lipoproteinklassen mit Be-tonung von VLDL vorhanden. Es inhibiert die LPL sowie die

Aufnahme von Chylomikronen und VLDL-Remnants in die Leber.

Apo E wird ebenfalls in der Leber synthetisiert. Es ist Bestandteil von VLDL, IDL, HDL und Chylomikronen-Remnants (66). Apo E wird vom LDL-Rezeptor, aber auch von anderen hepatischen Rezeptoren erkannt und spielt eine wesentliche Rolle in der Plasmaklärung von IDL und Rem-nant-Partikeln. Der LRP-Rezeptor scheint mit dem Chylomi-kronen-Remnant-Rezeptor identisch zu sein, der ebenfalls das Apo E erkennt (53). In der Bevölkerung gibt es drei rele-vante Apo-E-Isoformen, die die Fähigkeit der Interaktion mit dem LDL-Rezeptor determinieren.

Apo A: Apo A-I wird sowohl in der Leber als auch in der Darmmukosa synthetisiert. Es ist mit einem Anteil von 70–80% der Proteinmasse das wichtigste HDL-Apolipopro-tein. Apo A-I aktiviert LCAT, welches freies Cholesterin in der kleinen und dichten HDL$_3$-Subklasse verestert. Personen ohne Apo A-I haben praktisch kein HDL (128). Apo A-II, das ebenfalls (zu 10–15% der Proteinmasse) Bestandteil der HDL-Fraktion ist, stimuliert die hepatische Triglyceridlipase (HTGL), während die Funktion von Apo A-IV unklar ist.

Apo(a) ist ein über eine Disulfidbrücke an Apo B-100 gebundenes kohlenhydratreiches Protein, das in mehreren Isoformen mit außerordentlich großer Variation hinsichtlich des Molekulargewichts (400–700 kDa) vorliegt. Lp(a) ist eine Klasse heterogener Lipoproteinpartikel niedriger Dichte (LDL), die durch den genannten Apo-B-100/Apo(a)-Komplex sowie elektrophoretische Prä-β-Motilität charakterisiert ist. Lp(a) ist eng mit dem vorzeitigen Auftreten einer Athero-sklerose assoziiert (100). Apo(a) weist eine hohe Sequenz-homologie mit Plasminogen auf (68), an dessen Rezeptor es kompetitiv bindet. Damit ist eine wichtige Querverbindung zwischen Störungen des Lipidstoffwechsels und der Fibrino-lyse gegeben.

Lipoproteinstoffwechsel

Transport exogener Lipide

Chylomikronen als Transporter exogener Fette sind die größ-ten triglyceridreichen Lipoproteine. Sie enthalten im Kern ne-ben Cholesterinestern zu 90% der Gewichtsanteile Triglyceri-de. Die Triglyceride aus der Nahrung werden nach intestinaler Spaltung und Reveresterung in den Mukosazellen des Darms zusammen mit Phospholipiden und Cholesterin sowie den Apoproteien A-I, A-II, A-IV und B-48 in sog. naszierende *Chy-lomikronen* inkorporiert (43) (Abb. 32.**1**). Nach der Sekretion aus der Mukosazelle gelangen die Chylomikronen über den Ductus thoracicus in die Blutbahn, wo sie bei gleichzeitiger Abgabe der A-Proteine aus der HDL-Fraktion Apo C-II, Apo C-III und später Apo E aufnehmen (51). Chylomikronen treten

Tabelle 32.**3** Apolipoproteine: Charakteristika und Funktionen

Apolipoprotein	Lipoprotein	Konzentration im Plasma (mg/dl)	Molekulargewicht (kDa)	Funktion
A-I	HDL	120	28	LCAT-Cofaktor, Strukturprotein, HDL-Strukturprotein
A-II	HDL	35	17	HTGL-Cofaktor HDL-Strukturprotein
A-IV	HDL	15	45	LCAT-Cofaktor
Apo(a)	Lp(a)	10	350–900	?
B-48	Chylomikronen	Spuren	250	Lipidresorption, Strukturprotein
B-100	VLDL, IDL, LDL	100	500	Rezeptorbindungsprotein, VLDL, LDL-Strukturprotein
C-I	VLDL, HDL	7	6,5	LCAT-Cofaktor
C-II	VLDL, IDL, HDL	4	8,8	LPL-Cofaktor
C-III	VLDL, IDL, HDL VLDL, IDL	13	8,9	LPL-Inhibitor
D (A-III)	HDL$_3$	6	29	LCAT-Cofaktor
E	Chylomikronen VLDL, IDL, (LDL), HDL	5	35	Rezeptorbindungsprotein

kDa = Kilodalton, LCAT = Lecithin-Cholesterin-Acyltransferase,
HTGL = hepatische Triglyzeridlipase, LPL = Lipoproteinlipase
VLDL = very low density lipoproteins, LDL = low density lipoproteins,
HDL = high density lipoproteins, IDL = intermediate density lipoproteins

postprandial mit einer Halbwertszeit von 5–8 Minuten im Plasma auf, nicht dagegen im Nüchternzustand beim Gesunden. Der Abbau der Chylomikronen erfolgt durch Hydrolyse des Triglyceridanteils durch die LPL. Dieses Enzym ist an die Kapillarendothelien im Fettgewebe, in der Lunge, im Muskel und in anderen Organen gebunden, liegt aber auch in freier Form im Plasma vor. Sie wird durch Apo C-II aktiviert und durch Apo C-III inhibiert (39). Nach Abgabe der C-Apoproteine an HDL sowie des Triglyceridanteils an Fett- und andere Gewebe entstehen die Restpartikel der Chylomikronen, die cholesterinreichen (aus Nahrungscholesterin sowie Cholesterinestern aus HDL) Chylomikronen-Remnants, die hauptsächlich Cholesterinester, Sphingomyelin sowie die Apolipoproteine B-48 und E enthalten. Chylomikronen-Remnants werden am Apo E von einem hepatischen Remnant-Rezeptor erkannt, in die Leber aufgenommen und dort abgebaut (17) (Abb. 32.**1**). Das über die Remnants aufgenommene Nahrungscholesterin hemmt die endogene Cholesterinsynthese der Leber (1), ein Mechanismus, der der Erhaltung der Cholesterinhomöostase des Organismus dient.

Transport endogener Lipide

Apo-B-100-System (VLDL, IDL, LDL)

VLDL: Endogen gebildete Lipide werden hauptsächlich in der Fraktion der VLDL oder Prä-β-Lipoproteine transportiert

(Abb. 32.**2**). Hauptbildungsort der VLDL ist im Gegensatz zu den Chylomikronen die Leber. Der Triglyceridanteil stammt aus der hepatischen Fettsäuresynthese und aus freien Fettsäuren, die in der Leber zu Triglyceriden verestert werden. Der Cholesterinanteil stammt aus der hepatischen Cholesterinsynthese oder von Chylomikronen-Remnants oder anderen Lipoproteinen. Hauptbestandteile des Proteinanteils sind B-100, C-I, C-II und C-III sowie E (42). Bildung und Abgabe von VLDL werden bekanntlich durch Insulin gesteigert (75); allerdings ist die Rolle des Insulins erheblich komplexerer Natur. So konnte in Leberzellkulturen gezeigt werden, daß Insulin bei Akutgabe die Apo-B-Sekretion und damit die VLDL-Sekretion über einen gesteigerten intrazellulären Apo-B-Abbau supprimiert (89). Die Rolle chronisch erhöhter Insulinkonzentrationen ist weniger gut erforscht. Die VLDL werden durch die LPL abgebaut, unter deren Einfluß Fettsäuren aus dem Triglyceridanteil gespalten und in Fett- und andere Gewebe aufgenommen werden. C-II spielt auch hier eine wichtige Rolle als Aktivator der LPL. Bei der Hydrolyse von VLDL-Triglyceriden entstehen durch den Triglyceridverlust zunehmend kleinere und dichtere VLDL-Remnants, die in Analogie zu den Chylomikronen-Remnants durch die Leber aus dem Blut eliminiert werden (42).

IDL: Dagegen sind cholesterinreiche Lipoproteine intermediärer Dichte (IDL) Zwischenprodukte auf dem Wege zu LDL. VLDL-Remnants und IDL können derzeit nicht klar voneinander unterschieden werden. Allerdings scheinen die größeren VLDL offenbar eher eliminiert und die klei-

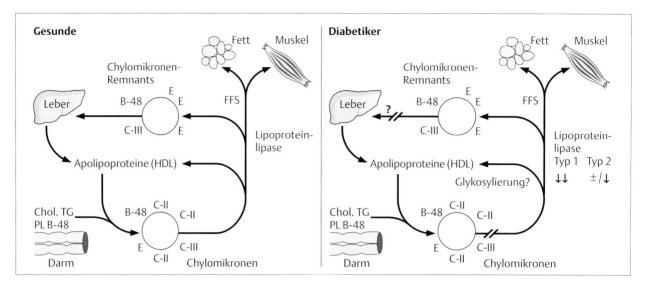

Abb. 32.**1** Schematische Darstellung des Chylomikronen- und Chylomikronen-Remnant-Stoffwechsels bei Gesunden und Diabetikern. Erhöhte Konzentrationen von Chylomikronen und deren Remnants können bei beiden Diabetestypen auftreten. Ursächlich ist eine mehr oder weniger stark ausgeprägte Störung der Lipoproteinlipase. ? = fragliche Störung, FFS = freie Fettsäuren, HDL = High density lipoproteins, TG = Triglyceride, Chol. = Cholesterin, PL = Phospholipide (Abb. 32.**1**–32.**3** aus Ginsberg, H.N.: Diabet. Care 14 [1991] 839).

neren und dichteren VLDL eher zu LDL umgebaut zu werden (77). Weiterhin erfolgt eine Übertragung von Cholesterin, Phospholipiden und Apo C-II auf HDL. IDL werden vom B- und E-Rezeptor in die Leber aufgenommen.

LDL: Andererseits entstehen durch Abspaltung von Apo E und C sowie durch Hydrolyse des Triglyceridanteils, an der auch die hepatische LPL beteiligt ist, die LDL. Deren Lipidanteil besteht etwa zur Hälfte aus Cholesterin. Einziges Protein ist das Apo B-100. Ungefähr zwei Drittel des Gesamtcholesterins im Plasma entfallen normalerweise auf die LDL-Fraktion. Entsprechend ihrem Entstehungsmechanismus wird in dieser Fraktion vorwiegend endogen gebildetes Cholesterin transportiert. LDL werden zu 60–70% über vorwiegend hepatische Rezeptoren, der Rest nicht rezeptormediiert in die peripheren Gewebe aufgenommen. Der molekulare Mechanismus der durch LDL-Rezeptoren gesteuerten Cholesterinaufnahme, der für das Verständnis der Atherogenese äußerst wichtig ist, wurde vor allem durch die Arbeiten von Goldstein u. Brown aufgeklärt (17). Apo B-100 bindet spezifisch an einen Rezeptor in der Plasmamembran (B-, E- [LDL-]Rezeptor). Das LDL-Partikel wird in der Folge als Ligand-Rezeptor-Komplex in die Zelle eingeschleust. Das aufgenommene LDL-Partikel wird lysosomal abgebaut, und die Abbauprodukte erfüllen schließlich 3 wichtige regulatorische Funktionen:

➤ Das Schlüsselenzym der Cholesterinsynthese, die HMG-CoA-Reduktase (HMG-CoA = Hydroxymethylglutaryl-Coenzym A) wird gehemmt, d. h., die endogene Cholesterinsynthese der Zelle wird supprimiert.

➤ Die Überführung von Cholesterin in eine von der Zelle speicherbare Esterform wird beschleunigt.

➤ Über einen Rückkopplungsmechanismus wird die rezeptormediierte LDL-Aufnahme gebremst und damit die Zelle vor einem Überangebot an Cholesterin geschützt.

HDL-Partikel, deren Apo-E-Anteil ebenfalls an den LDL-Rezeptor binden kann, können die LDL-Aufnahme wahrscheinlich über einen kompetitiven Mechanismus hemmen (71). Insulin scheint die LDL-Aufnahme zu beschleunigen (30).

Neben der LDL-Aufnahme über den Rezeptormechanismus gibt es noch einen zweiten Weg, den sog. „Scavenger-Zell-Abbauweg" (scavenger = Straßenkehrer) (66), der unter anderem aus Makrophagen besteht, die unabhängig vom LDL-Rezeptor LDL-Cholesterin aufnehmen und speichern. Bei normalem LDL-Spiegel werden über den LDL-Rezeptor täglich etwa 30% des umgesetzten Cholesterins in Zellen aufgenommen, über den Scavenger-Zell-Abbauweg etwa 15%. Bei erhöhten LDL-Spiegeln nimmt die Bedeutung des Scavenger-Zell-Abbauwegs zu. Der Rezeptor dieses Abbauwegs scheint vor allem in ihrer Molekülstruktur veränderte LDL-Partikel zu binden. Möglicherweise kommt diesem Stoffwechselweg in vivo daher eine Klärfunktion für verändertes LDL zu. Solche veränderten LDL-Partikel werden bei Diabetikern gefunden (85). Eine rückgekoppelte Hemmung der zellulären Cholesterinaufnahme, durch die die Zelle vor einer Cholesterinüberflutung geschützt wird, gibt es bei diesem Stoffwechselweg des LDL nicht. Der Scavenger-Zell-Abbauweg spielt damit vermutlich eine entscheidende Rolle in der Pathogenese der Atherosklerose.

Apo-A-I-System (HDL)

HDL: Die kleinsten Lipoproteine mit dem größten Proteinanteil sind die HDL oder α-Lipoproteine (Abb. 32.**3**). Die Plasma-HDL-Fraktion läßt sich in 4 Untergruppen auftrennen, von denen HDL$_2$ und HDL$_3$ quantitativ bedeutend sind. HDL$_2$ besteht zu 60% aus Lipiden und zu 40% aus Proteinen. Die kleinere HDL$_3$-Fraktion besteht zu 45% aus Lipiden und zu 55% aus Proteinen. Möglicherweise ist das HDL$_3$ eine Vorstufe des HDL$_2$. Die Plasma-HDL entstammen der Leber und der Darmmukosa, wo sie als naszierende HDL gebildet werden. Darüber hinaus entstehen sie beim Abbau der triglyceridreichen Lipoproteine (VLDL, Chylomikronen) (104). Die naszierenden HDL sind scheibenförmige Partikel, die noch unbeladene Transportvehikel darstellen. Sie bestehen nur zu 4,3% aus Cholesterin und Phospholipiden und zum übrigen Teil aus Apolipoproteinen (A und C aus der Leber, A aus dem Darm). Im Plasma nehmen die naszierenden HDL Cholesterin und Apolipoproteine von anderen Lipoproteinen und Cholesterin aus Zellmembranen auf. HDL dienen somit dem Rücktransport von Cholesterin aus peripheren Geweben zur Leber. Diese Funktion der HDL und ihre Fähigkeit, den Cholesterintransport in diese Gewebe kompetitiv zu hemmen, erklärt, warum die Konzentration der HDL als prognostisches Kriterium für die Entstehung der Atherosklerose bedeutsam ist. Bei der Beladung der HDL mit Cholesterin spielt das Enzym LCAT, das durch die Apolipoproteine A-I und C-I aktiviert wird, eine wichtige Rolle. Die LCAT überführt freies Cholesterin in die lipophilere Esterform (40). Das Molekül kann sich dadurch in den Kern des HDL-Partikels verlagern, wodurch an der Oberfläche Platz für ein neues Cholesterinmolekül geschaffen wird. HDL werden von einem eigenen Apo-E-Rezeptor erkannt, der vermutlich mit dem Apo-E-bindenden Protein identisch ist (8, 66). Der Abbau erfolgt wahrscheinlich in der Leber (103).

Freie Fettsäuren werden im Plasma an Albumin gebunden transportiert. Sie entstammen der Fettgewebslipolyse und dem Abbau triglyceridreicher Lipoproteine (Chylomikronen, VLDL). Insulin hemmt die Fettgewebslipolyse (104). Fettsäuren werden von der Leber aufgenommen, reverestert und in VLDL eingebaut oder oxidativ abgebaut. Für den Skelettmuskel und das Myokard stellen Fettsäuren ein eminent wichtiges energielieferndes Substrat dar (80). Die Konzentration der freien Fettsäuren im Plasma ist mit 0,3–0,7 mmol/l vergleichsweise gering, und ihr Anteil an den Gesamtlipiden des Plasmas ist unbedeutend. Aufgrund ihrer hohen Umsatzrate mit einer Halbwertszeit von 2–3 Minuten stellen die freien Fettsäuren jedoch die stoffwechselaktivste Lipidfraktion dar.

Einteilung und Pathogenese der Hyperlipoproteinämien allgemein

Die Vermehrung der Lipidbestandteile des Plasmas geht immer auch mit einer Vermehrung der Transportproteine einher, weshalb man von Hyperlipoproteinämien (HLP) spricht. Als primäre HLP werden genetisch bedingte Erkrankungen des Fettstoffwechsels bezeichnet. Besteht ein Kausalzusammenhang mit einer Grundkrankheit oder einem Medikament, ist von sekundären HLP die Rede (Tab. 32.**4**). Die HLP wurden von Fredrickson (32) nach dem Lipoproteinmuster im Plasma in 5 Typen unterteilt (Tab. 32.**5**). Diese rein deskriptive Einteilung nach laborchemischen Kriterien berücksichtigt nicht die Ätiologie und Pathogenese der Erkrankungen. Die Lipoproteinmuster Typ I-V beschreiben vielmehr als Phänotypen die jeweilige Situation im Lipoproteinstoffwechsel, nicht aber einen zugrundeliegenden Genotyp.

Primäre Hyperlipoproteinämien

Dem außerordentlich seltenen familiären Lipoproteinlipasemangel (Typ I, Hyperchylomikronämie, exogene Hypertriglyzeridämie) liegt ein autosomal rezessiv vererbter Defekt des LPL-Systems zugrunde. Chylomikronen als Transportform exogener Triglyceride werden dabei stark verzögert aus dem Plasma entfernt, so daß selbst nach 12stündiger Nahrungskarenz noch eine deutliche Lipämie besteht und Chylomikronen lipidelektrophoretisch nachgewiesen werden können. Laborchemisch finden sich z. T. exzessive Triglyceriderhöhungen bei nur mäßig erhöhten Cholesterin-

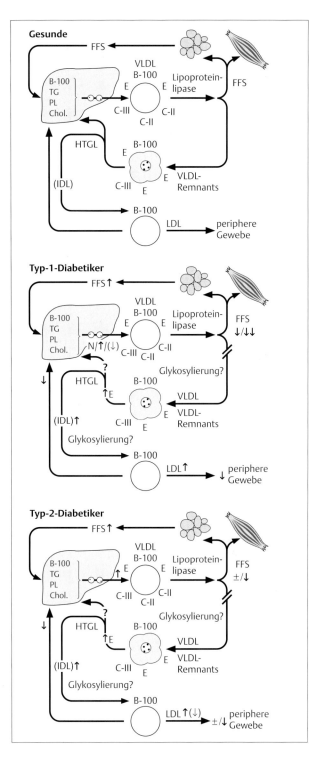

Abb. 32.**2** Schematische Darstellung des VLDL-, IDL- und LDL-Stoffwechsels bei Gesunden und Diabetikern. Bei schlecht eingestellten Typ-1-Diabetikern steigen die VLDL aufgrund von gesteigerter VLDL-Freisetzung bei gleichzeitig reduzierter Lipoproteinlipase-Aktivität. Bei Typ-2-Diabetikern liegt in der Regel eine gesteigerte Synthese und Sekretion von Apo-B-haltigen Lipoproteinen vor. LDL werden bei beiden Diabetestypen durch Glykosylierung und Oxidation atherogener und zudem in geringerem Maße abgebaut. IDL (VDL-Remnants) sind bei beiden Diabetestypen erhöht. ? = fragliche Störung, FFS = freie Fettsäuren, TG = Triglyceride, PL = Phospholipide, HTGL = hepatische Triglyceridlipase, ± = unverändert.

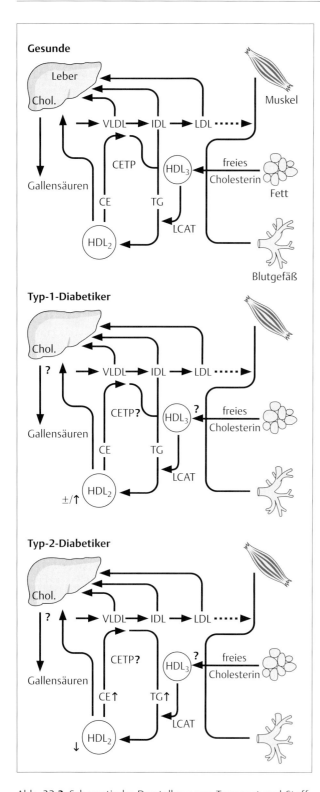

Gesunde

Leber
Chol.
Muskel

VLDL → IDL → LDL ┈┈┈→

Gallensäuren

CETP   HDL₃   freies
                 Cholesterin
CE   TG   Fett

HDL₂   LCAT

Blutgefäß

Typ-1-Diabetiker

Chol.

?   VLDL → IDL → LDL ┈┈┈→

Gallensäuren

CETP?   HDL₃   ?   freies
                       Cholesterin
CE   TG

LCAT

±/↑   HDL₂

Typ-2-Diabetiker

Chol.

?   VLDL → IDL → LDL ┈┈┈→

Gallensäuren

CETP?   HDL₃   ?   freies
                       Cholesterin
CE↑   TG↑

LCAT

↓   HDL₂

Abb. 32.**3** Schematische Darstellung von Transport und Stoffwechsel der HDL bei Gesunden und Diabetikern. Bei Typ-1-Diabetikern ist das HDL-Cholesterin bei guter Diabeteseinstellung oft normal oder gar erhöht. Dagegen haben Typ-2-Diabetiker häufig auch bei guter Stoffwechsellage erniedrigte HDL-Konzentrationen. ? = fragliche Störung, CE = Cholesterinester, CETP = Cholesterinester-Transferprotein, HDL = High density lipoproteins, TG = Triglyceride, LCAT = Lecithin-Cholesterin-Acyltransferase.

werten entsprechend dem hohen Triglycerid- und dem geringen Choleringehalt der Chylomikronen. Sowohl LDL als auch HDL sind erniedrigt, VLDL dagegen normal oder leicht erhöht, was damit erklärbar ist, daß die Chylomikronen-Remnants hinsichtlich ihrer Komposition und Dichte partiell den VLDL ähneln. Der familiäre LPL-Mangel manifestiert sich im Kindesalter. Eruptive Xanthome am Stamm und an den Streckseiten der Extremitäten sind typisch. Chylomikronen sind weniger atherogen als VLDL oder IDL; daher besteht die Hauptkomplikation nicht in einer gesteigerten Atherosklerose, sondern in rezidivierenden Abdominalkoliken (Leber- und Milzkapselschwellung, Angina abdominalis, Pankreatitiden).

Bei der **familiären Hypercholesterinämie (FHC)** findet sich vorwiegend eine Erhöhung des Cholesterins bei normalen Triglyceriden. Pathogenetisch liegt der FHC eine Mutation des für die Expression des LDL-Rezeptors zuständigen Gens zugrunde. Die Erkrankung wird autosomal vererbt und manifestiert sich bei homozygoter Anlage bereits im Kindesalter, bei heterozygoter Anlage im frühen Erwachsenenalter. Beim homozygoten Genotyp fehlen die LDL-Rezeptoren völlig. Daher erfolgt die gesamte Cholesterinaufnahme über den Scavenger-Zell-Abbauweg. Die Rückkopplungshemmung der hepatischen Cholesterinbiosynthese fehlt, und es kommt zu einem extremen Anstieg des Liganden LDL. Der heterozygote Genotyp ist durch eine etwa 50%ige Verminderung der Rezeptorgenausstattung charakterisiert. Eine normale Aufnahme von LDL und eine entsprechende Regulation der Cholesterinsynthese wird bei diesen Patienten erst bei deutlich erhöhten LDL-Konzentrationen erreicht. Pathognomonisch sind die bei den heterozygoten Genträgern fakultativ und bei homozygoten Trägern obligat auftretenden tuberösen Xanthome in Sehnen und Haut. Die homozygoten Träger der Erkrankung sterben meist schon vor Erreichen des 30. Lebensjahres am Herzinfarkt. Heterozygote Männer erleiden in etwa 50% der Fälle vor dem 45. Lebensjahr einen Infarkt.

Die **familiäre kombinierte Hyperlipidämie** *(FCHL, Typen IIa, IIb, IV)* ist bei einer Prävalenz von 1:300 eine sehr häufige Stoffwechselstörung, die sich typischerweise im Erwachsenenalter manifestiert. Charakteristisch ist die familiäre Häufung von Herzinfarkten und verschiedenen HLP-Phänotpyen, wobei die Cholesterin- und Triglyceridspiegel in der Regel nur mäßiggradig erhöht gefunden werden (41). Die vorliegende VLDL-Erhöhung beruht auf einer Zunahme von kleinen und eher triglyceridarmen Partikeln. Ursache hierfür ist eine gesteigerte hepatische Apo-B-Synthese (20). Die metabolischen Risikofaktoren Hypertonie, Übergewicht und Glucoseintoleranz treten überzufällig häufig hinzu (41).

Bei der seltenen **familiären Dysbetalipoproteinämie** *(Typ III, Remnant-Hyperlipidämie)* sind Cholesterin und Triglyceride etwa gleichermaßen deutlich erhöht. Es finden sich cholesterinreiche VLDL-Partikel, die in der Elektrophorese eine verbreiterte β-Bande bedingen, die mit der Prä-β-Bande verschmilzt („broad beta-disease"). Ursache ist eine zumeist autosomal vererbte Punktmutation im Apo E (67). Den Hauptisoformen von Apo E liegen 3 verschiedene Allele (E-2, E-3, E-4) zugrunde. Folglich sind 6 verschiedene Genotypen zu erwarten, die in unterschiedlicher Häufigkeit in der Bevölkerung gefunden werden. Dabei geht die Normalform Apo E-3 mit einem normalen VLDL- und LDL-Stoffwechsel einher. Apo E-2 bindet dagegen nicht an den LDL-Rezeptor und den Remnant-Rezeptor. Homozygote Merkmalsträger zeigen daher meist eine Akkumulation choleste-

Tabelle 32.**4** Ursachen und Lipoproteinveränderungen sekundärer Hyperlipoproteinämien

Ursachen	Chylomikronämie	VLDL	LDL	HDL
Nahrungsbestandteile				
Kalorien	x	+	(+)	
Kohlenhydrate	x	+		−
Cholesterin			+	
gesättigte Fettsäuren	x	(+)	+	
einfach ungesättigte Fettsäuren			+	
mehrfach ungesättigte Fettsäuren		−		−
Alkohol	x	+		+
Hormonelle Einflüsse				
Hypothyreose	x	+	+	+
Östrogen	x	+		+
Gestagen		−	+	
Glucocorticoide	x	+	+	
Medikamente				
Diuretika (Thiazide)	x	+	+	−
β-Blocker (ohne ISA)	x	+		−
Diabetes				
Typ 2	x	+		−
Typ 1 (Insulinmangel)	x	+	+	−
Typ 1 (Euglykämie)				+

+ erhöht; − erniedrigt, ISA = Blocker mit intrinsischer sympathikominetischer Aktivität

Tabelle 32.**5** Lipoproteinmuster nach Fredrickson

Typ	Führende Lipoproteinfraktion	Führende Lipidfraktion
I	Chylomikronen	Triglyceride
IIa	LDL	Cholesterin
IIb	LDL, VLDL	Cholesterin und Triglyceride
III	Chylomikronen und VLDL-Remnants	Triglyceride und Cholesterin
IV	VLDL	Triglyceride
V	VLDL und Chylomikronen	Triglyceride und Cholesterin

störung sollte immer dann differentialdiagnostisch erwogen werden, wenn periphere Durchblutungsstörungen, Hyperlipidämie und Glucoseintoleranz bis zum manifesten Typ-2-Diabetes kombiniert vor dem 40. Lebensjahr auftreten. Xanthome (typischerweise palmar) sind wie bei der familiären Hypercholesterinämie pathognomonisch (16).

Bei der **familiären Hypertriglyzeridämie** (FHTG, Typen I, IV oder V) besteht eine Erhöhung des Triglyceridspiegels bei normalem oder mäßig erhöhtem Gesamtcholesterin. Die Erhöhung des Lipidspiegel beruht auf einer isolierten Vermehrung der VLDL-Triglyceridsynthese bei im Gegensatz zu FCHL normaler Apo-B-Bildung (20). Die LDL-Spiegel sind meist normal oder erniedrigt (15); die HDL werden erniedrigt gefunden. Wahrscheinlich bilden die unter Typ IV erfaßten HLP eine pathogenetisch inhomogene Gruppe. Bei den Ursachen einer vermehrten VLDL-Sekretion kommt vermutlich Insulinresistenz im Rahmen des metabolischen Syndroms eine zentrale Rolle zu (75). Derzeit wird die folgende Kausalkette zunehmend anerkannt (80): Der selektiv in den peripheren Zielorganen (vor allem Muskulatur) herabgesetzten biologischen Insulinwirkung folgt eine kompensatorische Hyperinsulinämie. Daraus resultiert bei ungestörter Insulinwirkung auf die hepatische VLDL-Produktion eine Steigerung dieses Syntheseweges (51) und letztlich eine erhöhte Triglyceridkonzentration im Plasma. Bei der gleichzeitig verminderten VLDL-Clearance wird die Störung auf der Stufe VLDL-IDL vermutet; der LDL-Abbau scheint nicht gestört zu sein (15). Die FHTG ist mit 40–60% die häufigste der primären Hyperlipidämien. Sie wird autosomal dominant vererbt, tritt erst im Erwachsenenalter auf und ist häufig mit einem Übergewicht, einer Hyperurikämie sowie in 60–80% der Fälle mit einem Typ-2-Diabetes vergesellschaftet.

Bei der **endogenen und exogenen Hypertriglyzeridämie** *(Typ V)* als zweiter Form des familiären Chylomikronämiesyndroms sind neben den Chylomikronen auch die VLDL vermehrt. Das Gesamtcholesterin ist ebenfalls erhöht, die Triglyceride z. T. sogar exzessiv, während die HDL erniedrigt sind. Ursache ist eine stark verminderte Lipoproteinlipase-Aktivität bei erhaltener hepatischer Triglyceridlipase. Beim seltenen Apo-C-II-Mangel führt das Fehlen des Lipoproteinlipase-Cofaktors zu analogen Lipoproteinveränderungen (14). Der Anteil der endogenen und exogenen Hypertriglyceridämie (Typ V) an den primären Hyperlipidämien liegt deutlich unter 5%; ihre Häufigkeit in der

rinester- und apo-E-reicher Chylomikronen und VLDL. Allerdings führt selbst Homozygotie nicht obligat zu einer HLP. Vielmehr bedarf es dazu weiterer Manifestationsfaktoren wie Übergewicht, Alter, Östrogenmangel, Hypothyreose und Diabetes. Im Gegensatz zum Rezeptordefekt bei der FHC liegt hier ein Ligandendefekt vor. Die familiäre Dysbetalipoproteinämie ist selten. Sie tritt meist nach dem 20. Lebensjahr auf und ist in 40% mit einer Störung der Glucosetoleranz und ebenso häufig mit einer Hyperurikämie vergesellschaftet. Über 50% der Patienten leiden an koronarer Herzerkrankung und peripherer Verschlußkrankheit und etwa 10% an zerebrovaskulären Komplikationen. Diese Fettstoffwechsel-

Bevölkerung wird auf etwa 2% geschätzt. Das Lipidmuster kann gelegentlich auch bei Patienten mit familiärer Hypertriglyzeridämie oder kombinierter Hyperlipidämie beobachtet werden und durch Insulinmangel, Nierenerkrankungen, Alkohol sowie Kontrazeptiva induziert sein (Tab. 32.**5**). Die klinische Symptomatik entspricht der bei Typ I. Eine massive Hyperlipidämie bei kompensierter diabetischer Stoffwechsellage läßt an eine primäre Form des Typs V denken. Diese Fettstoffwechselstörung geht in über 80% mit einer pathologischen Glucosetoleranz und in 40% mit einer Hyperurikämie einher. Entgegen der früheren Auffassung ist eine koronare Herzerkrankung mit etwa 10% nicht so selten. Die Häufigkeit einer peripheren und zerebrovaskulären Atheroskelerose liegt nicht über der der Gesamtbevölkerung.

Sekundäre Hyperlipoproteinämien

Typ-1-Diabetes

Insulinmangel ruft Lipidveränderungen hervor, wie sie bei der primären familiären Hypertriglyzeridämie (Typ IV) sowie der Hypertriglyzeridämie mit Vermehrung endogener und exogener Triglyceride (Typ V) auftreten. Während die erstere sich im wesentlichen in der akuten ketoazidotischen Stoffwechseldekompensation findet, tritt die letztere vor allem beim chronisch schlecht eingestellten Typ-1-Diabetes auf. Dies beruht auf den unterschiedlichsten Mechanismen, die während akuter und chronischer Stoffwechselentgleisung zum Tragen kommen:

Als **Folge des akuten Insulinmangels** kommt es zu verstärkter Lipolyse im Fettgewebe, so daß die Konzentration der freien Fettsäuren im Plasma ansteigt. Die Leber nimmt entsprechend dem arteriellen Angebot freie Fettsäuren auf und reverestert sie, sofern der Energiebedarf oxidativ gedeckt ist. Da die VLDL-Synthese im wesentlichen von der Reveresterungsrate abhängt, führt ein vermehrtes Angebot freier Fettsäuren obligat zu einer gesteigerten Synthese triglyceridreicher VLDL. Gleichzeitig induziert akuter Insulinmangel nicht nur eine Zunahme der hepatischen Glukoneogenese aus Lactat und Aminosäuren, sondern auch eine Stimulation der Proteolyse, wobei die freiwerdenden Aminosäuren wiederum als Glukoneogenese-Präkursoren fungieren (80). Da die Aktivierung der LPL insulinreguliert ist, ist im Insulinmangel einerseits der Abbau von Triglyceriden, Chylomikronen und Chylomikronen-Remnants, andererseits die Aufnahme freier Fettsäuren in das Fettgewebe gestört (Abb. 32.**1** und 32.**2**) (97). Trotz reduzierter LPL-Aktivität entstehen korrespondierend zum vermehrten Anfall von VLDL auch verstärkt LDL und HDL. Die aus der Hydrolyse der VLDL entstehenden Fettsäuren rezirkulieren z. T. zur Leber und führen zu einer weiteren Erhöhung des Fettsäureangebots. Als Summe dieser Effekte liegt im akuten Insulinmangel sowohl eine VLDL-Vermehrung als auch eine Chylomikronämie vor. Insulintherapie normalisiert VLDL-Produktion und LPL-Aktivität rasch und klärt die Chylomikronen (97).

Bei **länger dauerndem Insulinmangel**, etwa im Sinne einer wochenlangen schlechten Stoffwechsellage, bedingt die protrahierte Proteolyse eine Verarmung an für die VLDL-Synthese wichtigen Proteinen, was trotz weiterhin vermehrter Triglyceridbildung die hepatische VLDL-Abgabe beeinträchtigt (39, 74). Daneben kommt es zu einer Synthe-

sehemmung der LPL (98), so daß die VLDL – trotz reduzierter Bildung – durch die Abbauhemmung im Serum ansteigen. Durch den LPL-Mangel werden auch hier Chylomikronen länger als 12 Stunden postprandial im Serum beobachtet. Darüber hinaus führt der chronische Insulinmangel zu einer verminderten LDL-Aufnahme in die peripheren Zellen (17). Es entsteht zwar weniger Apo B-100, aber es wird auch weniger LDL von den Zellen aufgenommen. Damit kann der LDL-Spiegel im Verhältnis zu VLDL ansteigen, was zu einem Phänotypenwandel von Typ IV zu Typ IIb führt. Als Folge des gestörten Abbaus von VLDL und Chylomikronen finden sich häufig niedrige HDL-Konzentrationen.

Bei ausreichender **Insulinsubstitution** werden in der Regel normale oder gar erniedrigte Triglycerid- und VLDL-Konzentrationen gefunden (78). Auch erniedrigte HDL sind durch adäquate Insulinzufuhr normalisierbar und liegen aufgrund der reduzierten Aktivitäten der hepatischen Triglyceridlipase häufig eher im oberen Bereich der Norm (103) (Abb. 32.**3**).

Allerdings sind qualitative Veränderungen der Lipoproteinkomposition vielfach auch bei optimaler glykämischer Kontrolle nicht korrigierbar. Dazu gehört insbesondere die relative Anreicherung von verestertem und freiem Cholesterin, die mit besonders kleinen und dichten VLDL und einer gesteigerten Atherogenität einhergeht (61).

Typ-2-Diabetes

Insulinresistenz, Hyperinsulinämie und Umsatz freier Fettsäuren: Im Gegensatz zum Typ-1-Diabetes und dem häufig mit Autoimmunphänomenen assoziierten Typ-2a-Diabetes liegt beim klassischen Typ-2b-Diabetes im Rahmen des metabolischen Syndroms kein Insulinmangel, sondern bis in fortgeschrittene Krankheitsstadien eine Hyperinsulinämie vor. Die antipolytische Wirkung des Insulins ist trotz der zweifellos vorhandenen pankreatischen Sekretionsstörung obligat erhalten. Primärdefekt beim Typ-2-Diabetes ist, wie in Kap. 4 ausgeführt, die insulinstimulierte Aufnahme und Speicherung von Glucose in der Muskulatur (13, 88). Dieser Defekt wird bereits in der prädiabetischen Phase der progressiven Glucoseintoleranz und bei Übergewicht gefunden. Die Insulinresistenz wirkt sich besonders in den peripheren Geweben (Muskel- und Fettgewebe) aus, während die Leber noch fast normal auf Insulin reagiert (10). Neben dem erhöhten Insulinangebot führt die Hyperglykämie an der Leber zu einer Steigerung der Glucoseaufnahme. Damit wird der Acetyl-CoA-Pool auch aus Glucose gespeist, und freie Fettsäuren werden für die Reveresterung aufgespart. Bei hohen Insulinspiegeln werden aus dem Acetyl-CoA-Pool auch größere Mengen an Fettsäuren gebildet, die sofort wieder der Reveresterung zur Verfügung stehen.

Beteiligung von VLDL: Durch die vermehrte Triglyceridproduktion kommt es zu einer Steigerung der Abgabe von VLDL, die dann normal in den peripheren Geweben abgebaut werden. Dabei entstehen viele Fettsäuren, so daß trotz erhöhtem Insulinspiegel auch durch Rezirkulation ständig ein vermehrtes Fettsäureangebot an die Leber besteht. Demgemäß steigt die Aktivität der Reveresterung und damit die VLDL-Abgabe aus der Leber. Neben einem fortbestehenden oder sogar zunehmenden Übergewicht (vor allem in der viszeralen Form), bei dem die freien Fettsäuren erhöht sind, bewirken die VLDL bei normaler LPL-Aktivität über eine zusätzliche Fettsäurenbereitstellung eine weitere Verschlimmerung der Insulinresistenz, die wiederum zu

Hyperinsulinämie führt und damit zu weiterer Gewichtszunahme sowie einer weiteren Aktivierung der VLDL-Synthese und der LPL, so daß ein Circulus vitiosus auftritt, der logischerweise am günstigsten durch Gewichtsabnahme unterbrochen werden kann. Die Pathogenese der Hypertriglyzeridämie beim Typ-2-Diabetiker wird durch das gleichzeitige Vorhandensein von Übergewicht, Insulinresistenz und familiären Formen der Fettstoffwechselstörung in dieser Population kompliziert (38). Ursache der Hypertriglyzeridämie scheint die Überproduktion von VLDL mit einer gesteigerten Sekretion sowohl von Triglyceriden als auch von Apo B-100 zu sein (Abb. 32.**2**). Gerade bei Vorliegen eines metabolischen Syndroms fördern sowohl die Hyperglykämie als auch die erhöhten Spiegel freier Fettsäuren die VLDL-Synthese (55, 104). Darüber hinaus ist die LPL entweder normal oder gering herabgesetzt, woraus insgesamt eine relativ verminderte VLDL-Hydrolyse resultieren dürfte. Schließlich ist die Aktivität der hepatischen Triglyceridlipase offenbar obligat gesteigert (98) (Abb. 32.**2**). Als Folge tritt neben der VLDL-Vermehrung im Plasma eine Störung der Chylomikronen- und Chylomikronen-Remnant-Klärung auf (19, 48).

Im Gegensatz zum Typ-1-Diabetiker, dessen erhöhte Triglyceridspiegel auf intensivierte Insulintherapie in aller Regel optimal oder sogar überoptimal korrigierbar sind, können erhöhte VLDL-Spiegel bei Typ-2-Diabetikern häufig weder mit Insulin noch mit oralen Antidiabetika normalisiert werden (4, 95). VLDL-Partikel bei Typ-2-Diabetikern sind triglyceridreich und reich an Cholesterinestern (38) und damit besonders atherogen.

Beteiligung von HDL und weiterer Lipoproteine: Typ-2-Diabetiker haben zudem in aller Regel erniedrigte HDL-Spiegel (58, 101), die wahrscheinlich auf der reduzierten LPL-Aktivität und damit dem verzögerten Abbau triglyceridreicher Lipoproteine beruhen (Abb. 32.**3**). Die HDL-Erniedrigung scheint von der Qualität der Stoffwechselkontrolle und der Behandlungsart eher unabhängig zu sein (4, 58). Allerdings scheint die Erniedrigung der HDL-Werte bei Patienten, die mit Sulfonylharnstoffen behandelt werden, ausgeprägter zu sein als bei Patienten, die mit Diät allein oder Insulin behandelt werden (7, 58). Zumindest kommt es unter Sulfonylharnstofftherapie zu keiner Zunahme des HDL-Cholesterins (9).

HDL-Spiegel korrelieren obligat invers mit den Triglyceridspiegeln. Eine Ursache dieses Phänomens dürfte darin liegen, daß Cholesterinester und Apo A-1 beschleunigt auf triglyceridreiche Lipoproteine übertragen werden und nicht mehr für HDL zur Verfügung stehen (94). Weitere Korrelationen bestehen mit den Insulinspiegeln (101) und dem Grad der Insulinresistenz (62). Erneut bietet das metabolische Syndrom eine plausible Erklärung:

Die Kombination aus Insulinresistenz, Hyperinsulinämie, erhöhten Konzentrationen und Umsatzraten freier Fettsäuren bei Typ-2-Diabetes beinhaltet die Voraussetzung für eine gesteigerte Synthese der Apo B enthaltenden Partikel VLDL, IDL und LDL. Andererseits findet aber ein durch Cholesterinester-Transferprotein (CETP) mediierter Transfer von HDL-Cholesterinestern auf diese Lipoproteine statt (93).

Für beide Diabetestypen relevant ist die Frage, ob die **nichtenzymatische Glykosylierung** von Apolipoproteinen und damit Dauer und Ausmaß einer Hyperglykämie deren Funktion beeinträchtigt. Durch die Glykosylierung von Apo C-I und Apo C-III ist zwar eine gestörte Regulation der LPL denkbar; allerdings gibt es hierzu keine Untersuchungen. Ebenfalls denkbar wäre eine gestörte hepatische Auf-

nahme von Chylomikronen-Remnants aufgrund einer Glykosylierung des Erkennungsproteins Apo E (22).

Diagnose
(3, 24, 56, 72)

Fahndung nach Risikofaktoren: Prinzipiell ist bei Patienten mit Glucoseintoleranz/Diabetes gezielt nach Fettstoffwechselstörungen zu fahnden, da für diese Personen eine HLP besonders gefährlich ist. Folgende Besonderheiten verdienen Beachtung: Bei der Anamneseserhebung sollte familiäres Auftreten einer Atherosklerose (Herzinfarkt/Schlaganfall bei Männern vor dem 55., bei Frauen vor dem 60. Lebensjahr) erfragt werden. Dies trifft insbesondere auch zu, wenn der Patient selbst bereits eine Atherosklerose hat (koronare oder periphere arterielle Verschlußkrankheit) oder andere der in Tab. 32.**6** genannten Risikofaktoren vorliegen. Dann sollte nach Einflüssen gefahndet werden, die selbst eine HLP hervorrufen können, z. B. Essensgewohnheiten oder die Einnahme von Medikamenten, z. B. von oralen Kontrazeptiva, von Corticosteroiden, Diuretika, β-Blockern usw., und nach weiteren Erkrankungen, die eine sekundäre Hyperlipidämie hervorrufen können (Tab. 32.**4**).

Tabelle 32.**6** Für die Indikation zur lipidsenkenden Therapie relevante Risikofaktoren.

Beeinflußbare Faktoren	Andere Faktoren
Hypertonie	familiäre Belastung KHK/AVK
Nicotin	Eigenanamnese KHK/AVK
Diabetes mellitus	Revaskularisierungsbehandlung
androides Übergewicht	männliches Geschlecht ≥ 45 Jahre
HDL-Cholesterin < 35 mg/dl	

KHK = koronare Herzerkrankung
AVK = periphere arterielle Verschlußkrankheit

Bei der **körperlichen Untersuchung** ist neben der Erfassung des Übergewichts, der Körperfettverteilung, des Blutdrucks, des Gefäßstatus, einer Struma usw. auf Veränderungen zu achten, die für das Vorliegen einer HLP sprechen. So ist eine Hepatosplenomegalie bei den Phänotpyen I, IV und V zu finden. Xanthelasmen sind bei allen HLP mit Ausnahme der kombinierten Hyperlipidämie möglich. Ein Arcus lipoides corneae stellt bei Patienten unter 40 Jahren einen wertvollen Hinweis für das Vorliegen einer Hypercholesterinämie dar. Xanthome treten nur bei weniger als 10% der Patienten mit HLP auf (meist familiäre Hypercholesterinämie). Prädilektionsstellen sind Streckseite des Ellbogens, Hand- und Kniegelenke sowie Patellar- und Achillessehnen sowie Strecksehnen der Finger. Palmare Xanthome (entlang der Handlinien) kommen praktisch nur beim Typ IIa und III vor. Selten läßt sich die Vermehrung von Chylomikronen im Blut bei Typ I und V an den Gefäßen der Netzhaut als Lipaemia retinalis beobachten.

Als initiale **Laboruntersuchungen** reichen für die Praxis bei Diabetikern die Bestimmungen des Gesamtcholesterins und der Triglyceride in Serum oder Plasma keinesfalls aus. Vielmehr sollte zumindest das HDL-Cholesterin mitbestimmt werden. Damit kann das LDL-Cholesterin nach der Friedewald-Formel auch ohne Direktmessung errechnet werden:

LDL-Cholesterin =

$$= \frac{\text{Gesamtcholesterin–HDL–Cholesterin–Triglyceride}}{5}$$

Allerdings gilt die Friedewald-Formel nur bei Triglycerid-werten bis 400 mg/dl (4,5 mmol/l). Generell sollte bei Patienten mit Glucoseintoleranz/Diabetes Gesamtcholesterin, Triglyceride und HDL-Cholesterin in 3- bis 6monatigen Abständen kontrolliert werden.

Dabei ist zu beachten, daß der Patient nüchtern ist (12 Stunden nach der letzten Nahrungsaufnahme), in den zurückliegenden Tagen nicht an Gewicht zu- oder abgenommen hat und seine Eß- und Trinkgewohnheiten beibehalten hat. Falls einer der drei folgenden Befunde zutrifft:

➤ LDL-Cholesterin > 160 mg/dl (4,1 mmol/l),
➤ Triglyceride > 200 mg/dl (2,3 mmol/l),
➤ LDL/HDL-Quotient > 4,

muß in Abhängigkeit von der Gesamtrisikokonstellation nach einer Compliance-Überprüfung und einer Intensivierung der Diabetestherapie einschließlich nichtmedikamentöser Maßnahmen über einen Zeitraum von maximal 6 Monaten nach erneuter Lipidanalytik eine medikamentöse Lipidsenkung erwogen werden.

Aktuelle Studienlage

Nachdem die Rolle der Serumlipide in der Primär- und Sekundärprävention kardiovaskulärer Erkrankungen lange heftig umstritten war, haben prospektive Studien der letzten Jahre eine teilweise Klärung bislang strittiger Punkte herbeigeführt. Leider gibt es mit Ausnahme der noch laufenden DAIS (Diabetes Atherosclerosis Intervention Study [91]) nach wie vor keine prospektive Interventionsstudie, in der speziell Diabetiker untersucht worden wären. Somit beruhen die aktuellen Empfehlungen zur Therapie von Dys- und Hyperlipoproteinämien bei Diabetes auf pathophysiologischen Überlegungen sowie Analogieschlüssen aus Studien, in denen primär Nichtdiabetiker erfaßt wurden. Allerdings läßt die Datenlage mit der gebotenen Vorsicht Rückschlüsse auf Personen mit Typ-2-Diabetes zu.

Die **4-S-Studie** (Scandinavian Simvastatin Survival Study) ist die erste prospektive Interventionsstudie, die in der Sekundärprävention nach einem Myokardinfarkt (mittleres Alter 58 Jahre, 82% Männer; Cholesterin 270 mg/dl = 7 mmol/l, LDL-Cholesterin 190 mg/dl = 4,9 mmol/l, HDL-Cholesterin 40 mg/dl = 1 mmol/l, Triglyceride 131 mg/dl = 1,5 mmol/l) eine Reduktion der koronaren und Gesamtmortalität durch medikamentöse Lipidsenkung (20–40 mg Simvastatin) plus Basistherapie gezeigt hat. Die 4-S-Studie zeigt, daß Diabetiker mit koronarer Herzerkrankung unter Simvastatin weniger koronare Ereignisse erlitten, als unter Plazebo (78a) (Tab. 32.**7**). Allerdings handelt es sich bei den Daten um eine Post-hoc-Subgruppenanalyse, bei der eine ihrerseits nicht repräsentative Subguppe von Diabetikern ohne Dyslipoproteinämie untersucht wurde: Personen mit Plasmatriglyceriden > 218 mg/dl (2,5 mmol/l) waren von der Teilnahme ausgeschlossen, was auch die ungewöhnlich geringe „Diabetesprävalenz" von 4% erklärt. Bei genauer Betrachtung der prozentualen Reduktion des relativen Risikos fällt zudem auf, daß weder die Gesamtmortalität, noch die koronare Mortalität signifikant reduziert

Tabelle 32.**7** Gesamtmortalität, koronare Mortalität und schwerwiegende koronare Ereignisse in der 4-S-Studie (aus Kjekshus, J., T. Pedersen: Amer. J. Cardiol. 76 [1995] 64)

Gesamtpopulation (n = 4444)		
Absolutes Risiko (%)		**Risiko-reduktion (%)**
Plazebo	Simvastatin	
Gesamt-mortalität	11,5	8,2	30
koronare Mortalität	8,5	5,0	42
schwer-wiegende koronare Ereignisse*	28,0	19,4	34

Diabetiker (n = 201)		
Absolutes Risiko (%)		
Plazebo	Simvastatin	**Risiko-reduktion (%)**
Gesamt-mortalität	25,0	14,3	44
koronare Mortalität	17,7	11,4	36
schwer-wiegende koronare Ereignisse*	44,8	22,9	54

* Koronarer Tod, nicht tödlicher Herzinfarkt, stummer Myokardinfarkt, Herzstillstand mit Reanimation.

waren, sondern, wie oben erwähnt, lediglich die Gesamtzahl der koronaren Ereignisse und die schweren koronaren Ereignisse (Abb. 32.**4**).

In der **CARE-Studie** (Cholesterol And Recurrent Events) (80a) wurden 4159 Patienten ebenfalls in der Sekundärprävention nach einem Myokardinfarkt (mittleres Alter 59 Jahre, 86% Männer), allerdings mit unverdächtigem Ausgangslipidprofil (Cholesterin 209 mg/dl = 5,4 mmol/l, LDL-Cholesterin 139 mg/dl = 3,6 mmol/l, HDL-Cholesterin 39 mg/dl = 1 mmol/l, Triglyceride 156 mg/dl = 1,8 mmol/l) beobachtet. Nach einer mittleren Behandlungsdauer von 5 Jahren mit 40 mg Pravastatin zeigte sich gegenüber Plazebo eine Reduktion der (geringen) Gesamtmortalität um 8%, der tödlichen Infarkte um 37%, der nichttödlichen Infarkte um 24% und der Revaskularisierungsmaßnahmen (Bypass, PTCA) um 27%, wobei die Patienten bereits ab einem Schwellenwert für das LDL-Cholesterin von 125 mg/dl (3,3 mmol/l) von einer medikamentösen Cholesterinsenkung profitierten. Diese Studie beinhaltet immerhin einen Anteil von 14%, d. h. 582 Personen mit bekanntem Diabetes. Die (bisher nur als Abstract vorliegende) Subgruppenanalyse zeigt, daß Diabetiker nach Herzinfarkt unter Pravastatin weniger koronare Zweitereignisse erlitten, als unter Plazebo. Allerdings wurden Patienten mit gestörter Glucosetoleranz mit bekannten Diabetikern oder solchen, bei denen der Diabetes anläßlich

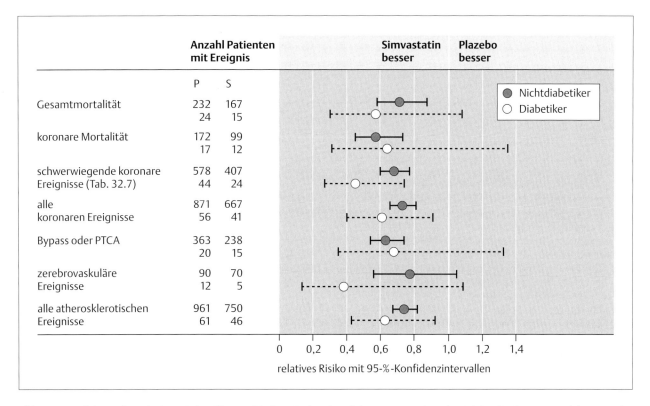

Abb. 32.**4** Reduktion des relativen Risikos für verschiedene Endpunkte. Subgruppenanalyse der 4-S-Studie. Simvastatin (S) versus Plazebo (P) (aus Pyöräla, K., u. Mitarb.: Diabet. Care 20 [1997] 614).

einer oralen Glucosetoleranztestung (OGTT) diagnostiziert worden war, gepoolt. Auch war der OGTT nicht bei allen Patienten durchgeführt worden. Nach Daten des Augsburger Herzinfarktregisters ist die Diabetesprävalenz in der Altersgruppe der 59jährigen Infarktpatienten bei Männern um 30%, bei Frauen um 23% zu erwarten (65a). Die Diabetesprävalenz ist also auch in der CARE-Studie wesentlich unterschätzt worden.

Die aktuellste Sekundärpräventionsstudie, die kürzlich vorzeitig beendete **LIPID-Studie** (Longterm Invervention with Pravastatin in Ischemic Disease) hat an 9014 Patienten mit koronarer Herzkrankheit (64% nach Infarkt, 36% mit instabiler Angina pectoris, mittleres Alter 61 Jahre, 83% Männer) gezeigt, daß mit 40 mg Pravastatin die koronaren Zweitereignisse und die Gesamtmortalität signifikant abnehmen. Ausschlußgrenzen waren für Gesamtcholesterin 270 mg/dl (7 mmol/l) und für Triglyceride 445 mg/dl (5,0 mmol/l). Auch in der LIPID-Studie ist die Diabetesprävalenz mit 9% ohne Zweifel falsch niedrig; die Subgruppenanalyse ist noch nicht publiziert.

Vergleich der verschiedenen Studien: Keine der Sekundärpräventionsstudien nimmt Stellung zur Frage, ob die Reduktion des relativen Zweitereignisrisikos mit einer Triglyceridreduktion verknüpft war. In keiner der Studien wurde die nach der Diabetesprävalenz in der Altersgruppe zu erwartende Diabetikerzahl erreicht, zumal es sich um Koronar- bzw. sogar Postinfarktpatienten handelte, deren Diabetesprävalenz wesentlich höher liegt. In keiner der Studien wird schließlich eine gegenüber den nichtdiabetischen Vergleichsgruppen höhere Risikoreduktion erzielt – was doch angesichts der um den Faktor 2-4 erhöhten Morbidität und Mortalität der Diabetiker zu erwarten gewesen wäre.

In der **Helsinki-Herz-Studie**, einer Primärpräventionsstudie an 4081 Männern (mittleres Alter 47 Jahre, Cholesterin 270 mg/dl = 7 mmol/l, LDL-Cholesterin 189 mg/dl = 4,9 mmol/l, HDL-Cholesterin 47 mg/dl = 1,2 mmol/l, Triglyceride 175 mg/dl = 2 mmol/l) fand sich nach 5 Jahren Behandlung mit 2mal täglich 600 mg Gemfibrozil gegenüber Plazebo eine 34%ige Reduktion sogenannter kardialer Endpunkte, während der Effekt auf die Gesamtmortalität unklar war. Triglyceride (–35%) und LDL-Cholesterin (–11%) waren dabei signifikant abgefallen, das HDL-Cholesterin (+11%) angestiegen. Nachträgliche Auswertungen mittels epidemiologischer Modellrechnungen haben klar gezeigt, daß besonders die Personen mit entweder manifestem Typ-2-Diabetes (3,3% Anteil) oder mit Übergewicht und weiteren Teilsymptomen des metabolischen Syndroms – also Prädiabetiker und Diabetiker – vom Fibrat profitieren. So lag die Inzidenz koronarer Ereignisse bei den mit Gemfibrozil behandelten Typ-2-Diabetikern (n = 59) bei 3,4% gegenüber 10,5% in der Plazebogruppe (n = 76). Die Risikoreduktion bei übergewichtigen Männern (Body mass index > 26 kg/m²) mit zusätzlicher Dyslipidämie (HDL-Cholesterin < 42 mg/dl = 1,1 mmol/l/Triglyceride > 204 mg/dl = 2,3 mmol/l) betrug 78%, mit zusätzlich drei oder vier der Faktoren Rauchen, Hypertonie (> 140/60 mm Hg), Bewegungsmangel und Nüchternblutzucker > 80 mg/dl = 4,4 mmol/l (sic!) 68% (99).

Nachdem sowohl die Helsinki-Herz-Studie als auch die PROCAM-Studie (2, 61) auf die besondere prognostische Bedeutung erhöhter Triglyceride bei gleichzeitig erniedrigtem HDL-Cholesterinspiegel hingewiesen haben, haben **neuere Ergebnisse** an Typ-2-Diabetikern zudem gezeigt, daß die Triglyceridnormgrenzwerte vermutlich neu zu definieren sind. Bereits im hochnormalen Bereich determinieren Triglyceridspiegel die Partikelgröße der LDL (63). *Kleine, dichte LDL* entstehen aus einer konzertierten Aktion aus CETP-mediiertem Neutralfettransfer und HL-mediierter Triglyceridhydrolyse. Sie sind als Partikel mit einem mittleren Durchmesser von unter 25,5 nm definiert und unterscheiden sich nicht nur hinsichtlich Dichte, Größe und chemischer Zusammensetzung, sondern vor allem ihrer Atherogenität. Kleine, dichte LDL sind mit einem erhöhten koronaren Risiko assoziiert und gelten als die atherogenste LDL-Subklasse. Mögliche Erklärungen hierfür sind, daß kleine, dichte LDL leichter oxidiert und peroxidiert werden, leichter von Makrophagen aufgenommen werden und eine geringere Affinität zum LDL-Rezeptor haben. Mehrere Gruppen haben übereinstimmend einen Grenzwert postuliert, ab dem Triglyceride die Bildung kleiner, dichter LDL determinieren (63a). Dieser liegt im Bereich von 150 mg/dl (1,7 mmol/l). Da die meisten Diabetiker diesen Grenzwert überschreiten, ist die Konsequenz für die Praxis, daß Triglyceride so niedrig wie möglich sein sollten, um die unerwünschten Einflüsse auf die LDL-Subklassenverteilung zu minimieren. Dieses Konzept paßt zu der Beobachtung der Dresdener Interventionsstudie, wonach im Verlauf von 5 Jahren die Typ-2-Diabetiker mit den niedrigsten Triglyceridwerten die geringste Myokardinfarktrate hatten (50). Er paßt auch zu den günstigen Effekten der Fibratbehandlung auf die koronare Morbidität von Personen mit metabolischem Syndrom aus der Helsinki-Herz-Studie (60, 99). Offenbar wird der Rolle der Dyslipidämie in den aktuellen Therapiestrategien, in denen sehr stark die Senkung des LDL-Cholesterins betont wird, noch nicht genügend Rechnung getragen.

Zusammenfassend muß konstatiert werden, daß es (obwohl alle Indizien dafür sprechen) bisher keine prospektive Studie gibt, die belegt hätte, daß eine medikamentöse lipidsenkende Intervention beim Typ-2-Diabetiker die koronare Morbidität und Mortalität reduziert. Eine Studie, die diese Frage gezielt an Typ-2-Diabetikern untersucht, ist die Diabetes Atherosclerosis Intervention Study (DAIS 91), deren Ergbisse für 1999 erwartet werden.

Therapie

Indikationen und Ziele

Amerikanische und europäische Fachgesellschaften haben auf dem Boden der aktuellen Datenlage Richtlinien für die Behandlung von Hyperlipidämien im Erwachsenenalter vorgegeben (3, 21, 24, 36, 56, 72). Grundgedanke für die Behandlungsstrategie ist dabei die sog. risikogesteuerte Prävention. In Abhängigkeit vom Vorliegen weiterer Risikofaktoren, die in Tab. 32.**6** aufgeführt sind, werden Entscheidungshilfen und Therapieziele angegeben. Die Indikation zur Therapie sowie Therapieform und -intensität hängen im Einzelfall vom koronaren Risiko ab, dessen Quantifizierung somit zur zentralen ärztlichen Aufgabe wird. Übereinstimmende Tendenz ist dabei, die Lipide mit steigendem koronaren Risiko nicht nur aggressiv, d. h. zusätzlich zur Basistherapie, medikamentös zu senken, sondern möglichst zu normalisieren. Beim Vorliegen einer koronaren oder peripheren Verschlußkrankheit, aber auch schon bei familiärer Belastung und/oder Vorliegen von einem oder mehreren Risikofaktoren gelten abgestuft strenge Vorgaben, wobei Diabetiker bekanntlich gegenüber der Normalbevölkerung ein 2- bis 4fach erhöhtes Koronarrisiko aufweisen und damit a priori als Risikogruppe gelten (Tab. 32.**8**). Da Diabetes als Risikofaktor zählt, liegt das Therapieziel bei Diabetikern bei den Triglyceriden auch ohne koronare Herzerkrankung unter 150 mg/dl (1,7 mmol/l). Das LDL-Cholesterin sollte unter 130 mg/dl (3,4 mmol/l), das HDL-Cholesterin über 35 mg/dl (0,9 mmol/l) und der LDL/HDL-Quotient unter 3 liegen (Tab. 32.**8**). Zahlreiche epidemiologische Studien haben gezeigt, daß Diabetes den gefäßprotektiven Effekt des weiblichen Geschlechts prämenopausal eliminiert (54, 102). Es gibt somit keinen vernünftigen Grund, bei Diabetikerinnen hinsichtlich der tolerablen Lipidkonzentrationen weniger harte Maßstäbe anzulegen.

Für die Patienten mit Cholesterinspiegeln > 300 mg/dl (8 mmol/l) und/oder Triglyceriden > 500 mg/dl (6 mmol/l) wird empfohlen, weiterführende Spezialuntersuchungen durchzuführen, die in der Regel an ein Speziallabor gebunden sind. Die Bestimmung des Lp(a) als – noch – nicht beeinflußbarer Risikofaktor spielt eher bei der Beurteilung des Gesamtrisikos eine Rolle.

Lipidsenkende Therapie

(21, 24)

Diabetes allgemein

Überblick über Ziele und Maßnahmen: Gerade weil Diabetiker beiden Typs Hochrisikopatienten für die Entwicklung der Atherosklerose darstellen, sollten Diabetiker schärfer und in kürzeren Abständen kontrolliert werden und sollten die Interventionsgrenzen wie ausgeführt niedriger angesetzt werden. In der Praxis ist dagegen erstaunlicherweise oft das Gegenteil der Fall (92).

Tabelle 32.**8** Therapieziel bei Hyperlipidämien

	Risiko	LDL-Cholesterin (mg/dl)	HDL-Cholesterin (mg/dl)	Triglyceride (mg/dl)	LDL/HDL-Quotient
keine KHK/AVK keine Risikofaktoren [1,2]	gering	bis 160	> 35–40	bis 200	< 4
keine KHK/AVK ≥ 1 Risikofaktor [1]	mittel	bis 130	> 35–40	bis 150	< 3
manifeste KHK/AVK	hoch	bis 100	> 35–40	bis 150	< 3

1 Siehe Tab. 32.**6**
2 Für Diabetiker redundant, da Diabetes als Risikofaktor eingeht.
KHK = koronare Herzerkrankung, AVK = periphere arterielle Verschlußkrankheit

Fettstoffwechselstörungen sind bei Typ-2-Diabetikern wesentlich häufiger als bei Typ-1-Diabetikern. Da die führende Störung in dieser Gruppe nicht die Erhöhung des Gesamt- oder LDL-Cholesterins ist, muß auch die Senkung der VLDL und die Steigerung der HDL-Konzentrationen angestrebt werden. Dabei stellen nichtmedikamentöse Therapieprinzipien wie Diät, körperliche Bewegung und Gewichtsabnahme, die bei der Behandlung des Diabetes mellitus ohnehin von zentraler Bedeutung sind, die ersten und wichtigsten therapeutischen Maßnahmen bei gleichzeitig vorliegender Hyperlipidämie dar. Da 80% der Typ-2-Diabetiker übergewichtig sind, wird als erstes eine kalorienreduzierte Ernährung verordnet. Dabei gelten prinzipiell die gleichen Regeln wie beim Diabetes mellitus (Kap. 7). Zusammensetzung und Verteilung der Nahrung auf mindestens 6 Mahlzeiten sind dabei von Vorteil.

Gleichzeitig wird durch **körperliche Aktivität** eine HDL-Steigerung bei gleichzeitiger LDL-Abnahme induziert. Wie in Kap. 17 ausgeführt, ist unter körperlicher Aktivität eine Ausdauersportart zu verstehen, die mindestens 3mal pro Woche über eine halbe Stunde bei einer Pulsfrequenz von 180 Schlägen pro Minute minus Lebensalter durchgeführt werden sollte. Reduktion und Modifikation des Nahrungsangebots, Steigerung des Umsatzes durch körperliche Belastung sowie Gewichtsabnahme werden in einem hohen Prozentsatz nicht nur zu einer Besserung der Glucosetoleranz, der Hyperurikämie sowie der häufig begleitenden Hypertonie, sondern auch zur Besserung besonders der Fettstoffwechselstörungen vom Phänotyp IIb, III und IV führen.

Eine Chylomikronämie spricht generell gut auf eine **Diät** an. Die Verminderung der Energie- und Alkoholzufuhr ist die wirksamste Maßnahme zur Behandlung der Typ-V-HLP.

In der Therapie der Typ-I-HLP steht der Austausch langkettiger Nahrungstriglyceride durch mittelkettige Triglyceride im Vordergrund, der durch Verzicht auf sichtbares Fett und die Verwendung von Koch- und Streichfett aus mittelkettigen Fettsäuren erfolgt (34).

Hypertriglyzeridämien aller Phäno- und Genotypen sprechen gut auf ernährungstherapeutische Maßnahmen an. An erster Stelle ist Gewichtsabnahme zu nennen. Der Konsum von Alkohol mit seiner unerwünschten Stimulation der VLDL-Synthese bei gleichzeitiger Hemmung der LPL sollte ebenfalls reduziert werden (96). ω-3-Fettsäuren (Fischöle) senken bei Diabetikern ebenso wie bei Nichtdiabetikern besonders die Triglyceridkonzentrationen; allerdings scheint sich die Glucosetoleranz zu verschlechtern (33). Darüber hinaus wurde über eine Zunahme von LDL-Cholesterin und Apo B berichtet, die allerdings dosisabhängig sein könnte (52). Zum gegenwärtigen Zeitpunkt bleibt daher abzuwarten, ob diätetische Fischölsupplementierung bei Diabetikern mit Dyslipidämie künftig in die Therapie Eingang finden wird.

Zu den spezifischen, den Cholesterinspiegel senkenden diätetischen Maßnahmen gehören: weitgehende Reduktion (bis 10% der Kalorien) von gesättigten Nahrungsfetten (tierisches Streich- und Kochfett, z.B. in Fleisch, Wurst, Käse usw.) und Ersatz der Kalorien durch Eiweiß, Verwendung (bis 10% der Kalorien) einfach (Olivenöl) und mehrfach ungesättigter Fette (Soja-, Sonnenblumen- und Distelöl und entsprechende Margarinen usw.) und eine Einschränkung (bis 300 mg pro Tag) des Nahrungscholesterins aus tierischen Fetten, Eiern und Innereien (44). Durch Ernährungstherapie wird obligat der LDL-Rezeptor aktiviert

(25). Mit Ausnahme der homozygoten Formen der familiären Hypercholesterinämie reagieren folglich alle Hyperlipoproteinämien auf diätetische Maßnahmen besser als auf eine medikamentöse Therapie. Wie bei der Behandlung des Diabetes mellitus hat sich auch bei der Behandlung der Fettstoffwechselstörungen gezeigt, daß der Erfolg der diätetischen Maßnahmen von einer intensiven Schulung mit Hilfsmitteln wie Tagesernährungsplänen und Austauschtabellen und konstanter Kontrolle durch den Hausarzt abhängig ist.

Haben trotz intensiver Bemühungen seitens des Patienten und des Arztes die verhaltensmodifizierenden Maßnahmen innerhalb von 3–6 Monaten zu keinem ausreichenden Erfolg im Sinne der Zielvorgaben geführt, dann muß eine **medikamentöse Therapie** angestrebt werden.

Dabei bleibt die Ernährung auch weiterhin die Grundlage der Therapie. Es sollte aber keineswegs zu lange mit der zusätzlichen medikamentösen Intervention gewartet werden, da vielfach eine Normalisierung der Hyper- und Dyslipidämie auch bei optimaler Stoffwechselkontrolle nicht erzielbar ist. Dabei müssen Nutzen und Risiko mit dem Patienten diskutiert und im Einzelfall Alter sowie zusätzliche Risiken (Tab. 32.**6**) in die Entscheidung einbezogen werden.

Die *medikamentösen Möglichkeiten*, Hyper- und Dyslipidämie bei Diabetikern zu beeinflussen, sind in Tab. 32.**9** aufgeführt.

Typ-1-Diabetes

Gute Stoffwechseleinstellung: Beim Typ-1-Diabetiker mit guter – im Sinne von nahe normoglykämischer – Stoffwechseleinstellung sind normale oder sogar leicht erniedrigte Konzentrationen von Lipiden und Lipoproteinen zu erwarten. Ein weiterer Aspekt, der für eine optimale Stoffwechselführung spricht, besteht darin, daß glykosylierte Lipoproteine, die offenbar über alternative Rezeptoren in die Zelle gelangen und oxidiert und geklärt werden, besonders atherogen sind. Allerdings geht namentlich die intensivierte Insulintherapie auf lange Sicht mit einer chronischen peripheren Hyperinsulinämie einher. Ob diese trotz normaler Lipidspiegel zu einer atherogenen Veränderung der Lipidkomposition beiträgt, bleibt abzuwarten.

Vorliegen einer Hyperlipidämie: Falls bereits eine Hyperlipidämie besteht, muß zunächst versucht werden, die diabetische Stoffwechsellage zu verbessern. Falls die Hyperlipidämie – wie in vielen Fällen – persistiert, muß an das Vorliegen einer primären familiären Lipidstoffwechselstörung gedacht und entsprechend therapiert werden. Keinesfalls sollte aber der vermeintliche Effekt einer verbesserten Diabeteseinstellung zu lange abgewartet werden.

Typ-2-Diabetes

Indikation zu verbesserter Diabeteseinstellung und Lipidsenkung: Die Situation des Lipidstoffwechsels bei Typ-2-Diabetikern wird durch das häufig gleichzeitige Vorliegen eines Übergewichts und einer Insulinresistenz und durch die häufige Unmöglichkeit, Blutzucker, Gewicht und Insulinwirkung zu normalisieren, erschwert. Im Gegensatz zum Typ-1-Diabetes führt eine Verbesserung der Diabeteseinstellung nicht notwendig zu einem verbesserten Lipidprofil (4, 28, 95). Trotzdem sollte auch hier ein Versuch einer verbesserten Diabeteseinstellung der Verordnung von Lipidsenkern vorangehen. Allerdings sollte gerade beim Typ-2-

Diabetes nicht zu lange (d. h. maximal 6 Monate) mit der lipidsenkenden Intervention gewartet werden, da das kardiovaskuläre Risiko vor allem in dieser Kombination massiv erhöht ist (21, 36). Wie oben ausgeführt, ist wahrscheinlich das Überangebot an Apo B die Ursache für die atherogene Konstellation aus Hypertriglyzidämie mit normalem oder erhöhtem LDL-Cholesterin und niedrigem HDL-Cholesterin. Damit wäre eine Senkung der erhöhten Triglyceride sowie der Apo-B-haltigen Lipoproteine bei gleichzeitiger Zunahme der HDL maximal antiatherogen.

Gallensäurebindende **Ionenaustauscherharze** unterbrechen den enterohepatischen Kreislauf der Gallensäuren. Dementsprechend wird in der Leber vermehrt Cholesterin in Gallensäuren umgewandelt. Durch die resultierende Abnahme des hepatischen Choleringehalts wird die hepatische LDL-Rezeptorsynthese stimuliert, was wiederum zu einer gesteigerten Elimination von LDL aus dem Plasma führt (11). Die nicht resorbierbaren Lipidsenker führen im Falle des Colestyramins zu einer deutlichen, im Falle des β-Sitosterins zu einer geringen Cholesterinsenkung. Allerdings muß mit einer Zunahme der Triglyceridspiegel gerechnet werden, was den Einsatz von Ionenaustauscherharzen bei Typ-2-Diabetikern stark einschränkt. Da diese Patientengruppe ohnehin zu erhöhten Triglyceriden neigt, sollten Ionenaustauscherharze nur bei Patienten mit normalen Triglyceridspiegeln und einer regelmäßigen Kontrolle verabreicht werden (6). Die nicht resorbierbaren Lipidsenker sind insgesamt nur mäßig verträglich, wobei vor allem gastrointestinale Beschwerden im Sinne von Blähungen, Völlegefühl und Obstipation im Vordergrund stehen.

Nicotinsäure und seine Abkömmlinge senken die hepatische Produktion von VLDL und Triglyceriden. Die LPL wird stimuliert, während die Lipolyse im Fettgewebe zurückgeht. Damit nehmen sowohl die VLDL- als auch die LDL-Spiegel moderat, die Triglyceridspiegel deutlich ab (45), während die HDL-Spiegel ansteigen (87). Nicotinsäure wäre damit die ideale Substanz bei Diabetikern mit Dyslipidämie. Dem steht entgegen, daß praktisch bei allen Patienten unmittelbar nach der Einnahme eine Hautrötung auftritt, die zwar im Laufe von Wochen an Intensität abnimmt und durch Prostaglandin-Synthesehemmer gut beeinflußbar ist, häufig aber vom Patienten nicht toleriert wird. Außerdem sind trotz Besserung der Fettstoffwechselstörung manchmal eine Verschlechterung der Glucosetoleranz bzw. ein vermindertes Ansprechen der Diabetestherapie sowie ein Anstieg der Harnsäure zu beobachten (37, 46). Aus diesen Gründen muß die Indikation beim Diabetiker mit großer Vorsicht gestellt werden. Acipimox als neuerer Vertreter dieser Substanzgruppe scheint ein günstigeres Nebenwirkungsprofil aufzuweisen (27).

Fibrate stimulieren sowohl die hepatische Triglyceridlipase als auch die LPL. Sie reduzieren die VLDL-Produktion und die Adenylatcyclase-Aktivität im Fettgewebe. Daraus resultiert neben einer mäßiggradigen Cholesterinsenkung eine stärker ausgeprägte Senkung erhöhter Triglyceride und ein Anstieg der HDL-Cholesterinfraktion (29, 81). Die Wirkung von oralen Antidiabetika wird unter einer Fibrattherapie eher verbessert (59). Die Neben- und Wechselwirkungen (Antikoagulantien, Phenytoin, HMG-CoA-Reduktase-Hemmer) (Tab. 32.**9**) machen neben der Aufklärung des Patienten auch regelmäßige Kontrollen durch den Hausarzt erforderlich.

HMG-CoA-Reduktase-Hemmer führen zu einer partiellen kompetitiven und reversiblen Hemmung des Schlüsselenzyms der Cholesterinsynthese. Das bedingt eine verminderte De-novo-Synthese des Cholesterins in den Zellen, einen kompensatorischen Anstieg der hepatischen LDL-Rezeptorsynthese (11) und damit eine gesteigerte rezeptorvermittelte Aufnahme von LDL und VLDL-Remnants. Daraus resultiert ein drastischer Abfall des Serumcholesterins. Bei Typ-2-Diabetikern mit mäßiger Hypercholesterinämie konnten Garg u. Grundy (36) das Gesamtcholesterin um 26%, das LDL-Cholesterin um 28%, das LDL-Apo B um 26%, Triglyceride um 31% und das VLDL-Cholesterin um 42% senken. Alle Effekte waren bei Patienten mit erhöhten Triglyceriden deutlicher ausgeprägt (35). Ein Anstieg der HDL-Cholesterinfraktion war allerdings im Gegensatz zu Daten von Nichtdiabetikern nicht zu beobachten. Die diabetische Stoffwechsellage wird durch HMG-CoA-Reduktase-Hemmer nicht verschlechtert (105). Die beweisgestützte Datenlage dieser Substanzklasse ist hinsichtlich harter klinischer Endpunkte die beste. Zu den neueren Substanzen wie Atorvastatin und Cerivastatin liegen derzeit nur Dosisfindungsstudien vor. Ob die unter Mevinacor und Atorvastatin beobachteten Fibrinogensteigerungen klinisch relevant sind, müssen weitere Studien erweisen (101a).

Probucol reduziert den LDL-Cholesterinspiegel über eine gesteigerte LDL-Clearance. Triglyceride werden nicht beeinflußt, während HDL sogar abfällt. Probucol ist ein potentes Antioxidans mit außerordentlich langer Halbwertszeit. Unter der Vorstellung, daß oxidativ modifizierte LDL in der Atherogenese eine möglicherweise zentrale Rolle spielen, könnte die Substanz künftig zu einer breiteren therapeutischen Anwendung kommen, die derzeit allerdings auf der Basis klinischer Daten nicht gerechtfertigt ist.

Kombinationstherapie

Jede medikamentöse Behandlung mit einem Lipidsenker ist strenggenommen eine Kombinationstherapie, da sie grundsätzlich zusammen mit der Ernährungstherapie erfolgt. Eine Kombination zweier oder mehrerer Medikamente ist dann zu erwägen, wenn der Effekt einer Monotherapie nicht ausreicht oder unterschiedliche Wirkmechanismen unter dem Gesichtspunkt des Synergieeffekts bei mittlerer Dosierung kombiniert werden sollen.

Da *Fibratderivate* neben der Dyslipidämie die Hyperglykämie positiv beeinflussen, erscheinen sie zunächst als idealer Kombinationspartner bei Diabetikern. In Kombination mit *HMG-CoA-Reduktase-Hemmern* wäre zudem ein idealer Einfluß auf die Lipoproteinspiegel (VLDL, LDL, geringer auch HDL) zu erwarten. Allerdings muß in der Kombination mit einem erhöhten Risiko (3–5%) von Myopathien gerechnet werden, wie das in der Kombination Gemfibrozil mit 40 mg Mevinacor beschrieben wurde (35), das aber in vielen Fällen bei sorgfältiger Patientenführung tolerabel erscheint. Eine Kombination aus *Fibrat und Nicotinsäurederivat* ist vorwiegend in Situationen mit Hypertriglyzidämie oder kombinierter Hyperlipidämie angezeigt. Für die Kombination von *Ionenaustauscherharzen mit der Nicotinsäure* sind relevante HDL-Anstiege beschrieben (12). *Nicotinsäure* und *HMG-CoA-Reduktase-Hemmer* sind bei Typ-IIb-HLP eine sinnvolle Kombination, während die Kombination von *Ionenaustauscherharzen* mit *HMG-CoA-Reduktase-Hemmern* insbesondere dann in Frage kommt, wenn die Hypertriglyzidämie nicht im Vordergrund steht. Generell sind bei jeder HLP mit ausgeprägter Hypercholesterinämie die *HMG-CoA-Reduktase-Hemmer* sinnvolle Kombinationspartner.

Tabelle 32.**9** Medikamentöse Behandlung von Hyperlipidämien

Präparat	Dosis	Wirkungsweise	Wichtige Nebenwirkungen
Anionenaustauscher			
Colestyramin	4–32 g	Bindung von Gallensäuren im Austausch gegen Chloridionen, Unterbrechung des enterohepatischen Kreislaufs	Völlegefühl, Obstipation, Steatorrhö, Bindung von Antikoagulantien u. anderen Substanzen; Triglyceridanstieg
Colestipol	5–30 g		
Pflanzliche Sterine			
Sitosterin	2–6 (–18) g	Hemmung der intestinalen Cholesterinresorption durch kompetitive Verdrängung von Cholesterin aus Mizellen	sehr vereinzelt Völlegefühl, Obstipation, Durchfall
Clofibratderivate und Substanzen vom Fibrattyp (Fibrate)			
Bezafibrat	3 x 200 mg oder 1 x 400 retard	verminderte VLDL-Produktion in der Leber, verstärkter intravasaler Abbau triglyceridreicher Lipoproteine, verminderte endogene Cholesterinsynthese, verstärkter LDL-Katabolismus, Erhöhung der Cholesterinsekretion über die Galle mit vermehrter Ausscheidung neutraler Steroide mit dem Stuhl	Myositis, Gallensteinbildung, Verstärkung der Antikoagulationswirkung, Verbesserung der Glucosetoleranz, Kumulationsgefahr bei Niereninsuffizienz, Potenzstörungen
Fenofibrat	3 x 100 mg oder 1 x 200 mikronisiert		
Gemfibrozil	2 x 450–600 mg oder 1 x 900 retard		
Etofibrat	1–2 x 500 mg		
Nicotinsäure und ihre Derivate			
Nicotinsäure	1–7 g	Hemmung der VLDL-Triglyceridsynthese, verstärkter Abbau von VLDL und Chylomikronen durch Förderung der LPL, Hemmung der Lipolyse im Fettgewebe und Förderung der Aufnahme von Fettsäuren ins Fettgewebe	Hautrötung, Blutdruckabfall, gastrointestinale Beschwerden, Harnsäureanstieg, Verringerung der Glucosetoleranz
Acipimox	500–750 mg		
HMG-CoA-Reduktase-Hemmer			
Lovastatin*	10–80 g	Hemmung der Cholesterinbiosynthese auf der Stufe der Mevalonsäure durch kompetitive Hemmung der 3-HMG-CoA-Reduktase,	gastrointestinale Störungen, Mundtrockenheit, Myolyse, reversible Augenmuskelparesen, Transaminasenerhöhung, Müdigkeit, Schlafstörungen
Pravastatin	5–40 mg		
Simvastatin	5–40 mg		
Fluvastatin	20–40 mg		
Atorvastatin*	10–80 mg		
Cerivastatin	0,1–0,3 mg		
Probucol	2 x 500 mg	Antioxidans, gesteigerte LDL-Clearance	Völlegefühl, Diarrhö, HDL-Abfall

* Fibrinogenerhöhung beschrieben (101a)

Lipoatrophischer Diabetes mellitus

Definition: Dieses 1946 von Lawrence (64) erstmals beschriebene seltene Krankheitsbild (ca. 50 Fälle in der Literatur) ist schwer einzuordnen. Es ist durch eine totale Atrophie des subkutanen Fettgewebes und des Organfettgewebes, Hepatosplenomegalie, gesteigerten Grundumsatz sowie durch eine exzessive HLP gekennzeichnet (26). Viele Jahre nach Manifestation treten die Symtome eines Diabetes mellitus mit Insulinresistenz und ohne Ketoseneigung hinzu.

Epidemiologie und Ätiologie: Die Pathogenese ist noch unklar. Die kongenitale Form scheint genetisch fixiert zu sein: Beide Geschlechter sind gleich häufig befallen; familiäres Auftreten kommt vor. Bei der erworbenen Form erkranken Frauen häufiger als Männer. Im Gegensatz zu Lawrence (64), der in dem Fehlen des Fettgewebes selbst die Ursache dieser Erkrankung sah, wurde bereits lange vor der Leptinära (Kap. 7) eine hypothalamische Funktionsstörung

vermutet (86). Auch ein Zielgewebedefekt der Insulinwirkung, der zu extremer Insulinresistenz führt, wird diskutiert. So wurde bei Patienten mit lipoatrophischem Diabetes eine reduzierte Insulinrezeptorzahl und -affinität gefunden (26).

Klinik und Diagnose: *Klinisches Bild und Verlauf* sind für die Diagnose ausschlaggebend: Das fehlende subkutane Fettgewebe läßt Muskulatur und Venen plastischer hervortreten und verleiht den Trägern dieser Erkrankung oft ein charakteristisches athletenhaftes Aussehen, zumal Körperwachstum und Knochenalterung beschleunigt sind (akromegaloider Gigantismus). Das beschleunigte Wachstum endet jedoch im Gegensatz zur Akromegalie mit der Pubertät. Weiterhin werden Muskelhypertrophie, hypertrophe Kardiomyopathie, vergrößerte Genitalien, Acanthosis nigricans, zentralnervöse Störungen und dichte, lockige Haare als charakteristisch beschrieben. Unter den laborchemischen Befunden fällt vor allem eine konstante HLP mit vorwiegen-

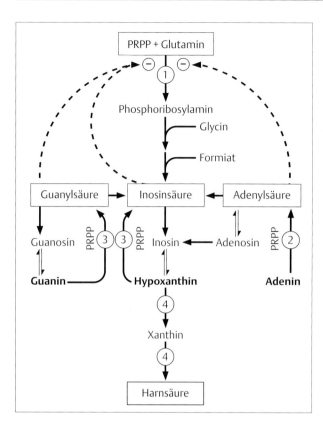

Abb. 32.**5** Steuerung des Purinstoffwechsels beim Menschen. 1 = Phosphoribosylpyrophosphat-Amidotransferase, 2 = Adeninphosphoribosyltransferase, 3 = Phosphoribosyltransferase, 4 = Xanthinoxidase (aus Strohmeyer, G., H. Gerdes: Nukleoproteidstoffwechsel. In Siegenthaler, W.: Klinische Pathophysiologie. Thieme, Stuttgart 1970).

der Triglyceriderhöhung auf. Auch Cholesterin und Chylomikronen werden vermehrt gefunden. Wohl begünstigt durch die Hyperlipidämie, entwickelt sich eine Fettleber, welche später oft in eine Zirrhose übergeht. Der lipoatrophische Diabetes mellitus tritt in der Regel erst viele Jahre nach Manifestation der generalisierten Lipoatrophie auf und weist zahlreiche Charakteristika einer Insulinresistenz der Zielorgane auf: Sowohl nüchtern, als auch nach Stimulation finden sich erhöhte Insulinspiegel. Nach Absetzen der Insulinbehandlung entwickeln diese Patienten zwar eine beträchtliche Hyperglykämie, jedoch nie eine Ketoazidose. Auch Komplikationen im Sinne einer diabetischen Glomerulosklerose sind beschrieben. Die Patienten versterben typischerweise jedoch nicht an diabetischen Komplikationen, sondern an einem zirrhosebedingten Leberversagen.

Eine kausale **Therapie** ist nicht möglich. Die Behandlung beschränkt sich daher auf die glykämische Kontrolle und die Senkung der Lipide. Zu einer guten Einstellung der diabetischen Stoffwechsellage sind infolge der Insulinresistenz oft mehrere hundert Einheiten Insulin notwendig, in manchen Fällen sogar 2000–3000 IE. Intermittierende Gaben von Steroiden verstärken die Insulinwirkung, wirken sich aber ungünstig auf die Serumlipide aus. Die HLP ist medikamentös kaum zu beeinflussen; günstig ist eine niederkalorische Diät, die auf etwa 10 gleich große Mahlzeiten verteilt wird.

Hyperurikämie und Gicht

Pathophysiologie

Die Harnsäure ist das Endprodukt des Purinstoffwechsels (Abb. 32.**5**). Die Konzentration der Harnsäure im Blut ist abhängig von den Raten der Harnsäurebildung und der Harnsäureausscheidung.

Die **Harnsäurebildung** beträgt etwa 500–700 mg/24 Stunden. Die anfallende Menge wird durch die Purinsyntheserate, die Reutilisationsrate endogen produzierter Purine sowie Nahrungspurine und die Purinabbaurate bestimmt. Das wesentliche regulatorische Enzym der *Purinsynthese* ist die PRPP-Amidotransferase, die die Bildung von 5-Phosphoribosylamin aus Phosphoribosylpyrophosphat (PRPP) und Glutamin bewirkt (Abb. 32.**5**). Purinnucleotide (Guanyl-, Inosin- und Adenylsäure) hemmen ihre Aktivität allosterisch, während PRPP-Zunahme stimulierend wirkt. PRPP kann z. B. bei vermehrter Tätigkeit des Pentosephosphatweges wie etwa im Rahmen einer Glykogenose Typ 1 ansteigen. Die aus dem intrazellulären Abbau sowie durch enterale Resorption anfallenden Purinbasen (Adenin, Guanin, Hypoxanthin) können einmal wie unten in Harnsäure abgebaut werden, zum anderen aber in bestimmten Geweben, in denen wie im Erythrozyten und im Gehirn keine Purinsynthese abläuft, *reutilisiert* werden (salvagepathway). Hierfür stehen zwei Enzyme zur Verfügung: die Adeninphosphoribosyltransferase (APRT), die unter PRPP-Verbrauch Adenin in AMP umwandelt und durch Adeninnucleotide gehemmt wird, sowie die Hypoxanthin-Guanin-Phosphoribosyltransferase (PRT), die ebenfalls unter Verbrauch von PRPP Hypoxanthin und Guanin wieder in den Nucleotidstoffwechsel einführt. Der biologische *Purinabbau* (31), an dem alle Organe beteiligt sind, beginnt mit der Umwandlung von Adenosin, Inosin, Hypoxanthin und Guanosin in Xanthin. Dabei wird Adenosin durch Adenosindesaminase in Inosin, Inosin durch Nucleosidphosphorylase in Hypoxanthin und Hypoxanthin wiederum durch Xanthinoxidase in Xanthin umgewandelt. Durch erneute Oxidation mittels Xanthinoxidase entsteht aus Xanthin schließlich Harnsäure. Guanosin wird durch Einwirkung der Nucleosidpyrophosphorylase in Guanin und Guanin durch die Guanase in Xanthin übergeführt.

Ein **vermehrter Anfall von Harnsäure** kann somit auf folgenden Wegen zustande kommen:
➤ durch eine gesteigerte Purinsynthese aufgrund einer gesteigerten PRPP-Synthetase-Aktivität (z. B. bei angeborener primärer Hyperurikämie, hereditärem Glucose-6-Phosphatase-Mangel bzw. Glykogenose Typ I) oder aufgrund einer Zunahme der PRPP-Amidotransferase-Aktivität (z. B. durch eine angeborene Enzymopathie),
➤ durch eine verminderte Reutilisation infolge Aktivitätsabnahme bzw. Fehlens der PRTase bzw. APRTase (z. B. beim angeborenen Lesch-Nyhan-Syndrom),
➤ durch eine Überproduktion von Purinen bei gesteigertem Abbau von Nucleotiden (z. B. bei vermehrtem Zelluntergang im Rahmen einer Leukose). Auch bei der durch Fructose und Alkohol induzierten Hyperurikämie liegt ein vermehrter Abbau von präformierten Nucleotiden in der Leber vor, so daß die hepatische Harnsäureproduktion zunimmt (31).

Die **Harnsäureausscheidung** beträgt täglich etwa 400–500 mg; das ist etwa 5–10% der glomerulär filtrierten Harnsäure

(47). Nach der Filtration wird sie im proximalen Tubulus fast vollständig reabsorbiert und gleichzeitig sezerniert (bidirektionaler Urattransport. 80% der ausgeschiedenen Menge stammen aus der tubulären Sekretion und 20% aus der glomerulären Filtration (= 2% der filtrierten Menge [47]), wobei die Reabsorption konstant ist. Eine Harnsäureretention kann deshalb über folgende Mechanismen zustande kommen:

➤ durch Hemmung der tubulären Sekretion (z. B. durch eine angeborene epitheliale Insuffizienz der Harnsäureelimination (48), durch eine Niereninsuffizienz (82), durch Hyperlaktatämie (49) bzw. durch Medikamente;

➤ durch eine vermehrte Reabsorption (z. B. im Rahmen von Schwangerschaftstoxikosen (49) oder Diuretikatherapie (90).

Die extrarenale Harnsäureausscheidung über den Gastrointestinaltrakt dürfte nur bei gesteigertem Anfall von Harnsäure relevant weden. Die Zahlen, die beim Gesunden angegeben werden, schwanken zwischen 70 und 200 mg/Tag. Die Löslichkeit der Harnsäure im Blut beträgt bei Körpertemperatur nur 6,4 mg/dl (380 μmol/l). Wird diese Konzentration überschritten, kommt es zur Ablagerung von Uratkristallen in den bradytrophen Geweben. Dabei kann der Gesamtharnsäurebestand des Körpers von 1 g bis auf das 20- bis 30fache zunehmen.

Epidemiologie und Pathogenese

Epidemiologie: Die Häufigkeit der *Hyperurikämie* (Harnsäure > 7,0 mg/dl = 420 μmol/l) als Vorläufer der Gicht liegt bei über 40jährigen Männern bei fast 20%. Frauen sind deutlich seltener betroffen (69). Die Häufigkeit der *Gicht* in der Bevölkerung wird je nach Alter zwischen 1,6 und 6,1% angegeben. Ihre Prävalenz ist ebenso wie beim Diabetes mellitus seit 1948 um mehr als das 20fache gestiegen.

Pathogenese: Man unterscheidet eine *primäre* sowie eine *sekundäre Form* der Hyperurikämie (69). Die letztere liegt bei etwa 5% aller Hyperurikämien vor. Sie ist meist auf eine Hypoexkretion oder einen vermehrten Abbau endogen anfallender Purine zurückzuführen (Tab. 32.**10**). Die häufigere, primäre Form der Hyperurikämie gehört ebenso wie der Typ-2-Diabetes zu den genetischen Stoffwechselanomalien. Exogene Faktoren fördern die Manifestation. Dabei spielt die Zufuhr purinreicher Nahrung eine untergeordnete Rolle. 75–80% der primären Formen sind auf eine Störung der tubulären Harnsäuresekretion (47), 20–25% auf eine Steigerung der Purinsynthese zurückzuführen. Tab. 32.**11** zeigt die bis heute aufgedeckten Enzymdefekte bei primärer Hyperurikämie.

Klinik

Symptome: Bei vielen Patienten mit einer primären Hyperurikämie findet sich eine Kohlenhydratstoffwechselstörung, bei 10% ein manifester Diabetes mellitus (69). Daneben besteht bei 50% eine Adipositas und bei 15–25% eine HLP. Ist es durch eine länger bestehende Hyperurikämie zur primären Gicht gekommen, dann haben etwa 70% dieser Patienten eine Adipositas, 50% eine Fettstoffwechselstörung, 30% eine Kohlenhydratstoffwechselstörung und davon die Mehrzahl einen manifesten Typ-2-Diabetes.

Ursächlicher Zusammenhang zwischen Gicht und Diabetes: Es ist außerordentlich schwer festzustellen, ob die Gicht tatsächlich für die Manifestation der Glucoseto-

Tabelle 32.10 Ursachen der sekundären Hyperurikämie

Hyperurikämie durch	Ursachen
Überproduktion	
– Nucleinsäureumsatz ↑	Psoriasis, Zytostatika
	Leukämien
	hämolytische Anämien
– De-novo-Biosynthese ↑	Glucose-6-phosphatase-Mangel
Ausscheidungshemmung	Nierenkrankheiten
	Blei-, Berylliumvergiftung
	Alkohol
	Schwangerschaftstoxikose
	Ketose
	Diuretika
	Salicylat

leranzstörung eine ursächliche Rolle spielt, da sie einerseits ebenso häufig mit den für die Ausbildung eines Diabetes relevanten Risiken wie Übergewicht und HLP einhergeht und sich andererseits bis heute keine Verbindungen im Stoffwechsel aufzeigen ließen, die auf eine kausale Verknüpfung beider Erkrankungen hinweisen. Im Gegensatz zum gehäuften Auftreten von Diabetes mellitus bei Gicht findet man bei Diabetikern kein gehäuftes Auftreten von Hyperurikämie und Gicht. Die ermittelten Häufigkeitszahlen liegen zwischen 0,1 und 1,6% und damit im unteren Bereich der Gichthäufigkeit der Normalbevölkerung. Offenbar hat der Diabetes mellitus sogar einen protektiven Effekt auf die Manifestation einer Gicht, wofür die diabetesbedingt gesteigerte Diurese, die wiederum die Harnsäureausscheidung fördert (23), als Erklärung dienen mag.

Komplikationen: Wegen der häufigen Kombination koronarer Risikofaktoren – in 40–80% kommt noch eine arterielle Hypertonie hinzu – haben Patienten mit Hyperurikämie oder Gicht gegenüber gesunden Gleichaltrigen ein 9- bis 11fach höheres Risiko, an einer koronaren Herzerkrankung, und ein 10fach höheres Risiko, an einem Schlaganfall zu erkranken. Tatsächlich tritt der Tod in 60% der Fälle durch Komplikationen einer Atherosklerose ein. Darüber hinaus wird der Gichtkranke auch häufiger von renalen Komplikationen betroffen. So treten Uratablagerungen in der Niere bei 80%, interstitielle Entzündungen bei 75%, vaskuläre Veränderungen bei 50% und Nephrolithiasis bei ca. 40% aller Gichtpatienten auf. Da sehr viele Gichtpatienten auch gleichzeitig einen Diabetes und eine Hypertonie haben, dürften auch diese Nierenerkrankungen nur teilweise durch die Gicht bedingt sein.

Tabelle 32.**11** Ursachen der primären Hyperurikämie

Hyperurikämie durch	Ursachen
Überproduktion (20–25 %)	PRPP-Synthetase ↑
	PRPP-Amidotransferase ↑
	Xanthinoxidase ↑
	Hypoxanthin-Guanin-Phosphoribosyltransferase ↓
	Adenin-6-phosphoribosyltransferase ↓ (Lesch-Nyhan)
Ausscheidungshemmung (75–80 %)	tubuläre Sekretion ↓

Tabelle 32.**12** Harnsäuregehalt verschiedener Nahrungsmittel (nach Griebsch u. Korfmacher)

Nahrungsmittel	Harnsäure (mg)		
	pro 100 g	pro 100 kcal (420 kJ)	pro Portion
Innereien z. B. Leber, Niere, Kalbsbries	200–1200	185–910	250–1500
Fleisch z. B. Rind-, Schweine-, Kalbfleisch, Geflügel	90–140	40–80	112–210
Fleischextrakt	3500	950	350
Fisch – purinarm z. B. Forelle, Kabeljau	120–170	150–210	180–255
– purinreich z. B. Anchovis, Ölsardinen	210–350	90–280	270–438
Gemüse und Obst – purinarm z. B. Kopfsalat, Rosenkohl	10–30	30–100	20–60
– purinreich z. B. Spinat, Spargel	30–185	50–350	60–435
Zucker, Reis und Mehlprodukte	0–40	0–15	0–12,5
Molkereiprodukte	0–1	0–1	0–1
Getränke – Bier (Lagerbier)	16	16	80
– Wein/Kaffee	0	0	0

Diagnose

Eine Hyperurikämie bzw. eine sich entwickelnde Gicht sollte so frühzeitig wie möglich diagnostiziert werden.

Bei der **Anamneseerhebung** ist das familiäre Auftreten von Gicht, Nierensteinen, Hypertonie, Herzinfarkt, Schlaganfall, Typ-2-Diabetes und Hyperlipidämie von besonderem Interesse. Ist der Patient selbst übergewichtig oder von einer der genannten Erkrankungen betroffen, ist dies ein weiterer Grund, die Plasmaharnsäurewerte zu bestimmen. Im weiteren ist nach Faktoren zu fahnden, die eine sekundäre Hyperurikämie auslösen können (Nierenerkrankungen, Alkoholabusus, Einnahme von Diuretika).

Körperlicher Befund: Gesichert ist die Diagnose, wenn der Patient den typischen Schmerzanfall mit Rötung und Schwellung eines Gelenkes schildert (bevorzugt Großzehengrundgelenk, ferner Sprunggelenk, Kniegelenk oder Handgelenk). Dabei beginnt die Gicht immer als Monarthritis. Selten kommt nach einem Intervall ein zweites Gelenk hinzu. Ansprechen des Anfalls auf Colchicin ist ebenfalls für eine Gicht beweisend. Da ein Gichtanfall nicht immer typisch verläuft, sollte stets nach schmerzarmen Gelenkschwellungen und dem vorübergehenden Auftreten von „Rheuma" gefragt werden. Neben einer Adipositas, dem Blutdruck, dem Herz- und Gefäßstatus sowie einer etwaigen Pyelonephritis sind beim Erheben des körperlichen Befundes besonders Gelenkveränderungen zu beachten. Pathognomonisch sind subkutane Harnsäureablagerungen in Form von Gichttophi, besonders an der Helix des Ohres und in Schleimbeuteln.

Als wichtigste **Laboruntersuchung** wird die Bestimmung der Plasmaharnsäure durchgeführt. Dabei ist darauf zu achten, daß Medikamente und diätetische Maßnahmen 3 Tage abgesetzt wurden. Ausnahmen stellen Digitalispräparate und Antidiabetika dar. Dauermedikation, Essens- und Trinkgewohnheiten sollten jedoch fortgesetzt werden. Die an einem großen Kollektiv erhobenen Normalwerte für die Plasmaharnsäure liegen für Männer bei 4,9 ± 1,4 mg/dl (290 ± 80 µmol/l), für Frauen bei 4,2 ± 1,2 mg/dl (250 ± 70 µmol/l) (70). Die Abgrenzung pathologisch erhöhter Werte vom Normalwert wird durch die physikochemischen Eigenschaften der Harnsäure bestimmt. Da die Harnsäure über einer Konzentration von 6,5 mg/dl (390 µmol/l) ausfällt, spricht man bei Vorliegen höherer Werte von einer Hyperurikämie. Um sicherzugehen, sollten mehrere Kontrollen durchgeführt werden. Beweisend für die Diagnose Gicht sind Kristalle in der Synovialflüssigkeit eines befallenen Gelenks oder im Punktat eines Tophus, die mit einem Tropfen Salpetersäure erhitzt eine charakteristische Rotfärbung (positive Murexidprobe) zeigen. Da bei einem hohen Prozentsatz der Gichtkranken eine Pyelonephritis auftritt, muß auch der Harnstatus erhoben und ggf. eine Bakterientestung durchgeführt werden. Proteinurie, Leukozyturie und Erythrozyturie treten meist sehr zeitig auf. Darüber hinaus geben Serumkreatininwerte und die Kreatininclearance Auskunft über den Funktionszustand der Niere.

Zum Ausschluß einer begleitenden Fett- bzw. Kohlenhydratstoffwechselstörung ist eine Lipidanalytik sowie ein oraler Glucosetoleranztest indiziert. Röntgenaufnahmen der befallenen Gelenke können – müssen aber nicht – gichtspezifische Veränderungen zeigen.

Tabelle 32.**13** Medikamentöse Therapie der Hyperurikämie und der Gicht

Medikament	Wirkung	Dosierung	Nebenwirkung	Wechselwirkung	Gegenanzeige
Allopurinol	Harnsäure-bildung ↓	300 mg/Tag	Magen-Darm-Beschwerden, Hautreaktionen	Toxizität von Mercaptopurin, Azathioprin ↑	Gravidität, Stillperiode
Benzobromaron	Harnsäure-ausscheidung ↑	100 mg/Tag	Durchfälle, Zephalgie, Harndrang	–	Nierenfunktions-störung, Nephroli-thiasis, Gichtniere
Probenecid	Harnsäure-ausscheidung ↑	anfangs 0,5 g/Tag, dann 30,5 g/Tag, max. 3 g/Tag	Magen-Darm-Beschwerden, Hautreaktionen	–	Nephrolithiasis, Gichtniere, Kindern unter 2 Jahren
Colchicin	Kupierung des Anfalls ab Anfalls-beseitigung	anfangs 1 mg/ Std., dann alle 2 Std. 0,5–1 mg bis max. 8 mg/Tag 1–4 mg/Tag	Übelkeit, Durchfälle, Muskellähmung, Atemstillstand, Tenesmen, Oligurie	–	gebärfähige Frauen, Schwangerschaft
Indometacin	Kupierung des Anfalls, allein oder unter-stützend	100 mg in 4 Std., max. 400 mg/Tag	Magen-Darm-Beschwerden, Kopfschmerzen, Schwindel, psychi-sche Störungen, Retinaveränderungen	Wirkung von Cumarinen ↑	Magen-Darm-Geschwüre, unter 14 Jahren, Allergie
Phenylbutazon	Kupierung des Anfalls	400–800 mg/Tag	Magen-Darm-Be-schwerden, Hautreak-tionen, Wasserreten-tion, Agranulozytose, Leberschäden, Gerin-nungsstörungen, Nierensteine	Wirkung von Cumarinen und Sulfonylharn-stoffen ↑	Magen-Darm-Ge-schwüre, Leuko-penie, hämorrha-gische Diathese, kardiale, renale und hepatische Insuffizienz

Verlauf und Therapie

Bei Erhöhung des Harnsäurespiegels auf über 7 mg/dl (420 μmol/l) tritt in etwa 12%, über 8 mg/dl (480 μmol/l) in 26% und über 9 mg/dl (540 μmol/l) in fast allen Fällen in absehbarer Zeit ein Gichtanfall auf. Harnsäurewerte über 10 mg/dl (600 μmol/l) sprechen für eine praktisch schon erfolgte Manifestation. Jede Hyperurikämie sollte mit nichtmedikamentösen Maßnahmen behandelt werden. **Ernährungsthe-rapeutische Maßnahmen** sind um so mehr erforderlich, wenn eine familiäre Disposition zur Gicht besteht und gleichzeitig ein Diabetes mellitus oder eine HLP vorliegt. Da dies im Rahmen des metabolischen Syndroms sehr häufig der Fall ist, ist der Patient mit Hyperurikämie der koronare Risikopatient par excellence. Intensive Aufklärung und Schulung sind deshalb gerade bei diesem Patienten unerläß-lich. Da die meisten Patienten mit Hyperurikämie überer-nährt und übergewichtig sind, ist die ideale Ernährung eine Reduktionskost wie beim Diabetes mellitus und bei der Hy-perlipidämie. Zusätzlich ist auf eine Verminderung der Pu-rinzufuhr zu achten, was weitgehend durch Umstellung der Eiweißzufuhr auf Milch und Eiprodukte und der Energiezu-fuhr auf Getreideerzeugnisse erreichbar ist (Tab. 32.**12**). Die Umstellung allein auf Gemüse ist nicht sinnvoll, da zuviel Gemüse ebenfalls viele Purine bringt. Purine in Kaffee und Tee brauchen nicht berücksichtigt zu werden, da sie nicht zu Harnsäure abgebaut werden können. Dagegen ist eine Ein-schränkung des Alkoholkonsums notwendig, da Alkohol durch Steigerung der hepatischen Harnsäureproduktion und Hemmung der renalen Harnsäureausscheidung (65) zu einer Hyperurikämie führt. Alkohol ist der häufigste Auslö-ser für einen Gichtanfall. Wird eine Reduktionskost mit we-niger als 1000 kcal (4200 KJ) eingehalten, sollte die Harn-säure regelmäßig kontrolliert und evtl. vorübergehend medikamentös gesenkt werden.

Liegen die Harnsäurewerte wiederholt über 9 mg/dl (540 μmol/l), dann ist eine **medikamentöse Therapie** klar in-diziert, bei positiver Familien- und Eigenanamnese bereits ab 8 mg/dl (480 μmol/l). Ziel der Behandlung ist die dauerhafte Normalisierung des Gesamtharnsäurebestandes, um Gicht-anfälle zu verhindern und Harnsäureablagerungen im Gewe-be abzubauen. Dies kann einmal durch Reduktion der Purin-zufuhr mit Hilfe der genannten Ernährung, andererseits durch Hemmung der endogenen Harnsäurebildung mit Xan-thinoxidasehemmern und/oder durch Steigerung der renalen Harnsäureclearance mit Hilfe von Urikosurika erreicht wer-den. Dabei ist ein Plasmaspiegel von etwa 5,5 mg/dl (330 μmol/l) anzustreben, um bei einem Konzentra-tionsgradienten zwischen Blut und Gewebe von 5:1 eine Mo-bilisation der im Gewebe bereits ausgefallenen Harnsäure zu erzielen. Für die medikamentöse Therapie stehen die in Tab. 32.**13** angegebenen Substanzen zur Verfügung: zur Hem-mung der Harnsäurebildung Allopurinol (30) und zur Steige-rung der Harnsäureausscheidung Benzbromaron und Pro-benecid. Tab. 32.**13** zeigt auch, daß eine Reihe von Nebenwirkungen, Wechselwirkungen und Gegenanzeigen zu berücksichtigen sind. Bei allen stehen gastrointestinale Störungen und Hautreaktionen im Vordergrund. Bei begleitendem Typ-2-Diabetes ist daran zu denken, daß orale Antidiabetika ähnliche Nebenwirkungen hervorrufen können. Besonders zu beachten ist, daß die Urikosurika bei Nierenfunktionsstörungen, Nephrolithiasis oder einer Gichtniere nicht verwendet werden dürfen, weswegen eine Kontrolle der Nierenfunktion vor ihrer Verabreichung notwendig ist. Um eine große Harnsäureausscheidung mit Ausfall von Uraten in der Niere zu umgehen, wird der Harnsäurespiegel zunächst mit Xanthinoxidasehemmern gesenkt, bevor die Therapie mit einem Urikosurikum eingeleitet wird. Ist bei mangelndem Erfolg zusätzlich ein Urikosurikum erforderlich, muß auf eine ausreichende Trinkmenge (mindestens 2 l täglich, vorzugsweise Säfte von Zitrusfrüchten) geachtet und der Urin-pH mit einem Citratgemisch auf einen Wert zwischen 6,4 und 6,8 eingestellt werden. Bei einer Kombination aus 100 mg Allopurinol und 20 mg Benzbromaron (Handelspräparat) kann die gesteigerte Flüssigkeitszufuhr sowie die Alkalisierung des Urins entfallen, was die Behandlung vereinfacht und die Therapietreue steigert. Kommt es bei jahrelang erhöhtem Harnsäurespiegel zum Gichtanfall, dann ist bei unklaren Fällen Colchicin das Mittel der Wahl. In den ersten 4 Stunden wird stündlich 1 mg Colchicin verabreicht, dann alle 2 Stunden 0,5 bis 1 mg bis zu einer Maximaldosis von 8 mg/Tag. Bei Auftreten von Diarrhöen kann zusätzlich Tinctura opii gege-

ben werden. Sistieren die Beschwerden nicht innerhalb von 24 Stunden, können Corticosteroide (30–50 mg Prednisolon für 2–3 Tage) gegeben werden. Anschließend an die Behandlung eines Anfalls sollte immer eine Anfallsprophylaxe mit 2- bis 3mal täglich 0,5 mg Colchicin durchgeführt werden. Dies gilt auch während des Übergangs auf die oben beschriebene Dauertherapie. In diagnostisch eindeutigen Fällen kann der Gichtanfall auch mit Indometacin kupiert werden, wobei meist 100 mg 4stündlich bis maximal 400 mg pro Tag ausreichen (Tab. 32.**13**). Bei gleichzeitig bestehendem Diabetes ist auf die Verstärkung der Sulfonylharnstoffwirkung durch Phenylbutazon zu achten. Unter einer konsequenten medikamentösen Behandlung werden Gichtpatienten schnell beschwerdefrei; es gibt praktisch keine Therapieversager. Leider unterbrechen viele Patienten ihre medikamentöse Behandlung, sobald sie beschwerdefrei sind, und nach wenigen Jahren ist erneut so viel Harnsäure abgelagert, daß es wieder zu Gichtanfällen kommt. Nach häufigeren Gichtanfällen entwickelt sich eine chronische Gicht mit Gelenkveränderungen, Gichtniere sowie Gichtgeschwüren, wobei die letzteren gerade in Kombination mit einem Diabetes mellitus größte therapeutische Schwierigkeiten bereiten können. Wie bei Diabetes und den Hyperlipidämien läßt sich die Chronifizierung des Leidens am besten durch die genaue Aufklärung und Schulung des Patienten sowie eine regelmäßige Wiedervorstellung vermeiden.

Literatur

1 Andersen, J. M., S. D. Turley, J. M. Dietschy: Low and high density lipoproteins and chylomicrons as regulators of rate of cholesterol synthesis in rat liver in vivo. Proc. nat. Acad. Sci. 76 (1979) 163

2 Assmann, G., H. Schulte: The prospective cardiovascular Muenster (PROCAM) study: prevalence of hyperlipidemia in persons with hypertension and/or diabetes mellitus and the relationship to coronary heart disease. Amer. Heart J. 70 (1992) 733–737

3 Assmann, G., P. Cullen: Nationale Cholesterin-Initiative. Erkennung und Behandlung von Fettstoffwechselstörungen. Dtsch. Ärztebl. Suppl. 92, 1995

4 Bagdade, J. D., W. E. Buchanan, T. Kuusi, M.-R. Taskinen: Persistent abnormalities in lipoprotein composition in non-insulin-dependent diabetes after intensive insulin therapy. Arteriosclerosis 10 (1990) 232–239

5 Baggio, A., E. Manzato, C. Gabelli, R. Fellin, S. Martini, G. B. Enzi, F. Verlato, M. R. Baiocchi, D. L. Sprecher, M. L. Kashyap, H. B. Brewer, G. Crepaldi: Apolipoprotein C-II deficiency syndrome. Clinical features, lipoprotein characterization, lipase activity and correction of hypertriglyceridemia after apolipoprotein C-II. Administration in two affected patients. J. clin. Invest. 77 (1986) 520–527

6 Bandisode, M. S., B. R. Boshell: Hypocholesterolemic activity of colestipol in diabetes. Curr. ther. Res. 18 (1987) 276–284

7 Bar, O. H., D. Landau, E. Berry: Serum high density lipoprotein and university group diabetes program results. Lancet 1977/I, 8014

8 Beisiegel, U., W. Weber, G. Ihrke, J. Herz, K. K. Stanley: The LDL-receptor-related protein, LRP, is an apolipoprotein E-binding protein. Nature 341 (1989) 162

9 Bergman, M., L. L. Gidez, H. A. Eder: The effect of glipizide on HDL and HDL subclasses. Diabet. Res. 3 (1986) 245–248

10 Bernstein, R. M., B. M. Davis, J. M. Olefsky, G. M. Reaven: Hepatic insulin responsiveness in patients with endogenous hypertriglyceridaemia. Diabetologia 14 (1978) 249

11 Bilheimer, D. W., S. M. Grundy, M. S. Brown, J. L. Goldstein: Mevinolin and colestipol stimulate receptor-mediated clearance of low density lipoprotein from plasma in familial hypercholesterolemia heterozygotes. Proc. nat. Acad. Sci. 80 (1983) 142–128

12 Blankenhorn, D. H., S. A. Nessim, R. L. Johnson, M. E. Sanmarco, S. P. Azen, L. Cashin-Hemphill: Beneficial effects of combined colestipol-niacin therapy on coronary atherosclerosis and coronary venous bypass grafts. J. Amer. med. Ass. 257 (1987) 3233–32 ???

13 Bogardus, C. S., K. Lillioja, K. Stone, D. Mott: Correlation between muscle glycogen synthase activity and in vivo insulin action in man. J. clin. Invest. 73 (1984) 1185–1190.

14 Breckenridge, W. C., P. W. Connelly, J. A. Little: Apolipoprotein C-II variants in apolipoprotein C-II-deficiency. Atherosclerosis 7 (1986) 235–238

15 Brook, J. G., H. Torsvik, R. S. Lees, M. A. McCluskey, H. A. Feldmann: Low density lipoprotein metabolism in type IV and type V hyperlipoproteinaemia. Metabolism 28 (1979) 28

16 Brown, M. S., J. L. Goldstein, D. S. Fredrickson: Familia type III hyperlipoproteinemia (dysbetalipoproteinemia) In Stanbury, J. B.: The metabolic Basis of Inherited Disease, vol. V. McGraw-Hill, New York 1983 (p. 655)

17 Brown, M. S., P. T. Kovanen, J. L. Goldstein: Regulation of plasma cholesterol by lipoprotein receptors. Science 212 (1981) 628–635

18 Brown, W. V., M. L. Baginsky, C. Ehnholm: Primary type I and type V hyperlipoproteinemia. In Rifkind, B. M., R. I. Levy: Hyperlipidemia Diagnosis and Therapy. Grune & Stratton, New York 1977 (p. 93–112)

19 Chait, A., H. T. Robertson, J. D. Brunzell: Chylomicronemia syndrome in diabetes mellitus. Diabet. Care 4 (1979) 343–353

20 Chait, A., J. J. Albers, J. D. Brunzell: Very low-density lipoprotein overproduction in genetic forms of hypertriglyceridemia. Europ. J. clin. Invest. 10 (1980) 17–22

21 Consensus Statement: Role of cardiovascular risk factors in prevention and treatment of macrovascular disease in diabetes. Diabet. Care 12 (1989) 573–579

22 Curtiss, L. K., J. L. Witztum: Plasma apolipoproteins A-I, A-II, B, C-I and E are glycosylated in hyperglycaemic diabetic subjects. Diabetes 34 (1985) 452–461

23 de Coeck, N. M.: Serum urate and urate clearance in diabetes mellitus. Aust. Ann. Med. 14 (1965) 205

24 Deutsche Gesellschaft zur Bekämpfung von Fettstoffwechselstörungen und ihren Folgeerkrankungen DGFF (Lipid-Liga): Diagnostik und Therapie von Fettstoffwechselstörungen in der hausärztlichen Praxis. Dtsch. Ärztebl. Suppl. 93, 1996

25 Dietschy, J. M.: LDL cholesterol: its regulation and manipulation. Hosp. Pract. 33 (1990) 67–68

26 Dörfler, H., G. Rauh, R. Bassermann: Lipoatrophic diabetes. Clin. invest. Med. 71 (1993) 264–269

27 Dulbecco A., C. Albenga, G. Borretta, G. Vacca, G. Milanesi, M. Lavezzari: Effect of acipimox on plasma glucose levels in patients

with non-insulin-dependent diabetes mellitus. Curr. ther. Res. 46 (1989) 473–483

28 Dunn, F. L., P. Raskin, D. W. Bilheimer, S. M. Grundy: The effect of diabetic control on very low-density lipoprotein-triglyceride metabolism in patients with type-2-diabetes mellitus and marked hypertriglyceridemia. Metabolism 33 (1984) 117–123

29 Eisenberg, S.: Role of fibric acids in the management of hyperlipidemia. Curr. Opin. Lipidol. 1 (1990) 34–38

30 Feigelson, P., J. D. Davidson, R. K. Robins: Pyrazolopyrimidines as inhibitors and substrates of xanthine oxidase. J. biol. Chem. 226 (1957) 993

31 Fox, I. H.: Purine ribonucleotide catabolism: clinical and biochemical significance. Nutr. Metabol. 16 (1974) 65

32 Fredrickson, D. S., J. L. Goldstein, M. S. Brown: In Stanbury, J. B., T. Wyngarden, D. S. Fredrickson: The Metabolic Basis of Inherited Disease. McGraw-Hill, New York 1972 (p. 604)

33 Friday, K. E., M. T. Childs, C. H. Tsunehara, W. Y. Fujimoto, E. L. Bierman, J. W. Ensinck: Elevated plasma glucose and lowered triglyceride levels from omega-3 fatty acid supplementation in type-2-diabetes. Diabet. Care 12 (1989) 27681

34 Furman, R. H., R. P. Howard, O. J. Brusco, P. Alaupovic: Effects of medium chain length triglyceride (MCT) on serum lipids and lipoproteins in familial hyperchylomicronemia (dietary fat-induced lipemia) and dietary carbohydrate-accentuated lipemia. J. Lab. clin. Med. 66 (1965) 912–926

35 Garg, A., S. M. Grundy: Lovastatin for lowering cholesterol levels in non-insulin-dependent diabetes mellitus. New Engl. J. Med. 318 (1988) 81–86

36 Garg, A., S. M. Grundy: Treatment of dyslipidemia in patients with NIDDM. Diabet. Metab. Rev. 3 (1995) 433–455

37 Garg, A., S. M. Grundy: Nicotinic acid may not be first line therapy for dyslipidemia in non-insulin-dependent diabetes mellitus (NIDDM). Clin. Res. 37 (1989) 449A

38 Ginsberg, H. N.: Lipoprotein physiology in nondiabetic and diabetic states. Diabet. Care 14 (1991) 839–855

39 Ginsberg, H. N., N. A. Le, I. J. Goldberg, J. C. Gibson, A. Rubinstein, P. Wang-Iversen, R. Norum, W. V. Brown: Apolipoprotein B metabolism in subjects with deficiency of apolipoprotein C-III and A-I: evidence that apolipoprotein C-III inhibits catabolism of triglyceride-rich lipoproteins by lipoprotein lipase in vivo. J. clin. Invest. 78 (1986) 1287–1295

40 Glomset, J. A., K. R. Norum: The metabolic role of lecithin: cholesterol-acyltransferase: perspectives from pathology. Advanc. Lipid Res. 11 (1973) 1

41 Goldstein, J. L., W. R. Hazzard, H. G. Schrott, E. L. Bierman, A. G. Motulsky: Hyperlipidemia in coronary heart disease. III. Evaluation of lipoprotein phenotypes of 156 genetically defined survivors of myocardial infarction. J. clin. Invest. (1973) 1533–1543.

42 Gotto, A. M., H. J. Pownall, R. A. Havel: Introduction to the plasma lipoproteins. Meth. in Enzymol. 128 (1986) 3–40

43 Green, P. H. R., R. M. Glickman: Intestinal lipoprotein metabolism. J. Lipid Res. 22 (1981) 1153–1573

44 Grundy, S. M., M. A. Denke: Dietary influences on serum lipids and lipoproteins. J. Lipid Res. 31 (1990) 1149–1172

45 Grundy, S. M., H. Y. I. Mok, L. Zech, M. Berman: Influence of nicotinic acid on metabolism of cholesterol and triglycerides in man. J. Lipid Res. 22 (1982) 24–36

46 Gurian, H., D. Aldersberg: The effect of large doses of nicotinic acid on circulation lipids and carbohydrate tolerance. Amer. J. med. Sci. 237 (1959) 12–22

47 Gutman, A. B., T. F. Yü, L. Berger: Tubular secretion of urate in man. J. clin. Invest. 38 (1959) 1778

48 Haffner, S. M., D. M. Foster, R. S. Kushwaha, W. R. Hazzard: Retarded chylomicron apolipoprotein-B catabolism in type 2 (non-insulin-dependent) diabetic subjects with lipaemia. Diabetologia 26 (1984) 349–354

49 Handler, J. S.: The role of lactid acid in the reduced excretion of uric acid in toxemia of pregnancy. J. clin. Invest. 39 (1960) 1526

50 Hanefeld, M., H. Schmechel, U. Julius, S. Fischer, J. Schulze, U. Schwanebeck, J. Lindner, C. Hora, H. Dude, The DIS Group: Five-year incidence of coronary heart disease related to major risk factors and metabolic control in newly-diagnosed non-insulin-dependent diabetes. The Diabetes Intervention Study (DIS). Nutr. Metab. cardiovasc. Dis. 1 (1991) 135–140

51 Havel, R. J., J. P. Kane, E. O. Balasse, N. Segel, L. V. Basso: Splanchnic metabolism of free fatty acids and production of triglycerides of very low density lipoproteins in normoglyceridaemic and hypertriglyceridaemic humans. J. clin. Invest. 49 (1970) 2017

52 Herrmann, W., J. Biermann, K. P. Ratzmann, H. G. Lindhofer: Zur Wirkung von Fischölkonzentrat auf das Lipoproteinprofil bei Patienten mit Diabetes mellitus Typ 2. Med. Klein. 87 (1992) 12–15

53 Herz, J., R. C. Kowal, J. L. Goldstein, M. S. Brown: Proteolytic processing of the 600 kd low density lipoprotein receptor-related protein (LRP) occurs in a trans-Golgi compartment. EMBO J. 9 (1990) 1769–1776

54 Heyden, S., G. Heiss, A. G. Bartel, C. G. Hames: Sex differences in coronary mortality among diabetics in Evans County, Georgia. J. chron. Dis. 33 (1980) 265–273

55 Howard, B. V., J. S. Reitman, B. Vasquez, L. Zech: Very-low-density lipoprotein triglyceride metabolism in non-insulin-dependent diabetes mellitus: relationship to plasma insulin and free fatty acids. Diabetes 32 (1983) 271–276

56 International Task Force for Prevention of Coronary Heart Disease: Scientific background and new guidelines. Recommendations of the European Atherosclerosis Society. Nutr. Metab. cardiovasc. Dis. 2 (1992) 113–156

57 Kahn, C. R.: Role of insulin receptors in insulin-resistant states. Metabolism 29 (1980) 455

58 Kennedy, A. L., T. R. J. Lappin, T. D. Lavery, D. R. Hadden, J. A. Weaver, D. A. D. Montgomery: Relation of high-density lipoprotein cholesterol concentration to type of diabetes and its control. Brit. med. J. 1978/II, 1191–1194

59 Kobayashi, M., Y. Shigeta, Y. Hirata, Y. Omori, N. Sakaoto, S. Namby, S. Baba: Improvement of glucose tolerance in NIDDM by clofibrate: randomized double-blind study. Diabet. Care 11 (1988) 495–499

60 Koskinen, P., M. Mänttäri, V. Manninen, J. K. Huttunen, O. P. Heinonen, M. H. Frick: Coronary heart disease incidence in NIDDM patients in the Helsinki Heart Study. Diabet. Care 15 (1992) 820–825

61 Kuksis, A., J. J. Myher, K. Geher: Decreased plasma phosphatidylcholine/free cholesterol ratio as an indicator of risk for ischemic vascular disease. Arteriosclerosis 2 (1982) 296–302

62 Laakso, M., H. Sarlund, L. Mykkanen: Insulin resistance is associated with lipid and lipoprotein abnormalities in subjects with varying degrees of glucose tolerance. Arteriosclerosis 10 (1990) 223–231

63 Lahdenperä, S., M. Syvänne, J. Kahri, M.-R. Taskinen: Regulation of low-density lipoprotein particle size distribution in NIDDM and coronary disease: importance of serum triglycerides. Diabetologia 39 (1996) 453–461

64 Lawrence, R. D.: Lipodystrophy and hepatomegaly with diabetes, lipemia, and other metabolic disturbances. A case throwing new light on the action of insulin. Lancet 1946/I, 724–733

65 Lieber, S. L., D. P. Jones, M. S. Losowsky, C. S. Davidson: Interrelation of uric acid and ethanol metabolism in man. J. clin. Invest. 41 (1962) 1863

65a Löwel, H., R. Dinkel, A. Hörmann, J. Stieber, E. Görtler: Herzinfarkt und Diabetes. Diabet. Stoffw. 5 (1996) 19-33.

66 Mahley, R. W.: Apolipoprotein E: cholesterol transport protein with expanding role in cell biology. Science 240 (1988) 622–630

67 Mann, W. A., R. E. Gregg, D. L. Sprecher, H. B. Brewser: Apolipoprotein E1-Harrisburg: a new variant of apolipoprotein E dominantly associated with type III hyperlipoproteinemia. Biochim. biophys. Acta 1005 (1989) 239

68 McLean, J. W., J. E. Tomlinson, W. J. Kuang, D. L. Eaton, E. Y. Chen, G. M. Fless, A. M. Scanu, R. M. Lawn: cDNA sequence of human apolipoprotein(a) ist homologous to plasminogen. Nature 300 (1987) 132–137

69 Mertz, D. P.: Gicht, Grundlagen, Klinik und Therapie. Thieme, Stuttgart 1978

70 Mikkelsen, W. M., H. J. Drage, H. Valkenburg: The distribution of serum uric acid values in a population unselected as to gout or hyperuricaemia: Tecumseh, Michigan 1959–1960. Amer. J. Med. 39 (1965) 242

71 Miller, N. E., D. B. Weinstein, T. E. Carew, T. Koschinsky, D. Steinberg: Interaction between high density and low density lipoproteins during uptake an degradation by cultured human fibroblasts. J. clin. Invest. 60 (1977) 78

72 National Cholesterol Education Program Expert Panel: Summary of the second report of the National Cholesterol Education Program (NCEP) Expert Panel on detection, evaluation, and treatment of high blood cholesterol in adults. J. Amer. med. Ass. 269 (1993) 3015–3023

73 Nikkilä, E. A., J. K. Huttunen, C. Enholm: Postheparin plasma lipoprotein lipase and hepatic lipase in diabetes mellitus: relationship to plasma triglyceride metabolism. Diabetes 26 (1977) 21

74 Nikkilä, E. A.: Very low-density lipoprotein triglyceride metabolism in diabetes. In James, R. W., D. Pometta: Karger, Basel 1985 (p. 44–62)

75 Olefsky, J. M., J. W. Farquhar, G. M. Reaven: Reappraisal of the role of insulin in hypertriglyceridaemia. Amer. J. Med. 57 (1974) 551

76 Orchard, T. J.: Dyslipoproteinemia and diabetes. Endocrinol. Metab. Clin. N. Amer. 19 (1990) 361–380

77 Packard, C. J., A. Munro, A. R. Lorimer, A. M. Gotto, J. Shepherd: Metabolism of apolipoprotein B in large triglyceride-rich very low density lipoproteins of normal and hypertriglyceridemic subjects. J. clin. Invest. 74 (1984) 2178–2192

78 Pietri, A., F. Dunn, P. Raskin: The effect of improved diabetic control on plasma lipid and lipoprotein levels: a comparison of conventional therapy and continuous subcutaneous insulin infusion. Diabetes 29 (1980) 1001–1005

78a Pyörälä K., T. R. Petersen, J. Kjekshus, O. Faergmann, A.G. Olsson, G. Thorgeirsson: Cholesterol lowering with simvastatin improves prognosis of diabetic patients with coronary heart disease. A subgroup analysis of the Scandinavian Simvastatin Survival Study (4S). Diabet. Care 20 (1997) 614–620

79 Randle, P. J., P. B. Garland, C. N. Hales: The glucose fatty-acid cycle. Its role in insulin sensitivity and the metabolic disturbances of diabetes mellitus. Lancet 1963/I, 785–789

80 Reaven, G. M., Y. D. Chen: Role of insulin in regulation of lipoprotein metabolism in diabetes. Diabet. Metab. Rev. 4 (1988) 639–652

80a Sacks, F. M., J. L. Rouleau, L. A. Moye, M. A. Pfeffer, J. W. Warnica, M. O. Arnold: Cholesterol and recurrent events (CARE) trial of secondary prevention in patients with average serum cholesterol levels. Amer. J. Cardiol. 75 (1996) 621–623

81 Saku, K., P. S. Gartside, B. A. Hynd, M. L. Kashyap: Mechanism of action of gemfibrozil on lipoprotein metabolism. J. clin. Invest. 75 (1985) 1702–1712

82 Sarre, H., D. P. Mertz: Sekundäre Gicht bei Niereninsuffizienz. Klein. Wschr. 43 (1965) 1134

83 Schaefer, E. J.: Clinical, biochemical, and genetic features in familial disorders of high-density lipoprotein deficiency. Arteriosclerosis 4 (1984) 303–322

84 Schectman, G., S. Kaul, A. H. Kissebah: Effect of fish oil concentrate on lipoprotein composition in NIDDM. Diabetes 37 (1988) 156–1573

85 Schleicher, E., T. Deufel, O. W. Wieland: Non-enzymatic glycosylation of human serum lipoproteins. FEBS Letters 129 (1981) 1–4

86 Seip, M.: Lipodystrophy and gigantism with associated endocrine manifestations: a new diencephalic syndrome? Acta paediat. 48 (1959) 555

87 Shepherd, J., C. J. Packard, J. R. Patsch, A. M. Gotto, O. D. Taunton: Effects of nicotinic acid therapy on plasma high density lipoprotein subfraction distribution and composition and on apolipoprotein A metabolism. J. clin. Invest. 63 (1979) 858–567 ???

88 Shulman, G. I., D. L. Rothman, T. Jue, P. Stein, R. DeFronzo, R. G. Shulman: Quantitation of muscle glycogen synthesis in normal subjects and subjects with non-insulin-dependent diabetes by 14C nuclear magnetic resonance spectroscopy. New Engl. J. Med. 322 (1990) 223–228

89 Sparks, C. E., J. D. Sparks, M. Bolognino, A. Salhanick, P. S. Strumph, J. M. Amatruda: Insulin effects on apolipoprotein B lipoprotein synthesis and secretion by primary cultures of rat hepatocytes. Metabolism 35 (1986) 1128–1135

90 Steele, T. R., R. E. Rieselbach: The renal mechanism for urate homeostasis in normal man. Amer. J. Med. 43 (1967) 868

91 Steiner G.: The dylipoproteinemias of diabetes. Atherosclerosis 110 (1994) 27–33

92 Stern, M. P., J. K. Patterson, S. M. Haffner, H. P. Hazuda, B. D. Mitchell: Lack of awareness and treatment of hyperlipidemia in type 2 diabetes in a community survey. J. Amer. med. Ass. 262 (1989) 360–364

93 Tall, A. R.: Plasma lipid transfer proteins. J. Lipid Res. 27 (1986) 361–367

94 Tall, A. R.: Plasma high density lipoproteins. Metabolism and relationship to atherogenesis. J. clint. Invest. 86 (1990) 379–384

95 Taskinen, M.-R., C. J. Packard, J. Shepherd: Effect of insulin therapy on metabolic fate of apolipoprotein B containing lipoproteins in NIDDM. Diabetes 39 (1990) 1017–1027

96 Taskinen, M.-R., E. A. Kikkilä: Nocturnal hypertriglyceridemia and hyperinsulinemia following moderate evening intake of alcohol. Acta med. scand. 202 (1977) 173–177

97 Taskinen, M.-R., E. A. Nikkilä: Lipoprotein lipase activity of adipose tissue and skeletal muscle in insulin-deficient human diabetes: relation to high-density and very-low-density lipoproteins and response to treatment. Diabetologia 17 (1979) 351–356

98 Taskinen, M.-R.: Lipoprotein lipase in diabetes. Diabet. Metab. Rev. 3 (1987) 551–570

99 Tenkanen, L., M. Mänttäri, V. Manninen: Some coronary risk factors related to the insulin resistance syndrome and treatment with gemfibrocil – experience from the Helsinki Heart Study. Circulation 92 (1995) 1779–1785

100 Utermann, G., H. J. Menzel, H. G. Kraft, C. H. Duba, H. G. Kemmler, C. Seitz: Lp(a) glycoprotein phenotype. Inheritance and relation to Lp(a)-lipoprotein concentration in plasma. J. clin. Invest. 80 (1987) 458–465

101 Uusitupa, M., O. Siitonen, E. Voutilainen, A. Aro, K. Hersio, K. Pyörälä, I. Penttilä, C. Ehnholm: Serum lipids and lipoproteins in newly diagnosed non-insulin-dependent (type II) diabetic patients with special reference to factors influencing HDL-cholesterol and triglyceride levels. Diabet. Care 9 (1986) 17–22

101a Wierzbicki, A. S., P. J. Lumb, Y. K. Semra, M. A. Crook: Effect of atorvastatin on plasma fibrinogen. Lancet 331 (1998) 351

102 Wilson, P. W. F., W. B. Kannel, K. M. Anderson: Lipids, glucose intolerance and vascular disease: the Framingham Study. Monogr. Atheroscler. 13 (1985) 1–11

103 Witzum, J., G. Schonfeld: High-density lipoproteins. Diabetes 28 (1979) 326

104 Yki-Järvinen, H., M.-R. Taskinen: Interrelationships among insulin's antilipolytic and glucoregulatory effects and plasma triglycerides in nondiabetic and diabetic patients with endogenous hypertriglyceridemia. Diabetes 37 (1988) 1271–1278

105 Yoshino, G., T. Kazumi, M. Iwai, M. Matsushita, K. Atsuba, R. Uenoyama, I. Iwatani, S. Baba: Long-term treatment of hypercholesterolemic non-insulin-dependent diabetes mellitus (NIDDM) with pravastatin. Atherosclerosis 75 (1989) 67–72

106 Zannis, V. I., J. L. Breslow, G. Utermann, R. W. Mahley, K. H. Weigraber, R. J. Havel, J. L. Goldstein, M. S. Brown, G. Schonfeld, W. R. Hazzard, C. Blum: Proposed nomenclature of apo E isoproteins, apo E genotypes, and phenotypes. J. Lipid Res. 23 (1982) 911–914

33 Erkrankungen und endokrine Wechselwirkungen im Gastrointestinaltrakt

B. Gallwitz und U. R. Fölsch

Das Wichtigste in Kürze

➤ Die autonome Neuropathie führt im Gastrointestinaltrakt zu Motilitäts-, Sekretions-, Resorptions- und Perzeptionsstörungen, deren Symptome nicht spezifisch sind. Andere Erkrankungsursachen sind auszuschließen. Eine spezifische Therapie ist nicht bekannt. Zur Prävention und zur Verhinderung des Fortschreitens der autonomen Neuropathie ist eine gute Stoffwechsellage entscheidend.

➤ Bei Leberzirrhose können sich eine Insulinresistenz und eine gesteigerte Glukoneogenese entwickeln, die mit einem nicht insulinpflichtigen Diabetes mellitus einhergehen (sog. „hepatogener Diabetes").

➤ Chronische entzündliche Veränderungen des Pankreas können zu einem Untergang der Langerhans-Inseln führen bis hin zu einem insulinpflichtigen Diabetes mellitus mit absolutem Insulinmangel (sog. „pankreopriver Diabetes").

➤ Bei der Hämochromatose tritt ein Diabetes mellitus auf. Er ist zum einen durch eine Fibrose des Pankreas, zum anderen durch die Insulinresistenz bei Leberzirrhose bedingt. Der Gendefekt, der zu pathologischen Eisenablagerungen führt, wurde kürzlich identifiziert.

➤ Die postprandiale Insulinsekretion wird durch gastrointestinale Hormone, besonders durch Glucagon-like peptide-1 (GLP-1), stimuliert. GLP-1 könnte als Therapieoption zur Behandlung des nicht insulinpflichtigen Diabetes mellitus mit noch vorhandener Insulinrestsekretion genutzt werden.

Störungen der gastrointestinalen Motilität

Überblick über Klinik und Epidemiologie

Klinik: Gastrointestinale Beschwerden sind bei Diabetes mellitus häufig. Am häufigsten werden Übelkeit, Erbrechen, Diarrhö, Obstipation sowie Stuhlinkontinenz angegeben (17). Neuere technische Untersuchungsmöglichkeiten konnten zeigen, daß die Funktion der glatten Muskulatur aufgrund einer autonomen Neuropathie beeinträchtigt ist und sich häufig eine Motilitätsstörung im gesamten Gastrointestinaltrakt nachweisen läßt. Meistens sind die Beschwerden, die vom Patienten angegeben werden, intermittierend und nicht stark ausgeprägt. Bei einigen Patienten, besonders bei langer Diabetesdauer, können sie jedoch zu einer deutlichen Einschränkung der Lebensqualität führen. Typischerweise korrelieren starke Symptome mit einer ausgeprägten peripheren diabetischen Neuropathie. Zur exakten Diagnosestellung einer diabetischen gastrointestinalen Motilitätsstörung müssen andere Ursachen, die nicht diabetesspezifisch sind, zuerst ausgeschlossen werden.

Epidemiologie: Die Prävalenz der gastrointestinalen Motilitätsstörungen bei Diabetes mellitus ist nicht genau bekannt. In einer älteren Studie bei unselektierten Typ-1-Diabetikern lag die szintigraphisch gemessene Häufigkeit der Motilitätsstörungen im Ösophagus bei ca. 40%, die der diabetischen Gastroparese bei ca. 55% (43, 91). Gastrointestinale Symptome kommen jedoch bei Diabetikern mit Diabetes mellitus Typ 1 nicht häufiger vor als bei Normalpersonen. Da jedoch Störungen der gastrointestinalen Motilität aufgrund einer Schädigung afferenter viszeraler Nerven auch asymptomatisch bleiben können, spiegelt die Prävalenz gastrointestinaler Beschwerden auf keinen Fall die Prävalenz gastrointestinaler Funktionsstörungen bei Diabetes mellitus wider (74).

Pathogenese und pathologische Anatomie

Im Rahmen der Entwicklung einer autonomen Neuropathie beim Diabetes mellitus kommt es zu einer funktionellen Schädigung der gastrointestinalen afferenten und efferenten Fasern des sympathischen und parasympathischen Nervensystems. Ungeklärt ist bislang, inwieweit morphologische Veränderungen, wie Axondegeneration, Myelinscheidenverluste und Vakuolenbildung, die auch beim Nichtdiabetiker beobachtet werden, für die funktionelle Störung alleine verantwortlich sind (78). Eine Mikroangiopathie oder die diabetestypischen metabolischen Veränderungen kommen ebenfalls ursächlich in Betracht (59). Auf jeden Fall führt die Dysfunktion des autonomen Nervensystems zu einem Verlust der Kontrolle von Motilität, Resorption und Perzeption im Gastrointestinaltrakt. Diese Störungen können jedes Organ des Magen-Darm-Traktes betreffen.

Klinik

Ösophagusmotilitätsstörungen

Nur selten geben Diabetiker Symptome wie Sodbrennen oder Dysphagie an (8). Deshalb müssen bei starker Symptomatik andere Ursachen, z. B. eine Refluxösophagitis, eine Hiatushernie, ein Divertikel oder ein Tumor endoskopisch oder mit anderen Mitteln ausgeschlossen werden. Bei ungefähr 60% untersuchter Diabetiker können jedoch manometrisch Motilitätsstörungen im Ösophagus registriert werden (59). Diese äußern sich in einer Abnahme der Kontraktionsamplituden, vermehrten spontanen Kontraktionen und einem erniedrigten Druck im unteren Ösophagussphinkter, vergleichbar mit Veränderungen nach einer Vagotomie (58). Mit szintigraphischen Methoden, die nicht mit den manometrischen Befunden korrelieren, kann bei 40–80% der Diabetiker eine verzögerte Transitzeit für Flüssigkeiten und feste Speisen gemessen werden.

Magenmotilitätsstörungen

Die Magenentleerungsstörung mit den Symptomen Übelkeit, Erbrechen, postprandialem Völlegefühl, epigastrischem Schmerz und Gewichtsverlust tritt sehr häufig auf und läßt sich bei ca. der Hälfte der Diabetiker nachweisen (42). Selbstverständlich müssen andere Ursachen für die Beschwerden zunächst ausgeschlossen werden. Da durch die Magenentleerungsstörung die Kohlenhydratresorption und die Insulinwirkung nicht mehr synchronisiert sind, kommt es häufig zu einer sehr labilen Stoffwechsellage mit postprandialen Hypoglykämien. Verursacht wird die Magenentleerungsstörung durch eine postprandiale antrale Hypomotilität, die zur Folge hat, daß feste Nahrungsbestandteile ungenügend zermahlen werden und somit im Magen zurückbleiben (26). Dies gilt insbesondere auch für Medikamente in Tabletten-, Kapsel- oder Drageeform. Auch eine gehäufte Bezoarbildung bei diabetischer Gastroparese ist beschrieben. Die Magenentleerungsstörung ist für Flüssigkeiten weniger stark ausgeprägt. Zusätzlich treten tonischphasische Kontraktionen des Pylorus auf, die die Passage behindern (61). Im Frühstadium des nicht insulinpflichtigen Diabetes mellitus kann die Magenentleerung beschleunigt sein (72). Unabhängig von diabetestypischen Veränderungen am enteralen Nervensystem wird die Magenentleerung durch hohe Blutzuckerwerte deutlich verlangsamt.

Motilitätsstörungen des Dünn- und Dickdarmes

Diabetiker leiden öfter als Gesunde an chronischen intermittierenden, auch nächtlichen Diarrhöen, die von Phasen normalen Stuhlverhaltens oder von Obstipation abgelöst werden. Da bei Diabetes mellitus auch andere Erkrankungen vorliegen können, die zu einer chronischen Diarrhö führen, wie z. B. eine chronische Pankreatitis oder eine glutensensitive Enteropathie, ist unklar, welche Rolle die autonome Neuropathie bei der Pathogenese der Diarrhöen spielt (60). Die wichtigsten Hinweise für eine autonome Neuropathie sind zum einen eine lange Diabetesdauer und das Vorliegen einer sensomotorischen Neuropathie, zum anderen der Nachweis einer kardialen autonomen Neuropathie. Durch die neuropathiebedingte Hypomotilität mit verminderter phasischer Kontraktionstätigkeit kann zusätzlich eine bakterielle Überbesiedelung des Dünndarmes auftreten, die die Diarrhöen unterhält (68). Ein Verlust von α_2-Adrenozeptoren, der zu einer Störung des Ionentransportes führt, ist bei der Entstehung der Diarrhöen mitbeteiligt. Diese Befunde erklären, daß sich die Durchfälle in vielen Fällen nach Gabe von Clonidin bessern (20).

Die Ursache der bei Diabetikern auftretenden Obstipation ist noch nicht ausreichend geklärt. Es wurde eine verminderte Auslösbarkeit des gastrokolischen Reflexes beschrieben. Wahrscheinlich ist die verminderte propulsive Aktivität des Kolons in Analogie zu den anderen Abschnitten des Magen-Darm-Kanals dafür verantwortlich (5).

An der oft aus Schamgefühl nicht angesprochenen Stuhlinkontinenz sind ein herabgesetzter Ruhetonus des internen Sphinkters bei autonomer Neuropathie, eine verminderte Willkürkontraktion des externen Sphinkters sowie eine gestörte rektale Perzeption beteiligt (18).

Diagnose und Therapie

Überblick

Diagnose: Die diabetische autonome Neuropathie des Gastrointestinaltraktes kann derzeit leider nur in Ansätzen spezifisch durch technische Untersuchungen erfaßt werden (74). Daher ist die Diagnostik hauptsächlich auf die Erfassung von Folgeerscheinungen der autonomen Neuropathie, die sich in o. g. Störungen der Physiologie äußern, beschränkt.

Therapie: Da die autonome Neuropathie des Gastrointestinaltraktes nicht spezifisch therapiert werden kann, ist die optimale Stoffwechseleinstellung als Prävention diabetischer Folgeerkrankungen Behandlungsziel höchster Priorität. Die therapeutischen Möglichkeiten zur Behandlung der einmal manifestierten Neuropathie beschränken sich auf symptomatische Maßnahmen.

Ösophagus

Bei Motilitätsstörungen im Ösophagus mit Dysphagie als Leitsymptom ist primär eine endoskopische Abklärung und ggf. Endosonographie zum Ausschluß einer organischen Störung sinnvoll. Bei Sodbrennen kann zunächst ein symptomatischer, zeitlich begrenzter Behandlungsversuch mit einem Protonenpumpenhemmer unternommen werden. Als weitere spezielle Diagnostik sind eine Manometrie und eine pH-Metrie indiziert. Für das Vorliegen einer diabetesbedingten Motilitätsstörung spricht neben einer autonomen Neuropathie anderer Organsysteme (z. B. autonome Kardiopathie) eine erhöhte Anzahl mehrgipfliger, niedrigamplitudiger Ösophaguskontraktionen. Therapeutisch können bei entsprechender Symptomatik motilitätsstimulierende Pharmaka (z. B. Cisaprid) eingesetzt werden.

Magen

Diagnose: Der szintigraphische Nachweis einer Magenentleerungsstörung für feste Nahrungsbestandteile ist die Untersuchung der Wahl zur Diagnose einer diabetischen Gastroparese. Die Magenentleerung für Flüssigkeiten, die variabler ist, kann sonographisch durch Antrumplanimetrie bestimmt werden. Zusätzlich liefert die Sonographie Aussagen über die Frequenz und Intensität antroduodenaler Kontraktionen, dopplersonographisch ist der transpylorische Fluß gleichzeitig bestimmbar (49). Da hohe Blutzuckerwerte die Magenentleerung hemmen, müssen diese Untersuchungen unter normoglykämischen Bedingungen durchgeführt werden.

Therapie: Bei symptomatischen Patienten ist die Behandlung mit Korrektur der antralen Hypomotilität indiziert. Voraussetzung einer optimalen Therapie ist eine normoglykämische Stoffwechseleinstellung, die sich aufgrund der Hypoglykämieneigung durch die verzögerte Magenentleerung oft schwierig erreichen läßt und die sich im Streben nach Normoglykämie anfangs oft verstärkt. Wichtigstes Prinzip hier ist die Berücksichtigung der verzögerten Magenentleerung für die Insulingabe. Der Spritz-Eß-Abstand muß deutlich verkürzt werden. Manchmal ist sogar eine postprandiale Insulingabe nötig. Als medikamentöse Therapie kommen vor allem Cisaprid als Prokinetikum und Erythromycin in Frage. Cisaprid wirkt vor allem über eine Stimulation der 5-Hydroxytryptaminrezeptoren und durch eine vermehrte Freisetzung von Acetylcholin (1). Erythromycin bindet, wie andere Macrolidantibiotika auch, an Rezeptoren des Hormons Motilin, wodurch die Magenentleerung für Flüssigkeiten und feste Speisen erheblich beschleunigt wird (45). Erythromycinanaloga mit motilinagonistischer aber fehlender antibiotischer Wirkung sind in Entwicklung. Langzeiterfahrungen der Therapie mit Motilinagonisten wie Erythromycin liegen noch nicht vor.

Dünn- und Dickdarm

Diagnose: Bei der Abklärung einer Diarrhö beim Diabetiker müssen zunächst von der diabetischen Neuropathie unabhängige Ursachen ausgeschlossen werden. Die durch die Hypomotilität bei diabetesbedingter Motilitätsstörung verursachte bakterielle Überbesiedelung des Dünndarmes sollte durch einen H_2-Glucose-Atemtest primär ausgeschlossen werden (50, 90). Bei der Obstipation muß unterschieden werden, ob es sich um eine Obstipation durch zu langsame Kolonpassage handelt oder ob eine anorektale Ursache vorliegt. Bei letzterer hilft eine Rektummanometrie und eine Bestimmung der rektalen Perzeptionsschwelle weiter. Diese Untersuchungen sind auch bei der Diagnostik der anorektalen Inkontinenz wichtig.

Therapie: Die Standardtherapie der diabetesbedingten Diarrhö nach Ausschluß anderer Ursachen besteht in der Gabe von Loperamid. Wenn eine neuropathiebedingte Flüssigkeitssekretion in das Darmlumen mit Ionentransportstörung vermutet wird, kann ein Therapieversuch mit dem α_2-Sympathikomimetikum Clonidin unternommen werden. Patienten mit einer Obstipation durch Transportstörung im Dickdarm sollten mit motilitätsfördernden Laxantien behandelt werden. Bei der anorektalen Form der Obstipation ist in einigen Fällen eine Dehnungsbehandlung oder ein Biofeedbacktraining wirksam.

Leber

Pathophysiologie

Hyperinsulinämie und Insulinresistenz: Die Leber ist das wichtigste Organ für den Abbau von Insulin, das durch periphere Gewebe nur wenig degradiert wird. Eine Hyperinsulinämie ist charakteristischerweise bei einer Leberzirrhose nachweisbar. Sie resultiert aus einem Versagen des Insulinabbaus in der Leber und führt zu einer verminderten Insulin-Clearance. Portosystemische Shunts und ein verminderter „First-pass-Effekt" spielen keine Rolle in der Pathogenese des Hyperinsulinämie bei Leberzirrhose (82). In den meisten Fällen findet sich bei einer Leberzirrhose neben der Hyperinsulinämie eine ausgeprägte Insulinresistenz (7, 44). Diese zeigt sich darin, daß nach Glucosegabe die Insulinspiegel bei Patienten mit Leberzirrhose inadäquat im Vergleich mit dem Glucosespiegel ansteigen und zugeführtes Insulin einen im Vergleich zu Gesunden geringeren Glucoseabfall im Blut bewirkt (Abb. 33.**1**). Die Insulinresistenz wird durch einen verminderten Abbau des kontrainsulinär wirkenden Glucagons in der Leber begünstigt. Bei ca. 20% der Zirrhosepatienten ist die Insulinresistenz trotz der bestehenden Hyperinsulinämie mit einem manifesten Diabetes verbunden (71).

Beim Diabetes mellitus ist die **Enzymaktivität** der Glucose-6-phosphatase in der Leber gesteigert. Dieses En-

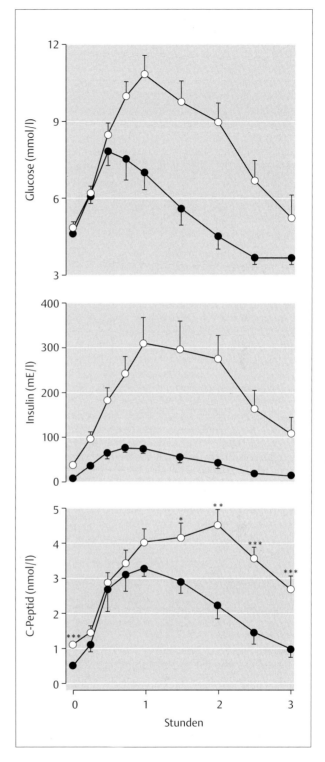

Abb. 33.**1** Blutglucose, Seruminsulin und C-Peptid-Konzentrationen bei einem oralen Glucosetoleranztest (75 g Glucose) bei Patienten mit Leberzirrhose (n = 10, weiße Kreise) und Normalpersonen (n = 9, schwarze Kreise). Man beachte die normalen Nüchternglucosewerte bei Zirrhosepatienten, denen trotz höherer Insulinspiegel eine ausgeprägte Hyperglykämie folgt. Die C-Peptid-Konzentration steigt weniger an und erreicht erst nach 90 Minuten signifikant höhere Werte als bei den Kontrollpersonen (* = p < 0,05; ** p = < 0,01; *** = p < 0,001) (nach Kruszynska u. Mitarb.).

zym ist ein Schlüsselenzym der Gluconeogenese, durch deren Zunahme mehr Glucose in die Blutbahn abgegeben wird. Die glucosephosphorylierenden Enzyme Hexokinase und Glucokinase, die die Glykolyse katalysieren und auch die Bereitstellung von Glucose zur Glykogensynthese begünstigen, weisen insgesamt eine geringere Aktivität auf. Die Glucokinase wird in der Leber durch Insulin induziert. Bei Insulinresistenz nimmt die Induktion der Glucokinase folglich stark ab. Aufgrund dieser enzymatischen Veränderungen produziert die Leber auch bei schon bestehender ausgeprägter Hyperglykämie immer noch mehr Glucose, wohingegen beim Nichtdiabetiker die Leber unter diesen Umständen Glykogen synthetisieren würde. Eine weitere Steigerung der Gluconeogenese wird durch hohe Glucagonspiegel bei chronischen Lebererkrankungen hervorgerufen, da die Aktivität der bei der Gluconeogenese beteiligten Enzyme durch Glucagon gesteigert wird.

Pathologische Anatomie

Diabetestypische, aber nicht diabetesspezifische Veränderungen der Leber sind eine vermehrte Glykogen- und Fettspeicherung, die zur Hepatomegalie führen können. Die vermehrte Glykogeneinlagerung entsteht bei instabiler oder ketotischer Stoffwechsellage und kann auch durch exogene Hyperinsulinämie verstärkt werden (40). Typisch ist vor allem die Speicherung von Glykogen in den Zellkernen, die zum morphologischen Korrelat der sog. „Lochkerne" führt. Die zentrale Speicherung von Glykogen läßt sich durch die Kompartimentierung der Enzyme im Hepatozyten erklären: Die Enzyme der Gluconeogenese, vor allem die Glucose-6-phosphatase, sind peripher, im rauhen endoplasmatischen Retikulum lokalisiert, wohingegen die Enzyme der Glykogensynthese zentral angesiedelt sind. Die Zahl der Lochkerne korreliert nicht mit der Diabetesdauer oder mit der Güte der Stoffwechseleinstellung. Ebenso ist beim Diabetes mellitus eine Leberzellverfettung bis hin zur Fettleber häufig. Diese wird durch eine schlechte Stoffwechseleinstellung, vor allem aber durch eine Hypertriglyzeridämie verursacht (34).

Leberzirrhose

Glucoseintoleranz: Bereits Ende des letzten Jahrhunderts wurde von Naunyn (67) der Begriff des „Leberdiabetes" geprägt. Er hatte beobachtet, daß viele Patienten mit Leberzirrhose diabetische Veränderungen, wie z. B. eine Glukosurie oder pathologische Glucosetoleranz, aufwiesen. Abb. 33.**1** (52) zeigt Ergebnisse von oralen Glucosetoleranztests bei Zirrhosepatienten und normalen Kontrollpersonen. Epidemiologische Untersuchungen von Creutzfeldt u. Mitarb. (11) bewiesen, daß es sich bei diesem „Leberdiabetes" um eine Folge der Lebererkrankung handelt. Die bei den meisten Zirrhosepatienten beobachtete Glucoseintoleranz beruht nicht auf einer verminderten „First-pass"-Extraktion der aufgenommenen Glucose (basierend auf portosystemischen Shunts und hepatozellulärer Dysfunktion) (82).

Die Leberzirrhose geht in den meisten Fällen mit einer ausgeprägten **Insulinresistenz** einher (7, 44). Bei ca. 20% der Zirrhosepatienten ist die Insulinresistenz mit einem manifesten Diabetes verbunden (71). Tierexperimentelle Studien und klinische Untersuchungen mit Hilfe der hyperinsulinämischen Clamp-Technik (52) zeigten, daß bei Leberzirrhose die Insulinresistenz hauptsächlich durch eine verminderte Insulinsensitivität peripherer Gewebe, besonders des Skelettmuskels, bedingt ist.

Insulinsekretion: Die Insulinsensitivität ist jedoch nicht der einzige Faktor, der die Glucoseaufnahme in periphere Gewebe beeinflußt. Eine weitere entscheidende Rolle bei der bei Patienten mit Leberzirrhose beobachteten Glucoseintoleranz spielt die Insulinsekretion. Eine Störung der Insulinsekretion zeigt sich an unterschiedlichen basalen C-Peptid-Konzentrationen (4, 46) und deutlich erhöhten C-Peptid-Konzentrationen unter oraler Glucosebelastung. Bei noch glucosetoleranten Patienten ist die Insulinsekretion kompensatorisch bei schon vorhandener Insulinresistenz der peripheren Gewebe gesteigert (4). Bei fortschreitender Zirrhose versagt dieser Kompensationsmechanismus schließlich, so daß es zu einer Glucoseintoleranz trotz erhöhter Insulinsekretion und letztendlich zu einem manifesten Diabetes, dem sog. „hepatogenen Diabetes" bei dann versiegender Insulinsekretion, kommt. Anfänglich sind die Nüchternglucosewerte noch normal.

Zur **Therapie** des Diabetes mellitus bei Leberzirrhose sollten Sulfonylharnstoffe nur eingesetzt werden, wenn Präparate mit kurzer Halbwertszeit gewählt werden. Durch den verminderten hepatischen Abbau der Sulfonylharnstoffe können sonst protrahierte Hypoglykämien auftreten (53). Biguanide sind wegen des Laktazidoserisikos bei Patienten mit Leberzirrhose kontraindiziert. Gaben von kurz wirksamem Insulin zu den Mahlzeiten bessern die postprandiale Hyperglykämie und implizieren weniger Hypoglykämiegefahr. Bei noch erhaltener Insulinrestsekretion und ausgeprägter Insulinresistenz wird die Hyperinsulinämie nur wenig verstärkt.

Spezielle Erkrankungen der Leber

Hämochromatose

Ätiologie und Pathogenese: Diese Erkrankung wurde 1886 erstmals als „Bronzediabetes" beschrieben (36). Es ist eine autosomal rezessive Stoffwechselstörung, bei der durch eine gesteigerte Eisenresorption eine vermehrte Eisenablagerung mit Fibrose im Gewebe entsteht.

Bei der Hämochromatose findet sich eine gesteigerte intestinale Eisenresorption, durch die es zu einer pathologischen Eisenakkumulation kommt. Der genetische Defekt besteht in einer Mutation des kürzlich entdeckten HLA-H-Gens auf Chromosom 6. Das Gen gehört zur Genfamilie, die für MHC-Klasse–I-Proteine (Major histocompatibility complex) kodieren (9, 19).

Klinik: Das klinische Bild wird bestimmt durch den Befall der Leber, des Pankreas und der Haut mit der Symptomentrias Hepatomegalie, Diabetes mellitus und Hautpigmentation (38). Die klinische Manifestation erfolgt meist durch das Auftreten einer Kohlenhydratstoffwechselstörung. In ungefähr zwei Drittel der Fälle geht der Diabetes anderen Organerkrankungen um Jahre voraus. Die Ursache des Diabetes mellitus ist einerseits eine Verminderung der Insulinsekretion durch Untergang der Inselzellmasse, andererseits die zirrhosebedingte Insulinresistenz.

Diagnose und Therapie: Eine frühzeitige Diagnosestellung ist sehr wichtig, um die Entwicklung fibrotischer Gewebsveränderungen durch Aderlässe aufzuhalten (2, 67a). Der bei Hämochromatose bestehende Diabetes sollte mit Insulin behandelt werden. Aufgrund der Insulinresistenz sind oft hohe Insulindosen notwendig.

Hepatitis-C-Virusinfektion

Eine geringe Erhöhung der Transaminasen wird bei Diabetikern meistens mit einer Leberzellverfettung, bedingt durch den Diabetes, in Verbindung gebracht und nicht weiter abgeklärt. Da sich Diabetiker häufiger als Normalpersonen medizinischen Prozeduren unterziehen, wurde postuliert, daß das Risiko einer Hepatitis-C-Virusinfektion bei Patienten mit Diabetes mellitus erhöht ist. Bei Diabetikern mit Leberzirrhose wurde tatsächlich eine höhere Rate der HCV-Infektion beobachtet (3). Zu diesem Thema fehlen jedoch größere kontrollierte Studien. Kürzlich wurden in einer Studie Blutspender mit Diabetikern bezüglich einer vorliegenden HCV-Infektion verglichen (81). Hierbei zeigte sich, daß die Hepatitis C bei Diabetikern gehäuft (11,5% im Vergleich zu 2,5% bei Kontrollen) vorkommt und mit einer Erhöhung der Transaminasen einhergeht. Eine HCV-Infektion sollte daher bei Diabetikern mit Transaminasenerhöhung in Betracht gezogen werden. Weitere, große prospektive Studien sollten jedoch durchgeführt werden.

Hepatobiliäre Erkrankungen

Chronisch aktive **Autoimmunhepatitiden** und Diabetes mellitus können gemeinsam auftreten. Beide Erkrankungen werden mit dem Vorliegen der Histokompatibilitätsantigene HLA-B8 und -DR3 in Verbindung gebracht.

Gallensteine sind bei nicht insulinpflichtigen Diabetikern häufig. Die Ursache hierfür ist aber eher in der vorliegenden Adipositas zu sehen als im Diabetes mellitus selbst. Die oft dabei beobachtete Gallenblasenkontraktilitätsstörung wird durch die autonome Neuropathie bedingt. Bei elektiven **Cholezystektomien** ist das Operationsrisiko nicht erhöht. Notfalloperationen bergen jedoch bei Diabetikern ein erhöhtes Wundinfektions- und Mortalitätsrisiko.

Pankreas

Diabetes als Ursache der Erkrankung des exokrinen Pankreas

Pankreasatrophie: Bei vielen Patienten mit insulinpflichtigem Diabetes mellitus ist das Pankreas kleiner und oft atrophisch (23). Dies wird durch den Insulinmangel erklärt, wobei die trophische Wirkung des Insulins in der lokalen Zirkulation, der „insulinär-azinären Achse", wegfällt (92).

Pankreasinsuffizienz: Bei Typ-1-Diabetikern wird in ca. 40% eine verminderte exokrine Pankreasfunktion beobachtet, die sich im Sekretintest quantifizieren läßt (27). Ein Zusammenhang zwischen den Ergebnissen des Sekretintests bei Diabetikern und einer bei diesem Kollektiv gemessenen Verminderung der Pankreasenzyme im Serum besteht jedoch nicht (54). Bei Diabetikern mit chronischer Diarrhö sollte immer eine Stuhlgewichts- und Stuhlfettbestimmung durchgeführt werden, um eine exokrine Pankreasinsuffizienz nicht zu übersehen. Bei länger bestehendem Diabetes wurde auch eine Störung der exokrinen Funktion durch die autonome Neuropathie beschrieben (16). Da die Sekretionskapazität des exokrinen Pankreas groß ist, ist eine klinisch apparente Pankreasinsuffizienz selten allein durch den Diabetes verursacht. Bei der hyperlipidämiebedingten akuten Pankreatitis weisen 77% der Patienten einen Diabetes mellitus auf (24).

Diabetes als Folge von Pankreaserkrankungen

Akute Pankreatitis

Die akute Pankreatitis geht nicht nur mit einer entzündungsbedingten Schädigung des exokrinen Pankreas einher, sondern betrifft auch die Langerhans-Inseln. Eine Glucosetoleranzstörung, die durch eine relative Hypoinsulinämie und Hyperglukagonämie bedingt ist, wird daher bei akuter Pankreatitis bei ca. 50% der Patienten beobachtet (13, 83). Diese Glucosetoleranzstörung ist meist transient und bedarf nur in ca. 5% der Fälle einer vorübergehenden Insulintherapie.

Chronische Pankreatitis

Pathogenese: Die Insulinantwort auf einen Glucosereiz ist bei chronischer Pankreatitis oft schon im Anfangsstadium vermindert, da endokriner und exokriner Funktionsverlust parallel verlaufen. Es entwickelt sich eine gestörte Glucosetoleranz. Im Verlauf der Erkrankung findet man bei ca. 45% der Patienten einen Diabetes, 70% dieser Patienten weisen eine kalzifizierende Pankreatitis auf (84) (Abb. 33.2). Die Genese der chronischen Pankreatitis hat keinen wesentlichen Einfluß auf das Auftreten des Diabetes; lediglich bei alkoholbedingter chronischer Pankreatitis tritt der Diabetes früher auf (47).

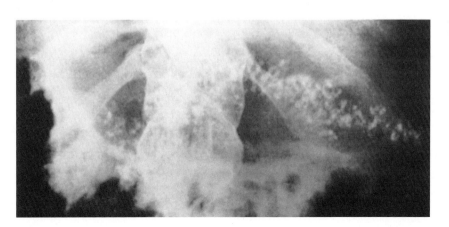

Abb. 33.**2** Grobschollige Verkalkungen in der gesamten Pankreasregion bei chronischer Pankreatitis (Pankreasröntgenzielaufnahme).

Therapie: Der „pankreoprive Diabetes" macht eine Insulintherapie bei 40% der Patienten erforderlich (27a, 54). Diese sollte wie beim Typ-1-Diabetes als intensivierte Therapie durchgeführt werden (73). Die Insulinempfindlichkeit ist meist noch sehr gut, was sich an niedrigen benötigten Insulindosen zeigt. Häufig sind Gaben von kurz wirksamem Insulin zu den Mahlzeiten und zur Korrektur erhöhter Blutzuckerwerte ausreichend.

Folgeerkrankungen des Diabetes sind allein abhängig von der Güte der Stoffwechseleinstellung. 15% der chronischen Pankreatitiden werden nach dem Auftreten eines Diabetes, einer Maldigestion oder eines Ikterus entdeckt.

Pankreaskarzinom

Bei ca. 20% der Patienten mit Pankreaskarzinom findet sich eine Glucosetoleranzstörung, die bei 80% dieser Patienten weniger als ein Jahr besteht (48). Hieraus läßt sich schließen, daß der Diabetes Folge des bereits bestehenden, vorher nicht nachgewiesenen Karzinoms ist. Patienten mit einem Pankreaskarzinom zeigen eine verminderte Insulinantwort nach intravenöser Glucagongabe, auch wenn die dadurch erzielte Hyperglykämie der von Normalpersonen gleicht und klinisch kein Diabetes vorliegt (25). In einer großangelegten Follow-up-Studie konnte jedoch gezeigt werden, daß das relative Risiko, an einem Pankreaskarzinom zu erkranken, bei Diabetikern leicht erhöht ist (1,27 bei Männern und 1,82 bei Frauen). Die Ursachen sind unbekannt. Wegen dieser Risikoerhöhung muß bei jedem älteren Patienten mit Diabetes bei unerklärtem Gewichtsverlust oder abdomineller Symptomatik ein Pankreaskarzinom ausgeschlossen werden (77).

Mukoviszidose

Ätiologie, Pathogenese und Epidemiologie: Durch das Neugeborenenscreening und vor allem durch die effektivere Therapie ist die Lebenserwartung bei dieser relativ häufigen, autosomal rezessiv vererbten Erkrankung deutlich gestiegen. Damit erleben mehr Patienten die zunehmende Destruktion des exokrinen und später auch des endokrinen Pankreas (57) mit Zystenbildung, Fibrose und Lipidablagerungen. Die Inzidenz des Diabetes mellitus bei älteren Patienten mit Mukoviszidose beträgt 20–40% mit einem jährlichen Neuauftreten des Diabetes bei 4–9% (37, 56).

Therapie und Prognose: Da es sich wie bei der chronischen Pankreatitis um einen „pankreopriven Diabetes" handelt, ist eine Insulintherapie unerläßlich. Die Stoffwechseleinstellung ist problemlos und die Stoffwechsellage meist stabil (76). Bei adäquater Diabetesbehandlung wird die Prognose der Erkrankung durch das Auftreten des Diabetes per se nicht verschlechtert (21, 55a). Lebenserwartung und -qualität der Mukoviszidosepatienten werden ausschließlich vom Fortschreiten der zystischen Fibrose der Lunge bestimmt.

Gastrointestinale Hormone

Historischer Überblick und Entwicklung des Konzeptes der „enteroinsulinären Achse"

Bereits Anfang dieses Jahrhunderts wurde postuliert, daß Hormone des Gastrointestinaltraktes die Insulinsekretion nach einer kohlenhydratreichen Mahlzeit beeinflussen (63). Heller (39) wies in Extrakten aus Dünndarmschleimhaut eine Substanz („Duodenin") nach, die erhöhte Blutzuckerspiegel zu senken vermochte. In den 60er Jahren wurden funktionelle humorale Verbindungen zwischen Dünndarm und endokrinem Pankreas mit Hilfe der damals neuen und exakten radioimmunologischen Bestimmung von Insulin abgeleitet (89). Klassische Stoffwechselexperimente zeigten, daß die Insulinantwort nach oraler Glucosegabe stärker ausgeprägt ist, als nach intravenöser Applikation, auch wenn die Blutzuckerspiegel identisch sind. Dieser Effekt wurde „Inkretineffekt" genannt, und das humorale Zusammenspiel von Dünndarm und endokrinem Pankreas wurde als „enteroinsulinäre Achse" bezeichnet (10, 89). Die humoralen Faktoren, die postprandial die glucoseinduzierte Insulinsekretion verstärken, wurden „Inkretine" genannt. Der Inkretineffekt macht bei Normalpersonen in Abhängigkeit von der aufgenommenen Glucosemenge etwa 20–60% der C-Peptid-Antwort aus (12).

Gastrointestinale Hormone als Inkretinkandidaten

Verschiedene Hormone (z. B. Cholecystokinin, Gastrin, Sekretin, Gastric inhibitory polypeptide und Glucagon-like peptide-1) stimulieren unter unterschiedlichen experimentellen Bedingungen die Insulinsekretion und wurden als Inkretinhormone vorgeschlagen. Da einige jedoch nur bei supraphysiologischen Plasmakonzentrationen die Insulinsekretion stimulieren bzw. in vivo ihre Serumkonzentrationen postprandial nicht mit dem Verlauf der nahrungsabhängigen Insulinsekretion korrelieren, schieden sie als physiologisch relevante Inkretinhormone aus. Das zuerst als eindeutiges Inkretinhormon identifizierte Peptid war „gastric inhibitory polypeptide" (wegen seiner Inkretinwirkung auch „glucose-dependent insulinotropic peptide" genannt) (GIP) (6). GIP ist für ca. 30–50% des Gesamtinkretineffektes verantwortlich (14). Lange Zeit blieben die übrigen Faktoren, die den Inkretineffekt ausmachen, unbekannt, bis 1985 erstmals die biologische Wirkung eines gerade neu entdeckten Hormons der Glucagonfamilie, des Glucagon-like peptide-1 (GLP-1), beschrieben wurde (79). Kurz darauf konnte gezeigt werden, daß GLP-1 ein physiologisches Inkretin beim Menschen ist (51).

Glucagon-like peptide-1 als Inkretin

Bildung: Mitte der 80er Jahre wurde im Darm GLP-1 entdeckt, das durch gewebespezifisches posttranslationales Processing des Proglucagons entsteht (13a, 62, 70). Das Proglucagon-Gen wird in den A-Zellen des Pankreas, den neuroendokrinen L-Zellen des Dünndarmes und im Hirnstamm exprimiert. Zunächst wird ein Vorläuferpeptid mit 156 Aminosäuren gebildet. Durch gewebespezifischen posttranslationalen Umbau entstehen in unterschiedlichen Geweben unterschiedliche Hormone. Im Darm wird vor allem GLP-1 gebildet, im Pankreas hingegen Glucagon. Das posttranslationale Processing des Proglucagons ist in Abb. 33.**3** gezeigt.

Stimulation der Insulinsekretion: GLP-1(1–36)amid stimuliert in isolierten Langerhans-Inseln bei hoher Glucosekonzentration die Insulinfreisetzung (79). Später konnte gezeigt werden, daß im Darm durch N-terminale Spaltung und α-Amidierung des C-Terminus GLP-1(7–

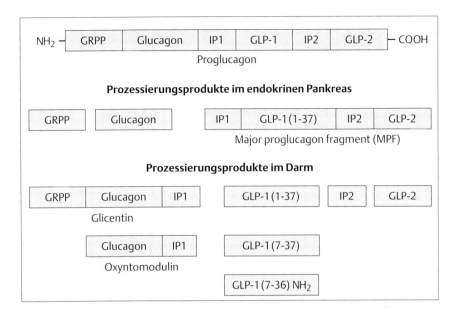

36)amid entsteht, das biologisch aktiver ist als das N-terminal ungekürzte Peptid (41). GLP-1(7–36)amid (im folgenden GLP-1 genannt), das in hoher Konzentration im menschlichen Darm nachgewiesen wurde, ist der stärkste bekannte Stimulator der glukoseinduzierten Insulinfreisetzung (70). GLP-1 ist maßgeblich am „Inkretineffekt" beteiligt. Nach einer kohlenhydratreichen Mahlzeit steigt der Plasmaspiegel von GLP-1 um das 6–8fache an (32, 51, 69).

Der molekulare **Mechanismus dar GLP-1-Freisetzung** ist noch nicht bekannt: L-Zellen, die GLP-1 freisetzen, kommen in größeren Mengen erst in distalen Darmabschnitten vor, die im Zeitraum, zu denen GLP-1-Plasmaspiegel schon ansteigen, noch längst nicht von Nahrungssubstraten erreicht werden (15). Am ehesten sind dabei enterointestinale Reflexe oder noch unbekannte hormonale Mediatoren beteiligt.

Rezeptormechanismus am Pankreas: Viele Untersuchungen zur Wirkung von GLP-1 auf die Insulinsekretion wurden an der isolierten pankreatischen Insel der Ratte durchgeführt (79, 80). Die Bedingungen, unter denen GLP-1 an der isolierten Insel der Ratte (80) und dem isoliert perfundierten Pankreas (41) die Insulinfreisetzung stimuliert, sind genau charakterisiert. Der GLP-1-Rezeptor wurde an einer Insulinomzellinie, die als Modell für die isolierte Inselzelle dient, bereits gut charakterisiert (28–30). Es handelt sich um einen mit Adenylatcyclase gekoppelten Rezeptor (33), der zur Familie der Rezeptoren gehört, die sieben transmembranäre Domänen aufweisen. Er ist sehr spezifisch für den Liganden GLP-1. Andere sequenzhomologe Peptide der Glucagonfamilie zeigen kaum Affinität zum GLP-1-Rezeptor (28). Zur Interaktion von Rezeptor und Ligand sind vor allem N-terminale GLP-1-Anteile notwendig (29). Als einziger GLP-1-Agonist mit sogar stärkerer biologischer Wirkung als GLP-1 selbst steht derzeit das Hormon Exendin-4, das zur Glucagonfamilie gehört, zur Verfügung. Das C-terminale Fragment Exendin-4(9–39) ist ein GLP-1-Rezeptorantagonist (31). Diese Daten können als Grundlage zur Synthese von therapeutisch einsetzbaren GLP-1-Agonisten dienen. Der GLP-1-Rezeptor wurde bereits kloniert (87) und das Chromosom für den GLP-1-Rezeptor lokalisiert (85).

Wirkung in anderen Organen: Neben der Funktion am endokrinen Pankreas hat GLP-1 auch verschiedene Wirkungen am Magen (12, 12a). Magenentleerung und Säuresekretion werden gehemmt. Die Effekte am Magen werden möglicherweise zentralnervös beeinflußt. Ob GLP-1 eine Wirkung als Sättigungsfaktor hat, ist noch umstritten (79a, 88). Diese Arbeiten sind besonders interessant im Hinblick auf zukünftige Möglichkeiten, den Diabetes mellitus Typ 2 mit GLP-1-Agonisten zu behandeln.

Therapeutische Verwertbarkeit der Eigenschaften von GLP-1: GLP-1 entfaltet als klassisches Inkretinhormon seine Wirkung an der B-Zelle nur in Gegenwart erhöhter Blutglucosespiegel. Es interagiert mit insulininhibitorischen Hormonen und wirkt additiv mit anderen insulinotropen Hormonen (21). GLP-1-Infusionen führen in Gegenwart von postprandialen Glucosekonzentrationen zu einer deutlichen Stimulierung der Insulinsekretion. Auch beim nicht insulinpflichtigen Diabetes mellitus ist GLP-1 ein Stimulator der Insulinsekretion (12, 65). Eine solche Wirkung läßt sich für das Inkretinhormon GIP nicht nachweisen (65). Da die GLP-1 abhängige Stimulation der Insulinsekretion bei normalen Blutzuckerwerten sistiert, besteht keine Gefahr der Hypoglykämie. Gutniak u. Mitarb. (35) zeigten, daß kurzfristige intravenöse Gaben von GLP-1 den exogenen Insulinbedarf bei Adipösen und Typ-2-Diabetikern senken. Ebenso kann bei schlecht eingestellten Typ-2-Diabetikern durch intravenöse GLP-1-Gaben die Nüchternhyperglykämie beseitigt werden (66). Abb. 33.**4** zeigt die blutzuckernormalisierende und glukagonostatische Wirkung bei Patienten mit Diabetes mellitus Typ 2 (66). GLP-1 senkt außerdem die hepatische Glucoseproduktion nicht nur durch Stimulierung der Insulinsekretion, sondern besonders durch die Hemmung der Glucagonsekretion (64, 69). Die insulinotrope und die glukagonostatische Wirkung sind für die Behandlung des Diabetes mellitus Typ 2 aus zwei Gründen von Interesse: Zum einen wird durch die vermehrte Insulinsekretion Glucose vermehrt in periphere Gewebe aufgenommen, zum anderen wird durch die Hemmung der Glucagonsekretion die ohnehin pathologisch gesteigerte Gluconeogenese gehemmt.

Therapeutische Ansätze, Ziele und Probleme: Aufgrund dieser Befunde wird davon ausgegangen, daß die therapeutische Gabe von GLP-1 bei Typ-2-Diabetikern die postprandiale Stoffwechselsituation verbessern und damit

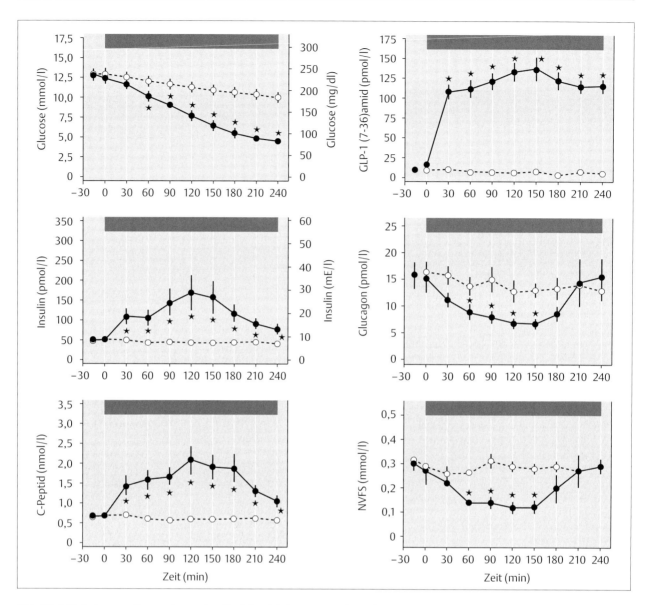

Abb. 33.**4** Verhalten von Plasmaglucose, Insulin, C-Peptid, GLP-1, Glucagon und nichtveresterten Fettsäuren (NVFS) nach intravenöser GLP-1-Gabe bei Typ-2-Diabetikern. Der Balken über den Diagrammen gibt den Zeitraum der GLP-1-Infusion (1,2 pmol/kg/min, schwarze Kreise) oder der Plazebogabe (weiße Kreise) an (Mittelwerte ± SEM). Untersucht wurden 10 Typ-2-Diabetiker. Die Sternchen kennzeichnen signifikante Unterschiede zwischen GLP-1- und Plazebogabe für einen Zeitpunkt (* = p < 0,05) (nach Nauck u. Mitarb.).

ein neues, attraktives Prinzip in der Therapie des Typ-2-Diabetes darstellen könnte. Bei Untersuchungen mit subkutanen GLP-1-Gaben zeigte sich jedoch, daß diese nur sehr kurz (ca. 30–60 Minuten) wirksam sind (75). Aus therapeutischer Sicht ist daher die Synthese stabiler und wirkungsstarker GLP-1-Analoga wünschenswert. Erste tierexperimentelle Daten mit peptidergen GLP-1-Analoga liegen jetzt vor (12a). Besonders attraktiv zur Diabetestherapie wären jedoch nicht peptiderge GLP-1-Analoga, die oral eingenommen werden können. Über die Langzeitgabe von GLP-1 zur Therapie des Diabetes mellitus liegen noch keine Daten vor. Ob es unter Langzeittherapie zu einem Wirkungsverlust durch Downregulierung der Rezeptoren kommt, ist unklar. Ein weiteres zu lösendes Problem der Diabetestherapie mit GLP-1 stellt die Hemmung der Magenentleerung dar. Dies gilt besonders für Diabetiker mit bereits bestehender Gastroparese.

Literatur

1 Abbell, T. L., M. Camilleri, E. P. DiMagno, V. S. Hensch, A. R. Zinsmeister, J. R. Malagelada: Long-term efficacy of oral cisapride in symptomatic upper gut dysmotility. Dig. Dis. Sci. 36 (1991) 616

2 Adams, P. C., M. Speechley, A. E. Kertesz: Long-term survival analysis in hereditary hemochromatosis. Gastroenterology 101 (1991) 368

3 Allison, M. E. D., T. Wreghitt, C. R. Palmer, G. J. M. Alexander: Evidence for a link between hepatitis C virus infection and diabetes mellitus in a cirrhotic population. J. Hepatol. 21 (1994) 1135

4 Ballmann, M., C. F. Deacon, W. E. Schmidt, J. M. Conlon, W. Creutzfeldt: Hypersecretion of proinsulin does not explain the hyperinsulinemia of patients with liver cirrhosis. Clin. Endocrinol. 25 (1986) 351

5 Battle, W. M., W. J. Snape, A. Alavi, S. Cohen, S. Braunstein: Colonic dysfunction in diabetes mellitus. Gastroenterology 79 (1980) 1217

6 Brown, J. C., J. R. Dryburgh: A gastric inhibitory polypeptide. II. The complete amino acid sequence. Canad. J. Biochem. 49 (1971) 867

7 Cavallo-Perin, P., M. Cassader, C. Bozzo, A. Bruno, P. Nuccio, A. M. Dall'Omo, M. Marucci, G. Pagano: Mechanism of insulin resistance in human liver cirrhosis. J. clin. Invest. 75 (1985) 1659

8 Clouse, R. E., P. J. Lustmann, W. L. Reidel: Correlation of oesophageal motility abnormalities with neuropsychiatric status in diabetics. Gastroenterology 90 (1986) 1146

9 Cox, T.: Haemochromatosis: Strike while the iron is hot. Nature Genet. 13 (1996) 386

10 Creutzfeldt, W., R. Ebert: New developments in the incretin concept. Diabetologia 28 (1985) 565

11 Creutzfeldt, W., H. Hartmann, M. Nauck, F. Stöckmann: Liver disease and glucose homeostasis. In Bianchi, L., W. Gerok, L. Landmann, K. Sickinger, G. A. Stalder: Liver in Metabolic diseases. MTP Press., Boston 1983

12 Creutzfeldt, W., M. Nauck: Gut hormones and diabetes mellitus. Diabet. Metab. Rev. 8 (1992) 149

12a Deacon, C., L. B. Knudsen, K. Madsen, F. C. Wiberg, O. Jacobsen, J. J. Holst: Dipeptidyl peptidase IV resistant analogues of glucagon-like peptide-1 which have extended metabolic stability and improved biological activity. Diabetologia 41 (1998) 271

13 Drew, S. I., B. Joffe, A. Vinik, H. Seftel, F. Singer: The first 24 hours of acute pancreatitis. Changes in biochemical and endocrine homeostasis in patients with pancreatitis compared with those in control subjects undergoing stress for reasons other than pancreatitis. Amer. J. Med. 64 (1978) 795

13a Drucker, D. J.: Glucagon-like peptides. Diabetes 47 (1998) 159

14 Ebert, R., W. Creutzfeldt: Influence of gastric inhibitory polypeptide antiserum on glucose-induced insulin secretion in rats. Endocrinology 111 (1982) 1601

15 Eissele, R., R. Göke, S. Willemer, H. P. Harthus, H. Vermeer, R. Arnold, B. Göke: Glucagon-like peptide-1 cells in the gastrointestinal tract of rat, pig and man. Eur; J. clin. Invest. 22 (1992) 283

16 El Ne Wihi, H., C. P. Dooley, C. Saad, J. Staples, A. Zeidler, J. E. Valenzuela: Impaired exocrine pancreatic function in diabetics with diarrhoea and peripheral neuropathy. Dig. Dis. Sci. 33 (1988) 705

17 Enck, P., W. Rathmann, M. Spiekermann, D. Czerner, D. Tschöpe, D. Ziegler, G. Strohmeyer, F. A. Gries: Prevalence of gastrointestinal symptoms in diabetic patients and non-diabetic subjects. Z. Gastroenterol. 32 (1994) 637

18 Erckenbrecht, J. F., H. J. Winter, I. Cicmir, M. Wienbeck: Faecal incontinence in diabetes mellitus: Is it correlated to diabetic autonomic or peripheral neuropathy? Z. Gastroenterol. 26 (1988) 731

19 Feder, J. N., A. Gnirke, W. Thomas, Z. Tsuchihashi, D. A. Ruddy, A. Basava, F. Dormishian, R. Domingo Jr., M. C. Ellis, A. Fullan, L. M. Hinton, N. L. Jones, B. E. Kimmel, G. S. Kronmal, P. Lauer, V. K. Lee, D. B. Loeb, F. A. Mapa, E. McClelland, N. C. Meyer, G. A. Mintier, N. Moeller, T. Moore, E. Morikang, C. E. Prass, L. Quintana, S. M. Starnes, R. C. Schatzman, K. J. Brunke, D. T. Drayna, N. J. Risch, B. R. Bacon, R. K. Wolff: A novel MHC class I-like gene is mutated in patients with hereditary haemochromatosis. Nature Genet. 13 (1996) 399

20 Fedorak, R. N., M. Field, E. B. Chang: Treatment of diabetic diarrhea with clonidine. Ann. intern. Med. 102 (1985) 197

21 Fehmann, H. C., B. Göke, R. Göke, M. E. Trautmann, R. Arnold: Synergistic stimulatory effect of glucagon-like peptide-1(7–36)amide and glucose-dependent insulin-releasing polypeptide on the endocrine and exocrine rat pancreas. FEBS Letters 252 (1989) 109

22 Finkelstein, S. M., C. L. Wielinski, G. R. Elliot, W. J. Warwick, J. Barbosa, S. C. Wu, D. J. Klein: Diabetes mellitus associated with cystic fibrosis. J. Pediat. 112 (1988) 373

23 Foulis, A. K., J. A. Stewart: The pancreas in recent-onset type I (insulin-dependent) diabetes mellitus: insulin content of islets, insulitis and associated changes in the exocrine acinar tissue. Diabetologia 26 (1983) 456

24 Fortson, M. R., S. N. Freedman, P. D. Webster III: Clinical assessment of hyperlipidemic pancreatitis. Amer. J. Gastroenterol. 90 (1995) 2134

25 Fox, J. N., B. M. Frier, M. Armitage, J. P. Ashby: Abnormal insulin secretion in carcinoma of the pancreas: response to glucagon stimulation. Diabet. Med. 2 (1985) 113

26 Fraser, R., M. Horowitz, A. Maddox, J. Dent: Organization of antral, pyloric, and duodenal motility in patients with gastroparesis. J. gastrointest. Motil. 5 (1993) 167

27 Frier, B. M., J. B. H. Saunders, K. G. Wormsley, I. A. D. Bouchier: Exocrine pancreatic function in juvenile-onset diabetes mellitus. Gut 17 (1976) 685

27a Gallwitz, B., U. R. Fölsch: Der pankroprive Diabetes. Diabet. Stoffw. 6 (1997) 203

28 Gallwitz, B., M. Witt, C. Morys-Wortmann, U. R. Fölsch, W. E. Schmidt: GLP-1/GIP chimeric peptides define the structural requirements for specific ligand-receptor interaction of GLP-1. Regular. Peptides 63 (1996) 17

29 Gallwitz, B., M. Witt, G. Paetzold, C. Morys-Wortmann, B. Zimmermann, K. Eckart, U. R. Fölsch, W. E. Schmidt: Structure-activity characterization of glucagon-like peptide-1. Europ. J. Biochem. 225 (1994) 1151

30 Göke R., J. N. Conlon: Receptors for glucagon-like peptide-1(7–36)amide on rat insulinoma-derived cells. J. Endocrinol. 116 (1988) 357

31 Göke, R., H. C. Fehmann, T. Linn, J. Eng, B. Göke: Exendin-4 is a super-agonist and truncated exendin(9–39)amide a potent antagonist at the GLP-1(7–36)amide receptor of insulin-secreting β-cells. J. biol. Chem. 268 (1993) 19650

32 Göke, B., R. Göke, H. C. Fehmann, R. Arnold: Inkretinforschung zur Entwicklung neuer Strategien bei der Diabetestherapie. Internist 36 (1995) 343

33 Göke, R., M. E. Trautmann, E. Haus, G. Richter, H. C. Fehmann, R. Arnold, B. Göke: Signal transmission after GLP-1(7–36)amide binding in RINm5F cells. Amer. J. Physiol. 257 (1989) G397

34 Grove, A., B. Vyberg, M. Vyberg: Focal fatty change of the liver. A review and a case associated with continuous ambulatory peritoneal dialysis. Virchows Arch. Abt. A. 419 (1991) 69

35 Gutniak, M., C. Orskov, J. J. Holst, B. Ahren, S. Efendic: Antidiabetogenic effect of glucagon-like peptide-1(7–36)amide in normal subjects and patients with diabetes mellitus. New Engl. J. Med. 326 (1992) 1316

36 Hanot, V., M. Schachmann: Sur le cirrhose pigmentaire dans le diabète sucré. Arch. Physiol. norm. path. 7 (1886) 50

37 Hayes, F. J., A. O'rien, C. O'Brien, M. X. Fitzgerald, M. J. McKenna: Diabetes mellitus in an adult cystic fibrosis population. Ir. med. J. 88 (1995) 102

38 Heilmeyer, L.: Die Eisenspeicherkrankheit. Münch. med. Wschr. 109 (1967) 677

39 Heller, H.: Über das insulinotrope Hormon der Darmschleimhaut (Duodenin). Naunyn Schmiedeberg's Arch. Pharmacol. 177 (1935) 127

40 Hildes, J. A., S. Sherlock, V. Walsh: Liver and muscle glycogen in normal subjects, in diabetes mellitus and in acute hepatitis. Cli. Sci. 7 (1949) 287

41 Holst, J. J., C. Orskov, O. Vagn Nielsen, T. W. Schwartz: Truncated glucagon-like peptide-1, an insulin-releasing hormone from the distal gut. FEBS Letters 211 (1987) 169

42 Horowitz, M., R. Fraser: Disordered gastric motor function in diabetes mellitus. Diabetologia 37 (1994) 543

43 Horowitz, M., P. E. Harding, A. Maddox, G. J. Madden, P. J. Collins, B. E. Chatterton, J. Wishart, D. J. C. Shearman: Gastric and oesophageal emptying in insulin-dependent diabetes mellitus. J. Gastroenterol. Hepatol. 1 (1986) 97

44 Iversen, J., H. Vilstrup, N. Tygstrup: Kinetics of glucose metabolism in relation to insulin concentrations in patients with alcoholic cirrhosis and in healthy persons. Gastroenterology 87 (1984) 1138

45 Janssens, J., T. L. Peeters, G. Vantrappen, J. Tack, J. L. Urbain, M. DeRoo, E. Muls, R. Bouillon: Improvement of gastric emptying in

diabetic gastroparesis by erythromycin. New Engl. J. Med. 322 (1990) 1028

46 Johnston D. G., K. G. G. M. Alberti, R. Wright: C-peptide and insulin in liver disease. Diabetes 27 (1979) 201

47 Kalthoff, L., P. Layer, J. E. Clain, E. P. DiMagno: The course of alcoholic and non-alcoholic pancreatitis. Dig. Dis. Sci. 29 (1984) 953

48 Karmody, A. J., J. Kyle: The association between carcinoma of the pancreas and diabetes mellitus. Brit. J. Surg. 56 (1969) 362

49 Kawagishi, T., Y. Nishizawa, Y. Okuno, H. Shimada, M. Inaba, T. Konishi, H. Morii: Antroduodenal motility and transpyloric fluid movement in patients with diabetes. Studies using duplex sonography. Gastroenterology 107 (1994) 403

50 Kerlin, P., L. Wong: Breath hydrogen testing in bacterial overgrowth of the small intestine. Gastroenterology 95 (1988) 982

51 Kreymann, B., G. Williams, M. A. Ghattei, S. R. Bloom: Glucagon-like peptide-1 7–36: a physiological incretin in man. Lancet 1987/II, 1300

52 Kruszynska, Y. T., D. S. Harry, R. N. Bergman, N. McIntyre: Insulin sensitivity, insulin secretion and glucose effectiveness in diabetic and non-diabetic cirrhotic patients. Diabetologia 36 (1997) 121

53 Kruszynska, Y. T.: Glucose control in liver disease. Curr. med. Lit. Gastroenterol. 11 (1992) 9

54 Lankisch, P. G., G. Manthey, J. Otto, H. Koop, M. Talaulicar, B. Willms, W. Creutzfeldt: Exocrine pancreatic function in insulin-dependent diabetes mellitus. Digestion 25 (1982) 211

55 Lankisch, P. G., A. Lohr-Hoppe, J. Otto, W. Creutzfeldt: Natürlicher Verlauf der chronischen Pankreatitis – Schmerz, exokrine und endokrine Pankreasinsuffizienz und Prognose der Erkrankung. Zbl. Chir. 120 (1995) 278

55a Lanng, S.: Diabetes mellitus in cystic fibrosis. Europ. J. Gastroenterol. Hepatol. 8 (1996) 744

56 Lanng, S., A. Hansen, B. Thorsteinsson, J. Nerup, C. Koch: Glucose tolerance in patients with cystic fibrosis: five-year prospective study. Brit. med. J. 311 (1995) 655

57 Löhr, M., P. Goertchen, H. Nizze, N. S. Gould, V. E. Gould, M. Oberholzer, P. U. Heitz, G. Klöppel: Cystic fibrosis-associated islet changes may provide a basis for diabetes. An immunocytochemical and morphometrical study. Virchows Arch. Abt. A 414 (1989) 179

58 Loo, F. D., W. J. Dodds, K. H. Soergl, R. C. Arndorfer, J. F. Helm, W. J. Hogan: Multipeaked esophageal peristaltic pressure waves in patients with diabetic neuropathy. Gastroenterology 88 (1985) 485

59 Lübke, H. J., T. Frieling: Störungen der gastrointestinalen Motilität bei Diabetes mellitus. Verdauungskrankheiten 11 (1993) 51

60 Mann, N. S., S. K. Mann: Celiac sprue and diabetes mellitus. J. clin. Gastroenterol. 16 (1993) 4

61 Mearin, F., J. R. Malagelada: Gastroparesis and dyspepsia in patients with diabetes millitus. Europ. J. Gastroenterol. Hepatol. 7 (1995) 717

62 Mojsov, S., G. Heinrich, I. B. Wilson, M. Ravazzola, L. Orci, J. F. Habener: Preproglucagon gene expression diversifies at the level of posttranslational processing. J. biol. Chem. 261 (1986) 11880

63 Moore, B., E. S. Edie, J. H. Abram: On the treatment of diabetes mellitus by acid extraction of duodenal mucous membrane. Biochem. J. 1 (1906) 28

64 Nathan, D. M., E. Schreiber, H. Fogel, S. Mojsov, J. Habener: Preliminary studies of insulinotropic actions of glucagon-like peptide-1-(7–37) administration to diabetic and non-diabetic human subjects. Diabet. Care 15 (1992) 270

65 Nauck, M. A., M. M. Heimesaat, C. Orskov, J. J. Holst, R. Ebert, W. Creutzfeldt: Preserved incretin activity of glucagon-like peptide-1-(7–36)amide but not of synthetic human gastric inhibitory polypeptide in patients with type-2 diabetes mellitus. J. clin. Invest. 91 (1993) 301

66 Nauck, M. A., N. Kleine, C. Orskov, J. J. Holst, B. Wilms, W. Creutzfeldt: Normalization of fasting hyperglycaemia by exogenous glucagon-like peptide 1(7–36)amide in type 2 (non-insulin-dependent) diabetic patients. Diabetologia 36 (1993) 741

67 Naunyn, B.: Der Diabetes mellitus. In Nothnagels Handbuch-Spez. Path. Ther., 1. Aufl., Bd. VII. Wien 1898

67a Niederau, C., R. Fischer, A. Pürschel, W. Stremmel, D. Häussinger, G. Strohmeyer: Long-term survival in patients with hereditary hemochromatosis. Gastroenterology 110 (1996) 1107

68 Ogbonnaya, K. L., R. Arem: Diabetic diarrhea: pathophysiology, diagnosis, and management. Arch. intern. Med. 150 (1990) 262

69 Orskov, C.: Glucagon-like peptide-1, a new hormone of the entero-insular axis. Diabetologia 35 (1992) 701

70 Patzelt, C., E. Schiltz: Conversion of proglucagon in pancreatic alpha cells: the major end products are glucagon and a single pep-

tide, the major proglucagon fragment, that contains two glucagon-like sequences. Proc. nat. Acad. Sci. 81 (1984) 5007

71 Petrides, A. S., C. Vogt, D. Schulze-Berge, D. Matthews, G. Strohmeyer: Pathogenesis of glucose intolerance and diabetes mellitus in cirrhosis. Hepatology 19 (1994) 616

72 Philipps, W. T., J. G. Schwartz, C. A. McMahon: Rapid gastric emptying of an oral glucose solution in type 2 diabetic patients. J. nucl. Med. 33 (1992) 1496

73 Radun, D., P. Malfertheiner: Chronische Pankreatitis: konservative Therapie. Ther. Umsch. 53 (1996) 359

74 Rathmann, W., P. Enck, T. Frieling, F. A. Gries: Visceral afferent neuropathy in diabetic gastroparesis. Diabet. Care 14 (1991) 1006

75 Ritzel, R., C. Orskov, J. J. Holst, M. A. Nauck: Pharmacokinetic, insulinotropic, and glucagonostatic properties of GLP-1(7–36)amide after subcutaneous injection in healthy volunteers. Dose response relationships. Diabetologia 38 (1995) 720

76 Rodman, H. M., C. F. Doershuk, J. M. Roland: The interaction of 2 diseases: diabetes mellitus and cystic fibrosis. Medicine 65 (1986) 389

77 Rosa, J. A., B. M. Van Linda, N. N Abourizk: New onset diabetes mellitus as a harbinger of pancreatic carcinoma. A case report and literature review. J. clin. Gastroenterol. 11 (1989) 211

78 Schmidt, H., J. F. Riemann, A. Schmid, D. Sailer: Ultrastruktur der diabetischen autonomen Neuropathie des Gastrointestinaltraktes. Klin. Wschr. 62 (1984) 399

79 Schmidt, W. E., E. G. Siegel, W. Creutzfeldt: Glucagon-like peptide-1 but not glucagon-like peptide-2 stimulates insulin release from isolated rat pancreatic islets. Diabetologia 28 (1985) 704

79a Scrocchi, L. A., T. J. Brown, N. MacLusky, P. L. Brubaker, A. B. Auerbach, A. L. Joyner, D. J. Drucker: Glucose intolerance but normal satiety in mice with a null mutation in the glucagon-like peptide-1 receptor gene. Nature Med. 2 (1996) 1254

80 Siegel, E. G., A. Schulze, W. E. Schmidt, W. Creutzfeldt: Comparison of the effect of GIP and GLP-1(7–36)amide on insulin release from rat pancreatic islets. Europ. J. clin. Invest 22 (1992) 154

81 Simó, R., C. Hernandez, J. Genesca, R. Jardí, J. Mesa: High prevalence of hepatitis C virus infection in diabetic patients. Diabet. Care 19 (1996) 998

82 Smith-Laing, G., S. Sherlock, O. K. Faber: Effects of spontaneous portal-systemic shunting on insulin metabolism. Gastroenterology 76 (1979) 685

83 Solomon, S. S., W. C. Duckworth, P. Jallepalli, M. A. Bobal, R. Iyer: The glucose tolerance of acute pancreatitis. Hormonal response to arginine. Diabetes 29 (1980) 22

84 Stasiewicz, J., M. Adler, A. Delcourt: Pancreatic and gastrointestinal hormones in chronic pancreatitis. Hepato-Gastroenterology 27 (1980) 152

85 Stoffel, M., R. Espinosa III, M. M. Le Beau, G. I. Bell: Human glucagon-like peptide-1 receptor gene: localization to chromosome band 6p21 by fluorescence in situ hybridization and linkage of a highly polymorphic simple tandem repeat DNA polymorphism to other markers on chromosome 6. Diabetes 42 (1993) 1215

86 Teichmann, R., W. Stremmel: Iron uptake by human upper small intestine microvillous membrane vesicles: indication for a facilitated transport mechanism mediated by a membrane iron-binding protein. J. clin. Invest. 86 (1990) 2145

87 Thorens, B.: Expression cloning of the pancreatic β-cell receptor for the gluco-incretin hormone glucagon-like peptide-1. Proc. nat. Acad. Sci. 89 (1992) 8641

88 Turton, M. D., D. O'Shea, I. Gunn, S. A. Beak, C. M. B. Edwards, K. Meeran, S. J. Choi, G. M. Taylor, M. M. Heath, P. D. Lambert, J. P. H. Wilding, D. M. Smith, N. A. Ghatei, J. Herbert, S. R. Bloom: A role for glucagon-like peptide-1 in the central regulation of feeding. Nature 69 (1996) 379

89 Unger, R. H., A. H. Eisentraut: Entero-insular axis. Arch. intern. Med. 123 (1969) 261

90 Von der Ohe, M. R.: Diarrhea in patients with diabetes mellitus. Europ. J. Gastroenterol. Hepatol. 7 (1995) 730

91 Westin, L., B. Lilja, G. Sundquist: Oesophagus scintigraphy in patients with diabetes mellitus. Scand. J. Gastroenterol. 21 (1986) 1200

92 Williams, J. A., I. D. Goldfine: The insulin-pancreatic acinar axis. Diabetes 34 (1985) 980

93 Willms, B., J. Werner, J. J. Holst, C. Orskov, W. Creutzfeldt, M. A. Nauck: Gastric emptying, glucose responses, and insulin secretion after a liquid test meal: effects fo exogenous (GLP-1)-(7–36) amide in type 2 (noninsulin-dependent) diabetic patients. J. clin. Endocrinol. 81 (1996) 327

34 Diabetes mellitus bei anderen endokrinen Erkrankungen

P.-M. Schumm-Draeger

Das Wichtigste in Kürze

➤ Während eine chronisch schlechte Stoffwechselführung des Typ-1- und Typ-2-Diabetikers endokrine Parameter verändert, kann eine akute Stoffwechselentgleisung des Diabetikers auf eine sich neu manifestierende endokrine Erkrankung hindeuten und muß Anlaß zur entsprechenden Diagnostik und Therapie sein.

➤ Erhöhte Wachstumshormonspiegel führen bei Typ-1- und Typ-2-Diabetikern durch eine verstärkte Insulinresistenz zur Verschlechterung der Stoffwechselkontrolle und Auftreten des „Dawn-Phänomens". Während Patienten mit Akromegalie eine gestörte Glucosetoleranz bzw. einen manifesten Diabetes mellitus entwickeln, können bei einem hypophysären Wachstumshormonmangel schwere Hypoglykämien auftreten.

➤ Der bei Nebennierenrindeninsuffizienz (Morbus Addison) aufgrund einer erhöhten Insulinsensitivität stärkeren Hypoglykämiegefahr steht der Hyperkortizismus mit gesteigerter Gluconeogenese und einem meist nicht insulinpflichtigen Diabetes mellitus dieser Patienten gegenüber. Auch Patienten mit einem Conn-Syndrom bzw. einem Phäochromozytom weisen Glucosetoleranzstörungen auf.

➤ Während eine chronisch schlechte Stoffwechselsituation des Typ-1- und Typ-2-Diabetikers mit einem „Niedrig-T_3-Syndrom" einhergeht, kommt es als Folge einer Hyperthyreose durch verstärkte Insulinresistenz und Hemmung der Insulinsekretion zu Störungen der Glucosetoleranz bzw. Stoffwechselentgleisungen bei schon bestehendem Diabetes mellitus. Eine hypothyreote Stoffwechsellage führt zu sinkendem Insulinbedarf des Diabetikers und verstärkt die Hypoglykämieneigung.

➤ Aufgrund der häufigen Assoziation des Typ-1-Diabetes mellitus mit verschiedenen organspezifischen Autoimmunerkrankungen ist ein Screening für andere Immunendokrinopathien (vor allem Autoimmunthyreoiditis, Morbus Addison) bei Typ-1-Diabetikern und näheren Familienangehörigen einmal jährlich wünschenswert.

Einleitung

Das gleichzeitige Vorkommen eines Diabetes mellitus sowohl des Typ-1- als auch des Typ-2-Diabetes mellitus mit verschiedenen endokrinologischen Krankheitsbildern (wie z. B. von Hypophyse, Nebenniere, Schilddrüse, Gonaden) wird häufig beobachtet (60).

Dabei können einerseits bei bestehendem Diabetes mellitus als Folge von Stoffwechselentgleisung, autonomer Neuropathie und/oder Gefäßerkrankung Veränderungen endokriner Funktionen auftreten. Ein schon bestehender Diabetes mellitus kann die Bioverfügbarkeit bzw. Aktivität bestimmter Hormone beeinflussen und ihren peripheren Metabolismus, ihr Ausscheidungsmuster, die Bindung an zirkulierende Proteine sowie die Signalübertragung über Rezeptor- und Postrezeptorveränderung am Erfolgsorgan dieser Hormone verändern. Andererseits haben bestimmte endokrine Funktionsstörungen erhebliche Auswirkungen auf die Qualität der Stoffwechseleinstellung des Diabetikers sowie auf den Kohlenhydratstoffwechsel bei zuvor nicht diabetischen Personen.

Schließlich werden dem autoimmunologischen Formenkreis zugehörige endokrine Funktionsstörungen vermehrt bei Patienten mit Typ-1-Diabetes mellitus gefunden (70).

Im folgenden sollen Veränderungen der endokrinen Funktion bei bestehendem Diabetes mellitus und umgekehrt Auswirkungen endokrinologischer Funktionsstörungen auf den Kohlenhydratstoffwechsel bei Diabetikern und zuvor stoffwechselgesunden Personen eingehend dargestellt werden. Bezüglich detaillierter Ausführungen zu aktuellen Aspekten der Diagnostik und Therapie endokriner Erkrankungen wird an dieser Stelle auf die entsprechenden Übersichtsarbeiten und Lehrbücher der Endokrinologie verwiesen (3, 11, 90, 124), da diese Darstellung nicht Gegenstand des vorliegenden Lehrbuchkapitels ist.

Wachstumshormon

Verstärkte Wachstumshormonsekretion

Bedeutung und Regulation der Wachstumshormonsekretion

Der Wachstumshormonsekretion ist bei Patienten mit Diabetes mellitus eine besondere Bedeutung beizumessen:

Nicht nur die neuroendokrine Gegenregulation bei Hypoglykämien (Kap. 19), sondern auch ständige Einflüsse auf die Stoffwechsellage des Diabetikers, wie die morgendliche Erhöhung der Blutzuckerwerte beim „Dawn-Phänomen" werden entscheidend durch Wachstumshormon gesteuert. Darüber hinaus wird ein begünstigender Effekt der Wachstumshormonsekretion bei der Entstehung der Mikroangiopathie, vor allem der diabetischen Retinopathie, diskutiert.

Wachstumshormon-IGF-I-Achse

Während einerseits die Wachstumshormonsekretion den Metabolismus und das Wachstum entscheidend beeinflußt, kommt es bei diabetischer Stoffwechsellage zu verschiedenen Interaktionen mit der Wachstumshormonsekretion und -wirkung (64, 112). Die Regulation der Wachstumshormonsekretion wird von verschiedenen Faktoren stimulierend bzw. hemmend beeinflußt (Stimulation: growth hormone releasing hormone = GHRH, Acetylcholin über Muscarinrezeptoren; Inhibition: Somatostatin, IGF-I (insulin-like growth factor = Somatomedin C) als Wachstumshormonprodukt der Peripherie = negative Feedbackkontrolle).

Rezeptoren: Ein Teil des zirkulierenden Wachstumhormons ist an wachstumshormonbindendes Protein (IGFBP-I) gebunden, das identisch mit der extrazellulären Komponente des Wachstumshormonrezeptors ist. Diese Fraktion ist biologisch inaktiv. Wachstumshormonrezeptoren werden von verschiedenen Geweben, vor allem Leber-, Muskel- und Fettgewebe exprimiert. Ihre Aktivität kann durch Insulin stimuliert werden.

Die wesentlichen **Stoffwechseleffekte** des Wachstumshormons sind eine Insulinresistenz, die sich in Leber- und Skelettmuskel manifestiert. Darüber hinaus wird durch Wachstumshormon die Lipolyse verstärkt und die Insulinresistenz von Leber und Muskelgewebe damit noch weiter gesteigert.

Als Gegenregulationshormon wirkt Wachstumshormon bei Hypoglykämien zwar blutzuckerstabilisierend, der maximale blutzuckersteigernde Effekt tritt jedoch erst nach mehreren Stunden ein, so daß die Gegenregulationshormone Glucagon und die Catecholamine für die akute Stabilisierung der hypoglykämischen Situation im Vordergrund stehen. Die verstärkte Wachstumshormonsekretion während der Schlafphase und in den frühen Morgenstunden führt über verstärkte Insulinresistenz zu morgendlich präprandial erhöhten Blutzuckerwerten, die das „Dawn-Phäno-

men" ausmachen. Dieser Effekt ist bei stoffwechselgesunden Personen nachweisbar, sehr stark ausgeprägt bei Patienten mit Diabetes mellitus (insbesondere Typ 1) und fehlt völlig bei Patienten mit Wachstumshormonmangel. Die verstärkte Wachstumshormonsekretion in der Pubertät ist ein wesentlicher Grund für die in dieser Phase verstärkte Insulinresistenz und schlechtere Stoffwechselkontrolle bei schon bestehendem Diabetes mellitus.

Störungen der Wachstumshormon-IGF-I-Achse

Eine im gesamten Tagesverlauf deutlich gegenüber gesunden Kontrollpersonen **gesteigerte Wachstumshormonsekretion** wird sowohl bei Patienten mit Typ-1-Diabetes mellitus als auch mit Typ-2-Diabetes gefunden (36) (Abb. 34.1). Insbesondere in Phasen einer sehr schlechten Stoffwechselkontrolle werden ausgeprägt hohe Wachstumshormonwerte gemessen, die nach Stabilisierung der Stoffwechsellage entsprechend rückläufig, jedoch weiter auf erhöhtem Niveau im Vergleich zum Gesunden nachweisbar sind (36, 37).

Ätiologie: Bereits physiologische Stimuli wie Schlaf, Streß oder körperliche Anstrengung lösen bei Patienten mit Diabetes mellitus einen überschießenden Wachstumshormonanstieg aus, aber auch nach Gabe von Dopamin, Arginin, Clonidin, LHRH, TRH und GHRH erfolgt ein überschießender bzw. nach TRH-Gabe ein paradoxer An-

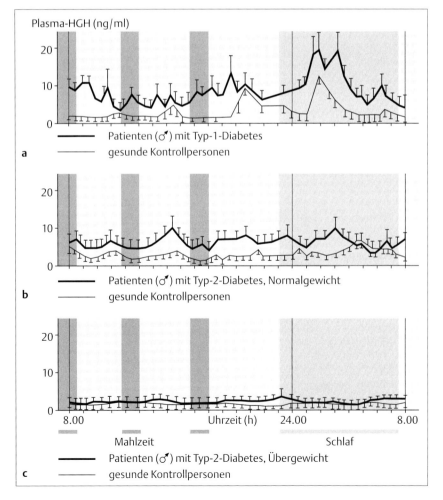

Abb. 34.**1** Tagesprofil der Wachstumshormonsekretion (HGH, ng/ml; x ± SEM) bei Patienten mit Typ-1-Diabetes (**a**), normalgewichtigen Patienten mit Typ-2-Diabetes (**b**) und übergewichtigen Patienten mit Typ-2-Diabetes (**c**) im Vergleich zu gesunden Kontrollpersonen (nach Hansen u. Mitarb.).

stieg der Wachstumshormonwerte (38, 86, 121), der bei schlechter Kohlenhydratstoffwechsellage besonders ausgeprägt ist (110, 125). Es kann sicher von einer vermehrten hypophysären Wachstumshormonsekretion ausgegangen werden, da die Abbaurate von Wachstumshormon bei Patienten mit Diabetes mellitus normal ist (60).

Als wesentliche Ursache für eine erhöhte Wachstumshormonsekretion bei Diabetikern sind nicht herabgesetzte IGF-I-Spiegel bzw. Störungen des Regelkreises Wachstumshormon/IGF-I anzusehen sondern die Stoffwechselerkrankung per se (4, 38, 116). Auch ein vermindertes hypophysäres Ansprechen auf Somatostatin scheint für die vermehrte Wachstumshormonsekretion bei Diabetikern eine Bedeutung zu haben (28).

Betroffene Patientengruppen: Zusammenfassend haben offensichtlich Patienten mit Typ-1- bzw. Typ-2-Diabetes mellitus, vor allem erwachsene Typ-1-Diabetiker mit schlechter Stoffwechselkontrolle, hohe und gehäuft auftretende Anstiege des zirkulierenden Wachstumshormons über den Tages- und Nachtverlauf, wobei die Wachstumshormonausscheidung im 24-Stunden-Urin (gesamte Wachstumshormonproduktion) im Vergleich zu nichtdiabetischen gesunden Kontrollpersonen signifikant höher liegt (9, 87, 92) Im Vergleich zu nichtdiabetischen Kindern nimmt während der Pubertät die Höhe und Anzahl der Wachstumshormonausschüttungen zu. Bei diabetischen pubertierenden Kindern liegen diese Wachstumshormonpeaks signifikant höher und treten häufiger zu allen Zeitpunkten der Pubertät auf. Bei schlechter Stoffwechselkontrolle, d. h. Insulinmangel, geht der inhibitorische Effekt des Insulins auf die IGFBP-I-Produktion verloren, so daß die Bindungsproteinspiegel proportional zur Insulinmangelsituation und zu den Blutzuckerkonzentrationen steigen, gefolgt von einem Absinken der biologisch aktiven Komponente IGF-I (39, 55), wobei die herabgesetzten IGF-I-Spiegel schließlich über eine hypothalamo hypophysäre Stimulation zur weiteren Steigerung der Wachstumshormonsekretion und damit der Insulinresistenz und Verschlechterung der Glucosestoffwechsellage führen.

Konsequenzen der gesteigerten Wachstumshormonsekretion für den Patienten mit Diabetes mellitus sind 1. die Verschlechterung der Stoffwechsellage über eine gesteigerte Insulinresistenz (86) sowie 2. das durch nächtliche Wachstumshormonsekretion hervorgerufene „Dawn-Phänomen".

Wachstum und Pubertät

Klinik: Eine wesentliche Konsequenz der niedrigen Spiegel an IGF-I stellt ein gestörtes Wachstum im Rahmen der Pubertät dar. Ein verändertes Wachstumsverhalten ist besonders bei den Kindern auffällig, deren Diabetes mellitus sich vor dem 10. Lebensjahr manifestiert und bei denen eine unzureichende, schlechte Stoffwechselkontrolle besteht.

Therapie: Hingegen kann durch eine normnahe Blutzuckereinstellung mittels einer intensivierten Insulintherapie die Stoffwechselsituation und damit die Pubertäts- und Wachstumsentwicklung stabilisiert bzw. normalisiert werden. Allerdings ist aufgrund der durch die stärkere Wachstumshormonsekretion zunehmenden Insulinresistenz eine besonders sorgfältige Stoffwechselkontrolle notwendig, um eine normnahe Blutzuckereinstellung zu gewährleisten.

Mögliche Rolle des Wachstumshormons und von IGF-I bei diabetischen Spätkomplikationen

Darüber hinaus scheinen Wachstumshormon und IGF-I die Entwicklung vor allem der proliferativen Retinopathie zu begünstigen. Dieser Zusammenhang zwischen Wachstumshormonsekretion und Retinopathie wird unter anderem durch Beobachtungen gestützt, daß Diabetiker mit chronischem Wachstumshormonmangel selten eine Retinopathie entwickeln oder es nach Hypophysektomie bei Diabetikern zur Besserung einer schweren Retinopathie kam (107) und daß umgekehrt vor allem schlecht eingestellte Diabetiker mit Retinopathie höhere Wachstumshormon- und IGF-I-Spiegel (46, 66) mit möglicherweise höherer biologischer Aktivität aufwiesen (59) als diabetische Patienten ohne Retinopathie. Sichere Beweise für einen ursächlichen Zusammenhang zwischen Wachstumshormonsekretion und Retinopathieentwicklung gibt es nicht. Als alleiniger Auslöser der Retinopathie kann Wachstumshormon schon deshalb nicht betrachtet werden, da Patienten mit einer Akromegalie keine Retinopathie aufweisen (105). Eine Studie zeigte erhöhte Konzentrationen von IGF-I in der Linse bei Patienten mit Retinopathie (109). Es wird davon ausgegangen, daß unter dem Einfluß erhöhter regionaler IGF-I-Konzentrationen das Netzhautendothel zur Proliferation und Bildung neuer Gefäße stimuliert werden kann. Neben der lokalen Produktion von Wachstumsfaktoren im Bereich ischämischer Netzhaut kann der periphere Hyperinsulinismus ebenfalls die Gefäßneubildung begünstigen (109).

Pharmakologische Beeinflussung der Wachstumshormonspiegel

Versuche, den morgendlichen Wachstumshormonanstieg, das „Dawn-Phänomen", mit Somatostatin zu hemmen, waren therapeutisch nicht erfolgreich (51), vor allem da erhebliche Nebenwirkungen, wie z. B. steigende Hypoglykämiegefahr, Magenbeschwerden und Durchfälle, auftraten und bisher diesbezüglich selektive Somatostatinanaloga nicht zur Verfügung stehen (29, 105).

Alternativ werden in diesem Zusammenhang die Möglichkeiten einer cholinergen Muscarinblockade noch untersucht (5, 84).

Das seit kurzer Zeit zur Verfügung stehende rekombinante humane IGF-I (rhIGF-I) kann die Wachstumshormonsekretion insbesondere bei jungen Typ-1-Diabetikern supprimieren und die Stoffwechselkontrolle damit verbessern. Auch wurde es zur Therapie der schweren Insulinresistenz eingesetzt.

Akromegalie

Ätiologie: Ursache des chronischen Wachstumshormonüberschusses bei Patienten mit einer Akromegalie ist im allgemeinen ein Wachstumshormon (HGH = human growth hormone) produzierendes Hypophysenvorderlappenadenom, extrem selten eine paraneoplastische Bildung von HGH oder GHRH (growth hormone releasing hormone) bzw. eine eutope GHRH-Bildung im Bereich des Hypothalamus (13). Erhöhte IGF-I-Spiegel vermitteln die krankheitstypischen wachstumsstimulierenden und metabolischen Effekte des Wachstumshormons.

Pathophysiologie: Bei Patienten mit Akromegalie werden im Erkrankungsverlauf pathologische Veränderungen der Glucosetoleranz häufig gefunden. Bei 15–30% der Patienten besteht lediglich eine gestörte Glucosetoleranz. Nach 5–10jährigem Bestehen der Akromegalie entwickelt sich allerdings ein manifester Diabetes mellitus auch bei 15–30% der Patienten, zumeist in Form eines Typ-2-Diabetes mellitus. Dieser zeigt einen Verlauf wie bei nicht akromegalen Patienten, wobei sich diabetische Folgeerkrankungen im Sinne einer Mikroangiopathie durchaus entwickeln können (10, 43, 60).

Der Wachstumshormonüberschuß ist noch stärker ausgeprägt bei akromegalen Patienten mit gestörter Glucosetoleranz als bei solchen mit Normoglykämie (43).

Wesentlich für die Manifestation des Diabetes bei Akromegalie ist die durch den Wachstumshormonüberschuß ausgelöste periphere Insulinresistenz. So haben akromegale Patienten mit gestörter Glucosetoleranz bereits nüchtern stark erhöhte, nach Stimulation (i. v. Glucosebelastung) weiter überschießend ansteigende Insulinwerte (60, 115).

Therapie: Bei nahezu allen Patienten mit Akromegalie führt eine Senkung der Wachstumshormonwerte durch Hypophysenoperation, Bestrahlung oder konservativ-medikamentöse Behandlung mit z. B. Bromocriptin oder das Somatostatinanalogon Octreotid zu einer Normalisierung des Glucosestoffwechsels (60, 56, 73).

Differentialdiagnose: Abschließend soll darauf hingewiesen werden, daß die bei Diabetikern vor allem im Rahmen einer entgleisten Stoffwechsellage gefundenen basal erhöhten und im oralen Glucosetoleranztest nicht supprimierbaren Wachstumshormonwerte nicht zu der Fehldiagnose einer Akromegalie führen dürfen. Die ergänzende Bestimmung des IGF-I, das bei erwachsenen Diabetikern im Gegensatz zu akromegalen Patienten nicht erhöht gemessen wird, kann hier differentialdiagnostisch weiterhelfen.

Wachstumshormonmangel

Pathophysiologie: Im Vordergrund der klinischen Problematik vor allem des mit Insulin eingestellten Diabetikers, der einen Wachstumshormonmangel aufweist, steht der Aktivitätsverlust eines wesentlichen Hormons der körpereigenen Gegenregulation bei Hypoglykämien. Insbesondere, wenn sich ein Hypopituitarismus mit zusätzlicher sekundärer Nebennierenrindeninsuffizienz entwickelt hat, kann es bei diesen Patienten zu schweren Hypoglykämien kommen. Ischämische Nekrosen im Hypophysenbereich sollen bei Patienten mit Diabetes mellitus aufgrund von Gefäßschäden häufiger auftreten als bei gesunden Kontrollpersonen (52, 81) und müssen bei entsprechenden klinischen Zeichen differentialdiagnostisch mitbedacht werden.

Iatrogener Diabetes durch Wachstumshormonbehandlung: Im Zusammenhang mit dem Einsatz einer Wachstumshormonbehandlung bei Patienten mit Wachstumshormonmangel bzw. einem Turner-Syndrom muß abgewartet werden, inwieweit im Rahmen dieser Therapie eine diabetische Stoffwechsellage ausgelöst werden kann bzw. ein bevorstehender Diabetes mellitus sich verschlechtert. Die bisher vorliegenden klinischen Studien zur Wachstumshormonsubstitutionstherapie bei Patienten mit Hypophysenvorderlappeninsuffizienz und Wachstumshormonmangel zeigten nur marginale Änderungen der Nüchternblutzucker- und Plasmainsulinwerte. In Abhängigkeit von den zum Einsatz kommenden Wachstumshormondosen in der Therapie wird, vor allem bei Patienten mit Turner-

Syndrom zukünftig das Risiko der Diabetesentwicklung einzustufen sein (108).

Nebenniere

Erkrankungen der Nebennierenrinde (Morbus Addison, Hyperkortizismus, Conn-Syndrom) sowie des Nebennierenmarks (Phäochromozytom) sind insgesamt selten, führen jedoch bei klinischer Manifestation durch die veränderten Konzentrationen ihrer spezifisch gebildeten Gegenregulationshormone vor allem bei Diabetikern zu erheblichen metabolischen Veränderungen. Die Rolle der Cortisol- und Catecholaminsekretion für die physiologische Gegenregulation bei Hypoglykämien wird im Kap. 19 ausführlich dargestellt.

Es ist nicht bekannt, inwieweit der Diabetes mellitus selbst die Entwicklung eines Morbus Addison, eines Hyperkortizismus oder Hyperaldosteronismus bzw. eines Catecholaminüberschusses modifizieren kann; umgekehrt jedoch ergeben sich erhebliche Einflußnahmen.

Morbus Addison

Ätiologie und Pathogenese: Als Ursache der primären Nebennierenrindeninsuffizienz ist bei etwa 80% der Patienten von einem Autoimmunprozeß auszugehen; 5–18% dieser Patienten weisen zusätzlich einen Typ-1-Diabetes mellitus auf (32, 60, 75). Histologische Untersuchungen zeigten ein sogar noch häufigeres Zusammentreffen von Typ-1-Diabetes und Autoimmunadrenalitis, wobei oft klinische Zeichen fehlten: 20% der Patienten mit Typ-1-Diabetes mellitus weisen post mortem eine Adrenalitis mit lymphozytärer Infiltration auf, im Gegensatz zu nur 3% von nicht diabetischen Kontrollpersonen (21). Bei Patienten, die kombiniert einen insulinpflichtigen Typ-1-Diabetes mellitus und eine primäre Nebennierenrindeninsuffizienz, einen Morbus Addison, aufweisen, ist das Vorliegen eines autoimmunen polyglandulären Syndroms (APS) anzunehmen (17, 70, 97, 117). 40–50% der Patienten mit Morbus Addison haben weitere, überwiegend endokrine autoimmunologisch ausgelöste Funktionsstörungen, wie z. B. eine Hashimoto-Thyreoiditis, eine Hyperthyreose vom Basedow-Typ, einen Diabetes mellitus Typ 1, Hypogonadismus, Hypoparathyreoidismus, Vitiligo oder eine perniziöse Anämie, die in ihrer Gesamtheit auch mit dem Terminus polyglanduläre Autoimmuninsuffizienz (auch MEDAC = multiple endocrine deficiency autoimmune candidiasis) zusammengefaßt werden. Eine Übersicht der verschiedenen Erscheinungsformen des APS vom Typ I und Typ II (auch Schmidt-Syndrom) gibt Tab. 34.**1**. Etwa die Hälfte der Patienten entwickelt als Erstmanifestation eines APS Typ II eine Nebennierenrindeninsuffizienz und erst Jahre später weitere Autoimmunerkrankungen, wie vor allem einen insulinpflichtigen Typ-1-Diabetes mellitus oder eine chronische Thyreoiditis (78). Zirkulierende Autoantikörper gegen die betroffenen endokrinen Drüsen bzw. Gewebe sind in der Regel nachweisbar (76, 111, 117, 126). Wie Bottazzo u. Mitarb. (17) sowie MacCuish u. Mitarb. (57) 1974 erstmals zeigen konnten, ist das Vorkommen von Inselzellantikörpern (ICA) deutlich höher bei Patienten mit Typ-1-Diabetes im Rahmen eines APS Typ II als bei solchen mit Typ-1-Diabetes ohne Zusammenhang mit einem APS, und auch die Persistenz von ICA scheint bei den zuerst genannten Patienten wesentlich länger zu sein (20). Während das APS Typ I als sporadische Erkrankung, aber auch als autosomal rezessive Form auftritt, sind für das APS Typ II Assoziationen mit HLA-B8 und -DR3 nachgewiesen. Ein erhöhtes Erkrankungsrisiko für das APS Typ II wird auch bei Expression von HLA-DR4 beschrieben (70). Die HLA-Spezifitäten DR2, DR5 und DR7 hingegen sind protektiv vor allem für das Auftreten eines Morbus Addison. Insbesondere Untersuchungen der DQ-Allele werden die Einschätzung des Erkrankungsrisikos nicht nur für den Typ-1-Diabetes mellitus selbst, sondern vor allem auch in Kombination mit anderen endokrinen Autoimmunerkrankungen des APS Typ II besser bewerten lassen. So konnte gezeigt werden, daß Patienten mit einem Morbus Addison und Typ-1-Diabetes das Hochrisikoallel HLA-DQB1*0302 tragen. Dieses Allel ist ein typisches Merkmal des Typ-1-Diabetes (14, 15) (s. auch Kap. 2).

Tabelle 34.**1** Häufigkeit der verschiedenen klinischen Manifestationen bei Typ I und Typ II des autoimmunen polyglandulären Syndroms (APS) (aus Neufeld, M., N.K. Maclaren, R.M. Blizzard: Medicine 60 [1981] 355)

Erkrankung	APS I (n = 106)		APS II (n = 224)	
	n	%	n	%
Morbus Addison	71	67	224	100
chronische mukokutane Kandidose	82	78	0	0
Hypoparathyreoidismus	87	82	0	0
Immunthyreopathie	11	10	154	69
Typ-I-Diabetes mellitus	2	2	117	52
Vitiligo	10	9	10	4,5
Hypogonadismus	13	12	8	3,5
Alopezie	28	26	1	0,5
perniziöse Anämie	16	15	1	0,5
Malabsorption	26	24	0	0
chronische aktive Hepatitis	12	11	0	0
autoimmune Hypophysitis	+	+	+	+
Myasthenia gravis	0	0	+	+
Erkrankungsalter	Kindheit		Erwachsene	
HLA-Assoziation	keine		B8, DR3, DR4	
Geschlechtsverhältnis (weiblich/männlich)	61/45 (1,35/1) 145/79 (1,83/1)			

+ Inzidenz nicht bekannt

Epidemiologie: Von der autoimmunologisch bedingten Form des Morbus Addison sind bevorzugt Frauen betroffen, mit einem Manifestationsalter von 30–50 Jahren (13). Bei gleichzeitigem Bestehen eines Morbus Addison mit einem Typ-1-Diabetes ist die Geschlechtsverteilung allerdings gleich (60).

Klinik: Aus klinischer Sicht steht bei Diabetikern, die einen Morbus Addison entwickeln, eine ausgeprägte Neigung zu teilweise schweren Hypoglykämien im Vordergrund. Hierfür ist vor allem eine gesteigerte Insulinsensitivität verantwortlich, die wiederum durch eine als Folge des Hypokortizismus verminderte Glukoneogenese ausgelöst wird. Gleichzeitig ist der Insulinbedarf der Patienten deutlich geringer.

Therapie: Nach suffizienter Substitutionsbehandlung mit Glucocorticoiden besteht bei den Patienten eine vermehrte Hypoglykämieneigung nicht mehr, und der tägliche Insulinbedarf entspricht in der Regel den vor Beginn der Nebennierenerkrankung eingesetzten Dosierungen (60).

Hyperkortizismus

Pathogenese und Klinik: Die klinischen Folgen eines chronischen Glucocorticoidüberschusses für den Kohlenhydratstoffwechsel der betroffenen Patienten sind, unabhängig von der jeweiligen Genese des Hyperkortizismus, immer gleichartig. Sowohl die hypophysäre ACTH-Überproduktion beim Morbus Cushing als auch das Cushing-Syndrom bei ektoper ACTH-Produktion bzw. Cortisolüberproduktion der Nebennierenrinde oder exogen zugeführte Glucocorticoide verursachen eine pathologische Glucosetoleranz bei bis zu 85% und einen manifesten, zumeist nicht insulinpflichtigen Diabetes mellitus, bei etwa 25% der Patienten (91).

Bei Patienten mit einem bereits bestehenden Diabetes mellitus kommt es zu einer deutlichen Verschlechterung der Stoffwechseleinstellung, wenn zusätzlich ein Hyperkortizismus auftritt. Der tägliche Insulinbedarf der Patienten steigt erheblich. Ursachen der gestörten Glucosetoleranz bei Hyperkortizismus sind eine durch die Corticoide gesteigerte Gluconeogenese und zunehmende Insulinresistenz mit entsprechend nachweisbarer Hyperinsulinämie (60, 91, 115).

Therapie: Bei zuvor diätetisch oder mit oralen Antidiabetika behandelten Patienten ist die Umstellung auf eine Insulintherapie fast immer unumgänglich. Eine Normalisierung des Kohlenhydratstoffwechsels bzw. eine Stabilisierung der Stoffwechseleinstellung bei Patienten mit schon bestehendem Diabetes läßt sich durch die entsprechende, zumeist operative Therapie des Hyperkortizismus bzw. Reduktion der exogen zugeführten Cortiocoidtherapie nahezu immer erreichen (Abb. 34.**2**).

Conn-Syndrom

Klinik: Leitsymptome des primären Hyperaldosteronismus aufgrund eines Nebennierenadenoms der Zona glomerulosa oder bei bilateraler Hyperplasie der Nebennieren sind die Hypertonie und die Hypokaliämie der Patienten. Ein typisches Erscheinungsbild der Erkrankung darüber hinaus existiert nicht (13). Etwa 50% der Patienten mit einem primären Hyperaldosteronismus haben eine leichte Störung der Glucosetoleranz, wobei ein manifester Diabetes mellitus sehr selten auftritt und in der Regel keine Insulinbehandlung notwendig macht. Die eingangs erwähnte charakteristische Hypokaliämie ist wahrscheinlich die Ursache einer verminderten Insulinausschüttung und Störung der Glucosetoleranz (41, 60) bei Patienten mit Hyperaldosteronismus.

Therapie: Die Glucosetoleranzstörung läßt sich nach ausreichender Kaliumsubstitution und erfolgreicher Behandlung des Hyperaldosteronismus vollständig normalisieren.

Phäochromozytom

Pathogenese und Klinik: Den Catecholaminen ist bei Patienten mit Diabetes mellitus als wichtigen Hormonen der körpereigenen Gegenregulation bei einer Hypoglykämie eine große Bedeutung beizumessen (Kap. 19).

Das sich aus den chromaffinen Zellen des Nebennierenmarks oder selten aus den sympathischen paravertebralen Ganglien entwickelnde Phäochromozytom bzw. -bla-

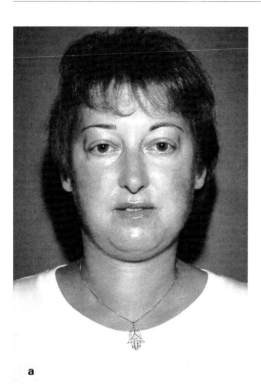

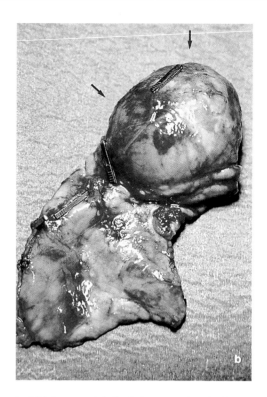

Abb. 34.**2** 35jährige Patientin mit gestörter Glucosetoleranz und typischem klinischen Erscheinungsbild im Rahmen eines Cushing-Syndroms (**a**) mit Cortisol produzierendem Nebennierenrindentumor, der erfolgreich operativ entfernt werden konnte (**b**) (photographische Dokumentation des Operationspräparates: Prof. Encke und Prof. Dr. Wenisch, Zentrum der Chirurgie, Klinikum Frankfurt).

stom mit Überproduktion von Adrenalin und/oder Noradrenalin, selten Dopamin, stellt eine zwar seltene, jedoch bei den benignen Formen eine heilbare Ursache des Hochdrucks dar. Bis zu 75% der Patienten mit einem Phäochromozytom haben eine Störung der Glucosetoleranz, gehäuft auch einen meist nicht insulinpflichtigen Diabetes mellitus. Ursächlich hierfür sind sowohl eine durch die Catecholamine verstärkte Glykogenolyse als auch eine Hemmung der Insulinsekretion durch die ständige Erregung der α-Rezeptoren (42, 60).

Therapie: Auch hier läßt sich die Störung des Glucosestoffwechsels durch suffiziente Therapie des hormonproduzierenden Tumors beseitigen.

Schilddrüse

Pathologische Schilddrüsenfunktion

Pathogenese: Eine sehr schlechte Stoffwechseleinstellung bzw. Entgleisung des Patienten mit Typ-1- und Typ-2-Diabetes mellitus führt, wie auch andere schwere Krankheitszustände, zu Veränderungen des Schilddrüsenhormonstoffwechsels im Sinne eines „Niedrig-T_3-Syndroms" (48, 58). Dabei finden sich typischerweise erniedrigte Werte für das Serum-T_3 (Trijodthyronin) und erhöhte Werte für das biologisch inaktive rT_3 (reverses T_3), während Serum-T_4 (Thyroxin) und basales sowie im TRH-Test stimuliertes TSH in aller Regel im Normalbereich liegen. Nur bei Patienten mit einer Ketoazidose sowie bei neu entdeckten Typ-2-Diabetikern wurde auch ein verminderter TSH-Anstieg nach TRH-Gabe beschrieben (48, 74). Offenbar ist eine verminderte Aktivität der 5'-Monodejodinase verantwortlich für die charakteristischen Hormonveränderungen des „Niedrig-T_3-Syndroms", dessen Bedeutung heute noch nicht endgültig geklärt ist, das aber nicht als Hypothyreose, sondern viel eher im Sinne eines Schutzmechanismus eingestuft werden sollte.

Therapie: Die Schilddrüsenhormonwerte normalisieren sich nach Stabilisierung der Stoffwechsellage der Diabetiker vollständig (26, 49, 98). Eigene Untersuchungen bei Typ-1-Diabetikern der endokrinologischen und Diabetikerambulanz des Klinikums Frankfurt bestätigten diese Daten und sind zusammenfassend in Abb. 34.**3** dargestellt.

Es ist davon auszugehen, daß eine spezifische Behandlung nicht sinnvoll ist. Bei Normalisierung bzw. Verbesserung der Stoffwechselsituation normalisieren sich gleichzeitig die zuvor veränderten Schilddrüsenfunktionswerte zurück in den Normalbereich (118).

Hyperthyreose

Pathogenese und Epidemiologie: Eine gestörte Glucosetoleranz wird bei bis zu 57% der Patienten mit unbehandelter Hyperthyreose, ein manifester Diabetes mellitus bei 2–3,3% dieser Patienten gefunden (68). Die Störung des Glucosestoffwechsels bei Hyperthyreose wird sowohl durch eine vermehrte intestinale Glucoseaufnahme als auch durch eine verminderte Insulinsekretion und herabgesetzte Insulinsensitivität in der Peripherie erklärt (35, 68). Darüber hinaus verstärken eine pathologische Glucagonfreisetzung und vermehrte Glykogenolyse in der Leber die Glucosetoleranzstörung (52, 89). Nach Erreichen einer euthyreoten Stoffwechsellage durch suffiziente Therapie der Hyperthyreose normalisiert sich der Kohlenhydratstoffwechsel der Patienten vollständig. Die Häufigkeit des Auftretens einer Hyperthyreose bei bestehendem Diabetes mellitus liegt insgesamt etwa vergleichbar hoch bzw. geringgradig höher als bei nicht diabetischen Kontrollpersonen (35, 60). Eine erhöhte Inzidenz des gemeinsamen Auftretens eines Typ-1-Diabetes mit der immunologisch ausgelösten Hyperthyreose vom Typ des Morbus Basedow mit und ohne endokrine Ophthalmopathie (Abb. 34.**4**) wird aus den bereits oben aufgeführten Zusammenhängen des APS Typ II verständlich (Tab. 34.**1**) (7, 50, 70) und ist für die Post-partum-Periode von Patientinnen mit Typ-1-Diabetes mellitus beschrieben (34).

Klinik und Diagnose: Das Auftreten einer Hyperthyreose bei schon bestehendem Diabetes mellitus ist problematisch, da es vor allem in Abhängigkeit von der Zeitdauer der Hyperthyreose (88) zu einer meist ausgeprägten Verschlechterung der Stoffwechsellage kommt. Da die klinischen Symptome der Hyperthyreose und der entgleisenden diabetischen Stoffwechsellage (wie z. B. Gewichtsverlust, Unruhe und Abgeschlagenheit) zum Teil ähnlich sind und laborchemisch ein „Niedrig-T_3-Syndrom" die an sich hohen Serum-T_3-Werte der Hyperthyreose „maskieren" kann, sind schwerwiegende Fehlinterpretationen der akuten Situation des Patienten denkbar. Die Kontrolle der Stoffwechseleinstellung des Diabetikers mit der Fructosaminbestimmung kann falsch normale Werte zeigen, da es als Folge der Hyperthyreose zum Absinken der Fructosaminwerte kommt (27, 94) (Kap. 5).

Therapie: Die entgleiste Stoffwechselsituation, die eine stark erhöhte tägliche Insulinzufuhr des Diabetikers mit unbehandelter Hyperthyreose notwendig macht, läßt sich nach erfolgreicher Therapie der Schilddrüsenüberfunktion mit konservativ-medikamentösen und/oder definitiven Behandlungsmaßnahmen (Schilddrüsenoperation/Radio-jodbehandlung) wieder völlig stabilisieren (60, 79). Dabei sollten diejenigen Patienten, die ihre Hyperthyreose aufgrund einer Schilddrüsenautonomie entwickeln, wegen der hier immer fehlenden Remission der Erkrankung grundsätzlich definitiv behandelt werden, während Patienten mit einer immunologisch ausgelösten Hyperthyreose Typ Basedow bei der Erstmanifestation der Schilddrüsenüberfunktion einer konservativen Langzeittherapie bis zum Erreichen der bei etwa 50% der Patienten möglichen Remission zugeführt werden können (19, 90, 96, 101–103).

Hypothyreose

Pathogenese und Therapie: Patienten mit manifester Hypothyreose (Abb. 34.**5**) weisen im oralen Glucosetoleranztest geringgradig verminderte Serumglucosewerte auf. In der Regel kommt es klinisch nicht zur Hypoglykämieentwicklung. Bei Patienten mit schon bestehendem Diabetes mellitus und sich neu entwickelnder Hypothyreose sinkt der tägliche Insulinbedarf bei gleichzeitig vermehrter Hypoglykämieneigung. Ursächlich hierfür ist eine gesteigerte Insulinsensitivität bei hypothyreoter Stoffwechsellage sowie eine herabgesetzte gastrointestinale Motilität und Glucoseaufnahme (52, 54, 60). Die Substitution mit einem Schilddrüsenhormonpräparat führt zur völligen Stabilisierung der Stoffwechsellage des Patienten mit Diabetes mellitus.

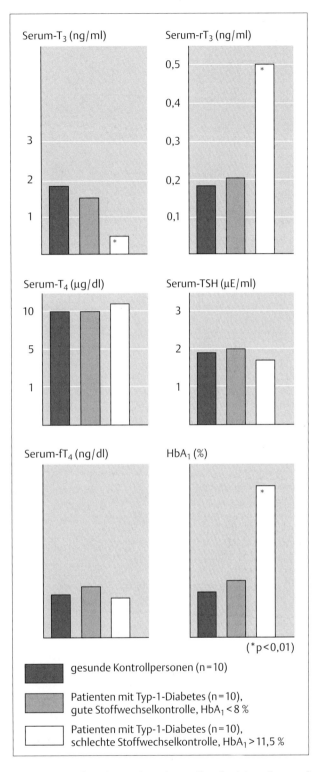

Abb. 34.**3** Einfluß der Qualität der Stoffwechseleinstellung auf verschiedene Parameter der Schilddrüsenfunktion bei Patienten mit Typ-1-Diabetes mellitus. rT3 = reverses, fT$_3$ = freies T$_3$.

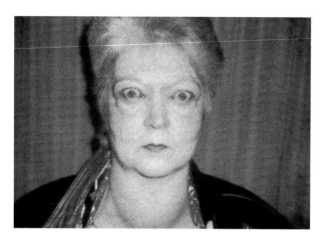

Abb. 34.**4** 44jährige Patientin mit Hyperthyreose vom Typ des Morbus Basedow, Struma diffusa des Grades II und endokriner Ophthalmopathie Stadium IV.

Epidemiologie: Auf die hohe Prävalenz pathologischer Befunde in der Schilddrüsendiagnostik bei Typ-1-Diabetikern wird von verschiedenen Autoren hingewiesen. So weisen etwa 3% der Typ-1-Diabetiker eine manifeste Hypothyreose auf; 13–34% der Patienten mit Typ-1-Diabetes mellitus, vor allem Kinder und Jugendliche, haben positive Befunde für mikrosomale Schilddrüsenantikörper bzw. gegen die Schilddrüsenperoxidase bei gleichzeitig erhöhten TSH-Werten (35, 60, 63, 68, 104). McKenna u. Mitarb. (61) fanden bei Kindern mit Typ-1-Diabetes mellitus in 7% eine Schilddrüsenfunktionsstörung.

Diagnose: Aufgrund des gehäuften gemeinsamen Auftretens eines Typ-1-Diabetes mit anderen Autoimmunerkrankungen im Rahmen des APS (Tab. 34.1) sollte eine autoimmunologisch ausgelöste Hypothyreose wie z. B. die Hashimoto-Thyreoiditis rechtzeitig erkannt und bei der Erstdiagnose des Typ-1-Diabetes mellitus immer auch die Schilddrüsenfunktion mituntersucht werden. Diese Kontrollen, die die Bestimmung des basalen Serum-TSH-Wertes sowie der Autoantikörper gegen Schilddrüsenmikrosomen bzw. gegen Schilddrüsenperoxidase einschließen sollten, sind bei Patienten mit einem Typ-1-Diabetes jährlich einmal zu wiederholen. Die Bedeutung solcher Kontrollen wird da-

durch unterstrichen, daß z. B. die Wachstumsrate bei diabetischen und bisher klinisch euthyreoten Kindern mit Struma und basal erhöhten TSH-Werten signifikant erniedrigt ist und erst nach Substitution mit Schilddrüsenhormon auf ein Normalmaß im Vergleich zu gesunden gleichaltrigen Kindern ansteigt (25).

Auch bei Familienangehörigen ist ein Screening auf Autoimmunerkrankungen angezeigt, da Untersuchungen bei Typ-1-Diabetikern, ihren Familienmitgliedern und Kontrollpersonen eine klinische Relevanz bzw. einen prädiktiven Wert der Antikörperbestimmung (z. B. Antikörper gegen Schilddrüsenmikrosomen, Nebennierenrindengewebe, Parietalzellen) für eine Dysfunktion der entsprechenden Organe zeigten (24, 62). Besondere Aufmerksamkeit und entsprechende Kontrollen der Schilddrüsenfunktion und Autoantikörper sollten auch Typ-1-Diabetikerinnen im Verlauf der Gravidität und Stillperiode gewidmet werden, da aktuelle Untersuchungen auf ein vermehrtes Auftreten autoimmunologisch ausgelöster Schilddrüsenveränderungen wie z. B. einer Post-partum-Thyreoiditis bei diesen Patientinnen hinweisen (11, 44, 67).

Gonaden

Die bei ungefähr 50% der Männer mit einem Diabetes mellitus auftretenden sexuellen Störungen – 75% davon betreffen Erektionsstörungen – sind in der Regel nicht Ausdruck einer hormonellen Dysregulation, sondern durch das Vorliegen einer autonomen Neuropathie im Bereich des Plexus pelvicus und vaskulärer Veränderungen bedingt (2, 7, 60) (s. auch Kap. 29). Obwohl die Fertilität diabetischer Männer grundsätzlich nicht vermindert ist, so wird doch eine herabgesetzte Konzeptionsrate auch bei nicht diabetischen Frauen aufgrund einer beeinträchtigten Kopulationsfähigkeit gefunden (99, 100). Im folgenden sollen Veränderungen der Gonadotropinsekretion bei Patienten mit Diabetes beschrieben werden.

Pathologische Gonadotropinsekretion

Frauen: Obwohl Störungen der Menstruation im Sinne einer Amenorrhö, Oligomenorrhö und anovulatorische Zyklen bei Diabetikerinnen gehäuft auftreten und eine Beeinträchtigung des Regelkreises Hypothalamus-Hypophysenvorderlappen-Gonaden damit wahrscheinlich wird, liegen hierzu keine umfassenden klinischen Untersuchungen vor (31, 80, 112).

Die basale Gonadotropinsekretion liegt bei diesen Frauen im Normbereich bis leicht erniedrigt, bei zum Teil vermindertem Anstieg von LH (luteinisierendem Hormon) nach LHRH-Gabe (luteinizing hormone releasing hormone). Die Werte von FSH (follikelstimulierendem Hormon) hingegen werden basal und stimuliert im Testverlauf regelrecht gefunden. Auch durch eine Stabilisierung der diabetischen Stoffwechsellage konnte bei einem Kollektiv von Typ-1-Diabetikerinnen mit hypogonadotroper sekundärer Amenorrhö weder eine normale Menstruation noch eine Normalisierung der LH-Werte erreicht werden (80). Experimentelle Untersuchungen zeigten bei weiblichen diabetischen Ratten deutlich verminderte Werte von GnRH (gonadotropin releasing hormone) bei noch intakter Hypophysenvorderlappenfunktion und weisen somit eher auf eine ursächliche Stö-

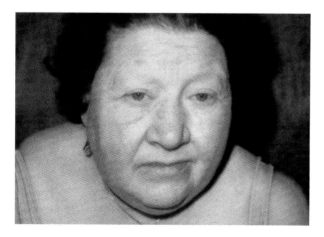

Abb. 34.**5** 64jährige Patientin mit manifester Hypothyreose aufgrund einer Hashimoto-Thyreoiditis.

rung der Gonadenfunktion auf hypothalamischer Ebene bei Diabetes mellitus hin (119), die durch Substitutionsbehandlung mit Östrogenpräparaten nicht normalisiert wird (120). Allerdings finden sich Zyklusstörungen bei Diabetikerinnen gehäuft bei Stoffwechselentgleisungen, so daß als das Therapieziel eine möglichst stabile normnahe Blutzuckereinstellung angestrebt werden sollte, vor allem im Hinblick auf eine geplante Konzeption (105). Eine hohe Inzidenz polyzystischer Ovarien wird bei jungen Typ-1-Diabetikerinnen mit Menstruationsstörungen, einem erhöhten Bodymassindex und erhöhten HbA$_{1c}$-Werten gefunden, die gleichzeitig ein erniedrigtes sexhormon-bindendes Globulin sowie erniedrigte IGF-I- und erhöhte IGFBP-Spiegel aufweisen (4, 33). Einige dieser Patienten haben eine Acanthosis nigricans. Möglicherweise stimuliert der Hyperinsulinismus dieser Patientinnen die Androgenproduktion durch die Ovarien.

Bei **Männern** mit insulinpflichtigem Diabetes mellitus scheinen kurzzeitige Stoffwechselschwankungen die Gonadotropinsekretion nicht zu beeinflussen (122). Allerdings ergaben bisher Untersuchungen der Gonadotropinsekretion bei diabetischen Männern mit Impotenz uneinheitliche, nicht weiterführende Daten.

Die basal und mit TRH bzw. Metoclopramid stimulierte **Prolactinsekretion** liegt bei Kindern, Männern und regelmäßig menstruierenden Frauen mit einem Typ-1-Diabetes mellitus meist im Normbereich (31). Lediglich Diabetikerinnen mit einer Amenorrhö weisen zu niedrige basale und stimulierte Prolactinwerte auf, möglicherweise als Ausdruck einer erhöhten zentralen dopaminergen Aktivität als Ursache der Menstruationsstörung (31).

Hypogonadismus

Murray u. Mitarb. (72) fanden bei Männern mit Typ-1-Diabetes mellitus und Impotenz trotz guter Stoffwechselkontrolle die Konstellation eines primären Hypogonadismus mit basal erhöhten LH-Werten bei gleichzeitig niedrigen Testosteronbefunden, so daß eine entsprechende Substitutionstherapie eingeleitet wurde. In weiteren umfassenderen Studien muß die Wertigkeit der beschriebenen Befunde geklärt werden. Insbesondere ergibt sich aufgrund des spärlichen Datenmaterials derzeit keine Möglichkeit, die dargestellten Veränderungen der Gonadotropinsekretion bei Diabetikerinnen verläßlich zu deuten und gegebenenfalls eine therapeutische Konsequenz zu ziehen.

Auf das vermehrte Auftreten eines primären oder – als Folge einer autoimmunen Hypophysitis – sekundären Hypogonadismus bei Typ-1-Diabetikern im Rahmen eines APS wurde bereits hingewiesen (Tab. 34.**1**).

Andere, diabetesunabhängige Ursachen eines primären oder sekundären Hypogonadismus sind selbstverständlich entsprechend der jeweiligen Grunderkrankung zu behandeln wie bei nicht diabetischen Personen.

HANP-(humanes atriales natriuretisches Peptid) sowie Endothelinausschüttung

Zur Frage, welche Rolle das **HANP** bei Patienten mit Diabetes mellitus für die Pathogenese von Hypertonie und Nephropathie spielt sowie welchen Stellenwert erhöhte HANP-Spiegel als diagnostischer Parameter zur Früherkennung einer sich

entwickelnden diabetischen Nephropathie haben, wurden Plasmakonzentrationen des HANP bei Typ-1- und Typ-2-Diabetes-Patienten untersucht (45, 82, 95). Patienten mit beginnender und manifester Nephropathie hatten höhere HANP-Konzentrationen als Normalpersonen bzw. Patienten mit normaler Nierenfunktion, wenn sich bereits erhöhte Blutdruckwerte zeigten (82). Die HANP-Konzentrationen scheinen bei Diabetikern sehr viel empfindlicher mit einem Anstieg der Werte auf eine sich entwickelnde Hypertonie zu reagieren (45). Eine Korrelation zwischen den HANP-Konzentrationen, dem Alter der Patienten, der Diabetesdauer oder den Stoffwechselparametern wird verneint (45, 95).

Erhöhte HANP-Spiegel im Plasma sind keine essentielle Voraussetzung für die Entwicklung einer Nephropathie bei Typ-1-Diabetikern, sondern vielmehr Folge des im Zusammenhang mit der Albuminurie auftretenden Blutdruckanstieges (47).

Verschiedene Studien zeigen, daß **Endothelin**, ein von Endothelzellen produziertes vasokonstriktiv wirkendes Peptid (6, 114), mit erhöhten Spiegeln häufiger bei Typ-1-Diabetikern mit langer Krankheitsdauer und gleichzeitig bestehender Hypertonie gefunden wird, wobei erhöhte Endothelinspiegel bei Patienten mit Diabetes mellitus ein Risikofaktor für die Entwicklung von Folgeerkrankungen des Diabetes zu sein scheinen (114).

Knochenstoffwechsel

Typ-1-Diabetes: Eine verminderte Knochendichte, eine Osteopenie, wird in tierexperimentellen Untersuchungen (18) und bei Patienten mit einem Typ-1-Diabetes mellitus beschrieben (40, 69, 106). Bei teilweise widersprüchlichen Literaturangaben ist entscheidend für die Entwicklung der Knochenveränderungen dabei vor allem die Erkrankungsdauer und weniger die Qualität der Stoffwechseleinstellung. (22, 71, 106). Allerdings wurde bei den untersuchten Patienten keine Zunahme der Frakturrate festgestellt (65).

Typ-2-Diabetes: Repräsentative prospektive Studien zur Frage der Osteopenie bei Typ-2-Diabetikern liegen nicht vor und sind insbesondere dadurch erschwert, daß bei diesem Patientenkollektiv aufgrund des höheren Manifestationsalters der Erkrankung auch andere Ursachen einer Osteopenie, wie z. B. die Postmenopause, eine erhebliche Rolle spielen (18, 106). Inwieweit hohe Insulinspiegel von Patienten mit Adipositas und Typ-2-Diabetes für die hier offensichtlich gesteigerte Knochendichte verantwortlich sind, muß in weiteren Studien untersucht werden (18, 106).

Endokrin aktive enteropankreatische Tumoren

Sezernierte Substanzen: Enteropankreatische Tumoren, die sich aus den Zellen des APUD-Systems (amine and precursor uptake and decarboxylation) zusammensetzen, können Hormone (wie z. B. Glucagon, Gastrin, Cholecystokinin, gastric inhibitory polypeptide = GIP), neurokrine Faktoren (wie vasoactive intestinal polypeptide = VIP) oder parakrine Faktoren (Somatostatin) sezernieren (85, 90). Die entsprechenden Erkrankungen sind sehr selten, können zum Teil jedoch mittels ihrer spezifischen Sekretionsprodukte zu erheblichen Störungen des Kohlenhydratstoffwechsels führen (23). Im folgenden sollen Veränderungen der Glucosetoleranz bei Patienten mit Glukagonom, Somatostatinom und VIP dargestellt werden.

Die vermehrte **Glucagonsekretion** von A-Zellen des Pankreas bei Vorliegen eines häufig maligne entarteten Glukagonoms führt neben zahlreichen schweren klinischen Symptomen meist zu einem manifesten Diabetes mellitus. Dieser wird überwiegend von einer durch die Hypersekretion von Glucagon gesteigerten Gluconeogenese verursacht und zeigt zumeist einen milden Verlauf ohne ketoazidotische Entgleisung (53).

Bei Vorliegen des äußerst seltenen **Somatostatinoms** kommt es als Folge der erhöhten Somatostatinkonzentration zu einer Hemmung der Insulinsekretion und oft zu einem manifesten, milde verlaufenden Diabetes mellitus, der bei suffizienter Therapie des Grundleidens völlig reversibel ist (30).

Auch im Rahmen eines Verner-Morrison-Syndroms mit **VIP-produzierendem Pankreastumor** besteht als Ausdruck einer aktivierten Glykogenolyse in der Leber bei etwa 50% der Patienten eine diabetische Stoffwechsellage, die sich, wie bei den anderen endokrin aktiven enteropankreatischen Tumoren, im Falle einer erfolgreichen Therapie normalisieren läßt (90, 93, 123).

Zur Problematik des GLP-1 (= glucagon-like peptide 1) s. Kap. 9 und 33.

Verschiedene weitere endokrine Erkrankungen

In diesem Zusammenhang soll das seltene, autosomal rezessiv vererbte **DIDMOAD-Syndrom** (Diabetes insipidus, Diabetes mellitus Typ 1, optic atrophy, deafness) erwähnt werden. Hierbei entwickelt sich bereits in der Kindheit der Diabetes mellitus Typ 1 und erst zu einem späteren Krankheitszeitpunkt zusätzlich ein Diabetes insipidus. Grundsätzlich können gleichartige klinische Symptome wie z. B. Polydipsie oder Polyurie die Diagnostik bei kombiniertem Auftreten von Diabetes mellitus und Diabetes insipidus erschweren (83).

Zweitens soll auf das **POEMS-Syndrom** (Polyneuropathie, Organomegalie, Endokrinopathie, Myelom, Protein und Hautveränderungen [skin]) hingewiesen werden, das unter anderem durch einen primären Hypogonadismus und Diabetes mellitus auf nicht autoimmunologischer Basis charakterisiert wird (8).

Folgerungen

Bei Patienten mit Typ-1- und Typ-2-Diabetes mellitus können **verschiedene endokrine Erkrankungen** durch Veränderungen der Sekretion, des Metabolismus, der Ausscheidung oder Bioverfügbarkeit von Hormonen ausgelöst werden sowie durch diabetische Folgeerkrankungen wie eine autonome Neuropathie oder eine Makro- und Mikroangiopathie auftreten. Typ-1-Diabetiker weisen gehäuft weitere Immunendokrinopathien auf. Zahlreiche endokrine Erkrankungen beeinflussen Stoffwechselvorgänge und können eine gestörte Glucosetoleranz verursachen.

Erhöhte Wachstumshormonkonzentrationen (HGH) werden bei Patienten mit Typ-1- und Typ-2-Diabetes mellitus, vor allem bei pubertierenden Kindern im Zusammenhang mit einer schlechten Stoffwechsellage, gefunden.

Die sekretorischen HGH-Peaks sind stärker ausgeprägt und häufiger, da eine verminderte negative Rückkopplungshemmung von Hypothalamus und Hypophyse durch IGF-I besteht. Diese erhöhten HGH-Konzentrationen tragen zu einer weiteren Verschlechterung der Blutzuckereinstellung bei, verstärken die Insulinresistenz, sind maßgeblich für das Auftreten des „Dawn-Phänomens", der morgendlichen präprandialen Hyperglykämie, verantwortlich und spielen möglicherweise auch eine Rolle in der Pathogenese der diabetischen Retinopathie.

Der Diabetes mellitus beeinflußt die Wachstumshormon-IGF-I-Achse auf verschiedenen Ebenen: Insulin reguliert die Wachstumshormonrezeptoren und die Bildung von IGF-I, inhibiert die Produktion von IGF-I bindendem Protein (IGFBP-I). Daher kommt es bei Typ-1-Diabetes zu einer Reduktion von biologisch aktiven IGF-I-Spiegeln und damit Wachstumsstörungen.

30% der Patienten mit einer **Akromegalie** haben aufgrund der Insulinresistenz eine Störung der Glucosetoleranz oder einen Typ-2-Diabetes mellitus, die nach effektiver Therapie verschwinden.

Ein Wachstumshormonmangel kann vor allem in Kombination mit einem Ausfall der adrenokortikotropen Achse bei insulinpflichtigen Diabetikern zu schweren rezidivierenden Hypoglykämien führen.

Eine Assoziation des Typ-1-Diabetes mit **verschiedenen anderen organspezifischen Autoimmunerkrankungen** ist bekannt (Morbus Addison, Hypothyreose bei Autoimmunthyreoiditis, Hypoparathyreoidismus, primärer Hypogonadismus, perniziöse Anämie, Vitiligo, APS Typ II). Typisch sind humorale (zirkulierende Autoantikörper) sowie zelluläre (zellvermittelte Zelldestruktion) Autoimmunphänomene.

5–18% der Patienten mit **Morbus Addison** haben gleichzeitig einen Typ-1-Diabetes mellitus. Die Manifestation einer Nebennierenrindeninsuffizienz führt beim Diabetiker zu einer erhöhten Insulinsensitivität, sinkendem täglichen Insulinbedarf und vermehrt auftretenden Hypoglykämien.

25% der Patienten mit **Hyperkortizismus** weisen vor allem aufgrund der gesteigerten Gluconeogenese einen meist nicht insulinpflichtigen Diabetes mellitus auf. Nach erfolgreicher Behandlung normalisiert sich der Kohlenhydratstoffwechsel.

Bei schon bestehendem Diabetes mellitus führt der Hyperkortizismus zu einer ausgeprägten Verschlechterung der Blutzuckereinstellung der Patienten.

Etwa 50% der Patienten mit einem **Conn-Syndrom** haben eine reversible Störung der Glucosetoleranz, nur wenige einen Typ-2-Diabetes mellitus, wobei die Hypokaliämie der Patienten Störungen der Insulinsekretion bedingt.

Bei 75% der Patienten mit **Phäochromozytom** ist die Glucosetoleranz reversibel gestört, als Ausdruck der durch Catecholamine verstärkten Glykogenolyse und Hemmung der Insulinsekretion.

Eine schlechte Stoffwechselkontrolle ist bei Patienten mit Typ-1- sowie Typ-2-Diabetes Ursache eines gestörten Schilddrüsenhormonmetabolismus im Sinne des „**Niedrig-T$_3$-Syndroms**" (Serum-T$_3$ erniedrigt, reverses-T$_3$ erhöht, Serum-T$_4$ normal). Eine spezifische Therapie ist nicht erforderlich. Die Werte normalisieren sich nach Stabilisierung der Blutzuckereinstellung.

Die **Hyperthyreose** löst bei nicht diabetischen Personen nur geringgradige, nach effektiver Therapie reversible

Störungen der Glucosetoleranz aus, führt bei Patienten mit schon bestehendem Diabetes mellitus durch zunehmende Insulinresistenz und gehemmte Insulinsekretion jedoch zu einer erheblichen Verschlechterung der Stoffwechselkontrolle.

Bei Manifestation einer **Hypothyreose** sinkt der tägliche Insulinbedarf des Diabetikers. Die Autoimmunthyreoiditis ist häufiger vor allem bei Patienten mit Typ-1-Diabetes mellitus anzutreffen. Ein Screening auf andere Immunendokrinopathien, vor allem der Schilddrüse und der Nebennierenrinde, bei Typ-1-Diabetikern und deren näheren Familienmitgliedern in jährlichen Intervallen ist zu empfehlen.

Störungen der hypothalamisch-hypophysär-gonadalen Achse sind bei Patienten mit Diabetes mellitus beiden Geschlechts häufig Ursache klinischer Beschwerden wie Zyklusirregularitäten, Anovulationen sowie erektile Dysfunktion und Impotenz, vor allem aufgrund einer autonomen Neuropathie und vaskulärer Störungen. Mädchen mit Typ-1-Diabetes mellitus haben oft eine späte Menarche, im späteren Verlauf anovulatorische Zyklen und eine Oligobzw. Amenorrhö. Die Prävalenz von polyzystischen Ovarien ist vor allem bei adipösen jungen Frauen mit Insulinresistenz erhöht. Der Hyperinsulinismus kann hier die ovarielle Androgenproduktion verstärken.

Bei Patienten mit Typ-1-Diabetes mellitus wird häufiger eine **Osteopenie** in Abhängigkeit von der Erkrankungsdauer gefunden.

Erhöhte **HANP-Plasmaspiegel** sind Folge des Blutdruckanstieges bei Typ-1-Diabetikern mit Albuminurie, jedoch keine essentielle Voraussetzung für die Nephropathieentwicklung.

Störungen der Glucosetoleranz mit manifestem Diabetes mellitus werden auch bei Patienten mit endokrin aktiven **enteropankreatischen Tumoren** gefunden.

Sowohl der Typ-1- als auch der Typ-2-Diabetes mellitus finden sich häufig in Kombination mit verschiedenen endokrinen Erkrankungen. Eine schlechte Stoffwechseleinstellung des Diabetikers kann Veränderungen endokriner Parameter auslösen, die dann nicht als primäre endokrine Erkrankung gedeutet werden dürfen. Andererseits können unerwartete Stoffwechselentgleisungen auch Ausdruck einer sich neu manifestierenden endokrinen Erkrankung des Diabetikers sein und sollten zu den entsprechenden diagnostischen und therapeutischen Maßnahmen Anlaß geben. Jährliche Kontrollen zum Nachweis möglicher weiterer sich manifestierender Immunendokrinopathien im Rahmen eines APS sind bei Patienten mit einem Typ-1-Diabetes sowie auch bei ihren nahen Familienangehörigen unbedingt zu empfehlen. Besondere Aufmerksamkeit gilt hierbei autoimmunologisch ausgelösten Funktionsstörungen von Schilddrüse und Nebennierenrinde. Ebenso ist es notwendig, bei zahlreichen endokrinologischen Funktionsstörungen immer auch eine sorgfältige Kontrolle des Glucosestoffwechsels durchzuführen. Auch wenn endokrine Ursachen einer gestörten Glucosetoleranz wie z. B. die Akromegalie oder das Cushing-Syndrom eher selten anzutreffen sind, so handelt es sich doch um Erkrankungen, die in der Regel erfolgreich im Sinne einer völligen Normalisierung des Kohlenhydratstoffwechsels behandelt werden können.

Literatur

1 Adock, C. J., L. A. Perry, D. R. M. Lindsell el al.: Menstrual irregularities are more common in adolescents with type 1 diabetes: association with poor glyaemic control and weight gain. Diabet. Med. 11 (1994) 465–70

2 Alexander, W. D.: Sexual function in diabetic men. In Pickup, J. C., G. Williams: Textbook of Diabetes, 2nd ed. Blackwell, Oxford 1997 (pp. 59.1)

3 Allolio, B., H. M. Schulte: Praktische Endokrinologie. Urban & Schwarzenberg München 1996

4 Amiel, S. A., R. S. Sherwin, R. L. Hintz, J. M. Gertner, M. Press, W. V. Tamborlane: Effect of diabetes and its control on insulin-like growth factor in the young subject with type 1 diabetes. Diabetes 33 (1984) 1175

5 Arends, J., M. L. Wagner, B. L. Willms: Cholinergic muscarinic receptor blockade suppresses arginine and exercise-induced growth hormone secretion in type 1 diabetic subjects. J. clin. Endocrinol. 66 (1988) 389

6 Arendt, R. M., U. Wilbert-Lampen, K. Suhler: Immunoreaktives Endothelin zirkuliert im menschlichen Plasma und ist deutlich erhöht bei Patienten mit familiärer Hypercholesterinämie, nicht aber bei Patienten mit insulinabhängigem Diabetes mellitus. Klin. Wschr. 68, (Suppl. 29) (1990) 85

7 Armitage, M., J. Franklyn, L. Scott-Morgan, J. Pfarr, D. Q. Borsey, M. Sheppard, T. J. Wilkin: Insulin autoantibodies in Graves' disease – before and after carbimazole therapy. Diabet. Res. clin. Pract. 8 (1990) 169

8 Bardwick, P. A., N.J. Zvaifler, G. N. Gill, D. Newman, G. D. Greenway, D. L. Resnick: Plasma cell dyscrasias with polyneuropathy, organomegaly, endocrinopathy, M protein and skin changes: the POEMS syndrome. Medicine 59 (1980) 311

9 Batch, J. A., G. A. Werther: Changes in growth hormone concentrations during puberty in adolescents with insulin dependent diabetes. Clin. Endocrinol. 36 (1992) 411–416

10 Baumann, G.: Acromegaly. Endocrinol. Metab. Clin. N. Amer. 16 (1987) 685

11 Bech, K., M. Hoier-Madsen, U. Feldt-Rasmussen, B. Moller-Jensen, L. Molsted-Pedersen, C. Kuhl: Thyroid function and autoimmune manifestations in insulin-dependent diabetes mellitus during and after pregnancy. Acta endocrinol. 134 (1991) 534

12 Becker, K. L.: Prinicples and Practice of Endocrinology and Metabolism. Lippincott, Philadelphia 1990

13 Benker, G., R. Windeck, B. P. Hauffa: Nebennieren. In Reinwein, D., G. Benker: Klinische Endokrinologie und Diabetologie, 2. Aufl. Schattauer, Stuttgart 1992 (S. 181)

14 Boehm, B. O., B. Manfras, C. Rosak, M. Schöffling, M. Trucco: Aspartic acid at position 57 of the HLA-DQa-chain is protective against future development of insulin-dependent (type 1) diabetes mellitus. Klin. Wschr. 69 (1991) 146

15 Boehm, B. O., B. Manfras, S. Seidl, G. Holzberger, P. Kühnl. C. Rosak, K. Schöffling, M. Trucco: The HLA DQβ non-Asp-57 allele: a predictor of future insulin-dependent diabetes mellitus in patients with autoimmune Addison's disease. Tiss. Antigens 37 (1991) 130

16 Bottazzo, G. F., A. Florin-Christensen, D. Doniach: Islet-cell antibodies in diabetes mellitus with autoimmune polyendocrine deficiencies. Lancet 1974/II, 1279

17 Bottazzo, G. F., A. Pujol-Borell: Prinzipien und Erkrankungen durch pathologische Antigenverarbeitung. In Hesch, R.D.: Endokrinologie. Urban & Schwarzenberg, München 1989 (S. 771)

18 Boullion, R.: Diabetic bone disease. Calcif. Tiss. int. 49 (1991) 155

19 Braverman, L. F.: Werner's the Thyroid, 7th ed. Lippincott, Philadelphia 1996

20 Brogren, C. H., A. Lernmark: Islet cell antibodies in diabetes. Clin. Endocrinol. 11 (1982) 409

21 Brown, F. M., A. M. Smith, S. Longway, S. L. Rabinowe: Adrenal medullits in type I diabetes. J. clin. Endocrinol. 71 (1990) 1491

22 Bruce, R., J. C. Stevenson: Bone and mineral metabolism in diabetes. In Pickup, J., G. Williams: Textbook of Diabetes. Blackwell, Oxford 1991 (p. 771)

23 Buckanan, K. D.: APUDomas and diabetes mellitus. Baillières clin. Endocrinol. Metab. 6 (1992) 899–909

24 Burek, C. L., N. R. Rose, K. E. Guire, W. H. Hoffman: Thyroid autoantibodies in black and in white children and adolescents with type 1 diabetes mellitus and their first degree relatives. Autoimmunity 7 (1990) 157

25 Chase, H. P., S. K. Garg, R. S. Cockerham, W. D. Wilcox, P. A. Walravens: Thyroid hormone replacement and growth of children with subclinical hypothyroidism and diabetes. Diabet. Med. 7 (1990) 299

26 Chiarelli, F., S. Tumini, A. Verotti, G. Morgese: Effects of ketoacidosis and puberty on basal and TRH-stimulated thyroid hormones and TSH in children with diabetes mellitus. Horm. metab. Res. 21 (1989) 494

27 Cirillo, R., S. Balzano, E. Cossu, L. Bartalena, M. P. Solinas, M. Falcone, A. Balestrieri, E. Martino: The effect of altered thyroid function on serum fructosamine concentrations. Clin. Biochem. 21 (1988) 179

28 Cohen, R. M., W. A. Abplanalp: Resistance of growth hormone secretion to somatostatin in men with type 1 diabetes mellitus. Diabetes 40 (1991) 1251

29 Davies, R. R., S. J. Turner, K. G. M. M. Alberti, D. G. Johnston: Somatostatin analogues in diabetes mellitus. Diabet. Med. 6 (1989) 103

30 Delvalle, J., T. Yamada: Secretory tumors of the pancreas. In Sleisenger, M. H., J. S. Fordtran: Gastrointestinal Disease, 2nd ed. Saunders, Philadelphia 1988 (p. 1884)

31 Djursing, H., C. Hagen, H. C. Nyholm, J. Carstensen, A. N. Andersen: Gonadotropin responses to gonadotropin releasing hormone and prolactin responses to thyrotropin releasing hormone and metoclopramide in women with amenorrhea and insulin-treated diabetes mellitus. J. clin. Endocrinol. 38 (1983) 471

32 Eisenbarth, G. S., R. A. Jackson: The immunoendocrinopathy syndromes. In Wilson, J. D., D. W. Foster et al: Williams' Textbook of Endocrinology, 8th ed. Saunders, Philadelphia 1992 (pp. 1555–1566)

33 Franks, S.: Polycystic ovary syndrome. New Engl. J. Med. 333 (1995) 853–861

34 Gerstein, H. C.: Incidence of postpartum thyroid dysfunction in patients with type 1 diabetes mellitus. Ann. intern. Med. 118 (1993) 419–423

35 Haak, T., E. Jungmann, A. Felber, U. Hillmann, K. H. Usadel: Increased plasma levels of endothelin in diabetic patients with hypertension. Amer. J. Hypertens. 5 (1992) 161

36 Hansen, A. P., T. Ledet, K. Lundbaek: Growth hormone and diabetes. In Brown, M.: Handbook of Diabetes Mellitus, Biochemical Pathology. Wiley, Chichester 1981 (p. 231)

37 Hayford, J. T., M. M. Danney, J. A. Hendrix, R. G. Thomson: Integrated concentrations of growth hormone in juvenile onset diabetes. Diabetes 29 (1980) 391

38 Holly, J. M. P., S. A. Amiel, R. R. Sandhu, L. H. Rees, J. A. H. Wass: The role of growth hormone in diabetes mellitus. J. Endocrinol. 118 (1988) 353

39 Holly, J. M. P.: Insulin-like growth factor binding proteins in diabetic and non-diabetic states. In Flyvbjerg, A., H. Orskov. K.G.M.M. Alberti: Growth Hormone and Insulin-like Growth Factor 1 in Human and Experimental Diabetes. Wiley, Chichester 1993 (pp. 47–76)

40 Hordon, L. D., V. Wright: Endocrine disorders. Curr. Opin. Rheumatol. 3 (1991) 139

41 Howell, S. L.: The biosynthesis and secretion of insulin. In Pickup, J. C., G. Williams: Textbook of Diabetes, 2nd ed. Blackwell, Oxford 1997 (p. 81)

42 Isles, C. G., J. K. Johnson: Phaechromocytoma and diabetes mellitus: further evidence that 2 receptors inhibit insulin release in man. Clin. Endocrinol. 18 (1983) 37

43 Jadresic, A., L. M. Banks, D. F. Child, L. Diamant, F. H. Doyle, T. R. Fraser, G. F. Joplin: The acromegaly syndrome. Relation between clinical features, growth hormone values and radiological characteristics of the pituitary tumours. Quart. J. Med. 202 (1982) 189

44 Jovanovic-Petersen, L., C. M. Peterson: De novo clinical hypothyroidism in pregnancies complicated by type 1 diabetes, subclinical hypothyroidism, and proteinuria: a new syndrome. Amer. J. Obstet. Gynecol. 159 (1988) 442

45 Jungmann, E., E. Höll, C. Konzok, W. Fassbinder, K. Schöffling: Welchen pathophysiologischen Stellenwert haben erhöhte Plasmaspiegel des humanen atrialen natriuretischen Peptids bei Patienten mit Diabetes mellitus? Z. Kardiol. 77 (Suppl.) (1988) 114

46 Jungmann, E., A. Galette, B. Hopfenmüller, K.-D. Palitzsch, J. Scherberich, K. H. Usadel: Einfluß der Stoffwechseleinstellung auf renale Wirkungen des humanen atrialen natriuretischen Peptides-(95-126) (Urodilatin) bei normotensiven Patienten mit Typ-1-Diabetes mellitus. Med. Klin. 87 (1991) 242

47 Jungmann, E., S. Graeber, J. Scherberich, K. H. Usadel: Zum Einfluß des humanen atrialen natriuretischen Peptides auf die Pathogenese der Nephropathie bei Patienten mit Typ-1-Diabetes mellitus. Med. Klin. 87 (1992) 622

48 Kabadi, U. M.: Impaired pituitary thyrotroph function in uncontrolled type 2 diabetes mellitus: normalisation on recovery. J. clin. Endocrinol. 59 (1984) 521

49 Kabadi, U. M.: Serum T_3 and reverse T_3 concentrations: indices of metabolic control in diabetes mellitus. Diabet. Res. 3 (1986) 417

50 Kaino, Y., K. Kida, Y. Goto, T. Ito, H. Matsuda, T. Kohno, E. Ishikawa: Thyroglobulin antibodies in type 1 diabetic patients and their relatives-measurement with highly sensitive assay. Diabet. Res. clin. Pract. 22 (1994) 147–154

51 Kirkegaard, C., K. Norgaard, O. Snorgaard, T. Bek, M. Larsen, H. Lund-Andersen: Effect of one year continuous subcutaneous infusion of a somatostatin analogue, octreotide, on early retinopathy, metabolic control and thyroid function in type 1 (insulin-dependent) diabetes mellitus. Acta endocrinol. 122 (1990) 776

52 Kozak, G. P., R. Cooppan: Diabetes and other endocrinologic disorders. In Marble, A., L. P. Krall, R. F. Bradley, A. R. Christlieb, J. S. Soeldner: Joslin's Diabetes Mellitus, 12th ed. Lea & Febiger, Philadelphia 1985

53 Kreymann, B., S. R. Bloom: Glucagon and gut hormones in diabetes mellitus. In Pickup, J. C., G. Williams: Textbook of Diabetes. Blackwell, Oxford 1991 (p. 313)

54 Kung, A. M. C., K. S. L. Lam, K. K. Pun, C. Wang, R. T. T Yeung: Circulating somatostatin after oral glucose in hypothyroidism. J. endocrinol. Invest. 13 (1990) 401

55 Langford, K. S., J. P. Miell: The insulin-like growth factor-1/binding protein axis: physiology, pathophysiology and therapeutic manipulation. Europ. J. Clin. Invest. 23 (1993) 503–516

56 Luizzi, A., D. Dallabonzana, G. Oppizzi, M. M. Petroncini, R. Cozzi, P. G. Chiodini: Treatment of acromegaly with sandostatin. Akt. Endokrinol. Stoffw. 11 (1990) 17

57 MacCuish, A. C., E.W. Barnes, W. J. Irvine, L. J. P. Duncan: Antibodies to pancreatic islet cells in insulin-dependent diabetics with coexistent autoimmune disease. Lancet 1974/II, 1529

58 MacFarlane, I. A., M. C. Sheppard, E. G. Black, S. Gilbey, A. D. Wright: The hypothalamic-pituitary-thyroid axis in type 1 diabetes: influence of diabetic metabolic control. Acta endocrinol. 106 (1984) 92

59 MacFarlane, I. A., S. Stafford, A. D. Wright: Increased circulating radioreceptor-active growth hormone in insulin-dependent diabetics. Clin. Endocrinol. 25 (1986) 607

60 MacFarlane, I. A.: Endocrine diseases and diabetes mellitus. In Pickup, J. C., G. Williams: Textbook of Diabetes 2nd ed., vol. II. Blackwell, Oxford 1997 (p. 64.1)

61 McKenna, M. J., R. Herskowitz, J. I. Wolfsdorf: Screening for thyroid disease in children with IDDM. Diabet. Care 13 (1990) 801

62 MacLaren, N. K., W. J. Riley: Thyroid, gastric and adrenal autoimmunities associated with insulin-dependent diabetes mellitus. Diabet. Care 8, Suppl. 1 (1985) 34

63 Mariotti, S., P. Caturegli, G. Barbesino, A. Pinchera: Serum antithyroid peroxidase autoantibody in autoimmune thyroid disease. In Carayon, P., J. Ruf: Thyroperoxidase and Thyroid Autoimmunity. Colloquys INSERM Libbey Eurotext, London 1990 (p. 275)

64 Marshall, S. M., K. G. M. M. Alberti: Alterations in the growth hormone/insulin-like growth factor 1 axis in human and experimental diabetes: differences and similarities. In Flyvbjerg, A., H. Orskov, K. G. M. M. Alberti: Growth Hormone and Insulin-like Growth Factor 1 Human and Experimental Diabetes. Wiley, Chichester 1993 (pp. 23–46)

65 Melchior, T. M., H. Sorensen, C. Torp-Pedersen, T. Deckert: Fracture rates in postmenopausal insulin-treated diabetic females. Diabetologia 34, Suppl. 2 (1991) A 163

66 Merimee, T. J., J. Zapf, E. R. Froesch: Insulin-like growth factors. Studies in diabetics with and without retinopathy. New Engl. J. Med. 309 (1983) 526

67 Miyake, A., M. Tahara, K. Koike, O. Tanizawa: Decrease in neonatal suckled milk volume in diabetic women. Europ. J. Obstet. Gynecol. 33 (1989) 49

68 Mouradian, M., N. Abouriz: Diabetes mellitus and thyroid disease. Diabet. Care 6 (1983) 512

69 Mrevlye, F., B. Salobir: Bone mineral density in women with type 2 diabetes (NIDDM). Diabetologia 34, Suppl. 2 (1991) A 163

70 Muir, A., N. K. MacLaren: Autoimmune diseases of the adrenal glands, parathyroid glands, gonads, and hypothalamic-pituitary axis. Endocrinol. Metab. Clin. N. Amer. 20 (1991) 619

71 Munoz-Torres, M., J. Diaz-Perez de Madrid, F. Escobar-Jimenez, N. Ortego, A. Gonzales, C. Garcia-Calvente: Alterations of mineral metabolism in type 1 (insulin-dependent) diabetic patients. Diabetologia 34, Suppl. 2 (1991) A 164

72 Murray, F. T., H. U. Wyss, R. G. Thomas, M. Spevack, A. G. Glaros: Gonadal dysfunction in diabetic men with organic impotence. J. clin. Endocrinol. 65 (1987) 127

73 Nabarro, J. D. N.: Acromegaly. Clin. Endocrinol. 26 (1987) 481

74 Naeije, R., J. Goldstein, N. Clumeck, H. Meinhold, K. Wenzel, L. Van Haelst: A low T_3 syndrome in diabetic ketoacidosis. Clin. Endocrinol. 8 (1978) 467

75 Nerup, J.: Addison's disease - clinical studies. A report of 108 cases. Acta endocrinol. 76 (1974) 127

76 Nerup, J.: Addison's disease – serological studies. Acta endocrinol. 76 (1974) 142

77 Neufeld, M., N. K. MacLaren, R. M. Blizzard: Autoimmune polyglandular syndromes. Pediat. Ann. 9 (1980) 154

78 Neufeld, M., N. K. MacLaren, R. M. Blizzard: Two types of autoimmune Addison's disease associated with different polyglandular autoimmune (PGA) syndromes. Medicine 60 (1981) 355

79 Nijs, H. G. T., J. K. Radder, M. Frolich, H. M. J. Krans: Increased insulin action and clearance in hyperthyroid newly diagnosed IDDM patients. Diabet. Care 12 (1989) 319

80 O'Hare, J. A., B. H. Eichhold, L. Vignati: Hypogonadotropic secondary amenorrhea in diabetes: effects of central opiate blockade and improved metabolic control. Amer. J. Med. 83 (1987) 1080

81 Olsen, L. D., W. W. Winternitz: Hypopituitarism: a complication of diabetes. 5th med. J 70 (1977) 411

82 Ortalo, F. V., B. J. Ballermann, S. Anderson, R.E. Mendez, B.M. Brenner: Elevated plasma natriuretic peptide levels in diabetic rats. Potential mediator of hyperfiltration. J. clin. Invest. 80 (1987) 670

83 Page, M. M. J., A. C. Asmal, C. R. W. Edwards: Recessive inheritance of diabetes: the syndrome of diabetes insipidus, diabetes mellitus, optic atrophy and deafness. Quart. J. Med. 45 (1976) 505

84 Pietschmann, P., G. Schernthaner, A. Luger: Effect of cholinergic muscarinic receptor blockade on human growth hormone (GH)-releasing hormone-(1-44) induced GH secretion in acromegaly and type 1 diabetes mellitus. J. clin. Endocrinol. 63 (1986) 389

85 Polak, J. M., S.R. Bloom: Endocrine Tumours. The Pathobiology of Regulatory Peptide-Producing Tumours. Churchill-Livingstone, Edingburgh 1985

86 Press, M., W. V. Tamborlane, R. S. Sherwin: Importance of raised growth hormone levels in mediating the metabolic derangements of diabetes. New Engl. J. Med. 310 (1984) 810

87 Press, M., W. V. Tamborlane, M. O. Thorner et al.: Pituitary response to growth hormone releasing factor in diabetes failure of glucose-mediated suppression. Diabetes 33 (1984) 804–806

88 Raboudi, N., R. Arem, R. H. Jones, Z. Chap, J. Pena, J. Chou, J. B. Field: Fasting and postabsorptive hepatic glucose and insulin metabolism in hyperthyroidism. Amer. J. Physiol. Endocrinol. Metab. 256 (1989) 159

89 Randin, J.-P., L. Tappy, B. Scazziga: Insulin sensitivity and exogenous insulin clearance in Graves' disease. Measurement by the glucose clamp technique and continuous indirect calorimetry. Diabetes 35 (1986) 178

90 Reinwein, D., G. Benker: Klinische Endokrinologie und Diabetologie. Schattauer, Stuttgart 1992

91 Rizza, R.A., L. J. Mandarino, J. E. Gerich: Cortisol-induced insulin resistance in man: impaired suppression of glucose production and stimulation of glucose utilisation due to a postreceptor deficit of insulinisation. J. clin. Endocrinol. 54 (1982) 131

92 Rother, K. I., L. L. Levitsky: Diabetes mellitus during adolescence. Endocrinol. Metab. Clin. N. Amer. 22 (1993) 553–572

93 Said, S. I.: Vasoactive Intestinal Peptide. Advances in Peptide Hormone Research Series. Raven, New York 1982

94 Sako, Y., F. Umeda, T. Hashimoto, M. Haji, H. Nawata: Serum fructosamine in assessment of diabetic control and relation to thyroid function. Horm. metab. Res. 21 (1989) 669

95 Sawicki, P., L. Heinemann, N. Rave, M. Berger: Atrialer natriuretischer Faktor bei Patienten mit Typ-1-Diabetes mellitus in verschiedenen Stadien der diabetischen Nephropathie. Z. Kardiol. 77, Suppl. 2 (1988) 111

96 Schleusener, H., J. Schwander, C. Fischer, R. Holle, G. Holl, K. Badenhoop, J. Hensen, R. Finke, U. Bogner, W. R. Mayr, G. Schernthaner, H. Schatz, C. R. Pickardt, P. Kotulla: Prospective multicentre study on the prediction of relapse after antithyroid drug treatment in patients with Graves' disease. Acta endocrinol. 120 (1989) 689

97 Schmidt, M. B.: Eine biglanduläre Erkrankung (Nebennieren und Schilddrüse) bei Morbus Addisonii. Verh. dtsch. Ges. Pathol. 21 (1926) 212

98 Schnack, C., G. Schernthaner: Pituitary thyrotroph function and thyroid hormones in long-standing type 2 diabetes mellitus before and after insulin treatment. Exp. clin. Endocrinol. 90 (1987) 243

99 Schöffling, K.: Störungen der Keimdrüsenfunktion beim männlichen Zuckerkranken (Habilitationsschrift 1959). In Bürger-Prinz, H., H. Giese: Beiträge zur Sexualforschung. Enke, Stuttgart 1960

100 Schöffling, K., K. Federlin, H. Ditschuneit, E. P. Pfeiffer: Disorders of sexual function in male diabetics. Diabetes 12 (1963) 519

101 Schöffling K., P.-M. Schumm-Draeger: Schilddrüsensprechstunden. In Mehnert, H.: Internistische Sprechstunde. Thieme, Stuttgart 1991

102 Schumm, P.-M., K. H. Usadel, F. Schulz, J. Schumann, K. Schöffling: Konservative Therapie der Hyperthyreose. Dtsch. med. Wschr. 106 (1981) 43

103 Schumm-Draeger, P.-M., R. Senekowitsch, F.-D. Maul, H. J. C. Wenisch, C. R. Pickardt, K. H. Usadel: Evidence of in vivo iodine-induced hyperthyroidism in hyperfunctional autoimmune and autonomous human thyroid tissue xenotransplanted to nude mice. Klin. Wschr. 65 (1987) 197

104 Schumm-Draeger, P.-M., C. Niesse, B. O. Boehm, H. J. C. Wenisch, E. Jungmann, K. H. Usadel: Thyroperoxidase autoantibody (POAb) determination in healthy subjects and patients with various endocrine diseases using a novel highly sensitive assay. Europ. J. clin. Invest. 22 (1992) A 15

105 Schwedes, U.: Endokrinologische Erkrankungen bei Diabetes mellitus. In Dreyer, M., H. G. Dammann: Diabetes heute. Editio medica, Hamburg 1992

106 Selby, P. L.: Osteopenia and diabetes. Diabet. Med. 5 (1988) 423

107 Sharp, P. S., T.J. Fallon, O. J. Brazier, L. Sandler, G. F. Joplin, E. M. Kohner: Long-term follow-up of patients who underwent yttrium-90 pituitary implantation for treatment of proliferative diabetic retinopathy. Diabetologia 30 (1987) 199

108 Sharp, P. S., S. A. Beshyah, D. G. Johnston: Growth hormone disorders and secondary diabetes. Bailliéres clin. Endocrinol. Metab. 6 (1992) 819–828

109 Sharp, P. S.: Diabetic retinopathy: an analysis of the possible pathogenic roles of growth hormone and insulin-like growth hormone growth factor 1. In Flyvbjerg, A., H. Orskov, K. G. M. M. Alberti: Growth Hormone and Insulin-Like Growth Factor 1 in Human and Experimental Diabetes. Wiley, Chichester 1993 (pp. 203–228)

110 Shigemusa, C., K. Abe, S. Taniguchi, Y. Mitani, Y. Ueta, T. Adachi, K. Urabe, T. Tanaka, A. Yoshida, T. Hori, H. Mashina: The influence of diabetes mellitus on thyrotropin response to thyrotropin-releasing hormone in untreated acromegalic patients. J. endocrinol. Invest. 11 (1988) 231

111 Skordis, N., N. K. MacLaren: Immunogenetics of autoimmune polyglandular syndromes. In Liss, A. R.: Immunogenetics of Endocrine Disorders, 1988

112 Sönsken, P. H., D. Russell-Jones, R.H. Jones: Growth hormone and diabetes mellitus. A review of sixty-three years of medical research and a glimpse into the future. Horm. Res. 40 (1993) 68–79

113 Sönsken, P. H., J.M. Steel: Sexual function and contraception in diabetic women. In Pickup, J.C., G. Williams: Textbook of Diabetes, 2nd ed. Blackwell, Oxford 1997 (p. 60.1)

114 Takeda, N., M. Ishimori, K. Yasuda, T. Murai, S. Okumura, K. Yamada, H. Inouye, T. Isizuka, K. Miura: Homeostasis model assessment of insulin resistance and b-cell function in subjects with NIDDM or endocrine disorders. Diabetes 41 Suppl. 1 (1992) 173 A

115 Tamborlane, W. V., R.L. Hintz, M. Bergman, M. Genel, P. Felig, R. S. Sherwin: Insulin infusion pump treatment of diabetics. Influence of improved metabolic control on plasma somatomedin levels. New Engl. J. Med. 305 (1981) 303

116 Takahashi, K., M. A. Ghatei, H. C. Lam: Elevated plasma endothelin in patients with diabetes mellitus. Diabetologia 33 (1990) 306

117 Trence, D.C., J.E. Morley, B.S. Handwerger: Polyglandular autoimmune syndromes. Amer. J. Med. 77 (1984) 107

118 Utiger, R. D.: Altered thyroidal function in nonthyroidal illness and surgery. To treat or not to treat? New Engl. J. Med. 333 (1995) 1562–1563

119 Valdes, C. T., K. E. Elkind-Hirsch, D. G. Rogers: Diabetes-induced alterations of reproductive and adrenal function in the female rat. Neuroendocrinology 51 (1990) 406

120 Valdes, C. T., K. E. Elkind-Hirsch, D. G. Rogers, J. P. Adelman: the hypothalamic-pituitary axis of streptozotocin-induced diabetic female rats is not normalized by estradiol replacement. Endocrinology 128 (1991) 433

121 Vanelli, M., S. Bernasconi, O. Bolondi, C. Mami, E. Pandullo, M. Scaffidi, M. F. Siracusano, F. De Luca: Effects of intravenous TRH on growth hormone and cortisol serum levels in children and adolescents with insulin-dependent diabetes mellitus. J. endocrinol. Invest. 9 (1986) 293

122 Vierhapper, B., G. Grubeck-Loebenstein, P. Bratusch-Marrain, S. Panzer, W. Waldhäusl: The impact of euglycemia and hyperglycemia on stimulated pituitary hormone release in insulin-dependent diabetics. J. clin. Endocrinol. 65 (1981) 1230

123 Wenisch, H. J. C., A. Encke: Operative Strategien bei seltenen hormonaktiven und hormoninaktiven Tumoren des Pankreas und Gastrointestianltraktes. In Junginger, Th., J. Beyer: Diagnostische und operative Strategien bei endokrinen Erkrankungen. PMI, Frankfurt/Main 1990 (S. 189)

124 Wilson, J. D., D. W. Forster: Williams' Textbook of Endocrinology, 9th ed. Saunders, Philadelphia 1998

125 Winkler, G., L. Gero, T. Halmos: Arginine-induced growth hormone (HGH) response and paradoxical HGH secretion stimulated by TRH in diabetes mellitus. Acta endocrinol. 24 (1987) 109

126 Yamaguchi, Y., N. Chikuba, Y. Ueda, H. Yamamoto, H. Yamasaki, T. Nakanishi, S. Akazawa, S. Nagataki: Islet cell antibodies in patients with autoimmune thyroid disease. Diabetes 40 (1991) 319

35 Iatrogener Diabetes mellitus

B. O. Böhm und C. Rosak

Das Wichtigste in Kürze

➤ Unter dem Begriff des iatrogenen Diabetes mellitus sind Störungen des Kohlenhydratstoffwechsels mit meßbarer Blutzuckererhöhung subsumiert, die durch eine Pharmakotherapie verursacht werden.

➤ Medikamente, die potentiell zu einem iatrogenen Diabetes mellitus führen können, gehören zu den am häufigsten verordneten Arzneimitteln.

➤ Obligatorisch muß eine Blutzuckerverlaufskontrolle bei der Pharmakotherapie mit Glucocorticoiden gefordert werden.

➤ Gleiches gilt beim Einsatz von Catecholaminen im Rahmen der Intensivmedizin.

➤ Ferner ist bei Einsatz von potentiell diabetogenen Medikamenten im Verlauf an Blutzuckerkontrollen zu denken.

➤ Zu beachten ist auch, daß Medikamente, die einen iatrogenen Diabetes mellitus verursachen können, bei bekanntem Diabetes mellitus die Stoffwechseleinstellung deutlich verschlechtern können.

Einleitung

Der iatrogene Diabetes mellitus ist nach der ätiologisch orientierten Klassifikation des Expert Committee on the Diagnosis and Classification of Diabetes mellitus 1997 (Kap. 2) als eigenständige Gruppe des Diabetes einzuordnen.

Häufigkeit der einschlägigen Verordnungen: Ausgehend von der Häufigkeit der Arzneimittelverordnung bzw. der Prävalenz der zu therapierenden Erkrankungen wie arterielle Hypertension und koronare Herzerkrankung und der Verschiebung der Alterspyramide mit zunehmender Multimorbidität, gehören Medikamente, die potentiell zu einem iatrogenen Diabetes mellitus führen können, zu den am häufigsten verordneten Arzneimitteln (1, 23, 39) (Tab. 35.1).

Nebenwirkungen: Ferner ist zu beachten, daß diese Medikamente bei bereits bestehender diabetischer Stoffwechsellage diese verschlechtern können (6,38). Bei erstmaligem Auftreten einer gestörten Glucosetoleranz oder eines Diabetes mellitus nach Einsatz eines solchen Pharmakons stellt sich die Frage, ob es zu einer unerwünschten Nebenwirkung gekommen ist oder – in zufälligem zeitlichen Zusammenhang – zu einem neu manifestierten Diabetes (26, 27, 45). Folgende Mechanismen und Wirkungen, die zu einer Störung des Glucosestoffwechsels führen können, sind beschrieben worden: verminderte glucoseinduzierte Insulinsekretion (z. B. durch Diuretika), verminderte hepatische Glucoseaufnahme (z. B. durch β-Blocker) sowie veränderter zellulärer Glucosemetabolismus durch Rezeptor- und Postrezeptordefekte (z. B. Pharmakotherapie mit Glucocorticoiden).

Kontrollempfehlungen: Eine Vielzahl von Pharmaka sind bekannt (Tab. 35.1), die einen Einfluß auf den Kohlenhydratstoffwechsel haben können. Über die relativen Häufigkeiten des Auftretens eines iatrogenen Diabetes mellitus gibt es jedoch keine verläßlichen Daten, so daß prinzipiell bei Einsatz dieser Pharmaka immer an die Möglichkeit eines diabetogenen Effektes gedacht werden muß, was wiederum regelmäßige Blutzuckerkontrollen impliziert. Einzig für den Einsatz von Glucocorticoiden im Rahmen einer Pharmakotherapie ist zwingend eine regelmäßige Blutzuckerkontrolle bzw. bei Langzeitanwendung die zusätzliche Kontrolle des glykosylierten Hämoglobins (HbA$_{1c}$) zu fordern (16).

Tabelle 35.1 Liste der potentiell diabetogenen Pharmaka

Diuretika und Antihypertensiva
- Chlortalidon
- Clonidin
- Diazoxid
- Furosemid
- Thiaziddiuretika
- Spironolacton
- zentral wirksame α-Blocker
- selektive und nichtselektive β-Blocker

Hormone und hormonell wirksame Substanzen
- STH, Prolactin
- ACTH
- Glucagon
- LT$_3$, LT$_4$
- Glucocorticoide, systemisch und topisch
- Sexualsteroide
- Somatostatin und Analoga
- Catecholamine, Tokolytika

Psychoaktive Substanzen
- Haloperidol
- Lithium
- Imipramin
- Phenotiazinderivate
- Diphenylhydantoin
- trizyklische Antidepressiva

Chemotherapeutika, B-Zell-Toxine
- Alloxan
- Streptozotocin
- L-Asparaginase
- Pentamidin
- Cyclophosphamid

Andere Pharmaka
- Theophyllin
- Morphin
- Indometacin
- Antiarrhythmika
  Amiodaron
  Disopyramid

Antihypertensiva

Diuretika und Saluretika, besonders die Benzothiadiazinderivate und -analoga (Thiaziddiuretika) werden in großem Umfang zur diuretischen Therapie bei Herzinsuffizienz als Basistherapeutika zur Behandlung der Hypertonie eingesetzt bzw. sind häufig als Wirkstoffe in Kombinationspräparaten zu finden. Saluretika vermögen über eine Hypokaliämie (Kalium < 13,7 mg/dl = 3,5 mmol/l) die Insulinsekretion direkt negativ zu beeinflussen (3, 5, 9, 24, 42), eine Veränderung, die leicht durch die Gabe von Kalium oder durch die Kombinationsbehandlung mit einem kaliumsparenden Diuretikum korrigiert werden kann (20). Der diabetogene Effekt der Thiazide ist häufig nicht unmittelbar nach Therapiebeginn, sondern Wochen bis Monate nach Therapieanfang festzustellen. Schleifendiuretika erzeugen mit geringerer Wahrscheinlichkeit im Vergleich zu Thiaziddiuretika eine Glucoseintoleranz oder einen iatrogenen Diabetes mellitus (43). Für kaliumsparende Diuretika wie Spironolacton und Triamteren sind nur geringgradige Veränderungen der Glucosetoleranz beschrieben worden (15). Es ist insgesamt dabei zu beachten, daß die in den 60er und 70er Jahren durchgeführte Hochdosis-Thiazidtherapie heute nicht mehr üblich ist, so daß bei Tagesdosen von weniger als 50 mg Hydrochlorothiazid Blutzuckeranstiege mit geringerer Wahrscheinlichkeit zu beobachten waren (2). Bei der Therapie mit Diuretika, insbesondere beim bereits diabetischen Patienten, ist auf eine ausreichende Kaliumsubstitution sowie auf die bei diesen Patienten häufiger zu beobachtende hyperglykämiebedingte und durch Diuretikaeinnahme noch verstärkte Hypomagnesiämie zu achten. Studien an Muskelbiopsien konnten zeigen, daß trotz Normokaliämie und Normomagnesiämie in Plasma in einem der wichtigsten Zielgewebe der Insulinwirkung durch Diuretika eine Kalium- und Magnesiumverarmung hervorgerufen werden kann (8). Um deshalb eine weitere Verschlechterung der Stoffwechsellage zu vermeiden, sollten gegebenenfalls beide Elektrolyte gezielt substituiert werden oder antikaliuretische Substanzen, die in der Regel auch einen magnesiumretinierenden Effekt aufweisen, eingesetzt werden (30).

Rezeptoren- und Calciumblocker: Zentral wirkende α-Blocker haben in Langzeitstudien keine signifikante Veränderung der Glucosetoleranz bewirkt. Für β-Blocker ist ein uneinheitliches Bild berichtet worden. Möglicherweise zeigt sich eine stärkere Hemmung der Insulinsekretion durch nichtselektive β-Blocker. Gleichwohl ergaben Langzeitstudien, daß unter der Therapie mit selektiven β-Blockern, z. B. den β₁-selektiven Medikamenten Atenolol und Metoprolol, die Wahrscheinlichkeit des Auftretens einer Hyperglykämie nur insignifikant gegenüber der Ausgangssituation verändert wird (4, 46). Für die Gruppe der Calciumantagonisten sind im wesentlichen keine Veränderungen des Glucosestoffwechsels beschrieben worden. Für Verapamil wurde sogar berichtet, daß die Glucosetoleranz durch Verminderung der Glucagonsekretion verbessert werden kann (19, 24).

Glucocorticoide

Seit den 40er Jahren ist der diabetogene Effekt von Glucocorticoiden bekannt. Dieser Effekt beschränkt sich nicht nur auf die Glucocorticoide in der Pharmakotherapie (7, 16). In Abhängigkeit von der Einwirkungsfläche können auch topisch applizierte Steroide eine Glucoseintoleranz oder einen iatrogenen Diabetes mellitus, d. h. einen Steroiddiabetes, provozieren. Möglicherweise existieren diskrete Unterschiede in Abhängigkeit von der Oxygenierung des Steroidmoleküls in den Positionen 11 und 17, so daß insbesondere für Prednison und Prednisolon die stärksten diabetogenen Effekte zu erwarten sind. Die synthetischen Steroide erhöhen die hepatische Glucosefreisetzung und fördern die Insulininsensitivität durch Rezeptor- und Postrezeptorveränderungen (28, 31, 35). Die Neigung zur Hyperglykämie wird durch die Bereitstellung von glukoplastischen Substanzen aus peripheren Geweben wie Aminosäuren und Lactat weiter erhöht. Ferner führen Steroide zur Erhöhung des Plasmaspiegels von Glucagon sowie zur Veränderung des Glucosetransportsystems der Zellen. Unter einer täglichen Prednisolondosis von 20 mg konnten Schubert und Mitarb. in 3,8% der Fälle und bei einer Dosis zwischen 50 und 100 mg sogar in 28,8% einen manifesten Diabetes mellitus beobachten. Unter der Pharmakotherapie, sei es oral oder systemisch, ist daher stets eine regelmäßige Bestimmung des Blutglucosespiegels und bei Langzeittherapie mit Glucocorticoiden auch des HbA₁c zu fordern (7).

Schilddrüsenhormone

Schilddrüsenhormone, eingesetzt zur Strumasuppressionsbehandlung oder auch als Substitutionsbehandlung, führen in der Regel bei physiologischen Dosen (TSH nicht supprimiert) zu keiner Veränderung des Glucosestoffwechsels. Bei latenter oder manifester Hyperthyreose ist eine gestörte Glucosetoleranz bis hin zur Hyperglykämie keine Seltenheit (17). Die Mechanismen sind noch nicht im einzelnen geklärt. Möglicherweise wird neben Lactat und Glycerin die glukoplastische Aminosäure Alanin, die aus dem Abbau von Strukturproteinen stammt, zur vermehrten hepatischen Glukoneogenese benutzt (10). In Querschnittsstudien konnte gezeigt werden, daß zwischen 38 und 47% der hyperthyreoten Patienten glucoseintolerant sind. Bei 3% dieser Gruppe manifestiert sich eine Hyperglykämie in Assoziation mit der hyperthyreoten Stoffwechsellage (44).

Somatostatin und Somatostatinanaloga

Somatostatin, ein Tetradecapeptid, dessen Wirkung über verschiedene Subgruppen hochaffiner Plasmamembranrezeptoren vermittelt wird, stellt heute eines der wichtigsten antihormonellen, antisekretorischen und möglicherweise antiproliferativen Therapieprinzipien dar (34). Neben der Sekretionshemmung für Wachstumshormon (Therapie bei Akromegalie) werden die arginin- und glucosevermittelte Insulinsekretion sowie die Freisetzung von Glucagon gehemmt. Durch Somatostatin und seine stärker wirksamen Analoga, insbesondere als Octapeptid (Sandostatin), kommt es insbesondere zu einer Hemmung der frühen Insulinsekretion. Gleichwohl profitieren Patienten mit einer Akromegalie trotz einer bis zu 80%igen Insulinsekretionsreduktion bezüglich des Glucosestoffwechsels, da der Wachstumshormonexzeß als diabetogenes Prinzip erfolgreich durch Somatostatin bzw. Analoga antagonisiert werden kann (22). Eine regelmäßige Überprüfung des Glucosestoffwechsels unter einer Kurz- oder auch Langzeittherapie mit Somatostatin und Analoga ist indiziert.

Ovulationshemmer und Sexualhormone

Natürliches Östrogen, Progesteron und niedrig dosiert angewandtes transdermales 17β-Östradiol verbessern die Glucosetoleranz. Unter Ovulationshemmern kann es zum Auftreten einer gestörten Glucosetoleranz kommen. Gleichwohl konnte in größeren epidemiologischen Studien keine erhöhte Inzidenz eines Diabetes mellitus in Zusammenhang mit der Einnahme von Ovulationshemmern beobachtet werden (29, 36). Der Einsatz von Ovulationshemmern führt zu einer verminderten peripheren Insulinwirkung. Klinisch scheint dieser Effekt aber eher vernachlässigbar, zumal es unter den Antikonzeptiva, wie bereits erwähnt, zu keiner erhöhten Inzidenz des Diabetes mellitus kommt (29, 40).

Catecholamine und β-adrenerge Agonisten

Catecholamine werden als positiv inotrope Pharmaka in der Intensivmedizin häufig eingesetzt. Neben ihrer Kreislaufwirkung haben die Catecholamine Stoffwechselwirkungen, die zur Hyperglykämie führen können. Catecholamine fördern die Gluconeogenese und die Glykogenolyse mit daraus folgender erhöhter Glucoseabgabe in die Zirkulation (6). Ferner stimulieren sie die Lipolyse und führen letztlich trotz erhöhter Insulinsekretion zur Hypoglykämie. Ferner kann es durch eine α-adrenerge Stimulation der Catecholamine zur Stimulation der Sekretion weiterer kontrainsulinärer Hormone wie dem Wachstumshormon und dem Prolactin sowie einer allgemeinen Stimulation der adrenokortikotropen Achse kommen. Daher sind regelmäßige Blutzuckerkontrollen beim Einsatz von Catecholaminen obligatorisch.

β-adrenerge Agonisten (Salbutamol, Terbutalin und Ritodrin), seien sie oral oder intravenös in der Asthmatherapie oder zur Tokolyse eingesetzt, vermögen ebenfalls eine gestörte Glucosetoleranz zu induzieren. In seltenen Fällen läßt sich eine manifeste Hyperglykämie provozieren (29). Weiterhin wurde über paradoxe Effekte berichtet, wie z. B. für den $β_2$-Agonisten Ritodrin, der langanhaltende Hypoglykämien aufgrund erhöhter Plasmainsulinspiegel provozieren kann.

Weitere diabetogene Pharmaka

Nicotinsäurederivate, eingesetzt als Lipidsenker, können zu einer Verschlechterung der Glucosetoleranz führen. Gleichwohl wurde für langwirkende Nicotinsäurederivate eine Verbesserung der Glucosetoleranz berichtet. Für das Derivat Acipimox wurde kurzfristig eine Verbesserung der Glykämie bei behandelten Diabetikern, auf lange Sicht jedoch Glucoseneutralität berichtet. Formal wäre zu erwarten, daß über die Senkung der Triglyceridspiegel und damit durch Verminderung der freien Fettsäuren die Insulinresistenz abnimmt und sich die Glucosetoleranz verbessert (11, 26).

Psychopharmaka und Antiepileptika: Für Lithiumcarbonat ist eine veränderte Glucosetoleranz berichtet worden, möglicherweise auch im Zusammenhang mit der häufiger zu beobachtenden Gewichtszunahme. Relevante klinische Veränderungen mit Erhöhung der Diabetesinzidenz bei Langzeittherapie sind jedoch nicht bekannt (1, 26).

Phenothiazine vermindern entweder die erste oder auch die zweite Phase der Insulinsekretion und vermögen deshalb insbesondere bei der Gruppe der älteren Patienten eine Hyperglykämie zu verursachen. Phenytoin zeigt ein sehr heterogenes klinisches Muster; bei Intoxikationen kann es durch vermehrte Insulinstimulation zu Hypoglykämien oder auch zu Hyperglykämien kommen. Gleichwohl läßt sich bei dem Zustand der schweren Insulinresistenz bei Acanthosis nigricans eine Verbesserung der Insulinwirkung durch Phenytoin nachweisen.

Zytostatika: Substanzen, die die Nitrosaminstruktur tragen (O = N-N-R1/R2), wie Alloxan oder auch Streptozotocin, sind unmittelbare B-Zell-Toxine, die über eine Zerstörung der Langerhans-Inseln zu einem Diabetes führen können (12, 18). Alloxan führt zu einer irreversiblen Oxidation der Sulfhydrylgruppen der Glucosebindungsstelle der Glucokinase. Streptozotocin dagegen führt zu DNA-Strangbrüchen. In den besonders sensiblen B-Zellen kommt es zum Abfall des Reduktionspotentials, d. h. zu einer NAD-Depletion. Toxische Effekte wurden auch für Cyclophosphamid und L-Asparaginase berichtet.

Pentamidin: Pentamidin, ein Biguanidderivat, kann durch eine überschießende Erhöhung des Plasmainsulinspiegels neben hypoglykämischen Zuständen auch unmittelbar B-zelltoxisch wirken und dadurch einen Insulinmangeldiabetes provozieren (14, 32, 41). Bis zu 27% der HIV-positiven Patienten, die wegen einer Pneumocystis-carinii-Pneumonie behandelt werden, entwickeln eine Hypoglykämie. Der weitergehende biphasische Effekt, d. h. der B-zelltoxische Effekt, der analog zur Behandlung mit Streptozotocin oder auch Alloxan verläuft, kommt bei etwa 1–2% der Patienten zum Tragen. Ferner kann sich unter einer Behandlung mit Pentamidin eine hämorrhagische Pankreatitis entwickeln. Ferner wurden toxische Effekte des Immunsuppressivums Ciclosporin und des Rattengiftes Pyriminil berichtet.

Medikamenteninteraktion – Polypharmazie

Durch Interaktionen zwischen Antidiabetika und anderen potentiell die Stoffwechsellage beeinflussenden Pharmaka kann es zu einer Verschlechterung der Glykämie kommen. Mit höherer Wahrscheinlichkeit kommt es bei Polypharmakotherapie unter folgenden Bedingungen zu solchen Veränderungen: höheres Alter, geringe Körpergröße, weibliches Geschlecht, Störungen des hepatischen oder auch renalen Stoffwechsels sowie vorausgegangene Anamnese einer Medikamenteninteraktion (21, 25, 33, 37). Es ist deshalb bei der Pharmakotherapie bedenkenswert, daß folgende Medikamente assoziiert mit dem Auftreten eines hyperosmolaren nichtketotischen Syndroms beschrieben wurden: Diuretika, Diazoxid, Phenytoin, Propanolol, Glucocorticoide. In Kenntnis der hohen Morbidität und Mortalität des diabetischen Komas im höheren Alter muß deshalb eine Polypharmakotherapie des alten Menschen im allgemeinen, im speziellen des älteren Diabetikers, sehr kritisch betrachtet werden (13).

Literatur

1 Abrams, W. B., M. H. Beers, R. Berkow, A. J. Fletcher: Diabetes mellitus and other disorders of carbohydrate metabolism. In The Merck Manual of Geriatrics, 2nd ed. Merck, Darmstadt 1995 (p. 997–1023)

2 Ames, R.: Negative effects of diuretic drugs on metabolic risk factors for coronary heart disease: possible alternative drug therapies. Amer. J. Cardiol. 51 (1983) 532–538

3 Amery, A., P. Berthaux, C. Bulpitt: Glucose intolerance during diuretic therapy. Results of trial by the European Working Party on Hypertension in the Elderly. Lancet 1978/I, 681–683

4 Berglung, G., O. Anderson: Beta-blockers or diuretics in hypertension? A six-year follow-up of blood pressure and metabolic side effects. Lancet 1981/I, 744–747

5 Breckenridge, A., C. T. Dollery, T. A. Welborn: Glucose tolerance in hypertensive patients treated with diuretics; a fourteen-year follow-up. Lancet 1967/I, 61–64

6 Chan, J. C. N., C. S. Cockram: Drug-induced disturbances of carbohydrate metabolism. Adverse Drug React. Toxicol. Rev. 1991 (10) 1–29

7 Djuovne, C. A., D. L. Azarnoff: Clinical complications of corticosteroid therapy. Med. Clin. N. Amer. 57 (1973) 1331–1351

8 Dorup, I., K. Skjaaa, T. Clausen, K. Kjeldsen: Reduced concentrations of potassium, magnesium and sodium-potassium in human skeletal muscle during treatment with diuretics. Brit. med. J. 296 (1988) 455–458

9 Fajans, S. S., J. C. Floyd, R. F. Knopf: Benzothiadiazine suppression of insulin release from normal and abnormal islet tissue in man. J. clin. Invest. 45 (1966) 412–492

10 Freedmann, M., H. A. Krebs: The effect of thyroxine treatment on the rate of gluconeogenesis in the perfused liver. Biochem. J. 104 (1967) 45–48

11 Gey, K. F., L. A. Carlson: Metabolic effects of nicotinic acid and its derivates. Huber, Bern 1971

12 Golder, P., L. Baird, W. J. Mallaisse: Effect of 1-methyl-1-nitrosourea and streptozotozin on glucose-induced insulin secretion by isolated islets of Langerhans. Diabetologia 12 (1976) 207–209

13 Gwilt, P. R., R. R. Nahhas, W. G. Tracewell: The effects of diabetes mellitus on pharmacokinetics in humans. Clin. Pharmacokinet. 20 (1991) 477–490

14 Herchline, T. E., J. F. Plouffe, M. F. Para: Diabetes mellitus presenting with ketoacidosis following pentamidine therapy in patients with acquired immunodeficiency syndrome. J. Infect. 22 (1991) 41–44

15 Jeunemaitre, X., G. Chatellier, C. Kreft-Jais, A. Charru, C. Devries, P.-F. Plouin, P. Corbol, J. Menard: Efficacy and tolerance of spironolactone in essential hypertension. Amer. J. Cardiol. 60 (1987) 820–825

16 Kaiser, H., H. K. Kley: Cortisontherapie, 10. Aufl. Thieme, Stuttgart 1997

17 Kreines, K., M. Jett, H. C. Knowles: Observation in hyperthyroidism of abnormal glucose tolerance and other traits related to diabetes mellitus. Diabetes 14 (1965) 740–745

18 Lenzen, S., U. Panten: Alloxan: history and mechanism of action. Diabetologia 31 (1988) 337–342

19 Lithell, H. O. L.: Effect of antihypertensive drugs on insulin, glucose and lipid metabolism. Diabet. Care 14 (1991) 203–209

20 MacFarland, K. F., A. A. Carr: Changes in the fasting blood sugar after hydrochlorothiazide and potassium supplementation. J. clin. Pharmacol. 17 (1977) 13–17

21 McNair, P., M. S. Christensen, C. Christeansen, S. Modshod, I. B. Transbol: Renal hypomagnesaemia in human diabetes mellitus: its relation to glucose homeostasis. Europ. J. clin. Invest. 121 (1982) 81–85

22 Melmed, S.: Acromegaly. New Engl. J. Med. 322 (1990) 966–977

23 Montamat, S. C., B. J. Cuack, R. E. Vestal: Management of drug therapy in the elderly. New Engl. J. Med. 308 (1989) 303–309

24 Moser, M., J. Menard: Clinical significance of the metabolic effects of antihypertensive drugs. J. hum. Hypertens. 75 (1993) S50–S55

25 MRC Working Party: Medical research council trial of treatment of hypertension in older adults: principial results. Brit. med. J. 304 (1992) 405–412

26 Mutschler, E.: Arzneimittelwirkungen. Wissenschaftliche Verlagsgesellschaft, Stuttgart, 1991

27 National Diabetes Data Group: Classification and diagnosis of diabetes mellitus and other categories of glucose intolerance. Diabetes 28 (1979) 1039–1059

28 Olefsky, J. M.: Effect of dexamethasone on insulin binding, glucose transport and glucose oxidation of isolated rat adipocytes. J. clin. Invest. 56 (1975) 1499

29 Pandit, M. K., J. Burke, A. B. Gustafson, A. Minocha, A. N. Peiris: Drug-induced disorders of glucose tolerance. Ann. intern. Med. 118 (1993) 529–539

30 Paolisso, G., A. Scheen, F. D'onofrio, P. Lefebre: Magnesium and glucose homeostasis. Diabetologia 33 (1990) 511–514

31 Perley, M., D. M. Kipnis: Effect of glucocorticoids on plasma insulin. New Engl. J. Med. 274 (1966) 1237

32 Perrone, C., F. Bricaire, C. Leport, D. Assan, J. L. Vilde, R. Assan: Hypoglycaemia and diabetes mellitus following parenteral pentamidine mesylate treatment in AIDS patients. Diabet. Med. 7 (1990) 585–589

33 Pollare, T., H. Lithell, C. Berne: A comparison of the effects of hydrochlorothiazide and captopril on glucose and lipid metabolism in patients with hypertension. New Engl. J. Med. 321 (1989) 868–873

34 Reichlin, S.: Somatostatin. New Engl. J. Med. 309 (1983) 1556–1561

35 Rizza, R., L. J. Mandarino, J. F. Gerich: Cortisol-mediated insulin resistance in man: impaired suppression of glucose production and stimulation of glucose utilization due to a postreceptor defect of insulin action. J. clin. Endocrinol. 54 (1982) 131

36 Rock, J., G. Pincu, C. R. Garcia: Effects of certain 19-norsteroids on the normal human menstrual cycle. Science 124 (1956) 891

37 Rosak, C., H. M. Brecht, P. H. Althoff, M. Neubauer, K. Schöffling: Insulin-induced hypoglycemia in man. In Andreani, D., P. J. Lefebre, V. Marks: Current Views on Hypoglycemiea and Glucagon. Academic Press, London 1980

38 Schatz, H., M. Mark, H. P. T. Ammon: Antidiabetika – Diabetes mellitus und Pharmakotherapie. Wissenschaftliche Verlagsgesellschaft, Stuttgart 1986

39 Seltzer, H. S.: Adverse drug interactions of clinical importance to diabetics. In Rifkin, H., P. Rasking: Diabetes mellitus, vol V. American Diabetes Association 1981

40 Skouby, S. O., L. Molsted, Pedesen, C. Kuhl: Low dosage oral contraception in women with previous gestational diabetes. Obstet. and Gynecol. 59 (1982) 325–328

41 Stahl-Bayliss, C. M., C. M. Kalman, O. L. Laskin: Pentamidine-induced hypoglycemia in patients with acquired immuno-deficiency syndrome. Clin. Pharmacol. Ther. 39 (1986) 271–275

42 Stein, P. P., H. R. Black: Drug treatment of hypertension in patients with diabetes mellitus. Diabet. Care 14 (1991) 425–448

43 Wandry, H., C. A. Geser, I. Friemann, N. Zöllner: Verhalten des Kohlenhydratstoffwechsels bei Diabetikern unter langfristiger Verabfolgung von Furosemid. Med. Klin. 63 (1968) 2071–2075

44 Wartofsky, L.: Thyrotoxic storm. In Bravermann, L. E., R. D. Utiger: The Thyroid, 7th ed. Lippincott, Philadelphia 1996 (p. 701–707)

45 WHO Study Group on Diabetes mellitus: Technical Report Series 727. WHO, Geneva 1985

46 Wikstrand, J., I. Warnold, G. Olsson, J. Tuomilehto, D. Elmfeldt, G. Berglund, on behalf of the Advisor Committee: Primary prevention with metoprolol in patients with hypertension. J. Amer. med. Ass. 259 (1988) 1976–1982

36 Zahnmedizinische Aspekte

B. Willershausen-Zönnchen

Das Wichtigste in Kürze

➤ Die Durchführung einer sorgfältigen und konstanten Mundhygiene ist sowohl für die Kariesvermeidung als auch für die Gesunderhaltung des Zahnbetts von entscheidender Bedeutung, vor allem für den Diabetiker.

➤ Bei der Einnahme der zahlreichen Zwischenmahlzeiten soll darauf geachtet werden, daß keine Speisereste am Zahnfleischrand oder zwischen den Zähnen verbleiben; nach den Zwischenmahlzeiten ist es ratsam, Mundspüllösungen zu verwenden.

➤ Für die tägliche Zahnpflege sollten weiche bis mittelharte Zahnbürsten, Pflegeartikel für den Zahnzwischenraum (Zahnzwischenraumbürstchen, Zahnseide, Zahnhölzer) und Mundspüllösungen benützt werden.

➤ Vermehrtes Zahnfleischbluten, Zahnfleischrückgang oder sonstige Irritationen im oralen Bereich sind dem Zahnarzt umgehend mitzuteilen.

➤ Diabetiker sollten routinegemäß einem vierteljährigen Recalltermin zugewiesen werden, um dem erhöhten Risiko einer Zahnbetterkrankung vorzubeugen.

Einleitung

Veränderungen oder Irritationen im Bereich der Mundhöhle werden oft als **erste Symptome** eines vorliegenden Diabetes mellitus beobachtet. Zu den möglichen Beschwerden der Patienten zählen Mundtrockenheit, Geschmacksirritationen, Zungenveränderungen wie u. a. die Verminderung von Zungenpapillen bis hin zu Zahnbetterkrankungen, die den behandelnden Arzt an das Vorliegen einer diabetischen Stoffwechselerkrankung denken lassen sollten.

Bei den **oralen Komplikationen** sind besonders die Erkrankungen des Zahnhalteapparates, Gingivitiden und Parodontiden zu nennen, die bei Nichtbeachtung zu frühzeitigen ausgedehnten Zahnverlusten führen können.

Stoffwechselbedingter vorzeitiger Zahnverlust veranlaßte Williams (39) dazu, die **diabetische Parodontopathie** 1928 als eigenständiges Krankheitsbild zu beschreiben. Der pathophysiologische Zusammenhang zwischen Zahnbetterkrankung und Diabetes mellitus konnte bis heute noch nicht vollständig aufgeklärt werden. Der Schwerpunkt der Forschung liegt gegenwärtig auf immunologischen und bakteriologischen Fragestellungen. Untersuchungen der oralen Mikroflora, der Speichelzusammensetzung, der spezifischen und unspezifischen Abwehrsysteme sowie die ständig wachsenden Erkenntnisse der Pathophysiologie des Diabetes mellitus ermöglichen jedoch in zunehmendem Maße Einblicke in die Beziehung zwischen Diabetes mellitus und Zahnbetterkrankung.

Morphologie des Zahnhalteapparates

Das Parodontium oder Zahnbett stellt eine Funktionseinheit dar, deren wesentliche Aufgabe darin besteht, den Zahn mittels Kollagenfasern am Alveolarknochen zu befestigen. Zu dieser Funktionseinheit gehören Gewebe unterschiedlicher Strukturen und Herkunft: Alveolarknochen, Bindegewebe und Epithel der Gingiva, Desmodont und Wurzelzement (27). Das Parodontium erfährt im Laufe der Gebrauchsperiode eine Reihe von morphologischen und funktionellen Veränderungen. Es befindet sich je nach Alter, Kaufunktion und Mundverhältnissen in einem ständigen Prozeß milieubedingter Anpassung. Die Gingiva wird topographisch unterteilt in papilläre, freie und befestigte Gingiva, und sie weist das Saumepithel, das orale Gingivaepithel sowie Bindegewebe auf. Sie haftet mit dem sich ständig erneuernden Saumepithel mittels Halbdesmosomen an der Zahnoberfläche. Dieser epitheliale Ring ist an den in Funktion stehenden Zähnen etwa 2 mm hoch und erstreckt sich von der Schmelz-Zement-Grenze bis zum Boden des gingivalen Sulkus. Diese dentogingivale Verbindung stellt eine Nahtstelle dar, die bei der Entstehung und dem Ablauf der marginalen Parodontalentzündung von entscheidender Bedeutung ist. Als Sulkus wird die etwa 0,5 mm tiefe, den Zahnhals ringförmig umschließende, furchenartige Einsenkung zwischen Gingivarand und Schmelzoberfläche bezeichnet. In apikaler Richtung geht die Gingiva in die bewegliche, dunkelrote alveolare Mukosa über. Die Grenzlinie zwischen beiden Geweben wird als Mukogingivalgrenze bezeichnet. Bei entzündlichen Parodontalerkrankungen kommt es in der Regel zur Zunahme der Sulkusflüssigkeit, Vertiefung des Sulkus mit Taschenbildung, Erweiterung des Desmodontalspaltes und Parodontalabszessen, die im Laufe des Entzündungsgeschehens zur Alveolarknochendestruktion führen können.

Mundschleimhautveränderungen

Mundtrockenheit und weitere Beschwerden: Zu den häufigsten oralen Mißempfindungen und Beschwerden, die besonders bei schlecht eingestellten Diabetikern festgestellt werden, zählen Mundtrockenheit, Zungenbrennen und ödematös veränderte Schleimhäute. Es wird diskutiert, ob diese Störungen hauptsächlich Folge eines begleitenden Vitamin-B-Mangels seien und weniger der Ausdruck einer Dehydratation bei schlechter Diabeteseinstellung. Bei Patienten im Präkoma oder Coma diabeticum wird häufig eine extrem trockene Mundschleimhaut beobachtet. Lamy u. Mitarb. (19) haben die bei Diabetikern gehäuft festgestellten Mundveränderungen wie u. a. Sialoses, Xerostomie, Geschmacksirritationen, oralen Lichen planus sowie weitere mögliche orale Komplikationen beschrieben. Bei 35% der Diabetiker fanden sie eine Sialoses vor, ohne daß jedoch Funktions- oder Gewebsveränderungen der Speicheldrüsen registriert wurden. Des weiteren klagten etwa ein Drittel der Diabetiker mit normalen Speichelwerten über Xerostomie. Als mögliche Ursache für das Mundtrockenheitsgefühl wurden psychologische Faktoren in Betracht gezogen.

Bei Diabetikern wurden auch gehäuft Befunde mit **Candidabefall** registriert und insbesondere waren bukkale Epithelschichten vermehrt betroffen.

Zentrale atrophische Veränderungen auf der Zunge wurden gleichfalls mit Candidainfektion in Zusammenhang gebracht, während die Lingua geographica eher im Rahmen des Nebenbefundes einer Zinktherapie beobachtet wurde.

Veränderungen im Bereich der Wangenschleimhaut betreffen das Auftreten von **Leukoplakien**, die bei Diabetikern mit einer Häufigkeit von etwa 1% beobachtet werden, während bei Nichtdiabetikern die Rate unter 0,1% liegt.

Bei der Erfassung der Verbreitung des oralen **Lichen planus** wurde festgestellt, daß bei 729 untersuchten Diabetikern im Vergleich zu 676 stoffwechselgesunden Personen kein signifikanter Unterschied festgestellt werden konnte. In einer weiteren Untersuchung konnte jedoch gezeigt werden, daß ein Zusammenhang zwischen oralem Lichen planus und der Einnahme von entzündungshemmenden Medikamenten bestand (34).

Bevorzugte Flächen mit Lichen-planus-Befall sind die Wangenschleimhaut zwischen Mundwinkel und Rachenring insbesondere im Bereich der Okklusalflächen der Zähne.

Außer Veränderungen der Mundschleimhaut werden bei Diabetikern auch **anguläre Cheilitiden** an den mechanisch besonders beanspruchten Mundpartien beobachtet, wobei Haut und Schleimhaut gleichermaßen betroffen sind.

Bei schlecht eingestellten Diabetikern werden in seltenen Fällen **Mukormykoseserkrankungen** beobachtet, eine Infektion mit ungewöhnlich virulenten Pilzen (14). Für diese Erkrankungen können unter anderem auch Defekte des zellulären Immunsystems verantwortlich gemacht werden.

Orale Mikroorganismen

Eine Analyse der mikrobiellen Flora, insbesondere in den subgingivalen Taschen, bei insulinpflichtigen Diabetikern und Kontrollpersonen, brachte Hinweise auf ein **gehäuftes Vorkommen** von pathogenen Mikroorganismen. Bei juvenilen Typ-1-Diabetikern konnten vermehrt parodontalpathogene Keime wie u. a. Capnozytophaga, Fusobacterium, Campylobacter und Actinobacillus actinomycetemcomitans gefunden werden.

Seppälä u. Ainamo (28) führten bei 47 insulinpflichtigen Diabetikern mikrobiologische Untersuchungen durch. Es wurden 51 erkrankte und 55 klinisch gesund erscheinende Parodontien untersucht. Schlecht eingestellte Diabetiker zeigten in den erkrankten Parodontien im Vergleich zu den gut eingestellten Diabetikern deutlich höhere Anteile von Spirochäten und beweglichen Stäbchen sowie einen niedrigeren Prozentsatz von kokkoiden Bakterien. Die bakterielle Flora der gesunden Parodontien ließ bei den Diabetikern mit guter und schlechter Stoffwechseleinstellung keine wesentlichen Unterschiede erkennen.

Die mikrobielle Zusammensetzung der subgingivalen Plaque bei Typ-2-Diabetikern mit entsprechender Altersparodontitis unterscheidet sich dagegen nur leicht vom Befund stoffwechselgesunder Personen mit entsprechender Parodontitis. Nur Bacteroides intermedius und gingivalis waren bei Typ-2-Diabetikern im höheren Maße anzutreffen.

Ursache der Erhöhung: Die ausgeprägten Veränderungen bei Typ-1-Diabetikern sind möglicherweise im Zusammenhang mit der Tatsache zu sehen, daß die polymorphkernigen Leukozyten der Sulkusflüssigkeit eine reduzierte Phagozytoseaktivität aufweisen (22). Cutler u. Mitarb. (8) konnten in ihren Studien zeigen, daß insbesondere bei schlecht eingestellten Diabetikern eine verminderte Chemotaxis, eine Zunahme der Peroxidaseproduktion sowie eine geschwächte bakterielle Phagozytosefähigkeit der polymorphkernigen Leukozyten im Blut vorlagen.

Speichelbeschaffenheit

Die **Speichelelektrolytkonzentrationen** von Diabetikern und stoffwechselgesunden Kontrollpersonen wurden von zahlreichen Autoren mit teils widersprüchlichen Resultaten untersucht. Einige Autoren fanden keinen Unterschied in der Konzentration von Kalium und Calcium, aber eine signifikante Erhöhung der Natriumkonzentration. Dagegen wurde in anderen Studien über normale Natrium- und Kaliumgehalte, aber erhöhte Calciumkonzentrationen im Gesamtspeichel berichtet. Ben-Aryeh u. Mitarb. (4) haben bei insulin- und nicht insulinabhängigen Diabetikern sowohl die Zusammensetzung als auch die Fließrate des Speichels im Vergleich zu stoffwechselgesunden Kontrollpersonen überprüft. Bei Typ-1-Diabetikern fand sich bei nicht stimulierter Speichelproduktion eine signifikant höhere Kaliumkonzentration im Vergleich zu Kontrollpersonen.

Weitere Meßergebnisse: Des weiteren fanden die Autoren bei Typ-1-Diabetikern eine signifikant höhere IgA-Konzentration, während keine Unterschiede bei Totalproteinmenge, Amylase, Lactoferrin sowie Lyzozymen im Vergleich zu Typ-2-Diabetikern gemessen werden konnten. Die Einstellung des Diabetes scheint auch hier von wesentlicher Bedeutung zu sein. Swanjung u. Mitarb. (30) untersuchten 85 gut eingestellte Typ-1-Diabetiker und eine Kontrollgruppe gleichen Alters. Die Überprüfung von Kariesfrequenz (DMF-Index), Speichelfließrate, Pufferkapazität und pH-Wert, Anzahl der Laktobazillen und Streptococcus mutans sowie der Speichelglucosekonzentration ergab keine signifikanten Unterschiede zwischen beiden Gruppen.

Die Abhängigkeit der **Speichelglucosewerte** von Blutglucosekonzentrationen wurde gleichfalls von mehreren Autoren untersucht, ohne daß schlüssige Ergebnisse gefunden wurden. Campell (5) konnte in der Parotisflüssigkeit sowie im Gesamtspeichel von Diabetikern signifikant erhöhte Glucosewerte nachweisen. Bei stoffwechselgesunden Personen fanden sich Glucosewerte von 0,2–3 mg/dl (0,01–0,17 mmol/l), während bei Diabetikern Glucosekonzentrationen von 0,45–6,3 mg/dl (0,03–0,35 mmol/l) vorlagen. Eigene Untersuchungen ergaben, daß Diabetiker gleichfalls erhöhte Glucosewerte im Gesamtspeichel hatten, die jedoch keinen Bezug zur Höhe des jeweiligen Blutglucosespiegels erkennen ließen (38).

Parodontopathien

Studien über den Zusammenhang mit Diabetes: Schwere parodontale Erkrankungen und Parodontopathien mit Attachmentverlusten bis hin zum frühzeitigen Zahnverlust wurden bereits 1826 mit dem Krankheitsbild des Diabetes in Zusammenhang gebracht. Über die kausalen Zusammenhänge zwischen Parodontopathie und Diabetes mellitus bestehen jedoch bis heute teils kontroverse Ansichten. So kamen Bay u.

Mitarb. (3) und Barnett u. Mitarb. (2) in ihren Untersuchungen zu dem Ergebnis, daß keine Beziehung zwischen Diabetes mellitus und Parodontalerkrankungen bestünde, und waren der Meinung, daß ein gleichzeitiges Vorhandensein von diabetischer Stoffwechsellage und schwerer Parodontalerkrankungen mit erhöhtem Zahnverlust eher zufällig sei.

Auch Goteiner u. Mitarb. (10) wiesen in ihrer Studie jeglichen Zusammenhang zwischen Parodontitis und Diabetes mellitus zurück.

Die Mehrzahl der Autoren stimmt jedoch heute in der Ansicht überein, daß eine lang bestehende diabetische Stoffwechselsituation insbesondere bei mangelhafter Diabeteseinstellung einen ungünstigen Elnfluß auf parodontale Strukturen ausübt.

In vielen klinischen Studien wurde sowohl bei Erwachsenen (7, 13, 26) als auch bei Kindern mit Typ-1-Diabetes (25) eine ausgeprägte parodontale Infektanfälligkeit beschrieben.

Die Untersuchungen von Thorstessen u. Hugoson (32) an 83 insulinpflichtigen Diabetikern und 99 stoffwechselgesunden Kontrollpersonen ergaben deutliche Hinweise auf Zusammenhänge zwischen Diabetes mellitus und Parodontopathien. Bei den Diabetikern wurden deutlich mehr zahnlose Patienten sowie Personen mit schweren Parodontitisformen registriert. Der Alveolarknochenschwund zeigte höhere Werte, und es konnten signifikant größere Sondierungstiefen gemessen werden. Der Dauer der Stoffwechselerkrankung kam bei dieser Studie besondere Gewichtung zu, da insbesondere Patienten mit schweren Parodontitiden eine Krankheitsdauer von bis zu 25 Jahren aufwiesen.

In einer weiteren Studie wurden Typ-1-Diabetiker mit fortgeschrittenen Parodontopathien hinsichtlich klinischer Daten, Diabeteskomplikationen und biochemischer Variablen verglichen mit einer Gruppe von Typ-1-Diabetikern, die nur geringfügige parodontale Erkrankungen zeigten. Bei Diabetikern mit fortgeschrittenen Parodontopathien lagen signifkant erhöhte Proteinuriewerte sowie auch im gehäuften Maße kardiovaskuläre Komplikationen vor.

Zusammenhänge zwischen diabetischen mikroangiopathischen Veränderungen, insbesondere dem Grad der vorliegenden Rethinopathien und dem Ausmaß der parodontalen Erkrankungen konnten gleichfalls in zahlreichen Untersuchungen festgestellt werden (16). Nach einer Untersuchung von Emrich u. Mitarb. (14) treten bei Typ-1-Diabetikern sogar dreifach häufiger Parodontalerkrankungen auf als bei stoffwechselgesunden Personen. In einer umfassenden Studie an 693 Typ-1-Diabetikern und 1487 stoffwechselgesunden Kontrollpersonen untersuchte Löe (21) mögliche Korrelationen zwischen Diabetes mellitus und Parodontalerkrankung.

Nachfolgend sind die **wesentlichen Zusammenhänge** aufgelistet:
➤ Insulinpflichtige Diabetiker sind durchschnittlich 3mal häufiger an schweren Parodontopathien erkrankt als stoffwechselgesunde Personen gleichen Alters.
➤ Bei Diabetikern treten in der Regel deutlich früher Alveolarknochen- und Attachmentverluste auf.
➤ Das Patientenalter ist für das Ausmaß der Parodontalerkrankung ausschlaggebend, und beide Geschlechter sind gleichermaßen betroffen.
➤ Diabetiker mit mikroangiopathischen Veränderungen (Retinopathien) können sogar durchschnittlich 5mal häufiger an schweren Parodontopathien erkrankt sein als Kontrollpersonen.

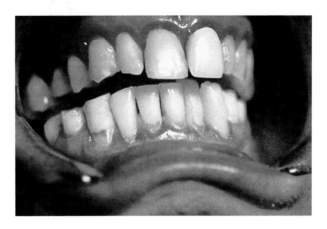

Abb. 36.**1** Generalisierte Gingivitis bei einem 47jährigen Patienten mit 5jährigem Typ-1-Diabetes. Die Gingiva zeigt eine diffuse Rötung und Schwellung mit teils hyperplastischen Veränderungen.

➤ Mit Zunahme der Diabetesdauer kann eine signifikante Zahnverlustrate auftreten; totaler Zahnverlust wird bei Diabetikern ca. 15mal häufiger beobachtet als bei stoffwechselgesunden Personen.

Beispiele möglicher klinischer Veränderungen des Zahnhalteapparates bei insulinpflichtigen Diabetikern sind auf Abb. 36.**1** und 36.**2** zu sehen.

Auch bei Typ-2-Diabetikern wurde ein Zusammenhang zwischen diabetischer Stoffwechsellage und Parodontalerkrankung gesichert. Der Schweregrad der Ausprägung war jedoch im Vergleich zu Typ-1-Diabetikern deutlich geringer (36).

In einer Studie von Grossi u. Mitarb. (11) wurden bei einer sehr umfassenden Personengruppe mit Parodontalerkrankungen mögliche Zusammenhänge mit verschiedenen Allgemeinerkrankungen sowie weitere **Risikofaktoren** untersucht. Als Risikofaktoren galten u. a. kardiovaskuläre Erkrankungen, pulmonale Krankheiten, Allergien, Stoffwechselerkrankungen, verschiedene Infektionserkrankungen, sonstige Systemerkankungen, Nicotingenuß und auch Geschlechtserkrankungen. Eine positive Korrelation zwischen Parodontalvariablen und Systemerkrankungen

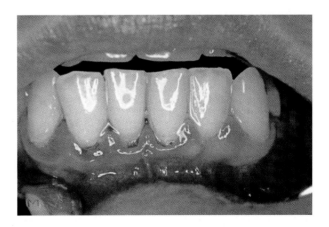

Abb. 36.**2** Parodontitis der Unterkieferfront bei einer 29jährigen Patientin, bei der seit 20 Jahren ein Typ-1-Diabetes bekannt ist. Im Bereich der Schneidezähne finden sich vereinzelt Papillenulzerationen sowie Attachmentverluste.

konnte nur bei Diabetes mellitus hergestellt werden. Die durchgeführte bakteriologische Untersuchung ergab als weiteren möglichen Risikofaktor das gehäufte Vorkommen von Pasteurella gingivalis und Bacteroides forsythus. Gleichfalls von Bedeutung waren gehäufter Nicotingenuß sowie steigendes Patientenalter.

Pathogenese: Vielfache Studien wurden durchgeführt, um vermehrt Einblicke in die kausalen Zusammenhänge zwischen Zuckerkrankheit und Parodontalerkrankung zu erhalten. Hill u. Mitarb. (12), van Dyk u. Mitarb. (35) sowie Manoucher-Pour u. Mitarb. (22) wiesen bei Patienten mit Diabetes mellitus eine verminderte Chemotaxis der neutrophilen Granulozyten nach. Pardo u. Mitarb. (23), Keene (17) sowie Listgarten u. Mitarb. (20) beschrieben bei Diabetikern mikroangiopathische Veränderungen in Gingiva und Alveolarmukosa. Sie fanden dort mikrovaskuläre Läsionen, wie sie aus anderen Organen bekannt sind, mit Verdikkung der Basalmembranen von Kapillaren, Lumeneinengungen und periendothelialen Verdickungen.

Da vom gingivalen Bindegewebe als dem funktionell wesentlichen und mengenmäßig wichtigsten Anteil des marginalen Parodontiums bei Entzündungsprozessen entscheidende Reparaturvorgänge ausgehen, zielten verschiedene Studien darauf ab, den Stoffwechsel dieses Gewebes zu untersuchen. So konnten Kaplan u. Mitarb. (15) bei Diabetes mellitus eine Veränderung des Kollagenstoffwechsels nachweisen. Willershausen-Zönnchen u. Mitarb. (37) fanden unter In-vitro-Bedingungen, daß Gingivafibroblasten unter dem Einfluß erhöhter Glucosekonzentrationen neben Kollagen auch Glykosaminoglykane mit deutlich verlangsamter Geschwindigkeit synthetisieren.

Außer den genannten Faktoren gibt es Hinweise, daß auch hormonelle Einflüsse parodontale Strukturen ungünstig beeinflussen können. In der Schwangerschaft tritt gehäuft das Bild der „Schwangerschaftsgingivitis" auf (6). Bei der graviden Diabetikerin kann es folglich in gehäuftem Maße zu einer erheblichen Zunahme von entzündlichen Parodontalerkrankungen mit fortschreitendem Attachmentverlust kommen.

Karieshäufigkeit

Verminderung bei guter Diabeteseinstellung: Hinsichtlich der Kariesinzidenz bei Diabetikern existieren in der Literatur widersprüchliche Angaben. In mehreren Arbeiten wurde berichtet, daß bei Diabetikern eine erhöhte Kariesfrequenz vorläge.

Bei der Studie von Albrecht (1) muß jedoch beachtet werden, daß weder eine Altersgruppierung der Personen noch eine Beurteilung der Diabeteseinstellung oder des Diabetestyps vorgenommen wurde.

In anderen Arbeiten konnte jedoch eindeutig belegt werden, daß gut eingestellte Diabetiker keinen größeren Kariesbefall aufweisen als stoffwechselgesunde Personen.

In zahlreichen neueren Studien wurde berichtet, daß bei gut eingestellten jugendlichen Diabetikern sogar eine verminderte Karieshäufigkeit anzutreffen sei. Bei einer Gruppe von 432 12- bis 14jährigen Typ-1-Diabetikern, die über einen Zeitraum von mehr als 5 Jahren die typische Kohlenhydratreduktion befolgten, konnten Poppe u. Mitarb. (24) feststellen, daß diese Patienten mehr als ein Drittel weniger kariöse oder gefüllte Zahnflächen aufwiesen als gleichaltrige stoffwechselgesunde Kinder.

Twetman u. Mitarb. (33) verfolgten 28 jugendliche insulinpflichtige Diabetiker unmittelbar nach der Diagnosestellung über einen Zeitraum von 2 Jahren. Zu Beginn der Untersuchung fanden sich bei 72% der Kinder kariöse Läsionen. Nach 2 Jahren konnte in der Diabetesgruppe eine signifikante Reduktion des Kariesbefalls, eine Zunahme der Speichelfließrate und der Pufferkapazität sowie eine Abnahme der Speichelglucosekonzentration gemessen werden. Der Prozentsatz der Streptococcus-mutans-Arten blieb unverändert, die Untersuchung der Anzahl der Laktobazillen ergab sogar eine signifikante Reduktion.

Kinder, die dennoch neue kariöse Läsionen aufwiesen, hatten eine schlechte Diabeteseinstellung und die HbA_{1c}-Werte waren signifikant erhöht.

Bei einer anderen Studie (18) mit 101 insulinpflichtigen Kindern wurden ähnliche Beobachtungen gemacht. Wurde die Diabetesdiagnose frühzeitig gestellt und erfolgte eine entsprechende Therapie, so konnte eine signifikante Reduktion des Kariesbefalls beobachtet werden. Mit zunehmendem Alter wiesen die Typ-1-Diabetiker jedoch mehr Gingivitiden und Zahnsteinablagerungen auf.

Tavares u. Mitarb. (31) untersuchten 88 insulinpflichtige Diabetiker und verglichen diese mit 185 stoffwechselgesunden Kontrollpersonen. Die Diabetiker zeigten einerseits eine signifikant geringere Kariesfrequenz; andererseits wurde bei ihnen jedoch deutlich höhere Zahnverluste aufgrund erkrankter Parodontien festgestellt.

Ursachen der Verminderung: Als mögliche Erklärung dieser Befunde wurden andere Eßgewohnheiten wie u. a. gehäufte Anzahl der Mahlzeiten sowie der fast vollständige Verzicht auf Zucker diskutiert.

Die Ursache der verminderten Karieshäufigkeit bei gut eingestellten Diabetikern ist primär in der konsequenten Restriktion von Mono- und Disacchariden zu suchen. Die Zufuhr von niedermolekularen Kohlenhydraten gehört zu den ätiologischen Faktoren für die Entstehung von Karies. Ähnliche Beobachtungen bezüglich einer verminderten Kariesfrequenz wurden bei Kindern mit hereditärer Fructoseintoleranz gemacht, die sich streng zuckerarm ernährten.

Therapie und Prophylaxe

Bei Diabetikern besteht als wesentliche orale Komplikation eine erhöhte Anfälligkeit für Parodontalerkrankungen durch Veränderung der Mundflora und der Speichelzusammensetzung und eine gesteigerte mikroangiopathische Veränderung der Mundschleimhaut sowie des Parodontiums. Zur Vermeidung frühzeitigen Zahnverlustes besteht die Notwendigkeit zu einer optimalen Stoffwechseleinstellung und der Beachtung spezieller Mundhygienemaßnahmen. Diese Aufgabe läßt sich nur durch eine intensive Zusammenarbeit des Patienten mit seinem Zahnarzt und Hausarzt lösen.

Der Zahnarzt muß unbedingt von der Stoffwechselkrankheit in Kenntnis gesetzt werden, da bei Diabetikern Prophylaxe und Frühbehandlung bei Erkrankungen des Zahnhalteapparates noch wichtiger sind als beim Stoffwechselgesunden. Diabetiker sollten den Zahnarzt bereits bei geringfügig erscheinenden Entzündungen der Gingiva aufsuchen, um tiefgreifenderen Folgeschäden am Zahnhalteapparat vorzubeugen.

Die **Mundhygiene** hat vorrangig die mikrobielle Plaqueentfernung zum Ziel.

Im Vordergrund steht die mechanische Reinigung der Zahnhartsubstanz mit den Prädilektionstellen wie

Kauflächen und Zahnzwischenräumen sowie des angrenzenden marginalen Parodontiums. Die Anwendung der Zahnbürste muß auf das entsprechende Alter sowie die individuelle Situation und den jeweiligen Parododontiumzustand abgestimmt werden. Die Zahnbürsten sollen einen kleinen Bürstenkopf und ein planes Borstenfeld haben, mit hochelastischen, halbkugelig abgerundeten Kunststoffbürsten bestückt, und die Borstenbündel sollen parallel und dicht angeordnet sein. Die Zahnseide ist für eine effektive Plaqueentfernung im Interdentalbereich unabdingbar, da eindeutig belegt werden konnte, daß durch den Gebrauch der Zahnseide eine Reduktion der Gingivablutungen um 67% gegenüber 37% erreicht werden kann. Die Zähne sind regelmäßig sowohl nach den drei Hauptmahlzeiten als auch nach den Zwischenmahlzeiten zu putzen.

Mundspüllösungen mit Fluoriden, antiphlogistischen und antibakteriellen Zusätzen sind zusätzlich empfehlenswert, da sie eine günstige Wirkung sowohl auf das marginale Parodontium als auch auf die Zahnhartsubstanz haben.

Parodontaltherapie: Diabetes mellitus und Parodontalerkrankungen beeinflussen sich wechselseitig. Bei schlecht eingestellter Zuckerkrankheit sind häufiger orale Komplikationen anzutreffen, und Infektionen am Zahnhalteapparat können die diabetische Stoffwechsellage verschlechtern. Bei jungen insulinpflichtigen Diabetikern konnte so z. B. nach erfolgreicher Parodontaltherapie eine signifikante Reduktion des Insulinbedarfs festgestellt werden. Die Sanierung des Gebisses ist des weiteren von großer Bedeutung, weil bei behinderter Kaufunktion weiche, kohlenhydratreiche Kost bevorzugt wird, die zu einer schlechteren Diabeteseinstellung führt. Die üblichen Behandlungsmaßnahmen in der zahnärztlichen Praxis können problemlos auch bei insulinpflichtigen Diabetikern durchgeführt werden. Die Patienten sollten jeweils vor der Behandlung Insulin gespritzt und entsprechend Nahrung zu sich genommen haben. Eine großzügige Anwendung von Lokalanästhetika durch Reduktion des Schmerzstresses führt zur Vermeidung von Hyperglykämie. Gegen den Einsatz von adrenalinhaltigen Lokalanästhetika bestehen keine Bedenken, da die zur Vasokonstriktion erforderlichen kleinen Adrenalinmengen keinen nennenswerten Einfluß auf die Glucosespiegel haben. Bei ausgedehnten parodontalchirurgischen Eingriffen und Zahnextraktionen kann besonders bei Typ-1-Diabetikern eine Vollnarkose erforderlich werden. In der postoperativen Phase sind die Zuckerwerte sorgfältig zu überwachen. Eine prophylaktische Antibiotikagabe wird präoperativ und bis zu 48 Stunden postoperativ empfohlen.

Hinsichtlich der **Prophylaxe** werden Kinder im Alter von 3–12 Jahren erfolgreich in Kindergärten und Schulen durch die Gruppenprophylaxe motiviert. Es schließt sich für Jugendliche und Erwachsene die Individualprophylaxe an, die ein Leben lang im Sinne der Zahngesundheit durchzuführen ist. Erfahrungsgemäß gelingt es nur durch kontinuierliche Aufklärung, Anleitung, Motivation und Remotivation, das erforderliche Gesundheitsbewußtsein für gesunde Zähne aufzubauen und zu erhalten.

Hinsichtlich optimaler **Ernährungsgewohnheiten** sind die Diabetiker gut aufgeklärt. Die diabetesgerechte, kohlenhydratarme Ernährung ist für die Vermeidung der Plaquebildung wesentlich. Fluoridierungsmaßnahmen in Form von fluoridhaltigen Zahnpasten, Mundspüllösungen, dem Gebrauch von fluoridiertem Speisesalz oder der altersentsprechenden Tablettenfluoridierung führen aufgrund der seit langem bekannten Beschleunigung der Remineralisation des Zahnschmelzes, der Reduktion der bakteriellen Adhäsion und des mikrobiellen Stoffwechsels zur Reduktion der Karies.

Literatur

1 Albrecht, M., J. Bánóczy, G. J. Tamás: Dental and oral symptoms of diabetes mellitus. Community Dent. oral. Epidemiol. 16 (1988) 378–380

2 Barnett, M. L., R. L. Baker, J. M. Yancey, D. R. MacMillan, M. Kotoyan: Absence of periodontitis in a population of insulin-dependent diabetes mellitus (IDDM) patients. J. Periodontol. 55 (1984) 402–405

3 Bay, I., J. Ainamo, T. Gad: The response of young diabetics to periodontal treatment. J. Periodontol. 45 (1974) 806–808

4 Ben-Aryeh, H., R. Serouya, Y. Kanter, R. Szargel, D. Laufer: Oral health and salivary composition in diabetic patients. J. Diabet. Compl. 7 (1993) 49–56

5 Campbell M. J. A.: Epidemiology of periodontal disease in the diabetic and the non-diabetic. Aust. dent. J. 17 (1972) 274–278

6 Cohen, D. W., L. A. Friedman, J. Shapiro, G. C. Kyle: A longitudinal investigation of the periodontal changes during pregnancy. J. Periodontol. 40 (1969) 563–570

7 Cohen, D. W., L. A. Friedman, J. Shapiro, G. C. Kyle, S. Franklin: Diabetes mellitus and periodontal disease: two years longitudinal observations Part I. J. Periodontol. 41 (1970) 709–712

8 Cutler, C. W., P. Eke, R. R. Arnold, T. E. Van Dake: Defective neutrophil function in an insulin-dependant diabetes mellitus patient. A case report. J. Periodontol. 62 (1989) 394–401

9 Emrich, L. J., M. Shlossman, R. J. Genco: Periodontal disease in non-insulin-dependent diabetes mellitus. J. Peridontol. 62 (1991) 123–130

10 Goteiner, D., R. Vogel, M. Deasy, C. Goteiner: Periodontal and caries experience in children with insulin-dependent diabetes mellitus, J. Amer. dent. Ass. 113 (1986) 277–279

11 Grossi, A. A., J. J. Zambon, A. W. Ho, G. Koch, R. G. Dunford, E. E. Machtei, O. M. Nordeyd, R.J. Genco: Assessment of risk for periodontal disease. I. Risk indicators for attachment loss. J. Periodontol. 65 (1994) 260–267

12 Hill,. H. R., H. S. Sauls, J. L. Dettloff, P. G. Quie: Impaired leukocytic responsiveness in patients with juvenile diabetes mellitus. Clin. Immunol. Immunopathol. 2 (1974) 395–403

13 Hugoson, A., H. Thorstensson, H. Falk, J. Kuylenstierna: Periodontal conditions in insulin-dependent diabetics. J. clin. Periodontol. 16 (1989) 215–223

14 Jones, R.B., R.M. Mc Callum, E.J. Kay, P. McDonald: Oral health and oral health behaviour in a population of diabetic outpatient clinic attenders. Community Dent. Oral. Epidemiol. 20 (1992) 204–207

15 Kaplan, R., J. Mulvihill, M. Ramamurthy, L. Golub: Gingival collagen metabolism in human diabetics, J. dent. Res. 61, 275 Abstr. 864 (1982)

16 Karjalainen, K. M., M. L. Knuuttila, K.J. von Dickhoff: Association of the severity of periodontal disease with organ complications in type 1 diabetic patients. J. Periodontol. 65 (1994) 1067–1072

17 Keene, J. J.: Arteriosclerotic changes within the diabetic oral vasculature, J. dent. Res. 54 (1975) 77–82

18 Kirk, J. M., M. J. Kinirons: Dental health of young insulin dependent diabetic subjects in Northern Ireland. Community dent. Hlth. 8 (1991) 335–341

19 Lamey, P. J., A. M. G. Darwazeh, B. M. Frier: Oral disorders associated with diabetes mellitus. Diabet. Med. 9 (1992) 410–416

20 Listgarten, M. N., F. H., Ricker, J. L. Laster, J. Shapiro, D. W. Cohen: Vascular basement lamina thickness in normal and inflamed gingiva of diabetics and non-diabetics. J. Periodontol. 45 (1974) 676–684

21 Löe, H.: Periodontal disease: The sixth complications of diabetes mellitus. Diabet. Care 16 (1993) 329–334

22 Manouchehr-Pour, M., P. Spagnuolo, H. M. Rodman, N. F. Bissada: Comparison of neutrophil chemotactic response in diabetic pa-

tients with mild and severe periodontol disease. J. Periodontol. 52 (1981) 410–415

23 Pardo, U. E., E. Perez-Stable, E. R. Fischer: Electron microscopic study of dermal capillaries in diabetes mellitus. Lab. Invest. 15 (1966) 1994

24 Poppe, B., U. Malow, F. Dietrich: Karies, Gingivitis und Periodontitis bei 12- bis 14jährigen unter den Bedingung der Zuckerrestriktion – Untersuchungen an Typ-1-Diabetikern. Zahn-, Mund- u. Kieferheilk. Zbl. 77 (1989) 674–679

25 Ringelberg, M. L., D. O. Dixon, A. O. Francis, R. W. Plummer: Comparison of gingival health and gingival crevicular fluid flow in children with and without diabetes. J. dent. Res. 56 (1977) 108–111

26 Rylander, H., Ramberg, G. Blohmé, J. Lindhe: Prevalence of periodontal disease in young diabetics. J. clin. Periodontol. 14 (1986) 38–43

27 Schroeder, H. E.: Orale Strukturbiologie, 4. Aufl. Thieme, Stuttgart 1982

28 Seppälä, B., M. Seppälä, J. Ainamo: A longitudinal study on insulin-dependent diabetes mellitus and periodontal disease. J. clin. Periodontol. 20 (1993) 161–165

29 Städler, P., M. Sulzer, P. Petrin: DMF/S Studie in Kindern mit unterschiedlicher Diabetesdauer. Zahn-, Mund- u. Kieferheilk. Zbl. 66 (1978) 659–668

30 Swanjung, O., J. K. Meurman, H. Torkko, L. Landholm, E. Kaprio, J. Mäenpää: Caries and saliva in 12–18 years-old diabetics and controls. Scand. J. dent. Res. 100 (1992) 310–303

31 Tavares, M. P., Depaola, P. Soparkar, K. Joshipura: The prevalence of root caries in a diabetic population. J. dent. Res. 70 (1991) 979–983

32 Thorstensson, H., A. Hugoson: Periodontal disease experience in adult long-duration insulin-dependent diabetics. J. clin. Periodontol. 20 (1993) 979–983

33 Twetman, S., T. Nederfors, B. Stahl, S. Aronson: Two-year longitudinal observations of salivary status and dental caries in children with insulin-dependent diabetes mellitus. Pediatr. Dent. 14 (1992) 184–188

34 Van Dis, M. L., E. T. Parks: Prevalence of orallichen planus in patients with diabetes mellitus. Oral Surg. 79 (1995) 696–700

35 Van Dyke, T. E.: Neutrophil chemotaxis dysfunction in human periodontitis. Infect. and Immun. 27 (1980) 124–132

36 Willershausen-Zönnchen, B., G. Hamm, M. Haslbeck: Parodontalzustand von nichtinsulinabhängigen Typ-2-Diabetikern. Münch. med. Wschr. 133 (1991) 546–548

37 Willershausen-Zönnchen, B., C. Lemmen, G. Hamm: Influence of high glucose concentrations on glycosaminoglycan and collagen synthesis in cultured human gingival fibroplasts. J. clin. Periodontol. 18 (1991) 190–195

38 Willershausen-Zönnchen, B., C. Lemmen, G. Hamm: Beziehung zwischen Speichelkomponenten und Parodontitis bei insulinabhängigen Diabetikern. Dtsch. zahnärztl. Z. 46 (1991) 281–284

39 Williams, J. B.: Diabetic periodontoclasia. J. Amer. dent. Ass. 15 (1928) 523–529

37 Sozialmedizinische Aspekte

R. Petzoldt

Das Wichtigste in Kürze

➤ Diabetiker können in der Regel ihren Platz in Familie, Beruf und Gesellschaft ohne soziale Einschränkung ausfüllen. Im einzelnen kann die Erkrankung jedoch – berechtigt und begründet, aber auch unberechtigt und nicht begründbar – zu sozialmedizinischen Problemen führen, bei denen ärztliche Hilfe gefragt ist.

➤ Für Fragen zur Berufswahl und Berufsausübung von Diabetikern hat die Deutsche Diabetes-Gesellschaft Empfehlungen ausgearbeitet, die von institutionalisierten Beratungsstellen ebenso wie von Sozialdiensten an Diabeteszentren erläutert werden können. Diabetiker ohne schwerwiegende andere Krankheiten oder schwere Diabeteskomplikationen können alle Berufe und Tätigkeiten ausüben, zu denen sie nach Neigung, Begabung, praktischen Fähigkeiten und Ausbildung geeignet erscheinen.

➤ Wahl und Ausübung eines Berufes oder einer Tätigkeit können für einzelne Diabetiker durch bestimmte Bedingungen des Berufes und des Diabetes eingeschränkt sein: durch Selbstgefährdung und Fremdgefährdung bei Hypoglykämien, durch die Forderungen an die Kontrolle des Diabetes und durch andere Krankheiten.

➤ Fragen zu Leistungen der gesetzlichen Sozialleistungsträger (Rentenversicherung u. a.) stellen die häufigsten sozialmedizinischen Anforderungen an Ärzte und fachlich-kompetente Beratungsstellen dar. Die Versorgung bei Arbeitsunfähigkeit, Berufsunfähigkeit und Erwerbsunfähigkeit ist versicherungsrechtlich definiert.

➤ Die Anwendung des Schwerbehindertengesetzes sichert dem Diabetiker eine Reihe gesetzlich festgelegter Nachteilsausgleiche; der Grad der Behinderung (GdB) ist in den „Anhaltspunkten für die ärztliche Gutachtertätigkeit" in Abhängigkeit von der Art der Therapie und vom Ausmaß von Diabeteskomplikationen definiert.

➤ Nach statistischen Analysen verursachen Diabetiker nicht gehäuft Straßenverkehrsunfälle. Nur im Einzelfall können der Diabetes mellitus, seine chronischen Komplikationen oder therapiebedingte Nebenwirkungen die Fahrtauglichkeit der Diabetiker mehr oder weniger stark einschränken. Die Beurteilung der Fahrtüchtigkeit von Diabetikern erfolgt unter Berücksichtigung der Begutachtungsleitlinien „Krankheit und Kraftverkehr". Richtlinien für kraftfahrzeugführende Diabetiker sollten alle insulinbehandelten Diabetiker erhalten und kennen.

➤ Die traumatische Entstehung eines Diabetes mellitus oder die vorzeitige Diabetesmanifestation durch ein Trauma oder die traumatisch bedingte Verschlechterung eines bestehenden Diabetes sind seltene Ereignisse, die nach vorgegebenen Richtlinien ärztlich begutachtet werden können.

Einleitung

Die soziale Stellung des Menschen in der Gesellschaft ist weitgehend von seiner Fähigkeit und Bereitschaft, Leistungen zu erbringen, abhängig. Diese Fähigkeit kann durch chronische Krankheiten begrenzt werden. So stehen auch Diabetiker – wie andere chronisch Kranke – gelegentlich vor erheblichen familiären, beruflichen und gesellschaftlichen Problemen. Sie erwarten dann von ihren Ärzten nicht nur medizinische Versorgung, sondern darüber hinaus Hilfe bei sozialmedizinischen Problemen.

Sozialmedizinische Aspekte können in verschiedenen Bereichen der Diabetikerbetreuung in den Vordergrund treten und ärztliches Engagement oder sachgerechte Vermittlung erfordern. Nicht immer lassen sich dabei umfassende, befriedigende und endgültige Lösungen finden. Fast immer muß auch damit gerechnet werden, daß sich die sozialmedizinischen Probleme des einzelnen Diabetikers ändern können und daß sich die Möglichkeiten zur sozialen Hilfe im Laufe der Zeit wandeln. Die Beurteilung sozialmedizinischer Probleme bei Diabetikern und die Darstellung sozialmedizinischer Hilfen bleiben wechselnden Bedingungen unterworfen und damit zeitgebunden. Sie werden in diesem Kapitel der „Diabetologie in Klinik und Praxis" für das Jahr 1997 beschrieben.

Es ist das Ziel der ärztlichen Betreuung, trotz der Belastungen, die durch die Zuckerkrankheit, ihre Komplikationen und die notwendigen Kontroll- und Therapiemaßnahmen gegeben sind, jede vermeidbare soziale Diskriminierung der Diabetiker auch zu verhindern. Diabetesgesellschaften und Laienorganisationen bemühen sich in allen Ländern um dieses Problem, indem sie z. B. die Interessen der Diabetiker in der Öffentlichkeit und bei Behörden vertreten.

Die Erfolge der Diabetesbehandlung und die Möglichkeiten der modernen Diabetestherapie führen bei vielen Diabetikern zu Stoffwechselbefunden, die denen von Gesunden nahekommen. Die Möglichkeiten und Erfolge dürfen aber nicht darüber hinwegtäuschen, daß die Erkrankung an Diabetes mellitus zu einem tiefen Einschnitt in die gesamte Lebensweise führt. Dies gilt besonders für jüngere und berufstätige Diabetiker, die bald erkennen und im einzelnen auch erleben, daß der Diabetes früher oder später zu einer Beeinträchtigung des Sozialstatus führen kann.

Hier hilft der Hinweis auf das alte Schlagwort von der „bedingten Gesundheit" wenig. Die Diabetiker empfinden dies oft als Bagatellisierung ihrer Probleme oder als Zeichen einer unzureichenden Unterstützung durch den behandelnden Arzt. Die Öffentlichkeit und manche Behörden verbinden im übrigen mit diesem alten Schlagwort (17) oft eine ärztlich bescheinigte Einschränkung der Leistungsfähigkeit, mit der Entscheidungen begründet werden, die die Diabetiker – nach medizinischen Kriterien unberechtigt – benachteiligen.

Unseres Erachtens kann der Arzt bei seinen Bemühungen um die soziale Stellung der Diabetiker voraussetzen, daß die meisten Zuckerkranken ihren Platz in Familie, Beruf und Gesellschaft ohne Einschränkung ausfüllen.

Diabetiker sind in aller Regel nicht „behindert" oder „hilflos". Wenn dennoch durch den Einfluß der Krankheit Einschränkungen in bestimmten sozialen Bereichen nicht zu vermeiden sind, sollten diese – unter Berücksichtigung der notwendigen Forderungen der Allgemeinheit – so klar definiert und so maßvoll wie möglich gehalten werden. Der ärztliche Einsatz in diesen Situationen kann auch in der Vermittlung fachlich-kompetenter Hilfe durch institutionell unabhängige Sozialdienste oder durch institutionell eingerichtete und fachlich qualifizierte Beratungsdienste bestehen.

Probleme der Lebensführung

Berufsleben

Berufswahl und Berufsausübung

Die **Stellung des Diabetikers im Berufsleben**, seine Arbeitsfähigkeit und Berufsfähigkeit, werden vor allem durch den Krankheitstyp, aber auch durch die erforderlichen Behandlungsmaßnahmen und die Diabeteskomplikationen und schließlich durch zusätzliche Erkrankungen bestimmt. „Diabetiker ohne schwerwiegende andere Krankheiten oder schwere Diabeteskomplikationen können alle Berufe und Tätigkeiten ausüben, zu denen sie nach Neigung, Begabung, praktischen Fähigkeiten und Ausbildung geeignet erscheinen" (27).

Probleme, die die Berufsausübung einzelner Diabetiker einschränken können und deshalb auch bei der Berufswahl berücksichtigt werden müssen, sind mögliche Hypoglykämien insulinbehandelter Diabetiker, die zur Selbstgefährdung oder Fremdgefährdung führen können. Aber auch die Forderungen an die Kontrolle des Diabetes oder bestimmte Diabeteskomplikationen und andere Krankheiten können die Wahl und Ausübung eines Berufes oder einer Tätigkeit für einzelne Diabetiker einschränken (27).

Bedingungen des Diabetes und des Berufes bestimmen die Empfehlungen, die zur Berufswahl und -ausübung von Diabetikern gegeben werden können. Die Beratung über die Wahl und Ausübung eines Berufes sollte für jeden Diabetiker individuell gegeben werden. Zur Beurteilung der Eignung eines Diabetikers für einen Beruf oder eine Tätigkeit ist eine sorgfältige Abwägung der individuellen Leistungsfähigkeit des Diabetikers nötig. Bei der Beratung über Berufswahl und Berufsausübung sollten deshalb behandelnde Ärzte, Diabetesspezialisten und Ärzte im öffentlichen Gesundheitswesen (am Arbeitsamt oder Gesundheitsamt) zusammenarbeiten. „Empfehlungen für die Beratung über Berufswahl und Berufsausübung von Diabetikern" (Tab. 37.**1**) und Erläuterungen dazu für Ärzte, für Berufsberater und für Diabetiker hat der Ausschuß Soziales der Deutschen Diabetes-Gesellschaft gegeben (27, 28).

Eingrenzung der Empfehlungen: Bei der Anwendung dieser Empfehlungen der Deutschen Diabetes-Gesellschaft zur individuellen Berufsberatung können vorgegebene Abgrenzungen aber von Fall zu Fall auch vernachlässigt werden, da es erfahrungsgemäß nicht möglich und auch nicht immer sinnvoll ist, das Berufsleben des Diabetikers ganz durch seine Krankheit bestimmen zu lassen. So ermöglicht z. B. ein in größeren Abständen erfolgender Wechsel

Tabelle 37.1 Empfehlungen zur Beratung über Berufswahl und Berufsausübung von Diabetikern

Überblick

Diabetiker ohne schwerwiegende andere Krankheiten oder schwere Diabeteskomplikationen können alle Berufe und Tätigkeiten ausüben, zu denen sie nach Neigung, Begabung, praktischen Fähigkeiten und Ausbildung geeignet erscheinen. Eine abgeschlossene berufliche Ausbildung ist für jeden Diabetiker anzustreben.

Wahl und Ausübung eines Berufes oder einer Tätigkeit können für einzelne Diabetiker durch bestimmte Bedingungen des Berufes und (oder) des Diabetes eingeschränkt sein: durch Selbst- und Fremdgefährdung, durch die Forderungen an die Kontrolle des Diabetes und durch andere Krankheiten.

Die Beratung über Wahl und Ausübung eines Berufes sollte für jeden Diabetiker individuell und in enger Kooperation mit einem diabetologisch erfahrenen Arzt erfolgen.

Bewertung einschränkender Bedingungen

Bedingungen, welche die Wahl der Ausübung eines Berufes oder einer Tätigkeit durch Diabetiker beeinflussen können, lassen sich gliedern in
- Selbst- und Fremdgefährdung durch plötzlich auftretende Unterzuckerungszustände (Hypoglykämien),
- Beeinträchtigungen der Kontrolle des Diabetikers über seine Stoffwechselstörung,
- Auftreten anderer Krankheiten.

Plötzlich auftretende Unterzuckerungszustände im Zusammenhang mit der Diabetesbehandlung können zu Bewußtseinsstörung und Leistungsminderung führen.

Berufe und Tätigkeiten, bei denen eine Gefährdung anderer oder des Diabetikers selbst durch solche Hypoglykämien nicht ausgeschlossen ist, sind zum Beispiel Arbeiten mit Absturzgefahr, die berufliche Personenbeförderung, verantwortliche Überwachungsfunktionen und berufsmäßiger Waffengebrauch.

Ob ein Diabetiker die durch den geplanten oder ausgeübten Beruf bedingte Beeinträchtigung der Kontrolle über seine Stoffwechselstörung meistern kann, muß individuell entschieden werden. Ausreichende Information und Schulung im Umgang mit der Stoffwechselstörung, Kooperation mit dem behandelnden Arzt, selbständige Adaptation von Nahrungs- und Insulinzufuhr an wechselnde Lebensbedingungen und eine konsequente Stoffwechselselbstkontrolle können negative Effekte solcher berufsbedingten Beeinträchtigungen weitgehend ausgleichen.

Auswirkungen anderer Krankheiten oder diabetischer Komplikationen auf die berufliche Leistungsfähigkeit sollten von einem diabetologisch erfahrenen Arzt beurteilt werden.

Berufsberatung

Die Beratung des jungen Diabetikers bei der Berufswahl sollte sich vor allem an Neigung, Begabung und Fähigkeiten orientieren. Dabei müssen einschränkende Gegebenheiten berücksichtigt werden. Die Beteiligung eines diabetologisch erfahrenen Arztes ist in jedem Fall anzuraten.

Tabelle 37.**1** Empfehlungen zur Beratung über Berufswahl und Berufsausübung von Diabetikern *(Fortsetzung)*

Tritt der Diabetes bei Berufstätigen auf, dann sollte der Diabetiker über die weitere Ausübung seines Berufes nach den gleichen Kriterien beraten werden. Nur in Ausnahmefällen ist ein Berufswechsel zu empfehlen. Er macht eine berufliche Umschulung und gründliche Beratung über geänderte Bedingungen in der Diabetesführung notwendig.

der Arbeitszeit eine gute Anpassung des geschulten Diabetikers an den wechselnden Lebensrhythmus und eine auch unter Schichtdienst in Heil- und Pflegeberufen erfolgreiche Stoffwechselführung (29). Der insulinpflichtige Diabetiker, der seine Behandlung verantwortungsbewußt, selbständig und erfolgreich durchführt, kann also auch für Berufe und Tätigkeiten geeignet sein, die nach der allgemeinen Beurteilung für Diabetiker eher ungeeignet erscheinen.

Natürlich gelten **Sicherheitsvorschriften** und Unfallverhütungsvorschriften in bestimmten Berufen auch für Diabetiker, die wegen ihrer Hypoglykämiegefahr grundsätzlich davon ausgeschlossen bleiben. Die Unfallverhütungsvorschriften bei Berufsgenossenschaften untersagen z. B. aus Haftungsgründen jede Beschäftigung solcher Diabetiker an gefährdeten Arbeitsplätzen, wo es durch Fehlhandlungen zur Selbst- und Fremdgefährdung kommen kann (11). Durch entsprechende Vorschriften ist in der Regel auch ausgeschlossen, daß insulinbehandelte Diabetiker mit Hypoglykämiegefährdung als Berufskraftfahrer zur Personenbeförderung, als Lokomotivführer oder als Flugzeugführer beruflich tätig sein können.

Wenn der Diabetes, die Behandlungsmaßnahmen oder die Diabeteskomplikationen die Ausübung des bisherigen Berufes in Frage stellen oder unmöglich machen, sollte durch **Umschulung** eine abgeschlossene Berufsausbildung angestrebt werden, um das soziale Niveau des Diabetikers zu sichern. Wenn eine Umschulung erforderlich und auch möglich ist, dann sollte zunächst ein Arbeitsplatzwechsel im selben Betrieb oder beim selben Arbeitgeber angestrebt werden, um stärkere Belastungen zu vermeiden (29). Die Kosten für eine notwendige Umschulung tragen nach dem Arbeitsförderungsgesetz die Rentenversicherungen und andere zuständige Kostenträger. Trotzdem kann die Umschulung mit großen Belastungen für die Diabetiker verbunden sein; eine Verringerung des bisherigen Einkommens und damit auch der späteren Rente ist – während der Umschulung und in dem neuen Beruf – nicht immer zu vermeiden.

Fachlich-kompetente Beratung von Diabetikern zu Problemen und Fragen bezüglich Berufswahl und Berufsausübung bieten Berufsberatungsstellen der örtlichen Arbeitsämter und der Industrie- und Handelskammern sowie Sozialdienste von Diabeteszentren an; sehr informativ ist ein für Diabetiker geschriebener Ratgeber (11).

Beschäftigung im Beamtenverhältnis

Die Deutsche Diabetes-Gesellschaft hat erstmals im Jahr 1959 Richtlinien für die Übernahme von Diabetikern ins Beamtenverhältnis und damit für die Beschäftigung von Diabetikern im öffentlichen Dienst erarbeitet, die im Jahr 1971 und 1982 neu gefaßt wurden (29). Die Richtlinien der Deutschen Diabetes-Gesellschaft zur Einstellung und Beschäftigung von nicht schwerbehinderten Diabetikern im öffentlichen Dienst hat der Bundesminister des Inneren (Ak-

tenzeichen D I 1/210 107/5 vom 31.08.1982) empfehlend an die obersten Bundes- und Länderbehörden weitergeleitet (Tab. 37.**2**). Individuelle Informationen können die Personalräte der öffentlichen Arbeitgeber geben; informativ ist auch ein für Diabetiker geschriebener Ratgeber (11).

Tabelle 37.**2** Einstellung und Beschäftigung von Diabetikern im öffentlichen Dienst – Richtlinien der Deutschen Diabetes-Gesellschaft

1. Der generelle Ausschluß des Diabetikers von pensionsberechtigten Anstellungen im Staatsdienst und in vergleichbaren Institutionen ist aus medizinischen Gründen nicht gerechtfertigt.

2. Für die Einstellung in die genannten Tätigkeiten kommen alle arbeitsfähigen Diabetiker in Betracht, deren Stoffwechselstörung mit Diät allein, mit Diät und oralen Antidiabetika und (oder) Insulin auf Dauer gut einstellbar ist. Durch eine gute Stoffwechselkontrolle wird das Risiko diabetesspezifischer Komplikationen verringert.

3. Diabetische Bewerber um solche Stellen sollten frei von diabetesspezifischen Komplikationen an Augen und Nieren sein. Die Feststellung solcher Befunde hat durch fachärztliche Augenhintergrunduntersuchung (Fundoskopie) sowie durch den kompletten Harnstatus und die Bestimmung des Kreatininwertes im Serum zu erfolgen.

4. Diabetiker, die rein diätetisch behandelt werden, können jede Tätigkeit ausüben, zu der sie nach Vorbildung und Leistung auch sonst geeignet wären. Insulinbehandelte Diabetiker sollten nach Möglichkeit keine Tätigkeiten verrichten, die unregelmäßige Arbeitszeiten erfordern. Sie sollten ferner nicht zu Tätigkeiten herangezogen werden, die beim Eintritt hypoglykämischer Reaktionen Gefahren für sie selbst oder ihre Umwelt mit sich bringen, z. B. als Fahrer öffentlicher Verkehrsmittel.

5. Diabetische Bewerber müssen ein ärztliches Zeugnis vorweisen, aus dem die Qualität der Stoffwechselführung, der Nachweis regelmäßiger und langfristiger Stoffwechselkontrollen sowie die Bereitschaft zur Kooperation hervorgehen. Zur Beurteilung der Einstellungsqualität werden die unter Punkt 6 genannten Grenzwerte für die Blutzuckerkonzentration zugrunde gelegt. Zusätzlich kann die Bestimmung des glykosylierten Hämoglobins (HbA_1 oder HbA_{1c}) herangezogen werden. Die Eignung des Bewerbers soll in der Regel durch ein fachärztliches Gutachten geklärt werden, das von einem diabetologisch erfahrenen Arzt oder in einer Diabetesklinik erstattet werden sollte (Punkt 7).

6. Die Beurteilung der Qualität der Stoffwechselführung soll individuell erfolgen. Ein überwiegend ausgeglichener Stoffwechselzustand sollte dokumentiert sein. Für nicht mit Insulin behandelte Diabetiker ist überwiegend Harnzuckerfreiheit zu fordern; bei insulinbehandelten Diabetikern sollte die Mehrzahl der Harnproben zuckerfrei sein. Zur Beurteilung der Stoffwechsellage sind einzelne Blutzuckerwerte, besonders im Nüchternzustand, ungeeignet. Dasselbe gilt für die Untersuchung einer einzelnen Urinportion. Es ist erforderlich, wenigstens drei Blutzuckerwerte zu geeigneten Zeiten im Tagesverlauf zu messen. Die Maximalwerte sollten bei insulinbehandelten Diabetikern 1–2 Stunden nach den Mahlzeiten nicht wesentlich über 220 mg/dl Glucose liegen, bei diät- und tablettenbehandelten nicht über 160 mg/dl.

Tabelle 37.**2** Einstellung und Beschäftigung von Diabetikern im öffentlichen Dienst – Richtlinien der Deutschen Diabetes-Gesellschaft *(Fortsetzung)*

7. Untersuchungskatalog:

– Körperliche Gesamtuntersuchung, unter anderem Blutdruckmessung, Palpation der Pulse an den typischen Stellen, Inspektion der Füße.

– Elektrokardiographie, Röntgenuntersuchung der Lungen.

– Laboratoriumsuntersuchungen. Es werden nur solche Untersuchungen gefordert, die zur Beurteilung des Diabetes oder diabetesspezifischer Komplikationen notwendig sind. Bei pathologischen Werten ist vor einer Stellungnahme die Bestätigung durch Kontrollen erforderlich. Kreatinin im Serum, kompletter Harnstatus.

– Ophthalmologische Untersuchung. Durch einen Ophthalmologen müssen diabetesspezifische Fundusveränderungen ausgeschlossen werden. Der Befund muß dokumentiert werden; bei sehr geringen Veränderungen sollte eine Nachuntersuchung nach mindestens einem halben Jahr erfolgen.

– Der Bewerber sollte regelmäßige ärztliche Stoffwechselkontrollen wahrnehmen und häusliche Stoffwechselselbstkontrollen durchführen. Zur Beurteilung der Kooperationsbereitschaft dienen unter anderem die vom behandelten Arzt bescheinigten Untersuchungsbefunde und die vom Bewerber dokumentierten Ergebnisse der regelmäßigen Stoffwechselselbstkontrollen.

Arbeits-, Berufs- und Erwerbsunfähigkeit

Die Arbeitsfähigkeit des einzelnen Diabetikers wird durch mögliche Behandlungseinflüsse, chronische Diabeteskomplikationen und zusätzliche Krankheiten, entscheidend aber auch durch seine Bereitschaft zur Kooperation bestimmt. Kooperative, gut eingestellte Diabetiker, die unter regelmäßiger Schulung selbständig erfolgreich ihren Stoffwechsel führen, sind nicht häufiger krank und wegen Krankheit arbeitsunfähig als Nichtdiabetiker (29, 45). Dennoch muß von einer größeren Häufigkeit der Berufs- und Erwerbsunfähigkeit durch die Bedingungen des Diabetes ausgegangen werden. Insgesamt nehmen Diabetiker offensichtlich häufiger und meist länger eine Krankenhausbehandlung in Anspruch.

Gesetzliche Rentenversicherung

Leistungen und Auskunft

Bei verminderter Berufs- oder Erwerbsfähigkeit können **Leistungen** der gesetzlichen Sozialleistungsträger (Rentenversicherung, Bundesanstalt für Arbeit, Sozialhilfeträger u. a.) beantragt werden (9, 10).

Definierte versicherungsrechtliche Voraussetzungen und persönliche gesundheitliche Bedingungen müssen erfüllt sein (8, 12), um auf Antrag z. B. folgende Leistungen zu erhalten: Rente wegen Berufs- oder Erwerbsunfähigkeit, medizinische Leistungen zur Rehabilitation (z. B. Heilverfahren), berufsfördernde Leistungen zur Rehabilitation (z. B. innerbetriebliche Umbesetzung, Arbeitsplatzbeschaffung, Weiterbildungskurse, Umschulung u. a.).

Auskunft: Fragen zu Leistungen der gesetzlichen Rentenversicherung können fachlich-kompetent durch die Auskunfts- und Beratungsstellen der gesetzlichen Rentenversicherungsträger und durch die Versicherungsältesten der Rentenversicherungen sowie durch Sozialdienste von Diabeteszentren beantwortet werden; informativ ist auch ein für Diabetiker geschriebener Ratgeber (11).

Allgemeine Richtlinien für das ärztliche Gutachten

Das ärztliche Gutachten für den gesetzlichen Rentenversicherungsträger muß bestimmte Aussagen enthalten, damit eine Beurteilung der Notwendigkeit einer Rente möglich ist:

➤ durch Anamnese und Befunderhebung überzeugend dargestelltes Krankheitsbild,
➤ nach dem Schweregrad geordnete Diagnosen,
➤ Epikrise mit Darstellung der durch die einzelnen Krankheiten hervorgerufenen Funktionsstörungen oder Behinderungen unter Berücksichtigung der beruflichen Tätigkeitsmerkmale,
➤ Stellungnahme zum Beginn der Leistungsminderung im Berufsleben,
➤ Angabe der Leistungsfähigkeit im Berufsleben nach Stunden (vollschichtig, Teilzeitarbeit – mehr oder weniger halbschichtig),
➤ qualitative Einschränkungen, soweit sie die berufliche Tätigkeit beeinflussen (sog. negatives Leistungsbild),
➤ sog. positives Leistungsbild, sofern die Leistungsfähigkeit im bisherigen Beruf eingeschränkt ist,
➤ individuelle Prognose der Krankheit,
➤ Stellungnahme zur Rehabilitationsmaßnahme (z. B. Gesundheitsmaßnahmen durch den Rentenversicherungsträger, Krankenbehandlung, Umschulungsmaßnahmen).

Richtlinien für die Beurteilung des Diabetes mellitus

Der für den Rentenversicherungsträger begutachtende Arzt beurteilt nicht den durch den Diabetes bedingten Integritätsverlust (wie beim Schwerbehindertengesetz); er muß feststellen, welche leistungsmindernden Funktionsstörungen durch den Diabetes hervorgerufen worden sind (8, 12).

Grad der Störungen: Die sozialmedizinische Prognose richtet sich danach, ob die Störungen noch reversibel bzw. besserungsfähig sind, z. B. durch eine bessere Einstellung des Diabetes, oder ob bereits irreversible schwere Komplikationen vorliegen. Der Gutachter wird dann Stellung nehmen müssen, ob Rehabilitationsmaßnahmen vorrangig sind oder ob eine befristete oder unbefristete Leistungsminderung anzunehmen ist.

Zur Beurteilung der Leistungsfähigkeit ist die Kenntnis der **Funktionsstörung des Inselorgans** und krankheitsbedingter Komplikationen wichtig (12). Die Funktionsstörung des Inselorgans kann nur dann zu einer deutlichen Leistungsminderung führen, wenn trotz sachgemäßer Diät- und Medikamentenbehandlung ständig wechselnde Hypo- und Hyperglykämien mit Ketoazidose auftreten. Die beim Diabetiker erforderliche diätetische Therapie ist nicht als Leistungseinschränkung zu bewerten. Werden jedoch wegen stark schwankender Blutzuckerwerte im Tagesverlauf überdurchschnittlich häufige Stoffwechselkontrollen und zusätzliche Insulingaben erforderlich, so wird der Gutachter unter Umständen – in Kenntnis des Berufes des Versicherten – quantitative und qualitative Leistungseinschränkungen aufzeigen müssen.

Die sozialmedizinische Beurteilung der **Diabeteskomplikationen** muß nach einer umfassenden Abklärung aller gegebenen Funktionsstörungen erfolgen. Bei der Retinopathia diabetica ist nicht die Stadieneinteilung, sondern der Funktionszustand des Sehorgans für das Leistungsvermögen ausschlaggebend. Umschulungen jüngerer Versicherter auf Sehbehindertenberufe können durch die Rentenversicherungsträger erfolgen.

Kardiovaskuläre Komplikationen mit ihren Folgeerscheinungen können determinierende Faktoren für das Leistungsvermögen sein. Sitz und Ausmaß der arteriellen Läsionen sind Kriterien, die vor allem bei Berufen mit längeren Gehstrecken berücksichtigt werden sollen. Bei der koronaren Herzkrankheit wird das Ausmaß der Koronarinsuffizienz durch die noch verbliebene Ergometerleistung beurteilt. Medikamentös nicht beeinflußbare Herzrhythmusstörungen und eine Herzinsuffizienz sind weitere Beurteilungskriterien, die ein aufgehobenes Leistungsvermögen bedingen können.

Für die Beurteilung des Leistungsvermögens bei „diabetischer Nephropathie" ist das Ausmaß der dabei verursachten Niereninsuffizienz ausschlaggebend. Die körperliche Leistungsfähigkeit wird vor allem durch das Maß der Anämie bestimmt. Patienten mit chronischem Nierenversagen sollten keiner körperlich schweren Arbeit mehr nachgehen; ungünstige klimatische Verhältnisse am Arbeitsplatz sollten sie vermeiden.

Die diabetische Polyneuropathie und das Ausmaß der Störungen auf die Funktion der verschiedenen Organe müssen vom Gutachter gezielt beurteilt werden.

Leidet der Diabetiker an mehreren Komplikationen gleichzeitig, dann müssen die dadurch bedingten verschiedenen Funktionsstörungen in einer zusammenfassenden Endbeurteilung berücksichtigt werden. Der Beruf des Versicherten mit seinen geistigen und körperlichen Anforderungen spielt dabei eine besondere Rolle.

Schwerbehindertengesetz

Seit 1974 hat das sog. Schwerbehindertengesetz („Gesetz zur Sicherung der Eingliederung Schwerbehinderter in Arbeit, Beruf und Gesellschaft") Gültigkeit. Es wurde zuletzt im Juli 1996 geändert.

Auszüge aus der aktuellen Fassung des Schwerbehindertengesetzes und seine Anwendung

§ 1 Schwerbehinderte: Schwerbehinderte im Sinne dieses Gesetzes sind Personen mit einem Grad der Behinderung von wenigstens 50, sofern sie ihren Wohnsitz, ihren gewöhnlichen Aufenthalt oder ihre Beschäftigung auf einem Arbeitsplatz im Sinne des § 7 Abs. 1 rechtmäßig im Geltungsbereich dieses Gesetzes haben.

§ 2 Gleichgestellte: (1) Personen mit einem Grad der Behinderung von weniger als 50, aber wenigstens 30, bei denen im übrigen die Voraussetzungen des § 1 vorliegen, sollen auf Grund einer Feststellung nach § 4 auf ihren Antrag vom Arbeitsamt Schwerbehinderten gleichgestellt werden, wenn sie infolge ihrer Behinderung ohne die Gleichstellung einen geeigneten Arbeitsplatz im Sinne des § 7 Abs. 1 nicht erlangen oder nicht behalten können. Die Gleichstellung wird mit dem Tag des Einganges des Antrages wirksam. Sie kann befristet werden.

(2) Auf Gleichgestellte ist dieses Gesetz mit Ausnahme des § 47 und des Elften Abschnitts anzuwenden.

§ 3 Behinderung: (1) Behinderung im Sinne dieses Gesetzes ist die Auswirkung einer nicht nur vorübergehenden Funktionsbeeinträchtigung, die auf einem regelwidrigen körperlichen, geistigen oder seelischen Zustand beruht. Regelwidrig ist der Zustand, der von dem für das Lebensalter typischen abweicht. Als nicht nur vorübergehend gilt ein Zeitraum von mehr als 6 Monaten. Bei mehreren sich gegenseitig beeinflussenden Funktionsbeeinträchtigungen ist deren Gesamtauswirkung maßgeblich.

(2) Die Auswirkung der Funktionsbeeinträchtigung ist als Grad der Behinderung (GdB), nach Zehnergraden abgestuft, von 20 bis 100 festzustellen.

(3) Für den Grad der Behinderung gelten die im Rahmen des § 30 Abs. 1 des Bundesversorgungsgesetzes festgelegten Maßstäbe entsprechend.

Anwendung

Die Anwendung des Schwerbehindertengesetzes sichert dem Betroffenen eine Reihe gesetzlich festgelegter sog. Nachteilsausgleiche zu. Nach dem Schwerbehindertengesetz wird der Grad der Behinderung (GdB) auf Antrag vom Versorgungsamt geprüft und die Minderung in Prozenten angegeben. Bei der Prüfung der Schwerbehinderteneigenschaften werden Körperschäden oder Körperbehinderung attestiert. Das Gesetz verlangt, daß zur Beurteilung der Schwerbehinderung die „Anhaltspunkte für die ärztliche Gutachtertätigkeit" (1) zugrunde gelegt werden, die den folgenden Grad der Behinderung vorsehen:

Diabetes mellitus:
durch Diät allein (ohne blutzuckerregulierende Medikation)
oder
durch Diät
➤ und Kohlenhydratresorptionsverzögerer oder Biguanide (d. h. orale Antidiabetika, die allein nicht zur Hypoglykämie führen) ausreichend einstellbar ... GdB 10,
➤ und Sulfonylharnstoffe (auch bei zusätzlicher Gabe anderer oraler Antidiabetika) ausreichend einstellbar ... GdB 20,
➤ und orale Antidiabetika und ergänzende Insulininjektionen ausreichend einstellbar ... GdB 30;
durch Diät und alleinige Insulinbehandlung
– gut einstellbar ... GdB 40,
– schwer einstellbar (häufig bei Kindern), auch gelegentliche, ausgeprägte Hypoglykämien ... GdB 50.
Häufige, ausgeprägte Hypoglykämien sowie Organkomplikationen sind ihren Auswirkungen entsprechend zusätzlich zu bewerten.

Nachteile und Beratung

Trotz der gesetzlichen Vorteile, die das Schwerbehindertengesetz den Betroffenen bietet, sollte jeder Diabetiker aber, ebenso wie der zur Beurteilung aufgeforderte Arzt, auch die möglichen und nicht immer auszuschließenden **Nachteile** bedenken, ehe ein Antrag auf Anerkennung als Schwerbehinderter gestellt wird. Der Schwerbehindertenstatus kann u. U. im Laufe eines Berufslebens zum Handikap werden, vor allem bei jüngeren Diabetikern, die eine lange berufliche Laufbahn vor sich haben. Die negative soziale Beurteilung, die mit dem Begriff der Behinderung in manchen Bereichen verbunden ist, läßt auch eine gesellschaftliche oder berufliche Diskriminierung befürchten.

Fachlich-kompetente **Beratung** von Diabetikern zu Problemen und Fragen bezüglich der Anwendung des

Schwerbehindertengesetzes bieten örtliche (kommunale) Fürsorge- und Hauptfürsorgestellen und Versorgungsämter sowie Sozialdienste von Diabeteszentren an; informativ ist ein für Diabetiker geschriebener Ratgeber (11).

Wehrdienst

Das Vorliegen eines Diabetes führt in den meisten Ländern zum **Ausschluß vom Wehrdienst** (26). In Deutschland ist ein Diabetiker unabhängig vom Schweregrad seiner Erkrankung nach den zur Zeit gültigen Bestimmungen für den Wehrdienst im Frieden nicht tauglich (49).

Für **Berufssoldaten** und Soldaten auf Zeit, die zukkerkrank werden, entscheidet nach Soldatengesetz ein truppenärztliches Gutachten über ihre Dienstfähigkeit und die weitere Beschäftigung. Soldaten auf Zeit können in besonderen Fällen auf eigenen Antrag vorzeitig aus ihrem Dienstverhältnis entlassen werden (26).

Informationen zum Thema können Kreiswehrersatzämter, Musterungsstellen und soziale Dienste bei der Bundeswehr geben.

Straßenverkehr

Unfallrisiko: Durch zahlreiche Untersuchungen konnte immer wieder nachgewiesen werden, daß Diabetiker nicht gehäuft Unfälle verursachen. Nur bei 0,005–0,02% sämtlicher Verkehrsunfälle waren früher der Diabetes, seine Komplikationen oder die Folgen seiner Behandlung als Unfallursache anzusehen (46, 48). Neuere Untersuchungen (6, 7, 33, 40, 41) belegen, daß das Unfallrisiko von insulinbehandelten Diabetikern nicht über dem Durchschnitt liegt. Da es aber diabetestypische Komplikationen gibt, die die Fahrtüchtigkeit mehr oder weniger stark beeinträchtigen können, muß dennoch im Einzelfall der Diabetes als Unfallursache erkannt und bei der Begutachtung und Rechtsprechung gewürdigt werden.

Informationen zu Fragen der Fahrtauglichkeit von Diabetikern können die Straßenverkehrsämter sowie Sozialdienste von Diabeteszentren geben; informativ ist ein für Diabetiker geschriebener Ratgeber (11).

Definition der Fahrbefähigung

Die Fahrbefähigung von Kraftfahrzeugfahrenden wird nach verschiedenen Kriterien beurteilt. Unter **Fahrfertigkeit** wird nach § 11 der Straßenverkehrszulassungsordnung ein durch Schulung, Übung und Erfahrung erworbenes Können verstanden. Dafür muß vor der Erteilung des Führerscheins der Nachweis eines ausreichenden theoretischen Wissens, der zur Führung eines Kraftfahrzeugs im Verkehr erforderlichen technischen Kenntnisse sowie von deren praktischer Anwendung erbracht werden.

Die **Fahrtauglichkeit** eines Kraftfahrers umschreibt seine psychophysische Ausstattung. Sie ist gegeben, wenn der Kraftfahrzeugfahrer unter Berücksichtigung allgemeiner Erfahrungen geeignet ist, ein Kraftfahrzeug ohne Eigen- und Fremdgefährdung auch bei Dauerbelastung im Straßenverkehr zu führen.

Für die **Verkehrszuverlässigkeit** wird eine konstante „ordnungsadäquate" Lebenseinstellung gefordert. Der Kraftfahrzeugfahrer muß Situationen beherrschen können, die „das Vorhandensein einer konstanten inneren Wertordnung und einer gemeinschaftsentsprechenden Lebenshaltung und Grundeinstellung" voraussetzen (25).

Fahrtüchtigkeit: Fahrfertigkeit, Fahrtauglichkeit und Verkehrszuverlässigkeit sind die drei Teilqualitäten, die bei der Beurteilung von Kraftfahrzeugfahrern und ihrer Fahrbefähigung berücksichtigt werden müssen. Sie werden als Fahrtüchtigkeit zusammengefaßt und können zur endgültigen Beurteilung des Kraftfahrzeugfahrers nur in einer gewissen Abstraktion voneinander getrennt werden. In Wirklichkeit greifen sie so ineinander, daß bei günstiger Konstellation Mängel in der einen Teilqualität durch Befähigungen in den anderen Teilqualitäten ausgeglichen werden können.

Fahreignung: Die Beurteilung eines Kraftfahrzeugfahrers – fahrtüchtig oder situativ, temporär bzw. generell fahruntüchtig (25) – ist eine ärztliche Aussage, die nach verkehrsmedizinischen Gesichtspunkten erfolgt. Sie muß streng von der juristischen Feststellung der Fahreignung getrennt werden. Die Fahreignung kann nach der ärztlichen Beurteilung der Fahrtüchtigkeit nur durch die Zulassungsbehörde oder das Gericht festgestellt werden.

Einschränkung der Fahrtüchtigkeit

Eine Reihe diabetesspezifischer Komplikationen und therapiebedingter Nebenwirkungen kann die Fahrtauglichkeit des Diabetikers mehr oder weniger stark beeinträchtigen.

Begutachtungsleitlinien: Für ihre Beurteilung kann das jeweils aktualisierte Gutachten „Krankheit und Kraftverkehr" zugrunde gelegt werden, das der Gemeinsame Beirat für Verkehrsmedizin beim Bundesministerium für Verkehr und beim Bundesministerium für Jugend, Familie und Gesundheit erstattet und 1996 als „Begutachtungsleitlinien" neu aufgelegt hat (19). In der aktuellen 5. Auflage richtet sich der Aufbau des Gutachtens bzw. der Begutachtungsleitlinien nach Vorlagen der Zweiten EU-Führerscheinrichtlinie, die „Mindestanforderungen hinsichtlich der körperlichen und geistigen Tauglichkeit für das Führen eines Kraftfahrzeuges" enthält. Auch der Übergang von den alten Fahrerlaubnisklassen (Klassen 1–5) zu den neuen Fahrerlaubnisklassen (Gruppen 1 und 2, Klassen A-E) wird berücksichtigt.

Folgende **Krankheitskomplikationen** und Therapienebenwirkungen können zu einer Beeinträchtigung der Fahrtauglichkeit des Diabetikers führen: Retinopathia diabetica, Glaukom, Nephropathia diabetica, kardiale und zerebrale Angiopathie, Hypertonus, periphere diabetische Neuropathie, schwere akute Stoffwechselentgleisung, labile Stoffwechsellage, Hypoglykämie und Refraktionsanomalien.

Retinopathia diabetica, Glaukom: Maßgeblich für die Beurteilung ist der Funktionszustand des Sehorgans. Die für eine Beurteilung wichtigen Funktionen – Sehschärfe, Licht- und Farbensinn sowie Gesichtsfeld – können jedoch durch weitergehende Veränderungen der Netzhaut mit Narbenbildungen, durch Netzhautablagerungen und Glaskörperblutungen sowie durch ein Sekundärglaukom im Verlauf einer Iritis diabetica und Rubeosis iridis bzw. retinae eingeschränkt sein. Die Beurteilung der Fahrtauglichkeit muß durch ein Fachgutachten erfolgen.

Nephropathia diabetica: Im Rahmen der diabetischen Nephropathie kommt es zur Einschränkung der Nierenfunktion und zu einer langsam fortschreitenden Funktionseinbuße. Diabetiker mit einer schweren Niereninsuffizienz und erheblicher Beeinträchtigung des Allgemeinbefindens und beträchtlicher Einschränkung der Leistungsfähigkeit sind zum Führen von Kraftfahrzeugen aller Klassen ungeeignet. Wer unter einer Niereninsuffizienz in ständiger Behandlung, auch in Dialysebehandlung, steht, ist zum Führen von Kraftfahrzeugen der Klassen 1, 3, 4 und 5 (bzw. der Gruppe 1) bedingt geeignet; die Annahme der Eignung setzt eine entsprechende positive Beurteilung voraus und ist außerdem mit der Bedingung einer ständigen ärztlichen Betreuung und Kontrolle verbunden. Nach erfolgreicher Nierentransplantation wird unter den besonderen Bedingungen einer ständigen kompetenten ärztlichen Betreuung sowie einer jährlichen Nachbegutachtung die Eignung zum Führen von Kraftfahrzeugen aller Klassen angenommen.

Kardiale und zerebrale Angiopathie, Hypertonus: Patienten, die einen Herzinfarkt durchgemacht haben, sind in der Regel nicht mehr geeignet, Kraftfahrzeuge der Klasse 2 und Fahrzeuge zur Fahrgastbeförderung (bzw. der Gruppe 2) zu führen. Nur bei komplikationslosem Verlauf ohne kardiale Veränderungen (Herzinsuffizienz, Rhythmusstörungen) und bei guter Kooperationsbereitschaft ist gelegentlich nach frühestens 3–6 Monaten eine Erweiterung der Fahrbefähigung für alle Kraftfahrzeugklassen begründet möglich. Bei einem Hypertonus besteht dann eine generelle Fahruntauglichkeit, wenn der diastolische Wert, der für die Beurteilung maßgeblich ist, 130 mm Hg übersteigt. Liegt dieser Wert zwischen 100 und 130 mm Hg, dann muß eine eingeschränkte Kraftfahrzeugtauglichkeit angenommen werden, wenn gleichzeitig eine Nierenfunktionsstörung, ausgeprägte Augenhintergrundveränderungen und Symptome einer Hirnischämie nachweisbar sind. Nach einer zerebralen Ischämie oder einem apoplektischen Insult ist nur dann eine eingeschränkte Fahrtüchtigkeit für die Kraftfahrzeugklassen 1, 3, 4 und 5 (bzw. der Gruppe 1) anzunehmen, wenn das akute Stadium abgeklungen ist und keine wesentlichen bleibenden Folgen bestehen.

Periphere diabetische Neuropathie und Osteoarthropathie: Eine Einschränkung der Fahrtauglichkeit ist anzunehmen, wenn motorische Lähmungen der distalen Muskelgruppen, verbunden mit Sensibilitätsstörungen, vorliegen. Auch bei einer ausgeprägten diabetischen Osteoarthropathie ist eine Fahrtauglichkeit nicht gegeben.

Schwere akute Stoffwechselentgleisung, labile Stoffwechsellage: Patienten im Praecoma diabeticum sind wegen der damit verbundenen vermehrten Erschöpfbarkeit und psychophysischen Verlangsamung nicht fahrtüchtig. Auch Diabetiker mit nachweislich ständig labiler Stoffwechsellage und Gefährdung durch hypoglykämische Schocks („brittle diabetes") sollten keine Fahrerlaubnis erhalten.

Hypoglykämie: Eine erhöhte Hypoglykämiegefährdung muß bei Diabetikern angenommen werden, die mit Insulin behandelt werden. Insulinbedürftige Diabetiker sind nach den Begutachtungs-Leitlinien „Krankheit und Kraftverkehr" (19) nicht geeignet, Kraftfahrzeuge der Klasse 2 und Fahrzeuge zur Fahrgastbeförderung (bzw. der Gruppe 2) zu führen. Die Fahrerlaubnis für Kraftfahrzeuge der übrigen Klassen kann von der Kooperationsbereitschaft dieser Patientengruppe (regelmäßige Stoffwechselkontrollen, gewissenhafte Behandlung, Berücksichtigung der „Richtlinien für kraftfahrzeugfahrende Diabetiker") abhängig gemacht werden.

Ärztliche Richtlinien für kraftfahrzeugführende Diabetiker

Neben den notwendigen Stoffwechselkontrollen (einschließlich selbständiger Blutzuckeruntersuchungen) sollten sich kraftfahrzeugführende Diabetiker auch regelmäßig allgemeinen ärztlichen Kontrollen unterziehen. Dabei können durch entsprechende Untersuchungen die Organfunktionen überprüft werden, deren Störung zu einer Beeinflussung der Fahrtüchtigkeit führen kann.

Die ausführliche Aufklärung des Diabetikers über eine mögliche Beeinträchtigung seiner Fahrtüchtigkeit liegt im Interesse des Kranken. Sie schützt aber auch den behandelnden Arzt vor späteren straf- und zivilrechtlichen Konsequenzen, wenn der Diabetiker nach der Aufklärung einen entsprechenden Vordruck unterschreibt (31, 44).

Bei der Aufklärung sollte der Diabetiker auch die schriftliche Fassung der „Richtlinien für insulinspritzende Kraftfahrer" erhalten, die schon seit Jahren verfügbar sind (Tab. 37.**3**) (5, 22, 24).

Führen anderer Verkehrsmittel

Für die Beurteilung des Diabetikers beim Führen anderer Verkehrsmittel (Schiff, Eisenbahn, Flugzeug u. a.) müssen die Richtlinien beachtet werden, die von den einzelnen Verkehrsbetrieben und Berufsorganisationen im nationalen oder internationalen Rahmen aufgestellt wurden.

Tabelle 37.**3** Richtlinien für insulinspritzende Kraftfahrer

– Im Kraftfahrzeug müssen immer ausreichende Mengen an schnell verdaulichen, d. h. rasch wirksamen Kohlenhydraten (z. B. Würfel- oder Traubenzucker) griffbereit sein. Auch der Beifahrer sollte über den Aufbewahrungsort dieser Kohlenhydrate informiert sein.

– Bei Verdacht auf eine beginnende oder abklingende Hypoglykämie darf eine Autofahrt nicht angetreten werden.

– Beim geringsten Verdacht auf ein Hypoglykämie während der Fahrt muß sofort angehalten werden. Der Fahrer muß Kohlenhydrate zu sich nehmen und abwarten, bis die Hypoglykämie sicher überwunden ist.

– Vor einer Fahrt darf der Diabetiker niemals mehr als die übliche Insulinmenge spritzen und muß die vorgeschriebene Tageszeit für die Injektion gewissenhaft einhalten.

– Vor Antritt einer Fahrt dürfen niemals weniger Kohlenhydrate gegessen werden als sonst. Empfehlenswert ist eher ein geringer Mehrverbrauch an Kohlenhydraten.

– Bei längeren Fahrten sollte der Diabetiker nach jeder Stunde eine Kleinigkeit essen und alle 2 Stunden eine bestimmte Menge an Kohlenhydraten zu sich nehmen.

– Lange Nachtfahrten und andere lange Fahrten, die den üblichen Tagesrhythmus stören, sollten möglichst vermieden werden.

– Eine Begrenzung der Fahrgeschwindigkeit aus eigenem Entschluß verhilft dem Diabetiker zu erhöhter Sicherheit.

– Der Diabetiker sollte darauf verzichten, Fahrzeuge mit ihrer Höchstgeschwindigkeit auszufahren.

– Jeglicher Alkoholgenuß vor und während der Fahrt ist besonders beim Diabetiker generell verboten.

– Immer sollte der Diabetikerausweis mitgeführt werden.

– Der Diabetiker sollte regelmäßig ärztliche Kontrollen durchführen lassen.

Straf- und zivilrechtliche Konsequenzen

Hat ein Diabetiker einen Straßenverkehrsunfall verschuldet, wird er **strafrechtlich** dafür zur Verantwortung gezogen, wenn er subjektiv dafür verantwortlich zu machen ist, d. h., wenn er zur Zeit des verschuldeten Unfalls unter Störungen litt, die er hätte kennen und vermeiden können. Zurechnungsunfähigkeit oder erhebliche Minderung der Einsichts- und Willensfähigkeit nach § 20 und § 21 StGB sind gegeben, wenn sich der Diabetiker zum Zeitpunkt des Unfalls z. B. in einem psychischen Ausnahmezustand (schwere Hypoglykämie) befunden hat. Dies ist strafrechtlich jedoch nur dann von Bedeutung, wenn nicht ein sog. Übernahmeverschulden („actio libera in causa") anzunehmen ist. Ein Übernahmeverschulden liegt vor, wenn der Täter eine Tätigkeit beginnt oder übernimmt, obwohl er den damit verbundenen Pflichten nicht gewachsen ist und dies hätte erkennen können. Nur wenn für die Einschränkung der Zurechnungsfähigkeit kein Übernahmeverschulden anzunehmen ist, geht der Diabetiker, der einen Unfall verursacht hat, straffrei aus.

Unabhängig von den strafrechtlichen Konsequenzen kann der Diabetiker auch **zivilrechtlich** für den durch einen Unfall verschuldeten Schaden verantwortlich gemacht werden. Bei der Beurteilung werden vor allem die Gesichtspunkte der Gefährdungshaftung nach § 7 StVB, der Haftung nach § 823 BGB und der Billigkeitshaftung nach § 829 BGB berücksichtigt.

Meldung fahruntüchtiger Diabetiker

Gelegentlich sieht sich der Arzt vor die Frage gestellt, ob er einen fahruntüchtigen, aber uneinsichtigen Diabetiker den Verkehrs- und Gesundheitsbehörden melden darf oder ob er grundsätzlich die ärztliche Schweigepflicht wahren muß. Für seine Entscheidung ist § 203 StGB von Bedeutung. Darin ist die ärztliche Schweigepflicht festgelegt, zugleich aber auch eine Möglichkeit gegeben, die Schweigepflicht zu brechen. Der Arzt ist nur dann ohne Einwilligung des Patienten zur Preisgabe von Geheimnissen befugt, wenn er damit eine Rechtspflicht erfüllt (z. B. Anzeigepflicht nach dem Bundesseuchengesetz) oder wenn er nach dem Grundsatz der Güter- und Pflichtenabwägung in eigener Entscheidung beschließt, zum Schutze eines höherwertigen Rechtsgutes Meldung zu erstatten.

Die Frage, wie sich der Arzt eines uneinsichtigen, fahruntüchtigen Diabetikers verhalten soll, ist also nur nach dem Grundsatz der Güter- und Pflichtenabwägung zu entscheiden. Das bedeutet, daß der Arzt schweigen kann, ohne sich damit strafbar zu machen, daß er die ärztliche Schweigepflicht aber auch durchbrechen darf, wenn ihm dies zum Schutz eines höherwertigen Rechtsgutes notwendig erscheint (18, 44).

Diabetes und Versicherungsfragen

Die finanzielle Sicherung bei Berufs- und Erwerbsunfähigkeit sowie im Alter stellt für Diabetiker, wie für alle chronisch Kranken, ein besonderes Problem dar. Die Möglichkeiten der Hilfe durch die gesetzlichen Rentenversicherungsträger wurden eingangs besprochen. Die Problematik wird vor allem dann deutlich, wenn die Betroffenen schon vor dem Abschluß von Kranken- und Lebensversicherungsverträgen zuckerkrank waren.

Kostenbewußtsein der Versicherungsträger: Die Versicherungsträger sind bemüht, sich vor zu großen Aufwendungen für einzelne Versicherte zu schützen. Daraus resultieren zahlreiche, oft unterschiedliche Regelungen der Versicherungsträger, die das Aufnahmeverfahren und die Verbindlichkeiten abgrenzen.

Für die privaten Krankenversicherungsträger sind oft der Schweregrad des Diabetes und die Häufigkeit von Arbeits- und Erwerbsunfähigkeit bei Diabetikern von Bedeutung. Die Daten und Kriterien, nach denen von den privaten Krankenversicherungsträgern entschieden wird, können im Einzelfall jedoch geändert werden. Dies wird vor allem bei der Beurteilung des Schweregrades des Diabetes deutlich. Sie ist sicher nicht nach einer einmaligen Untersuchung durch die Bewertung einer einzigen Stoffwechselkontrolle, der Behandlungsmaßnahmen oder des Lebensalters möglich.

Manche Lebensversicherungsträger bieten für Diabetiker Lebensversicherungen mit bestimmter Laufzeit und ohne Zuschläge an. Bei der ärztlichen Stellungnahme über Lebensversicherungen sollten zum erwünschten „Schutz" der Versicherungsträger Lebenserwartung und Mortalität des Diabetikers in Abhängigkeit von Manifestations- und Lebensalter, aber auch die gegebenen Krankheitskomplikationen zugrunde gelegt werden (26, 29)

Die **soziale Pflegeversicherung** wurde als fünfte Säule der Sozialversicherung unter dem Dach der gesetzlichen Krankenversicherung eingerichtet. Der versicherte Personenkreis umfaßt Personen, die in der gesetzlichen Krankenversicherung versichert sind. Privatversicherte werden verpflichtet, bei einem privaten Versicherungsunternehmen einen Vertrag zu Absicherung des Pflegerisikos abzuschließen.

Auskunft: Zu Versicherungsfragen geben die Versicherungsträger selbst Auskunft. Fachlich-kompetente Beratung für Diabetiker bieten auch die Sozialdienste von Diabeteszentren an. Informativ ist ein für Diabetiker geschriebener aktueller Ratgeber (11).

Probleme des täglichen Lebens

Finanzielle Mehrbelastung

Die Kontrolle und Behandlung der Zuckerkrankheit und ihrer Komplikationen kann zu einer finanziellen Belastung führen, die das Maß der Belastung von nicht chronisch Kranken übersteigt. Während die Kosten für ärztliche Untersuchungen und medikamentöse Behandlung sowie für einen damit verbundenen Verdienstausfall, die auf den Diabetiker zukommen, nicht vorhersehbar sind, wurde oft versucht, die Mehrkosten für die Diätführung zu bestimmen. Diese Kosten können nicht geltend gemacht werden. Einen Ersatz gibt es nicht. Finanzielle Hilfen durch einen Steuerfreibetrag können aber bei gegebenen Voraussetzungen über das Schwerbehindertengesetz beantragt werden. Dieses Gesetz erlaubt es auch den Eltern zuckerkranker Kinder, einen Steuerfreibetrag geltend zu machen.

Hier muß jedoch auch darauf hingewiesen werden, daß manche Diabetiker nicht genügend darin geschult sind, ernährungsgerecht und sparsam einzukaufen. Dadurch kommt es nicht nur zur unnötigen Wahl von sogenannten Diabetikerlebensmitteln; manche Diabetiker sind auch in der Auswahl der üblichen Nahrungsmittel ungeübt und kaufen teurer ein, als es nötig ist. Schließlich führt gelegentlich auch die Aufklärung über die „Kosten" einer schlechten Stoffwechsellage zu größerem Verständnis der Diabetiker für eine gute Stoffwechselführung und damit zu einer sparsameren Lebensführung, denn „teure Lebensmittel werden z. T. umsonst als Harnzucker wieder ausgeschieden".

Urlaubsgestaltung, Reisen

Bei der **Urlaubsplanung** und Urlaubsgestaltung sollte der Diabetiker von vornherein darauf achten, daß er auch in der Zeit des Urlaubs die Stoffwechselkontrollen und die notwendigen Therapiemaßnahmen einhalten kann. Für Diabetiker, die dies besonders wünschen, sind Urlaubsorte bekannt, deren Pensionen oder Hotels eine Diätküche für Diabetiker führen. Wenn keine Diätküche vorhanden ist, fällt die sachgemäße Ernährung leichter bei einer entsprechenden Wahl der Mahlzeiten nach der Speisekarte im Restaurant. Auch fällt mit eigener Kochgelegenheit die Diätführung leichter. Ein gut unterrichteter Diabetiker wird sich an jedem Urlaubsort richtig ernähren können. Immer sollten die Diabetiker auf eine richtig zusammengestellte Reiseapotheke achten (Tab. 37.**4**).

Tabelle 37.**4** Reiseapotheke des Diabetikers

- gewohnte Insulinsorten
- evtl. rasch wirksames Insulin
- Insulinspritzen und Nadeln
- Glucagon
- evtl. blutzuckersenkende Tabletten
- Zucker oder andere schnell wirksame Kohlenhydrate
- etwas abgewogener Proviant
- Diabetikerausweis (auch in Fremdsprachen) oder
- Diabetikerarmband bzw. Diabetikerkette
- Materialien für die Stoffwechselselbstkontrolle
- Protokollheft, Vorsorgeprogramm

Besondere Probleme müssen Diabetiker bei **interkontinentalen Flügen** beachten, wenn sie sich in der Diätführung und in der Insulinapplikation an die Zeitverschiebung anpassen müssen. Dabei wird eine gute Diätführung nicht durch die Zeitverschiebung, sondern eher durch das überreichliche Angebot meist kalorienreicher und für Diabetiker ungeeigneter Mahlzeiten im Flugzeug erschwert. Für Interkontinentalflüge mit einer größeren Zeitverschiebung sind Richtlinien ausgearbeitet worden, nach denen sich Diabetiker individuell für ihre Insulintherapie richten können (3, 4).

Gelegentlich stellt sich für Diabetiker auch das Problem der **Flugtauglichkeit**, denn ein Erbrechen bei Flugkrankheit kann das Stoffwechselverhalten deutlich stören. Zur Beurteilung der Flugtauglichkeit von Diabetikern sind Empfehlungen ausgearbeitet worden, auf die im Einzelfall zurückgegriffen werden kann.

Diabetikerausweis

Zur eigenen Sicherheit sollten Diabetiker immer einen Diabetikerausweis – am besten mit ihren Personalpapieren – bei sich tragen. Dies gilt insbesondere für den durch Hypoglykämien stärker gefährdeten insulinspritzenden Zuckerkranken. Dieser Ausweis soll folgende Angaben enthalten: Name und Alter, aktuelle Therapiemaßnahmen, laufende Stoffwechsellage. Auch das Tragen eines Diabetikerarmbandes oder einer Diabetikerkette mit entsprechenden Angaben ist möglich. Bei Auslandsreisen empfiehlt es sich, dem Diabetiker einen in der entsprechenden Fremdsprache verfaßten Ausweis mitzugeben.

Soziale Betreuung

Ein Teil der vielfältigen sozialmedizinischen Aufgaben in der Betreuung von Diabetikern ist durch größere Organisationen oder durch nichtärztliches medizinisches Personal besser zu lösen als durch den einzelnen Arzt. Diabetesberaterinnen, ernährungsmedizinische Beraterinnen und Diätassistentinnen, Sozialarbeiter sowie Diabetiker-Laienorganisationen haben daher ihren festen Platz in der sozialmedizinischen Betreuung von Diabetikern.

Es ist ärztliche Aufgabe, sich in größeren Betrieben, z. B. als **Werksarzt**, um gute Arbeits- und Behandlungsbedingungen für Diabetiker zu bemühen. Dem betriebs- und werksärztlichen Dienst fallen so zahlreiche Aufgaben zu. Voraussetzung ist eine gute Kooperation des Betriebsarztes mit dem behandelnden Hausarzt oder Diabetesarzt (11, 29).

Der Werksarzt kann für die Einführung und Kontrolle einer Diabetesdiät in der Werkskantine sorgen und die Möglichkeiten für eine Notfallbehandlung bei Stoffwechselentgleisung oder schweren Hypoglykämien schaffen. Ziel der Behandlung des Diabetes auch im Berufsleben muß eine ausgeglichene Stoffwechselsituation sein. Blutzuckerkontrollen während der Arbeitszeit durch den Betriebsarzt liefern wertvolle Anhaltspunkte, um die Therapie den Arbeitsbedingungen anpassen zu können, ohne daß es durch Arztbesuche oder einen Krankenhausaufenthalt zu Arbeitsausfallzeiten kommt. Ähnliche Aufgaben stellen sich auch den Ärzten, die beratend und behandelnd bei der Führung anderer größerer Organisationen, z. B. in Altersheimen und Gefängnissen (20), arbeiten.

Eine besonders auf die Bedingungen des Diabetikers abgestellte sozialmedizinische Betreuung ist in Diabetesfachkliniken möglich. Neben berufsentsprechender körperlicher Belastung (32) mit der daraus resultierenden Anpassung der Diabetestherapie können in **Diabetesfachkliniken** umfassend und konsequent auch vielfältige andere sozialmedizinische Aufgaben gelöst werden (30, 50), z. B. Berufsprobleme, sozialrechtliche Probleme (Rentenfragen, Schwerbehindertengesetz, Sozialhilfe, Blindenhilfe, Führerscheinfragen, Arztrecht) und Alltagsfragen (häusliche Pflege, Hilfe durch die Gemeindeschwester, Essen auf Rädern, Altenheimversorgung, orthopädische Hilfsmittel u. a.). Natürlich bleibt es besondere Aufgabe und Chance von Diabetesfachkliniken, den Diabetiker in allen medizinischen und sozialmedizinischen Aspekten zu unterstützen und ihn zu befähigen, seinen Diabetes mit allen Aspekten der Selbstkontrolle und Therapie sowie der Erkennung und Behandlung von zusätzlichen Komplikationen im Alltag selbständig zu führen und zu beherrschen.

Vereinzelt wurden **Spezialeinrichtungen** für Diabetiker geschaffen, in denen verschiedene Einzelgruppen von Diabetikern über kürzere oder längere Zeit betreut werden können. Neben den allgemein bekannten Ferienlagern für zuckerkranke Kinder werden auch Sonderkuren für zuckerkranke Mütter durchgeführt. Außerdem gibt es an einigen Orten Schullandheime oder Lehrlingsheime für zuckerkranke Schüler und Lehrlinge. Alle Einrichtungen dienen vor allem dazu, jugendliche Diabetiker in die Probleme ihrer Krankheit einzuführen und ihnen die optimalen Behandlungsmaßnahmen näherzubringen. Oft lernen diese Diabetiker im Kreise anderer leichter und selbstverständlicher, ihre Krankheit zu akzeptieren und zu beherrschen.

Eine weitere Möglichkeit der konzentrierteren Diabetikerbetreuung stellen **Nachtkliniken** dar, in denen Zuckerkranke kurzfristig abends nach Abschluß ihrer Berufsarbeit aufgenommen werden können. Neben einer besseren Stoffwechselkontrolle ist dort auch eine intensivere und systematische Schulung möglich. Nachtkliniken nehmen eine Zwischenstellung zwischen Ambulanz und Krankenhausbehandlung ein und bieten gegenüber der Krankenhausbehandlung evtl. den Vorteil, daß der Diabetiker nicht aus seinem Tagesrhythmus gerissen wird und eine Einstellung daher unter Alltagsbelastungen eher möglich erscheint.

Der Beruf der **Diabetesberaterin** erlaubt neben der unmittelbaren Betreuung der Diabetiker auch die Übernahme von Aufgaben zur Aufklärung und Fortbildung in Krankenhäusern und Altenheimen, Schulen und Volkshochschulen, immer aber nach dem Ziel der Deutschen Diabetes-Gesellschaft eine Arbeit „im Team" für die erfolgreiche Diabetesbehandlung.

In fast allen Ländern haben sich Diabetiker zu **Laienorganisationen** zusammengeschlossen. Sie haben dadurch die Möglichkeit, ihre Interessen besser zu vertreten und durchzusetzen. In Deutschland haben sich seit Jahrzehnten vor allem der sozialmedizinische Ausschuß der Deutschen Diabetes-Gesellschaft und der Deutschen Diabetiker-Bund für die Interessen der Diabetiker engagiert. Seit 1990 sind die Laienorganisationen der Diabetiker und die Deutsche Diabetes-Gesellschaft zur Deutschen Diabetes-Union zusammengeschlossen, um auf diese Weise die Interessen der Diabetiker gemeinsam und effektiver auf kommunaler, nationaler und internationaler Ebene zu vertreten.

Alle Diabetesorganisationen bemühen sich um eine organisierte Schulung der Diabetiker und veranstalten dazu Schulungs-, Fortbildungs- und Kochkurse, Ferienlager oder Filmveranstaltungen. In der monatlich erscheinenden Zeitschrift „Diabetes-Journal" und den zusätzlichen Broschüren werden ebenfalls aktuelle Themen der Therapie und Kontrolle des Diabetes mellitus behandelt; die dort regelmäßig abgedruckten Anschriften der Diabetesorganisationen ermöglichen den Kontakt zu örtlich zuständigen Gruppierungen und zu Fachausschüssen und Arbeitsgemeinschaften und damit den direkten Kontakt zu kompetenten Einrichtungen in der Diabetikerbetreuung.

Richtlinien für die Begutachtung

Trauma und Diabetes mellitus

Seit über 100 Jahren wird die Möglichkeit eines traumatisch bedingten Diabetes mellitus diskutiert. Die medizinische und versicherungsrechtliche Beurteilung traumatischer Einflüsse auf die Entstehung, Manifestation und Verschlimmerung der Zuckerkrankheit wird wesentlich durch die Erweiterung der Kenntnisse von den pathogenetischen Vorgängen bei den verschiedenen Diabetestypen bestimmt. Sie muß sich auch zukünftig immer an neuen Erkenntnissen orientieren.

Möglichkeiten des Zusammenhanges

Nichttraumatische Ursachen: Unter Würdigung der Pathogenese des Diabetes muß bei der Begutachtung eines traumatischen Diabetes davon ausgegangen werden, daß der

Zuckerkrankheit fast immer eine diabetische Erbanlage zugrunde liegt. Daneben können aber auch weitere, allerdings sehr seltene Krankheitsursachen für das Auftreten eines Diabetes genannt werden. Dazu gehören umfangreiche Zerstörungen des Pankreas (Tumoren, Zysten und Tumormetastasen, Einschränkung der Pankreasfunktion durch Pankreatitis oder Hämochromatose) und langanhaltende endokrine Überfunktionszustände (Akromegalie, Morbus Cushing, Cushing-Syndrom, Conn-Syndrom, Phäochromozytom, Hyperthyreose).

Traumatische Ursachen: Für die Annahme eines Zusammenhanges zwischen Trauma und Diabetes muß aber immer eine von außen kommende Schädigung des Kohlenhydratstoffwechsels, als ein Trauma, vorausgesetzt werden. Prinzipiell können nur solche Traumen den Kohlenhydratstoffwechsel dauerhaft stören bzw. verschlechtern, die geeignet sind, entweder das antidiabetogene Prinzip (Insulin) ganz oder wenigstens teilweise auszuschalten oder aber zu einer Mobilisation diabetogener Faktoren zu führen. Für das Problem der traumatischen Diabetesbeeinflussung sind nur folgende Störungen von Bedeutung: direkte Pankreastraumen, Schädel- und Hirntraumen, Operationen, psychische Traumen und Infekte.

Die traumatische Entstehung eines Diabetes mellitus ist ausschließlich über eine ausgedehnte **Pankreaszerstörung** möglich. Sie wurde nur extrem selten beobachtet, kann aber seit den Untersuchungen durch von Mering u. Minkowski (1889) nicht negiert werden. Die Tatsache, daß erst nach Zerstörung von mehr als 9/10 der Drüse ein Diabetes auftritt (21), unterstreicht jedoch die Seltenheit dieser Beobachtungen. Im übrigen muß neben der Zuckerkrankheit auch eine bleibende Störung in der exokrinen Funktion des Pankreas durch das Trauma erkennbar sein.

Schwere Pankreastraumen treten heute in erster Linie durch Prellung, Quetschung oder Einklemmung des Oberbauches bei Verkehrs- und Berufsunfällen auf. Sie sind jedoch ebenso selten wie eine diabetische Stoffwechselstörung nach Pankreaszerstörung durch Tumoren, Tumormetastasen und Zysten oder wie die Beeinflussung der Inselzellfunktion durch Pankreatitiden, Pankreasnekrosen, -zirrhosen und -fibrosen, Hämochromatose und Amyloidose. Über diese Zusammenhänge liegen seit langem Einzelbeobachtungen vor (15, 16, 35, 39, 47).

Schädel- und Hirntraumen sind nicht in der Lage, zu einer echten traumatischen Entstehung einer Zuckerkrankheit bei Patienten ohne diabetische Erbanlage zu führen. Eine Mobilisation diabetogener Faktoren und damit die vorzeitige Manifestation oder Verschlimmerung eines Diabetes mellitus ist jedoch nach solchen Schädel- und Hirnverletzungen denkbar, die deutliche Symptome eines schweren Traumas aufweisen. Hinweise auf ein ungewöhnlich schweres Schädel- oder Hirntrauma sind z. B. Bewußtlosigkeit, Gehirnerschütterung, Schädelfrakturen, Blutungen aus Mund, Nase und Ohren, Brillenhämatome und Liquorfluß. Persönlichkeitsveränderungen, Störungen des Wasserhaushalts, der Sexualfunktion und des Schlaf-Wach-Rhythmus, vasomotorische Symptome, dienzephale Nachbarschaftssymptome und permanente Veränderungen im Elektroenzephalogramm unterstützen den vermuteten Zusammenhang (14, 37). Besonders muß dabei die initiale Zwangspolydipsie hervorgehoben werden, die nicht als diabetisches Frühsymptom gewertet werden darf, sondern als Zeichen eines transitorischen Diabetes insipidus aufgefaßt werden muß (13). Aber auch diese Möglichkeit einer Beeinflussung des Diabetes ist ausgesprochen selten und kann – wenn überhaupt – nur in Einzelfällen angenommen werden.

Theoretisch ist auch ein Zusammenhang zwischen **psychischen Traumen** und einem darauffolgenden Diabetes mellitus möglich. Über die Mobilisierung diabetogener Faktoren kann es zu einer Regulationsstörung kommen. Bei vorhandener diabetischer Erbanlage ist daher eine vorzeitige Manifestation des Diabetes möglich.

Dieser Zusammenhang ist zwar prinzipiell nicht auszuschließen; er kann jedoch nur sehr selten angenommen werden. Lediglich außergewöhnliche Ereignisse, die für den Betroffenen zu einer akuten existentiellen Notsituation führen (14), können einmal zu einer vorzeitigen Diabetesmanifestation führen. Der Zusammenhang wird weniger unwahrscheinlich, wenn auch andere zentralnervöse Störungen, wie sie u. a. beim Schädel-Hirn-Trauma genannt werden, eintreten. Letztlich kann diese prinzipiell gegebene Möglichkeit eines Zusammenhangs zwischen einem psychischen Trauma und einem Diabetes aber nur sehr selten angenommen werden, wie alle Beobachtungen in Zeiten starker seelischer Belastungen (Krieg) gezeigt haben.

Durch **Infekte** kann es zu einer vorzeitigen Manifestation und zur Verschlechterung des Diabetes mellitus kommen. Allerdings müssen Infekte und Infektionskrankheiten mit erheblichen Allgemeinreaktionen wie z. B. mit anhaltend hohem Fieber, deutlichen infektiös-entzündlichen Veränderungen der Blutzusammensetzung und Kreislaufstörungen einhergehen (13, 14), um entscheidend in die Regulation des Kohlenhydratstoffwechsels eingreifen zu können. Daneben kann es aber auch, wie klinische und tierexperimentelle Untersuchungen der früheren Jahre zeigen, zu einer spezifischen Entzündung der Pankreasinseln durch Viren kommen. Die Bedeutung dieser Befunde für die Ätiologie des Diabetes mellitus kann heute besser verstanden werden.

Neben den genannten Möglichkeiten der Stoffwechselbeeinflussung durch exogene Faktoren wurden ganz vereinzelt auch noch **andere Ursachen** für eine vorzeitige Diabetesmanifestation diskutiert. Der Zusammenhang zwischen Vergiftungen (23, 50) oder elektrischen Unfällen und Verbrennungen (2) und einer darauffolgenden vorzeitigen Diabetesmanifestation oder einer Verschlechterung der diabetischen Stoffwechsellage kann nur dann angenommen werden, wenn die exogenen Einflüsse nach Art und Schwere geeignet waren, diabetogene Faktoren zu mobilisieren.

Medizinische Bewertung des Zusammenhanges

Definitionen: Für die Begutachtung des Zusammenhanges zwischen einem Trauma und der Zuckerkrankheit ist es erforderlich, die medizinisch-naturwissenschaftlichen und juristischen bzw. versicherungsrechtlichen Begriffe zu definieren. Dazu sind in der Literatur mehrfach klare Begriffsbestimmungen und Begrenzungen zu finden (13, 14, 31, 37). Als Trauma muß – medizinisch definiert – eine Schädigung angesehen werden, die geeignet ist, die Regulation des Kohlenhydratstoffwechsels zu stören. Es muß in der Lage sein, entweder das antidiabetogene Prinzip (Insulin) teilweise bzw. ganz auszuschalten oder diabetogene Faktoren zu mobilisieren.

Beim Zusammentreffen von Trauma und Diabetes müssen vier **Möglichkeiten des Zusammenhangs** streng voneinander getrennt werden:

➤ Das Trauma kann Ursache des Diabetes mellitus sein. Dies ist nur durch eine Zerstörung von mehr als 9/10 des Pankreas möglich. Lediglich in diesem Zusammenhang kann von einer traumatischen Entstehung der Zuckerkrankheit bzw. von einem echten traumatischen Diabetes gesprochen werden. Dieser traumatische Diabetes ist mehr als eine Rarität.

➤ Durch ein Trauma kann es zur vorzeitigen Manifestation eines genetisch angelegten Diabetes kommen. Diese Möglichkeit ist durch Schädigung des Pankreas oder anderer Teile des Regulationssystems gegeben. Auch für die vorzeitige Manifestation durch ein Trauma gibt es nur Einzelbeobachtungen.

➤ Ein schon manifester Diabetes kann durch ein Trauma verschlimmert werden. Auch diese nur selten zu beobachtende traumatische Verschlimmerung einer bereits bestehenden diabetischen Stoffwechselstörung setzt eine Schädigung des Regulationssystems voraus.

➤ Schließlich ist auch die sicher wohl häufigste, zufällige Koinzidenz von Trauma und Diabetes mellitus zu nennen, bei der trotz einer engen zeitlichen Verbindung zwischen dem Trauma und der Störung des Kohlenhydratstoffwechsels kein kausaler Zusammenhang gegeben ist.

Grad der Behinderung

Definition: Früher wurde der Begriff „Minderung der Erwerbsfähigkeit" (MdE) verwandt. Sie wurde entsprechend der Schwere des durch das Trauma bedingten oder verschlimmerten Diabetes bemessen. Seit einiger Zeit wird für die Bemessung der Grad der Behinderung (GdB) angewandt. Zu seiner Beurteilung wird vor allem die Diabetestherapie als ausschlaggebend angesehen (29). Der GdB beträgt danach in der Regel 20% bei diätetisch kompensierten komplikationsfreien Diabetikern, 30% bei Zuckerkranken, die mit oralen Antidiabetika oder Insulin ausgeglichen sind, und mehr als 30% bei schlecht einstellbaren labilen Diabetikern (14, 29, 37).

Einstellbarkeit des Diabetes als Kriterium: Mit Recht wurde aber betont (29), daß der Schweregrad eines Diabetes mellitus nicht oder nicht allein an der Therapieform zu messen ist. Die Höhe des Insulinbedarfs bzw. die Insulinbedürftigkeit überhaupt bedingen keinen schwereren Krankheitsverlauf, solange der Diabetiker mit dieser Therapie gut eingestellt ist. Zur Einteilung der Diabetesschweregrade wurde daher vorgeschlagen (29), die Therapieform weniger zu berücksichtigen und zur Bewertung des Schweregrades die Einstellbarkeit des Diabetes und komplizierende Erkrankungen in den Vordergrund zu stellen.

Danach ist die Einstellbarkeit des Stoffwechsels als schlecht anzusehen, wenn sehr selten einmal ein therapeutisch nicht ausgleichbarer „brittle diabetes" mit Gefährdung durch eine ständige Azidose- und Hypoglykämieneigung vorliegt, der zu einer sehr schweren Beeinträchtigung der Arbeitsfähigkeit führt.

Als Maß für die spezifischen diabetischen Komplikationen der Mikroangiopathie wird die der Diagnostik leicht zugängliche **diabetische Retinopathie** mit ihren drei Stadien vorgeschlagen.

Nach diesen Kriterien wird der GdB (in Prozent) folgendermaßen bemessen (29, 31):

➤ Diabetes mellitus mit guter Einstellbarkeit des Stoffwechsels unabhängig von der Therapieform:
  – ohne diabetische Retinopathie und andere Komplikationen 0%,

– mit diabetischer Retinopathie Grad I 0-10%,
– mit diabetische Retinopathie Grad II 10-40%,
– mit diabetische Retinopathie Grad III 40-100%;
➤ Diabetes mellitus mit schlechter Einstellbarkeit des Stoffwechsels (insbesondere „brittle diabetes"):
– ohne Gefäßkomplikationen und andere Zweitkrankheiten 50-100%,
– mit Komplikationen bis 100%.

Dieser Vorschlag ist in seiner Begründung und in der Bemessung der GdB folgerichtig und sollte u. E. jeder Beurteilung zugrunde gelegt werden.

Versicherungsrechtliche Kriterien bei der Begutachtung

Verschiedene Theorien im Sozialversicherungsrecht und im Bundesentschädigungsgesetz: Für die versicherungsrechtliche Begriffsbestimmung können die medizinisch eindeutigen Definitionen nicht sinngemäß übernommen werden. Im Bereich der Unfallversicherungen und des Versorgungswesens, d. h. im Sozialversicherungsrecht, gilt die „Kausaltheorie der wesentlichen Bedingungen". Sie besagt, daß als Ursache einer Krankheit nur die Schädigung (schädigender Vorgang) anerkannt werden kann, die mit ausreichender Wahrscheinlichkeit eine wesentliche Bedingung für die Krankheitsentstehung war.

Im Rahmen des Bundesentschädigungsgesetzes ist dagegen die „Adäquanztheorie" maßgebend. Ein ursächlicher Zusammenhang zwischen Entschädigung und Krankheit ist danach mit ausreichender Wahrscheinlichkeit nur gegeben, wenn die Schädigung eine notwendige Bedingung für die Krankheit ist, wenn die Krankheit der Verfolgung adäquat ist bzw. die Verfolgung geeignet war, die Krankheit herbeizuführen, und wenn durch die Schädigung eine erhöhte Erkrankungsgefahr gegeben war.

Ein medizinisch-naturwissenschaftlich klar abgrenzbarer Zusammenhang wird also versicherungsrechtlich unterschiedlich definiert. Einheitlich wird lediglich der medizinische Tatbestand einer traumatischen Diabetesentstehung bewertet. Ist der Diabetes durch das Trauma verursacht worden, dann gilt das Trauma in beiden Rechtsbereichen als alleinige und voll entschädigungspflichtige Krankheitsursache.

Für eine vorzeitige Diabetesmanifestation durch ein Trauma ist nach der Adäquanztheorie nur die Alternative gegeben, das Trauma als wesentliche Mitursache anzuerkennen oder als unwesentliche Teilursache abzulehnen. Im Sozialversicherungsrecht wird für die Bewertung der vorzeitigen Manifestation der Begriff der **Verschlimmerung** angewandt. Eine Verschlimmerung kann vorübergehend, einmalig abgegrenzt oder richtunggebend sein. Die vorübergehende Verschlimmerung ist nicht entschädigungspflichtig. Ist das Trauma jedoch als „wesentliche Teilursache" (14) für eine einmalige abgegrenzte Verschlimmerung anzusehen, muß ein in Prozenten ausgedrückter Anteil an der Gesamtminderung der Erwerbsfähigkeit anerkannt werden. Bei einer richtunggebenden Verschlimmerung werden die gesamte Minderung der Erwerbsfähigkeit und jede später eintretende Verschlimmerung der Krankheit als Schädigungsfolgen anerkannt.

Wenn das Trauma nach medizinischer Erkenntnis zur Verschlimmerung einer bereits bestehenden Zuckerkrankheit geführt hat, wird nach der Adäquanztheorie zwischen einer einmaligen abgegrenzten und einer richtunggebenden Verschlimmerung unterschieden. Bei einer einmaligen abgegrenzten Verschlimmerung wird das Leiden nur im Umfang der Verschlimmerung, bei einer richtunggebenden Verschlimmerung dagegen vom Zeitpunkt der Verschlimmerung an in vollem Umfang anerkannt. Im Sozialversicherungsrecht entspricht die Beurteilung der Diabetesverschlimmerung der Bewertung einer vorzeitigen Krankheitsmanifestation.

Richtlinien für die ärztliche Begutachtung

Vom damaligen Deutschen Diabetes-Komitee wurden 1961 „Richtlinien zur Begutachtung eines Zusammenhanges zwischen Trauma und Diabetes mellitus" erarbeitet (14). Darauf basieren die im folgenden zusammengestellten, nach weiteren Veröffentlichungen modifizierten (13, 31, 36, 37) **Voraussetzungen** und Bedingungen, die bei der Beurteilung des Zusammenhanges zwischen Trauma und Diabetes berücksichtigt werden müssen. Die Begutachtung eines Zusammenhanges zwischen Trauma und Diabetes mellitus muß von folgenden Voraussetzungen ausgehen:

➤ Der Diabetes mellitus ist eine Regulationskrankheit, in deren Mittelpunkt ein absoluter oder relativer Insulinmangel steht.

➤ Der Diabetes mellitus beruht fast immer auf einer erblichen Veranlagung.

➤ Die diabetische Erbanlage allein genügt nicht immer zur Krankheitsmanifestation. Als mittelbare Manifestationsursachen kommen endogene Einflüsse (z. B. hormonelle Krisenzeiten) und exogene Faktoren (z. B. Ernährung, Infekte, Operationen, Unfälle) in Frage.

➤ Obwohl alle statistischen Erfahrungen dagegen sprechen, daß ungewöhnliche exogene Ereignisse (Traumen) gegenüber endogenen und banalen exogenen Einflüssen eine Bedeutung als Manifestationsursache haben, kann ein solcher Zusammenhang in Einzelfällen gegeben sein.

➤ Die Begutachtung muß daher individuell und unter kritischer Würdigung der besonderen Umstände im Einzelfall erfolgen.

Mögliche Beziehungen zwischen Trauma und Diabetes: Für die Beziehungen zwischen Trauma und Diabetes ergeben sich grundsätzlich vier Möglichkeiten: die zufällige Koinzidenz von Trauma und Diabetes mellitus, das Trauma als Entstehungsursache des Diabetes (echter traumatischer Diabetes), das Trauma als Manifestationsursache eines Diabetes (traumatisch bedingte vorzeitige Manifestation der erblich angelegten Zuckerkrankheit) und das Trauma als Verschlimmerungsursache eines schon bestehenden manifesten Diabetes.

Bei der **medizinischen Beurteilung eines Zusammenhanges** zwischen Trauma und Diabetes mellitus ist folgendes zu beachten:

➤ Ein echter *traumatischer Diabetes* kann nur unter folgenden Bedingungen anerkannt werden:

– Eine diabetische Erbanlage muß – soweit möglich – ausgeschlossen werden. Vor dem Trauma dürfen keine diabetischen Symptome bestanden haben.

– Das Trauma muß nach Schwere, Lokalisation und Auswirkungen geeignet sein, durch unmittelbare und ausgedehnte Schädigung des Pankreas die Insulinproduktion ganz oder fast vollständig auszuschalten (sog. „geeignetes Trauma"). Diese Schädigung muß detailliert und eindeutig belegt werden.

– Zwischen Trauma und nachfolgendem Diabetes muß eine unmittelbare zeitliche Beziehung bestehen, die in den Richtlinien des damaligen Deutschen Diabetes-Komitees (14) auf 3 Monate festgesetzt wurde.
– Nach dem Trauma muß ein permanenter Diabetes nachweisbar bleiben.
– Neben der Zuckerkrankheit muß eine Störung in der exokrinen Funktion des Pankreas erkennbar sein.

➤ Eine *traumatisch bedingte vorzeitige Diabetesmanifestation* setzt folgende Bedingungen voraus:
– Eine diabetische Erbanlage muß wahrscheinlich sein.
– Vor dem Trauma dürfen keine diabetischen Symptome bestanden haben.
– Die besonderen Begleitumstände, die zu dem Trauma geführt haben, müssen „schwer" oder „außergewöhnlich" gewesen sein. Diese Kriterien sind erfüllt, wenn neben der diabetischen Stoffwechselstörung auch andere schwere Veränderungen (z. B. zentralnervöse Störungen bei Schädel-Hirn-Traumen) durch das Trauma verursacht wurden.
– Das Trauma muß geeignet sein, die Insulinproduktion wenigstens teilweise auszuschalten oder diabetogene Faktoren zu mobilisieren.
– Das Intervall zwischen Trauma und Diabetes darf nicht mehr als 3 Monate, bei einem psychischen Trauma nicht mehr als 6 Wochen betragen.
– Nach dem Trauma muß ein permanenter Diabetes bestehenbleiben.

➤ Die *traumatisch bedingte Verschlechterung eines manifesten Diabetes mellitus* kann nur unter folgenden Bedingungen anerkannt werden:
– Vor dem Trauma müssen diabetische Symptome bestanden haben.
– Das Trauma muß geeignet sein, die ggf. teilweise noch vorhandene Insulinproduktion weiter einzuschränken bzw. auszuschalten oder diabetogene Faktoren zu mobilisieren.
– Das Intervall zwischen Trauma und Beginn der nachfolgenden Verschlechterung des Diabetes darf nicht mehr als 3 Monate betragen.
– Nach dem Trauma muß es zu einer anhaltenden Stoffwechselverschlechterung oder zu Krankheitskomplikationen kommen, die therapeutisch nicht mehr voll auszugleichen sind.

Bei der **versicherungsrechtlichen Bewertung eines Zusammenhanges** zwischen Trauma und Diabetes mellitus ist folgendes zu beachten:
➤ Ist das Trauma alleinige Ursache eines Diabetes mellitus (echter *traumatischer Diabetes*), dann wird es als voll entschädigungspflichtige Krankheitsursache anerkannt. Unter diese Anerkennung fallen auch alle im Verlauf der Krankheit auftretenden Komplikationen. Die Beurteilung im Entschädigungsverfahren unterscheidet sich nicht von der in den Sozialversicherungsverfahren.
➤ Liegt nach medizinischer Definition eine *traumatisch bedingte vorzeitige Diabetesmanifestation* vor, dann müssen in den beiden Rechtsbereichen unterschiedliche Bewertungsrichtlinien berücksichtigt werden:
– Im Rahmen von Bundesentschädigungsverfahren wird das Trauma nur dann als entschädigungspflichtige Krankheitsursache anerkannt, wenn es mindestens zu einem Viertel an dem Auftreten des Diabetes mellitus beteiligt war und die Zuckerkrankheit damit wesentlich mitverursacht hat. Der Diabetes mellitus wird

dann mit allen später auftretenden Komplikationen als Schädigungsfolge anerkannt.
– Im Bereich des Sozialversicherungswesens wird bei der Bewertung dieses Zusammenhanges zwischen einer vorübergehenden, einer einmaligen abgegrenzten und einer richtunggebenden Verschlimmerung unterschieden. Eine vorübergehende Verschlimmerung ist nicht entschädigungspflichtig. Sind alle medizinischen Kriterien für die Anerkennung erfüllt, wird eine einmalige abgegrenzte Verschlimmerung angenommen und in der Regel ohne zeitliche Begrenzung, aber auch ohne eine Erhöhung des GdB durch später auftretende Krankheitskomplikationen anerkannt. Eine richtunggebende Verschlimmerung liegt nur in den seltenen Fällen vor, bei denen nach der Diabetesmanifestation keine Stoffwechselkompensation zu erreichen ist und der weitere Krankheitsverlauf eine ungünstige, der allgemeinen Erfahrung nicht entsprechende Richtung nimmt; sie ist unter Einfluß aller später auftretenden Komplikationen für die gesamte Krankheitsdauer anzuerkennen.

➤ Für die *traumatisch bedingte Verschlimmerung* eines vor dem Trauma schon bestehenden manifesten Diabetes erfolgt die Bemessung des GdB einheitlich in beiden Rechtsbereichen. Ist der Zusammenhang zwischen Trauma und Diabetesverschlechterung medizinisch gesichert, dann kann versicherungsrechtlich eine einmalige abgegrenzte oder eine richtunggebende Verschlimmerung vorliegen. Die Bewertung erfolgt nach den Richtlinien, die für die Beurteilung einer traumatisch bedingten vorzeitigen Manifestation im Rahmen von Sozialversicherungsverfahren angewandt werden.

➤ Für den *Grad der Behinderung* (GdB) sollten vor allem die Einstellbarkeit und die möglichen Komplikationen der Zuckerkrankheit berücksichtigt werden. Der GdB beträgt in der Regel
– bei gut einstellbarem Diabetes ohne Komplikationen 0%,
– bei gut einstellbarem Diabetes mit einer diabetischen Retinopathie I. Grades 0–10%,
– bei gut einstellbarem Diabetes mit einer diabetischen Retinopathie II. Grades 10–40%,
– bei gut einstellbarem Diabetes mit einer diabetischen Retinopathie III. Grades 40–100%,
– bei schlecht einstellbarem Diabetes (insbesondere „brittle diabetes") ohne Komplikationen 50–100%,
– bei schlecht einstellbarem Diabetes (insbesondere „brittle diabetes") mit Gefäßkomplikationen bis 100%.

Forensische Probleme

Der Diabetes mellitus, seine chronischen Komplikationen und vor allem die Auswirkungen seiner Behandlung – d. h. vor allem Hypoglykämien – führen selten einmal zu Situationen, in denen der Diabetiker mit den Strafgesetzen in Konflikt gerät und zivil- oder strafrechtlich zur Verantwortung gezogen werden muß. Meist wird eine therapiebedingte **Hypoglykämie als Ursache** für ein auffälliges Verhalten beschrieben.

Vor allem die psychopathologischen Symptome der Hypoglykämie weisen auf die forensische Bedeutung hypoglykämischer Zustände hin. Von psychiatrischer Seite wird heute eine dynamische Betrachtungsweise gefordert und bei der Beurteilung der psychopathologischen Symptome und ihrer Abhängigkeit von der Schwere der Hypoglykämie die Lehre von den Durchgangssyndromen (27) zugrunde gelegt.

Als Folge dieser vorübergehenden psychopathologischen Veränderung kam es – selten – zu auffälligen Verhaltensweisen und – sehr selten – zu Straftaten. So sind durch kasuistische Mitteilungen Eigentumsdelikte, Brandstiftung, sexuelle Entgleisungen, Gewaltdelikte, Disziplinwidrigkeiten, Versäumnisse, Ordnungsverstöße u. dgl. belegt (Übersicht bei 42). Viel diskutiert wird auch das Problem der Kraftfahrtauglichkeit bzw. der Straßenverkehrsdelikte im hypoglykämischen Zustand. Von Bedeutung sind schließlich die Beeinträchtigung der Verantwortlichkeit im zivilrechtlichen Bereich, z. B. die Frage der Geschäfts-, Testier- und Zeugnisfähigkeit während hypoglykämischer Zustände, und die Probleme der Berufswahl und Umschulung.

Verantwortlichkeit: Für den Diabetiker können sich nach rechtsrelevanten Fehlhandlungen im hypoglykämischen Zustand also strafrechtliche und zivilrechtliche Konsequenzen ergeben. Das übergeordnete Problem, dem in diesem Zusammenhang Bedeutung zukommt und das sich auch dem ärztlichen Gutachter stellt, ist die Frage nach der Verantwortlichkeit des Patienten. Sie wird im Strafrecht durch die Beurteilung der Zurechnungsfähigkeit (§§ 20 u. 21 StGB, § 3 JGG, § 42b StGB) und im Zivilrecht durch die Beurteilung der Deliktfähigkeit (§ 87 und § 828 BGB) geklärt.

Nachweis der Hypoglykämie: Besonders schwer ist die gutachterliche Stellungnahme zu diesem Zusammenhang. Als Gutachter muß der Arzt zunächst entscheiden, ob bei dem Patienten während der Tatzeit eine Hypoglykämie

vorgelegen hat oder als wahrscheinlich anzusehen ist. Sodann muß er feststellen, ob ein im hypoglykämischen Zustand straffällig gewordener Patient für das Auftreten der Hypoglykämie verantwortlich war. Der Nachweis eines hypoglykämischen Zustandes zum Zeitpunkt der Straftat ist fast nie unmittelbar zu führen, da nur in seltenen Fällen, meist parallel zu einer Alkoholbestimmung nach Verkehrsdelikten, auch Blutglucoseuntersuchungen veranlaßt werden. So ist nur ein mittelbarer Nachweis möglich, der sich meist sehr schwierig führen läßt. Durch eine subtile Anamnese, ausführliche internistische und psychiatrische Untersuchungen und geeignete Stoffwechseluntersuchungen muß festgestellt werden, ob der Patient zu Hypoglykämien neigt, ob sich aus den Begleitumständen zur Tatzeit überzeugende Hinweise dafür ergeben, daß damals tatsächlich ein hypoglykämischer Zustand vorgelegen hat und ob während artifiziell erzeugten Hypoglykämiephasen bei dem Patienten psychopathologische Symptome auftreten (z. B. 38, 42, 43).

Weitere forensische Probleme: Ein sehr seltenes forensisches Problem ist die Einnahme blutzuckersenkender Medikamente in suizidaler Absicht oder ihre Verabreichung unter Mordabsicht. Als seltenes forensisches Problem muß in diesem Zusammenhang auch noch die Hypoglycaemia factitia genannt werden (Kap. 41). Sie kann in der Regel nur durch Spezialuntersuchungen und durch den überzeugenden Nachweis, daß blutzuckersenkende Medikamente heimlich zugeführt wurden, auch dem psychopathologischen Patienten gegenüber mit Erfolg bestätigt werden.

Literatur

1 Anhaltspunkte für die ärztliche Gutachtertätigkeit im sozialen Entschädigungsrecht und nach dem Schwerbehindertengesetz. Bundesministerium für Arbeit und Sozialordnung. Köllen, Bonn 1996
2 Anonymus: Hyperglycemia and diabetes after burns. Lancet 1965
3 Baark, H.: Zeitlich richtige Einnahme von Medikamenten bei interkontinentalen Flügen. Dtsch. Ärztebl. 68 (1971) 2126–2136
4 Baark, H.: Travel and diabetes. IDF-Bulletin 3, 1983
5 Bertram, F., R. Pannhorst: Mahnung an alle insulinspritzenden Autofahrer. Diabetiker 7 (1957) 135; 9 (1959) 255
6 Chanteleau, E.: Diabetes und Führerschein. Versicherungsmedizin 43 (1991) 6
7 Cockram, C. S., T. Dutton, P. H. Sönksen: Driving and diabetes. Diabet. Med. 3 (1986) 137
8 Delbrück, H., E. Haupt: Rehabilitationsmedizin, Therapie und Beratungskonzepte bei chronischen Krankheiten. Urban & Schwarzenberg, München 1996
9 Dienstblatt der Bundesanstalt für Arbeit: Runderlaß 96, 1979
10 Dornbusch, H. L.: Das Leistungsniveau in AnV, ArV und KnRV. Angestelltenversicherung Heft 8/9 (1979) 321–328
11 Finck, H., L. Malcherczyk: Diabetes und Soziales. Ein praktischer Ratgeber für alle Diabetiker und ihre Angehörigen, 2. Aufl. Kirchheim, Mainz 1998
12 Haupt, E.: Rehabilitation bei Stoffwechselkrankheiten und endokrinen Krankheiten. In Delbrück, H., E. Haupt: Rehabilitationsmedizin, Therapie- und Beratungskonzepte bei chronischen Krankheiten. Urban & Schwarzenberg, München 1996
13 Irmscher, K., K. Jahnke, K. Oberdisse, H. Zimmermann: Die traumatische Entstehung und Begutachtung endokriner Erkrankungen. In: Bürkle, H., M. Schwaiger: Handbuch der gesamten Unfallheilkunde, 3. Aufl. Bd. II. Enke, Stuttgart 1996 (S. 304–355)
14 Jahnke, K., K. Oberdisse: Die Begutachtung des Zusammenhangs zwischen Trauma und Diabetes mellitus. Dtsch. med. Wschr. 86 (1961) 2358–2366
15 Joslin, E. P., H. F. Root, P. White, A. Marble: The Treatment of Diabetes mellitus, 10th ed. Lea & Febiger, Philadelphia 1959

16 Katsch, G.: Handbuch der inneren Medizin, 4. Aufl., Bd. III/2. Springer, Berlin 1953
17 Katsch, G.: Zur bedingten Gesundheit des Diabetikers. Banting-Gedächtnisrede. In: Diabetes mellitus, Proc. I–II Congr. Internat. Diab. Fed. Thieme, Stuttgart 1959
18 Kohlhaas, M.: Arzt und kranke Kraftfahrer. Med. Welt 22 (1971) 1357–1358
19 Krankheit und Kraftverkehr. Begutachtungsrichtlinien des gemeinsamen Beirates für Verkehrsmedizin beim Bundesminister für Verkehr und beim Bundesminister für Gesundheit, 5. Aufl. Bonn 1996
20 MacFarlane, I. A., G. V. Gill, E. Masson, N. H. Tukker: Diabetes in prison: Can good diabetic care be achieved? Brit. med. J. 304 (1992) 152
21 von Mering, J., O. Minkowski: Diabetes nach Pankreasexstirpation. Arch. exp. Pathol. Pharmakol. 26 (1889/1890) 371
22 Oberdisse, K.: Fahrtauglichkeit bei Diabetikern, die Insulin verwenden. Zbl. Verkehrsmed. 6 (1960) 67–71
23 Paeslack, V.: Diabetes mellitus nach Kohlenmonoxydvergiftung. Schweiz. med. Wschr. 91 (1961) 946–949
24 Pannhorst, R.: Der Insulindiabetiker und seine Fahrtauglichkeit im Kraftverkehr. Dtsch. med. Wschr. 14 (1963) 772–776
25 Petersohn, F.: Grundlage der Beurteilung der Fahrtüchtigkeit und Entzug der Fahrerlaubnis aus der ärztlichen Sicht. In Wagner, K., H. J. Wagner: Handbuch der Verkehrsmedizin. Springer, Berlin 1968 (S. 174–217)
26 Petrides, P.: Sozialmedizinische Probleme. In Oberdisse, K.: Handbuch der inneren Medizin, Diabetes mellitus, 5. Aufl., Bd. VII/2 B. Springer, Berlin 1977 (S. 1147)
27 Petrides, P.: Empfehlungen zur Beratung über Berufswahl und Berufsausübung von Diabetikern. Dtsch. med. Wschr. 109 (1984) 1499
28 Petrides, P.: Empfehlungen zur Beratung über Berufswahl und Berufsausübung von Diabetikern. Diabetol.-Inform. 8 (1986) 35
29 Petrides, P.: Der Diabetiker im Erwerbsleben. In Konietzko, J., H. Dupnis: Handbuch der Arbeitsmedizin. Ecomed, Landsberg 1990

30 Petzoldt, R., B. Kolbe: Sozialmedizinische Betreuung von Diabetikern. Fortschr. Med. 104 (1986) 876

31 Petzoldt, R., K. Schöffling: Diabetes, Trauma und Begutachtung. In Oberdisse, K.: Handbuch der inneren Medizin, Diabetes mellitus, 5. Aufl., Bd. VII/2 B. Springer, Berlin 1977 (S. 1179)

32 Petzoldt, R., A. Wessel: Diabeteseinstellung unter Berufsbedingungen. Dtsch. med. Wschr. 110 (1985) 323

33 Ratner, R. E., F. W. Whitehouse: Motor vehicles, hypoglycemia, and diabetic drivers. Diabet. Care 12 (1989) 271

34 Rauschelbach, H. H., J. Pohlmann: Anhaltspunkte für die ärztliche Begutachtung Behinderter. Bundesminister für Arbeit und Sozialordnung 1977 (S. 8)

35 Schöffling, K.: Trauma und Diabetes mellitus. Med. Welt 16 (1960) 797–804

36 Schöffling, K.: Die Begutachtung des Diabetes mellitus. Dtsch. med. Wschr. 91 (1966) 694

37 Schöffling, K., R. Petzoldt: Trauma und Diabetes. In Pfeiffer, E. F.: Handbuch des Diabetes mellitus, Bd. II. Lehmann, München 1971

38 Schrappe, O.: Das hypoglykämische Syndrom. Forensisch-psychiatrischer und psychopathologischer Beitrag. Fortschr. Neurol. Psychiat. 31 (1963) 523–548

39 Siede, W.: Trauma als Ursache parenchymatöser Leber- und Bauchspeicheldrüsenerkrankungen. Dtsch. Z. Verdau. u. Stoffwechselkr. 6 (1942) 92

40 Songer, T. J., R. E. La Porte, J. S. Dormann, T. J. Orchard, K. J. Cruickshanks, D. J. Becker, A. L. Drash: Motor vehicle accidents and IDDM. Diabet. Care 11 (1988) 701

41 Steel, J. M.: Driving and diabetes mellitus. In Pickup, J., W. Garreth: Textbook of Diabetes II. Blackwell, Oxford 1991

42 Stutte, H.: Das Blutzuckermangelsyndrom in seiner forensischen Bedeutung. Mschr. Kriminol. 48 (1965) 67–88

43 Stutte, H.: Die Psychologie hypoglykämischer Zustandsbilder in bezug auf ihre rechtlichen Auswirkungen. Fortschr. Med. 84 (1966) 450–452

44 Wagner, H. J.: Arztrecht im Rahmen der Verkehrsmedizin. In Wagner, K., H. J. Wagner: Handbuch der Verkehrsmedizin. Springer, Berlin 1968 (S. 108–121)

45 Willms, G., M. Berger: Prognose, Krankenhausaufenthalts- und Arbeitsplatzunfähigkeitszeiten bei Diabetes mellitus vom Typ I. Lebensversicherungsmedizin 39 (1987) 169

46 Witt, J. J.: Hypoglycemic reactions in traffic accidents. News Bull. (International Diabetes Federation) 16 (1971) 146–147

47 Woehrmann, W.: Diabetes bei und nach Gallenblasenerkrankungen (nach Beobachtungen an 703 Diabetikern). Z. klin. Med. 108 (1928) 646

48 Ysander, L.: Sick and handicapped drivers. A study on the risk of sudden illness of the wheel and on the frequency of road accidents and traffic offences in chronically sick, disabled and elderly drivers. Acta chir. scand. Suppl. 409, 1970

49 Zentrale Dienstvorschrift (ZDv) 46/1 „Bestimmungen für die Durchführung der ärztlichen Untersuchung bei Musterung und Diensteintritt von Wehrpflichtigen, Annahme und Einstellung von freiwilligen Bewerbern sowie bei Entlassung von Soldaten". ZDv 46/1. Bonn 1979

50 Ziegelasch, H.-J., A. Dempe, K. Gulbin, J. Buhr: Ausgewählte sozialmedizinische Probleme des Diabetikers. Z. Alternsforsch. 43 (1988) 79

38 Psychosoziale Aspekte und Krankheitsbewältigung

S. Waadt und F. Strian

Das Wichtigste in Kürze

➤ Psychosoziale Belastungen resultieren aus Diät- und Behandlungsanforderungen, akuten Stoffwechselentgleisungen (Hypo- und Hyperglykämien) und aus der Sorge um das Auftreten von Folgeerkrankungen und Behinderungen.
➤ Psychische Faktoren können direkt (z. B. über Streßhormone) oder indirekt über die Selbstkontrolle der Behandlung (z. B. über sog. Kontrollüberzeugungen) die Stoffwechsellage beeinflussen.
➤ Psychische Störungen sind bei Patienten mit Diabetes mellitus nicht häufiger als bei Patienten mit anderen chronischen Erkrankungen, aber häufiger als bei Stoffwechselgesunden und können dann schwerwiegende Komplikationen heraufbeschwören.

➤ Bei ausgeprägten psychosozialen Belastungen oder psychischen Störungen ist Psychotherapie bzw. Verhaltenstherapie notwendig und erfolgversprechend. Diese Therapie muß problemorientiert erfolgen, also diabetologische und neurobiologische Faktoren berücksichtigen.
➤ Beispiele problemorientierter Verhaltenstherapie beim Diabetes mellitus sind das Wahrnehmungstraining bei gestörter Hypoglykämiewahrnehmung, Entspannungs- und Expositionstraining bei Hypoglykämieangst, Streßmanagement, Ernährungsmanagement, kognitive Umstrukturierung und Copingtechniken bei fehlender Krankheitsakzeptanz.

Belastungen durch diabetische Komplikationen und Folgeerkrankungen

Psychosoziale Probleme akuter Stoffwechselkomplikationen

Unter den klinisch bedeutsamen Normabweichungen des Blutzuckers ist die **Hypoglykämie** von deutlich mehr und prägnanteren Symptomen begleitet als die Hyperglykämie (20). Daher wird die Hypoglykämie – obwohl leichtere Formen häufig gerade bei einer günstigen Stoffwechsellage vorkommen (DCCT = Diabetes Control and Complications Trial, 6a) – von den Patienten meist äußerst negativ erlebt. Gegenregulatorische adrenerge Frühsymptome wie Zittern, Herzklopfen, Hunger, Mattigkeit, Schwitzen, Schwäche, Verstimmung, Angst und Nervosität können sich mit neuroglukopenischen Spätsymptomen wie Kopfschmerz, Konzentrations- und Aufmerksamkeitsstörungen, Sehstörungen, feinmotorischer Ungeschicklichkeit, Muskelschwäche, Desorientierung, Halluzinationen und bizarrem Verhalten überschneiden (18, 39). Das bunte hypoglykämische Beschwerdebild ist damit zwar eine geeignete Quelle für die notwendige Hypoglykämieerkennung und Signal zur rechtzeitigen Behandlung; gleichzeitig begünstigt das Symptombild aber auch verschiedene Verhaltensprobleme.

Akute kognitive Einschränkungen während der Hypoglykämie können in Verbindung mit übergreifenden psychischen Einstellungen, z. B. erhöhten Kontrollansprüchen oder übermäßiger Angst vor Folgekomplikationen, zu abweisendem bis aggressivem Verhalten, mangelnder Behandlungsbereitschaft und infolgedessen zu häufigen und schweren Hypoglykämien führen. Vereinzelt wurde auch über Insulinmißbrauch zur Provokation rauschartiger Hypoglykämien berichtet (25).

Vor allem nach plötzlichen unkontrollierbaren und bedrohlich erlebten Hypoglykämien kann es zu einer Mißdeutung anderweitiger Streß- und Angstreaktionen als Hypoglykämiehinweise kommen, so daß Patienten nicht selten

mit überzogener Hypoglykämieangst, Vermeidung schon leicht erniedrigter Blutzuckerspiegel, häufiger Blutzuckermessung und übertriebener Kohlenhydratzufuhr reagieren (54).

Umgekehrt sind Patienten mit hypoglykämischer Wahrnehmungsstörung, z. B. infolge hypoglykämieassoziierter autonomer Fehlfunktionen oder autonomer Neuropathie, stark gefährdet, da sie keine Gegenmaßnahmen ergreifen und einen hypoglykämischen Schock erleiden können (18, 51). Die Inzidenz schwerer Hypoglykämien scheint dabei kaum mit dem Patientenwissen zu korrelieren (46).

Die **Hyperglykämie** wird vom Patienten allenfalls mit Müdigkeit und Konzentrationsschwäche, paradoxerweise zuweilen auch mit Hunger und gehobener Stimmungslage wahrgenommen (20). Auch zeigten sich bei experimentell provozierten Hyperglykämien nur teilweise kognitive Leistungsminderungen ohne konsistentes Muster (26). Der Mangel an beeindruckenden Symptomen bei leicht- bis mäßiggradiger Hyperglykämie ist auch eines der Haupthindernisse der konsequenten Selbstbehandlung und eine der Ursachen von verharmlosenden Gesundheitsüberzeugungen und von Diätfehlern, vor allem bei Typ-2-Diabetikern (29, 52). Auch langfristige schlechte Stoffwechseleinstellung zeigte sich nur teilweise mit depressiven Verstimmungen korreliert (37, 60), wobei der Grund hierfür weniger in der schlechten Stoffwechseleinstellung selbst, sondern in negativen neurobiologischen Rückwirkungen auf die Diabeteseinstellung zu suchen sein dürfte (14). In anderen Studien zeigten sich im Gegenteil hohe HbA$_1$-Spiegel mit seelisch-körperlichem Wohlbefinden assoziiert (41).

Psychosoziale Probleme der diabetischen Folgeerkrankungen

Obwohl diabetische Folgeerkrankungen für den Patienten oft massive Belastungen und Behinderungen bedeuten, sind deren psychosoziale Konsequenzen noch kaum untersucht (28).

Nach **Pankreastransplantationen** waren bei mehr als der Hälfte der Patienten eine oder mehrere psychiatrische Diagnosen zu stellen, am häufigsten Depressionen und Angststörungen (45). Die depressive Gestimmtheit korreliert mit den körperlichen Beeinträchtigungen von Folgeerkrankungen (33).

Auch leichte oder passagere **Sehstörungen** gehen nicht selten mit schwerwiegenderen Verstimmungen und Ängsten einher, als sie bei endgültiger Erblindung erlebt werden, die als unabänderlicher Zustand eher eine Bewältigung und Anpassung zuläßt (1). Rehabilitationsprogramme bei Retinopathie sollten daher bereits bei Beginn von Visusstörungen (42) und generell bereits bei den beeinträchtigenden Ängsten vor Folgeerkrankungen (61) einsetzen.

Auch die **diabetische Neuropathie** kann z. B. durch quälende Mißempfindungen und Schmerzen zu depressiven Verstimmungen führen (50). Bemerkenswerterweise scheint eine beginnende autonome Neuropathie – möglicherweise aufgrund der viszeralen Deafferentierung – anfänglich geringere subjektive Beschwerden hervorzurufen als entsprechender Diabetes ohne vegetative Funktionsstörungen (43). Mit Fortschreiten der autonomen Neuropathie scheinen die damit verbundenen Funktionsstörungen diese anfängliche Beschwerdelinderung zu kompensieren, so daß auch die psychischen Belastungen entsprechend zunehmen.

Langfristige neuropsychologische Beeinträchtigungen resultieren beim Diabetiker vor allem aus hypoglykämischen Komplikationen und der Makroangiopathie der Hirngefäße. Ohne solche komplikativen Faktoren konnten weder die „diabetische Enzephalopathie" noch spezifische kognitive Leistungsminderungen gesichert werden (48). Möglicherweise spielen jedoch beim älteren Diabetiker über die altersentsprechenden Beeinträchtigungen hinausgehende Lern- und Gedächtnisstörungen eine gewisse Rolle (47).

Mit einer chronischen Erkrankung leben

Die lebenslange „Gesundheit mit Einschränkungen" und die nach langer Krankheitsdauer oft auch schweren Folgeerkrankungen des Diabetes mellitus erfordern ständige Anpassung und Bewältigung in vielfältigen Lebensbereichen. Eindeutig zeigt sich die Häufigkeit psychosozialer und emotionaler Anpassungsstörungen bei Diabetes im Vergleich zu Stoffwechselgesunden erhöht, gleichzeitig verhältnismäßig geringer als bei anderen chronischen Erkrankungen wie z. B. Schlaganfallpatienten (41, 45).

Überblick über die einschlägigen Fragebögen: Die zum Teil jedoch recht divergierenden Angaben resultieren nicht zuletzt daraus, daß die eingesetzten Erhebungsinstrumente kaum diabetesspezifisch waren. Damit solche Schwierigkeiten spezifisch erfaßt werden können, wurden in den letzten Jahren eine Reihe von Fragebögen entwickelt. Darunter sind der ATT 39 zur Erfassung behavioraler und emotionaler Anpassungen während der Behandlung (10) und das Diabetes Health Profile zum Nachweis emotionaler Beeinträchtigungen bei Diabetes (38). Basierend auf dem FBD (53, s. u.) entwickelten Bott u. Mitarb. (3) eine Skala zur Lebensqualität und Therapiezufriedenheit bei Typ-1-Diabetikern.

Während allgemeingültige Fragebögen den Vergleich mit anderen chronischen Erkrankungen erlauben, erreichen diese diabetesspezifischen Meßinstrumente einen hohen Grad an Patientenakzeptanz und können spezifische und änderungssensitive Information für Patient und Therapeut bereitstellen. Die meisten der angesprochenen Fragebögen zielen allerdings primär auf die Therapiezufriedenheit ab und lassen das bereits bestehende Angebot an Therapien beurteilen.

Ein patientenorientiertes Instrument, das im deutschsprachigen Raum entwickelt wurde, ist der **FBD-R**. Dabei handelt es sich um einen Fragebogen zu Alltagsbelastungen bei Diabetes, mit dessen Hilfe Patienten aus ihrer Sicht psychosoziale und emotionale Belastungen im Alltag näher präzisieren können. Der Fragebogen ist sowohl für insulinpflichtige als auch für nichtinsulinpflichtige Patienten geeignet, leicht auszufüllen, auszuwerten und zu interpretieren.

Bei den diabetesspezifischen Problemen gibt der Patient an, welche Belastungen er erlebt und wie stark er sich dadurch belastet fühlt (1: „Trifft zu und belastet mich kaum" bis 5: „Trifft zu und belastet mich sehr stark" [Abb. 38.1]). Die vorliegende revidierte Fragebogenversion enthält 45 solcher Belastungssituationen, die zu 8 Belastungsbereichen zusammengefaßt werden können. Diese ökonomisch einsetzbare Kurzfassung des FBD-R ist bereits an über 2000 Patienten mit Diabetes validiert (12, 23).

In einer Studie über die **häufigsten und schwerwiegendsten Alltagsbelastungen** wurden 617 Patienten mit Diabetes (392 Typ 1, 225 Typ 2; durchschnittliches Alter 42,6 ± 17,4 Jahre, 337 weiblich, durchschnittliche Krankheitsdauer 11,7 ±10,6 Jahre, bei 51% bereits mindestens eine diagnostizierte Spätkomplikation) mit der 90 Items langen,

---

Sie finden im folgenden eine Liste mit **Belastungssituationen,** wie sie in Ihrem Leben vorkommen könnten. Bitte entscheiden Sie für jede Situation, ob sie auf Sie zutrifft oder nicht.
Wenn ja, kreuzen Sie an, wie stark Sie sich dadurch belastet fühlen (auf der fünfstufigen Skala von „kaum" bis „sehr stark"), wenn nein, machen Sie bitte ein Kreuz bei „trifft nicht zu".

FBD-R

trifft nicht zu → | trifft zu und belastet mich kaum → sehr stark →

1. Ich muß auf schmackhafte Lebensmittel verzichten. | 0 | 1 2 3 4 5

2. Wegen des Diabetes muß ich meine Freizeit genau vorausplanen.

3. Ich mache mir Sorgen um meinen Partner.

4. Die Aufstiegschancen in meinem derzeitigen Beruf sind durch den Diabetes eingeschränkt.

Abb. 38.**1** Instruktion mit Beispielen von Items des FBD-R.

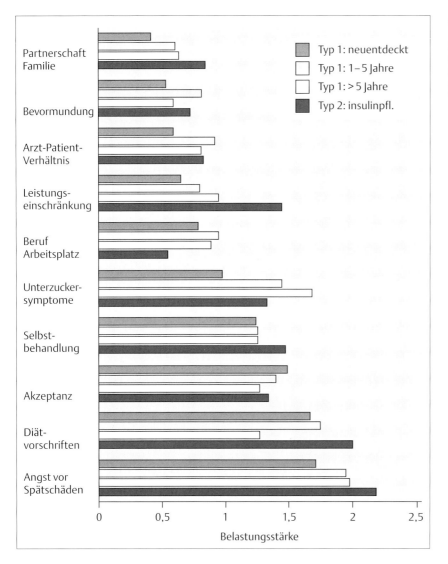

Abb. 38.**2** Mittlere Belastungsstärke in 10 Bereichen bei 4 Gruppen von Diabetespatienten (10 FDB-Belastungsbereiche mit 5 Belastungsgraden) (Abb. 38.**2** und 38.**3** aus Waadt, S., G. Duran, P. Herschbach, F. Strian: Prax. Verhaltensmed. Rehabil. 17 [1992] 47).

noch 10 Skalen umfassenden Forschungsversion des FBD befragt. Es zeigte sich, daß ca. 50% aller Patienten mit ihrer Erkrankung und Behandlung gut zurechtkamen. Die andere Hälfte erlebte gravierende Belastungen, die nicht nur die Lebensqualität deutlich einschränkten, sondern sich auch in einer weniger guten Stoffwechselkontrolle äußerten. So fühlen sich 60% durch die Angst vor Folgeerkrankungen und der Zukunft belastet, 50% durch Diät- und Selbstbehandlungsprobleme, 40% durch Probleme mit Hypoglykämien (24, 54). Der Ausprägungsgrad in den einzelnen Belastungsbereichen folgte der gleichen Reihenfolge und ist in Abb. 38.**2** zu sehen (12). Verschiedene Erkrankungsgruppen unterschieden sich dabei deutlich in der Ausprägung verschiedener Belastungsthemen: so fühlten sich Typ-1-Patienten mit mehr als 5jähriger Erkrankungsdauer besonders stark durch Hypoglykämieprobleme belastet, insulinbehandelte Typ-2-Patienten dagegen besonders durch Probleme mit Selbstbehandlung und Diäthaltung.

Um die klinische Bedeutung solcher Alltagsbelastungen zu zeigen, sollen die drei wichtigsten Belastungsthemen näher erläutert werden.

Probleme im Zusammenhang mit **Hypoglykämien** können sehr vielfältig sein. Patienten können z. B. aufgrund physiologischer oder psychologischer Faktoren Hypoglyk-

ämie verspätet oder vermindert erkennen und dadurch in schwere Hypoglykämien geraten (25). Häufig kommt es auch vor, daß Patienten übermäßige Angst vor Hypoglykämien entwickeln, z. B. weil ihnen nach einem plötzlichen, heftigen Unterzuckerungserlebnis Hypoglykämien grundsätzlich als unvorhersehbar, unkontrollierbar und bedrohlich erscheinen. Da nun auch die Gegenregulationssymptome der Hypoglykämie vielen Streßsymptomen sehr gleichen, verwechseln Angstpatienten leichte Streßsymptome, z. B. Schwitzen und Unruhe beim Warten in einer Schlange, mit Hypoglykämieanzeichen. Zur Vermeidung der Hypoglykämie essen solche Patienten oft vorzeitig, zuweilen schon bei Werten über 160 mg/dl (9 mmol/l), bewegen sich wenig oder testen täglich bis zu 30mal ihren Blutzucker. Mit jeder dieser Vermeidungs- oder Sicherungsreaktionen bestätigen sich die Patienten aber gleichzeitig ihre Unfähigkeit, Hypoglykämien rechtzeitig zu erkennen und richtig zu behandeln und werden immer unsicherer und ängstlicher (54).

Womöglich noch vielfältiger sind die Probleme, die sich im Zusammenhang mit **Diät und Selbstbehandlung** ergeben können (16, 30, 52). Die Verhaltensprobleme reichen dabei von übermäßigem Essen, Essen ungünstiger Speisen, „Vergessen" der Behandlung bis zur ungenauen Dosisanpassung. Ein extremer Fall von Ernährungsproblemen bei Diabetes ist die Ausprägung einer klinischen Eßstörung wie Bulimie oder Anorexie (44, 52).

Belastungen und Behandlungsanforderungen sind verständlicherweise beim insulinbehandelten Diabetiker deutlich höher als bei Patienten, die kein Insulin benötigen (12, 24, 55).

Entlastung durch zeitaufwendige Therapie: Umgekehrt kann aber eine zeitaufwendige Therapie den Patienten sogar entlasten, da beispielsweise die intensivierte Insulinbehandlung zwar vermehrte Blutzuckermessungen und Insulininjektionen erfordert, dem Patienten aber auch mehr Flexibilität und Spontaneität in der Diätführung erlaubt und ihm letztlich eine bessere Lebensqualität ermöglicht. Gut eingestellte Diabetiker weisen oft selbst darauf hin, daß sie ihre Ernährungs- und Lebensgewohnheiten bewußter gestalten und eine reifere Lebenseinstellung gewonnen haben (34).

FBD-Antworten zeigen, daß Patienten, die **Angst vor Folgeerkrankungen** und krankheitsbezogene Ängste haben, häufig an mögliche Erblindung oder andere Folgeerkrankungen denken und an depressiver Verstimmung leiden.

Unterschiedliche Reaktionen bei starker Belastung: Ist die Belastung stark, reagieren solche Patienten in der Regel nach zwei Richtungen. Die einen versuchen, die Behandlung übergenau durchzuführen, und riskieren bei einer sehr strengen Diabeteseinstellung häufige und schwere Hypoglykämien. Die anderen versuchen sich emotional dem Diabetes zu entziehen, meist indem sie Diskussionen, aber auch Untersuchungen oder Selbstkontrolle vermeiden, um auf diese Weise sowenig wie möglich mit schlechten Testergebnissen oder ungünstigen Diagnoseergebnissen konfrontiert zu werden. Dadurch vernachlässigen sie häufig die Selbstbehandlung, was notwendigerweise zur Verschlechterung der Stoffwechselsituation und zu einem erhöhten Risiko von Folgeerkrankungen führt (57, 61).

Psychosoziale Variablen und Stoffwechselwirkungen

Psychosoziale Variablen können direkt durch insulinantagonistische Streßhormone oder indirekt durch die Behandlungscompliance auf die Stoffwechseleinstellung einwirken. In den meisten Untersuchungen bleibt allerdings die Richtung möglicher Zusammenhänge methodisch zweifelhaft und ungeklärt.

▬▬ Direkter Einfluß von Streß auf den Stoffwechsel und die Diabeteseinstellung

Direkten Einfluß auf den Blutzuckerspiegel nimmt die streßinduzierte Catecholaminausschüttung, die im Sinne der hypoglykämischen Gegenregulation die Glukoneogenese und eine katabole Stoffwechsellage fördert. Mit kurzdauerndem experimentellen Streß läßt sich jedoch keine längerfristige Erhöhung des Blutzuckers erzielen. Abhängig von zahlreichen Variablen wurden in solchen Studien teils Erhöhung oder Senkung, teils gleichbleibende Blutzuckerspiegel beobachtet (17). Mit Streßreduktion durch Entspannungsverfahren und mit Hilfe von EMG-Feedback ist dagegen eine gewisse Stabilisierung der Blutzuckerwerte erzielt worden.

Die Untersuchung von Beziehungen zwischen Streßbedingungen („stressful life events") und Blutzucker-

werten – gemessen zumeist am HbA_1-Wert – ergab im allgemeinen mittlere Korrelationen (bei r = 0,4), läßt aber Richtung und Einfluß möglicher Bindeglieder, wie z. B. Krankheitsschwere, offen (22, 49, 60). Vergleiche von Patienten mit hoher und geringer Streßbelastung sowie mit guter und schlechter metabolischer Kontrolle bestätigten die generelle Bedeutung psychosozialer Faktoren für die Stoffwechselsituation, führten aber ebenfalls nicht zur Ermittlung spezifischer Faktoren (21, 60).

▬▬ Indirekter Einfluß psychosozialer Variablen auf den Stoffwechsel

Als besonders wichtig für die Compliance galten ferner Persönlichkeits- und Krankheitsmerkmale sowie die Sozialbeziehungen der Patienten (6).

Unter den **Persönlichkeitsmerkmalen** scheint – neben bestimmten Reaktionstendenzen, wie z. B. Aktivitätsniveau und allgemeines, subjektives Befinden (13) – die Bewertung von Ereignissen als selbst- oder fremdbeeinflußt (internale oder externale Handlungskontrolle) eine wesentliche Rolle zu spielen (29). Die gesundheitsbezogenen Kontrollüberzeugungen, die „health beliefs", bestimmen dabei einen beträchtlichen Anteil der Behandlungsmitarbeit (2). Die Compliance ist grundsätzlich besser, wenn die Patienten überzeugt sind, ihre Gesundheit durch eigene Mithilfe bei der Behandlung verbessern zu können, weil sie die Erkrankung für behandlungsbedürftig (2, 7, 16) und die vorgeschlagene Therapie für effektiv und durchführbar halten (29). Diese Einstellungen werden wiederum von Variablen wie Alter (5), Geschlecht (49), introzeptiver Wahrnehmungsfähigkeit (27), Krankheitsdauer und Spätkomplikationen (40, 43) sowie Behandlungskomplexität beeinflußt (16). Daher sind gerade die nicht insulinbehandelten Typ-2-Diabetiker oft wenig kooperativ. Sie haben meist geringe körperliche Beschwerden, bewerten die Diät als „keine richtige Therapie" oder glauben, in ihrem Alter sei ohnedies „nichts mehr zu machen".

Krankheitsmerkmale wie Diabetestyp, Erkrankungsalter, Krankheitsdauer usw. wurden vor allem mit dem Ziel einer Homogenisierung der Schulungsgruppen überprüft. Jüngeres Alter, lange Krankheitsdauer, komplexe Behandlungsinstruktion und schlechte Stoffwechseleinstellung scheinen danach für die Compliance eher förderlich zu sein (40). Zwischen Typ-1- und Typ-2-Patienten wurden in den meisten Studien keine bedeutsamen Unterschiede in der Behandlungskooperation gefunden (36), wohl aber zwischen insulin- und nicht insulinbehandelten Diabetikern. Insulinbehandelte Patienten sind dabei trotz höherer Belastung und unzureichender Einstellung meist stärker therapeutisch engagiert (55).

Sozialbeziehungen: Partnerschaft, Familie und weiteres soziales Umfeld spielen für Behandlungsmitarbeit und Bewältigung von Spätfolgen ebenfalls eine wichtige Rolle (6, 16, 33). Beim Arzt-Patient-Verhältnis sind Verständnis, Empathie, aber auch klar strukturierter und offener Gesprächsstil hilfreich (8). Probleme treten oft wegen Differenzen im Behandlungsziel (35) und divergierender Auffassungen zur Ursache von Komplikationen auf (15).

Ganz besonders wichtig ist die Frage nach „**Barrieren" im Behandlungsalltag**, d. h. täglich vorkommenden Ereignissen, die die Durchführung und den Zeitplan der Behandlung behindern (16). Dabei stimmt die Ursachenbeurteilung von Patienten, Eltern und Ärzten nicht immer überein (59). Als wichtigste Barrieren werden Planungsmangel, Bequemlichkeit, geringe soziale Aktivität, Therapieprobleme am Arbeitsplatz, starke körperliche Beschwerden, geringe soziale Unterstützung, aber auch bloße Vergeßlichkeit (16) genannt. Bei der Beratung der Patienten sollten daher solche Hindernisse möglichst konkret erfragt und im Therapieplan berücksichtigt werden.

Psychobiologische Wechselwirkungen

Letztlich läßt sich oft nicht eindeutig trennen, ob psychosoziale Probleme eher eine Folge krankheitsbedingter Behinderungen sind oder umgekehrt auch den Verlauf des Diabetes selbst beeinflussen. In nahezu allen Belastungsbereichen sind aber psychobiologische Wechselwirkungen weitgehend obligat. Dies soll an zwei Beispielen, nämlich den diätabhängigen Änderungen des Eßverhaltens und der Hypoglykämieangst, erläutert werden.

Änderungen des Eßverhaltens: Die mit den Diätvorschriften geforderte Beschränkung der Kohlenhydrataufnahme kann zu metabolischen und psychischen Deprivationssymptomen führen, die kurzfristig Eßanfälle und langfristig Störungen des Hunger- und Sättigungsgefühls, aber auch depressive Reaktionen hervorrufen können (31). Die ständige Reduktion saccharosehaltiger Nahrungsmittel stellt ein „gezügeltes Eßverhalten" dar. Diese beim Diabetes therapeutisch geforderte Verhaltensweise wird nicht selten von Nichtdiabetikern (besonders jüngeren Frauen) zur Gewichtskontrolle benutzt. Bei den Eßstörungen ist gerade das gezügelte Eßverhalten ein wichtiger Auslöser für den Kontrollverlust beim Essen, d. h. für die Provokation von Heißhungeranfällen und das Essen „verbotener Speisen". Diese Wechselwirkung zwischen restriktivem Eßverhalten und kompensatorisch gesteigertem Hungergefühl kann beim Diabetes die Behandlungskooperation schwer beeinträchtigen und stellt einen häufigen Grund für Diätfehler dar, wie z. B. Unregelmäßigkeiten der Mahlzeiteneinnahme, Essen von Süßigkeiten oder Heißhungeranfälle (31). Darüber hinaus kann das gezügelte Eßverhalten durch Beeinflussung zentraler Neurotransmittersysteme, insbesondere serotoninerger Mechanismen, auch sekundäre Stimmungsschwankungen mit depressiven Reaktionen auslösen (19). Diese Stimmungsschwankungen werden dann ihrerseits die Bereitschaft des Patienten, den Diätplan konsequent einzuhalten, vermindern, besonders da durch Essen auch ein höherer, emotional eher stabilisierender Blutzuckerspiegel erreicht werden kann. Es werden damit komplexe Interaktionen psychischer und körperlicher Bedingungen eingeleitet, die in einem Circulus vitiosus auch die Eßstörung selbst aufrechterhalten können (31, 52). Entsprechend konnte in neueren Studien bei jungen diabetischen Frauen auch eine deutlich erhöhte Prävalenzrate an Eßstörungen festgestellt werden (32, 44).

Hypoglykämieangst: Ein weiteres Beispiel sind die schon erwähnten Wechselwirkungen zwischen hypoglykämischen Warnsymptomen und ihrer psychischen Verarbeitung. Die mit der neuroendokrinen Gegenregulation verbundene ängstliche Erregung („Hypoglykämieangst") kann Schwierigkeiten nach zwei Richtungen hin provozieren: Eine übertriebene, nicht durch tatsächlich erniedrigte Blutzuckerwerte bedingte Hypoglykämieangst kann den Patienten dazu verleiten, vorzeitig und unangemessen Kohlenhydrate einzunehmen, um der vermeintlichen Entwicklung eines hypoglykämischen Schocks entgegenzuwirken. Un-

spezifische psychovegetative Symptome, die in generalisierender Weise angstbesetzt erlebt werden, führen dann zu inadäquatem Eßverhalten und blockieren den Diätplan. Umgekehrt stellt auch die fehlende Hypoglykämieangst, z. B. aufgrund mangelnder autonomer Symptome oder aus Angst vor Folgeerkrankungen mit extremer Vermeidung bereits leicht erhöhter Blutzuckerwerte, eine starke Gefährdung für den Patienten dar, da er keine Gegenmaßnahmen ergreifen und in einen hypoglykämischen Schock geraten kann (51, 54).

Therapie

Fehlerhafte Tendenzen: Trotz zunehmender Beachtung psychosozialer Probleme in der Diabetesliteratur (9) gibt es nur wenige Versuche, die gewonnenen Erkenntnisse systematisch in die Behandlung zu integrieren (4, 55, 62). Lediglich bei Patientenschulung konnte die Wirksamkeit von Selbstkontrollverfahren und Verhaltensmodifikationen gesichert werden. Im allgemeinen wird dabei zu sehr auf ein bestimmtes Problemverhalten abgezielt, beispielsweise das Übergewicht ausschließlich durch eine Veränderung des Diätverhaltens zu reduzieren (30), nicht aber die für das Übergewicht mitverantwortliche Grundeinstellung, oft auch Depressivität, zu beeinflussen (58). Bei psychiatrischen Störungen werden andererseits die spezifischen diabetischen Aspekte vernachlässigt. Entsprechend erwiesen sich bei diabetischen Eßstörungen ausschließliche antidepressive Medikation und unspezifische Verhaltenskontrollprogramme als wenig effektiv (52).

Im folgenden werden verhaltenstherapeutische Therapieprogramme vorgestellt, die als indikative Behandlungsbausteine direkt aus der Untersuchung der psychosozialen Belastung bei Diabetikern mittels des **FBD** (s. o.) entwickelt wurden, nämlich die Behandlung der Hypoglykämieangst und der Angst vor Folgeerkrankungen und Zukunft.

Bei der oben erläuterten „**entgleisten**" **Hypoglykämieangst** registrieren die Patienten aus übertriebener Furcht vor Hypoglykämie auch in Situationen ohne Unterzucker alle Erregungssymptome peinlich genau, messen gehäuft den Blutzucker, essen voreilig Kohlenhydrate und schränken ihre Bewegungen ein (54). Da diese ängstlichen Erregungszeichen aber als Warnsymptome bei tatsächlicher Unterzuckerung wichtig sind, bewegt sich die Therapie dieser pathologischen Unterzuckerangst auf dem schmalen Grat zwischen einerseits irrationaler Angst und übertriebenem Vermeidungsverhalten und andererseits realistischer Gefahreneinschätzung und angemessenem Vermeidungsverhalten. Die Ziele der Behandlung sind daher

➤ rechtzeitige Wahrnehmung von Hypoglykämiewarnsymptomen mit Hilfe anderer Hinweisreize,
➤ Unterscheidung der Symptome der Hypoglykämie von solchen unspezifischer Angst und Erregung,
➤ richtiges Reagieren bei tatsächlicher Hypoglykämie,
➤ Aufgabe unangemessenen Sicherheits- und Vermeidungsverhaltens,
➤ Bewältigung von Ängsten vor allgemeinen Gefahren bei Diabetes und/oder Hypoglykämie sowie Vorbeugen gegen Hypoglykämien.

Der erste Behandlungsabschnitt beginnt mit einem *Wahrnehmungstraining*. Der Patient führt ein Blutzuckerprotokoll, bei dem er vor jeder Messung den von ihm erwarteten Blutzuckerwert und die subjektiven Empfindungen, die ihn zu dieser Schätzung veranlaßt haben, protokolliert. Nach ca. 2 Wochen

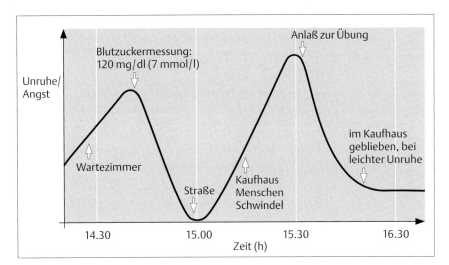

werden „Treffer" sowie falsche Schätzungen („falscher Alarm", „Unterzucker nicht erkannt") für alle Meßwerte unter 90 mg/dl (5 mmol/l) festgestellt und den subjektiven „Hinweisen" zugeordnet. Hinweise, die zu Fehlschätzungen geführt haben oder mißverständlich waren, sollen die Patienten künftig nicht mehr oder nur eingeschränkt beachten („Fehlhinweise"). Damit läßt sich eine Liste zuverlässiger externaler und internaler Warnhinweise für Hypoglykämie aufstellen (einerseits z. B. Mahlzeitmenge, Bewegung und andererseits z. B. Mißempfindungen, Muskelschwäche).

Der zweite Behandlungsabschnitt besteht dann aus verschiedenen Wahrnehmungs- und *Verhaltensübungen*. Um die Fehlhinweise auch praktisch überprüfen zu können, sollen sich die Patienten den gefürchteten Situationen zunächst im oberen Grenzbereich des Blutzuckerspiegels (> 120 mg/dl = 7 mmol/l) aussetzen, um die dabei auftretende ängstliche Erregung (die ja nichts mit Hypoglykämiewarnsymptomen zu tun hat) kennenzulernen. Mit einer tatsächlichen Unterzuckerung werden die Patienten dann unter therapeutischer Aufsicht konfrontiert, wobei sie eine Mahlzeit weglassen und alle 20 Minuten den Blutzucker messen, ohne allerdings das Ergebnis vom Therapeuten zu erfahren. Erst bei Werten unter 70–60 mg/dl (3,9–3,3 mmol/l) bestätigt der Therapeut die Hypoglykämie und verabreicht Kohlenhydrate. Auf diese Weise lernen die Patienten, die gefürchteten Situationen auch bei normalen oder relativ niedrigen Blutzuckerwerten (< 120 mg/dl = 7 mmol/l) in vivo zu bewältigen, und können gleichzeitig üben, bei tatsächlicher Hypoglykämie schnell und sicher zu reagieren (Abb. 38.**3**).

Im dritten Behandlungsabschnitt werden die Auswirkungen und Gefahren der Erkrankung diskutiert und – falls erforderlich – weitere Übungen angeschlossen (z. B. zur Krankheitsakzeptanz bei negativen Krankheitsüberzeugungen).

Zu den oben besprochenen wichtigsten und häufigsten Belastungsbereichen wurden spezifische psychologische Therapiebausteine entwickelt, die in Gruppen oder einzeln in einer Klinik oder stationär durchgeführt werden können. Die Therapiebausteine umfassen zwischen 5 (Progredienzangst) und 8 (Diät/Selbstbehandlung; Hypoglykämieprobleme) eineinhalbstündige Sitzungen, die zu größeren Blocksitzungen zusammengefaßt werden können (11, 61).

Beispielhaft wird der Kurs gegen **Progredienzangst** vorgestellt, der 5 eineinhalbstündige Sitzungen umfaßt und in Gruppen bis höchstens 6 Teilnehmern ambulant oder stationär durchgeführt werden kann. Ziel des Kurses ist es, den Patienten seiner Ressourcen zu versichern und ihm einen selbstsicheren und selbsteffizienten Umgang mit der Erkrankung und ihrer tatsächlichen Bedrohung zu ermöglichen (Abb. 38.**4**). Dazu werden einleitend *subjektive Krankheitstheorien* (health beliefs) der Patienten hinterfragt. Es werden psychologische Erklärungsmodelle für die Angstentwicklung und für die Verfestigung ungünstiger Bewältigungsversuche vorgestellt. Anhand von Selbstbeobachtung können die Patienten diese Modelle für sich verifizieren. So können Patienten z. B. beobachten, wie eine Vermeidung der Behandlung oft zu einer kurzfristigen Vermeidung unangenehmer Gefühle und Sorgen gegenüber dem Diabetes führt. Damit wird die Vermeidung als kurzfristig angenehm erlebt, ist also belohnend, und der Patient wird beim nächsten unangenehmen Gedanken an die Folgen des Diabetes wieder die Beschäftigung damit vermeiden. Erst längerfristig werden die Folgen der Vermeidung deutlich und die Gedanken an den Diabetes damit immer unangenehmer. In einem zweiten Schritt wird die *aktive Auseinandersetzung mit der Erkrankung* gefördert, z. B. werden die Patienten angehalten, eine subjektive Abschätzung ihrer persönlichen Risiken vorzunehmen, zu benennen, wovor genau sie Angst haben, was „schlimmstenfalls" geschähe, wie schnell sie an den Eintritt des „Schlimmsten" glauben. Sind ängstigende Ereignisse einmal benannt, können die Patienten überlegen, wie sie diese verhindern oder verzögern können, welche Möglichkeiten sie zur Vorbereitung auf schwierige Lebenssituationen haben, und Vorstellungen entwickeln, wie sie in schwierigen Lebenssituationen zurechtkommen können. Bisherige Lebenserfolge können besonders herausgestrichen und die dort gezeigten Fähigkeiten als Werkzeug eingesetzt werden. Die Bedeutung des Diabetes wird deutlich relativiert, indem die Bereiche neben dem Diabetes beobachtet und gefördert werden. Zum Beispiel gestalten Patienten einen „Lebenskreis", in dem alle wichtigen Lebensbereiche ihren Platz zugewiesen bekommen. Probleme der Erkrankung und Behandlung werden hier sichtbar nur einen Teilbereich abdecken. Schließlich werden in einem dritten Schritt sehr konkrete *Verhaltenspläne* individuell ausgearbeitet, die den täglichen und dauerhaften, zufriedenstellenden Umgang mit der Erkrankung fördern. Dabei nimmt sich ein Patient z. B. vor, ab heute regelmäßige Blutzuckerkontrollen durchzuführen und gleichzeitig einen lange vernachlässigten Theaterbesuch zu wagen; ein anderer sieht sich vielleicht nach einem geeigneten Altenheim in seiner Umgebung um, für das er bereits heute einen Platz reservieren lassen kann.

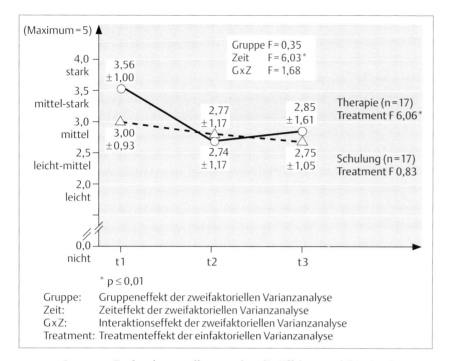

Abb. 38.**4** Belastungsreduktion der Therapie- und Schulungsteilnehmer mit Angst vor Folgeerkrankungen im FBD-Bereich „Zukunftsangst". F = F-Verteilung (Abb. 38.**4** und 38.**5** aus Zettler, A., G. Duran, S. Waadt, P. Herschbach, F. Strian: Psychother. Psychosom. med. Psychol. 64 [1995] 178–184).

In ersten **Evaluationsstudien** wurden die Effekte dieser Kurse mit denen einer wiederholten Schulung verglichen. Bereits geschulte Patienten mit hohen Belastungswerten auf dem FBD in einem der drei Belastungsbereiche wurden entweder der psychologischen Behandlung oder einer weiteren Schulung zugewiesen und vor Kursbeginn, nach dem Kurs und 3 Monate später mit dem FBD und Fragen zur Diabetesbehandlung und -einstellung untersucht. Beispielhaft sollen hier wieder Ergebnisse zum Kurs „Progredienzangst" vorgestellt werden. Die bei 17 Therapieteilnehmern zu Beginn hohe Belastung durch das Risiko von Folgeerkrankungen (durchschnittlich 3,6 Ratingpunkte = „mittel-stark") verminderte sich im Therapieverlauf nachhaltig (Treatmenteffekt F6,06**) und blieb über die 3monatige Nachuntersuchungszeit erhalten (Abb. 38.**4**).

Dagegen veränderte sich die durchschnittliche mittlere Belastung der Schulungsteilnehmer weder nach der Schulung noch bis zum Nachuntersuchungszeitpunkt. Die Depressivität hingegen verbesserte sich für die Schulungsteilnehmer zwar deutlich während des stationären Schulungsaufenthaltes, erreichte 3 Monate später aber wieder den Ausgangswert. Bei den Therapieteilnehmern stiegen während der Therapie die Depressionswerte deutlich an, wahrscheinlich aufgrund der zunächst erhöhten Belastung durch die Therapie. 3 Monate nach der Therapie aber waren sie signifikant unter den Ausgangswert zu Therapiebeginn gesunken. Die HbA$_1$-Werte blieben in beiden Gruppen in einer durchschnittlich zufriedenstellenden Höhe bestehen (61).

Nach der Bestätigung der Wichtigkeit psychosozialer Belastungen bei Diabetes ist neben dem Einsatz problemlösender Verhaltens- und Psychotherapie auch eine **psychologische Präventionsstrategie** naheliegend, die über die bereits bewährte Schulung hinausgeht.

So ist z. B. für das Thema Hypoglykämieprobleme ein 2mal 2stündiger Problemvorsorgekurs entwickelt worden, der von der Methodik her bereits über eine pädagogische Wissensvermittlung hinausgeht, aber noch keine psychotherapeutische Intervention im eigentlichen Sinne ist. Dieser Kurs, der u. a. ein Wahrnehmungstraining zur Hypo-

glykämieerkennung umfaßt, soll Patienten, die mit einem erhöhten Hypoglykämierisiko rechnen müssen, intensiv in der raschen Erkennung und Behandlung von Unterzuckerungen trainieren, sie darüber hinaus auf mögliche psychosoziale Probleme im Zusammenhang mit Hypoglykämien vorbereiten, z. B. auf Hypoglykämieangst, und erarbeiten, wie ihrer Entwicklung rechtzeitig begegnet werden kann.

Ausblick

Die zunehmende Aufmerksamkeit für psychosoziale Belastungen beim Diabetes und erste syndromorientierte Therapieentwicklungen (24, 51, 53, 54, 55, 61) unterstreichen nicht nur die Bedeutung psychologischer Faktoren für die konsequente medizinische Diabetestherapie und damit auch für die langfristig stabile Stoffwechseleinstellung, sondern sie offerieren auch neue individuelle Therapiewege für jene Patienten, die mit den im allgemeinen durchaus erfolgreichen edukativen Maßnahmen alleine nicht zurechtkommen.

Im Idealfall wird dabei ein **indikatives Schulungs- und Behandlungssystem** den Patienten individuell und problemspezifisch betreuen. So kann ein Patient zunächst mit einem Wissenstest und einem Fragebogen zu psychosozialen Belastungen (z. B. FBD-R) auf Stärken und Schwächen hin getestet werden. Wo nötig, wird er eine Schulung erhalten und gegebenenfalls eine präventive, psychoedukative Maßnahme, wie z. B. den beschriebenen Hypoglykämievorsorgekurs. Bestehen bereits deutliche Belastungen, können diese Patienten den Behandlungskursen, die für das entsprechende FBD-Profil entwickelt wurden, zugewiesen werden (Abb. 38.**5**). Besonders Patienten, die bereits gut geschult sind, werden dadurch gezielt behandelt und nicht auf einen weiteren, dann nur noch wenig effektiven Schulungskurs verwiesen.

Schließlich zeigen die psychosozialen Aspekte und die neuen verhaltensmedizinischen Therapieformen beim Diabetes, daß die **interdisziplinäre Zusammenarbeit** auch hier die Therapieerfolge wesentlich verbessern kann.

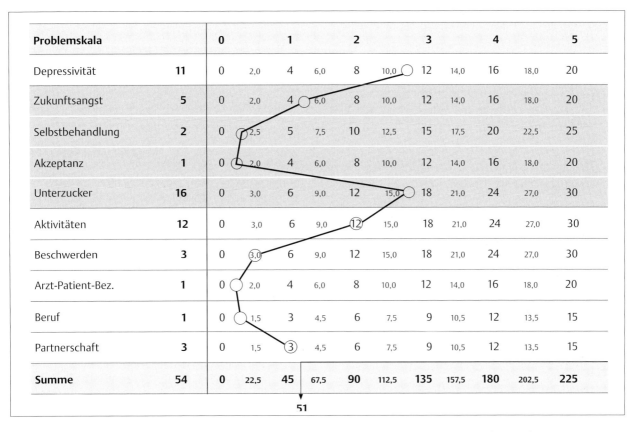

Problemskala		0		1		2		3		4		5
Depressivität	11	0	2,0	4	6,0	8	10,0	12	14,0	16	18,0	20
Zukunftsangst	5	0	2,0	4	6,0	8	10,0	12	14,0	16	18,0	20
Selbstbehandlung	2	0	2,5	5	7,5	10	12,5	15	17,5	20	22,5	25
Akzeptanz	1	0	2,0	4	6,0	8	10,0	12	14,0	16	18,0	20
Unterzucker	16	0	3,0	6	9,0	12	15,0	18	21,0	24	27,0	30
Aktivitäten	12	0	3,0	6	9,0	12	15,0	18	21,0	24	27,0	30
Beschwerden	3	0	3,0	6	9,0	12	15,0	18	21,0	24	27,0	30
Arzt-Patient-Bez.	1	0	2,0	4	6,0	8	10,0	12	14,0	16	18,0	20
Beruf	1	0	1,5	3	4,5	6	7,5	9	10,5	12	13,5	15
Partnerschaft	3	0	1,5	3	4,5	6	7,5	9	10,5	12	13,5	15
Summe	**54**	0	22,5	45	67,5	90	112,5	135	157,5	180	202,5	225

51

Abb. 38.**5** FBD Belastungsprofil einer Typ-1-Patientin mit Belastungsgipfeln in den Bereichen „Unterzucker" und „Depressivität".

Literatur

1 Bernbaum, M., S.G. Albert, P.N. Duckro: Psychosocial profiles in patients with visual impairment due to diabetic retinopathy. Diabet. Care 11 (1988) 551–557

2 Bloom-Cerkoney, K.A., L.K. Hart: The relationship between the health belief model and compliance of persons with diabetes mellitus. Diabet. Care 3 (1980) 594–598

3 Bott, U.: Methoden zur Messung der Lebensqualität bei Patienten mit Diabetes mellitus. Diabet. Dial. 4 (1996) 4–8

4 Brown, S.A.: Studies of educational interventions and outcomes in diabetic adults: a meta-analysis revisited. Patient Educ. Couns. 16 (1990) 189–215

5 Brownlee-Duffeck, M., L. Peterson, J.F. Simonds, C. Cilo, D. Goldstein, S. Hoette: The role of health beliefs in the regimen adherence and metabolic control of adolescents and adults with diabetes mellitus. J. consult. clin. Psychol. 55 (1987) 139–144

6 Connell, C.M., W.K. Davis, M.P. Gallant, P.A. Sharpe: Impact of social support, social cognitive variables, and perceived threat on depression among adults with diabetes. Hlth Psychol. 13 (3) (1994) 263–273

6a DCCT Research Group: The effect of intensive treatment of diabetes on the development and progression of long-term complications in insulin-dependent diabetes mellitus. New Engl. J. Med. 329 (1993) 977–989

7 de Weerdt, I., A.P. Visser, G. Kok, E.A. van der Veen: Determinants of active self-care behaviour of insulin-treated patients with diabetes: implications for diabetes education. Soc. Sci. Med. 30 (1990) 605–615

8 DiMatteo, M. R.: Physician-patient communication. Promotion of a positive health care setting. In Rosen J.C., L.J. Solomon: Prevention in Health Psychology. University of Pennsylvania Press, Philadelphia 1985 (pp. 328–365)

9 Dunn, S.M: Rethinking the models and modes of diabetes education. Patient Educ. Couns. 16 (1990) 281–286

10 Dunn, S.M., H.H. Smartt, L.J. Beeney, J.R. Turtle: Measurement of emotional adjustment in diabetic patients: validity and reliability of ATT39. Diabet. Care 9 (1986) 480–489

11 Duran, G., S. Waadt, A. Zettler: Die Angst vor Folgeschäden steht obenan. Diabetiker-Ratgeber 1992 (S. 30–33)

12 Duran, G., P. Herschbach, S. Waadt, A. Zettler, F. Strian: Assessing daily problems with diabetes: a subject-oriented approach to compliance. Psychol. Rep. 76 (1995) 515–521

13 Garrison, W.T., D. Biggs, K. Williams: Temperament characteristics and clinical outcomes in young children with diabetes mellitus. J. Child Psychol. Psychiat. 31 (1990) 1079–1088

14 Gavard, J.A., P.J. Lustman, R.E. Clouse: Prevalence of depression in adults with diabetes. Diabet. Care 16 (1993) 1167–1178

15 Gillespie, C.R., C. Bradley: Causal attribution of doctor and patients in a diabetic clinic. Brit. J. clin. Psychol. 27 (1988) 67–76

16 Glasgow, R., D. Toobert, S. Hampson, W. Wilson: Behavioral research on diabetes at the Oregon Research Institute. Soc. behav. Med. 17 (1) (1995) 32–40

17 Goetsch, V.L., J.L. Abel, M.K. Pope: The effects of stress, mood and coping on blood glucose in NIDDM: a prospective pilot evaluation. Behav. Res. Ther. 32 (1994) 503–510

18 Gold, A.E., K.M. MacLeod, I.J. Deary, B.M. Frier: Hypoglycemia-induced cognitive dysfunction in diabetes mellitus: effect of hypoglycemia unawareness. Physiol. and Behav. 58 (1995) 501–511

19 Goldbloom, D.S.G., P.E. Garfinkel: The serotonin hypothesis of bulimia nervosa: theory and evidence. Canad. J. Psychiat. 35 (1990) 741–744

20 Gonder-Frederick, L.A., D.J. Cox, S.A. Bobbitt, J.W. Pennebaker: Mood changes associated with blood glucose fluctuations in insulin-dependent diabetes mellitus. Hlth Psychol. 8 (1989) 45–59

21 Guthrie, D., L. Sargent, D. Speelman, L. Parks: Effects of parental relaxation training on glycosylated hemoglobin of children with diabetes. Patient Educ. Couns. 16 (1990) 247–253

22 Halford, W.K., S. Cuddihy, R.H. Mortimer: Psychological stress and glucose regulation in type I diabetic patients. Hlth Psychol. 9 (1990) 516–528

23 Herschbach, P., G. Duran, S. Waadt, A. Zettler, C. Amm, B. Marten-Mittag, F. Strian: Psychometric properties of the questionnaire on stress in patients with diabetes mellitus – revised (QSD-R). Hlth Psychol. 16 (1997) 171–174

24 Herschbach, P., G. Duran, S. Waadt, B. Marten-Mittag, M. von Rad, A. Attanasio, M.E. Trautmann, J. Schulze, K.P. Ratzmann: Psychosoziale Belastung von Diabetikern – ein Vergleich zwischen Ost- und Westdeutschland. Diabet. Stoffw. (1997) 3–7

25 Hirsch, A.: Die Häufigkeit von Hypoglykämien, Bedingungen ihrer Wahrnehmung und die Bedeutung psychischer Faktoren. Prax. der klinischen Verhaltensmedizin mit Rehabilitation 17 (1992) S. 6–11

26 Hoffman, R.G., Speelman, D.A. Hinnen, K.L. Conley, R.A. Guthrie, R.K. Knapp: Changes in cortical functioning with acute hypoglycemia and hyperglycemia in type I diabetes. Diabet. Care 12 (1989) 193–197

27 Jacobson, A. M., A. G. Adler, J. I. Wolfsdorf, B. Anderson, L. Derby: Psychological characteristics of adults with IDDM: comparison of patients in poor and good glycemic control. Diabet. Care 13 (1990) 375–381

28 Jensen, S.B.: Emotional aspects in a chronic disease: a study of 101 insulin-treated diabetics. Int. J. Rehab. Res. 9 (1986) 13–20

29 Kohlmann, C.-W., H.W. Krohne, M. Schuler, E. Küstner, A. Tenschert, U. Walter, J. Beyer: Der „IPC-Fragebogen": Entwicklung, Reliabilität und Validität eines Instrumentes zur Erfassung krankheitsspezifischer Kontrollüberzeugungen bei Typ-1-Diabetikern. Akt. Endokrinol. Stoffw. 11 (1990) 94–95

30 Kulzer, B.: Verhaltensmedizinische Aspekte der Therapie des Typ-II-Diabetes. Verhaltensmodif. u. Verhaltensmed. 11 (1990) 317–339

31 Laessle, R.G., S. Waadt, G. Duran, K.-M. Pirke, F. Strian: Psychologische Merkmale von Eßstörungen bei Frauen mit Diabetes mellitus: erste Ergebnisse einer empirischen Untersuchung. Verhaltensmodif. u. Verhaltensmed. 11 (1990) 229–242

32 Lautenbacher, S.: Anorexia und Bulimia nervosa bei Diabetes mellitus (Typ 1): Epidemiologie, Symptomatik und Pathogenese. Verhaltensmodif. u. Verhaltensmed. 11 (1990) 258–280

33 Littlefield, C.H., G.M. Rodin, M.A. Murray, J.L. Craven: Influence of functional impairment and social support on depressive symptoms in persons with diabetes. Hlth Psychol. 9 (1990) 737–749

34 Lundman, B., K. Asplund, A. Norberg: Living with diabetes: perceptions of well-being. Res. Nurs. Hlth 13 (1990) 255–262

35 Marteau, T.M., M. Johnston, J.D. Baum, S. Bloch: Goals of treatment in diabetes: a comparison of doctors and parents of children with diabetes. J. behav. Med. 10 (1987) 33–48

36 Mayou, R., B. Bryant, R. Turner: Quality of life in noninsulin-dependent diabetes and a comparison with insulin-dependent diabetes. J. psychosom. Res. 34 (1990) 1–11

37 Mayou, R., R. Peveler, B. Davies, J. Mann, C. Fairburn: Psychiatric morbidity in young adults with insulin-dependent diabetes mellitus. Psychol. Med. 21 (1991) 639–645

38 Meadows, K.: The Diabetes Health Profile (DHP): a new instrument for assessing the psychosocial profile of insulin requiring patients-development and psychometric evaluation. Qual. Life Res. 5 (1996) 242–254

39 Messer, S.C., T.L. Morris, A.M Gross: Hypoglycemia and psychopathology: a methodological review. Clin. psychol. Rev. 10 (1990) 631–648

40 Moss, S., R. Klein, B. Klein: Factors associated with having eye examinations in person with diabetes. Arch. Fam. Med. 4 (1995) 529–534

41 Naess, S., K. Midthjell, T. Moum, T. Sorensen, K. Tambs: Diabetes mellitus and psychological well-being. Results of the Nord-Trondelag health survey. Scand. J. soc. Med. 23 (1995) 179–188

42 Oehler-Giarratana, J.F., R.G. Fitzgerald: Group therapy with blind diabetics. Arch. gen. Psychiat. 37 (1980) 463–467

43 Pauli, P., F. Strian, S. Lautenbacher, G. Karlbauer, R. Hölzl: Emotionale Auswirkungen der autonomen Deafferentierung bei Diabetesneuropathie. Z. klin. Psychol. 18 (1990) 269–277

44 Pollock, M., M. Kovacs, D. Charron-Prochownik: Eating disorders and maladaptive dietary/insulin management among youth with childhood-onset insulin-dependent diabetes mellitus. J. Amer. Acad. Child adolesc. Psychiat. 34 (1995) 291–296

45 Popkin, M.K., A.L. Callies, R.D. Lentz, E.A. Colon, D.E. Sutherland: Prevalence of major depression, simple phobia, and other psych-iatric disorders in patients with long-standing type 1 diabetes mellitus. Arch. gen. Psychiatry 45 (1988) 64–68

46 Ratzmann, K.P., E. Schimke: Inzidenz schwerer Hypoglykämie in Abhängigkeit von Stoffwechselqualität und dem Patientenwissen. Med. Klin. 10 (1995) 557–561

47 Reaven, G.M., L.W. Thompson, D. Nahum, E. Haskins: Relationship between hyperglycemia and cognitive function in older NIDDM patients. Diabet. Care 13 (1990) 16–21

48 Richardson, J.T.E.: Cognitive function in diabetes mellitus. Neurosci. biobehav. Rev. 14 (1990) 385–388

49 Stenström, U., A. Wikby, J.-O. Hörnqvist, P.-O. Andersson: Recent life events, gender differences, and the control of insulin-dependent diabetes mellitus. Gen. Hosp. Psychiat. 17 (1995) 433–439

50 Strian, F.: Psychologische Aspekte bei Diabetes und Diabetesneuropathie. In Strian, F., M. Haslbeck: Autonome Neuropathie bei Diabetes mellitus. Springer, Berlin 1986 (S. 205–224)

51 Strian, F.: Psychoautonome und psychoendokrine Wechselwirkungen bei Diabetes. In: Strian, F., R. Hölzl, M, Haslbeck: Verhaltensmedizin und Diabetes mellitus. Springer, Berlin 1988 (S. 131-144)

52 Waadt, S., G. Duran, P. Laessle, P. Herschbach, F. Strian: Eßstörungen bei Patienten mit Diabetes mellitus: eine Übersicht über Falldarstellungen und Therapiemöglichkeiten. Verhaltensmodif. u. Verhaltensmed. 11 (1990) 281–305

53 Waadt, S., P. Herschbach, G. Duran, G. Henrich, B. Hillebrand, F. Strian: Entwicklung eines Fragebogens zu Behandlungsproblemen und Therapiezuweisung bei Patienten mit Diabetes mellitus. Prax. Klin. Verhaltensmed. Rehabil. 20 (1992) 306–312

54 Waadt, S., G. Duran, P. Herschbach, F. Strian: Hypoglykämieangst: Überlegungen zur Pathogenese und Therapie anhand einer Falldarstellung. Prax. Verhaltensmed. Rehabil. 17 (1992) 47–55

55 Waadt, S., G. Duran, M. Waadt, P. Herschbach, F. Strian: Quality of life in patients with type 2 diabetes mellitus. In Lefèbre P.J., E. Standl: New Aspects in Diabetes. De Gruyter, Berlin 1992 (pp. 361–374)

56 Wang, P.H.: Tight glucose control and diabetic complications. Lancet 342 (1993) 129

57 Wikby, A., J.-O. Hornquist, U. Stenstrom, P.-O. Andersson: Background factors, long-term complications, quality of life and metabolic control in insulin-dependent diabetes. Qual. Life Res. 2 (1993) 281–286

58 Wing, R.R., M.D. Marcus, E.H. Blair, L.H. Epstein, L.R. Burton: Depressive symptomatology in obese adults with type II diabetes. Diabet. Care 13 (1990) 170–172

59 Wittich, A., U. Jakob, M. Klinik, U. Opitz, M. Wirsching, J. Leititis: Krankheitsanpassung jugendlicher Diabetiker: Vergleich der Sicht der Patienten, ihrer Eltern und der behandelnden Ärzte. Klin. Pädiat. 208 (1996) 19–25

60 Wrighley, M., R. Mayou: Psychosocial factors and admission for poor glycaemic control: a study of psychological and social factors in poorly controlled insulin dependent diabetic patients. J. psychosom. Res. 35 (1991) 335–343

61 Zettler, A., G. Duran, S. Waadt, P. Herschbach, F. Strian: Coping with fear of long-term complications in diabetes mellitus: a model clinical program. Psychother. Psychosom. med. Psychol. 64 (1995) 178–184

39 Qualitätsmanagement

W. Spuck

Das Wichtigste in Kürze

➤ Optimale ärztliche Leistung unter wirtschaftlichen Gesichtspunkten verpflichtet zu Dokumentation und Bewertung (Evaluation) ihrer Qualität.

➤ Die Qualität der Leistung sollte in Arbeitsgemeinschaften evaluiert werden, um sie durch *Diagnose und Kontrolle von Fehlern* zu verbessern.

➤ Richt- und Leitlinien sind Instrumente für die Beurteilung von *Strukturqualität*, Leitlinien und Hospitationen für *Prozeß-*

qualität und Nachuntersuchungen für *Ergebnisqualität*. Wir sprechen von *Teilqualitäten*.

➤ Qualitätsmanagement ist ein kontinuierlicher Prozeß, der nach Erkennung eines Fehlers dessen Analyse und Beseitigung versucht und durch erneute Evaluation sich um stetig zunehmende Qualitätsverbesserung bemüht.

➤ Qualitätsmanagement erfordert Offenheit und *muß* für alle Beteiligten im Gesundheitswesen zu einem vertrauensbildenden Prozeß werden (23).

Der Begriff „Qualität" besitzt im Bereich medizinischer Leistungen eine zweifelhafte Bedeutung: Seine Herkunft von Industrie und Handel unterstellt, daß Gesundheit und Heilung der Manipulierbarkeit eines Produkts oder einer Ware gleichzusetzen sei und sich der ethische Anspruch auf eine ökonomische Problematik vermindere. Qualitätsdefinitionen dienten einer geforderten Transparenz, die als Sanktionierungsinstrument von Staatsmacht und Kostenträgern mißbraucht werden könnten.

Wozu brauchen wir Qualität?

Diabetologie ist die Lehre von einer chronischen Krankheit und der Behandlung chronisch kranker Patienten. Die naturwissenschaftliche Medizin fordert gesicherte Maßnahmen mit möglichst hohem Nutzen für die Patienten, um die Lebenserwartung zu verlängern und die Morbidität zu mindern. Behandlung von Menschen mit Diabetes mellitus bedeutet lebenslange Substitution, begleitende regelmäßige Diagnostik und wiederholte therapeutische Intervention, oft auch lebenslange psychologische Führung (Kap. 38). Diesem Anspruch stehen begrenzte Ressourcen entgegen. Der Konflikt ist nur zu lösen, indem über definierte Qualität bestmögliche Leistungen für angemessenen materiellen Aufwand bereitgestellt werden. Qualitätsbewußtsein vermittelt darüber hinaus dem Behandlungsteam Einsicht und Kritikpunkte für das eigene Tun zugunsten seiner Patienten und bewirkt Motivation.

Was verpflichtet zu Qualitätsmanagement

Ethische Verpflichtung: Die naturwissenschaftlich orientierte Medizin rechtfertigt ihre Handlungsmaxime an gesicherten Ergebnissen aus Studien, die im Modell erwünschte und unerwünschte Wirkungen definieren. Um solche Daten auf die praktische Medizin zu übertragen und Nutzen und Risiko medizinischen Handelns zu kalkulieren, muß das gesicherte Ergebnis reproduzierbar, auf andere „Leistungsanbieter" übertragbar und generalisierbar sein. Letzteres ist durch die kontinuierliche und vergleichende Qualitätserfassung prüfbar, die sich methodisch an wissenschaftlichen Kriterien orientiert. Auf diese Weise wird ärztliches Handeln

einer ethischen Bewertung zugänglich. Umgekehrt bedeutet es, daß ärztliches Handeln ohne definierte Qualität ethisch nur dann zu rechtfertigen ist, wenn keine Alternative verfügbar ist und eine Nutzen-Risiko-Abwägung mit Wahrscheinlichkeit ein vorteilhaftes Ergebnis für den Patienten erwarten läßt (in Analogie zur Helsinki-Deklaration, zit. in 13).

Gesetzliche Verpflichtung (24): Im vierten Kapitel des 5. Sozialgesetzbuchs (§§ 135–139 SGB V) ist die Sicherung der Qualität von Leistungserbringungen im Gesundheitswesen geregelt. Im ambulanten (vertragsärztlichen) Bereich beschränkt sich die Qualitätsprüfung auf „Stichproben" (§ 136 SGB V).

Für den stationären Bereich schreibt § 137 SGB V die Beteiligung an Maßnahmen zur Qualitätssicherung vor, die sich auf die *Qualität der Behandlung, der Versorgungsabläufe und der Behandlungsergebnisse* zu erstrecken und *vergleichende Prüfungen* zu ermöglichen habe. Näheres sei in zweiseitigen Verträgen und Rahmenempfehlungen über Krankenhausbehandlung zwischen Landesverbänden der Krankenkassen und Verbänden der Ersatzkassen einerseits und der Landeskrankenhausgesellschaft zu regeln (§ 112 SGB V). Das schließe auch Wirtschaftlichkeitsprüfungen der Krankenhausbehandlung ein (§ 113 SGB V).

Berufsständische Verpflichtung: Die Kassenärztliche Bundesvereinigung hat Richtlinien für Verfahren zur Qualitätssicherung erlassen und erfüllt den gesetzlichen Auftrag nach § 135, 3 SGB V. Sie schreibt für jede Kassenärztliche Vereinigung die Bestellung eines *Qualitätssicherungsbeauftragten*, einer *Qualitätssicherungskommission* und die Einrichtung einer *Geschäftsstelle „Qualitätssicherung"* vor. Sie prüfen die fachliche Befähigung von Antragstellern auf Durchführung von Leistungen mit Qualifikationsvorbehalt (§ 135, 2 SGB V), unterstützen die Kassenärztliche Vereinigung in ihren Aufgaben für bestimmte Bereiche (z. B. Radiologie, Sonographie, Laboratoriumsmedizin), prüfen die Einhaltung der Regelungen im Einzelfall und beraten Vertragsärzte (14).

Als Verfahren zur Qualitätssicherung in der vertragsärztlichen Versorgung sehen die Richtlinien der KBV vor: Qualitätszirkel, Ringversuche, Qualitätsprüfungen im Einzelfall (Stichproben) und Kolloquien.

Verpflichtung durch die Fachgesellschaft: Die Deutsche Diabetes-Gesellschaft (DDG) und Gremien der European Association for the Study of Diabetes (EASD) haben

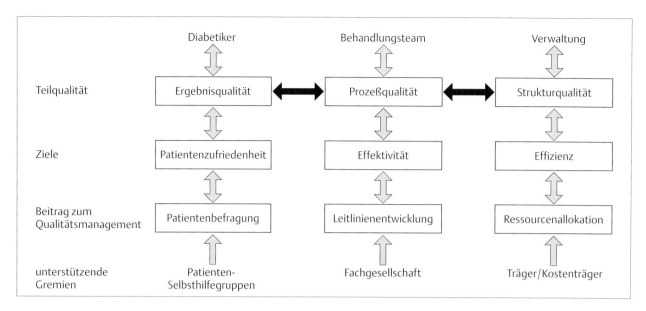

Abb. 39.**1** Vernetzung im Qualitätsmanagement in der Diabetologie (nach Selbmann).

als zuständige Fachgesellschaften Richtlinien und Leitlinien zur Behandlung von Patienten mit Diabetes mellitus erarbeitet und herausgegeben. Sie legen Voraussetzungen und Orientierungspunkte für Qualitätsziele fest und setzen den Therapeuten unter *Beweispflicht* für die Erfüllung seiner Behandlungsqualität (s. u.).

Ökonomische Verpflichtung: § 12 des SGB I schreibt *ausreichende, zweckmäßige und wirtschaftliche Leistungen* vor, die das *Maß des Notwendigen nicht überschreiten dürfen* (Wirtschaftlichkeitsgebot). Die Entwicklungen durch Gesundheitsreform- und -strukturgesetz zielen auf die Bewältigung des Versorgungsauftrags bei zunehmend eingeschränkten Ressourcen. Als Lösungsschlüssel brachte der Gesetzgeber Wettbewerbselemente in das neue Pflegesatzrecht ein, die zur Definition und Sicherung der Behandlungsqualität zwingen. Unter der Voraussetzung des Qualitätsmanagements gewinnen diagnosebezogene Fallpauschalen als leistungsorientierte Vergütungen der stationären Versorgung an Bedeutung (19).

Begriffe im Qualitätsmanagement

Unter der Fülle von Definitionen von *Qualität* im Gesundheitswesen ist für die Diabetologie zutreffend: „Qualität ist ... der Grad der Wahrscheinlichkeit, für den Patienten erwünschte Therapieresultate zu erzeugen und unerwünschte ... zu vermeiden" (10).

Diabetologie als *interaktives Fach* bewertet in weitaus stärkerem Maße *interpersonelle Qualität* (Diabetesschulung) als *technische Qualität* (z. B. Laboruntersuchungen). Als weitere *Teilqualitäten* haben sich *Struktur-, Prozeß- und Ergebnisqualität* (4) in separater Betrachtung und Bewertung für das Qualitätsmanagement bewährt (Abb. 39.**1**). *Richtlinien* sind streng bindende Grundlage jeder Qualitätsplanung und Zielfestlegung. *Leitlinien* haben eher empfehlenden Charakter; davon abzuweichen wird allerdings gegebenenfalls zu begründen sein (22). *Datenerfassung* ist die Grundlage für die Bewertung der Ergebnisqualität. Zu diesem Zweck sind *Qualitätskriterien* und *Qualitätsindikatoren* zu definieren und zu erheben (z. B. HbA_{1c}, Inzidenz schwe-

rer Hypoglykämien, Körpergewicht u. a.). Die Überprüfung solcher *Basisdaten* mit identischer Methodik nach einer Intervention und einem definierten Zeitraum kann zur *Evaluation* der Ergebnisqualität herangezogen werden, wenn die untersuchte Stichprobe repräsentativ ist und/oder zufällig gewählt wurde. *Benchmarking* nennt sich die Methode zum Vergleich von Leistungen und Kosten mit den besten Wettbewerbern anhand relevanter Meßgrößen. Ihre Bedeutung in der Industrie läßt Gesundheitsökonomen auf eine Kostenstabilisierung im Gesundheitswesen hoffen (8).

Wenn ein vorgegebenes *Qualitätsziel* erreicht und mit *Qualitätsinstrumenten* bewiesen wird, sprechen wir von *Qualitätssicherung*. Dieser Begriff findet Anwendung im Sozialgesetz und im Bereich der technischen Qualität, wo die Überschreitung von Zielvorgaben weder vorgesehen noch möglich ist. Die interpersonelle Qualität hat großen Spielraum, innerhalb dessen nach *Qualitätsplanung* und *Qualitätsprüfung* eine *Problemerkennung* (Fehleridentifikation) und *Problemanalyse* stattfinden muß. Prozesse der *Problemlösung* mit dem Ziel einer *Qualitätsverbesserung* nennen wir *Qualitätslenkung* (= quality control, in der verballhornenden Übersetzung „Qualitätskontrolle" als Sanktionierungsinstrument fehlgedeutet). Den in allen Institutionsressorts stets sich wiederholenden dynamischen Prozeß von Qualitätsplanung, Qualitätsprüfung (Evaluation), Problemerkennung und -lösung nennen wir *Qualitätsmanagement* (Abb. 39.**2**). Es ist die Gesamtheit der qualitätsbezogenen Tätigkeiten und Zielsetzungen (5), die auch als „Qualitätspolitik" (DIN ISO 8402) bezeichnet werden kann. Qualitätsmanagement in Kliniken kann nach DIN ISO 9000 ff. zertifiziert werden.

Beteiligte an der Verpflichtung zur Qualitätsentwicklung

(27)

Behandlungsteam (Schwerpunkt: Prozeß- und Ergebnisqualität): Das Behandlungsteam kann im unmittelbaren Patientenkontakt seine eigene Aktivität und den Zustand des Patienten dokumentieren, evaluieren und die Qualität des Handelns kontinuierlich verbessern. So werden bessere Ergeb-

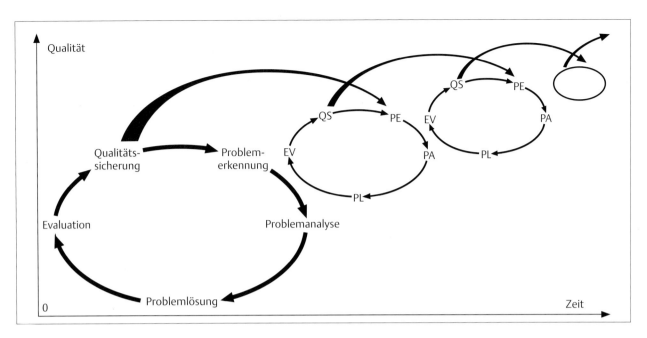

Abb. 39.**2** Dynamik des Qualitätsmanagements (nach Selbmann).

nisse am Patienten gesichert (outcome), eigene Verhaltensweisen und die Umsetzung der Prozesse verändert. Es wird Zeit und Geld gespart. Folgende Bedingungen sind zu erfüllen:
➤ Teilnahme mehrerer Behandlungsteams ähnlicher Struktur an gemeinsamer Evaluationsaktivität (peer review),
➤ Auswahl geeigneter Evaluationskriterien und Qualitätsindikatoren, die patientenzentriert, problemorientiert und ressourcenrelevant sind,
➤ Gewichtung: Ergebnis- > Prozeß- > Struktur-Qualität,
➤ Überprüfung der Selbst- und Fremdwahrnehmung beim/ im Behandlungsprozeß.

Träger (Schwerpunkt: Strukturqualität): Als Träger sind hier alle exekutiven Leiter zu verstehen: in der Klinik der Verwaltungsdirektor, in der Praxis der Arzt. Beide sollten sich regelmäßig folgende Fragen stellen und ihre Handlungsperspektive danach ausrichten:
➤ Wie gut wird im Vergleich zu anderen Institutionen mein/ unser Patient behandelt?
➤ Wie zufrieden ist mein/unser Patient?
➤ Was sagen Außenstehende zu meinem/unserem Service, Ausstattung, Patientenumgang?
➤ Welche Verbesserungsmöglichkeiten ergeben sich, sind umsetzbar?

Patienten (Schwerpunkt: Ergebnisqualität, „Servicequalität"): Ein subjektiver Endpunkt eines Qualitätsmanagements ist die Patientenzufriedenheit. Vordergründig spiegelt sie die „Servicequalität", ein Bild aus Teilen der Struktur- und Prozeßqualität. Das Sammeln von Patientenerfahrungen kann sehr frühzeitig und unmittelbar Informationen hierfür geben. Das Abfragen der Patientenzufriedenheit ist ein einfacher, preiswerter und sofort erhebbarer Qualitätsindikator, der die 7 primären Dimensionen der patientenzentrierten Krankenhausversorgung berücksichtigen sollte (2):
➤ Respekt vor den Werten, Präferenzen und geäußerten Bedürfnissen,
➤ Koordination von Behandlung, Dienstleistung und Information,

➤ Kommunikation zwischen Patienten und Behandlungsteam,
➤ physische Versorgung und Befindlichkeit,
➤ emotionale Unterstützung und Minderung von Furcht und Ängsten,
➤ Einbeziehen von Angehörigen,
➤ Entlassung aus dem Krankenhaus nach Hause, Versorgungskontinuität.

Vertreter der Wissenschaft (Schwerpunkt: Methodik des Qualitätsmanagements): Die wissenschaftliche Instanz sorgt für „das Qualitätsmanagement des Qualitätsmanagements". Das Instrumentarium für Qualitätsprüfung, -sicherung und -evaluation muß methodisch untersucht und seine Effektivität überprüft sein. Nach Sicherung der Ergebnisse können Empfehlungen für ein gemeinsames Qualitätsmanagement gegeben werden. Nur die Autorität der wissenschaftlichen Evaluation der Methodik kann Vertrauen zu qualitätslenkenden Maßnahmen bei Anwendern, Trägern und Kostenträgern erwecken.

Zentrale oder nationale Monitoring-Agenturen: In Deutschland sind nationale Überwachungseinrichtungen nicht vorgesehen, weil qualitätslenkende Maßnahmen als Eigeninitiative der Behandelnden (insbesondere der Ärzteschaft) verstanden werden. Ähnlich wie bei der Qualitätssicherung von Labordiagnostik in Ringversuchen haben sich für einige Bereiche neben den Qualitätssicherungskommissionen der Kassenärztlichen Vereinigungen zentrale Agenturen etabliert, die mit allen Beteiligten kooperieren und mit Datenverarbeitung behilflich sind, z. B. die Geschäftsstellen „Qualitätssicherung" bei den Landeskrankenhausgesellschaften, das DiabCare-Büro München.

Qualitätsinstrumente

Richtlinien zur personellen Qualifikation

Die Deutsche Diabetes-Gesellschaft hat Aus- und Fortbildungskriterien für Krankenschwestern/-pfleger und Diätassistentinnen/-assistenten zur/zum **Diabetesberate-**

Tabelle 39.**1** Teilqualitäten in der Diabetologie (aus Hillenbrand, H., H. Schmidbauer, E. Standl, B. Willms: Qualitätsmanagement in der Diabetologie. Kirchheim, Mainz 1995)

	Interpersonelle Qualität	Technische Qualität
Strukturqualität (Voraussetzungen)	Anzahl (Dreierteam)* Qualifikation: – Diabetologe DDG* – Diabetesberaterin DDG* Station (Zusammenfassung aller Diabetiker)* – Schulungsraum – Einrichtung – didaktische Mittel* – Kurrikulum (schriftlich)* – Stundenplan*	Blutzuckermessung vor Ort* Diagnostische Mittel
Prozeßqualität (Ablauf)	Patientenführung – Rhetorik – Didaktik – Motivation (Empowerment) Diabetologie – Anamnesetechnik Organisation – Zeit und Raum für Patientenansprüche	Untersuchungstechnik Dokumentation
Ergebnisqualität (Veränderung des gegenwärtigen oder zukünftigen Gesundheitszustandes eines Patienten, die durch medizinische Versorgung verursacht sind)		HbA_{1c} Hypoglykämieinzidenz Ketoazidoseinzidenz Krankheitstage Krankenhausaufenthalte andere Befindlichkeit Lebensqualität

* Richtlinien DDG: Diabet.-Inform. 19 (1997) 41–45 (16)

rin/-berater DDG festgelegt. Sie werden in regelmäßig von der Gesellschaft ausgerichteten Fortbildungen angeboten und mit einer Prüfung abgeschlossen (9).

Für ärztliches Personal ist ein Kurrikulum zur Weiterbildung zum **Diabetologen DDG** bindend, die Anerkennung als führbare Zusatzbezeichnung wird angestrebt (26).

Personal in Praxen niedergelassener Ärzte (Arzthelferinnen) kann sich zur **Diabetesassistentin DDG** weiterbilden. Diabetesassistentinnen sind zur Weiterbildung als Diabetesberaterin DDG berechtigt (9).

Zur Sicherung und Lenkung der interpersonellen Qualität empfiehlt sich die regelmäßige **psychologische Reflexion** des Umgangs mit Patienten (Supervision).

Richtlinien zur institutionellen Qualifikation

Die Deutsche Diabetes-Gesellschaft hat Richtlinien (vorwiegend Strukturqualität) für Behandlungs- und Schulungseinrichtungen festgelegt und fortgeschrieben, die Typ-1-Diabetiker *stationär* behandeln (16) (Tab. 39.**1**). Für Institutionen zur *ambulanten* und *teilstationären* Behandlung von Typ-1-Diabetikern gelten ähnliche Forderungen (16). Für Patienten mit Diabetes mellitus Typ 2 liegen Richtlinien der Deutschen Diabetes-Gesellschaft vor, die (stationäre oder ambulante) Einrichtungen mit solcher Qualifikation anerkennt (17).

Leitlinien für die Therapie

Für die strukturierte Behandlung von Patienten mit Diabetes mellitus (s. u.) liegen Leitlinien und Kurrikula vor (Strukturqualität, zum Teil Prozeßqualität), die von der Fachgesellschaft (DDG), den European Policy Groups (EASD) oder von Zentren mit Zulassung durch die KVB (Zentralinstitut für die kassenärztliche Versorgung in Deutschland) und Krankenkassen herausgegeben wurden (Tab. 39.**2**). Durch Studien wissenschaftlich abgesicherte Leitlinien (evidence-based guidelines) sind bei der DDG in Vorbereitung.

Instrumente zur Erhebung von Basis- und Kontrolldaten

Der **Gesundheitspaß Diabetes** ist ein Instrument für regelmäßige Früherkennungsuntersuchungen von Folge- und Begleiterkrankungen. Er dient somit der Prozeßqualität des Dialogs und der Versorgung von Diabetikern im *hausärztlichen* Bereich. Der Paß ermöglicht Eintragungen von Untersuchungsergebnissen. Mit einheitlicher Datendefinition und -nomenklatur könnte er zu einem Instrument der Datenerhebung werden.

Das **DiabCare-Basisdatenblatt DCBIS** dient der Implementierung der St.-Vincent-Deklaration (28), also einem internationalen, mittelfristig geplanten Qualitätsziel. Die Verbreitung im europäischen Raum ermöglicht nach zentraler Auswertung auch eine Selbstbeurteilung der beteiligten Zentren (benchmarking). Über Modifikationen des DCBIS soll durch präzisere Datenerfassung und -definition eine Kompatibilität mit Qualitätserhebungen in Arbeitsgemeinschaften der DDG (s. u.) einen universellen Einsatz mit größerer institutsbezogener Datenausbeute ermöglichen (21).

Erhebungen für Qualitätssicherung können durch **computergestützte Datenverarbeitung** erleichtert werden. Durch Vernetzung werden für alle Teilnehmer Informationen zur Qualitätsbeurteilung verfügbar. Zu dieser Thematik wird auf Kap. 40 verwiesen.

Tabelle 39.**2** Leitlinien für die Diabetestherapie

Indikation	Leitlinie	Kurrikulum
Typ 1	Eurpean IDDM Policy Group (6)	Grüßer, M.: Kirchheim, Mainz 1996
Kinder und Jugendliche		Hürter, P.: Deutscher Ärzte-Verlag, Köln 1989 Lange, K.: Kirchheim, Mainz 1995
Typ 2 ohne Insulin	European NIDDM Policy Group (7)	Berger, M.: Deutscher Ärzte-Verlag, Köln 1991
Typ 2 mit Insulin		Berger, M.: Deutscher Ärzte-Verlag, Köln 1990
Hypertonie	DDG: Diabet. Stoffw. 3 (1994) 364–372	
Frühdiagnose der diabetischen Nephropathie	DDG: Diabet.-Inform. 19 (1997) 268–273	
Gestationsdiabetes	DDG: Diabet.-Inform. 14 (1992) 101–103	
Diabetes u. Schwangerschaft	DDG: Dtsch. Ärztebl. 79 (1982) 40, 37–38 DDG: Diabet.-Inform. 18 (1996) 186–190	
Neugeborene diabetischer Mütter	DDG: Diabet.-Inform. 18 (1996) 193-195	
Diabetisches Fußsyndrom Schuhversorgung bei DFS	DDG: Diabet.-Inform. 18 (1996) 203–205 DDG: Diabet.-Inform. 18 (1996) 269–270	
Diabetische Augenerkrankungen	Initiativgruppe Früherk. diab. Augenerkr. Report 1, 1994	

Instrumente zur Qualitätslenkung

Der Schritt von der Datenerfassung zur Qualitätslenkung wird von stationären Einrichtungen in Arbeitsgemeinschaften der DDG, im ambulanten Bereich in Qualitätszirkeln (11) vollzogen, um die wichtigsten Teilqualitäten (Prozeß- und Ergebnisqualität) zu evaluieren:

Universitätskliniken und Allgemeinkrankenhäuser mit Diabetesschwerpunkt haben sich in der **Arbeitsgemeinschaft Strukturierte Diabetestherapie** (ASD) zusammengeschlossen. Auf jährlichen Tagungen werden die Ergebnisse offengelegt. Besonderes Gewicht hat die Beurteilung der Prozeßqualität durch gegenseitige strukturierte Hospitation, die in längstens 2jährigen Intervallen aktiv und passiv vorgenommen werden muß. Für die Beurteilung der Ergebnisqualität werden in mindestens 3jährigem Abstand 1-Jahres-Nachuntersuchungen behandelter Patienten mit identischer Methodik gefordert. 1996 lagen Ergebnisse von 3673 Evaluationen aus 51 Zentren vor (20).

In der **Arbeitsgemeinschaft Deutscher Diabetes-Kliniken** (ADDK) sind 27 Kliniken, vorwiegend Diabetesfachkliniken, zusammengefaßt. Ziel ist eine umfassende Erhebung und Evaluation der Ergebnisqualität, wobei neben objektiven Daten auch Kriterien der Lebensqualität in einem strukturierten Fragebogen 6 und 12 Monate nach Behandlung erhoben werden.

Die **Initiativgruppe Früherkennung Diabetischer Augenerkrankungen** hat sich Qualitätssicherung durch Festlegung einer Stadieneinteilung und Erstellung eines Befundbogens mit zentraler Auswertung zur Aufgabe gemacht. Ziele sind Prüfung der Ergebnisqualität, Besserung

der Prozeßqualität durch Recall-System und therapieorientierte Befunderhebung (18).

Weitere Arbeitsgruppen verfolgen das Ziel gemeinsamer Qualitätsdokumentation und -verbesserung im ambulanten Bereich: die *Arbeitsgemeinschaft niedergelassener Diabetologen (AND)*, das *Brandenburger Modell*, das *Sächsische Betreuungsmodell*, die *Fachkommission Diabetes in Bayern* u. a. (Übersicht bei 25).

Der Prozeß von der Qualitätserfassung zum Qualitätsmanagement

Die Erfahrungen in den USA bestätigen, daß die Wissenschaft der Qualitätserfassung und -analyse noch in den Kinderschuhen steckt und eine Fülle ungelöster Probleme anzugehen sind (12). Die Diabetologie ist in einer Vorreiterrolle, insbesondere im stationären Bereich. Die bereits jetzt bewährten Strukturen erfordern für jede diabetesbehandelnde Institution folgende Notwendigkeiten:

➤ Anschluß an eine Arbeitsgemeinschaft zur Qualitätssicherung oder an Qualitätszirkel mit kompetenter Moderation,

➤ Datendokumentation nach Empfehlungen bestehender Arbeitsgruppen,

➤ Interprofessioneller Dialog in den Institutionen unter Einbeziehung der Verwaltungsebene zur Initialisierung eines Qualitätsmanagements,

➤ Dialog zwischen stationärem und vertragsärztlichem Bereich in Qualitätszirkeln, Entwicklung von einfach handhabbaren, relevanten Qualitätinstrumenten für den ambulanten Bereich.

Literatur

1 American Diabetes Association: National standards for diabetes self-management education programs and Amercan Diabetes Association review criteria. Diabet. Care 18 (1995) 737–741

2 Delbanco, T. L., M. Gerteis, S. Edgman-Levitan, J. D. Walker: Measuring and improving quality of care by collecting patient's reports. In Selbmann, H.-K.: Evaluation qualitätssichernder Maßnahmen in der Medizin. Bleicher, Gerlingen 1995

3 Deutsche Diabetes-Gesellschaft: Zur Diskussion gestellt: Qualitätsrichtlinien und Qualitätskontrollen von Therapie- und Schulungseinrichtungen für Typ-II-Diabetiker: Richtlinien der DDG. Diabetol.-Inform. 18 (1996) 95–97

4 Donabedian, A.: Explorations in Quality Assessment and Monitoring. Vol I: The Definition of Quality and Approaches to Its Assessment. Health Administration Press, Ann Arbor/Mich. 1980

5 Deutsche Gesellschaft für Qualität: Begriffe zum Qualitätsmanagement, 5. Aufl. Beuth, Berlin 1993

6 European IDDM Policy Group: Consensus guidelines for the management of insulin-dependent diabetes. Diabet. Med 10 (1993) 990–1005

7 European NIDDM Policy Group: A Desktop Guide for the Management of Non-insulin-dependent Diabetes Mellitus, 2nd ed.; Kirchheim, Mainz 1993

8 Henke, N., D. Paffrath, J. Wettke: Benchmarking im Krankenhaus. In Arnold, M., D. Paffrath: Krankenhaus-Report '95. Fischer, Stuttgart 1995 (S. 191–210)

9 Henrichs, H. R.*: Weiterbildungs- und Prüfungsordnung für Kinder-/Krankenpflegepersonal, Diätassistenten/-innen und Diabetesassistenten/-innen zum/zur Diabetesberater/-in der DDG. Anlage 1 nach § 3 der Prüfungsordnung. Diabetol.-Inform. 18 (1996) 72–94

10 Hillenbrand, H., H. Schmidbauer, K. Piwernetz: Qualität und Qualitätsmessung. In Hillenbrand, H., H. Schmidbauer, E. Standl, B. Willms: Qualitätsmanagement in der Diabetologie. Kirchheim, Mainz 1995 (S. 18-37)

11 Hillenbrand, H., H. Schmidbauer, K. Piwernetz: Der Qualitätszirkel. In Hillenbrand, H., H. Schmidbauer, E. Standl, B. Willms: Qualitätsmanagement in der Diabetologie. Kirchheim, Mainz 1995 (S. 60–74)

12 Iglehart, J. K.: Health policy report: the National Committee for Quality Assurance. New Engl. J. Med. 335 (1996) 995–999

13 Illhardt, F. J.: Medizinische Ethik. Springer, Berlin 1985 (S. 204–207)

14 Kassenärztliche Bundesvereinigung: Richtlinie der KBV für Verfahren der Qualitätssicherung. Deutscher Ärzte-Verlag, Köln 1996 (56. Erg.-Lfg. S. 2–3)

15 Kerner, W.*, M. Dreyer*: Weiterbildungs- und Prüfungsordnung für Diabetesassistent/in DDG. Diabetol.-Inform. 19 (1997) 30–36

16 Kerner, W.*, M. Dreyer*: Qualitätsrichtlinien und Qualitätskontrolle für Behandlungseinrichtungen für Typ-1-Diabetiker. Diabetol.-Inform. 19 (1997) 41–45

17 Kerner, W.*, M. Dreyer*: Qualitätsrichtlinien und Qualitätskontrolle für Behandlungseinrichtungen für Typ-II-Diabetiker. Diabetol.-Inform. 19 (1997) 38–40

18 Kroll, P.: Augenfachärztlicher Untersuchungsbogen zur Früherkennung diabetischer Augenerkrankungen. Augenarzt 27 (1993) 19–28

19 Lauterbach, K., M. Arnold: Über die Vor- und Nachteile einer leistungsbezogenen Vergütung der stationären Versorgung – Lehren aus den USA für das deutsche Krankenhaus. In Arnold, M., D. Paffrath: Krankenhaus-Report '95. Fischer, Stuttgart 1995 (S. 167–175)

20 Müller, U. A., K. M. Reinauer, M. Voss: Continuous quality management of structured treatment and teaching programmes for type-1-diabetes on the national level in Germany. Diabetologia 39 (Suppl.) (1996) A29

21 Risse, A., K.-Th. Lau: Gewinnung operationalisierter Daten mittels des DiabCare-Instrumentariums. Diabet. Stoffw. 5 (1996) 31–35

22 Selbmann, K. H.: Qualitätsmanagement und Behandlungsleitlinien im Krankenhaus. In Arnold, M., D. Paffrath: Krankenhaus-Report '95. Fischer, Stuttgart 1995 (S. 177–189)

23 Selbmann, K.: Qualitätsmanagement als vertrauensbildende Maßnahme. In: Qualitätsmanagement in der Diabetologie. Kirchheim-Forum Diabetes. Kirchheim, Mainz 1995 (S. 15–19)

24 Sozialgesetzbuch Reichsversicherungsordnung, 21. Aufl. Beck, München 1995

25 Trautner, C., A. Icks, G. Giani: Modellvorhaben zur Verbesserung der Versorgung bei Diabetes mellitus. Kirchheim, Mainz 1995

26 Willms, B.*, H. P. T. Ammon*: Curriculum zur Fortbildung als Diabetologe DDG. Diabetol.-Inform. 17 (1995) 46–48

27 Wilson, C.: Discharging the obligation to evaluate quality assurance in health care. In Selbmann, H.-K.: Evaluation qualitätssichernder Maßnahmen in der Medizin. Bleicher, Gerlingen 1995

28 WHO/IDF European region: Diabetes care and research in Europe: the St. Vincent-Declaration. Diabet. Med. 7 (1990) 360

* Präsident, Sprecher oder Vorsitzender der verantwortlichen Ausschüsse oder Arbeitsgemeinschaften.

40 Computereinsatz

E. Biermann und T. Haak

Das Wichtigste in Kürze

➤ In der ärztlichen Betreuung werden Computer für das Datenmanagement, zum Zwecke der Qualitätssicherung und zur Vereinfachung der Dokumentation und Arztbrieferstellung eingesetzt.
➤ Patienten nutzen Computer in erster Linie zur Erfassung von Blutzuckerwerten und Insulindosen.
➤ Computerprogramme können durch graphische Animation und Simulation von Blutzuckerverläufen die Patientenschu-

lung ergänzen, jedoch sollen sie weder das Schulungsteam noch die regelmäßige ärztliche Betreuung ersetzen.
➤ Computeranwendungen, die in diagnostische und therapeutische Prozesse eingreifen, bedürfen einer sorgfältigen Evaluation bezüglich des definierten Nutzungsziels.
➤ Informationstechnologische Methoden werden im nächsten Jahrzehnt gute Chancen auf eine weite Verbreitung haben, sofern eine Vereinheitlichung von Schnittstellen und Datenformate zumindest auf nationaler Ebene gelingt.

Bedeutung und Anwendungsbereiche

Computer sind im beruflichen ebenso wie im privaten Bereich weit verbreitet und stellen besonders bei der Erfassung und Auswertung von Daten eine Hilfe dar. Aus diesem Grunde ist es verständlich, daß Computersysteme auch bei Diabetologen und Patienten mit Diabetes mellitus vielfältige Einsatzmöglichkeiten bieten, da auch hier täglich eine größere Anzahl von Daten anfällt und verarbeitet werden muß. Darüber hinaus werden bereits zahlreiche Software-Produkte, die in der Diagnostik und Therapie eingesetzt werden sollen, angeboten. Das folgende Kapitel stellt die häufigsten Anwendungsgebiete von Computersystemen in der Diabetologie vor und beschreibt deren Nutzen, aber auch die Gefahren eines unkritischen Einsatzes.

Die Anwendungsbereiche von Computern und deren spezifischer Software lassen sich in 4 Schwerpunkten in der Betreuung und Behandlung von Menschen mit Diabetes mellitus zusammenfassen:
➤ Datendokumentation, -auswertung und -nutzung: elektronische Verarbeitung von Patientendaten, z. B. für epidemiologische Untersuchungen, Qualitätsmanagement oder Informationsweitergabe zwischen Ärzten,
➤ Management von Daten der Diabetestherapie: Analyse von Blutzuckerselbstkontrollwerten mittels Komprimierung und Trendanalysen,
➤ Simulation und Training: Umsetzung von mathematischen Modellen des Blutzuckerverhaltens in Programme zur Veranschaulichung der Insulinwirkung und von Blutzuckerverläufen zum Training für Patienten und Ärzte,
➤ Experten- und Konsultationssysteme: Bereitstellung von Spezialwissen für Ärzte zur Diagnostik und Therapie des Diabetes mellitus.

Datendokumentation, -auswertung und -nutzung

Vorteile: In der ärztlichen Praxis stellen die Erfassung von Patienten- und Therapiedaten, des klinischen Verlaufs und der erhobenen Laborparameter eine zeitliche und personalintensive Belastung dar. Andererseits ist die Therapie des Diabetes mellitus in bezug auf die durchzuführenden Maß-

nahmen ein sich wiederholender Ablauf. Daher bieten Computersysteme die Möglichkeit, die erhobenen Daten zu verarbeiten, statistisch aufzuarbeiten und weiter zu nutzen. Insbesondere erleichtert geeignete Software die Dokumentation des klinischen Verlaufs, Qualitätssicherungsmaßnahmen oder die Datenweitergabe in Form von Arztbriefen (7). Eine verbreitete Nutzung haben das DPV-Programm (13) in der Kinderdiabetologie und das Programm Diqual im Bereich der Qualitätssicherung erfahren.

Es bestehen jedoch **Unterschiede in der Nutzerfreundlichkeit** der Programme, und es ist daher sorgfältig zu prüfen, ob der zeitliche Gewinn bei Dokumentation und Weiterverarbeitung nicht durch den zeitlichen Aufwand der Dateneingabe verlorengeht bzw. ob die Qualität der erstellten Arztbriefe dem gewünschten Standard entspricht.

Management von Therapiedaten

Berechnung der Stoffwechseleinstellung: Patienten mit insulinpflichtigem Diabetes mellitus, die mit einer intensivierten Insulintherapie behandelt werden, führen täglich mindestens 4 Blutzuckerselbstkontrollen durch und injizieren mindestens ebenso oft Insulin. Im Idealfall wird die Insulindosis nach festgelegten Algorithmen anhand des aktuellen Blutzuckerwertes und der beabsichtigten Kohlenhydrataufnahme vom Patienten selbst berechnet. Die zu dokumentierenden Daten werden einerseits durch den Patienten unmittelbar ausgewertet, um aufgrund von diesen nach entsprechender Schulung eine Insulindosisanpassung vorzunehmen. Zumeist erfolgt später eine weitere retrospektive Auswertung durch den behandelnden Arzt, um den Therapieverlauf zu beurteilen und systematisch wiederkehrende Abweichungen des Blutzuckers zu analysieren und korrigieren zu können. Bisher erfassen die meisten Patienten die Daten handschriftlich in sog. Blutzuckertagebüchern. Zur Vereinfachung des Umganges mit den erhobenen therapierelevanten Daten bietet der Fachhandel Blutzuckermeßgeräte an, die neben dem Blutzuckerwert weitere Parameter wie Insulindosen oder Kohlenhydrat-Berechnungseinheiten erfassen und speichern können. Diese Daten werden dann entweder direkt im Gerät statistisch aufbereitet oder über einen Anschluß (Interface) an einen Personalcomputer weitergegeben und dort ausgewertet. Eine Übersicht über die bekanntesten Geräte dieser Art gibt Tab. 40.**1**.

Tabelle 40.**1** Auswahl von Blutzuckermeßgeräten mit Software zur Datenanalyse

Name	Hersteller	Wichtigste Funktionen	Besonderheiten
Accutrend DM	Boehringer Mannheim	– Trendgraph 48 Stunden und 1 Woche, – Insulingraphik, – Statistik, – Häufigkeit von Werten außerhalb des Zielbereichs in Prozent	– Bezug der Therapie zu „Events" (Sport, Essen usw.) möglich
Accutrend DM mit CAMIT for Windows	Boehringer Mannheim	– Gesamtverlauf, – Standardtag, – Standardwoche, – Trendanalyse, – Adaptation, – Statistik, – Erfassung von Labordaten, Komplikationen und Kommentaren	– zusätzliche Analysemöglichkeiten gegenüber der internen Software des Accutrend DM
Diabass	Ebert EDV	– Erfassung von Blutzuckermessungen, Insulingaben, BE, Sport, Arzt- und Labordaten, – Tagesprotokollerstellung, – Monatsstatistik, – Statistik, HbA$_{1c}$-Schätzung	– Einlesen der Daten von Blutzuckermeßgeräten verschiedener Hersteller, – Möglichkeit zur Eingabe der individuellen Hypoglykämieschwelle
One Touch Profile und One Touch II mit In Touch	Lifescan	– Eingabe von verschiedenen Parametern (BE, Insulin usw.) möglich, – Statistik, – Häufigkeit von Werten außerhalb des Zielbereichs in Prozent, – Erfassung von Kommentaren durch den Nutzer	– Schulungsprogramm in Software enthalten, – Darstellung in vertrauter Tagebuchform möglich
Liberty	Corporate Service	– Komplett-Tagebuch mit umfangreiche Speicherung aller therapierelevanten Daten, – Information für Notfallarzt	– Handschrifterkennung auf dem Display, – aufwendiges Programm mit sehr vielen Möglichkeiten, Apple-Newton-Hardware
Medisense Card, Pen oder Precision mit Precision Link	Medisense	– Tagesprofil, – Langzeitprofil, – Trendanalysen, – Standardtag, – Statistik, Datenliste	– Datenwiedergabe in vertrauter Tagebuchform aufrufbar

Die meisten Systeme berechnen aus den erhaltenen Daten für definierte Zeiträume Mittelwerte über einen Tag oder eine Woche. Weiterhin sind Trendberechnungen möglich.

Klinische Evaluationen belegen, daß computergestützte Blutzuckerprotokolle und -analysen zwar nicht in jedem Fall die Stoffwechseleinstellung verbessern, jedoch zu einer verbesserten Kommunikation zwischen Patient und behandelndem Arzt beitragen (15, 18).

Wissensvermittlung, Simulation und Training

Die etablierte Methode zur Vermittlung des diabetesbezogenen Wissens an Patienten ist die **Diabetesschulung** durch die Mitglieder eines Schulungsteams. Computerisierte Trainings- und Simulationsprogramme können die Patientenschulung sinnvoll ergänzen und unterstützen. Es sei jedoch darauf hingewiesen, daß computerisierte Trainingsprogramme nicht als Substitut einer strukturierten Schulung eingesetzt werden sollten (6).

Ein Beispiel für einen sinnvollen Einsatz von Simulationsprogrammen ist die **Demonstration von Kinetiken der Blutzuckerregulation**. Solche Lehrinhalte sind mit den herkömmlichen Mitteln wie Wandtafeln, Graphiken oder Büchern weit weniger komfortabel zu vermitteln. Bisher sind überwiegend Programme für insulinpflichtige Diabetiker zur Anwendung gekommen. Basierend auf mathematischen und empirischen Modellen der Pharmakokinetik und der Physiologie, simulieren diese Programme Blutzuckerverläufe als Reaktion auf verschiedene Variablen wie Insulingaben, Kohlenhydrataufnahme usw. In Tab. 40.**2** ist eine Auswahl der gebräuchlichsten Programme dieser Art aufgestellt.

Vorteile der und Voraussetzungen für die Programme: Die Mehrzahl der Simulations- und Trainingsprogramme sind interaktiv, d. h., daß der Benutzer beispielsweise Parameter wie die Kohlenhydrataufnahme oder die vorgesehene Insulindosis vorgeben kann und die Software den zu erwartenden Blutzuckerverlauf simuliert. Der Patient trifft dabei wie in der Realität Entscheidungen zur Insulindosierung. Ein Beispiel einer solchen Simulation ist in Abb. 40.**1** dargestellt.

Tabelle 40.**2** Auswahl von Simulationsprogrammen zur Schulung und Behandlung von Patienten mit insulinpflichtigem Diabetes mellitus

Autor	Programm-name	individuell	Pumpe	Variation der In-sulinsensitivität	Bemerkungen
Cavan u. Mit-arb. (8)	Dias	ja	nein	ja	– kausal-probabilistisches Netzwerk, – unterstützt Dosisfindung, – in englischer Sprache
Berger u. Rod-bard (1)	Glucoject	nein	nein	nein	– enthält Dosisoptimierungsmodul, – in englischer Sprache
Biermann u. Mehnert (5)	Diablog	nein	ja	ja	– 4 Standardpatienten hinterlegt, – simuliert Dawn-Phänomen und Gegenregulation
Hedbrant u. Mitarb. (11)	Särimner	nein	ja	ja	– typische Patientencharakteristika können festgelegt werden, – ist für Jugendliche besonders geeignet, – in englischer Sprache
Lehmann u. Deutsch (14)	Aida	ja	nein	nein	– 40 Patienten hinterlegt, – 2 Parameter variierbar, – in englischer Sprache, – vom Internet ladbar
Rutscher u. Salzsieder (17)	Kadis	ja	nein	ja	– Individualisierung für den jeweiligen Patienten in Vorbereitung

Unabdingbar für den Einsatz von Trainings-und Simulationsprogrammen ist, daß diese die anerkannten Therapiestandards und Schulungsinhalte berücksichtigen. Auch sollte bei der Software die sich im Tagesverlauf ändernde Insulinsensitivität berücksichtigt werden, da sonst Besonderheiten wie die Tagesrhythmik kontrainsulinärer Hormone und die damit verbundenen unterschiedlichen Insulindosisfaktoren für die jeweiligen geplanten Kohlenhydratmengen nicht befriedigend dargestellt werden.

Sind diese Programme nicht zu komplex aufgebaut und ist die Oberfläche benutzerfreundlich gestaltet, so können sie vom Patienten selbst ohne Supervision durch Arzt oder Diabetesberaterin verwendet werden (6, 11, 14, 17). Vorteilhaft ist, daß durch die Simulationsprogramme die Therapie am „Computerpatienten" trainiert und in wiederholten Anläufen optimiert werden kann, ohne daß anfängliche Therapiefehler am eigenen Leib des Patienten erfahren werden müssen.

Bereits vor 15 Jahren entwickelte man miniaturisierte Computer, die über das Training hinaus **Insulindosisempfehlungen** für Patienten berechnen sollten (19, 20). Bisher kam es jedoch nicht zu einer breiteren Anwendung dieser Systeme. Vor allem der für Arzt und Patient nicht transparente Algorithmus, die „black box", erschwerte die Akzeptanz der Systeme, führte zu juristischen Problemen und widersprach dem Schulungsziel, das Prinzip der Dosisentscheidung auf den Patienten und nicht etwa auf einen Computer zu übertragen (2). Die juristische Unsicherheit im Hinblick auf die Verantwortlichkeit begründet sich darin, daß die Individualisierung eines Programmes beim Patienten automatisch die Erwartung einer – wenn auch nur impliziten – Dosisempfehlung suggeriert. Bei Versagen des Systems ist unklar, bei wem letzten Endes die Verantwortlichkeit liegt. Die Autoren solcher Programme versuchten bislang, sich durch Mahnungen und Rückübertragung der Verantwortung auf den Patienten beim Laden des Programms zu schützen.

Schwierigkeiten bei der individuellen Anpassung: Eine weitere Schwierigkeit bei der Anwendung solcher Systeme liegt in der validen individuellen Anpassung des Systems an den Patienten. Um diese sog. Parameteridentifikation zu erreichen, sind entweder aufwendige Tests, zumindest aber die Eingabe einer ausreichenden Anzahl von Insulin- und Blutzuckerdaten sowie zahlreicher weiterer Einflußfaktoren notwendig. Diese Parameter, anhand derer das System die Dosisempfehlungen ableitet, müssen gegebenenfalls wiederholt adaptiert werden. Für jedes dieser Systeme, die eine individuelle Insulindosisempfehlung offerieren, ist eine präklinische und klinische Evaluation zu fordern. Diese erfolgt 1. durch die Verifikation, daß das dem Modell oder Algorithmus zugrundeliegende Wissen der gültigen Lehrmeinung entspricht, 2. durch die Validierung, daß dieses Expertenwissen vom Programm auch umgesetzt wird, und 3. durch die Erprobung unter realen Bedingungen in einer kontrollierten Studie (14). Werden ausschließlich edukative Ziele angestrebt, so sollten die angestrebten Lernziele evaluiert werden. Leider konnte bislang mit keinem der angebotenen Simulationsprogramme eine valide Individualisierung an einer größeren Patientenzahl nachgewiesen werden.

Beispielhaft seien hier einige der Simulations- und Trainingsprogramme genannt. Das von einer dänischen Gruppe entwickelte Programm **Dias** basiert auf einem kausal probabilistischen Netzwerk (CPN) und bietet neben einem Simulationsprogramm auch ein Programm zur Insulindosierung an (12). Die Anpassung an den Nutzer erfolgt bei diesem Programm mit Hilfe der Blutzucker- und Insulinwerte der vergangenen 4 Tage. In einer Studie an 12 Patienten zeigte sich im Vergleich zu einer Kontrollgruppe bei den Anwendern kein signifikanter Unterschied im HbA$_{1c}$. Jedoch

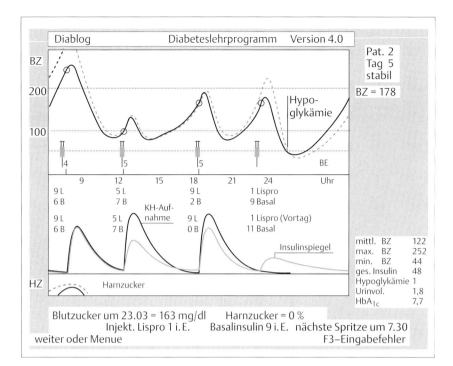

```
Diablog          Diabeteslehrprogramm      Version 4.0
```

BZ

200

100

Hypo-
glykämie

BE

| 9 | 12 | 15 | 18 | 21 | 24 | Uhr |

9 L   5 L   9 L   1 Lispro
6 B   7 B   2 B   9 Basal

KH-Auf-
nahme

9 L   5 L   9 L   1 Lispro (Vortag)
6 B   7 B   0 B   11 Basal

Insulinspiegel

HZ   Harnzucker

Pat. 2
Tag 5
stabil

BZ = 178

mittl. BZ	122
max. BZ	252
min. BZ	44
ges. Insulin	48
Hypoglykämie	1
Urinvol.	1,8
HbA_{1c}	7,7

Blutzucker um 23.03 = 163 mg/dl   Harnzucker = 0 %
Injekt. Lispro 1 i.E.   Basalinsulin 9 i.E.   nächste Spritze um 7.30
weiter oder Menue   F3–Eingabefehler

Abb. 40.**1** Simulationsprogramm Diablog. Die unteren drei Bildschirmzeilen stehen dem Benutzer zur interaktiven Steuerung der Insulindosen und Injektionszeiten zur Verfügung. Der Blutzuckerverlauf des aktuellen Tages wird im oberen Fenster als durchgezogene Linie simuliert, der Vortrag als gepunktete Linie. Im unteren Fenster finden sich der Glucoseeinstrom nach Mahlzeiten und der Insulinspiegel. Simuliert wird einer der vier möglichen Patienten, der bei drei Mahlzeiten unmittelbar vorher jeweils Lispro (L) und Basalinsulin (B) erhält. Die Kreise in der Blutzuckerlinie kennzeichnen Selbstkontrollen. BZ = Blutzucker, HZ = Harnzucker.

führte die Anwendung des Programms zu einer signifikanten Reduktion der Insulindosis, die wohl auf der Fähigkeit des Programms, Patienten vor unentdeckten nächtlichen Hypoglykämien zu schützen, beruhen dürfte (8).

Das als Taschencomputer verfügbare lernfähige Programm **Learning Memory**, das Insulindosierungen empfiehlt, jedoch nicht zu den graphischen Simulationsprogrammen zählt, wurde an 42 Patienten getestet. Die von diesem Programm empfohlenen Insulindosen führten bei den Patienten bei gleichbleibender Hypoglykämiehäufigkeit zu einem stabileren Blutzuckertagesprofil als die Insulindosisempfehlungen, die durch einen Arzt oder einen Diabetesberater vorgegeben wurden (16).

Ein neues, erst kürzlich entwickeltes Software-Produkt ist das Programm **Glucotrap**, das die grundlegenden Schulungsinhalte zur Insulindosierung bei der intensivierten Insulintherapie berücksichtigt und hierauf basierende Dosisanpassungs- und Korrekturalgorithmen verwendet. Zusätzlich mißt ein Qualitätssicherungsmodul, inwieweit die Patienten die gelernten Korrekturregeln im Alltag anwenden. Es wurde an den Datensätzen von 29 Patienten retrospektiv über ein Jahr validiert (3).

Bei allen Computersystemen ist zu bedenken, daß Modelle stets auf Vereinfachungen basieren. Diese beinhalten nicht alle Faktoren des Einflusses auf den Blutzuckerverlauf. Daher werden erst durch künftige Evaluationen die entscheidenden Parameter für die Erstellung von computergestützten individuellen Therapieempfehlungen ermittelt werden.

Im Gegensatz zur Simulation von Blutzuckerverläufen beim Typ-1-Diabetes mellitus ist die Darstellung solcher Kinetiken beim pathophysiologisch komplexeren **Typ-2-Diabetes** wesentlich schwieriger in Trainingsprogramme umzusetzen und daher kaum verfügbar. Für die Behandlung des Typ-2-Diabetes mellitus existieren jedoch Software-Pakete zur ärztlichen Aus- und Weiterbildung. Diese vermitteln über interaktive Benutzerführung die pathophysiologischen Zusammenhänge und therapeutischen Strategien (4).

Experten- und Konsultationssysteme

Grundlagen und Indikation: Experten- und Konsultationssysteme sollen dem behandelnden Arzt die diagnostische und therapeutische Erfahrung von Spezialisten zur Verfügung stellen. Die Systeme basieren auf Wissen und Erfahrung sowie auf statistischen und empirischen Regeln. Expertensysteme können dort eingesetzt werden, wo zahlreiche Parameter gewichtet, gefiltert und verglichen werden müssen, um das weitere diagnostische und therapeutische Vorgehen festzulegen.

Dies ist auch das Ziel des noch in der Entwicklung befindlichen Projekts **Diadoq**, in dem der Betreuungsprozeß von Patienten mit Diabetes mellitus dargestellt und medizinische Entscheidungen unterstützt werden sollen (10). Zielgruppen sind Schwerpunktpraxen und Spezialambulanzen für Diabetiker. Grundlage des Programmprojektes bildet eine problem- und maßnahmenorientierte Dokumentation von Patientendaten. Zur Unterstützung von medizinischen Entscheidungen sind kausal-probabilistische Netzwerke (CPN) oder künstliche neuronale Netze (ANN) integriert. Ein Beispiel für eine Entscheidungsunterstützung durch dieses System ist ein Modul, das die Wahrscheinlichkeit für das Vorliegen eines Sulfonylharnstoff-Sekundärversagens bei einem Patienten feststellen soll. Dieses Wahrscheinlichkeitsmodell vergleicht die Parameter zahlreicher Referenzfälle, bei denen nach Expertenmeinung ein Sulfonylharnstoff-Sekundärversagen vorlag, mit den vom behandelnden Arzt eingegebenen Daten des Patienten. Die wichtigsten Eingangsparameter sind Diabetesdauer, Nüchternblutzucker und Body mass index. Mit Hilfe solcher Systeme soll künftig die Betreuung des Patienten durch nichtspezialisierte Ärzte effektiver gestaltet werden.

Diabetes im Internet

Durch die rasche Verbreitung von Zugangsmöglichkeiten zum World-Wide-Web haben sich neue Wege der Kommunikation und schnelle Zugriffsmöglichkeiten auf Informationen ergeben. Hiervon machen nicht nur Ärzte und Wissenschaftler Gebrauch, sondern dort haben auch Patienten ihre „Foren" eingerichtet, in denen sie sich Informationen abholen und in denen sie miteinander kommunizieren. Versorgungseinrichtungen, Fachgesellschaften und kommerzielle Anbieter von Produkten können sich mit einer Home-Page präsentieren. Stellvertretend für viele Adressen im Internet sei hier das Diabetes-Forum genannt: *http://.www.diabetes-forum.de.* Von hier aus kann man über sogenannte Hyperlinks weiteren Zugang zu anderen Adressen finden und elektronische Post (E-mail) versenden. Vorhandene Leitlinien aller Fachgesellschaften sind zu der Home-Page der AWMF (*http://www.uni-duesseldorf.de/WWW/AWMF/*), der Arbeitsgemeinschaft Wissenschaftlich-Medizinischer Fachgesellschaften, zu finden.

Auch über eine Anwendung im Bereich Public Health des Diabetes mit einer Auswertung und Rückübermittlung von Daten, die Patienten in Abfrageformulare eingegeben haben, wurden berichtet: *http://www.uni-leipzig.de/~diabetes/* (1).

Verbreitung und zukünftige Entwicklung

Gründe für die bisher geringe Verbreitung: Die rasante Entwicklung der Computertechnologie und Software für die Anwendung in fast allen Bereichen steht in gewissem Gegensatz zu dem bisher fehlenden breiten Einzug eines Programmes in die Diabetologie. Eine kürzlich durchgeführte Befragung von 59 Schulungszentren zeigte, daß Datenmanagementprogramme nur in 4% der Zentren benutzt werden und Daten zur Qualitätssicherung lediglich bei 6% der Befragten mittels EDV erfaßt werden (2). Ursache mag vielleicht sein, daß die Einarbeitung des Nutzers in die bisherigen Programme sehr zeitaufwendig ist und dennoch viele Programme nur teilweise den Anforderungen an Dokumentation und Verarbeitung praxisrelevanter Daten entsprechen. Wie bei allen Anwendungen der Informationstechnologie sind auch zur Bewältigung der diabetesspezifischen Datenflut zahlreiche Programme von Betroffenen oder Diabetologen entwickelt worden, die in erster Linie auf deren persönliche Belange zugeschnitten waren und daher wenig variabel waren. Auch wurden vielerorts Programme von Firmen konzipiert, meist jedoch um in Verbindung mit dem Programm den Einsatz ihrer Produkte zu unterstützen. Letztlich muß sich jedes Programm am Markt durchsetzen. Dabei ist das beste Argument für den Erwerb und Einsatz einer Software eine multizentrische Evaluation. Wünschenswert sind auch überregional vereinbarte Schnittstellen und Datenformate, damit eine effektive Datenübermittlung und ein schneller Datenaustausch stattfinden kann.

Eine Ursache für den geringen Einsatz von einheitlichen Computerprogrammen für spezifische Aufgaben in der Diabetologie sind aber auch die uneinheitlichen Strukturen zwischen den einzelnen Zentren. Dies führt dazu, daß die Flexibilität der Programme nicht ausreicht, um diese der jeweiligen Struktur anzupassen. Auch verhindert mangelnde Funktionalität teilweise den Einsatz von Computern in der Diabetologie. So sind Daten aus Speichern der Blutglucosemeßgeräte von unterschiedlichen Herstellern oftmals gar nicht oder nur über ein für den jeweiligen Hersteller spezifisches Interface zu übertragen. Bei vielen Geräten ist die Software zwischen den Geräten nicht kompatibel.

Abhilfe bei den genannten Problemen könnten Leitlinien durch die Fachgesellschaften schaffen. Diese sollten Datenformate und Schnittstellen, die für einen längeren Zeitraum festgelegt werden, definieren. Ein diesbezüglicher Entwurf liegt vom Zentralinstitut für die Kassenärztliche Versorgung (ZI) vor (21).

Zukünftige Entwicklungen, Erfordernisse und Chancen: Zukünftige Entwicklungen zielen darauf ab, die Kommunikation mit medizinischen Informationen durch den Einsatz elektronischer Medien effektiver zu gestalten. So werden Entwicklungen wie die *Diabcard*, eine elektronische Chipkarte, auf der ein medizinischer Datensatz gespeichert und kontinuierlich aktualisiert werden kann, sicherlich weiter vorangetrieben werden (9). In Entwicklung befindet sich auch das *Diabcare-Qnet*, um europaweit qualitätsrelevante Daten an ein oder mehrere Auswertungszentren zu übermitteln und so einen internationalen Vergleich zu ermöglichen.

Viele Programme verschwinden gegenwärtig genau so schnell aus dem öffentlichen Interesse, wie sie gekommen sind. Bei allen neuen Programmen ist zu fordern, daß Patienten vor dem Einsatz von Computern in der Therapieführung von ihrem Arzt über den Sinn, aber auch über die Grenzen der Programme aufgeklärt werden. Es sollte besonders betont werden, daß Computersysteme niemals den Sachverstand und das Urteilsvermögen von Patient und Arzt ersetzen können. Sofern die Hilfsmittel dann adäquat eingesetzt werden, sind sie bereits jetzt eine Hilfe und Erleichterung im täglichen Datenmanagement von Patient und Arzt.

Im nächsten Jahrzehnt, in dem qualitätssichernde Datendokumentation und Datentransfer eine bedeutsame Rolle spielen werden, können evaluierte informationstechnologische Methoden eine große Chance auf weite Verbreitung haben. Es müssen allerdings mehr als bisher Anstrengungen unternommen werden, Schnittstellen und Datenformate zu vereinheitlichen, auch wenn dies zu Lasten der Funktionalität und der Interessen einzelner Anwender gehen sollte.

Literatur

1 Baehring, Th., H. Schulze, S. Lan, S. Bornstein, W. Scherbaum: Diabetes mellitus: Moderne Public-Health-Strategien per World Wide Web. Biomed. J. 49 (1997) 16–19.

1a Berger, M., D. Rodbard: Computer simulation of plasma insulin and glucose dynamics after subcutaneous insulin injection. Diabet. Care 12 (1989) 725–736

2 Biermann, E., A. Fritsche: Stoffwechseleinstellung und Schulung bei Typ-I-Diabetikern im Vergleich: eine Befragung von 59 Zentren der Arbeitsgemeinschaft strukturierte Diabetestherapie (ASD). Diabet. Stoffw. 6 (1997) 71–77

3 Biermann, E., W. Heinlein, E. Standl: Computer assisted analysis of self-monitoring blood glucose values from IDDM patients with intensified conventional therapy. Symposium on Computers in Diabetes, Graz 1996

4 Biermann, E.: DIACATOR: simulation of metabolic abnormalities of type II diabetes mellitus by use of a personal computer. Comput. Meth. Programs Biomed. 41 (1994) 217–229

5 Biermann, E., H. Mehnert.: Diablog: a simulation programme of insulin-glucose dynamics for education of diabetics. Comput. Meth. Programs Biomed. 32 (1990) 311–318

6 Biermann, E., E. Salzsieder, A. Rutscher, E. Standl, U. Fischer: Simulation von Stoffwechselvorgängen – neue Möglichkeiten für die Schulung diabetischer Patienten. Diabet. Stoffw. 3 (1994) 15–21

7 Braun, D., H. Unger, H. R. Henrichs.: Routine-Dokumentation für die klinische Diabetologie. Akt. Endokrinol. Stoffw. 11 (1990) 191–197

8 Cavan, D. A., R. Hovorka, O. K. Hejlesen, S. Andreassen, H. P. Sönksen: Use of the DIAS model to predict unrecognized hypoglycaemia in patients with IDDM. Comput. Meth. Programs Biomed. 50 (1996) 241–246

9 Engelbrecht, R., C. Hildebrand, M. Blecher: DIABCARD – a portable patient record. In Hoffmann, U., L. Arhrens, S. Fleischer, G. Hammel, A. Rathgeber: The Future of Health Information Management. MMV Medizin, München 1996 (pp. 43–50)

10 Förster, M., T. Walschulzik, K. Kirchner, W. Moser, V. Böhm, W. Brauer, R. Engelbrecht, T. Koschinsky, G. Entenmann: Implementing a knowledge base for the diagnosis of secondary failure by neural networks using a structured development method for feedforward neural networks (SENN) Inform. Biomet. Epidemiol. 3 (1995) 198–214

11 Hedbrant, J., J. Ludvigson, K. Nordenskjöld: SÄRIMNER: A computer model of diabetes physiology for physicians and patients with diabetes mellitus. Diabet. Res. clin. Pract. 14 (1991) 113–122

12 Hejlesen, O. K., S. Andreassen, S. H. Sando: Optimization and evaluation of a probabilistic computer model of glucose metabolism. Appl. med. Inform. 1 (1995) 11–24

13 Holl, R. W., M. Grabert, F. Schweigert, E. Heinze: Ein Computerprogramm, zur prospektiven Datenerfassung bei jugendlichen Patienten mit Typ-I-Diabetes mellitus. Diabet. Stoffw. 2 (1993) 232–239

14 Lehmann, E. D., T. Deutsch: Computer-assisted diabetes care: a 6-year retrospective trial. Comput. Meth. Programs Biomed. 50 (1996) 209–230

15 Marrero, D. G., K. K. Kronz, M. P. Golden, J. C. Wright, D. P. Orr, N. S. Fineberg: Clinical evaluation of computer-assisted self-monitoring of blood glucose system. Diabet. Care 12 (1989) 345–350

16 Peters, A., W. Kerner: Analytisches Design und klinische Anwendung eines lernfähigen Regelsystems für die Pharmakotherapie mit Insulin. Biomed. Techn. 41 (1996) 2–13; 42–53

17 Rutscher, A., E. Salzsieder, U. Fischer: KADIS: model-aided education in type 1 diabetes. Comput. Meth. Programs Biomed. 41 (1994) 205–15

18 Ryff-De Leche, A., H. Engler, E. Nützl, M. Berger, W. Berger: Clinical application of two computerized diabetes management systems: comparison with the log-book method. Diabet. Res. 19 (1992) 97–105

19 Schiffrin, A., M. Mihic, B. Leibel, A. Albisser: Computer assisted insulin dosage adjustment. Diabet. Care 8 (1985) 545–552

20 Schrezenmeir, J., H. Achterberg, J. Bergeler, E. Küstner, W. Stuermer, H. Hutten, J. Beyer: A controlled study on the use of hand-held insulin dosage computers enabling conversion and optimizing of meal related insulin therapy regimens. Life Support Syst. 3 (1985) 561–566

21 Zentralinstitut für die Kassenärztliche Versorgung in der BRD: Behandlungsprofil für Diabetes mellitus. Köln 1997

41 Hypoglykämie

L. Schaaf und K.-H. Usadel

Das Wichtigste in Kürze

➤ Verminderte Plasmaglucosekonzentrationen unterhalb von 40 mg/dl (2,2 mmol/l) sind der sicherste Indikator einer Hypoglykämie. Das gleichzeitige Auftreten hypoglykämischer Symptome belegt eindeutig ein pathologisches Absinken der Plasmaglucosekonzentration.

➤ Hypoglykämien können nach der Geschwindigkeit der Blutglucosekonzentration oder entsprechend ihrem zeitlichen Zusammenhang mit der Nahrungsaufnahme (sog. Nüchtern- bzw. postprandiale Hypoglykämien) eingeteilt werden.

➤ Spontane Nüchternhypoglykämien bei ansonsten gesunden Erwachsenen beruhen meist auf dem Vorliegen eines

Insulinoms. Treten Insulinome als multiple Makro- oder Mikroadenome im Pankreasgewebe auf, liegt in der Regel eine multiple endokrine Neoplasie Typ 1 mit möglichem weiterem Organbefall (primärer Hyperparathyreoidismus, HVL-Adenome) vor.

➤ Der entscheidende diagnostische Test ist der sog. Hungerversuch, der über 48–72 Stunden durchgeführt werden muß.

➤ Beim differential-diagnostischen Vorgehen zur Abklärung von Hypoglykämien muß immer auch an das mögliche Vorliegen einer Hypoglycaemia factitia gedacht werden.

Physiologie und Pathophysiologie der Glucosehomöostase

Glucosehomöostase

(s. auch Kap. 1)

Die Plasmaglucosekonzentration variiert sowohl im Nüchtern- als auch im postprandialen Zustand in den engen Grenzen zwischen 70 und 130 mg/dl (4–7 mmol/l). Dies garantiert eine ausreichend hohe Glucosekonzentration zur Versorgung des Zentralnervensystems (8, 32). Im Ruhezustand werden zwei Drittel der hepatischen Glucoseproduktion im Zentralnervensystem, der Rest im Muskel, im Knochenmark und in den Nieren verbraucht. Die Blutglucosekonzentration wird beim Gesunden durch ein dynamisches Gleichgewicht zwischen Glucoseverbrauch und Glucoseneubildung gesteuert. Außer Insulin beeinflussen dieses Gleichgewicht noch verschiedene andere „kontrainsulinäre" Hormone, wie z. B. Glucagon, Catecholamine, Wachstumshormon und Cortisol. Insulin ist dabei das entscheidende Regulatorhormon. In Tab. 41.1 wird die Stoffwechselsituation im Nüchtern- und postprandialen Zustand verglichen. Im Nüchternzustand ist die Leber der einzige Glucoselieferant. Glucose wird von der Leber entweder durch Glykogenolyse oder Glukoneogenese aus glukogenen Aminosäuren, wie z. B. Alanin, bereitgestellt. Die Insulinsekretion nimmt bei fehlender Nahrungszufuhr physiologischerweise ab, so daß die Hemmung der Glucoseproduktion in der Leber infolge der verminderten Insulinwirkung nachläßt. Die Blutglucosekonzentration kann ausreichend hoch gehalten werden, um das Auftreten neuroglukopenischer Symptome zu verhindern (36).

Hormonelle Gegenregulation

Die hormonelle Regulation von Glykogensynthese, Glykogenolyse, Glukoneogenese und Lipolyse ist in Tab. 41.2 zusammengefaßt (10, 36).

Insulin: Ein Absinken der Glucosekonzentration bremst die Insulinsekretion in der pankreatischen B-Zelle

Tabelle 41.1 Vergleich der Stoffwechselsituation im Nüchtern- und postprandialen Zustand

	Nüchtern	Postprandial
Insulinsekretion	↓	↑
Glykogenolyse	↑	↓
Glukoneogenese (Leber) peripphere (z. B. Muskel-)	↓	↑
Glucoseutilisation peripherer Katabolismus	↑	↓

über α–adrenerge Effekte. Dies ist unter anderem durch erhöhte Catecholaminkonzentrationen bedingt. Dadurch kommt es zu einer vermehrten Glykogenolyse und Lipolyse.

Glucagon: Glucagon ist der eigentliche Gegenspieler des Insulins. Glucagon wird durch verstärkte β-adrenerge Wirkung ausgeschüttet. Außerdem werden die A-Zellen des Pankreas direkt durch eine verminderte Plasmaglucosekonzentration stimuliert. In der Folge kommt es zu einer verminderten Glykogensynthese und gleichzeitig zu einer gesteigerten Glykogenolyse und Glukoneogenese.

Catecholamine: Die Catecholamine steigern analog zum Glucagon die hepatische Glucoseproduktion. Dieser Effekt wird sowohl α- als auch β-adrenerg vermittelt. Adrenalin hemmt außerdem den insulinstimulierten Glucoseverbrauch. Zusätzlich wird die Lipolyse gesteigert (Tab. 41.3).

Tabelle 41.2 Die hormonelle Regulation von Glykogensynthese, Glykogenolyse, Glukoneogenese und Lipolyse

Hormon	Glykogen-synthese	Glykogeno-lyse	Glukoneo-genese	Lipolyse
Insulin	↑	↓	↓	↓
Glucagon	↓	↑	↑	↓
Adrenalin	↓	↑	↑	↑
Cortisol	↑	?	↑	↑
Wachstums-hormon	↓	↓	↑	↑

Tabelle 41.**3** α- und β-adrenerge Effekte der catecholaminvermittelten Gegenregulation beim Absinken der Blutglucosekonzentration

---

α-adrenerge Effekte
– Abnahme der Insulinsekretion
– Zunahme der Hirndurchblutung (periphere Vasokonstriktion)

β-adrenerge Effekte
– Steigerung der Glykogenolyse in Leber und Muskel
– Stimulation der Glucagonfreisetzung
– Steigerung der Lipolyse
– Zunahme der Glucoseaufnahme durch Muskelgewebe
– Zunahme der Hirndurchblutung (der Herzleistung)

Vermehrte Ausschüttung von Catecholaminen aus dem Nebennierenmark führt zu einer Zunahme sowohl der α– als auch der β-adrenergen Wirkungen

Glucocorticoide: In physiologischen Konzentrationen unterstützen Glucocorticoide die glukoregulatorische Wirksamkeit anderer Hormone (z. B. des Glucagons). Es kommt zu einer Steigerung der Lipolyse sowie einer Zunahme des Proteinkatabolismus und zu einem Umbau von Aminosäuren in Glucose durch die Leber. In pharmakologischen Konzentrationen wird die Glukoneogenese der Leber stimuliert und der insulinabhängige Glucoseverbrauch gehemmt.

Wachstumshormon: Bei einem Absinken der Blutzuckerkonzentration wird auch Wachstumshormon vermehrt sezerniert. Dies hat sowohl eine verminderte periphere Wirksamkeit des Insulins als auch eine Stimulation der hepatischen Glucoseproduktion zur Folge.

Definition und Einteilung der Hypoglykämie

Definition

Plasmaglucosekonzentrationen unterhalb von 50 mg/dl (2,8 mmol/l) sind auf eine Hypoglykämie verdächtig, Plasmaglucosekonzentrationen unterhalb von 40 mg/dl (2,2 mmol/l) zeigen eindeutig eine hypoglykämische Glucosekonzentration an. Verminderte Plasmaglucosekonzentrationen sind relativ spezifisch und der sicherste Indikator einer Hypoglykämie. Das gleichzeitige Auftreten hypoglykämischer Symptome belegt eindeutig ein pathologisches Absinken der Plasmaglucosekonzentration. Verschwinden die Symptome kurze Zeit nach peroraler oder parenteraler Glucosezufuhr, bestätigt dies die Vermutung einer Hypoglykämie. Diese drei Charakteristika werden als sog. Whipple-Trias zusammengefaßt. Die Symptome hypoglykämischer Zustände lassen sich einerseits auf eine Neuroglukopenie und andererseits auf autonom bzw. adrenerg vermittelte Reaktionen bei niedrigen Blutzuckerkonzentrationen zurückführen (Tab. 41.**4**). Sie variieren je nach Ausmaß der Hypoglykämie und Alter des Patienten und hängen außerdem von der Geschwindigkeit des Absinkens des Blutzuckerspiegels und der Häufigkeit hypoglykämischer Zustände ab (36) (s. auch Kap. 10 und 15).

Einteilung

Hypoglykämien können grob nach der Geschwindigkeit des Absinkens der Blutglucosekonzentration oder entsprechend ihrem zeitlichen Zusammenhang mit der Nahrungsaufnahme (sog. Nüchtern- bzw. postprandiale Hypoglykämien) eingeteilt werden (15, 28).

Bei den **akuten Hypoglykämien** nimmt die Blutglucosekonzentration um mehr als 1 mg/dl/min (0,06 mmol/l/min) ab. Dieser Zustand ist häufig mit einem arteriellen Hyperinsulinismus vergesellschaftet und führt zu einer vermehrten peripheren Glucoseaufnahme sowie zu einer verminderten Glucosesynthese in der Leber. Bei insulinpflichtigen Diabetikern beruht der Hyperinsulinismus auf einer vermehrten Absorption von exogenem Insulin entweder durch Übertherapie oder durch schnelle Mobilisation von Insulin aus der Injektionsstelle, z. B. bei erhöhter körperlicher Aktivität. Neuroglukopenische Symptome können bei Diabetikern auch durch abruptes Absinken der Blutglucosekonzentration von hyper- zu normoglykämischen Werten verursacht werden. Bei Nichtdiabetikern kann die Ursache ein reaktiver Hyperinsulinismus aufgrund einer gestörten Magenmotilität, z. B. beim Postgastrektomiesyndrom, sein. Im Vordergrund stehen adrenerg vermittelte Symptome wie Angst, Zittern und Kaltschweißigkeit, häufig begleitet von Herzklopfen, Speichelfluß und Heißhunger, die aber auch zu neuroglukopenischen Symptomen wie Ataxie, Bewußtlosigkeit oder Krämpfen führen können (Tab. 41.**4**).

Chronische Hypoglykämie: Ein vergleichsweise langsames Absinken der Plasmaglucosekonzentration (subakute oder chronische Hypoglykämie) tritt bei Zuständen auf, die primär durch einen verminderten Glucoseausstoß aus der Leber infolge eines Hyperinsulinismus charakterisiert sind (vor allem innerhalb der Portalvene beim Insulinom). Ähnliche Effekte erzeugen Verzögerungsinsuline an der Leber oder auch metabolische Störungen, z. B. bei der alkoholinduzierten Hypoglykämie. Die Symptome sind in der Regel weniger ausgeprägt, da meist keine Symptome einer sympathischen Überaktivität bestehen. Neuroglukopenische Leitsymptome dieser Patienten sind häufige Verwirrtheitszustände, inadäquates Verhalten, Müdigkeit und Schwindel (36). Bei fehlender Nahrungsaufnahme kann es auch zu Krampfanfällen oder zu komatösen Zuständen kommen. Da diesen Patienten oft das Ausmaß ihrer Beeinträchtigung nicht bewußt ist, hat in diesem Zusammenhang die Fremdanamnese besondere Bedeutung.

Tabelle 41.**4** Häufige autonom bzw. adrenerg und neuroglukopenisch vermittelte Symptome hypoglykämischer Zustände

---

Adrenerg vermittelte Symptome
– Tachykardie
– Unruhe
– Zittern
– Parästhesien
– Übelkeit
– Speichelfluß
– Heißhunger

Neuroglukopenische Symptome
– Konzentrationsschwäche
– Müdigkeit
– unkontrolliertes Verhalten
– Sprach- und Sehstörungen
– Somnolenz
– Krämpfe
– Lähmungen
– Bewußtlosigkeit

Tabelle 41.**5** Einteilung der Hypoglykämien nach dem Zeitpunkt ihres Auftretens in Zusammenhang mit der Nahrungsaufnahme

Nüchternhypoglykämien
➤ Mit Hyperinsulinismus
– B-Zell-Tumoren des Pankreas (Insulinom, Nesidioblastose)
– autoimmun bedingt (Insulin/Insulinrezeptorantikörper)
– medikamentös induziert
➤ Ohne Hyperinsulinismus
– schwere Lebererkrankung
– Alkoholgebrauch
– chronische Niereninsuffizienz
– Non-B-Zell-Tumoren
mesenchymal
epithelial
– Stoffwechselerkrankungen
Leucinempfindlichkeit
hereditäre Fructoseintoleranz
Galaktosämie
Endokrinopathien
Reaktive (= postprandiale Hypoglykämien)
– früh: funktionelles Dumpingsyndrom nach Gastrektomie
– spät: Frühstadium eines Diabetes mellitus
Exogene Hypoglykämien
– orale Antidiabetika
– Insulin
– Hypoglycaemia factitia

Einteilung im Zusammenhang mit Nahrungsaufnahme: Nüchternhypoglykämien treten mehr als 6 Stunden nach einer Mahlzeit auf und können z. B. durch körperliche Aktivität ausgelöst werden. In der Regel stehen zentralnervös vermittelte (neuroglukopenische) Symptome im Vordergrund (Tab. 41.**4**).

Bei den postprandialen oder reaktiven Hypoglykämien, die 2–5 Stunden nach der Nahrungsaufnahme auftreten, kommt es vor allem zu adrenerg vermittelten Symptomen (Tab. 41.**4**).

Die Nüchternhypoglykämien ihrerseits können entsprechend dem pathophysiologischen Konzept in Nüchternhypoglykämien mit bzw. ohne Hyperinsulinismus eingeteilt werden (Tab. 41.**5**). Die postprandialen Hypoglykämien sind in der Regel hyperinsulinämisch. Bei dieser Einteilung läßt sich eine dritte Gruppe, nämlich die sog. exogenen Hypoglykämien, abgrenzen. Sie beruhen auf einer versehentlichen oder absichtlichen Überdosierung von oralen Antidiabetika oder Insulin (Hypoglycaemia factitia).

Nüchternhypoglykämien

Nüchternhypoglykämien mit Hyperinsulinismus

B-Zell-Tumoren des Pankreas

Ätiologie und Pathogenese

Spontane Nüchternhypoglykämien bei ansonsten gesunden Erwachsenen beruhen meist auf dem Vorliegen eines **Insulinoms**, d. h. auf einem Insulin produzierenden Tumor der Langerhans-Inselzellen. Etwa 80% dieser Tumoren treten solitär im Pankreas auf. Gelegentlich kommen sie multipel vor (4–10%) und sind sehr selten (1%) auch extrapankreatisch lokalisiert. In etwa 10% treten maligne Insulinome mit Lebermetastasen auf. Nur beim Neugeborenen gibt es das seltene Krankheitsbild eines organischen Hyperinsulinismus ohne Insulinom (Inselzellhyperplasie – Nesidioblastose (9). Treten die Insulinome als multiple Makro- oder Mikroadenome im Pankreasgewebe auf, liegt in der Regel eine multiple endokrine Neoplasie Typ 1 vor. Das heißt, es muß zusätzlich nach weiterem Organbefall im Rahmen dieser Erkrankung gesucht werden (primärer Hyperparathyreoidismus, Hypophysenvorderlappenadenome, weitere Organbeteiligung endokriner Drüsen) (6).

Pathophysiologisch beruht der Hyperinsulinismus darauf, daß die Tumorzelle Insulin im wesentlichen nicht intrazellulär speichert. Dies führt zu einer unkontrollierten autonomen Insulinsekretion unabhängig von der aktuellen Blutglucosekonzentration. Gleiches gilt für die Proinsulinabgabe aus dem Tumor (5).

Klinik

Klinisch ist der Hyperinsulinismus durch ein buntes Krankheitsbild gekennzeichnet. Die Symptome sind einerseits Folge einer Neuroglukopenie mit Störungen kortikaler und subkortikaler Funktionen, andererseits auch Folge der Aktivierung des autonomen Nervensystems. Beide Symptomenkomplexe überlappen sich häufig (12), so daß bisweilen auch die adrenerg vermittelten Symptome postprandialer Hypoglykämien im Vordergrund stehen (28). Das Auftreten von Symptomen ist nicht an bestimmte Tageszeiten gebunden. Verminderte Nahrungsaufnahme und schwere körperliche Arbeit beschleunigen jedoch das Auftreten hypoglykämischer Symptome. Da viele Patienten gelernt haben, durch häufige Mahlzeiten oder durch Trinken kohlenhydratreicher Nahrung die Hypoglykämien zu mildern, tritt in etwa 40% eine Insulinmast auf. Während längeren symptomfreien Intervallen sind die Patienten klinisch unauffällig. Nur in schweren Fällen kann es zu einer Veränderung der Persönlichkeitsstruktur und Beeinträchtigung der intellektuellen Leistungsfähigkeit kommen. In etwa 70% der Fälle ist das Krankheitsbild des organischen Hyperinsulinismus jedoch so uncharakteristisch, daß bis zur Diagnosesicherung oft Jahre vergehen können (15).

Diagnose

Entscheidend für die Diagnosestellung ist der Nachweis charakteristischer Symptome während einer dokumentierten Hypoglykämie und das gleichzeitige Auftreten von erhöhten Plasmainsulin-, C-Peptid- und Proinsulinwerten im Verhältnis zur aktuellen Blutglucosekonzentration (12, 14, 29). **Stimulationstests** mit Tolbutamind, Leucin, Glucagon oder Calcium zeigen eine geringe Spezifität und Sensitivität. Wegen der Gefahr, bei Gesunden eine schwere Hypoglykämie auszulösen, sollten diese Tests nur noch in Ausnahmefällen bzw. an spezialisierten Zentren durchgeführt werden (28).

Hungerversuch und Insulinhypoglykämietest: Der einzige Test, der in diesem Zusammenhang diagnostisch-klinische Relevanz hat, ist der sog. Hungerversuch.

Da bei 75% der Insulinompatienten Hypoglykämien innerhalb der ersten 24 Stunden, bei fast 100% innerhalb von 48 Stunden auftreten, muß ein Hungerversuch in der Regel nicht länger als 48 Stunden durchgeführt werden. Die letzte Nahrungsaufnahme erfolgt im allgemeinen abends. Außer kalorienfreien Getränken dürfen die Patienten nichts zu sich nehmen. Blutzuckerbestimmungen werden im Abstand von 2 Stunden bzw. beim Auftreten von Symptomen durchgeführt. Gleichzeitig ist es sinnvoll, mindestens 2-3mal gleichzeitig Serum für eine Insulin- und C-Peptid-Bestimmung zu asservieren. Selbstverständlich sollte dies zusätzlich beim gleichzeitigen Auftreten von Symptomen und einer dokumentierten Hypoglykämie geschehen. Der Hungerversuch sollte primär nicht wegen niedriger Blutzuckerwerte, sondern nur beim Auftreten entsprechender Symptome abgebrochen werden (28). Dies setzt allerdings gut geschultes ärztliches und Pflegepersonal voraus. Das Einschätzen neuroglukopenischer Symptome kann schwierig sein. Bei der Auswertung ist zu berücksichtigen, daß Insulinompatienten, obwohl sie keine Nahrung zu sich nehmen, während des Hungerversuchs meßbare, wenn auch nicht unbedingt erhöhte Werte für Insulin und C-Peptid aufweisen. Hierin unterscheiden sie sich von den meisten gesunden Kontrollpersonen, bei denen im Hungerversuch sowohl Insulin als auch C-Peptid vollständig supprimiert sind. Zur Sicherheit kann auch ein korrigierter Insulin-Glucose-Quotient errechnet werden (11). Der Quotient errechnet sich nach der Formel

$$\frac{100 \times \text{immunreaktives Insulin}}{\text{Glucose} - 30 \text{ mg/dl}}$$

Bei Insulinompatienten ist der Quotient immer größer, bei stoffwechselgesunden, nichtadipösen Kontrollpersonen kleiner als 50 µE/ml. Dies gilt nur für ansonsten gesunde Personen, da Patienten mit Leberzirrhose oder Patienten mit anderen Formen einer Insulinresistenz auch im Hungerversuch erhöhte Plasmainsulinspiegel haben können. Ist der Hungerversuch positiv verlaufen, kann die autonome Insulinsekretion durch ein Insulinom mit einem Insulin-Hypoglykämie-Test (0,15 IE Altinsulin/kg KG, i.v.) bewiesen werden: Während der sich einstellenden Blutzuckersenkung bleibt der C-Peptidspiegel entsprechend der autonomen Sekretion hoch bzw. starr (36).

Lokalisationsdiagnostik: Eine Lokalisationsdiagnostik ist durchzuführen, wenn die biochemische Diagnose eines organischen Hyperinsulinismus gesichert ist (26). Da Insulinome in der Regel sehr klein sind (70% < 1,5 cm Durchmesser), ist die Lokalisation sehr schwierig (26). Die wichtigste Untersuchungsmethode nach (Endo-) Sonographie, Computertomographie, Kernspintomographie und Octreotidszintigraphie ist die selektive Zöliakographie in Form der digitalen Subtraktionsangiographie (26). Bei Kombination der Methoden ist eine Lokalisation in etwa 90% möglich. Die präoperative Lokalisationsdiagnostik wird durch die intraoperative Inspektion und Palpation eines erfahrenen Chirurgen, in Kombination mit der intraoperativen Sonographie, ergänzt. Endokrine Pankreastumoren stellen sich als echoarme, meist gut abgekapselte Gebilde im echoreichen exokrinen Pankreas dar (26). Zusätzlich kann eine Beziehung zu anatomischen Strukturen wie der V. mesenterica superior, der V. splenica oder auch zum Ductus pancreaticus major hergestellt werden.

Therapie

Operative Therapie: Diese Lagebeziehungen können unmittelbare Auswirkungen auf das operative Vorgehen haben (26). Die operative Entfernung des Insulinoms durch eine gewebeschonende Enukleation ist die Methode der Wahl. Eine Pankreasresektion ist erforderlich, wenn es sich um ein Inselzellkarzinom handelt oder wenn ein großes benignes Insulinom im Pankreasschwanz nicht enukleiert werden kann bzw. wenn es sich um eine gesicherte Inselzellhyperplasie oder Nesidioblastose handelt (18).

Medikamentöse Therapie: Bei Patienten mit inoperablen Inselzellkarzinomen oder bei allgemeiner Inoperabilität des Patienten ist eine Diazoxidtherapie angezeigt. In einer Dosierung von 150–800 mg/Tag kann dieses Benzothiadiazinderivat Hypoglykämien erfolgreich verhindern. Die Nebenwirkungen sind Natriumretention, Blutdruckanstieg und Herzklopfen. Das Präparat sollte deshalb ggf. mit Diuretika und/oder Calciumantagonisten kombiniert werden (16, 17). Außerdem sind häufige, kleine, kohlenhydratreiche Mahlzeiten angezeigt. In jüngster Zeit wurden auch mit dem Somatostatinanalogon Octreotid gute Ergebnisse erzielt. Dieses Medikament kann außer über mehrmalige tägliche subkutane Injektionen auch mittels Pumpentherapie kontinuierlich subkutan zugeführt werden. Bei metastasierenden, entdifferenzierten Insulinomen liegen auch positive Erfahrungen mit einer Chemotherapie durch Streptozotocin, Doxorubicin und Dacarbazin vor (16, 17).

Autoimmun bedingte Hypoglykämien

Pathogenese: In den letzten Jahren wurden einige Fälle publiziert, wo das Auftreten von Insulin- bzw. Insulinrezeptorantikörpern zu schweren Hypoglykämien führte (30, 33). Nicht immer waren im Fall der nachgewiesenen Insulinantikörper vorausgegangene Insulinapplikationen eruierbar (22). Es wird vermutet, daß die aufgetretenen Hypoglykämien durch plötzliche Dissoziation des Insulin-Antikörper-Immunkomplexes mit nachfolgender Insulinfreisetzung zustande kommen (30). Bei den meisten Patienten mit Insulinrezeptorautoantikörpern handelte es sich jedoch um Patienten mit einem insulinresistenten Diabetes mellitus und Acanthosis nigricans. Hier wird eine agonistische Wirkung des Insulinrezeptorautoantikörpers vermutet.

Therapie: Diese Hypoglykämien waren durch Glucocorticoide, nicht jedoch durch Plasmapherese oder Immunsuppression therapierbar (3, 27).

Medikamentös induzierte Hypoglykämie

Der vermehrte Einsatz von Pentamidin zur Behandlung der Pneumocystis-carinii-Infektion bei Patienten mit erworbenem Immundefektsyndrom (AIDS) führte zum Auftreten pentamidininduzierter Hypoglykämien. Als Ursache hierfür wird der lytische Effekt von Pentamidin, auf die B-Zellen des Pankreas vermutet (10).

Vereinzelt wurden bei Salicylatintoxikationen, bei Einnahme von Haloperidol, Paracetamol, Propoxyphen und ACE-Hemmnern Hypoglykämien beschrieben. Allerdings ist eine zweifelsfreie Kausalkette nicht nachgewiesen (28). Auch Propranolol kann durch Maskierung der adrenergen Symptome protrahierte Hypoglykämien, insbesondere bei Diabetikern mit fehlender Glucagonantwort, auslösen (13).

Nüchternhypoglykämien ohne Hyperinsulinismus

Erkrankungen der Leber

Fast alle Lebererkrankungen können Hypoglykämien auslösen. Dies beruht auf einem direkten Verlust von funktionsfähigem Lebergewebe und damit verminderter Glukoneogenese. Insbesondere sind fulminante virale oder toxische Schädigungen wichtig. Allerdings müssen die Leberschädigungen sehr ausgedehnt sein, bevor es zu Hypoglykämien kommt (28). Eine Leberzirrhose ist nur selten mit Hypoglykämien verbunden. Außerdem sind die angeborenen hepatischen Enzymdefekte zu berücksichtigen, die ebenfalls zu Hypoglykämien führen können (Glykogenspeichererkrankungen, Galaktosämie, hereditäre Fructoseintoleranz usw.) (28). Hier sind insbesondere die Enzyme der Glykogenolyse und/oder der Glukoneogenese betroffen.

Alkoholinduzierte Hypoglykämie

Alkoholgebrauch bei Nahrungskarenz kann akute Hypoglykämien mit sehr niedrigen Blutzuckerwerten auslösen. Für die niedrigen Blutzuckerkonzentrationen sind einerseits die entleerten Glykogenspeicher sowie eine Hemmung der hepatischen Glukoneogenese durch Alkohol verantwortlich (28). Bei Gesunden löst Alkohol eine Hypoglykämie erst nach 48–72stündiger Nüchternphase aus. Bei schon bestehender Lebererkrankung allerdings sind Hypoglykämien schon nach wesentlich kürzeren Zeiträumen und gleichzeitiger Nahrungskarenz möglich (1). Differentialdiagnostisch bedeutungsvoll ist die Abgrenzung hypoglykämischer Zustände bei Langzeitalkoholgebrauch von Rauschzuständen durch Alkohol. Häufig werden bei Langzeitalkoholgebrauch Hypoglykämien mit entsprechender zentralnervöser Symptomatik als Rauschzustände mißdeutet und dadurch übersehen.

Hypoglykämien bei Niereninsuffizienz

Hypoglykämien wurden auch mit chronischer Niereninsuffizienz und Urämie assoziiert (2). In diesem Fall wird eine Nüchternhypoglykämie der fehlenden Substratlieferung aus peripheren Geweben, insbesondere von Alanin zur hepatischen Glukoneogenese, angeschuldigt (2). Andere Autoren negieren allerdings einen Zusammenhang zwischen Hypoglykämie und Urämie (35).

Non-B-Zell-Tumoren

Diagnose: Nüchternhypoglykämien wurden vereinzelt bei verschiedenen Tumoren beschrieben. Die hypoglykämische Symptomatik dieser nichtpankreatischen Tumoren kann von der durch Insulinome verursachten hypoglykämischen Symptomatik nicht unterschieden werden. Allerdings ist eine laborchemische Unterscheidung durch ein Fehlen einer entsprechenden Hyperinsulinämie einfach. Bei etwa der Hälfte dieser Tumoren konnten niedermolekulare Peptide mit insulinähnlicher Aktivität nachgewiesen werden (NSI-A-Peptide = non-suppressible insulinlike activity). Hier sind insbesondere die insulinähnlichen Wachstumsfaktoren und einige Somatomedine zu erwähnen (hepatozelluläres Karzinom) (4, 37).

Ätiologie: In der Regel ist eine Hypoglykämie eine Spätmanifestation dieser Tumoren, besonders wenn diese ein entsprechend großes Gewicht (400 g bis 1 kg) erreicht

haben. Dies betrifft vor allem mesenchymale Tumoren, Sarkome, hepatozelluläre und karzinoidähnliche Tumoren. Die meisten Tumoren, die mit Hypoglykämien assoziiert sind, sind bösartig, können aber wie im Fall der Mesotheliome auch gutartig sein (28).

Die Therapie richtet sich nach dem jeweiligen Tumor (Resektion, Chemotherapie, Bestrahlung).

Endokrinopathien

Pathogenese: Mangel an ACTH, Cortisol, Wachstumshormon oder Thyroxin kann über eine verminderte Enzymaktivität zu einer Störung der Glukoneogenese führen. Dies beeinträchtigt dann die hepatische Kapazität zur Glukoneogenese. Durch Ausfall der gegenregulatorischen Hormone des Insulins kommt es außerdem zu einer starken Empfindlichkeit gegenüber exogenem Insulin. Dies ist insbesondere beim polyglandulären Autoimmunsyndrom wichtig.

Therapie: Hier ist vor allem auf eine ausreichende Substitution der anderen Mangelzustände (Hypothyreose, Nebennierenrindeninsuffizienz) zu achten, sofern gleichzeitig eine Störung des Kohlenhydratstoffwechsels vorliegt (10, 28).

Seltene Ursachen

In Einzelfällen werden spontane Hypoglykämien auch bei Anorexia nervosa (31) und bei Malaria tropica beschrieben (21). Ursächlich könnten hier verminderte Glykogenspeicher eine Rolle spielen.

Postprandiale Hypoglykämien

Einteilung

Postprandiale (reaktive) Hypoglykämien können in Früh- (2–3 Stunden nach einer Mahlzeit) oder Spät- (3–5 Stunden nach einer Mahlzeit) Hypoglykämien eingeteilt werden. Frühe Hypoglykämien treten bei einer schnellen Entleerung von Kohlenhydraten in den Dünndarm infolge beschleunigter Glucoseabsorption und einen sich daran anschließenden Hyperinsulinismus auf. Späte Hypoglykämien im Sinne eines Prädiabetes werden dadurch erzeugt, daß es zu einer Verzögerung der Insulinausschüttung kommt, in deren Folge sich dann eine späte Hypoglykämie ergibt.

Frühe Hypoglykämien

Hypoglykämien nach Magenoperationen

Pathogenese: Reaktive Hypoglykämien nach Magenoperationen (subtotale Gastrektomie, Vagotomie, Pyloroplastik) sind Folge eines Hyperinsulinismus. Aufgenommene Nahrung wird zu schnell vom Magen in den Dünndarm entleert. Es kommt u. U. zu einer vagalen Überstimulation und/oder einer Überproduktion von auf B-Zellen gerichteten gastrointestinalen Hormonen mit der Konsequenz eines arteriellen Hyperinsulinismus und nachfolgender Hypoglykämie. Die hypoglykämischen Symptome werden der adrenergen Hyperaktivität als Reaktion auf die schnell abnehmende Blutzuckerkonzentration zugeschrieben.

Die **Therapie** betrifft vor allem diätetische Maßnahmen im Sinne von häufigeren Mahlzeiten mit weniger schnell resorbierbaren Kohlenhydraten und einem erhöhten

Anteil an Eiweiß und Fett. Die zusätzliche Gabe von Anticholinergika kann erwogen werden (10).

Differentialdiagnose: Diese Störung muß vom Dumpingsyndrom abgegrenzt werden, das früher eintritt und das vor allem mit Durchfall, Flush und orthostatischer Dysregulation einhergeht (28).

Funktionelle Hypoglykämien

Klinik: Frühe, postprandiale Hypoglykämien bei Patienten ohne vorausgegangene Gastrektomie werden als funktionell klassifiziert. Die hypoglykämischen Symptome sind oft mit chronischer Müdigkeit, Angst, Schwäche, Libidoverlust, Kopfschmerzen und ähnlichen unspezifischen Symptomen kombiniert.

Diagnose: Inwieweit diese Symptome hypoglykämiebedingt sind oder ob überhaupt Hypoglykämien auftreten, ist in der Regel schwer zu beweisen. Oftmals lassen sich während eines 5stündigen oralen Glucosetoleranztestes (OGTT) relativ niedrige Blutzuckerwerte mit oder ohne Symptome nachweisen. Allerdings berichten auch völlig Gesunde über Symptome während eines 5stündigen OGTT. Bisweilen treten auch bei dieser Gruppe relativ niedrige Blutzuckerwerte auf. Die Bewertung des OGTT ist in diesem Zusammenhang oft schwierig.

Therapie: Unabhängig davon stellt es für den Patienten keinen Schaden dar, schnell resorbierbare Kohlenhydrate zu meiden bzw. mehrere kleine Mahlzeiten, über den Tag verteilt, einzunehmen. Eine Überlappung mit psychosomatischen Krankheitsbildern ist häufig (10).

Späte Hypoglykämien

Pathogenese und Prognose: Späte Hypoglykämien sind dadurch gekennzeichnet, daß der frühe Insulinanstieg nach einer Mahlzeit verzögert auftritt. Daraus folgt ein überschießender Anstieg der Blutzuckerkonzentration. Dies läßt sich im Rahmen eines OGTT gut objektivieren. Als Reaktion auf die Hyperglykämie kommt es infolge eines überschießenden, verspäteten Insulinanstiegs zu einer späten Hypoglykämie 4–5 Stunden nach der Glucoseexposition. In der Regel handelt es sich um eher adipöse Patienten, bei denen oftmals in der Familienanamnese ein Diabetes mellitus vorliegt. Die Patienten sind eine Risikogruppe, später einen Typ-2-Diabetes mellitus zu entwickeln.

Therapie: Die Therapieempfehlung betrifft deshalb vor allem eine Gewichtsreduktion und diätetische Maßnahmen (häufige, kleine Mahlzeiten; wenig schnell resorbierbare Kohlenhydrate). Regelmäßige, d. h. ca. 6monatliche Kontrolluntersuchungen sind anzuraten.

Exogene Hypoglykämien

Ein exogener Hyperinsulinismus im Rahmen der Diabetestherapie (Überdosierung von Insulin oder oralen Antidiabetika) im Verhältnis zur Nahrungsaufnahme oder zur körperlichen Bewegung wird an anderer Stelle im Detail behandelt.

Pathogenese: Im Zusammenhang mit der Differentialdiagnostik hypoglykämischer Zustände spielt hier die Hypoglycaemia factitia eine wichtige Rolle. Patienten verab-

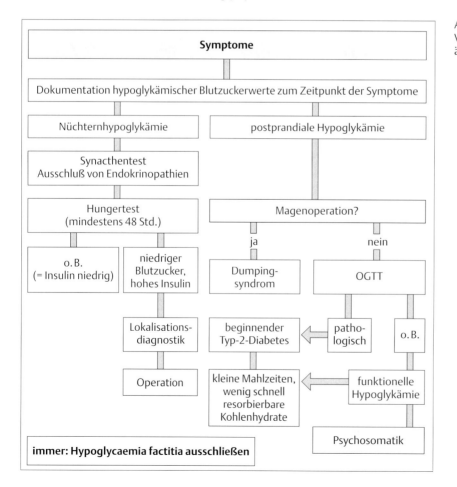

Abb. 41.**1** Differentialdiagnostisches Vorgehen bei Verdacht auf Hypoglykämie.

reichen sich selbst orale Antidiabetika oder Insulin, um eine Krankheit vorzutäuschen. Dies ist vor allem bei Patienten aus den Berufsgruppen im Bereich der Medizin häufig. Im Vergleich mit Insulinomen kommt sie fast ebenso häufig vor (10).

Oft wird die **Differentialdiagnostik** auch durch das Vorliegen von Insulinantikörpern infolge repetitiver Insulinapplikation schwierig (28). Hier hilft die Bestimmung des C-Peptids weiter. Der gleichzeitige Nachweis von niedrigen Glucosewerten, hohen Insulinwerten und fehlenden bzw. supprimierten C-Peptid-Werten bei Patienten ohne insulinpflichtigen Diabetes mellitus ist für das Vorliegen einer Hypoglycaemia factitia pathognomonisch (22). Bei Verdacht auf eine mit oralen Antidiabetika ausgelöste Hypoglycaemia factitia ist der direkte Nachweis der Abbauprodukte im Serum oder Urin notwendig, da die Messungen von Insulin und C-Peptid hier nicht weiterhelfen (beide Werte sind erhöht).

Differentialdiagnose

Der erste Schritt ist eine eindeutige Dokumentation, daß der Patient in der Tat Hypoglykämien hat (Abb. 41.**1**). Als nächster Schritt muß ein zeitlicher Zusammenhang zwischen dem Auftreten von Symptomen, den eindeutig dokumentierten Hypoglykämien und dem Zeitpunkt der Nahrungsaufnahme hergestellt werden (32). Damit ist eine Unterscheidung zwischen postprandialen und Nüchternhypoglykämien möglich. Zu beachten ist, daß im Nüchternzustand kein wesentlicher Unterschied zwischen der arteriellen, venösen und kapillären Blutglucosekonzentrati-

on besteht. Im Gegensatz dazu kann es im postprandialen Zustand infolge des arteriellen Hyperinsulinismus mit nachfolgender Glucoseaufnahme im Kapillarbett zu beträchtlichen arteriovenösen Unterschieden der Glucosekonzentration kommen. Deshalb sind zusätzlich zur eingeschränkten Meßgenauigkeit im hypoglykämischen Bereich alleinige Messungen mit Blutzucker-Teststreifen zur eindeutigen Dokumentation von Hypoglykämien nicht geeignet (10). Außerdem dürfen unspezifische Symptome ohne eindeutig hypoglykämische Blutzuckerwerte nicht als hypoglykämiebedingt gedeutet werden.

Hinter einer Nüchternhypoglykämie kann sich eine ernstzunehmende, evtl. progressive Erkrankung verbergen. Die postprandialen Hypoglykämien sind in der Regel selbstlimitierend und erzeugen nur selten medizinisch wichtige Symptome. Zum Ausschluß eines beginnenden Typ-2-Diabetes mellitus (Hyperinsulinismus) sollte auch ein OGTT über 3–5 Stunden mit gleichzeitiger Bestimmung von Insulin und C-Peptid in 30-Minuten-Abständen durchgeführt werden.

Bei unklarer Situation, insbesondere bei präkomatösen oder komatösen Zuständen, sollte immer auch der Alkoholspiegel bestimmt werden. Bei Verdacht auf eine gestörte Gegenregulation ist eine Cortisol-, ggf. Wachstumshormon- und Catecholamin- sowie Glucagonbestimmung sinnvoll.

Zum Ausschluß einer primären bzw. einer sekundären Nebennierenrindeninsuffizienz sollte deshalb vor dem Hungerversuch ein ACTH-(Synacthen)-Test mit gleichzeitiger Bestimmung von Cortisol und Aldosteron durchgeführt werden. Immer ist auch an das mögliche Vorliegen einer Hypoglycaemia factitia zu denken.

Literatur

1 Arky, R. A.: Hypoglycemia associated with liver disease and ethanol. Endocrinol. Metab. Clin. N. Amer. 18 (1989) 75

2 Avram, M. M., R. E. Wolf, A. Gan: Uremic hypoglycemia. A preventable life-threatening complication. N.Y. St. J. Med. 84 (1984) 593

3 Cho, B. Y., H. K. Lee, C. S. Koh, H. K. Min: Spontaneous hypoglycemia and insulin autoantibodies in a patient with Graves' disease. Diabet. Res. clin. Pract. 3 (1987) 119

4 Daughaday, W. H.: The pathophysiology of IGF-II hypersecretion in non-islet cell tumor hypoglycemia. Diabetes Rev. 3 (1995) 62–72

5 Del Prato, S., A. Riccio, S. Vigili de Kreutzenberg, M. Dorella, A. Avogaro, M. C. Marescotti, A. Tiengo: Mechanisms of fasting hypoglycemia and concomitant insulin resistance in insulinoma patients. Metabolism 42 (1993) 24–29

6 Donow, Chr., M. Pipeleers-Marichal, B. Stamm, Ph. U. Heitz, G. Kloppel: Pathologie des Insulinoms und des Gastrinoms: Lokalisation, Größe, Multizentrizität, Assoziation mit der multiplen endokrinen Neoplasie Typ I und Malignität. Dtsch. med. Wschr. 115 (1990) 1386

7 Eriksson, B., K. Oberg, B. Skogseid: Neuroendocrine pancreatic tumors. Clinical findings in a prospective study of 84 patients. Acta oncol. 28 (1989) 373

8 Feher, M. D., P. Grout, A. Kennedy, R. S. Elkeles, R. Touquet: Hypoglycaemia on an inner-city accident and emergency department: a 12-month survey. Arch. Emerg. Med. 6 (1989) 183

9 Goossens, A., W. Gepts, J.-M. Saudubray, J. P. Bonnefont, Nihoul-Fekete, P. U. Heitz, G. Kloppel: Diffuse and focal nesidioblastosis. A clinicopathological study of 24 patients with persistent neonatal hyperinsulinemic hypoglycemia. Amer. J. Surg. Pathol. 13 (1989) 766

10 Greenspan, F. S.: Basic and Clinical Endocrinology. Lange, Los Altos/Cal. 1997

11 Heik, S. C. W., G. Kloppel, W. Krone, G. Iben, K. Priebe, J. Kuhnau: Hypoglykämie durch Insulinom bei Diabetes mellitus. Dtsch. med. Wschr. 113 (1988) 1714

12 Kao, P. C., R. L. Taylor, F. J. Service: Proinsulin by immunochemiluminometric assay for the diagnosis of insulinoma. J. clin. Endocrinol. 78 (1994) 1048–1051

13 Lawrence, A. M., K. Ajlouni, T. C. Hagen: Chronic propranolol administration impairs glucagon release during insulin-induced hypoglycemia in normal man. J. clin. Endocrinol. 59 (1984) 622

14 Lebowitz, M. R., S. A. Blumenthal: The molar ratio of insulin to C-peptide. An aid to the diagnosis of hypoglycemia due to surreptitious (or inadvertent) insulin administration. Arch. Intern. Med. 153 (5) (1993) 650–655

15 Marks, V., J. D. Teale: Hypoglycaemia in the adult. Bailliere's clin. Endocrinol. Metab. 7 (1993) 705–729

16 Nagorney, D. M. jr., L. K. Kvols, J. Rubin, S. Kunselmann: The management of patients with advanced carcinoid tumors and islet-cell carcinomas. Ann. intern. Med. 120 (1994) 302–309

17 Moertel, C. G., M. Lefkopoulo, S. Lipsitz, R. G. Hahn, D. Klaassen: Streptozocin-doxorubicin, streptozocin-fluorouracil, or chlorozotocin in the treatment of advanced islet-cell carcinoma. New Engl. J. Med. 326 (1992) 519–523

18 Norton, J. A., T. H. Shawker, J. L. Doppman, D. L. Miller, D. L. Fraker, D. T. Cromack, P. Gorden, R. T. Jensen: Localization and surgical treatment of occult insulinomas. Ann. Surg. 212 (1990) 615

19 O'Brien, T., P. C. O'Brian, F. J. Service: Insulin surrogates in insulinoma. J. clin. Endocrinol. 77 (1993) 448–451

20 Ollenschläger, G., T. Steinmetz, A. Hoffmann, H. Fischer, J. Schindler, B. Allolio: Differentialdiagnose der Tumorassoziierten Hypoglykämie – dargestellt am Beispiel eines Insulinoms und eines Hämangioperizytoms. Fallberichte und Literaturübersicht. Med. Klin. 83 (1988) 391

21 Phillips, R. E.: Hypoglycaemia is an important complication of falciparum malaria. Quart. J. Med. 71 (1989) 477

22 Polonsky, K. S.: A practical approach to fasting hypoglycaemia. New Engl. J. Med. 326 (1992) 1020

23 Pun, K. K., R. T. T. Young, C. Wang, C. F. Tam, P. W. M. Ho: The use of glucagon challenge tests in the diagnostic evaluation of hypo-

glycemia due to hepatoma and insulinoma. J. clin. Endocrinol. 67 (1988) 546

24 Redmon, B., K. L. Pyzdrowski, N. E. Kay, A. P. Dalmasso, F. Q. Nutall: Hypoglycemia due to a monoclonal insulin-binding antibody in multiple myeloma. New Engl. J. Med. 326 (1992) 994–998

25 Rothmund, M., R. Arnold: Therapie des organischen Hyperinsulinismus. Dtsch. med. Wschr. 114 (1989) 468

26 Rothmund, M.: Localization of endocrine pancreatic tumours. Brit. J. Surg. 81 (1994) 164–166

27 Selinger, S., J. Tsai, M. Pulini, A. Saperstein, S. Taylor: Autoimmune thrombocytopenia and primary biliary cirrhosis with hypoglycemia and insulin receptor autoantibodies. A case report. Ann. intern. Med. 107 (1987) 686

28 Service, F. J.: Hypoglycemic disorders. New Engl. J. Med. 332 (1995) 1144–1152

29 Service, F. J., P. C. O'Brien, M. M. McMahon, P. C. Kao: C-Peptide during the prolonged fast in insulinoma. J. clin. Endocrinol. 76 (1993) 655–659

30 Sklenar, I., T. J. Wilkin, J. L. Diaz, P. Erb, U. Keller: Spontaneous hypoglycemia associated with autoimmunity specific to human insulin. Diabet. Care 10 (1987) 152

31 Smith, J: Hypoglycaemic coma associated with anorexia nervosa. Aust. N.Z.J. Psychiat. 22 (1988) 448

32 Snorgaard, O., C. Binder: Monitoring of blood glucose concentration in subjects with hypoglycaemic symptoms during everyday life. Brit. med. J. 300 (1990) 16

33 Taylor, S. I., F. Barbetti, D. Accili, J. Roth, P. Gordon: Syndromes of autoimmunity and hypoglycemia. Autoantibodies directed against insulin and its receptor. Endocrinol. Metab. Clin. N. Amer. 18 (1989) 123

34 Teale, J. D., V. Marks: Inappropriately elevated plasma insulin-like growth factor II in relation to suppressed insulin-like growth factor I in the diagnosis of non-islet cell tumour hypoglycaemia. Clin. Endocrinol. 33 (1990) 87

35 Toth, E. L., D. W. Lee: „Spontaneous"/uremic hypoglycemia is not a distinct entity: substantiation from a literature review. Nephron. 58 (1991) 325

36 Wilson, J. D., D. W. Forster: Williams' Textbook of Endocrinology. Saunders, Philadelphia 1997

37 Zapf, J.: Insulinlike growth factor binding proteins and tumor hypoglycemia. Trends Endocrinol. Metab. 6 (1995) 37–42

42 Diabetes in der Praxis

H. Hasche

Das Wichtigste in Kürze

➤ Die qualitätsgesicherte Behandlung von Typ-2-Diabetikern gilt als Hauptproblem ambulanter Diabetesversorgung.
➤ Das SGB V fordert eine „ausreichende, zweckmäßige und wirtschaftliche" Behandlung, die aber bei Diabetikern noch nicht zum Tragen gekommen scheint.
➤ Die ambulante Diabetestherapie setzt die Anamnese und die Definition eines individuellen Therapieziels voraus.

➤ Die ambulante Diagnostik folgt den Vorgaben des Gesundheitspasses der Deutschen Diabetes-Gesellschaft.
➤ Diabetologische Schwerpunktpraxen sind Bindeglieder zwischen der kontinuierlichen hausärztlichen Versorgung und den Fachkliniken mit dem Ziel, die Lebensqualität der Diabetiker zu verbessern.

Überblick über Problematik und Defizite

Die kontinuierliche ambulante Versorgung von Diabetikern stellt im Gegensatz zum theoretischen Wissen und zu den beachtlichen technischen Möglichkeiten in der Medizin auch heute noch ein erhebliches Problem dar (1,4,10).

Hauptproblem der ambulanten Versorgung sind nicht die vergleichsweise wenigen Typ-1-Diabetiker sondern die große Anzahl der Typ-2-Diabetiker mit und ohne Insulin. Diese grundsätzlich als Risikopatienten einzuordnenden Betroffenen werden in der ambulanten Versorgung (5, 13) häufig nicht ernst genommen.

Im Gegensatz zu anderen europäischen Ländern gibt es für die Betreuer der 4 Millionen Diabetiker in Deutschland zum gegenwärtigen Zeitpunkt keine allgemein anerkannte Bereichs- oder Schwerpunktbezeichnung als Diabetologen. Obwohl diese 5% der Bevölkerung derzeit erhebliche Kosten verursachen, wird für deren Behandlung immer noch kein Qualitätsnachweis gefordert (§ 135/136 SGB V (7)).

Sozialgesetzbuch V (SGB V)

Vom SGB V (7), dem „Gesundheitsstrukturgesetz" wird eine Trennung von Hausarzt und Facharzt (§ 73 SGB V) vorgenommen. Daß damit erhebliche Probleme vornehmlich für das Fach der Inneren Medizin und die Kinderheilkunde entstanden sind, versteht sich von selbst.

Die Behandlung soll „ausreichend, zweckmäßig und wirtschaftlich" sein (§12 SGB V). Trotzdem nimmt man das Problem des Diabetes nicht wahr und läßt immer noch Diabetiker in Kliniken und Praxen behandeln, die nicht die Grundlagen der Diabetesversorgung realisieren (1). Daß auf diese Weise erhebliche Kosten entstehen, wird billigend in Kauf genommen.

Die Behandlung soll entsprechend dem „allgemeinen Stand der Erkenntnisse" durchgeführt werden. Ebenso soll der „Fortschritt der Medizin" (§2 SGB V) berücksichtigt werden, und doch gibt es nicht einmal allgemeingültige Regelungen hinsichtlich der Betreuung und Schulung für alle Diabetiker.

Die Behandlung soll „human" sein (§ 70 SGB V), und trotzdem fördert die derzeitige Behandlungsstruktur, gestützt durch den Sicherstellungsauftrag, die Probleme wie Beinamputationen, Erblindungen, Nierenversagen und Schwangerschaftskomplikationen, die durch eine qualitätsgesicherte Therapie, die sich an den Zielen der St.-Vincent-Deklaration orientiert, vermieden werden können.

Probleme des einheitlichen Bewertungsmaßstabes (EBM)

Spaltung der Ärzteschaft: Auf dem Boden des SGB V (§ 73) wurde die Trennung zwischen Hausarzt und Facharzt durchgesetzt. Es gab schon längst die unsinnige Konkurrenzsituation zwischen Klinik und Praxis; durch die neue Aufteilung der ambulanten Medizin (15) wird jedoch eine weitere Spaltung der Ärzteschaft gefördert.

Therapeutisches Gespräch: 1996 sollte mit der Neustrukturierung des EBM die sprechende Medizin gefördert werden. Das therapeutische (hausärztliche) Gespräch – Ziffer 10 ff. EBM – wurde zum Stolperstein der Fachärzte. Lediglich beim Auftreten von „lebensverändernden Erkrankungen" (Ziffer 17 EBM) dürfen diese auch Gespräche führen. Durch die Mengenausweitung aller, insbesondere der bisher kostenlos erbrachten Gesprächsleistungen kam es zum raschen Scheitern dieses Reformansatzes.

Budgetierung: Inzwischen wurde alles budgetiert. Selbst die Ganzkörperuntersuchung, die bisher stets mit 320 Punkten bedacht war, schrumpfte auf ein Budget pro Patient von 30 Punkten zusammen, die neurologische Teiluntersuchung darin integriert. Durchschnittliche hausärztliche Praxen können schon kaum damit leben, gar nicht aber diabetologische Schwerpunktpraxen, die eine überproportional große Anzahl von chronisch kranken Menschen betreuen und stets auf das therapeutische Gespräch angewiesen sind.

Gebührenordnung für Ärzte (GOÄ)

Die GOÄ ignoriert die Belange der Betroffenen weitgehend (5). Es gibt lediglich die Einzelschulung für Diabetiker (GOÄ Ziffer 33), die die Auflagen zur Qualitätssicherung mit dem Gesundheitspaß Diabetes (6) erfüllt.

Diagnose

Die notwendige Diagnostik umfaßt die Anamnese, die klinischen Untersuchungen, die Labordiagnostik und die technischen Untersuchungen.

Die diabetesspezifische **Anamnese** bindet die familiäre Situation, aber auch die persönlichen Probleme mit ein:

➤ Familienanamnese,
➤ Dauer und Symptome der Erkrankung,
➤ bisherige Therapie:
  – nichtmedikamentöse Behandlung,
  – medikamentöse Behandlung,
➤ Ernährungsanamnese,
➤ bisher erfolgte Schulung,
➤ Selbstkontrolle,
➤ Folge- und andere Erkrankungen,
➤ derzeitige Beschwerden/Befinden,
➤ Sozialstatus,
➤ Beteiligung an einer Selbsthilfeorganisation.

Dieser Fragenkomplex gehört immer zur Diagnostik und zu einer qualitätsgesicherten Diabetesbehandlung.

Jedes Gespräch mit den Betroffenen sollte die individuellen **Therapieziele** mit einbinden, wobei es Langzeitziele, Jahres- und Quartalziele gibt, die immer wieder sowohl dem Arzt als auch dem Betroffenen präsent sein müssen (6).

Zudem ist es erforderlich, daß die ärztlichen Gespräche immer wieder auch die häufig begleitenden **psychischen Probleme** der Betroffenen mit einbinden müssen. Schließlich wird manche Stoffwechselverschlechterung erst dann beseitigt, wenn auch die psychischen oder psychosozialen Probleme gebessert sind.

Klinische Untersuchung: Neben der Ganzkörperuntersuchung, die alle zwei Jahre auch als Präventionsuntersuchung erbracht werden kann (5), bedarf es in jedem Quartal regelmäßiger Untersuchungen der Füße. Diese komplexe Untersuchung umfaßt einerseits die neurologische Fragestellungen

➤ einschließlich der Tiefensensibilität,
➤ der Oberflächensensibilität,
➤ der peripheren Reflexe,
➤ der Temperatursensibilität;

andererseits müssen auch Hinweise der autonomen Neuropathie (u. a. Schweißsekretion) und die angiologischen Probleme überprüft werden. Gerade die regelmäßige Kontrolle der Füße ist erforderlich, um frühzeitig Veränderungen festzustellen und der diabetischen Gangrän entgegenzuwirken.

Für alle insulinbehandelten Diabetiker ist zudem die regelmäßige Inspektion der Spritzstellen erforderlich, da eine durch mangelnden Wechsel der Injektionsstellen entstandene Lipohypertrophie sowohl zu schwankenden als auch zu nicht ausreichenden Stoffwechselwerten führen kann.

Bei jedem Besuch eines Diabetikers in der Praxis muß der Blutdruck und das Gewicht mit gemessen werden, da diese Parameter häufig Aufschluß über Stoffwechselveränderungen geben können.

Die Überweisung mindestens einmal pro Jahr zum Augenarzt, der in Mydriasis die Augen untersucht, ist selbstverständlich.

Labordiagnostik: Die Labordiagnostik konzentriert sich auf die im Gesundheitspaß Diabetes festgelegten Kontrollen. Aber selbst diese wenigen Untersuchungen sprengen das von den Selbstverwaltungsorganen festgelegte Budget für das OI-Labor (13).

Die Diagnose erfolgte bisher bevorzugt durch den postprandialen Blutzuckerwert. Während der Nüchternblutzucker häufig falsch negative Ergebnisse erbrachte, war der postprandiale Wert nur selten mit Fehlern behaftet. Hier ist durch die Verschärfung der diagnostischen Kriterien – insbesondere im Hinblick auf den dadurch erheblich aufgewerteten Nüchternblutzucker – ein entscheidender Wandel eingetreten: Die Ergebnisse von Nüchternblutzucker und postprandialem Blutglucosewert sind gleichwertig in ihrer Aussagekraft für die Diagnose (Kap. 5). Die Sicherheit der Aussage beider Tests übersteigt eindeutig die des HbA_{1c}-Spiegels, der deswegen für die Diagnose nicht geeignet ist. Der Glucosetoleranztest ist für die Frühformen und Vorstufen des Diabetes gedacht.

Technische Untersuchungen: Die üblichen Untersuchungen mit EKG, Langzeit- und Belastungs-EKG werden ergänzt durch die Langzeitblutdruckuntersuchungen, die Doppler-Untersuchungen der Peripherie und der hirnversorgenden Arterien wie auch das Röntgen und die sonographischen Untersuchungen.

Zudem gibt es die Möglichkeit der Thermosensibilitätsprüfung und Pedographie (17). Hinsichtlich der Pedographie gibt es jedoch von verschiedenen Seiten Kritik. Aber diese technischen Untersuchungen zur Diagnostik der Neuropathie und deren Folgen sind ärztliche Leistungen und sollten nicht den orthopädischen Schuhmachern überlassen werden.

Therapie

Die Therapie in der Praxis soll prinzipiell derjenigen in der Klinik entsprechen.

Schulung: Schulung aller Diabetiker gehört zu den Grundlagen einer jeden Diabetesbehandlung (1, 12). Die 1991 in die ambulante Versorgung eingeführte Schulung von Diabetikern hatte eine flächendeckende Erfassung zum Ziel. Heute muß man jedoch sagen, daß zwar ein sinnvoller Ansatz vorlag, daß aber eine flächendeckende qualitätsgesicherte Behandlung nicht erreicht wurde (11). Die Schulungshäufigkeit hat zwar Stabilität erreicht, doch bedeutet dies keine Flächendeckung. Im Gegensatz hierzu versteht sich das Konzept der diabetologischen Schwerpunktpraxis. Hier geht es nicht um die in einem Schnellkurs erlernte Schulung anhand eines fertigen Programms, sondern um eine qualifizierte Ausbildung des Arztes und der ärztlichen Mitarbeiter zur Diabetesassistentin oder später zur Diabetesberaterin.

Selbstkontrolle: Die Unsicherheit hinsichtlich der Verordnung von Teststreifen ist mit den Erklärungen des § 31 SGB V vorgegeben und bringt immer wieder Probleme mit sich, weil diese Teststreifen für den verordnenden Arzt als budgetpflichtige Arzneimittel gelten, für die Betroffenen aber wie Hilfsmittel gewertet werden.

Schwierigkeiten können zudem bei der Verordnung von Geräten entstehen (2). Sicherlich kann man mit visuellen Teststreifen arbeiten, aber das oft zu lesende Argument, daß die visuelle Schätzung billiger sei als die Blutzuckermessung mittels eines Gerätes, gehört in das Reich der Fabel und sollte nicht mehr in gemeinsamen Erklärungen der Krankenkassen zu lesen sein.

Schließlich gibt es auch diabetologische Argumente für die Benutzung eines Meßgerätes. Bei Kunstlicht ist es schwierig, den Wert exakt zu bestimmen. Wenn zudem nächtliche Kontrollen notwendig werden, so scheint es ungleich leichter zu sein, die Messung mittels eines Gerätes durchzuführen.

Diabetologische Schwerpunktpraxis

Aufgrund der Vorstellung, die Versorgung von Diabetikern verbessern zu wollen, wurde 1989 die *Arbeitsgemeinschaft niedergelassener diabetologisch tätiger Ärzte* (AND) gegründet, die sich inzwischen als Arbeitsgemeinschaft der DDG versteht. Man wollte diabetesgerechte Schwerpunktpraxen schaffen, die sich als Bindeglieder zwischen der unverzichtbaren hausärztlichen Versorgung und den (Fach)Kliniken verstehen. Insbesondere sollte in einer Schwerpunktpraxis die qualitätsgesicherte Diabetesbehandlung und Schulung für alle Gruppen realisiert werden. Bereits 1989 wurde also die diabetologische Schwerpunktpraxis definiert (3) und verbindet sich inzwischen mit der Vorstellung einer qualitätsgesicherten Betreuung, die zudem eine kostengünstige Betreuung sichern soll.

In einer multizentrischen AND-Studie konnten die Effekte einer Schwerpunktversorgung für Diabetiker erfaßt werden (8). Die Krankenhaustage (14) konnten von durchschnittlich *14,6* Tagen pro Jahr auf *2,3* nach zwei Jahren redu-

ziert werden. Zudem wurde die Lebensqualität sowie die diabetesspezifischen Parameter verbessert. Gleichzeitig wurde die Arbeitsunfähigkeitstage von durchschnittlich *11,5* auf *1,8* Tage vermindert.

Qualitätszirkel

Die Arbeit in Qualitätszirkeln kann eine Verbesserung der ambulanten Versorgungsstrukturen erzielen. Gerade für Schwerpunktpraxen ist es wichtig, die umliegenden Praxen zu begleiten, da auch weiterhin die Versorgung der meisten Betroffenen den Hausärzten obliegt (16).

Ziel

Die qualitätsgesicherte Schulung und Behandlung in Klinik und Praxis ist das gemeinsame Ziel der Diabetesversorgung. Schwerpunktpraxen können helfen, dieses Ziel zu erreichen (8).

Literatur

1 Assal, J. P., I. Mühlhauser, A. Pernet, R. Gfeller, V. Jörgens, M. Berger: Patient education as the basis of diabetes care in clinical practice and research. Diabetologia 28 (1990) 602–613

2 Bundesanzeiger. Bekanntmachungen des Hilfsmittelverzeichnisses: Produktgruppe 21. Meßgeräte für Körperzustände. Bundesanzeiger 48 (1996) 23–32

3 Deutscher Bundestag, 12. Wahlperiode: Antwort der Bundesregierung auf die kleine Anfrage der Abgeordneten H. Schmidbauer (Nürnberg) Drucksache 12/4138

4 Diabetes in Deutschland. Eine Denkschrift zur Lage der Diabetologie in der Bundesrepublik, hrsg. vom Grundsatzausschuß im Auftrag des Vorstandes der DDG 1995

5 Gebührenordnung für Ärzte (GOÄ) 1996: Die Privatärztlichen Verrechnungsstellen. Ärztl. Gemeinschaftseinrichtungen

6 Gesundheits-Paß Diabetes, hrsg. Von der Deutschen Diabetes-Gesellschaft. 4. Aufl. 1995

7 GRG/GSG Handbuch Sozialgesetzbuch V: KKF. Krankenkassen-Fachverlag, Altötting 1993

8 Hasche H., K. Flinker, M. Herbold, H.-J. Lembcke, H. G. Ley, G. Schwinn, G. Spork, H. U. Janka: AND-Studie: Multizentrische Studie zur Effektivität der diabetologischen Schwerpunktpraxis. Dtsch. Ärztebl. 94 (1997) B 2429–2435

9 Haslbeck, M., H. Mehnert: Diagnose und Differentialdiagnose. In Mehnert, H., K. Schöffling, E. Standl, K.-H. Usadel: Diabetologie in Klinik und Praxis, 4. Aufl. Thieme, Stuttgart 1994

10 Hauner H., L. von Ferber, I. Köster: Ambulante Versorgung von Diabetikern – eine Analyse der Krankenkassendaten der AOK Dortmund. Dtsch. med. Wschr. 119 (1994) 129–134

11 Jörgens, V., P. Hartmann, M. Grüßer: Patientenschulung in der Praxis 1996. Fünf Jahre nach der Einführung der Diabetikerschulung in die vertragsärztliche Versorgung. Diabet. Stoffw. 5 (1996) 277–280

12 Jörgens, V., L. Krimmel, G. Flatten: Neue Möglichkeiten der hausärztlichen Betreuung von Typ-II-Diabetikern. Dtsch. Ärztebl. 88 (1991) 1452–1454

13 Leese, B.: Economic evaluations of type II diabetes. Pharmaco Econ. 8 (Suppl.) (1995) 23–27

14 Mühlhauser, I., A. B. Klemm, B. Boor, V. Scholz, M. Berger: Krankenhausaufenthalts- und Arbeitsunfähigkeitszeiten bei Patienten mit Typ-I-Diabetes. Dtsch. med. Wschr. 111 (1986) 854–857

15 Mundenbruch, R.: BMÄ, E-GO, EBM. Gegenüberstellung mit Abrechnungshinweisen. 24. Aufl. Zauner, Dachau 1996

16 Siebolds M.: Qualitässicherung in der hausärztlichen Diabetesversorgung – ein integratives Problem. Im Druck

17 Strian, F., M. Haslbeck: Neurologische Erkrankungen. In Mehnert, H., K. Schöffling, E. Standl, K.-H. Usadel: Diabetologie in Klinik und Praxis, 4. Aufl. Thieme, Stuttgart 1994 (S. 510 ff.)

43 Futurologie

W.A. Scherbaum, H. Hauner, M. Toeller, T. Koschinsky, D. Ziegler, D. Tschöpe und S. Martin

Medikamentöse Therapie

Inselzellsekretionsprodukte und Analoga beim Typ-1-Diabetes

C-Peptid

Physiologische und pathophysiologische Grundlagen: Das Humaninsulin wird in der B-Zelle des Pankreas als Teil eines größeren Pankreasmoleküls produziert, das aus einer A- und einer B-Kette besteht, die durch ein Verbindungspeptid (Connecting peptide = C-Peptid) mit einer Länge von 31 Aminosäuren verbunden sind. Nach Synthese des Insulins bleibt das C-Peptid in den sekretorischen Granula und wird nach Glucosereiz zusammen mit Insulin sezerniert. Die Plasmaspiegel des C-Peptids sind bei Patienten mit einem insulinpflichtigen Diabetes mellitus stark reduziert. Bisher war angenommen worden, daß das C-Peptid neben seiner Rolle für die Insulinsynthese allenfalls eine geringe biologische Rolle spielt. Eine Reihe von neuen Befunden weisen jedoch auf eine physiologische Bedeutung von C-Peptid hin. Es besteht die begründete Hoffnung, daß C-Peptid in Zukunft therapeutisch angewendet werden kann und daß es dabei einen Schutzeffekt gegen die Langzeitfolgen des Diabetes auf die Gefäße bietet. C-Peptid hat keinen Einfluß auf die Glucosehomöostase; es scheint aber eine deutliche Wirkung auf verschiedene Gewebe auszuüben.

Beim Diabetes mellitus kommt es auch in solchen Geweben, die kein Insulin benötigen, zu biochemischen und physiologischen Veränderungen. Störungen des Gefäßsystems zeigen sich in Veränderungen des Blutflusses und einer verstärkten Durchlässigkeit für Albumin. Eine gestörte Nervenleitgeschwindigkeit geht einher mit verminderter Aktivität der Na^+-K^+-ATPase einher.

Nun konnte im **Tierversuch** ein eindeutig positiver Effekt von menschlichem C-Peptid auf diese Funktionen nachgewiesen werden. Wenn Ratten mit einem insulinpflichtigen Diabetes nicht nur Insulin, sondern auch 2mal täglich humanes C-Peptid subkutan indiziert wird, so führt dies zur eindrucksvollen Verminderung des durch den Diabetes induzierten erhöhten Blutflusses in der vorderen Augenkammer, der Retina und im N. ischiadicus. Bei diesen Tieren führte sogar die Behandlung mit C-Peptid noch nach einer Laufzeit des Diabetes über 8 Wochen ohne Insulinsubstitution zu einer Verbesserung der Gefäßfunktionen innerhalb weniger Wochen. Durch die zusätzliche Injektion von C-Peptid zur Insulintherapie ließ sich außerdem die Durchlässigkeit der o. g. Gewebe für Albumin um 60–70 % reduzieren. Es konnte belegt werden, daß das humane C-Peptid einen Abfall der Na-K-ATPase-Aktivität im N. ischiadicus der diabetischen Ratten verhindert. Dies weist auf einen starken synergistischen Effekt von Insulin und C-Peptid hin. C-Peptid übt bei normalen und bei diabetischen Ratten keine Wirkung auf Freßverhalten, Körpergewicht oder Plasmaglucosespiegel aus. Ebenso wird der Sorbitstoffwechsel nicht beeinflußt (16).

Die Berichte bei diabetischen Ratten zeigen eine relevante biologische Aktivität von C-Peptid (5, 17). C-Peptid verhindert diabetes- und hypoglykämie-induzierte Störungen von Gefäßen und Nerven. Es ist daher anzunehmen, daß eine Behandlung mit C-Peptid auch für die Vorbeugung und Therapie von diabetischen Komplikationen beim Menschen Einsatz finden kann. Keinesfalls kann C-Peptid jedoch Insulin ersetzen. Es ist aber denkbar, daß C-Peptid in Zukunft nach sorgfältiger Prüfung der Anwendung beim Menschen, z. B. zusammen mit Insulin, subkutan injiziert werden kann.

Amylin

Physiologische und pathophysiologische Grundlagen: Das 37-Aminosäuren-Peptid-Amylin wird zusammen mit Insulin aus den B-Zellen des Pankreas freigesetzt. Amylin ist beim Typ-1-Diabetes nicht nachweisbar, und ist im späten Stadium des Typ-2-Diabetes postprandial reduziert. Dies könnte zu der exzessiven postprandialen Hyperglykämie bei solchen Patienten beitragen.

Pramlintide, ein Analogon des humanen Amylins, senkt bei Typ-2-Diabetikern die postprandialen Blutglucosespiegel. Der wichtigste Wirkmechanismus ist die Hemmung der Magenentleerung, wahrscheinlich über eine vagusvermittelte zentrale Reaktion. Damit kommt es zu einer verzögerten Blutglucoseresorption im Intestinaltrakt und zu einer Suppression der postprandialen Glucagonkonzentration. Der Effekt auf die Magenentleerung wird bei Hypoglykämie überspielt.

Durch die Gabe von Pramlintide beim Typ-1-Diabetes werden durch die o. g. Effekte einer verzögerten Magenentleerung und einer Suppression der postprandialen Glucagonsekretion die postprandialen Blutzuckeranstiege abgeschwächt und der HbA_{1c}-Spiegel gesenkt. Nach bisherigen Studien wird unter einer Behandlung mit Pramlintide beim Typ-1-Diabetes auch die Zahl der Hypoglykämien gesenkt. Das Präparat muß allerdings 3mal täglich subkutan injiziert werden. Hier wäre die Entwicklung von Injektionspens hilfreich, mit denen, evtl. mit einer doppelgeschliffenen und zweilumigen Nadel, sowohl Insulin als auch das Amylinanalogon verabreicht werden könnten.

Pramlintide erwies sich in bisherigen Vergleichsstudien bei gleicher Konzentration als deutlich potenter als GLP-1 (glucagon-like peptide) oder CCK8 (Cholecystokinin). Tierexperimentell bewirkt das Amylinanalogon außerdem über eine Bindung an spezifische hypothalamische Rezeptoren eine Reduzierung der Nahrungsaufnahme, so daß es zu einer signifikanten Gewichtssenkung kommt. Amylin und CCK wirken dabei synergistisch. Außerdem verursacht Amylin bei Diabetikern eine Reduktion des erhöhten LDL-Spiegels (7).

Insulinanaloga

Mit Lisproinsulin steht bereits ein schnell wirksames Insulinanalogon zur Verfügung, das zu den Mahlzeiten injiziert werden kann und nur eine sehr kurze Wirkdauer besitzt. Weitere solche schnell wirksame Insulinanaloga sind in Entwicklung, lassen aber kaum einen darüber hinausgehenden Effekt erwarten.

Ein großer Bedarf besteht noch an der Verfügbarkeit eines Langzeitinsulins, das 1mal pro Tag gegeben werden kann, vorhersehbar konstant hohe Insulinspiegel erzeugt und nicht kumuliert. Mit HOE 901 der Fa. Hoechst Marion Roussell scheint ein solches Präparat zur Verfügung zu stehen. Mit der Markteinführung ist zum Jahr 2001 zu rechnen.

„Künstliches Pankreas"

Es werden derzeit große Anstrengungen unternommen, eine „physiologische" bedarfsgerechte Substitution von Insulin zu erreichen:

➤ **Mechanische Verfahren** zur Entwicklung eines künstlichen Pankreas: Das wesentliche Problem dabei ist nicht nur die Miniaturisierung des Systems und die Beseitigung von Artefakten durch Bewegung, sondern insbesondere die Kopplung des automatisierten Insulininjektionssystems an einen intelligenten Sensor, der in sehr kurzen Zeitintervallen den Blut- oder Gewebeglucosespiegel ermittelt und Insulin entsprechend einem an die aktuelle Stoffwechselsituation und körperliche Situation angepaßten Algorithmus aus dem Reservoir ausschüttet.
➤ **Mikroenkapsulierte Inselzellen**, die in ein Gel eingebettet oder von einer Biomembran umschlossen werden und je nach umgebender Blutglucose oder Gewebeglucosekonzentration Insulin produzieren und freigeben: Das wesentliche Problem besteht dabei noch in einer Abgrenzung des Fremdkörpers durch Fibroblasten und andere Gewebe des Empfängers.
➤ **Gewebe** (z. B. Fibroblasten), in die das Insulin-Gen sowie die Promotoren und Regulatorgene und der Glucosesensor gentechnologisch stabil eingebaut wurden: Dieses Gewebe müßte von Blut umströmt und im optimalen Fall in die portale Strombahn, z. B. die Leber, inseriert werden, um eine physiologische Wirkung zu entfalten.

Medikamentöse Therapie beim Typ-2-Diabetes

Einleitung

Tendenzen: In der Pharmakotherapie des Typ 2-Diabetes werden derzeit verschiedene neue Substanzen und Wirkstoffklassen entwickelt, die vermutlich in 5–10 Jahren das medikamentöse Repertoire der Antidiabetika erheblich erweitern und eine individuellere Behandlung ermöglichen werden. Dabei ist unzweifelhaft eine Tendenz erkennbar, früher als bisher medikamentös zu intervenieren. Die Berechtigung wird daraus abgeleitet, daß bis zu 20% der neu diagnostizierten Typ-2-Diabetiker bereits Hinweise für eine Mikroangiopathie bieten und sogar bis zu 50% dieser Patienten eine zumindest beginnende Makroangiopathie aufweisen.

Zielgruppen und Studien: Die neuen pharmakologischen Entwicklungen zielen vor allem auf 2 Personengruppen: einerseits auf adipöse Personen mit positiver Familienanamnese für den Diabetes und andererseits auf Personen mit bereits gestörter Glucosetoleranz. Derzeit laufen weltweit mehrere klinische Studien, die klären sollen, inwieweit es rationale Argumente für eine solche Strategie gibt. Insbesondere werden mehrere pharmakologische Interventionsstudien in wenigen Jahren zeigen, ob die Konversionsrate von einer gestörten Glucosetoleranz zum manifesten Typ-2-Diabetes mellitus signifikant gesenkt werden kann. Dazu gehören der amerikanische Diabetes Prevention Trial und mehrere europäische Verbundstudien. Andere groß angelegte Interventionsstudien gehen der Frage nach, inwieweit eine Gewichtssenkung bei deutlich adipösen Menschen das Diabetesrisiko senkt. Hervorzuheben ist hier insbesondere die schwedische SOS-Studie.

Gewichtssenkende Medikamente

Sibutramin ist strukturell mit den Monoaminen verwandt und wirkt als selektiver Serotonin- und Noradrenalin-Reuptake-Inhibitor. Dies führt einerseits über den Anstieg der präsynaptischen Serotoninkonzentrationen zu einer rascheren Sättigung und andererseits über eine zentrale Sympathikusaktivierung zu einer Steigerung der Thermogenese, die in erster Linie über β_3-Adrenozeptoren vermittelt wird.

Das gewichtssenkende Potential dieser Substanz liegt bei etwa 5–8 kg und geht nach ersten klinischen Studien mit einer deutlichen Verbesserung der Stoffwechseleinstellung adipöser Typ-2-Diabetiker einher.

Orlipstat oder Tetrahydrolipstatin ist ein Lipaseinhibitor und besitzt einen ausschließlich peripheren Wirkmechanismus. Darunter kommt es zu einer Senkung der intestinalen Absorption von Nahrungsfetten um bis zu 30%. Diese werden unverdaut über den Stuhl ausgeschieden. Nach den Ergebnissen der bisherigen klinischen Prüfungen ist damit eine Gewichtssenkung von bis zu 5% des Ausgangsgewichtes möglich.

Weitere Entwicklungen: Daneben befinden sich weitere Substanzen zur Gewichtssenkung in einer noch frühen Entwicklungsphase. Dazu zählen insbesondere Leptinanaloga, Neuropeptid-Y-Rezeptor-Blocker, CCK-Blocker und β_3-Adrenozeptor-Blocker.

Als besonders hoffnungsvoll gelten derzeit die β_3-Blocker. Sie steigern die Lipolyse hauptsächlich über in den viszeralen Fettzellen gehäuft vorkommende β_3-Adrenozeptoren und reduzieren damit die als besonders gefährlich angesehenen viszeralen Fettdepots. Darüber hinaus findet sich für die Substanzgruppe in vielen Tierexperimenten eine unerwartete antidiabetische Wirkung, die unabhängig von der Abnahme des Körpergewichtes zu sein scheint (1).

Insulinsekretagoga

Das Benzoesäurederivat Repaglinid ist der erste Vertreter der neuen Substanzklasse der sog. prandialen Glucoseregulatoren. Über eine Hemmung der ATP-sensitiven Kaliumkanäle der B-Zelle führt diese Substanz zu einer Steigerung der glucoseabhängigen Insulinsekretion, nicht dagegen der Basalsekretion. Repaglinid wird rasch resorbiert. Die Maximalwirkung wird bereits nach 30–60 Minuten erreicht. Die Halbwertszeit liegt in der gleichen Größenordnung. Daraus läßt sich das Konzept einer flexiblen mahlzeitenangepaßten Dosierung ableiten. Repaglinid ist äquipotent im Vergleich zu Sulfonylharnstoffen. Inwieweit es seltener zu Hypoglykämien führt, bleibt abzuwarten.

Im Gastrotestinaltrakt wirkende Antidiabetika

Amylin: s. oben S. 648.

GLP-1 gehört zu den sog. „Inkretinen". Es induziert eine gesteigerte Insulinsekretion und wirkt damit indirekt blutzuckersenkend. Darüber hinaus verzögert GLP-1-Gabe die Magenentleerung, so daß der postprandiale Glucoseanstieg abgeschwächt wird. Tierexperimentell wurde ferner beschrieben, daß GLP-1-Gabe auch zu einer Gewichtssenkung führt. Ferner senkt GLP-1 die Glucagonkonzentration und bessert möglicherweise die Insulinsensibilität. Dies erklärt, warum auch dem GLP-1, das inzwischen als Analogon verfügbar ist, ein Potential als Antidiabetikum zukommt. Derzeit werden GLP-1-Analoga entwickelt, die eine längere Halbwertszeit als die natürliche Substanz besitzen. Wenn die genaue Struktur des GLP-1-Rezeptors bekannt ist und geeignete Methoden für die Produktion passender Liganden auf Nichtproteinbasis zur Verfügung stehen, wird möglicherweise eine orale Therapie mit solchen Wirkstoffen entwickelt werden können (10).

Prävention durch gesunde Ernährung

Die Suche nach Nahrungsfaktoren (Tab. 43.**1**), die vermutlich zur Entstehung des Diabetes und seiner Komplikationen beitragen, wird durch die Hoffnung gesteuert, durch Nahrungsmodifikation eine Vermeidung der Erkrankung und ihrer Folgeschäden erreichen zu können.

Tabelle 43.**1** Schädliche Eigenschaften einzelner Nahrungsfaktoren

- – Förderung der Entstehung des Diabetes
- – Behinderung der Stoffwechselkompensation bei Diabetes
- – Begünstigung des Auftretens von Folgeschäden

Nahrungsfaktoren in der Ätiologie des Typ-2-Diabetes mellitus und seiner Komplikationen

Bisher verfügbare Studien weisen darauf hin, daß alle Nahrungsfaktoren, die die Adipositas begünstigen, eine Rolle in der Ätiologie des Typ-2-Diabetes spielen. Prospektive Studien haben gezeigt, daß insbesondere eine hohe Fettaufnahme mit einem erhöhten Risiko für Typ-2-Diabetes und gestörter Glucosetoleranz (IGT) assoziiert ist (3, 9). Dabei scheint die Art der aufgenommenen Fettsäuren eine wesentliche Rolle zu spielen. Auch unabhängig von der Energieaufnahme und dem Vorhandensein von Adipositas konnte ein positiver Zusammenhang zwischen gesättigten Fettsäuren in der Nahrung und den Nüchtern- und postprandialen Blutglucosespiegeln gezeigt werden. Zudem war das relative Risiko, an Typ-2-Diabetes zu erkranken, bei Frauen in den USA in der Gruppe von Individuen mit der höchsten Aufnahme pflanzlicher Fette signifikant geringer. Zusätzlich wurde gezeigt, daß mehrfach ungesättigte Fettsäuren invers mit den Insulinspiegeln korreliert sind.

Die mögliche protektive Rolle von n-3-ungesättigten Fettsäuren für die Entstehung des Typ-2-Diabetes wurde zuerst wegen der geringen Rate an Diabetes bei Grönland- und Alaskaeskimos und Alaskaindianern diskutiert. Später wurde dies in einer prospektiven Studie bestätigt, in der regelmäßiger Fischverzehr eine 50%ige Risikominderung für die Entwicklung einer gestörten Glucosetoleranz ergab. Typ-

2-Diabetiker tragen ein ca. 3fach erhöhtes Risiko für kardiovaskuläre Erkrankungen. Bei regelmäßigem Fischverzehr wurde eine Risikominderung für kardiovaskuläre Erkrankungen beobachtet.

Auch die Aufnahme **von Ballaststoffen** scheint für die Entstehung des Typ-2-Diabetes eine Rolle zu spielen (11). In Ländern, in denen diese natürlicherweise reichlich verzehrt werden, ist die Rate an Typ-2-Diabetes geringer.

Für **weitere Nahrungsfaktoren** sind Zusammenhänge mit dem Auftreten des Typ-2-Diabetes bisher nur vage (wie z. B. Chrom, Zink, Magnesium, Vitamin E) oder kontrovers (Zucker, Alkohol) beschrieben worden. Häufig ist es sehr schwierig, den Einfluß eines einzelnen Nährstoffs in der Ätiologie des Diabetes von dem eines anderen getrennt zu betrachten, da viele überwiegend gemeinsam in Lebensmitteln bzw. Mahlzeiten verzehrt werden. So enthalten Speisen, die reich an gesättigtem, tierischem Fett sind, meist auch tierisches Protein. Ein hoher Verzehr an tierischem Protein scheint mit der Nephropathie bei Typ-1- und Typ-2-Diabetes assoziiert zu sein (13), während eine Begrenzung der Proteinaufnahme die Progression der Mikroalbuminurie zu einer klinisch manifesten diabetischen Nephropathie zu verzögern vermag.

Nahrungsfaktoren in der Ätiologie des Typ-1-Diabetes mellitus und seiner Komplikationen

Protein: Nahrungseinflüsse werden auch bei der Entstehung des Typ-1-Diabetes diskutiert (2). Ein erhöhtes Erkrankungsrisiko scheint bei kuhmilchhaltiger Ernährung vor dem 3. bis 4. Lebensmonat zu bestehen. Fremde, auch pflanzliche Eiweißstoffe lösen möglicherweise eine Immunreaktion gegen verschiedene Nahrungsmittelantigene aus. Eine Kreuzreaktion mit B-Zellantigenen führt zur Schädigung dieser Zellen. Eine lange Stillzeit und eine proteinärmere Kost in den ersten Lebensjahren dagegen sind schwach protektiv.

Ballaststoffe: In eigenen Studien konnten wir kürzlich zeigen, daß die Ballaststoffaufnahme bei Typ-1-Diabetikern invers mit den kardiovaskulären Ereignissen assoziiert ist. Diese Effekte waren auch schon für eine moderate Ballaststoffzufuhr, wie sie üblicherweise bei Diabetikern in Deutschland vorliegt, nachweisbar.

Zukunftsperspektiven durch Modifikation der Nahrungsaufnahme

Fettärmere und ballaststoffreichere Kost: Vermutlich würde der Zuwachs an Typ-2-Diabetikern und kardiovaskulären Ereignissen deutlich zurückgehen, wenn es in Zukunft gelänge, in der Bevölkerung mehr Gefallen am Verzehr von Fisch und von Produkten, die ballaststoffreich sind und ungesättigte Fettsäuren enthalten, zu erzeugen (Tab. 43.**2**). Dazu müßte das entsprechende Angebot von den Herstellern leicht verfügbar, schmackhaft und attraktiv offeriert werden. Die Botschaft „Richtiges Essen für mehr Gesundheit" könnte besser greifen, wenn mit Hilfe der Medien mehr Bewußtsein dafür geweckt würde, daß Typ-2-Diabetes eine bedrohliche Volkskrankheit ist und bei Diabetikern das Risiko für Herzinfarkt und Schlaganfall um ein Mehrfaches über dem der Allgemeinbevölkerung liegt.

Interessanterweise haben frühere Gesundheitskampagnen für eine cholesterinärmere Kost eine Senkung des Verbrauchs von Eiern und Butter bewirkt. Bei Befragung

Tabelle 43.**2** Vermeidung des Diabetes und seiner Folgeschäden durch Nahrungsmodifikation

Typ-1-Diabetes
- Stillzeit erhöhen
- Proteinaufnahme in den ersten Lebensmonaten reduzieren

Typ-2-Diabetes
- gesättigte Fettsäuren reduzieren
- Fischverzehr erhöhen
- Ballaststoffe erhöhen
- Energiezufuhr reduzieren

Folgeschäden
- (tierisches) Protein reduzieren
- gesättigte Fettsäuren reduzieren
- Fischverzehr erhöhen
- Ballaststoffe erhöhen

geben zahlreiche Menschen an, daß sie diese sparsam verwenden, da sie reich an Cholesterin seien. Die wichtige Kenntnis der gesundheitlichen Problematik einer zu hohen Aufnahme gesättigter Fettsäuren und einer zu niedrigen Ballaststoffzufuhr ist bisher in der Allgemeinbevölkerung und auch bei Diabetikern jedoch noch sehr gering verbreitet. Auch sind geschmacklich attraktive Lebensmittel, Speisen und Getränke mit günstigen Nährstoffrelationen und niedrigem Energiegehalt bisher nur begrenzt und oft nicht kostengünstig erhältlich. Hier könnten in der Zukunft Möglichkeiten ausgeschöpft werden, die nicht nur Diabetikern, sondern der Allgemeinbevölkerung von Kindheit an angeboten werden sollten. Sie könnten helfen, das Risiko für die Entstehung des Typ-2-Diabetes und kardiovaskulärer Komplikationen zu senken. Die Rückkehr zu einer sogenannten ursprünglichen Lebensweise der Menschen als Jäger und Sammler oder gar zu einem kargen Lebensstil wie in Kriegszeiten erscheint dagegen heute und in der Zukunft nicht realisierbar bzw. nicht wünschenswert.

Säuglingsnahrung: Mehr Aufklärung über die Vorteile einer längeren Stillzeit scheint zur Zeit auf aufnahmebereite Mütter zu stoßen. Weitere Forschung ist aber notwendig, um eine möglichst „sichere" Ersatznahrung für Säuglinge zu finden, wenn Stillen nicht möglich ist. Dafür müssen die ungünstigen Proteinanteile in der Kuhmilch identifiziert und durch entsprechende Präparationsverfahren eliminiert oder inaktiviert werden.

Unnötige Einschränkungen und abrufbare Ernährungsberatung: Im täglichen Management des Diabetes mit dem Ziel normnaher Stoffwechselwerte ist eine sinnvolle individuelle Ernährungsberatung noch längst nicht für alle Diabetiker realisiert. So werden nicht nur an sich vermeidbare Fehler in der Ernährung gemacht, sondern viele Diabetiker unterwerfen sich unnötigen Einschränkungen beim Essen und Trinken. Zum Teil werden überflüssige Diabetikerprodukte teuer bezahlt. Diabetiker sind häufig Außenseiter in Gesellschaften, die Essen und Trinken genießen. Dies ist teilweise auch durch nichtadäquate „veraltete" Ernährungsvorstellungen bei Ärzten und Beratern bedingt, die Diabetikern immer noch ein Zucker- und Süßigkeiten- und häufig auch ein Alkoholverbot auferlegen. Professioneller Werbeeinsatz für eine köstliche und gesunde Kost für alle Menschen, die wissenschaftlich unbegründete Begrenzungen ausschließt, könnte in Kantinen, Cafés, Bistros, Restaurants, in der Schulverpflegung usw. umgesetzt werden. Zu-

sätzlich könnte eine in ganz Deutschland für jeden Diabetiker abrufbare kompetente Ernährungsberatung unter Einbeziehung moderner Medien (Telefon, Fernsehen, PC, Internet usw.) den Horror vieler Patienten vor einer sogenannten Diabetesdiät mindern und das Wohlbefinden beim Essen fördern.

Einige ungünstige Ernährungsbedingungen für die Vermeidung des Diabetes und seiner Folgeerkrankungen sind bekannt. Die Zukunft gehört der Entwicklung geeigneter, auf Populationsebene wirksamer „Werbekampagnen", die zu deren Umsetzung führen.

Perspektiven bei der Blutglucoseüberwachung

Erprobung nichtinvasiver Methoden: Während z. Z. die Blutglucosebestimmung im Rahmen der stationären wie ambulanten Diabetestherapie noch auf invasive Techniken zur Gewinnung von Kapillar- oder Venenblut angewiesen ist, werden in Zukunft voraussichtlich nichtinvasive Methoden zur Glucoseüberwachung in vivo zur Verfügung stehen. Dabei muß auch das Meßprinzip gewechselt werden: Statt der bisherigen glucosespezifischen chemischen, enzymabhängigen Bestimmungsmethoden werden verschiedene physikalische Verfahren erprobt. Die größten Zukunftschancen bieten derzeit spektrophotometrische Methoden, die die Lichtabsorption und -streuung im nahen Infrarotbereich unmittelbar unter der Haut, z. B. am Unterarm bzw. Körperstamm oder unter dem Fingernagel, erfassen, über komplexe Algorithmen glucosespezifische Signale herausfiltern und daraus die Glucosekonzentration im Gewebe berechnen.

Für den alltagstauglichen Einsatz solcher Meßsysteme muß aber außer der weiteren gerätetechnischen Miniaturisierung vor allem noch die Frage beantwortet werden, wie die biologische Heterogenität der verschiedenen von Licht durchstrahlten Hautbereiche hinsichtlich ihrer Lichtabsorption und -streuung unter Berücksichtigung von wechselnder Temperatur, Durchblutung und Bewegung standardisiert, individuell kalibriert und über Tage stabil gehalten werden kann.

Vorteile: Nach Lösung dieser Probleme werden nichtinvasive Meßsysteme zur Glucosebestimmung in vivo wesentliche neue Vorteile für die Diabeteseinstellung bieten:
- ➤ Die Hemmschwelle der Patienten für die lästige BZ-Selbstmessung wird beseitigt sein.
- ➤ Statt der jetzt dominierenden invasiven Einzelmessung in größeren Zeitabständen werden kontinuierliche Glucoseprofile, die sich aus Einzelmessungen, z. B. in Minutenabständen, zusammensetzen, über lange Zeitabschnitte (Wochen bis Monate mit dem gleichen Meßmodul) erfaßt und mit Kontroll- bzw. Alarmsystemen kombiniert werden können. Dies ermöglicht die frühzeitige Erkennung und ggf. Korrektur von sich entwickelnden Hypo- und Hyperglykämien zu jeder Tages- und besonders auch Nachtzeit. Durch Verknüpfung mit subkutanen Insulinpumpensystemen im Sinne eines Closed-loop-Systems werden mittels spezieller Algorithmen unabhängig vom bewußten und aktiven Eingreifen durch den Diabetiker die vorgegebenen therapeutischen Zielkorridore einreguliert. Damit werden viel präzisere und normnähere Diabeteseinstellungen, vor allem ohne erhöhte akute Hy-

poglykämierisiken, möglich. Dies ist die Grundvoraussetzung nicht nur für eine bessere akute Lebensqualität, sondern auch zur Verringerung diabetischer Folgeerkrankungen.

Durch den Einsatz solcher Testsysteme ist auch eine Verminderung stationärer zugunsten ambulanter Diabetesbehandlungen und damit eine wesentliche Verringerung der Behandlungskosten denkbar. Die Entwicklung solcher Systeme bis zur Therapiereife wird die bisherigen Marktanteile der mit Glucosemeßgeräten und Teststreifen operierenden Firmen erheblich verändern.

Durch die nichtinvasive BZ-Messung ergeben sich erhebliche Vorteile auch für die klinische Erprobung von neuen Insulinen oder anderen Medikamenten mit Einfluß auf die Glucosespiegel im Blut und im Gewebe.

Damit rückt auch eine **Ausweitung des bisher genannten Indikationsbereiches** (Verlaufskontrollen, Therapieoptimierung), z. B. auf die frühzeitige Diabetesdiagnose, in den Bereich des Möglichen. Damit können erstmals in größeren Kollektiven Verlaufskontrollen und Therapieoptimierung durchgeführt werden.

Diese Vorzüge der kontinuierlichen nichtinvasiven Glucosebestimmung in vivo werden auch von Nichtdiabetikern genutzt werden können: z. B. von Leistungssportlern zur Optimierung ihrer kohlenhydratabhängigen Leistungsmöglichkeiten, von Patienten mit Verdacht auf Hypoglykämie unklarer Genese zur diagnostischen Abklärung, z. B. von Insulinomen, oder zur Erfassung von medikamentösen Nebenwirkungen auf den Glucosestoffwechsel.

Diabetes eine Systemerkrankung mit Beteiligung der Stammzellen?

Die Beschreibung eines Falles von Diabetestransfer mit der Transplantation von Knochenmark zwischen HLA-identischen Verwandten legt nahe, daß die transplantierten Stammzellen auch die Botschaft „Diabetes" enthielten (8). Eine Assoziation von Autoimmunerkrankungen mit Veränderungen von hämatopoetischen Stammzellen ist ein junger Befund, der darauf hinweist, daß auch beim autoimmunen Diabetes die genetische Veranlagung über stammzellabhängige Mechanismen zur manifesten Erkrankung führen kann (6). Offen ist bisher allerdings, ob ein solcher Mechanismus alle Zellreihen, also auch thrombozytäre Vorläufer, „Megakaryozyten" einschließt. Natürlich könnte das Knochenmark auch auf systemische, entzündliche Mediatoren, wie z. B. Interleukin-1, IL-6 oder TNF-α, einer hochspezifischen, lokalisierten Immunreaktion in der Bauchspeicheldrüse reagieren. Es könnte dann besonders reagible Zellen ausschwemmen. Diese wären ihrerseits an Stellen entzündlich oder degenerativ veränderter Gefäße besonders leicht aktivierbar und könnten den schon bestehenden Gewebeschaden aggravieren oder letztlich durch Störungen der Mikrozirkulation auslösen (Abb. 43.1).

Beide Ansätze – primärer, genetisch determinierter Stammzelldefekt und reaktive Stammzellaktivierung – machen das Knochenmark und die darin enthaltenen Stammzellen zu einem potentiellen Target für therapeutische Inter-

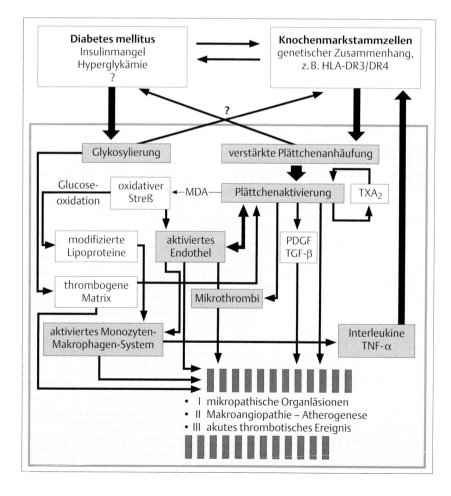

Abb. 43.**1** Mögliche Netzwerkmechanismen zwischen Stammzellen und der Entwicklung vaskulärer klinischer Endpunkte. Diabetes eine Systemerkrankung mit Stammzellbeteiligung? MDA = Malondialdehyd

ventionen. Bei Kenntnis des für die Erkrankung „Diabetes" kausalen Gendefektes bei Stammzellen bestünde eine vielversprechende Möglichkeit zur Diagnostik und letztlich kurativen Gentherapie. In bezug auf pathogenetische Mechanismen der vaskulären Komplikationen besteht eine therapeutische Option auch noch nach der Diabetesmanifestation. Dabei wäre es wichtig, solche Gene zu beeinflussen, die prognostisch mit vaskulären Akutkomplikationen, z. B. dem Myokardinfarkt, assoziiert sind. Als faszinierender neuer Ansatz kann beispielhaft der PlA^2-Polymorphismus des Fibrinogenrezeptors (GPIIb–IIIa; $\alpha_2\beta_3$) genannt werden (15).

Auf Blutplättchen von Diabetikern, die als kernlose Abschnürungsfragmente der megakaryozytären Vorläuferzellen entstehen, finden sich phänotypisch mehr Fibrinogenrezeptoren als bei Nichtdiabetikern. Die vermehrte Expression dieser Adhäsionsrezeptoren führt funktionell zu einer erhöhten Fibrinogenbindung. Man kann also eine diabetische „Thrombozytopathie" annehmen, die erklären könnte, warum die Aktivierungsschwelle dieser Thrombozyten bereits in frühen Erkrankungsstadien des Diabetes herabgesetzt ist, in denen noch keine Gefäßschäden vorliegen, so daß nicht von einer „response to injury" ausgegangen werden kann. Tatsächlich wurden diese Befunde auch zur DNA-Ploidie als megakaryozytärem Proliferationsmerkmal in Beziehung gesetzt (Übersicht bei 14). Das untermauert die potentielle Bedeutung der megakaryozytären Stammzellregulation für vaskuläre Folgeerkrankungen des Diabetes mellitus. Die Regulationsstörung dürfte für beide Diabetestypen den genannten Prinzipien von Gendefekt und reaktiver Aktivierung in unterschiedlicher Weise folgen.

Mit der Isolation von Stammzellen, der Enukleation bzw. der Korrektur genomischer Defektmutanten sowie der Reinjektion solcher „Designer"-Stammzellen könnte zusammen mit einer rechtzeitigen, im Idealfall sensitiven Screeningdiagnostik ein Konzept zur kurativen somatischen Gentherapie des Diabetes und seiner vaskulären Komplikationen entstehen.

Diabetische Neuropathie

Symptome und Therapieansätze: Mindestens jeder dritte Diabetiker ist von der diabetischen Polyneuropathie betroffen, die unter Ausbildung von einerseits teils quälenden neuropathischen Schmerzen und andererseits schmerzlosen Fußulzera mit erheblicher Einschränkung der Lebensqualität und ungünstiger Prognose einhergehen kann. Die derzeitige Therapie beruht auf 4 Eckpfeilern:
➤ kausale Therapie mit dem Ziel einer (annähernden) Normoglykämie,
➤ pathogenetisch begründbare Therapie,
➤ symptomorientierte Therapie,
➤ Vermeidung von Risikofaktoren und Komplikationen.
Bei den **pathogenetisch begründbaren medikamentösen Therapieformen** handelt es sich um Ansätze, die sich aus den tierexperimentellen Konzepten zur Pathogenese der diabetischen Neuropathie ableiten ließen, deren Vorteil darin zu sehen ist, daß sie ihre Effekte trotz Hyperglykämie entfalten können. Sie bestehen in
➤ der Inhibition des Polyolstoffwechselweges durch Aldosereduktase-Inhibitoren (ARI),
➤ Inhibition der gesteigerten Aktivität der Proteinkinase C (PKC) β durch einen PKCβ-Inhibitor,

➤ Korrektur der Veränderungen im Metabolismus der essentiellen Fettsäuren und Prostanoide durch Substitution von γ-Linolensäure (GLA) in Form von Nachtkerzenöl,
➤ Gabe von Antioxidantien (α-Liponsäure) zur Reduktion der Bildung von freien Sauerstoffradikalen, die zu erhöhtem oxidativen Streß führen,
➤ Verbesserung des reduzierten endoneuralen Blutflusses und der konsekutiven Hypoxie durch vasodilatierende Substanzen (ACE-Hemmer, Prostaglandinderivate),
➤ Unterstützung des Neurotrophismus durch Nervenwachstumsfaktoren (NGF, BDNF),
➤ Hemmung der nichtenzymatischen Glykosylierung und Bildung der sog. „advanced glycosylation end products" (AGE) durch Gabe von Aminoguanidin.
Da in absehbarer Zeit mit den derzeitigen Optionen der Diabetestherapie die Mehrzahl der Patienten nicht fast normoglykämisch einzustellen sein wird, ist die Evaluation der aus der Pathogenese der Neuropathie abgeleiteten Therapieansätze weiter voranzutreiben.

Substanzen und Therapieziele: Tierexperimentell wurden kürzlich komplexe Interaktionen zwischen den einzelnen pathophysiologischen Abläufen nachgewiesen. Interessanterweise ließen sich bereits auch Substanzen mit mehreren Angriffspunkten synthetisieren, wie z. B. die Substanz Ascorbyl-GLA, welche die Eigenschaften von GLA als essentielle Fettsäure und von Vitamin C als ARI und Antioxidans aufweist. Als eine weitere solche Substanz wurde GLA mit α-Liponsäure gekoppelt. Tierexperimentell ließen sich kürzlich bei niedriger Dosierung von GLA und α-Liponsäure sowie eines PKCβ-Inhibitors und Vitamin E synergistische positive Wirkungen auf die diabetische Neuropathie nachweisen.

In Zukunft sollte es möglich sein, mit Hilfe von derartigen nebenwirkungsarmen Substanzen mit multiplen pathogenetisch relevanten Angriffspunkten die diabetische Neuropathie beim Menschen effektiv zu behandeln. Bevorzugt könnten diese Pharmaka in der Primärprävention eingesetzt werden, wenn nachgewiesen werden könnte, daß sie die Entwicklung der diabetischen Neuropathie langfristig verhüten oder zumindest hemmen. In der ferneren Zukunft ist der Einsatz von spezifischen Nervenwachstumsfaktoren zu erwarten, die zu einer Regeneration degenerierter Nervenfasern führen können.

Zur symptomorientierten Therapie einer erektilen Dysfunktion bei autonomer Neuropathie sind neben dem Inhibitor der Phosphodiesterase Typ 5 (Sildenafil) weitere wirksame Substanzen zu erwarten.

Der Blick in die Zukunft: Zustandsbericht „Diabetologie im Jahre 2030" aus der Sicht eines Immunologen

Epidemiologie und Einfluß des Medienzeitalters: Die Erkrankung des Diabetes mellitus hat in den vergangenen 20 Jahren an gesundheitspolitischer Bedeutung deutlich verloren. Die Zahl der in Deutschland vorhandenen Diabetiker stieg von Ende der 90er Jahre des letzten Jahrhunderts bis Ende der 90er Jahre von ca. 4 Millionen auf über 8 Millionen an, wovon der überwiegende Teil Typ-2- und ca. 10% Typ-1-Diabetiker waren. In diese Zeit fielen die Einführung von individuellen interaktiven Fernsehprogrammen und der freie Zugang zum Internet, das über die Steckdose angeboten wurde. Der tägliche Einkauf wurde über das Internet durchgeführt, auch wurden viele Arbeitsplätze in die privaten Wohnungen verlagert, und die Angestellten waren mit den Firmen on line verbunden. Dadurch verbrachte der überwiegende Teil der Bevölkerung die berufliche Arbeitszeit, aber auch die Freizeit sitzend vor diesen Medien, und der Breitensport nahm deutlich ab. Auch die Zahl der Neuerkrankungen an Typ-1-Diabetes stieg von 3000 Kindern, Jugendlichen und jungen Erwachsenen auf über 8000 Personen pro Jahr an. Der Typ-1- wie auch der Typ-2-Diabetes stellen in der heutigen Zeit eine Rarität dar. Besonders die Insulintherapie bei Diabetikern gehört seit einigen Jahren der Vergangenheit an. Welche wissenschaftlichen Erfolge haben zu diesen dramatischen Veränderungen geführt?

Einführung alternativer Lebensformen: Beim Typ-2-Diabetes wurde die Hypothese, daß Übergewicht und Bewegungsmangel die Erkrankung auslösen, durch prospektive Studien bestätigt. Dies gelang durch Populationsstudien, bei denen bei einem Teil der Probanden die übliche private und berufliche sitzende Tätigkeit vor einem Computer durch alternative Programme verändert wurde. Diese Public-Health-Programme wurden von den Krankenkassen initiiert, wobei der tägliche Einkauf nicht mehr über das Internet absolviert wurde, sondern die Probanden in speziell eingerichteten Geschäften einkauften. Der Arbeitsplatz wurde auch wieder außerhalb der Wohnung in Büros lokalisiert, so daß die Probanden morgens und abends körperliche Betätigungen durchführen konnten. Schon nach wenigen Jahren führte diese alternative Lebensform im Modellversuch zu einer signifikanten Abnahme der Neuerkrankungen an Typ-2-Diabetes.

Die **genetische Vorhersage**, an einem Typ-2-Diabetes zu erkranken, wurde durch Identifikation von verschiedenen Genen verbessert. Diese wurden auf die von vielen Firmen kommerziell angebotenen Gen-Chips integriert und erlauben so eine sehr detaillierte Risikoabschätzung. Probanden mit genetisch erhöhtem Risiko für Typ-2-Diabetes werden dann die o. g. alternativen Lebensformen und weitere prophylaktische Bewegungsprogramme (z. B. Fußball, Jogging oder Fahrradfahren) angeboten.

Bekämpfung der Adipositas: Durch Einführung von Leptinanaloga konnte die Adipositas erfolgreich und langfristig beseitigt werden. Zusätzlich werden unterstützend diätetische Maßnahmen eingesetzt. Dabei spielt eine Reihe von Nahrungsmitteln eine wichtige Rolle, bei denen geschmacksneutral der Anteil an Fett durch Ballaststoffe ersetzt wurde.

Impfung: Ein wesentlicher Grund der Abnahme der Neuerkrankungen von Diabetes mellitus Typ 1 stellt die seit mehreren Jahren eingeführte Impfung dar, bei der die Kinder im Alter von wenigen Wochen eine Mixtur von diabetesspezifischen Autoantigenen in Kombination mit speziellen Adjuvantien subkutan injiziert bekommen. Seither ist es zu einem Rückgang der Diabetesneuerkrankungen um die Hälfte gekommen.

Immunologische Tests: Ein weiterer wichtiger Schritt, der zu der nahezu 100%igen Prävention des Typ-1-Diabetes geführt hat, sind die zusätzlich zur Diabetesimpfung eingeführten allgemeinen Screeninguntersuchungen auf für Typ-1-Diabetes spezifische Gene und Autoantikörper. Die genetischen Untersuchungen werden wie beim Typ-2-Diabetes mittels Gen-Chip-Diagnostik durchgeführt. Die Autoantikörper werden in den genetisch identifizierten

Hochrisikogruppen durch einen einfachen Speicheltest bestimmt, der im Rahmen von Vorsorgeuntersuchungen seit wenigen Jahren gesetzlich vorgeschrieben ist. Dieser Test erfaßt die wesentlichen diabetesspezifischen Autoantikörper. Ist ein solcher Test positiv, wird in weiteren automatisch angeschlossenen Serumanalysen das Muster der nachweisbaren Autoantikörper bestimmt, so daß man einen Hinweis auf das Diabetesrisiko erhält. Zusätzlich kann in speziellen immunologischen Vollbluttests, deren Prototypen schon Ende der 90er Jahre des letzten Jahrhunderts entwickelt wurden, die Stärke und Qualität der immunologischen Destruktion der Langerhans-Inseln bestimmt werden. Wenn eine starke B-Zellspezifische destruktive immunologische Aktivität vorliegt, werden Immunpharmaka eingesetzt, die in der Lage sind, das Immunsystem ohne große Nebenwirkungen zu modulieren. Dabei wird die gegen B-Zellen gerichtete T_H1-Immunität gebremst und in eine wesentlich unschädlichere T_H2-Reaktion umgelenkt.

Diese immunologischen Testsysteme werden nicht nur zur Quantifizierung der natürlichen Autoimmunität eingesetzt, sondern auch zur Verlaufskontrolle von Inseltransplantationen bei Patienten mit Typ-1-oder Typ-2-Diabetes.

Die Methode der **Inselzelltransplantation** hat, wie die Organtransplantation, in den ersten 10 Jahren dieses Jahrhunderts einen deutlichen Aufschwung genommen. Dies gelang durch tierische Organbanken, bei denen gentechnisch die für die Organabstoßung wesentlichen Oberflächenantigene in humane Aminosäuresequenzen ausgetauscht wurden. Seither stehen für die wesentlichen HLA-Antigene nahezu unbegrenzt Organe zu Verfügung, die nach der Transplantation nicht mehr abgestoßen werden. Da bei der Erkrankung an Typ-1-Diabetes die autoimmunologische Aktivität unabhängig von den Oberflächenantigenen ist, wird wie bei der Immunprävention bei der natürlichen Diabetesentstehung die Kombination von immunologischen Surrogatmarkern und immunmodulatorischen Pharmaka eingesetzt.

Künstliche B-Zellen: Derzeit werden wesentlich einfachere Verfahren zur Substitution von insulinproduzierenden Zellen erprobt. Dabei werden Fibroblasten angewandt, in die sowohl das menschliche Insulin-Gen, wie auch der Blutglucosesensor stabil integriert wurden. So wurde ein biologisches künstliches Pankreas geschaffen, bei dem wie unter physiologischen Bedingungen Insulin bedarfsgerecht produziert und ausgeschüttet wird. Jedoch ist die Überlebensdauer dieser „künstlichen" B-Zellen bisher auf wenige Wochen begrenzt.

Konsequenzen dieser Erfolge: All diese Erfolge haben zur Konsequenz, daß die von Diabetikern bekannten schwerwiegenden Folgeerkrankungen der Vergangenheit angehören. Trotz der beträchtlichen Ausgaben für das konsequente genetische und immunologische Screening der Bevölkerung sind die Einsparungen für die Gesundheitskassen erheblich. Jedoch hatten diese Erfolge auch ihre negativen Folgen. Die pharmazeutische Industrie mußte sich erheblich umstellen: Es kam zu einem empfindlichen Rückgang im Bereich des Verkaufs von Insulin, Injektionshilfen und Blutzuckermeßgeräten, jedoch gleichzeitig zu einer Verlagerung auf den Vertrieb von neuen Impfstoffen, Leptinanaloga und immunologischen Testsystemen. Zusätzlich wurde die Berufsgruppe der klinischen Diabetologen weitgehend durch Immuntherapeuten verdrängt.

Literatur

1 Arch, J. R. S., S. Wilson: Prospects for beta 3-adrenoceptor agonists in the treatment of obesity and diabetes. Int. J. Obesity 20 (1996) 191–199

2 Dahlquist, G., L. Blom, G. Lönnberg: The Swedish Childhood Diabetes Study – a multivariate analysis of risk determinants for diabetes in different age groups. Diabetologia 34 (1991) 757–762

3 Feskens, E. J. M., S. M. Virtanen, L. Räsänen, J. Tuomilehto, J. Stengard, J. Pekkanen, A. Nissinen, D. Kromhout: Dietary factors determining diabetes and impaired glucose tolerance. Diabet. Care 18 (1995) 1104–1112

4 Gedulin, B. R., A. A. Young: Hypoglycaemia overrides amylin-mediated regulation of gastric emptying in rats. Diabetes 47 (1998) 93–97

5 Ido, Y., A. Vindigni, K. Chang, L. Stramm, R. Chance, W. F. Heath, R. D. DiMarchi, E. Di Cera, J. R. Williamson: Prevention of vascular and neuronal dysfunction in diabetic rats by C-peptide. Science 277 (1997) 563–566

6 Ikehara, S., M. Kawamura, F. Takao, M. Inaba, R. Yasumizu, S. Than, H. Hisha, K. Sugiura, Y. Koide, T.O. Yoshida, T. Ida, H. Imura, R. A. Good: Organ-specific and systemic autoimmune disease originate from defects in hematopoietic stem cells. Proc. nat. Acad. Sci. 87 (1990) 8341–8344

7 Jan, A: Amylin and its role in obesity and diabetes. In: Westen, L.A., L. M. Servage: Obesity: Advances in Understandig and Treatment. Biomedical Library Series. IBC Biomedical Library, Southborough/MA, USA, 1996

8 Lampeter, E., M. Homberg, K. Quabeck, U. W. Schaefer, P. Wernet, J. Bertrams, H. Grosse-Wilde, F. A. Gries, H. Kolb: Transfer of insulin-dependent diabetes between HLA-identical siblings by bone marrow transplantation. Lancet 341 (1993) 1243–1244

9 Marshall, J. A., S. Shetterly, S. Hoag, R. F. Hamman: Dietary fat predicts conversion from impaired glucose tolerance to NIDDM. Diabetes Care 17 (1994) 50–56

10 Nauck, M. A., J. J. Holst, B. Willms, W. Schmiegel: Glucagon-like peptide-1 (GLP-1) as a new therapeutic approach for type 2-diabetes. Exp. clin. Endocrinol. Diabetes 105 (1997) 187–195

11 Salmerón, J., A. Ascherio, E. B. Rimm, G. A. Colditz, D. Spiegelman, D. Jenkins, M. Stampfer, A. L. Wing, W. C. Willett: Dietary fiber, glycemic load, and risk of NIDDM in men. Diabetes Care 20 (1997) 545–550

12 Scherbaum, W. A.: The role of amylin in the physiology of glycaemic control. Clin. exp. Endocrinol. Metab. 1998 (im Druck)

13 Toeller, M, A. Buyken, G. Heitkamp, S. Brämswig, J. Mann, R. Milne, F.A. Gries. H. Keen and the EURODIAB IDDM Complications Study Group: Protein intake and urinary albumin excretion rates in the EURODIAB IDDM Complications Study. Diabetologia 40 (1997) 1219–1226

14 Tschoepe, D., E. Lampeter, B. Schwippert: Megakaryocytes and platelets in diabetes mellitus. Hämostaseologie 16 (1996) 144–150

15 Weiss, E. J., P. F. Bray, M. Tayback, S.P. Schulmann, T.S. Kicker, L.C. Becker, J. L. Weiss, G. Gerstenblith, P.J. Goldschmidt-Clermont: A polymorphism of a platelet glycoprotein rezeptr as an inherited risk factors for coronary thrombosis. New Engl. J. Med. 334 (1996) 1090–1094

16 Williamson, J. R., K. Chang, M. Frangos, K. S. Hasan, Y. Ido, T. Kawamura, J. R. Nyengaard, M. an den Enden, C. Kilo, R. G. Tilton: Hyperglycemic pseudohypoxia an diabetic complications. Diabetes 42 (1993) 801–813

17 Zierath, J. R., A. Handberg, M. Tally, H. Wallberg-Hennksson: C-peptide stimulates glucose transport in isolated human skeletal muscle independent of insulin receptor and tyrosine kinase activation. Diabetologia 39 (1996) 306–313

44 Zeittafel zur Geschichte des Diabetes mellitus

H. Mehnert und F. Schulz

Um 1550 v. Chr.	Im Papyrus Ebers, 1862 in einem Grab bei Theben gefunden, wird eine Medizin empfohlen, „um die Ausscheidung von zuviel Urin zu vertreiben".
2. Jh. v. Chr.	Demetrius von Apameia unterscheidet Hydrops und Diabetes als Formen der Wassersucht.
30 v.–50 n. Chr.	Aulus Cornelius Celsus beschreibt die Harnflut, bei der große Urinmengen schmerzlos ausgeschieden werden und der Kranke stark an Gewicht verliert.
1. Jh. n. Chr.	Aretaios von Kappadokien gibt die erste umfassende Beschreibung des Krankheitsbildes „Diabetes".
Etwa 129–199 n. Chr.	Galen bezeichnet das Leiden als Durstkrankheit (Diabetes dipsakos) und als nächtliche Wassersucht. Er glaubt, daß ihm ein Nierenleiden zugrunde liege.
Etwa 200 n. Chr.	Der chinesische Arzt Tchang-Thoug-King beschreibt eine Krankheit, bei der Durst, Polyurie und süßer Urin die Leitsymptome darstellen.
6. Jh. n. Chr.	Die indischen Ärzte kennen viele Arten der Harnruhr. In den Textbüchern Carakas, Susrutas und Vagbhatas finden sich Bezeichnungen wie Iksumeha = Zuckerrohrharn, Madhumeha und Kshaudrameha = Urin, der wie Honig aussieht und süß schmeckt, sowie Hastimeha = Urin wie der eines Elefanten, wobei besonderes Augenmerk auf die Urinmenge gelegt wird.
1493–1541	Paracelsus führt die chemisch orientierte Betrachtungsweise ein. Er sieht die Ursache des Diabetes im Vorhandensein eines trockenen Salzes, das sich irreversibel an der Niere ablagert. Er verordnet zur Behandlung Hungerkuren.
1624–1689	Thomas Sydenham sieht die Ursache des Diabetes in einer unvollständigen Verdauung des Chylus, besonders der Stärkearten (der Amylazeen) im Blut und in einer Ausscheidung, der nicht assimilierten Bestandteile. Er empfiehlt vorwiegend Eiweißernährung.
1637–1698	Richard Morton beobachtet gehäuftes Vorkommen des Diabetes in einzelnen Familien.
1674	Thomas Willis (1621–1675) entdeckt den süßen Geschmack des Diabetikerharns, den er als Mischung von Salzen mit Schwefel erklärt. Bemerkenswert ist der Hinweis auf die Diabeteshäufigkeit in Familien mit hohem Lebensstandard.
1682	Johann Conrad Brunner (1653 bis 1727) exstirpiert – allerdings unvollständig – das Pankreas von Hunden. Die Tiere zeigen zunächst Polydipsie und Polyurie, erholen sich jedoch wieder, so daß Brunner die Lebensnotwendigkeit des Pankreas verneint.
1688	Michael Ettmüller (1644–1683) unterscheidet in seinen Opera omnia „Diabetes notha" (große Mengen dünnen Urins, Durst, rascher Verfall der Körperkräfte) und „Diabetes vera" (weniger große Urinmengen und langsamerer Krankheitsverlauf.
1706–1767	François Boissier de Sauvages unterteilt den Diabetes in sieben Gruppen. Er beschreibt auch den experimentellen Diabetes, den Marcello Malpighi (1628–1694) durch Ligatur der Milzvene erzeugte.
1769	William Cullen (1709–1790) prägt wahrscheinlich als erster den Begriff Diabetes „insipidus".
1771	Giovanni Battista Morgagni (1682–1771) kann dem Diabetes in seinem grundlegenden Werk „De sedibus et causis morborum" kein anatomisches Substrat zuordnen. Für ihn ist er eine Krankheit mit unbekanntem Sitz („morbus in sede incerta locatus").
1774	Mathew Dobson (1745–1784) entdeckt den süßen Geschmack des Blutserums von Zuckerkranken. Er gewinnt durch Verdampfen von Blut und Urin eine süße zuckerähnliche Substanz.
1780	Francis H. Home (1719–1813) entwickelt die Gärprobe zum Nachweis des Harnzuckers.
1788	Thomas Cawley vermutet eine Beziehung zwischen Pankreasverkalkung und Diabetes.
1796	John Rollo (1755–1809) und Johann Peter Frank (1745–1821) führen das Epitheton ornans „mellitus" („honigsüß") in den medizinischen Wortschatz ein. Rollo beschreibt den Acetongeruch in der Atemluft der Zuckerkranken und schlägt zur Behandlung eine knappe Ernährung vor. Frank unterscheidet Diabetes mellitus oder verus und Diabetes insipidus oder spurius.
1835	Felice Ambrosioni versucht, Harn- und Blutzucker bei Diabetikern quantitativ zu bestimmen.
1838	Apollinaire Bouchardat (1806 bis 1886) und Eugène M. Peligot (1811–1890) weisen im Diabetikerharn Traubenzucker nach.

1841	Karl August Trommer (1806–1879) und 1848 Hermann von Fehling (1811–1885) beschreiben die nach ihnen benannten Zuckerbestimmungsmethoden.	1907	Sir William Arbuthnot Lane (1856–1943) und 1911 R. R. Benley unterscheiden histologisch durch Anwendung spezieller Färbemethoden A- und B-Zellen in den Langerhans-Inseln.
1849	Claude Bernard (1813–1878) weist Glykogen in der Leber nach und erzeugt durch den „Zuckerstich" eine Glukosurie beim Tier. Er erforscht den exokrinen Teil des Pankreas.	1908	Georg Ludwig Zülzer (1870–1949) kann durch Injektion eines alkoholischen Extraktes aus Kälberpankreas den artifiziellen Diabetes eines Hundes deutlich bessern. Klinische Versuche müssen jedoch abgebrochen werden, da sich bei Patienten nach Injektion des Extraktes Schüttelfrost, Schweißausbrüche und Tachykardie einstellen. Die Hypoglykämie als mögliche Ursache wird nicht erkannt.
1857	Wilhelm J. Petters (1820–1875) vermutet Aceton in der Exspirationsluft der Diabetiker und weist es im Harn der Kranken nach.		
1869	Paul Langerhans (1847–1888) beschreibt in seiner Dissertation „Beiträge zur mikroskopischen Anatomie der Bauchspeicheldrüse" die Inselzellen, ohne ihre Bedeutung zu erkennen.	1909	Jean de Meyer prägt für das hypothetische Pankreashormon den Namen „Insulin".
1874	Adolf Kußmaul (1822–1902) bezeichnet den Endzustand des Diabetes mellitus mit der Veränderung der nach ihm benannten Atmung, der Apathie und der Bewußtlosigkeit vor dem Tod als „Coma diabeticum".	1918	C. K. Watanabe erzeugt bei Meerschweinchen und Kaninchen durch Injektion von Guanidin eine Senkung des Blutzuckers.
1888	Max Einhorn (1862–1953) entwickelt das Gärungssaccharimeter zur quantitativen Zuckerbestimmung.	1921	Frederik Grant Banting (1891–1941) und Charles Herbert Best (1899–1978) gewinnen aus dem Preßsaft des Pankreas ein blutzuckersenkendes Präparat, das sie „Isletin" und später nach Jean de Meyers Vorschlag Insulin nennen.
1889	Oskar Minkowski (1858–1931) und Josef von Mering (1849–1908) weisen im Harn pankreatektomierter Hunde, die die typischen Symptome des Diabetes zeigen, Zucker nach.	1921	Hans Staub führt die Überprüfung des Kohlenhydratstoffwechsels mittels Glucosezufuhr ein.
1892	Oskar Minkowski und Emmanuel Hedon (1863–1933) führen den Nachweis, daß der Diabetes mellitus pankreatektomierter Hunde durch Implantation von Pankreasgewebe unter die Haut gebessert werden kann.	1922	Am 11. Januar erfolgte bei dem diabetischen 14jährigen Leonard Thompson die erste Behandlung mit Insulin. Er erhielt tägliche Injektionen eines gereinigten Extraktes aus Ochsenpankreas: sein Zustand besserte sich dramatisch.
1893/94	Gustav Edouard Languesse (1861–1927) vermutet, daß die Pankreasinseln, die er zu Ehren des Entdeckers „Langerhanssche Inseln" nennt, ein Sekret produzierten, das wichtige Funktionen im Kohlenhydratstoffwechsel habe.	1923	F. G. Banting und J. J. R. MacLeod (1867–1935) erhalten für die Entdeckung des Insulins den Nobelpreis.
		1923	Hans Christian Hagedorn und Birger Norman Jensen entwickeln eine Mikromethode zur Bestimmung des Blutzuckers mit Ferrocyanid.
1895	Carl von Noorden (1858–1944) führt die „Haferkur" in die diätetische Behandlung der Zuckerkrankheit ein und definiert die sog. „Weißbroteinheit" (WBE), die 12 g Kohlenhydraten entsprach. Als die bessere Verträglichkeit von Graubrot erkannt wurde, nannte er sie „Broteinheit" (BE).	1923	Das erste Insulinpräparat erscheint in Deutschland im Handel.
		1926	John Jacob Abel stellt Insulin in kristalliner Form rein dar.
		1926	Alfred Erich Frank, M. Nothmann und A. Wagner führen das Diguanidin Synthalin A als erstes orales Antidiabetikum in die Therapie ein.
1905	L. Cuenot beschreibt den Spontandiabetes bei der Maus.	1929	K. H. Slotta und R. Tscheche sowie E. Hesse und G. Taubmann berichten über die blutzuckersenkende Wirkung von Biguaniden.
1905	Franz Knoop (1875–1946) und 1906 Gustav Embden (1874–1933) klären die β-Oxidation der Fettsäuren und die Entstehung von Aceton bei gestörtem Kohlenhydratstoffwechsel auf.		
1906	Bernhard Naunyn (1839–1924) fordert als „Heildiät" des Diabetes eine streng eingehaltene knappe Kost und die Einschaltung einzelner Hungertage.	1930	Bernardo Alberto Houssay (1887–1971) und Alfredo Biasotti (geb. 1905) entdecken das „diabetogene Prinzip der Hypophyse". Der Diabetes des pankreatektomierten Hundes kann durch Hypophysektomie gebessert werden.

1933	G. Embden und O. Meyerhof entwickeln die Theorie des anaeroben Glucoseabbaues.
1934	E. Scott entdeckt, daß Insulin in Anwesenheit von Zink, Nickel und Cadmium kristallisiert.
1936	H. Ch. Hagedorn stellt durch Zusatz von Protamin das erste Insulinpräparat mit Depotwirkung her.
1936	Paul Kimmelstiel (1900–1970) und C. Wilson beschreiben beim Diabetiker eigentümliche noduläre Veränderungen an den Kapillarschlingen der Glomeruli, die nach den Autoren als „Kimmelstiel-Wilson-Syndrom" benannte diabetische Glomerulosklerose.
1937	Frank G. Young entdeckt den metahypophysären Diabetes mellitus.
1937	Hans Adolf Krebs sowie F. Knoop und C. Martius entwickeln die Theorie des Citratzyklus.
1941	D. J. Ingle erzeugt experimentell bei der Ratte den Steroiddiabetes durch Injektion hoher Dosen von Cortison.
1942	M. Janbon u. Mitarb. beobachten z. T. schwere Hypoglykämien bei der therapeutischen Anwendung des 1941 eingeführten Sulfonamids IPDT.
1942	A. Loubatières stellt fest, daß die blutzuckersenkende Wirkung des Sulfonamids IPDT an die Anwesenheit von Pankreasgewebe gebunden ist.
1943	J. S. Dunn entdeckt den Alloxan-Diabetes.
1951	R. D. Lawrence und J. Bornstein bestimmen „Insulin" im Plasma.
1952	J. Groen, C. E, Kamminga, A. E Willebrands und J. R. Blickmann bestimmen die Insulinwirkung am isolierten Rattendiaphragma.
1953	B. L. Horecker und F. Dickens entdecken den Pentosephosphatzyklus beim Glucoseabbau.
1953	F. Sanger analysiert die Struktur des Rinderinsulinmoleküls.
1955	Hans Franke (1909–1955) und J. Fuchs beobachten Hypoglykämien bei der klinischen Erprobung des Sulfonamidpräparates „BZ 55" (Carbutamid) und setzen dieses Sulfonamid erfolgreich zur Behandlung der Zuckerkrankheit ein.
1955	R. Levine und M. S. Goldstein entwickeln die Membrantheorie der Insulinwirkung.
1956	Wirksamkeit und Verträglichkeit des Sulfonylharnstoffderivates „D 860" (Tolbutamid) werden in einer großen klinischen Studie geprüft.
1957	A. St. G. Hugget und D. A. Nixon bestimmen die Glucose im Blut enzymatisch (GOD-POD-Methode).
1957	J. Pomeranze, H. Fuity und G. T. Mougatoff, G. Unger, L. Freedman und S. L. Shapiro sowie L. P. Krall und R. Camerini-Dávalos testen im klinischen Versuch die

blutzuckersenkende Wirkung von Phenyläthylbiguanid (Phenformin). Wegen der Gefahr von Laktazidosen werden später nach zwei Jahrzehnten Phenformin und Buformin vom Markt genommen, während Metformin erhalten bleibt.

1958	D. B. Martin, A. E. Renold und Y. M. Dagenais bestimmen die „Insulin-like activity" (ILA) am epididymalen Fettgewebe der Ratte.
1958	E. W. Sutherland und T. W Rall weisen nach, daß die Wirkung von Adrenalin und Glucagon auf die Glykogenolyse in der Leber durch zyklisches Adenosinmonophosphat (AMP), einen intrazellulären „second messenger", vermittelt wird.
1960	D. S. H. W Nicol und L. F. Smith analysieren die Struktur des menschlichen Insulins.
1960	R. S. Yalow und S. A. Berson bestimmen Insulin radioimmunologisch.
1962	Elliott P. Joslin, der Altmeister der klinischen Diabetologie, der die Behandlung der Zuckerkrankheit mit Diät, Insulin und Muskelarbeit weltweit durchsetzte, stirbt im Alter von 92 Jahren.
1964	H. Zahn gelingt die Totalsynthese des Rinderinsulins.
1964	P. G. Katsoyannis synthetisiert das Schafinsulin.
1965	J. P. Camus beschreibt das „trisyndrome metabolique", bestehend aus Gicht, Diabetes und Hyperlipidämie. Unter Einbeziehung der Hypertonie verwenden H. Mehnert und H. Kuhlmann später den Begriff „Wohlstandssyndrom" sowie K. Jahnke u. Mitarb. und H. Haller und M. Hanefeld den Terminus „metabolisches Syndrom".
1965	Der Pathologe W. Gepts findet erstmals anhand von histologischen Pankreaspräparaten verstorbener neuentdeckter Typ-1-Diabetiker eine lymphozytäre Infiltration (Insulitis) der B-Zellen. Damit ergeben sich erste Hinweise, daß es sich beim Typ-1-Diabetes um eine Autoimmunerkrankung handelt.
1967	D. F. Steiner erforscht die Biosynthese des Insulins und entdeckt das Proinsulin.
1968	Einführung des Sulfonylharnstoffs der zweiten Generation: Glibenclamid.
1968	G. Puls entwickelt das Konzept der α-Glucosidase-Inhibition zur Therapie des Diabetes mellitus.
1974	Entdeckung der zytoplasmatischen Inselzellantikörper (ICA) durch G. F. Bottazzo.
1976	R. Obermeier und R. Geiger gelingt die erste chemische Semisynthese des Humaninsulins aus Schweineinsulin.
1979	Die gentechnische Vollsynthese des Humaninsulins erfolgte durch D. V. Goed

del, D. G. Kleid, F. Bolivar, H. L. Heyneker, D. G. Yansura, R. Crea, T. Hirose, A. Kraszewski, K. Itakura und A. D. Riggs.

1982 Die Insulinrezeptorkinase wird von N. Kasuga erstmals beschrieben.

1982 Einführung des Humaninsulins in die Diabetestherapie.

1983 Entdeckung der Insulinautoantikörper (IAA) durch J. P. Palmer.

1985 A. Ullrich und W. Rutter klonieren den Insulinrezeptor.

1988 G. Reaven schlägt auf der Basis der neuen Erkenntnisse zur Insulinresistenz das „Syndrom X" (besser: metabolisches Syndrom) als pathophysiologische Brücke zwischen Glucoseintoleranz, Hypertonie, Übergewicht und Atherosklerose vor (s. o.).

1989 Durch die zunehmende Standardisierung der Antikörpertestung wird die sichere Frühdiagnostik des Typ-1-Diabetes möglich. Erste Immuninterventionsstudien zur möglichen Prävention des Typ-1-Diabetes werden begonnen.

1990 Einführung des α-Glucosidase-Inhibitors Acarbose als orales Antidiabetikum in die Therapie.

1993 P. E. Lacy, K. Federlin und R. G. Bretzel berichten zusammenfassend über Untersuchungen zur erfolgreichen Inseltransplantation am Menschen.

1993 Die große amerikanische Studie bei mehr als 1400 Typ-1-Diabetikern (DCCT) belegt den Nutzen der strikten intensivierten Insulintherapie bei der Prävention mikrovaskulärer und nervaler Folgeschäden des Diabetes.

1995 D. E. R. A. Sutherland faßt 5 Jahre Pankreas-Organtransplantation zusammen.

1996 Einführung des Sulfonylharnstoffs der dritten Generation: Glimepirid.

1998 Die endgültigen Ergebnisse der an mehr als 5000 Typ-2-Diabetikern durchgeführten großen britischen Studie (United Kingdom Prospective Diabetes Study) werden veröffentlicht.

Sachverzeichnis